本书配套视频将帮助
读者更好地掌握操作要点

请使用微信扫码，按照提示注册后观看视频。

此二维码为单书单码，只可绑定一位用户。注册后，微信扫描内文中的二维码可观看对应视频。

扫码注册后，该书不能退回。

Fetal Cardiology

Embryology, Genetics, Physiology, Echocardiographic Evaluation, Diagnosis, and Perinatal Management of Cardiac Diseases

胎儿心脏病学

（原著第 3 版）

主　　编 [以] Simcha Yagel
[美] Norman H. Silverman
[德] Ulrich Gembruch

主　　译 李　军　孙国成

副 主 译 杨　芳　李守军　张　浩

主译助理 高　宏　朱　霆

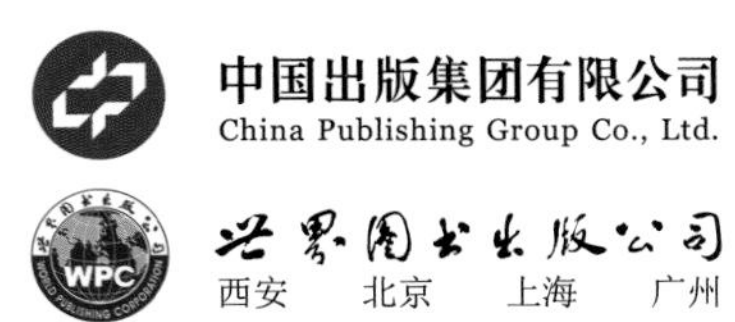

图书在版编目（CIP）数据

胎儿心脏病学（原著第3版）/（以）西姆查·亚格尔（Simcha Yagel），（美）诺曼·西尔弗曼（Norman H. Silverman），（德）乌尔里希·格姆布鲁赫（Ulrich Gembruch）主编；李军，孙国成主译．—西安：世界图书出版西安有限公司，2023.1

书名原文：Fetal Cardiology: Embryology, Genetics, Physiology, Echocardiographic Evaluation, Diagnosis, and Perinatal Management of Cardiac Diseases, Third Edition

ISBN 978-7-5192-6878-7

Ⅰ．①胎…　Ⅱ．①西…　②诺…　③乌…　④李…　⑤孙…　Ⅲ．①胎儿疾病－先天性心脏病－诊疗　Ⅳ．① R714.53

中国版本图书馆 CIP 数据核字（2022）第 242044 号

Fetal Cardiology: Embryology, Genetics, Physiology, Echocardiographic Evaluation, Diagnosis, and Perinatal Management of Cardiac Diseases, 3rd Edition/ by Simcha Yagel, Norman H. Silverman, Ulrich Gembruch/ISBN: 978-1-4987-7176-4.

书　　名	**胎儿心脏病学（原著第 3 版）** TAI'ER XINZANGBINGXUE
主　　编	[以] Simcha Yagel　[美] Norman H. Silverman　[德] Ulrich Gembruch
主　　译	李　军　孙国成
责任编辑	胡玉平　李　娟
装帧设计	新纪元文化传播
出版发行	**世界图书出版西安有限公司**
地　　址	西安市雁塔区曲江新区汇新路 355 号
邮　　编	710061
电　　话	029-87214941　029-87233647（市场营销部） 029-87234767（总编室）
网　　址	http://www.wpcxa.com
邮　　箱	xast@wpcxa.com
经　　销	新华书店
印　　刷	西安雁展印务有限公司
开　　本	889mm × 1194mm　1/16
印　　张	47.25
字　　数	1180 千字
版次印次	2023 年 1 月第 1 版　2023 年 1 月第 1 次印刷
版权登记	25-2022-075
国际书号	ISBN 978-7-5192-6878-7
定　　价	599.00 元

医学投稿　xastyx@163.com　‖ 029-87279745　029-87279675

☆如有印装错误，请寄回本公司更换☆

谨以此书诚挚地献给我们的家人——Noemie Yagel、Gabi Gembruch、Heather Silverman，是她们给予了我们灵感和无尽的耐心。

原著主编 / 副主编
EDITED BY

Editors

Simcha Yagel
Magda and Richard Hoffman Center for Human Placenta Research
Division of Obstetrics and Gynecology
Hadassah-Hebrew University Medical Center
Jerusalem, Israel

Norman H. Silverman
Division of Pediatric Cardiology
Lucile Packard Children's Hospital
Stanford University Medical Center
Palo Alto, California, USA

Ulrich Gembruch
Department of Obstetrics and Prenatal Medicine
University Bonn Medical School
Bonn, Germany

Associate Editor

Sarah Margalyt Cohen
Department of Obstetrics and Gynecology
Hadassah-Hebrew University Medical Center
Mount Scopus
Jerusalem, Israel

主　译
CHIEF TRANSLATORS

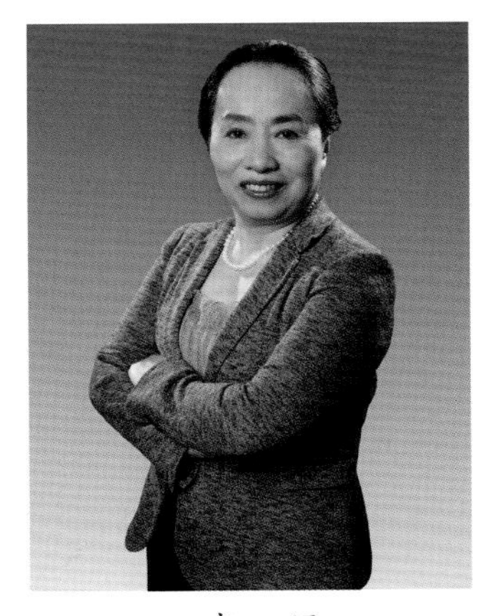

李　军

空军军医大学第一附属医院超声医学科　主任医师

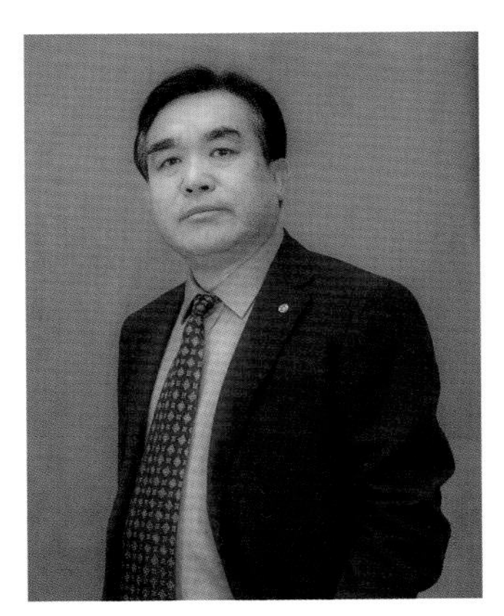

孙国成

空军军医大学第一附属医院心血管外科　主任医师，教授

副主译
DEPUTY CHIEF TRANSLATORS

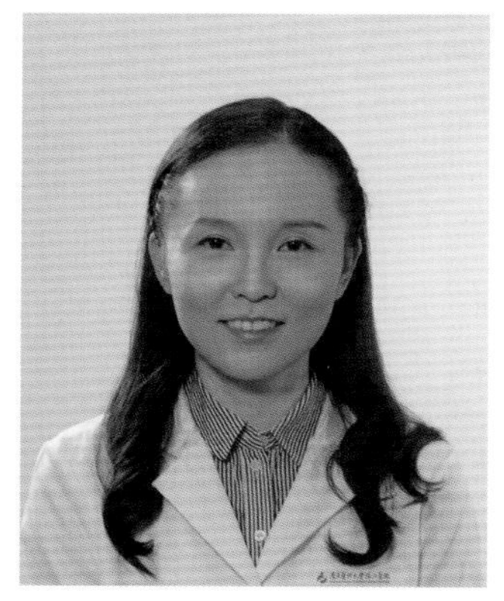

南方医科大学珠江医院胎儿医学与产前诊断科

主任医师，教授

杨　芳

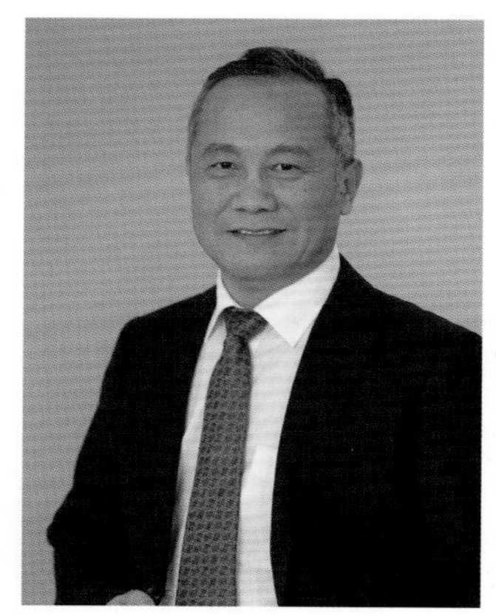

中国医学科学院阜外医院小儿心脏外科中心

主任医师

李守军

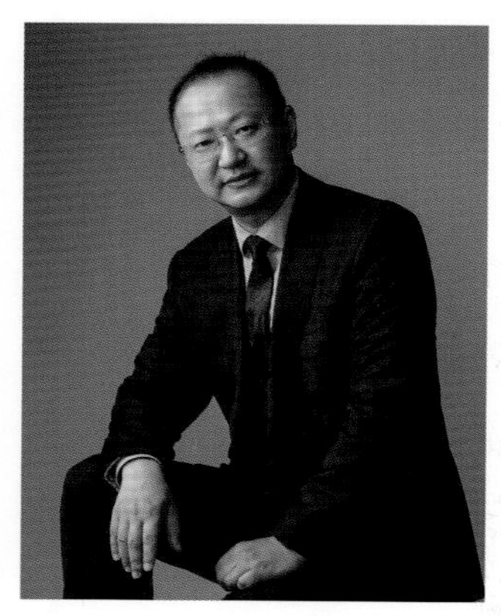

国家儿童医学中心、上海交通大学医学院附属上海儿童医学中心

主任医师，教授

张　浩

译　者

TRANSLATORS

主　　译　李　军　空军军医大学第一附属医院
　　　　　孙国成　空军军医大学第一附属医院
副 主 译　杨　芳　南方医科大学珠江医院
　　　　　李守军　中国医学科学院阜外医院
　　　　　张　浩　上海交通大学医学院附属上海儿童医学中心
主译助理　高　宏　西北妇女儿童医院
　　　　　朱　霆　空军军医大学第一附属医院
译　　者　（按姓氏笔划排序）
　　　　　马建芳　南京医科大学附属苏州医院
　　　　　王云芳　南方医科大学南方医院
　　　　　邓学东　南京医科大学附属苏州医院
　　　　　冯子聪　中国医学科学院阜外医院
　　　　　朱　霆　空军军医大学第一附属医院
　　　　　朱海龙　空军军医大学第一附属医院
　　　　　刘　琳　阜外华中心血管病医院
　　　　　许婷婷　南方医科大学珠江医院
　　　　　孙乐琪　英国伦敦大学学院
　　　　　孙国成　空军军医大学第一附属医院
　　　　　李　军　空军军医大学第一附属医院
　　　　　李守军　中国医学科学院阜外医院
　　　　　杨　芳　南方医科大学珠江医院
　　　　　张　浩　上海交通大学医学院附属上海儿童医学中心
　　　　　张金洲　西安国际医学中心医院
　　　　　张建芳　空军军医大学第一附属医院
　　　　　张晓玉　南方医科大学珠江医院
　　　　　张海滨　中国人民解放军联勤保障部队第九六七医院

张殿新　空军军医大学第一附属医院
陆文龙　上海交通大学医学院附属上海儿童医学中心
陈　冉　浙江大学医学院附属邵逸夫医院
陈　敏　广州医科大学附属第三医院
英司奇　空军军医大学第三附属医院
苟中山　南京医科大学附属苏州医院
范珊红　空军军医大学第二附属医院
林　燕　福建省妇幼保健院
岳瑾琢　西安市大兴医院
郑奇军　深圳市人民医院
郑稳民　空军军医大学第一附属医院
赵敏俐　英国牛津大学圣·凯瑟琳学院
赵博文　浙江大学医学院附属邵逸夫医院
星懿展　陆军军医大学基础医学院
顾春虎　空军军医大学第一附属医院
高　宏　西北妇女儿童医院
彭岚刚　空军军医大学第一附属医院
楼海亚　浙江大学医学院附属邵逸夫医院
颜　丹　三星（中国）投资有限公司
潘　美　浙江大学医学院附属邵逸夫医院
潘　琦　南京医科大学附属苏州医院
魏佳雪　广东省第二人民医院

原著作者
CONTRIBUTORS

Alfred Abuhamad
Department of Obstetrics and Gynecology
Eastern Virginia Medical School
Norfolk, Virginia

Reuven Achiron
Chaim Sheba Medical Center
Sackler School of Medicine
Tel Aviv University
Tel Aviv, Israel

Silvia G.V. Alvarez
Department of Pediatric Cardiology and Congenital Heart Disease in Adolescents and Adults
"Dante Pazzanese" Institute of Cardiology
São Paulo, Brazil

Hagai Amsalem
Department of Obstetrics and Gynecology
Hadassah-Hebrew University Medical Center
Mt. Scopus, Jerusalem, Israel

Margot M. Bartelings
Department of Anatomy and Embryology
Leiden University Medical Center
Leiden, The Netherlands

Ahmet A. Baschat
The Johns Hopkins Center for Fetal Therapy
Department of Gynecology and Obstetrics
Johns Hopkins University School of Medicine
Baltimore, Maryland

Christoph Berg
Department of Obstetrics and Prenatal Medicine
University of Bonn
Bonn, Germany

Einat Birk
Pediatric Cardiology
Pediatric Heart Institute
Schneider Children's Medical Center
Petach Tikva, Israel

Sean C. Blackwell
Division of Maternal-Fetal Medicine
Department of Obstetrics and Gynecology
University of Texas Health Sciences
Houston, Texas

Graham J. Burton
The Centre for Trophoblast Research
Department of Physiology, Development, and Neuroscience
University of Cambridge
Cambridge, United Kingdom

Javier Caradeux
BCNatal. Barcelona Center for Maternal-Fetal and Neonatal Medicine (Hospital Clínic and Hospital Sant Joan de Deu)
Institut Clínic de Ginecologia
Obstetricia i Neonatologia Fetal i+D Fetal Medicine Research Center
Barcelona, Spain
and
Fetal Medicine Unit
Clínica Dávila
Santiago, Chile

Julene S. Carvalho
Professor of Practice and Consultant in Fetal Cardiology
Head of Brompton Centre for Fetal Cardiology
Royal Brompton Hospital
and
Fetal Medicine Unit
St George's University Hospital
and
Molecular and Clinical Sciences Research Institute
St George's, University of London
London, United Kingdom

Frank Cetta
Division of Pediatric Cardiology
Department of Cardiovascular Diseases
Mayo Clinic
Rochester, Minnesota

Rabih Chaoui
Center for Prenatal Diagnosis and Human Genetics
Berlin, Germany

Sarah M. Cohen
Department of Obstetrics and Gynecology
Hadassah-Hebrew University Medical Center
Jerusalem, Israel

Bettina F. Cuneo
Children's Hospital Colorado Heart Institute
Colorado Fetal Care Center
University of Colorado School of Medicine
Aurora, Colorado

Pe'er Dar
Department of Obstetrics and Gynecology and Women's Health
Montefiore Medical Center
Albert Einstein College of Medicine
New York City, New York

Mary T. Donofrio
Professor of Pediatrics
George Washington University
and
Director of the Fetal Heart Program and Critical Care
Delivery Program
Co-Director of the Cardiac Neurodevelopmental Outcome Program
Children's National Medical Center
Washington, DC

Luke Eckersley
Fetal and Neonatal Cardiac Program
Pediatric Cardiology
Stollery Children's Hospital
University of Alberta
Edmonton, Canada

Mark I. Evans
Fetal Medicine Foundation of America
Comprehensive Genetics PLLC
and
Department of Obstetrics and Gynecology
Mt. Sinai School of Medicine
New York City, New York

Laurent Fermont
Shaare Zedek Medical Center
Jerusalem, Israel

Francesc Figueras
BCNatal. Barcelona Center for Maternal-Fetal and Neonatal Medicine (Hospital Clínic and Hospital Sant Joan de Deu)
Institut Clínic de Ginecologia
Obstetricia i Neonatologia Fetal i+D Fetal Medicine Research Center
Barcelona, Spain
and
Center for Biomedical Research on Rare Diseases (CIBER-ER)
Madrid, Spain

Lindsay R. Freud
Assistant Professor
Division of Pediatric Cardiology
Department of Pediatrics
Morgan Stanley Children's Hospital of New York-Presbyterian
Columbia University Medical Center
New York City, New York

Helena M. Gardiner
The Fetal Center
UTHealth McGovern School of Medicine
Houston, Texas

Annegret Geipel
Department of Obstetrics and Prenatal Medicine
University of Bonn
Bonn, Germany

Ulrich Gembruch
Department of Obstetrics and Prenatal Medicine
University Bonn Medical School
Bonn, Germany

Adriana C. Gittenberger-de Groot
Department of Cardiology
Leiden University Medical Center
Leiden, The Netherlands

Max E. Godfrey
Pediatric Cardiology
Shaare Zedek Medical Center
Jerusalem, Israel

and
Schneider Children's Medical Center
Petah Tikva, Israel

Debra S. Goldman-Wohl
Magda and Richard Hoffman Center for Human Placenta Research
Department of Obstetrics and Gynecology
Hadassah-Hebrew University Medical Center
Jerusalem, Israel

Luís F. Gonçalves
Professor and Co-Director, Fetal Imaging
Phoenix Children's Hospital
Professor, Departments of Child Health and Radiology
University of Arizona College of Medicine-Phoenix
Phoenix, Arizona

Frank L. Hanley
Professor, Cardiothoracic Surgery
Executive Director, Betty Irene Moore Children's Heart Center
Lucille Packard Children's Hospital
Stanford University
Stanford, California

Astrid Hellmund
Department of Obstetrics and Prenatal Medicine
University of Bonn
Bonn, Germany

Ulrike Herberg
Department of Pediatric Cardiology
University of Bonn
Bonn, Germany

Julien I.E. Hoffman
Department of Pediatrics
Cardiovascular Research Institute
University of California
San Francisco, California

Wolfgang Holzgreve
University Clinic
University of Bonn
Bonn, Germany

Lisa K. Hornberger
Fetal and Neonatal Cardiac Program, Pediatric Cardiology
Stollery Children's Hospital
Department of Pediatrics and Obstetrics and Gynecology
University of Alberta
Edmonton, Canada

Lucile Houyel
Centre Marie Lannelongue
Le Plessis-Robinson, France

Hedwig H. Hövels-Gürich
Department of Pediatric Cardiology
Children's Heart Center
RWTH Aachen University
Aachen, Germany

James C. Huhta
Perinatal Cardiologist
MEDNAX Services, Inc.
Tampa, Florida

Jon Hyett
RPA Women and Babies
Royal Prince Alfred Hospital
New South Wales, Australia

Edgar T. Jaeggi
Department of Pediatrics
Fetal Cardiac Program
Labatt Family Heart Center
The Hospital for Sick Children
University of Toronto Faculty of Medicine Toronto, Canada

Eric Jauniaux
EGA Institute for Women's Health
Faculty of Population Health Sciences
University College London
London, United Kingdom

Monique R.M. Jongbloed
Departments of Cardiology, Anatomy, and
Embryology
Leiden University Medical Center
Leiden, The Netherlands

Torvid Kiserud
Department of Clinical Science
University of Bergen
and
Department of Obstetrics and Gynecology
Haukeland University Hospital
Bergen, Norway

Diego A. Lara
Pediatric Cardiology
Department of Pediatrics

Ochsner Hospital for Children
New Orleans, Louisiana

Michael Y. Liu
Fetal Heart Program
The Cardiac Center
Children's Hospital of Philadelphia
and
Department of Pediatrics
Perelman School of Medicine
University of Pennsylvania
Philadelphia, Pennsylvania

Alexander Lowenthal
Pediatric Cardiologist
Heart Institute
Schneider Children's Medical Center of Israel
Petach-Tikvah, Israel

Davide Marini
Labatt Family Heart Centre
The SickKids Hospital
Toronto, Canada

Angela McBrien
Department of Pediatrics and Obstetrics and Gynecology
Stollery Children's Hospital
University of Alberta
Edmonton, Canada

Christopher G. McCusker
School of Applied Psychology
University College Cork
Cork, Ireland

Waltraut M. Merz
Department of Obstetrics and Prenatal Medicine
Center of Obstetrics and Gynecology
University of Bonn
Bonn, Germany

Baruch Messing
Ma'ayanei HaYeshua Medical Center
Bnei Brak, Israel
and
Chaim Sheba Medical Center
Ramat Gan, Israel

Ritu Mogra
RPA Women and Babies
Royal Prince Alfred Hospital
New South Wales, Australia

Anita J. Moon-Grady
Division of Cardiology
Department of Pediatrics
University of California San Francisco
and
Fetal Cardiovascular Program
UCSF Benioff Children's Hospital
San Francisco, California

Shaine A. Morris
Division of Pediatric Cardiology
Department of Pediatrics
Texas Children's Hospital and Baylor College of Medicine
Houston, Texas
Karina Seidl Nall
Certified Genetic Counselor
Steward Healthcare
Fetal Diagnostic Center
Gilbert, Arizona
and
Metis Genetics
Addison, Texas

Andrew J. Parry
Department of Paediatric Surgery
Bristol Royal Hospital for Children
Bristol, United Kingdom

Carlos A.C. Pedra
Pediatric Interventional Program
Instituto Dante Pazzanese de Cardiologia
and
Pediatric Interventional Laboratory
Hospital do Coração
Sao Paulo, Brazil

Simone R.F. Fontes Pedra
Fetal and Pediatric Echocardiography Laboratory
Instituto Dante Pazzanese de Cardiologia
and
Fetal Unit
Hospital do Coração
Sao Paulo, Brazil

Shabnam Peyvandi
Division of Cardiology
Department of Pediatrics
University of California San Francisco
and

Fetal Cardiovascular Program
UCSF Benioff Children's Hospital
San Francisco, California

Sabrina D. Phillips
Department of Cardiovascular Diseases
Mayo Clinic
Jacksonville, Florida

Robert E. Poelmann
Departments of Cardiology
and
Institute of Biology Leiden
Sylvius Laboratory
Leiden University
Leiden, The Netherlands

Sharon Portnoy
Department of Physiology and Experimental Medicine
University of Toronto and Hospital for Sick Children
Toronto, Canada

Michael D. Puchalski
Division of Pediatric Cardiology
Department of Pediatrics
Primary Children's Hospital
University of Utah School of Medicine
Salt Lake City, Utah

Sabine Rudnik–Schöneborn
Sektion für Humangenetik der Medizinischen Universität Innsbruck
Zentrum Medizinische Genetik Innsbruck
Innsbruck, Austria

Abraham M. Rudolph
Department of Pediatrics
University of California
San Francisco, California

Marco C. de Ruiter
Department of Anatomy and Embryology
Leiden University Medical Center
Leiden, The Netherlands

Jack Rychik
Professor
Fetal Heart Program
The Cardiac Center
Children's Hospital of Philadelphia
and
Department of Pediatrics
Perelman School of Medicine
University of Pennsylvania
Philadelphia, Pennsylvania

David Sahn
Professor Emeritus
Oregon Health and Sciences University
Portland, Oregon

Mike Seed
Associate Professor
Division of Cardiology
Hospital for Sick Children
Department of Paediatrics
University of Toronto
Toronto, Canada

Viola Seravalli
The Johns Hopkins Center for Fetal Therapy
Department of Gynecology and Obstetrics
Johns Hopkins University School of Medicine
Baltimore, Maryland

Hagit Shani
Department of Obstetrics and Gynecology and Women's Health
Montefiore Medical Center
Albert Einstein College of Medicine
New York City, New York
and
The Josef Buchman Gynecology and Maternity Center
Sheba Medical Center
Ramat Gan, Israel

Israel Shapiro
Department of Obstetrics and Gynecology
Bnai-Zion Medical Center
Technion, Faculty of Medicine
Haifa, Israel

Ori Shen
Shaare Zedek Medical Center
Jerusalem, Israel

Norman H. Silverman
Professor of Pediatrics（Cardiolgy）
University of California San Francisco
San Francisco, California
and
Professor of Pediatrics (Emeritus)
Division of Pediatric Cardiology

Stanford University
Stanford, California
and
Honorary Professor of Pediatrics
University of Cape Town
Cape Town, South Africa

Elena S. Sinkovskaya
Associate Professor
Department of Obstetrics and Gynecology
Eastern Virginia Medical School
Norfolk, Virginia

Brian S. Snarr
Fetal Heart Program
The Cardiac Center
Children's Hospital of Philadelphia
and
Department of Pediatrics
Perelman School of Medicine
University of Pennsylvania
Philadelphia, Pennsylvania

Julia Solomon
Director Fetal Diagnostic Center
Physicians Group of Arizona
Steward Healthcare
Gilbert, Arizona

Yoram Sorokin
Department of Obstetrics and Gynecology
Wayne State University School of Medicine
Detroit, Michigan

Diane E. Spicer
Department of Pediatric Cardiology
Congenital Heart Center
University of Florida
Gainesville, Florida

Varsha Thakur
Division of Cardiology
Department of Pediatrics
The Hospital for Sick Children
University of Toronto Faculty of Medicine
Toronto, Canada

Boris Tutschek
Professor of Obstetrics and Gynecology
Prenatal Zurich
Zürich, Switzerland
and
Medical Faculty
Heinrich Heine University
Düsseldorf, Germany

Wayne Tworetzky
Department of Cardiology
Boston Children's Hospital
Harvard Medical School
Boston, Massachusetts

Dan V. Valsky
Division of Obstetrics and Gynecology
Hadassah-Hebrew University Medical Center
Jerusalem, Israel

Christoph Wohlmuth
The Fetal Center
UTHealth McGovern School of Medicine
Houston, Texas
and
Department of Obstetrics and Gynecology
Paracelsus Medical University
Salzburg, Austria

Simcha Yagel
Magda and Richard Hoffman Center for Human Placenta Research
Division of Obstetrics and Gynecology
Hadassah-Hebrew University Medical Center
Jerusalem, Israel

Shi-Joon Yoo
Department of Diagnostic Imaging
The Hospital for Sick Children
University of Toronto Faculty of Medicine
Toronto, Canada

Yaron Zalel
Sackler School of Medicine
Tel Aviv University
Tel Aviv, Israel

Klaus Zerres
Institut für Humangenetik der RWTH Aachen
Aachen, Germany

译者序
PREFACE

本书译自 Fetal Cardiology: Embryology，Genetics，Physiology，Echocardiographic Evaluation，Diagnosis, and Perinatal Management of Cardiac Diseases 第 3 版，由 Simcha Yagel、Norman H. Silverman、Ulrich Gembruch 等著名专家学者组织撰写。

全书共 62 章，涵盖了胎儿心脏病胚胎发育、遗传、病理生理、超声影像、诊断评估及围生期管理等各个方面和相关专业领域的最新进展。

先天性心脏病是一个宽泛的领域，影响着约 0.8% 的活产婴儿。胎儿心脏病的发生、演化，宫内系列筛查及围生期一体化诊疗，更是创新性的挑战，需要母胎医学、围生医学、影像学及心脏病专业多学科团队间的密切协作。本书架起了各专业领域间的桥梁，拓展了先天性心脏病相关专业人员认知的深度及广度，力图使其整体临床诊疗过程更加精准化、个性化、综合化和一体化，预期会成为胎儿心脏病众多相关专业的综合诊疗指南和继续教育蓝本。

感谢所有译者严谨、专业的努力及辛勤付出，使本书得以顺利出版。

《胎儿心脏病学》是一本大部头专著，涉及众多学科，编译、审校等工作量巨大，不敢有一丝懈怠。然而，由于专业及外文水平有限，定然会存在一些不足及失误之处，敬请各位专家同道批评指正，不吝赐教！

真诚希望此译著对读者们有所启迪与帮助。

李　军　　孙国成

2022 年 10 月

前　言

FOREWORD

《胎儿心脏病学》(第3版)涵盖了胚胎学、遗传学、生理学、超声心动图评估、诊断和围生期心脏疾病管理，标志着本领域新的开端。与前两版相同，该版本是由多位乐于分享其专业知识的专业人士包括产科医生、儿科心脏病专家、超声医生、分子生物学家和医学物理学家等撰写，并增补了12个章节，反映了近年来取得的巨大进展。我们很高兴有更多新的创作者加入我们的团队，他们是各个专业领域的引领者，撰写了本书的不同主题章节。

近年来，胎儿心脏的成像、治疗及干预领域经历着快速变化和发展。在第2版中，我们增加并展示了胎儿心脏病学变革的三维/四维成像，而第3版的亮点是重点关注胎儿心脏磁共振成像，这一令人兴奋和创新的学科有望促进胎儿诊断，为围生期管理和产后治疗提供信息，并为研究开辟新的途径。

新版本新增和修订的章节，内容涉及畸形胎儿可用的有效治疗方案和药物或手术干预措施，先天性心脏病胎儿的所有生命阶段以及从胚胎到新生儿，再到先天性心脏病妇女的生殖健康和受先天性心脏病胎儿影响的家庭的咨询等。产前遗传学研究和咨询进展在胎儿染色体微阵列分析、外显子组和全基因组测序等新章节中进行了探讨。有两章专门讨论被确诊患有先天性心脏病的胎儿在宫内和产后神经发育的复杂问题以及有价值的管理策略。有一章拓展描述了使用先进的多普勒技术评估胎儿心脏功能，而另一章则侧重于介绍胎儿迟缓型（缓慢型）心律失常和长QT间期综合征，这些知识储备不仅可以挽救胎儿或新生儿的生命，还可为受影响但无症状的家庭成员进行诊断和有效的预防性治疗。

先天性心脏病是一种概括的分类，估计影响0.8%的活产婴儿，这一发生率与流产率相似，因此将全面的胎儿超声心动图检查整合到每个靶器官扫描是非常必要的。《胎儿心脏病学》（第3版）是一本面向所有从事胎儿发育工作者的综合性指南。我们相信，任何胎儿心脏从业者都会发现其中的价值，希望本书能够架起产科、围生医学、儿科和普通心脏病学及影像科等多学科间的桥梁。

Simcha Yagel

Norman H. Silverman

Ulrich Gembruch

目　录
CONTENTS

郑重声明

第 1 章 心脏形态学

Adriana C. Gittenberger-de Groot, Monique R.M. Jongbloed, Marco C. de Ruiter, Margot M. Bartelings, Robert E. Poelmann

引　言

心血管系统的发生与调控机制是胚胎发育的重要事件，这已经成为胎儿心脏病专家的必备知识。为提升超声技术检测心脏形态发育的潜能，需要更深刻地了解心脏形态发育正常与否及相关的表观遗传途径。当前，利用人类外显子筛查、转录谱分析、单核苷酸多态性（SNP）技术及染色质重塑等技术获取患者信息使这一领域正得到拓展[1-3]。必须系统地考虑患者的遗传、表观遗传和环境线索，才能提高我们对支配心脏发育复杂交互作用机制的理解。因为人类心脏发育的关键过程在胚胎形成的前 6 周，此时无法进行在体诊断。因此，仍亟须从动物模型（例如转基因鼠、鸡和最近的斑马鱼）中获取必要知识，比较各种动物模型和人类胚胎发育心脏形成的基本原理，甚至通过进化 - 发育研究方式获得启示[4-5]。当然，必须考虑到物种间的重要差异，例如鱼类和爬行动物是双侧主动脉弓，鸟类是右位主动脉弓系统，而哺乳动物是左位主动脉系统[6]，小鼠左侧腔静脉持续存在，鱼和许多爬行动物心腔没有分隔，最终形成两腔或三腔心脏。长期以来，因为缺乏足够精准的技术对体内发育的胚胎进行研究，血流动力学对系统发育的影响一直被低估或忽略。目前，包括超微粒子图像测速在内的一系列新技术拓展了这一研究领域[7-8]。对胎儿心脏病专家来说，粒子图像测速是一种非常具有吸引力的新技术，就像超声多普勒无创技术一样增加了胚胎形态学检测能力。

有时各个研究领域的交叉融合会导致术语使用混乱，这是不容易解决的[9]，并且毫无疑问，在将来一些新的研究依然如此。本章主要介绍心脏发育的重要节点[10]。应特别关注第二个生心区心肌细胞的持续募集[11-12]、心外细胞参与心脏形成[13]及其调控作用[14]。本章也会简要讨论遗传和表观遗传的因果通路。

基因和基因产物缩略语参见表 1.1；胚胎学和解剖学缩略语参见表 1.2。

心脏原始发生

原始心管（图 1.1a）由心前中胚层衍变而来，亦称第一生心区（FHF）（图 1.2），位于胚胎中胚层脏壁层两侧。这些生心板向中线聚集、融合，形成新月形结构称为原始心管[15]。原始心管内层由心胶质和胚胎血管丛内皮细胞延续而来的心内膜细胞组成。根据其在心脏的位置，心内膜不论起源和功能都是异源成分。相邻发育的原肠内胚层通过一系列级联诱导信号分子对原始心管分化起着重要的诱导作用[16]，这些信号分子包括骨形态发生蛋白（BMP）、成纤维细胞生长因子（FGF）及无翅相关整合位点（Wnt）等[17]。原始心管并非一个包含将来所有心脏节段的缩小结构。这个观点现已成为共识，很多综述及书籍章节均提出了这个新概念[11,14,18-19]。虽然原始心管的成分还不是很清楚，但广泛而细微追踪研究的最新数据表明，其包含小原始心房、心肌房室管、心胶质衍生的房室心内膜垫（房室瓣）[20]和连接动脉极的原始心室[21]（图 1.1b）。人类胚胎原始心管在发育 3 周时就开始蠕动收缩。由于遗传因素决定其方向[22]和心襻形成[23]，原始心管从形成之初就不完全对称（图 1.1a）。很多研究表明敲除小鼠胚胎必需的初始心脏发育基因会导致胚胎早期死亡。人类中某些基因杂合突变会导致先天性畸形，例如 Nkx2.5 突变致畸[3,24]。

表 1.1 相关基因和基因产物

缩写	基因产物	缩写	基因产物
14-3-3 epsilon	14-3-3 ε 型蛋白	Mef2c	肌细胞增强因子 2c
Actc	心肌肌动蛋白 α	MHC	肌球蛋白重链
Acvr2b	激活素受体 2b	MYH 6,7	肌球蛋白重链 6、7
Alk2	间变性淋巴瘤激酶	NFATc1	活化 T 细胞核因子 1
BMP	骨形态发生蛋白	Nkx2.5	同源框转录因子
CHD7	染色质域解旋酶 DNA 结合蛋白 7	Nodal	节点生长分化因子
Cited2	cbp/p300 相互作用反式激活因子 2	Notch1	Notch 1 受体
DSCAM	唐氏综合征细胞黏附分子	Pax3	双框基因转录因子 3
eNOS	内皮型一氧化氮合酶	Pitx2c	类成对同源框转录因子 2c
ET1	内皮素 1	Pdgfr α	血小板衍生生长因子受体 α
FGF	成纤维细胞生长因子	Podoplanin	平足蛋白
GATA	GATA 转录因子	Raldh2	视黄醛脱氢酶 2
GJA1	缝隙连接蛋白 α-1	RhoA	Ras 同源家族成员 A
HAND2	Hand2 碱性螺旋环螺旋转录因子	SALL4	Spalt 样转录因子 4
HCN4	超极化激活环核苷酸门控阳离子通道 4	Shox2	矮小同源盒 2
Isl1	胰岛素增强子结合蛋白 1	Tbx	T 盒转录因子 3
Irx4	Iroquois 同源盒 4	TGF β	转化生长因子 β
KLF2	Kruppel 样因子 2	Wnt	无翅型 MMTV 整合位点家族
Lrp2	低密度脂蛋白相关蛋白 2	VEGF	血管内皮生长因子

二次心脏发育及器官发生

早期鸡胚胎标记实验[5,16]及精确追踪小鼠胚胎[21]细胞克隆实验证明，原始心管的流入道、流出道主要心肌部分均属新募集成分。有关小鼠心脏祖细胞特异性标记基因如 *Isl*1、*Mef2c* 和 *Nkx*2.5 的转基因报告进一步支持这些发现[11,18]。脏壁中胚层形成的原始心管称为第一生心区（FHF），来源于间充质的新募集心脏细胞则称为第二生心区

表 1.2 胚胎学与解剖学缩略语

缩写词	原意	缩写词	原意
A	心房	MB	节制束
Ao	主动脉	MC	间充质帽
AoS	主动脉囊	MO	二尖瓣孔
AP	动脉极	NCC	神经嵴细胞
AS	房间隔	OFT	流出道
ASD	房间隔缺损	OS	继发孔
AV	房室	OTS	流出道间隔
AVC	房室通道	OVM	Marshall 韧带
AVSD	房室隔缺损	PAA	咽弓动脉
CAT	共同动脉干	PEO	前心外膜器官
CCS	心脏传导系统	PS	第一房间隔
CCV	心共同静脉	PT	肺动脉干
CJ	心胶质	PV	肺静脉
CS	冠状窦	RA	右心房
CV	主静脉	RC	右主静脉
DA	动脉导管	RV	（原始）右心室
DMP	背侧间充质突起	RVOT	右室流出道
EC	心内膜垫	SAN	窦房结
EPDC	心外膜衍生细胞	SB	隔束
FD	血流分隔器	SCV	上腔静脉
FS	皱褶间隔	SHF	第二生心区
GCV	心大静脉	SS	第二房间隔
ICV	下腔静脉	SV	静脉窦
IFT	流入道	TO	三尖瓣孔
IS	流入间隔	TS	小梁间隔
LA	左心房	VCAC	心室－冠状动脉交通
LCV	左主静脉	VP	静脉极
LV	（原始）左心室	VSD	室间隔缺损
LVOT	左室流出道		

（SHF）（图 1.1d 和图 1.2）。SHF 开始在中间位置，最后转到背侧，位于脏壁内胚层和原始心管之间。由于背侧心系膜中部中断，来自 SHF 的细胞只能到达原始心管的动脉极、静脉极（图 1.2）。SHF 在心脏发育中的特殊分布将在下节讨论。

背侧心包壁来源的细胞加入 SHF[25]，导致原始心管延长的同时进行右旋襻化，该过程同样受遗传因素如不对称 Pitx2c 表达的控制[23,26]。

第二生心区心脏祖细胞募集

实验研究揭示了新增心肌细胞的特征。这里分别详细介绍流出道（OFT，动脉极）和流入道（静

脉极）[27]。

动脉极

根根据标记物实验和构建报告基因，已可区分 SHF 心肌的几种分化走向，它几乎构成了整个右心室，包括动脉流出道和右侧室间隔 [27]（图 1.1c 和 1.3a）。持续的科学研究成果导致具体命名迥异，令人困惑（图 1.2）。近期，我们与其他学者 [28-29] 的研究显示 SHF 来源细胞对流出道的贡献是非对称性的。标志物沉积提示流出道（胚胎左侧）肺动脉侧形成右室流出道心肌和肺动脉管壁（图 1.3b）。该过程实际是肺动脉瓣口向上提升到主动脉瓣口右前侧的原因，也可以解释动脉极瓣口和大动脉旋转（图 1.3 和视频 1.1）。我们将这种 SHF 前移动作称为“肺萌发”[28]。与既往观察一致，我们研究发现肺动脉流出道心肌的特殊敏感性可能对肺动

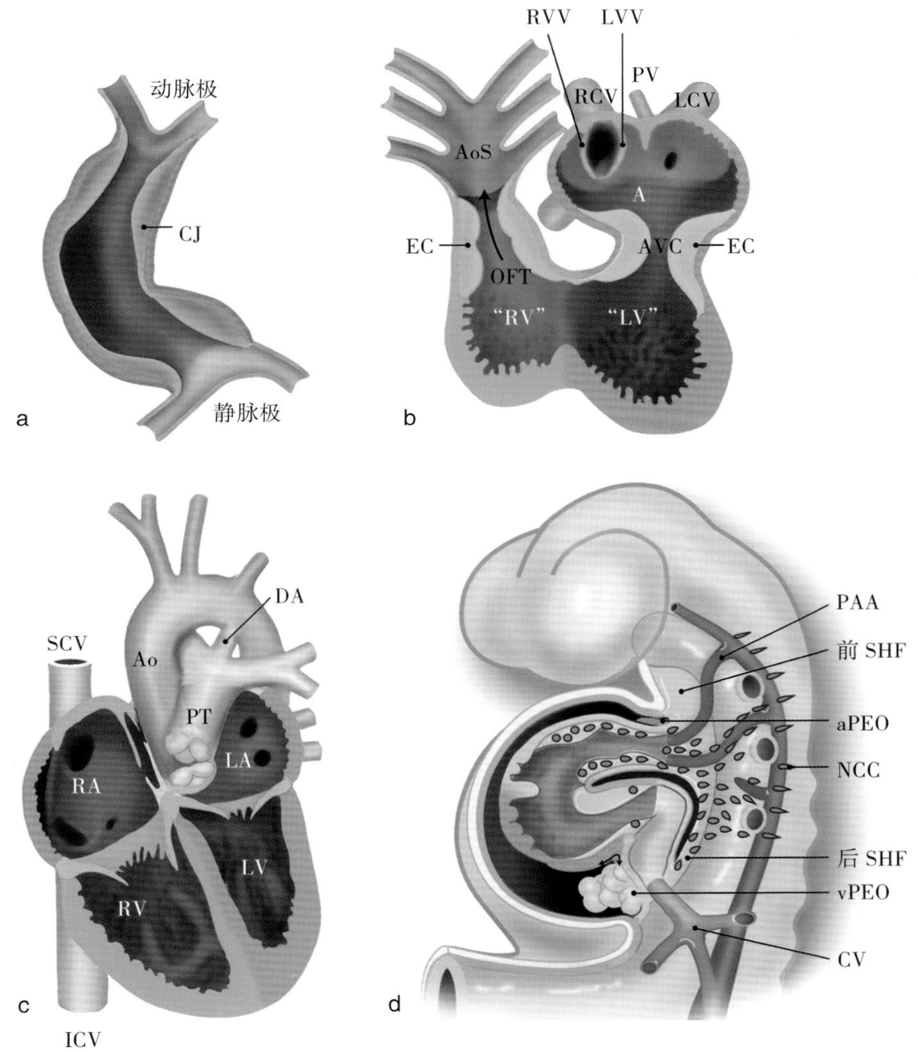

图 1.1 心脏发育阶段。a. 原始心管早期右旋襻化，内层覆着心胶质（CJ）。b. 高级发展阶段，在侧 – 侧平面位置清晰显示未分化的主动脉囊（AoS）和共同心房（A）。肺静脉入口在心房左侧，静脉窦入口在右侧，右侧两边是右侧瓣（RVV）和左侧瓣（LVV）。粉红色和黄色分别显示第一和第二生心区（SHF）来源心肌。蓝色则代表心内膜垫（EC）的房室通道（AVC）和流出道（OFT）部分。主动脉囊连接到一组对称的咽弓动脉。LCV= 左主静脉；“LV” = 原始左心室；RC= 右主静脉；“RV” = 原始右心室。c. 四腔心脏完全形成。心室间隔源于第一、第二生心区衍生细胞。Ao= 主动脉；DA= 动脉导管；ICV= 下腔静脉；LA= 左心房；LV= 左心室；PT= 肺动脉主干；RA= 右心房；RV= 右室；SCV= 上腔静脉。d. 与 b 相同节段的矢状切面。绿色神经嵴细胞（NCC）大部分迁移至流出道，少数细胞分布到房室垫。前心外膜器官（vPEO）在静脉极出现，另一个较小的在动脉极（aPEO），尽管后者稍晚才发育。CV= 总主静脉；PAA= 咽弓动脉。经许可，引自 Gittenberger de Groot AC, et al//Moller JH, Hoffmann JIE, eds. Pediatric Cardiovascular Medicine, 2nd edn. Wiley-Blackwell, Hoboken, New Jersey, 2012: 1–22[19]

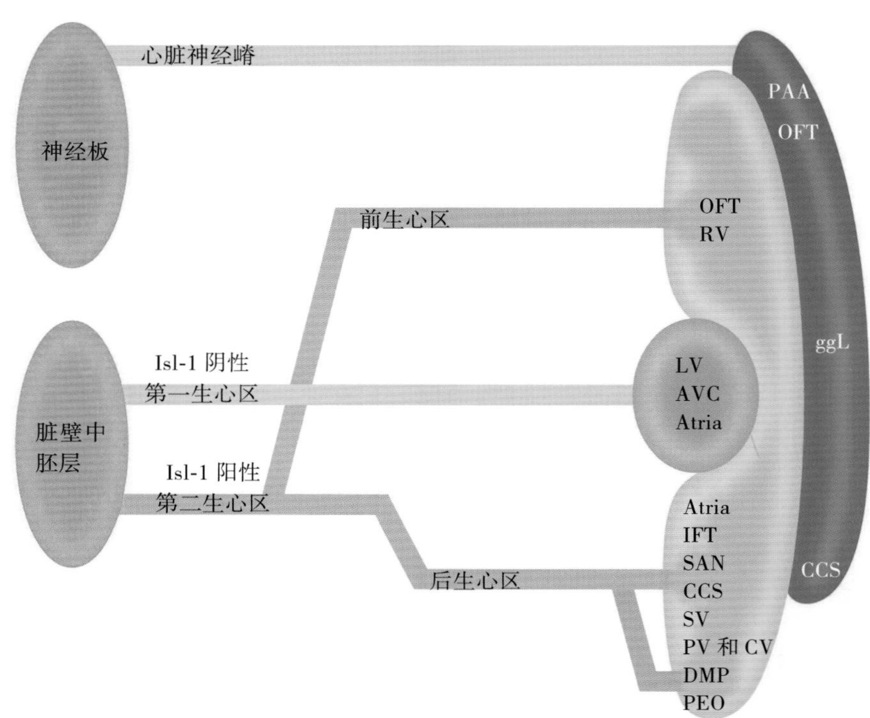

图 1.2 各个谱系显示第一生心区、第二生心区以及来自神经板顶部的神经嵴如何迁移到咽弓和心脏，组成心脏不同结构。早期部分脏壁中胚层形成第一、第二生心区。第一生心区分化为原始心管（左心室、房室管和部分心房）。第二生心区分成前部（动脉极）、后部（静脉极），并衍生出很多结构。Atria= 心房；AVC= 房室通道；CCS= 心脏传导系统；CV= 主静脉；DMP= 背侧间质突出；ggL= 自主神经节；IFT= 流入道；Isl-1= 胰岛素增强子结合蛋白 1；LV= 左心室；OFT= 流出道；PAA= 咽弓动脉；PEO= 前心外膜器官；PV= 肺静脉；RV= 右心室；SAN= 窦房结；SV= 静脉窦。修改自 Gittenberger-de Groot AC, Poelmann RE//Yagel S, Silverman NH, Gembruch U, eds. Fetal Cardiology. Informa Healthcare, New York, 2009: 9–17[109]

脉瓣下、主动脉瓣下流出道区的独特基因编码区域有关，这对流出道的旋转非常重要[30]。

静脉极

在静脉极，SHF 对心房的发育构成很重要。一个重要机理就是心房壁背侧静脉窦心肌融合（图 1.1b）。相对于流出道“前 SHF”，我们称之为“后 SHF”，目前被普遍接受[11,27,31]（图 1.1d 和图 1.2）。我们和其他学者均发现静脉窦心肌最初呈 *Nkx*2.5 阴性[32–33]（图 1.4a~b）。

追踪 *Isl*1 阳性祖细胞可以显示融合范围。与流出道不同，该区域及衍生的静脉窦心肌具有特定的基因表达模式，包括 *Tbx*18[34]、*Shox*2[35–36]、*BMP*[31,37] 和 *Podoplanin*[33] 等。根据不同研究中心对特定基因表达模式的研究，是否存在特定肺静脉心肌祖细胞是存有争议的[37–39]。最近一篇文献报道，利用 LacZ 追踪后 SHF 细胞，显示静脉窦细胞、融合的心房后壁细胞包括肺静脉细胞有共同起源[40]。各个区域特定基因模式的后续分化最可能引发争议。

静脉极不仅添加了心肌壁，还整合了 SHF 衍生的间充质成分，融合形成在房室瓣分隔中必不可少的背侧间充质突起（DMP）[41]。“心外膜”章节中会详细说明 SHF 是如何形成前心外膜器官的（图 1.1d）。

神经嵴

心脏发育组成包括神经嵴细胞（NCC），迁移自神经管顶部通过脏壁中胚层衍生的 SHF 区域（图 1.1d、图 1.2 和图 1.5）。禽类胚胎心脏 NCC 相关性研究第一次通过鹌鹑 – 鸡嵌合体实验检测到其具体分布[5,16]，再经逆转录病毒报告基因转移实验证实，NCC 在动脉流出道聚集并分化为大动脉、主动脉弓分支管壁的平滑肌细胞。NCC（图 1.5a）在流入道、流出道都参与形成交感神经和副交感神经[43]，一部分环形围绕肺静脉原基[44]。

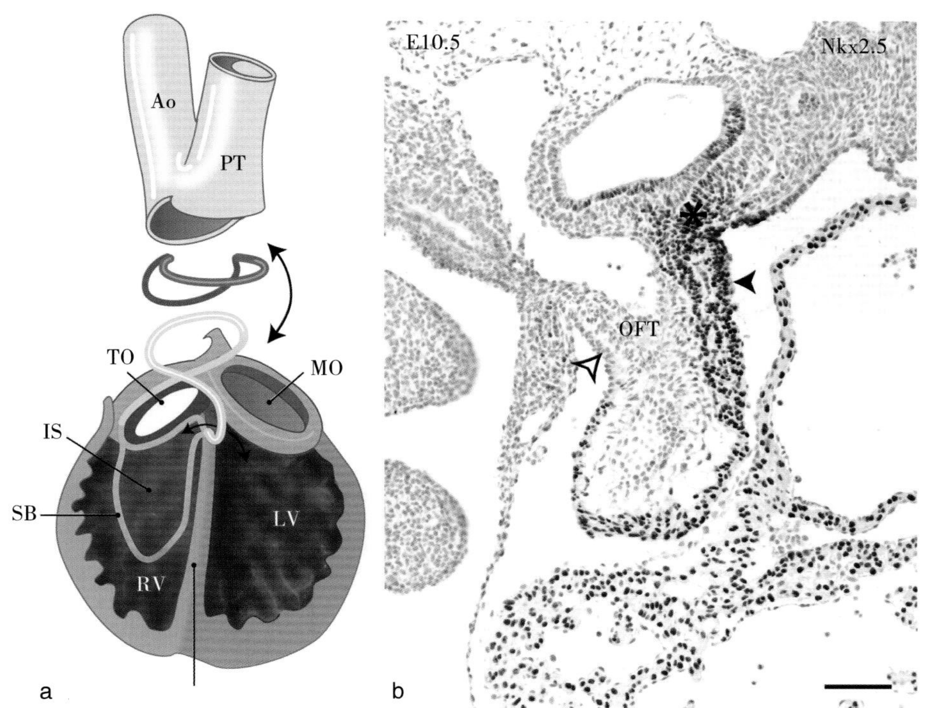

图 1.3 a. 主动脉和肺动脉干仍未分隔的流出道分解剖面图。绿色环代表马鞍形半月瓣水平；注意肺动脉部较主动脉部更接近头侧。弯曲的双头箭头表示肺萌发。半月瓣水平位于二尖瓣孔和三尖瓣孔的房室通道（蓝色）腹侧。黄线环代表原始环，主要显示第一、第二生心区心肌衍生交界。右心室原始环扩展，形成流入间隔，明显标志是隔束。小双箭头表示心室内交通。b. 小鼠胚胎心脏流出道切片染色，显示 Nkx2.5 表达。在分化心肌细胞及第二生心区前体细胞（星号）中，核染色表现出明显的不对称性，与主动脉侧（空心箭头）对比，更偏向肺动脉侧（实心箭头）。肺动脉侧与肺萌发有关。LV= 左心室；RV= 右心室；Ao= 主动脉；PT= 肺动脉干；TO= 三尖瓣孔；MO= 二尖瓣孔；IS= 流入道间隔；SB= 隔束；TS= 小梁间隔；OFT= 心脏流出道

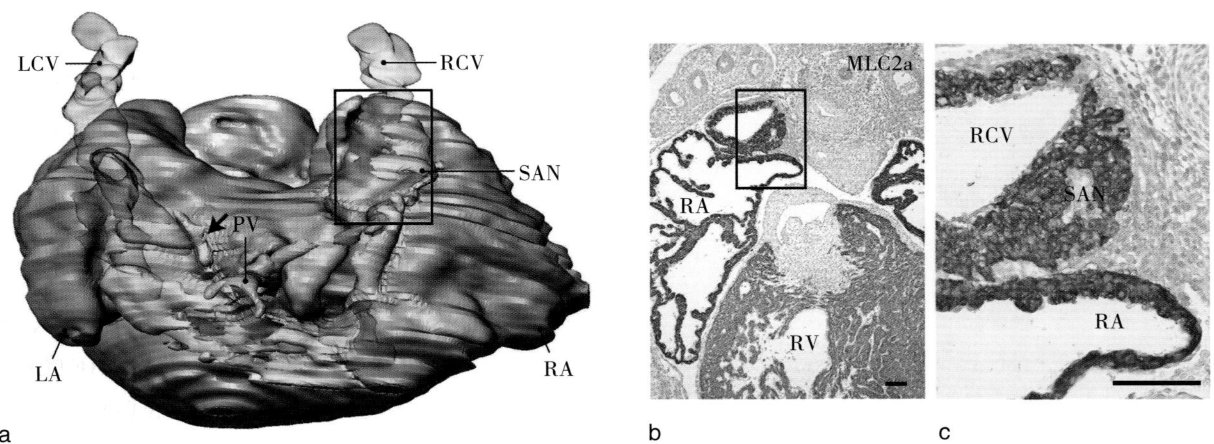

图 1.4 a. 小鼠胚胎心脏三维重建背面观。Nkx2.5 阴性心肌（绿色）显示与中胚层连接的 U 形部分，覆盖左（LCV）、右（RCV）主静脉并环绕肺静脉（PV）。可以看到短暂出现的左窦房结（箭头），同时右侧区域更大，最终成为右侧窦房结（SAN）。棕色：右（RA）和左（LA）心房；蓝色：LCV 和 RCV；粉红色：PV。b~c. 切片放大图，包含 Nkx2.5 阳性和阴性心肌的 MLC2a 染色切片，显示 SAN 在 RCV 进入 RA 入口处。注意，该部分主静脉也有心房心肌轻链蛋白（MLC2a 染色）表达，被染色标记为心肌。经许可，修改自 Gittenberger-de Groot AC, et al. Anat Rec, 2007, 290: 115−122[33]

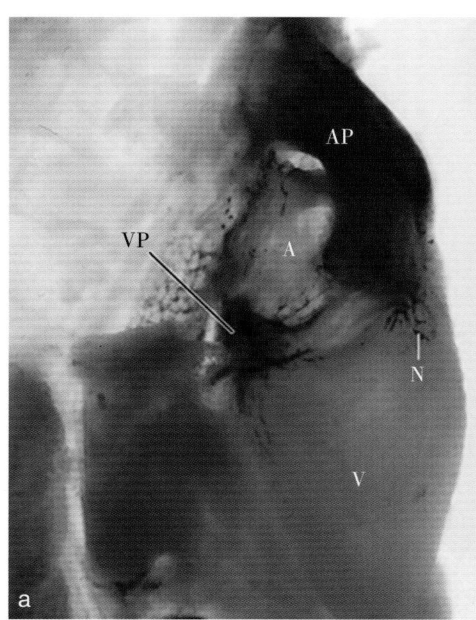

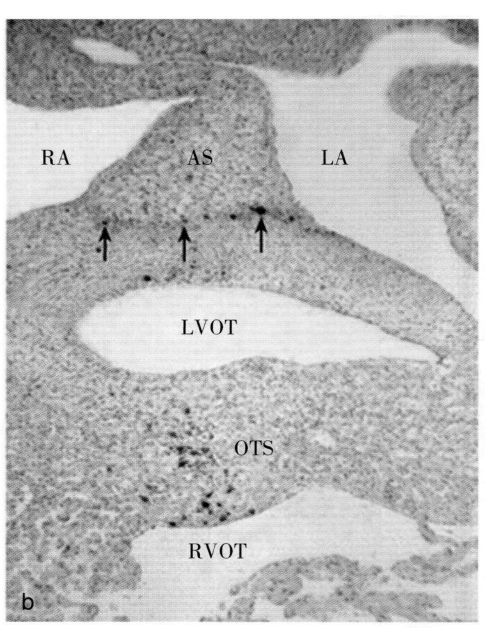

图 1.5 将带有标记基因 LacZ 的逆转录病毒注射进早期鸡胚胎（HH10）神经管，感染神经嵴细胞。经化学染色，迁移 NCC 变成蓝色。a. 全胚胎心脏染色显示大量 NCC 聚集于主动脉、肺动脉干和静脉极（VP）。如将外膜下神经元细胞除外，则心房和心室没有染色。A= 心房；AP= 动脉极；N= 神经元；V= 心室。b. 切片包括房间隔（AS）底部和流出道间隔。房间隔、左心室出口（LVOT）边缘及流出道间隔中均存在蓝色 NCC（OTS）。结合对 DNA 片段（棕色细胞）的末端脱氧核苷酸转移酶介导的 dUTP 缺口末端标记测定法（TUNEL）染色，显示许多蓝色 NCC 发生了凋亡。LA= 左心房；RA= 右心房；RVOT= 右室流出道。经许可，引自 Gittenberger de Groot AC, et al//Moller JH, Hoffmann JIE, eds. Pediatric Cardiovascular Medicine, 2nd edn. WileyBlackwell, Hoboken, New Jersey, 2012: 1−22; Poelmann RE, Gittenberger-de Groot AC. Dev Biol, 1999, 207: 271−286[19,110]

根据 NCC 切除实验[42,45]，我们知道该细胞类型缺失可导致许多心脏流出道畸形，例如共同动脉干（CAT）、肺动脉狭窄和闭锁、法洛四联症、右心室双出口和主动脉弓畸形等。人类 22q11 缺失综合征便是此系列疾病的很好例证，该综合征还表现出其他神经嵴细胞异常导致的畸形，如面部和胸腺。然而，22q11 缺失综合征中最关键的基因 *Tbx*1[46] 在 NCC 中不表达，而在 SHF 间充质向动脉极、静脉极（最近发现）衍生细胞中表达[27]。因此得出一个重要结论，即 SHF 和 NCC 在不同水平相互干扰是导致一系列心脏畸形的重要因素。这同时解释了在 SHF 和 NCC 中的任一细胞群中表达的大量基因中的突变可导致类似畸形，从而极大丰富了我们对流出道畸形病理形态发生的理解。

心外膜

心外膜细胞衍生自 SHF 后部及覆盖它的体腔壁间皮细胞（图 1.1d）。这些间皮细胞不仅分化为上述的静脉窦心肌，而且在邻近静脉窦的静脉极处形成被称为“前心外膜器官（PEO）”的上皮样结构[47–48]（图 1.6a~b）。心外膜细胞从 PEO 分离并迁移覆盖最初裸露的心管心肌[49]。显然，视黄醛脱氢酶（RALDH）和视黄酸对该进程起着重要引导作用[50]。覆盖心脏后，心外膜细胞经历 EMT（上皮—间质转化），迁移至间充质心外膜下层，称为心外膜衍生细胞（EPDC）[51–53]。随后，这些 EPDC 迁移至心房和心室心肌细胞之间，有些位于心内膜下，形成间质成纤维细胞（图 1.6）。当冠状毛细血管丛形成动脉和静脉系统时，平滑肌细胞和动脉周围（外膜）成纤维细胞就源自 EPDC，这是第二波心外膜 EMT（图 1.6c~d）。在此阶段，EPDC 继续迁移形成房室心内膜垫（图 1.6c~d），继而形成纤维环（部分心脏纤维支架）和房室瓣[51,54–55]，这对心房、心室心肌的分离是至关重要的。EPDC 的分化能力仍需研究，争论焦点在于它们是否为冠状动脉内皮细胞来源[56–57]。此外，PEO 抑制和补救实验表明，EPDC 对心肌致密化[58]、主要冠状动脉逐级稳定发育[59–60] 以及形成浦肯野纤维必不可少[61]（图 1.6e）。

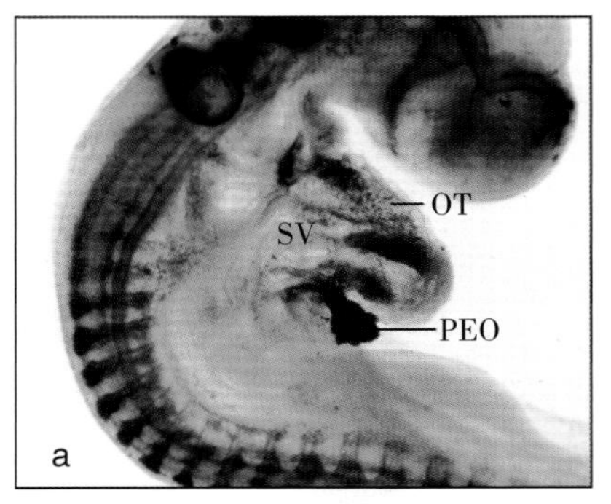

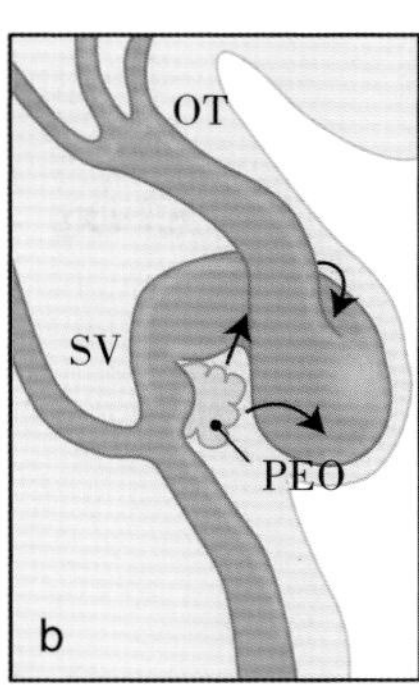

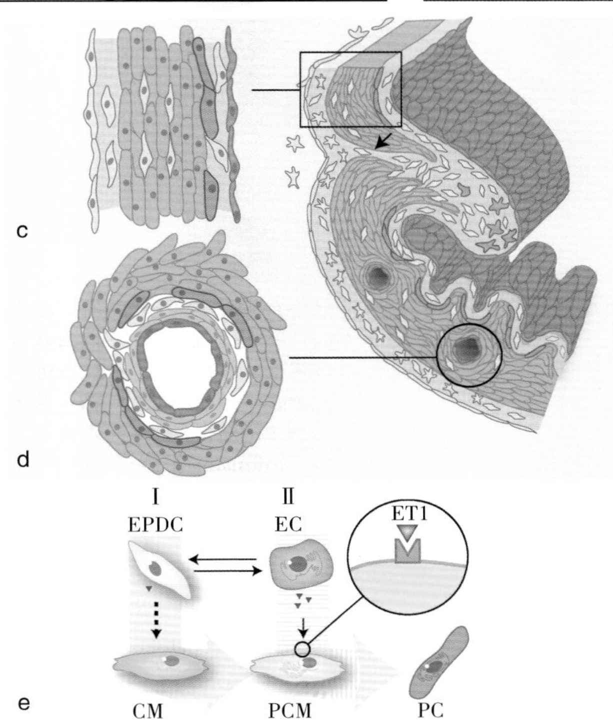

图 1.6 心外膜发育。a. 早期胚胎，前心外膜器官（PEO）在静脉窦（SV）附近。b. PEO 细胞附着于心房和心室心肌壁上并迁移形成心外膜上皮，最终以流出道（OT）心肌边缘为界覆盖心脏。c~d. 上皮细胞进行上皮细胞—间质细胞转化，在心外膜下形成心外膜衍生细胞（EPDC），继续迁移进入心肌分化为间质成纤维细胞（粉红色心肌中灰色细胞）。心内膜下心肌细胞可被诱导形成浦肯野细胞（绿色）。注意：心房、心室心肌中断处（箭头）由 EPDC 细胞（未来纤维环）充填，EPDC 细胞亦通过此路径到达房室垫并进行充填（红色细胞）。e. EPDC 与心肌细胞（CM）之间系统性关联，通过内皮细胞（EC）、内皮素 1（ET1）信号诱导，原始心肌细胞（PCM）分化为浦肯野细胞（PC）。经许可，图 c~d 引自 Winter EM，Gittenberger-de Groot AC. Cell Mol Life Sci, 2007, 64：692−703[52]. 图 e 引自 Eralp I, et al. Anat Rec, 2006, 288A: 1272−1280[61]

在主动脉、肺动脉干根部，静脉极衍生的心外膜与动脉极处称为头静脉[62]或动脉心外膜的体腔内膜“相遇”，形成与静脉 PEO 非常类似的气泡状结构[12]。切除鸡胚胎的 PEO 导致 PEO- 心外膜缺失，动脉内层扩张，只能部分覆盖流出道心肌[58]。

心内膜垫

心内膜垫在心脏分隔及房室瓣、半月瓣形成中扮演主要角色，其衍生于由房室区和流出道区细胞组成的心胶质。心内膜垫细胞通过 EMT 有多个起源，既有心内膜内层[20]细胞，也有心外膜（主要在房室垫）和神经嵴（主要在流出道垫）细胞。心腔分隔时，上、下房室垫在心室流入道间隔上缘融合，心房间充质帽覆盖原发性房间隔下部分隔左侧二尖瓣孔和右侧三尖瓣孔（图 1.7a~b）。房室垫与两个近端（侧壁和间隔）心内膜流出道垫相互融合。房室垫和流出道心内膜垫正确融合完成心腔分隔，形成独立的四腔心脏（图 1.1b~c）。

心房形成、分隔和静脉并入

心脏静脉极由静脉窦（接受左、右主静脉，脐肠系膜静脉和脐静脉血液回流）和共同心房组成（图 1.7）。共同心房（图 1.1b）不对称扩张，伴随与其连接的静脉窦向右移动，静脉窦三个分支主静脉和上、下腔静脉一起并入右心房。人类左主静脉退化形成 Marshall 韧带，只有连接冠状静脉系统的冠状窦在右心房内持续存在（图 1.7c~d）。同时，肺循环连接开始发育。肺静脉的并入会影响左心房容积。早期阶段，首先是肺内脏神经丛与（系统）主静脉连接，后来才是肺血管直接相连。肺引流位于背侧心系膜，而系统连接逐渐消失[39]。在原发房间隔形成的同时，单个肺静脉原基并入左心房后壁。肺静脉并入左房时会形成四个肺静脉开口（两个左肺静脉和两个右肺静脉）（图 1.7b）。同时肺静脉平滑肌细胞和血管内膜内皮细胞覆盖左心房内壁（图 1.7b 黄色），而左心耳仍由心内膜覆盖（图 1.7 红色）。

随着间充质后 SHF 衍生的 DMP[63]（前庭棘）（图 1.7a~b）在肺静脉、体静脉入口之间生长，心房开始分隔。DMP 向下侧房室垫延伸，形成房室间隔复合体关闭原发孔（图 1.7a~b）。原发性房间隔最初由后 SHF 衍生的双层心肌细胞形成，其下缘间充质帽（图 1.7a）与心内膜房室垫融合。人类胚胎中，原发性房间隔右侧，心房顶部发生皱褶形成继发性

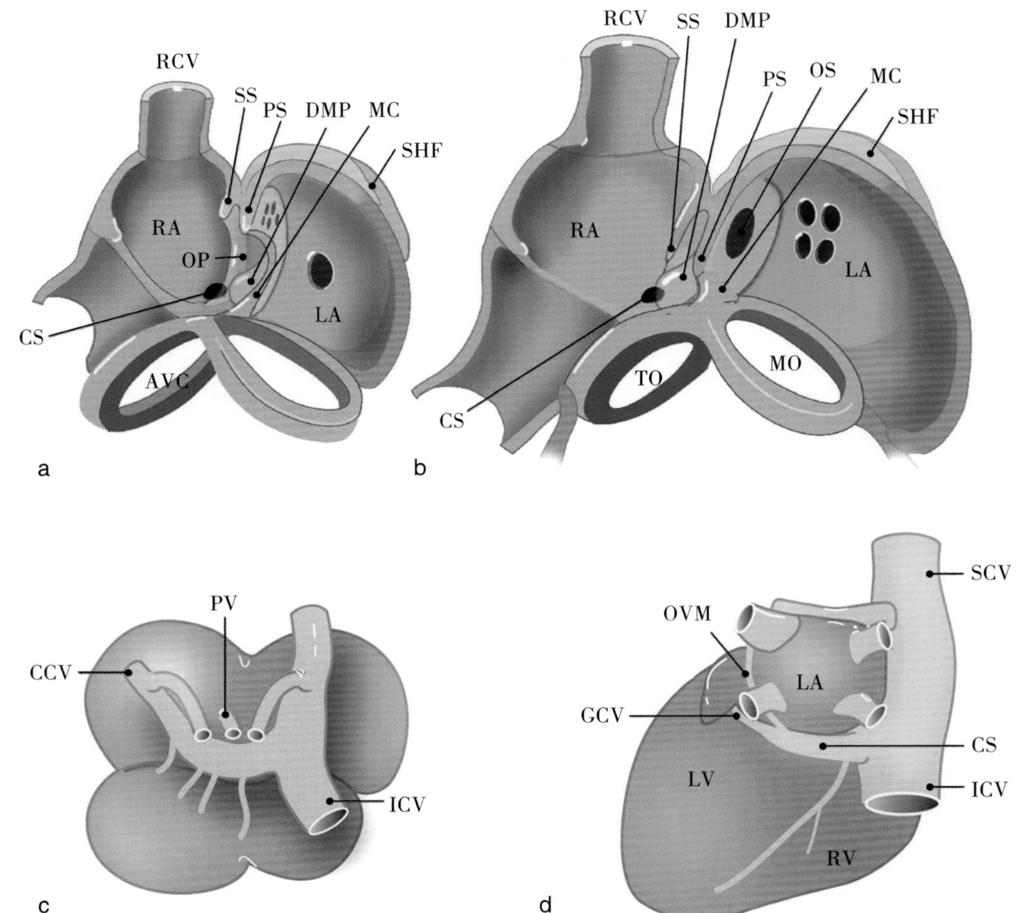

图 1.7 a~b. 心房背侧观显示形成原发性房间隔（PS）、继发性房间隔（SS）的两个阶段。静脉窦入口包括冠状窦（CS）一直在右心房（RA）。肺静脉（PV）并入左心房（LA）后壁。第二生心区背侧间充质突起（DMP）位于心房分隔中心。原发性房间隔的间充质帽（MC）与两个房室垫融合关闭原发孔（OP）。AVC= 房室通道；LA= 左心房；MO= 二尖瓣孔；OS= 继发孔；SHF= 第二生心区；RCV= 右主静脉；TO= 三尖瓣孔。c~d. 背侧观显示静脉系统纳入心房。CCV= 心总静脉；GCV= 心大静脉；ICV= 下主静脉；OVM=Marshall 韧带；SCV= 上主静脉。经许可 a~b 图引自 Gittenberger de Groot AC, et al//Moller JH, Hoffmann JIE, eds. PediatricCardiovascular Medicine, 2nd edn. Wiley-Blackwell, Hoboken, New Jersey, 2012: 1−22[19]

房间隔。游离缘就是成人相应位置的卵圆孔缘。继发性房间隔此时被称为卵圆孔瓣，通常在出生后（同时纤维化）与原发性房间隔融合。后者在出生前持续开放，使来自胎盘的富氧血液能绕过无功能肺循环，直接进入左心房、左心室、体循环。基因的复杂相互作用，包括 SHh 基因信号[64]影响房间隔形成。

关于房间隔缺损和肺静脉异位引流

严重流入道发育畸形如房间隔缺损、肺静脉异位引流和心房异位，源于后 SHF 衍生心肌和间充质受到异常干扰。间充质的 *Pitx*2 是一个非常重要、诱导左侧心脏发育的基因[26]，揭示了关于心房异构、后 SHF 衍生静脉窦心肌包括窦房结（SAN）[32] 和肺血管系统[39] 分化的有用信息。肺静脉异位引流也可由 SHF 表达基因突变引起，如 *Podoplanin*[65] 和 *Pdgfrα*[66] 突变导致左侧后 SHF 心肌的肺动脉袖不发育。

我们观察到，静脉窦心肌没有正确分化可能会干扰所有房间隔及部分传导系统的正常发育[33,39]。

心室腔形成、分隔和心肌分化

心室分隔在进化过程是相对有限的，其在鱼类、两栖动物和大多数爬行动物中不存在，仅出现于哺乳动物、鳄鱼和鸟类。室间隔在器官发育早期心管尚未襻化分隔时已经出现。其心肌来源（图 1.8a）在三维结构上分别对应心房和流出道间隔成分。有人提出了关于间隔组成起源的一些概念[67]。最近的进化–发育支持研究[4]明确显示独立起源的后侧流入道间隔、前侧小梁或间隔皱褶，加上流出道间隔最终将心腔左、右分隔。随着最初右侧房室管狭缝样结构（未来三尖瓣孔）向右侧移动，右心室后壁扩展，形成右心室流入道部分，使右心房连通右心室[68–69]。心室腔膨胀伴随左、右心室壁及中间的心外膜向内折突，从而形成前部的小梁或皱褶间隔[4]。因为前皱褶间隔起源于心室壁向内折突，所以心外膜下组织丰富，向心尖方向延伸，呈现多小梁和海绵状结构。流入道间隔包括隔束及调节束与前皱褶间隔融合，构成大部分室间隔。上、下房室垫覆盖流入道间隔上缘，与覆盖原发性房间隔下缘的心房间充质帽融合，将左侧二尖瓣孔和右侧三尖瓣孔分隔（图 1.7a~b）。

关于室间隔缺损

大多数室间隔缺损（VSD）包括房室间隔缺损（AVSD），都是由于对位不良、发育不全甚至间隔成分缺失所致[14]。有时多个干扰因素同时存在。可能因为心肌起源问题，也可能由于心内膜垫未融合所致。值得注意的是，只有相对有限数量的基因路径参与 VSD 的发生发展[14]。大多数 VSD 位于流出道区域，室间隔各部分融合偏离常会导致对位不良。可以看到由于流入道间隔和前皱褶间隔不正常融合或发育导致的 VSD 位于不同间隔融合交界处即隔束位置（图 1.8a~b）。中央肌部 VSD 便是例证。此外心肌结构也可能存在缺陷，如某些胚胎 EPDC 有海绵状间隔。这会诱发多发肌部 VSD。

心肌分化之初尚无心外膜覆盖，为两层结构，后发育成内侧小梁层和外侧致密层的多层结构[70]。已知心肌壁发育涉及很多因素相互作用及诱导信号参与。斑马鱼部分心室移除及再生实验揭示了心内膜、心外膜在此过程中的作用[71]。最近研究[72]表明心肌内层裂变会促进小梁形成，对心内膜垫分化形成房室瓣也至关重要。

关于心肌疾病

异常基因组型及各种分化细胞的异常相互作用可以诱发心肌致密化不全或异常变薄。心肌基因突变当然起着关键作用[73]，它不仅导致心肌细胞功能异常，还导致与心内膜细胞和 EPDC 等的异常相互作用。EPDC 在心肌致密化中的异常诱导作用也可能导致某些原发性心肌病，包括海绵状心肌或心肌致密化不全及心肌异常变薄（如 Uhl 异常）。两者或其中之一缺陷都可能导致心肌异常分化[12]。此外，在 14-3-3 ε 基因突变小鼠中发现心肌–心内膜相互干扰会导致心肌异常变薄[74]。

流出道重塑与分隔

基于特定基因表达模式[46,75–76]的 SHF 和 NCC

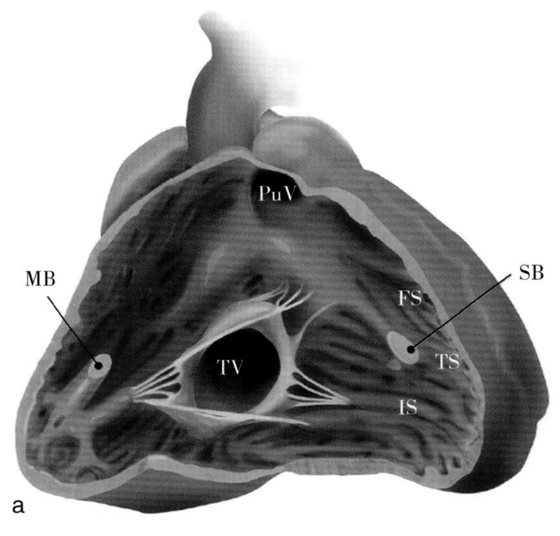

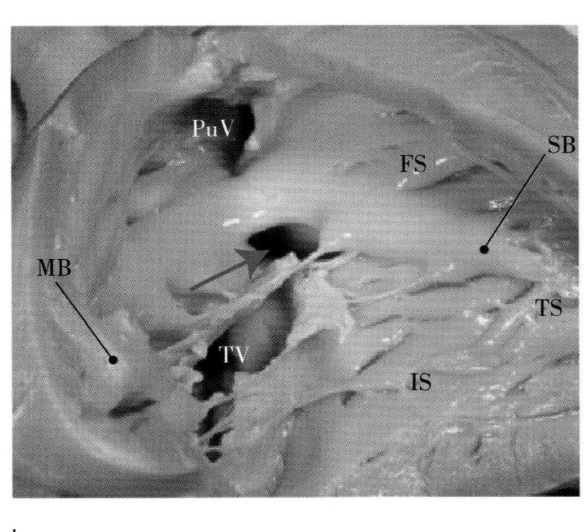

图 1.8 a. 切开右心室，显露前、侧壁及室间隔。FS= 皱褶间隔；IS= 流入间隔；MB= 调节束；PuV= 肺动脉瓣；SB= 隔束；TS= 小梁间隔；TV= 三尖瓣孔。b. 箭头指示室间隔缺损。经许可修改自 Gittenberger-de Groot AC, et al. Ann Med 2014, 46: 640–652[14]；Gittenberger-de Groot AC, et al. Moller JH，Hoffmann JIE, eds. Pediatric Cardiovascular Medicine, 2nd edn. Wiley-Blackwell, Hoboken, New Jersey, 2012: 1–22[19]

细胞–细胞和细胞–基质间的相互作用，对流出道和大动脉正常发育至关重要；另一个可能的（表观遗传）重要因素是流出道管壁和咽弓动脉发育血流动力学和剪切力[77]。诸如ET1[78]、Klf2[78]、Tgfβ2[79]及最近发现的Lrp2[80]可能通过机械感受器，包括通过心内膜/内皮纤毛系统的细胞骨架发挥作用[81]。两个近端（侧壁和间隔）流出道心内膜垫继发性融合使流出道分隔，由于SHF的肺萌发，肺动脉瓣下漏斗部长而左室流出道短。正常心脏的流出道间隔很短，不能当作独立结构[10]。

关于先天性流出道畸形

以上研究结果表明，很多遗传、环境因素均可导致流出道畸形。阻碍SHF心肌在流出道聚集会导致流出道短缩和心肌向内折突时异常重塑。结果，肺萌发不能正常进行（图1.3b，视频1.1），主动脉瓣口不能适当楔入心房间而是停留在相对右旋位置。导致的最严重畸形就是主动脉右旋位的右心室双出口（动物模型中最常见畸形）。这些畸形中，NCC仍可迁移至咽弓动脉，心内膜流出道垫正常分隔流出道（图1.9a~b）。最近，我们描述了一种新的*Lrp*2突变致CAT发育模型。在该模型中，由于SHF没有向左扩展，导致NCC不得改变走向（图1.9c~d）。NCC在肺动脉干周围迁移并到达流出道垫，而没有充填主–肺动脉间隔[80]。突变的*Pdgfra*基因敲除小鼠（KO）[66]和*Tgfβ*2基因敲除小鼠[82]的相似点就是流出道和流入道均显示SHF分布减少。

主要NCC缺失可导致包括CAT在内的系列畸形，如胚胎切除NCC[45]或小鼠胚胎突变NCC缺失[76,83]，其中NCC不能充填主–肺动脉间隔，使大动脉在瓣口水平未能完成分隔。如果心内膜流出道垫不能与房室垫组织正确融合，则形成流出道型VSD。根据它们的位置和周围组织，通常被称为膜周型VSD[14]。这种情况下，可以和正常心脏一样识别流出道间隔，但室间隔通常偏向左心室（罕见）或偏向右心室（更常见），分法洛四联症症状类似。

由于上述构建流出道细胞的相互作用，我们可以更好地理解法洛四联症合并肺动脉瓣下狭窄的发生发展。在具有法洛四联症表型的VEGF120/120模型中[84]，肺动脉瓣下流出道存在VEGF120的异常上调[84]。最近，我们发现肺萌发没有按预期正常进行[28]。

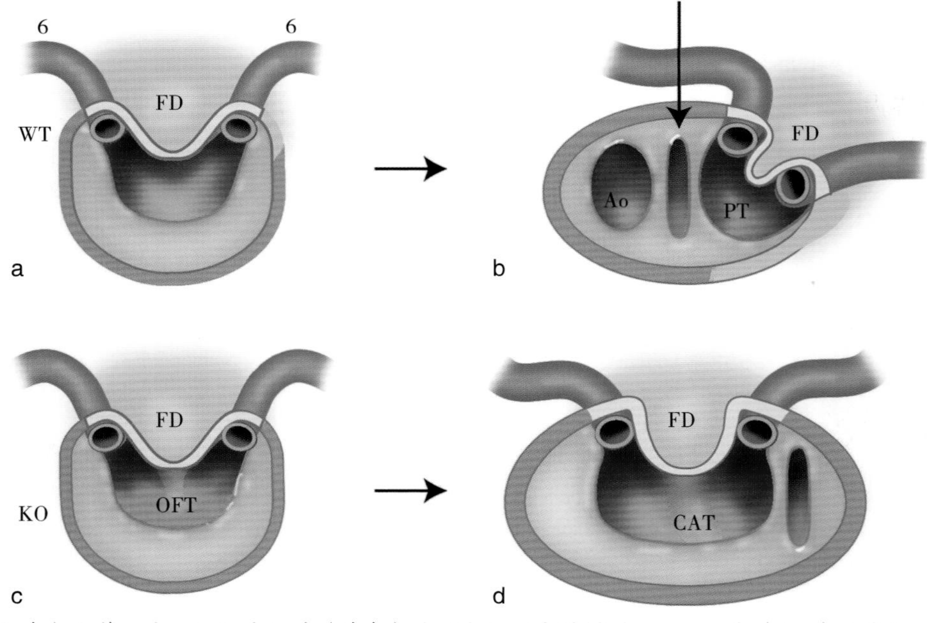

图1.9 神经嵴（绿色）和第二生心区衍生细胞（黄色）共同分隔流出道模型。a~b. 野生（WT）小鼠胚胎血流分隔器（FD）分隔左、右第六咽弓动脉，同时神经嵴（箭头）分隔主动脉（Ao）和肺动脉干（PT）。c~d. 敲除（KO）Lrp2后，FD没有向左侧扩展，神经嵴未能分隔主动脉和肺动脉干，形成共同动脉干（CAT）。6：第六咽弓动脉（肺动脉）。经许可，修改自Baardman ME, et al. Dis Model Mech, 2016, 9: 413–425[80]

表观遗传因素，如糖尿病妊娠的高血糖症，可能导致类似畸形，最有可能影响 SHF 和 NCC[85-87]。

房室瓣形成

房室通道和流出道垫复合体一起参与形成瓣膜。房室通道的上、下房室垫组织和两个较小的侧垫分别发育，并参与房室瓣形成[88]。当心外膜形成纤维环支架时，侧垫组织优先接受 EPDC[89]，成为独立心房、心室心肌的一部分[54,90]。因此，房室瓣叶具有不同的细胞来源。此外，左、右心肌显示不同的信号传导特征（TGF β 2 和肌球蛋白重链）。这与房室心内膜垫从心肌壁分化最终形成纤维性（两个瓣）二尖瓣叶和三尖瓣叶（图 1.10a~e）的不同病因有关，同时二尖瓣叶及三尖瓣叶通过心内膜垫衍生的腱索与乳头肌相连[72]。

关于先天性房室瓣畸形

房室心内膜垫缺陷可导致一组先天性心脏畸形。最常见畸形是上、下内膜垫及原发房间隔间质帽彼此不相融合，导致房室间隔缺损（AVSD）。根据假定的因果关系，该畸形最初命名为心内膜垫缺损或房室管畸形，这些命名现已被淘汰。新生儿 AVSD 最常见于 21 三体综合征（唐氏综合征）或其他综合征，但也可在非综合征中发病。AVSD 发生与许多基因有关[91]。最新人类胚胎知识[92]和小鼠模型一样显示了 DMP（前庭嵴）发育不良的影响[41]。内膜垫交界及其下部心肌的 EPDC 缺失可能抑制三尖瓣叶分化导致 Ebstein 畸形[93]。

半月瓣形成

间隔和侧壁心内膜流出道垫融合后，辅以两个插入垫，在心肌和动脉血管壁交界处，主动脉及肺动脉根部各形成三个半月形瓣叶。有多种细胞参与半月瓣形成，主要是心内膜和衍生自 EMT 的心内膜垫细胞。此外，充填心内膜流出道垫中心部分和大动脉心外膜的 NCC[5,45]参与形成动脉管壁和心肌交界区的纤维瓣环[12]。因此，任何发育或信号传导紊乱都可能导致先天性瓣膜畸形，例如神经嵴相关性 Pax3 信号通路[94]（图 1.11a~d）。

关于瓣膜分化发育畸形

主动脉瓣二瓣畸形（BAV）是最常见的先天性心脏畸形（图 1.11e）。许多突变小鼠模型与 BAV 有关，包括 *eNOS*、*FGF*8、*Nkx*2.5、*GATA*5 和 *RhoA* 突变小鼠。同时发现人类 *Notch*1 和 *NFATc*1 突变与 BAV 有关。很可能我们面临一个多层次的原因，因为涉及包括前 SHF 和 NCC 在内的许多细胞群，如 NCC 相关性 Pax3 信号传导通路[94]和瓣膜内皮发育中 *eNOS* 突变[95]。升主动脉扩张（动脉瘤）伴发 BAV 并不奇怪，因为主动脉壁和瓣膜是相同的细胞来源[96]。

心脏传导系统

原始心管阶段，静脉窦发起的蠕动收缩将血柱推向流出道。静脉极中的 SHF 心肌增加的同时，（收缩）心肌和特殊（传导）心肌开始分化[97]。

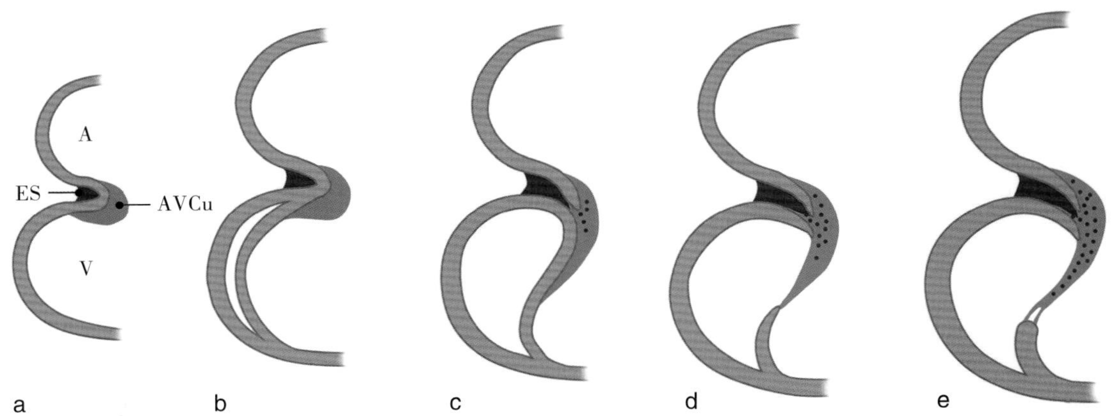

图 1.10 房室瓣形成。a. 房室通道内覆盖房室垫（AVCu，浅蓝色），房室沟内充填 EPDC（ES，深蓝色）。b. 心室肌分层后为心内膜垫提供支架。c. 心外膜下纤维瓣环形成，分离心房（A）肌和心室（V）肌。d. 部分腱结构发育。e. 乳头肌和腱索出现

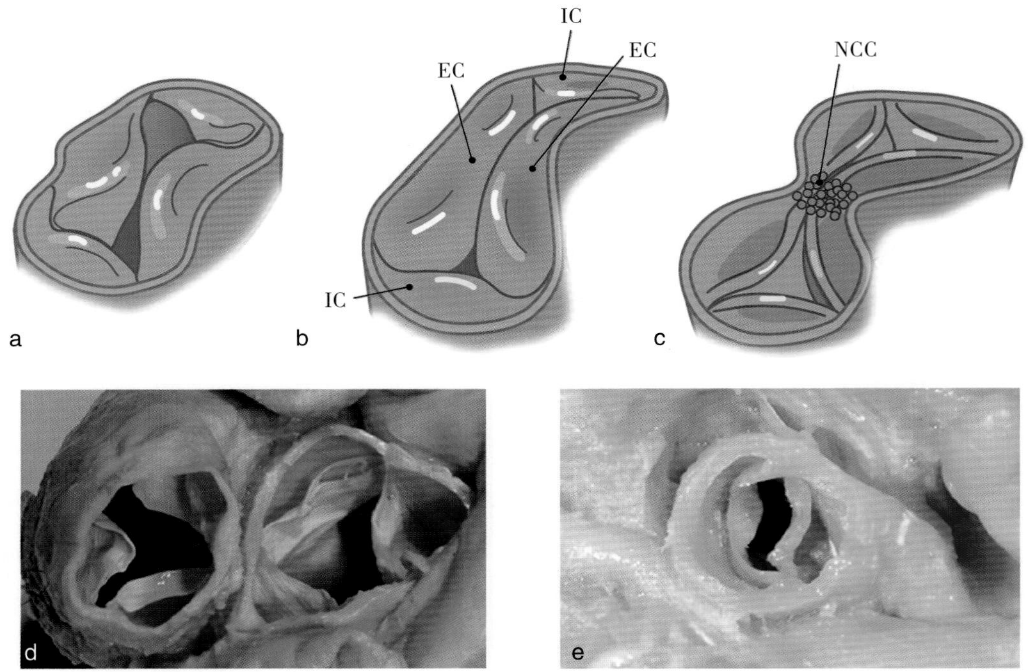

图 1.11　a~c. 四个流出道垫发育形成六个半月形瓣叶。间隔和侧壁心内膜垫（EC）在神经嵴细胞（绿色）参与下形成主动脉和肺动脉相邻瓣叶。注意 AP 间隔位于马鞍形瓣口水平的最高点。d. 人类心脏，两组半月瓣、六个瓣叶。AP 间隔位于四个相邻瓣叶中心。e. 新生儿主动脉瓣二瓣畸形

最后传导系统由（右侧）窦房结（SAN）、房室结、希氏束穿支、左右束支和心室浦肯野纤维组成。

静脉窦发育早期都有产生动作电位的能力[98]，可以引起心脏蠕动收缩，后逐渐局限于静脉窦右侧，标志着右主静脉进入右心房。左主静脉壁（包含短暂的左 SAN）（图 1.4a）发育进入冠状窦并失去起搏能力，肺静脉壁汇入左心房情况也是如此。*Nkx*2.5 缺乏标志着 SAN 正常发育[33,39]。包括 *Tbx*18 和阻遏 *Tbx*3 在内的其他转录因子标志着右侧 SAN 发育[99]。离子通道 HCN4 对于窦房结起搏动作至关重要。有趣的是，HCN4 开始在整个心管中表达，后期才局限于心脏传导系统，这意味着心管在初期有着普遍的起搏能力[100]。

EPDC 对纤维瓣环形成必不可少，它使心房、心室肌电隔离，这是成熟心室从顶部向底部传导必需的[54]。房室结是向心室传导并中继到希氏束的唯一通道。小梁间隔致密化，同时浦肯野纤维分化发育[11]。

房室心肌形成房室结的相关信号级联[97,99]包括 BMP、Tbx20，与窦房结的 Nkx2.5 信号截然不同。此外，离子通道蛋白 HCN4 也有表达，但快速传导蛋白 CX40 不表达。CX40 特征性表达于快速传导的希氏束和束支。

关于心律失常

临床上，心律紊乱疾病可以通过以下事实解释：胚胎期传导系统覆盖很广，随后逐渐局限固定于成熟心脏传导系统。发育期最初显示为起搏表型的区域仍是儿童和成人心脏心律失常病灶的好发部位，表明胚胎细胞功能再激活导致发生某些心律失常[97]。右房室瓣口形成过程中，瓣环纤维化和心房、心室肌电隔离相对较晚可以解释胎儿晚期短暂心律失常和 Wolff-Parkinson-White 综合征[54,90]。

冠状血管系统

冠状动脉系统由主动脉发出的左冠状动脉（分为左前支和左回旋支）和右冠状动脉组成。冠状动脉主干逐次分级连接到广泛毛细血管床供应心肌，并回流入冠状静脉系统[101]。

最近在小鼠模型中证实，冠状动脉内皮细胞利用心外膜下间隙作为迁移基质[57]由静脉窦内层和肝内皮细胞衍生而来[102-103]。也有证据表明，在发育晚期，心内膜腔促进冠状动脉内皮发生[103]。

冠状血管畸形影响因素

冠状动脉发育的不同细胞来源可能与多种先天性冠状动脉畸形有关 [101]。EPDC 诱导和定型作用也揭示了冠状血管系统的原基和分化。我们已经证明，抑制部分 EPDC 分化会导致冠状动脉主干畸形，包括冠状动脉针尖样开口和冠状动脉主干缺如 [59-60]。后者会出现冠状动脉与心腔、瘘管异常连接或心室 – 冠状动脉交通（VCAC）以维持心肌灌注 [59-60]。临床中，这一基本知识对于鉴别无室间隔缺损（VSD）型肺动脉闭锁患者是否同时存在 VCAC 非常重要。胎儿超声诊断发现肺动脉狭窄胎儿若早期合并 VCAC，晚期会进展为肺动脉闭锁 [104]。组织病理学显示内膜增厚甚至管腔完全闭塞的严重冠状动脉畸形，常合并大的 VCAC[105]。我们假设这些胎儿患有原发性冠状动脉畸形（EPDC 衍生），而在原发性肺动脉闭锁且冠状血管系统正常时，原发畸形可能由 SHF 或 NCC 引起。在 EPDC 迁移受到干扰的动物模型中未见冠状动脉口形成异常 [59-60]。环境（表观遗传）对几种胚胎细胞类型的影响（如在小鼠中诱发糖尿病）会导致微小冠状动脉床缺陷 [87]。

分子遗传学与表观遗传学思考

本章重点讨论了基因、转录因子及形态发生因子对正常心脏发育的决定作用。近年来，人们对先天性心脏病遗传学有了更深入了解 [1-3]。如果心脏相关基因在人类自发突变或在小鼠模型中诱发出现，（心脏缺陷）会导致先天性心脏病甚至胚胎死亡。在敲除基因（KO）小鼠模型中，发现了许多胚胎早期死亡 [106]。已知人类 60%~80% 的受孕无法存活到 4~6 周。可以预料这些胚胎有许多死于心脏原因，可能涉及第一生心区表达的脏壁中胚层基因。SHF 中胚层的增多、神经嵴细胞及很多必不可少的表达基因，导致我们看到的大部分新生儿心脏畸形，并且目前能够通过产前超声心动图检查在胎儿期获得诊断。尽管有几种心脏畸形在胎儿期是致死的，但由于依赖母体氧气供应，先天性心脏病胎儿仍可以生存。此外在大多数情况下，TGF-β 超家族的早期心脏形态发生基因，如 *nodal*、*activin*、*BMP* 及 *Nkx*2.5，仍然存在于未受影响的等位基因中，因此大多数有突变和先天性心脏病的人类胚胎都是这些特定基因的杂合子。最近有研究者 [3] 绘制了大量心源性相互作用图表，并探索了先天性心脏病发育过程中涉及的路径及相互作用。同时研究了综合征和非综合征中先天性心脏病的基因及其路径。如同预期，发现心脏形态发生的重要基因与先天性心脏畸形有关，例如 *BMP*、*Notch*1、*NFATc*、*Nkx2.5*、*GATA 4* 和 *6*、*VEGF* 和 *TGF-β* 关联的 *EMT*。

我们更认识到 85% 的先天性心脏病是“多因素”病因导致的。这意味着遗传易感性与环境因素相互作用。遗传易感性可能受多种调节因素影响，如 microRNA、甲基化和组蛋白修饰基因等。已知它们都可调节未突变基因的表达。甲基化和组蛋白修饰在正常细胞发育、分化过程中起重要作用，例如多能干细胞分化为内皮细胞、平滑肌细胞或心肌细胞等许多已知细胞。现在该领域的新知识已促进了对干细胞的广泛研究，并尝试使用多能干细胞进行组织恢复或修复。研究还发现癌症细胞“自发”获得有害的多能性和有丝分裂能力，这些基因调控机制正在被深入探讨。对于先天性心脏病，我们还不能显著降低其发生率，这表明对其发病机制的认识还不够。

下面我们简要介绍（表观）遗传（调节）路径的影响。例如我们已经获取了室间隔缺损的遗传变异知识 [14]（图 1.12）。值得注意的是，这仅涉及相对少量的基因及其路径。这些发现不仅得到人类基因突变研究的支持，而且得到了转基因过表达和 KO 小鼠胚胎研究的支持。*GATA4/5*、*Tbx1/5*、*Nkx2.5*、*BMP2/4*、*NODAL* 和 *VEGF* 路径等早期影响形态发生的基因存在很多重叠。各类房间隔缺损和室间隔缺损都与这些基因及其路径相关。单纯房间隔缺损或复杂室间隔缺损之间的差异很可能在于心脏紧密时空发育顺序及叠加的血流动力学影响。

通过对先天性心脏病患儿及其父母进行全基因组筛选，获得了令人非常鼓舞的新发现 [2]。结果显示并没有发现很多新的突变基因，而是调控基因发生突变导致上述遗传表观影响。研究表明，10% 病例的甲基化和组蛋白修饰基因会下调或上调基因表达。例如 *Nkx2.5*、*Tbx5* 等心脏形态发生基因受到如此路径调控时，其与先天性心脏病的关联就

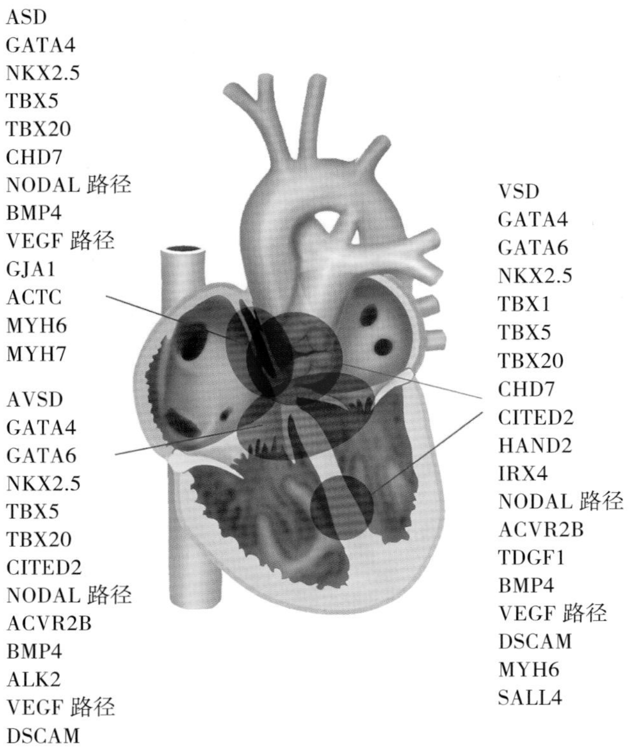

ASD
GATA4
NKX2.5
TBX5
TBX20
CHD7
NODAL 路径
BMP4
VEGF 路径
GJA1
ACTC
MYH6
MYH7

AVSD
GATA4
GATA6
NKX2.5
TBX5
TBX20
CITED2
NODAL 路径
ACVR2B
BMP4
ALK2
VEGF 路径
DSCAM

VSD
GATA4
GATA6
NKX2.5
TBX1
TBX5
TBX20
CHD7
CITED2
HAND2
IRX4
NODAL 路径
ACVR2B
TDGF1
BMP4
VEGF 路径
DSCAM
MYH6
SALL4

图 1.12 小鼠模型或人类先天性心脏病的房间隔缺损（ASD）、室间隔缺损（VSD）和房室间隔缺损（AVSD）相关基因。需要注意，大量基因重叠，因而基因数量相对较少。经许可，引自 Gittenberger-de Groot AC, et al. Ann Med, 2014, 46：640−652[14]

非常明显了。

另外，甲基化及组蛋白修饰路径也可能受到诸如同型半胱氨酸[107]和饮食性高胆固醇血症等环境因素影响[108]。鸡[85-86]、小鼠[95]实验均证明糖尿病的高血糖症可以通过活性氧途径起作用，降低氧化应激比可使先天性心脏病减少 80%。

最后一个不容忽视的因素是血流动力学和剪切力在心脏发育和维持中的特殊作用。原始心管形成后，在进行襻化和分隔前心脏一直跳动，沿心内膜细胞将血液从静脉极推至动脉极。这些可以通过基因表达模式来调节[78]。在上述转录组研究中[3]发现，尽管左、右心室的心脏起源不同，但最终它们具有相似的基因表达模式。表明心脏功能可能会影响基因表达模式。内皮 / 心内膜纤毛的相关性已在“流出道重塑与分隔”一节中做了一定程度描述[81]。结果显示，许多患有孤立性先天性心脏病和综合征性先天性心脏病的患者都可归类于纤毛类疾病。因此在其发病机制中可能还有额外血流动力学因素。

总之，要揭示上述因素，必须基于当前从大量的人类基因组研究中获得的更为详细的资料，继续在小鼠模型中进行分子生物学方法研究[2-3]。

相关基因的相对缺乏支持了已经提到的紧密时空架构，使得对早期人类胚胎发育状况的研究仍不合适且不能令人满意。尤其对于先天性心脏病而言，我们迫切需要了解，导致先天性心脏病的复杂遗传途径是否受到表观遗传和环境的影响。

致 谢

感谢医学艺术家 Ron Slagter 的大部分插图和 Bert Wisse 制作的三维动画。

视 频

视频 1.1 该视频显示肺萌发和房室通道向右移动（使三尖瓣位于右心室上），第二生心区向左不对称扩展，将肺动脉瓣口及主干转到主动脉右前侧。这可以相对简单地解释流出道发育中的旋转过程，包括内侧弯收紧和房室通道向右移动。经许可，引自 Scherptong RW, et al. Dev Dyn, 2012, 241:1413−1422.[28]

参考文献

[1] Gelb BD. Curr Opin Pediatr, 2013, 25:561–6.

[2] Zaidi S, et al. Nature, 2013, 498:220–3.

[3] Li X, et al. Physiol Genomics, 2014, 46:482–95.

[4] Poelmann RE, et al. PLOS ONE, 2014, 9(9):e106569.

[5] Hutson MR, Kirby ML. Semin Cell Dev Biol, 2007, 18:101–10.

[6] Keyte AL, et al. Birth Defects Res C Embryo Today, 2014, 102: 309–23.

[7] Hove JR, et al. Nature, 2003, 421:172–7.

[8] Vennemann P, et al. J Biomech, 2006, 39:1191–200.

[9] Pexieder T, et al. Int J Cardiol, 1989, 25:255–64.

[10] Gittenberger-de Groot AC, et al. Pediatr Res, 2005, 57:169–76.

[11] Miquerol L, et al. Dev Dyn, 2013, 242:665–77.

[12] Gittenberger-de Groot AC, et al. Differentiation, 2012, 84: 41–53.

本章完整参考文献，请扫描以上二维码在线查看。若需下载，请登录 www.wpcxa.com“下载中心”下载。

第 2 章

心脏解剖与标本检查

Diane E. Spicer

引　言

近年来，随着诊断经验积累和设备性能的提高，产前超声心动图诊断水平有了很大提升。其能够更好地识别心脏精细结构，在妊娠早期就可以发现先天性心脏病，对决定是否终止妊娠起着重要作用。早期超声心动图结合病理诊断非常重要，最后的仲裁就是尸检。如果检查非常仔细，心脏扩张和排空过程可以提供与详尽的尸检等量的信息。超声心动图检查结果的病理确认有助于培训超声心动图技师、母胎医学医生，最重要的是为家庭提供教育。病理诊断特异性会影响家长们的咨询性质和范围。

应用形态学方法对先天性心脏畸形进行逻辑分析，使用恒定特征来识别每个心脏节段进行先天性心脏病诊断并不困难。形态学序贯节段分析法提供了一种简单、直截了当描述任何先天性心脏畸形或组合型缺陷的工具。该方法需要识别三个心脏节段，即心房、心室和大动脉，每一节段根据其固有的形态特征进行分类。下一步心脏分析就是各个节段连接，如果不了解节段形态学，就无法进行描述。

本章将描述每个心脏节段及其连接的形态特征，包括房室连接和心室 – 大动脉连接。对于超声心动图技师和病理学专家及其助手，局部解剖结构和心脏位置也是重要的描述特征。

心脏位置

妊娠早期心脏位置和大小存在差异。其他器官也会发生大小和形状的解剖学差异，包括肝脏、卵巢、肠道、肾脏和肾上腺，其中肝脏对早期心脏位置影响最大。胚胎很小时，心尖远离左侧胸壁，肝脏大小影响心脏位置。早期肝脏外观基本对称，左叶略大使心尖向头侧倾斜，心底与后纵隔呈一定角度。参照脊柱纵轴，心脏、心尖位置指向中线，心尖位于中线左侧（图 2.1a）。随着妊娠继续，肝脏重塑、左叶变小直接影响心脏位置。心脏左移进入左侧胸腔，心尖指向尾部。主动脉和肺动脉干同时移至前纵隔（图 2.1b）。

心尖方向和胸腔内心脏位置应该分别独立描述、评估。如果胸腔内心脏移位，其结构仍可能正常。这通常与其他畸形或受到来自胸、腹部的压迫有关，如胸腔积液、膈疝、肺囊腺瘤或脐疝等。异常位置可能预示其他畸形。心脏长轴与中线角度是超声心动图和病理学上一个重要的评估指标，正常室间隔与胸部中线夹角约 45°（图 2.2）。如果心脏长轴向左移位，则间隔几乎垂直于中线。如果向右移位，间隔与中线基本平行。如果心脏位置、心尖方向异常，则必须考虑有无畸形。虽然器官镜像排列，心脏异位（图 2.3）和心包缺如比较罕见，但也可影响心脏位置及心尖方向。

形态学序贯节段分析法

正确认识和分析先天性心脏畸形的关键就是应用“形态学方法”。这个概念最初由 Van Praagh 及其同事根据 Lev 的前期研究提出。其原则是一个可变的解剖特征不能用于定义另一个本身可变的特征。该系统可以在形态学上区分心房、心室和大动脉。

译者注：本章原著中，正文未标注参考文献序号。为避免混乱，译文亦未在正文中标注参考文献序号，读者可根据正文信息查阅文后相应的文献。

心房最恒定的形态特征是心耳和梳状肌范围。心耳位置确定是序贯节段分析的基础。心室形态由心尖小梁部决定。一旦确定了心房位置，就可以评估房室连接类型，其独立于房室瓣形态特征。正常心脏有两个房室连接，每个连接都有各自的房室瓣。确定心房和心室形态就可以准确评估房室连接、心室局部解剖结构以及心室之间的关系。然后描述心室 - 动脉连接，大动脉从哪个心室发出及相互关系，最后是大动脉形态分析。

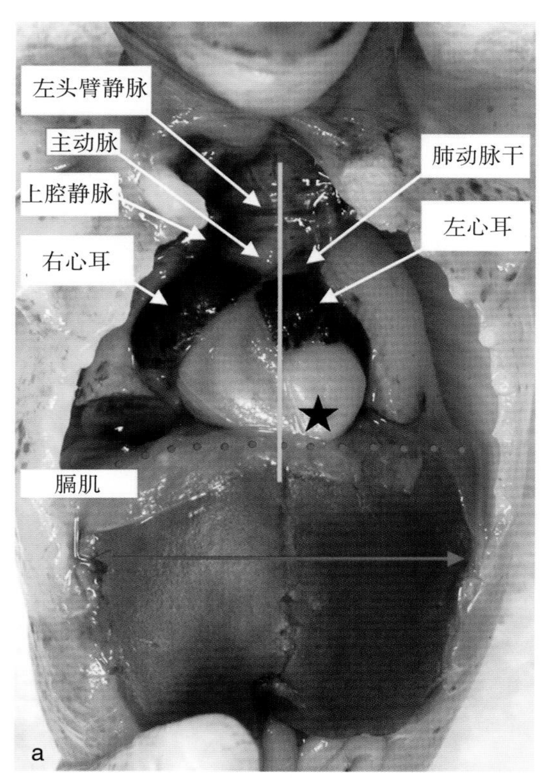

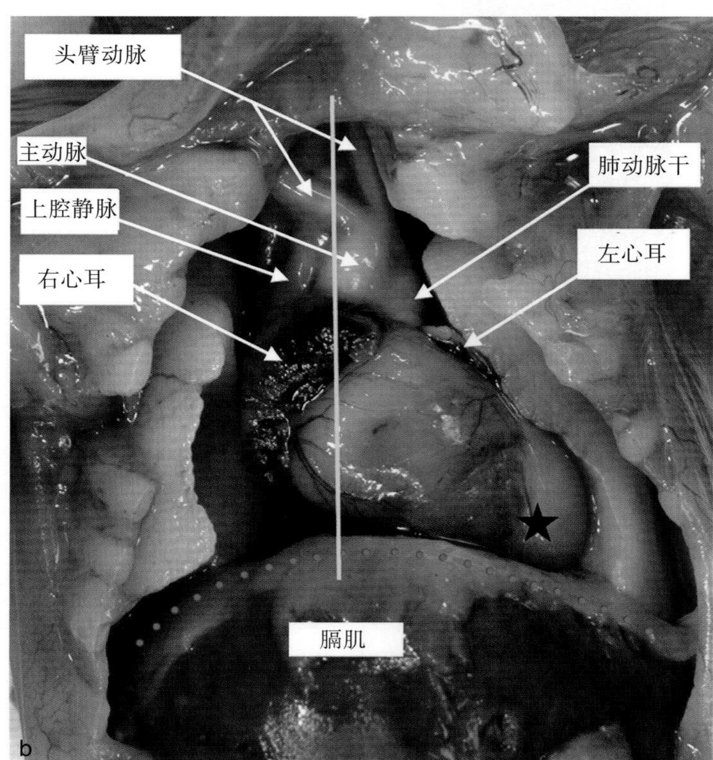

图 2.1 a. 在体观察 13 周胎儿自然对称肝脏（红双向箭头）及其大小，肝脏上半部几乎平直（红点）。心尖（五角星）在中线（黄线）左侧。主动脉和肺动脉干不易辨认。b.18 周胎儿相同视图显示肝脏重塑，其上方凸起（红点）。心尖（五角星）和心室完全进入左侧胸腔。主动脉和肺动脉干容易辨识

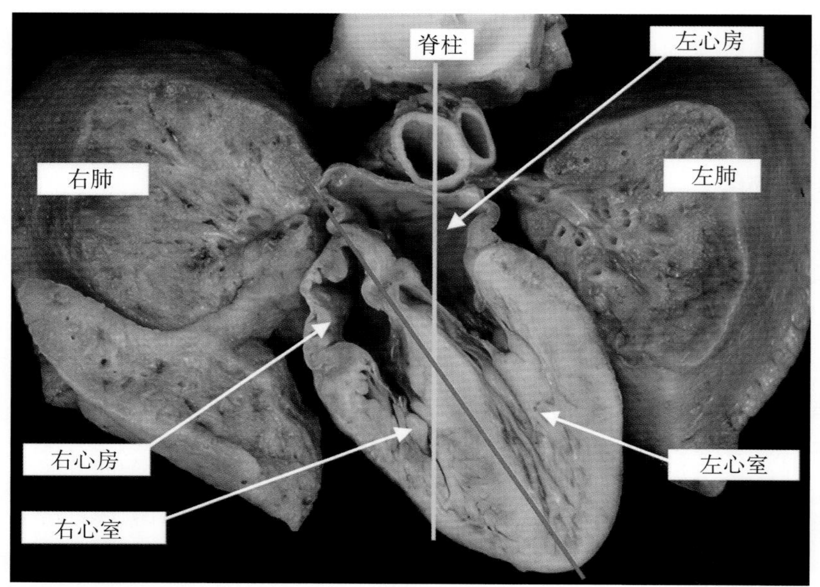

图 2.2 心脏和肺部横截面显示心脏长轴（红线）与身体长轴（黄线）

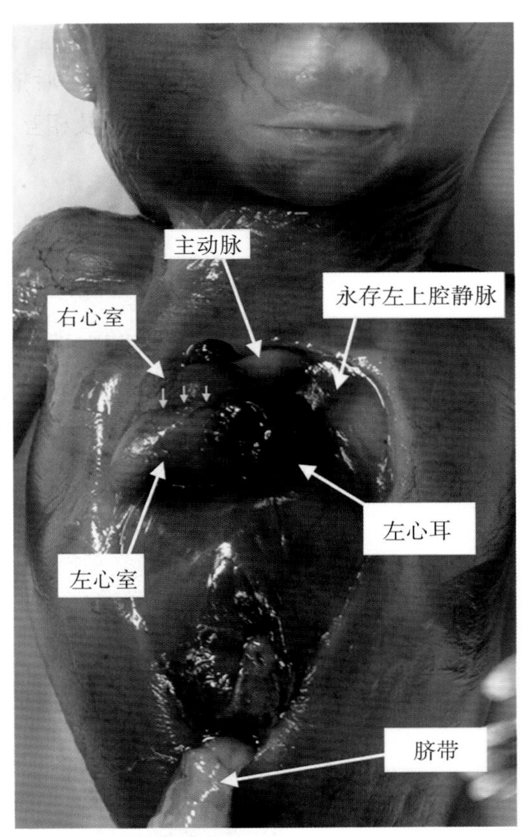

图 2.3 16周死产胎儿，心脏位于胸腔外。心脏、心尖位置在右侧。右心室发育不良，黄箭头标记冠状动脉前隔束

右心房形态学

许多人认为看到的右心房三角形凸出就是心耳，实际上整个右心房前壁都是心耳部分。右心房由静脉成分、前庭、间隔和心耳构成（图 2.4a 和 2.4b）。

心耳底部较宽与光滑的静脉壁组织相连，连接标志就是其底部界沟。上、下腔静脉接纳体静脉回流，而心脏静脉经冠状窦回流。下腔静脉和冠状窦在膈肌侧汇入右心房下部。上腔静脉与右心房顶部相连，界嵴在其连接前方横行。界嵴是右心房内壁上紧邻上述界沟的突出肌束，标志着心耳与静脉壁组织连接的外侧交汇缘。从界嵴发出的梳状肌，水平状横行延伸围绕房室交界，这是其最重要、恒定的形态特征。梳状肌肉延伸至十字交叉进入冠状窦或 Thebesian 窦下憩室。欧氏瓣和 Thebesian 瓣起源于界嵴，保护下腔静脉及冠状窦开口。右心房前庭是狭窄、内壁光滑的心房组织，与三尖瓣结构衔接。

左心房形态学

左心房也有静脉成分、前庭、间隔和心耳，常位于心腔后部。外表上，左心耳呈管状，有时是钩状，通常沿外缘呈扇贝形展开，与静脉成分连接的基底部较窄（图 2.5a）。与右心房不同，没有界沟或界嵴。最恒定形态特征是梳状肌范围，常局限于心耳内。左心房前庭非常光滑，尤其是后侧房室沟周围部分（图 2.5b）。肺静脉进入内壁光滑的前庭房顶四角，房间隔表面由卵圆窝底部的卵圆孔瓣形成。卵圆孔瓣与心房内上部内折突出部分相重叠，在局部呈现“马鞍形”特征。当卵圆孔瓣粘连时，可能变成小梁区，不能将其与梳状肌延伸混淆。左心房有一个明显的体部，是连接心耳、前庭和间隔的区域。即使出现肺静脉异位引流，体部仍很明显。

冠状窦位于左侧房室沟内，尽管其回流入右心房，但在胚胎学上它是左侧结构。在超声心动图长轴切面，冠状窦是一个好识别的左心房形态学解剖标志（图 2.6）。

右心室形态学

右心室肌肉壁构成了心室腔大部分前壁。心室由三部分组成，分别为流入部、心尖小梁部和流出部。三尖瓣对着流入部，其范围从衔接点到腱索附着处。三尖瓣附着于室间隔和乳头肌。隔瓣邻近室间隔。前上瓣由前乳头肌和中乳头肌（Lancisi 肌）支撑。下瓣由膈肌侧的单个或多个较小乳头肌支撑（图 2.7）。

心尖小梁化成分是心室最恒定的形态特征。右心室心尖小梁粗糙，间隔表面突出小梁称为隔缘小梁或隔束。对着心室底部，分成两支加入室上嵴，一支指向头侧，一支指向尾端。中间乳头肌就是尾侧肢，前乳头肌由隔束主体延续形成。调节束是前乳头肌和右心室壁之间延续形成的明显肌束。它是超声心动图识别右心室的解剖标志。隔束发出一系列小梁，从其前面延伸到右心室侧壁，称为隔缘小梁（图 2.8a~b）。

作为右室流出道一部分，肺动脉瓣由独立的袖状肌或肺动脉瓣下漏斗部支撑（图 2.8b）。袖状肌将肺动脉瓣与心室腔分开。肺动脉干纤维性管壁与袖状肌相连并被其包绕，在心室－动脉连接处形成一个真正的肌肉环。肺动脉瓣由三个半月形瓣叶组成，它们横跨于心室－动脉交界处，在各自窦底部汇入新月形肌肉。在右心室，肺动脉瓣下漏斗

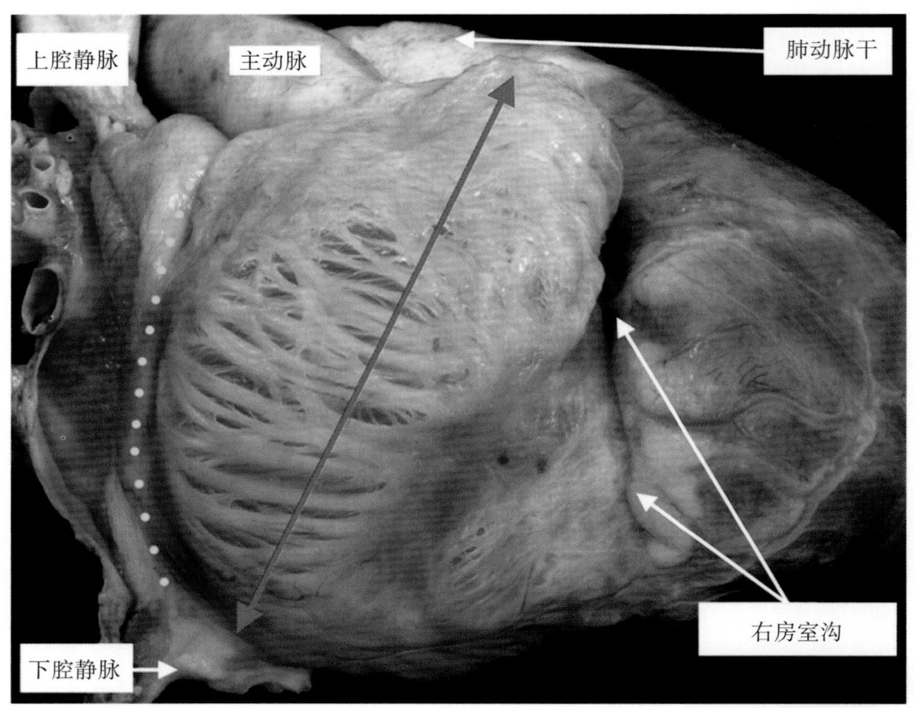

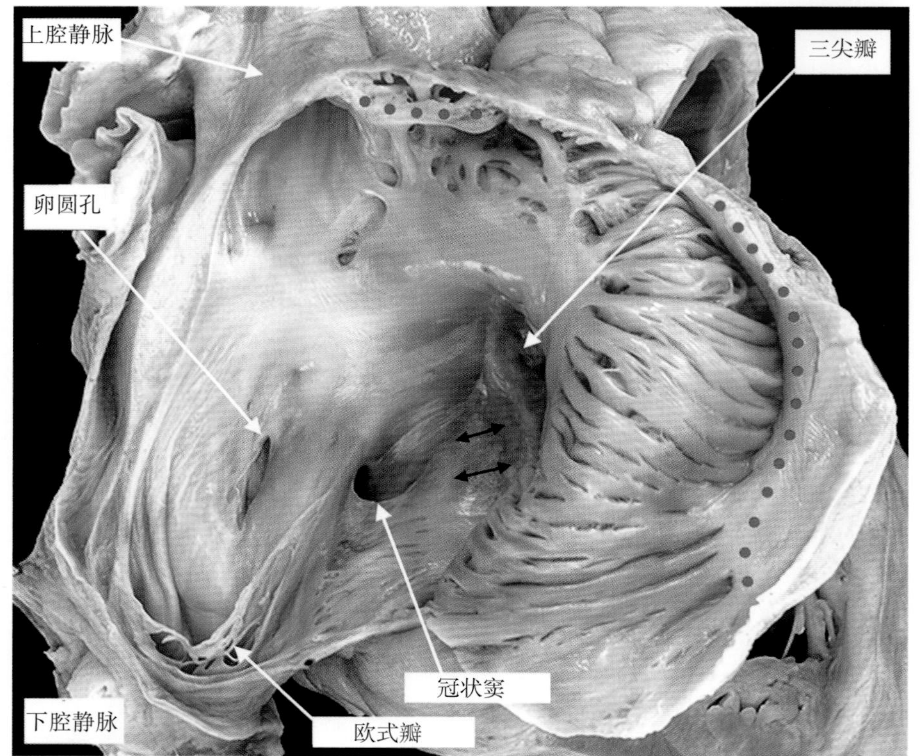

图 2.4 a. 右心房正面形态观显示心耳范围（红双向箭头）及三角形尖部、与静脉成分连接的宽基底（黄点）。b. 沿静脉连接处切开右心耳，并向后翻。梳状肌从界嵴（红点）发出，延伸至房室交界处。狭窄、光滑的前庭区（黑双向箭头）与三尖瓣结构衔接

部肌肉将房室瓣或三尖瓣与动脉瓣或肺动脉瓣隔开。三尖瓣不是间隔结构，部分由右心室肌内折构成，通常称为心室 – 漏斗褶皱（图 2.8b）。

左心室形态学

左心室与右心室一样由三部分组成：流入部、流出部和心尖小梁部。二尖瓣位于流入部，由腱索及相连的两组乳头肌支撑的两个瓣叶组成。两个瓣叶闭合时，形成一个独立区域称为瓣交界区（图 2.9a）。后瓣或壁瓣占瓣膜周长 2/3，相对较浅。前瓣或主动脉瓣叶占剩余周长 1/3，较宽。前瓣与主动脉左冠瓣、无冠瓣纤维连接，因此有时被看作是主动脉瓣叶。与每个二尖瓣叶相连的大部分腱索，由各自乳头肌相对均匀发出。二尖瓣没有附着

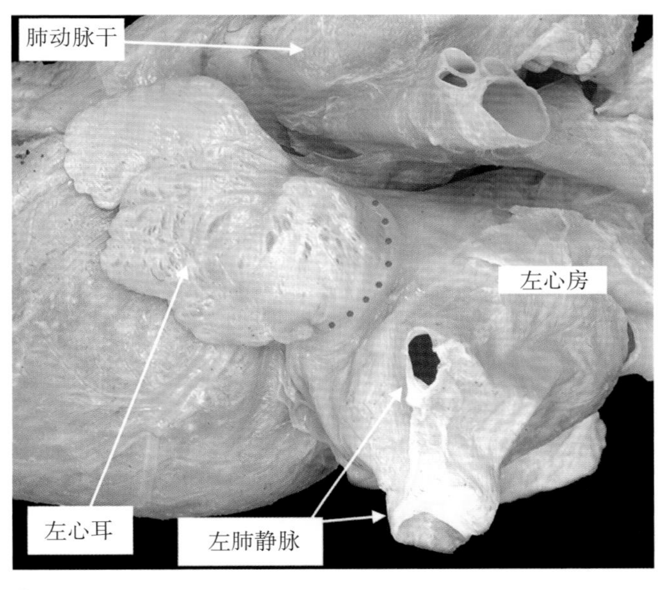

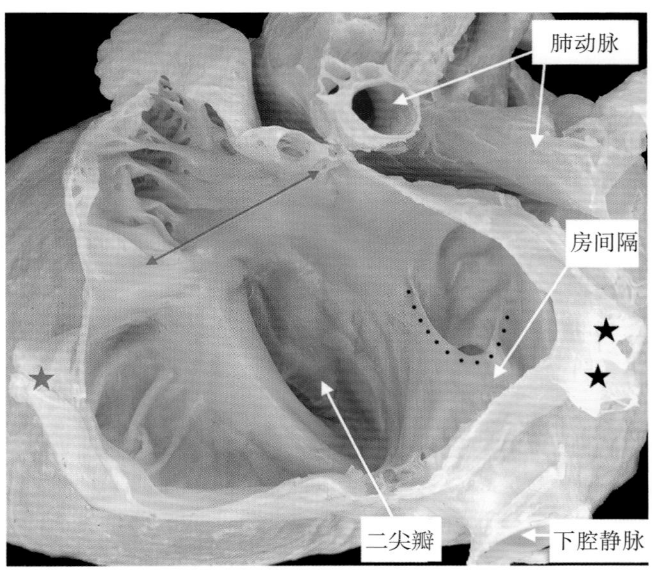

a b

图 2.5 a. 左心耳外观显示其管状外形，基底呈扇贝形，与静脉部分连接处较窄（红点）。b. 切开左心房显示前庭平滑，梳状肌（红双向箭头）局限于心耳内。黑点标记卵圆窝基底部卵圆孔瓣，左（红五角星）、右（黑五角星）肺静脉很容易辨认

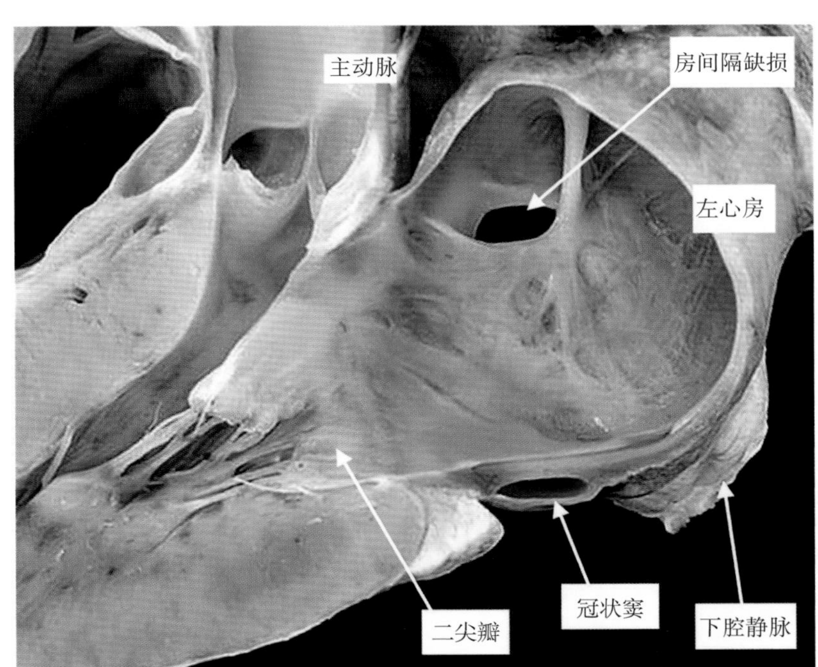

图 2.6 左侧房室连接长轴切面显示左侧房室沟内的冠状窦

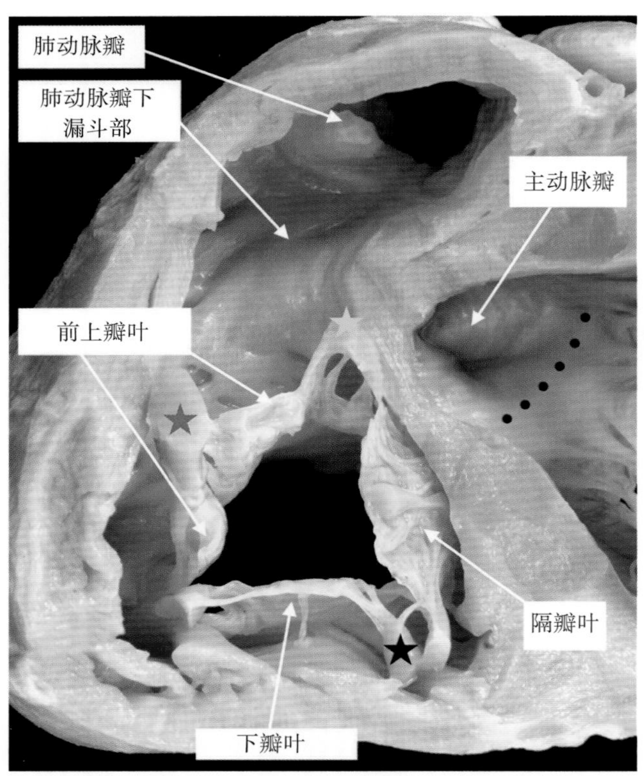

图 2.7 三尖瓣心尖短轴切面显示有乳头肌支撑的三个瓣叶：中间（黄五角星）、前上（红五角星）和下（黑五角星）。注意主动脉瓣在心脏中心位置。黑点代表主动脉瓣与二尖瓣的纤维连接

于室间隔，同时主动脉瓣下流出道较长，将主动脉瓣叶与主动脉根部近端光滑间隔面分开（图 2.9b）。乳头肌附着于左心室侧壁。在"Valentine"卧位（瓦伦丁卧位，指仰卧、双髋屈曲）从心尖方向观察时，恰当的位置评估应该是上外侧和下内侧，而不是前外侧和后内侧。

心尖小梁化部是左心室中最恒定的组成。除乳头肌外，肌小梁细小、纵横交错，光滑室间隔朝向流出道（图 2.10）。主动脉根部就是左室流出道，由肌肉和纤维组织支撑。根据来自主动脉窦的冠状动脉起源，并参考与肺动脉干的相对位置来命名主动脉瓣叶及窦部。称右冠状窦或右面向，左冠状窦或左面向以及无冠状窦或无面向窦（图 2.11）。当冠状动脉从无冠窦发出时，这个命名便是个问题。这种情况罕见，但确实会发生。三个半月形瓣叶组成主动脉瓣同肺动脉瓣一样，延伸到全部右冠状动脉窦部和部分左冠状动脉窦部的新月形肌肉中。其余左冠窦部分和全部无冠窦的纤维支撑来自主动脉瓣－二尖瓣的纤维连接。

动脉干

动脉干，即肺动脉干和主动脉，组成心脏第三节段，通过其分支形式进行形态学识别。主动脉

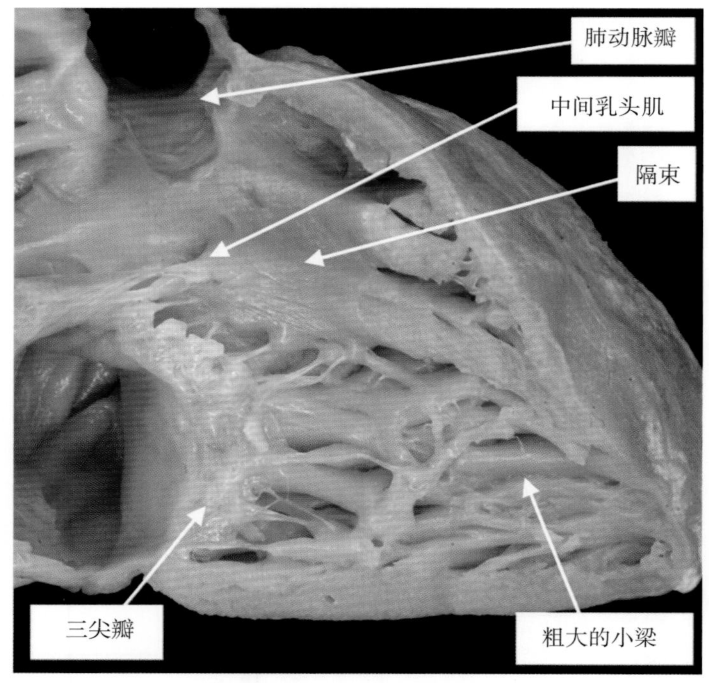

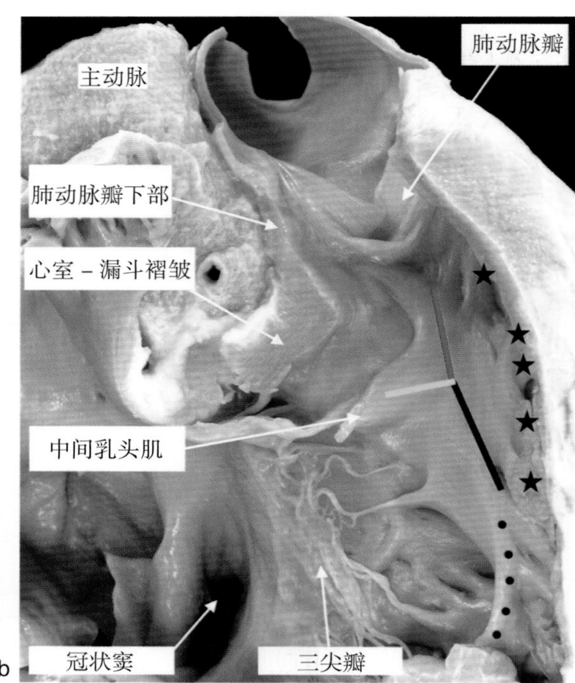

图 2.8 a. 右心室解剖图显示了心尖粗糙小梁化部。b. 移除右心室游离壁，显示隔束组成（黑线）。头侧支（红线）和尾端支（黄线）沿间隔延伸（黑星）。调节束（黑点）从下缘发出

在心脏中心位置，由心室发出后从肺动脉后螺旋上升至肺动脉前。两大动脉干延伸进入纵隔，走行于心包内、外（图 2.12）。心包内主动脉通常称为升主动脉或管状部分，就是主动脉窦管交界与头臂动脉分支近端之间部分。冠状动脉是主动脉第一个分支，右冠状窦发出右冠状动脉，左冠状窦发出左冠状动脉（图 2.11）。这是正常关系，尽管可能有变异如冠状动脉发自无冠窦甚至肺动脉，但两者均罕见。头臂动脉从主动脉弓或主动脉心包反折稍远处发出。这一部分主动脉被称为横弓，相对水平走行。头臂动脉是其第一分支，其次是左颈总动脉和左锁骨下动脉。主动脉弓向左跨过左主支气管沿脊柱下行。主动脉发出左锁骨下动脉与动脉导管汇入之间区域称为主动脉峡部。动脉导管水平以远则是降主动脉（图 2.13）。

肺动脉主干在心包内较短，之后分支为左、右肺动脉。心包反折跨过左肺动脉，左肺动脉从肺动脉主干发出后进入左侧肺门。右肺动脉分叉略低于左肺动脉，在主动脉、上腔静脉后方走行进入右侧肺门。动脉导管发自肺动脉主干上缘，非常靠近

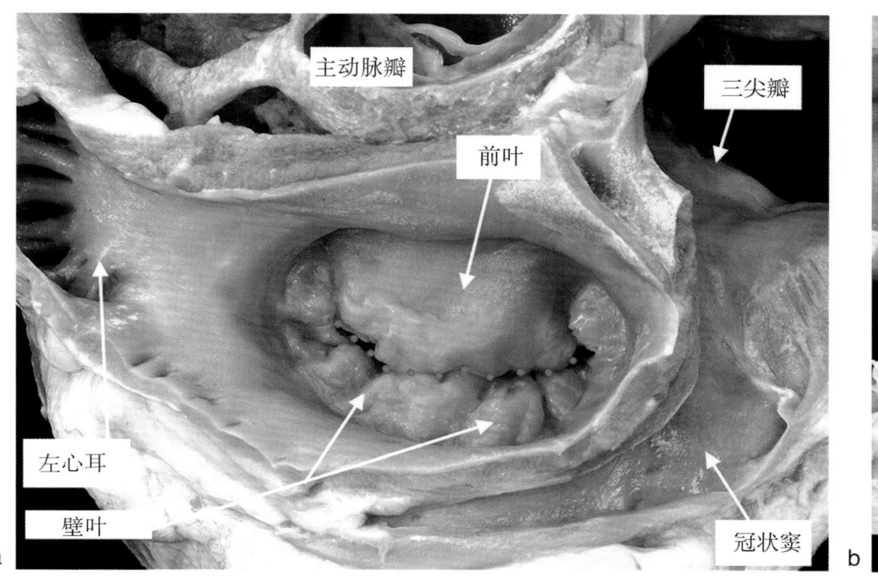

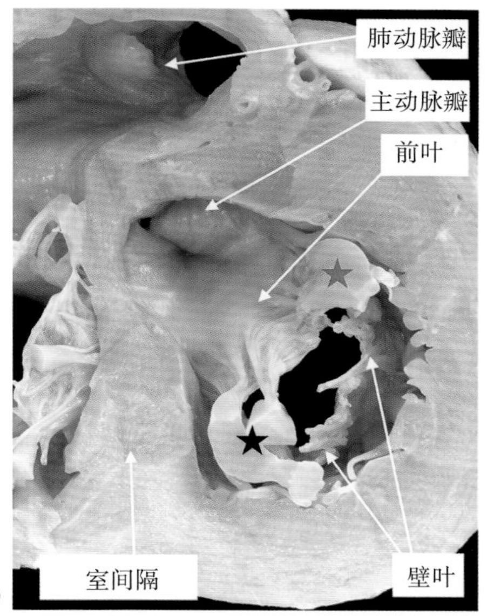

图 2.9 a. 心底观察二尖瓣，红点标记交界区。前瓣较宽，后瓣较浅。b. 心尖短轴切面显示前瓣和主动脉瓣之间纤维连接。上外侧（红五角星）和下内侧（黑五角星）乳头肌均匀支撑两个瓣叶

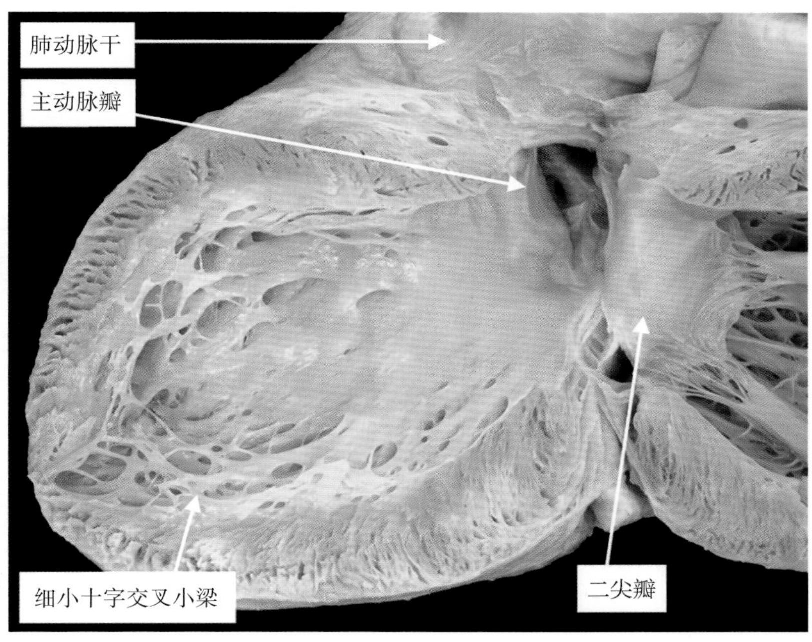

图 2.10 左心室以蛤壳状切开，显示细小、纵横交错的心尖肌小梁部，光滑室间隔朝向流出道

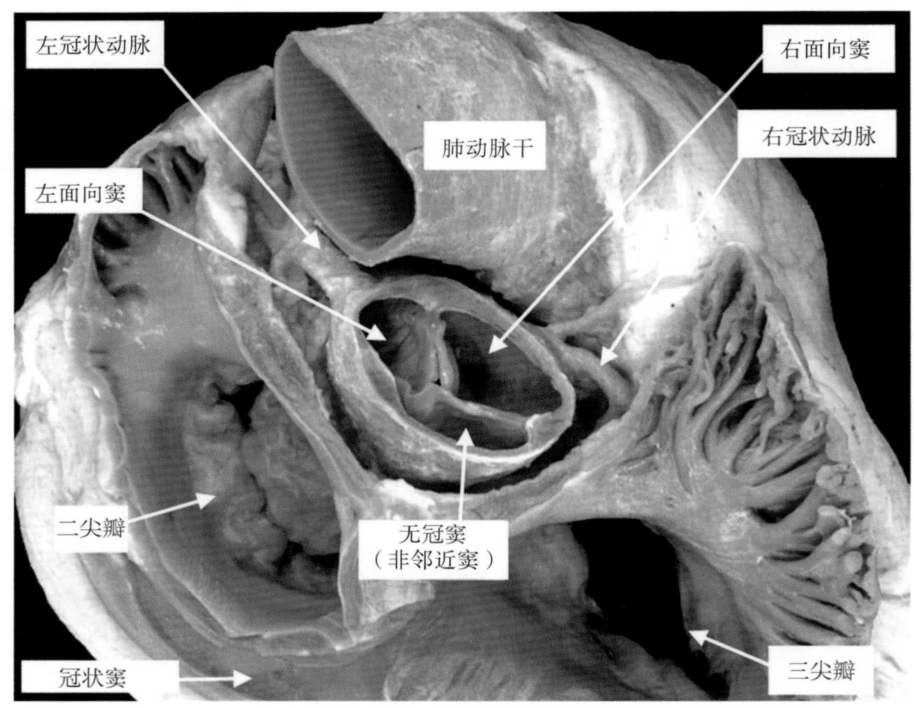

图 2.11 心底短轴切面显示中心位置的主动脉瓣、瓣窦以及与肺动脉干的关系

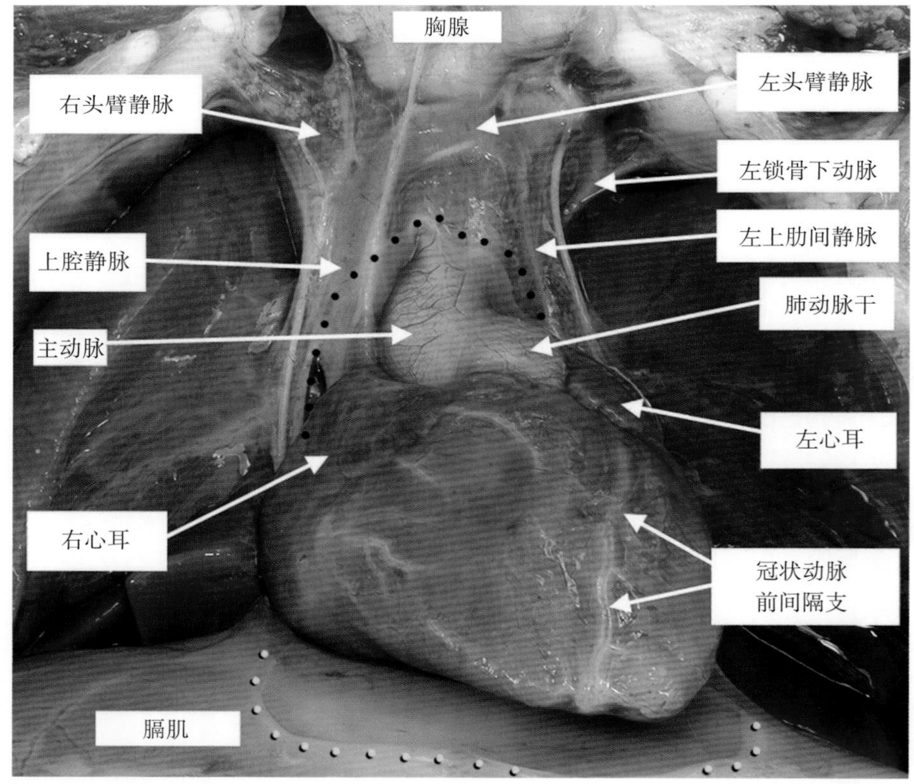

图 2.12 在体心脏视图显示心包反褶范围，将主动脉和肺动脉分成心包内、外（黑点）部分。主动脉、肺动脉关系正常。黄点标记心包膈肌缘

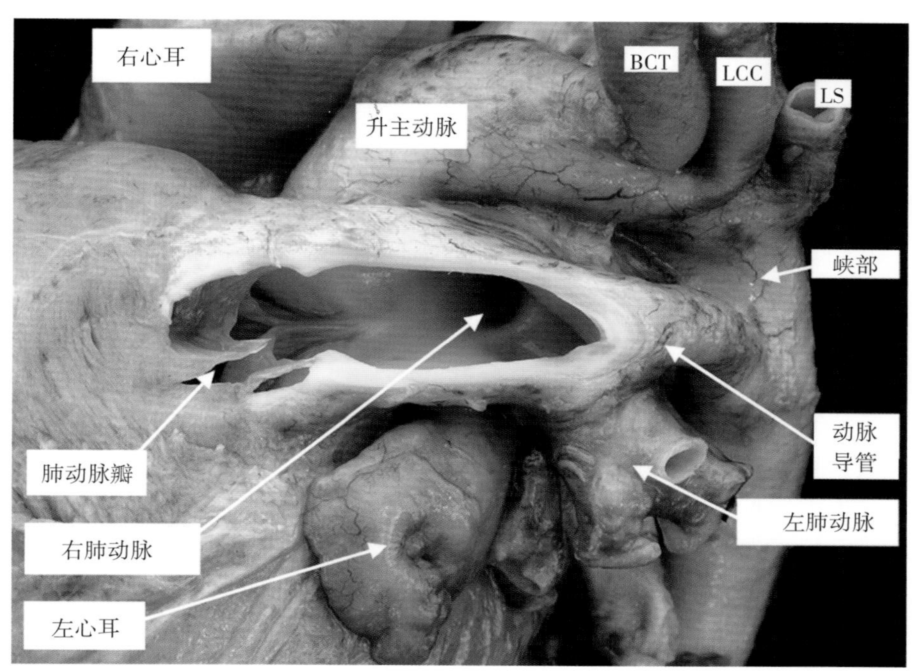

图 2.13 肺动脉主干开窗后左侧观显示左、右肺动脉和动脉导管。注意动脉导管连接主动脉峡部。升主动脉形成左弓，头臂动脉从主动脉弓正常发出。LCC= 左颈总动脉；BCT= 头臂干；LS= 左锁骨下动脉

左肺动脉分支。在主动脉峡部和降主动脉交接处与之相连（图 2.13）。

心室局部解剖结构

心脏及心尖位置异常高度怀疑先天性心脏畸形。按上述三部分即流入部、流出部及心尖小梁化部描述心室形态。根据心尖小梁部与流入部、流出部关系描述心室畸形。心室肌肉范围是从房 – 室交界处到心室 – 动脉交界处。

心室外观描述有三个缘：膈肌下缘、胸肋前缘和肺脏后缘。外观边缘或锐角，或圆形或钝角，膈肌缘和胸肋缘之间的边界非常锐利，称为锐缘(图 2.14）。形态学右心室占据心脏前面的大部分，而左心室仅为心尖一小部分。

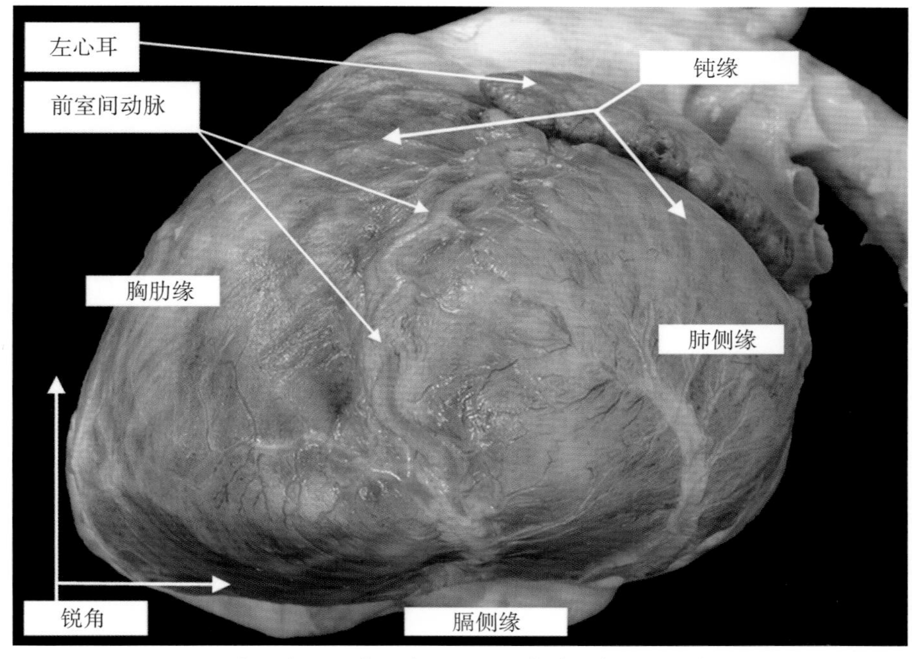

图 2.14 自心尖向心底观察心脏，很容易理解心脏的解剖边界

心室大小同心室局部解剖结构一样也是重要特征。局部解剖结构描述两个心室腔的相互关系，这两个基本模式彼此互为镜像。以形态学右心室室间隔作为导引，最佳心室局部解剖结构可描述为右手型或左手型。正常心脏右手掌面放置于室间隔上，拇指朝向流入道，其余四指对着流出道就是右手型心室拓扑结构（图 2.15a），是常见正常心脏结构。镜像正常心脏或先天矫正型大动脉转位心房位置正常的心脏，只能是左手掌面放置于右心室室间隔上，拇指在流入道而其余四指在流出道，这就构成左手型心室局部解剖结构（图 2.15b）。无论心室位置是否正常，始终可以描述心室局部解剖结构。

在单心室房室连接（“心房位置及房室连接变异”中描述的双流入连接或连接缺如），通常都有一个残遗心腔。临床和病理诊断技术都可能无法识别小的残遗心腔。小心室腔与大心室腔的位置关系描述术语为右－左，上－下，前－后。残遗心室腔的小梁及流出道部分也需要描述。即使两个心室腔可以识别、描述，一个大心室腔和一个小心室腔心脏也应称为功能性单心室。有孤立、不定型心室腔的心脏描述，但很罕见。该组心尖小梁成分既不是右心室型也不是左心室型，而是心室腔内粗糙小梁及多个粗大肌束横行，从而无法确定其形态学。

间隔结构

右心房前庭部狭窄、光滑，延伸到三尖瓣衔接点。该区域由心房肌肉、心室肌肉及两者之间少量纤维脂肪组织部分重叠，形成房－室交界区心肌三明治（图 2.16a）。相对二尖瓣形成重叠，位置更靠三尖瓣顶部。此处，心房、心室肌重叠部分被下房室沟组成三明治“肉”的纤维脂肪组织隔开。该区域汇入房壁组织处将下腔静脉与冠状窦（有时称静脉窦间隔）分开（图 2.16b）。这个区域还包括延伸至上腔静脉交界和卵圆窝的房间隔表面，但只有卵圆窝底部及其前下缘构成真正的房间隔。很明显，心房分隔大部分由内褶延伸部或“继发性房间隔”完成（图 2.16c）。其内褶上缘通常很宽，将上腔静脉与右肺静脉分开，称为 Waterston 或 Sondergaard 沟。卵圆窝底部的卵圆孔瓣与其左侧心房顶内褶上缘重叠，出生后在该区域完成黏合。明显的卵圆窝前下缘肌肉由前庭棘在心脏发育过程中肌化形成。

室间隔大部分是肌性，膜部间隔则很小。肌部室间隔通常有轻微的 S 形弯曲，分隔右心室流入道与主动脉瓣下流出道（图 2.17a）。肌部间隔应作为一个整体进行描述，因为没有特定界限进行划分。与肌部间隔相比，膜部室间隔非常小，分为房室部分和心室部分。这两部分的心脏来源不同，

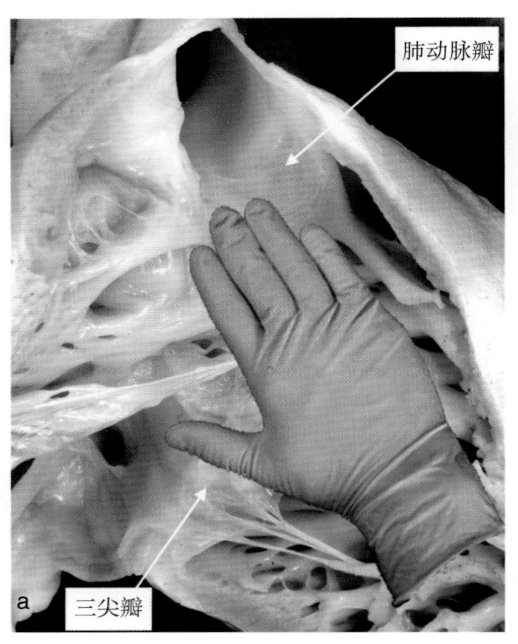

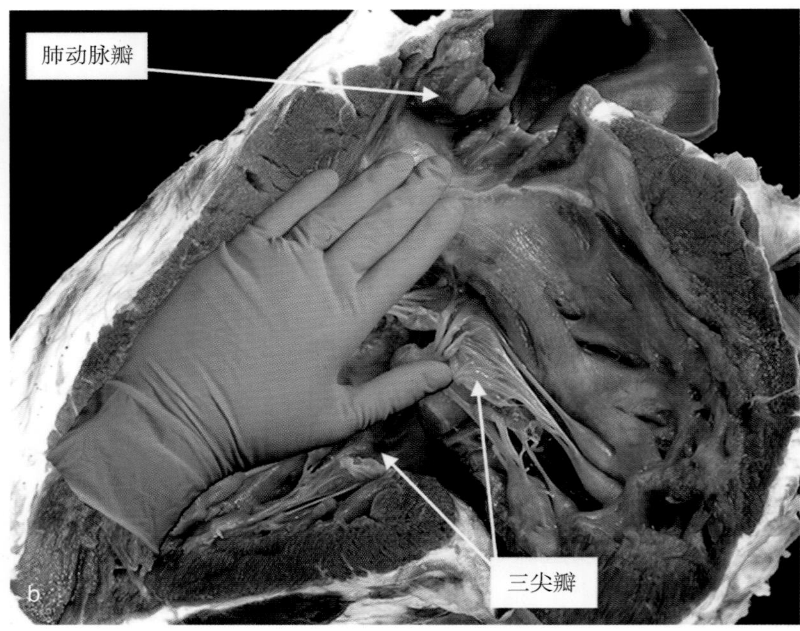

图 2.15 右心室（a）和左心室（b）局部解剖结构的手势图

被衔接线或三尖瓣附着线分开（图 2.17b）。膜部间隔与瓣间纤维三角相连，纤维三角分隔右冠瓣与无冠瓣，延伸至二尖瓣附着纤维的右侧（右纤维三角），在左室流出道内支撑主动脉根部。右纤维三角和膜部间隔交界处被称为中央纤维体（图 2.17c）。膜部间隔心室部分将右心室腔与主动脉瓣下流出道隔开。

心脏分析

超声心动图应该在胎儿胸腔正常位置探查心脏，病理检查也是如此。一旦确定了房、室腔及动脉干形态，就可以评估房室连接、心室 – 动脉连接。

心房位置及房室连接变异

心耳位置及形态非常重要。一旦确定了心房形态，就可以进行以下分类：正常位置、镜像位置、双侧右心耳或左心耳（心房异构）（图 2.18）。

大多数情况下支气管的形态与心房形态相关联，临床上可作为形态学标记。正常右主支气管长度大约是左主支气管一半。右支气管第一分支在肺动脉上方走行进入下一级肺叶（图 2.19a）。右肺

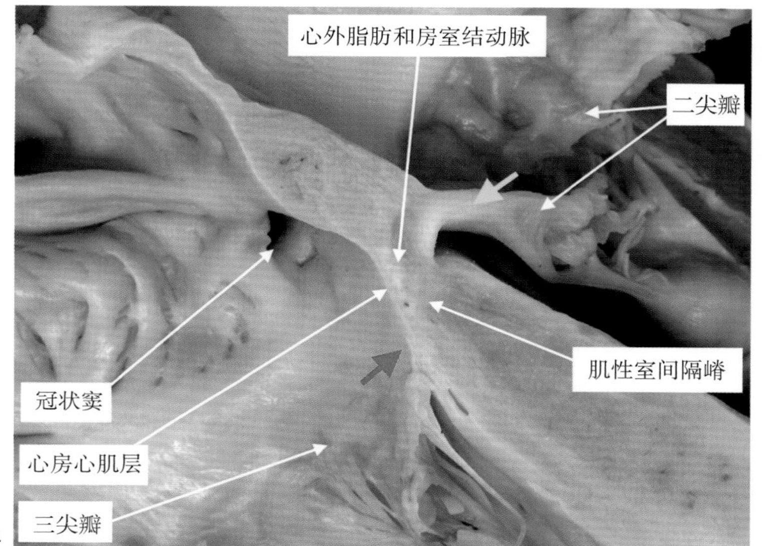

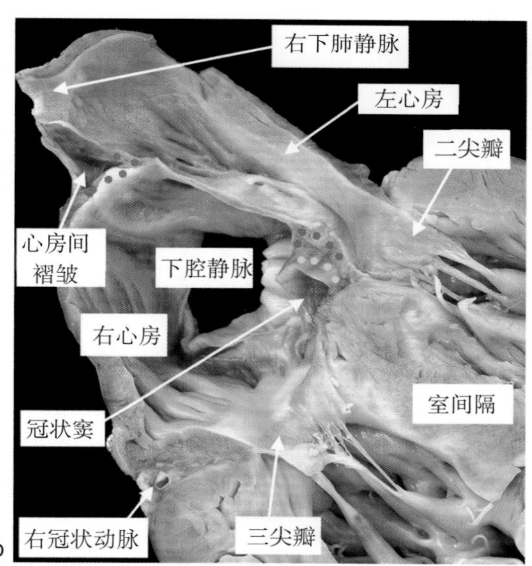

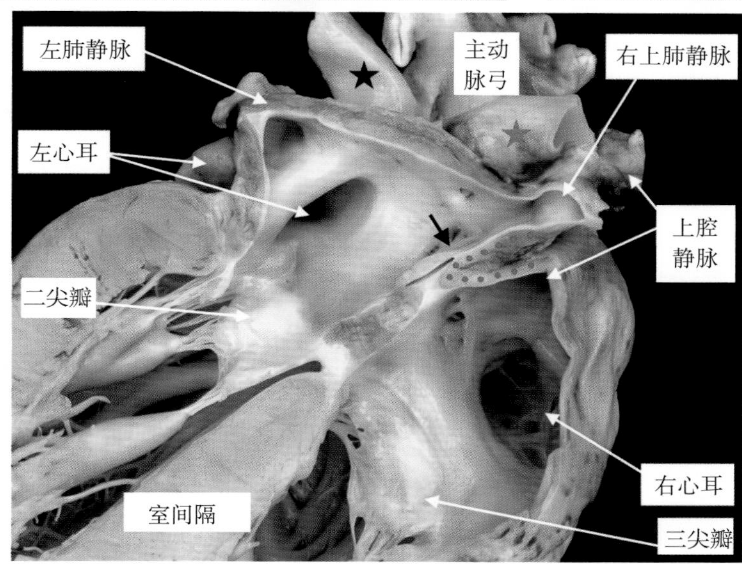

图 2.16 所有图像均为心脏四腔切面。a. 近距离下面观显示“房室肌肉三明治”，其中心外脂肪形成心房心肌与肌性室间隔嵴之间仿佛三明治夹着的“肉”。（红箭头 – 插入三尖瓣顶端，黄箭头 – 插入二尖瓣）。b. 心脏下部观显示心房间褶皱（红点）与下腔静脉和冠状窦（黄点）的关系。c. 此图从后向前看，显示心房间褶皱上缘（红点）与卵圆窝底部（黄点）卵圆孔瓣重叠（黑箭头）。红五角星 = 右肺动脉；黑五角星 = 左肺动脉

一般有三个肺叶。左支气管在肺动脉下方进入下一级肺叶（图 2.19b）。正常左肺有两个肺叶。腹、胸部器官位置通常相互关联，但也可能有很多变异。支气管形态在左心耳或右心耳异构时也可能发生关联性异构（图 2.19c~d）。超声心动图可以对这些器官评估，并预测是否存在先天性心脏病。尽管支气管形态和器官位置在体内存在相关性，但却不总是一致。

房室连接有五种基本类型（图 2.20）。在正常情况下，形态右心房与形态右心室连接，形态左心房与形态左心室连接。这代表房室连接一致和双心室连接（图 2.20a）。当异构心房分别连接独立心室流入腔时，就无法用术语“一致”和“不一致”来描述。这些双心室连接是混合型（图 2.20b）。其余两种房室连接类型是单心室型，其特征是两个心房都通向优势心室（双流入连接）或没有左侧或右侧房室连接。双流入型连接包括心房及其相连的心室流入部通向一个心室小梁部。优势心室形态可以是右心室、左心室或不定型（图 2.20c）。当两个流入部都连接至一个大的心室腔（左心室或右心

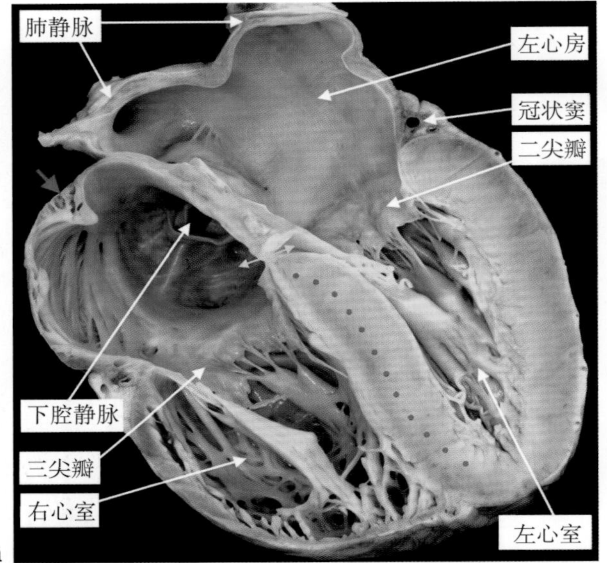

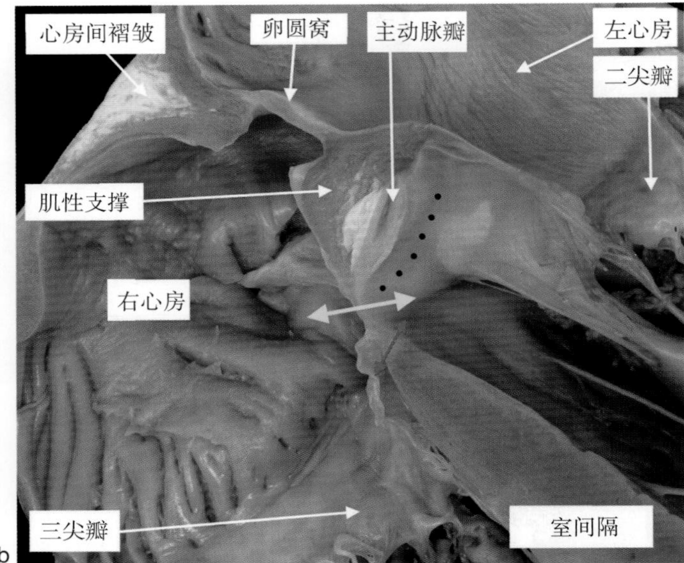

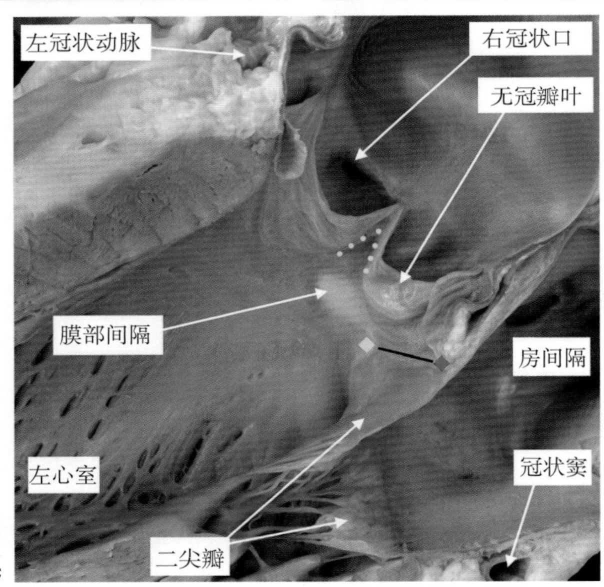

图 2.17　四腔心平面剖开心脏。a. 显示膜部间隔房室部分（黄双向箭头）和肌部室间隔（红点）（红箭头代表界嵴）。b. 显示膜部间隔组成。黄双向箭头标记房室部分，该区域可能有左室—右房通道。红双向箭头标记膜部间隔心室部分。c. 左心室长轴切面显示背光照亮的膜部间隔与主动脉右冠窦与无冠窦之间的瓣间三角（黄点）、主动脉瓣与二尖瓣纤维连接区（黑线）右纤维三角（黄菱形）之间的关系。红菱形 = 左纤维三角

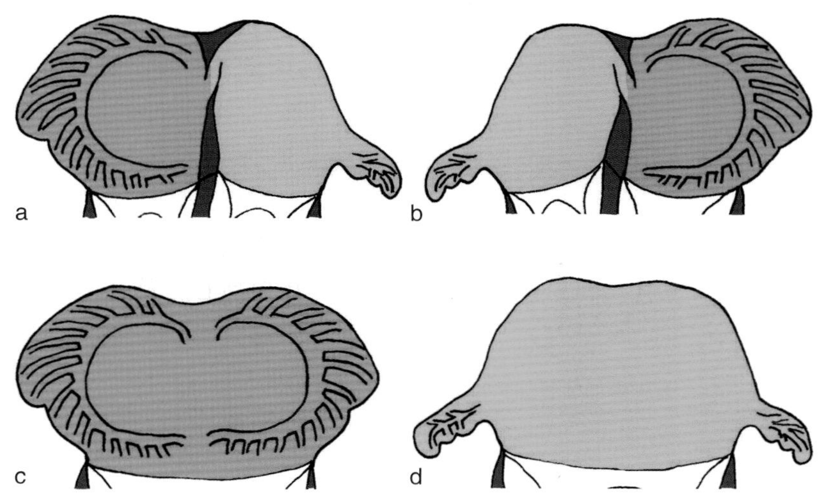

图 2.18 a. 正常心房。b. 镜像心房。c. 右心耳异构。d. 左心耳异构

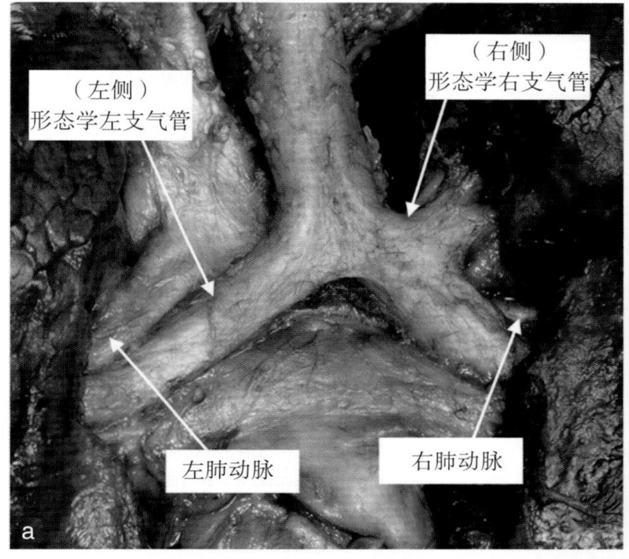

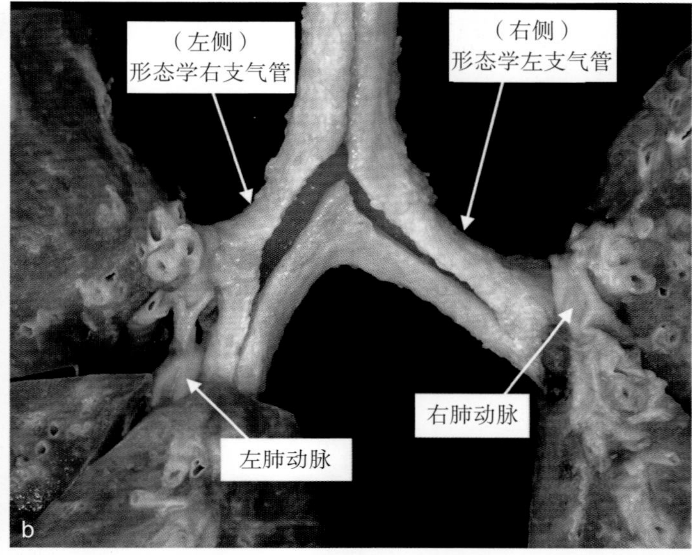

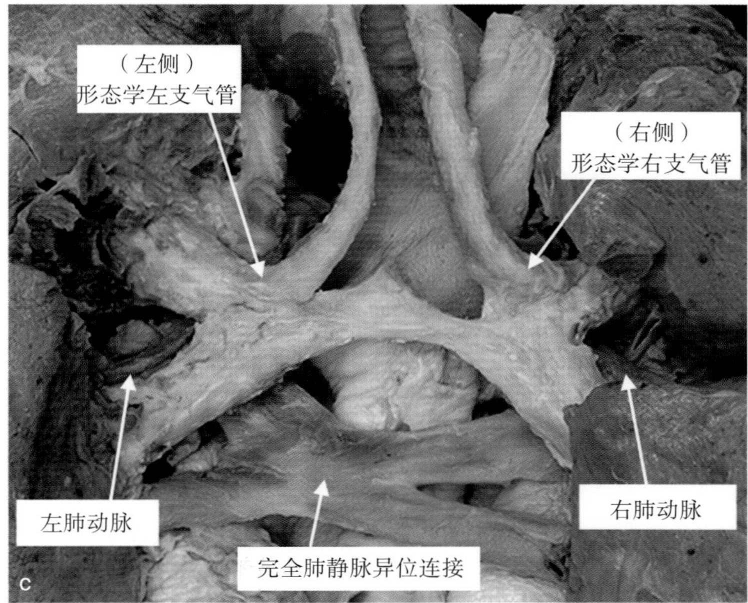

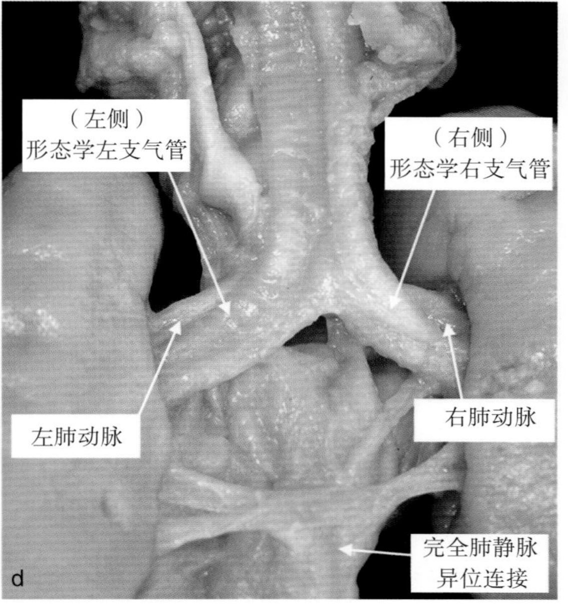

图 2.19 a. 正常支气管。b. 镜像支气管。c. 右支气管异构。d. 左支气管异构

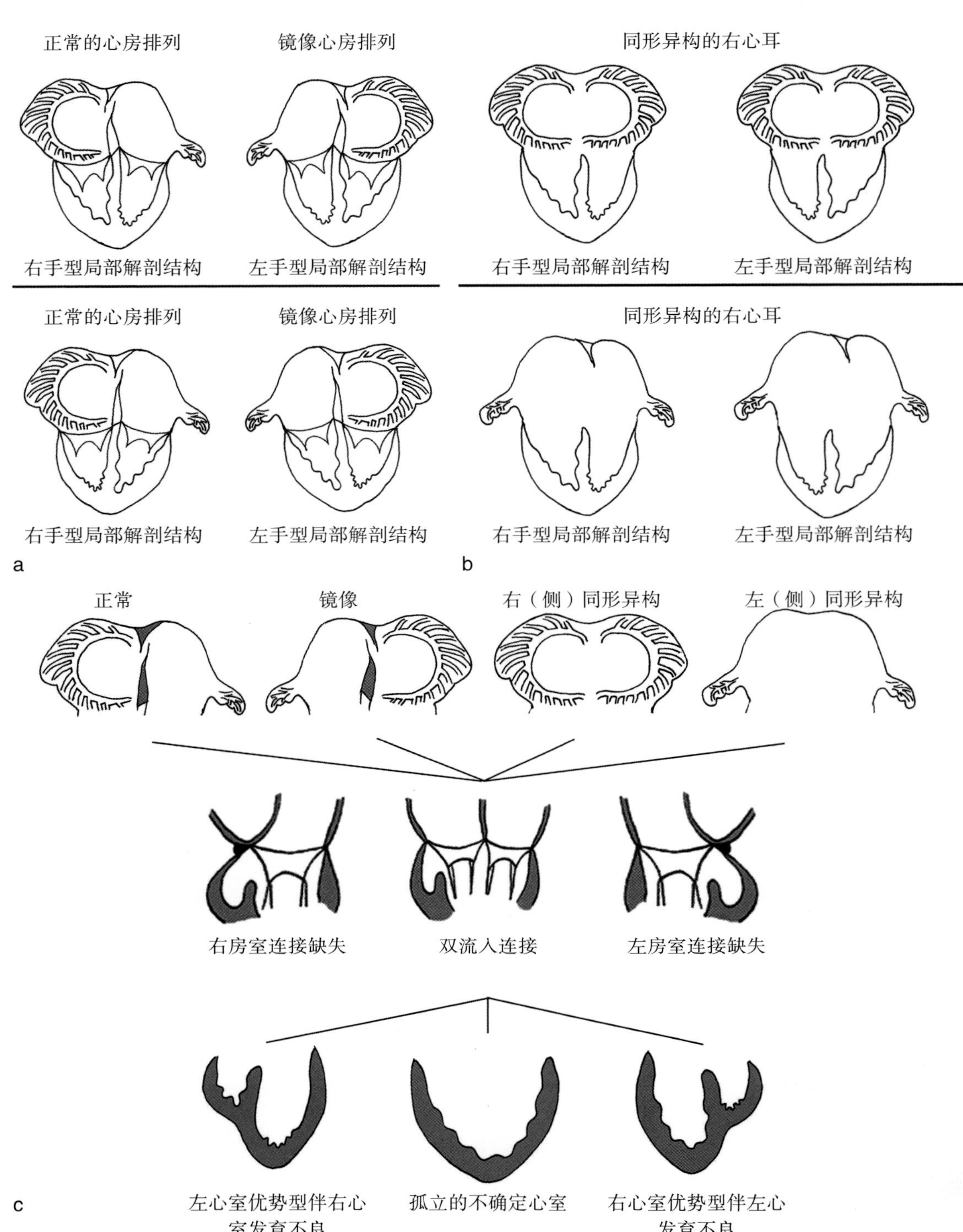

图 2.20 a. 房室连接一致（上）和不一致（下），可以为正常模式或镜像模式。典型心耳正常、连接一致的心房与心室连接是右手型局部解剖结构，而镜像心耳心房 – 心室连接是左手型局部解剖结构。b. 无论心室局部解剖结构如何，异构心耳（右上和右下）都显示出双心室连接和混合连接。此时必须明确心耳形态和心室局部解剖结构。c. 此图显示单心室中未发育的房室连接。第一排是心耳的各种可能形式，第二排是房室连接类型（右房室连接未发育、双流入或左房室连接未发育），最后一排是心室结构（左心室优势型、孤立或不定型心室型、右心室优势型）。该组中残遗心室位置和心室 – 动脉连接可以有多种变化

室形态）时，残遗心室腔将缺少完整流入部结构。不完整残遗心室为右心室形态时，其通常位于前上部，而为左心室形态时则位于心腔后部或后下部。单心室连接可以描述为右或左房室连接缺如，意味着，只有一个心房同心室流入部连接，即一个房室连接未发育，通常是残遗心室流入部分缺如。

根据上述房室连接的各种变化，房室瓣形态可视为房室交界区的独立特征。当左、右房室连接均存在时，可以描述为两组瓣膜，一组瓣膜开放和一组瓣膜闭锁，合并共同房室瓣膜或瓣膜骑跨及跨越。左/右房室瓣闭锁可以有两种形式。第一，瓣膜未发育，房室交界区由隔膜组织将心房和心室隔开，没有血流通过。第二，房室交界处闭锁，没有瓣膜组织。此时，心房底部通常是肌性组织，不可能发生房室连接。共同瓣即意味着左、右房室连接，而不论其形态如何，可以是均衡或不均衡模式。瓣膜跨越的定义是指室间隔任意一侧的腱索装置同时支撑双侧心室内瓣膜。当房室交界区瓣膜连接到间隔结构两侧的心室时，便发生瓣膜骑跨。由于房室交界区与心室间的瓣膜骑跨，因此须描述瓣膜相对于室间隔的骑跨程度。如此便可以定义一组房室连接畸形，包括从最小骑跨的双心室房室连接（图 2.21a）、单心室房室连接或心室双流入型（图 2.21b）连接（左或右心室型）等各种心房－心室连接形式。也有罕见的单心房－双心室连接，一侧房室连接缺如，可以是右侧、左侧或孤立房室瓣。单心房孤立房室瓣膜骑跨及跨越导致单心房－双心室房室连接。

大动脉关系

正常心脏有两个大动脉，主动脉实质上形成心脏中心部分，并更深楔入两个房室瓣之间（图 2.11 和图 2.12）。肺动脉干位于主动脉根部前方，因为主动脉干经主动脉瓣从心室发出，其位于肺动脉瓣右后侧。肺动脉漏斗部使肺动脉瓣口远离心腔。主动脉瓣和肺动脉瓣之间相互位置描述为前－后、左－右关系。请注意，任何心室－动脉连接形式均可发生。心室－动脉连接的分析、评估包括三部分：首先是大动脉－心室连接方式；其次是大动脉之间相互位置关系；最后是支撑动脉瓣的流出道形态。

心室－动脉连接

心室－动脉连接有四种可能（图 2.22）。正常心脏表现为心室－动脉连接一致，肺动脉发自形态右心室，主动脉发自形态左心室（图 2.22a）。大动脉关系正常的不一致心室－动脉连接是主动脉起源于形态右心室，肺动脉起源于形态左心室（图 2.22a）。两个大动脉都发自一个心室腔时，心室－

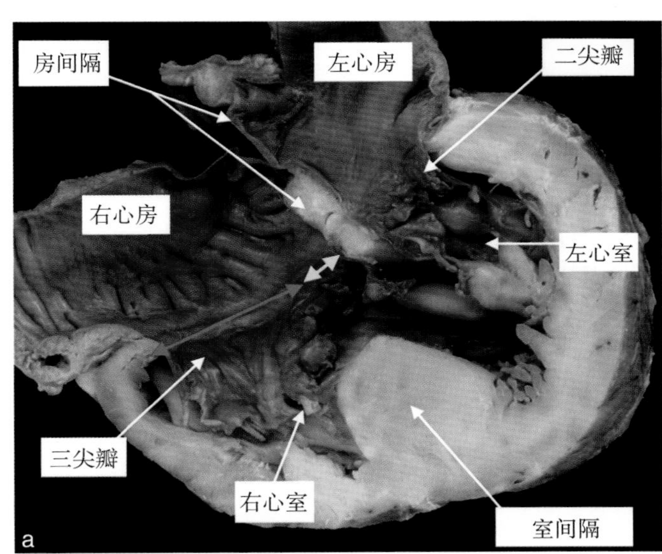

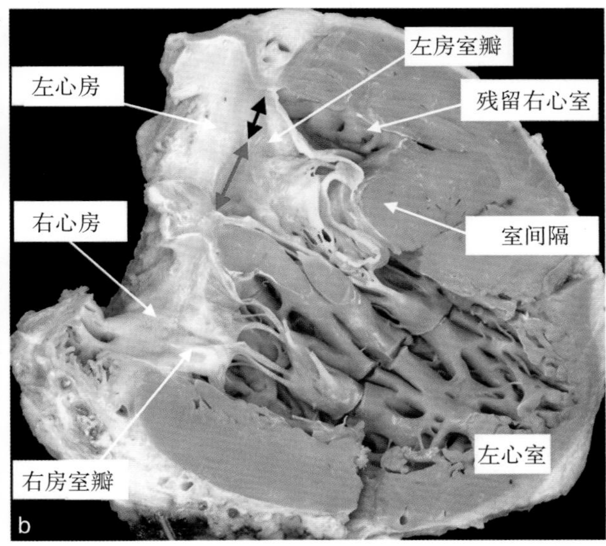

图 2.21 a. 房－室交界区小部分房室骑跨，仍被视作双心室连接。三尖瓣大部分位于右心室（红双向箭头），小部分（黄双向箭头）骑跨在室间隔上，由左心室乳头肌支撑。b. 左心室双流入标本，左侧房室瓣小部分（黑双向箭头）骑跨于房室交界区连接残遗右心室，其余部分（红双向箭头）连接优势左心室。房室瓣骑跨及跨越现象在任一房室连接组合中均可出现

动脉连接是双出口型连接。心室可以是形态右心室或形态左心室，也可以是孤立、不定型心室（图2.22b）。当两个大动脉不是全部发自同一心室时，可以利用50%规则进行分类。当大动脉小于或等于50%从心室发出时，评估为心室－动脉连接一致或不一致、两大动脉主要起源于各自心室。当一个大动脉骑跨室间隔超过50%时，则认为是双出口型连接。最后一种心室－动脉连接即单流出道连接（图2.22c）有几种类型，当心包内有两个或一个可识别的大动脉时，就会发生这种情况。当心包内有两个大动脉，肺动脉或主动脉其中之一开放，另一个闭锁时就成为心室单流出道连接。共同动脉干和孤立动脉干是另一种单流出道的心室－动脉连接形式，应加以区分。共同动脉干不同程度位于两侧心室之上，可灌注冠状动脉、肺循环和体循环，且有骑跨。当心包内无法识别出两个动脉干时，就会出现单一动脉干，只灌注冠状动脉和体循环，肺循环由头臂动脉远端的降主动脉提供灌注。单流出道形式相当于上述任何一种类型中由形态右心室或左形态心室、或两个心室腔或不定型单个心室腔发出。

致　谢

本章所有图像均来自于国际儿科先天性心脏病命名学会（ISNPCHD）（http://ipccc-awg.net），由Diane E. Spicer BS，PA（ASCP）（佛罗里达大学儿科病理学系，Gainesville，Florida）提供。

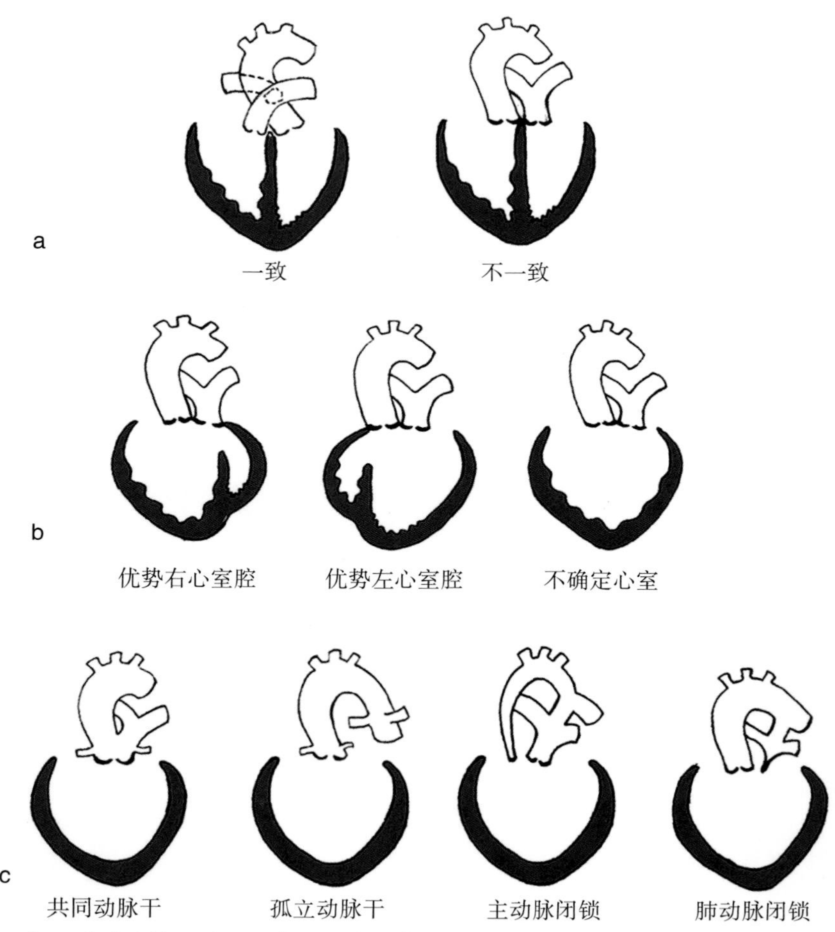

图2.22 a.左图表示心室－动脉连接一致，形态右心室发出肺动脉，形态左心室发出主动脉；右图显示房室连接不一致，主动脉起源于形态右心室，肺动脉起源于形态左心室。b.大动脉起源于一个心室时，就是心室－动脉双出口连接，可以发自形态右心室（RV）、形态左心室（LV）或是形态不定型心室。c.单流出道心脏图例；左图，单流出道心室腔发出共同动脉干，灌注冠状动脉、肺循环和体循环；左2图仅发出一个动脉干，在心包内看不到两根大动脉，单个流出道灌注冠状动脉和体循环，肺循环由头臂动脉远端降主动脉发出的动脉灌注；左3图，单流出道发出肺动脉，主动脉闭锁；右图，单个流出道发出主动脉，肺动脉闭锁。需注意的重点是，任一动脉干闭锁，必须追踪动脉干的心室起源。可能单一起源于右心室或左心室，或骑跨于室间隔上起源于双心室

参考文献

[1] Van Praagh R, et al. Circulation, 1980, 61:1057–8.
[2] Van Praagh R. Circulation, 1977, 56:139–43.
[3] Anderson RH, et al. Pediatr Cardiol, 1984, 5:281–8.
[4] Anderson RH, et al. Pediatric Cardiology, 3rd ed. Philadelphia, PA: Churchill Livingstone Elsevier, 2002.
[5] Anderson RH, et al. Anat Rec, 2000, 260:81–91.
[6] Cook AC, Anderson RH. Editorial. Heart, 2002, 87:503–6.
[7] Anderson RH, et al. J Cardiovasc Trans Res, 2013, 6(2):118–23.
[8] Spicer DE, Anderson RH. J Cardiovasc Trans Res, 2013, 6(2): 145–54.
[9] Aiello VD, et al. Cardiol Young, 2007, 17(suppl. 2): 97–103.
[10] Anderson RH. Heart Rhythm, 2015,12:515–6.
[11] Anderson RH, Loukas M. Clin Anat, 2009, 22:47–51.
[12] Gilbert-Barness E, et al. Handbook of Pediatric Autopsy Pathology, 2nd ed. Ch. 8. Springer-Verlag, 2013.
[13] Loomba RS, et al. Cardiovasc Pathology, 2016, 25(3): 173–80.

本章完整参考文献，请扫描以上二维码在线查看。若需下载，请登录 www.wpcxa.com“下载中心”下载。

第3章 胎盘植入与发育

Simcha Yagel, Debra S. Goldman-Wohl

引　言

应时刻铭记，胎盘是胎儿发育的源泉。任何影响胎盘的异常都会对发育中的胎儿造成严重后果。胎盘负责向胎儿供应氧气，其大小和功能对胎儿的正常生长发育有重大影响。因此，胎盘病理学与胎儿的健康甚为相关，对心血管功能和发育有着深远影响。在胎儿心脏病学中，理解正常和病理性的胎盘植入和胎盘功能必不可少。

胎儿心脏不仅将血液输送到胎儿的大脑和其他器官，而且还将血液输送到胎盘，其总量与胎儿静脉系统中的血液量相当。胎盘在气体交换中充当胎儿肺的功能，在废物清除中担任胎儿肾的功能，在营养获取中承担胎儿消化系统的功能，在激素生成中相当于胎儿内分泌系统的功能等。

在这一章，我们不试图提供详尽的关于胎盘形成和功能的综述，而将重点讨论胎盘发育对胎儿心血管系统有特殊影响的几个方面，其中包括宫内发育受限（IUGR）和先兆子痫（PE）。本书其他章节将涉及胎盘形成的生理学和胎盘功能，以及它们对胎儿心脏发育和功能的影响，而本章则关注胎盘发育和植入的细胞和分子机制。

绒毛发育

在受孕后12~18d，滋养层小梁开始增生并形成初级绒毛，这些手指状突起进入母体血液。2d后，初级绒毛受胚胎结缔组织侵入而形成次级绒毛。从18~20d起，第一个胎儿毛细血管形成。与此同时，三级绒毛开始发育。第一代三级绒毛构成间充质绒毛，是第一个为母－胎交换营养物质、气体、废物提供区域的结构。到足月时，胎盘的表面积达到惊人的12m^{2}[1]。在20~42d期间，第一代间充质绒毛开始形成血管，即新毛细血管由间充质前体细胞形成。间充质绒毛是绒毛丛后续发芽和发育的唯一基质[2-10]。

间充质绒毛可分化为几种类型的特殊绒毛。未成熟的中间绒毛特征性表现为绒毛直径增加和大量间质通道。这些未成熟的中间绒毛最终通过间质纤维化形成干绒毛。自妊娠约23周开始，成熟的中间绒毛由间充质绒毛分化而来。这些绒毛与未成熟中间绒毛的不同之处在于它们没有发育成干绒毛。相反，它们在其表面产生许多终端绒毛。终端绒毛高度毛细血管化，能高效进行母－胎扩散交换。绒毛树中央保留有部分间充质绒毛和未成熟的中间绒毛，形成一种生长储备（图3.1）[9]。

分支形成的过程始于细胞亚群的选择，运动性和侵袭性诱导细胞亚群发展。随着分支进入周围组织，这种侵袭性可能是分支形态形成的一般特征或其驱动力[11]。成纤维细胞生长因子（FGF）信号通过其受体酪氨酸激酶（RTK）协调各种生物过程：血管生成、增殖、分化和分支形态形成。

我们通过胎盘和蜕膜中表达FGFR1~4和FGF10来检测人类胎盘分支的形态发生。我们发现FGFR1~4在胎盘中表达，而在蜕膜中不表达，而FGF10通过蜕膜细胞和胎盘尤其绒毛外滋养层（EVT）表达[12]。研究显示，妊娠的三个阶段中，*Spry*2通过胎盘绒毛巨噬细胞表达（Hofbauer细胞）[12]。在Hofbauer细胞培养中，FGF10诱导*Spry*2表达。这些研究表明间充质－上皮相互作用和不同的胎盘细胞类型的交流可能参与调节胎盘发育[12]。

外源性FGF10在器官培养中可促进绒毛侵袭和生长，在滋养细胞培养中上调金属蛋白酶活性，增加单细胞滋养层在人工基底膜中的迁移（一种具

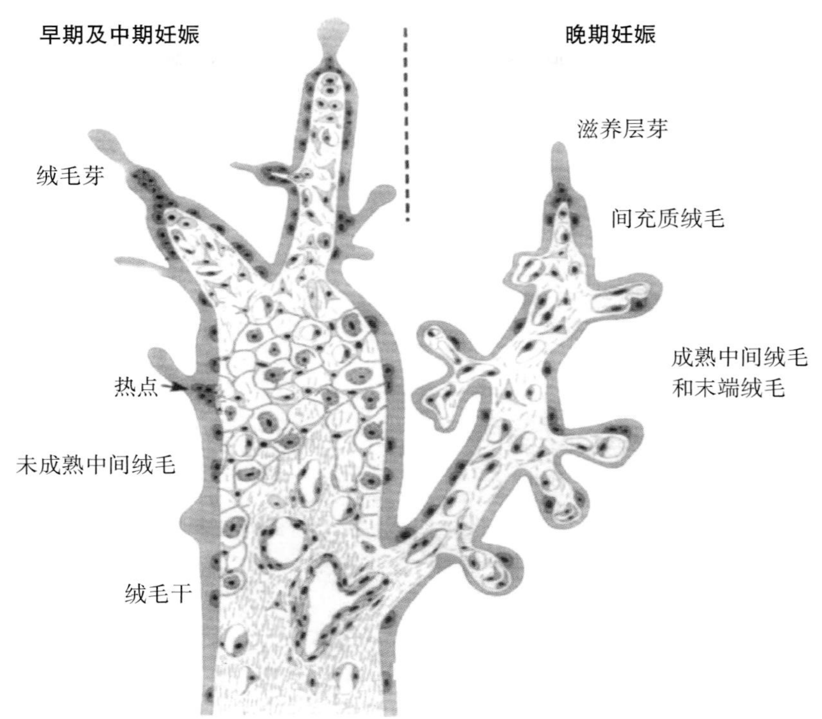

图 3.1 妊娠早期和晚期胎盘绒毛的形成和分化。各种绒毛类型的组织学特征及其典型的局部解剖关系。注意未成熟的中间绒毛（左）有一个"热点"，它随后（左绒毛顶部）通过滋养层和绒毛芽发育成新的间充质绒毛。"热点"相应地标志着未来绒毛分支的位置。经许可，引自 Castellucci M, et.al. Hum Reprod Update, 2000, 6:485−94[9]

有生物活性的细胞外基质）。通过 siRNA *Spry*2 沉默表达也促进滋养层的生长[13]。

研究表明 *Spry*2 是 FGF10 活性的潜在调节因子；FGF10 是细胞迁移和胶原活性的强诱导剂。我们推测，滋养层在胎 - 母界面的生长和侵袭某种程度上受 FGF10 正向调节、Sprouty2 负向调节[12,14]。

侵袭与着床

滋养层细胞是胚胎中第一个分化的细胞。这些细胞黏附在子宫上，开始着床过程（图 3.2）[15]。事实上，如果没有适当且适时的滋养外胚层发育，可以发生受精但不会着床或怀孕。滋养层细胞在整个妊娠期间都保留着绒毛细胞滋养层的干细胞属性，且滋养细胞分化成两个主要的细胞系——合体滋养细胞和侵入性滋养细胞，这种分化一直持续到妊娠末期。

绒毛的合体滋养层负责胎盘的营养和气体交换，以及大部分的胎盘激素和生长因子的产生。胎儿胎盘动静脉是在绒毛内发育的。合体滋养层是一种没有细胞边界以分隔细胞核的终末分化组织。它通过下层的细胞滋养祖细胞的细胞融合来扩展和得到修复。细胞核在融合前或融合后退出细胞周期，因此合体滋养层在不同妊娠时期由细胞核合并而成。这反映了从常染色质到异染色质细胞核的不同外观，并反映了 Huppertz 所述的"特殊细胞核"[1] 的功能[16]。足月时细胞核数量达到了惊人的 60×10^9 个，一定有一种控制合体滋养层细胞转录和翻译的机制。在数量如此庞大的细胞核中，用来减弱转录的一种可能的机制是减少某个细胞核子集的转录。合体滋养层细胞转录活性的研究采用了各种不同的方法，不出所料，呈现了不同的结果[16–20]。

我们证明了 snRNA 在许多合胞体滋养层细胞核中会减少。由于 snRNA 引导的 mRNA 剪接与转录活性密切相关，因此，snRNA 的减少间接表明了转录活性的降低[20]。然而，合胞体滋养层转录和翻译控制的整体机制以及细胞核间的横向交流仍有待阐明。

源自细胞滋养层的第二细胞系，侵袭性绒毛外滋养细胞可被认为是血管内的或间质的细胞。妊娠早期，细胞滋养层开始增殖并形成细胞柱。绒毛外滋养细胞在这些细胞柱中产生，间质和血管内侵袭性滋养细胞也起源于这些细胞柱。前者迁移并侵入子宫组织，将胎盘固定在子宫内，后者则迁移至母体子宫螺旋动脉。在螺旋动脉中，血管内侵袭性滋养细胞通过取代血管内皮细胞内膜，开始转变螺旋动脉。这有助于形成一个低阻和高容量的血管，以满足不断增长的血液流动需要，维持妊娠。这种滋养层介导的螺旋动脉转变必须在早期妊娠结束前完成，这样才能使健康的妊娠得以继续。

先兆子痫胎盘中，我们常常可以看到滋养细胞未能恰当地侵入子宫，无论是通过浅层滋养细胞侵袭、较少的侵袭性滋养细胞，还是未能转变螺旋动脉[21-26]。事实上，一些被称为大产科综合征的疾病与胎盘深度植入失败有关[27]。这些妊娠并发症，包括先兆子痫、IUGR、早产、早产胎膜早破、晚期自然流产、胎盘早剥等，可能表现出不同程度的螺旋动脉重构，因而可能有助于这些综合征的发生、发展[27]。

母体螺旋动脉的转化由滋养层侵袭介导。正如 Pijnenborg 等[28]所讨论的，这与动脉周围肌肉和弹性组织的丧失以及内皮细胞被滋养细胞替代是一致的。先兆子痫，间质血管内侵袭可能是浅表的，而不像健康妊娠中所观察到的那样侵及子宫内膜近端 1/3 的肌层。螺旋动脉平均直径仍然较小：持续存在未改良的狭窄螺旋动脉导致胎盘灌注减少。此外，先兆子痫的狭窄螺旋动脉可能导致高压血流进入绒毛间隙，损伤绒毛膜绒毛，这可能是母体综合征发生的关键因素（图 3.3）[25,29-30]。

细胞滋养层诱导血管重构的机制在胎盘绒毛移植至严重联合免疫缺陷（SCID）的小鼠模型中得到部分阐明。研究表明滋养细胞介导了母体内皮细胞和血管平滑肌细胞的凋亡。螺旋动脉的转变依赖于这些构建步骤[31]。滋养细胞侵袭所必需的其他分子机制尚包括转录因子的表达和向侵袭表型的分化、迁移和侵袭机制、细胞外基质（ECM）的消化、参与螺旋动脉重构的血管生成因子的表达。最后一个机制是，滋养层免疫细胞串扰和诱导趋化因子和细胞因子，而趋化因子和细胞因子控制着滋养层迁移和血管生成。最近，研究人员开始研

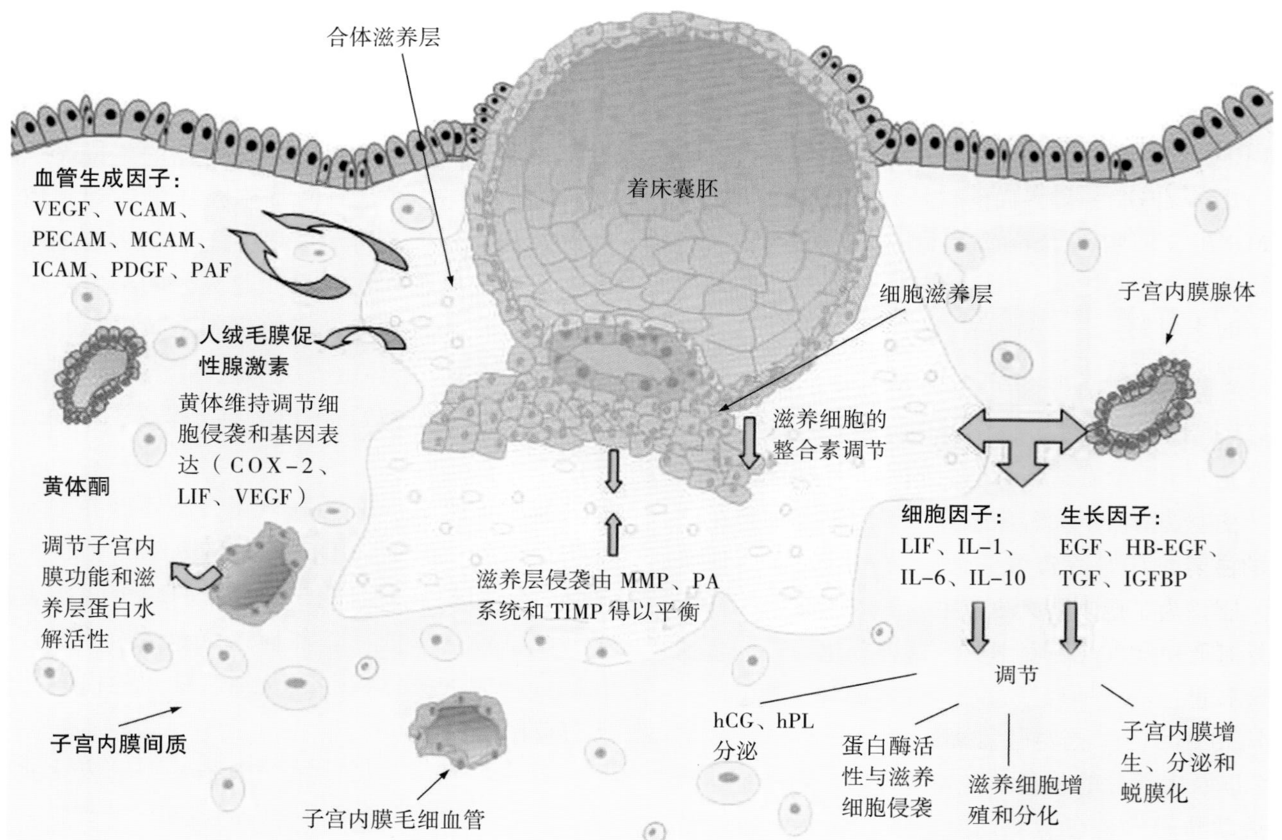

图 3.2 着床囊胚，重点强调滋养层细胞和子宫内膜细胞相互作用，包括整合素、生长因子、细胞因子、激素和蛋白酶。经许可，引自 Staun-Ram E, Shalev E. Reprod Biol Endocrinol, 2005, 3:56[170]

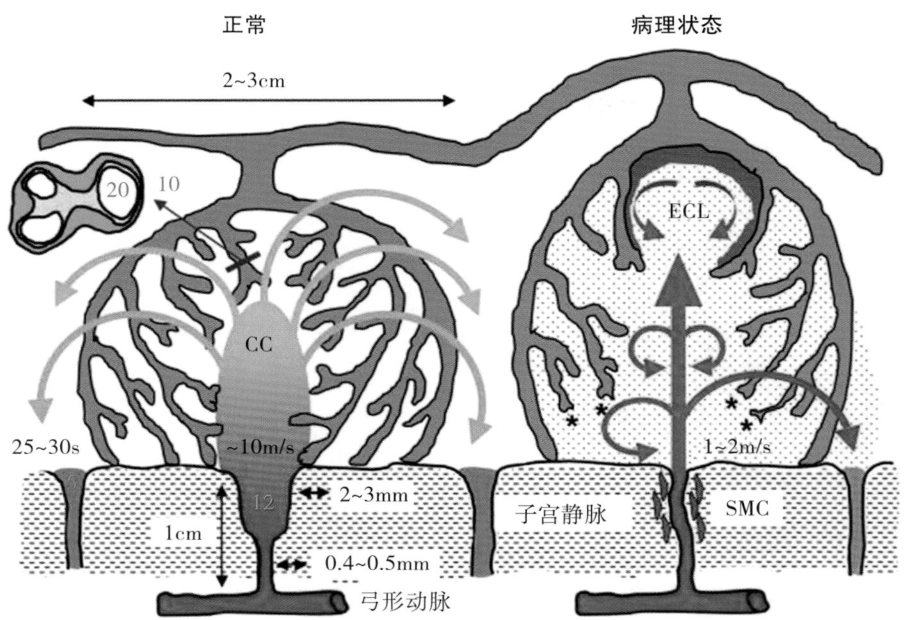

图 3.3 通过模型预测螺旋动脉转变对母体血流进入绒毛间空间和小叶结构的影响（不是按比例）。正常妊娠时，远端节段扩张会降低流入血液的速度，剩余的动量会将血液推入小叶中心腔（CC），并从中心腔均匀地分散到绒毛树。到达子宫静脉的传送时间估计 25~30s，确保足够的时间进行氧交换。母体血液的压力将沿螺旋动脉的非扩张部分下降，血液压力以蓝色数字标注，单位以毫米汞柱（mmHg）表示。螺旋动脉非扩张段的尺寸列在旁边。在病理性妊娠中，没有或仅有有限的螺旋动脉转变，母体血液将以 1~2m/s 的速度进入绒毛间隙。高雷诺数预示湍流，在图中以绕圈的箭头表示。我们认为高动量会破坏固定绒毛（星号）并移动其他绒毛，形成周围有血栓（棕色）的非均质性囊性病变（ECL）。转运时间缩短，氧交换受损，流出子宫静脉时血液的血氧浓度高于正常值。滋养层微粒碎屑（点状）可能从绒毛表面脱落，导致母体内皮细胞活化。最后，螺旋动脉周围平滑肌细胞（SMC）的保留会增加自发性血管收缩和缺血再灌注损伤的风险。经许可，引自 Burton GJ, et al. Placenta, 2009, 30(6):473−482[29]

究上皮细胞向间质细胞转化（EMT）在细胞滋养层细胞迁移中的作用，包括基因表达的异同，并强调转录因子在这一过程中的作用[32-33]。Davies 等[33]在最近的文章中阐述了这一点。与其他细胞“移动”的系统特别是肿瘤生物学类似，缺氧在早期胎盘发育中的作用类似于乏氧肿瘤，这两者可能分别介导滋养细胞迁移和肿瘤转移[34]。

细胞外基质降解

滋养细胞的侵袭和细胞外基质的消化，由固有的滋养细胞程序以及与母体细胞环境的相互作用控制。为了成功侵入，滋养细胞必须诱导参与细胞外基质消化的全部基因。例如，MMP（92kDa 基质金属蛋白酶，明胶酶 B）与滋养细胞的侵袭表型密切相关[35-36]。当滋养细胞侵袭较浅时（如先兆子痫），基因表达及参与细胞外基质降解的几个分子活动异常[37]，包括 MMP 的表达，其在先兆子痫未上调。尿激酶纤溶酶原激活物和纤溶酶原抑制剂的酶活性在先兆子痫也发生了改变，这表明上述分子在滋养细胞的侵袭和迁移中也发挥作用[38]。

Genbacev 及其同事[39]的开拓性研究表明，5%~8% 的 O_2 条件下，早孕晚期胎儿 – 母亲界面有利于滋养细胞表型侵袭。在 2% 的 O_2 条件下，滋养层细胞优先增殖。也有研究表明，在缺氧条件下，滋养细胞保持着与先兆子痫滋养细胞相似的黏附分子特性[26,40]。研究证实[41]低氧诱导因子（HIF1-α）及其对高氧张力的下调反应可以通过抑制 TGFβ3 调整滋养层侵袭，从而增强侵袭表型。此外，随着滋养层进入更具侵袭性的富氧环境，蛋白质 von Hippel-Lindau（pVHL）的表达被下调。pVHL 是一种对 HIF1-α和 HIF1-β调节至关重要的肿瘤抑制蛋白[42]。

滋养细胞黏附分子的表达

黏附分子和整合素在细胞迁移中发挥着重要作用。绒毛外滋养层表达所有具有各个阶段特异性的黏附分子（aVβ4、α1β1、VE 钙黏蛋白、VCAM-1、PECAM-1）。特定的黏附分子表现绒毛细胞滋养层干细胞抑制侵袭的特性：当滋养细胞侵袭性分化时，这些分子（α6β4、αVβ6和E钙黏蛋白）下调[26,40,43]。侵袭性滋养细胞经历上皮—内皮细胞转化并表达内皮细胞特异性黏附分子。如果血管内侵袭性滋养细胞不能承担正常内衬在螺旋动脉的内皮细胞功能，将会导致螺旋动脉功能不全，从而导致胎盘功能缺陷及缺陷后遗症。负责滋养细胞侵袭和细胞外基质降解的分子的缺陷（滋养细胞必须通过细胞外基质迁移）和未能获得血管内整合素的标记物，表明在胎儿期滋养细胞迁移途径中存在问题[15]。

胎盘血管发生与血管生成

血管生成指新血管床的形成，是正常组织生长发育的关键[44-46]。胎盘形成包括胎儿和母体组织的血管生成，以确保充分增加子宫和脐血流量[47-52]，为满足胎儿发育的需要提供最有利的环境。随后在妊娠中晚期，血管形成因素影响生理交换[47,51,53]。血管发育减少和血管阻力增加已被证明与早期胚胎死亡有关[54-55]。

胚胎发育的最早期阶段之一是功能循环的建立[56-58]。由于子宫和脐血流量大量增加，致经胎盘的交换增加，使胎儿在妊娠后期的快速发育成为可能[51,59]。

主要的血管生成因素，包括那些涉及胎盘血管形成过程的因素已被确定，其中包括血管内皮生长因子（VEGF）、成纤维细胞生长因子（FGF）、血管生成素（ANG）蛋白家族及其各自的受体[45,60-63]。VEGF和FGF参与了卵巢组织[64]和胎盘组织[65-69]产生的大部分肝素－结合血管生成活动。VEGF对血管通透性和血管内皮细胞蛋白酶的产生和迁移的特异性均可影响血管生成过程[44-46,61,64]。在体内和体外模型中，VEGF也被证明能增加血管生成[70-72]，并在正常和病理过程中参与血管生成的主要调控，如黄体生长、伤口愈合、冠状动脉缺血和肿瘤生长[61,73]。

小鼠模型已被用于研究胎盘形成的各个方面，包括血管生成。妊娠早期，VEGF mRNA在胎儿胎盘组织中的表达高于在母体（子宫内膜）胎盘组织中的表达，而碱性FGF（bFGF）mRNA在子宫内膜中的表达高于胎儿胎盘组织中的表达。妊娠后期，VEGF mRNA在胎盘及其附属物和子叶间胎膜中表达增多，而bFGF在子叶间胎膜中表达最多[74]。基因敲除研究显示，VEGF在胎儿和胎盘血管生成中起着重要作用。敲除小鼠纯合血管内皮生长因子受体（VEGFR）基因，导致胎盘血管系统的初始形成和血管生成的缺陷，从而导致妊娠中期前胎鼠死亡[75-76]。缺陷包括异常的血管生成、组织、模式和内皮形态。在妊娠第11天及之前，敲除VEGF纯合基因是致命的，并可导致严重的心血管缺陷：心脏、主动脉、大血管和胚胎外血管系统，包括卵黄囊和胎盘，发育迟缓和异常[77-78]。VEGF表达下降的杂合子敲除时，胎鼠也出现类似的缺陷，并在第11~12天[77-78]死亡。这可能意味着VEGF表达达到一个阈值水平，血管才能正常发育。

就在十年前，Karumanchi及其同事发表了几篇调查报道，这让我们对血管生成缺陷和先兆子痫之间联系的认识有了巨大的飞跃。通过对胎盘RNA的基因微阵列分析，研究者观察到，与正常胎盘相比，可溶性受体fms样酪氨酸激酶1（sFlt1），作为VEGF和胎盘生长因子（PlGF）的拮抗剂，在先兆子痫胎盘中高度上调。他们还发现，可溶性内皮素受体结合TGFβ，在先兆子痫中上调[79-82]（图3.4[83]）。这一观察结果与动物模型的功能实验相结合，为先兆子痫和正常妇女的循环血管生成因子临床研究奠定了基础。研究人员推测sFlt1可能在先兆子痫的发病机制中发挥作用，并作为先兆子痫的预测指标，尤其是子痫合并IUGR时。从机制上讲，sFlt1受体作为一种抗血管生成因子，通过与循环蛋白、VEGF和PlGF结合，阻止与细胞结合的Flt1受体与它们相互作用，进而阻止血管生成的启动。在这些重要的研究进行时，异构型sFlt1被称为内皮细胞交替剪接mRNA、Flt1-13，其产生不与细胞膜结合的截断蛋白。随后，我们与Keshet小组的同事合作，证明了sFlt1的先兆子痫形态是与内皮细胞中发现的不同的交替剪接[84]。这种新的人类特异性异构型被称为sFlt1-14，主要在非内皮细胞中表达，如血管平滑肌细胞，并在退化的合体滋养层－合胞体结中高度表达（图3.5）[84]。其正常功能可能是保护非内皮细胞免受不良血管生成信号的影响。病理上，它可阻断维持健康妊娠所必需的血管生成信号，导致或加剧先兆子痫的母

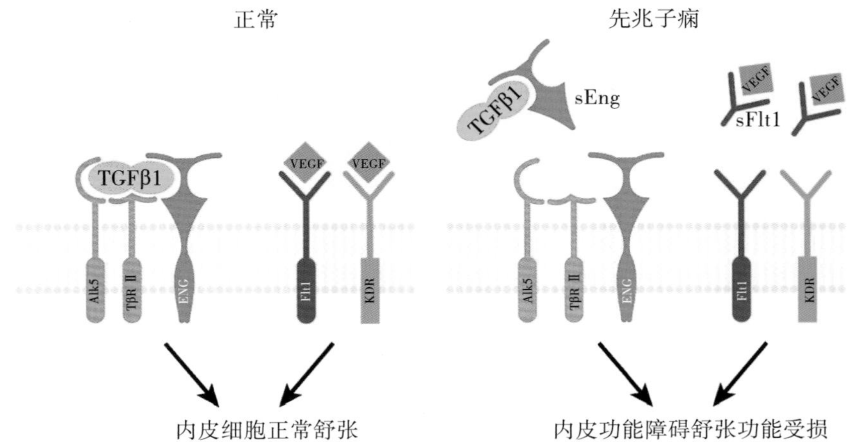

图 3.4 sFlt1 和可溶性内皮素（sEng）通过对抗血管内皮生长因子（VEGF）和转化生长因子 β1（TGFβ1）信号导致内皮功能障碍。越来越多的迹象显示，VEGF 和 TGFβ1 是维持包括肾脏和胎盘在内的多种组织的内皮细胞健康所必需的。正常怀孕时，血管稳态是由脉管系统内生理水平的 VEGF 和 TGFβ1 信号维持的。先兆子痫，胎盘过度分泌 sFlt1 和 sEng（两种内源性循环抗血管生成蛋白）在脉管系统中分别抑制 VEGF 和 TGFβ1 信号。这会导致内皮细胞功能障碍，包括前列环素减少、一氧化氮产生和促凝蛋白释放。TβR Ⅱ是指转化生长因子 β 的Ⅱ型受体。经许可，引自 Powe CE, et al. Circulation, 2011, 123:2856−2869[83]

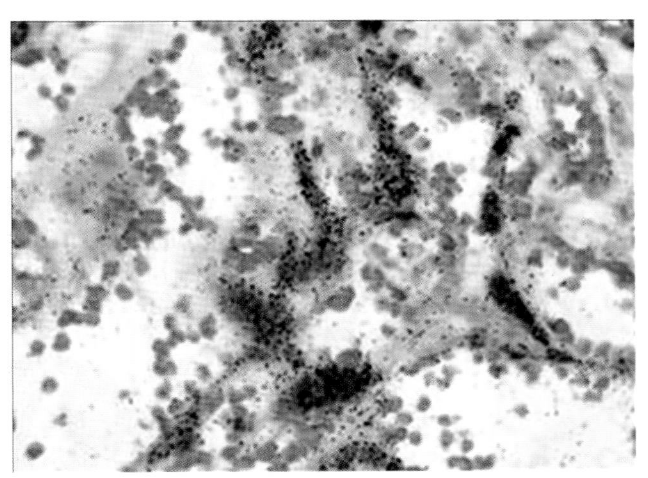

图 3.5 合胞体结，以先兆子痫胎盘为代表的退行性结构，是新型人类特异性可溶性 VEGF 受体的主要来源，以前被认为是先兆子痫的病因。先兆子痫胎盘与一种新的可溶性 VEGF 受体的核糖核酸探针原位杂交，该受体被命名为 sFlt1-14。经许可，引自 Sela, et al. Circ Res, 2008, 102(12): 1566−1574[84]

体级联事件发生。

Karumanchi 及其同事牵头的抗血管生成因子和先兆子痫的大量研究激发了人们积极调查寻找先兆子痫的预测性生物标志物，特别是血清 sFlt1/PlGF 的比率[85-86]，以及搜索先兆子痫基于这些抗血管生成发现的治疗方案。这些研究能预测先兆子痫的发展和严重程度。考虑到这一点，Litwinska 及其同事设计了一个基于母亲特征和病史的早发或晚发先兆子痫的风险模型，该模型涉及很多参数，包括平均动脉压（MAP）的中值倍数（MoM）、子宫动脉搏动指数（UtA-PI）、PlGF 和 sFlt1。在该研究中，这个模型从研究对象中识别出两类人群：一类人群占研究总数的比例不到 1%，却包括了 95% 以上在妊娠 32 周之前发展成先兆子痫的病例；另一类人群占比不到 20%，其中却包含超过 90% 在 32~35 周发展成先兆子痫的孕妇。

Zeisler 等研究了血清 sFlt1/PlGF 的比值对高危妇女先兆子痫的发生是否具有预测价值[163]。研究人员发现，sFlt1/PlGF ≤ 38，预示着检测后一周内先兆子痫会消失；sFlt1/PlGF>38，则提示可能在检测后接下来的 4 周，先兆子痫会有所发展。

这些研究强调了胎盘在先兆子痫发展中的重要性和主要作用。然而，这类似先有鸡还是先有蛋的问题[164]，胎盘 sFlt1 过度表达以及循环中 VEGF 和 PlGF 的低水平表达是先兆子痫的真实原因，还是母体对先兆子痫内皮细胞功能障碍的反映级联事件的一部分?

FGF 也是强效的血管生成因子，在体内和体外均有刺激子宫动脉和胎儿面胎盘动脉内皮细胞增殖的作用[44,45,87-88]。在血管生成因子中，FGF 是独特的，因为它们是多效性的，可影响血管生成、发育和分化等功能[89]。

VEGF 和 FGF 调节胎盘血流。在卵巢切除后予以雌激素治疗的母鼠和小鼠中，子宫内膜 VEGF

和 bFGF mRNA 表达上调，子宫的血管化和血流增加[52,90-92]。VEGF 和 bFGF 均可刺激血管内皮产生一氧化氮（NO），一氧化氮是一种局部血管舒张药，已证明可介导雌激素诱导的子宫血流增加[88,93-97]。NO 也可调节 VEGF 和 bFGF 的表达[98-99]。ANG 也被证明是调节（增加和减少）血管生长和发育的主要血管生成因子[60,100-102]。与 VEGF 相似，ANG1 和 ANG2 似乎是血管特异性生长因子，因为受体 Tie2 主要存在于内皮细胞上[60,103]。ANG2 是一种天然的 Tie2 拮抗剂，可导致血管退化并调节血管生长。ANG1 是一种 Tie2 激动剂，对胚胎血管发育至关重要。缺乏 ANG1 会导致明显的心血管缺陷和妊娠中期死亡[60,100]。与 VEGFR 敲除的小鼠相比，Tie1、Tie2 和 ANG1 基因缺失突变的小鼠死亡时间更晚，这表明 Tie 和 ANG 在血管发育中发挥的作用更迟。

VEGFR 敲除后缺乏初级的血管生长和构建，而 ANG 和 Tie 敲除会影响血管重建阶段[104]。ANG 不影响内皮细胞的增殖，但可增加微血管组织和内皮细胞的存活率[102,105-108]。此外，ANG1 由内皮外细胞产生，并与 VEGF 共同参与血管生成过程。

内皮细胞特异性受体 Tie1 和 Tie2 以及 Tie2 的血管生成素配体在血管生成和血管结构重塑中起着重要作用，而在细胞增殖中发挥不了作用。具体来说，Tie2 的拮抗剂配体 ANG2 参与了血管的扩张和血管完整性的破坏[103]。我们已经描述了 Tie2 及其拮抗剂配体 ANG2 在胎 – 母界面的表达模式[104]。ANG2 在合体滋养细胞中表达，Tie2 中在胎儿和母体内皮细胞中均有表达[104,109]。正如 Pijnenborg 等所述，这种受体 – 配体相互作用和胎 – 母交流有可能介导胎儿和母体血管的拓宽[28]。

内皮细胞配体和受体的 ephrin 亚家族在内皮细胞和神经细胞的靶向和迁移中发挥作用，在增殖中并无作用[109]。细胞滋养层细胞中 EPHB4 的下调和 ephrin-B1 的上调与血管内迁移有关[110]。我们研究了 ephrin-Al 是否参与滋养细胞靶向和胎盘血管生成。利用 RNA 原位杂交技术，我们发现妊娠早期胎盘绒毛外滋养层细胞柱中有 ephrin-Al 的表达[111]。早孕晚期、中孕和晚孕期，在侵入蜕膜的绒毛外滋养细胞中发现了 ephrin-Al。在合体滋养层和细胞滋养层中，我们没有观察到 ephrin-Al。ephrin-Al 的细胞特异性分布表明，ephrin-Al 可能在滋养细胞的迁移和侵袭的绒毛外滋养细胞引起的血管重构中发挥作用。在先兆子痫观察到的细胞入侵缺陷中，Ephrin-Al 的作用仍有待研究。Ephrin-B2 和 EPHB4 调控的 miRNA 表达可能在先兆子痫的发展中发挥作用[112]。

自然杀伤细胞的作用：当杀伤细胞成为建设者

自然杀伤（NK）细胞的细胞毒性由抑制受体和激活受体共同调控[113]。基于人群的开创性遗传学研究表明，胎儿和母体基因型的某些组合，特别是胎儿中的 HLA-C2 基因型和母体 NK 细胞免疫球蛋白样受体（KIR）的特定基因型 KIR-AA，增加了先兆子痫的风险。相反，母体 KIR-B 单倍体型的存在对先兆子痫具有保护作用。这种过度抑制的模式使研究人员的思维发生了转变，即编码对 NK 细胞的更大抑制作用的基因型与先兆子痫的发展有关，而先前的先兆子痫理论仅着重于抑制 NK 细胞反应作为滋养细胞入侵的先决条件。

通过对小鼠模型的开创性研究，这些观察结果[114]可以得到调和[115]。过去十年对动物模型的研究为子宫 NK 细胞在胎 – 母界面血管生成和动脉重构中起关键作用的理论奠定了基础[115]。在与绒毛外滋养细胞、生长因子分泌、细胞因子和血管生成刺激因子的相互作用中，蜕膜 NK 细胞有可能强化螺旋动脉内径增宽和滋养层侵袭[116]，这些作用可以通过人类胎 – 母界面上的观察得到证实。此外，我们也证实了，Hiby 等[114]所描述的基因相互作用导致 NK 细胞过度抑制，进而增加先兆子痫的风险，并导致特殊细胞因子 IL-8，γ 干扰素诱导的 protein-10（IL-8、IP-10），以及血管生成因子 VEGF 和胎盘生长因子（PLGF）分泌减少[116]。

NK 细胞对螺旋动脉转变的调节可以延伸到对贯穿整个蜕膜的滋养层吸引和迁移的影响。通过入侵滋养细胞的趋化因子受体表达和母 – 胎界面 NK 细胞的趋化配体表达，部分引起滋养细胞吸引的分子信号。具体来说，Hanna 等[116]证实表达趋化因子受体 CXCR1 和 CXCR3 的滋养层细胞会被蜕膜 NK 细胞吸引。蜕膜 NK 细胞表达 CXCR1 和 CXCR3 对应的配体 IL-8 和 IP-10。另外，激活的蜕膜NK细胞表达的IP-10和IL-8水平较高。

母－胎之间的免疫遗传相互作用使孕妇易患先兆子痫，但这种相互作用实际上会导致狭窄的、未转化的螺旋动脉，使得胎盘功能不全，进而为先兆子痫的发生奠定基础。母体NK细胞和胎儿滋养层的串扰可以例证母－胎界面母亲和胎儿之间的免疫相互作用如何导致先兆子痫的发展[117]：螺旋动脉转化所需的滋养层侵袭失败和血管生成信号缺乏，会导致子宫－胎盘血流不足（图3.6）[118]。

母体对胎儿的免疫耐受

母体和胎儿在遗传上是不同的，母体和胎儿组织在胎盘和母体蜕膜之间通过母－胎界面密切接触。这种亲密接触本可能会产生母体的免疫排斥反应，但在大多数情况下不会。母体对发育中胎儿的免疫排斥反应与病理妊娠有关，如反复流产和先兆子痫[119-121]。由于滋养层是与母体免疫系统接触最多的胎盘细胞群，因此研究重点是这些细胞的母体免疫识别。胎盘滋养层的相关机制，以及由此导致的胎儿对母体免疫监视的回避仍未被充分理解。

滋养细胞在逃避母体免疫监视的同时侵袭母体组织。保护滋养细胞不受NK细胞的攻击至关重要，因为在正常妊娠中，滋养细胞在着床部位与NK细胞密切接触。在着床部位，NK细胞是主要的淋巴细胞群[122]。多种机制共同维持免疫耐受和免疫激活之间的微妙平衡，免疫激活可能导致蜕膜淋巴细胞对胚胎的排斥。EVT和蜕膜淋巴细胞都参与了这些机制。在母－胎界面，白细胞和非白细胞的主要活动之一是产生并释放细胞因子。细胞因子通过这一界面发生的串扰已成为广泛研究的课题；细胞因子有助于促进宿主细胞和客体细胞之间的交流。局部细胞因子形态[123]的调节被认为可以控制EVT的侵袭。因此，蜕膜淋巴细胞的细胞因子释放受到密切调控。EVT还表达两种非经典Ⅰ类MHC蛋白，HLA-E[124]和HLA-G[125]，与经典的HLA-C蛋白一起表达，但不表达HLA-A和HLA-B蛋白[126]。Ⅰ类MHC的这种独特表达模式可能会阻止母亲的免疫系统对半同种异源胎儿的排斥，因为大多数CTL直接针对的是HLA-A和HLA-B蛋白。

被激活的T细胞（Th0细胞）产生多种细胞因子。被激活的$CD4^+$ T细胞（Th1和Th2细胞）根据它们产生的细胞因子进行分组。Thl细胞因子、白介素-2（IL-2）和γ干扰素，有助于巨噬细胞和细胞毒性T淋巴细胞介导的反应。Th2细胞有助于B细胞产生抗体。这两种反应可能是相互排斥的[127-129]。

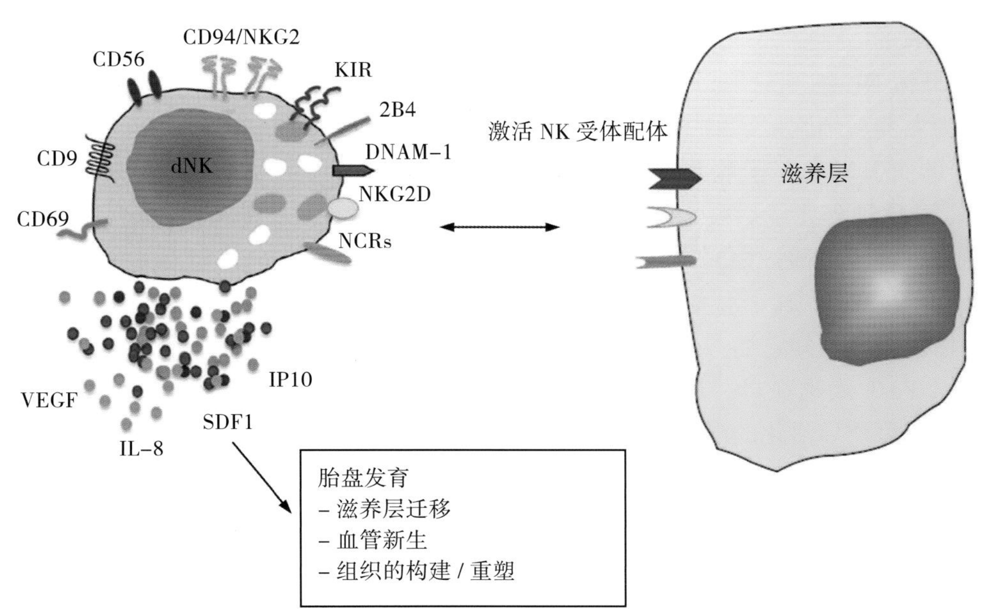

图3.6 蜕膜NK细胞（dNK）与滋养层的分子间相互作用。dNK/滋养层串扰是由许多受体与配体的相互作用介导的。由此，dNK细胞释放细胞因子/趋化因子，这些因子在新生血管生成和组织的构建/重塑中起着重要作用。dNK细胞似乎也通过促进滋养层细胞的迁移来促进胎盘的发育。经许可，引自Vacca P, et al. Trends Immunol, 2011, 32:517-523[118]

胎儿和母体组织在界面分泌的细胞因子水平似乎较高。在胎儿滋养细胞层上发现了许多细胞因子受体[130–131]。蜕膜产生的细胞因子或生长因子可能影响滋养层的生长和侵袭。在人类妊娠中，Th1型细胞因子的局部抑制问题仍未解决。γ 干扰素在胎盘中表达并在足月羊水中被发现[132–133]。然而，IL–2 在子宫胎盘组织中缺失。由于大颗粒淋巴细胞对滋养层的细胞毒性是由 IL–2 激活后在体外诱导的，其缺失可能是大颗粒淋巴细胞细胞溶解行为的一种调节方式[130–137]。

Th2 细胞因子中，IL–4 和 IL–6 存在于母 – 胎界面的母体和胎儿组织中，滋养层细胞和母体淋巴细胞产生 IL–10。细胞因子在母 – 胎界面中的作用尚未被完全了解[138–140]。

流行病学证据显示，初产妇、由捐赠的精子受精及未经同居的怀孕增加了先兆子痫的风险，表明某种免疫成分是该病的发展因素[141–143]。与正常胎盘相比，先兆子痫 HLA-G 表达缺失或减少[37,144–146]。已有研究表明，HLA-G（可能与 HLA-E 协同作用）保护侵袭性的滋养细胞免受 NK 细胞的攻击[147]。当缺乏 HLA-G 的侵袭性滋养细胞遇到蜕膜 NK 细胞时，它们会遭到破坏。

蜕膜被 NK 细胞严重浸润，目前关注的焦点是母体 NK 细胞对 HLA-G 的应答[123]。如果母体 NK 细胞识别 HLA-G 存在缺陷，那么可能 HLA-G 阳性滋养层细胞将无法浸润蜕膜。先兆子痫 HLA-G 的表达减少，以及母体 NK 细胞对 HLA-G 攻击的易感性，支持了认为滋养层细胞侵袭的中断会导致螺旋动脉转变失败进而引发先兆子痫观察到的级联事件的观点[148–149]。这种先兆子痫模式反过来又例证了逃避母体免疫监视的平衡行为[146]。

Fas 受体及其配体 FasL 属于肿瘤坏死因子和神经生长因子受体家族。已知它们参与免疫反应调节。Kauma 等揭示 FasL 表达在母 – 胎界面的滋养层细胞上，这些细胞可诱导活化的淋巴细胞凋亡。这些发现可能有助于阐明母体对发育中的胎儿免疫耐受的机制[119–121,150–152]。

先兆子痫被认为是一种两步走的疾病，其启动因子缩窄螺旋动脉，造成胎盘血流量不足，从而导致低氧子宫环境和内皮功能障碍，最终引起母体综合征。前面讨论的许多细胞机制，以及诸如动脉粥样硬化等母体危险因素，将导致螺旋动脉狭窄。也就是说，狭窄的螺旋动脉和较差的胎盘灌注可能有以下病理途径的结果：胎儿途径是滋养层浅层侵袭和未转变的螺旋动脉，母体途径是正常转变的螺旋动脉被阻塞。这些病理途径导致了母体先兆子痫疾病[117]。

外泌体与微粒子

胎盘碎屑循环，特别是绒毛滋养细胞凋亡颗粒的研究备受关注，因为胎儿游离 DNA（更准确地说是胎盘 DNA）是革命性的无创产前检测（NIPT）技术的基础[153–154]。关于胎盘健康与这些胎盘凋亡颗粒的产生和释放之间的关系，有许多悬而未决的问题。合体滋养层释放的微粒，由外泌体、微囊泡和较大的合胞体聚集物组成[155]。外泌体、微囊泡和较大的合胞体聚集体（有时称为凋亡体）在颗粒大小和来源上有所不同。合胞体外泌体是细胞衍生的囊泡，微囊泡是细胞膜的碎片。较大的合胞体聚集可能提示凋亡后细胞碎片的释放。这些细胞外囊泡（EV）在整个妊娠过程中被释放到母体循环中，包含大量的分子，包括 mRNA、miRNA、蛋白质和脂质，这些分子有助于细胞间信息联通[156]。将合体滋养层 – 衍生粒子从母体循环中离析出来。由于缺乏离析方法、循环中巨大数量的血小板残骸、粒子的尺寸及用于识别和帮助的生物标识的标准化和共识，这一领域的研究非常复杂。为了规避这些技术问题，绒毛组织培养可以在网格上进行，并对脱落的产物进行评估[157]。Redman-Sargent 团队率先使用纳米粒子跟踪分析技术，分析先兆子痫母体循环中细胞外囊泡数量增加情况[158]，这一技术可以识别小至 50nm 尺寸范围的 EV，而传统的流式细胞仪可用于 300nm 范围的表型[159]。

缺氧 – 再氧化假说可能与这一发现有关。该假说认为，与适当调整扩大了的螺旋动脉内被控制平稳的流速相反[160]，狭窄的螺旋动脉血液喷入绒毛间隙，造成胎盘损伤，并可能因此从合体滋养层中释放胎盘碎片（图 3.3）[29]。外泌体的一个重要作用被认为是在母 – 胎界面和可能通过母体循环到远位点处发生的免疫修饰。这些外泌体诱导促炎细胞因子，抑制 NK 细胞、T 细胞和巨噬细胞的反应[155–156,161]。特别值得注意的是，先兆子痫胎盘释放的合胞体胞外囊泡增加了血小板活性，可能为先兆子痫循环的“胎盘碎片”增加与先兆子痫合并的凝血障碍之间提供了联系[162]。来自母体血小板的细胞外囊泡通过嘌呤能信号在胎盘中引起血栓炎症反应[163]。因此，胎盘来源的EV和母体来源的EV之间的串扰可能在先兆子痫的病因学中发挥着重要作用。此外，Sadovsky小组已经证明，从孕妇血浆和培养的原代人滋养细胞中分离出的纳米级外泌体均显示出抗病毒活性[165]。他们的工作证实了胎盘细胞外囊泡、微粒、胎盘碎片和外泌体的不同性质和组成。有趣的是，在循环的合胞体聚集物中发现的蛋白质和mRNA中，有VEGF和PlGF的抗血管生成可溶性受体，即sFlt1[157]。因此，胎盘微粒与胎盘中产生的大量sFlt进入母体循环的途径之间存在联系（图3.7）[166]。

随着微粒子在胚泡－滋养层子宫内膜通信中发挥作用，并可能有助于调节着床，这一发现打开了全新的前沿领域[167-168]。子宫内膜胚胎串扰可能是双向的，因为子宫内膜产生的外泌体包含被胚胎内化的miRNA，修饰了胚胎黏附分子的表达。而内细胞群产生的微粒子可刺激胚泡的滋养外胚层，并促进植入[167,169]。

结　语

在过去的十年间，我们在导致胎盘和基于胎盘的综合征特别是先兆子痫的细胞和分子机制的认知方面有了巨大的进步。基于胎盘和母体血管的血管生成和血管再生的研究，我们深入了解了胎儿－母体界面的性质。此外，免疫学在胎盘床发育、外泌体和胎盘颗粒的研究中发挥了重要作用。

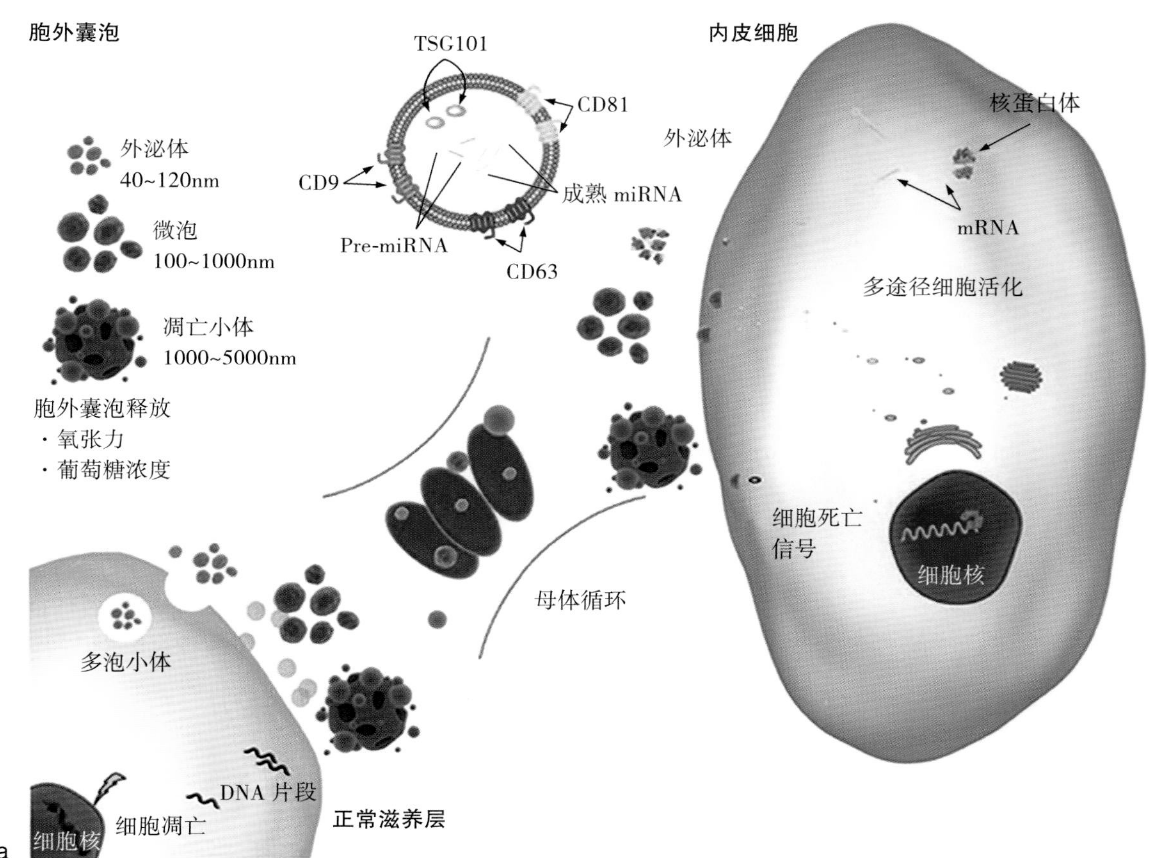

图3.7 a.正常妊娠时胎盘释放的胞外囊泡。细胞外囊泡（EV）包括外泌体、微囊泡和凋亡小体，其大小和来源各不相同。随着足够的血液从母体流向胎盘，导致正常的氧张力和葡萄糖（营养）浓度，少量的EV从胎盘流入母体循环。EV的载体和功能尚不完全清楚。然而，它们可能构成胎儿－胎盘组织和母亲之间的一种共同语言，通过它们实现胎儿－胎盘组织与母体之间的信息交换，以保证正常的血流供应（从母亲到胎盘）。胎儿－胎盘胞外囊泡也可调节母体内皮细胞功能。外泌体起源于细胞核内体，其载体包括蛋白质和核酸，如microRNA。这些载体可能是由胎盘来“设计调节”的。这种载物控制着内皮细胞蛋白的表达，导致多种途径改变，包括代谢，生存－死亡信号及其他。适当的信号交流可使妊娠和胎儿发育顺利

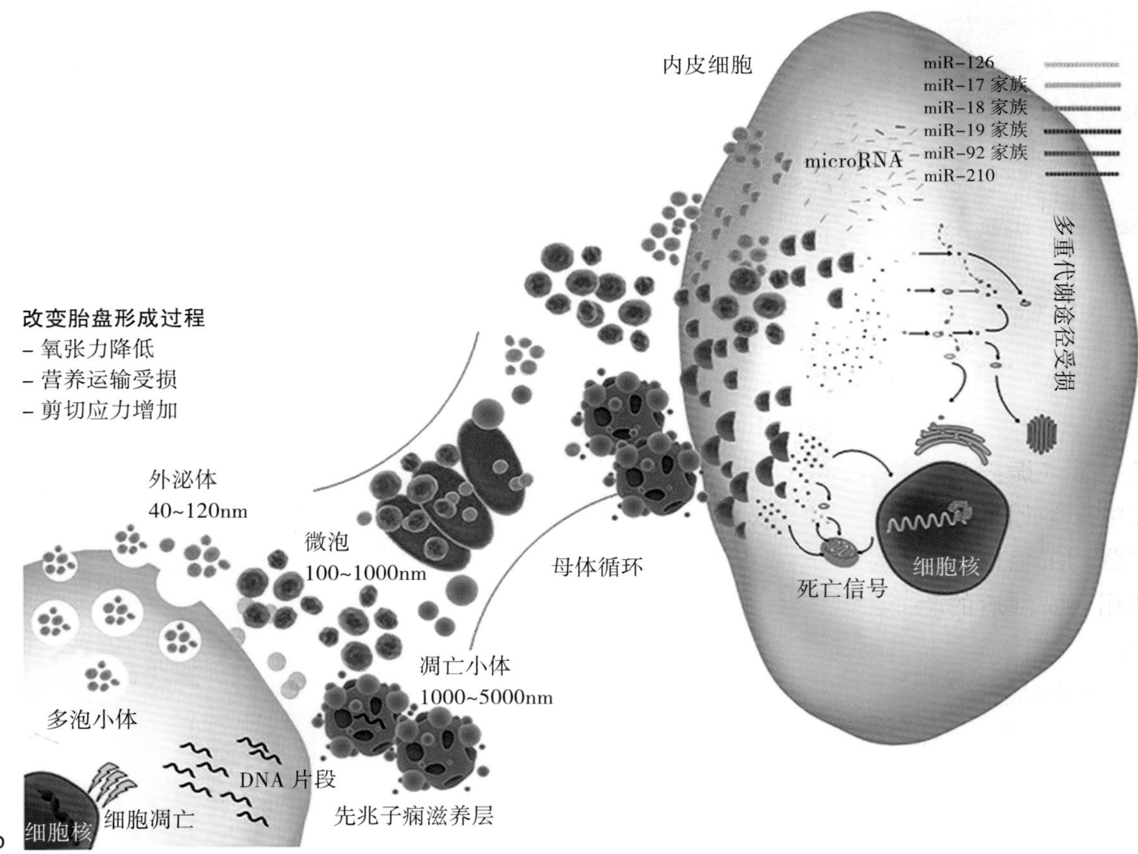

图 3.7（续） b. 先兆子痫的胎盘释放外泌体。与正常妊娠相似，细胞外囊泡包括外泌体、微囊泡和凋亡小体，其大小和来源各不相同。然而，由于滋养细胞侵袭减少和螺旋动脉重构失败而引起的胎盘异常，会导致合体滋养细胞的氧张力降低、营养运输受损、剪切应力增加。在这些负面条件下，更多的 EV 从胎盘进入母体循环。EV 所携带的信息并不完全明确。然而，有研究认为它们会导致内皮功能障碍，并伴有母体血压升高。此图显示了一些由胎盘通过外泌体和它的载物 microRNA 而产生的信息误传。miR-126、miR-17、miR-18、miR-19、miR-92 和 miR-210 家族对母体内皮细胞的潜在影响在文中有详细描述。在先兆子痫，多个途径包括由 microRNA 及其他介质传递的代谢和死亡信号可能受到损害。经许可，引自 Escudero CA, et al. Front Physiol, 2016, 7:98[166]

这些都有助于我们对建立和维持健康妊娠的理解。然而，许多关键问题仍有待进一步研究，以继续阐明胎盘植入和发育的复杂过程。

参考文献

[1] Mayhew TM, Simpson RA. Placenta, 1994, 15(8):837–44.

[2] Boyd JD, Hamilton WJ. The Human Placenta. Cambridge, UK: Heffner, 1970.

[3] Castellucci M, Kaufmann P. Placenta, 1982, 3(3):269–85.

[4] King BF. Am J Anat, 1987, 178(1):30–44.

[5] Enders AC, King BF. Am J Anat, 1988,181(4):327–40.

[6] Demir R, et al. Acta Anat (Basel), 1989,136(3):190–203.

[7] Castellucci M, et al. Anat Embryol (Berlin), 1990,181(2):117–28.

[8] Benirschke K, Kaufmann P, eds. The Pathology of the Human Placenta. New York, NY: Springer, 2000.

[9] Castellucci M, et al. Hum Reprod Update, 2000, 6(5):485–94.

[10] Kaufmann P, Kingdom JC. Development of the vascular system in the placenta. In: Risau W, Rubanyi G, eds. Morphogenesis of Endothelium. Amsterdam: Harwood, 2000:225–75.

[11] Affolter M, et al. Dev Cell, 2003,4(1):11–8.

[12] Anteby EY, et al. Eur J Obstet Gynecol Reprod Biol, 2005b, 119(1):27–35.

[13] Natanson-Yaron S, et al. Mol Hum Reprod, 2007,13(7):511–9.

[14] Anteby EY, et al. Placenta, 2005a, 26(6):476–83.

[15] Norwitz ER, et al. N Engl J Med, 2001, 345(19):1400–8.

[16] Huppertz B. Placenta, 2010, 31(suppl):S75–81.

[17] Ellery PM, et al. Placenta, 2009,30(4):329–34.

本章完整参考文献，请扫描以上二维码在线查看。若需下载，请登录 www.wpcxa.com “下载中心” 下载。

第 4 章

胎盘循环

Eric Jauniaux, Graham J. Burton

引　言

人类正常妊娠需要两种截然不同但相互关联的心血管功能变化同时发生 [1]。母体子宫胎盘循环的充分扩张和绒毛血管快速生成是胎盘充分发育和发挥作用以及随后的胎儿生长发育所必需的关键因素 [2]。

人类胎盘在哺乳动物中几乎是独一无二的，因为它是高度侵入性的，妊娠囊完全嵌入子宫内膜和邻近的肌层 [1–2]。胎盘循环中对血流低阻力的形成，本质上是解剖转变和（或）生化诱导的血管舒缩机制的结果。多普勒超声表现与解剖学和生理学特征的相关性研究表明，两个胎盘循环中高容量 – 低阻力血流的建立主要是相应血管床直径显著增加的结果，而血管网的长度和血液黏度的影响要小得多。

与胎盘相关的妊娠疾病几乎是人类特有的。这些疾病影响大约 1/3 的人类妊娠，主要包括流产、先兆子痫、胎儿生长受限（FGR）、自发性早产和胎膜早破。在其他哺乳动物物种中，这些疾病的发生率极低 [3]。在人类中，这些疾病可能与侵袭性植入形式以及随后的血绒毛膜胎盘植入造成特殊的血流动力学有关。这些并发症通常与妊娠中期母亲对怀孕的不正常适应有关，包括体重增加失败，血压下降不足，以及持续的非妊娠红细胞比容水平 [1–3]。

本章回顾了胎盘循环的基本血流动力学概念及其与母体对妊娠和胚胎的心脏适应的关系，以及在正常妊娠和合并胎盘相关疾病的妊娠中胎儿的心脏发育。

子宫胎盘循环的正常发育

人类子宫血管系统由一个复杂的血管网络组成，该网络与卵巢动脉和阴道动脉的分支吻合，以建立一个灌注内生殖器的血管拱廊 [4–5]。左、右子宫动脉是子宫的主要血液供应。它们在阔韧带内沿其外侧上升，发出大约 8~10 个弧形分支，这些分支几乎立即分为前分支和后分支。弓状动脉在子宫肌层的外侧和中间 1/3 之间环行，并在中线与其相对侧的对应动脉自由吻合（图 4.1）。弓形动脉形成指向子宫腔的辐射状动脉。在肌层 – 子宫内膜交界处，每条辐射状动脉发出侧支，即供应肌层和子宫内膜较深基底部分的基底动脉，并仍为螺旋动脉。当它穿过子宫内膜时，每个螺旋动脉也发出细小分支，供应子宫腺体周围的毛细血管丛。

在非妊娠状态下，螺旋动脉和辐射状动脉的壁上含有大量的平滑肌，这些平滑肌具有丰富的自主神经支配，因此对外源性和内源性肾上腺素能刺激都有很强的反应性 [5–6]。在肌层 – 子宫内膜交界

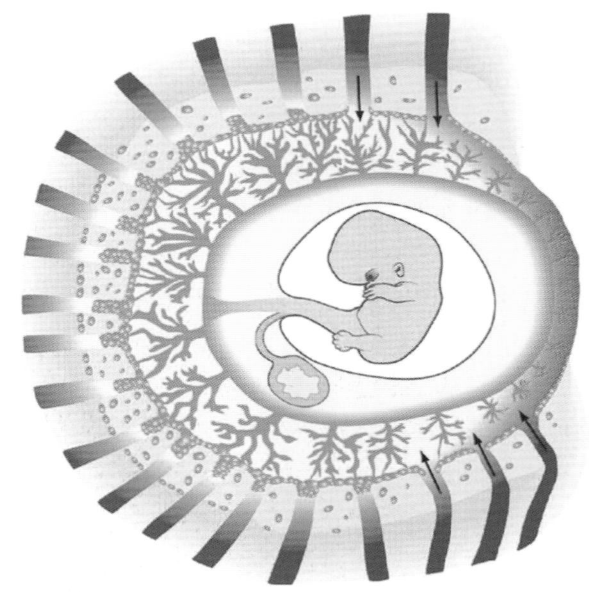

图 4.1　妊娠 8 周时一个完整的妊娠囊，在胎盘床中央有滋养层和血管内螺旋动脉，而在周围有绒毛间循环（箭头）

处近端的辐射状动脉段尤为重要，且内部肌层被描述为一个专门的区域，通常被称为连接区（JZ）[6-9]。

子宫循环的生理学变化

妊娠晚期，在非妊娠状态下每分钟只输送几毫升血液的螺旋动脉需要增至每分钟大约 600mL[5]。母体胎盘血流率增加的基础是子宫血管系统的转变，这与通过组织生长和动脉壁重塑而使供血动脉周径增宽有关。这是一个逐渐的过程，从着床开始，与子宫内膜和肌层表层的滋养细胞浸润有关。包括子宫灌注实验在内的解剖学和放射影像学研究表明，子宫血管网在整个妊娠期间都会稳定地延展和扩张[5]。

当胚泡附着在子宫壁上时，滋养层细胞从锚定绒毛的增殖尖端和滋养层外壳浸润蜕膜[6-7]，外壳表面的细胞分化为侵入蜕膜基质的非增殖滋养层细胞，统称为绒毛外滋养层细胞（EVT）。它们主要分化为间质和血管内亚群，分别通过蜕膜间质和螺旋动脉的管腔迁移[7,9]，逐渐向侧面延伸，在妊娠中期到达胎盘的边缘。就深度而言，这些变化通常延伸到胎盘床中心区域内子宫肌层的内 1/3，但 EVT 的侵袭范围逐渐向周边变浅[7,10]。EVT 通过细胞间基础物质穿透子宫肌层直到 JZ，影响其机械和电生理特性[11]。

人类胎盘也以螺旋动脉重塑为特征。蜕膜和肌层部分的结构破坏，伴有中层和内弹力层肌细胞丢失。这些重要的动脉成分逐渐被纤维蛋白类物质取代[6-9]。结果，血管失去了对循环血管活性化合物的反应性。正常妊娠中，螺旋动脉向子宫胎盘动脉的转化被描述为在中孕期左右完成。然而，沿着螺旋动脉的滋养细胞浸润是有梯度的，即使在正常妊娠中，也不是所有的螺旋动脉都完全变形[12]。这种转化被称为生理变化，导致小口径螺旋血管变形为扩张松弛的子宫胎盘动脉，血管口径扩张 5~10 倍。大约 30~60 条螺旋动脉被募集到终末胎盘的基底板中。在 EVT 最广泛的中心区域，螺旋动脉转化的范围最大[8]。在这种情况下，子宫胎盘循环与其他血管床的不同之处在于，当血管接近目标器官时，血管直径是增加而非减小。

使用传统的放射影像学，Burchell[13] 发现子宫动脉的直径在孕 6.5 周时增加了 1 倍，到了孕中期，弓形动脉直径超过了子宫动脉直径。有些弓形动脉直径是子宫动脉的两倍，与髂内动脉直径相等。这些主要血管变化的目的是优化母体血液进入低阻力子宫血管的网络分布，并最终进入胎盘绒毛间腔。然而，生理转化在绒毛间血流量方面可能不是那么重要，但它可能在灌注压力、血流搏动性和速率以及血流的一致性方面对影响血流的质量起到关键作用[1]。

在过去，人们认为胎盘的主要功能是为胎儿提供尽可能多的氧气，在中晚孕期，很大程度上胎儿体重增加和生长最快的时候就是这种情况。然而，在妊娠早期，体内 – 体外联合研究表明，胎盘限制而不是促进了胎儿的氧气供应[3,14]。目前已经确定，在妊娠的头 3 个月，胎儿器官的发育和生长发生在生理低氧的微环境中，受到富含营养和生长因子的子宫内膜腺分泌物的刺激[15-16]。因此，正常的胎儿 – 胎盘发育与子宫胎盘循环的良好协调发展和胎盘内母体血液的良好控制密切相关。

绒毛间循环的发育

血绒毛膜胎盘中的绒毛间循环被称为开放系统，在其他循环床中，血液保留在动脉内，通过毛细血管床进入静脉[17-18]。因为螺旋动脉基本上通向一个大的血液湖，并且绒毛间的间隙不会对血流施加任何阻抗，所以人类胎盘被认为是一大型的动 – 静脉分流组织。现代解剖学和体内研究表明，人的胎盘在妊娠早期实际上并不是真正的血绒毛膜[19-22]。这些研究表明，在 EVT 对子宫蜕膜的主要侵袭发生之前，这些细胞在母 – 胎界面水平上形成一个连续的外壳（图 4.1）。

在人类，胎盘是提早发育的，在原条形成之前，胎盘已完全嵌入子宫壁。因此，需要采用其他策略来限制胎儿暴露于氧气，人类胎盘从受孕到分娩暴露于波动较大的 O_2 浓度中[23-25]。在正常妊娠中，这种现象得到很好控制，必须在胎儿及其胎盘的代谢需求和氧自由基（OFR）的潜在危险之间提供微妙的平衡。螺旋动脉的堵塞还会形成子宫胎盘 O_2 梯度差，对胎盘组织的发育和功能产生调节作用。特别是，它影响滋养细胞沿侵袭途径的增殖和分化、绒毛血管生成，以及绒毛膜或游离胎盘膜的形成[26]。

胎盘滋养层细胞对氧化应激非常敏感，因为它们具备广泛的细胞分裂和伴随的 DNA 暴露[25]。OFR 的过度产生导致氧化应激，有两个例子是在人类妊娠期间生理情况发生的。首先，在妊娠早期结束时，早期胎盘周边出现氧化应激的生理性增加[23]。这一区域潜在的子宫胎盘循环从来不会被滋养层壳堵塞，从而允许有限的母体血流从妊娠 8~9 周进入胎盘（图 4.1）。当滋养细胞具有低浓度和活性的主要抗氧化酶超氧化物歧化酶、过氧化氢酶和谷胱甘肽过氧化物酶时，会导致妊娠阶段的局部氧浓度较高。局灶性滋养细胞氧化损伤和进行性绒毛变性触发胎膜的形成[27]，这是阴道分娩必不可少的发育步骤。第二个例子涉及缺血－再灌注（I/R）现象。对恒河猴子宫血管系统的血管造影研究表明，在正常妊娠期间，螺旋动脉流入绒毛间隙的流量通常是间歇性的，这是由自发血管收缩引起[28]。虽然在人类中还没有进行类似的研究，但人类子宫胎盘血管和向绒毛间隙输送血液与恒河猴的大体相似性，因而做出如下假设，即绒毛间隙的间歇性灌注也可发生在人类中。因此，一定程度的 I/R 刺激可能是正常人类妊娠的特征，特别是在胎儿和胎盘从绒毛间隙中提取大量 O_2 时[29]。有明确的证据表明，分娩过程中宫缩阻止子宫动脉血流时，I/R 也会发生[30]。

在器官发生过程中，胎盘绒毛仅显示少量毛细血管和有核的胎儿红细胞[2,14]，表明胎儿血液非常黏稠，因此胎儿－胎盘循环受到限制。此外，在妊娠早期，绒毛膜的厚度是妊娠中期的两倍，早期胎盘和胎儿被胚外体腔分开（图 4.2），它占据了妊娠囊内的大部分空间[31]。在没有真正的母体血液循环进入胎盘期间，子宫内膜腺体通过壳将富含营养的分泌物直接输送到绒毛间隙，至少达到妊娠 10 周[15,32]。这些分泌物是母体蛋白质、碳水化合物（包括糖原）和脂滴的异质混合物，并被合体滋养细胞吞噬，表明妊娠早期是通过原始胎盘进行组织营养供给的。

在妊娠早期结束时，滋养层栓子逐渐脱位，允许母体血液在绒毛间隙内逐渐、自由持续地流动。在妊娠 10~14 周的过渡期，原始胎盘的 2/3 消失，羊膜囊的生长使胚外体腔消失[2,14,31]，这使母体血液更接近胎儿组织，促进了双方循环之间的营养和气体交换。这些形态变化反映了数百万年来人类对地球大气环境中氧浓度变化的适应。在妊娠早期，胎盘屏障的大部分原始胎盘内缺乏连续的母体循环，这是在器官发生过程中控制孕囊内氧水平的关键。当胎儿处于最脆弱的时候，它也增加了对寄生虫和病毒的自然防御能力[33]。

母体血流动力学变化与子宫胎盘循环的调节

孕妇血容量从妊娠第 1 个月逐渐增加到妊娠晚期的高峰，比非妊娠水平高出约 45%[34-35]。血容量的扩大对于满足胎盘和母体器官（如子宫、乳房、皮肤和肾脏）更大的循环需求是必不可少的。随着母体心排血量的迅速增加和动脉压的下降，血浆容量扩张的循序模式是不一致的。然而，从血容量的微小变化到翻倍，女性之间存在着巨大的差异。有几个因素可以影响血浆容量扩张，包括孕妇孕前体重指数、产次和多胎妊娠。但调节人类妊娠中这些变化的机制仍不清楚。

心排血量增加 30%~60% 的大部分和动脉血压下降 10% 中的一半在妊娠早期完成[36]，甚至在妊娠晚期，心排血量持续增加[37]。已有研究表明，外周全身血管张力下降是触发早期妊娠心排血量增加的主要因素[38]。由此产生的前负荷和后负荷的快速下降导致代偿性心率增加，并激活容量恢复机制。只有从早孕末开始，每搏输出量增加才导致心排血量增加。血液黏度与红细胞比容直接相关。在整个妊娠过程中，母亲的总红细胞容积稳步增加[35]，增加的幅度为非孕期的 18% 到 30% 不等，其很大程度上受到口服铁摄入量的影响。然而，与此同时，血浆体积增加了约 40%，导致血液稀释，从而降低了母亲的血液红细胞比容和血液黏度。较低的母体血液黏度会促进外周血管阻力的下降。

已知多种激素会影响子宫动脉阻力。在人类中，子宫血管阻力下降始于月经周期的黄体期[39]，在宫内和宫外胎盘植入中类似，这一事实强调了它们的作用。此外，在一些动物物种中，如马、猪和牛，母体组织不会被滋养层细胞浸润，并且母体血液充分灌注了胚胎。众所周知，雌激素在人类和各种动物物种中都会引起子宫血流的重要变化。例如，在母羊的子宫动脉内直接输注雌二醇会导致妊娠和未妊娠的子宫血管床的子宫血流量显著增加，而孕酮会部分抑制雌二醇的血管效应[40]。在接受激素替代治疗的绝经后妇女中也观察到了类似反应[41]。在生理水平上，雌二醇可降低子宫循环中流动的阻力，孕酮可部分逆转这种情况。孕妇血清 17β-雌二醇水平也可能对怀孕期间子宫血流阻力有显著影响[42]。此外，通过多普勒指数评估，与胎龄无关的母体血清松弛素水平可能是子宫血流阻力的一个重要因素[43]。

连续绒毛间血流的多普勒检测与人绒毛膜促性腺激素（HCG）峰值之间存在密切的时间关系[44]，尽管 HCG 分子在子宫胎盘血流动力学的调节中没有明显作用，但这一发现表明 HCG 分泌可能受胎盘内血流动力学变化的影响，也可能受胎盘氧张力变化的影响。孕妇产前用倍他米松可导致脐动脉和静脉导管的速度波形发生显著的瞬时变化和搏动指数降低，但不影响子宫胎盘循环[45]。

子宫胎盘循环的超声 / 多普勒表现

彩色多普勒成像可以区分子宫循环的不同分支，所有多普勒成像特征与经典和现代解剖发现具有很好的相关性[46]。然而，子宫胎盘循环是一个动态模型，其中通过一条血管的血流量可能会有很大的变化（图 4.2 和图 4.3）。因此，评价单个子宫胎盘血管的血流往往很难解释，并且在理解胎盘相关妊娠疾病的病理生理学方面价值有限。

在非妊娠妇女和正常妊娠的前半段，来自主要子宫动脉的血流速度波形（FVW）的特征是明确的前舒张“切迹”（图 4.2）。舒张末期血流（EDF）在主要子宫动脉及其分支的月经周期的后段开始增加，并随着妊娠进展而持续。在 85% 的妊娠中，前舒张切迹在妊娠 20 周前消失[47]，这可能反映着床过程的结束及其相关的生理变化。妊娠期间螺

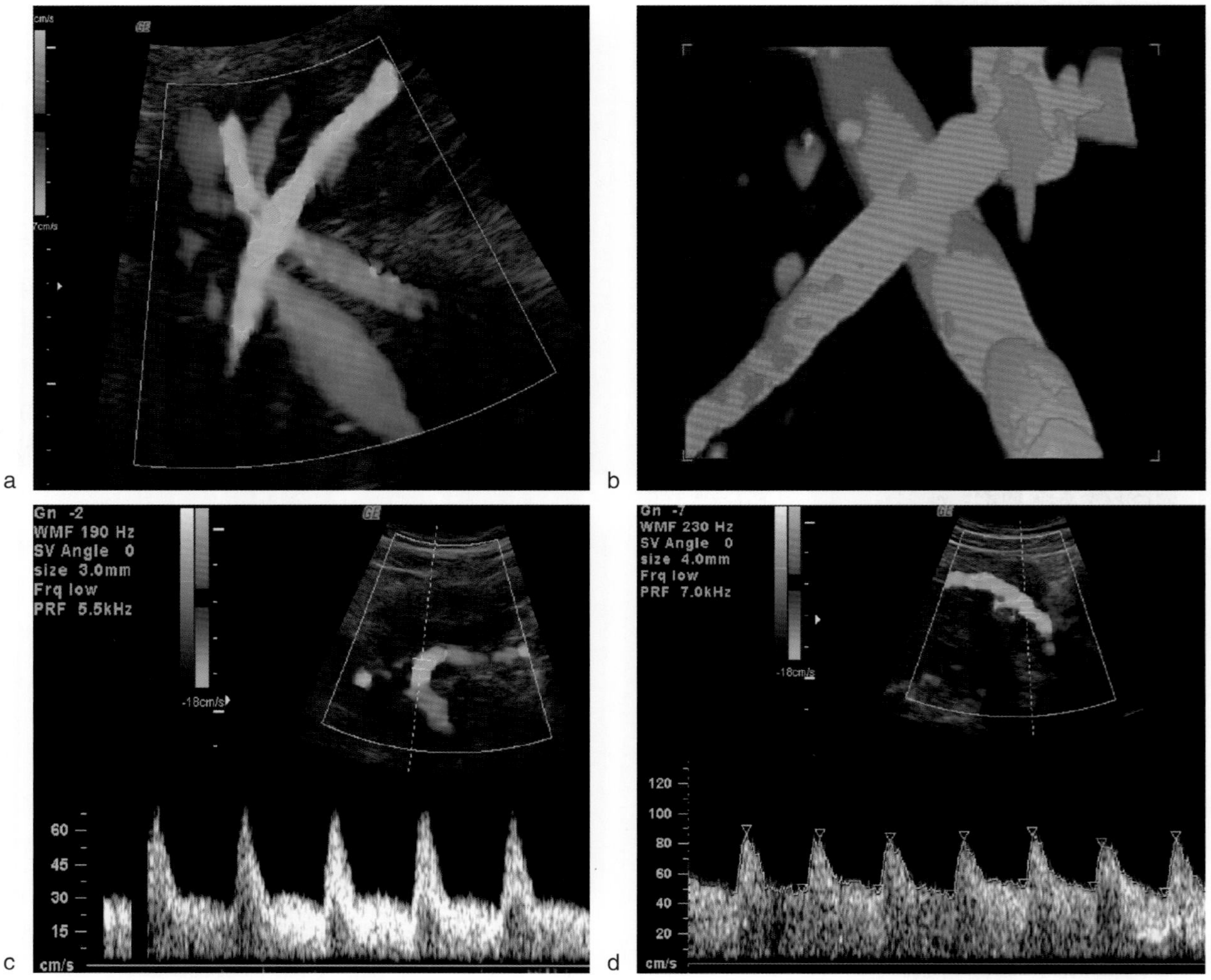

图 4.2 子宫主动脉横穿髂血管的二维（a）和三维（b）彩色多普勒血流图。妊娠 14 周（c）和 20 周（d）子宫动脉血流频谱分析。注意 14 周时的舒张前切迹（c）

旋动脉的血流以低阻抗不规则流动模式为特征(图 4.3)，在整个妊娠期间形状没有明显变化[46]。

多普勒研究表明子宫循环中的下游血流阻力从着床到足月逐渐减少[48-54]。这种减少可以在子宫循环的所有节段观察到。妊娠中期通过螺旋动脉血流的阻抗在胎盘床中心区低于周边区[51]，这些多普勒数据与组织学数据相一致[2,8]。在主要子宫动脉水平记录的 FVW 测量的阻力指数（RI）或搏动指数（PI）反映了整个子宫循环中的下游血流阻抗[2]。左、右主要动脉必须同时进行检查，因为单侧测量可能会提供关于子宫真实灌注的错误结果。在妊娠 12~14 周，主要子宫动脉的平均峰值收缩速度（PSV）从 50cm/s 迅速增加到 120cm/s。在妊娠的不同阶段，子宫主要动脉流向螺旋动脉的阻力和搏动指数也会降低[49]。

在比较不同胎龄胎盘循环的多普勒特征时，我们发现在妊娠 10 周之前，在绒毛间隙内不能识别出与母体胎盘内血流相对应的无搏动信号[2,55-56]。鉴于氧化应激的不良影响，正常情况下，母体血流开始流向胎盘很可能是一种渐进性现象，从怀孕第 2 个月末开始，子宫胎盘动脉和绒毛间隙之间的联系在少数血管中建立。在正常妊娠中，绒毛间循环是在妊娠第 3 个月开始到第 4 个月结束之间逐渐建立的[27,57]。多普勒研究也表明，在正常妊娠中，母体血流的开始最常发生在胎盘周围区域，这可能与母体动脉堵塞程度的区域差异有关。因此，现有的证据表明，连续绒毛间循环的正常建立是一种递增现象，从外围开始，然后逐渐扩展到胎盘的其余部分。这一概念得到了滋养细胞氧化应激程度时间空间差异的免疫组化和形态学证据的支持[27]。

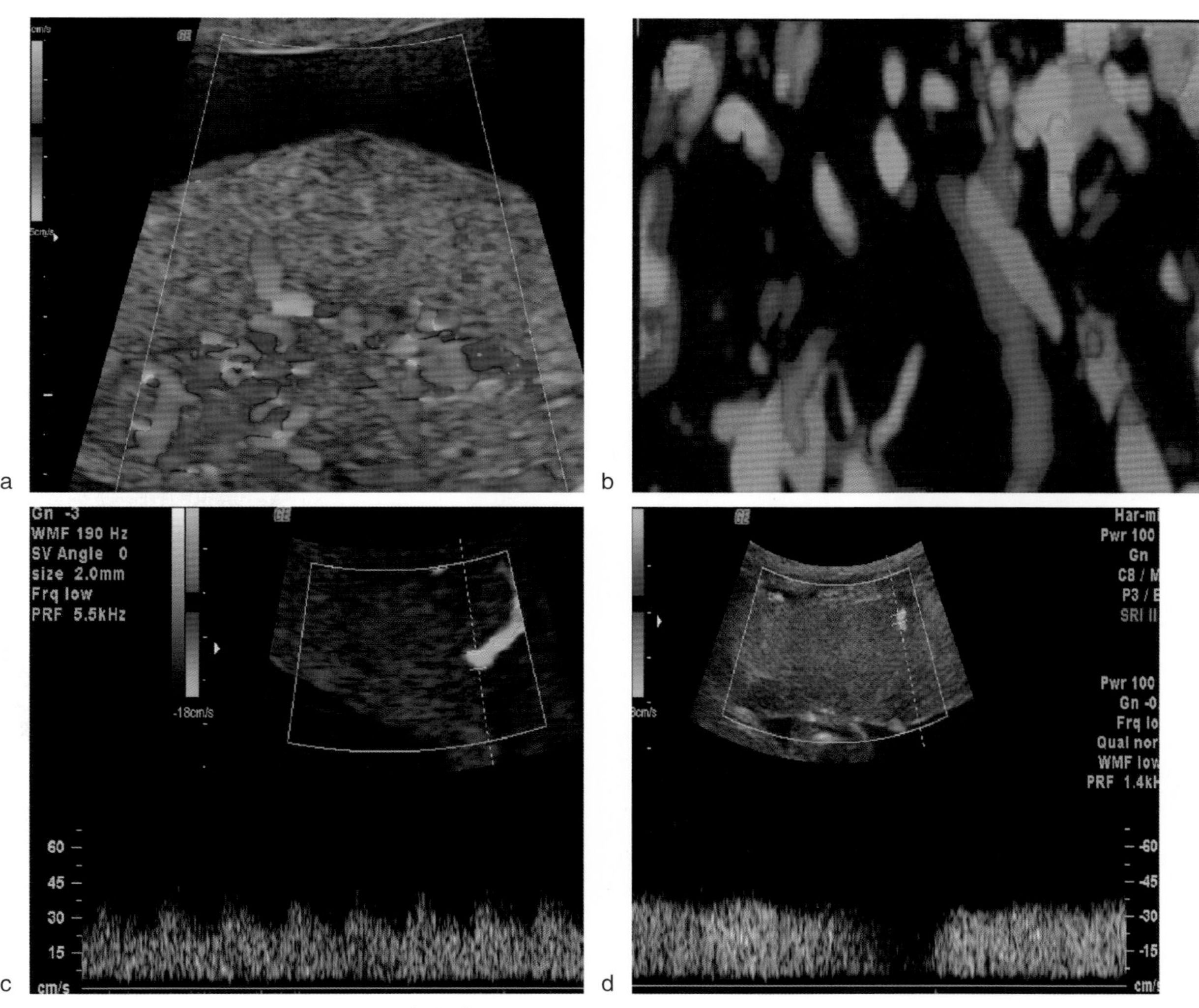

图 4.3 胎盘床的二维（a）和三维（b）彩色多普勒血流图。妊娠 10 周（c）螺旋动脉和妊娠 14 周（d）绒毛间隙血流速度波形频谱。注意（d）中静脉模式的不连续血流（即绒毛间血流）

子宫胎盘循环发育异常

与胎盘相关的妊娠疾病，包括流产、先兆子痫和 FGR，几乎是人类特有的，因为它们在其他哺乳动物物种中的发病率极低。在人类中，这些疾病可能与侵袭性植入形式以及随后的血绒毛膜胎盘植入造成特殊的血流动力学有关。先兆子痫通常与妊娠中期异常的母亲适应有关，包括体重增加不足、血压下降不足，以及持续的非妊娠红细胞比容水平[58]。特别是，在中期妊娠期间生理性血液稀释失败与随后发生胎盘相关妊娠并发症的风险增加有关[59]。

越来越多的证据表明，氧化应激或子宫胎盘组织中氧化/抗氧化活性的失衡在胎盘相关疾病的发展中起着关键作用[60]。在大约 2/3 的早期妊娠失败中，有胎盘缺陷的解剖学证据，其主要特征是滋养细胞外壳变薄和碎裂，细胞滋养层对子宫内膜的侵袭减少，以及螺旋动脉尖端管腔的不完全堵塞[3,27,61–63]。这与大多数螺旋动脉中没有生理变化有关，从而导致整个胎盘的母体循环过早开始（图 4.4）。与流产的病因无关，母血过多进入绒毛间隙有两种影响：对绒毛组织的直接作用，逐渐融入绒毛间大血栓，以及间接 O_2 介导的广泛滋养细胞氧化损伤和增加凋亡[10,63–65]。总体而言，其结果是胎盘变性、合体滋养细胞功能完全丧失、胎盘从子宫壁脱落。这一机制在所有流产中都是常见的，它发生在妊娠早期的时间取决于病因[27]。因此，流产是胎盘组织迅速退化的极端胎盘紊乱的结果。

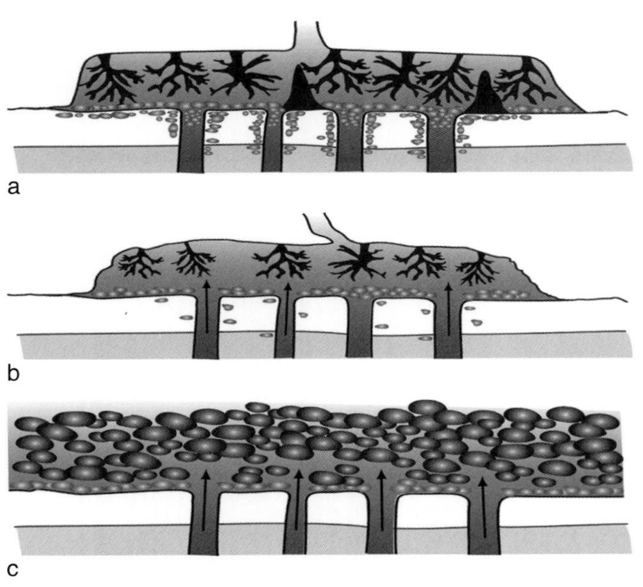

图 4.4 正常妊娠（a）、早孕失败（b）和完全性葡萄胎（c）的胎盘形成。注意：在（a）连续的滋养层外壳，螺旋动脉管腔中的栓子，绒毛外滋养层通过蜕膜向肌层浅层的间质迁移；在（b）不连续的滋养层外壳，没有栓子，绒毛外滋养层细胞的迁移减少；在（c）没有滋养层栓和间质迁移

先兆子痫源于早期滋养细胞侵袭的类似缺陷，尽管较小，胎盘植入足以使胎儿正常发育到中期妊娠，但不足以将大多数螺旋动脉完全转化为低阻力通道[9,66]。越来越多的证据表明先兆子痫是一种异质性综合征，早、晚发型现在被认为是妊娠 34 周之前或之后发病的区别[67–68]。在早期发病时，有明确的证据表明一定比例的螺旋动脉和基底动脉没有转化，导致平滑肌细胞滞留在其管壁内，从而导致一些血管反应。这不仅导致绒毛间隙灌注逐渐减少，更重要的是间歇性灌注的风险更大。由于胎盘和胎儿不断提取氧气，会导致短暂的缺氧，因此，胎盘遭受慢性低程度缺血再灌注型损伤[69]。这将损害胎盘的过程，导致胎盘中的慢性氧化应激，最终导致弥漫性母体内皮细胞功能障碍[3,60,70]。母体和胎儿症状出现的时间可能与妊娠 22~24 周时螺旋动脉转化的比例有关。相反，晚发性先兆子痫被认为反映了母亲对心血管疾病的易感性[67]。

在母体血管来源的孤立 FGR 病例中，有证据表明氧化水平，特别是内质网（ER），应激介于正常对照和早发性先兆子痫胎盘之间[1,60]。这些胎盘的分子病理学表明蛋白质合成受到选择性抑制，当在胎盘细胞系中重现时，导致增殖率降低。这些压力很可能是从母体循环开始时在较低水平上产生的，并且这一假设与连续超声扫描观察到的胎盘生长速度降低的情况是一致的[71]。

异常胎盘的体内特征

在早期妊娠失败中，超声成像上胎盘结构的主要变化就是因为胎盘内母体血液的过早大量进入。在大多数漏诊流产中，彩色血流标测显示胎盘在妊娠早期结束前就已经血管化（图 4.5）[61–62]，这种情况下，在怀孕 12 周之前，滋养层外壳广泛脱位，绒毛间血流持续流动。这些发现表明，在早期妊娠失败中，最初的中央滋养细胞迁移和血管栓塞是不够的，允许比正常数量更多的母体血液进入胎盘。因此，对滋养层的氧化损伤显著增加，这将阻止正常的绒毛树发育，从而损害胎盘。在妊娠的这一阶段，母体血液过早进入绒毛间隙，破坏了胎盘壳，这可能是流产的原因。在所有流产中这种机制最常见,其发生在妊娠早期的时间取决于病因[3,27]。多普勒测量在早期妊娠的预测价值有限。所有在妊娠早期的多普勒研究都未能揭示子宫胎盘循环中导致早期妊娠失败的异常血流指数，即使是高危患者[72]。

先兆子痫观察到的螺旋动脉和基底动脉网完全转化失败本身不应显著影响母体进入胎盘的血流量，因为这主要是由辐射状动脉和弓状动脉的变化决定的[1]。相反，母体血流将以大于 1m/s 的速度进入绒毛间隙，这一现象我们称之为“软管效应”[1,60,73]。在超声上，血流进入表现为被湍流包围的射流。这种力量足以驱散绒毛分支并形成绒毛间湖（也称为母体湖泊）。与小叶的生理性中央腔形成对比的是，这些“湖泊”通常由血栓物质填满，与湍流模式一致。在最严重的病例中，有证据表明从妊娠中期开始就有异常的绒毛间循环，其特征是胎盘主要解剖的改变，超声描述为“胶状”或“摆动”[1,60,74]。这些特征指的是胎盘的整体外观，其绒毛膜板被喷射状血流向上推（图 4.6），胎盘包块回声总体降低。它们被认为是由于剩余的锚定绒毛数量减少或破裂引起的。锚定绒毛的破裂将对胎盘构筑产生深远的影响，但也会中断绒毛外滋养细胞的供应，损害进一步的动脉修饰。

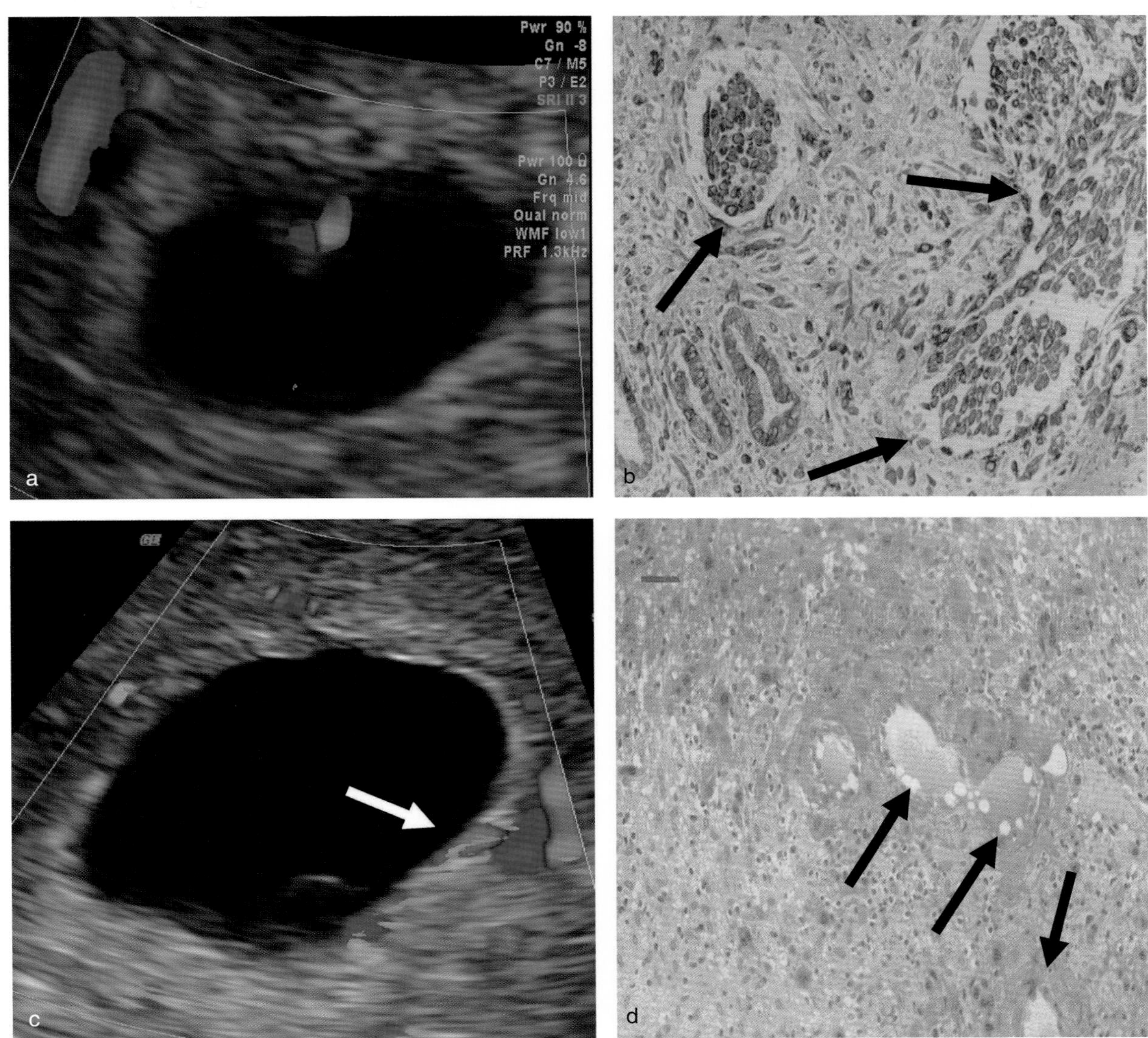

图 4.5　a. 含有 5mm 胚胎的妊娠囊的彩色血流图，具有心脏活性，显示胎盘床循环。b. 在妊娠 9 周时，从胎盘下区域采集的蜕膜活检的组织学视图显示螺旋动脉尖端管腔内的滋养层栓塞（箭头所示）。c. 9 周（末次月经）流产时，妊娠囊彩色多普勒血流显示绒毛间弥漫性信号（箭头）。d. 在 9 周流产的类似病例中，蜕膜活检的组织学表现为螺旋动脉顶端的不良转化和滋养层细胞栓的缺失（箭头）

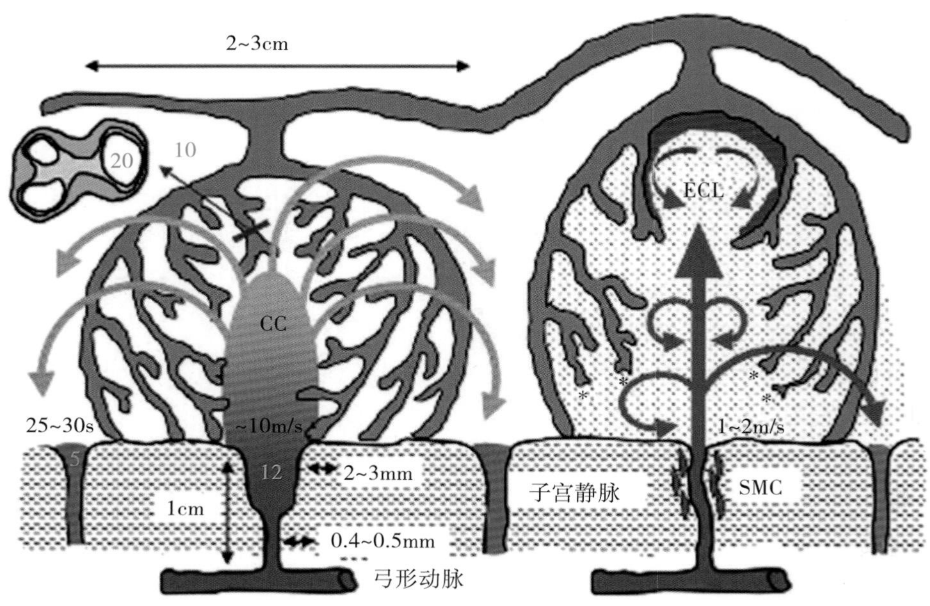

图 4.6 螺旋动脉转化对正常和妊娠期因螺旋动脉转化不足而导致母血流入绒毛间隙的影响（不是按比例）。螺旋动脉周围的平滑肌细胞滞留会增加自发性血管收缩和缺血再灌注损伤的风险。CC= 中央腔；ECL= 非均质囊性病变；SMC= 平滑肌细胞 。经许可，引自 Burton GJ, et al. Placenta, 2009, 30:473−482[1]

几项多普勒筛查研究，无论是在妊娠中期还是最近认为的妊娠早期，都表明子宫动脉血流阻抗增加与先兆子痫、FGR 和围产儿死亡之间的关系 [75]。大多数研究都集中于这样一个事实，即子宫胎盘循环中血流阻抗的增加和妊娠中期持续的子宫动脉切迹可以预测胎盘相关妊娠疾病的发展。在妊娠 18~20 周进行连续波多普勒初步筛查，并在大约 24 周时对血流阻抗增加的患儿重复检查。不同研究中使用的多普勒技术的差异可能部分地解释了它们的差异结果。其他因素，如异常血流的定义、人群、接受检查孕妇的胎龄，以及先兆子痫和 FGR 的诊断标准也可能导致检出率的巨大差异 [75]。最近的数据表明，在妊娠 23~24 周时子宫血流阻抗增加识别出约 40% 的病例随后发展为先兆子痫，约 20% 的病例发展为 FGR[76]。总体而言，异常多普勒在预测早发性疾病方面效果更好，对于需要在妊娠 34 周前分娩的先兆子痫，异常多普勒特征的灵敏度约为 80%，而对于 FGR 则约为 60%。妊娠 23~24 周的子宫多普勒筛查可用于检测有不良结局风险的孕妇，并选择病例进行更严格的监测。人们对于先兆子痫的早期风险预测模型的兴趣日益增加 [76]。最近的一项荟萃分析表明，妊娠早期子宫动脉多普勒检测是预测早发性先兆子痫及其他不良妊娠结局的有用工具 [77]。

脐带胎盘循环正常发育

胎儿血管的发育开始于受孕后第 3 周（孕 5 周），绒毛间质核心内新的血管母细胞索的形成。到第 4 周开始时，脐带已形成管腔，内皮细胞变得扁平。周围的间充质细胞紧密贴近管腔并分化形成周细胞[78]。在接下来的几天里，相邻的管腔之间连接形成一个丛，并最终与连接茎中发育的尿囊血管结合起来，建立了胎儿与胎盘的循环。约排卵后 28d（月经后完整的 6 周），绒毛血管系统通过连接柄的血管与原始心脏和卵黄囊的血管丛相连。

大约在妊娠第 5 周结束时，原始心脏开始跳动，这一关键现象早在月经周期第 36 天时就在子宫中被超声记录下来。从 6 周到 9 周，平均心率在中期和晚期迅速上升到一个平台期。胎儿胎盘循环是从妊娠 8 周左右开始建立的 [2]。胎儿胎盘循环的形成特点是血流量逐渐上升和血管阻力降低。由于脐带近端 1~2cm 以外没有神经支配，因此脐带胎盘循环被认为是一种被动循环，其中流速由平均有效灌注压和局部血管活性因子决定 [79]。

绒毛循环的发育

在妊娠早期，毛细血管网是不稳定的，并经历了大量重塑。血管生成通过一系列不同的阶段持续到足月，这很可能反映了由变化的宫内环境诱导的不同浓度和组成的生长因子[80]。从 25 周开始，末端毛细血管环产生；事实上，人们认为毛细血管网络与包含绒毛的毛细血管网络的不同延伸导致血管环从表面突出，因此产生了新的末端绒毛。胎儿毛细血管的口径在中间绒毛和末端绒毛内不是恒定的，并且经常在紧密弯曲的顶端毛细血管中变得显著扩张，形成血窦。这些区域可能有助于降低血管阻力，从而促进胎儿血流通过绒毛树的分布[2]。它们还有助于缩短胎儿和母体循环之间的扩散距离。

胎盘毛细血管的形成只有在妊娠中期才能完成。由间充质细胞转化形成的毛细血管在成熟胎盘组织中很少见，仅发生在持续存在的间充质静脉中[81]。最终胎盘的绒毛循环由肌化的茎动脉（750μm）组成，分支次数超过 10 次，末梢为直径 15~20μm 的长毛细血管襻及血管周围毛细血管网络。

脐带胎盘循环的血流动力学

在妊娠后半段，整个胎儿循环系统中阻力最低的血管网络位于胎盘血管床水平[2,46]，根据 Poiseuille 定律，血液黏度和（或）血管系统长度的减小和血管系统平均半径的增加共同降低了血流阻力[82]。后者的影响特别强，阻力取决于半径的四次方。在妊娠头 2 个月，每个绒毛剖面的胎儿毛细血管数量和被胎儿毛细血管占据的绒毛比例（体积分数）仍然很低（1~2/ 绒毛）[83]。此外，直到妊娠第 2 个月中期，所有胚胎红细胞都成核，表明早期妊娠的胎儿血液黏度较高[2]。随后，有核红细胞的数量迅速减少，到妊娠 12 周时，这些细胞占胎儿循环中红细胞总数的不到 10%。因此，由于绒毛血管系统的平均半径低而黏度高，因此早期脐带胎盘循环中的流动阻力一定很高[2]。这表明，至少在妊娠的前 2 个月，胚胎外循环主要是卵黄囊（而不是胎盘）。

在中期妊娠期间，通过胎儿 – 胎盘循环减少血管阻抗的机制尚不清楚。由于脐带血管不受支配，血管扩张必须通过两种机制之一发生：通过作用于血管平滑肌药物的直接血管舒张旁分泌效应，或通过血管生成。从解剖学的角度来看，绒毛毛细血管床有最大的潜力影响总的脐带 – 胎盘血管阻抗。然而，绒毛毛细血管的形成是渐进性的，似乎与 12~14 周妊娠期间观察到的脐动脉阻抗快速下降没有直接关系[2]。对通过成熟胎盘的绒毛膜动脉的稳定血流的计算分析表明，正常绒毛膜板中的两叉和单极分叉的组合确保了胎盘的均匀血液灌注[84]。对窄的子血管和胎盘内血管的模拟研究并未观察到其导致主要母体血管的显著变化，这支持了临床观察，其中脐血流保持正常，尽管一些外周血管可能被阻塞。

已知有几种体液因子调节足月胎盘的脐带和绒毛血管的张力。血管收缩物质包括血小板和脐带血管产生的血栓素 A_2，胎儿肾脏产生的血管紧张素 Ⅱ 和胎盘内局部合成的内皮素 –1[85]。胎儿产生的可能的血管扩张剂是心房钠尿肽、一氧化氮（NO）和前列环素[86]。母体血清 HCG 和松弛素水平与胎儿心率有独立相关性[87]，但其他母体或胎盘因素对发育中的脐带 – 胎盘循环的血流动力学的影响尚不确定。NO 和环磷酸鸟苷（CGMP）浓度与妊娠 9~15 周的脐动脉阻抗呈正相关[88]。这些数据表明，NO 和 cGMP 可能在维持早期妊娠胎儿 – 胎盘循环的血流中发挥重要作用。随着妊娠的进展，尽管 NO 产生减少，阻抗仍会降低，这表明另一种血管内皮机制或新的绒毛血管形成，在胎儿胎盘循环发育的这一关键阶段，负责降低脐动脉阻力。胎儿血液通过解剖学上的高阻通路可导致一氧化氮合酶（NOS）活性的内皮刺激，从而维持脐带 – 胎盘循环内的血管扩张，直到发生解剖变化。在新的绒毛血管发育和出现低阻抗、正向舒张末期脐动脉血流速度波形之前，剪切应力可能在早孕期的脐带胎盘循环中最高。12 周后这种改变的血流模式可能导致内皮刺激减少，从而导致绒毛滋养层 NOS 和 GMP 水平迅速降低[88]。

脐带胎盘循环的体内特征

心脏和胎盘的发育可能通过几种机制紧密相连[89]。在妊娠前 3 个月，脐动脉对血流表现出高的血管阻力，表现为收缩期波形的缩窄，EDF 缺失和高 PI 值（图 4.7）。来自脐动脉的 PI 值仍然很高，这表明脐带胎盘血管阻力直到妊娠早期结束时才有微小变化[2]。在 12~14 周，EDF 发育迅速，但存在不完整和（或）不一致。整个心脏周期的舒张期频率从 14 周可经正常发育胎儿的脐动脉记录（图 4.7）。在此期间之后，RI 或 PI 的趋势表现为逐渐下降，直到孕晚期结束。舒张末期速度比脐动脉早 2 周出现在颅内动脉水平 [89]。

在早期妊娠中，脐动脉多普勒阻抗指数与胎儿心率 [89] 或绒毛血管生成之间没有关系 [2]。虽然母亲吸烟和补充铁会增加足月胎儿血液黏度 [91]，但脐动脉血流阻力与妊娠后期胎儿血红细胞比容或脐带长度之间也没有相关性 [90]。在妊娠早期，EDF 在脐循环中的迅速出现和脐动脉 PI 值的下降与绒毛间循环的建立时间相一致。由于绒毛间间隙的扩张和（或）局部血管扩张剂浓度的改变而引起的压力梯度变化也会影响小胎盘动脉的松弛。

将彩色血流图添加到多普勒设备中三维（3D）能量多普勒、多门光谱测速以及最近的频谱多普勒指数图促进了较小的胎盘内血管的可视化 [2,49,92–94]，并可清楚地显示脐带缠绕（图 4.8）。至于子宫胎盘循环，多普勒信号可以从脐带胎盘循环的不同节段获得（图 4.8），频谱分析也显示阻力指数随着妊娠的进展而下降，并朝向胎盘内小动脉 [2,49]。然而，多普勒检查脐带胎盘循环的分支仅限于绒毛膜和主干绒毛血管（内径约 750 μm），这些技术不能直接探测绒毛毛细血管床。

异常绒毛血管发育

绒毛血管发生的原发性异常罕见，主要包括绒毛血管瘤和磨牙绒毛。继发性异常更常见，是在与先天性感染或染色体异常以及导致慢性胎儿缺氧的子宫胎盘循环紊乱相关的 FGR 中发现的。有

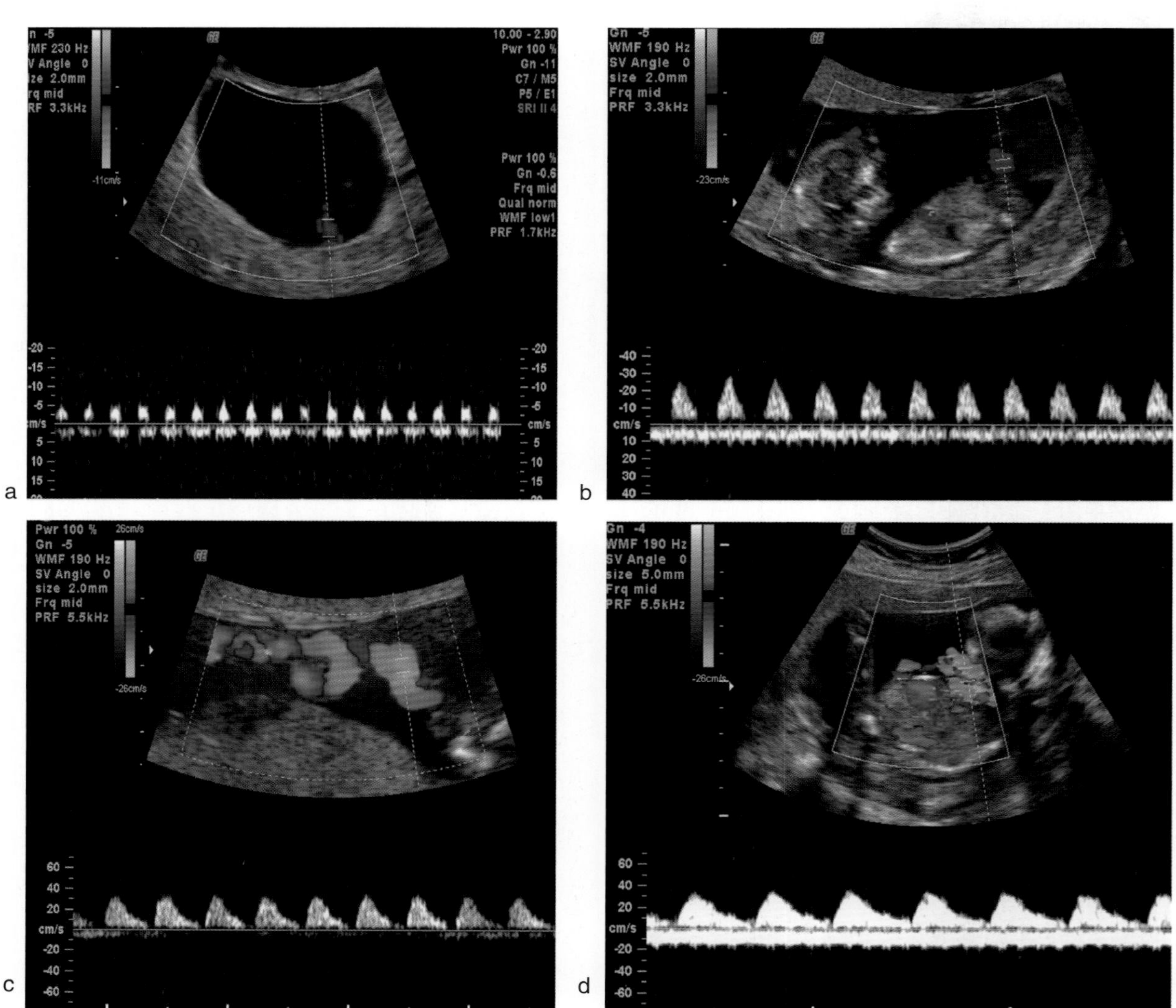

图 4.7 妊娠 7 周（a）、11 周（b）、14 周（c）和 16 周（d）脐带血流的彩色多普勒和频谱图。注意舒张末期血流的进行性表现

人提出，在严重的宫内生长受限的情况下，胎盘是高氧性的，而不是通常认为的低氧性[95]。这一理论可以解释观察到的许多形态学变化的基础，但不能解释高氧是如何开始的。

在伴有严重 FGR 的妊娠中，脐动脉中 EDF 的缺失和逆转是常见的发现。通过对脐带波形的分析，可以评估胎盘血流的阻抗，并准确预测胎儿是否缺氧[96]。对胎盘血流的阻抗进行了多种尝试，以将多普勒异常与胎盘结构变化联系起来，为其起源提供一种机制解释。结果各不相同，从主张减少支持茎端绒毛内的动脉数量到主张减少气体交换的主要部位的终端绒毛内的毛细血管床。组织形态学特征与先前的发现一致，即子宫和脐带循环中异常多普勒波形的严重程度增加与胎儿窘迫和缺氧有关[97]。妊娠 28~34 周胎盘内异常血流也与 FGR 密切相关[98]。与脐带插入区相比，浅层和深层胎盘的血流阻力指数较低[2,49]。脐动脉和胎盘血管之间的异常梯度或相反的梯度与不良妊娠结局相关[99]。

脐带 – 胎盘循环中的异常血流动力学可能影响心脏发育，由于这种循环只在心脏器官发生的末期建立，当胎盘接收到大约 40% 的胎儿心排血量时，胎盘问题更有可能影响妊娠后期的心脏分化[89]。正确的胎盘植入失败会导致胎儿生长受限，营养供应受损或不利的胎儿内分泌环境，可能对包括胎儿

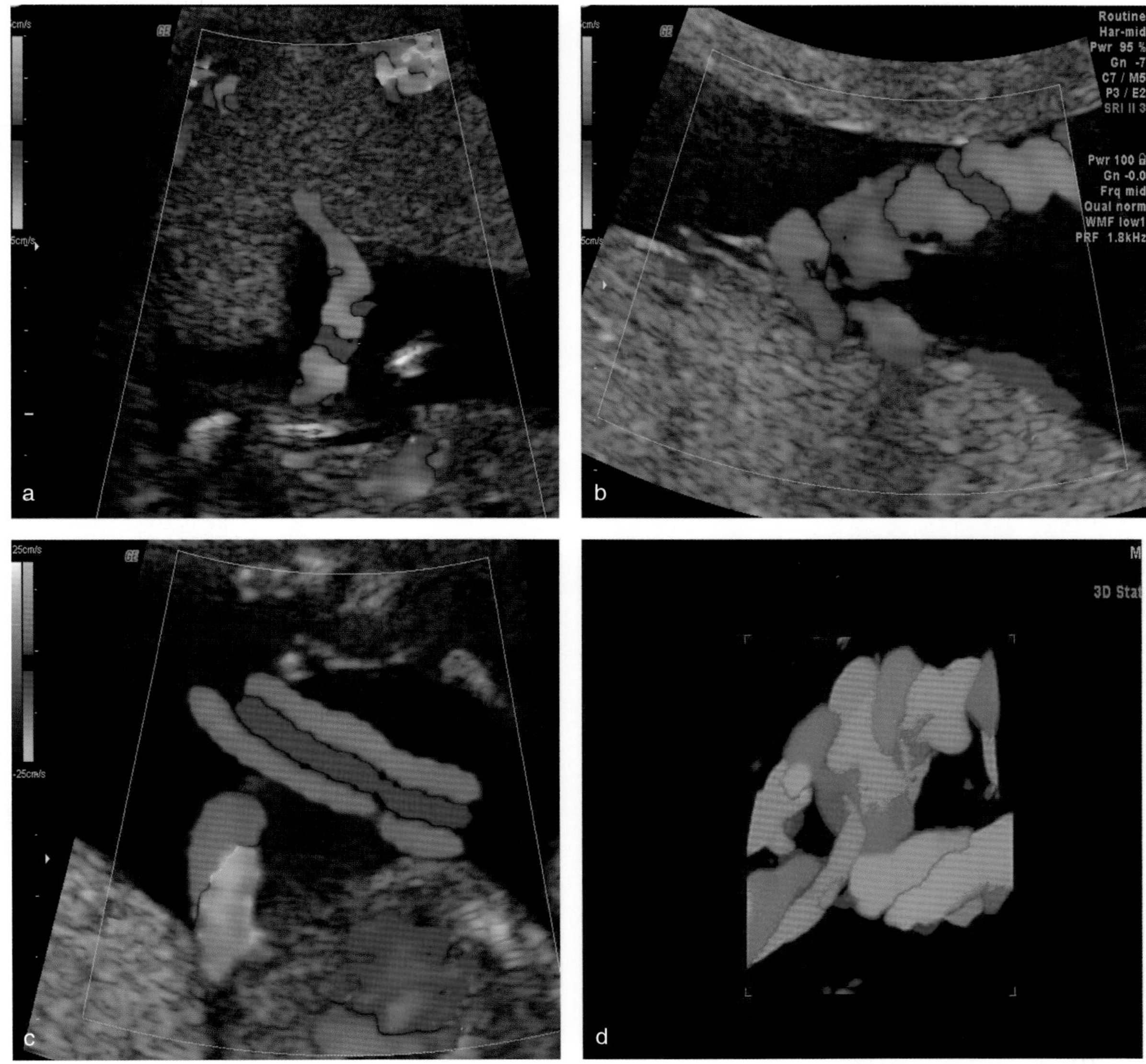

图 4.8 妊娠 12 周（a）和 20 周（b）脐带胎盘着床的彩色多普勒血流图。注意胎盘（a）内的一条脐动脉和胎盘（b）表面绒毛膜血管的分支。16 周（c）和 32 周（d）时脐带游离环的二维和三维彩色多普勒血流图。注意妊娠中期和晚期脐带缠绕的不同

心脏在内的许多器官系统的生长和分化产生非特异性影响[89]。通过血栓性血管病变或茎绒毛动脉中层增生引起的脐带血管阻力的变化可影响心肌细胞的分化，导致发育不全或增生综合征。

胎盘病变的根本原因尚不清楚，但在子宫动脉发生类似变化后，脐血循环中的多普勒变化始终可见，由此强烈表明这是一种继发现象。我们推测妊娠早期滋养细胞浸润不足导致螺旋动脉不完全转化。这些血管的阻力仍然比正常血管高，螺旋动脉内平滑肌的存留使它们的正常收缩性受损，导致血管收缩的时间更长，因此氧张力的波动更大。这反过来又促进了胎盘组织的轻度缺血-再灌注损伤，导致胎儿血管系统的氧化应激。氧化应激可下调CSE酶的表达，同时也是内皮细胞凋亡一个强有力的诱导因子。妊娠中期反复损伤可导致外周毛细血管退行性变，特别是高百分比周围细胞覆盖不能稳定时[97]。这两种作用会增加血管阻抗，与正常妊娠相反，因此可以解释观察到的脐带波形变化。中间绒毛和终末绒毛是气体交换的主要部位，血管生成减少将不可避免地损害胎盘的交换。这将导致胎儿缺氧和生长迟缓，同时也会减少从绒毛间隙中吸取的氧气，从而使胎盘静脉侧的高氧成为第三级事件。

参考文献

[1] Burton GJ, et al. Placenta, 2009, 30:473-82.

[2] Jauniaux E, et al. Ultrasound Obstet Gynecol, 1991, 1:435-45.

[3] Jauniaux E, et al. Hum Reprod Update, 2006, 12:747–55.

[4] Itskovitz J, et al. Obstet Gynecol, 1980, 55:67–70.

[5] Ramsey EM, Donner NW. Placental Vasculature and Circulation. Stuttgart: Georg Thieme, 1980.

[6] Pijnenborg R, et al. Placenta, 1980, 1:3–19.

[7] Pijnenborg R, et al. Placenta, 1981, 2:303–16.

[8] Pijnenborg R, et al. Placenta, 1983, 4:397–414.

[9] Pijnenborg R, et al. Best Pract Res Clin Obstet Gynaecol, 2011, 25:273–85.

[10] Hempstock J, et al. Hum Pathol, 2003, 34:1265–75.

[11] Wood C. J Obstet Gynaecol Br Commonw, 1964, 71:615–20.

[12] Meekins JW, et al. Br J Obstet Gynaecol, 1994, 101:669–74.

[13] Burchell C. Am J Obstet Gynecol, 1969, 98:303–11.

[14] Jauniaux E, et al. Placenta, 2003, 24(suppl A):S86–93.

[15] Burton GJ, et al. Int J Dev Biol, 2010, 54:303–12.

[16] Burton GJ, Jauniaux E. Am J Obstet Gynecol, 2015, 213 (4suppl):S6.e1–4.

[17] Moll W, et al. Eur J Obstet Gynecol Reprod Biol, 1975, 5:67–74.

[18] Moll W. Eur J Obstet Gynecol Reprod Biol, 2003, 110:S19–27.

[19] Hustin J, et al. Placenta, 1990, 11:477–86.

[20] Hustin J, Jauniaux E. Morphology and mechanisms of abortion. In: Barnea E, Hustin J, Jauniaux E, eds. The First Twelve Weeks of Gestation: A New Frontier for Investigation and Intervention. Heidelberg: Springer-Verlag, 1992:469–85.

[21] Hustin J, Schaaps JP. Am J Obstet Gynecol, 1987, 157:162–8.

[22] Burton GJ, et al. Am J Obstet Gynecol, 1999, 181:718–24.

[23] Jauniaux E, et al. Am J Pathol, 2000, 157:2111–22.

[24] Jauniaux E, et al. Am J Obstet Gynecol, 2001, 184:998–1003.

[25] Burton GJ, et al. Reprod Biomed Online, 2003, 6:84–96.

[26] Burton GJ. J Anat, 2009, 215:27–35.

[27] Jauniaux E, et al. Am J Pathol, 2003, 162:115–25.

[28] Martin CB, et al. Am J Obstet Gynecol, 1964, 90:819–23.

[29] Hung TH, et al. Am J Pathol, 2001,159:1031–43.

[30] Cindrova-Davies T, et al. Am J Pathol, 2007, 171:1168–79.

[31] Jauniaux E, Gulbis B. Hum Reprod Update, 2000, 6:268–78.

[32] Burton GJ, et al. J Clin Endocrinol Metab, 2002, 87:2954–9.

[33] Carlier Y, et al. Acta Tropica, 2012, 121:55–70.

[34] Blackburn ST, Loper DL. Maternal, Fetal, and Neonatal Physiology. A Clinical Perspective. Philadelphia, PA: W.B. Saunders, 1992:160–2, 171, 202–3, 222–8.

[35] Faupel-Badger JM, et al. Cancer Epidemiol Biomarkers Prev, 2007, 16:1720–3.

[36] Clapp J, et al. Am J Obstet Gynecol, 1988, 159:1456–60.

[37] Mabie WC, et al. Am J Obstet Gynecol, 1994, 170:849–56.

[38] Duvekot JJ, et al. Am J Obstet Gynecol, 1993, 169:1382–92.

[39] Jurkovic D, et al. Doppler ultrasound investigations of pelvic circulation during the menstrual cycle and early pregnancy. In: Barnea E, Hustin J, Jauniaux E, eds. The First Twelve Weeks of Gestation: A New Frontier for Investigation and Intervention. Heidelberg: Springer-Verlag, 1992:78–96.

[40] Resnik R, et al. Am J Obstet Gynecol, 1977, 128:251–4.

[41] de Ziegler D, et al. Fertil Steril,1991, 55:775–9.

[42] Jauniaux E, et al. Hum Reprod, 1992, 7:1467–73.

[43] Jauniaux E, et al. Obstet Gynecol, 1994, 84:338–42.

[44] Meuris S, et al. Hum Reprod, 1995, 10:947–50.

[45] Thuring A, et al. Ultrasound Obstet Gynecol, 2011, 37:668–72.

本章完整参考文献，请扫描以上二维码在线查看。若需下载，请登录 www.wpcxa.com“下载中心”下载。

第 5 章

胎儿超声心动图的技术进展

Boris Tutschek, David Sahn

引　言

结构性先天性心脏病（CHD）是产前超声研究中最常见的异常之一，在产前检出 CHD 可以显著改善某些类型的 CHD 患儿围生期结局[1–4]。虽然超声诊断技术已有不少进步，也确实改善了胎儿超声心动图的图像质量，但受操作人员的培训和经验等因素影响，产前检出率差异很大[5–8]。胎儿心脏病的筛查和详细诊断需要综合应用各种类型的检查技术[9]。本章将就胎儿超声心动图的技术进展进行综述。

图像采集、处理和显示方面的技术进步

电子聚焦和二维矩阵阵列探头

横向分辨率是指可分辨超声束平面中相邻对象之间的最小距离，取决于换能器相邻阵元间的距离以及探查特定深度的超声波束的横向宽度（层厚）。

图 5.1 显示了好和差两种不同横向分辨率超声扫描模块的声像图。超声波束的聚焦可以通过电子控制声束“转向”来实现：在不同的时间点激活相邻的阵元，使它们产生的波阵面能够汇聚在选定的深度（或焦点）。多年来一维（1D）相控阵探头一直采用这种电子聚焦，改善了超声阵元阵列所探测平面的图像，但无法在这个一维平面的垂直方向上实现聚焦。因此，垂直于晶片长轴的声束“焦点”是固定的。最近，可以克服此限制的二维（2D）矩阵相控阵探头已经面市（视频 5.1）。使用矩阵相控阵探头，可以在换能器的长轴垂直方向上聚焦，避免在超声二维平面图像上出现相邻结构所带来的伪影。图 5.2 是传统的 1D 和能在两个平面上进行电子聚焦的新型 2D 相控阵探头对超声模块内囊状物成像的声像图。

组织谐波成像技术

低频超声信号具有更好的组织穿透力。但是，降低声波频率也会降低图像分辨率。超声波的组织穿透力还取决于组织性质，例如组织密度、压力、温度等，发出的声波也会超过压力，因此，当穿过组织时会发生变化并被反射和接收。超声波在组织中传播的距离越远，它们的波形从所发射的纯正弦波到复合波形的变化就越大，该复合波形由原始波形和振幅较小但频率较高的附加波形组成。这些低振幅高频率的波，其频率是（基波）频率的倍数，也被称为谐波频率[10]，两倍于基波频率称为一次

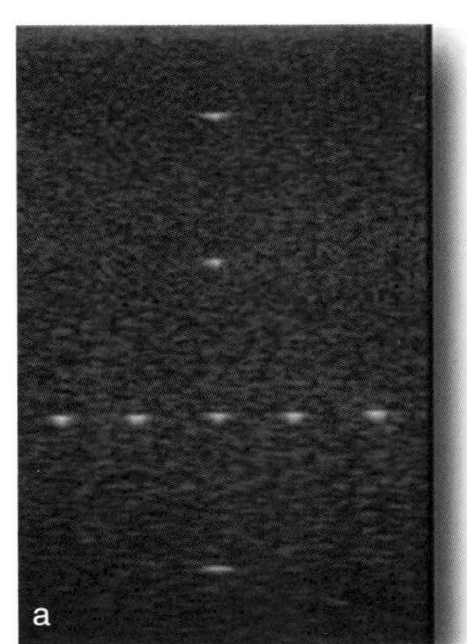

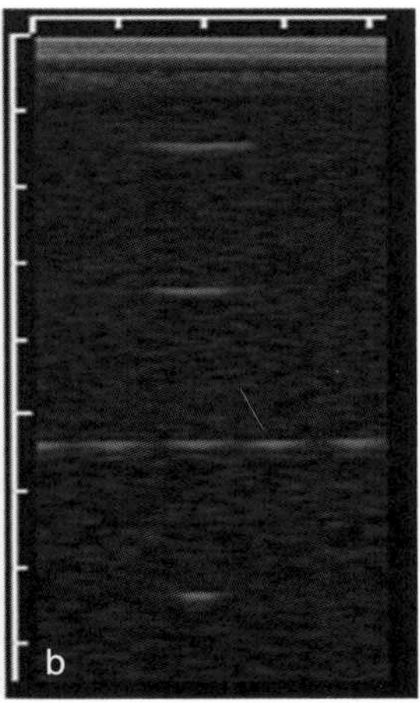

图 5.1　在良好（a）和较差（b）的横向分辨率条件下扫描超声模块中 0.3mm 尼龙线的超声声像图。由 H. Dudwiesus, GE Healthcare 友情提供

译者注：本章原著中参考文献 [90] 及以后的参考文献序号未按出现顺序排列。为避免混乱，译文未进行统一修订，读者仍可根据正文中参考文献序号查阅文后相对应的文献。

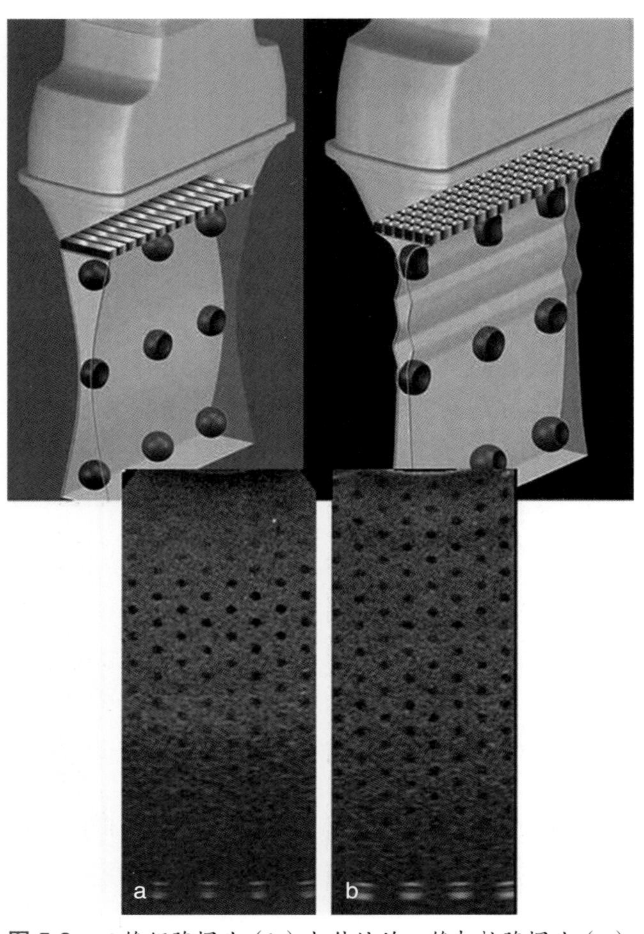

图 5.2 二维矩阵探头（b）与传统的一维相控阵探头（a）比较，成像分辨率明显提高。矩阵探头可以在垂直于探头的纵轴进行聚焦，可更好地分辨并显示模块中的微小囊性结构，且显示深度范围也明显增加。图片由 H. Dudwiesus, GE Healthcare 友情提供

谐波频率。谐波成像使用滤波器消除了基波频率信号，常呈现出一个更窄的主瓣，从而得到更好的轴向和横向分辨率以及更好的旁瓣抑制 [11]。组织谐波成像可以改善充满液体的结构的成像，产生更好的边界清晰度和对比度并减少伪影，还不增加功率输出。组织谐波成像（THI）可使灰度成像获得明显改善，特别是当扫描条件比较困难如检查肥胖患者时 [12-13]。Treadwell 等研究显示 THI 改善了半数以上孕妇超声检查图像的分辨率 [14]，特别是在肥胖女性中。Kovalchin 等 [15] 对比了基波和谐波成像对胎儿检查的影响，其中 71% 的孕妇扫描条件较困难，结果显示使用谐波成像，图像质量和心室、瓣膜以及主动脉和导管弓的显示效果更好。作者得出的结论是，谐波成像改善了图像质量，并且是胎儿超声心动图中常规成像的有效辅助手段。Paladini 等 [16] 对胎儿超声心动图的谐波成像进行了详细研究。他们对三组接受胎儿超声心动图检查的 50 名妇女进行了基波和谐波成像的研究，诊断结果相同，但谐波成像的分辨率较差。作者因此得出的结论是，在体重正常的孕妇中，基波成像仍是胎儿超声心动图的首选技术。然而，在肥胖妇女和基波成像检查图像欠佳的孕妇中，谐波成像表现出更好的“补救”作用。随着谐波成像在大多数更新换代的超声系统中广泛应用，它已成为常规成像的标准模式。

实时复合成像技术

在常规的超声成像中，发射的超声束与晶片成直角。如果声束以 90°角入射到由不同声学特性结构所构成的界面（反射面），则大多数回声会返回到探头。而在其他角度，反射回探头的信号被分散，从而降低接收信号的强度。最差的情况是当声束平行于界面时，很少或几乎没有反射发生。实时空间复合成像是利用相控阵探头的电子束偏转技术，对观察目标进行不同入射角度方向的多次扫查，这些扫查范围可以重叠（图 5.3）。对同一平面从不同的角度（角度稍有变化，最多可达 9 个）扫描获取的各个视图进行实时融合，所得图像为多角度复合成像。使用复合成像（CI）可以减少在囊性结构或不规则形状的结构边界上发生的反射或信号损失（图 5.4，为胎儿心脏的复合成像），然而，CI 成像的实际频帧会降低，原因在于需从不同角度采集图像，并进行融合处理（计算机后处理）后再显示。CI 还有其他的命名（如 Philips 称为 SonoCT，GE Healthcare 称为 Cross Beam Imaging）。CI 可减少斑点等超声伪影，有望改善对比度分辨率和组织分辨力 [17]。例如，在对乳腺组织的临床研究中，CI 增加了信噪比，但也增加了表面靶目标的宽度 [18]。一项应用复合成像联合谐波成像对 11~14 周胎儿进行扫描的研究显示，两者相结合能够改进各个部位的解剖成像。而对于胎儿心脏，与常规的灰阶显像模式相比，复合成像联合谐波成像仅有微弱的（也可能无明显）改善 [19]。复合成像改变了对比度（信噪比）[20]，这与使用高频探头相似 [21]。当使用谐波和复合成像技术基于主观图像对比来进行定性评估时（例如，对胎儿肠回声强度、心脏

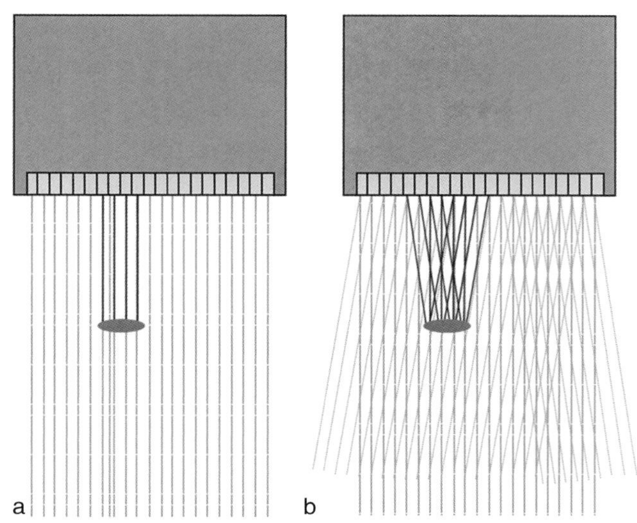

图 5.3 传统的“单向扫描”成像模式（a）和实时复合成像模式（b）。通过电子偏转技术控制超声波束从不同角度“看（扫查）”物体，可以更好地区分真正的反射体和伪影，原因是反射体产生的反射回波始终存在于多个角度超声成像声像图中

瓣膜或心肌的回声表现等），应当牢记这点。此外，CI 对多幅图像的平均化处理必然会降低显像的帧频，从而限制了这一技术的临床应用。

容积对比度增强技术

使用机械扫描或电子 2D 相控阵探头可以获取容积数据，再加上足够的处理能力，可以实现另一种形式的实时复合成像，即容积对比度增强技术。容积对比度增强技术通过比较同时或相近时间获取的相邻平行平面中的像素来成像，当多个平面都能检测到的信号，则被认为是真实信号并被放大，而仅在一个平面中出现的信号被视为噪声并被抑制。容积对比度增强技术可以进行单个（静态）容积成像，也可用于实时扫描成像，诊断效果取决于用于增强的成像层的厚度。也可以使用与采集平面平行的容积对比度增强技术来研究胎儿心脏。它改善了组织界面的显示，成像深度更深，从而改善心脏及周围结构的显示能力。可参阅视频 5.2。在同一切面几乎可以同时显示主动脉弓、头颈部血管、下腔静脉、肝静脉和脐静脉。

斑点抑制技术

斑点是指尺寸很小、相距太近的散射体产生的反射声能，不能被所使用的频率识别，而引起的超声伪信号。由于反射信号波的干扰，斑点在均一的组织结构中显示为假性结构[22]。斑点会降低超声图像的空间分辨率和对比度分辨率，并导致“声波纹理”伪影，当大倍数放大图像时会变得更为明显（图 5.5）。由于和周围组织的对比度很小，在诊断图像中明显的斑点结构可以遮盖真实结构。已采用多项技术来抑制斑点伪影：①提高分辨率，例如选用高频探头，采用编码激励，矩阵探头和谐波成像技术；②时间平均和空间复合成像技术；③采用不同类型的滤波后处理技术[22]。散斑抑制计算法的目的是在不减少超声图像细微分辨率的情况下消除散在分布的斑点（图 5.6）。最初用于抑制雷达斑点图像的几何滤波技术，后被应用到超声成像[23]。各个厂商对斑点抑制的后处理算法的命名各不相同（如 Philips 公司命名为 XRES，ContextVision 的 GOPView[24]，GE Healthcare 的 SRI[22]）。值得注意的是，当利用谐波和复合成像技术时，细微解剖结

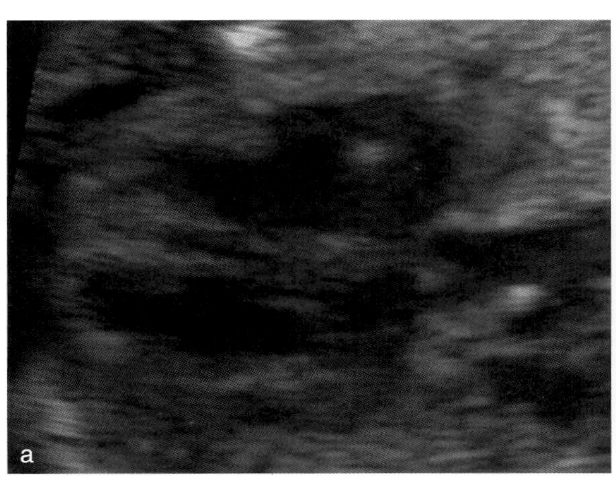

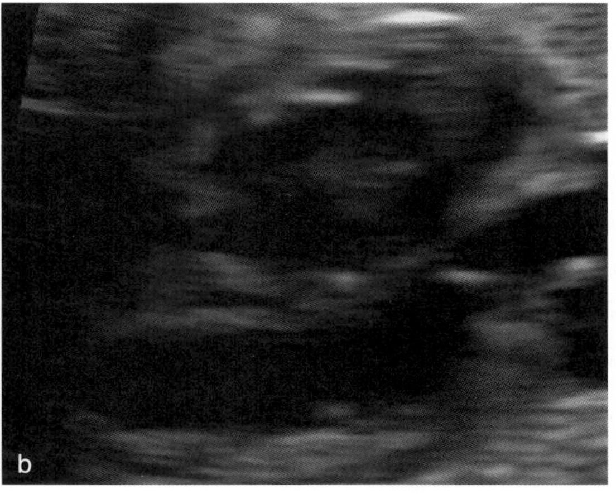

图 5.4 正常胎儿心脏（妊娠 23 周）在没有（a）和有复合扫描（b）的情况下成像（其他所有的设置条件均相同）

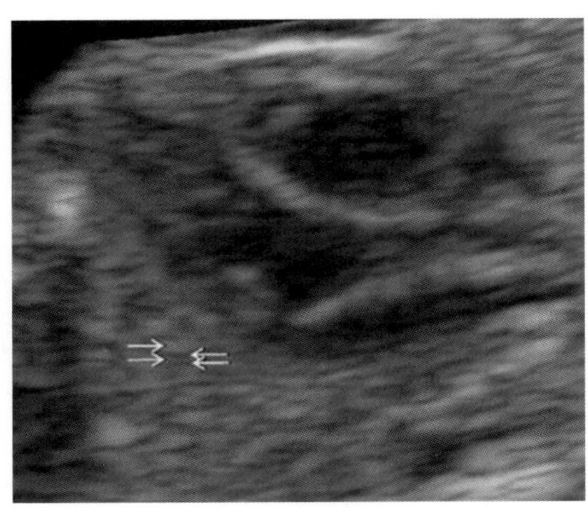

图 5.5 超声斑点成像。在分辨率极限情况下反射的超声波干扰导致出现的伪影图案（箭头指示的白色和黑色交替的区域），而实际上这个区域并没有两种不同的组织结构

构的大小可能与基波成像不同，这一现象在评价其他细微解剖结构方面也已经被关注，如颈项透明层厚度或最小距离的测量。在设计用于测量 1mm 以下长度的超声模块中，不采用复合和谐波成像技术进行测量，而通过基波成像与斑点抑制技术相结合则可获得最为精确的长度测量（图 5.7）[25]。

彩色灰阶成像技术

人类视觉感知生理学涉及视网膜中的两种受体：视杆细胞专门感知低光强度，即暗视觉，提供在弱光环境下的清晰视野。亮视觉由视锥细胞实现，视锥细胞是中央凹中的主要受体，提供最高分辨率的感知。视杆细胞通常可识别 20~60 之间的灰阶，理想条件下可达 250，而利用颜色、饱和度和强度，视锥细胞可在亮视觉中分辨多达 700 万种颜色[26]。商用超声诊断仪中的“光超声成像”功能已经用于胎儿的研究（德国的 Siemens Medical Ultrasound 公司的 Elegra 超声仪）。在这种显像方式中，从原始超声数据获得的宽动态范围可从传统的灰度阴影（暗视觉影像图）实时地转换为明亮视觉图像，从而能够在宽动态范围内进行更精细的图像分辨。在内科学领域已有“光成像”的研究，但尚无关于胎儿方面的研究发表。目前这种光成像的超声系统已经不生产了，但还有可增强视觉感知的颜色，例如 B 模式图像的单色显示（彩色灰阶）。表面 3D 图像通常以彩色灰阶模式进行显示。在一款商用超声诊断仪（Aplio，Toshiba Europe Medical Systems）中，使用多种颜色的调色板来代替传统的单一灰度的显示模式。另一种利用颜色来显示超声数据的方法已经应用于各种商业超声系统的 3D 成像，通过在前景中使用与背景不同的颜色来增强深度的感知。视频 5.3 显示了动态着色在胎儿 3D 研究中的应用说明。

运动检测技术的进展

◆ 灰阶血流显像技术（B-Flow）

血管成像中常规多普勒技术往往会夸大血管的实际大小（颜色“溢出”），另外，彩色或能量多普勒信号会遮盖灰度 B 模式成像检测和显示的解剖形态信息。通过使用数字编码超声技术，可以

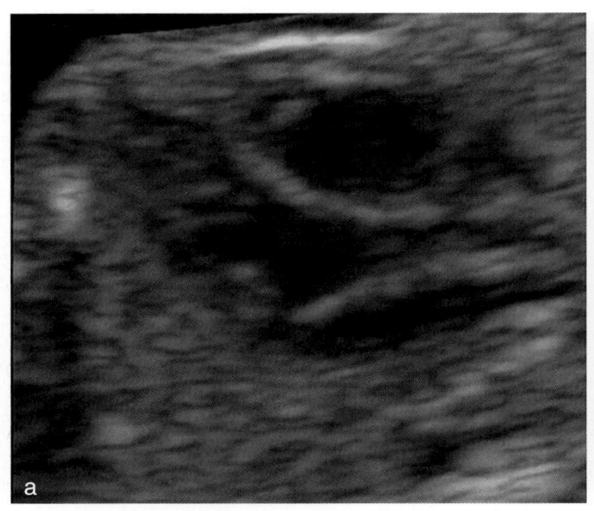

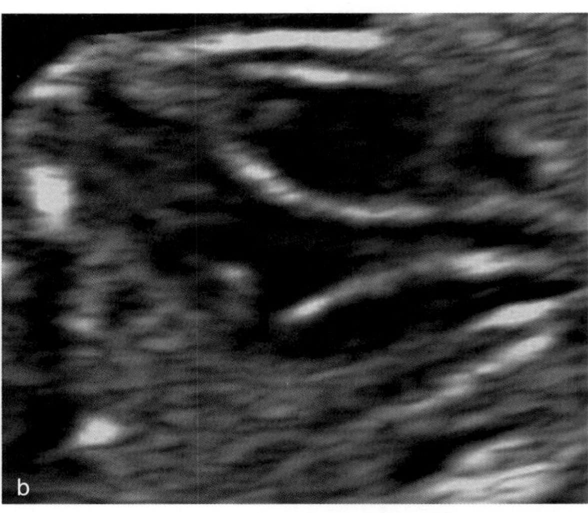

图 5.6 斑点抑制技术。现代超声成像设备中的后处理算法是通过实时图像分析和灰阶变换来抑制斑点的，从而减少了斑点伪影。a. 高倍放大显示组织（斑点）的伪影。b. 将斑点抑制技术应用于同一幅静态图像

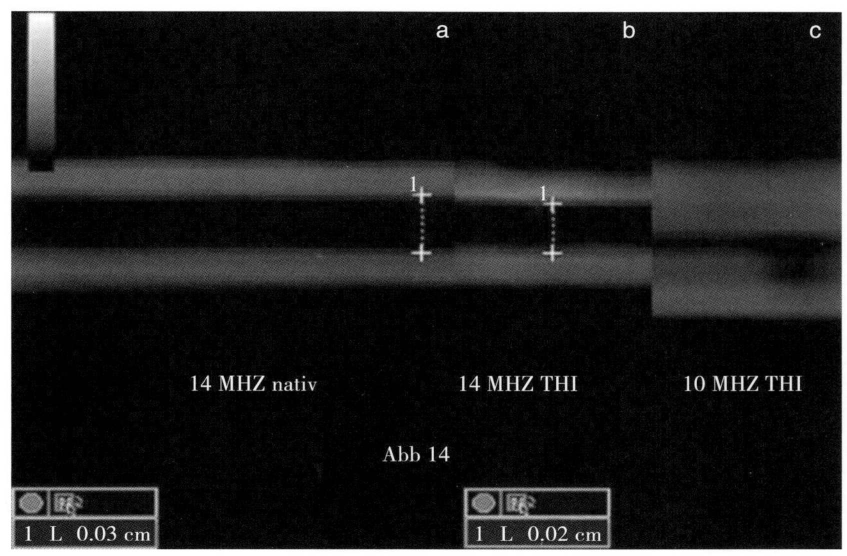

图 5.7 通过设计间隔为 0.3mm 的超声模块，对比研究基波和组织谐波成像的测量精度。a. 14MHz 的基波成像。b~c. 14MHz 和 10MHz 的谐波成像。经许可，引自 Wunsch R, et al. Fortschr Röntgenstr, 2007, 179: 65−71[25]

扩展 B 模式成像以检测独立于多普勒信号的血流信息 [91−92]。超声束被编码为两个独立的声束：第一束的反射用于重建横截面的成像，同时分析第二个放大声束的反射以获取运动的血流成分信息。两个信号都显示在同一灰度图像中。与胎儿多普勒超声相比，灰阶血流显像技术具有更高的分辨率和帧频，可克服多普勒血流检测中的固有缺陷，如混叠，如扫描声束与血流方向成正交时的信号失落。单独使用灰阶血流显像技术或结合时间 – 空间相关成像技术（STIC），可清晰显示低速的细小血管（例如肺静脉），这使检测如全肺静脉异位引流畸形中的细小血管成为可能（Pooh 等）[92]。Volpe 等 [57] 的研究表明，与 STIC 结合使用灰阶血流显像技术检测小的肺血管（如主肺动脉侧支）的能力优于单独使用二维灰阶或彩色多普勒技术，这在诊断肺血管受累的复杂心脏畸形方面至关重要。

方向性能量多普勒技术

多普勒声波的反射回声信号包含了不同的信息，这些信息可用于多种不同显示模式中。反射信号的频移表示反射体的运动速度，如血液中运动的细胞，而反射信号的幅度与反射能量相关。通常彩色多普勒用颜色标明运动的方向，例如，使用红色和蓝色来表示流向和离开探头的血流方向，用颜色亮度来标明血流速度大小。而能量多普勒则可以获得反射信号的振幅分量。两者的结合可敏感地显示带有方向的运动信息，这种基于能量多普勒成像同时具有方向的灵敏血流模式用于包括胎儿超声心动图在内的胎儿研究时，通常可提供比常规彩色多普勒血管成像更高的成像分辨率，良好的侧向分辨力和更高的灵敏度，提供的血流信息几乎与 B 模式图像质量相当。

超声容积数据的导航与显示

重建的胎儿 3D 超声心动图：STIC

目前，重建的 3D 超声心动图是胎儿 3D 超声心动图的主要临床技术。当探头自动扫查胎儿心脏超声平面时，会采集一系列横截面的超声图像序列。然后，基于多次心脏搏动的数据离线重建生成一个虚拟的心动周期，使用一种特殊算法重新排列多个横截面图像并构建容积数据 [28]；有关综述，请参见 Deng 和 Rodeck 的研究文献 [29,90]。时下临床应用的商用超声诊断仪中 STIC 可以灰度和彩色多普勒模式显示 [30−31]，但容积的重建有可能产生运动伪影。这一领域也有关于其他方法的研究进展（有关综述，可参见 Deng 和 Rodeck[32] 以及 Sklansky[33] 的研究文献），但尚未广泛用于临床。STIC 最初是由 Kretz Ultrasound 公司（现为 GE Healthcare）首先引入商用超声系统中的，如今已被其他几家超声公司采用。可显示不同平面图像的 STIC 容积数据，重建的 3D 视图（“表面成像模式”）[27,93]，彩色多普勒、断层扫描和反转模式联合应用[31,34-39]，以及胎儿心脏容积的量化技术[40-42]，这些都为视图化观察胎儿心脏提供了卓越的技术保障。本书其他章节将详尽描述 STIC 技术，在此仅简要描述从容积超声心动图数据获得的显示方式。胎儿心脏的三维序列可以各种形式显示。在采集的容积数据内任何方向设置一个（或几个）横截面通过离线分析软件，在采集平面（最高空间分辨率）或任何其他平面（重构平面）中交互滚动显示切面，显示胎儿心脏任意视角下的任意切面。多平面成像模式展示三个相互正交的平面（图 5.8）。如果已重建整个心动周期，则可以在心动周期的不同时相查看所有结构。在容积扫描中检查相邻的横截面特别有助于大动脉的观察。仅使用 2D 观察胎儿的流出道切面，首先需要通过将探头移向胎儿头侧以获取横截面，然后通过旋转和略微倾斜以获得大血管切面。但是，上述的操作可能由于胎位不佳、频繁的胎儿运动或操作医生经验不足而变得困难[43]。相反，对存储的三维容积（序列）进行数字化操作，可克服上述部分技术限制。由于给定的解剖位置和胎儿心血管结构之间正常的连接关系，只要三维容积包含了这些心血管结构，就可以从标准的四腔心切面中虚拟重建出大动脉的视图，重建不出大动脉则可能提示胎儿患有结构性心脏病。以四腔心切面为轴心采集的胎儿心脏容积数据为例，可按照简单的几何算法（例如“旋转”技术[43]）从容积数据库中提取大动脉的短轴切面或长轴切面图像。

典型的 2D 超声心动图的标准平面总是与某一心室轴线保持一致，而传统成像模式（MRI 和 CT）则主要以标准解剖学方向（矢状观、冠状观及横向观）显示相关结构，以连续平行或横截面平面呈现图像。容积超声心动图则结合传统的 2D 成像和定位标准。断层成像模式与典型的 CT 或 MRI 成像相似，对同一个 3D 容积数据可显示多个相互平行的横切面（图 5.9，视频 5.5）。超声容积数据的断层成像模式有不同的商用名称[多层、超声断层成像（TUI）和智能断层成像（iSlice）]。3D 胎儿超声心动图数据的断层成像只需从一个声像角度采集图像就可清晰地显示正常或异常结构平面（图 5.10，视频 5.6），已成功应用于不同妊娠期胎儿心脏的检查和先天性心脏病的诊断[37-38,44]。根据胎儿心脏大小设置扫描层厚（随孕周而增加），进入断层扫描成像模式，扫描生成四腔心切面和两个心室流出道切面，这对于观察大动脉的正常和异常排列关系至关重要（视频 5.7，视频 5.8）。半自动算法（模式）可以帮助在一个或几个断层扫描或多平面模式中显示相关心脏结构[45-47]。目前许多商用超声诊断仪均具备自动图像处理与显示功能[48-49]。

表面成像模式是另一种显示横截面的模式，只显示容积数据中器官的外部表面或内腔表面。设定显示阈值，利用组织透明度和阴影技术，可以在 2D 计算机监视器或打印图像中显示 3D 视图效果。

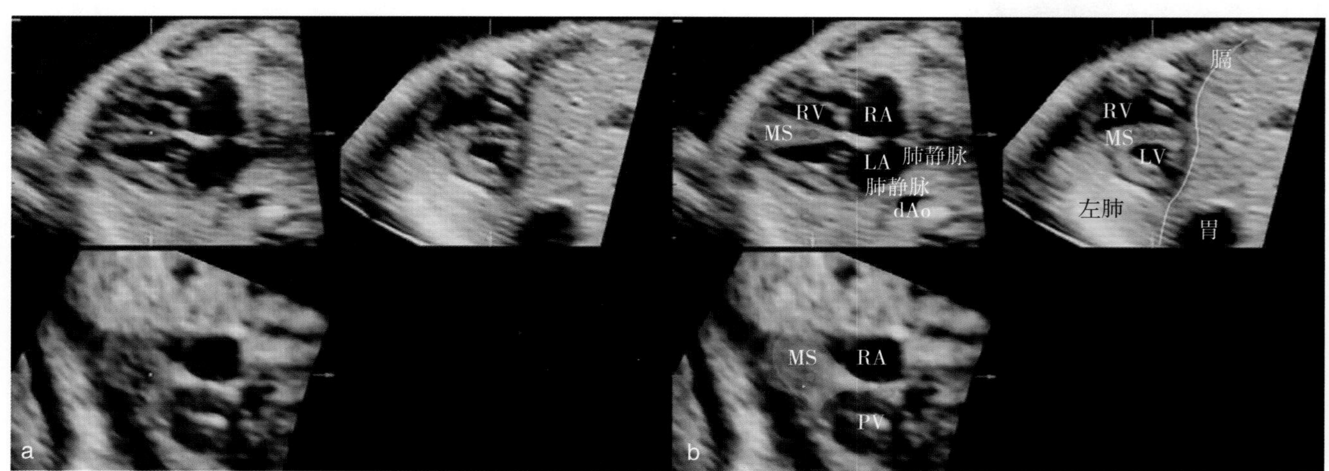

图 5.8 妊娠 23 周正常胎儿心脏的多平面成像。a. 显示了三个正交平面，分别是四腔心切面（左上）、短轴切面（右上）及室间隔（IVS）的正面切面。b. 红点表示 3 个平面相交的区域，3 个平面图像均有解剖结构的注释；灰色阴影区域：室间隔。RV= 右心室；RA= 右心房；LV= 左心室；LA= 左心房；PV= 肺动脉瓣；MS= 心肌；dAo= 降主动脉。另参见视频 5.4

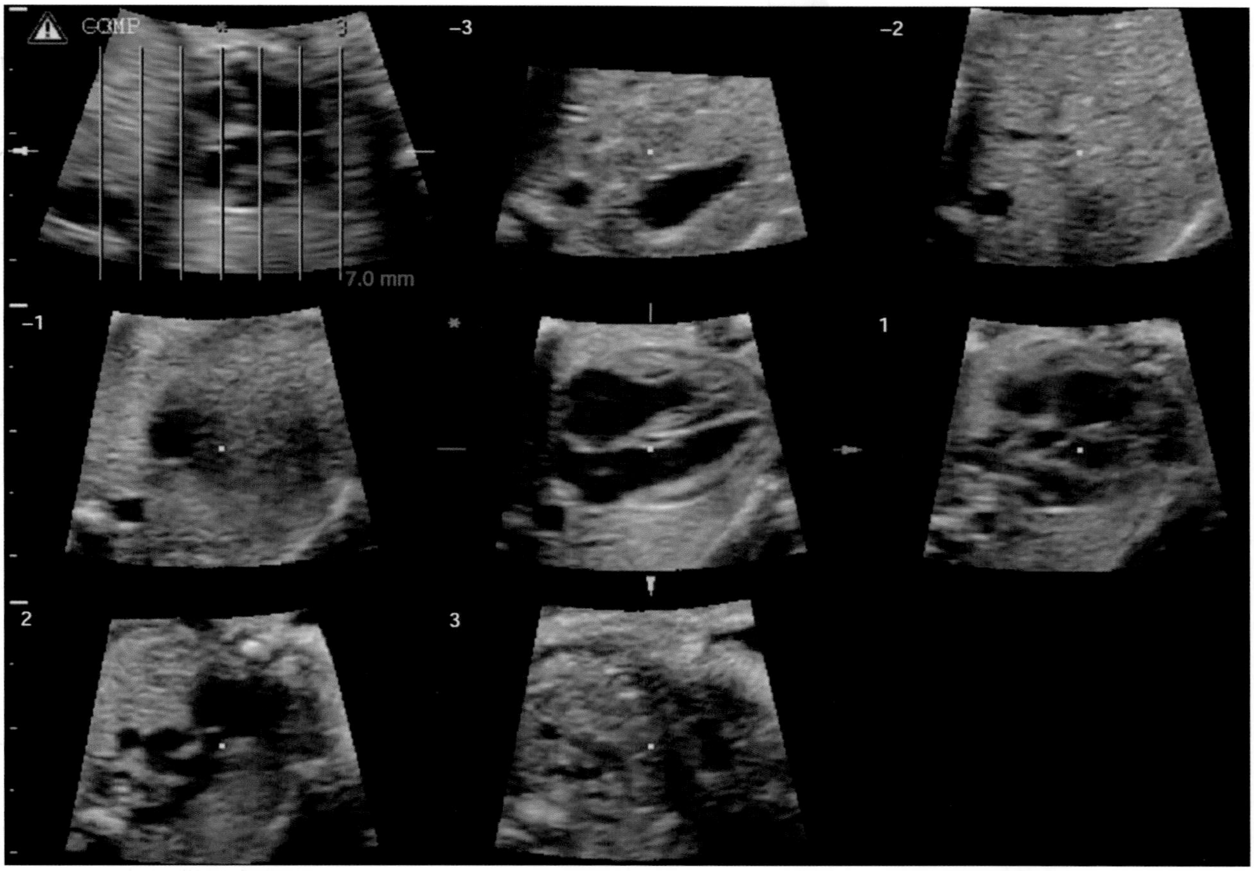

图 5.9 胎儿胸腹部平行横截面的超声断层成像。−3 显示胎儿胃泡；−2 显示肝静脉汇入下腔静脉（IVC）；−1 显示 IVC 穿过膈膜；星号表示四腔心视图水平；1 显示了主动脉的起源；2 显示了主肺动脉的起源和分支；3 显示了上纵隔水平头颈部血管的横截面。左上方的图像为与其他切面图相垂直的矢状切面，展示了水平截面上的空间关系。另参见视频 5.5

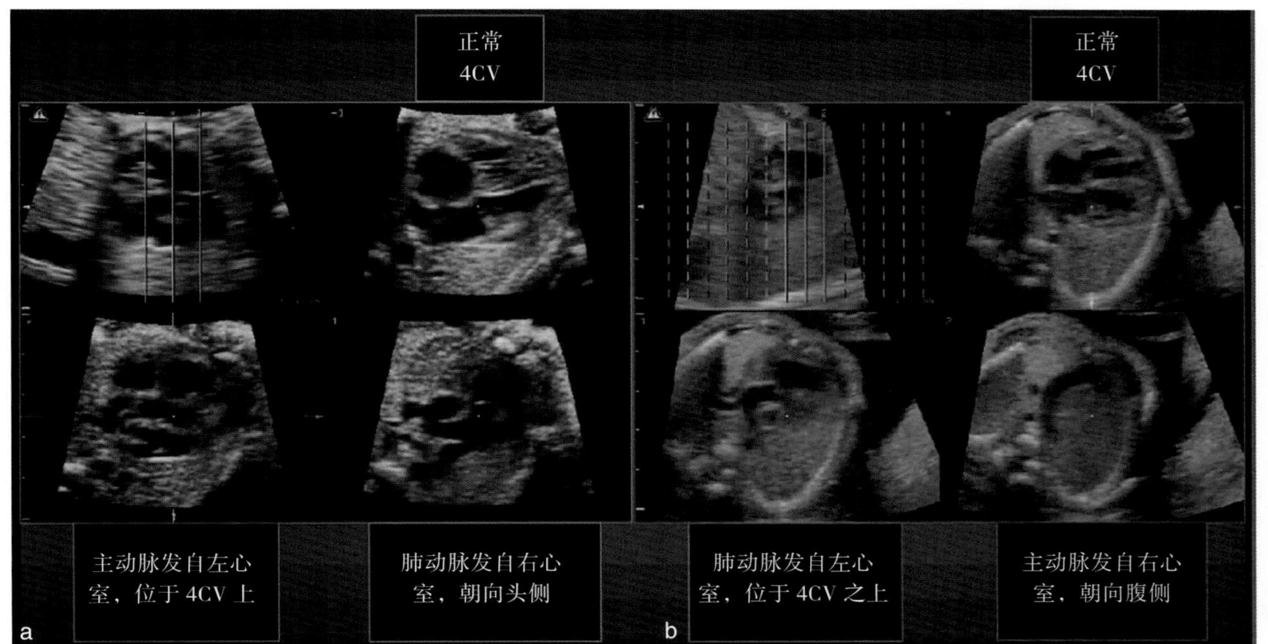

图 5.10 正常胎儿（a）和大动脉转位胎儿（b）的超声断层成像。两个胎儿胎龄相同，超声断层成像的层厚设置相同，在四腔心切面（4CV）水平及其上方生成的三个不同水平断层超声清晰显示了诊断切面。另参见视频 5.6

表面成像模式最初是为了显示 3D 胎儿脸部表面或骨骼等固体对象的外表面而开发的 [33,93]。而对胎儿心脏进行表面成像，则可以通过切割图像显示心脏内部表面 [27,50]，类似于在四腔心切面上将心脏切成两半，或者从瓣膜平面的正面视图显示心脏，与常规的二维灰阶模式显示的薄层图像相比，这种显示模式产生的立体感更加明显（图 5.11）。视频 5.9 中显示了一个正常胎儿心脏内部的表面模式视图以及三个正交横截面图像（该视频的右下图显示了房室瓣膜平面的正面视图）。

表面反转模式下仅显示充满液体的空腔结构（图 5.11f），能够显示结构正常和异常情况下胎儿心脏和血管系统的“数字模型” [34,36,51–52]。STIC 可以与彩色多普勒和能量多普勒结合使用，生成类

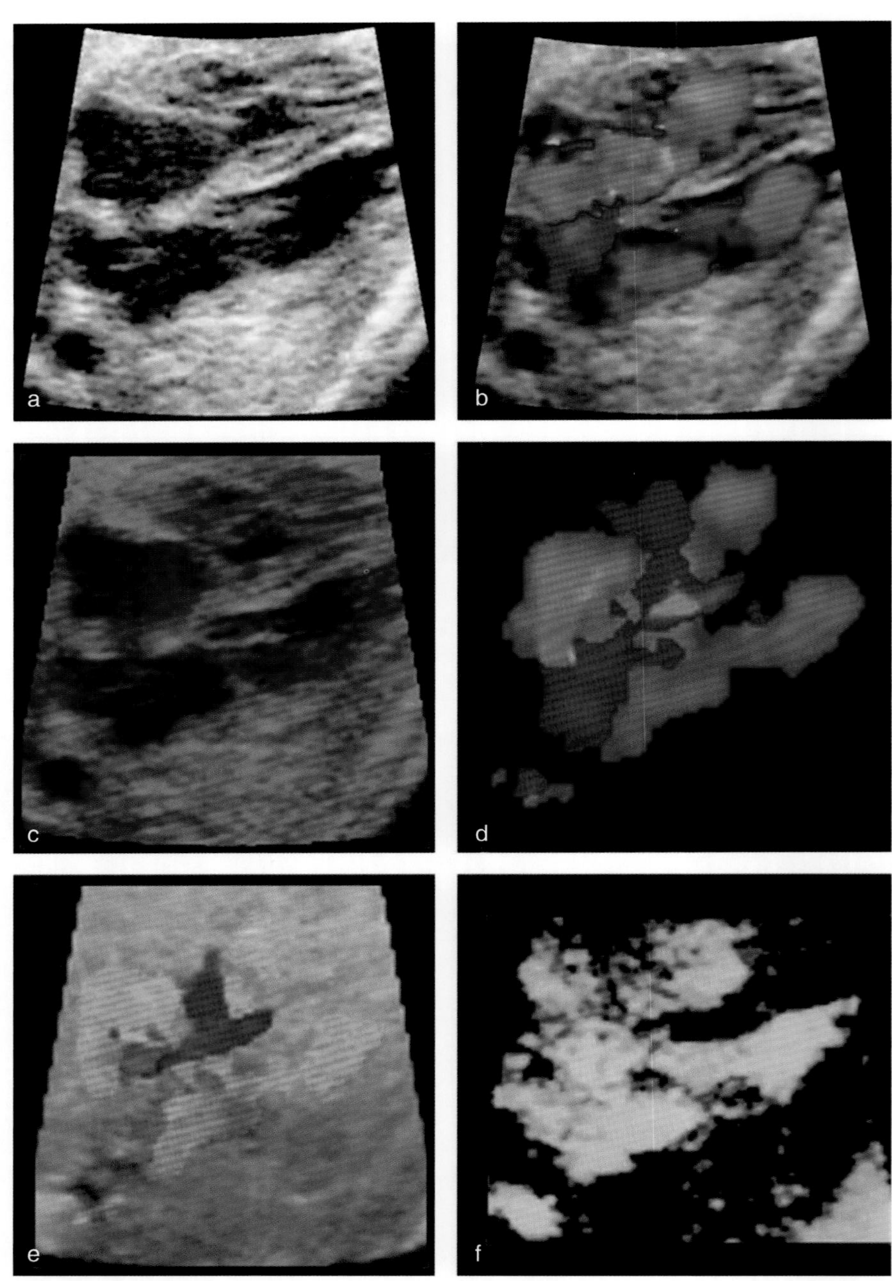

图 5.11 妊娠 29 周时正常胎儿心脏的横截面和表面成像视图 [所有图像均来自四腔心平面获取的时间 – 空间相关成像（STIC）容积数据]。横截面：a. 二维灰阶模式。b. 两束进入双心室的彩色血流（红色）。表面成像视图：c. 表面成像视图，通过图形切割技术仅显示心脏“头侧的一半”。d. 在整个心脏容积数据中仅保留彩色血流的表面成像视图，显示肝静脉和下腔静脉（蓝色），以及心室流入道血流信号。e. “玻璃体成像模式”：显示区域与（d）相同，但在这种表面成像模式下彩色多普勒视图上可见透明的组织结构。f. 反转模式（通过薄的容积厚度的切割，仅显示四腔心切面）。经许可，引自 Tutschek B, Sahn DJ. Cardiol Clin, 2007, 25: 341–355[97]

似血管造影的图像，提供心脏解剖结构和功能性信息[31,35,39,53–54,91]。由于能量多普勒对低速血流具有很高的敏感性，因此还可以显示心外结构，例如肺血管系统、畸胎瘤和绒毛膜血管瘤[55–56]。血流信号表面成像可用于显示包含靠近心脏的血管的3D显示（视频5.10，视频5.11）和心脏内部血流（例如室间隔缺损时）的显示（视频5.12，视频5.13）。灰阶血流与STIC以及这些表面成像技术相结合，可以更加明确显示正常和变异的细小血管结构[36,57]。

对于经验丰富的使用者[35,39]或放射科医生、妇产科医生和心脏病专家之间进行远程咨询以及教学而言[58]，STIC技术是一个非常好的工具。在将来的临床应用上，STIC可能有望改善产前CHD的筛查，特别是与远程医疗相结合时[59]。

半自动定量分析

胎儿心脏的功能和量化分析是容积胎儿超声心动图研究的又一个新领域。不同的3D技术已应用于心室容积和质量的测量[40–42,60–63,94]。Chang等[60]首次报道了使用快速自动扫描进行3D胎儿心室容积测量的研究，研究结果提示在妊娠20~30周之间胎儿心脏容积呈线性增加，并且3D容积测量的重复性优于2D。最早的实验研究采用自由臂非门控3D采集容积数据，结果证实了心室腔容积与孕周的相关性[61–62]。使用STIC进行的体外实验，在相当于妊娠中期和妊娠晚期的时间范围内对胎儿心脏的容积和重量进行研究，认为STIC技术的准确性是可以接受的[40–41]。3D反转模式超声结合STIC可能是重复性更好的评估胎儿心室容积的方法[94]。采用新型探头技术即2D矩阵探头的实时3D检测，无须重建即可直接测量。初步研究结果显示，无需重建的胎儿三维心脏容积法和STIC技术在定量评估胎儿心脏容积方面显示了良好的一致性[63]。

采用矩阵探头的实时3D成像

矩阵探头

矩阵探头阵元更多、频带更宽，因此分辨率和组织穿透力明显提高。探头技术发展的主要目标是开发电子二维相控阵探头，能够进行三维声束偏转[64]。

稀疏矩阵探头和全阵列矩阵探头

第一个可用的2D相控阵探头使用的是稀疏2D相控阵技术（Volumetric Medical Imaging Inc. 1997，Durham，North Carolina）[65–67]，但很快小型、全功能、含有2800个阵元及内置多通道的2D相控阵探头面世，该探头每秒能获取20个以上的灰阶容积数据，甚至能获取（灰阶+）彩色的双容积数据（Philips Medical System 2001）。Maulik等[68]应用这种4MHz的二维相控阵探头对12例16~37周的胎儿进行研究，结果显示，这种新型探头可以全面细致地显示胎儿心脏解剖结构和彩色多普勒血流信息，这是普通2D探头无法实现的，并建议将实时3D胎儿超声心动图作为产前诊断和评估先天性心脏病的重要工具。Sklansky等[69]使用这种矩阵探头对30例胎儿进行研究，重点比较了三维表面成像与传统2D横断面成像，结果显示胎儿心脏表面成像可以识别所有主要的异常，并可以离线重建2D实时扫描无法显示的切面。但与常规2D成像相比，表面容积成像的图像质量稍微逊色。Acar等[98]报道了他们运用双平面（同时显示两个不同横截面，例如同时显示两个流出道切面）和同一探头的实时3D表面成像对60例妊娠22~34周胎儿的研究经验。在心脏病变胎儿中，3D成像有助于定位心脏多发肿瘤，评估左、右心室的大小和功能，判定瓣膜反流和肺动脉梗阻机制。已有适用于成人、儿童以及胎儿的容积成像探头用于临床研究（Philips Medical Systems，GE Healthcare）。实时3D超声心动图有望成为准确定量心室容积和心脏重量的方法[70]。业已表明这些探头可用于胎儿心脏容积定量分析（图5.12和图5.13）[63]。

胎儿心脏MRI

近十来年，MRI已越来越多地用于胎儿研究，但与儿童或成人不同，由于胎儿心脏体积小、胎儿运动以及没有胎儿心电图作为门控等[71]，限制了MRI在胎儿心脏研究中的应用。尽管最早使用MRI开展胎儿心脏的研究可以追溯到十年前[72]，但尚未成为临床使用的常规方法[73]。

主动脉弓和肺动脉血管异常是胎儿超声心动

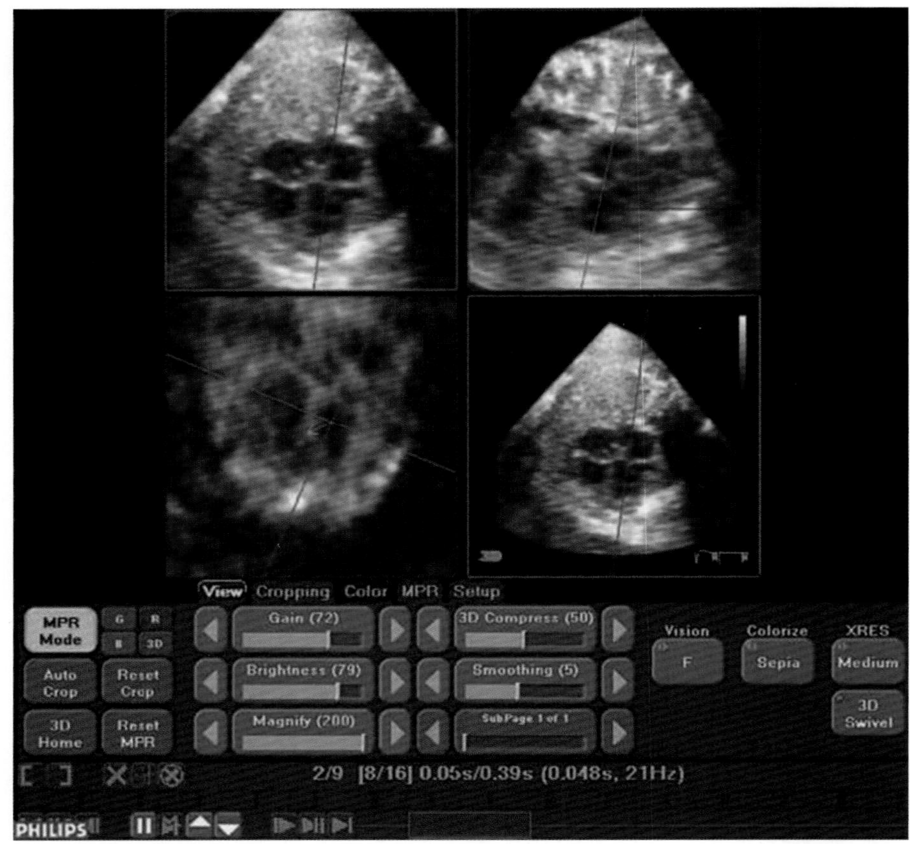

图 5.12 使用全电子扫描偏转控制的二维矩阵探头（x3–1 探头 /iE33 和 QLab 3DQ Advanced 软件；Philips Medical Systems，Bothell，Washington）进行实时胎儿三维超声心动图检查。超声图像为妊娠 26 周正常胎儿心脏的 3 个呈正交关系的横截面以及三维原位图像

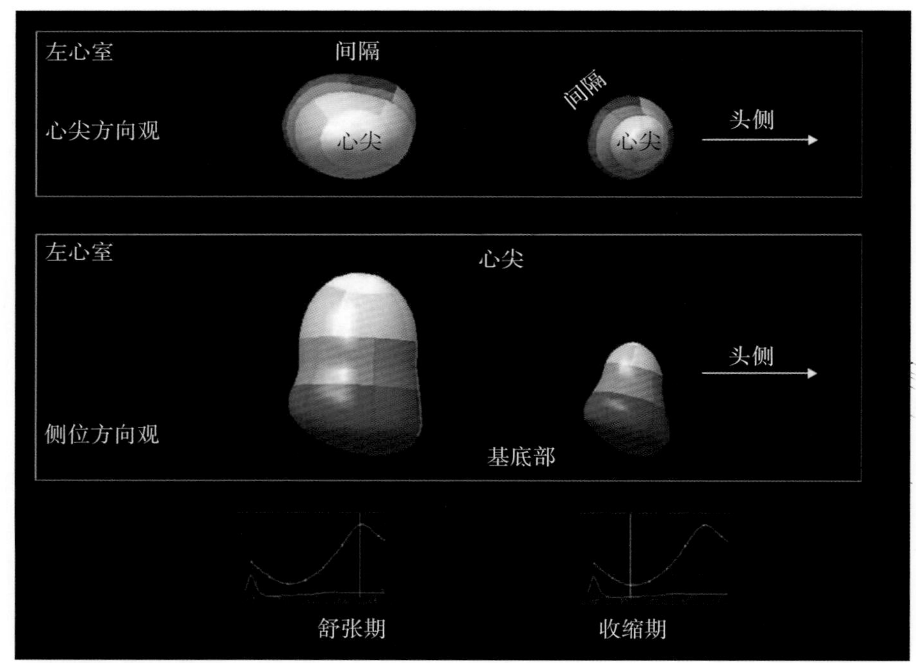

图 5.13 应用实时 3D 超声心动图半自动体积计算软件，从妊娠 28 周正常胎儿心脏获得的动态容积数据中生成左心室的舒张期和收缩期的容积曲线及虚拟心内膜铸型 /（x3–1 探头 /iE33 和 QLab 3DQ Advanced 软件；Philips Medical Systems, Bothell, Washington）

图检查中最具挑战性的任务之一。基于这一事实，最近发表的一系列病例研究强调了 MRI 在目前研究胎儿心脏近端血管系统方面具有潜在的实用性 [73]。

与超声技术相比，MRI 更昂贵且临床可行性差，但它在以下方面具有巨大的潜在优势：不受胎儿位置的影响，不受孕产妇及胎儿其他结构造成的声影遮挡影响，以及其他因素的影响 [73]。

如果可以进行高分辨率、门控胎儿心脏 MRI 的研究，那么 MRI 在胎儿心脏研究中的使用可能会增加。已有报道显示在长期插管的绵羊中成功进行了胎儿心脏 MRI 的研究 [74]。随着技术进一步的发展，如度量优化门控技术，将会在促进门控胎儿心脏 MRI 临床应用中发挥重要作用 [75]，但目前胎儿心脏 MRI 仍处于研究阶段。

心脏力学

运动/收缩力检测

通过对胎儿心脏及其各个区域的运动及心脏内血流的研究，可以反映心脏的整体或局部的舒缩功能 [95]。超声评价心脏功能可以基于测量心室的大小（由 M 型、B 型或 3D 超声来测量短轴缩短率以估测射血分数，如前所述）或心内血流速度或心脏结构的运动速度（组织多普勒超声心动图）。血流多普勒研究通过分析来自房室瓣膜口，大动脉或心脏附近静脉的血流频谱获得定量数据，包括加速时间、心脏机械运动的时间间歇，或根据流速和血管直径的乘积计算出心排血量 [76–77]。

组织多普勒

胎儿组织多普勒超声心动图（TDE）已被用于评估室壁局部舒张和收缩位移以及胎儿心脏功能 [78–82,96,99]。图 5.14 和视频 5.14 展示了正常胎儿心脏的彩色组织多普勒成像。通过使用彩色 TDE 或脉冲频谱 TDE 可以获得室壁运动的定量信息，还可以诊断胎儿心律失常 [81,83–84]。图 5.15 展示了胎儿心脏节律正常和异常的例子。视频 5.15 展示了脉冲频谱 TDE 在正常心脏中的研究。

应变和应变率，斑点跟踪技术

Di Salvo 等 [85] 使用组织多普勒研究了 75 名正常胎儿的局部心肌形变（应变和应变率），发现了心室充盈的特征，及纵向形变随胎龄增加而增加。Larsen 等 [100] 对 3 例正常胎儿和 1 例主动脉瓣闭锁的胎儿持续应用组织多普勒监测胎儿心室的应变和应变率，结果显示受累心室的应变率大大降低。然而，多普勒的测量受到角度限制，故基于多普勒技术的定量分析受测量误差及其角度依赖性影响，临床应用受到限制。通过斑点跟踪成像技术（STI）进行的应变率成像受这些因素的影响较小，并且是唯一可以对左心室旋转或扭转运动进行分析的定量工具。STI 可获得心脏跳动时二维灰阶图像序列中心脏室壁的超声纹理，根据长轴或短轴切面不同心肌壁的“斑点”特征，用半自动图像分析算法标记和跟踪跳动心脏的某个节段（斑点追踪；图 5.16）。组织相对于原始大小或形状的形变（或拉伸），称为应变。这种组织形变发生的速率称为应变速率（D’hooge 等 [101]）。应变率越高，心壁上某一区域心肌形变就越快，也就是说心肌收缩或松弛越快。应变率成像已用于各种成人心脏疾病中，包括缺血性心脏病和心肌不同步化（更多信息参见 Stoylen[86] 的综述文献），也有用于评估人类胎儿的纵向应变（视频 5.16）的研究报道。左心室复杂的心肌构筑决定了心室能够完成扭转运动，这个运动非常有趣，类似将毛巾拧干的过程。实现左心室这一基本功能的基础很可能是心肌层的螺旋排列结构 [87]。STI 也可用于研究胎儿的左心室扭转（视频 5.17）。

Miranda 等 [88] 已经应用斑点追踪技术对主动脉缩窄胎儿的收缩期和舒张期心室形变进行了研究，

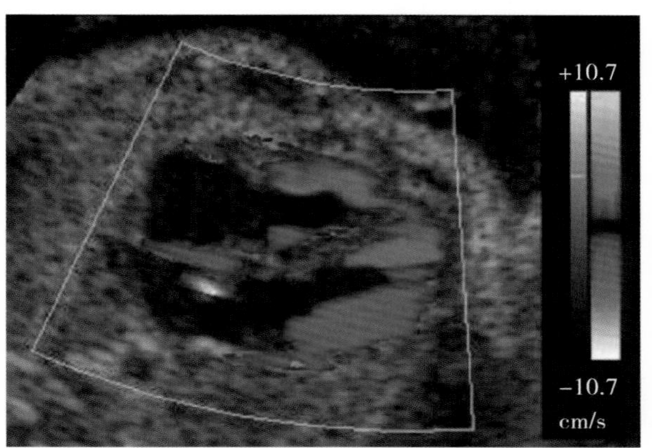

图 5.14 正常胎儿心脏的彩色组织多普勒图像。经许可，引自 Tutschek B, et al. Ultrasound Obstet Gynecol, 2003, 21(1): 26–32[82]。另参见视频 5.14

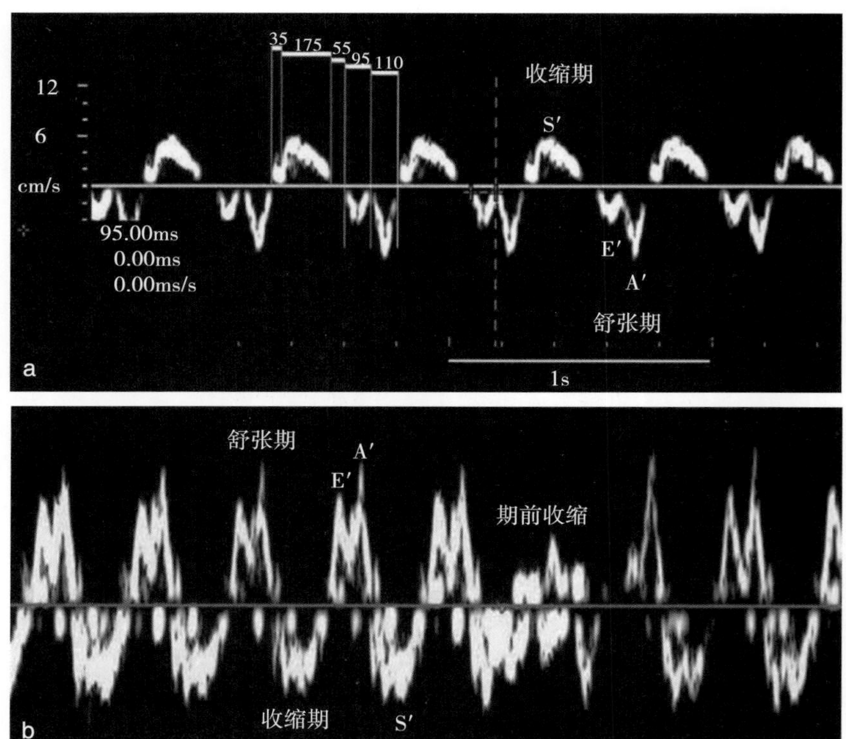

图 5.15 右心室瓣环的脉冲波（PW）组织多普勒（TDE）频谱图，正常（a）和期前收缩（b）频谱图。可以看到收缩期（S'）和舒张期（E' 和 A'）的峰值，且可测量心脏机械活动间歇时间，单位为毫秒（ms）。经许可，引自 Tutschek B, et al. Ultrasound Obstet Gynecol, 2003, 21（1）:26−32[82]

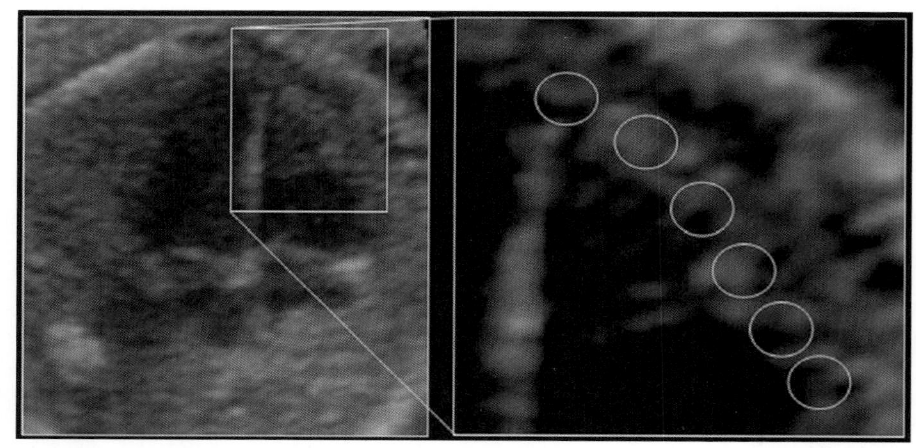

图 5.16 应用斑点追踪技术，根据对超声波产生的干扰而得到的伪影信息，检测到特定区域的最小组织（根据整个心动周期系列图像放大而得）

结果显示受累的胎儿左室收缩期纵向应变、收缩期应变率和舒张期应变率均低于对照组，提示功能改变可能导致结构改变，但这种结构改变仅仅通过结构分析显示得并不明显。

最近，美国心脏协会（AHA）对目前胎儿心脏病诊断和治疗所采用的各种方法进行了详细介绍[71]。表 5.1 总结了胎儿心脏相关技术的现状与潜在用途。

未来发展

心室容积和腔室力学的自动 3D/4D 研究

随着未来图像采集、计算机处理和测量胎儿心脏的 3D/4D 图像的能力持续提升，将实现边缘自动检测和精确识别，这将极大地促进一体化心脏容积定量技术应用到胎儿超声心动图临床中。同样，

表 5.1 胎儿心脏研究技术当前现状和未来的进展

技 术	胎儿心脏病学领域目前的应用价值	未来的潜在用途
3D / 4D 超声心动图	详细评估和重建（细小）血管的走向和复杂的空间关系	结构性心脏病的筛查
	远程咨询	心脏结构的定性评估
	教育 / 教学 / 自学	心脏功能和容量的定量评估
组织多普勒	评估时间间歇和心律 / 心率	心室功能评估
应变和应变率成像	处于研究阶段	心室功能评估
心血管 MRI	处于研究阶段	疑诊胎儿的心外血管系统的研究
	另外可以评估心房内脏位置、静脉回流和相关的心外畸形	通过门控，评估心脏结构、心室容量和功能

经许可，引自 Donofrio MT, et al. Circulation, 2014，129（21）:2183–242[71]

高分辨率的 2D 矩阵探头实现了高帧频 3D/4D 图像的采集。未来技术发展的方向可能是采用斑点群集力学分析法，进行胎儿心脏力学、应变、旋转运动和扭转运动的定量分析，并用于评估右室功能、两个心室间相互作用，以及整体全方位室壁运动的定量分析。

胎儿心脏 3D 成像技术有望获得突破，会专门设置不同的数据和分析格式，与围生期使用的其他 3D 方法截然不同。

矩阵探头发展的趋势

矩阵探头的开发将在两个方向进行：对于胎儿心脏的经腹成像探头，将开发更大照射孔径，更复杂甚至曲面的矩阵探头；或通过更密集的图像采集，胎儿心脏成像的高分辨率将消除成像通道上可能发生的像差。随着对产前心脏干预改变心脏病发展与预后的认识的不断深入，必然会促进宫内应用的微型化探头的研发。

将研发能提供 4D 近场成像的探头，并提供可能的整合治疗选项，例如射频、激光或高强度聚焦超声治疗等。这些新型探头将包含最新的非陶瓷超声传感器，如计算机微机械超声探头（CMUT）（图 5.17），其在频率控制和功率输出方面远超时下探头[89]。

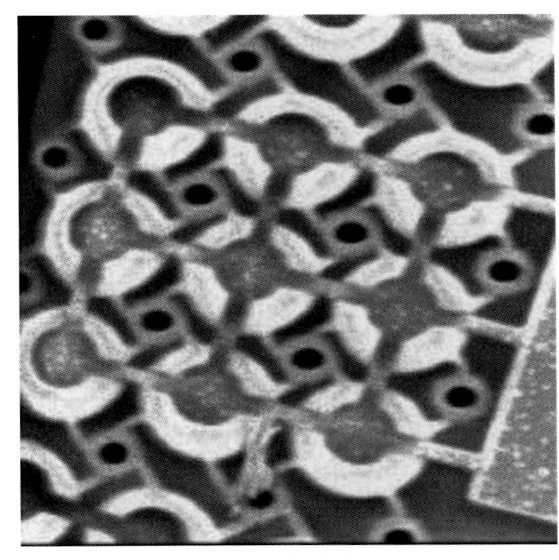

图 5.17 电容式微型机械超声探头（CMUT）晶片。扫描电子显微镜下所看到的晶片排列图

结 语

超声技术的不断进步提高了用于胎儿心脏病学研究的图像质量。容积超声结合离线分析极大地推动了该领域的发展。当前，虽然 STIC 技术仍是临床上占主导地位的 3D 成像模式，但相控阵技术的不断进步实现了不需重建、真正的实时 3D 成像应用于临床。

另一项技术进展是拥有目前最高频率的经阴道探头愈来愈多地应用于早期产前诊断。胎儿心脏超声专家应用这一技术必将进一步推动胎儿超声心动图应用的广度与深度。

可以预期，这些技术发展将包含更深入的自动化技术进步，如能够跟踪组织边界的检测算法、自动评估舒张和收缩功能、自动容积和质量及血流的定量分析。

尽管伴随着如此众多的技术改进，但提高胎儿心脏缺陷检出率的主要因素仍然是超声检查者获得诊断切面的能力，而离线图像或容积分析方法，以及分析和呈现胎儿超声心动图数据的新方法，必将大大提高扫查技术和操作医生的整体诊断水平。

视 频

视频 5.1 正常胎儿心脏（妊娠 22 周）的高分辨率实时三维（3D）视图。使用 2D 矩阵探头，可以实现具有足够高空间和时间分辨率的瞬时或实时 3D 扫描。

视频 5.2 实时扫描时增强容积对比度：胎儿腹部，妊娠 20 周，矢状观。

视频 5.3 动态彩色灰阶视图。动态彩色灰阶是指在三维表面彩色中对前景和背景对象进行不同颜色的彩色灰阶化处理。在此例中，正常胎儿在妊娠 16 周时进行实时 3D 研究时，前景中的胎儿下肢和脐带呈琥珀色，而远离观察者的结构则呈蓝色阴影。经许可，引自 Tutschek B, Sahn DJ. Cardiol Clin, 2007, 25：341–55[97]。

视频 5.4 使用时间 – 空间相关成像技术（STIC）获得的虚拟心动周期的多平面重建（MPR）视图。在此视频中，显示了一个虚拟心动周期里三个正交平面动态视图；平面的交点用黄色或红色小点表示。左上方的图像（A 平面）是采集平面，通过调整显示了四腔心切面，右上方的图像 B 是心室的短轴视图，左下方的图像 C 是室间隔的表面。经许可，引自 Tutschek B, Sahn DJ. Cardiol Clin, 2007, 25:341–55[97]。

视频 5.5 虚拟心动周期的断层扫描成像（来自 STIC 采集）。与四腔心视图平行的一组切面在虚拟心动周期（使用 STIC 捕获）中显示出来。通过在中间切面中调整容积的中心并选择各切面之间的适当层厚，可以同时动态地显示几个相关平面（左上图：显示“断层”水平的短轴视图）。经许可，引自 Tutschek B, Sahn DJ. Cardiol Clin, 2007，25:341–55[97]。

视频 5.6 正常心脏（左图）和大动脉转位的心脏断层成像成像（TGA，右图；降低的回放速度）。使用相同的设置，可见两个心脏对应平面中存在的显著差异。经许可，引自 Tutschek B, Sahn DJ. Cardiol Clin, 2007, 25:341–55[97]。

视频 5.7 正常胎儿心脏的断层成像（妊娠中期）。

视频 5.8 胎儿心脏的断层成像：大动脉转位（妊娠中期）。

视频 5.9 心脏的多平面显示及心脏瓣膜的表面成像视图。

视频 5.10 STIC 彩色多普勒信号的表面成像：正常的妊娠中期胎儿的 3D 血管造影（一个心动周期）。

视频 5.11 STIC 彩色多普勒信号的表面成像：正常的妊娠中期胎儿的 3D 血管造影（静态）（一个心动周期）（图像旋转）。

视频 5.12 肌部 VSD：玻璃体模式，通过“表面成像”透明化处理的组织内部的彩色多普勒信号。

视频 5.13 肌部 VSD：“表面成像”显示的彩色多普勒信号的旋转视图（单个体积）。

视频 5.14 妊娠中期正常胎儿心脏的彩色组织多普勒。通过降低壁滤波、脉冲重复频率和增益，组织运动显示为彩色。注意观察心房和心室运动的同步协调性、卵圆孔瓣，以及室间隔与右心室游离壁的运动。

视频 5.15 正常胎儿心脏的脉冲（PW）组织多普勒研究。胎儿心尖四腔心切面，PW 取样容积放置在三尖瓣环外侧部。降低壁滤波器、脉冲重复频率和增益，提高扫描速度。所得的 PW 频谱显示了典型的双峰舒张期（E' 和 A'，背离探头的运动，速度值为负）和收缩谱（朝向换能器的 S'，速度值为正）的组织频谱。心律失常时出现典型的频谱模式，且可测量心动周期中的机械运动间歇时间。经许可，引自 Tutschek B, Schmidt KG. Ultrasound Obstet Gynecol, 2004, 24（3）:229[81]

视频 5.16 在心尖四腔心切面中使用斑点跟踪技术测量的胎儿室壁纵向应变。左上方图片中的颜色表示纵向缩短和延长（组织形变，应变）。右图显示了一个心动周期内随时间变化的纵向应变。

视频 5.17 斑点追踪技术在短轴视图测量胎儿右心室轴向应变的应用。左上方面板中的颜色表示（心室）周长的缩短和延长（组织变形，应变）。右图显示了一个心动周期内随时间变化的轴向应变。

参考文献

[1] Bonnet D, et al. Circulation, 1999, 99:916–8.
[2] Crane JP, et al. Am J Obstet Gynecol, 1994, 171:392–9.
[3] Fuchs IB, et al. Ultrasound Obstet Gynecol, 2007, 29:38–43.
[4] Tworetzky W, et al. Circulation, 2001, 103:1269–73.
[5] Carvalho JS, et al. Heart, 2002, 88:387–91.
[6] Sharland GK, Allan LD. Br J Obstet Gynaecol, 1992, 99: 220–5.
[7] Simpson LL. Obstet Gynecol Clin North Am, 2004, 31:51–9.
[8] Tegnander E, Eik-Nes SH. Ultrasound Obstet Gynecol, 2006, 28:8–14.
[9] Ville Y. Ultrasound Obstet Gynecol, 2007, 29:1–5.
[10] Forsberg L. Ultrasonics, 2004, 42:17–27.
[11] Fowlkes JB, Averkiou M. Contrast and tissue harmonics imaging. In Goldman LW, Fowlkes JB, eds. Categorial Course in Diagnostic Radiology Physics: CT and US Cross-Sectional Imaging. Oak Brook, Illinois: RSNA, 2000:77.
[12] Shapiro RS, et al. AJR Am J Roentgenol, 1998, 171:1203–6.
[13] Tranquart F, et al. Ultrasound Med Biol, 1999, 25:889–94.
[14] Treadwell MC, et al. Am J Obstet Gynecol, 2000, 182:1620–2.
[15] Kovalchin JP, et al. J Am Soc Echocardiogr, 2001, 14(10): 1025–9.
[16] Paladini D, et al. Ultrasound Obstet Gynecol, 2004, 23(2): 159–64.
[17] Entrekin RR, et al. Semin Ultrasound CT MR, 2001, 22(1): 50–64.
[18] Dahl JJ, et al. Ultrason Imaging, 2004, 26(4):203–16.
[19] von Kaisenberg CS, et al. Am J Obstet Gynecol, 2005, 192(2): 535–42.
[20] Lee HJ, Cho JY. J Clin Ultrasound, 2003, 31(6):302–7.
[21] Vincoff NS et al. J Ultrasound Med, 1999, 18(12):799–803. quiz 805–6.
[22] Milkowski A, et al. 2003 GE Medical Systems. Available from http://www.gehealthcare.com/euen/ultraosund/docs/education/whitepapers/whitepaper_SRI.pdf, accessed June 2007.
[23] Busse LJ, et al. 1995 IEEE Ultrasonics Symposium 95CH35844, 1995:1353–6.
[24] Floreby L, 2005, http://www.contextvision.com, accessed June 2007.
[25] Wunsch R, et al. Fortschr Röntgenstr, 2007, 179:65–71.
[26] Gebel M, et al. Electromedica, 2000, 68(1):59–64.
[27] Yagel S, et al. Ultrasound Obstet Gynecol, 2006, 28:266–74.
[28] Nelson TR, et al. J Ultrasound Med, 1996, 15:1–9.
[29] Deng J, Rodeck CH. Prenat Diagn, 2004, 24:1092–103.
[30] DeVore GR, et al. Ultrasound Obstet Gynecol, 2003, 22(4): 380–7.
[31] Chaoui R, et al. Ultrasound Obstet Gynecol, 2004, 23:535–45.
[32] Deng J, Rodeck CH. Curr Opin Obstet Gynecol, 2006, 18: 177–84.
[33] Sklansky M. Pediatr Cardiol, 2004, 25:307–21.
[34] Espinoza J, et al. Ultrasound Obstet Gynecol 2005,25:428–34.
[35] Goncalves LF, et al. Ultrasound Obstet Gynecol, 2004a, 24(6): 696–8.
[36] Goncalves LF, et al. J Ultrasound Med, 2005, 24:415–24.
[37] Goncalves LF, et al. J Perinat Med, 2006a, 34(1):39–55.
[38] Goncalves LF, et al. Ultrasound Obstet Gynecol, 2006b, 27: 336–48.
[39] Goncalves LF, et al. J Ultrasound Med, 2004b, 23:473–81.
[40] Bhat AH, et al. Circulation, 2004, 110:1054–60.
[41] Bhat AH, et al. J Ultrasound Med, 2004, 23:1151–9.
[42] Messing B, et al. Ultrasound Obstet Gynecol, 2006, 28(suppl): 397.
[43] DeVore GR, et al. Ultrasound Obstet Gynecol, 2004, 24:72–82.
[44] Paladini D, et al. Ultrasound Obstet Gynecol, 2006, 27:555–61.
[45] Abuhamad A. J Ultrasound Med, 2004, 23:573–6.
[46] Abuhamad AZ, Falkensammer P. Ultrasound Obstet Gynecol, 2006, 28:359–411.
[47] Espinoza J, et al. J Ultrasound Med, 2006, 25:947–56.
[48] Stoeckl Ch. SonoVCADheart—Sonography-based Volume Computer Aided Display. An automated approach to visualize standard views of the fetal heart. New findings, new visualization planes—Update 2009. GE Healthcare Zipf, Austria. https:// www.volusonclub.net/emea/search/An%20automated%20approach%20to%20visualize%20standard%20views%20of%20the%20fetal%20heart.
[49] Yeo L, Romero R. Ultrasound Obstet Gynecol, 2013, 42(3): 268–84.
[50] Vinals F, et al. Ultrasound Obstet Gynecol, 2006, 28:26–31.
[51] Ghi T, et al. Ultrasound Obstet Gynecol, 2005, 26:679–86.
[52] Lee W, et al. J Ultrasound Med, 2005, 24:201–7.
[53] Yagel S, et al. Ultrasound Obstet Gynecol, 2007, 29:81–95.
[54] Yagel S, et al. Ultrasound Obstet Gynecol, 2005, 25(1):97–8.
[55] Ruano R, et al. Ultrasound Obstet Gynecol, 2005, 25(2): 128–33.
[56] Sciaky-Tamir Y, et al. Am J Obstet Gynecol, 2006, 194(1): 274–81.

本章完整参考文献，请扫描以上二维码在线查看。若需下载，请登录 www.wpcxa.com“下载中心”下载。

第 6 章
先天性心脏病流行病学：病因学、发病机制及发病率

Julien I. E. Hoffman

引　言

先天性心脏病（CHD）作为最严重的出生缺陷，是一种出生时就存在的心血管疾病。大多数 CHD 是由于严重的心血管结构发育异常，如间隔缺损、瓣膜狭窄或闭锁、单侧或双侧心室发育不良或缺失，或大血管及心脏之间的异常连接所导致的。少数婴儿出生时便存在心律失常，而一些婴儿出生时就有遗传性疾病但往往在日后才会表现出来（如马方综合征、心肌病变）。有部分遗传缺陷会影响到主要的大动脉。尽管有时出生时会发生室息性心脏病，但它并不属于先天性心脏病。

先天性心脏病的发病率

只有确定 CHD 缺陷后才能准确估测 CHD 的发病率。目前存在两个影响发病率估测的因素：一是部分 CHD 导致患儿在出生几天后死亡，往往在死亡时难以做出准确的诊断，且由于缺少尸体解剖数据，这些严重畸形的发病率很有可能被明显低估[1]；二是在临床工作中，一些轻度的肺动脉狭窄或房、室间隔缺损的病例，心内科医生往往很难遇到，所以发病率也被低估。

除此之外，也有其他影响评估 CHD 发病率的因素：

· 早产儿中常见的动脉导管未闭，是发育成熟过程中的生理性残留管道，不属于心血管缺陷。有数量不详的此类病例可能被纳入其中，因此抬高了心血管缺陷的发病率。

· 二叶式主动脉瓣（主动脉瓣二瓣化畸形）在人群中的发生率为 1%[2]。倘若一部分二叶主动脉瓣疾病被归为主动脉狭窄，那么主动脉狭窄发病率会受影响。相反，若二叶瓣及两侧压力阶差小未归为主动脉狭窄，则主动脉狭窄的发病率会小于实际发病率。

· 房室间隔缺损（房室通道）在 21 三体综合征的患儿中最常见，而 21 三体综合征的患儿多出生于年龄超过 35 岁的母亲。因此，这种缺陷的发病率很大程度上会受高龄孕妇数以及因 21 三体综合征确诊而终止妊娠数的影响。

· 某些情形下，多达 50% 怀有 CHD 胎儿的父母选择终止妊娠[3-4]。

· 新生儿患小的肌部室间隔缺损发生率约为 5%，其中 95% 出生 6~12 个月后可自行闭合[5]。因此，室间隔缺损以及全部的 CHD（因为室间隔缺损是最常见的 CHD）发病率都会受到此类小型缺损是否被纳入的影响[6]。假如此类病例被纳入，CHD 在所有活胎中的发病率为 5%~6%，若排除此类病例，发病率会降至 1%。纵观过去十年，CHD 的发病率在缓慢上升，这并不是真正因为 CHD 的数量在上升，而是因为此类患者越来越容易被诊断[2,7-9]。

· 一项研究中，研究者未将跨肺动脉瓣收缩期压力阶差低于 25mmHg 的患儿纳入肺动脉瓣狭窄[10]。因此，部分存在轻度肺动脉瓣狭窄的杂音可能被归类为生理性杂音。

· 24%~80% 的新生儿存在小房间隔缺损，而大多数此类缺损在出生后一年内将自行闭合[11-12]。

· 某些特定的畸形，特别像室间隔缺损，即使胎儿期在宫内被探及，出生后也可消失。

因此，要在妊娠期或出生时准确估测 CHD 的发病率是困难的。假如仅仅考虑那些在 1 岁才出现或者需要在婴儿期接受治疗的缺陷，活婴发病率大概是 1.2%。有相似发病率的二叶式主动脉瓣患儿可能直至成年都不会表现出任何问题。胎儿期 CHD 的发病率特别是在那些有染色体缺陷的胎儿中则高得多。

各种类型 CHD 的发病率参见表 6.1，每一种类别都以其占所有 CHD 的百分比和占每百万活产婴儿数量表示[6]。

室间隔缺损是 CHD 最常见的形式，同时也是在染色体及遗传缺陷患者中最常见的 CHD。室间隔是由心脏发育中多个部分生成的[15]，因此，许多影响心脏发育的不同因素均可导致室间隔缺损。

心脏发育

心血管的发育包含许多复杂的过程，每一过程都必须依赖基因和基因产物的和谐配合并在合适的时间点上发生[16-20]。许多心脏发育的过程已在雏鸡及小鼠上得到验证，一部分也在人体得到验证，但仍有许多未解之谜。总的来说，出现问题的基因越是靠近上游序列（靠近发育的最初点），就越容易导致心脏重要结构的异常。心脏的发育是需要大量基因协同完成的，包括 GATA4、TBX5、Nkx2.5、Wnt、nodal、lefty 等在心脏最初形成中表达的基因[18,20]。任何心脏发育的异常都可能是上述基因中的一个无效表达导致的（表 6.2，表 6.3）。

表 6.1 活产儿 CHD 发病率

畸形类型	占所有 CHD 的百分比	占每百万活产儿的数量
室间隔缺损*	32.4%	2829
动脉导管未闭	6.8%	567
房间隔缺损	7.5%	564
房室间隔缺损	3.8%	340
肺动脉狭窄	7.0%	532
主动脉狭窄	3.9%	256
主动脉缩窄	4.8%	356
大动脉转位	4.4%	303
法洛四联症	5.2%	356
共同动脉干	1.4%	94
左心发育不良	2.8%	226
右心发育不良	2.2%	160
左心室双入口	1.5%	85
右心室双出口	1.8%	115
完全型肺静脉异位引流	1.0%	91
其他病种	10.1%	

数据均为中位数。* 排除出生后不久就消失的微小肌部缺陷。关于各类畸形占所有 CHD 百分比的数据引自 Hoffman JIE//Anderson RH, et al., eds. Paediatric Cardiology. 2nd ed. London: Churchill Livingstone, 2002:111-39[50]，占每百万活产儿发病例数引自 Hoffman JIE, Kaplan S. J An Coll Cardiol, 2002, 39: 1890-1900[6]

脏壁中胚层分化成心肌和内皮细胞，再组成原始心管，哺乳动物的心脏由原始心管发育而来，将来形成心房与左心室。这些组织的内侧细胞是继发于生心区的心肌前体细胞，并将发育成心脏流出道及右心室[21-22]（图 6.1）。这两个细胞群在发育早期融合，但仍存在族群上的不同。第一生心区与第二生心区的整合依赖于神经嵴上的部分细胞[20,23-24]。心包外的器官形成由心外膜与冠状动脉的细胞提供[17,20]。

这种融合的心脏初期形态为一个直管，从尾端开始发育依次形成心房、左心室、右心室以及动脉干的各个节段。这个直管延长并弯曲形成D形环，右心室移至左心室的右侧，从此心脏正常的不对称性便开始了[15]。最早的不对称现象发生在亨森结（Hensen 结），单纤毛通过发生单向旋转从淋巴结细胞侵入细胞外胚液中[25-26]。驱动纤毛的驱动蛋白及动力蛋白的蛋白质若发生突变，则会改变正常的不对称性。这些不对称的旋转影响了一些早期表达的基因（lefty、nodal、成纤维细胞生长因子 8、zic3）；这些基因的错误表达导致了右位心、L 襻、位置异常（异位）及复杂性心脏病的出现。

随着发育的继续进行，心房与左心室相连接，左心室与右心室连接通向动脉干，即主动脉与主肺动脉的前身。随后，原始房间隔与室间隔形成，房室及半月瓣环通过移动使左右心房分别与左右心室相连，左右心室也与相应的大血管相连接。协调这些变化的是参与细胞迁移和细胞外基质形成的基因，因此它们的功能异常会使发育停止在原始阶段，如左心室双入口、右心室双出口以及共同动脉干。异常部分与心内膜垫的功能异常有关，并且在房室间隔（心内膜垫）缺损中可见心内膜垫的其他异常所导致的相对明显的结构改变[16]。

遗传因素

遗传异常是指染色体重排、基因组拷贝数变异（CNV）——微缺失及微重复（两者都可以影响许多基因），或者孤立的点突变。表观遗传因子，很有可能通过抑制 microRNA 或 DNA 甲基化的途径来抑制基因的表达。最终，在细胞迁移中的非特异性因素及随机误差导致了各种各样的缺陷或加重了某一种缺陷。

表 6.2　染色体缺陷与先天性心脏病（部分列表）

染色体缺陷	发病率 / 每 1000 活产儿	占 CHD 百分比	主要的 CHD 类型
三倍体			
21（唐氏综合征）	1~1.5	50%~60%	AVSD, VSD
18（Edward 综合征）	0.2~0.3	95%	VSD, PDA, ASD, 多瓣膜疾病
13（Patau 综合征）	0.1~0.2	90%	VSD, ASD, PDA, 多瓣膜疾病
9	—	65%~80%	VSD, PDA, PA, DORV
染色体微重复			
3q26~27 微重复（Cornelia de Lange 综合征）	—	—	VSD
4p	—	10%~15%	—
5p（Opitz 综合征）	—	10%	—
8	—	20%	—
9p	—	低	—
10q	—	50%	—
11p	—	低	VSD
12p（Pallister-Killian 综合征；Fryn 综合征）	—	25%	VSD+, 主动脉缩窄，PDA, ASD, AS, 心包缺失
22p11（猫眼综合征）	—	40%	TAPVC, ToF
单倍体			
X（Turner 综合征）	0.1~0.2	25%~50%	主动脉缩窄；AS 或 BAV；主动脉破裂
缺失综合征			
4p-（Wolf-Hirshhorn 综合征）	—	50%	ASD
4q-	—	60%	VSD，PDA，PPS，AS，三尖瓣闭锁，ASD，主动脉缩窄，ToF
5p-（猫叫综合征）	—	30%	多样的，主要为 VSD
7q11.23（Williams 综合征）	—	53%~85%	瓣上 AS 和 PS，PPS
8p	—	50%~75%	AVSD，PS，VSD，ToF
8p21（CHARGE 综合征）	1/10 000	—	圆锥动脉干及主动脉弓畸形
10p	—	50%	BAV，ASD，VSD，PDA，PS，主动脉缩窄
11q23（Jacobsen 综合征）	—	60%	HLHS，AS，ASD，主动脉缩窄，Shone 综合征
13q-	—	50%	VSD
18p-	—	10%	
18q-	—	低	VSD
JAG1，20p12-上的 NOTCH2（Alagille 综合征）	—	高	PPS，PS，TOF
微缺失综合征			
22q11（DiGeorge 综合征：CATCH-22）；Shpritzen 综合征（腭 - 心 - 面综合征）	—	—	主动脉弓畸形：24% IAA：50%~89% TA：34%~41% TOF：8%~35% 某些 VSD：3% 单独存在，45% 合并主动脉弓畸形
CLIP2、ELN、GTF2I、GTF2IRD1 和 7q11.23 上的 LIMK1（Williams 综合征）	—	高	瓣膜上 AS 和 PPS
16p13.3（Rubinstein-Taybi 综合征）	—	25%	PDA，VSD，ASD
5.15.2（猫叫综合征）	—	10%~55%	VSD，PDA，ASD，ToF

其他 CNV 综合征参见 Fahed AC 等发表在 Circ Res, 2013, 112:707-20[34] 中的表 6.2。AS= 主动脉狭窄；ASD= 室间隔缺损；AVSD= 房室间隔缺损；BAV= 二叶式主动脉瓣；DORV= 右心室双出口。d-TGA= 大动脉转位；HLHS= 左心发育不良综合征；HRHS= 右心发育不良综合征；IAA= 主动脉弓中断；PAPVC= 部分型肺静脉异位引流；PDA= 动脉导管未闭；PS= 肺动脉瓣狭窄；PPS= 周围肺动脉狭窄；TA= 共同动脉干；TAPVC= 完全型肺静脉异位引流；ToF= 法洛四联症；VSD= 室间隔缺损。经许可，引自 Burn J, Goodship J. In: Emery AE, Rimoin DL, eds. Principles and Practice of Medical Genetics. Edinburgh: Churchill Livingstone, 1997:767-828[51]; Richards AA, Garg V. Curr Cardiol Rev, 2010, 6:91-97[19]; Pierpont ME, et al. Circulation, 2007,115:3015-38[28]; Greenwood RD. Clin Pediatr（Phila）, 1984, 23:145-151[40]

表 6.3　基因突变引起的先天性心脏病（综合征和非综合征）

综合征	染色体（ch）或基因	占 CHD 百分比	CHD 种类
Noonan	12q24 上的 *PTPN*11 基因，12p12.1 上的 *SOS*1、*KRAS* 基因等	80%	PS，HCM
Apert	10q26	—	VSD，主动脉缩窄，PS
Holt-Oram	TBX5 的转录因子 12q24.1	75%~100%	ASD+，VSD，AVSD，TA，桡骨畸形
Ellis-van Creveld	4p16 上的 *EVC* 或 *EVC*2	>50%	SA，AVSD，多指趾畸形
马方（Marfan）	15q21 上的 *FBN*1	高	主动脉扩张或破裂；主动脉或二尖瓣反流
四型 Ehlers-Danlos	2q31~32.3 上的 *COL*3A1	高	主动脉破裂
Loeys-Dietz	15q22.33 上的 *SMAD*3,1q.41 上的 *TGFβ*2，9q22 上的 *TGFβR*1，3p22 上的 *TGFβR*2	高	主动脉瘤或主动脉夹层
成骨不全	17q21.33 上的 *COL1A*，7q22.1 上的 *COL1A*2，3p22.3 上的 *CRTAP*，1p34.1 上的 *P3H*1	低	主动脉根扩张，主动脉或二尖瓣关闭不全
弹性纤维假黄瘤	16p3.1 上的 *ABCC*6	高	二尖瓣脱垂，冠状动脉疾病，限制型心肌病
黏多糖贮积症	Ⅰ. 4p16.3 上的 *IDUA*；Ⅱ. IDUA，Xq28 上的 *DS*；Ⅲ. 12q14 上的 *GNS*，8p11.1 上的 *HGSNAT*，17q21 上的 *NAGLU*，17q25.3 上的 *SGSH*；Ⅳ. 3p21.33 上的 GLB1；Ⅴ. 4p16.3 上的 *IDUA*；Ⅵ. 5p14.1 上的 *ARSB*；Ⅶ. 7q21.11 上的 *GUSB*	>50%	主动脉或二尖瓣关闭不全；冠状动脉疾病
肥厚型心肌病	14q12 上的 *MYH7*，11p11.2 上的 *MYBPC*3，1q32 上的 *TNNT*2，19q13.4 上的 *TNNI*3，以及 2q24.3、3p、3p25、7q31、12q23~24、15q14、15q22.1、20q13.3 上的基因	高	由于不对称心室肥大肌蛋白的突变：肌球蛋白重链和轻链，肌动蛋白，原肌球蛋白，肌钙蛋白，小窝蛋白和肌球蛋白的结合蛋白 C
扩张型心肌病	Xp21.2, Xq28, 1q21, 1q32, 1q42~43, 2q31, 2q35, 5q33, 6q22.1, 10q212.3-q23.2, 10q22-q23, 11p11, 11p15.1, 14q12, 15q14, 15q22	—	扩张型（充血）心肌病主要针对异常的细胞骨架，也称肌节蛋白：肌营养不良蛋白，Tafazzin 蛋白，层黏连蛋白 A/C，心肌肌钙蛋白 T，α-肌动蛋白，肌连蛋白，结蛋白，δ-糖蛋白聚糖，磷酰胺后联结蛋白，肌球蛋白结合蛋白 C，肌肉 LIM 蛋白，β 肌球蛋白重链，心脏肌动蛋白，α 原肌球蛋白
左心室致密化不全	Xq28, 18q12.1~12.2, 11p15	高	心肌病
Osler-Rendu-Weber	9q34.1；以及 5q31.3, 2q11	高	肺动静脉瘘
长 QT 间期	QT1：11p15.5, QT2：12p11.1, QT3：3p21，QT4：4q25~27, QT5：21q22.1，QT6：21q22.1	高	长 QT 间期，心律失常，猝死
CHARGE	*CHD*7；8p21 上的 *SEMA3E* 及 7q21.11	—	VSD，ToF
Williams	7q11.23	50%~85%	瓣上 AS，PS，PPS
内脏异位	*ZIC*3, *CFC*1	>75%	DILV, DORV, d-TGA, AVSD, VSD, ASD, PS
	*Nkx*2.5	？高	ASD, AVSD, ToF, AV block, DORV, HLHS，主动脉缩窄，IAA；三尖瓣畸形，TGA，三尖瓣下移

续表 6.3

综合征	染色体（ch）或基因	占 CHD 百分比	CHD 种类
	*GATA*4	–	ASD, VSD, AVSD, ToF, HRHS, PAPVC
	*MYH*6	–	ASD, HCM
	*CRELD*1, *ALK*2	–	AVSD
	*NOTCH*1	–	BAV，早期钙化
	PROSIT–240	–	d-TGA

AS= 主动脉狭窄；ASD= 室间隔缺损；AVSD= 房室间隔缺损；AV block= 房室传导阻滞；BAV= 二叶式主动脉瓣；DILV= 左心室双入口；DORV= 右心室双出口；HCM= 肥厚型心肌病；d-TGA= 大动脉转位；HLHS= 左心发育不良综合征；HRHS= 右心发育不良综合征；IAA= 主动脉弓中断；PAPVC= 部分型肺静脉异位引流；PDA= 动脉导管未闭；PS= 肺动脉瓣狭窄；PPS= 周围肺动脉狭窄；TA= 共同动脉干；TAPVC= 完全型肺静脉异位引流；ToF= 法洛四联症；VSD= 室间隔缺损。经许可，引自 Burn J//Anderson RH, et al. Paediatric Cardiology, 1. London: Churchill Livingstone, 2002:141–213[32]; Ackerman MJ. J Electrocardiol, 2004, 37（suppl）:1–6[52]；Jefferies JL, Towbin JA. Lancet, 2010, 375:752–62[35]；Online Mendelian Inheritance in Man（OMIM）.A knowledge base of human genes and genetic disorders. omim.org[33]

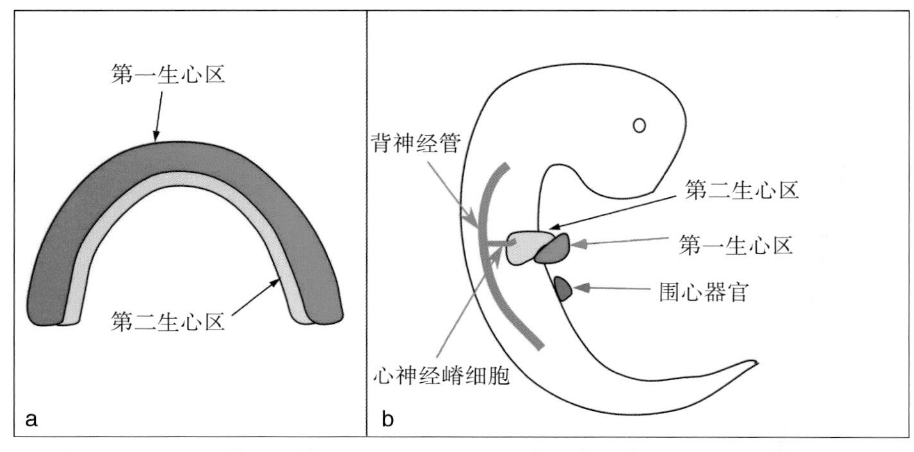

图 6.1 a. 原始第一及第二生心区。b. 晚期神经嵴对第二生心区发育的影响

染色体异常

这些异常从三体或单体到涉及连续基因的缺失综合征和微缺失不等。大约 0.30%~ 2.27%（中位数为 0.67%）的活产儿与染色体缺陷相关；这些非整倍体（21 三体、18 三体或 13 三体）以及性染色体多体（如 XXX 和 XYY）的风险都随着母亲的年龄增加而增大，但 X 染色体单体性相反，随着母亲的年龄越小，风险越高 [13]（表 6.2）。在庞大数量的有染色体缺陷的胎儿中，仅有少部分此类异常的胎儿能够存活。在早孕期非诊治目的的流产中，2.6%~6.4%（中位数 4.5%）是有染色体缺陷的，所以，在有染色体缺陷的胎儿中，仅仅大约 15% 可以顺利出生。在自然流产的病例中，染色体缺陷的发病率是 15.7%~69.8%（中位数 46.65%）。这些胎儿存活的机会取决于缺陷的程度，21 三体、18 三体、13 三体综合征以及 X 单体综合征的存活率为 1%，但性染色体多体性的存活率高达 80%（表 6.2）。在性染色体多倍体患儿中，CHD 的发病率一般不会升高，但大约 50% 的患有克氏综合征（49XXXXY 型）的胎儿患有动脉导管未闭或房间隔缺损 [27–28]。具有染色体异常的流产胎儿在孕周越小的胎儿中占比越大，当胎龄超过 20 周之后将降至 6%~15.9%（中位数 11.7%）。因此，越早进行超声心动图检查，在染色体异常的胎儿中发现 CHD 的机会越大。

由于多数染色体缺陷与 CHD 关联十分密切（表 6.2），因此总的来说 CHD 的发病率取决于高龄母亲孕育了多少胎儿以及有多少受影响的胎儿可以存活至足月。作为同组考虑，全部患有 CHD 的活产儿当中，其中大约 6% 是染色体缺陷造成的 [29]，但这个数字是会随着患病儿存活率或诊治性流产的频率升高而改变的。

遗传异常

单基因异常是十分常见的，而且占全部 CHD 中的 3%。一些基因的突变可以引起一个以上器官或系统的缺陷、异常以及可辨识的综合征。这些基因多是调控整体或是“上游”基因，它们在发育早期发生作用以至于影响到多个系统。心手畸形综合征，是由于 Tbx5 转录因子突变导致的 [30]，该病的表现是间隔缺损、左心发育不良，以及桡骨和拇指异常。努南（Noonan）综合征，大约半数病例是因为 11 号染色体上的 PDPN11 基因突变导致的 [31]，表现为特殊体型与面容、肺动脉瓣发育不良及肥厚型心肌病。部分更出名的遗传综合征引起的 CHD 以及更多细节参见表 6.3[32-33]。其他一些作用于发育后期的基因多为特异性及“下游”基因，其异常往往仅引起单个器官或单个器官的部分受累。在 CHD 中能找到许多基因突变，但通常不作为综合征的一部分。这些遗传缺陷均不常见。在心血管系统任何部分的发育中，通常涉及一连串的基因和基因产物，并且该级联谱系基因的任何突变都会导致特定的心脏缺陷；多个基因型的异常可能集中在一个相似的表型中。此外，一些基因修饰其他基因的突变，在表达时间或表达水平上会有细微的差异，这会影响表型。多个基因的拷贝组数异常可导致更多的 CHD。

大约 30%~50% 的扩张型心肌病是家族性并由基因决定的 [35]，而大多数肥厚型心肌病则是单个基因突变所致 [36]（表 6.3）。尽管多数心肌病不会在胎儿或新生儿中表现，但这些病变的确有遗传起源。这个理论对于某些心律失常如 QT 间期延长、Brugada 综合征 [37-38]，以及心律失常性右心室发育不良都是适用的 [39]。对于患有其中一种疾病的家族来说，超声心动图结果正常并不能排除遗传缺陷。

患有一种先天性畸形者常会有其他系统的异常 [40]。如 30% 的 CHD 患者会同时有生殖泌尿系统的畸形，法洛四联症也会合并脐膨出 [40-42]。此外，大约 40% 的患者会出现神经系统的发育异常。

这些通常不被认为是综合征，也不清楚这些关联是否源于共同的遗传起源或胎儿发育过程中的某些其他疾病。

一般而言，CHD[43] 和心血管疾病 [44] 的多因素遗传学观点是，某些特定病变的出现是由于多个基因的相互作用的（多基因遗传学），最终的基因表达结果也会受环境因素的调控，这就很好地解释了为什么可以在不遵循孟德尔遗传定律的情况下由遗传因素导致 CHD。譬如，如果孩子的父母一方（尤其是母亲）患有 CHD，那么孩子患 CHD 的风险将增加 5%~10%，而不像在常染色体显性遗传中 50% 及常染色体隐性遗传中 25% 的发病率。Burn[32] 已经描述了提示多因素模型所需的标准。同胞（兄弟姐妹）和后代的复发风险大约是人口发病率的平方根，且同胞的风险与后代的风险相当。

动脉导管未闭是唯一符合多因素模型的 CHD（Zetterqvist，Burn 引用 [32]）。假如是这样的话，那么应该如何解释其他形式的 CHD 呢？一种可能的答案在 Kurnit 团队报道的实验当中 [45]。在心内膜垫形成的过程中，当心内膜细胞进行间质化转化的时候，细胞黏附分子如血小板内皮细胞的敏感度会降低。与心内膜垫畸形有关的典型病变如房室间隔缺损，在 21 三体综合征中尤为常见。在 21 三体综合征中，从肺部培养的成纤维细胞的黏附性异常增加。Kurnit 团队开发了一个关于胚胎发育的计算机模型，对不同程度的黏附性、随机迁移、细胞迁移和分裂何时停止的规律进行编程测算。在细胞黏附性正常的情况下，房室管区在其模型中正常发育；随着黏附性异常增加，部分房室管异常形成，就像房室管畸形一样。因此，他们的模型中产生的异常是由于异常的黏附性引起的，但其表达部分取决于细胞迁移中的随机事件。所以，即使不能够遵循经典的孟德尔遗传定律，这也不能作为排除 CHD 有遗传因素背景的理由。

环境因素

CHD 还与环境毒性以及感染因素相关 [46]（表 6.4），但我们不清楚这是通过直接影响基因的表达还是通过阻断基因产物的作用实现的，已知的是它们并不影响基因组。苯丙酮尿症本身是一种遗传缺陷，它通过增加孕妇血液中苯丙氨酸和苯丙酮酸的水平来影响胎儿。此外，在妊娠期间服用叶酸可能会降低 CHD 的发病率 [46]。

维甲酸及其代谢产物与环境和遗传事件之间存在一定的联系。主－肺动脉及共干分隔取决于

表 6.4 影响先天性心脏病的环境因素

环境因素	先天性心脏病	占 CHD 的百分比
风疹病毒	PDA，PPS，PS，ASD，VSD	>35%
流行性腮腺炎	心内膜弹力纤维增生症	—
锂	二尖瓣及三尖瓣关闭不全，Ebstein 综合征，ASD	—
妊娠糖尿病	流出道畸形（特别是 TGA），主动脉缩窄，d-TGA	3%~5%
酒精	VSD，ASD，ToF	25%~70%
维甲酸	圆锥动脉干畸形	—
苯丙酮尿症	ToF，VSD，主动脉缩窄，PDA，SV，ASD	25%~50%
三甲双酮	TGA，ToF，HLH	15%~30%
苯妥英	PS，AS，PDA，主动脉缩窄	2%~3%
系统性红斑狼疮	完全性心脏传导阻滞	20%~40%
香豆素	PDA，PPS	—
沙利度胺	共同动脉干，ToF，间隔缺损，主动脉缩窄，PS，TGA，TAPVC	5%~10%

AS= 主动脉狭窄；ASD= 房间隔缺损；AVSD= 房室间隔缺损；DA= 动脉导管未闭；HLH= 左心发育不良综合征；PDA= 动脉导管未闭；PPS= 周围肺动脉狭窄；PS= 肺动脉瓣狭窄；SV= 单心室；TAPVC= 完全型肺静脉异位引流；TGA= 大动脉转位；ToF= 法洛四联症；VSD= 室间隔缺损。经许可，引自 Jackson BT. N Engl J Med, 1968, 279:80–9[53]; Michels VV, Riccardi VM//Emery AE, Rimoin DL, eds. Principles and Practice of Medical Genetics. Edinburgh: Churchill Livingstone, 1990:1207–37[54]; Burn J//Anderson RH, et al. Paediatric Cardiology. 1. London: Churchill Livingstone, 2002:141–213[32]; Jenkins KJ, et al. Circulation, 2007, 115:2995–3014[46]

从脑神经嵴细胞迁移至胚胎心脏的过程[21]。如果通过实验将这些细胞移除，则会有很高的圆锥动脉干缺陷的发病率，譬如室间隔缺损、右心室双出口及共同动脉干等。神经嵴细胞同时也参与咽弓、咽囊（甲状腺与甲状旁腺的起源）以及主动脉弓的形成，这或许是为什么主动脉弓异常与共同动脉干常与 DiGeorge 综合征（CATCH 22）伴行的原因[47]。目前某些化学物质被认为会影响神经嵴细胞的迁移，如予以双二胺（bis-diamine）、异维甲酸、全反式维甲酸会产生类似 Kirby 试验中的病灶[48]。因此，某些流出道畸形很可能是因为遗传或环境因素导致的神经嵴细胞迁移异常而引起的。

结　语

全世界每年有 150 万活产儿患有 CHD。目前，大多数 CHD 患儿可以活至成年并组建家庭，这将造成相当大的经济负担。此外，先天性心脏病仍然是胎儿死亡或患儿夭折的重要原因，同时影响其就业。由于这些患者的孩子患有 CHD 的概率更高，所以总的 CHD 发病率将会逐渐升高。

致　谢

非常感谢 Harold Bernstein 博士和 James Bristow 博士给予本章宝贵的建议与评论。

参考文献

[1] Abu-Harb M, et al. Arch Dis Child, 1994,71:3–7.
[2] Hoffman JI, et al. Am Heart J, 2004,147:425–39.
[3] Allan LD, et al. J Am Coll Cardiol, 1994,23:1452–8.
[4] Daubeney PE, et al. Circulation, 1998,98:562–6.
[5] Roguin N, et al. J Am Coll Cardiol, 1995,26:1545–8.
[6] Hoffman JIE, Kaplan S. J Am Coll Cardiol, 2002,39:1890–900.
[7] Fixler DE, et al. Circulation, 1990,81:137–42.
[8] Meberg A et al. Tidsskr Nor Laegeforen, 1990,110:354–7.
[9] Spooner EW, et al. Teratology, 1988,37:21–8.
[10] Bound JP, Logan WF. Br Heart J, 1977,39:445–50.
[11] Fukazawa M, et al. Am Heart J, 1988,116:123–7.
[12] Senocak F, et al. Int J Cardiol, 1996,53:221–6.
[13] Hoffman JI. Pediatr Cardiol, 1995,16:155–65.

本章完整参考文献，请扫描以上二维码在线查看。若需下载，请登录 www.wpcxa.com“下载中心”下载。

第 7 章
胎儿超声心动图的指征：低风险与高风险人群的筛查

Anita J. Moon-Grady, Mary T. Donofrio, Sarah M. Cohen, Simcha Yagel

引　言

根据研究的人群和确诊时间，先天性心脏病（CHD）的发生率约为活产儿的 6‰ ~12‰ [1-4]，如果包括二叶主动脉瓣和小的间隔缺损，这个数字会变得更高，估计在 20‰ ~50‰ [5]。虽然已有一些研究评估出生婴儿中严重 CHD 的发病率，估计为 3‰ ~4‰ [2-6]，但来自非选择人群胎儿的数据较少，一项比利时研究报道称 [6]，在孕 26 周或更大孕周的活胎和死胎中 CHD 的发病率为 8.3%，来自挪威的一项研究则报道 [3] 了一个特定人群样本中 CHD 的发病率为 3.3%。值得注意的是，在因存在严重缺陷而自然流产或选择性终止妊娠的早期妊娠中，胎儿 CHD 的发病率更高。

发病率因上述研究人群的不同而有所差异，因此很难确定特定的母亲或胎儿因素可能导致风险增加的程度。一些明确与 CHD 相关的母亲及胎儿危险因素将在本章详细阐述。然而，在临床中，大多数 CHD 病例是在低风险妇女中确诊的。因此，在中孕期产科筛查时，应该进行详细的心脏扫查，以筛查出严重的 CHD。在筛查过程中采取有助于提高 CHD 检出率的策略可以促进异常的识别并及时行院内外转诊，以获得全面的胎儿超声心动图检查。因此，筛查时考虑或怀疑胎儿为 CHD 是胎儿超声心动图转诊的一个重要指征。基于此，本章总结了产科筛查时的胎儿心脏评估方法，并就风险和需进行进一步高级评估的指征展开讨论。

涉及胎儿心脏筛查关键要素的指南因来源不同而有所差异 [7-13]。对需转诊胎儿做心脏超声诊断时需要采用彩色和脉冲波多普勒模式及功能评估，以评价心脏病变的严重程度及预后，但筛查时并不需要如此详细的参数。然而，毫无疑问，由于大多数 CHD 病例发生在没有公认风险标准的女性身上，在中期筛查时熟练进行胎儿心脏扫查至关重要，这一点已达成共识。产科的胎儿结构异常筛查是筛出低风险孕妇的胎儿是否患有 CHD 的有效途径。

先天性心脏病的筛查：胎儿心脏的产科筛查

在不同的医疗体系，对胎儿心脏筛查的建议有所不同，包括检查的时机和要求、提供医疗服务的可及性以及其他因素等。在一些区域和私营机构，胎儿心脏筛查可能仅包括有限的部分切面，而在其他医疗机构中，胎儿心脏筛查可能更全面，包括完整胎儿超声心动图的大部分或全部切面。在实践中，产科胎儿心脏筛查和胎儿超声心动图应是连续统一的，而不是相互排斥的。根据目前的实践指南，胎儿心脏筛查 [8-9] 应包括四腔心切面、左心室和右室流出道切面（LVOT 和 RVOT）；也应观察三血管气管（3VT）切面 [14]。这些切面可以通过向头侧平移探头连续扫查获得，首先显示四腔心切面，然后显示 LVOT，RVOT 和 3VT，五个横断面扫查方法如图所示（图 7.1）[8,15]。鉴于这种连续性检查方法可在常规产科胎儿结构筛查中很好地实施，因此，许多专业学会（协会）已采用了这种胎儿心脏筛查方法。近期的一些综述显示采用这种包括四腔心切面、流出道切面和 3VT 切面的检查方法，CHD 检出的灵敏度和特异性最高 [16-17]，与仅使用四腔心切面，或四腔心切面联合流出道切面，或四腔心切面联合 3VT 切面的研究相比，该方法显示出更高的检测灵敏度。

确定腹腔脏器位置和心脏位置应该是评估胎儿心血管系统的第一步，正常胎儿的胃和心脏位于胎儿的左侧。心脏占据胸腔面积约 1/3，并且不应有心脏肥大或心包积液，心脏周围单纯显示少量低回声区往往是一种正常现象[18-19]。心轴通常朝向胎儿左侧方向约45°（±20°）。如果存在心脏方位、心轴或心脏位置的偏移，需要进行胎儿内脏方位、结构或染色体的评估（图7.2）。此外，心脏位置的改变也提示存在占位性病变或膈疝。

传统胎儿心脏筛查主要观察四腔心切面[11,20-22]（图7.1，平面Ⅱ），值得注意的是显示四腔心切面并不意味着仅仅计数四个心腔，还应包括心脏大小、位置、心房、心室、瓣膜解剖和功能概况的观察与评估，以及心率和节律的评估。

双侧心房的大小应相似，卵圆孔瓣开向左心房侧，可显示房间隔的原发隔。在大多数情况下，可显示肺静脉进入左心房，如未能显示正常的心房结构，或显示左心房后方存在非正常降主动脉的其

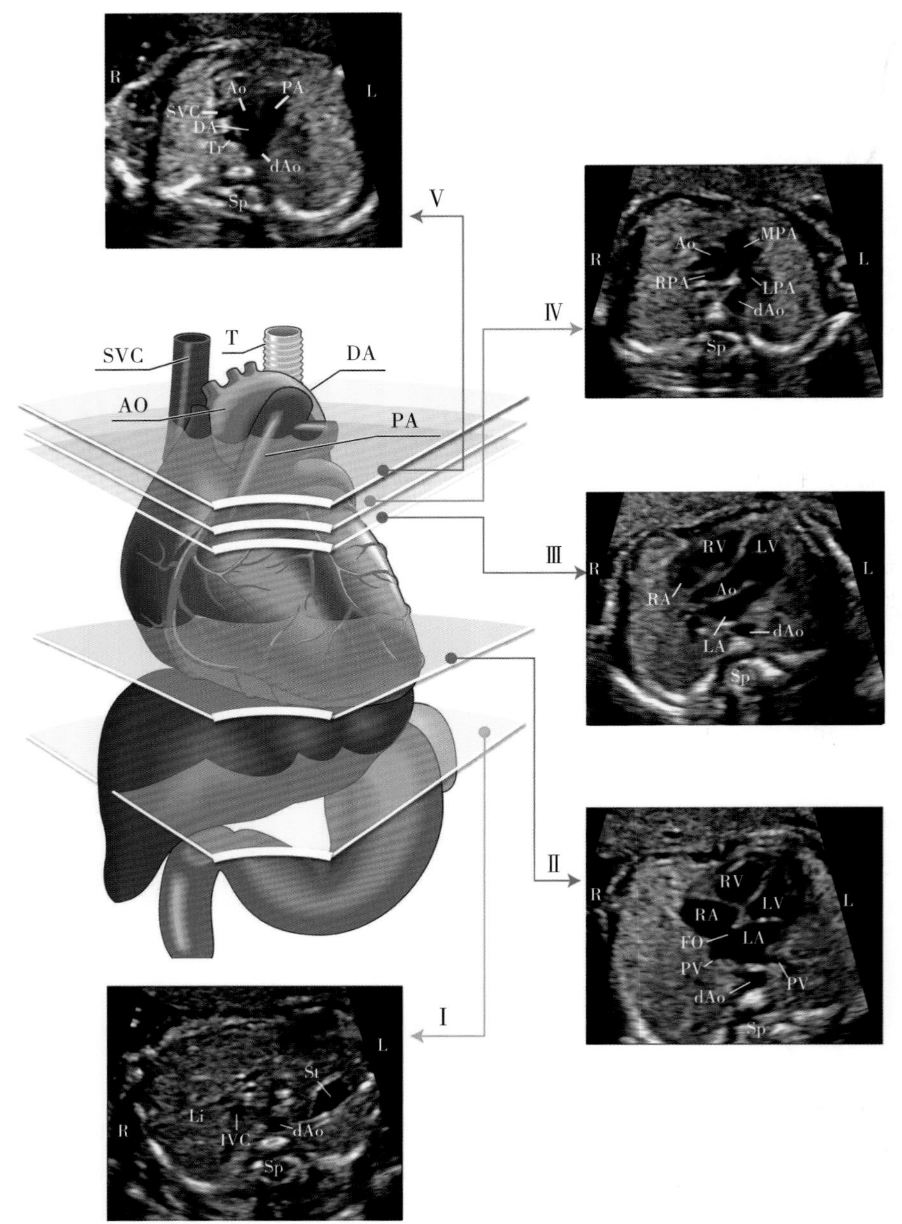

图7.1 用于胎儿心脏筛查的5个最佳横断切面。彩图中显示气管、心脏和大血管、肝脏以及胃泡水平5个扫查平面示意图及相对应的灰阶超声图像。Ⅰ.最尾侧的平面，胃泡水平切面显示的结构包括：胃泡（St）、降主动脉横断面（dAo）、脊柱（Sp）、肝脏（Li），下腔静脉（IVC）等。Ⅱ.心脏四腔心水平切面显示的结构包括：左右心室（LV和RV）、右心房（RA）、卵圆孔（FO）、位于降主动脉左右侧的肺静脉（PV）等。Ⅲ.左室流出道切面显示的结构包括：主动脉根部、左心室、右心室、左心房（LA）、右心房及降主动脉横切面。Ⅳ.右室流出道切面（略靠头侧的切面）显示的结构包括肺动脉主干（PA）、左右肺动脉分支（LPA和RPA）、升主动脉（Ao）及降主动脉横断面。Ⅴ.三血管气管切面显示的结构包括：上腔静脉（SVC）、肺动脉、动脉导管（DA）、主动脉横弓和气管（Tr）

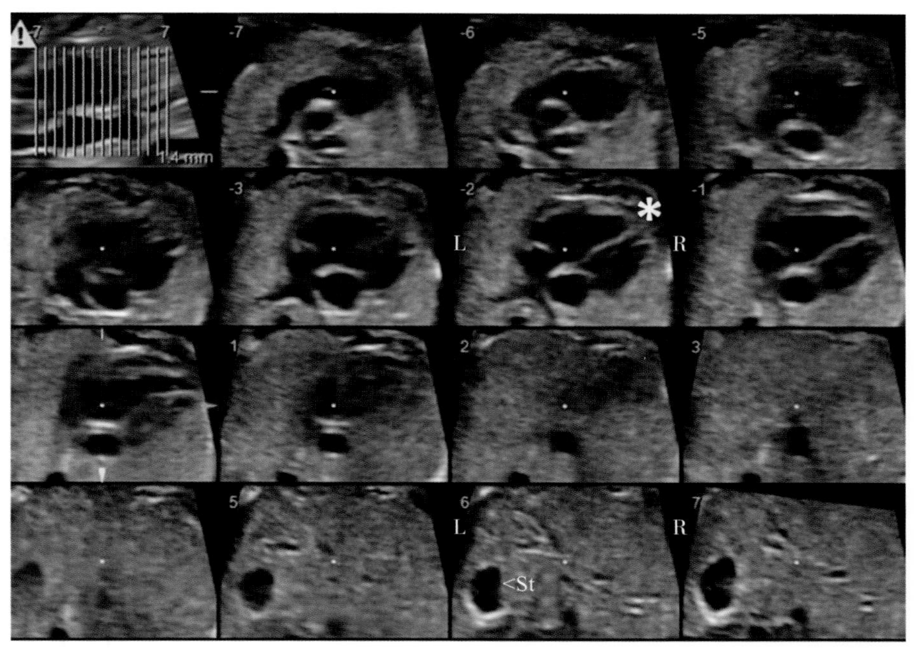

图 7.2 超声断层成像技术（TUI）在一例右位心胎儿中的应用。尽管该成像方式不是胎儿心脏筛查的必需项目，但该图显示了腹部平面（图 7.1 中的Ⅰ平面，本图中最底排）在确定内脏方位及胃泡（St）位置时的重要作用，图示胎儿胃泡位于左侧（L），提示内脏位置正常。上面第二排图像显示心脏四腔心切面，但心轴（星号）指向胎儿的右侧（R）（参见视频 7.1）

他结构，应怀疑肺静脉异位连接，并进一步评估。

双侧心室大小也大致相等，形态学右心室以心尖部调节束为特征。虽然一定程度的心室大小存在差异可能是正常的，显著的比例失调应该高度怀疑 CHD，特别是在妊娠后期，例如左心发育不良或主动脉缩窄等。从心尖至“十字交叉”室间隔应完整无连续性中断，也不存在心脏壁或室间隔肥厚。两个房室瓣都应该开放自如，三尖瓣隔瓣叶于室间隔的附着点较二尖瓣更接近心尖部（图 7.3）。

有研究 [23,30] 已明确证实胎儿心脏筛查中增加流

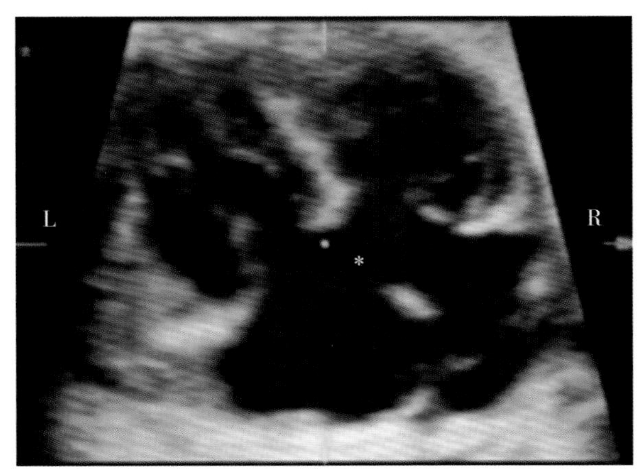

图 7.3 一例存在房室间隔通道胎儿的四腔心切面。与图 7.1 中的Ⅱ平面相同，本例图像中房室瓣及房室间隔明显异常。星号为“十字交叉”结构消失（参见视频 7.2）

出道切面能够提高胎儿心脏畸形的检出率 [23,25,31–33]，这也得到国际指南的首肯 [8–9,11]，特别是在四腔心切面显示正常的胎儿，例如法洛四联症、大动脉转位或右心室双出口。从四腔心切面通过向头侧平移探头即可获得左室流出道切面 [15]，可显示主动脉起源于形态学左心室，主动脉瓣叶活动自如无增厚，主动脉前壁应与室间隔连续，这种连续性对于排除法洛四联症中主动脉骑跨（图 7.4）和其他圆锥动脉干畸形非常重要。右室流出道切面是连续序列扫查中的下一个切面，在左室流出道切面的基础上向头侧扫查获得。右室流出道切面显示肺动脉（PA）起源于形态学右心室，左、右肺动脉分叉通常位于主动脉和上腔静脉的左侧，降主动脉（DAO）的前方。将探头稍微向头侧倾斜，可以显示动脉导管与降主动脉相连。肺动脉瓣启闭自如，无明显增厚。在大动脉转位等病变中，心室和大血管的连接是异常的（图 7.5）。

右室流出道切面向头侧扫查即可获得三血管气管切面，显示动脉导管和主动脉横弓呈“V”形排列，在横切面上可以显示上腔静脉，三血管气管切面能够显示血管大小、数量、排列及与气管的位置关系 [14]。这个切面有助于确认或排除心外血管异常 [34–36]，如永存左上腔静脉、主动脉缩窄、右

位或双主动脉弓和主动脉弓中断（图 7.6）。

胎儿正常心率为 120~160/min，轻度短暂性心动过缓（<110/min）通常不必过度关注。然而，持续的心动过缓或伴有传导阻滞时可能需要进一步评估。轻度短暂性心动过速（>160/min）通常与胎动有关，持续性心动过速或心率大于 180~200/min 需要进一步评估。

胎儿心脏筛查的最佳时机尚存争议。有提倡在早孕期进行“颈项透明层（NT）”筛查时即进行心脏扫查，如同早孕晚期、中孕早期以及中孕期（进行胎心）筛查那样 [37–40]。但普遍认为由于 CHD 在宫内是进展性的，早期筛查后仍需在中孕期进行复查 [41–45]。

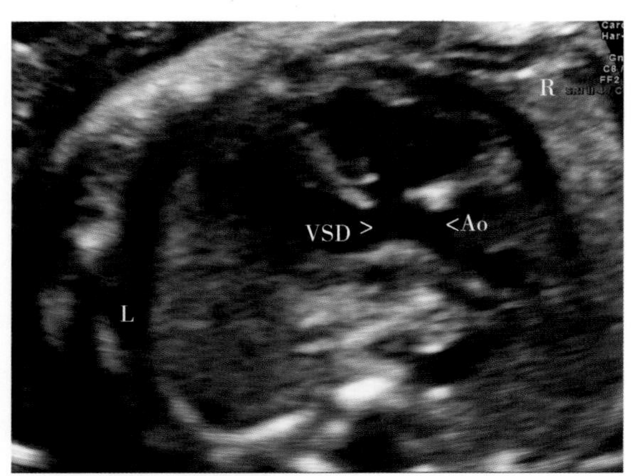

图 7.4　一例法洛四联症胎儿。与图 7.1 中左室流出道（平面Ⅲ）相同，该图显示了特征性的室间隔缺损（VSD）及主动脉（Ao）骑跨（参见视频 7.3）

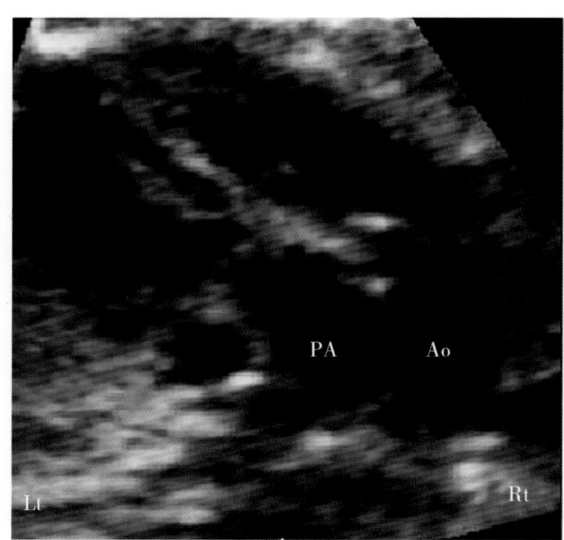

图 7.5　一例完全型大动脉转位胎儿。与图 7.1 相同的右室流出道切面（平面Ⅳ）。正常情况下两条大血管不能在同一平面同时显示，此例胎儿在右室流出道切面可见平行走行的两条大动脉。如图中标记所见肺动脉（PA）在左侧（Lt），主动脉（Ao）在右侧（Rt）（参见视频 7.4）

产科胎儿心脏筛查、局限性与缺陷

胎儿超声心动图检测 CHD 的灵敏度高于常规产科检查。事实上，在低风险人群中，经验丰富的胎儿超声心动图专家可以检出高达 90% 的严重 CHD[33,42]。由于在部分人群中产科筛查 CHD 的检出率非常低（10%~26%）[46–48]，因此有建议 [49] 所有孕妇均应进行常规胎儿超声心动图检查，整合了上述胎儿心脏检查切面的产科心脏筛查方案目前是筛查胎儿心脏畸形的主要模式，然而能否推行仍是一个严重的问题。

理论上在中孕期，有 95%~98% 的孕妇可清楚地获得四腔心切面 [22,31]，通过四腔心切面可以检测出 50% 以上的严重心脏畸形，增加流出道切面或 3VT 切面可提高诊断灵敏度达 90%[23,25,35,50–51]，这些切面对于检出心脏畸形的灵敏度和特异度还因操作医生的经验水平和所研究的人群不同而异 [3,26,31,44,52–54]，整套操作只需 1~2min。

已有研究研究证明，提供母胎服务的医疗机构建立严格的基于不同风险人群的筛查方案，包括对实施筛查和解读检查结果的人员进行培训是行之有效的，可以在非选择人群中检出高达 80%~91% 的严重 CHD[50–51]。许多研究显示检出率的提升不仅得益于获得四腔心切面，增加流出道和（或）三

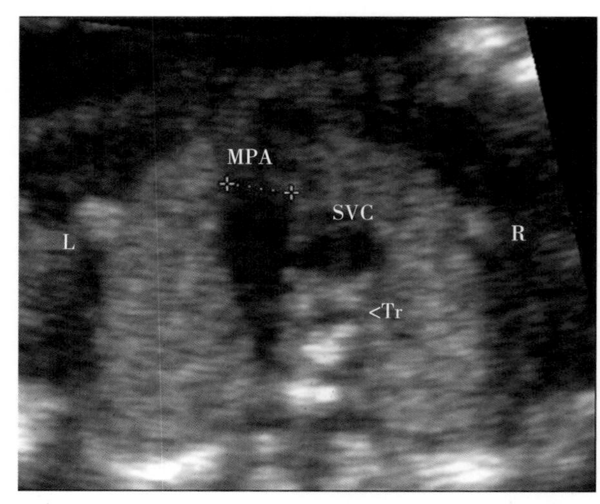

图 7.6　一例主动脉离断患儿的典型的三血管气管切面所见。与图 7.1 的三血管气管切面相同（平面Ⅴ），该切面仅显示主肺动脉（MPA）、上腔静脉（SVC）及气管（Tr），但未显示主动脉弓

血管气管切面也有助于提升检出率，培训才是真正提高检出率的有效方法。美国妇产科医师学会，美国超声医学学会，国际妇产科超声学会以及美国放射学会都认识到纳入流出道切面的益处。近年来，对扫查切面的建议已发生变化：现在大多数指南都将流出道切面作为常规检查方法，并且预计未来的报道将显示出比以前针对普通人群有更高的产前诊断率。

超越常规的产科筛查：胎儿心脏综合评估的指征

尽管通过更严格的筛查方法以及大多数专业机构推荐的包括流出道切面和三血管气管切面的检查，CHD 的检出率有所增加，但更为专业和全面的胎儿心脏评估仍发挥着明确的重要作用。在这种情况下，胎儿超声心动图不仅为了筛查，而是要提供诊断、血流动力学和预后评估等多方面的精准信息。对于某些患儿，产科超声检查会提示存在的异常，而胎儿超声心动图检查会进一步完善诊断并指导治疗。对于另外一些患儿，筛查可能是模棱两可的，甚至是正常的，但是鉴于孕妇存在明显的高风险，需要通过胎儿超声心动图进行详细的心脏评估。

已知有许多因素与胎儿 CHD 风险增加相关，这些因素包括家族性、母亲或胎儿本身。诸如母亲代谢疾病或 CHD 家族史等因素可能是转诊的原因；然而，据估计，其中许多转诊适应证的风险低于5%~10%。超过基线风险（0.3%~1.2%）时是否需要额外的资源支出，以及在什么风险水平上支出，将取决于医疗保健系统的环境，筛查操作人员的技能和可用的资源。因此，关于推荐转诊胎儿超声心动图检查的建议，必须考虑到个体 CHD 的风险程度。通常，当风险接近普通人群的风险（<1%）时，可能不建议进行胎儿超声心动图检查。但是，只要个人风险超过普通人群风险时，都应考虑胎儿超声心动图检查。尽管临床决策可能总是针对特定患者或情况而定，但以下内容将详细讨论在何种情况下需要或可能需要胎儿超声心动图检查（表 7.1）。

胎儿因素

◆ 产科超声检查疑似的心脏异常

当转诊指征是产科超声检查中发现异常的四腔心切面时，胎儿超声心动图对心脏结构异常的诊断率可超过 40%[31,55–57]。在超声筛查中怀疑流出道或大血管异常时会提高检出率，尤其是对于四腔心切面正常情况下的圆锥动脉干畸形，例如大动脉转位或法洛四联症。产科检查筛查中增加三血管气管切面可以获得很高的检出特异性[35,58–60]。因此，三血管气管切面所见的任何异常，可疑表现或无法获得三血管气管切面都应视为筛查异常。如果在初步

表 7.1 常见转诊行胎儿超声心动图检查的先天性风险(因素)

状态	风险
结构筛查异常 / 产科超声异常	
怀疑心脏畸形	50%~60%
心外畸形	20%~45%
胎儿水肿	15%
孤立性、异位快速型心律失常	0.3%~1%
心动过缓 / 心脏传导阻滞	35%~50%
早孕期筛查异常	
NT > 3.5mm 或 >99% 百分位	3%~6%（随 NT 值的增加而增加，参见表 7.3）
确定的染色体异常	高达 90%，因异常的类型而异
单绒毛膜双胎	
伴双胎输血综合征	7.5%~10%
不伴双胎输血综合征	4.5%
孕妇疾病及接触致畸物	
孕前糖尿病	3%~5%
苯丙酮尿症	12%~14%
肥胖	1%~2%
发热性疾病	1.2%~1.4%
致畸物接触	1%~2%
抗忧郁药物	1%~2%
降压药物	3%
自身免疫性疾病	1%~5%
辅助生殖	1.3%~3.3%
家族性疾病	
母亲 CHD	3%~8%
父亲 CHD	2%~3%
同胞左心发育不良综合征	8%
同胞其他先天性心脏病	3%
一代或二代亲属患孟德尔遗传病相关的结构性 CHD	高达 50%

经许可，引自 Donofrio MT, et al. Circulation, 2014, 129(21): 2183–2242 和 Jenkins KJ, et al. Circulation, 2007, 115(23): 2995–3014[10,155]。NT= 颈项透明层；CHD= 先天性心脏病

筛查多个切面不能明确诊断的情况下，再次进行检查仍然不能确立诊断，接下来毋庸置疑应建议行胎儿超声心动图检查。在这种情况下，预计约 50% 的胎儿超声心动图是正常的，这也是可能发生的情形。相反，如果超声检查提示心轴或心脏位置的异常，而胎儿超声心动图检查正常，则需再行心外病变的超声筛查（如膈疝或肺部病变）。

常规产科检查时，通过多普勒或超声检查有时会发现胎儿心率或节律异常，通常是良性的，尤其是房性期前收缩或短暂性心动过缓。病理性的节律异常较罕见，心动过速或心动过缓需要治疗。无严重三尖瓣关闭不全的胎儿心动过速很少与心脏结构异常相关（三尖瓣畸形或右室流出道梗阻除外）。但是，所有异常表现都应进行详细的胎儿超声心动图检查，以确定心动过速的发生机制（室上性心动过速、房扑或室性心动过速）并指导治疗。胎儿窦性心动过缓可能与结构性心脏病有关。离子通道异常引起的胎儿心动过缓，特别是长 QT 间期综合征，可能表现为孤立的轻度窦性心动过缓或 2∶1 房室传导阻滞[61–64]。心脏传导阻滞与结构性心脏病相关，约占 50%~55%，特发性病例较少（约 5%~10%），其余为母体自身抗体性疾病。房性期前收缩引起的胎儿心律不规则通常与结构性心脏病无关（一组研究的结果[66]是 0.3%，95%CI 0~0.7%），但可能约 2% 的患者会发展为更为严重的恶性心律失常[66]。

◆ 脐带或静脉系统异常

单脐动脉（SUA）与胎儿 CHD 的患病率增加有关，SUA 胎儿先天性心脏畸形的发生率是脐血管正常胎儿的两倍多[67–68]。人类胎儿静脉系统的异常发生率不高，常与心脏畸形有关[69–71]。这种静脉畸形的真实发生率尚无定论，但由于经常被报道与心脏畸形同时发生[72]，其中永存右脐静脉胎儿心脏畸形的发生率高达 8%[73]，一些研究者主张对静脉异常的胎儿进行胎儿心脏评估。当然，脐静脉的异常连接，特别是肝上型或肝下型脐静脉异位连接（直接汇入右心房），常与威胁生命的容量负荷过重相关，应同时对心脏结构和功能进行全面评估[74]。

◆ 胎儿心外畸形

中枢神经系统、胃肠道和泌尿生殖系统的畸形常常伴发心血管畸形（表 7.2）。先天性心脏病合并一种或多种心外畸形的总发病率约为 20%~45%，具体取决于研究的人群和进行超声筛查时的胎龄[68,75–81]。

尽管非整倍体合并心外畸形的胎儿 CHD 发生率最高，但在患有心外畸形的大量整倍体胎儿中也可能存在 CHD[76]。因此，无论遗传学检查结果如何，建议对大多数超声筛查发现存在心外畸形的胎儿进行超声心动图检查。

◆ 确诊或怀疑染色体异常

如果已经进行了基因检测并且发现了胎儿存在已知的基因突变、缺失、重复或非整倍体，即使筛查产科超声未见明显异常，也应该进行胎儿超声心动图检查，因为这些染色体异常可能提示胎儿存在一些轻微的心血管病变，包括主动脉缩窄和中小型室间隔缺损。这些胎儿心血管畸形的发生率与整倍体胎儿可能不同[5]，尽管在进行染色体微序列分析时发现单纯 CHD 胎儿中大约有 7% 出现染色体拷贝数变异[82]，但目前对存在意义不明确的染色体拷贝数变异的胎儿，进行胎儿超声心动图检查的真正益处尚未明确。

◆ 早孕期筛查异常

经过培训或经验丰富的超声医生可以准确测量 10~14 周的“颈项透明层”（NT），而 NT 的增厚与非整倍体和其他畸形的风险增加相关[83–85]。早孕期心脏功能的研究认为心脏功能与 NT 增加无因果关系[86–87]，其病因学联系也只是推测。其病因可能是淋巴管、神经管嵴组织或早期原始内皮细胞的发育或功能异常[88]，也可能和早期胎儿血流量及血流动力学紊乱有关[84,89]。颈项皮下液体通常是一过性积聚，从 14 周开始消退。NT 正常值已经确定；第 95 个百分位数随胎龄或顶臀径而异，约为 2.5mm，而第 99 个百分位数的临界值约为 3.5mm，但应注意的是，就风险而言，NT 异常并非意味着一定存在风险[90]。

1996 年，Hyett 等首先认识到染色体正常胎儿中 NT 增加和 CHD 的相关性[91]，从此成为许多研究的主题。然而，关于染色体正常胎儿中 CHD 风险增加程度的研究结果千差万别。既往文献结果解读的难点主要在于研究方法、研究人群（高风险与低风险）和异常值的界值的差异 [第 95 或 99 百分

表 7.2 存在心外畸形胎儿合并先天性心脏病的风险

心外畸形	例数（%）	参考文献	多项研究结果（1）
中枢神经系统	49/409（11.7%）	Copel，et al.（2）	5%~15%
膈疝	11/48（23%），2/11（18%）	Greenwood，et al.（3），Fogel，et al.（4）	接近 30%
所有胃肠道病变	53/240（22%），38/166（23%）	Tompson & Mulholland（5），Tulloh，et al.（6）	4%~25%
无症状的胃肠道病变	29/203（14%）	Tompson & Mulholland （5）	—
气管 - 食管瘘	48/326（15%），22/57（39%）	Greenwood & Rosenthal（7），Tulloh，et al.（6）	—
脐膨出	31/159（19%），4/20（20%），13/37（35%）	Greenwood，et al.（8），Tulloh，et al.（6），Fogel，et al. （4）	30%
泌尿生殖系统病变	34/453（8%）	Greenwood，et al.（9）	8%~71%
单脐动脉	高危人群（19%），59/1694（3.5%）	Martinez-Frias，et al.（10），Lilja（11）	3.9%
永存左上腔静脉	262/449 （58%）	Gustapane，et al. （12）	—
任何异常	14/25（56%）	Clur，et al.（13）	20%~45%

数据来源：

1. Donofrio MT，et al. Circulation，2014，129(21):2183 - 242.
2. Copel JA，et al. Am J Obst，Gynecol，1986，154(5):1121 - 32.
3. Greenwood RD，et al. Pediatrics，1976，57(1):92 - 7.
4. Fogel M，et al. Am J Perinatol，1991，8(6):411 - 6.
5. Tompson AJ，Mulholland HC. Ulster Med J，2000，69(1):23 - 6.
6. Tulloh RM，et al. Arch Dis Child Fetal. Neonatal Ed，1994，70(3):F206 - 8.
7. Greenwood RD，Rosenthal A. Pediatrics，1976，57(1):87 - 91.
8. Greenwood RD，et al. J Pediatr，1974，85(6):818 - 21.
9. Greenwood RD，et al. Clin Pediatr (Phila)，1976，15(12):1101 - 4.
10. Martinez-Frias ML，et al. Am J Med Genet A，2008，146A(1):15 - 25.
11. Lilja M. Paediatr Perinat Epidemiol，1992，6(4):416 - 22.
12. Gustapane S，et al. Ultrasound Obstet Gynecol，2016.
13. Clur SA，et al. Prenat Diagn，2011，31(12)

位数，>2.5mm 或 ≥ 3.5mm，或中位数的倍数（1.7 倍、2 倍、2.5 倍或 3 倍）]。在早期的一份研究报道中，使用 NT 第 95 百分位数检出 CHD 的灵敏度高达 56%[92]，然而随后对低风险人群采用 99%CI 的研究显示灵敏度低得多，仅为 6%~15%[90, 93–97]，这些研究结果则提示 NT 可能不宜用于普通人群的筛查。几乎所有研究均显示，一旦检测到 NT 升高，胎儿罹患 CHD 的可能性增加（超过普通人群 0.4%~0.8%），NT ≥第 95 百分位数的胎儿患 CHD 风险增加到约 3%，而 NT ≥第 99 百分位数的增加到约 6%[94–96,98–99]。CHD 的风险随着 NT 的增加呈指数增长 [98,100]（参见 Clur[101] 的文献综述）（图 7.7，表 7.3）。目前，许多研究者主张对所有 NT ≥ 3.5mm 或大于第 99 百分位数的整倍体胎儿行超声心动图检查，甚至建议其界值降低至≥第 95 百分位数（目前在这个界值水平，筛查胎儿中仅有 5% 需接受胎儿超声心动图检查）。

妊娠早期静脉导管（DV）多普勒异常定义为心房收缩波的缺失或反向，与胎儿 CHD、非整倍

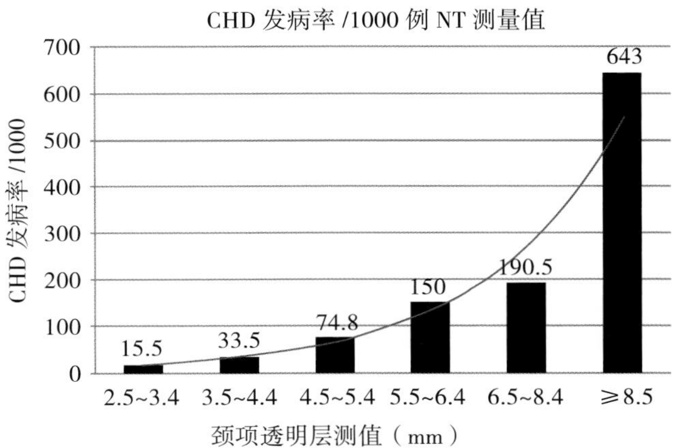

图7.7 与颈项透明层测量值相关的先天性心脏病的发病率。经许可，引自 Clur SA, et al. Prenat Diagn, 2009, 29(8):739–48

表 7.3　NT 值与先天性心脏病发病率之间的关系

NT 值（mm）	2.5~3.4	3.5~4.4	4.5~5.4	5.5~6.4	6.5~8.4	≥ 8.5
先天性心脏病比例（%）	1.55%	3.35%	7.48%	15%	19.1%	64.3%
绝对数（CHD/ 总数）	78/5039	43/1284	30/401	9/60	8/42	9/14

经许可，引自 Clur SA, et al. Prenat Diagn, 2009, 29(8):739–48[101]。NT= 颈项透明层

体和不良结局的风险增加有关 [102–103]。在一项文献荟萃分析中，NT ≥第 95 百分位数的人群中，DV 血流异常筛查胎儿 CHD 的灵敏度为 83%（95%CI 51%~95%）和 4.35%（95%CI 1.5%~12.1%）的阳性似然比，这与整倍体胎儿同时存在 NT 升高和 DV 异常时，其主要心脏畸形的发生率为 15% 相当 [104]。当 NT ≥第 99% 百分位数（3.5mm）时，灵敏度降低至 68.8%（11/16 例胎儿）。似然比相似，而 CHD 发生率增加至大约 20%[105]。这些结果表明，DV 多普勒分析可能有助于识别高风险筛查人群中风险最高的胎儿。在没有 NT 增加的情况下，DV 血流异常不是有用的筛查试验（灵敏度 <20%）[104]。在 NT 检查时多普勒对三尖瓣反流的评估提高了检测 CHD 的灵敏度（图 7.8）[106]，但对技术要求比较高，不适合大规模筛查低风险人群。

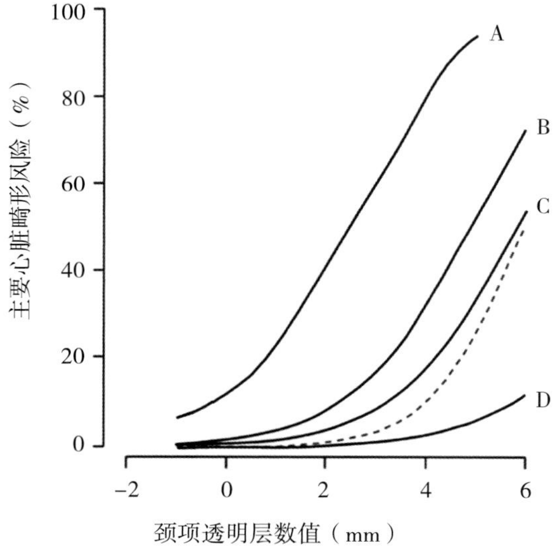

图 7.8　以顶臀径 65mm 胎儿为例，列举了严重先天性心脏病患者有特异性的高危因素，包括单纯超声颈项透明层厚度（虚线），颈项透明层厚度联合静脉导管异常血流频谱及三尖瓣反流。A. 三尖瓣反流及静脉导管异常“A”波。B. 三尖瓣反流及静脉导管频谱正常。C. 仅合并静脉导管异常“A”波。D. 无三尖瓣反流、静脉导管频谱正常。经许可，引自 Pereira S, et al. Obstet Gynecol, 2011, 117(6):1384–91

◆ 单绒毛膜双胎

单卵双胞胎，在妊娠的第 3~8 天之间早期胚胎细胞团的分裂导致两个胎儿具有相同基因组，大约每千名活产婴儿就有 3~4 例，其中 2/3 是单绒毛膜（MC）（共享单个胎盘），1/3 是双绒毛膜 [107]。双卵双胎（更常见）是指两个独立的受精卵妊娠。双胎妊娠先天畸形（包括心脏畸形）的发生率高于单胎妊娠。然而，观察到 MC 双胞胎先天畸形的发生频率高于预期 [107]，由此推测心脏畸形的病因学基础在单卵双胎和双卵双胎中可能有所不同（其中，在异常的双胎妊娠中发生率较高，可能单纯与胎儿数增加相关）[108]。

较大系列的 MC 双胞胎的研究报道多数来自转诊中心，因此可能高估了这些双胞胎中心脏畸形的真正风险。无论如何，单绒毛膜双胞胎的确存在较高的风险，并且当畸形发生时，规律是不会同时发生在两个胎儿身上 [109]。在一项文献荟萃分析中 [110]，与普通单胎相比，单绒毛膜双胞胎中先天性心脏畸形的患病率增加了大约 9 倍，不论是否伴发其他并发症 [范围取决于参考人群，相对风险（RR）从 9.18（95%CI 5.51~15.29）至 15.04（95%CI 9.78~23.13）]。最近，Pettit 等 [111] 报道了一项包含 900 多例 MC 患者的研究，其中多数是双羊膜囊双胎，CHD 患病率为 7.5%。最常见的 CHD 是室间隔缺损和房间隔缺损，发生率分别约 4% 和 2%，但有约 1% 的婴儿心脏畸形更为严重，需要在出生后第 1 年内进行手术，否则将会导致新生儿死亡。对于较少见的单羊膜囊双胎，异常风险更高，据报道高达 57%[112]。

患双胎输血综合征（TTTS）时，单绒毛膜双胞胎具有相同的胎盘（可能存在允许血液和血管活性物质传输的血管交通），大约 10% 的受血儿出生后伴发右室流出道阻塞 [112–113]，受血儿或供血儿之一出生后伴发房间隔缺损 [113–114]。最近，也有受血儿发生二尖瓣发育不良的报道 [115]。如果在中孕期

通过对双胎间胎盘血管交通进行介入性激光光凝治疗，肺动脉狭窄的发生率将降至约2%[113-114,116]。

◆ 确诊或疑似贫血

大脑中动脉收缩期多普勒峰值速度增加可用于评估胎儿血红蛋白水平的异常程度。速度超过中位数的1.5倍时，对应于中度至重度贫血[117]。尽管预期中度至重度贫血时胎儿心排血量会明显增加[118]，但在胎儿贫血的诊断或治疗中并未常规应用胎儿超声心动图。在高心排血量时，可能会导致心力衰竭和水肿（参见以下章节），但对患有贫血或有贫血风险的胎儿，尚未有应用超声心动图评估其与水肿发生相互作用的深入研究。

◆ 非免疫性水肿、积液和羊水过多

胎儿水肿是指在两个或多个胎儿腔室，包括胸腔或心包腔、腹腔、皮肤或胎盘中液体的病理性积聚。羊水过多也可以视为水肿的一种情形。有学者认为胎儿水肿的发生机制与出生后水肿的形成机制相似，由于静水压力增加，胶体渗透压降低以及某些相关的淋巴阻塞所致。高达25%的非免疫性胎儿水肿是由于心脏结构异常或心律不齐所致[119-120]，另外10%是由于高心排血量状态引起的，例如贫血或其他较罕见的妊娠并发症，包括胎盘动静脉畸形，无心双胎畸形，骶尾部畸胎瘤和其他血管畸形。

在一定程度上由于胎儿胎盘循环中静脉功能是被动的，心肌松弛或顺应性异常引起的相对轻微的静脉压升高就会导致胎儿水肿。由房室瓣或半月瓣关闭不全引起的容量超负荷，双心室流出道梗阻引起的压力超负荷或心动过速时舒张期充盈时间减少等原因引起的静脉压力升高，胎儿超声心动图均可发现这些是导致胎儿水肿的心源性病因。因此，对于水肿胎儿，胎儿超声心动图检查能够评估结构性疾病和心肌功能障碍（属于原发性或继发于感染、浸润、遗传、心律相关，或与高输出量对心肌功能的影响有关）。因此推荐胎儿超声心动图检查可以扩展到高危胎儿以及尚无明显水肿的胎儿（单纯性心包积液、胸腔积液或腹腔积液的胎儿）的评估中。此外，原因不明的严重羊水过多（羊水指数>35cm）胎儿中11%可能伴有先天性异常。在这些存在异常的婴幼儿中，25%伴发心脏结构畸形，其中大多数已通过胎儿超声心动图检出[121]。

母体因素

◆ 母体糖尿病

糖尿病在产科人群中极为常见，占妊娠人群的10%。其中，20%的妇女孕前已患糖尿病。总体而言，孕妇妊娠前患糖尿病其胎儿的先天畸形率是普通人群的3倍，并且将近半数的受影响婴儿出现心脏畸形，导致CHD发病率升高了近5倍（3%~5%）[122]。妊娠期糖尿病，或仅在妊娠晚期出现胰岛素耐受，胎儿心血管畸形的风险似乎不会增加。但是，并不清楚妊娠早期血糖筛查异常、患代谢综合征及妊娠期胰岛素耐受但并未确定患糖尿病的孕妇，其后代患CHD的风险是否增加。

早期研究表明，在孕前糖尿病人群中，孕前血糖控制不佳（孕早期糖化血红蛋白超过8.5%）与所有先天性畸形的发病率增加相关[123]，然而在孕前和孕期严格控制血糖可以将风险降低到与无糖尿病人群相当的水平[124-125]。2001年发表的一项荟萃分析显示，孕前保健可能会降低所有先天性异常的风险[126]。然而，随后的研究表明，与胎儿CHD相关的糖化血红蛋白阈值尚不明确[127-129]，即所有妊娠糖尿病患者后代的先天性心脏畸形风险仍然较高。糖尿病会增加某些特定心脏畸形的风险，一项研究显示内脏异位的优势比为6.22，永存动脉干为4.72，大动脉转位为2.85，单心室为18.24。同一研究还显示孕妇糖化血红蛋白值仅略高于正常范围（平均6.4%），其后代出现心脏畸形的风险仍有2.5%~6.1%[127]。因此，尽管孕前糖化血红蛋白水平超过8.5%的人群其后代畸形的风险可能是最高的，但所有妊娠糖尿病患者的后代畸形的风险都有所增加。

在孕妇糖尿病控制不佳的情况下，妊娠晚期胎儿可能出现心室肥厚。研究证实心室肥厚程度与控制血糖的效果相关[130]。但是，在妊娠中晚期糖化血红蛋白水平低于6%的孕妇中，对心脏的影响甚微，因此不必要再次进行胎儿心脏评估[131]。

◆ 苯丙酮尿症

未经治疗的母体苯丙酮酸尿症（PKU）会导致不良的妊娠结局，包括胎儿智力低下、小头畸形、生长受限和先天性异常[132-134]。血清苯丙氨酸水平升高（>15mg/dL）的孕妇产下CHD患儿的风险增加 10~15 倍 [10,133,135]。如果直到妊娠 10 周时，孕妇的苯丙酮尿症仍无有效控制，其后代患 CHD 的风险仍可高达 12%，而通过孕期的饮食控制可大大降低这种风险 [136]。一项大型前瞻性国际合作研究针对 576 例患有 PKU 的孕妇和 101 例无 PKU 的对照孕妇，发现苯丙氨酸水平大于 10mg/dL 的孕妇其活产婴儿 CHD 的发生率为 14%[135]；但是，由于一些孕妇在中孕期诊断胎儿 CHD 接受了选择性终止妊娠，实际胎儿患先天性心脏畸形的风险可能更高 [137]。如果在孕前和在早期器官生长发育阶段，孕妇苯丙氨酸水平低于 6mg/dL，则未发现胎儿 CHD[135]。这表明对于 PKU 控制良好的孕妇，孕前和早孕期苯丙氨酸水平低于 10mg/dL 的孕妇，其风险可能会恢复到基线水平。

◆ 母亲自身免疫性疾病与自身抗体阳性

孕妇罹患狼疮和其他结缔组织疾病与先天性房室传导阻滞（CAVB）的相关性已得到很好的证实 [138-139]；即使母亲没有明显的临床症状，胎儿也可能受到影响。据报道，在已知的血清反应阳性（抗 Ro/SSA，抗 La/SSB）母亲中，胎儿 CAVB 的发病率高达 1%~5%。对于已有心脏传导阻滞胎儿出生的孕妇而言，其后代再次出现异常风险升高为 11%~19%[140-144]。最近的研究表明，抗 Ro 值升高（≥50U/mL）与胎儿风险增加相关 [144]。少数暴露于抗体的胎儿也可能会发生心肌病，包括心肌炎症或心内膜弹性纤维组织增生症，或可能表现出房室瓣膜功能障碍 [145-148]。

胎儿心脏运动机械性 PR 间期可以用 M 型超声或频谱多普勒超声技术测量，已经建立了根据胎龄校准的正常参考值 [149]。尽管尚无直接证据，由于能使用地塞米松、静脉内免疫球蛋白（IVIG）或同时使用这两种药物进行干预治疗，专家共识认为应在妊娠 24~28 周内每隔 1~2 周进行一次连续评估，这可能会减少胎儿不良结局的发生 [10,143,150]。此外，一定比例（估计为 16%）有心脏表现的受累胎儿将继续发展为孤立的积液（心包积液、胸腔积液），腹腔积液或胎儿水肿，这可能与持续性的心动过缓和心肌受累有关 [152]，因此在妊娠晚期进行必要的评估是必需的。

◆ 孕妇肥胖

根据美国疾病控制和预防中心（CDC）和世界卫生组织（WHO）建立的标准，孕妇肥胖定义为体重指数（BMI）大于 30kg/m^2。肥胖与孕妇妊娠风险增加、不良妊娠结局以及后代先天性缺陷（包括神经管缺陷和脐膨出）的发生率增加相关。这些风险甚至在控制了妊娠合并症后依然存在，包括高血压和妊娠前糖尿病，实际上在小样本研究中很难将这些疾病的风险剔除。最近的研究表明，孕前肥胖症与胎儿 CHD 之间的关联，风险比为 1.1~1.5（随着母亲 BMI 的增加而增加），特别是与圆锥动脉干畸形密切相关 [153-154]。但是，由于肥胖孕妇的超声检查声窗可能非常有限，这些孕妇的胎儿严重畸形检出率会降低，从而导致不明确诊断的概率增加，这些问题值得关注。

◆ 致畸物暴露

关于孕妇治疗和非治疗性药物及酒精暴露的现状已经有全面的综述报道 [155]。当下是循证医学的时代，围绕孕妇给药和药物暴露建立合理风险估计的几种方法学研究采用的是包括回忆性偏倚、回顾性分析或注册报告形式，这些都可能大大高估或低估了这些孕妇中胎儿心脏病的真实患病率。此外，动物试验中的药物安全（或相反）在人类中并不一定适用。然而，摄入某些药物或酗酒会增加胎儿先天性心脏畸形的风险这一点已经得到公认（表 7.4）。

◆ 孕妇感染

许多妇女在怀孕期间曾有轻度至中度病毒性疾病的症状，尽管绝大多数对胎儿没有影响，但仍有一些例外的情况，这就需要检查者反复或更详细地评估胎儿心脏。虽然一项基于人群的研究发现，母亲发热性疾病与后代的心脏缺陷的发生呈正相关 [156][优势比（OR）1.8，95%CI 1.4~2.4]；且最近的一项荟萃分析 [157] 计算出了某些 CHD 与妊娠早期伴有母亲发热的 OR 为 1.54（95%CI 1.37~1.74），但这究竟是否由发热本身造成的尚不明确。某些感染特别是产妇风疹，与特定的心脏畸形高发病率有关 [158]，尽管报道的多数畸形是动脉导管未闭和外周肺动脉狭窄，但这些疾病在产前是无法检出的。细小病毒、柯萨奇病毒、腺病毒和巨细胞病毒与胎儿心肌炎存在相关性，但不引起结构性心脏病变。

表 7.4　与胎儿心脏畸形高风险相关的特殊致畸因素

药物或药物类别	相关性	估测的风险	参考文献
抗癫痫药物	所有类型	RR 4.2	Jenkins 等（1）
卡马西平	非特异性	1.8%	Matalon 等（2）
锂	Ebstein 畸形	8%（可能有偏差）	Nora 等（3）
		无风险 RR 1.1（95%CI 0.1~16.6）	Jacobson 等（4）
视黄酸	圆锥动脉干畸形主动脉弓	8%~20%	Lammer 等（5）
吸烟	间隔缺损	RR 1.11（95%CI 1.02~1.21）	Lee 等（6）
	右室流出道梗阻	OR 2.35（95%CI 1.21~4.53）	Malik 等（7）
酒精摄入	ASD，TGA，VSD	结论不一；从无增加到 2.1（1.1~4.2）	Sun 等（8）
酒精摄入（酗酒 + 吸烟）	非特异性	OR 高达 9.45（95%CI 2.53~35.31）	Mateja 等（9）
抗抑郁药物	N/A	无关联	Ericson 等（10），Louik 等（11），Reis 和 Kallen（12）
SSRI（general）	N/A	不高于基线	Alwan 等（13），Louik 等（11），Lattimore 等（14），Bar-Oz 等（15）
帕罗西汀	右室流出道病变	1%~2%	Bar-Oz 等（15），Louik 等（11），Reis 和 Kallen（12）
血管紧张素转换酶抑制剂	ASD，PDA	2.9%；可能较低或与基础疾病相关	Cooper 等（16），Li 等（17）
维生素 K 受体激动剂（香豆素，其他类型）	N/A	0.3%	Schaefer 等（18）
有机溶剂	动脉圆锥干畸形，瓣膜狭窄，TGA，TOF，CoA，间隔缺损，Ebstein 畸形	RR 2~6	Patel 和 Burns（19）
氰化物，重金属	非特异性	RR 1.5~2.2	Shaw 等（20）

数据来源：

1. Jenkins KJ, et al. Circulation, 2007, 115(23):2995–3014.
2. Matalon S, et al. Reprod Toxicol, 2002, 16(1):9–17.
3. Nora JJ, et al. Lancet, 1974, 2(7880):594–5.
4. Jacobson SJ, et al. Lancet, 1992, 339(8792):530–3.
5. Lammer EJ, et al. N Engl J Med, 1985, 313(14):837–41.
6. Lee LJ, Lupo PJ. Pediatr Cardiol, 2013, 34(2):398–407.
7. Malik S, et al. Pediatrics, 2008, 121(4):e810–6.
8. Sun J, et al. Congenit Heart Dis, 2015, 10(5):E216–24.
9. Mateja WA, et al. J Womens Health (Larchmt), 2012, 21(1): 26–34.
10. Ericson A, et al. Eur J Clin Pharmacol, 1999, 55(7):503–8.
11. Louik C, et al. N Engl J Med, 2007, 356(26):2675–83.
12. Reis M, Kallen B. Psychol Med, 2010, 40(10):1723–33.
13. Alwan S, et al. N Engl J Med, 2007, 356(26):2684–92.
14. Lattimore KA, et al. J Perinatol, 2005, 25(9):595–604.
15. Bar–Oz B, et al. Clin Ter, 2007, 29(5):918–26.
16. Cooper WO, et al. N Engl J Med, 2006,354(23):2443–51.
17. Li DK, et al. BMJ, 2011, 343:d5931.
18. Schaefer C, et al. Tromb Haemost, 2006, 95(6):949–57.
19. Patel SS, Burns TL. Pediatr Cardiol, 2013, 34(7):1535–55.
20. Shaw GM, et al. Arch Environ Health, 1992, 47(2):147–54.

ASD= 房间隔缺损；CHD= 先天性心脏病；CoA= 主动脉缩窄；OR= 优势比；PDA= 动脉导管未闭；RR= 相对风险；RVOT= 右室流出道；SSRI=5- 羟色胺选择性重摄取抑制剂；TGA= 大动脉转位；TOF= 法洛四联症；VSD= 室间隔缺损

◆ 辅助生殖技术

在过去的 20 年间，辅助生殖技术的使用急剧增加。据 2005 年统计，美国的活产新生儿中就有 1% 为体外受精（IVF），伴有或不伴有卵胞浆内单精子注射（ICSI）的辅助生殖[159]。在文献中关于使用辅助生殖技术与后代畸形相关性的报道一直存在许多不同的观点[160–162]，但在 2004—2005 年间，有 3 篇荟萃分析表明，在有或没有 ICSI 的体外受精婴儿中，所有畸形的预期患病率均增加高达 9.5%，且 CHD 大约占 1.2%[161,163–164]，此后一些研究认为在这些妊娠中 CHD 发生率的增加可能归因于多胎妊娠风险的增加，而 IVF 的单胎妊娠风险并没有增加[165]。与单独的 IVF 相比增加 ICSI，总体上似乎没有增加风险[163]。遗憾的是辅助生殖技术造成的相对影响很难明确判定。由于存在多重合并风险，如已知的母亲年龄造成 CHD 的风险[166]、已知的单卵双胎造成的风险（参见下文，与 IVF 增加有关），以及在生育能力较低的夫妇中使用 IVF/ICSI 技术对胎儿心脏和其他畸形造成的未知风险，使得辅助生殖技术与胎儿先天性畸形的直接因果关系未确定[164,167–169]。然而，通过辅助生殖妊娠的婴儿心脏畸形的总体风险似乎略高于普通人群，约为 1.1%~3.3%[163,165,167,170]，尽管最近的研究[171]显示 IVF 导致法洛四联症的风险增加，但大多数 CHD 似乎是房间隔或室间隔缺损，这在胎儿期是无法检出的。

家族史

多数有关大规模评估家族风险的文献都在基因测试时代之前发表，其中一些发表在常规胎儿超声心动图引入之前。随着基因检测（包括微阵列技术和全外显子组测序）技术的应用与发展，这些风险的评估将愈来愈清晰明了。

◆ 母亲患先天性心脏病

母亲（而非父亲或之前的后代）患 CHD 时其胎儿在无综合征、无染色体异常的情况下，罹患心脏病的风险是普通人群的两倍以上[172–173]。因此明确产妇的 CHD 病史非常重要，尤其是孕妇是否进行过手术矫正，这也可能影响其孕期的医疗保健。遗憾的是许多孕妇并不十分清楚自己心脏病诊断的具体细节。对于大多数患心脏病的孕妇而言，其后代伴发心脏病的风险范围为 3%~7%[10]，不伴发综合征时其胎儿罹患法洛四联症和完全型大动脉转位概率不超过 3%[172,174]。整倍体的先天性心脏病孕妇的后代患房室间隔缺损风险较高，大约为 10%~14%[172,174–175]，主动脉瓣狭窄的比例也高达 13%~18%[174,176–177]。

◆ 父亲患先天性心脏病

大多数研究中，如果父亲为非综合征性心脏畸形（不包括主动脉瓣二瓣化畸形和单基因疾病），婴儿或胎儿患 CHD 的风险为 2%~3%[172,174,176,178]，与多因素遗传方式一致。一项单中心研究显示，使用胎儿超声心动图检查及产后评估，父亲患 CHD 时其胎儿 CHD 的发生率达 7.5%[179]。这项研究包括小的室间隔缺损和房间隔缺损，这在胎儿期超声心动图是无法检出的，并且大多数患儿的 CHD 与其父亲的心脏病不是同一种类。父亲患主动脉瓣狭窄时胎儿罹患的风险可能更高[176]，在某些人群中，主动脉瓣二瓣化畸形的遗传性高于某些其他心血管畸形[180]，这可能是导致这种差异的原因。研究显示从儿童期开始随访的中度至重度心脏畸形的成年人群中，后代 CHD 的复发风险最高。尽管此项研究的设计可能引入主观偏倚，但其结果显示后代中 CHD 的发生率为 13%[177]。

◆ 存在先天性心脏病胎儿或儿童妊娠史

研究表明，父母未患 CHD，但先前生育过一个患 CHD 的孩子，二胎再次患病的复发风险为 2%~6%[2,172,176,181]，比无 CHD 妊娠史的普通人群孕妇的胎儿风险高 4 倍[182]。一项研究显示二胎再次出现同样类型的圆锥动脉干畸形的风险为 4.4%[183]。左心发育不良综合征的复发风险为 8%[184]，提示该病具有明显的遗传性，而大部分其他类型的心血管畸形，多数真正出现类型一致的概率约 20%~35%，一般小于 50%[172,178–179]，如果既往有存在 CHD 史的子女，此胎再发 CHD 的风险增加[179,185]。

◆ 胎儿的二级亲属

目前已有研究表明左心梗阻性病变和主动脉瓣病变的遗传性很高[180,184,186]，由此主张对所有一级和二级亲属中有该类病史的胎儿进行超声心动图筛查。虽然胎儿的二级和三级亲属中有 CHD 病史，但其患所有心血管畸形的总体风险仍非常小（RR 1.39，95%CI 1.25~1.54；RR 1.18，95%CI

1.05~1.32）[173]。一项纳入 316 例 CHD 研究对象的小样本研究显示，11 例患者的亲属也罹患 CHD（3.5%），但该研究未将综合征病例剔除[179]，因此，该队列研究中的真正疾病复发风险可能较低。当一级和二级亲戚都受到影响时，CHD 复发的风险可能更高，一项研究报道为 40%[177]，该结果表明疑诊 CHD 时进一步获得完整家族史的重要性。

◆ 孟德尔遗传相关疾病、病症或综合征

最近有心血管畸形的遗传性病因相关知识现状的综述报道（参阅相关文献[5]）。若先前的儿童中患隐性遗传疾病，或父母之一患会导致心脏畸形风险增加的常染色体显性遗传疾病，或已知与心脏表型发生率高相关的染色体缺失综合征（22q11 缺失、Alagille 综合征、Williams 综合征），这些情况下妊娠，胎儿出现心血管畸形的风险会很高，但表现会有所不同，具体取决于基因的外显率和表现度。

胎儿超声心动图在评估包括肥厚型心肌病、马方综合征、Ehlers-Danlos、Williams-Beuren 或 Noonan 综合征等出生后才出现心血管表现的疾病时几乎没有价值。这些局限性应该告知患者，且胎儿超声心动图不应被视为基因检测的替代检查。如果胎儿已经通过基因测试确认了致病基因突变，则在进行筛查时更需要提高警惕，在胎儿期这类病变偶然也会有所表现。

结 语

仅有 10% 的 CHD 胎儿存在可识别的胎儿或母体"高危因素"，而其他 90% 的 CHD 胎儿并无明确增加的高危因素，仅在产科筛查时发现异常并以此作为筛查潜在心脏疾病的线索，从而转诊接受超声心动图检查[133]。因此，建议"所有胎儿都应该按照有可能存在先天性心脏畸形的风险仔细筛查，不论是否存在母亲、家族或胎儿方面的风险[10]。"。只有采用这种策略，心脏病的检出率才能超越当前的实际水平。数据和经验表明，仅获取四腔心切面是不够的，还应获取流出道切面和三血管气管切面，这应作为每次常规产科超声筛查的组成部分，本章已对此进行了概述且专业指南亦支持这一观点。胎儿心脏筛查工作应由训练有素的检查医生严格地进行评估，如果不确定是否正常，则应进行进一步评估。令人苦恼的是，最近在美国内华达州的一项基于低风险人群的研究表明，将近 50% 的异常在四腔心切面被漏诊了[49]。目前全美 CHD 的检出率甚至更低[187]。在低风险筛查人群中，增加流出道切面或三血管气管切面有望将 CHD 的检出敏感性提高至 65%[26] 甚至达到 75%~97%[31,35]。值得注意的是，CHD 的检出率会根据超声检查的类型以及检查者的培训水平和方式而有所不同[26,188-189]。但是，已有研究报道提高检出率是可能的。通过教育项目和强化培训能够显著改善检出率[50-51]。目前有研究表明，在大学机构对高风险人群和低风险人群评估显示，若将心室流出道切面纳入常规的产科筛查，则会明显降低行详细胎儿超声心动图的需求，在常规产科检查正常的胎儿，即使属于高危人群，再行胎儿超声心动图检查，发现异常的比例也很低[190-192]。最终，我们开展筛查要达到这样一种目标，即在受过胎儿心脏病培训的医生指导下完成的详细胎儿超声心动图检查，适用于常规产科筛查提示可能存在异常的胎儿，这将大大减少许多基于其他高危因素作为"指征"需要而接受胎儿超声心动图检查的转诊病例。

视 频

视频 7.1 右位心胎儿断层超声技术（TUI）表面成像模式图。

视频 7.2 共同房室通道胎儿四腔心切面图。

视频 7.3 法洛四联症胎儿特征性表现，可见主动脉（AO）骑跨、室间隔缺损（VSD）、左室流出道平面异常。

视频 7.4 大动脉转位胎儿动态图，显示右室流出道切面异常。

参考文献

[1] Ferencz C, et al. Am J Epidemiol, 1985, 121(1):31–6.
[2] Hoffman JI. Pediatr Clin North Am, 1990, 37(1):25–43.
[3] Tegnander E, Eik-Nes SH. Ultrasound Obstet Gynecol, 2006, 28(1):8–14.

本章完整参考文献，请扫描以上二维码在线查看。若需下载，请登录 www.wpcxa.com"下载中心"下载。

第 8 章 正常胎儿循环与出生后心血管适应性变化

Abraham M. Rudolph

胎儿血液循环

人出生后，肺部主要承担着身体血液氧合和二氧化碳的排出。胃肠道吸收营养物质，通过门静脉系统输送到肝脏再进入全身循环。在哺乳动物胎儿中，氧摄取和二氧化碳排出是通过胎盘的脐带循环完成的，营养物质则通过胎盘从母体循环中扩散或主动转运，并通过脐静脉输送到胎儿体内。尽管有一部分进入肝脏循环，但相当部分营养物质通过静脉导管绕过肝脏进入胎儿的全身循环。

循环过程

出生后，肺循环与体循环完全分隔。左心室排出氧合良好的动脉血流经全身动脉，为身体所有组织提供氧气和营养。血液随后进入全身静脉系统，返回右心房和右心室；再被喷射到肺动脉循环中，通过肺静脉返回左心房和左心室。因此，血液在循环中连续流动，除了少量的冠状静脉血通过希氏静脉网流向左心室外，不会发生动脉和静脉血的混合。

在胎儿中，含氧血液通过脐静脉系统回到体内。这种血液在进入心室前与全身静脉血液混合，然后被排出以灌注入胎儿体内。如图 8.1 所示，脐静脉进入肝门，形成若干分支，分布于肝左叶[1]。在供应左叶的分支远端，静脉导管起源于此并先从后再往上，与下腔静脉相连。脐静脉然后弯向右叶，在那里与门静脉汇合。继汇合后，分支分布到肝右叶。左肝静脉在静脉导管附近进入下腔静脉。在羊胎中，左肝静脉和静脉导管通过腔静脉左后方的同一个口汇入[2-3]。在人类中，这两个血管通过一个尖锐的脊状突起隔开的相邻孔口引流。在胎羊中，一层薄的瓣状膜覆盖在静脉导管和左肝静脉的远端孔上。虽然这种膜的功能还不明确，但如下文所述，它有助于优先血液的流动。右肝静脉分别流入下腔静脉的右、后段，管口也部分被远端瓣状膜覆盖。基于造影剂注入脐静脉的研究，Lind 等提出经静脉导管的脐静脉血主要通过卵圆孔流向左心房[4]。通过在每个血管内注射放射性核素标记的微球并测定微球在胎羊体内的分布，我们研究了脐静脉、门静脉和下腔静脉血液在胎羊体内的分布[5-6]。脐静脉血分布于肝左叶，大约 90% 的供血源于此，剩余 10% 经过肝动脉源自降主动脉。几乎所有通过静脉导管的血液（92%~95%）都来自脐静脉，剩余少量血由门静脉提供。脐静脉血通过与门静脉的弓状连接分布到肝右叶。大多数门静脉血流向肝右叶，只有少量通过静脉导管，没有门静脉血分布到肝左叶。静脉导管充当脐带静脉血的旁路。它通过转移脐静脉血使其远离肝脏微循环，从而一定程度上降低脐静脉血到下腔静脉的阻力。无论是在胎羊还是在人类胎儿中，通过导管的脐带静脉血比例变化很大，从 20%~90% 不等，平均约为 50%[7-8]。

静脉导管血优先通过卵圆孔进入左心房和左心室，而腹部下腔静脉血优先通过三尖瓣流向右心室。用放射性核素标记微球检测胎羊左右肝静脉血的分布，来自左肝静脉的血液，通过与静脉导管相同的孔进入下腔静脉，也优先流过卵圆孔。相反，右肝静脉血流优先通过三尖瓣，类似于腹部下腔静脉血流（图 8.1）。这些腹部下腔静脉血和静脉导管血的流动模式，可以通过在子宫内直接观察胎羊胸部的薄壁下腔静脉来确定。在腔静脉的左前方可以看到来自静脉导管和左肝静脉氧合良好的血流；在腔静脉的右后方可以看到来自腹部下腔静脉和右肝静脉氧合不良的血流。彩色多普勒超声研究在胎羊下腔静脉和心房中也观察到类似的流动[9]，静脉导管的血流主要通过卵圆孔，而下腔静脉远端的血流则通过三尖瓣。胎儿的超声检查也显示了静脉导管和腹部下腔静脉中类似的血流模式[10-11]。

导致这种选择性分流的机制尚未完全确定。在羊胎中，静脉导管入口和左肝静脉上方的瓣膜状结构可能将这些血管的血液引流入卵圆孔。同样，右肝静脉血也可能被瓣膜转向三尖瓣。这些瓣膜在人类胎儿中并不存在，所以应该是其他的机制导致优先血流的发生。房间隔下缘将下腔静脉的入口与左心房分开。界嵴是心房间隔上部的新月体边缘，在下腔静脉上方，因此下腔静脉的左后部分直接通过卵圆孔连接到左心房。在心动周期的各个阶段，下腔静脉瓣（欧氏瓣）和房间隔的下半部分同时向左侧移动，以促进血液通过卵圆孔，或向右侧流动，引导血液通过三尖瓣[9]。这将倾向于引导腔静脉左后部的血液通过卵圆孔。另一个被提出的机制是不同的血流速度可能导致血流在下腔静脉中分离[9-11]。腹部下腔静脉血流的平均速度相对较低（约 15cm/s），而静脉导管内血流的平均速度要高得多（约 55~60cm/s）。这表明，在下腔静脉的

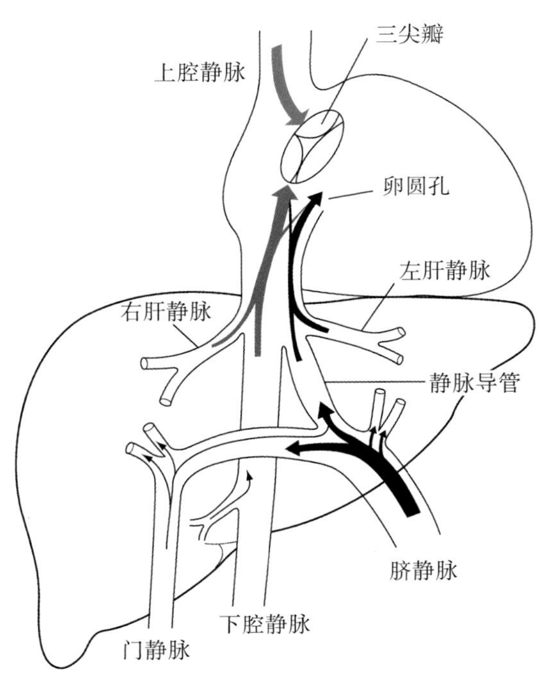

图 8.1 肝门部血液流动分布。脐静脉血分布于肝左叶。静脉导管起源于脐静脉，然后呈弓形向右侧连接门静脉。门静脉血主要分布在肝右叶，只有一小部分通过静脉导管。经许可，引自 Rudolph AM. Congenital Diseases of the Heart. Chichester, UK: Wiley, 2009[1]

胸段，这种高速血流使其与腹部下腔静脉血流保持一定程度的分离，并使血液通过卵圆孔。静脉导管和左肝静脉血优先流经卵圆孔，向左心房和左心室提供高血氧饱和度的血液，并进入升主动脉。低血氧饱和度的腹部下腔静脉血和右肝静脉血优先分布于右心室和肺动脉。

通过卵圆孔进入左心房的血流受另外两个因素的影响：肺血流量和左室收缩末期容积。如果肺血流量高，大的肺静脉回流会升高左心房的压力，通过卵圆孔的流量就会减少；肺血流量减少会导致通过卵圆孔的右向左流量增加。如果左心室后负荷增加，左心室收缩末期容积可能增加，如左室流出道梗阻。因此，舒张早期的压力会升高，这将限制通过卵圆孔和二尖瓣流入左心室的流量。收缩期左心室的有效排空（如后负荷低时可能发生）与收缩末期容积的减少有关，通过卵圆孔的血流量将增加。

几乎所有的上腔静脉血都通过三尖瓣进入右心室。正常情况下，约 5% 或更少的血流通过卵圆孔进入左心房。对胎羊的超声研究表明，少量进入卵圆孔的上腔静脉血是间接进入卵圆孔的。它首先在心房收缩时逆行转入下腔静脉的上部，然后在快速流入期从下腔静脉进入孔内[9]。

右心室血被泵入肺动脉干，一小部分进入肺循环，但大部分通过动脉导管进入降主动脉（图 8.2）。正常情况下，通过动脉导管的血液不能以逆行的方式通过主动脉峡部流向升主动脉及其分支。左心房接受卵圆孔和肺静脉的血液，然后流入左心室，由左心室泵入升主动脉。大多数升主动脉血分布于冠状动脉循环、大脑循环和上肢，只有一小部分通过主动脉峡部进入降主动脉，降主动脉血分布于腹部器官和下肢组织，但大部分进入脐 - 胎盘循环。

氧合血与体静脉血混合

在成人循环中，氧合的肺静脉血根本不会与体静脉血发生混合。然而，在胎儿循环的几个部位中，含氧的脐静脉和含氧不足的体静脉血液会混合在一起，然后再分布到全身动脉。一部分脐静脉血与门静脉血混合，通过右肝静脉进入中央循环。静脉导管，左、右肝静脉和腹部下腔静脉的血液都进

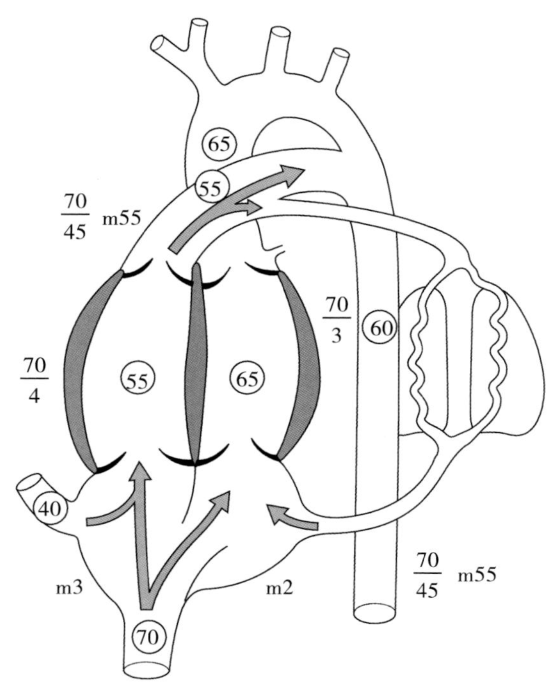

图 8.2 妊娠晚期胎羊心脏和大血管的循环过程。心室内和血管内的圆圈表示氧饱和度百分比。心室和血管旁边的数字是以毫米汞柱（mmHg）为单位的压力，以羊水压力水平为零基准。经许可，引自 Rudolph AM. Congenital Diseases of the Heart. Chichester，UK: Wiley, 2009[1]

入下腔静脉的胸段。静脉导管和左肝静脉的优先血流将氧合良好和氧合不良的血液在一定程度上分开。在左心房，从下腔静脉进入卵圆孔的血液与肺静脉血汇合，在胎儿中，肺静脉血的氧饱和度相对较低。体静脉血优先注入右心室、肺动脉干和动脉导管至降主动脉及其分支，供应下半身的动脉分支和胎盘。因此，输送到所有胎儿组织和胎盘的血液是含氧的脐静脉和体静脉血液的混合物。

一些脐静脉血在没有被先输送到胎儿组织供氧的情况下就被送回胎盘。这种安排是低效的，因为它增加了心脏向组织供氧的额外工作量。同样，上、下腔静脉回流到心脏的血液，在没有被先输送到胎盘进行氧合的情况下就被分配到胎儿组织，也导致了胎儿循环效率低下。在正常情况下，在羊胎体内大约 45% 的上腔静脉血和 53% 的下腔静脉血在没有机会吸收胎盘氧气的情况下返回羊胎组织。大约 22% 的脐静脉血在没有首先通过全身微循环的情况下返回胎盘。体静脉和脐静脉回流导致的无效血液约占胎儿心脏心室总输出量的 33%。

胎儿血管压力

子宫内的胎儿被羊水包围，通常将所有血管压力与羊膜腔压力相关联。因此，随着紧张、胀气、喂食或子宫收缩，腹内压力增加，进而导致胎儿压力升高。在安静站立的母羊中，羊水内压通常比大气压高 8~10mmHg。羊胎心腔和主要血管的压力如图 8.2 所示。所有压力均以羊水压为基线。

脐静脉压在脐环附近约为 8~10mmHg，在胎盘附近高出约 2~3mmHg。正常情况下，压力呈连续平坦的曲线，在心房或心室收缩期间没有相位变化。这种缺乏搏动性压力的情况延伸到肝门，那里的平均压力是 5~6mmHg，与之相反，下腔静脉和上腔静脉处的压力随心动周期而变化。出生后，左心房高于右心房平均压力，右心房压力曲线呈显性 A 波，而左心房呈显性 V 波。胎儿上下腔静脉和右心房的平均压力约为 2~3mmHg，A 波和 V 波压力均约为 4~5mmHg。左房压与右房压有相似的曲线，平均压力比右房压低 1~2mmHg。

左、右心室收缩压和舒张末压相似。在羊胎中，妊娠晚期右心室和肺动脉收缩压往往比左心室和主动脉压高 5~8mmHg；这可能是动脉导管轻度收缩的结果。羊胎主动脉压随着胎龄的增加而增加，平均水平从妊娠 60d 时的 25~30mmHg 增加到妊娠 145d 时的 60~70mmHg。

血气与血氧饱和度

怀孕母羊的主动脉血中氧分压（pO_2）为 90~100mmHg，二氧化碳分压（pCO_2）约为 35mmHg。胎盘有一个很大的 pO_2 梯度，脐静脉血 pO_2 为 32~35mmHg，脐静脉血 pCO_2 约为 40mmHg，pH 值为 7.40。

羊胎血液中的 P50（血红蛋白氧饱和度为 50% 时的 pO_2）约为 27mmHg，比成人血液（约 38mmHg）低得多。因此，当脐静脉血 pO_2 为 32~35mmHg 时，血氧饱和度约为 90%。图 8.2 和图 8.3 显示了羊胎心脏各室和大血管的血氧饱和度。脐静脉血氧饱和度为 80%~90%。左肝静脉血氧饱和度约为 75%，右肝静脉血氧饱和度较低，约为 65%。如前所述，这与肝左叶和右叶的供血不同有关。

在静脉导管和肝静脉入口远端的下腔静脉中，血液 pO_2 约为 12~14mmHg，血氧饱和度为

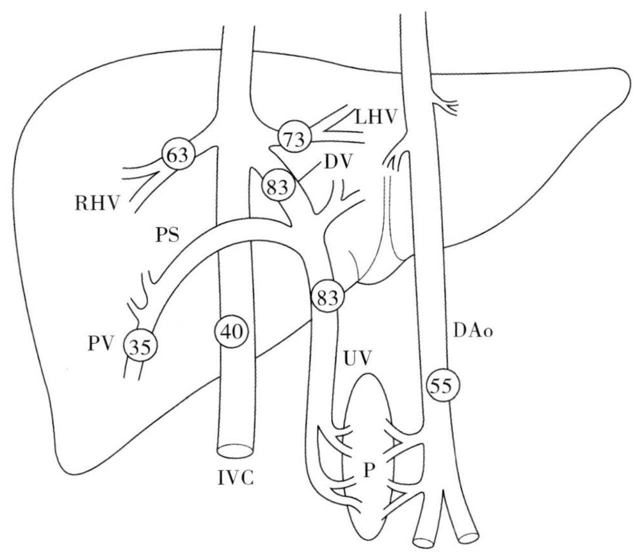

图 8.3 肝门区、下腔静脉和肝静脉内血管的血氧饱和度。经许可，引自 Rudolph AM. Congenital Diseases of the Heart. Chichester，UK: Wiley, 2009[1]。LHV= 左肝静脉；RHV= 右肝静脉；DV= 静脉导管；PS= 门窦；PV= 门静脉；IVC= 下腔静脉；UV= 脐静脉；DAo= 降主动脉；P= 胎盘

35%~40%。上腔静脉血 pO_2 和血氧饱和度与其类似。右心室和肺动脉血的 pO_2 为 18~20mmHg，血氧饱和度约为 50%。左心室和升主动脉血的 pO_2 约为 25~28mmHg，血氧饱和度约为 65%，而降主动脉血的 pO_2 约为 20~23mmHg，血氧饱和度约为 55%。体动脉血的 pCO_2 为 43~45mmHg，pH 值为 7.38~7.39。目前尚没有可靠的血气和胎儿宫内氧饱和度值。

母体输氧的效果

给母羊施以 100% 的氧气，使其动脉血氧饱和度提高到 100%，pO_2 提高到 400mmHg 以上。胎羊脐静脉血 pO_2 升高到 40~50mmHg，血氧饱和度达到 95%~100%。动脉血氧分压仅增加到 30~35mmHg，血氧饱和度约为 80%。母体动脉和胎儿脐静脉血的氧含量差异巨大是胎盘膜扩散受限的结果。绵羊母体和胎羊循环间的分离相当广泛，因为绵羊有联合胎盘。人胎的母胎氧梯度较低可能是因为胎盘膜的层数较少。

心排血量及其分布

出生后的血液由左心室射入主动脉，并分布到组织中；血液通过静脉回流到右心房，由右心室射入肺循环，再回流到左心房和左心室。在这个循环中，每个心室排出的血液量是相似的，称为心排血量。如前所述，在胎儿中，体静脉和脐静脉血液混合，并分布到身体的各个部位和胎盘；许多器官的血液都来自两个心室。与出生后循环不同，胎儿左心室和右心室排出的血液量不同。心脏的输出量通常用联合心室输出量（CVO），即两个心室排出量的总和来表示。在妊娠晚期（妊娠约 145d），对胎羊长期的监测显示，联合心室输出量约为 450mL/（min・kg）（胎儿体重）[12-13]。脐带胎盘血流量约为 200mL/（min・kg）（胎儿体重），流向胎儿体内的血流量约为 250mL/（min・kg）（胎儿体重）。在胎羊中，右心室射血量约占联合心室输出量的 2/3，左心室射血量约占 1/3（图 8.4 和图 8.5）。

脐带胎盘流量约为 200mL/（min・kg），占 CVO 的 40%~45%。尽管比例不同，但约 55% 的脐静脉血通过静脉导管，45% 通过肝循环。因此，约 110mL/（min・kg）通过静脉导管。肝右叶和左叶从脐静脉接受约 90mL/（min・kg）的血液，右叶从门静脉接受 30mL/（min・kg）胎重。在肝静

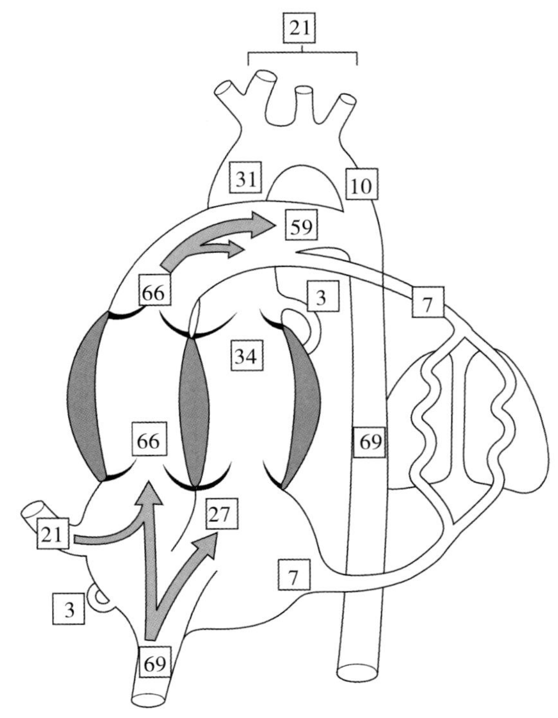

图 8.4 由每个心室射出并返回胎羊心脏的联合心排血量途经主要血管通道的百分比，数字表示在妊娠晚期胎羊的数值。经许可，引自 Rudolph AM. Congenital Diseases of the Heart. Chichester，UK: Wiley, 2009[1]

脉和静脉导管（下腔静脉腹侧）入口远端的下腔静脉血，来源于下半身器官、下肢和躯干下部。在羊胎中，这大约是 CVO 的 30% 或大约 135mL/（min·kg）。

从下腔静脉进入心脏的血液包括来自静脉导管、左右肝静脉和腹部下腔静脉的血液，约占 CVO 的 70%，即约 315mL/（min·kg）（图 8.4 和图 8.5）。约 115mL/（min·kg）或约 25% 的 CVO 通过卵圆孔进入左心房；这些血液主要来自静脉导管。上腔静脉的回流为 90~95mL/（min·kg），约占 CVO 的 21%，主要通过三尖瓣进入右心室。约 200mL/（min·kg）的下腔静脉血和冠状静脉血进入右心室。右心室排出约 66% 的 CVO，即约 300 mL/(min·kg)。只有大约 10%~15% 的右心室排出的血液直接进入肺循环；这大约占 CVO 的 8% 或 35mL/（min·kg）。其余 58% 的 CVO[约 265mL/（min·kg）] 通过动脉导管。

左心室接受 115mL/（min·kg）通过卵圆孔而来的血液和 35mL/（min·kg）来自肺静脉回流的血液。排出量约为 150mL/（min·kg），约占 CVO 的 33%。不到 1/3 的左心室排出的血液通过主动脉峡部进入降主动脉，这相当于约 10% 的 CVO 或约 45mL/（min·kg）。冠状动脉循环接收约 3% 的 CVO；而约 20% 的 CVO 或约 90mL/（min·kg），分布在头部、大脑、上肢和躯干上部。通过大动脉的血流量可由这些血管的相对直径反映。肺动脉干很粗，升主动脉稍窄；降主动脉也很宽，而主动脉峡部比升、降主动脉和动脉导管要窄得多。

联合心室输出量约为 450mL/（min·kg），在羊胎妊娠 90~140d（足月 140~145d）中，它与羊胎体重的关系相当稳定。在妊娠的最后几天，与体重有关的联合心室输出量有轻微的下降，这可能与子宫收缩或其他不明因素有关。CVO 在不同器官的分布比例在妊娠发育过程中发生变化。在胎羊中，胎盘在妊娠 75~90d 时接受约 42%~44% 的 CVO；在妊娠后期，这一比例略降至 36%~38%，分布于脑和肺的百分比随胎龄增加而增加。当检查每单位器官组织重量的血流量变化时，这种生长过程中的变化更为显著。在胎羊发育过程中，每 100g 器官重量对应的血流量变化如图 8.6 所示。在大约 110d（妊娠期的 75%）时，每 100g 大脑、肠道和肺部等器官重量所对应的血流量会逐渐增加，且增加比较显著。这些器官血流量增加的原因尚不

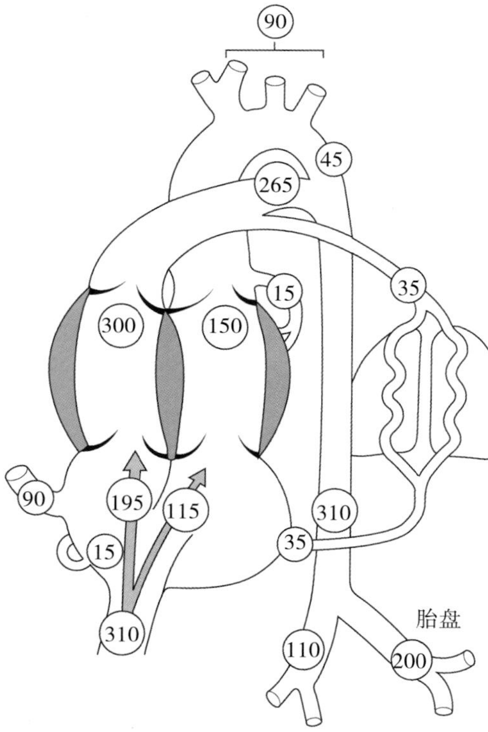

图 8.5 妊娠晚期胎羊心腔及大血管的血流量 [（mL/（min·kg）]。经许可，引自 Rudolph AM. Congenital Diseases of the Heart. Chichester，UK: Wiley, 2009[1]

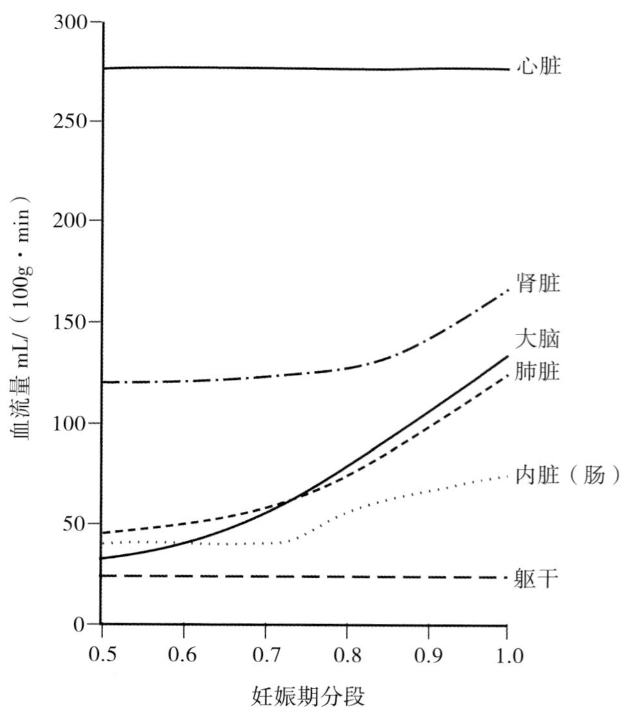

图 8.6 妊娠后半期胎羊各器官血流量（每单位组织重量）的变化。经许可，引自 Rudolph AM. Congenital Diseases of the Heart. Chichester，UK: Wiley, 2009[1]

清楚；这可能与新血管生长导致的血管床的增大有关，也可能与代谢活动增加伴随血管舒张有关，或者是这些因素的综合作用。

人类胎儿循环

已有研究利用多普勒血流分析和磁共振成像（MRI）分析了人类胎儿的血流[14-18]，血液循环过程与胎羊相似，肝脏区域的血流模式似乎也与羊胎相似。在胎羊中，多普勒血流研究显示静脉导管内的血流速度为 55~60cm/s，而下腔静脉腹腔段内的血流速度仅为 16cm/s[20]。静脉导管血流优先穿过卵圆孔（参见本章“循环过程”内容）。据报道，在人类胎儿中静脉导管内的血流速度为 65~75cm/s，静脉导管血流也优先流经卵圆孔[19-20]。

尽管文献报道左心室和右心室输出量差异很大，但联合心室输出量似乎与羊胎的相似，大约为 450~500mL/（min · kg）。由于身体结构和某些器官的相对重量不同，联合心室输出量分配到身体各器官的比例也不同。

人类胎儿心排血量及其分布

绵羊的右心室输出量与左心室输出量之比约为 2∶1，而人类的右心室输出量与左心室输出量之比约为（1.2~1.3）∶1[14-16]。因此，羊胎右心室输出量约为联合心室输出量的 66%，左心室输出量约为 CVO 的 33%，而人胎右心室排出量约为 CVO 的 55%~60%，左心室排出量约为 CVO 的 40%~45%。心排血量在某些器官，特别是脑、肺和胎盘中所占的比例也有很大的差异。

也许最重要的因素是大脑的大小；在人类胎儿中，大脑占体重的 12%~13%，而在胎羊中，这一比例为 2%~3%。近足月时，人和羊的胎儿体重都在 3.5kg 左右，羊的脑重约为 75g，人的脑重约为 420g。在胎羊中，随着妊娠的推进，脑血流会发生显著变化。妊娠中期时，脑血流量约为 30mL/（min · 100g）脑重，约占 CVO 的 2.5%。近足月时，脑血流量增加到约 120mL/（min · 100g），占胎羊心室总输出量的 3.5%。如果假设每单位脑重量对应的血流量在人类胎儿孕期中的变化与此类似，由于人脑重量相对较大，因此，在妊娠 20 周时，流入大脑的血液约占 10% 的 CVO，但近足月时为 35%~40%。这会给心脏带来相当大的额外容积负荷。

在胎羊中，大约 4% 的 CVO 在妊娠中期分配至肺，在近足月时增加到 7%~8%。人类胎儿的肺血流量相当高，妊娠 20 周时约占心室总输出量的 12%~13%，30 周后明显增加至 25%[21-22]。左心室的血流量来自肺静脉回流和从右到左通过卵圆孔的血流，在羊胎中，由于肺血流量相对较低，流入左心室血液的主要来自卵圆孔；这一点在妊娠期间变化不大，因为随着妊娠的推进，肺血流量的增加相对较小。然而，在人类胎儿中，在妊娠 20 周时，肺血流量占 CVO 的 13%，经卵圆孔血流占 34%，30 周后，肺血流量增加到 25%，卵圆孔血流量下降到 CVO 的 18%[21]。

脐带胎盘血流量约为 180mL/（min · kg），约占胎羊联合心室输出量的 40%，且在整个妊娠期无明显变化。尽管有报道认为，人类胎儿中脐带血流量约为 180mL/（min · kg）[16]，但最近更多的研究指出其较低，大约为 120~140mL/(min · kg)[19-20]。同样重要的是，在妊娠后半期，每单位胎儿体重所对应的脐血流量是在减少的，从妊娠 20 周时的约 140~150mL/（min · kg）（占 CVO 的 33%）下降到 40 周时的 120~125mL/（min · kg）（占 CVO 的 25%）。此脐血流量的下降将限制输送给胎儿的氧气量，为了弥补这一点，胎儿血红蛋白浓度有所调整。因此，在羊胎中，随着妊娠的推进，脐血流量仅略有下降，血红蛋白浓度从妊娠中期时的 80g/L 上升到足月时的 90g/L。然而，在人类胎儿中，血红蛋白从妊娠 20 周时的 100g/L 增加到足月时的 160g/L。

近足月时由心脏射出后分流到主要血管的血流量占 CVO 的比例如图 8.7 所示，血液流经各大血管并由每个心室排出的血流量如图 8.8 所示。

血流速度曲线

◆ 动脉血流

对于胎儿血液循环各个部位的血流模式，已经有研究者使用电磁波或超声技术对羊胎进行了研究，并应用超声多普勒技术对人类胎儿进行了研究。胎儿升主动脉和主肺动脉的速度记录方法与成人相似。然而，在胎羊中，主动脉和肺动脉的血流模式有明显的差异。主肺动脉在射血开始后血流

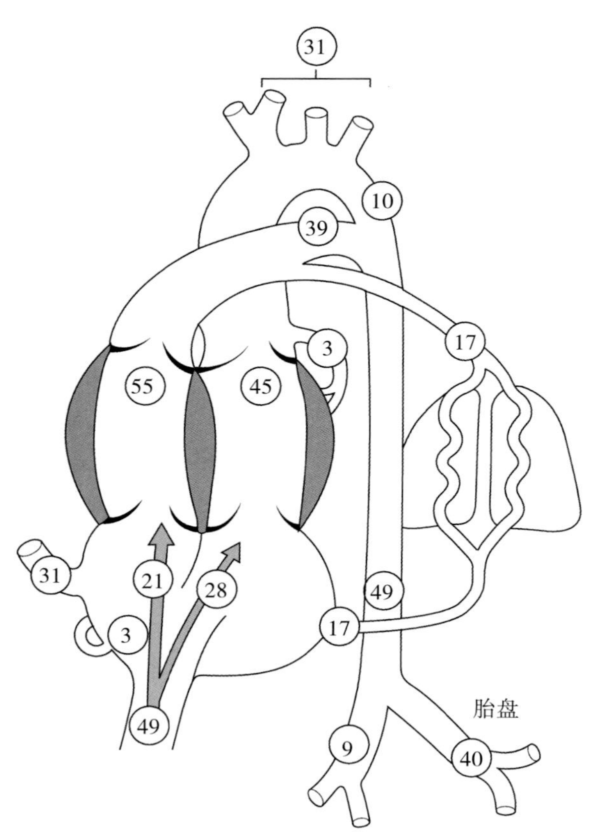

图 8.7 妊娠晚期人类胎儿，由每个心室排出并回流至心脏的联合心室输出量和经主要血管通道的血流量的百分比。经许可修改自 Rudolph AM. Congenital Diseases of the Heart. Chichester，UK: Wiley, 2009[1]

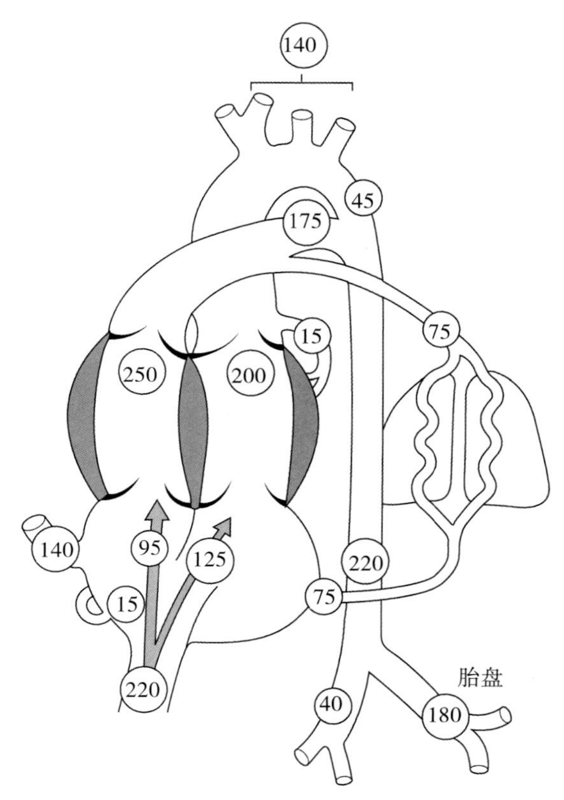

图 8.8 妊娠晚期人类胎儿流经心腔和大血管的血流量 [mL/（min·kg）]。经许可，引自 Rudolph AM. Congenital Diseases of the Heart. Chichester，UK: Wiley, 2009[1]

速度迅速上升，在收缩早期达到峰值，然后开始迅速下降，但随后快速下降趋势停顿，速度曲线上频繁出现明确切迹（图 8.9）。升主动脉血流速度在射血开始时上升较慢，峰值出现在整个收缩中期左右，峰值在肺动脉主干下降速度波形中的切迹附近。造成这些流速模式差异的机制尚未确定，一种可能的解释是，在两个循环中阻力有明显的差异。左心室血液射入升主动脉，在胎羊中，升主动脉只通过约 1/3 的 CVO。主动脉峡部相对较窄，仅输送约 10% 的 CVO；它对从升主动脉流向降主动脉造成一定程度的阻碍。左心室血液射入的动脉系统顺应性相对较低，这可能解释了速度的缓慢上升和峰值出现较晚。右心室主要通过动脉导管连接到降主动脉，由此产生相对低阻力的脐 – 胎盘循环。这种高顺应性循环可以解释速度的快速上升和较早到达峰值。肺动脉主干速度曲线下坡处的切迹显示速度的下降过程有短暂中断。对这种现象的一个可能解释是，当左心室排出的血液穿过主动脉峡部到达动脉导管时，它会干扰从肺动脉干流经动脉导管的血流，从而暂时减缓流速的下降，切迹与主动脉速度分布峰值一致的事实支持了这一假设。

胎羊肺动脉分支的血流速度模式是独特的[23]。在正常胎羊体内，收缩早期血流速度迅速增加，但在收缩期半程左右，前向血流停止，而在收缩期的其余阶段则出现不同量的逆行血流（图 8.10）。舒张期没有明显的顺行性血流，但在大部分舒张期继续存在少量的逆行性血流。造成这种血流模式的因素尚未完全明确，但似乎与主肺动脉顺应性低、肺循环阻力高和动脉导管的存在有关。在右心室收缩早期，血液流入肺动脉主干和分支，并通过动脉导管。由于高血管阻力，流入肺的血流停止，但通过动脉导管的血流继续。肺动脉干的反冲导致血液通过动脉导管反向流动，进入下半身和胎盘的低阻力循环，从而在此速度曲线上显示出反向流动。动脉导管内前向血流速度的快速下降的中断在导管血流示踪中表现明显，这与左肺动脉逆行血流示踪的

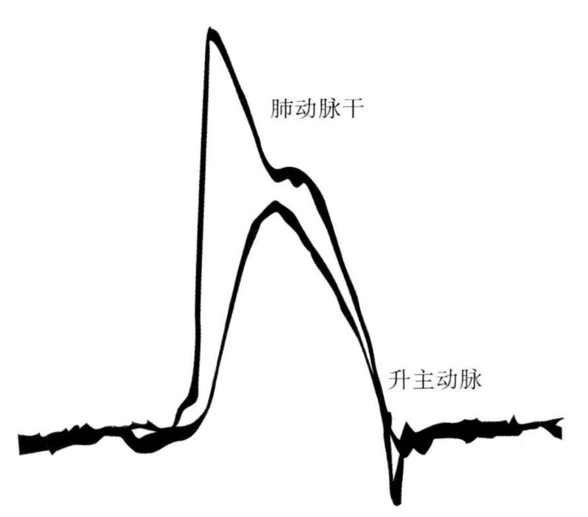

图 8.9 电磁血流传感器同时记录了妊娠晚期胎羊升主动脉和肺动脉干的血流速度。两个流量的校准相同。注意，每搏输出量即曲线下面积，右心排血量几乎是左心排血量的 2 倍。文中讨论了流速曲线的差异

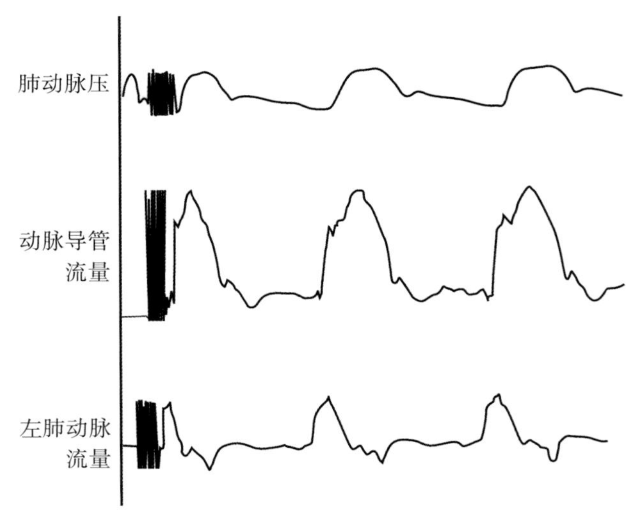

图 8.10 应用超声流量计同时记录子宫中胎羊的动脉导管和左肺动脉的血流速度，以及肺动脉压。讨论见正文。经许可，引自 Rudolph AM. Congenital Diseases of the Heart. Chichester，UK: Wiley, 2009[1]

表现一致。

肺血管阻力的变化明显改变了肺动脉分支的速度分布。对胎羊给予肺血管扩张剂，如乙酰胆碱，可导致肺动脉血流量增加。肺动脉分支前向血流的持续时间延长，其程度取决于血管扩张的程度，以及逆行血流的持续时间和数量的减少（图 8.11）。由于诱导缺氧导致的肺血管阻力增加明显地降低了前向血流的持续时间和幅度，并增加了逆向流动的持续时间和程度。

人类胎儿肺动脉分支的速度曲线是不同的，因为在妊娠后期，与羊胎相比，人类胎儿的肺血管阻力较低，肺血流量相对较高（参见前文）；因此，和羊胎相比，前向流动时段较长，逆向流动不太明显。识别胎儿的速度曲线特征可以了解有关肺血管阻力状况的有用信息。

◆ 静脉血流

上腔静脉和下腔静脉的血流模式相似，而且

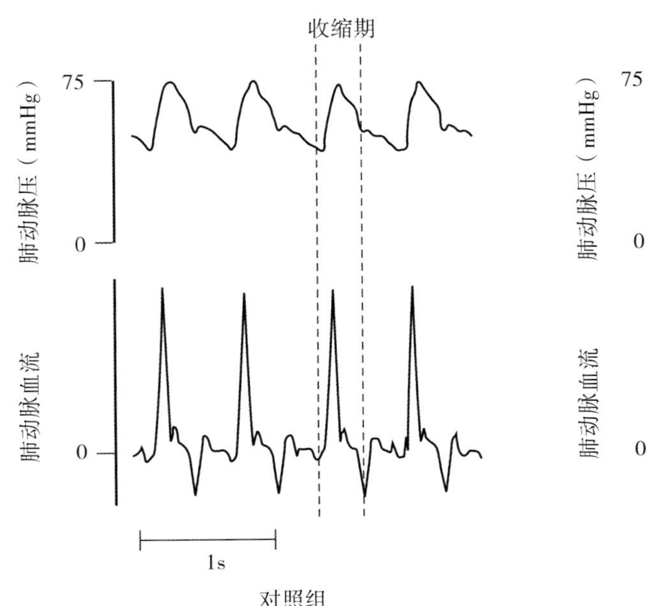

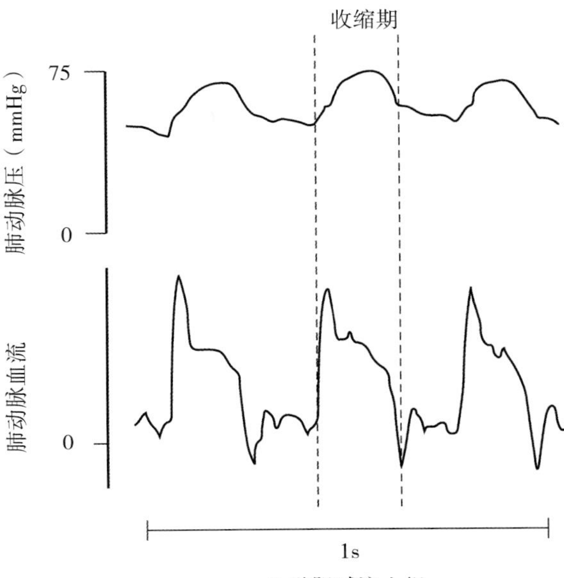

图 8.11 左肺动脉的血流模式，乙酰胆碱注入肺动脉之前（左图）和期间（右图）。讨论见正文

在正常胎儿中这种血流模式与出生后没有显著差异（图 8.12）。血流曲线与压力示踪成反比。与心房收缩期相一致，心室收缩期有一个短的逆向血流期，其后是前向血流期；这种前向血流在心室收缩末期增强，与心室快速充盈期相一致。如图 8.12 所示，在胎儿呼吸期间，静脉血流量明显改变；在吸气期，静脉血流量显著增加，呼气期静脉血流量显著减少。心率和血管阻力的改变明显影响血流速度曲线。心动过缓导致心房收缩期逆行血流增多，外周血管阻力增加。

脐静脉的血流是连续的，与心动周期相关的相位变化通常不明显，因此速度曲线是平坦的。然而，胎羊的缺氧诱导在一定程度上可引起脐血流速的相位变化。这可能与脐静脉血有更大比例通过静脉导管并扩张血管，使中心静脉压得以传递有关。

心排血量的决定因素

心室输出量是心率和每搏输出量的乘积。每搏输出量由前负荷、后负荷和心肌收缩力决定。前负荷决定了心室肌在收缩前一刻伸展的程度。在正常心脏中，舒张末期的心室容积决定心肌细胞的长度，从而决定肌节的长度。在紧接着发生收缩之前，肌节的长度越长直至达到最佳水平，在收缩过程中产生的力就越大。增加舒张末期心室容积可以加强肌肉的收缩力，在正常心脏中，如果其他因素不变，则可使每搏输出量增加。后负荷，即在收缩力变化过程中对心肌的负荷，决定了肌节的缩短程度，从而决定了在收缩过程中的排出量。在心室收缩力相同的情况下，后负荷较低时心室排出较多，后负荷增加时射血量较低。在完整循环中，后负荷受多种因素的影响，如动脉压、动脉系统顺应性和外周血管阻力。收缩力是肌肉收缩的内在力量；对于孤立的肌肉，收缩力的增加会增加所产生的力量，而在完好的心脏中，则会增加每搏输出量或所产生的压力。在完整的循环中，心率、前负荷、后负荷和收缩力是相互关联的，一个因素的变化可能会改变其他参数。因此，在评估一个调节因子改变的影响时，必须考虑其他参数的可能变化。

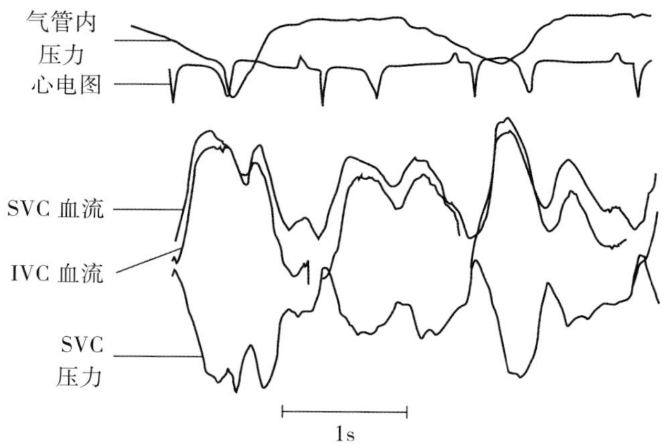

图 8.12 通过放置在胸腔血管周围的电磁流量传感器，同时记录子宫内羊胎的上腔静脉（SVC）和下腔静脉（IVC）的血流速度，以及上腔静脉和气管内压力。注意两根血管中前向血流的增加与吸气动作相关（气管内压力降低）。详细说明见正文

心率的影响

在成人中，心排血量在一定的心率变化范围内是相对恒定的。将心率从大约 70/min 的静息状态心率增加到 150/min 或降低到 50/min 不会明显改变心排血量。心率的剧烈增加可能会降低心排血量，因为舒张充盈时间的减少无法保证足够充盈来维持每搏输出量。心率非常慢时，搏出量会增加以维持心排血量，但当达到最大舒张充盈时，进一步减慢则导致心室输出减少。

在对胎羊的研究中，心率在大约 160/min 的静息水平以上的自发增加与心室输出量增加相关，心室输出量的增加可高达 15%~20%，心率的自发降低则导致输出量下降[24]。在这些研究中，尚不明确心动过速是否直接导致心排血量的增加。可能导致心率升高的因素也会影响负荷情况或收缩力。有研究者用电起搏提高右心房和左心房率到 240~300/min，来开展其对胎羊影响的研究。右心房起搏可使左心室输出量增加 15%，但右心室输出量仅略有增加或无变化。当心率高于 300~320/min 时，心室输出量会随着心率的增加而逐渐下降，这可能是因为舒张充盈时间大大缩短。左心房起搏使右心室输出量略有增加，但左心室输出量减少。正常情况下，在胎儿的整个心动周期中，右心房的压力略高于左心房。在起搏过程中，左心房压力脉冲改变，使左心房压力在周期的某些阶段超过右心房压力，并干扰通过卵圆孔进入左心房的血流，减少左心室充盈和输出。迷走神经刺激使两个心室的输出量减少约 15%~20%，伴有心动过缓。然而，输

出量的下降不能完全归因于心率的下降，因为迷走神经刺激增加了系统动脉压，增加了后负荷，这也可能导致心室输出量的下降。

前负荷和后负荷的影响

前负荷和后负荷在一起讨论，原因是完整的循环中它们之间通常存在相互作用。如果后负荷增加，收缩时心室排出的容量减少，残余心室容量增加。如果保持心室充盈，下一次搏动的前负荷会更大。已有对胎羊前负荷对心排血量作用的研究。在大多数研究中，心室舒张末期的压力或心房压力被用作前负荷的指标。然而，压力测量可能不是容积的可靠指标，因为心室顺应性决定了任何特定压力下的容积。对离体心肌和正常心脏的研究表明，胎儿心肌的顺应性不如成人 [25]。

快速静脉输注 0.9%NaCl 溶液可提高新生羔羊的心排血量，并伴有心房压升高 [26]。心排血量随着心房压力升高而逐渐增加，约为 15mmHg。一些研究者已经研究了减少或增加宫内胎羊前负荷的效果 [27-30]。通过去除血液以减少胎儿血量进而降低前负荷，而通过快速静脉输注电解质溶液以增加前负荷。右心房和右心室舒张末期压力下降导致心排血量显著下降。当心房压力比静息水平高出 2~4mmHg 时，输出量增加，但压力的进一步增加并没有导致心室输出量增加更多（图 8.13）。这一反应与出生后羔羊明显不同，羊心房压力升高到 15~20mmHg 水平与心室输出量的逐渐增加有关。在这些研究的基础上，Gilbert 等 [27-28] 提出胎儿心脏正常运转时接近其心室功能曲线的上限。有人认为，与前负荷增加相关的心排血量升高是有限的，因为胎儿的心肌性能或收缩力相对较差。然而，心房压力的降低会降低前负荷，导致心排血量下降。

在这些研究中，没有考虑快速输注电解质对动脉压的影响。与输注相关的是，胎儿动脉压也会升高，从而改变后负荷。我们研究了在不同恒定动脉压水平下改变前负荷所产生的效果 [31]。在所有的平均心房压水平下，动脉压升高可显著降低左室每搏输出量（图 8.14）。在恒定的动脉压水平下，即使在心房压力为 10~12mmHg 的情况下，左房压力的渐进性升高也会增加左室每搏输出量。这项研

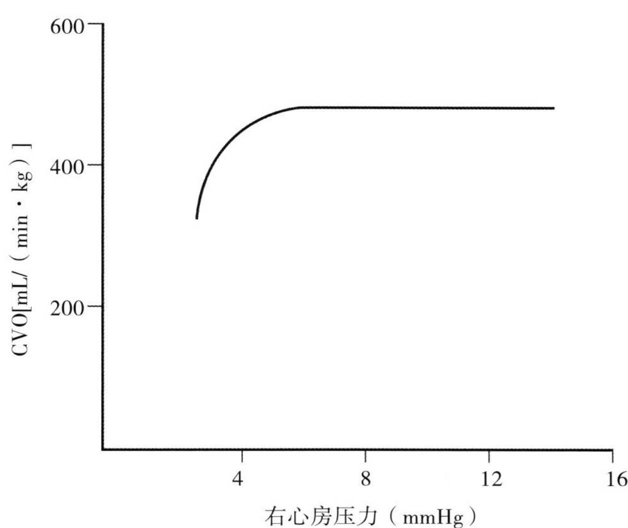

图 8.13 胎羊联合心室输出量（CVO）的变化与血液排空后心房压迅速降低及输注电解质后心房压升高有关。经许可，引自 Rudolph AM. Congenital Diseases of the Heart. Chichester，UK: Wiley, 2009[1]

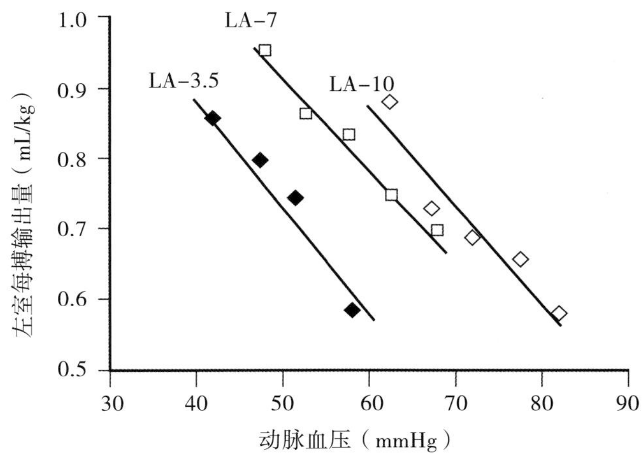

图 8.14 当调节体循环动脉压、固定左心房压力的情况下，动脉压力的增加导致左室每搏输出量下降。在任何动脉压水平下，左房压升高都会增加左室每搏输出量。经许可，引自 Rudolph AM. Congenital Diseases of the Heart. Chichester，UK: Wiley, 2009[1]。LA−3.5= 左心房 −3.5mmHg; LA−7= 左心房 −7mmHg；LA−10= 左心房 −10mmHg

究表明，当前负荷增加时，胎儿心脏的输出量会相应增加，然而，它并没有解决胎儿和成人心肌的表现是否具有可比性的问题。

心肌功能

对胎羊和成年羊离体心肌的研究表明，在相似的肌肉长度下，胎羊心肌产生的活动张力比成年羊心肌少 [32]。此外，胎羊心肌所能产生的最大力

要比成年的心肌低得多。心肌形态和生化参数的一些差异已被研究，以解释胎羊心肌的较小收缩力。研究表明胎羊心肌的每个心肌细胞中含有较少的肌节或收缩单元。

另一个可能很重要的因素是肌浆网的发育，它调节钙离子的运动，钙离子是心肌收缩所必需的。胎羊心肌肌浆网发育良好，但T管系统在未成熟心肌中发育不良或缺失，而T管系统代表肌浆网的延伸，与收缩因子关系密切。不仅存在肌浆网结构上的差异，而且，在对单个肌浆网囊泡的研究中发现，胎羊心肌中存在钙摄取受损的现象[33]。

交感神经末梢局部释放去甲肾上腺素是增强心肌收缩力的重要机制。胎羊心肌交感神经末梢稀疏甚至缺失。不同物种在发育过程中交感神经末梢的数量差异很大。豚鼠的心肌交感神经在出生时就几乎完全发育[34]，而兔和大鼠的心肌交感神经在出生时几乎没有发育，但在出生后14~21d内发育[35]。胎羊在75d时（妊娠中期）没有检测到有交感神经支配，但在90~100d时开始出现神经支配，而且在出生前就已经很丰富但尚未完全发育[36]。

除交感神经分布的差异外，胎羊心肌β肾上腺素能受体密度低于成年羊心肌[37]。尽管这些交感神经分布和β肾上腺素受体密度的差异在静息胎心中可能并不重要，但它们可能影响应激反应能力。

胎儿循环的调节

成人的体循环和肺循环是分开的。每个心室承受着潜在的不同的前负荷和后负荷，每个心室的每搏输出量可能会有很大的不同。Frank-Starling机制有助于调节两个心室的输出，以便使两个心室在短时间内射出相似的血容量。右心房静脉回流的减少降低了右心室的充盈压和舒张末期容积，导致每搏输出量的减少。肺血流量及左心房和心室的静脉回流减少，每搏输出量下降。系统动脉压的增加将限制左室的每搏输出量；舒张末期的容积将增加，这样，随着下一次搏动将产生更大的力量来增加每搏输出量。

在胎儿中，卵圆孔的存在往往使右心房和左心房的压力在整个心动周期内相等。动脉导管在主动脉和肺动脉之间提供一个大的通路，导致两大血管内的压力几乎相同。考虑到相似的心房压力及相似的主动脉和肺动脉压力，胎羊左心室和右心室的每搏输出量的差异可能是由于心室的后负荷不同所致。胎儿主动脉峡部比升主动脉和降主动脉窄，在一定程度上分隔了上下半身循环。左心室血液射入升主动脉和头颈部血管，这个循环在羊胎中顺应性差且血管阻力相对较高。右心室血液射入肺动脉干，直接通过粗大的动脉导管进入降主动脉及其分支。这个循环具有较高的顺应性和较低的阻力，因为它包括脐－胎盘血管系统。这种主动脉在峡部的功能性分隔已在胎羊身上得到证实。由血管扩张剂引起的下半身循环外周血管阻力的迅速降低，导致降主动脉压降低和数次心搏时右室每搏输出量的增加，而升主动脉压和左室输出量没有改变。类似地，向升主动脉注射血管扩张剂会导致升主动脉压力的短暂降低和左室每搏输出量的增加。

反射调节

化学反射

以前关于化学反射在控制胎儿循环作用的研究是相互矛盾的。一些研究者认为主动脉和颈动脉的化学感受器在胎儿中是相对不活跃的，但这些研究是在被麻醉的体外胚胎羊身上进行的[38]。其他研究表明，主动脉受体是导致低氧反应迟缓的重要因素[39]。最近对胎羊的研究表明，至少在妊娠的后1/3它们是活跃的[40]。颈动脉化学感受器刺激的反应比主动脉感受器刺激的反应大得多。化学感受器会受到低氧血症的刺激，实验中可以通过血管内注射小剂量氰化钠来激活。心血管反应占主导地位，伴有心动过缓和即刻低血压，但也会发生呼吸急促。用阿托品预处理胎羊可消除心动过缓，表明心动过缓是由迷走神经刺激引起的。通过研究主动脉窦去神经化的胎羊，发现其对氰化物心血管和呼吸的反应，从而证实了氰化物反应是化学感受器刺激的结果[40-41]。

在成人中，化学感受器刺激导致反射性外周血管收缩。胎儿低氧血症引起的外周血管收缩可能主要由化学感受器刺激介导。从对胎羊的研究来看，它们的化学反射反应明显不同于成年羊。成年动物的呼吸反应占主导地位，而胎儿的化学感受器刺激只引起轻微的呼吸反应。目前还无法解释这种不同反应的差异。

压力反射

在成人中，动脉压力通过压力感受器的控制维持在一个相当窄的范围内。动脉压升高对主动脉和颈动脉压力感受器的刺激可引起心动过缓、心肌收缩力下降和外周血管扩张，所有这些都会降低动脉压[42]。通过切除部分双侧主动脉和颈动脉传入神经来去除主动脉和颈动脉压力感受器，可导致静息心率和动脉压的初期升高，但在 1~2d 内，这些参数就恢复到去神经前期的平均水平。在平均压力和心率基础上发生动脉压和心率的大幅度波动，与正常动物中仅产生微小变化的刺激有关[43]。

动脉压力感受器在妊娠早期的胎儿中起作用，但它们在调节胎儿动脉压方面的重要性是有疑问的。在胎羊中，压力反射敏感性从妊娠 80d 左右开始随胎龄增加而增加；接近妊娠结束时，动脉压升高引起的心动过缓与出生后的心动过缓相当。在胎羊中，主动脉窦去神经导致的心率和血压的较大变化与成年动物相同[39]。由此可见，压力反射对稳定胎儿动脉血压也很重要。

出生相关的循环变化

胎儿从子宫娩出即中断了脐带 - 胎盘循环，氧摄取和二氧化碳排除的功能被转移到肺部，必须建立肺通气以提供气体交换。在胎儿期，肺血流量相对较少，必须增加供氧量以保证出生后的存活。来自脐静脉氧合良好的血液和来自腔静脉氧合较差的血液部分混合，静脉血通过卵圆孔和动脉导管从肺部分流。

在成人中，血液循环是串联的。所有静脉血返回右心房和右心室，然后进入肺内进行氧合，再进入左心房和左心室，并泵入全身动脉循环中。除了少量的静脉血通过左心室静脉回流，不存在动脉和静脉血的混合。

卵圆孔和动脉导管必须在功能上或解剖上关闭，以建立成人循环。

当胎儿分娩时，在短时间内会发生几件事。胎儿气道中的液体可以由胸部挤压通过口腔排出，或者在呼吸开始时吸收到肺循环中。规律通气建立，脐带结扎或夹闭终止脐带 - 胎盘循环。进行空气通气与肺泡氧浓度的增加有关，也与肺有节奏地物理扩张和肺泡液的排出有关。由于这些因素几乎同时发生，因此很难评估它们在与出生有关的循环系统变化中的作用。我们设计了一套胎羊装置，以检查个体出生事件在这些变化中的作用[44]。将导管植入各种羊胎血管，并插入气管，在脐带周围放置充气球囊封堵器。所有导管均外置于母侧，并允许母羊和胎儿从手术中苏醒。监测胎儿血管压力和血气，用放射性核素标记微球技术反复测量血流。通过用 5% 二氧化碳、3% 氧气和 92% 氮气的气体混合物对胎儿进行通气，评估肺节律性扩张的效果。这并没有显著改变羊胎降主动脉血中 pO_2 21mmHg 和 pCO_2 40mmHg 的血气水平。然后用 100% 氧气对羊胎进行通气，使其降主动脉 pO_2 升高到约 50mmHg，血氧饱和度提高到 90% 以上。进而在胎儿氧合良好的情况下，评估脐带阻闭的效果。

图 8.7 显示了每个心室排出并分布到各大血管的 CVO 的比例。在不改变胎儿血气的情况下，有节律地通气可显著增加肺血流（图 8.15）和降低肺血管阻力（图 8.16）[45]。CVO 通过肺部的比例从 9% 增加到 31%。有趣的是，肺动脉压没有下降，这表明动脉导管仍然未闭，主动脉压传导到肺动脉。随着肺动脉血流量的增加，肺静脉回流到左心房的血量增加，通过卵圆孔的 CVO 比例降低（图 8.17）。尽管 CVO 没有改变，但此时右心室输出量约占 CVO 的 52%，而未通气胎儿为 65%。此外，只有 24% 的 CVO 通过动脉导管到达降主动脉，而对照组状态下 57%。左心室输出量从 CVO 的 34% 增至 48%，因此两个心室的输出量现在是相似的。

氧通气导致肺血管阻力进一步下降，肺血流量增加（图 8.18），由右心室排出的血液只有一小部分通过动脉导管进入降主动脉，其余几乎全部分布到肺循环。大量静脉回流到左心房使左心房压力升高，高于全身静脉和右心房压力；这导致卵圆孔关闭，从右心房到左心房的血流不明显。CVO 总量变化不明显，但左室输出量超过右室输出量，左室贡献 55%，右室贡献 45%。左心室的这种高输出量是通过仍然打开的动脉导管从主动脉向肺动

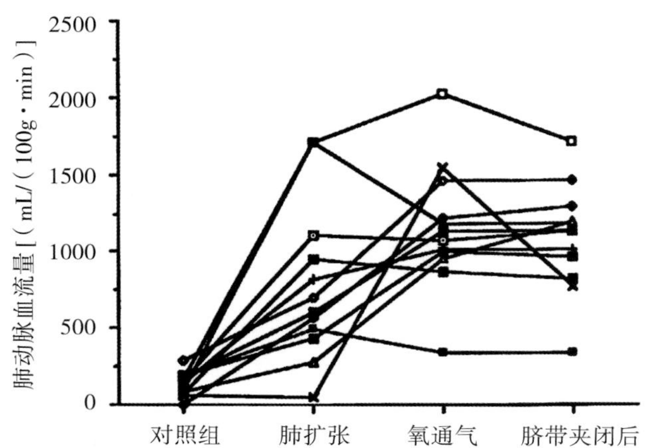

图 8.15 胎羊因肺的物理扩张、氧通气和脐带夹闭而引起的肺血流量变化。经许可，引自 Rudolph AM. Congenital Diseases of the Heart. Chichester，UK: Wiley, 2009[1]

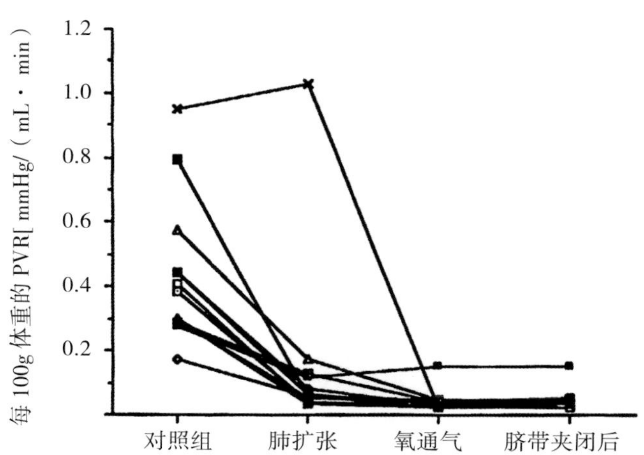

图 8.16 胎羊肺的物理扩张、氧通气和脐带夹闭引起的每 100g 体重的肺血管阻力（PVR）的变化。经许可，引自 Rudolph AM. Congenital Diseases of the Heart. Chichester，UK: Wiley, 2009[1]

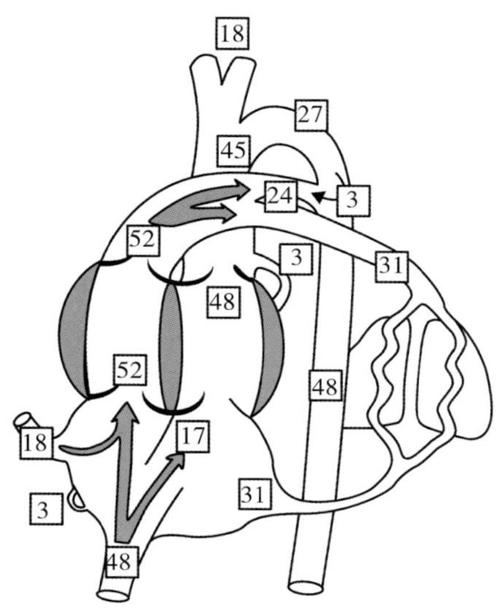

图 8.17 在不改变胎儿血气的情况下，对母体肺提供空气时，由胎羊右心室和左心室排出的联合心室输出量流经各大血管的血流比例。经许可，引自 Itskovitz J, Rudolph AM. Am J Physiol, 1987, 252:H916–22[40]

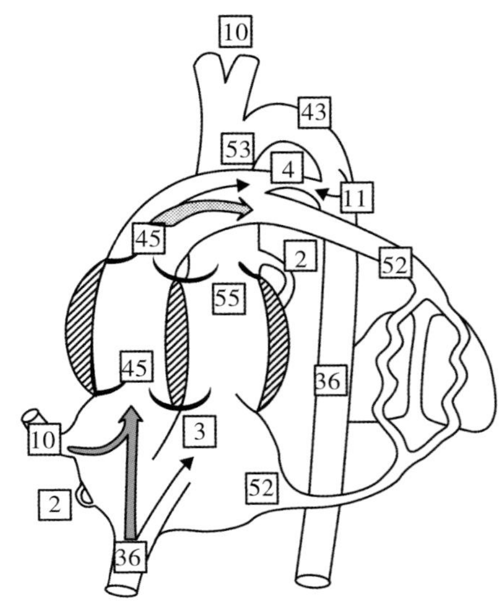

图 8.18 氧通气情况下胎羊左、右心室联合心室输出量流经各大血管的比例。经许可，引自 Itskovitz J, Rudolph AM. Am J Physiol, 1987, 252:H916–22[40]

脉分流的结果，约占 CVO 的 10%。肺动脉压逐渐降低至主动脉水平以下。这反映了通过动脉导管的收缩实现了体动脉与肺动脉的分隔。

脐带夹闭完全消除了脐带血流，导致全身动脉压适度升高和通过动脉导管从主动脉到肺动脉的分流少量增加。然而，没有其他额外的变化发生，并且 CVO 仍然与对照胎儿状态相似（图 8.19）。

从这些研究来看，很明显由肺通气引起的肺血管阻力显著降低是导致围生期循环改变的主要因素。肺静脉回流增加导致左心房压力升高进而使卵圆孔关闭。脐静脉回流的停止也可能有助于卵圆孔的闭合。动脉导管的关闭（见下文）完成了左右心及大动脉之间的分隔，形成了成人的串联循环特征。

围生期肺循环变化

肺有节律的物理膨胀和混合通气中氧含量的增加在肺血管扩张中的角色是独立但互补的。这些过程降低肺动脉血管阻力的机制已经被研究过，但尚未完全解决。大量证据表明，肺的节律性扩张导致前列腺素、前列环素（PGI_2）的产生，这些物质可能来自内皮细胞[46]。PGI_2 是一种肺血管扩张剂，

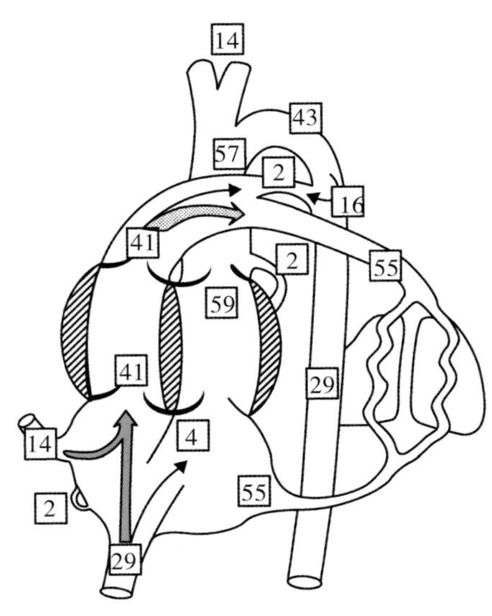

图 8.19 胎羊在带氧通气中夹闭脐带后，左右心室联合心室输出量通过大血管的血流比例。经许可，引自 Itskovitz J, Rudolph AM. Am J Physiol, 1987, 252:H916−22[40]

可能是引起通气效果的主要因素。虽然抑制胎羊体内前列腺素的产生可以限制通气时肺血管扩张的程度，但并不能完全阻止它的发生，这表明了可能存在其他因素。应该考虑的可能性是，基于物理现象，排除胎儿气道中的液体及用气体替代可能有助于降低肺血管阻力，在胎儿期，肺泡中含有液体，来自羊膜腔的正压通过胸腔传递到肺部。这样会压迫肺泡和小支气管旁的肺静脉。胎儿分娩时，气道液体被排出；自主呼吸导致胸腔内出现负压，从气道向外到胸膜腔呈现压力梯度，这有利于肺血管扩张。

然而，对胎羊的研究显示，没有改变血气浓度的正压通气同样降低了肺血管阻力。可能导致这一现象的物理因素是肺泡表面张力的变化。胎儿期肺泡表面有液 – 液界面，无明显的表面张力。当肺泡充满气体时，气液界面的强烈表面张力会使肺泡塌陷，这将引起一种力，倾向于扩张肺泡相关的肺血管，从而降低肺血管阻力。

在胎儿期，肺血管暴露在肺动脉的血氧分压（pO_2）中，在胎羊中，pO_2 约为 18mmHg。当 pO_2 低于控制水平时，胎儿肺血管明显收缩，而 pO_2 高于控制水平时，胎儿肺血管扩张。空气通气会增加肺毛细血管中的 pO_2，因为氧气从周围的肺泡扩散到这些血管中，导致血管扩张。pO_2 的变化可能与直接作用于平滑肌细胞有关，并且与借助氧敏感钾通道对钾的跨膜转运有关。pO_2 的减少阻断钾通道并导致收缩，而 pO_2 的增加则打开钾通道，引起血管舒张。钾通道在反应中的作用得到了对胎羊研究的支持，研究表明钾通道阻滞剂会引起肺血管收缩[47]。

氧对肺小动脉的血管扩张作用也被证明与一氧化氮（NO）机制有关。内皮细胞产生的 NO 与 pO_2 的增加有关，可诱导血管平滑肌细胞松弛，导致肺血管阻力下降。N– 硝基 –L– 精氨酸抑制 NO 生成；在对胎羊的研究中，它明显限制了与氧合有关的肺血管阻力的降低[48]。

在胎羊中，随着通气，肺血流量的快速增加与肺血管阻力 [从胎儿每千克体重的 1.6~0.3mmHg/（mL · min）] 下降有关。由于小肺动脉的形态不同，胎儿的肺循环功能反应比成人大得多。在胎儿肺内的腺泡前动脉管壁厚，平滑肌层突出与细支气管相关的腺泡内动脉部分是肌性的或非肌性的，更多的远端血管没有平滑肌细胞。妊娠后半期肌小叶层变化不明显，但在胎儿发育过程中，随着肺的生长，腺泡内动脉和肺泡管动脉的数量增加。出生后，由于管腔的增大，肺小动脉的肌层变薄。随后，平滑肌层逐渐退行，使腺泡前动脉形成薄壁、腔 / 壁比大的成年血管形态特征，这些变化会持续几周。

出生前和出生后肺循环的正常发展可能受到动脉所接受的 pO_2 和管腔内压变化的影响。对出生后正常氧合的干扰可能延缓平滑肌的正常消退。出生并一直生活在高海拔地区的个体暴露在吸入空气中较低的氧分压下，与生活在海平面水平的个体相比，它们肺血管中保留了更多的平滑肌，肺动脉压也更高[49]。

当动脉导管收缩时胎儿肺动脉压升高，导致肺小动脉平滑肌层的过度增生[50]。过多的平滑肌层可能干扰出生后的适应，导致肺血管阻力增高，肺动脉压下降可能比正常慢。出生后，如果存在先天性心血管畸形合并左右心室间或主肺动脉间大的交通，肺动脉压则可能不会正常下降。大的通路导致左右心两侧的压力趋于平衡，因此肺动脉压不像正常婴儿那样下降。持续的肺动脉高压延迟了肺血管的正常发育，平滑肌成分持续存在。肺循环在先天性心血管畸形的血流动力学和临床表现中的作用将在第 53 章中讨论。

新生儿持续性肺动脉高压

如果出生后肺血管阻力没有正常下降，肺动脉压就不会下降至出生后的正常水平，也可能无法建立足够供氧的肺血流量。这种现象被称为新生儿持续性肺动脉高压，可能是多种情况造成的。

出生后不能正常呼吸会阻碍肺泡随空气膨胀，因此，pO_2 不会正常增加，肺血管收缩将持续。这可能发生在因母亲服用镇静剂而情绪消极的婴儿身上，也可能是由于呼吸道阻塞所导致，如胎粪吸入。在这些婴儿中，肺和肺血管的发育可能是正常的，但由于肺泡氧浓度不增加，肺血管收缩持续存在。解除气道阻塞或刺激呼吸可使肺血管阻力迅速下降。

出生后肺血管阻力不能正常下降可能是产前肺动脉阻力异常发展的结果。如前所述，由于动脉导管的收缩，胎儿的肺动脉压升高，导致肺血管平滑肌的发育增生[47]。这可能会干扰产后肺血管阻力的正常下降。这些血管对 pO_2 的变化非常敏感，即使是轻微的低氧血症也可能导致明显的肺血管收缩。血管肌肉在出生后确实会缓慢退化，但出生后几周内可能无法达到正常的肺动脉压和流量。当胎儿宫内接触吲哚美辛时，因为前列腺素受到抑制导致动脉导管收缩[51]，新生儿可能发生持续性肺动脉高压。实验研究表明，胎儿持续缺氧也可能引起肺血管平滑肌的增加。

新生儿持续性肺动脉高压可能与肺血管床横截面积不足有关。这通常是由于侵犯胸部的占位性病变（如大的肺囊肿）或通过膈疝的肠疝对肺发育造成的干扰所致。这也可能是肺发育不全的结果。由于肺血管的发育与肺泡单位的生长同步，肺发育的缺失会导致肺血管床的缩小。出生后肺循环的充分发育只会缓慢进行，因为随着肺的生长，新的肺泡单位也会增加。

出生后动脉导管闭合

在人类胎儿中，动脉导管从左右肺动脉起始部连接肺动脉干到降主动脉用左锁骨下动脉的起点稍偏外侧解释。动脉导管壁的形态与主动脉和肺动脉有很大的不同。这些动脉壁主要由弹性组织构成，而动脉导管内壁的主要组织是平滑肌。在胎儿期，动脉导管将大部分右心室输出的血液由肺部转移到降主动脉。在羊胎中，右心室输出量约占联合心室输出量的 66%，近 90% 的右心室血液通过动脉导管。超声测量显示人类胎儿动脉导管的流量有较大不同。人类胎儿右心室输出量分配到肺部的比例更大，据估计，约 60% 的右心室排出的血液通过导管。导管在整个妊娠期内保持通畅，肺动脉干和降主动脉之间没有压力梯度。然而，在妊娠后期，轻微的收缩可能会发生，通过导管收缩压下降 5~8mmHg 就可以证明这一点。出生后，动脉导管迅速收缩；不同物种的收缩率似乎不同。在大鼠、家兔和豚鼠中，动脉导管在出生后几分钟内关闭。羊的这一过程稍慢，通常在出生后 1h 内完成。在足月婴儿中，动脉导管功能性关闭通常发生在出生后 12~15h 内。在最初的几小时内，超声可以检测到双向分流，但大约 6h 后，只有一个小的左向右分流可能会出现，该分流持续时间最多长达 15h。在完全闭合之前，动脉导管对 pO_2 的减少作出扩张反应，并且随着肺血管收缩引起的肺动脉压的增加，可能再次发生从肺动脉到主动脉的某种程度分流。

动脉导管所接受的 pO_2 是决定收缩程度的重要因素。在胎儿期，约含 18mmHg 的 pO_2 的羊胎右心室血液通过动脉导管到达降主动脉。动脉导管因氧含量增加而收缩。这在组织培养液中的导管环[52]或离体灌注导管制备中[53]以及子宫中的胎儿都已观察到。在组织液中，制备导管在 25~30mmHg 的 pO_2 下松弛。在 pO_2 处于 40~100mmHg 时，导管收缩程度逐渐增加。随着呼吸空气，动脉血的 pO_2 增加到 90~100mmHg。氧使动脉导管收缩的机制尚不明确。对氧的反应程度取决于胎龄。胎儿越不成熟，收缩反应越小，开始收缩所需的 pO_2 水平越高。

动脉导管对前列腺素也非常敏感。前列腺素 E_2（PGE_2）和前列腺素 I_2（PGI_2）可使动脉导管松弛；两者均由导管壁产生，但也在胎儿其他部位产生，与产后相比，胎儿循环中 PGE_2 水平升高。尽管动脉导管产生大量的 PGI_2，但 PGE_2 在调节其张力方面可能更为重要，因为动脉导管肌肉对 PGE_2 更为敏感。前列腺素由花生四烯酸经环氧化酶合成。阿司匹林或吲哚美辛等药物对羊胎前列腺素合成的抑制会导致动脉导管收缩[51]，证实了前列腺素在产前维持动脉导管通畅性方面的重要作用。

血 PGE_2 浓度在出生后迅速下降。而 PGE_2 的清除和血氧水平的升高对出生后动脉导管收缩的相对贡献尚不明确。Clyman 等的研究显示妊娠晚期 pO_2 升高比 PGE_2 下降更为重要，而在妊娠中期和晚期的前段，动脉导管对前列腺素的清除比 pO_2 升高更为敏感[54]。对胎羊的研究表明，通过给未成熟的胎儿使用糖皮质激素可使动脉导管对氧和 PGE_2 敏感。

近年来，NO 对导管的影响已被证实。NO 使动脉导管肌肉松弛。在早产的狒狒中，环氧合酶抑制剂不能诱导动脉导管完全闭合，但与 NO 生成抑制剂结合可导致导管完全闭合[55]。NO 在动脉导管正常调节中的作用尚待确定。

动脉导管永久性闭合的机制尚未完全明确。收缩会导致内膜增厚并形成侵占内腔的内膜丘。内弹力层的破坏导致内皮细胞和平滑肌细胞的迁移。Clyman 等提出动脉导管的中层接受来自管腔血液的氧气供应。收缩导致壁增厚和壁中部的严重缺氧[56]。这会导致细胞受损并被纤维组织替代。导管的永久性闭合通常在 1 周内完成，但在某些婴儿中可能在 3 周内无法完成。当导管仍然未闭时，超声可以检测到从主动脉到肺动脉的小分流（从左向右分流）。

早产儿的动脉导管

早产儿出生后动脉导管闭合常常延迟。出生时胎龄越小，导管越有可能在出生后不会很快关闭。在出生体重低于 750g 的早产儿中，超过 80% 的婴儿在出生 3d 后导管持续开放。出生体重在 1000~1500g 的婴儿，导管持续通畅的发生率为 40%~50%，而出生体重在 1500~1750g 的婴儿，发生率约为 20%。大多数较不成熟的婴儿也有严重的呼吸窘迫综合征。对早产儿动脉导管延迟闭合提出了几种可能的解释。最初的研究表明，由于通气不良，早产儿动脉 pO_2 没有达到足够的水平。但这种可能性被排除了，因为在辅助通气下，pO_2 可能升高到成熟婴儿的正常水平，而动脉导管仍持续开放。如前所述，未成熟动物的动脉导管对前列腺素的清除作用的反应比对 pO_2 的增加更敏感，即使获得高浓度 pO_2 也不能引起完全闭合。PGE_2 水平在出生后不会像在成熟婴儿中那样迅速下降的可能性也已经被研究过了。这些研究结果表明，早产儿出生后的血 PGE_2 浓度下降有一定的延迟，并且在出生后 2~4 周内，PGE_2 浓度可能会升高。然而，尽管 PGE_2 浓度在许多呼吸窘迫综合征患儿中升高，但只有部分患儿动脉导管开放。

出生后心排血量的变化

在宫内，足月胎羊的 CVO 约为 400~450mL/（min・kg）。对新生羔羊的测量显示，心排血量水平为 400~450mL/（min・kg）。由于出生后左心室和右心室输出量相同，每个心室的输出量约为 400~450mL/（min・kg），合并输出量为 800~900mL/（min・kg），大约是胎儿的两倍。胎儿右心室输出量约为 CVO 的 66%，即约 300mL/（min・kg），出生后增加约 50%。胎儿左心室排出量约为 150mL/（min・kg），出生后其输出量几乎增加了 3 倍，达到 400~450mL/（min・kg）。导致产后心排血量增加的因素尚未得到充分评估。先前提到的在子宫中的胎羊研究中，我们依次诱导肺的物理扩张、氧合和脐带夹闭，表明这些事件都未导致 CVO 升高。左心室排出的 CVO 比例增加，右心室排出的 CVO 比例降低。有人认为，从子宫内环境（温度约为 39℃）输送到温度约为 25℃的室内空气环境可能是 CVO 增加的原因之一。在一项研究中，我们测量了产于水浴中但没有改变脐带－胎盘流量的无呼吸胎羊的 CVO，将浴温从 37℃改为 25℃并没有导致 CVO 的显著变化[57]。

在这些实验研究中，胎儿没有自然呼吸，也没有暴露在分娩的压力下。有学者提出，胎儿的心排血量是由高心包压通过胸腔和充满液体的肺从宫内传导来调节的；这种高心包压限制了心室的充盈，并限制了每搏输出量[58]。出生后的自然通气会导致胸腔内（相对于大气压）出现负压，也会产生心包内负压，从而促进心室的充盈。如果心肌功能足够，心室舒张充盈程度的增加将导致更高的每搏输出量和更大的心室输出量。

一些激素被认为在围生期循环调节中有重要作用。血浆儿茶酚胺浓度在分娩过程中升高，并可通过其增加心肌收缩力的作用，促进阴道自然分娩后心排血量增加。在实验研究中，胎儿没有暴露在分娩的压力下，因此，可能没有经历过儿茶酚胺对心肌的刺激。

在绵羊中，血浆皮质醇浓度从妊娠 120d 左右缓慢升高，在分娩前 2~3d（大约妊娠 150d）急剧升高数倍。皮质醇在围生期心肌成熟中起着重要作用，它可以减少细胞核增殖，提高胎儿心肌细胞蛋白质含量；这可能是导致出生后心排血量增加的一个因素[59]。

长期以来，人们都知道甲状腺激素会影响成人的心肌。甲状腺功能缺乏导致心肌功能下降。甲状腺功能不全的成年动物心肌中 β 肾上腺素受体数量明显减少。虽然 β 肾上腺素受体减少引起的儿茶酚胺刺激反应降低可能是导致功能下降的原因之一，但甲状腺激素可能通过改变重链肌球蛋白的表达而产生额外的影响。甲状腺激素对绵羊围生期心脏功能的影响已被证实。

胎羊血浆三碘甲状腺原氨酸(T_3)浓度约为 1ng/mL。阴道分娩后，在 30~60min 内会上升到约 4ng/mL。这不大可能是心排血量迅速增加的一个因素，因为在成年人中，甲状腺激素的作用是在几天内而不是几分钟内观察到的。我们在对胎羊的研究中观察到，分娩前进行的完全甲状腺切除术不会导致 T_3 浓度增加，但胎羊显示出预期的心排血量增加[60]。然而，如果在分娩前 10d 左右进行甲状腺切除，胎儿的 T_3 水平是无法检测到的，并且在分娩后，胎羊表现出心排血量受限制以及对儿茶酚胺输注的迟钝反应。这表明 T_3 对正常心肌发育是很重要的，而且我们发现心室肌 β 肾上腺素受体数量显著减少[61]。

出生后心肌的形态学变化

成人和胎儿心肌的组织学研究显示二者有显著的差异。绵羊心脏中的成熟心肌细胞直径约为 15~20 μm，而羊胎心脏中的成熟心肌细胞则小得多，直径约为 5~7 μm。成熟心肌细胞核相对较小，多倍体很常见。在胎儿心肌细胞中，细胞核相对较大，大多数细胞只有一个细胞核。在妊娠后半期观察到的胎羊心肌细胞直径没有明显变化[62]。由于心脏的重量大大增加，肌肉质量的增加几乎完全是由于细胞数量的增加，或是由于增生。出生后，心肌细胞的大小急剧增加，几乎所有的生长都是细胞肥大的结果；出生后的有丝分裂极少。在胎儿和产后对心肌 DNA 和蛋白质含量的测量证实了这种生长模式的差异。DNA 浓度反映组织中细胞核的数量；蛋白质浓度反映组织的总质量。较高的 DNA/蛋白质比值表明细胞核相对较多，也表明细胞较小。相反，这表明细胞相对于核数来说是大的。在胎儿期，胎羊心脏的 DNA/ 蛋白质比值相对较高，但出生后 DNA/ 蛋白质比值下降，反映了有丝分裂的停止和心肌细胞大小的增加。尽管导致出生后心肌生长模式发生巨大变化的所有因素尚未完全确定，但皮质醇至少看起来很重要。在对胎羊的研究中，我们在子宫内持续将皮质醇注入左冠状动脉，时间长达 96h，心肌的 DNA/ 蛋白质比值下降，与出生后正常情况相似[59]。

出生后肝脏和静脉导管血流的变化

产前，脐静脉血流进入肝门；约 50% 分布于肝左右叶，50% 通过静脉导管。胎羊的门静脉血流很低，几乎全部分布在肝右叶，只有不到 10% 的血流通过静脉导管。

肝脏的供血量非常大，每 100g 重量肝脏的供血量几乎为 450mL/min。出生后，脐血停止流动，除了少量来自肝动脉的血流外，所有的肝血流都来自门静脉。出生后肝血流量每 100g 肝重约为 100mL/min；随后每 100g 的流量增加到 140mL/min，然后在喂食后迅速增长到约 300mL/（min・kg）[63]。

静脉导管会对腔内压力做出被动反应，但前列腺素对维持静脉导管通畅也负有部分责任。产后，清除前列腺素和停止从脐静脉流出有助于关闭静脉导管。出生后不久，相当大比例的门静脉血可能会通过静脉导管，但到 3~4d 时这一点就可以忽略不计了，到出生后 6~10d 左右，静脉导管就会关闭。

参考文献

[1] Rudolph AM. Congenital Diseases of the Heart. Chichester, UK: Wiley, 2009.

[2] Bristow J, et al. J Dev Physiol, 1981, 3:255–66.

本章完整参考文献，请扫描以上二维码在线查看。若需下载，请登录 www.wpcxa.com“下载中心”下载。

第 9 章 妊娠早期胎儿心脏与心外多普勒血流的发育演化

Viola Seravalli, Ulrich Gembruch, Ahmet A. Baschat

引 言

原始胚胎心脏的节律性收缩在受精后 21~24d 开始，进而启动了胚胎心血管系统功能发育的重要过程。胚胎心血管系统和胎盘的正常发育对于确保胎儿拥有在器官和细胞水平足够的血流量、氧输送、气体和营养物质的交换是必须的。胎盘是宫内主要的呼吸器官。这两个循环系统的正常成熟对于胎儿的充分发育至关重要。妊娠早期，胚胎迅速发育生长，同时也是胎儿许多器官系统快速发展的时期。此后，胎儿的生长发育将以更稳定的方式持续到足月。心血管系统必须满足生长发育中胚胎的这些需求。因此，胎儿心功能的重要变化发生在妊娠早期和妊娠中期也就不足为奇了。

自 FitzGerald 和 Drumm 应用多普勒超声检查以来 [1]，该技术已发展成为无并发症妊娠及胎儿疾病中无创检查胎儿心血管系统的重要工具。多普勒超声检查的广泛应用极大地提高了我们对胚胎心血管系统发育、成熟的认识。这些心血管发育变化的研究具有重要意义，原因有多方面。

研究表明，人类胎儿心血管系统的正常和异常发育与其他哺乳动物的物种之间存在重要差异。因此，在绵羊和以往其他物种实验中收集的数据可能须谨慎应用于人类胎儿。对正常早期血管发育的更多了解证实可将多普勒血流检查纳入产前诊断。在此背景下，开展了将静脉导管（DV）多普勒检查整合到妊娠早期胎儿畸形和非整倍性筛查体系的研究，以及明确其在染色体缺陷高风险妊娠中应用价值的研究 [2-4]。先前的观察表明，某些心脏缺陷可能在妊娠早期产生独特的血流动力学或结构影响，最终导致其不良预后 [5-6]。在此情况下，DV 血流检查通常是异常的。这就解释了为什么在颈项透明层增厚而染色体正常的胎儿中出现异常 DV 血流，这可能意味着胎儿存在重大心脏结构异常 [3-4]。初步结果表明，应用基于颈项透明层厚度的染色体异常高风险信息的应用，再结合 DV 多普勒筛查的信息，可能会大大减少对侵入性检查的需求 [2]。但是当胎儿颈部透明层厚度正常时，静脉导管血流评估作为单一筛查参数时则显示敏感性较低 [7-9]。

这个例子说明，对胚胎和胎儿心血管血流动力学的了解在将来可能会变得越来越重要。本章概述了胎儿功能性心血管变化，尤其着重于妊娠早期和中期。

心血管舒缩控制机制

心脏经历收缩舒张和瓣膜活动的重复有序过程，负责将血液向前递送，这些活动囊括在心动周期中，心脏功能水平决定了在生理和病理条件下向身体提供足够血流的效率。对心脏心动周期基础生理的详细了解有助于应用和解释从胎儿循环中获得的多普勒波形。心动周期主要包括心室舒张期（此时房室瓣膜开放，血液充盈心室）和心室收缩期（此时主动脉和肺动脉瓣膜开放、血液泵入体循环中）。此外，心动周期的各个时相已被确认，这些时相将收缩期和舒张期进一步细分。评估胎儿心脏功能需要了解这些心动周期时相的特征及其与血流和压力的关系。多普勒波形仅能显示时间和速度信息，任何有关心血管压力的推断都是基于对心动周期各时相的理解。尽管如此，多普勒技术的应用证实了胎儿和成人心脏功能之间存在重大差异。

心动周期：舒张期

成人的心室舒张期充盈分为被动期和主动期。最初被动充盈时间很短并很快到达平台期（心室舒张后期），随后窦房结放电触发心房收缩，从而开始主动充盈。血液最初快速流入心室会导致心房压力均衡下降，表现为静脉搏动下降（Y- 降）。随后心房收缩导致心房压力快速升高，表现为静脉搏动（a 波）升高。心室流入道这两个充盈时相会在房室（AV）瓣上产生一个双峰流速波形，即一个早期峰值（E 峰）和第二个由心房收缩所致持续时间较短的峰值（A 峰）。静息状态时成人心脏的大部分心室充盈（90%）发生在 E 峰期间，其余血流充盈在 A 峰期间完成。但是，如果心率很快（例如在运动过程中），则心房收缩可能占整个心室充盈的 40%。在这种情况下，“心房猛烈运动”贡献大部分的心室充盈，此时 E 峰和 A 峰的关系可能相反[10]。因此，心房对心室充盈量与心室舒张持续时间成反比，而与心房收缩力成正比。心房收缩完成后，心房压力开始下降，从而使 AV 瓣口压力梯度出现反转，进而导致在心脏收缩开始时，瓣膜在完全关闭之前向上浮动（关闭前期）。此时，心室容积最大，此刻的心室舒张末期容积即为心室前负荷（图 9.1）。

心动周期：收缩期

当电脉冲穿过纤维瓣环到达心室传导系统时，心室肌开始收缩。心室压力高于心房压会引起三尖瓣和二尖瓣关闭。随着房室瓣关闭，最初会有一段快速的心室压上升（等容收缩）。在等容收缩期，AV 瓣可能会鼓起，导致心房压和压力传导所致的静脉压暂时升高。一旦心室压超过大动脉压，肺动脉瓣和主动脉瓣就会开放，在此心室收缩的快速射血期，左心室血液射入升主动脉，右心室血液射入主肺动脉。快速的心室缩短导致 AV 环下降，致使心房压降至静脉压以下（X 波）；心房充盈开始。该时间段对应于静脉流速曲线中的 S 波（参见本章“心血管系统的多普勒检查”内容）。快速射血之后，从心室流出的血流量降低，心室和主动脉压开始下降。此时，心肌纤维已经缩短，正在重新极化，不能再有力地收缩。这导致心室活动张力降低，射血率和心室排空下降。当心室射血量降至零时，心室压降至大血管舒张压以下，迫使主动脉瓣和肺动脉瓣关闭。持续的心室舒张确保心室压降低，直到心室压低于心房压，房室瓣在等容舒张结束时开放。在 AV 瓣开放之前留在心室中的血液量称为收缩末期容量。舒张末期容积（容量）与收缩末期容积（容量）之差为每搏输出量（图 9.1）。

心功能指标

心排血量是每 1min 内心室泵出的血量，即每搏量和每分钟心跳次数的乘积。联合心排血量是右心室输出量和左心室输出量的总和。胎儿循环的平行排列使其独具特征，即在生理和病理条件下，每个心室对联合心排血量的相对贡献是可以改变的。由心室收缩力、血管壁阻力和下游血管阻力共同作用产生的血压决定了胎儿胎盘的灌注。任何器官血流灌注都是通过其供血血管的动脉和静脉末端压差来被动调节的。此外，许多器官都可以通过调节局部阻力血管直径的方式来优化血流灌注[11]，也称为自动调节过程。每个心室的下游阻力由各个下游血管床的血流阻力之和决定。心排血量和外周阻力的联合作用决定血压的高低。

涉及心脏运动周期的有关机制初看起来比较简单，重要的是要认识到存在许多相互作用的影响因素。心排血量的变化可能归因于心率和（或）每搏量的变化。心脏充盈状态的变化（前负荷），下游阻力的变化（后负荷）以及心肌收缩力的变化都可以改变每搏量。前负荷可以定义为心肌细胞在收缩之前的初始拉伸，并且与肌节长度有关。正常心脏的肌节长度无法确定，可以用其他指标替代，例如心室舒张末期容积或压力。但这些指标都不是很理想，因为它们并不能准确反映肌节长度。尽管如此，舒张末期压力，尤其是舒张末期容积还是被临床用作反映前负荷的指标。

影响心脏功能的其他因素包括瓣膜功能、血液黏度和血液惯性及心肌质量。心率由窦房结决定，窦房结是固有自动节律最高的心脏起搏结构。自主神经系统会通过 AV 节点叠加调节心率和心内传导。血管紧张度和血压在血管运动中枢水平上整合来进行总体控制[12]。在生理情况下，前负荷主要取决于静脉回流量和血容量，心率通过影响充盈时间可能会对前负荷产生明显的反作用。如果将前负荷视为舒张末期容积，则前负荷最终由舒张末期压力和心室的顺应性决定。因此，除非心室舒张末压相应增加，否则心室顺应性的降低（如心肌肥厚

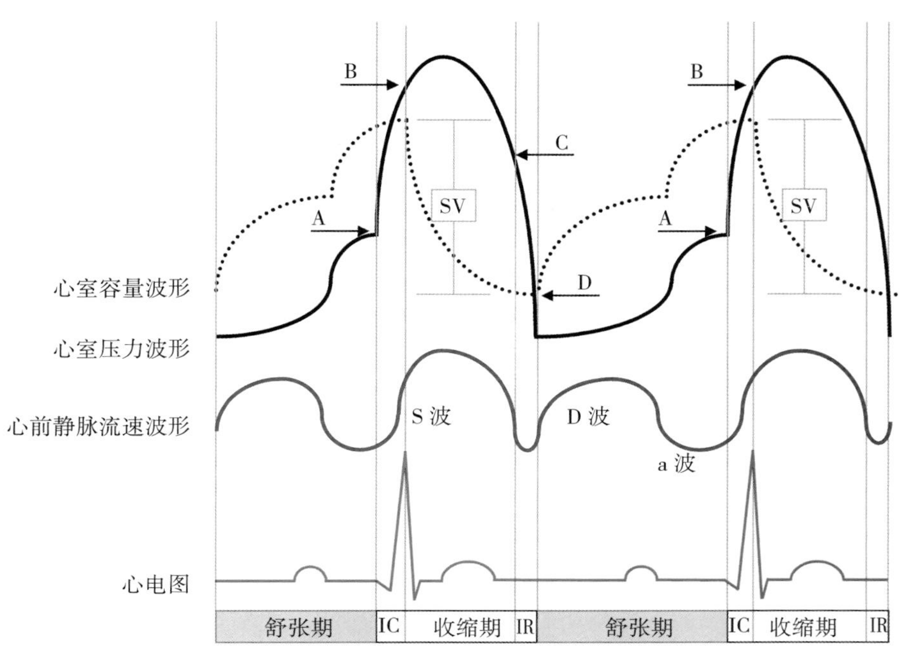

图 9.1 心动周期。心动周期中心室压与心室容量和心前静脉流速波形之间的关系。电活动先于心房和心室收缩。胎儿大部分的心室充盈发生在舒张末期的心房收缩时。心房迅速升高的压力被传输到静脉系统，从而减少了前向血流（a 波）。随着心室收缩的出现，房室瓣关闭（A），心室内压迅速升高而无心室缩小（IC，等容收缩），直到心室压超过大动脉压，致使半月瓣开放（B）。每搏量（SV）排出过程中的心室缩短引致房室瓣环快速下降，从而增加心前静脉前向流量（S 波）。当心室压力降至大血管的舒张压以下时，半月瓣关闭（C）。当心室内压降至低于心房压时，等容舒张（IR）结束，房室瓣打开（D）。心室血流的快速流入可以通过心前静脉血流量增加（D 波）反映出来

时）将会导致前负荷的降低。

在成人生理范围内的前负荷增加或后负荷降低会导致每搏量增加。Frank-Starling 机制描述了心肌随前负荷增加而提高每搏量的能力。Frank-Starling 机制的效率明显受舒张期和收缩期心肌特性的影响。心肌松弛程度和速度是心室顺应性的主要决定因素，进而也是心室应对舒张期充盈的主要决定因素。当前负荷增加时，心室顺应性低会导致心室压力过度增加。在这种情况下，心室充盈越来越依赖于心房收缩，从而将心室充盈的有效期推延到舒张末期。心室充盈能力降低将限制每搏量的增加。此外，心肌收缩力必须足够有力来克服后负荷的影响。在后负荷增加的情况下，收缩力和收缩速度是每搏量的主要决定因素。心肌功能是影响心血管控制机制中调节心排血量效率的因素之一。较慢的收缩期收缩速度和强度以及低的舒张期顺应性对心脏功能和心血管反射机制的效率有重大影响。

胎儿循环

胎儿循环的独特性会对心功能和心排血量分布产生重大影响。根据绵羊研究的数据，约有 50% 来自胎盘的含氧血液，绕过肝循环通过脐静脉和静脉导管到达胎儿心脏[12–13]。静脉导管在妊娠约 7 周时发育，与其他随胚胎发育而生长的静脉相比，静脉导管在妊娠期几乎没有明显的增大[14]。导管的内径细窄导致其内的血液显著加速[14–15]。低氧合血通过下腔静脉、上腔静脉和冠状窦进入右心房。右心房静脉血流入的方向差异以及卵圆孔瓣开放方向导致高氧合血（富氧血）从右心房进入左心房，这在人类胎儿中也被证实[16–17]。起源于脐窦的一支血流流经静脉导管明显加速，通过下腔静脉的左上支到达左心房，肝中、肝左静脉血也汇入此血流。另一支血流源自下腔静脉腹段，右肝静脉加入后，经下腔静脉的右上支进入右心房。该血流与来自上腔静脉和冠状窦的血液混合，通过三尖瓣进入右心室。肺静脉血回流左心房后进入左心室。羊胎右心房流入血流的相对分离，以及肺静脉血的少量混合确保左心室接受了大约 65% 的高氧合血，其氧含量比右心室高出 15%~20%。

由于胎儿循环为并行排列，后负荷分别作用

于每个心室。右心室后负荷主要取决于肺动脉主干、动脉导管、降主动脉及其分支的血管阻力，以及胎儿胎盘循环的综合阻力。左心室后负荷主要取决于升主动脉和头臂循环的血管阻力。心室静脉流入血流相对分离对心室负荷亦有影响：右室前负荷主要取决于上、下腔静脉，而左室前负荷主要取决于肺静脉、左肝静脉和静脉导管。羊胎血液循环特征已得到广泛研究。由于平行排列，右心室和左心室输出存在不同的分布，而右心室占主要部分。在胎羊中，左、右心室输出量的比例为 1∶1.8。由于肺血管高阻力和动脉导管的方向性，右心室输出量中仅有 13% 分配到肺，其余 87% 进入降主动脉 [13,18–19]。大约 2/3 的血液通过脐动脉到达胎盘血管床进行氧气交换。左心室输出主要分布于冠状动脉和头臂循环。29% 的左心室输出量到达降主动脉，其中 2/3 到达胎盘。因此，右心室的作用是将缺氧的血液输送到胎盘进行氧气交换，而左心室的作用是将氧合良好的血液输送到大脑和心脏。羊胎心脏总输出量的大部分（41%）被输送至胎盘，22% 供应身体的上部，8% 供应肺和 3% 供应心肌 [13,18–19]。随着妊娠的进展，羊胎心排血量分布会发生变化。到达头臂循环的心排血量比例从妊娠中期至足月大约增长了 20%，足月时头臂循环的血流量占总心排血量的 35%，胎盘和其余身体各占总心排血量的 30%。胎儿外周循环的高阻力以及胎盘床中血流阻力的恒定下降确保了足够量的主动脉血流通过脐动脉进入胎盘进行血氧交换。流经降主动脉的血流分布将随妊娠进展而变化。在妊娠中期，59% 的血流到达胎盘，而 41% 的血流到达身体下半部分。足月时，只有 33% 的血流到达胎盘，而 67% 的血流分布到下半身 [13,18–20]（图 9.2）。

最近，也有研究其他动物胎儿循环模型的报道，特别值得一提的是，妊娠小鼠和家兔模型具有与人类相似的胎盘特性，且妊娠期较短，需要的实验空间也较小 [21]。高频超声应用于妊娠小鼠模型，有助于详细观察及研究胚胎心血管系统 [22–24]。对妊娠小鼠胎儿多普勒参数的研究获得了与人类胎儿相似的研究结果。妊娠晚期在所有胎儿血管区域均观察到多普勒速度的增加和阻力指数的下降，这意味着胎儿器官血管网在持续发育 [23]。在未来，利用高频超声研究实验诱导小鼠病理模型（例如先兆子痫、宫内生长受限、糖尿病）的血流动力学变化，将有利于更好地理解与产科并发症相关的机体自适应或病变进展过程。

人类胎儿循环的无创多普勒检查似乎证实了在其他哺乳动物物种中观察到的发育变化，但是与人类胎儿又有一些重要的区别。人类胎儿中已证实

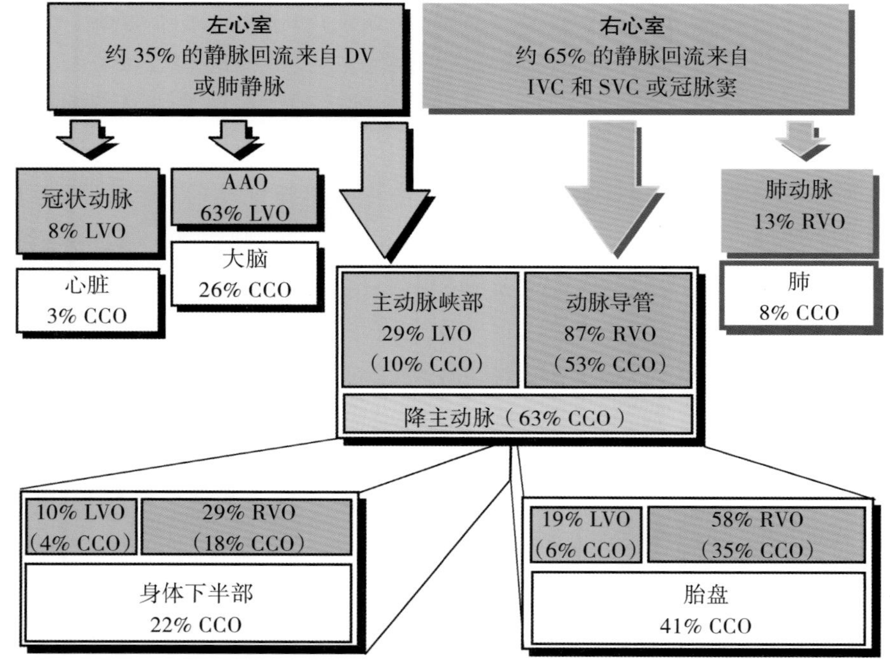

图 9.2 胎儿循环。羊胎循环中左、右心排血量（LVO、RVO）和联合心排血量（CCO）的分布。CCO 分配到胎盘中进行氧合的比例最大。通过保护效应，富氧的左心室血液供应大脑和心脏，而右心室氧含量较低的血液主要分布至胎盘。AAO= 升主动脉；DV= 静脉导管；IVC= 下腔静脉；SVC= 上腔静脉

右心室输出量占总心排血量的 53%[25-27]，右心室与左心室输出量的比例低于羊胎（分别为 1.1~1.2 和 1.8）[26,28]。与羊胎差异的原因可能是由于人类胎儿的大脑质量相对较大[26]。与羊胎的另一个重要差异是人类胎儿有较高比例的脐血直接流向肝脏，通过静脉导管分流的较少。与在动物实验中 50% 的脐血通过静脉导管相比，在生理条件下人类胎儿的静脉导管分流比例要低得多，约占脐静脉血的 25%，这表明胎儿肝脏的血流优先程度比既往认知的还要高[29-30]。这些发现表明，不同哺乳动物物种的局部血流分布存在重要差异，进而可能对病理状态产生一系列重要影响。更详细地了解这些差异需要进一步的研究，以阐明胎儿对宫内生存环境的适应性。

从早孕期到足月，利用二维（2D）或三维（3D）超声对人类胎儿的每搏量和心排血量进行测量，其中后者更为准确[31]。3D 超声测量心脏容量数值低于 2D 超声测值，原因可能与以下事实相关：2D 超声估算体积时，是基于心脏呈椭圆形或球形的假设进行的[26,28,32-33]。四维时空相关成像技术（STIC）和虚拟器官计算机辅助分析技术（VOCAL）最近已用于建立正常胎儿每搏量和心排血量的参考值范围。这些参数的数值随妊娠周数呈指数增加。在第 12 周时，左心室的平均每搏量和心排血量分别为 0.02mL 和 2.39mL/min，右心室的平均每搏量和心排血量分别为 0.01mL 和 1.80mL/min。第 34 周时，左心室的平均值分别为 2.08mL 和 284.7Lml/min，右心室的平均值分别为 2.67mL 和 365.99mL/min。右心室与左心室的每搏量之比从妊娠 12 周时的约 0.97 显著增加到 34 周时的 1.13[28]。然而，在妊娠 20~30 周期间，这一比值基本保持相对恒定。

早在妊娠 12 周就可以测量人类胎儿的心室射血力。它随着妊娠的发展而增加，并且两个心室变化相似[34-36]。这种增加被认为主要是由于心脏发育时心肌收缩力增加，因为心室射血力相对不依赖于外周血管阻力[35]。

胎儿心肌的结构与功能成熟

与成人或新生儿心肌相比，胎儿未成熟心肌的收缩性和顺应性较低，收缩和舒张速率也较低。Frank-Starling 调节机制对于在心脏的各个充盈阶段获得最佳心排血量必不可少。长期以来，人们一直认为人类胎儿无法通过 Frank-Starling 机制增加心排血量。然而，在心律不齐胎儿中存在期前收缩后心排血量增加的情形，这意味着 20 周后人类胎儿的 Frank-Starling 机制就开始发挥作用并有功能[37-38]。

与新生儿和成年心肌相比，胎儿对后负荷增加的心肌反应表现了胎儿心肌的另一局限性。对羊胎的研究表明，静息状态下胎儿心脏功能通常接近最大，对后负荷变化非常敏感，并且在很大程度上不受压力感受器影响[39-40]。后负荷少量的增加就可引致心排血量的急剧下降，而如果后负荷下降，心排血量仅略有增加。由于这些原因，胎儿心脏功能被描述为对后负荷相对敏感[19,39-40]。如果动脉压不增加，可以通过容量负荷和 β 肾上腺素受体刺激来增加心脏输出量[40-41]。这意味着前负荷的改变是宫内心排血量的重要决定因素。由于大部分的胎儿血容量存在于动脉和静脉之间的胎盘循环中，是胎儿体外的血容量，因此通过改变静脉回流来增加前负荷的能力很有限[42]。最后，通过卵圆孔的中央分流也会导致两个心室之间的压力均等（相互依赖）。由于这种作用，两个心室的前负荷均受到相同的影响，从而削弱了通过 Frank-Starling 机制选择性调节心室输出的能力。

肌节及其蛋白成分肌动蛋白、肌球蛋白、肌钙蛋白和原肌球蛋白构成心肌的收缩单元。在 β 肾上腺素刺激后，电脉冲穿过肌浆网，导致钙离子从 T 管系统释放。这些钙离子在肌动蛋白与肌球蛋白的结合位点与肌钙蛋白结合。肌球蛋白结合酶（ATPase）将三磷酸腺苷（ATP）转化为二磷酸腺苷（ADP），释放肌动蛋白和肌球蛋白之间相对运动所需的能量。电机械偶联允许通过钙离子的结合来激活肌钙蛋白，从而导致肌节缩短，最终使肌纤维收缩。β 肾上腺素受体的密度、肌节的数量、肌浆网和 T 管系统的发育、收缩蛋白的结构以及肌钙蛋白上钙结合位点的数量都会影响肌纤维的收缩强度，而收缩速度则由肌球蛋白 ATP 酶的反应速率决定[43-44]。

胎儿心肌纤维的收缩速度和最大收缩力明显

低于新生儿或成人[19]。许多哺乳动物的实验研究揭示了胎儿和新生儿时期心肌结构和功能的表现。这些表现也可发生在人类胎儿中。胎儿每克心肌纤维的收缩成分比成人约低 30%[43-44]，以及较低的收缩蛋白浓度[45-46]。与重链肌球蛋白异构体结合的肌球蛋白 ATPase 的反应速率要比成人慢[47-49]。胎儿肌钙蛋白异构体对钙离子结合的亲和力和敏感性比成人低[45-50]。胎儿肌浆网和横管系统的发育较差，对钙离子的吸收能力较成人或新生儿低[50-51]。随着胎龄的增加，许多超微结构变化对胎儿的心肌功能有重大影响。心肌肾上腺素能受体密度的增加和肌浆网的成熟将对肌节形成更有效的刺激。肌浆网中钙离子容量和分布的增加，增强了这种重要的收缩底物向肌钙蛋白结合位点的递送[45-52]。收缩蛋白异构体的表达转换为更接近成人的成熟形式，这有助于心肌收缩性和最大收缩力的增强[53]。刺激作用下钙传递的增强和收缩成分的变化共同导致电机械偶联效率显著提高[19]。这种成熟过程中一个重要的调节因素是甲状腺素的浓度[54-55]。足月前甲状腺素浓度的显著升高可通过上调心肌 β 肾上腺素受体来促进心脏功能的增强[54-55]。然而，这些改变的顺序和时机尚未被完全阐明。从妊娠的第 9~12 周，胚胎组织中的甲状腺激素最多可增加 40 倍，并且在足月前会持续稳定增加[56-58]。这种增加可能促进心脏肾上腺素能受体的发育以及肌球蛋白重链向成人形式的转换，进而对心脏功能发育产生更深远意义的影响。羊胎的实验表明，三碘 –L– 甲状腺素（T_3）促进胎儿心肌细胞的成熟和肥大，直至足月胎儿心脏的正常发育仍要求 T_3 浓度维持在一定范围内。在这些动物模型中，输注 T_3 可增进细胞生长增大，增加细胞双核化和抑制细胞增殖，最终促进细胞成熟。相反，甲状腺切除的胎儿细胞周期活动和双核化降低[59]。

妊娠 8~20 周之间，心脏重量增加 200 倍期间两个心室的结构相同[19]。在妊娠的 13~17 周，所有心脏径线均呈线性显著增加，与胎儿的生长和胎龄相关。右心室和左心室内径的比例，肺动脉主干和主动脉内径的比例保持相对恒定，分别为 1∶1 和 1∶1.1[60]。随着妊娠的进展，外周和中枢自主性心脏调控系统的不断发育和成熟，除了胎儿心脏大小变化外，胚胎心率也发生了显著变化。

组织多普勒成像是多普勒技术新近发展的一项新技术，可以直接测量心肌的收缩和松弛速度[61-62]。对胎儿心脏的研究表明，成年人与胎儿心脏中均存在心肌速度梯度[62-63]。心室心肌速度随胎龄的增长而变化，峰值速度范围为 0.1~4.8cm/s。在收缩期，左室的心肌速度比右室高，而在舒张早期则相反[62]。

胎儿心脏传导系统与自主神经的发育

胎儿心脏活动是在受孕后第 21~23 天之间从垂直心管（原始心管）尾部区域的心室肌细胞收缩而开始的。心脏传导系统的发育在胚胎心脏发生重叠和襻化过程中持续进行，要持续发育到分娩后才成熟。窦房结和 AV 结持续存在，是静脉窦和 AV 交界处原始心肌的残留物。由于心内膜垫的生长使心房和心室电传导隔离，因此 AV 结成为房室之间唯一的电传导途径。心室传导系统伴随心室分隔而发展，并首先在室间孔周围的心肌中被检测到。心脏收缩活动在发育至心室动脉干融合阶段开始出现，包括心房和静脉窦。因此，原始心脏在旋转和分隔之前就已经开始泵血。

在正常妊娠情况下，妊娠 5 周的平均心率约为 110/min。9~10 周时上升到大约 170/min，随后在 14~15 周下降至 150/min，并继续逐渐下降至足月[60,64-66]。最初心率变化的主要原因是由于心脏形态的变化。

妊娠早期心率增加主要是由于静脉窦与心房和心室的融合以及传导系统的发育。这样窦房结就成为具有最高内在自发节律的原始心脏起搏点[67-68]。随后心率下降被认为反映了副交感神经调节的增加[69]，心室收缩力的增强，心肌质量的增加和房室瓣膜功能的完善[70]。平均心率的持续下降和随妊娠进展心率变异性的增加相对地反映了心脏副交感神经分布的增多和自主控制中枢的成熟。

在人类胎儿中，窦房结副交感神经抑制在 12~17 周之间建立，交感神经抑制在妊娠 22~24 周之间建立[5]。预后良好的典型窦性心动过缓可在此孕周后检出。随着房室结的形成以及与心室的连接，传导系统的发育通常在妊娠 12 周时完成。纤维瓣环的完整形成可能会受到干扰或延迟，从而导致异常传导路径持续存在。这种情况下有些病例可能会形成异常的折返传导。纤维瓣环的形成最终可终止异常传导[18,71]。

胚胎心率的序列化改变相对恒定。已经认识到，心动过缓与染色体异常高风险相关，如 18 三体综合征和（或）自然流产[72–73]。心动过速则与 13 三体综合征高风险相关[72,74]。因此，人类胚胎心脏经历了超微结构的成熟过程，这个过程与心脏结构的生长、受体和神经支配的发育相匹配。心脏结构发育异常与颈项透明层增厚之间的相关性表明，人类胚胎和早期胎儿的血管内容量的调节可能特别容易受到心脏功能障碍的影响。

多普勒超声的应用证实了胎儿心脏自主神经的发育成熟。在妊娠 10~20 周，胎儿腹主动脉多普勒检查发现胎儿心率和时间平均流速的变异性逐渐升高[75]。此外，在此期间，脐动脉收缩期峰值流速的变异性和胎儿心率的变异性也在增加[76]。心率变异性被认为是副交感神经系统成熟的证据，而收缩期峰值流速变异性反映了血流动力学反馈机制的活性[77–78]。已有研究证实，在此期间，脐动脉血流速度与胎儿心率呈反比关系，被认为是 Frank-Starling 机制在早孕晚期和中孕早期调控心血管系统的佐证[75–78]。

心血管系统的多普勒检查

多普勒方程描述了多普勒频移和绝对血流速度之间的关系，如果已知声速和角度，则输入多普勒频移可计算出血流速度。通过快速傅立叶转换处理输入信号，可以在 2D 图像中以图形显示出计算的血流速度。图中将显示流速曲线，纵坐标为速度，横坐标为时间（图 9.3）。曲线下的积分等于检查时间段内的最大速度[79]。可以对流速曲线进行定量或定性分析。定量分析利用公式计算绝对流速和流量，如图 9.4 所示。

定量分析主要用于心内流速曲线的测定，常用到的主要参数包括舒张期和收缩期绝对流速，时间平均流速（TAV），最大时间平均流速（TAMX）和达峰时间。如果血管直径已知，可用 TAV 计算流量。血管直径测量不准确时流量的误差会呈平方增长，因此多普勒测量绝对流量时需要严格遵守声束与解剖平面（流速方向）校正角度接近 0°的要求[79–81]。广泛研究的主要心内血流指标包括舒张期心室充盈时经过房室瓣膜的血流量，收缩射血期通过主动脉瓣和肺动脉瓣的血流量，以及通过卵圆孔的血流量，还包括计算心肌做功指数（MPI）时所需的胎儿心动周期各个时相的时间间期。这个指数最初由 Tei 等[82]提出，最初作为成人心脏评估指标，目前也应用于胎儿超声心动图检查[83–85]，其定义为，等容收缩时间和等容舒张时间之和除以左心室射血时间。

心脏外周多普勒超声主要适用于与声束角度依赖性小的指标的定性分析。除了冠状动脉循环其主要血流出现在舒张期外，所有动脉血管多普勒血流频谱波形的主要特征都相同。胎儿医学中使用的指标包括收缩期流速、舒张末期流速和 TAMX。使用这些指标可以避免使用定量曲线分析和绝对流

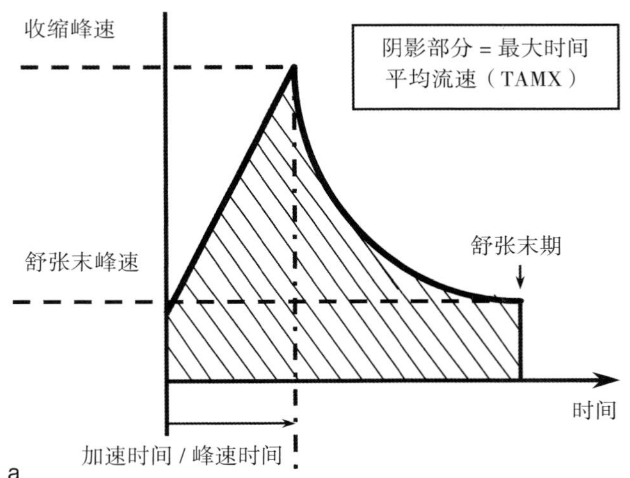

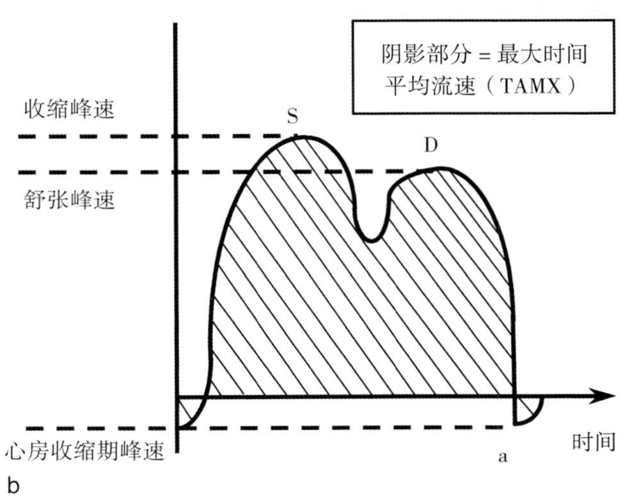

图 9.3 动脉血流速度曲线。a. 动脉血流速度曲线。标记的速度可用于计算相关参数，测得的加速时间则是绝对数值。b. 静脉血流速度曲线。三相波形（S，收缩期；D，舒张期；a，心房收缩）反映了心动周期内血流量的变化（参见正文）

心脏指数		静脉指数	
E/A 比值	$=\frac{E}{A}$	反流率	$=\frac{TVI(S+D)}{TVI\ a}$
心室输出量	$=TAV\times\pi r^2$	S/A 比率	$=\frac{S}{a}$
加速时间		前负荷	$=\frac{S-a}{S}$
动脉指数			
搏动指数	$=\frac{S-D}{TAV}$	峰值流速指数	$=\frac{S-a}{D}$
阻力指数	$=\frac{S-D}{S}$	搏动指数	$=\frac{S-a}{TAMX}$
舒缩比率	$=\frac{S}{D}$		

图 9.4 对多普勒波形进行定量和定性分析的公式。E= 舒张早期峰值速度；A= 舒张晚期峰值速度；TAV= 时间平均流速；TVI= 时间速度积分；S= 收缩峰速；D= 舒张峰速；TAMX= 时间平均最大流速；a= 心房收缩反流速度；r= 血管半径

量计算时固有误差带来的影响。收缩期流速 / 舒张流速比值、阻力指数和搏动指数主要反映了下游动脉床的血流阻力和充盈压力 [86-87]。更多人青睐搏动指数，因在舒张末期血流消失或反向时仍可对其进行曲线分析 [78]。下游血管阻力的增加导致舒张末期血流速度的相对降低，这三个指标均随之升高（图 9.4）。大脑中动脉是 Willis 环的主要分支之一，由于其解剖位置可以很容易地以 0°入射角进行多普勒检测，不仅可研究大脑的血流阻力指数，还可研究绝对速度，特别是收缩期峰值流速（PSV）。其绝对流速取决于心脏和血流动力学，胎儿贫血时流速增加，而红细胞增多症时流速降低 [88]。在生理条件下，胎儿 pCO_2 是大脑中动脉 PSV 的主要调节因素。因此，有时在妊娠晚期胎盘功能不全中可观察到胎儿 pCO_2 升高，最终导致 PSV 升高 [89]。

自 20 世纪 90 年代初以来，静脉系统检查已越来越多地被纳入到对人类胎儿的评估，使人们更深入地了解许多因素对心脏前负荷的影响，研究中最常观测的血管是下腔静脉、静脉导管、肝静脉和脐静脉游离段。下腔静脉的流速曲线受右心室功能的影响更大，而左肝静脉和静脉导管的流速波形更能反映左心室的功能 [90-92]。静脉流速曲线由两个波峰和波谷组成，分别为收缩峰（S 波）和舒张峰（D 波），其后均跟随一个波谷。S 波由心室收缩期间 AV 环的下降产生，而 D 波由舒张早期心室被动充盈产生。当心室松弛时，AV 环的上升会产生跟随 S 波的波谷（v 波）。舒张末期心房收缩所致右心房压力的突然增加可导致一定量的反流，进而在 D 波之后产生第二个波谷（a 波）（图 9.3b）。各支静脉在心房收缩期反流的程度变化很大，下腔静脉和肝静脉可能会有反流，相反静脉导管中正常血流仍然呈前向流动。评估静脉多普勒血流最广泛使用的指标包括反流百分比 [93]，静脉峰值流速指数，静脉搏动指数 [94] 和前负荷指数 [95]。静脉指标主要反映了心脏功能（好坏），而与心脏后负荷关联程度较小 [90-98]（图 9.4）。除前负荷指数外，上述所有指标均在前向血流减少时增大，比如与心房收缩期反流增加有关的指标。这种情况下随着心房压的增加最终出现中心静脉压的增加。但是，业已证实与静脉导管 a 波相关的指标(如静脉搏动指数)与心肌功能参数并不相关 [99-100]。因此，通过曲线分析获取的这些指标无法鉴别胎儿潜在的病变。由于这些指标提供了对心脏泵血功能的整体而非特异性的评估，因此对静脉导管流量曲线变化的任何异常发现都提示应对胎儿心脏进行更详细的超声检查。最近，有学者建议使用静脉导管波形各个时相的多普勒速度比值（例如 S/v 和 v/D 比值），并建立了正常妊娠时参考值范围 [101]。这些比值似乎能更准确反映出心动周期的不同状态。然而，它们的临床应用价值尚未明确 [100]。

脐静脉流速曲线在妊娠中、晚期具有恒定的模式。脐静脉搏动被认为是中心静脉压升高逆行传递的证据，即心房收缩时最大反向血流 [102]。

心内流速曲线的形成

将多普勒取样容积直接定位于相应 AV 瓣的远端，可检查舒张期心室充盈情况。特征波形有两个峰值，分别代表舒张早期心室充盈（E 峰）和心房收缩期心室充盈（A 峰）（图 9.5）。E 峰和 A 峰峰值速度的比值是公认的不依赖于角度的指标，用于量化通过 AV 瓣的血流曲线。该指数被认为反映心室舒张功能、舒张速度、顺应性及相应心室前后负荷的变化。成人舒张期充盈主要发生在舒张早期的被动充盈相，导致 E/A 比值大于 1。相反，胎儿舒张期充盈主要依赖于心房收缩。因此，胎儿的 A 峰通常占主导地位，导致 E/A 比值小于 1。与成人相比，胎儿 A 峰占主导地位，推测是由于胎儿心肌顺应性较差和舒张时间较短所致。心室顺应性低与舒张早期被动充盈能力较差有关，需要心房收缩来完成大部分心室充盈。因此，E/A 比值较低反映了心室的这些特性。

对房室瓣口流速曲线的多普勒测量表明，单相房室流速波形早在 8 周时就变成双相型[103-104]。所有房室血流曲线参数均观察到明显的胎龄依赖性增加，这与头臀长呈线性关系[103-105]。心脏大小和房室瓣面积的增加导致房室血流量增加，进而引起心室前负荷增加。在妊娠早期和中孕期，三尖瓣口血流量均超过二尖瓣口血流量[105-106]。这与右心室在胎儿联合心排血量中占较大比例这一事实相吻合。如果将房室瓣血流参数用于计算心室输出量，可获得重复性较好的结果，并显示右心室输出量占优势[26]。当利用 3D 和 4D 超声测量的心室容积计算心排血量时，得到的值小于 2D，但仍然可以确定从妊娠 17 周开始右心室输出量占优势[28]。

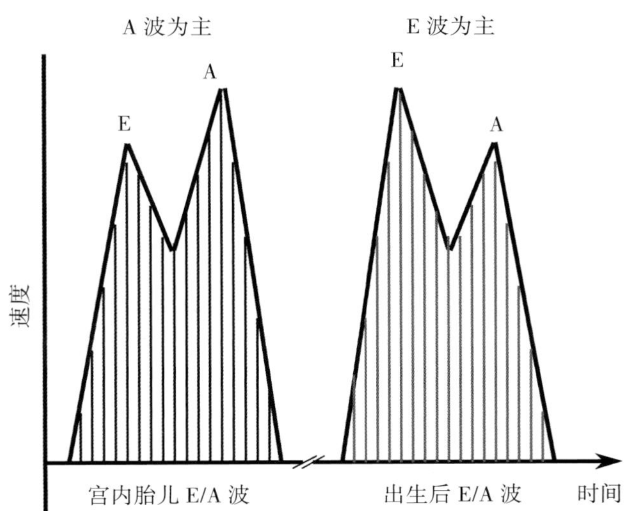

图 9.5 成人和胎儿的 E/A 波示意图。通过房室瓣口的血流速度曲线。胎儿较大比例的舒张期充盈发生在心房收缩期，因此在该时相产生较高的峰值速度（A）。出生后，舒张早期（E）的流速与 A 峰之间的关系发生逆转（参见文中所述）

随着妊娠的进展，三尖瓣口和二尖瓣口 E 峰值均增加，但 A 峰值变化很小，致使 E/A 比值从妊娠 13 周时的大约 0.5 增加到 36~38 周时的 0.8~0.9[99,106-110]。这被认为反映了后负荷降低和舒张期心室功能、心肌舒张性和顺应性增强的综合作用，这很可能导致心室舒张压降低，有利于舒张早期的被动充盈[106-110]。在妊娠中晚期，多普勒超声心动图可评估胎儿心室充盈压（利用脉冲频谱多普勒测量舒张早期流速（E）与组织多普勒技术测量舒张早期瓣环运动速度（E_A）的比值），研究结果显示心室充盈压与孕周之间没有明显的相关性[111]。这表明孕期心室充盈压没有明显变化，顺应性稳定。因此，主动松弛的增强和负荷条件的改变比心室顺应性的改变更能解释胎儿 AV 血流的变化[111]。

调整多普勒取样容积大小以包含通过 AV 瓣的血流和各心室流出道的血流，可测量等容期和射血期持续时间并用来计算 MPI[83]。该参数主要用于研究左心室，可以在同一多普勒曲线中对其进行评估。在不同的研究报道中，胎儿 MPI 正常值范围的一致性较差。Hernandez 等提出改良 MPI 测量方法似乎可以更好地实现观察者间的重复性[112]。在整个妊娠期，左心室 MPI 相对恒定，随妊娠的进展仅表现出轻微的增加，从 19 周的 0.35（±0.027）增加到 39 周的 0.37（±0.029）。在三个指标中，等容收缩时间（ICT）保持不变，等容舒张时间（IRT）增加，而射血时间（ET）轻度减少[112]。这反映了心室舒张功能的逐步改善（心肌舒张功能和顺应性的增强），并缩短了代表胎儿心脏成熟的射血时间。胎儿心率对 MPI 没有影响，但当胎儿心率从 130/min 升高到 160/min 时，IRT、ICT 和 ET 的时间减少了 13%~15%[112]。在病理情况下心肌做功下降与等容时间的延长和射血时间的缩短有关，故而导致 MPI 的增加。

流出道的流速曲线

升主动脉和肺动脉主干的峰值流速主要取决于心脏的收缩力和后负荷，因此是评估心室收缩性能的公认参数。早在妊娠10周时就已经能够进行流出道峰值流速的测量。这些检查显示升主动脉的峰值流速超过主肺动脉的峰值流速[106,109–110]。在妊娠13~20周时胎心收缩功能的改善致使两个心室心排血量增加，因而两个流出道峰值流速也增加。在第13周时，流出道峰值流速均值为30cm/s。到20周时，升主动脉中的峰值流速均值为60cm/s，主肺动脉的峰值流速均值为54cm/s。这些流速随着孕周进展逐渐增加，近足月时升主动脉的峰值流速增加到60~120cm/s，主肺动脉内的峰值流速增加到50~110cm/s[91,113]。紧挨着半月瓣下升主动脉和肺动脉的平均流速曲线定量，即测量TAV或速度积分和心率后，再测量瓣膜面积即可估算心排血量。研究显示人类胎儿肺动脉内径始终大于主动脉，且两个大动脉内径均随胎龄呈线性增加[60]。由于肺动脉内径略大于主动脉（约1.3∶1），因此预计右心室在总心排血量中的贡献更大。先前已有动物实验研究数据证实了宫内存在右心室优势特征，这一假设也在人类胎儿中得到验证。已有研究一致显示每搏量与胎龄呈正相关。但是，当使用不同的心排血量评估方法时（通过2D和多普勒超声测量瓣膜面积和流速曲线，或通过3D和4D超声技术测量），会获得不同的心室输出量绝对值[28,113]。

动脉流速波形的达峰时间（TPV）或加速时间主要取决于平均动脉压，受心室收缩力的影响较小。TPV与平均动脉压之间存在反比关系。TPV的一些研究结论不一致，TPV在人类胎儿中的应用价值和意义仍存在争议[114]。Machado等发现在妊娠16~30周，肺动脉的TPV明显短于主动脉（32.1ms *vs* 43.7ms），这表明在妊娠中期胎儿的平均肺动脉压高于主动脉[115]。Van Splunder等[104]在早孕胎儿中证实了这些发现。相反，Rizzo等发现这两个大动脉之间没有显著差异，而Sutton等发现主动脉的TPV更长。Chaoui等[117]则发现在18周至足月之间，TPV及TPV与射血时间的比值随孕周显著增加。整个妊娠过程中的这些变化与动物实验结果一致，表明主肺动脉的平均动脉压高于升主动脉。此外，射血时间和血管阻力的变化表明肺循环灌注的增加以及由此引起的血管阻力和压力下降[117]。大多数研究者认同这一观点，即随着孕周进展，主动脉和肺动脉TPV的差异逐渐变得不太明显，在接近足月时几乎可以忽略不计。

主动脉峡部的流速曲线

主动脉峡部位于左锁骨下动脉的起点与动脉导管的主动脉端之间，建立了胎儿灌注上半身、下半身两条动脉间的连通[118]。其血流反映出左、右心室输出量的相对贡献（收缩期），以及上半身、下半身（收缩期和舒张期）尤其是大脑和胎盘的血管阻力之间的平衡。在正常生理情况下，由于胎盘血管阻力比头臂循环阻力低，因此可以观察到主动脉峡部整个心动周期都是前向血流。随着妊娠进展，前向血流逐渐减少，从妊娠25周开始收缩期末可能发生短暂的逆向血流[119]。收缩期平均峰值流速随着妊娠的进展而显著增加，从妊娠期11周的29cm/s逐渐升高到接近足月时的102cm/s。妊娠前半期舒张末期平均流速增加，但从妊娠20周到足月基本保持在8.3~8.8cm/s不变[120–121]。搏动指数（PI）值随妊娠进展而增加，最有可能继发于脑血管阻力的下降[120–121]，而阻力指数（RI）值则保持相对稳定。妊娠11~20周观察到主动脉峡部的血流量显著增加[121]。在此妊娠期内，由于胎盘血管床横截面积快速增长，继而胎盘阻力相对较低，而脑血管阻力相对较高，因此心室输出量也产生相对变化。

胎盘血管阻力增加，脑血管阻力降低和胎儿氧合不足的情况均可导致主动脉峡部血流反向[122–123]。峡部血流指数（IFI）是评估主动脉峡部血液量和方向的最佳参数。测量主动脉峡部收缩期（S）和舒张期（D）多普勒流速积分，两者之和除以收缩期可得IFI。IFI从妊娠18周时的1.33（±0.03）略降至39周时的1.23（±0.16）[124]。已经确立了5种与胎儿结局相关的血流模式（I~V型IFI）。可以将此分类应用于不同的临床情况，包括心室功能障碍和狭窄性病变，以预测产后导管依赖性；或影响周围血管阻力的临床状况，比如胎盘功能不全。

动脉导管的流速曲线

动脉导管是主肺动脉和降主动脉之间的血流管道。它起源于左肺动脉起点附近，终止于降主动脉，紧邻左锁骨下动脉。约从妊娠26周起，动脉导管对前列腺素的敏感性开始增加[125]。大多数研究者认同右心室压是动脉导管血流阻力的主要决定因素。动脉导管的收缩期峰值流速从妊娠15周时的50cm/s增加到足月的130~160cm/s[126]。部分胎儿可以在妊娠13~14周检测到舒张末期血流，妊娠17周时通常都能检测到[127]。动脉导管的搏动指数相对较高（2.46±0.52），在整个孕期保持相对恒定[128]。动脉导管提前收缩时，动脉峰值流速增加，舒张期更加明显，因此导致导管轻度提前收缩胎儿的搏动指数下降到1.9以下，严重胎儿则低至1，并伴三尖瓣关闭不全[125-128]。

测量心脏收缩时间有助于对各心室在心动周期不同时相的时间间期进行比较。与右心室（174ms）相比，左心室的舒张期充盈时间更长（197ms）。相反，左心室的射血时间（174ms）比右心室短（189ms）[129-130]。妊娠10~20周间心率显著下降导致心动周期时长由373ms延长到406ms。同时，与等容舒张时间和射血时间线性减少相关的舒张期充盈时间显著增加。这一改变表明了胎儿心脏功能成熟的几个过程，包括心肌舒张速度的加快、顺应性的提升、心室收缩力的改善以及心脏后负荷的降低[104-105]。

心脏外周动脉多普勒参数

升主动脉的血流阻力以及左心室后负荷主要取决于头臂循环（主要是颈总动脉，其次是锁骨下动脉）[131]，颈总动脉的血管阻力变化则主要反映了脑血管血流阻力（颈外动脉、颈内动脉和脑动脉）。这些血管阻力以相似的方式发生变化，因此多数研究者更喜欢检测大脑中动脉，因为可对它以接近0°的入射角进行测量。右心室后负荷取决于肺循环，动脉导管和导管远端血管床（降主动脉及其器官分支、胎盘循环）的血流速度。

脑循环

脑内血流流速曲线早在妊娠10周就可被检测分析，但在此早孕期通常无法区分各个脑动脉[132]。值得注意的是，脑血管的舒张末期血流出现在妊娠11~13周。直到妊娠20周，脑血管和颈内动脉的PI相对恒定[131-132]。此后，所有脑血管的PI均逐渐下降直至足月。大脑中动脉的PI高于所有其他脑血管。大多数研究显示妊娠26周前大脑中动脉的PI有适度的上升，随后逐渐下降直至足月[133-134]。对于大脑前动脉的研究也有类似的发现，PI在妊娠28~32周之前升高，随后逐渐下降直至足月[135]。因为PI也受充盈压的影响，脑血流量的增加也可能是孕期脑动脉PI变化的其中一个原因。随着妊娠的进展，PI的逐渐降低也表明了脑血流阻力的逐渐降低。

肺循环

受精后35~50d肺内小动脉和主要肺血管之间建立了连接。16周后，肺血管树的分支逐渐增加，一直持续到足月[136-137]。肺内动脉的平滑肌层较厚，因此管腔较小。胎儿肺循环是基于低流量、高阻力的血管床。妊娠中期羊胎仅有总心排血量3.7%的血流到达肺循环，足月时增加到7%[138]。而人类胎儿肺血流量和输送到肺部的心排血量百分比（11%）似乎比胎羊要高一些[32]。

肺循环的高血流阻力主要取决于整体肺血管床的小血管横截面积[138-139]。因此，胎盘的血流阻力是主肺动脉流速的更重要的决定因素[19]。多项研究探讨了肺动脉分支血管的发育，但结果不尽相同。肺动脉近端和中段分支水平血流模式的特点是收缩早期快速加速，收缩中期急剧减速，舒张早期有深切迹或反流，以及舒张期低速前向血流[140-141]。比胎儿体循环更高的肺血管阻力，促使血流更易通过开放的动脉导管进入降主动脉可能是形成这种血流模式的原因。然而，远端分支显示出单相前向血流模式，其搏动性较低，加速和减速的速率较低[140-141]。如果多普勒检查从近端动脉分支向远端分支移动，可显示血流的峰值速度和搏动性会明显降低[140-141]。多位研究者都证实肺动脉的PI较高，但是不同研究者获得的从妊娠15周到足月肺动脉PI的变化却有所不同[140-143]。Laudy等发现近端肺动脉分支的PI无明显变化，但收缩期/舒张期峰值流速（S/D）比值却随胎龄显著下降[142]。其研究结果提示通过PI对肺动脉分支独特波形的分析可能并不能准确反映下游血管阻力。随着胎龄的增加，肺血管阻力可能下降。Rasanen 等发现随着胎龄的增加，近端和远端肺动脉分支的 PI 降低，且变化呈线性下降至妊娠 31 周，然后保持相对不变[143]。Laudy 等证实在妊娠 20~30 周间 PI 有类似的下降趋势，随后从妊娠 31 周直到足月有显著升高[140]，因此推论胎儿肺动脉分支血管阻力在 20~30 周显著下降，但在妊娠最后的 8~10 周肺血管阻力升高[140–143]。最近，Sivan 等研究发现肺动脉分支的近端，中部和远端节段的 PI、平稳地略有增高，但无统计学意义[141]。妊娠后期肺动脉分支 PI 变化不明显，可能表明这段时间内肺的生长和肺血管横截面积的增加致使总体肺血流量增加[140–144]。Sutton 等发现肺血流量随胎龄呈指数增长，在妊娠 18~37 周几乎增长 4 倍，是心室总输出量的近 22%[16]。卵圆孔的血流量呈指数增长 3 倍，占联合心室总输出量的 17%~31%。在妊娠中晚期，这些血流量的比例保持恒定[16]。同样，Rasanen 等发现，从妊娠 20~30 周，肺血流量占比从 13% 增加到 25%，此后保持恒定比例，而由于肺血管床面积的增加，肺血管阻力显著降低[145]。然而，其研究显示经过卵圆孔的血流占比在此期间从 34% 下降至 18%，在 30 周后变化很小。在第 38 周时，右心室输出量占联合心室总输出量的 60%，提示人类胎儿肺循环发育在心排血量的分布中起着重要作用[145]。尽管妊娠后半段总的肺血流量有所增加，但肺动脉近端、中端和远端分支的 TAMX 和收缩期峰值流速并未显示出明显的与胎龄有关的变化，表明是血管直径的增加而不是流速的增加导致肺血流量增加，既往的研究也证实胎儿肺血流量的这种变化[140–141]。阐明这些关系尚需进一步的深入研究。可以肯定地说，人类胎儿随着孕周的增大其肺血流量逐渐增加是正常的，妊娠中期可能由于肺血管阻力降低而血流量增加，而到妊娠晚期，肺容量和总血管横截面积增加则是血流量增加的主要决定因素[117,140–145]。

孕妇高氧状态对妊娠 20~30 周胎儿肺循环的反应性并未产生影响。随着妊娠进展，肺血管反应性随之增强，30~38 周时肺循环会对孕妇高氧状态有所反应，表现为血流量增加和血管阻力降低[145–146]。

胎儿降主动脉和内脏的血流量

在妊娠 13~15 周可以检测到胎儿降主动脉舒张末期血流速度，晚于脑血流的可检出时间。在妊娠 16~20 周，PI 迅速下降。此后直至足月，尽管血流量线性增加，但降主动脉的 PI 保持相对恒定[147]。这类似于动脉导管的发育，表明妊娠 20 周后这些血管的血流阻力变化相对较小，主要原因在于远端血管床的差异性发育。已有学者对源自降主动脉的诸分支血管进行了多普勒超声研究，包括脾动脉、肝动脉、肠系膜动脉、肾上腺动脉、肾动脉和髂动脉，以及更远端的股动脉[148–154]（图 9.6）。

肾动脉和肾上腺动脉的 PI 从妊娠 20~38 周呈线性下降[151–152,154]。脾动脉 PI 在妊娠中期显示暂时升高，随后下降直至足月[148]。肠系膜动脉和肝

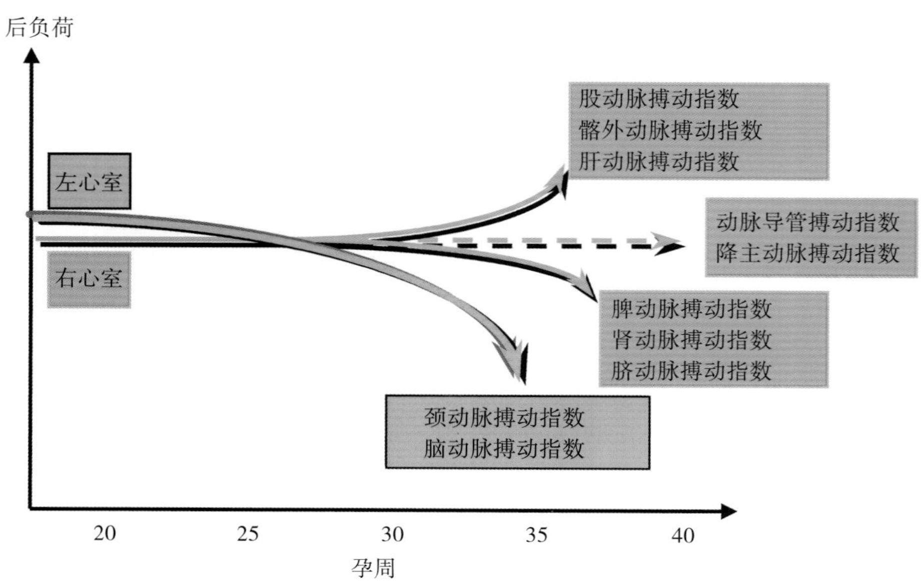

图 9.6 妊娠期胎儿心室后负荷的发展。随着妊娠进展，胎儿大脑循环中的搏动指数稳定下降，左心室后负荷随之逐渐下降。相反，动脉导管和降主动脉的搏动指数几乎没有变化。这可能是由于下游血管床血流阻力的差异性发育所致

动脉则代表高阻抗血管床[149,152–153]。在髂动脉分叉处及远处，血管床随着 RI 的变化其血流特征也不同。髂外动脉和股动脉的多普勒检查反映下半身血管阻力的发展。随妊娠进展，股动脉的 PI 呈线性增加[150,152]。整个妊娠期，该血管和髂外动脉存在舒张期反向血流，表明其为高血流阻力血管[150]。髂内动脉的血流模式主要取决于胎盘和脐带血流的阻力，因此在妊娠期间显示出不同的发展模式。髂内动脉的舒张末期血流出现的孕周与脐动脉相似。此后，PI 持续下降，与胎盘循环发展一致。由于降主动脉的 PI 保持相对恒定，因此推测所有这些血管血流阻力的差异性变化，其总和几乎不会引起主动脉血流阻力的变化[147,152]。重要的是，这些不同的血流阻力可能具有调节降主动脉到远端血管床间局部血流分布的作用。由于降主动脉多普勒提供的信息与脐带血管相似，并且在技术上更难获得，因此在胎盘功能研究中通常首选脐动脉多普勒[155]。

子宫胎盘血流量

胎盘的母体部分和胎儿部分的血流多普勒频谱波形变化表明血管阻力随着胎龄的增长逐渐下降。妊娠早期正常子宫动脉血流波形表现为高 PI 和反映明显血管弹性回缩特征的舒张期早期切迹。胎盘血管树滋养层转化的特征是随着妊娠进展，其血管壁肌性成分逐渐减少[156]。妊娠 13 周后，螺旋动脉血流波形中的舒张期切迹消失，2 周后弓形动脉切迹消失；妊娠 14 周后，绒毛间血流全面发生[157–158]。脐动脉多普勒超声检查可评估胎儿胎盘循环的血流阻力。绒毛血管树向三级绒毛的分化导致总的胎盘血流阻力降低。妊娠 13~15 周时舒张末期血流首先出现，并且流速持续升高至足月，致使脐动脉 PI 随孕周呈线性下降[158–160]。利用拉普拉斯（Laplace）变换技术检测脐动脉流速波形的研究表明，血管壁张力从妊娠中期开始下降[161]。血流波形的这些变化表明绒毛血管树的发育增加和三级绒毛的发育。

心脏外周静脉多普勒参数

在妊娠中期，脐静脉的血流量约为 140~180mL/（kg・min），足月时略下降至 110~170mL/（kg・min）[159,162–163]。值得注意的是，尽管脐静脉血流量随着胎儿体重增长呈线性增加，但单位体重血流量随胎龄变化却很小。在妊娠早期，脐静脉具有搏动性的血流特性，13 周时形成一类恒定不变的多普勒血流波形，这是因为静脉导管峡部阻碍了心房压力 – 容积变化的逆行传递[164–165]。高达 20% 的正常胎儿可以观察到与心房收缩相对应的游离段脐静脉单相血流搏动[166]。相反，双相或三相搏动往往是异常的。心前静脉血管的血流波形存在差异，下腔静脉和肝静脉在心房收缩期存在反向血流波形，而整个心动周期静脉导管都是前向血流。部分原因是由于脐静脉血进入静脉导管时前向血流明显加速。因此，静脉系统中最高流速位于静脉导管。静脉导管最高流速从妊娠 14 周的 48cm/s 增加到 41 周的 66~71cm/s，舒张末期流速从 36cm/s 持续增加到足月的 43~51cm/s[167–168]。随着胎龄的增加，静脉多普勒参数持续下降，这在心前静脉中尤为明显[167,169–171]。静脉导管 PI 从妊娠 21 周的 0.57 下降到 40 周的 0.44[168]。主要是由于心房收缩期间前向血流的增加。PI 的下降在妊娠 13~20 周时最为明显，很可能是由于心脏舒张功能改善和后负荷降低，两者的综合作用导致心室舒张末压总体下降。静脉多普勒参数下降的同时，存在游离段脐静脉血流搏动性胎儿的比例也下降，尤其是在妊娠 11~13 周期间[97,102,164,169–172]。

肺静脉血流曲线呈双相分布，第一个为收缩期峰，第二个峰出现在心室舒张早期，与左心房压力搏动呈负相关[173–175]。与成人[174]相反，胎儿肺静脉的血流始终为朝向左心房的前向血流[173–176]。在心房收缩期仍连续向前的血流，表明胎儿肺实质外肺静脉系统容受性和顺应性均较差。因此，即使在心房收缩期，肺实质外肺静脉压也可能高于左心房压[176]。从妊娠大约 20 周开始，前向血流峰值速度显著增加，致使 S/D 比值显著降低[173]。这种发展可能是多种因素的结果。在此期间，肺血流量可能会显著增加。此外，可能是由于舒张期心室充盈改善促进了心房排空，使左心房与左心室压力梯度减小[173]。因此，肺静脉血流 S/D 比值降低反映了左心室舒张功能改善和前负荷增加[174–175]。

流速波形的序贯变化

胎儿心脏在妊娠早期未成熟时限制了心脏的

舒张和收缩功能，从而限制了其适应心脏前负荷和后负荷变化的能力。接下来几周随着心脏发育整个心动周期的心脏功能得到改善。心内和心外多普勒血流波形变化表明舒张功能有所增强，妊娠 8~10 周心室流入血流从单相血流速度模式转变为双相，同时 E/A 比值升高。后一种变化与心前静脉搏动性降低和游离段脐静脉搏动消失有关。这些变化表明流向心房的前向静脉流量增加，最终导致前负荷增加。在妊娠 10~20 周，由于胎儿心率降低，心动周期时长显著增加。尽管心动周期时长延长了，但射血时间和等容舒张时间却显著减少 [105]。为了有效适应这种增加的前负荷，必须同时改善舒张功能。在妊娠的 10~14 周，心房对心室充盈的贡献已显著降低，表明舒张功能改善，并且维持适当生长所需的心排血量增加 [105,177]。

心室后负荷的变化对于调节胎儿器官血供特别重要，因为胎儿心室心肌的“后负荷敏感性”限制了通过其他机制调节心排血量的能力。妊娠 6 周时，等容收缩约占心动周期的 20%，等容舒张约占 16%[103]。等容收缩时间逐渐缩短，妊娠 12 周后无法测量，表明此时心脏顺应性得到有效改善 [103]。在妊娠早期和妊娠中早期，与胎心前负荷的增加和胎儿心脏生长相关的左、右心室后负荷的持续下降，导致心脏联合心排血量呈指数增长。在中孕期和晚孕期，右心室和左心室输出的相对占比受各个心室后负荷变化的影响 [178]。相比胎儿胎盘循环，舒张末期速度在脑循环中可更早被检测到。随着妊娠进展，PI 逐渐下降，而头臂循环中的血流阻力也可能下降。同时，从妊娠 20 周开始，动脉导管和降主动脉的 PI 保持相对恒定。心室后负荷的这种差异性发展导致心排血量的生理再分配，有利于左心室与上半身血供。在降主动脉远端的血管床中，多普勒参数变化在不同孕期也存在差异性。四肢的血管阻力增加，髂外动脉的阻力也增加，而脐动脉和髂内动脉的 PI 均稳定下降。由于这种发展趋势，降主动脉血流主要分配到胎盘血管床进行氧交换。联合心排血量稳定增加直至足月。收缩力和前负荷的增加及后负荷的减少与峰值血流速度的增加及妊娠期间心排血量的增加有关。妊娠 18 周后，心排血量与胎儿体重之间的关系保持相对恒定，为 450mL/（kg · min）。尽管胎盘血流量从妊娠 20 周的 115mL/min 增加到足月的 415mL/min，但其经胎儿体重校正后反而下降，导致足月胎盘功能相对不足 [163]。

现代超声仪器分辨率的提高使研究细小血管成为可能。对生长发育受限胎儿的研究表明，大脑、肾上腺和冠状动脉循环均能够在妊娠中期实现自动调节 [131,151,179–181]。此外，肝脏和脾脏似乎是优先灌注的器官系统 [148–149]。随着胎儿出生，胎儿心脏分流闭合，胎儿血液循环生后功能发生改变 [182]（图 9.7）。

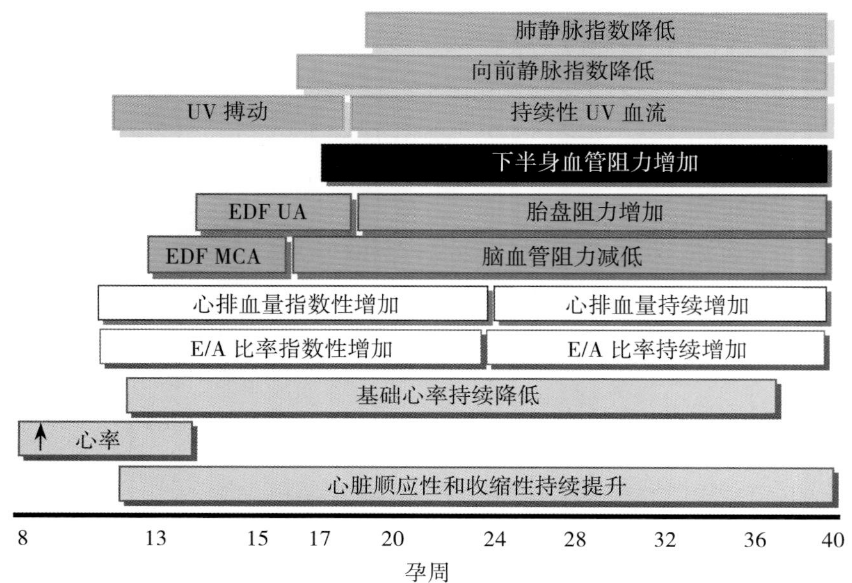

图 9.7 妊娠期胎儿心脏和心外脏器功能的发育。伴随胎龄的增长，动脉和静脉流速变化和心功能的大致时间关系。EDF= 舒张末期血流；MCA= 大脑中动脉；UA= 脐动脉；UV= 脐静脉

参考文献

[1] FitzGerald DE, Drumm JE. Br Med J, 1977, 2(6100):1450–1.
[2] Matias A, et al. Ultrasound Obstet Gynecol, 1998, 12(6):380–4.
[3] Matias A, et al. Ultrasound Obstet Gynecol, 1999, 14(5):307–10.
[4] Maiz N, et al. Ultrasound Obstet Gynecol, 2008, 31(3):256–60.
[5] Allan LD, et al. Int J Cardiol, 1989, 25(3):341–3.
[6] Baschat AA, et al. Ultrasound Obstet Gynecol, 1999, 14(5): 311–4.
[7] Papatheodorou SI, et al. BJOG, 2011, 118(12):1438–45.
[8] Geipel A, Gembruch U. Z Geburtshilfe Neonatol, 2012, 216(4): 157–61.
[9] Prats P, et al. Fetal Diagn Ther, 2012, 32(1–2):138–43.
[10] Nagueh SF, et al. Circulation, 1998, 98(16):1644–50.
[11] Guyton AC, et al. Circ Res, 1964, 15(suppl I):60–9.
[12] Edelstone DI, et al. Circ Res, 1978, 42(3):426–33.
[13] Rudolph AM. Circ Res, 1985, 57(6):811–21.
[14] Chacko AW, Reynolds SR. Anat Rec, 1953, 115(2):151–73.
[15] Kiserud T, et al. Lancet, 1991, 338(8780): 1412–4.
[16] Sutton MS, et al. Br Heart J, 1994, 71(3):232–7.
[17] Wilson AD, et al. J Am Soc Echocardiogr, 1990, 3(6):491–4.
[18] Long WA, Henry GW. Autonomic and central neuroregulation of fetal cardiovascular function. In: Polin RA, Fox WW, eds. Fetal and Neonatal Physiology. Philadelphia, PA: WB Saunders, 1992:629–45.
[19] Sutton MS, et al. Functional anatomic development in the fetal heart. In: Polin RA, Fox WW, eds. Fetal and Neonatal Physiology. Philadelphia, PA: WB Saunders, 1992:598–609.
[20] Teitel DF. Physiologic development of the cardiovascular system of the fetus. In: Polin RA, Fox WW, eds. Fetal and Neonatal Physiology. Philadelphia, PA: WB Saunders, 1992:609–19.
[21] Malassine A, et al. Hum Reprod Update, 2003, 9(6):531–9.
[22] Greco A, et al. Reprod Sci, 2015, 22(12):1649–55.
[23] Hernandez-Andrade E, et al. Ultrasound Med Biol, 2014, 40(2):351–60.
[24] Khankin EV, et al. Pregnancy Hypertens, 2012, 2(2):84–92.
[25] Allan LD, et al. Br Heart J, 1987, 57(6):528–33.
[26] De Smedt MC, et al. Am J Cardiol, 1987, 60(4):338–42.
[27] Kenny J, et al. Circulation, 1987, 76(1):52–8.
[28] Molina FS, et al. Ultrasound Obstet Gynecol, 2008, 32(2): 181–7.
[29] Kiserud T. J Perinat Med, 2000, 28(2):90–6.
[30] Kiserud T, et al. Am J Obstet Gynecol, 2000, 182:147–53.
[31] Gutierrez-Chico JL, et al. Am J Cardiol, 2005, 95(6):809–13.
[32] Mielke G, Benda N. Circulation, 2001, 103(12):1662–8.
[33] Chang FM, et al. Ultrasound Obstet Gynecol, 1997, 9(1): 42–8.
[34] Parasuraman R, et al. J Obstet Gynaecol Res, 2012, 38(1): 160–4.
[35] Rizzo G, et al. Ultrasound Obstet Gynecol, 1995, 5(4):247–55.
[36] Sutton MS, et al. Br Heart J, 1991, 66(4):285–9.
[37] Reed KL, et al. Obstet Gynecol, 1987, 70(1):1–6.
[38] Tonge HM, et al. J Clin Ultrasound, 1986, 14(8):607–12.
[39] Gilbert RD. J Dev Physiol, 1982, 4(5):299–309.
[40] Hawkins J, et al. Circ Res, 1989, 65(1):127–34.
[41] Moise KJ, Jr., Mari G, Fisher DJ, et al. Am J Obstet Gynecol, 1990, 163(3):776–84.
[42] Indik JH, Reed KL. Am J Obstet Gynecol, 1990, 163:1792–6.
[43] Barany M. J Gen Physiol, 1967, 50(6 suppl):197–218.
[44] Schwartz K, et al. J Mol Cell Cardiol, 1981, 13(12):1071–5.
[45] Nassar R, et al. Circ Res, 1987, 61(3):465–83.
[46] Sweeney LJ, et al. Circ Res, 1987, 61(2):287–95.
[47] Cummins P, et al. J Muscle Res Cell Motil, 1980, 1(3):357–66.
[48] Ingwall JS, et al. Pediatr Res, 1981, 15(8):1128–33.
[49] Nakanishi T, et al. Pediatr Res, 1987, 22(2):201–7.
[50] Maylie JG. Am J Physiol, 1982, 242(5):H834–43.
[51] Mahony L, Jones LR. J Biol Chem, 1986, 261(32):15257–65.
[52] Mahdavi V, et al. Circ Res, 1987, 60(6):804–14
[53] Nadal-Ginard B, Mahdavi V. J Clin Invest, 1989, 84(6): 1693–700.
[54] Whitsett JA, et al. ß Pediatr Res, 1982, 16(6):463–9.
[55] Williams LT, et al. J Biol Chem, 1977, 252(8):2787–9.
[56] Costa A, et al. J Endocrinol Invest, 1991, 14(7):559–68.
[57] Edwards JG, et al. Biochem Biophys Res Commun, 1994, 199(3): 1482–8.
[58] Nathanielsz PW, et al. J Endocrinol, 1973, 58(3):683–4.
[59] Chattergoon NN, et al. FASEB J, 2012, 26(1):397–408.
[60] Gembruch U, et al. Fetal Diagn Ther, 2000, 15(1):20–31.
[61] Tutschek B, et al. Ultrasound Obstet Gynecol, 2003, 21(1): 26–32.
[62] Paladini D, et al. Ultrasound Obstet Gynecol, 2000, 16(6): 530–5.
[63] Yang Y, et al. Echocardiography, 2012, 29(2):182–6.
[64] Schats R, et al. Br J Obstet Gynaecol, 1990, 97(11):989–94.
[65] Shenker L, et al. J Reprod Med, 1986, 31(5):333–5.
[66] Wisser J, Dirschedl P. Early Hum Dev, 1994, 37(2):107–15.
[67] James TN. Am J Cardiol, 1970, 25(2):213–26.
[68] Yamauchi A. Z Anat Entwicklungsgesch, 1965, 124(6):562–87.
[69] Friedman WF, et al. Circ Res, 1968, 23(1):25–32.
[70] Clark EB, et al. Am J Physiol, 1986, 250(3 Pt 2):H407–13.
[71] Kirby ML. Development of the fetal heart. In: Polin RA, Fox WW, eds. Fetal and Neonatal Physiology. Philadelphia, PA: WB Saunders, 1992:589–97.
[72] Papaioannou GK, et al. Early Hum Dev, 2011, 87(7):453–6.
[73] Papaioannou GI, et al. Hum Reprod, 2011, 26(7): 1685–92.
[74] Hyett JA, et al. Ultrasound Obstet Gynecol, 1996, 7(4):239–44.
[75] Ursem NT, et al. Ultrasound Obstet Gynecol, 1999, 14(6): 397–401.
[76] Ursem NT, et al. Clin Sci (Lond), 1998, 95(5):539–45.
[77] Montenegro N, et al. Ultrasound Obstet Gynecol, 1998, 11(4): 274–6.

本章完整参考文献，请扫描以上二维码在线查看。若需下载，请登录 www.wpcxa.com“下载中心”下载。

第 10 章

正常胎儿心脏二维超声心动图检查

Rabih Chaoui

引　言

近 30 年来，尽管产前胎儿心脏评估的方法有很多，但二维超声技术仍然是评估胎儿心脏最基本的检查方法。近年来，超声图像的分辨率有了大幅提升，不仅专科诊疗中心有高档的超声仪器，而且基层医疗单位及二级医院也配置用于产前筛查的超声设备，并有效地开展了产前筛查。本章重点阐述二维超声技术在胎儿心脏检查中的应用，介绍国际妇产超声协会（ISUOG）指南，并讨论胎儿心脏超声筛查切面。

ISUOG 指南：胎儿心脏超声筛查

孕期常规超声检查通常包含胎儿心脏筛查内容，因此所有孕妇都要检查。对有先天性心脏病（CHD）或疑有先天心脏畸形的高危孕妇需进行更全面的胎儿超声心动图检查，如彩色多普勒检查。2013 年 ISUOG 发布的最新胎儿心脏超声筛查实践指南指出，胎儿心脏筛查适宜的时间是 18~22 孕周 [1]。早孕期的心脏超声筛查将在第 14 章讨论。ISUOG 指南明确胎儿心脏筛查包括上腹部、四腔心和心室流出道切面的观察 [1]（图 10.1），左右室流出道也是胎儿心脏筛查的一部分。要明确正常大血管的解剖，需从四腔心切面向头侧方向横向扫查，依次显示五腔心切面、肺动脉切面、三血管切面及三血管气管切面（图 10.1，图 10.2）。ISUOG 心脏筛查指南强调了三血管气管切面的价值，应该将其作为常规心脏筛查的一部分。本章及第 11 章将讨论三血管气管切面。

技术因素

探头的选择

合理选择探头是获得一幅良好或最佳超声图像的先决条件。优化的图像质量是确定心脏正常与否或明确心脏异常诊断的重要因素。很多超声医生习惯使用一把或两把适合的探头检查，多数能获得良好的图像。大多数产科超声探头是凸阵探头，频率范围为 3~9MHz。超声医生一般会在两种探头之间选择：一种是低频率探头（频率范围为 2~5MHz）（图 10.2），它具有良好的穿透力；另一种是高频率探头（频率范围为 5~8MHz）（图 10.2）[2]，它的分辨率更高但穿透力相对差。近年来常用于软组织成像的线阵探头也开始在产科应用 [3]。这些线阵探头具有高分辨率的特点，在获取解剖细节信息检查中有很大的价值。

图像优化

获得一幅好图像的先决条件除了选择合适的探头，还需要调节不同的预置参数，特别是那些适合心脏特征的预置参数 [2]。本章不讨论心脏参数的优化调节，仅在表 10.1 中进行了总结。

心脏切面

胎儿心脏二维超声检查通常在各种轴切面、斜切面、纵切面上完成，目的是对心脏房室和大血管的连接关系进行全面、节段性评估。过去曾经提出过几种方法，要么对儿科心脏超声的切面稍微调整，要么创造“新的”更方便的胎儿切面 [4–5]，后者的优点是在产科超声中更容易掌握。本章重点讨论原有常用的切面（图 10.3，图 10.4）[5]，以及国内和国际指南中推荐的切面（图 10.1）。

上腹部切面

上腹部切面是胎儿超声心动图检查不可或缺的一部分（表 10.2）。胎儿心脏超声检查时，对上腹部切面的仔细分析可以更好地明确胎儿的方位，尤其是合并内脏位置异常的心脏畸形往往非常严重和复杂。超声医生首先要明确胎儿在子宫中的位置，以便区分胎儿的左右，上腹部横切面则是一个理想的观察切面（图 10.5）。在切面图上画一条前后方向的虚线，以区分左右，左边是胃泡和降主动脉，右边是肝脏和下腔静脉，且下腔静脉位置偏前。向头侧轻微倾斜探头，可见三条肝静脉汇入下腔静脉。在低位的切面，可以显示脐静脉进入肝脏，并向右汇入门静脉窦。胆囊位于脐静脉的右边。探头从上腹部向头侧移动，可以看到的是四腔心切面（图 10.4）。探头移动过程中，能追踪到下腔静脉连接至右心房（静脉心房连接）。

四腔心切面

自 20 世纪 80 年代以来，四腔心切面在胎儿心脏筛查中一直是最重要的切面，可以观察胎儿心脏的结构、位置、大小、节律，以及心脏的收缩性（表 10.3），同时还可观察心房、心室、房室瓣、房间隔和室间隔（图 10.6，视频 10.1）。此切面很容易获取，并且从中可以发现多种心脏畸形，其重要性不言而喻。由于胎儿肺内充满了液体，同时肋骨骨化较晚，且胎位对检查的影响很小，不同的胎方位都可以获得四腔心切面（图 10.7）。标准的四腔心切面应当同时显示两侧的房室瓣和对应的心房、心室连接（图 10.6）。

· 心脏位置和心轴：显示四腔心切面，画一条前后方向的虚线，把胸腔分成左、右相等的两侧（图 10.6）。正常的左位心，1/3 心脏在右侧，2/3 心脏在左侧，心轴指向左前。近年来，心轴也作为心脏位置判断的一个参数[6]。以矢状轴为参考，正常心轴范围为 45° ± 15°，许多心脏畸形、特别是累及大血管的畸形多伴有心轴异常。心包是包绕在心脏外壁的双层薄膜。在房室瓣水平切面，常可见微量心包积液，不应诊断为异常。

· 心脏大小：分析心脏大小是鉴别心脏扩大的重要方法。右心房扩大通常是房室瓣关闭不全引起的，也有因胎儿生长受限导致心脏大小正常而胸腔却发育较小的状况。在疑似病例时，超声医生需在四腔心切面进行心脏测量，包括心脏长径、宽径、面积和心胸比等。

· 心脏收缩性和节律：分析心脏的收缩性，能检测心肌的运动功能有无低下。实时超声很容易检测出异常的心脏节律，而心律失常的分类用 M 型超声检测分析更可靠。

· 左右心房：在心脏常规评估之后，超声医生需继续评估心脏的结构。在确定心脏的左、右，

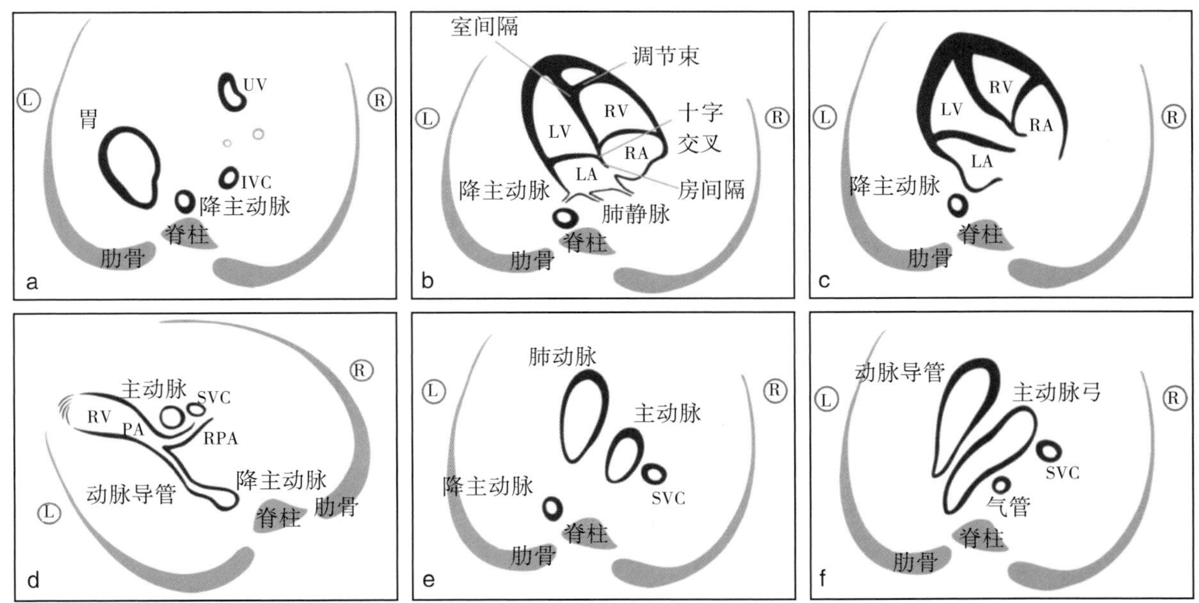

图 10.1 ISUOG 推荐的胎儿心脏筛查切面。a. 上腹部切面。b. 四腔心切面。c. 左室流出道切面。d. 右室流出道切面。e. 三血管切面。f. 三血管气管切面。经许可，引自 Carvalho JS，et al. Ultrasound Obstet Gynecol, 2013,41:348–359[1]。IVC= 下腔静脉；L= 左；R= 右；LA= 左心房；LV= 左心室；PA= 肺动脉；RA= 右心房；RPA= 右肺动脉；RV= 右心室；R= 右；SVC= 上腔静脉；UV= 脐静脉

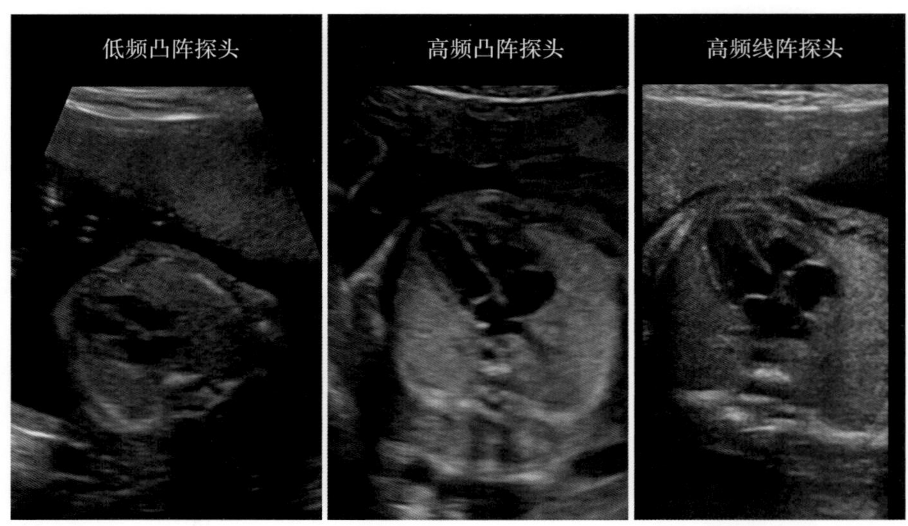

图 10.2　三把不同探头显示的四腔心切面。左图：低频凸阵探头（2~5MHz），因为是前壁胎盘并且胎儿位置离探头较远，需要选择穿透力好的探头。中图：高频凸阵探头。右图：具有高分辨率图像的高频线阵探头

表 10.1　胎儿二维心脏扫查图像优化设置表

· 根据检查对象选择探头
· 缩小图像扇区角度
· 减少图像深度
· 使用一个焦点，放置在心脏的位置
· 联合应用谐波成像、复合成像及斑点抑制等技术
· 在显示心脏和胸腔时，将图像放大或选用局部放大
· 选择高对比度成像模式
· 适当降低分辨率以获取更高的帧率
· 应用电影回放功能分析心脏和瓣膜的运动

以及房、室腔后，心腔之间需相互比较。须牢记的重要标志是右侧心腔稍小于左侧心腔，卵圆孔瓣凸向左心房。降主动脉为一个圆形的搏动性结构位于脊柱前侧方，食管位于其前方。左心房是最靠近主动脉和食管腹侧的心脏结构，位于胸腔的最后方，通过连接的肺静脉和卵圆孔瓣来识别。卵圆孔瓣是原发隔的游离缘，在原发隔胚胎发育过程中会关闭。由于心房水平右向左的分流，卵圆孔瓣凸向左心房，它的大小和形态有很大的变异性。卵圆孔瓣是半月形的，从左侧扫查心脏能够清晰显示。右心房位于左心房的右侧，借助卵圆孔（即第二孔）与左心房交通。将探头向头侧或尾侧倾斜旋转至纵切面，便可显示上、下腔静脉与右心房的连接。左、右心房大小相似，通过静脉连接可以识别。另外一个特征是心耳形态：左心耳的基部窄，呈手指状；右心耳的基部宽，呈圆锥形。在稍向头侧的四腔心切面可观察到心耳，但多数情况下不太容易辨别。

· 左右心室：右心室位于胸骨后方，是心脏最靠前的结构。左心室紧靠右心室的后方，是最左侧的心脏结构（图 10.8）。有许多特征可用来区分左、右心室，如右心室腔不规则、内有调节束，而左心室内壁光滑；左心室腔比右心室腔长，可达心尖部。右心室腔短小，主要是由从室间隔连接到右心室游离壁远端的调节束（节制索）导致的（图 10.9）。左右心室也可以通过与之相连的房室瓣鉴别：左心室连接二尖瓣，右心室连接三尖瓣。三尖瓣在室间隔上的附着位置比二尖瓣更接近心尖（图 10.8）。

· 室间隔：两个心室由室间隔分隔。间隔在心尖部较宽且厚，至房室瓣水平处变得较薄。这是由于间隔的解剖结构和发育所致，室间隔 2/3 为肌性间隔且位置较低，膜部间隔位于房室瓣和半月瓣结合部。妊娠 20 周时，膜性部分通过心尖扫查无法显示。这种回声失落伪影有时会误判为假性的室间隔缺损（图 10.10），此时应采取从胎儿侧方扫查心脏切面，可以更好地观察室间隔，并进行厚度测量，测值在 2~4mm。

心脏后方区域

多年来，超声医生都在标准四腔心切面上评估心脏腔室。2007 年 Berg 和其同事强调四腔心切面检查时，还应关注心脏后方的区域（图 10.11）[7]。脊柱左前方是降主动脉，主动脉前方是食管回声结

构，主动脉右侧、脊柱的正前方是奇静脉，大小约为主动脉的 1/3。表 10.4 列出心脏后方区域常见的可疑线索。

左右室流出道

在五腔心和肺动脉切面上，可显示主动脉起源于左心室，肺动脉干起源于右心室。在分析心脏解剖时，需要评估心室 – 大动脉连接的一致性。

一旦扫查到四腔心切面，超声医生轻微向头侧倾斜探头（图 10.3），此时应注意观察左心室中部二尖瓣与室间隔的连接关系。略向右侧偏移，主动脉是与室间隔相延续的大血管（图 10.12，视频 10.2），主动脉后壁与二尖瓣紧密连接。在主动脉根部区域，超声可以识别主动脉瓣。在五腔心切面，超声医生要观察主动脉壁与室间隔的连续性、主动脉与室间隔的成角，主动脉根部内径，升主动脉以及主动脉瓣的开放运动（表 10.5，多数室间隔缺损可以在此切面检出）。将探头进一步向头侧倾斜，可以看到肺动脉干（图 10.4），但有些超声专家推荐使用短轴切面（图 10.13，视频 10.3）。从四腔

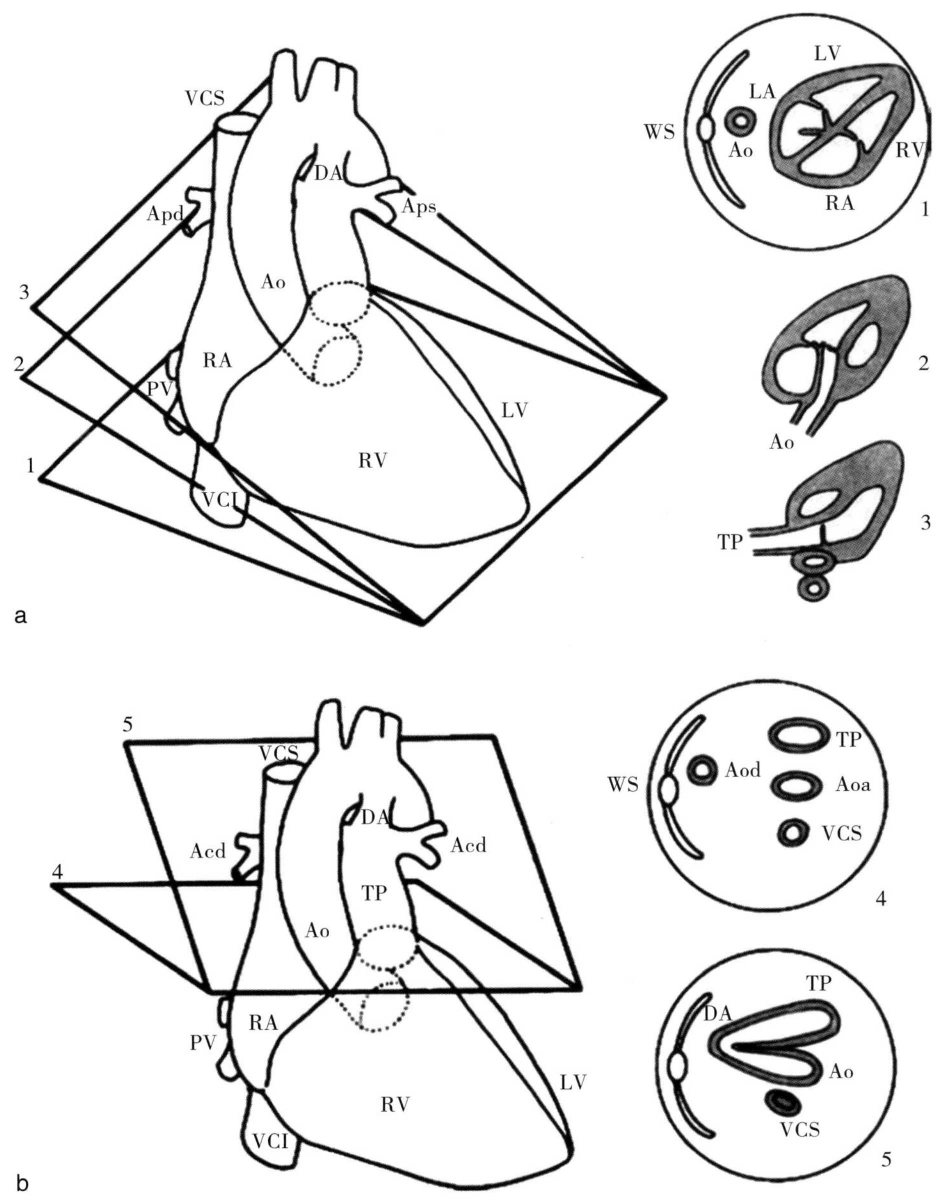

图 10.3 a. 从四腔心切面到五腔心切面，再到肺动脉切面。b. 在胸部上方横断显示三血管切面。经许可，引自 Chaoui R, et al. Ultraschall Klin Prax. 1991, 6:1−15[5]。Ao= 主动脉；Aoa= 升主动脉；Aod= 降主动脉；Apd= 右肺动脉；Aps= 左肺动脉；DA= 动脉导管；LA= 左心房；LV= 左心室；PV= 肺静脉；RA= 右心房；RV= 右心室；TP= 肺动脉主干；VCI= 下腔静脉；VCS= 上腔静脉；WS= 脊柱；Acd= 肺动脉分支

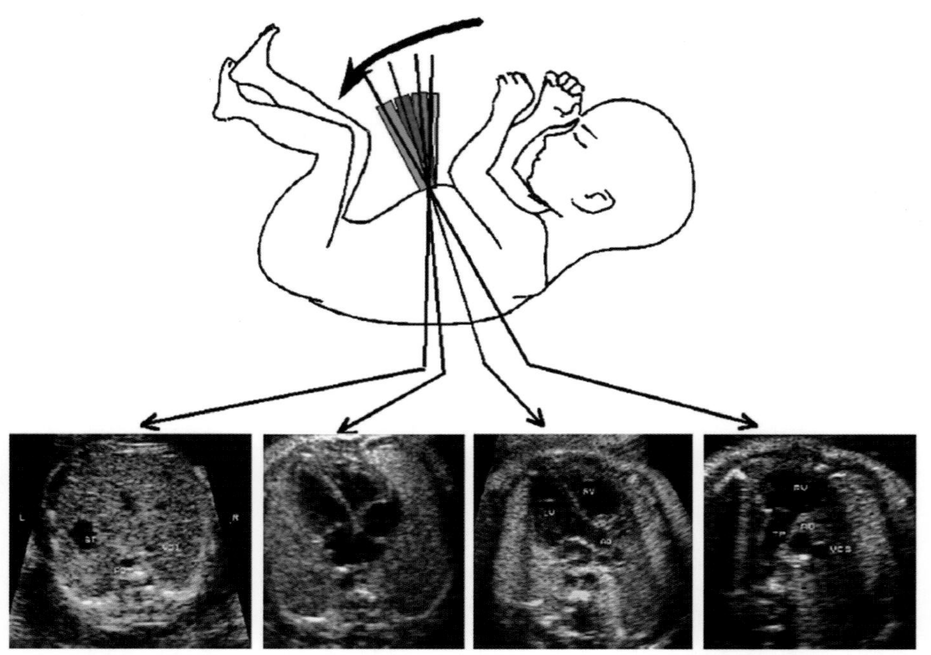

图 10.4　从腹部切面开始倾斜探头，依次获取四腔心切面、五腔心切面、肺动脉切面的扫查方法（视频 10.5）

表 10.2　上腹部切面可显示的部位列表

· 充满液体的胃泡在左上腹
· 主动脉在脊柱的左侧
· 肝脏在右上腹
· 下腔静脉在脊柱右侧，位于主动脉的右侧偏前（腹侧）
· 下腔静脉接受肝静脉血流并与右心房连接

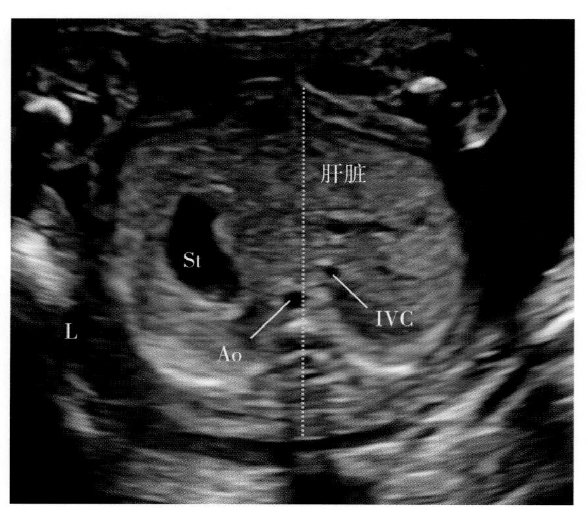

图 10.5　上腹部横切面。虚线将其分为左侧和右侧。胃和降主动脉在左侧，下腔静脉在右侧。St= 胃；Ao= 主动脉；L= 左；IVC= 下腔静脉

表 10.3　四腔心切面可显示的信息

· 心脏在胸腔的位置
· 心轴
· 心脏大小
· 心脏节律
· 收缩性
· 左右心房的大小
· 左右心室的大小
· 左右心腔大小（比例）关系
· 二尖瓣、三尖瓣的位置和功能
· 室间隔的连续性
· 房间隔和卵圆孔瓣的位置、形态
· 肺静脉与左心房的连接

心切面探头向头侧倾斜可以获得五腔心切面，再继续倾斜可获得肺动脉切面，这种操作普通医生很容易上手。一旦获取五腔心切面，继续倾斜探头，将注意力集中在观察右心室和降主动脉的连接上（血管朝向脊柱）。从右心室发出的血管是肺动脉干，并延续为动脉导管。肺动脉干垂直跨过升主动脉并走行到左侧。在肺动脉右侧，可以看到两根血管的横断面：即升主动脉和上腔静脉。进行五腔心切面倾斜扫查时，超声医生可观察到右心室与肺动脉干的正常连接以及肺动脉的分叉。与主动脉相比，肺动脉干内径略大一些，肺动脉瓣呈白色点状回声并可观察其启闭过程。

如果心脏畸形涉及大血管，那么正确区分相关血管是非常重要的。主动脉和肺动脉干可以根据头臂干血管起源和左、右肺动脉分叉来区分。显示

主动脉弓时可以看到三根动脉分支，而肺动脉通过心脏短轴切面显示效果最好。短轴切面的获取是通过五腔心切面沿右髋到左肩方向旋转探头，显示主动脉位于中央，右心房、右心室、肺动脉干及左右肺动脉分叉在其周围环绕，呈“环形香肠”征（图 10.13）。

三血管气管切面

从四腔心切面，探头向上纵隔方向平行移动，即可显示三血管气管切面，这三根血管分别是肺动脉干－动脉导管、主动脉弓及主动脉峡部、上腔静脉（图 10.13b，视频 10.4，视频 10.5）。主动脉弓与动脉导管弓的横部相交形成 V 字形，V 形尖端指向后胸部脊柱左侧（图 10.13），气管位于两根大血管的右侧 [8–9]。气管在分叉前显示为圆形结构回声，其壁毗邻主动脉峡部右侧，脊柱的前方。上腔静脉位于气管的前方和主动脉弓的右侧。这些血管的左、右两侧为肺脏组织（图 10.13）[9]。三根大血管的前方是低回声的胸腺结构（图 10.13）（视频 10.6）[9–10]。近年来一直强调要重视三血管气管

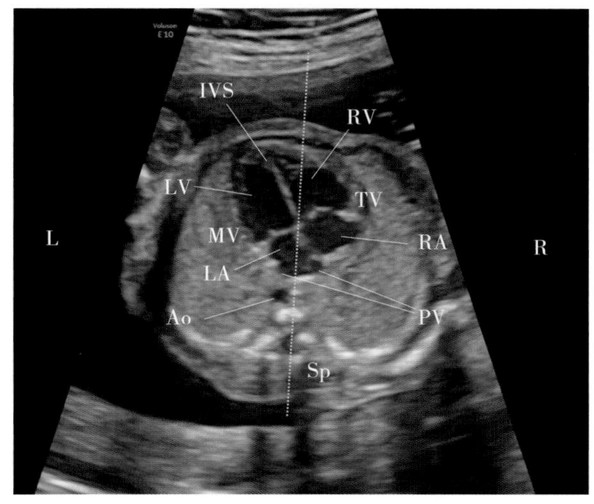

图 10.6　胎儿心脏四腔心切面，显示右心房、左心房、右心室、左心室、室间隔。三尖瓣附着位置较二尖瓣更靠心尖。右肺静脉和左下肺静脉从降主动脉两侧汇入左心房后方。RA= 右心房；LA= 左心房；RV= 右心室；LV= 左心室；IVS= 室间隔；TV= 三尖瓣；MV= 二尖瓣；PV= 肺静脉；Ao= 降主动脉；L= 左；R= 右；Sp= 脊柱

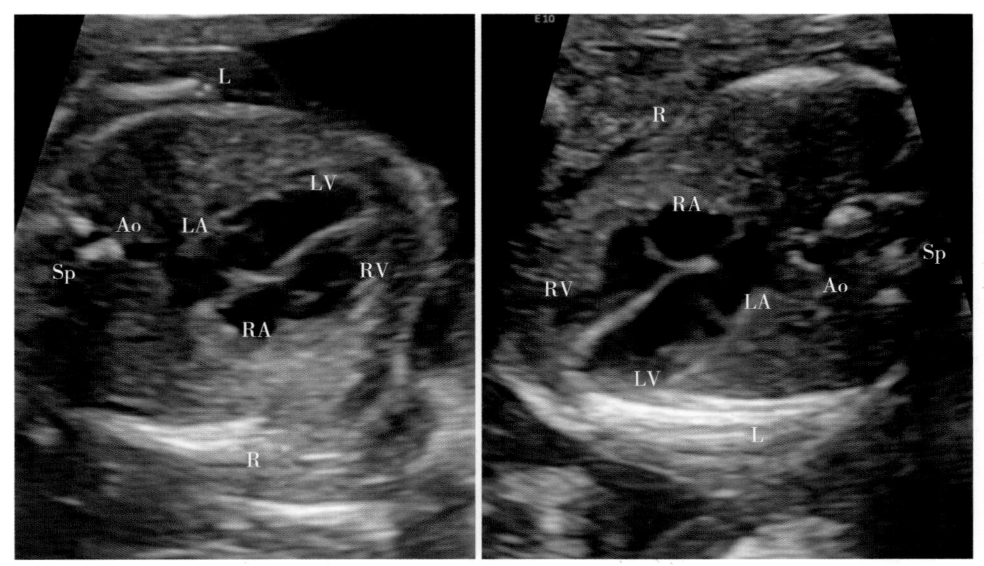

图 10.7　四腔心切面：胎儿左侧观（左图）和右侧观（右图）。胎儿超声心动图检查的优势是不同胎位都能显示四腔心切面。从胎儿侧方扫查，能更好地评估间隔。L= 左；R= 右；RA= 右心房；LA= 左心房；RV= 右心室；LV= 左心室；Sp= 脊柱；Ao= 主动脉

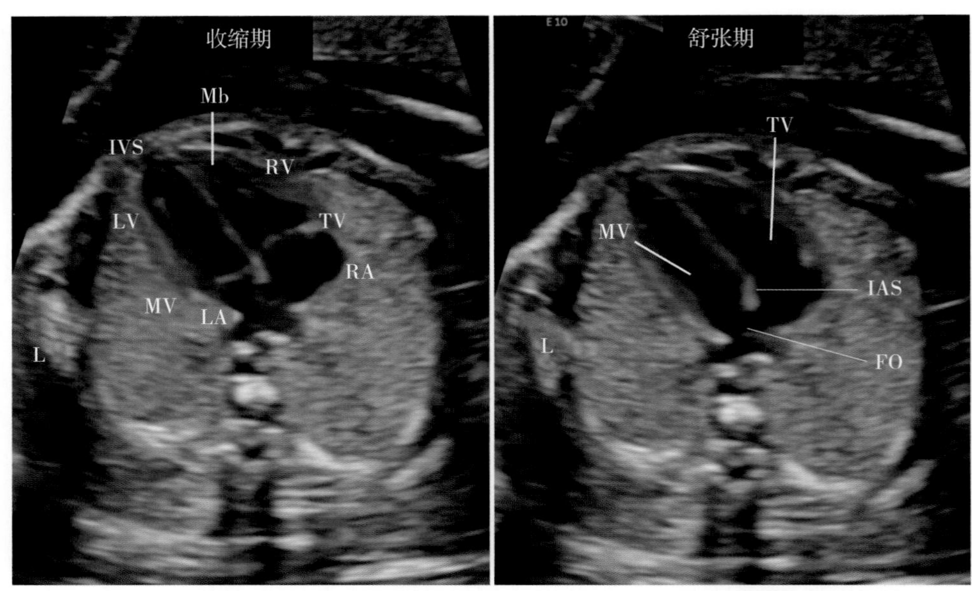

图 10.8 心尖四腔心切面：收缩期（左图）和舒张期（右图）。使用电影回放，更容易观察心动周期的不同时相。舒张期能很好地观察瓣膜的开放和卵圆孔瓣（原发隔）的隆起（视频 10.1）。IVS= 室间隔；LA= 左心房；RA= 右心房；RV= 右心室；LV= 左心室；FO= 卵圆孔；TV= 三尖瓣；MV= 二尖瓣；L= 左；IAS= 房间隔；Mb= 调节束

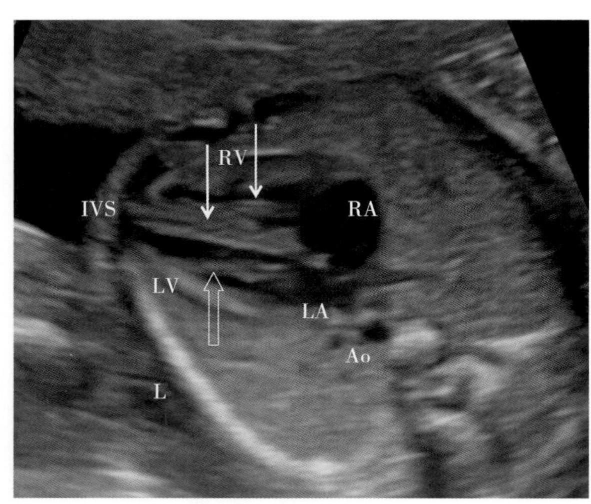

图 10.9 从胎儿侧方获取的四腔心切面。注意右心室内三尖瓣腱索附着于心尖部右心室壁（两个实心箭头）。二尖瓣腱索附着于左心室游离壁乳头肌（空心箭头所示）。AO= 主动脉；IVS= 室间隔；L= 左；LA= 心左房；RA= 右心房；RV= 右心室；LV= 左心室

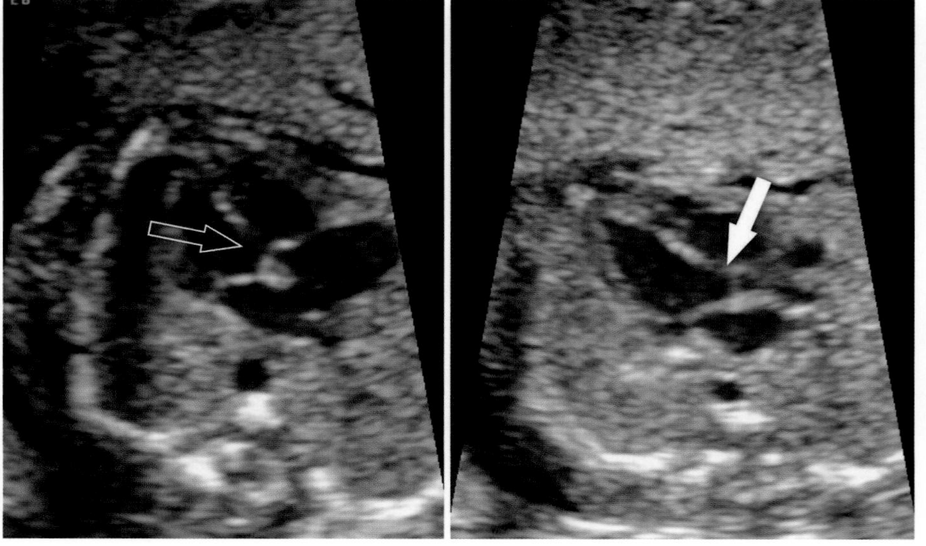

图 10.10 更靠近心尖的四腔心切面（左图）及更偏侧方的四腔心切面（右图）。由于声束角度与膜部间隔几乎平行，导致类似室间隔缺损的“回声失落”伪影（空心箭头）。通过向侧方（右图）调整探头角度，能更好地显示完整的室间隔结构（实心箭头）

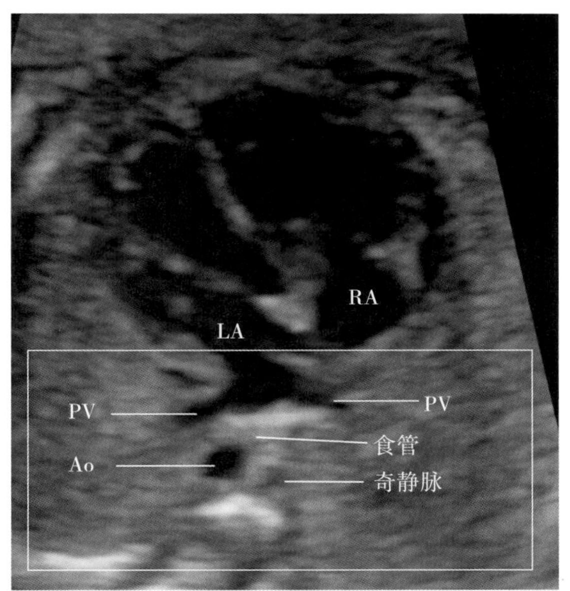

图 10.11 心脏后方区域，脊柱的左侧是主动脉，奇静脉作为一支小血管位于右侧。主动脉和左心房之间，有食管的回声结构。可见左右两支下肺静脉汇入左心房。RA= 右心房；Ao= 主动脉；LA= 左心房；PV= 肺静脉

切面的评估，因为它可以检出很多流出道畸形[9]。据报道，胸腺小不仅见于染色体 22q11 微缺失[10]，也见于 21 三体和 18 三体[11]，因此提出胸腺测量的必要性。此外，气管和这些血管的相对位置可以作为鉴别正常的左位主动脉弓和异常的右位主动脉弓的标志。这个切面的优点是在大多数胎位时可显示两个弓，这样更容易发现可能的异常。在此切面上还可判断肺动脉干直径是否略大于主动脉直径，主动脉弓是否连续，以及检出在肺动脉干左侧出现的第四根血管，即永存左上腔静脉。

表 10.4 心脏后方区域正常表现及可疑线索

正常表现		可疑线索
降主动脉	位于脊柱左前侧	主动脉位于胎儿脊柱正中或偏右侧，常为右位主动脉弓、双主动脉弓和心脏位置异常等畸形
奇静脉	位于主动脉右侧，脊柱正前方，血管直径小于主动脉直径的 1/3	奇静脉扩张，内径与主动脉相当，常为下腔静脉离断、左侧异构等畸形
食管	圆环状回声，位于左心房后方，主动脉前方	胎儿吞咽时可能扩张，避免与奇静脉扩张混淆
左心房和肺静脉	左心房后壁不光整，有两根下肺静脉汇入	左心房后壁光滑，主动脉和左心房之间见肺静脉异常汇聚，是胎儿肺静脉异位引流的表现

静脉长轴和流出道长轴

胎儿心脏检查时，纵切面主要观察血管的走行。心脏右侧的旁矢状切面显示上下腔静脉与右心房的连接，这个切面称作双腔静脉切面（图 10.14）。流出道长轴切面可以显示主动脉弓和动脉导管弓。在这些切面上，可以看到弓的形态和连续性，还可看到主动脉弓发出的头臂血管向头部和上肢走行（视频 10.7）。超声医生在旁矢状切面将

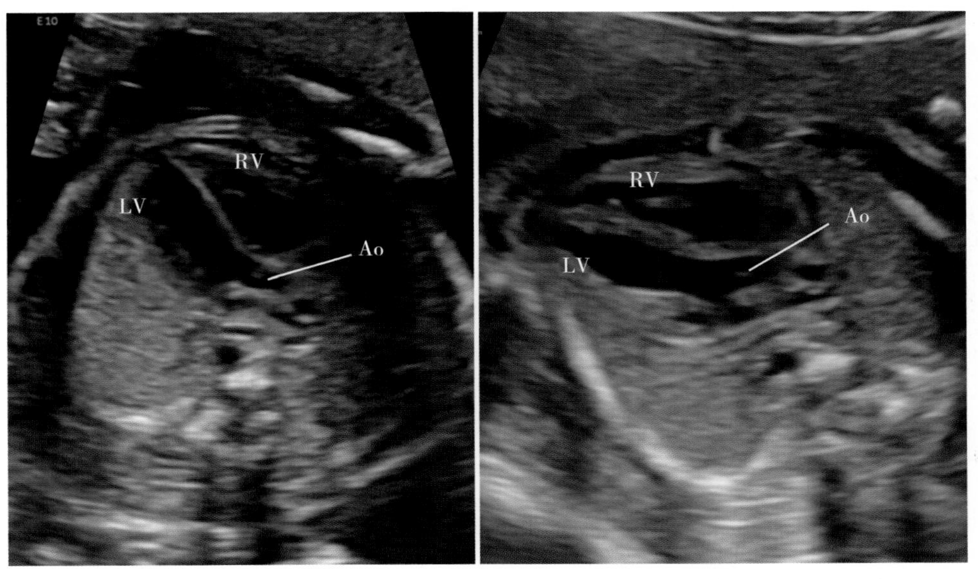

图 10.12 五腔心切面显示主动脉起源于左心室，心尖观（左图）和侧方观（右图）。RV= 右心室；Ao= 主动脉；LV= 左心室

表 10.5 流出道切面的评估

- 主动脉连接左心室，肺动脉主干连接右心室
- 两根大血管呈交叉关系
- 肺动脉干与主动脉内径比较（肺动脉干内径 > 主动脉内径）
- 评估主动脉瓣和肺动脉瓣开放
- 室间隔与主动脉根部的连续性
- 正常大血管和上腔静脉在上纵隔的位置和内径
- 主动脉峡部和动脉导管评估
- 排除不典型血管畸形（如永存左上腔）

探头稍向左侧偏移，可以显示主动脉瓣、降主动脉及主动脉弓（图 10.15）。从这个切面上看主动脉弓位于心脏中心，形似一个弓形拐杖（也称“棒棒糖”征）。升主动脉下方是右肺动脉的横断面。切面向左侧偏移则可显示肺动脉干及动脉导管的长轴（图 10.16，视频 10.8）。偏前一点是右心室和肺动脉瓣，动脉导管弓直立向后与降主动脉连接，可形成角度弯曲更大的动脉导管弓（也称“曲棍球棒”征）。

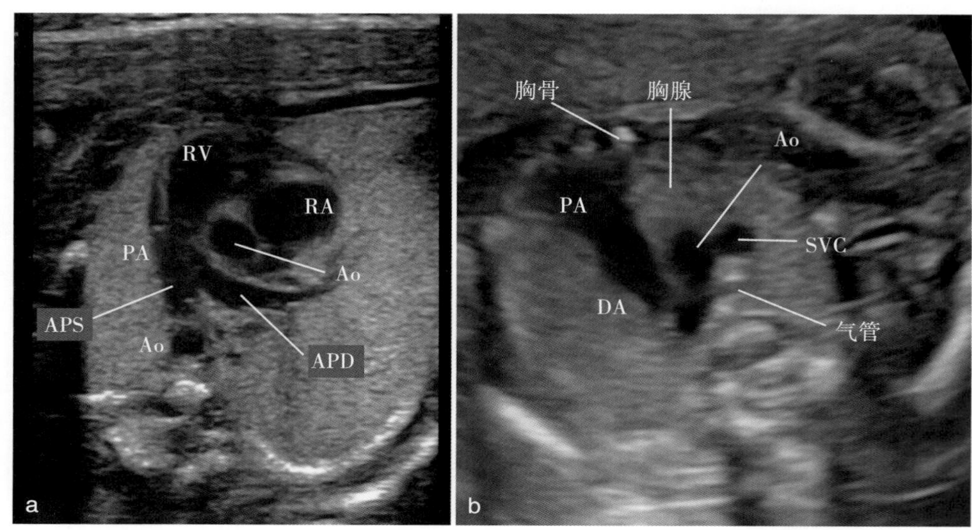

图 10.13 a. 短轴切面，主动脉位于中央，被右心房、右心室、肺动脉及左肺动脉、右肺动脉分叉环绕。b. 上纵隔三血管气管切面显示主动脉及峡部，肺动脉及动脉导管和上腔静脉。气管呈一环状回声，位于两根大血管的右侧、上腔静脉后方。胸腺位于胸骨和大血管之间。Ao= 主动脉；RA= 右心房；RV= 右心室；PA= 肺动脉；APS= 左肺动脉；APD= 右肺动脉；DA= 动脉导管；SVC= 上腔静脉

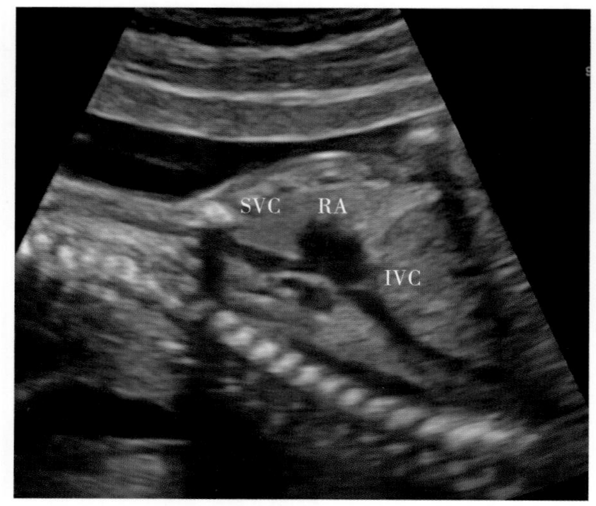

图 10.14 右侧旁矢状长轴切面即双腔静脉切面，可见上腔静脉、下腔静脉与右心房的连接。SVC= 上腔静脉；IVC= 下腔静脉；RA= 右心房

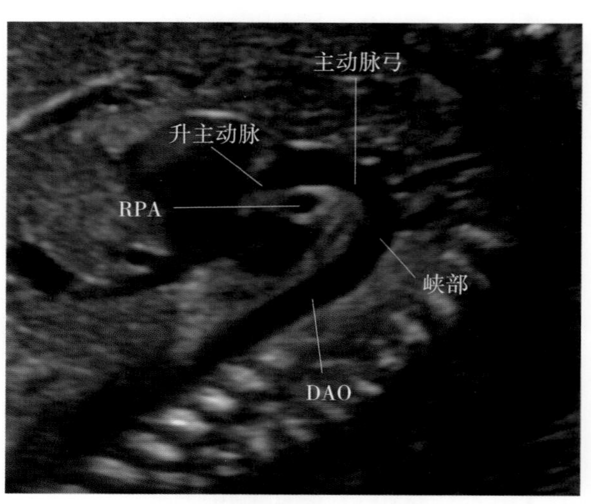

图 10.15 主动脉弓纵切面显示升主动脉、主动脉弓及峡部和降主动脉。主动脉弓像一个“拐杖或棒棒糖”。很容易识别走向头部和上肢的三根血管。在主动脉弓下方，可见右肺动脉的横断面。DAO= 降主动脉；RPA= 右肺动脉

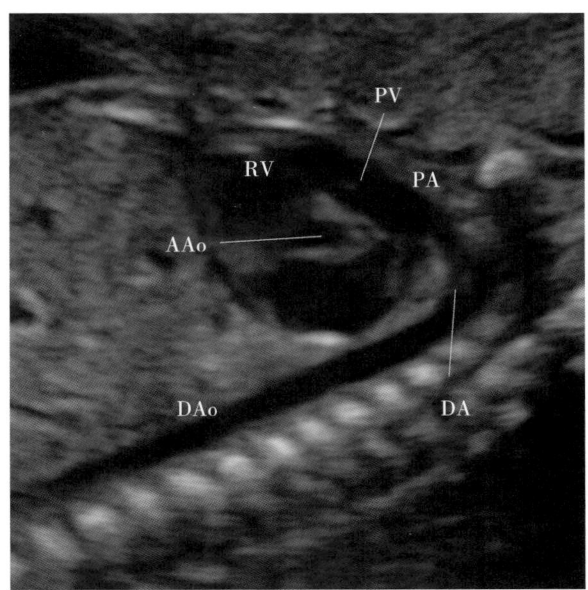

图 10.16 动脉导管弓长轴切面。肺动脉起源于前方的右心室，向降主动脉走行。升主动脉在肺动脉下方。导管弓近乎直立的形状像“曲棍球棒”。PA= 肺动脉；RV= 右心室；DAo= 降主动脉；AAo= 升主动脉；PV= 肺静脉；DA= 动脉导管

视 频

视频 10.1 四腔心切面显示心房、房室瓣、心室。

视频 10.2 左室流出道及主动脉发自左心室。

视频 10.3 四腔心切面到短轴切面的转换。

视频 10.4 五腔心切面到三血管气管切面的转换。

视频 10.5 从上腹部到三血管气管切面轴向的完整扫查。

视频 10.6 主动脉弓矢状切面。

视频 10.7 导管弓矢状切面。

视频 10.8 三血管气管轴位切面清晰显示 30 周胎儿的胸腺。

参考文献

[1] Carvalho JS, et al. Ultrasound Obstet Gynecol, 2013,41:348–359.

[2] Abuhamad A, Chaoui R. A practical guide to fetal echocardiography: normal and abnormal hearts. 3rd ed. Philadelphia: Lippincott-Williams Wilkins,2015.

[3] Persico N, et al. Ultrasound Obstet Gynecol, 2011,37:296–301.

[4] DeVore GR. J Clin Ultrasound, 1985,13:229–245.

[5] Chaoui R, et al. Ultraschall Klin Prax, 1991,6:1–15.

[6] Smith R, et al. Obstet Gynecol, 1995,85:187–191.

[7] Berg C, et al. Ultrasound Obstet Gynecol, 2007,30:721–727.

[8] Yagel S, et al. Ultrasound Obstet Gynecol, 2002,20:340–345.

[9] Gardiner H, Chaoui R. Semin Fetal Neonatal Med, 2013,18: 261–268.

[10] Chaoui R, et al. Ultrasound Obstet Gynecol, 2011,37:397–403.

[11] Karl K, et al. Ultrasound Obstet Gynecol, 2012,40:412–417.

本章完整参考文献，请扫描以上二维码在线查看。若需下载，请登录 www.wpcxa.com “下载中心” 下载。

第 11 章
三血管气管切面

Julia Solomon

胎儿心脏四腔心切面作为产前筛查发现先天性心脏病的方法始于 20 世纪 80 年代，然而单纯四腔心切面对严重的先天性心脏病检出率不高，也无法准确诊断许多圆锥动脉干畸形，如法洛四联症和完全性大动脉右转位 [1]，因此仅用四腔心切面筛查先天性心脏病存在一定的局限性。1992 年，Achiron 等 [2] 提出了“扩展”胎儿超声心动图的概念，明显提高了复杂流出道畸形和导管依赖性疾病的检出率。早期超声心动图的教科书推荐使用导管弓和主动脉弓的矢状切面，在这两个切面上可以分别评估弓的连续性，但却不能同时显示两个弓，因此可能会漏诊心室大血管连接的不一致或微小的连续性缺失 [3]。能否顺利获得这些切面更多地依赖于胎儿的体位和操作者的技能。

1997 年，Yoo 等首次正式提出胎儿上纵隔的三血管切面（3VV）[4]。它是胎儿胸部的一个横切面，位于四腔心平面的头侧，能同时显示主肺动脉 / 动脉导管斜切面、升主动脉和上腔静脉。由于获取该切面与四腔心（4CV）切面方法相同（虽然更偏向头侧），因此无需先进的扫描技术（视频 11.1，透视角度看三血管气管切面，其叠加在四腔心切面的上方）。虽然，三血管气管（3VT）切面与“3VV”的术语经常互换混用，但多年后学术界将它们视作不同的切面 [5]。由于主动脉横弓位于导管弓的头侧偏右，三血管气管切面应更向头侧偏移，扫描平面略向胎儿右肩倾斜。3VT 切面在识别主动脉横弓，评估弓的侧方结构，以及同时观察导管弓和主动脉弓的内径 [3] 方面提供了更多的便利。标准的 3VT 切面是指主肺动脉干与动脉导管直接相连。主动脉横弓位于主肺动脉右侧 [5]，彩色多普勒血流成像可以评估两个弓的血流方向并确定是否为前向血流。目前，大多数超声医生更喜欢 3VT 切面，因为它具有更多的优势，而且这两个切面几乎是同时成像。由于两个流出道及大小和方位无法在同一个扫查平面显示，3VT 可使圆锥动脉干和导管依赖型畸形的检出率明显地增加。如果这类畸形在孕期没有得到诊断，将对新生儿的发病率和死亡率产生重大影响 [6]。

正常 3VT 切面的超声解剖

上纵隔横切面可以显示导管弓和主动脉弓的排列、走行、大小和连接关系，以及相对于气管的位置，同时能够评估上腔静脉大小及位置。正常情况下，胸腺通常见于前纵隔，与周围肺组织在同一平面呈略低回声。正常 3VV 的示意图如图 11.1a 所示，对应的 3VT 示意图如图 11.1b 所示。

正常的 3VT 切面应该具有几个明显的特征（图 11.2）。根据命名法，3VT 切面应该可显示 3 根血管。在胎儿胸部横切面由左至右依次为主肺动脉 / 动脉导管、主动脉和上腔静脉。主肺动脉距前胸壁最近，内径最大。从左向右观察，血管位置依次靠后，内径依次减小，这种比例关系在整个妊娠期都保持不变。在妊娠中期，主肺动脉与主动脉的平均内径之比为 1.16 ：1[7]。血管位置正常时，沿血管前缘可以画一条直线。气管是一个小的无回声区，位于胎儿脊柱前方，周边回声略增强。正常左位主动脉弓位于气管左侧，与导管弓在峡部区域呈“V”形相交。叠加彩色多普勒血流或方向性能量多普勒成像模式可以确定两个横弓的前向血流走向，在导管弓远端通常伴有血流的混叠（图 11.3，视频 11.2，正常胎儿 3VT 彩色血流）。

在 3VT 平面或探头稍微向头侧偏移时，很容易显示其他正常的血管结构，可见汇集左上肢、头部和颈部血液的左头臂静脉，从导管弓和主动脉弓

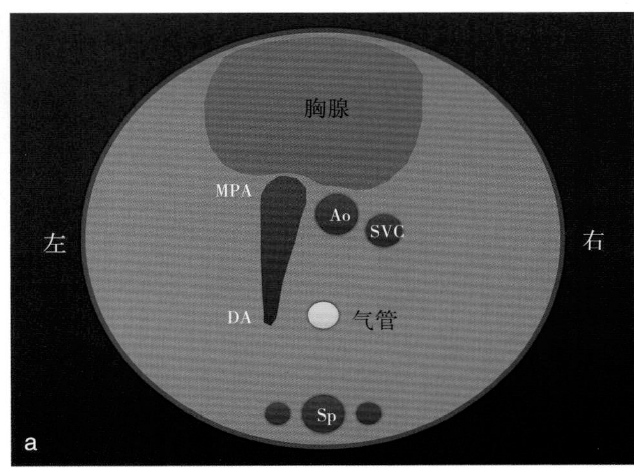

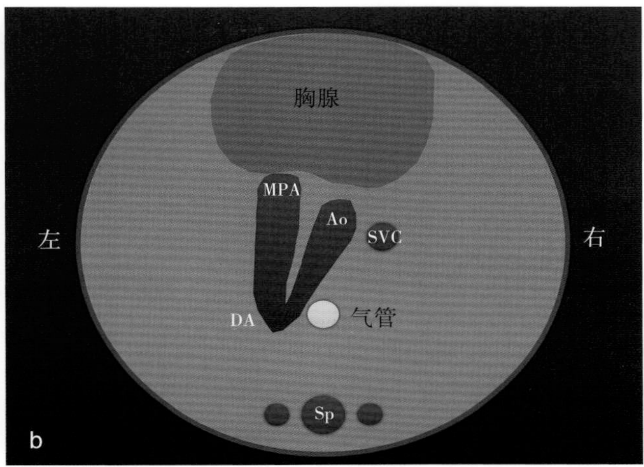

图 11.1　a. 正常三血管切面。b. 正常三血管气管切面，可见主动脉包括横弓。Ao= 升主动脉；DA= 动脉导管；MPA= 主肺动脉；Sp= 脊柱；SVC= 上腔静脉

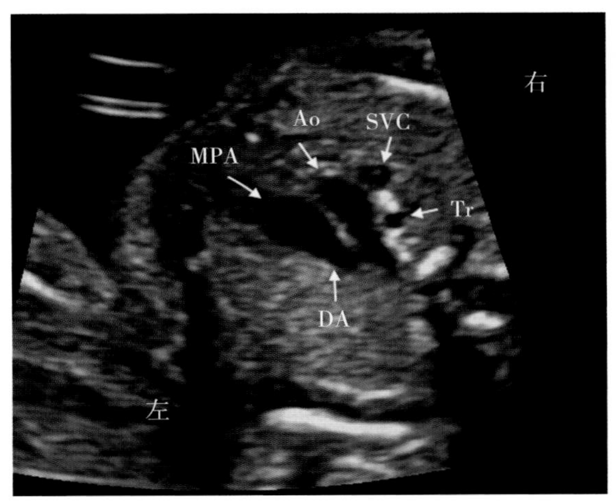

图 11.2　正常三血管气管切面。Ao = 主动脉包括横弓。DA= 动脉导管；MPA= 主肺动脉；SVC= 上腔静脉；Tr= 气管

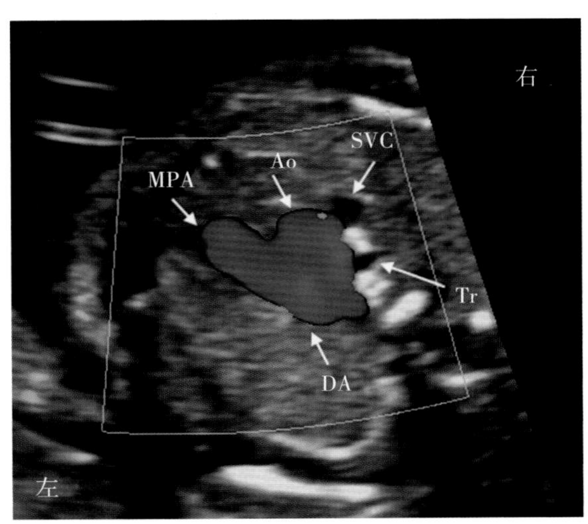

图 11.3　正常三血管气管切面的彩色多普勒血流成像。导管弓和主动脉弓均显示前向蓝色血流。Ao= 主动脉包括横弓；DA= 动脉导管；MPA= 主肺动脉；SVC= 上腔静脉；Tr= 气管

的前方横向走行于胎儿上纵隔，并汇入上腔静脉（图 11.4）。在脊柱旁右侧位置，可显示奇静脉引流入上腔静脉（图 11.5）。

一些学者建立了随孕龄变化的 3VT 切面血管测量参考值的计算图表 [8–9]。据报道 3VT 切面横弓和导管的 Z 值可用于弓发育不全或缩窄的评估 [10]。

3VT 切面的评估与解析

有学者主张用一种系统的方法来解释 3VT，但分类略有不同（表 11.1）[3–5,11–12]。应认识到任何一种病变都有不止一个特征的可能，因此在这个切面上所做的评估应包括下列内容。

- 异常的血管数量。
- 异常的血管走形或排列。
- 异常的血管内径。
- 异常的彩色血流或方向性的信号。

血管数量异常

与血管数目异常相关的畸形包括正常变异和严重的先天性心脏病，典型病例涉及 2 根或 4 根血管的位置。双上腔静脉的存在是指除正常位于右侧的上腔静脉外，还可见位于导管弓左侧的第 4 根血管（图 11.6）。

在此切面上能够识别完全型大动脉转位（d-TGA）这种常见畸形，除上腔静脉，仅能看到 1 根大血管。在 d-TGA 中，由于流出道的空间方位发生变化，向前转位的主动脉位于 3VT 平常水

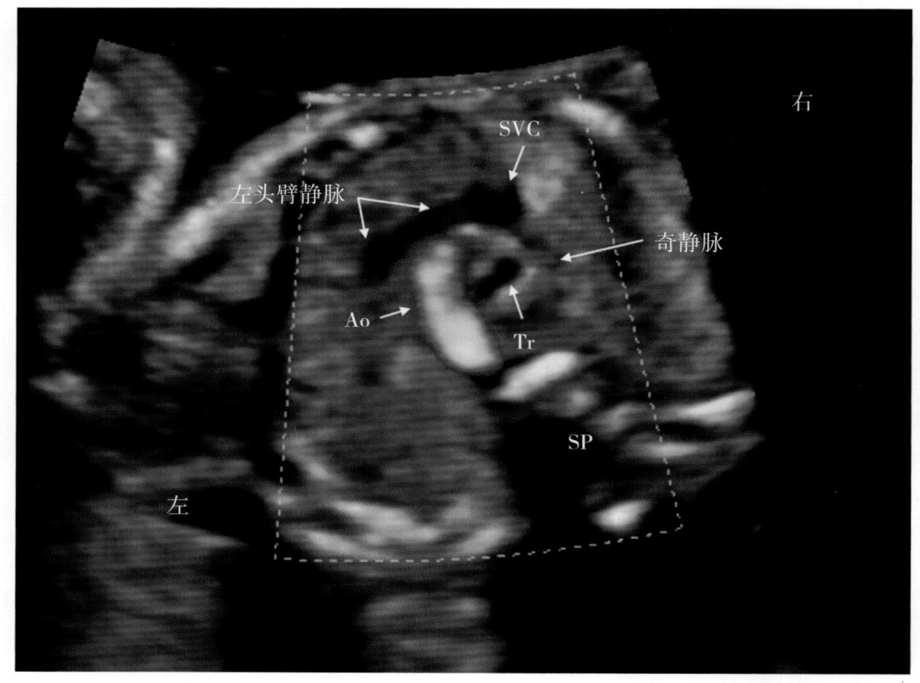

图 11.4 左侧头臂静脉及奇静脉均引流入上腔静脉。Ao= 主动脉；SVC= 上腔静脉；SP= 脊柱；Tr= 气管

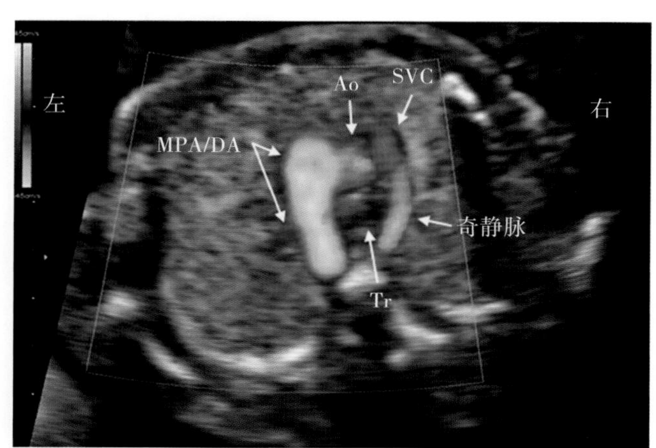

图 11.5 奇静脉弓和三血管切面。Ao= 主动脉；MPA= 主肺动脉；DA= 动脉导管；SVC= 上腔静脉；Tr= 气管

平位置，而肺动脉一般位于该平面下方或尾侧（图 11.7，视频 11.3，d-TGA 异常的 3VT 切面）。一些学者称其为“I 征”[13–14]，表现为一条伸长且向前转位的主动脉弓从前向后跨过胎儿胸部。在一项研究中，92% 的病例可以观察到这种征象，检出 d-TGA 的灵敏度为 96.8%~100%[13–14]。在流出道位置正常情况下，主动脉向前转位，此时弓发出的位置更接近前胸壁。除了血管的起源偏前侧，转位的主动脉典型的表现是向右侧凸起[15]。

在单流出道的畸形中，如共同动脉干，仅能看到 2 根血管（图 11.8a）。3VT 切面可以显示

表 11.1 三血管气管切面检测内容对诊断先天性心脏畸形的帮助

异常的血管大小
· 肺动脉缩小
· 主动脉弓缩小
· 动脉血管扩张
· 上腔静脉扩张
异常的血管位置
· PA-Ao-SVC 前缘不在一条连线上，但从左到右的顺序整体没有改变
异常的排列
· 3 根血管从左到右的顺序错位
异常的血管数量
· 2 支血管
· 4 支血管
主动脉横弓与气管相对位置异常
· 气管位于 PA 和 TAoA 之间
· 气管位于 PA 和 TAoA 的左侧 [a]
反向血流（彩色多普勒）
· TAoA 内的反向血流
· PA 内的反向血流
湍流（彩色多普勒）
· 肺动脉狭窄
· 主动脉狭窄

经许可，引自 Vinals F, et al. Ultrasound Obstet Gynecol, 2003, 22:358–367[11]。PA= 肺动脉；SVC= 上腔静脉；TAoA= 主动脉横弓；Ao= 主动脉

a 参考其他切面诊断信息，结合 3VT 切面可以提高诊断的准确性

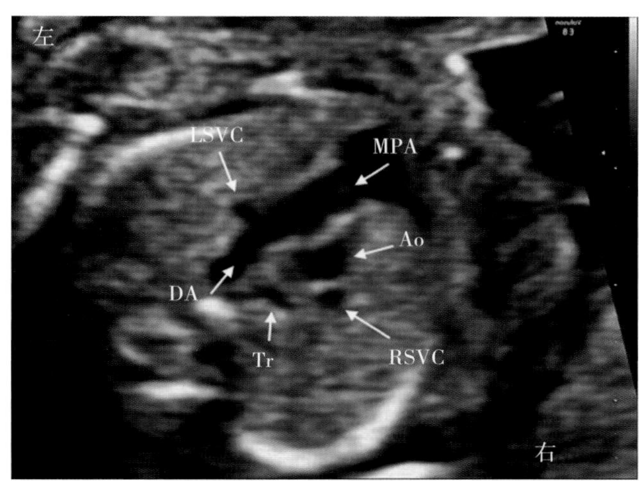

图 11.6 三血管切面显示双上腔静脉。Ao= 升主动脉；DA= 动脉导管；LSVC= 左上腔静脉；MPA= 主肺动脉；RSVC= 右上腔静脉；Tr= 气管

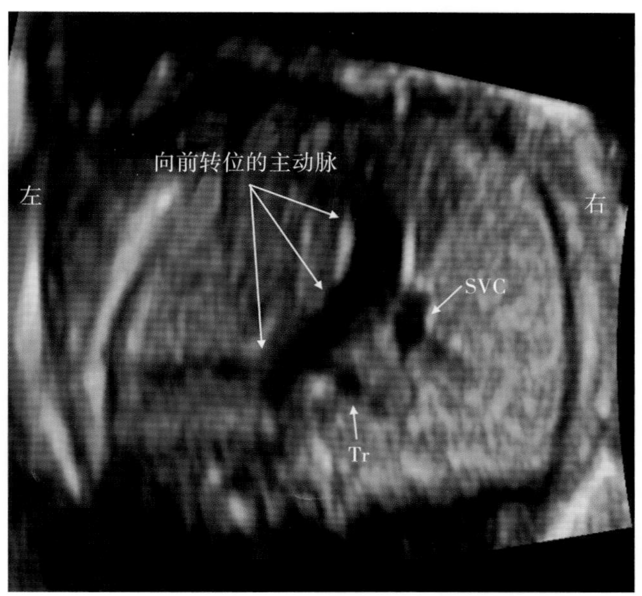

图 11.7 三血管气管切面显示大动脉右转位。SVC= 上腔静脉；Tr= 气管

肺动脉干或分支起源于共同动脉干的位置（图 11.8b）。一侧流出道严重发育不良或闭锁在 3VT 切面上可能显示 2 根血管，如法洛四联症合并肺动脉闭锁或左心发育不良综合征（HLHS）合并主动脉闭锁。有时，叠加使用彩色多普勒血流可以识别在灰阶图像中不能发现的异常细小血管。在 HLHS 中，尽管在血管位置和方向上存在细微的差异，但孤立的导管弓可能表现出与 d-TGA 的“I 征”相似的图像。在导管弓和上腔静脉之间存在一个腔隙，通常是主动脉横弓的位置。孤立的导管弓不像主动脉转位那样向右侧隆凸，几乎呈直线走行。在 d-TGA 中，主动脉弓迅即向右与上腔静脉相邻。右心室双出口的某些变异可能呈现类似的超声表现，取决于流出道的特定空间位置关系。

在心上型肺静脉异位引流中，垂直静脉可能成为 3VT 切面上的第 4 根血管。垂直静脉起源于肺静脉共同汇合处，向头侧行进汇入体循环静脉 [16]。在此切面上如果看到扩张的奇静脉，通常应考虑同时存在下腔静脉离断畸形 [11]。

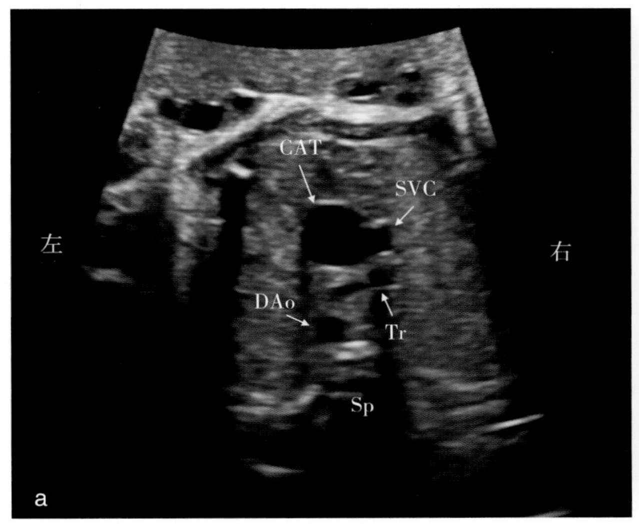

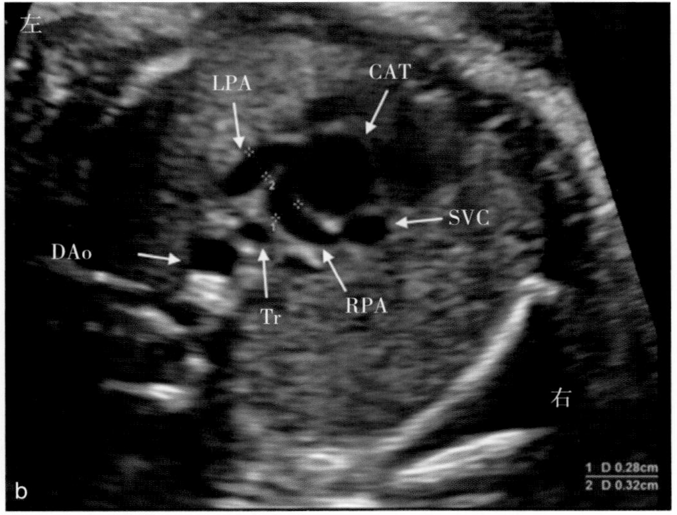

图 11.8 a. 三血管气管切面显示共同动脉干。b. 三血管气管切面显示共同动脉干后壁分别发出左右肺动脉分支。CAT= 共同动脉干；DAo= 降主动脉；Sp= 脊柱；SVC= 上腔静脉；Tr= 气管；LPA= 左肺动脉；RPA= 右肺动脉

血管走行或排列异常

当左侧弓未显示典型的“V”形汇合及上腔静脉不在右侧时，可以推断出流出道方位异常。永存左上腔静脉在这个切面中很容易被观察到，它是一根位于导管弓左侧的血管，而正常位于右侧的血管缺如（图 11.9）。典型的永存左上腔静脉（LSVC）（无论是单独存在还是双上腔静脉）引流至扩张的冠状静脉窦，在四腔心切面左心房水平可以看到，然后从左心房后方横向引流至右心房（视频 11.4，在 4CV 水平 LSVC 引流至冠状窦）。

已经有许多学者报道，在 3VT 切面更容易检出主动脉弓的异常，包括血管环 [17–21]。出生后由于支气管内部气体的遮挡，从侧方评估主动脉弓受到限制，必须根据头臂血管的分支情况来推断。在胎儿期，肺和气管内充满液体及轴向切面的使用为诊断主动脉弓异常及位置提供了一个独特的声窗。在右位主动脉弓合并左位动脉导管时，左侧的 V 形汇合被一个 U 形的血管环替代，气管位于两个弓之间 [图 11.10，视频 11.5，视频 11.6，右位主动脉弓 – 左位导管的二维图像和四维时间 – 空间相关成像（STIC）的玻璃体模式成像]。导管弓仍然位于气管的左侧，而主动脉弓在右侧，U 形的底部代表了两个弓的汇合。Achiron 等对 18 000 多例妊娠中期扫描的 3VT 切面进行了大样本回顾性分析，发现 19 例右位主动脉弓合并左位导管，包括 1 例双主动脉弓，均在出生后证实 [17]。

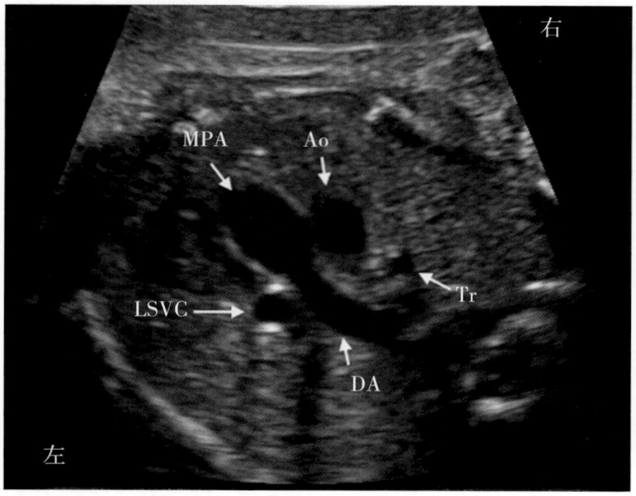

图 11.9 三血管气管切面示左上腔静脉。Ao= 升主动脉；DA= 动脉导管；LSVC= 左上腔静脉；MPA= 主肺动脉；Tr= 气管

在 3VT 切面也可以筛查出具有镜像分支的右位主动脉弓，即导管弓和主动脉弓均位于气管右侧。这种异常较隐蔽不易被检出，典型的双弓呈“V”形汇合，但“V”形是靠右侧的，与上腔静脉位于同一侧（图 11.11）。这种变异常与心脏畸形密切相关，特别是法洛四联症、共同动脉干或其他流出道异常 [18]。

双主动脉弓表现为同一平面上气管被血管环包绕 [22]。这种异常可以是完整的血管环，即“O”形的血管环包绕气管，或不完整的“C”型血管环，往往是左侧分支狭小或闭锁。在一系列的先天性主动脉弓异常中，超过一半是孤立性异常，不伴其他的异常超声表现，这也进一步说明了 3VT 切面在筛查这些畸形中的重要性 [20]。

主动脉弓中断也可以在该切面筛查。除了主肺动脉和升主动脉之间大小的显著差异（图 11.12）之外，从标准 3VV 向头侧偏移到 3VT 切面的过程中，不能识别出主动脉横弓部 [23]（即可证实有弓离断）。几乎所有类型的主动脉弓中断都伴有后对位不良型的室间隔缺损（视频 11.7，3VV 切面显示主动脉弓中断，同时四腔心切面可发现后对位不良的室间隔缺损）。

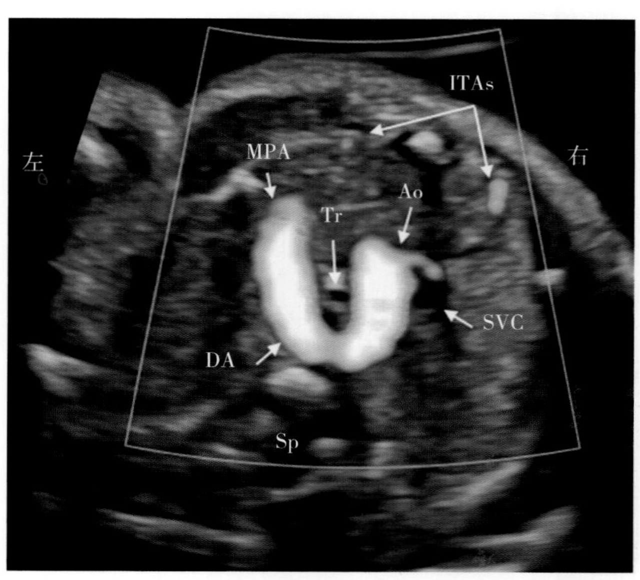

图 11.10 三血管气管切面显示右位主动脉弓与左位动脉导管构成血管环。“U”形血管环表明双弓汇合于气管后方。Ao= 主动脉和主动脉弓；DA= 动脉导管；MPA= 主肺动脉；Sp= 脊柱；SVC= 上腔静脉；Tr= 气管；ITAs= 胸廓内动脉

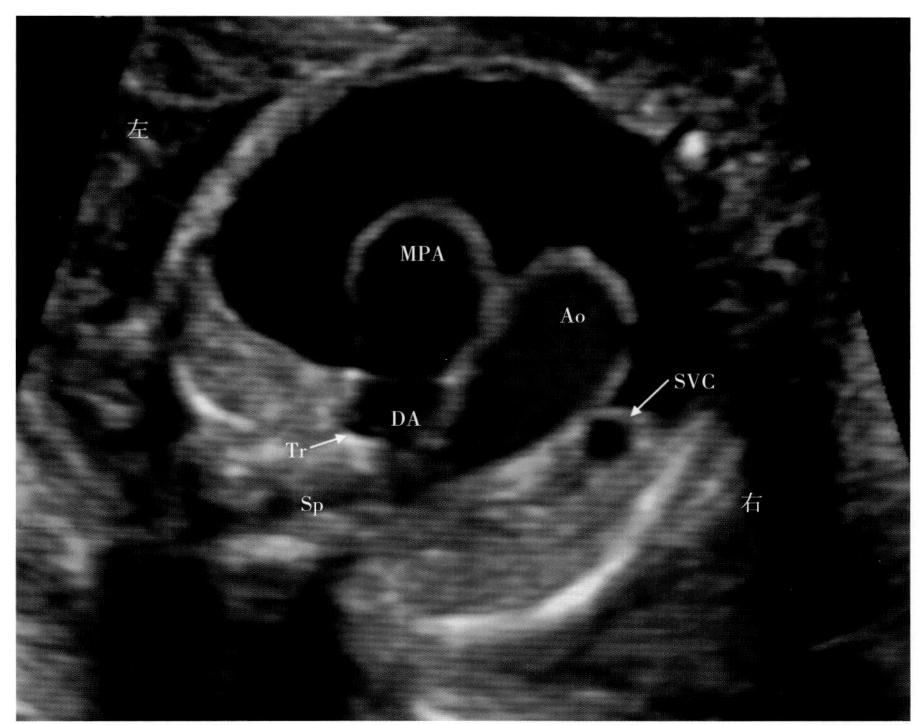

图 11.11 三血管气管切面示镜像分支的右位主动脉弓，合并右位动脉导管。两个弓在气管右侧汇合形成“V”形。该病例同时合并大量胸腔积液，以及瓣膜反流所致的两组流出道扩张。Ao= 主动脉和主动脉弓；DA= 动脉导管；MPA= 主肺动脉；Sp= 脊柱；SVC= 上腔静脉；Tr= 气管

锁骨下动脉异常与主动脉弓变异经常合并存在，在 3VT 切面上可以识别。正常的右锁骨下动脉发自主动脉弓的第 1 个分支（头臂动脉），与右侧颈总动脉相邻。然而，迷走的右侧锁骨下动脉为主动脉弓远端的第 4 个分支，该血管在气管和食管的后方斜行，穿过胎儿胸部朝右肩走行（图 11.13）。近期在一项大样本荟萃分析中，超过 98% 以上的胎儿在 3VT 切面上可以看到右锁骨下动脉的走行，并且能够成功地辨识出迷走的右锁骨下动脉走行。这种变异的发生率约为 1%，但可能

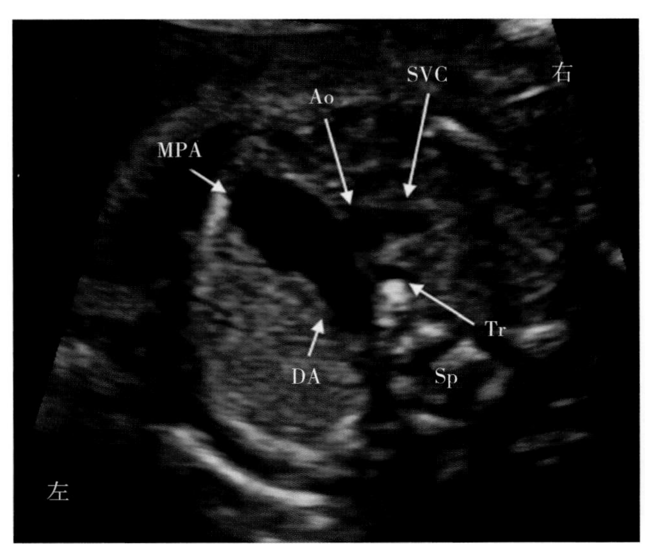

图 11.12 主动脉弓中断的三血管切面，可见升主动脉明显变细。Ao= 主动脉；DA= 动脉导管；MPA= 主肺动脉；Sp= 脊柱；SVC= 上腔静脉；Tr= 气管

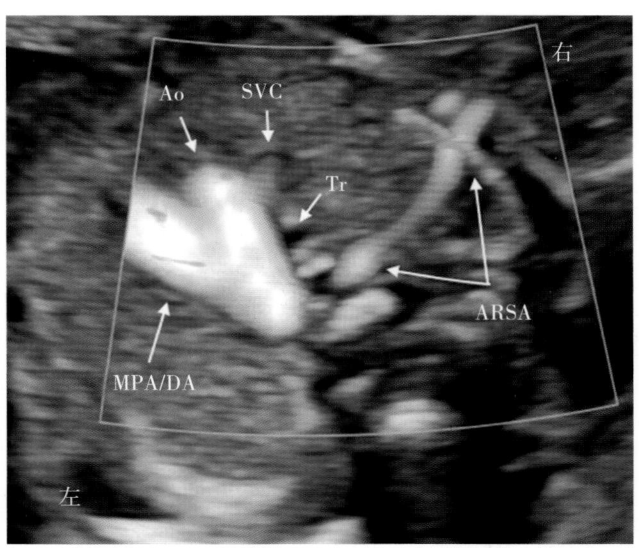

图 11.13 三血管切面显示发自横弓远端的迷走右锁骨下动脉，向右肩部走行。Ao= 主动脉；ARSA= 迷走右锁骨下动脉；MPA/DA= 主肺动脉 / 动脉导管；SVC= 上腔静脉；Tr= 气管

增加胎儿患唐氏综合征的风险，其不同的似然比取决于这一变异是否孤立存在[24]。

在 3VT 切面可以观察到，迷走的左锁骨下动脉作为右位主动脉弓 – 左位动脉导管变异的一部分[25]。当主动脉弓位于右侧时，其分支发生了变异，第一分支（头臂分支）分为左颈总动脉和左锁骨下动脉。左锁骨下动脉异常起源于右位主动脉弓的远端，于气管和食管的后方，朝向胎儿左侧肩部走行（图 11.14，视频 11.8，三血管气管切面显示右位主动脉弓合并左锁骨下动脉迷走）。

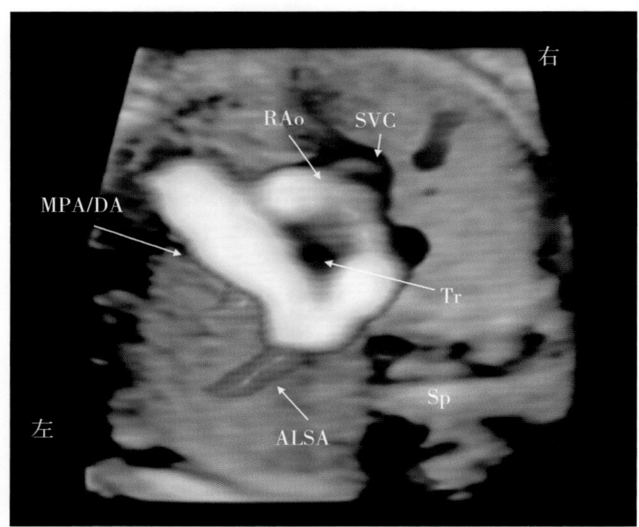

图 11.14 三血管切面显示右位主动脉弓合并左位动脉导管及左锁骨下动脉迷走，并形成异常血管环，左锁骨下动脉起源于右位主动脉弓的远端，并向胎儿左肩走行。ALSA= 迷走左锁骨下动脉；MPA/DA= 主肺动脉 / 动脉导管；RAo= 右位主动脉弓；Sp= 脊柱；SVC= 上腔静脉；Tr= 气管

异常的血管内径

3VT 切面上血管内径预期值的改变是潜在的圆锥动脉干畸形的重要线索。在胎儿胸部的横断面上，正常状况下各血管的相对大小从左向右逐渐变小，即肺动脉主干内径略大于主动脉内径，主动脉内径大于上腔静脉[5]。当这种排列变化时，其中任何一根血管扩张、发育不全或缺如时，都强烈地提示流出道异常。

在 3VT 切面上可以识别法洛四联症，因为血管大小的异常改变是该畸形的典型表现。典型法洛四联症的表现特征是肺动脉狭窄，主肺动脉及肺动脉分支细小，同时升主动脉增宽。这便形成了 3VT 切面上细小的肺动脉内径和明显增宽的主动脉的征象（图 11.15，视频 11.9 显示典型法洛四联症的三血管切面：主肺动脉及其分支细小，主动脉增宽，以及由于胸腺发育不全而使血管贴近前胸壁）。在其他几种疾病中也常见到肺动脉狭窄，其中包括室间隔缺损位于主动脉瓣下的右心室双出口、Ebstein 畸形、三尖瓣闭锁或任何与右室流出道进行性发育不良相关的复杂畸形[3]。那些与染色体 22q11 微缺失相关的病例，胸腺可能发育不全或缺失，血管也更靠近前胸壁。

在各种类型的左室流出道梗阻情况下，主动脉将会显得比预期更小。主动脉弓中断时，升主动脉内径比预期的要小，3VV 切面上与主肺动脉内径有明显的差异；在 3VT 切面上始终无法显示横弓的存在[23]。主动脉缩窄可能导致横弓大小的明显不同，在 3VT 切面上显示为主动脉弓变窄或发育不全[26]。

半月瓣的异常也可能导致血管内径的改变。瓣膜狭窄时血流加速通常导致血管狭窄后扩张，在 3VT 切面可见其形态改变。另一个线索是在整个心动周期中都可见到半月瓣的回声（视频 11.10，3VT 切面显示肺动脉狭窄，包括增厚的肺动脉瓣回声和主肺动脉的狭窄后扩张）。法洛四联症合并肺动脉瓣缺如综合征时，3VT 切面上可见肺动脉主干和分支显著扩张[27]。

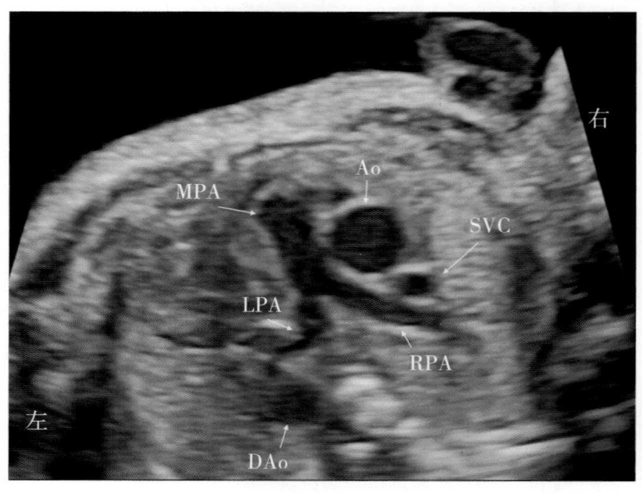

图 11.15 典型的法洛四联症的三血管切面，主肺动脉及分支细小，升主动脉增宽，胸腺发育不全。Ao= 主动脉；DAo= 降主动脉；LPA= 左肺动脉；MPA= 主肺动脉；RPA= 右肺动脉；SVC= 上腔静脉

异常彩色血流模式及血流方向异常

在结构正常的心脏中，两个横弓应该显示相同颜色信号的前向血流。在几组病例 3VT 切面中彩色血流或方向性能量多普勒都显示血流信号异常。

在任何一条大动脉闭锁病例中，未闭动脉的前向血流和闭锁动脉的逆行血流（通过导管灌注）的彩色血流信号存在差异。例如，合并主动脉闭锁的左心发育不良综合征，3VT 切面可见发育细小的主动脉弓内的逆行血流（图 11.16）。相反，肺动脉闭锁时，最左侧的血管内可见逆行血流信号，与未闭主动脉弓连接的导管血流方向一致（图 11.17）。Vinals 等研究认为，产前检测出任何一个弓的逆行血流信号，都可反映相应大血管的血流减少，这始终与复杂先天性心脏病密切相关，并可以准确预测导管依赖性疾病 [28]。

在半月瓣有狭窄或梗阻时，血流依然是前向血流，但有湍流表现，在彩色血流上可能产生混叠现象（图 11.18）。这常常伴随先前描述的瓣膜狭窄后扩张。

其他血管的评估

3VT 切面可以评估包括头臂静脉和奇静脉的血管异常。左头臂静脉引流入上腔静脉时，发生明显的突出或内径扩张可能预示容量负荷的增加，如心上型的异常静脉引流或脑静脉畸形。如果上腔静脉在左侧，则头臂静脉从右侧汇入双上腔静脉时表现为头臂静脉缺如。左头臂静脉走行可以变异，如胸腺内走行，可在 3VT 切面识别（图 11.19）[29]。正常的奇静脉弓很小，在 3VT 切面上可以显示。奇静脉弓比预期增宽，常见于下腔静脉离断时血液经奇静脉回流，或心下型的畸形静脉经奇静脉引流 [11]。

胸腺的评估

胸腺的解剖平面刚好位于胎儿上纵隔轴位的 3VT 切面上，因此可以在此切面评估胸腺状态。圆锥动脉干疾病与 22q11 微缺失密切相关，其表现包括胸腺缺如或发育不全。胸腺大小可以提示圆锥动脉干病变，由于胸腺体积的减小会引起胎儿胸部或胸骨接近大血管前缘 [30]。有研究者列出了孕龄与胸腺宽度的对应关系图表 [31]。然而，Chaoui 等提出了一种评估胸腺的简单方法，即设计“胸腺 - 胸廓比”这个参数来量化评估胸腺体积。测量胸廓中线上两个径线并计算比值：①从胸骨后缘到升主动脉的前缘（作为胸腺体积测量的替代值）；②从胸骨后缘到胸椎椎体的前缘，算出一个比值（图 11.20a）。这个比值在整个孕期都很稳定，易于解

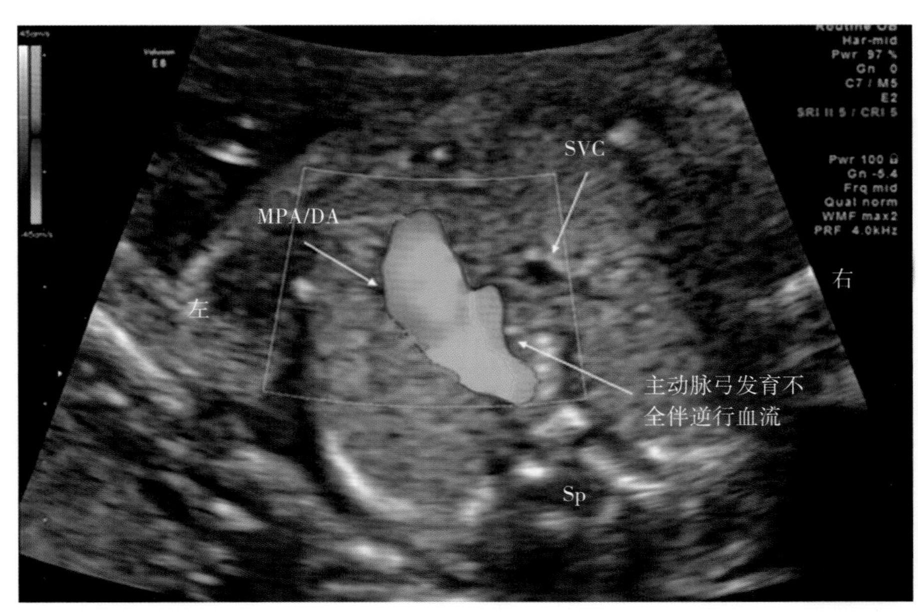

图 11.16 二尖瓣 / 主动脉瓣闭锁导致的左心发育不良综合征的 3VT 切面。图中可见增宽的肺主动脉及前向血流，以及细小的主动脉弓经动脉导管的逆行血流。MPA/DA= 主肺动脉 / 动脉导管；SVC= 上腔静脉；Sp= 脊柱

释。据此能可靠地鉴别患有圆锥动脉干畸形且合并22q11.2微缺失胎儿、正常胎儿和那些患圆锥动脉干畸形但不合并微缺失的胎儿。正常胎儿和无微缺失的异常胎儿的平均比值为0.44，而有圆锥动脉干畸形合并22q11.2微缺失胎儿的平均比值为0.25(或总是< 0.3)。这个值可作为胸腺体积减小的指标，表明大血管更接近前胸壁[32]（图11.20 b）。彩色多普勒血流成像能够显示胸廓内动脉，从而划定胸腺包膜两侧的界限，但能否成功显示还依赖彩色血流的调节和设置（图11.10）。

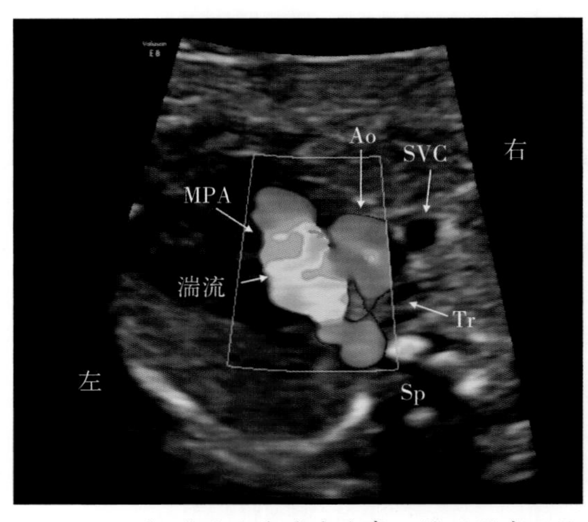

图 11.18　3VT切面显示肺动脉狭窄，瓣下区域可见混叠和湍流多普勒血流信号。Ao= 主动脉；MPA= 主肺动脉；Sp= 脊柱；SVC= 上腔静脉；Tr= 气管

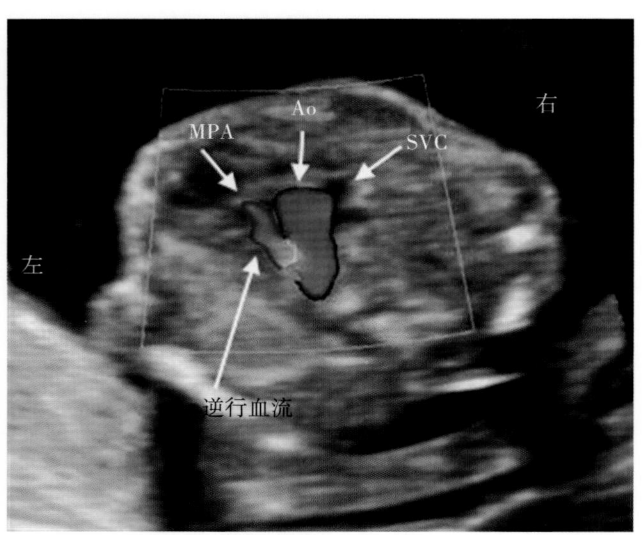

图 11.17　3VT切面显示肺动脉闭锁，肺主动脉发育不良伴逆行血流信号。Ao= 主动脉；MPA= 主肺动脉；SVC= 上腔静脉

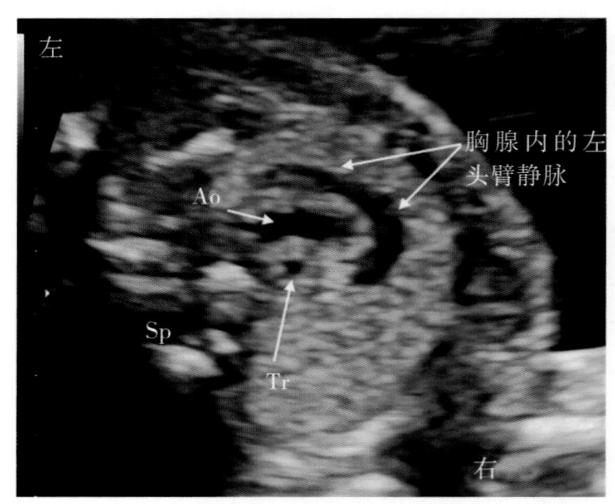

图 11.19　在3VT水平的上方切面可见胸腺内走行的左头臂静脉。Ao= 主动脉；Tr= 气管；Sp= 脊柱

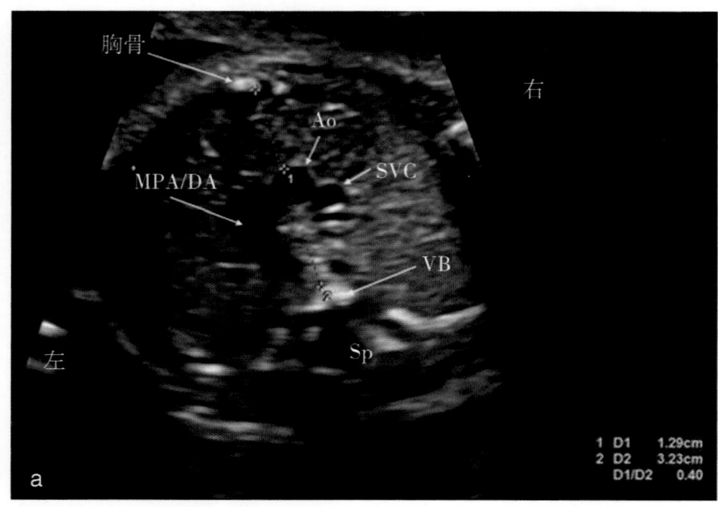

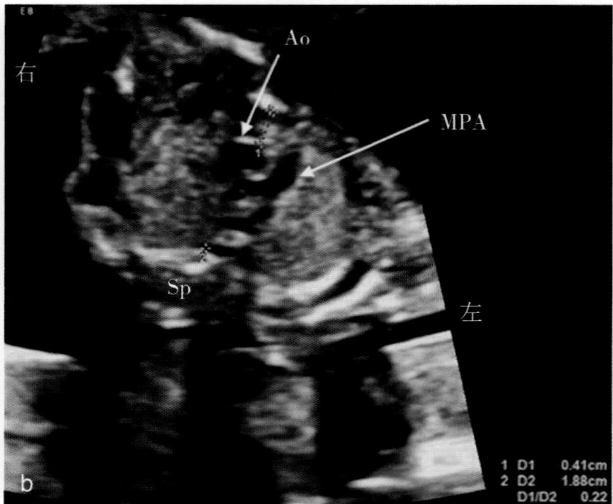

图 11.20　a. 正常胸腺－胸廓比（0.40），前纵隔可见回声略低的胸腺。b. 胸腺发育不全所致胸腺－胸廓比异常（0.22）。Ao= 主动脉；MPA/DA= 主肺动脉 / 动脉导管；Sp= 脊柱；SVC= 上腔静脉；VB= 椎体前缘

筛查建议和 3VT 切面

2013 年，国际妇产超声学会[33]与美国医学超声学会[34]都要求将 3VT 切面纳入胎儿心脏超声检查。这两家医学机构认识到这个切面对先天性心脏病筛查的重要性，因此在他们出版的指南中强烈推荐 3VT 切面筛查。

使用 3VT 切面筛查先天性心脏病

3VT 切面提供了流出道 / 圆锥动脉干解剖的具体信息，有望提高前文提到的“复杂畸形”的检出率。因为许多圆锥动脉干畸形仅用四腔心切面筛查，其表现是正常的。许多学者研究了 3VT 切面对先天性心脏病筛查的优势。在一项先天性心脏病常规产前筛查的大型前瞻性研究中，Wu 等指出单独使用四腔心切面筛查的灵敏度仅为 65.6%，联合 3VV 切面筛查的灵敏度增加到 81.3%[12]。Tongsong 等将 3VV 和 3VT 切面整合成一个单一的切面——完整的 3VV。除了间隔缺损，完整的 3VV 对圆锥动脉干畸形的检出率为 89%[35]。研究者对单独使用三血管切面的实用价值也有研究。Brandt 等报道了孤立性流出道异常筛查的灵敏度为 91%，合并其他畸形的灵敏度为 88%。所有的法洛四联症和完全型大动脉转位的病例仅用 3VV 就能进行诊断[36]。早孕期筛查也能应用该切面，在四腔心切面基础上增加 3VT 切面彩色多普勒血流成像筛查，结果表明先天性心脏缺陷的检出率增加了 1 倍，从 45.7% 增加到 88.6%[37]。

结　语

在整个孕期，3VT 切面是一个容易获得的横断面。它提供的信息能够筛查出大多数圆锥动脉干畸形和导管依赖型病变，因为其中大多数都与 3VT 切面所呈现的异常相关。应用彩色多普勒成像可以增加检查的灵敏度，有助于发现大血管闭锁和逐渐发展的血流相关畸形，如狭窄。其他血管的特征，如头臂静脉和奇静脉畸形，也能通过 3VT 切面和略向头侧偏移的切面识别。还需强调的是可以对胸腺进行评估，胸腺缺如或发育不良常合并圆锥动脉干畸形和 22q11.2 染色体缺失。

视　频

视频 11.1　四维 STIC 的透明模式，从四腔心和心室流入道方向透视观察 3VT 切面，可见心室流出道（蓝色）。

视频 11.2　正常胎儿 3VT 切面的彩色多普勒血流图像。动脉导管中可见轻微的混叠，导管弓和主动脉弓中均可见顺向血流。

视频 11.3　d- 大动脉转位的 3VT 切面的二维表现。注意前转位的主动脉位于上腔

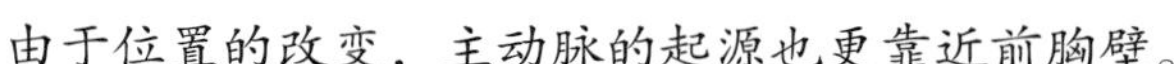

静脉左侧，呈单一流出道，左侧有轻微凸起。由于位置的改变，主动脉的起源也更靠近前胸壁。

视频 11.4　从 3VT 切面向四腔心切面扫查可显示左侧上腔静脉，在四腔心切面左心房水平可以看到上腔静脉引流入扩张的冠状静脉窦。

视频 11.5　右位主动脉弓 – 左位导管。“U”形血管环指的是导管弓与主动脉横弓包绕气管形成“U”形环，“U”形中央的无回声区为气管，主动脉弓位于气管右侧。弓的汇合处即“U”形的底部。

视频 11.6　右位主动脉弓 – 左位动脉导管的四维透明成像。左肺动脉起源于导管下方的主肺动脉干。在“U”形的中心可以看到清晰的气管回声。

视频 11.7　主动脉弓中断的 3VV 二维灰阶图。视频显示：从 3VV 开始扫查，可显示一条细的升主动脉（内径小于邻近的 SVC）和一条粗的肺动脉。扫查到四腔心切面时，可看到细小且发育不全的主动脉根部和主动脉瓣，与后对位不良型室间隔缺损相关，这是主动脉弓中断的典型表现。

视频 11.8　左位动脉导管和右位主动脉弓的右侧 3VT 切面：左侧锁骨下动脉异常起源于右弓远端，向胎儿左肩方向延伸。气管为“U”形中央的无回声区。

视频 11.9　经典法洛四联症的 3VV：肺动脉主干和分支发育不全（狭窄），可见明显增宽的升主动脉。要注意由于胸腺发育不全而使血管靠近前胸壁，但还是可见部分胸腺组织回声。

视频 11.10 肺动脉瓣狭窄的 3VT 切面：整个心动周期均可见增厚的、回声增强的肺动脉瓣。

参考文献

[1] Kirk JS, et al. Obstet Gynecol, 1997,89:227–232.

[2] Achiron R, et al. BMJ, 1992,304:671–674.

[3] Gardiner H, Chaoui R. Semin Fetal Neonatal Med, 2013, 18(5): 261–268.

[4] Yoo SJ, et al. Ultrasound Obstet Gynecol, 1997,9:173–182.

[5] Yagel S, et al. Ultrasound Obstet Gynecol, 2002,20:340–345.

[6] Mielke G, et al. Ultrasound Obstet Gynecol, 1997,9:25–29.

[7] Wong SF, et al. Ultrasound Obstet Gynecol, 2007,30:275–280.

[8] Zalel Y, et al. Prenat Diagn, 2004,24:174–178.

[9] Moon MH, et al. Prenat Diagn, 2007,27:158–163.

[10] Pasquini L, et al. Ultrasound, Obstet Gynecol, 2007,29:628–633.

[11] Vinals F, et al. Ultrasound Obstet Gynecol, 2003,22:358–367.

[12] Wu Q, et al. J Ultrasound Med, 2009,28:1319–1324.

[13] Ishii Y, et al. Ultrasound Obstet Gynecol, 2013,41:667–671.

[14] Palatnik A, et al. J Ultrasound Med, 2015,34:1329–1335.

[15] Menahem S, et al. Ultrasound Obstet Gynecol, 2013,41: 168–171.

[16] Abuhamad A, Chaoui R. A Practical Guide to Fetal Echocardiography: Normal and Abnormal Hearts, Chapter 31, 3rd ed. Philadelphia: Wolters Kluwer, 2016.

[17] Achiron R, et al. Ultrasound Obstet Gynecol, 2002,20:553–557.

[18] Yoo SJ, et al. Ultrasound Obstet Gynecol, 2003,22:535–546.

[19] Jain S, et al. J Ultrasound Med, 2010,29: 287–294.

[20] Li S, et al. Prenat Diagn, 2011,31:334–346.

[21] Bravo C, et al. J Ultrasound Med, 2016,35:e17–31.

[22] Trobo D, et al. J Ultrasound Med, 2015,34:1921–1927.

[23] Slodki M, et al. Ultrasound Med Biol, 2011,37(11):1808–1813.

[24] De Leon-Luis J, et al. Ultrasound Obstet Gynecol, 2014,44: 147–153.

[25] Hsu KC, et al. Taiwan J Obstet Gynecol, 2011,50(3):353–358.

[26] Pasquini L, et al. Ultrasound Obstet Gynecol, 2007,29:628–633 (erratum in Ultrasound Obstet Gynecol, 2007,29:366).

[27] Abuhamad A, Chaoui R. A Practical Guide to Fetal Echocardiography: Normal and Abnormal Hearts, Chapter 8, 3rd ed. Philadelphia: Wolters Kluwer, 2016.

[28] Vinals F, et al. Ultrasound Obstet Gynecol, 2002,19:246–249.

[29] Sinkovskaya E, et al. Ultrasound Obstet Gynecol, 2012,40: 542–528.

[30] Chaoui R, et al. Ultrasound Obstet Gynecol, 2002,20:546–552.

[31] Barrea C, et al. Prenat Diagn, 2003,23(1):9–15.

[32] Chaoui R, et al. Ultrasound Obstet Gynecol, 2011,37:397–403.

[33] Ultrasound Obstet Gynecol, 2013,41:348–359.

[34] J Ultrasound Med, 2013,32:1067–82.

[35] Tongsong T, et al. Prenat Diagn, 2010,30:23–29.

[36] Brandt JS, et al. J Ultrasound Med, 2015,34:1415–1421.

[37] Wiechec M, et al. J Ultrasound Med, 2015,34:585–59

本章完整参考文献，请扫描以上二维码在线查看。若需下载，请登录 www.wpcxa.com“下载中心”下载。

第 12 章

孕早期和中孕早期胎儿心脏筛查

Simcha Yagel, Sarah M. Cohen, Reuven Achiron, Yaron Zalel, Alfred Abuhamad

引　言

先天性心脏病（CHD）是最常见的严重先天畸形，活产儿发病率约为 6‰[1]。第 6 章中已经讨论了 CHD 的流行病学，大多数患者并没有家族史或种族史，反而在低危人群中常有发生。此外，诊断为 CHD 的胎儿发生染色体异常的风险更高[2-6]。心脏畸形在自然流产的胎儿中很常见[7]。染色体异常在自然流产的胎儿中发生率为 57%[6]，在孕中期胎儿中为 18%，在患有严重 CHD 的活产儿中为 12%[2-3]，尤其存在心外畸形时，这一比率可高达 66%[5]。患有 CHD 的胎儿发生非整倍体的总体风险预估为 30%[2-4,6]。因此，产前诊断出 CHD 是胎儿遗传学检查的指征。虽然 CHD 是产前超声诊断中最具临床意义的畸形之一，但也是胎儿超声检查中最易漏诊的畸形。

胎儿心脏异常的超声筛查时间常规为妊娠第 20~22 周，由专科检查中心完成经腹的超声检查。但是，首次胎儿心脏解剖系统检查在许多地区已经前移到孕早期或中孕早期。自 20 世纪 80 年代以来，经腹部超声（TAS）检查在妊娠第 15~16 周之前发现心脏异常的病例就时有报道[8]。越来越多的人开始接受经阴道超声（TVS）检查方式，同时随着更多高频探头（4~8MHz RAB6）和高分辨率经腹探头的问世，以及图像放大和信号处理技术的重大改进，极大地提高了显示和检查发育期胎儿心脏的能力。结构解剖学曾经是胚胎学家和病理学家擅长的领域，现在则可通过成像的方式非常详细地显示其结构特征的变化。“超声胚胎学”[9] 和“胚胎影像学”[10] 就是在这时被提出并被使用。目前完成早期筛查，技术因素已不是障碍，胚胎发育才是早期成像和结构异常检测的限制因素。

妊娠早期进行胎儿超声心动图检查的益处

CHD 的早期诊断有很多优势：①早期确认心脏解剖结构正常可有助于缓解高危孕妇的焦虑，如果发现严重异常的情况有助于更早、更安全地终止妊娠；②有足够的时间对受累胎儿的父母进行染色体核型分析及遗传咨询；③在特定的病例中，有可能通过药物治疗来改善胎儿状况。及早地发现 CHD 可以预先计划最佳的分娩时机和地点，分娩最好选择在那些有新生儿监护设施的医疗中心。相较于出生后转诊，产前就转诊至这些医疗中心可以更好地改善新生儿的手术条件，并降低早期发病率和死亡率[1-13]。早孕筛查后，在妊娠中期还必须重复进行检查，如果条件允许，妊娠晚期应该再次行超声心动图检查以排除进展性的 CHD[14-18]。

正常胎儿心脏早期解剖与识别

胚胎的器官发育时间相对较短：在孕早期结束时，各器官发育已经完成，主要器官和系统都可以通过超声成像进行观察。受精后第 56 天，胎儿心脏四腔室结构初步形成[19]。在妊娠早期检查者尝试评估胎儿异常发育之前，要充分认识自身是否具备应用超声技术构建正常心脏解剖结构的视图能力，了解显示的图像存在的某些局限性，理解胎儿心血管发育的解剖标志描述、知识等，建立这些知识储备至关重要，否则开展畸形筛查可能会导致漏诊或误诊的发生。

有研究人员描述了妊娠早期胎儿心脏的正常解剖结构[20-30]。心血管系统在发育的第 3 周开始逐渐成熟，妊娠第 6 周的前几天胚胎的头臀长约为 3mm，心脏开始首次搏动，这是胚胎存活的必要条件，此时可清楚地辨别出搏动[19]。房室间隔的形成及动脉和静脉的连接在妊娠 8 周后完成。在妊娠第 9 周末可以看到主动脉，第 10 周末，心脏逐渐形成类似于三腔室的管状结构。第 12 周末可以看到胎儿的头臂动脉和颈动脉 [19]。在妊娠前 3 个月，通过超声检查最早可见的心脏结构是二尖瓣和三尖瓣。研究表明，在妊娠的第 10 周，不仅可以清楚显示两组房室瓣，且三尖瓣正常偏下的位置 [24]、三血管气管、心室流出道、主动脉弓及动脉导管也可以清楚地分辨 [29]。在妊娠第 11~15 周能够准确地显示上腔静脉、下腔静脉，第 12~14 周可以显示肺静脉 [29]。

虽然不能在妊娠第 10 周准确完成包括所有扫描切面在内的完整超声心动图检查，但在妊娠第 12~14 周的 90% 病例，以及第 15 周的 100% 病例可以通过 TVS 完成检查 [29]。根据我们的经验 [31] 和其他学者的报道 [32–36]，在妊娠第 12~14 周时，应用 TAS 对胎儿心脏成像能提高胎儿解剖结构的显示率和异常心脏的检出率。Shapiro 等 [28] 经阴道完成妊娠第 14~17 周胎儿心脏测量，此后则进行 TAS 复查，发现胎龄与左右心室测量值之间呈线性相关。在此期间，胎儿心脏与胸部横径的比值几乎不变。胚胎心脏的大小也与头臀长和腹径相关 [28]。

自 20 世纪 90 年代以来，许多研究小组通过经 TVS 或 TAS 检查，或二者皆用，或二者进行比较的方法，研究了早期胎儿心脏扫描的可行性 [29,37–43]。近年来，研究人员将三维 / 四维超声模式应用于早期筛查，以提高 CHD 的检出率 [44–46]。

超声设备和操作者是影响早期胎儿心脏检查准确性的两个关键因素 [36,47]。在我们超声中心，经常采用 4~8MHz 的探头，因其分辨率比常用的 5MHz 探头高。高频探头的优势是能够提供更清晰的图像，轴向和横向分辨率都很高 [23,27]，可分辨更细小的结构。对于操作者而言，TVS 技术需要大量的操作经验，且与探头固定的扫查方向可能会限制一些切面的成像，通常胎儿的位置也会限制成像的切面。因此，为了在合理的检查时间内获得最佳的超声切面和观察视野，经常需要变换探头位置，并且运用操作技巧。对妊娠早期胎儿心脏和其他器官的系统评估，主要由熟悉 TVS 技术的产科 / 妇科医生或超声医生完成。根据经验，胎儿超声检查平均时间约为 30min，在许多情况下，如胎儿处于适宜检查的仰卧位，超声心动图检查所需时间可能不到 5min[48–49]。

胎儿超声心动图检查的扩展

早在 20 世纪 80 年代初 [50]，超声心动图已被证明是诊断 CHD 的可靠工具，将胎儿心脏的四腔心切面纳入筛查范围，可以检出 60% 的严重心脏畸形 [51]。Copel 等 [52] 强调了正常四腔心切面的重要性，指出如果 TAS 检查切面显示正常，则可以排除 90% 以上的 CHD。反之，四腔心切面异常，则 96% 的胎儿有心脏结构异常的可能。在疑似四腔心切面异常而转诊的胎儿中，80% 以上被确诊为 CHD[51]。因此，美国超声医学会（AIUM）和美国放射学会（ACR）在其产科指南中推荐将四腔心切面纳入常规的产前筛查项目 [53]。然而，由于四腔心切面筛查的局限性，心室流出道切面在 20 世纪 90 年代初也被纳入产前筛查项目 [54–55]。

根据目前的诊疗指南，胎儿心脏筛查 [56–57] 包括四腔心切面及左右室流出道切面，并在可能的情况下，增加三血管气管切面的观察 [58]。要获取这些切面，首先需获得四腔心切面，然后将探头向头侧移动扫描，可依次显示左右室流出道切面和三血管气管切面，图 12.1 所示为五切面法 [56,59]。这种胎儿心脏筛查方法已被众多医疗机构 [56–57,60–63] 采用，因为操作简便，可纳入常规的胎儿心脏筛查。最近，关于胎儿心脏筛查效果的综述指出包含四腔心切面、流出道切面和三血管气管切面的五平面法对 CHD 的检出具有极高的灵敏度和特异度 [64–65]。与其他一些研究方法比较，如单独使用四腔心切面或四腔心联合流出道切面或单独使用三血管气管（3VT）切面，五切面法在 CHD 筛查方面显示出更高的灵敏度。

评估胎儿心血管系统，第一步是确定腹部脏器位置与心脏位置的关系，通过识别胎儿左侧的胃泡和心脏就能完成。正常心脏约占胸腔面积的 1/3，没有心肌肥大或心包积液，有时心脏周围有环绕的稍低回声，如果是孤立的表现，可以认为是正常变异 [66–67]。心轴通常朝向胎儿左侧 45°(±20°)。心脏的异常、心轴和位置异常的患儿需要对心脏静脉连接、心脏结构或染色体进行详细评估。此外，心脏位置的偏移可能提示胸腔占位性病变或膈疝。

胎儿心脏筛查的主要检查内容仍然是在标准的四腔心切面[51-52,61,68]（图 12.1，平面Ⅱ）上进行。需要注意的是，观察四腔心切面并不意味着仅仅去数 4 个心脏腔室，而是通过检查，了解心脏的大小、位置等总体状况，对腔室和瓣膜的解剖结构和功能及心律和心率进行评估。

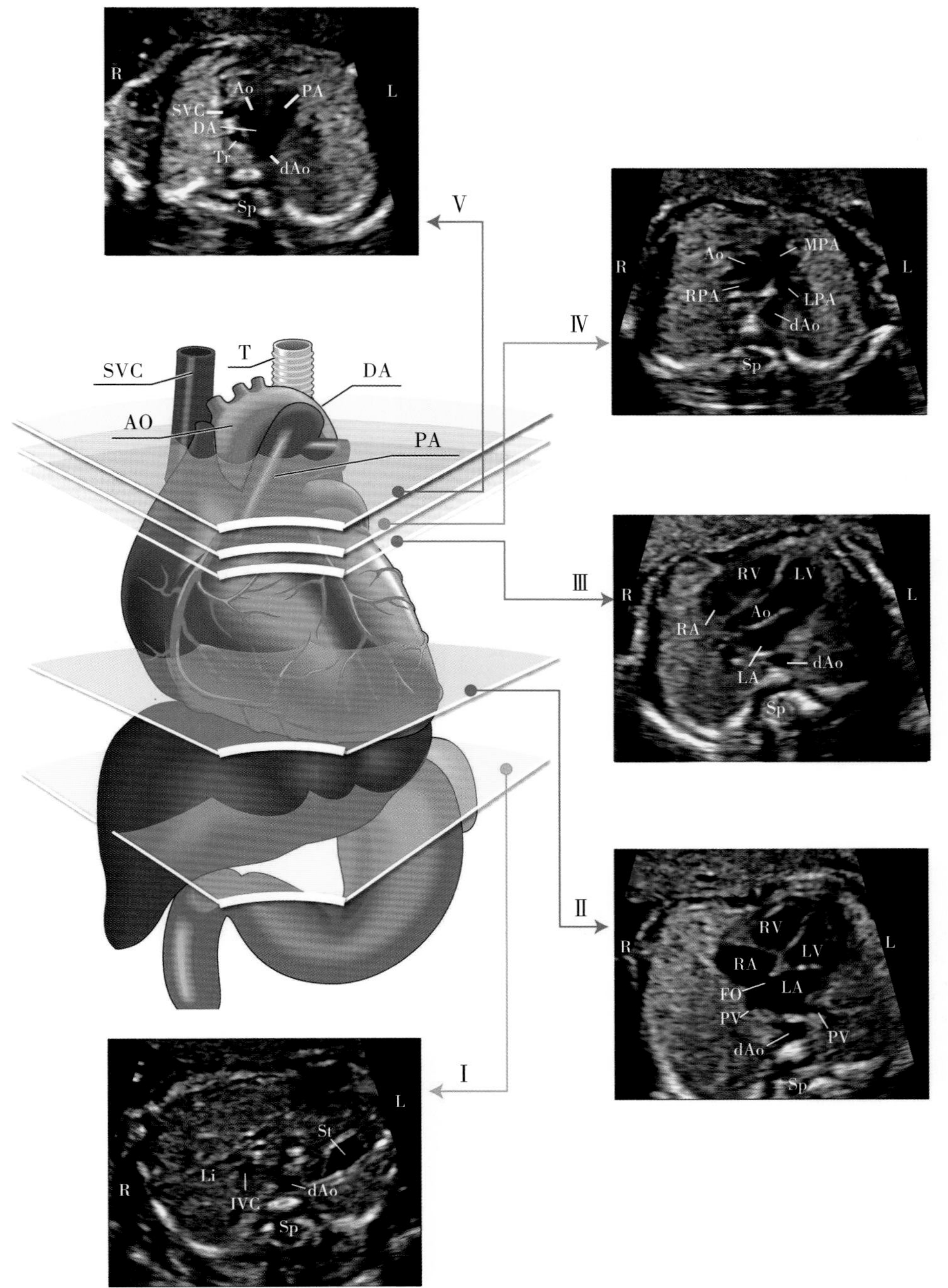

图 12.1 五切面法是最佳的胎儿心脏筛查方法。示意图包含的结构有气管、心脏、大血管、肝和胃，其中镶嵌 5 个叠层的扇形平面表示探头扫描的超声平面，与相应的灰阶图像关联。Ⅰ. 上腹部切面：显示胎儿胃、腹主动脉、脊柱和肝脏的横截面。Ⅱ. 胎儿四腔心切面：显示左右心室和心房、卵圆孔和主动脉左右两侧的肺静脉。Ⅲ. 五腔心切面：显示主动脉根部、左心室和右心室、心房及降主动脉的横截面。Ⅳ. 三血管切面：显示主肺动脉和左右肺动脉的分叉，以及升主动脉和降主动脉的横断面。Ⅴ. 三血管气管切面：显示肺动脉干、主动脉近端、动脉导管、主动脉远端、上腔静脉和气管（视频 12.1~ 视频 12.9）。L= 左；R= 右；St= 胃；Sp= 脊柱；Li= 肝脏；RV= 右心室；LV= 左心室；RA= 右心房；LA= 左心房；FO= 卵圆孔；PV= 肺静脉；Ao= 主动脉；MPA= 主肺动脉；LPA= 左肺动脉；RPA= 右肺动脉；DA= 动脉导管；dAo= 降主动脉；SVC= 上腔静脉；T= 气管；PA= 肺动脉；Tr= 气管；IVC= 下腔静脉。经许可，引自 Carvalho JS, et al. International Society of Ultrasound in Obstetrics and Gynecology. Ultrasound Obstet Gynecol, 2013,41:348−359[56]

两心房的大小应大致相等，可以观察到卵圆孔瓣向左心房开放及原发房间隔结构。在大多数情况下，此切面可观察到肺静脉进入左心房。如果不能显示正常心房的连接，或左心房后方除正常降主动脉外还存在其他的结构，应高度怀疑肺静脉引流异常，需进一步进行检查评估。

两心室的大小也大致相等，形态学右心室以其心尖部特有的调节束来辨识。心室大小有些差异可能是正常的，尤其是在妊娠后期，如果出现明显的大小差异应怀疑存在缺陷，诸如左心发育不良或主动脉缩窄等。室间隔应该从心尖到交叉处连续完整，且不如心室壁或室间隔肥厚。观察两侧房室瓣的开放和自如运动，三尖瓣叶在室间隔的附着点比二尖瓣更接近心尖（图 12.2~ 图 12.5）。

国际指南 [56–57,61] 推荐在胎儿心脏筛查中应增加流出道切面，其价值在文献中得到充分肯定 [54,69–75]，并已证实可以增加异常的检出率 [54–55,70,76–77]，特别是那些四腔心切面表现正常的病例，如法洛四联症、大动脉转位或右心室双出口。通过四腔心切面探头向胎儿头侧偏移即可显示流出道切面 [59]。左室流出道成像时，应看到主动脉起源于形态学左心室，主动脉瓣叶活动自如，无增厚表现，主动脉前壁与室间隔连续。观察其是否连续的重要性在于排除法洛四联症的主动脉骑跨（图 12.6a）及其他圆锥动脉干畸形（图 12.6，图 12.7）。右室流出道是连续观察序列的下一个切面，从左室流出道稍向头侧偏移即可获得。在该切面显示肺动脉起源于形态学右心室，通常可显示左右肺动脉分叉，位于主动脉和上腔静脉的左侧，降主动脉（显示横断面）的前方。将探头稍微向头侧倾斜，可以显示动脉导管向降主动脉方向走行。肺动脉瓣活动自如，无明显增厚。在诸如大动脉转位畸形时，心室和大血管

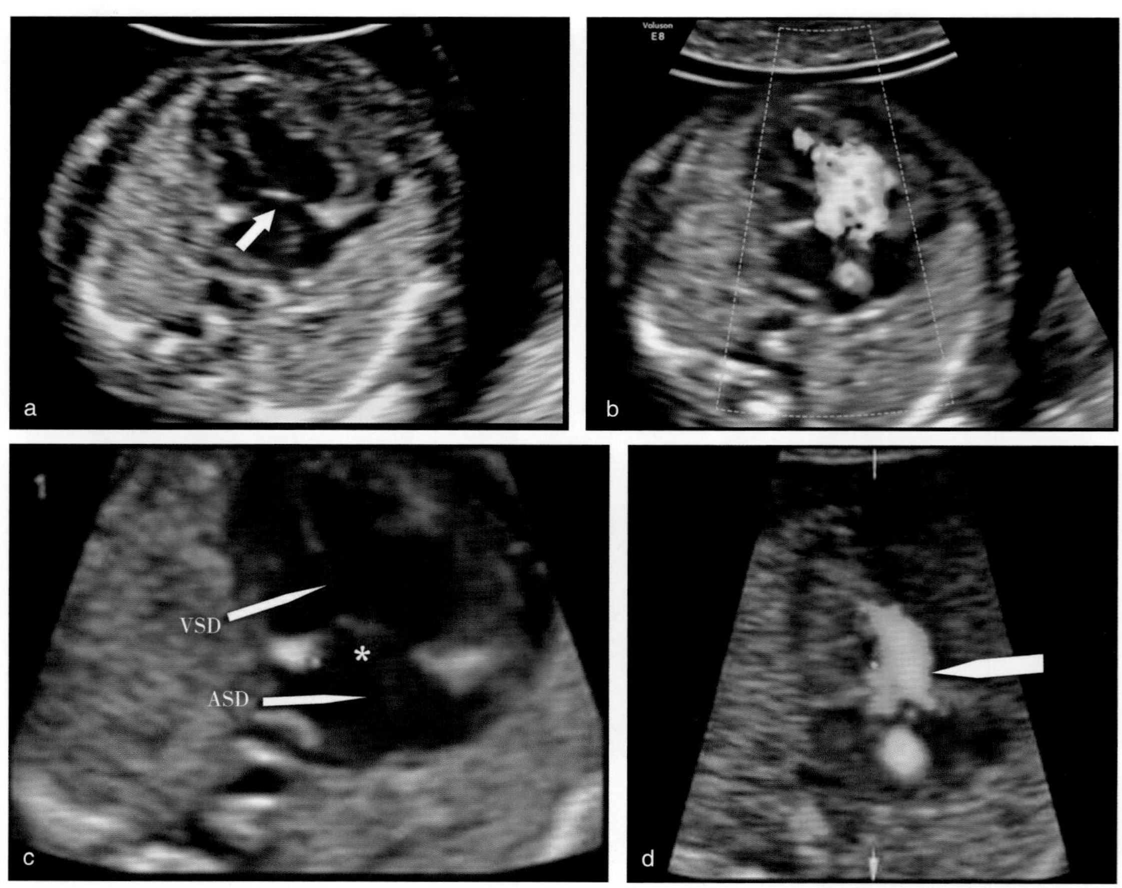

图 12.2 a. 1 例妊娠 12^{+4} 周灰阶成像诊断的房室间隔缺损。箭头示共同房室瓣（视频 12.10）。b. 彩色多普勒显示单房室瓣流入的射流（视频 12.11）。c. 四维超声时间 – 空间相关成像（STIC）技术和超声断层成像（TUI）技术诊断同 1 例房室间隔缺损。该图从 TUI 矩阵图中提取（视频 12.12，显示全屏 TUI 图）。箭头分别示室间隔缺损和房间隔缺损，星号示共同房室瓣。d. STIC 彩色多普勒模式采集 TUI 渲染图，可显示单房室瓣流入的射流。该图从 TUI 矩阵图中提取（视频 12.13，显示全屏 TUI 图）。VSD= 室间隔缺损；ASD= 房间隔缺损

的连接是异常的（图 12.6b~c）。

三血管气管切面比右室流出道切面更偏头侧，该切面可同时显示导管弓和主动脉弓，二者呈“V”型连接，位于气管和上腔静脉的左侧偏前。气管是一个小的环状低回声腔隙，上腔静脉可由横断面显示。三血管气管切面显示了血管的大小、数目、排列、空间位置及与气管的关系[58]。此切面可用于确认或排除[78-80]永存左上腔静脉、主动脉缩窄、右位主动脉弓或双主动脉弓、主动脉弓中断和迷走右锁骨下动脉等异常（图 12.7a~d）。

胎儿正常心率是 120~160/min。轻度短暂性心动过缓（＜ 110/min）通常无需关注；但是，持续性心动过缓或频繁的漏跳可能需要进一步评估。轻度短暂性心动过速（＞ 160/min）通常与胎儿运动有关。持续性心动过速或心率＞ 180~200/min 需引起关注，应进一步评估（图 12.8）。

胎儿心脏筛查的最佳时间一直是有争议的话题。有学者提倡孕早期末在胎儿颈部透明层厚度（NT）筛查期间进行早期筛查，就像早孕晚期或中孕早期及中期筛查一样[29,31,43,81-82]。Zalel 等[83]提出胎儿心脏扫查应在 NT 测量值异常升高及胎儿核型分析之前进行。当 NT ≥第 99 百分位数时，胎儿解剖结构异常的可能性明显增加。在这种情况下，解剖结构异常是非整倍体异常强有力的预测因素。众所周知，CHD 在胎儿期是会发展变化的，因此做过早期筛查的孕妇仍有必要在妊娠中期重复检查[14,34,84-86]。

当怀疑或检出心脏异常时，应联合儿科心脏病学专家及治疗管理团队一起进行全面评估。在妊娠第 20~23 周对所有孕妇实施第 2 次超声心动图检查，常规采用 TAS 检查，并建议在妊娠晚期第 30~32 周进行第 3 次检查。

胎儿静脉系统

胎儿静脉系统检查对全面了解胎儿心血管系统是很重要的。静脉系统由 3 个成对的静脉发育而来。在孕早期末，胎儿静脉系统的一些异常连接已经可以识别，包含以下几个类别：主静脉、脐静脉、卵黄静脉及肺静脉的连接异常（详细内容请参阅第 35 章）。

早期诊断性超声心动图

胎儿超声心动图对心脏畸形的诊断遵循分段法[87-89]。最早报道的诊断性胎儿超声心动图是通过 TVS 实现的，可追溯至 1990 年。Gembruch 等[90]

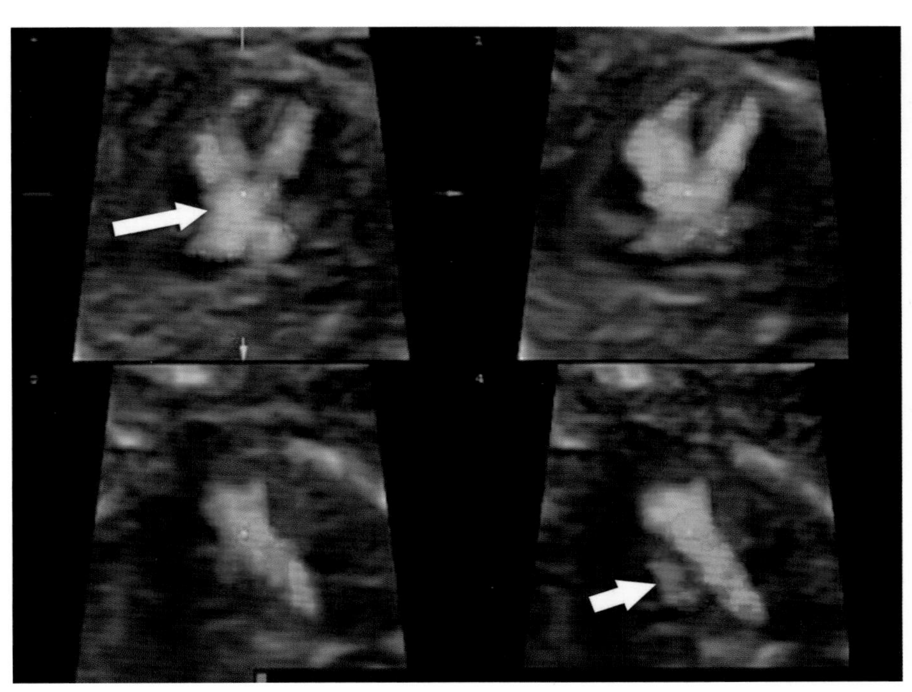

图 12.3 1 例妊娠 14 周内脏异位的房室间隔缺损，用四维超声时间 – 空间相关成像（STIC）技术和超声断层成像（TUI）技术进行数据采集。长箭头示血流通过共同房室瓣，短箭头示主动脉瓣狭窄。TUI 显示中央的四幅图，全屏 TUI 见视频 12.14

对妊娠 11 周的孕妇使用 5MHz 经阴道探头，诊断 1 例完全性房室间隔缺损合并Ⅲ度房室传导阻滞的病例，依据这个诊断孕妇选择流产。Bronshtein 等 [91] 在妊娠 14 周时使用 6.5MHz 高频探头，诊断了 1 例室间隔缺损合并主动脉骑跨病例，以及 1 例孤立性室间隔缺损伴心包积液病例。该团队随后报道一组 10 例妊娠 12~16 周的病例，采用相同的技术诊断出胎儿 CHD。随后笔者团队也在妊娠 10~12 周筛查出 8 例胎儿心脏畸形 [93]。

图 12.2~ 图 12.9 展示了在孕早期和中孕早期检测到的心脏缺陷病例。在接下来几年的系列报道和病例报道 [48,90–92,94–95] 中，经阴道超声心动图几乎可以准确诊断所有类型的 CHD，其中样本量最大的研究来自以色列 Bronshtein 等 [91] 的报道，5 年间他们筛查了 12 793 名患者 [91]。

Gembruch 等 [90] 和笔者的团队 [93] 报道了在低危和高危患者中使用经阴道超声心动图检查的经验，均有很高的灵敏度和特异度。在这些开创性研究之后仅几年时间，早期胎儿超声心动图就已大量用于对 CHD 的严格评估 [14,29,37–46,48–49,70,91,96–98]（表 12.1）。

胎儿超声心动图的 3D 革新

三维和四维超声技术彻底改变了胎儿超声心动图的诊断方法 [46,99]。第 13 章将详细介绍各种容积采集和分析技术。三维和四维超声已应用于诊断和评估胎儿 CHD，在第 14 章和其他章节中将介绍不同心脏畸形的三维和四维超声分析方法。

三维和四维超声成像适用于胎儿超声心动图

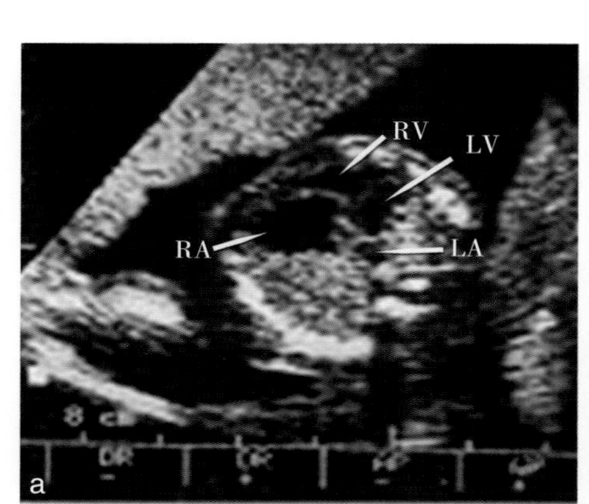

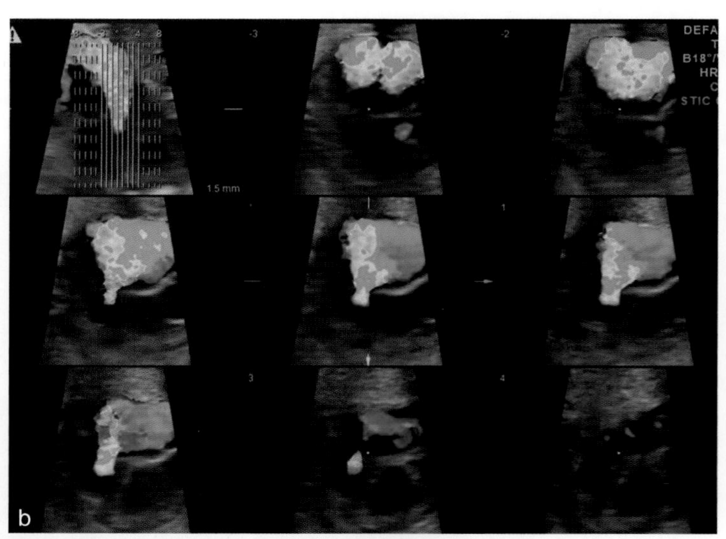

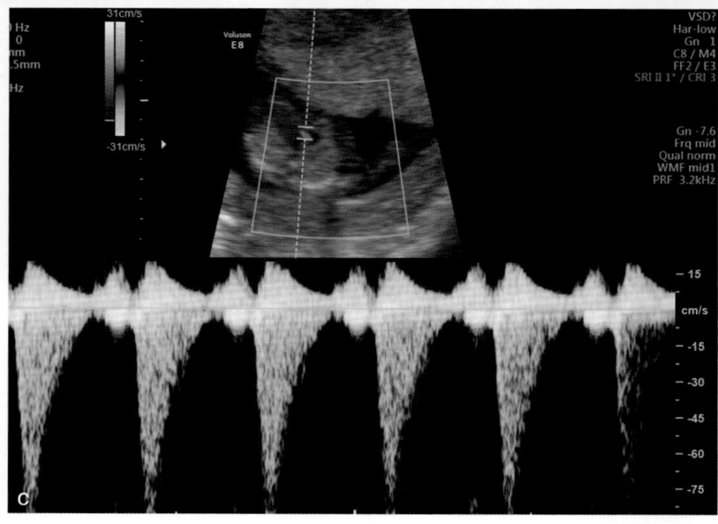

图 12.4 a. 妊娠 13 周诊断为 Ebstein 综合征。注意四个心腔的大小不同。b. 三维 / 四维超声时间 – 空间相关成像（STIC）容积渲染超声断层成像（TUI）图显示 1 例妊娠 13^{+4} 周胎儿诊断为 Ebstein 畸形合并严重的三尖瓣关闭不全（视频 12.15）。c. 双模式成像显示全收缩期中度三尖瓣关闭不全。LA= 左心房；LV= 左心室；RA= 右心房；RV= 右心室

检查 [44,46]，其中需要特别关注的是时间 – 空间相关成像（STIC）技术（请参阅第 13 章）[100–102]。简单来说就是将探头倾斜约 15°~25°，从胎儿上腹部向头侧偏移扫描整个胎儿胸部，一次扫描即可采集到一个楔形的容积数据，其包含胎儿超声心动图的 5 个切面。采集时间从 7.5s 到 15s 不等，最好在胎儿处于安静状态时进行。扫描越慢越容易获得更高的分辨率，但会增加胎儿运动或呼吸的影响，这将产生运动伪影，从而降低成像质量。胎龄越小需要的扫查时间越短，因此，STIC 技术成为早期胎儿超声心动图的绝佳工具（请参阅第 13~14 章）。

一旦采集完成，该容积将包含完整的心动周期信息（有或没有彩色多普勒），可用于后处理分析。在一个采集完好的容积内，胎儿心脏检查所需的所有切面都能从中提取用于评估 [58–59]，并可得到一些常规二维超声无法直接获取的切面，如正面观的室间隔和房室瓣膜冠状图显示了穿过心脏瓣膜水平的“手术平面”[103–104]（视频 12.1~ 视频 12.9）。

已有一些适用于胎儿超声心动图筛查的三维和四维超声采集模式，包括 B-flow、3D 能量多普勒和高清能量多普勒及后处理工具，如超声断层成像（TUI）和反转模式（IM）。关于各种后处理技术及其在胎儿超声心动图中的应用的相关研究 [103–109]，将在第 14 章做更全面的介绍。

三维和四维超声的另一个优点是这些成像系统中信息的数字化存档和共享功能。一旦容积采集完成，它就被存储到成像系统数据库中，并可以通过网络传输到任何一台联网的设备中进行分析。这为现场和场外的多学科咨询、筛查项目的质控及教学提供了无限的可能性。或许三维超声和四维超声为偏远地区或无法有效开展胎儿超声心动图检查的医疗机构提供了最重要的保障，胎儿心脏病专家在异地就能分析基层医生在当地采集的容积数据 [110–111]。

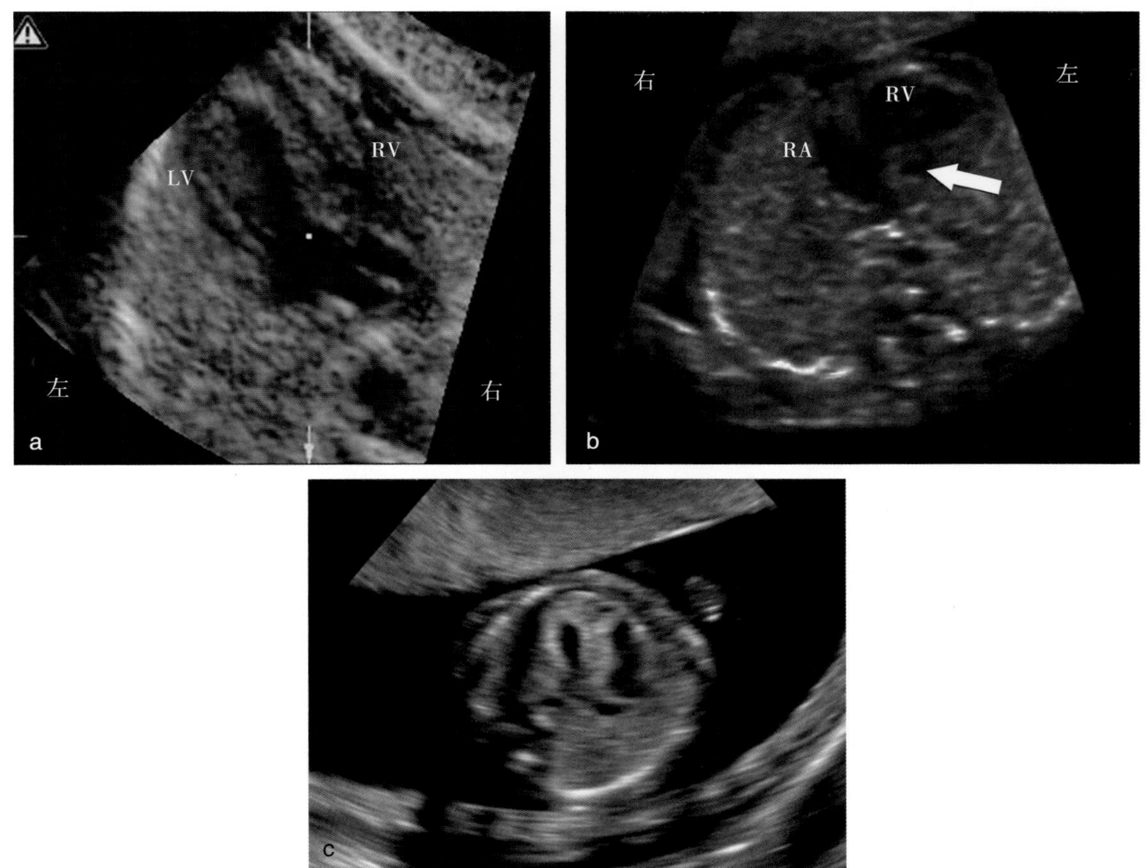

图 12.5 异常的四腔心切面。a. 妊娠 13 周诊断为右心发育不良。注意右心室明显小于左心室。b. 妊娠 14 周时诊断为左心发育不良。注意左心室非常小（箭头）。c. 异常的四腔心切面：妊娠 14 周诊断为心室占位，超声灰阶成像显示增厚的室间隔（视频 12.16）。RA= 右心房；RV= 右心室；RA= 右心房；RV= 右心室

胚胎心率和胎儿心率

对疑似 CHD 的胚胎心率和胎儿心率实施定量评估是可行的并且很重要。胎儿心率与其正常值（120~160/min）的极端偏差表明预后不良。异常心率不仅增加患 CHD 的可能性，而且有助于预测可能发生的自然流产[112]。胚胎心率的描记曲线图有助于诊断早孕期心动过缓或心动过速，此时需结合详细的解剖学评估[112–115]。严重的胎儿心动过速（超过 95% 的置信区间）常引起心脏功能代偿失调，表现为胸腔积液和腹水（图 12.8）。此外，妊娠早期胎儿心动过速或心律失常的诊断给那些希望继续妊娠的孕妇提供了治疗机会[112–115]。

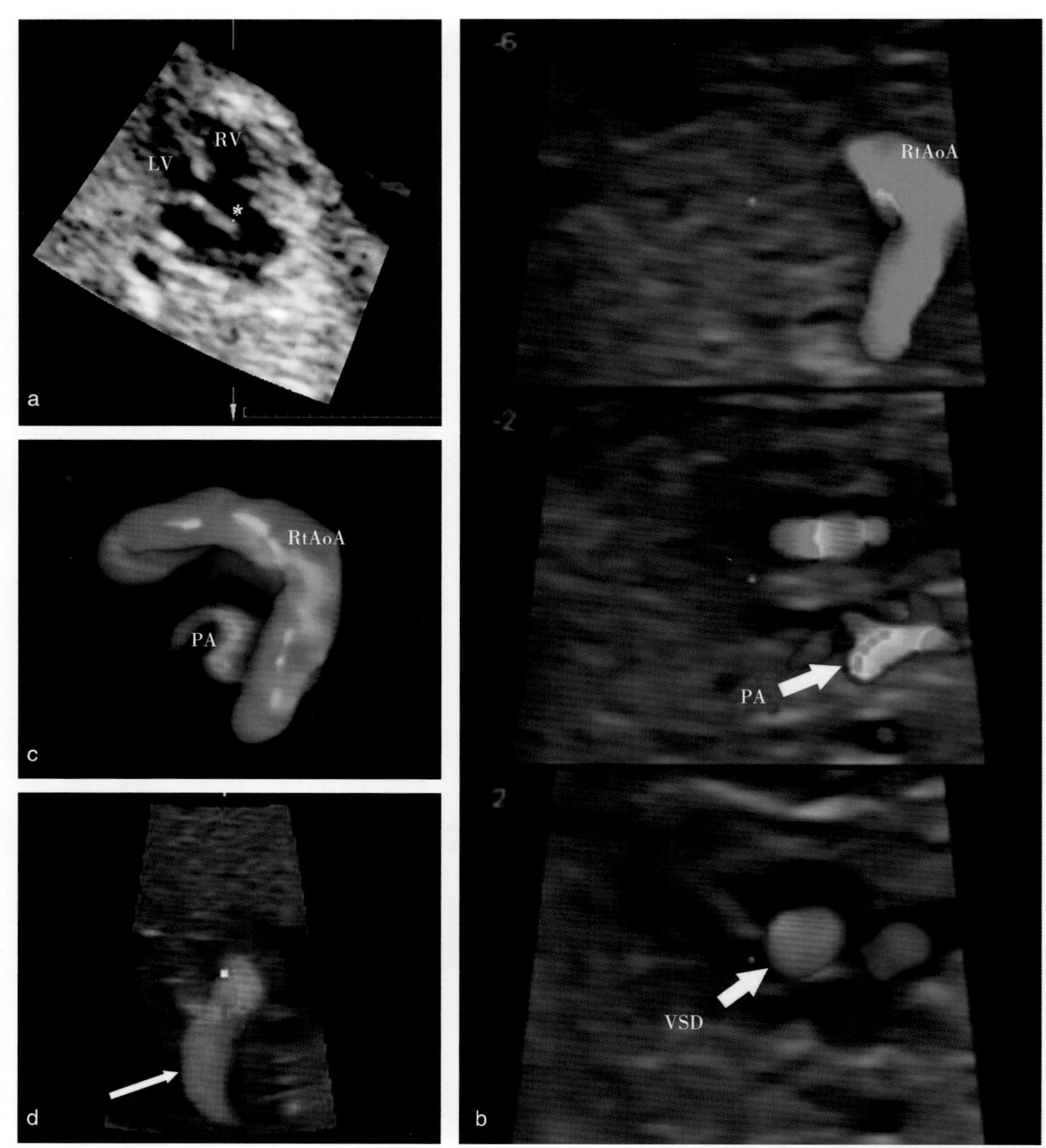

图 12.6 a. 妊娠 14 周时灰阶成像诊断法洛四联症。请注意五腔心切面可见主动脉骑跨（星号）。妊娠 14 周时采用四维超声时间 – 空间相关成像（STIC）技术和超声断层成像（TUI）技术诊断 1 例大血管右转位（b~c）。b. TUI 矩阵中的三幅图像。上图显示右位主动脉弓，中图显示左侧的肺动脉，下图显示室间隔缺损。视频 12.17 显示全 TUI 矩阵图。c. 高清彩色多普勒显示主动脉在右侧，肺动脉在左侧（视频 12.18）。d. 妊娠 12 周时诊断为共同动脉干。STIC 彩色多普勒采集 TUI 渲染显示共同动脉干（箭头）。该图从 TUI 矩阵中提取，全屏 TUI 见视频 12.19。LV= 左心室；RV= 右心室；RtAoA= 右位主动脉弓；PA= 肺动脉；VSD= 室间隔缺损

将无创产前筛查纳入孕早期筛查项目

无创产前筛查（NIPT）[116–126] 项目的引入，以及孕妇和医生对此检查项目的欣然接受，使得人们有必要重新思考妊娠早期筛查项目。关于将 NIPT 合理纳入现有的筛查项目的最佳时机仍存在一些争论 [125,127–130]。NIPT 约从妊娠第 10 周就可以进行检测，先于 NT 筛查和其他早孕筛查的时间。在大多数情况下，该检测将告知孕妇是整倍体或最常见的非整倍体（21 三体、18 三体、13 三体），还是性染色体综合征。检测结果阳性的患者必须再通过侵入性检查（绒毛膜绒毛取样或羊膜穿刺术）来证实。对许多孕妇而言，NT 和其他早孕筛查可能会因此变得多余。然而，现有孕早期筛查已被证明是一个有效的方法，不仅可以识别染色体异常的高危患儿，而且还能识别有或无相关异常的 CHD 高危患儿 [96,131–137] 及其他的产科并发症 [138]。有研究者主张，将 NIPT 的检测推迟到孕早期 NT 筛查和解剖学筛查完成之后进行，可以防止父母误认为检查结果是“正常”的而不再检查，但实际上存在严重的解剖学异常 [138]。一些研究者提倡，在 NT 筛查时将胎儿超声心动图作为全面解剖学筛查的一部分，与其他超声检查和母体生化检查一起完成。但对心脏和其他解剖结构的显示率及异常检出率的研究却得出不同的结果 [31–35,45,84,96,139–141]。无论在特定的地区或卫生健康管理体系中采用何种筛选方

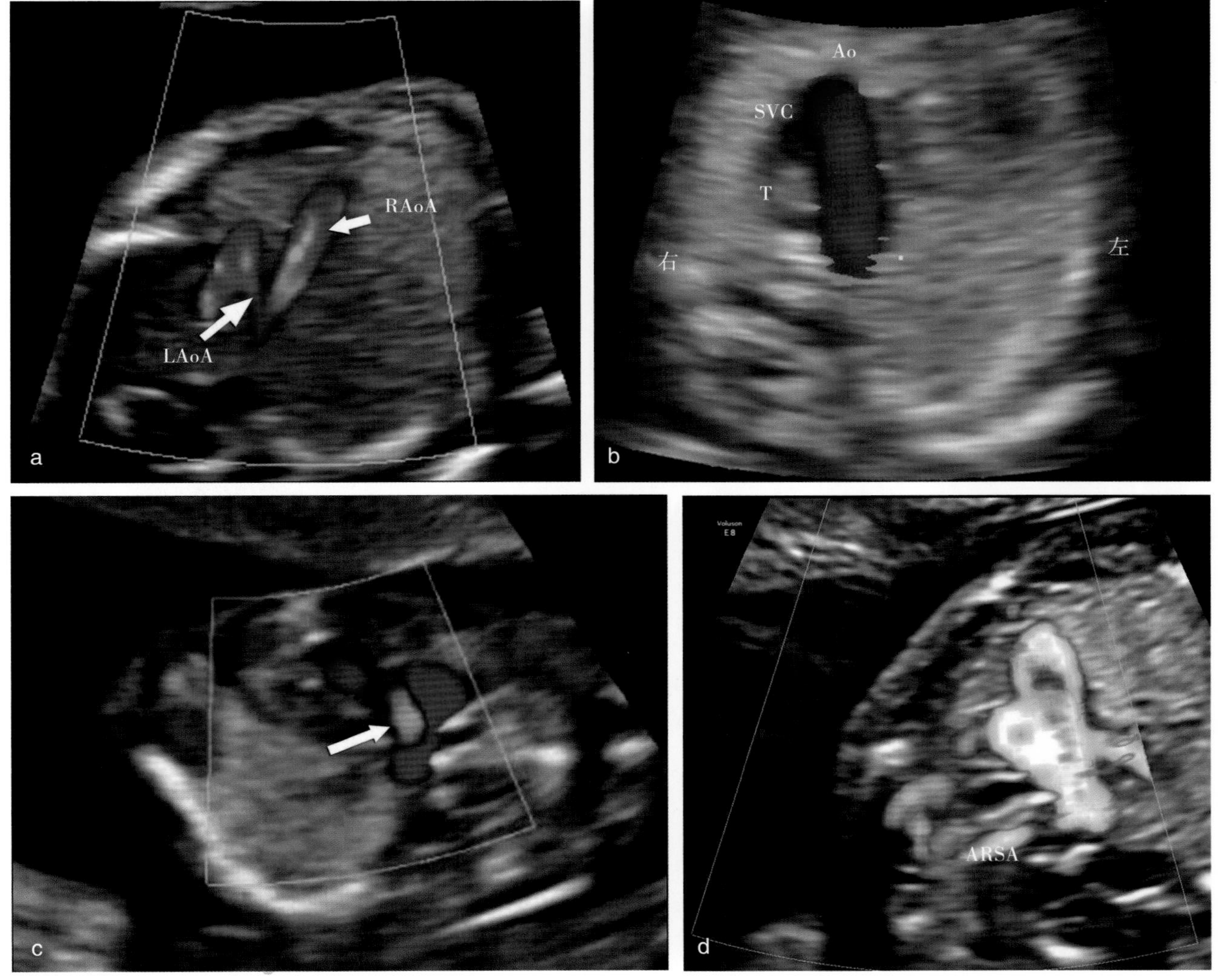

图 12.7 a. 妊娠 14 周时诊断双主动脉弓，三血管气管切面显示异常特征（视频 12.20）。b. 妊娠 14 周诊断肺动脉闭锁，在三血管气管切面上显示特征性的单支血管。注意气管与上腔静脉和主动脉。c. 另一例妊娠 14 周时诊断为肺动脉闭锁，三血管气管切面显示动脉导管内血流反向（箭头）。d. 在三血管气管切面显示迷走右锁骨下动脉（视频 12.21）。LAoA= 左主动脉弓；RAoA= 右主动脉弓；T= 气管；SVC= 上腔静脉；Ao= 主动脉；ARSA= 迷走右锁骨下动脉

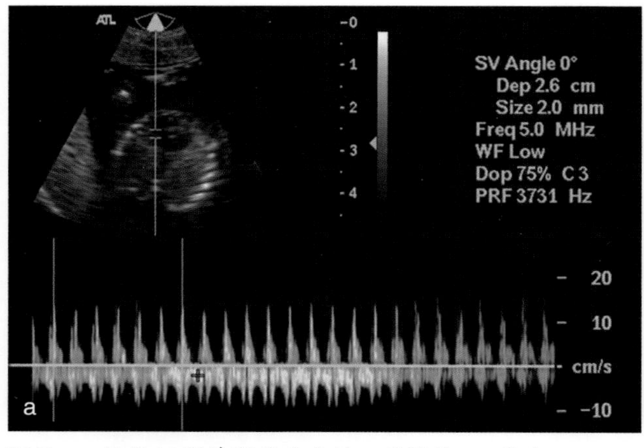

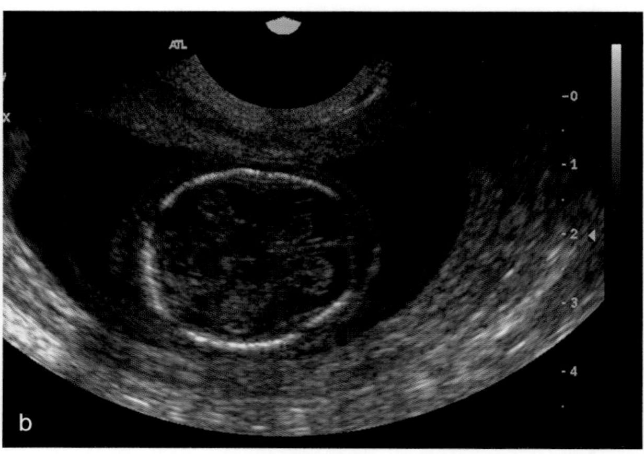

图 12.8　a. 妊娠 13 周诊断为室上性心动过速，心率为 292/min，胎儿合并严重的水肿。经胎盘治疗室上性心动过速后反应良好，水肿消失。b. 心力衰竭的征象包括头皮皮肤厚度增加。经许可，引自 Porat S, et al. Ultrasound Obstet Gynecol, 2003,21:302–305[114]

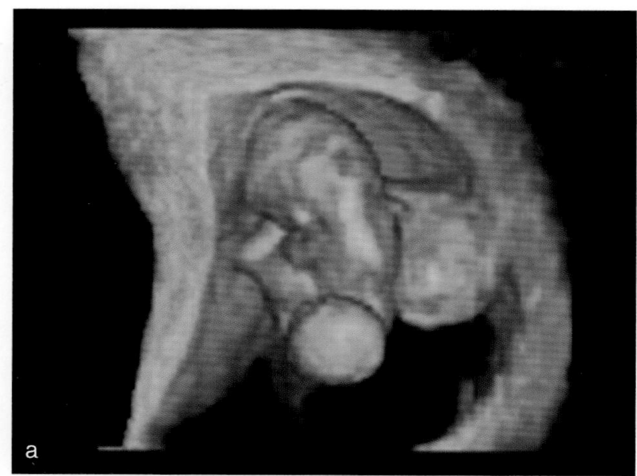

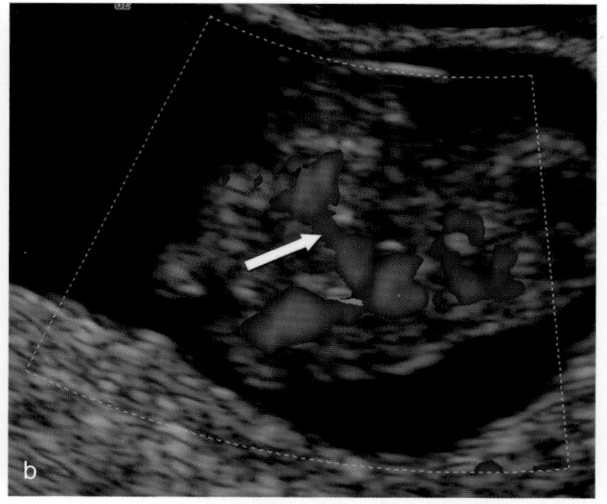

图 12.9　a. 三维超声在妊娠 9^{+5} 周诊断为连体双胞胎。b. 彩色多普勒显示两个胎儿心脏之间的共享血流（视频 12.22）

法，都必须向孕妇强调 3 个重要的事实：① NIPT 不能检测出所有的遗传学异常；② NIPT 不能排除胎儿的解剖畸形；③胎儿的解剖畸形多发生在染色体正常的胎儿中。由于先天性心脏缺陷是最常见的胎儿畸形，因此，胎儿心脏扫查应该是所有产前筛查程序的一个重要组成部分。

胎儿 CHD 的宫内发育及自然病程

在上述情况下，尽管详细的超声心动图检查是由经验丰富的医生完成，但一些心脏畸形仍然存在延迟诊断甚至漏诊。有证据表明，宫内心脏畸形的发生随胎龄呈进展性的变化 [14–18,43,84,142–146]。由于一些 CHD 在宫内的进展，导致在不同的时间点超声表现不一致。所以，在任何孕龄，胎儿超声心动图的正常表现并不意味着随后的发育不会出现异常，也不能完全排除孕晚期甚至出生后诊断出结构性心脏病的可能。

我们小组进行了一项研究，试图深入研究心脏缺陷在孕期的发展特征，并评估这一新认知对 CHD 产前诊断的效果。在一项回顾性研究中，研究者查阅了 22 050 例孕妇及其新生儿的病历记录，其中包含 CHD 高危和低危人群。患者分为两组：A 组 6294 例，在妊娠 13~16 周时接受 TVS 初始筛查，随后在 20~22 周行 TAS 复查；B 组 15 126 例，在妊娠 20~22 周接受 TAS 初始筛查。两组均在孕晚期进行了再次复查，所有新生儿均由有资质的儿科医生完成检查。结果显示 168 例新生儿诊断为 CHD：A 组 66 例，B 组 102 例，总发病率为 7.6‰。在 A 组中（图 12.10），初次 TVS 检查发现 42 例（64%）

表 12.1 早期超声心动图筛查的研究

作者 / 年	超声心动图切面	检查时胎龄（周）	灵敏度	CHD 患病率	患者例数
Bronshtein/1993（混合风险）[91]	FCV+RLVOT	12~16	77%	0.36%	12 793
Achiron/1994（低风险）[48]	FCV+RLVOT	13~15	50%	0.9%	660
Kirk/1994[70]	FCV+AoR	14+	78%	0.85%	5967
Yagel/1997[14]	FCV+RLVOT+PA+Ao	13~22	64%~85%	0.76%	22 050
Comas Gabriel/2002（高风险）[42]	分段方法 +D+COL	12~17（14.2）	79.2%	14.4%	330
McAuliff/2005（高风险）[38]	FCV+RLVOT+AVV	11~16（13.5）	70%	12.5%	160
Smrcek/2006（混合风险）[43]	五个切面 +D+COL	$11\sim13^{+6}$，22	63%，87%	7.6%	2165
Becker/2006（中等风险）[37]	FCV+RLVOT+RLVIT+COL+VW+AVd+GVd	$11\sim13^{+6}$，22	84.2%，92%	1.2%	3094
Yagel/2011[46]	ISUOG 共识声明（参考 2008）+AoA+DV	14~16，22~24	93.8%	1.47%	13 101（3447 妊娠早期扫描）
Volpe/2011（低风险）[97]	FCV+LVOT+RVOT+ 大血管前向“V”型征 +3VT 二维超声和彩色多普勒	在 NT 筛查，妊娠中、晚期重复	61.9%，92.8%	0.9%	4445
Iliescu/2013（低风险）[45]	五个切面 + 彩色多普勒 TVS 和三维超声（如必要）	$12\sim13^{+6}$	90%	0.55%	5472
Turan/2014（极高风险）[44]	STIC 技术采集，TUI 和彩色多普勒成像获得 12 个解剖标志	$11\sim13^{+6}$	91%	13%	164
Wiechec/2015（高风险）[98]	FCV+3VT+ 彩色多普勒	$11^{+0}\sim13^{+6}$（头臂长 45~84mm）	88.6%	3.2%	1084

Ao= 主动脉；AoA= 主动脉弓；AoR= 主动脉根；AVd= 房室瓣直径；COL= 彩色血流图；D= 多普勒；FCV= 四腔心切面；GVd= 大血管的直径；PA= 肺动脉；RLVIT= 右 / 左室流入道；RLVOT= 右 / 左室流出道；VW= 心室宽度；TVS= 经阴道超声；3VT= 三血管气管切面；STIC= 时间 – 空间相关成像；TUI= 超声断层成像；NT= 胎儿颈部透明层厚度；DV= 静脉导管；AVV= 主动脉瓣切面；ISUOG= 国际妇产超声学会

异常，随后的 TAS 检查诊断出 11 例（17%）异常，孕晚期又检出 3 例（4%）异常，出生后再检出 10 例（15%）异常。B 组中，孕中期初次 TAS 检查发现 80 例（78%）异常，孕晚期发现 7 例（7%）异常，而出生后又诊断出 15 例（15%）异常。总之，85% 的 CHD 患儿在产前获得了诊断，其中 10 例畸形在孕晚期得到诊断，包括主动脉瓣狭窄（2 例）、心脏横纹肌瘤（2 例）、主动脉瓣下狭窄（1 例）、法洛四联症（1 例）、主动脉缩窄（1 例）、卵圆孔早闭（1 例）、室间隔缺损（1 例）和肥厚型心肌病（1 例）[14]。

延迟诊断的可能原因分为三大类：分辨率限制，可能与仪器、胎儿的大小和位置有关（A 类）；由于病变在孕期的进展，导致 CHD 的迟发（B 类）；诊断错误（C 类）。孤立的室间隔缺损可能是产前

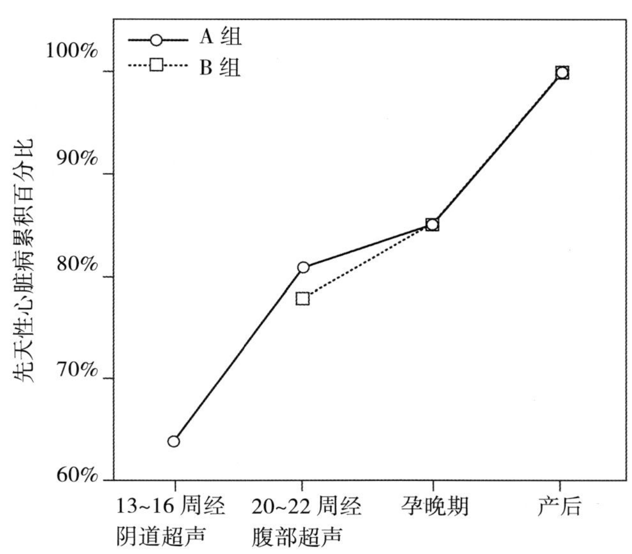

图 12.10 经阴道和经腹检查、孕晚期及产后检查发现心脏缺陷的累积百分比。经许可，引自 Yagel S, et al. Circulation, 1997,96:550–555[14]

超声检查中最易漏诊的 CHD，和错误诊断一样，这可能是由于超声分辨率不足导致的。在孕期，病变的进展特性引起了人们的极大兴趣。这类病变主要是大动脉狭窄和流出道梗阻，异常的压力阶差可能导致局部发育不全和结构重塑，以解剖学改变为主。例如，流出道变窄将首先引起心室的不对称，之后可能会发生心室发育不全、弹性纤维组织增生或两者兼有。流出道病变的发展过程可能导致在怀孕的前半期病变并不明显，主要是因为瓣膜生长受限的进程缓慢，早期超声并不足以识别这类病变。因此，尽管早孕末期已经完成心脏结构的发育，并且当时心脏检查都是正常的表现，也不能排除一些严重的 CHD。此外，医生和孕妇应该意识到一些严重的缺陷可能在孕中期以后才表现出来。因此，随访检查非常重要，尤其是高危孕妇在整个孕期都应定期复查。

预防和建议

妊娠 14 周后 TAS 检查能够有效地显示胎儿心脏，并可以进行完整的胎儿超声心动图评估 [31]。在第 11~13 周 NT 筛查时，心脏结构的显示率和异常检出率比较低 [31]。较大的胎儿和 TVS 的应用能很好地改善对结构的显示，提高检出率 [32,34–36,84]。

但是，应强调一些早期心脏诊断的注意事项。首先，如果终止妊娠，必须对 CHD 胎儿的超声心动图诊断进行病理确认。不管采用何种终止妊娠的技术，在孕早期或孕中期终止妊娠后，胚胎标本太小会使病理证实工作变得困难。宫腔负压吸引得到的胚胎用于证实诊断几乎是不可能的。通过扩张和抽吸，我们发现仅有 62% 的病例可以进行病理确诊 [93]。这需要特定的专业知识并对胚胎组织进行仔细检查，这个孕龄期胚胎长约 7~8mm，甚至需要通过过滤来避免胎心丢失。如果终止妊娠时使用了前列腺素就能够更轻柔地获取胚胎或胎儿标本，这样几乎所有的病例都可以获得病理学证实 [147]，但缺点是医疗过程会给孕妇带来巨大的身心伤害。

其次，在孕早期诊断出的心脏异常往往比孕中期发现的异常更为复杂，并且发育中的小胎儿心脏会引起更严重的血流动力学障碍。例如，我们先前提到的系列报道中的 8 例胎儿，其中 7 例有共同的特征，如腹水、胸腔积液、心包积液和巨大水囊瘤引起的胎儿水肿，与 Gembruch 等报道结果一致 [147]。相比之下，在孕中期检测出的 23 例 CHD 胎儿中只有 2 例有这类积液 [54]。此外，在孕早期诊断的许多畸形多具有复杂性和致死性，经常导致自然流产的发生。同样，CHD 在孕中、晚期流产的发生率也很高 [5–7]，异常核型 [3–4] 也是如此。在考虑复杂 CHD 胎儿的管理时应牢记对胎儿父母进行咨询。

再次，医生在尝试早期诊断 CHD 之前，必须具备丰富的 TVS 和胎儿超声心动图检查经验，因为只有熟悉这两种技术的医生才能有效地进行经阴道超声心动图的检查。

鉴于妊娠第 12 周时，TVS 几乎可以完成四腔心切面和大动脉的成像，因此可以在孕早期进行心脏筛查。如果经腹部进行早期胎儿超声心动图筛查，最好选择在妊娠第 14~16 周 [31]。只有详细的心脏解剖尺寸搭配新型高分辨率 TAS 探头，才可以产生最佳的诊断结果。早期心脏诊断带来的好处显而易见，大量研究证实了早期胎儿超声心动图检查的可行性和高灵敏度。但是，必须强调的是，为了排除进展性 CHD，在孕中期重复检查是非常必要的。

视　频

视频 12.1　五切面扫描规则中，上腹部切面显示胎儿的胃、腹主动脉的横断面、脊柱和肝脏。

视频 12.2　胎儿心脏四腔心切面显示左右心室和心房、卵圆孔，以及主动脉左右两侧的肺静脉。

视频 12.3　胎儿心脏四腔心切面彩色多普勒显示左右心室和心房、卵圆孔，以及主动脉左右两侧的肺静脉。

视频 12.4　五腔心切面显示主动脉根部、左右心室和心房及降主动脉的横断面。

视频 12.5　五腔心切面彩色多普勒显示主动脉根部、左右心室和心房及降主动脉的横断面。

视频 12.6　三血管切面显示主肺动脉和左右肺动脉的分叉，以及升主动脉和降主

动脉的横断面。

视频 12.7 三血管切面彩色多普勒显示主肺动脉和左右肺动脉的分叉，以及升主动脉和降主动脉的横断面。

视频 12.8 三血管气管切面显示肺动脉干、近端主动脉、动脉导管、远端主动脉、上腔静脉和气管。

视频 12.9 三血管气管切面彩色多普勒显示肺动脉干、近端主动脉、动脉导管、远端主动脉、上腔静脉和气管。

视频 12.10 妊娠 12^{+4} 周二维超声诊断1例房室间隔缺损。注意共同房室瓣。

视频 12.11 多普勒显示单房室瓣流入的射流频谱，与图 12.2a 和视频 12.10 是同一病例。

视频 12.12 图 12.2c 妊娠 12^{+4} 周 TUI 的全屏显示，使用四维 STIC 灰阶容积法采集并进行 TUI 渲染，诊断为房室间隔缺损。注意房室间隔缺损及共同房室瓣。

视频 12.13 图 12.2d TUI 的全屏显示。STIC 彩色多普勒模式采集 TUI 渲染，显示单房室流入呈射流。

视频 12.14 妊娠 14 周用 STIC 采集，TUI 渲染诊断为房室间隔缺损伴内脏异位。注意通过共同房室瓣和主动脉瓣狭窄的血流。

视频 12.15 妊娠 13^{+4} 周诊断为 Ebstein 畸形，三维 / 四维超声 STIC 容积渲染 TUI 显示三尖瓣严重关闭不全。

视频 12.16 妊娠 14 周成像诊断心室占位，四腔心切面异常，显示室间隔增厚。

视频 12.17 在妊娠 14 周四维 STIC 采集并 TUI 渲染诊断为右旋大动脉转位（dTGA），注意左边的肺动脉、右侧主动脉弓和室间隔缺损。

视频 12.18 高清彩色多普勒显示主动脉在右侧，肺动脉在左侧。

视频 12.19 全 TUI 矩阵图如 12.6d 所示。妊娠 12 周诊断为共同动脉干。四维 STIC 彩色多普勒模式采集，TUI 渲染显示共同动脉干。

视频 12.20 妊娠 14 周诊断为双主动脉弓，三血管气管切面显示该异常畸形的特征。

视频 12.21 在三血管气管切面中迷走右锁骨下动脉。

视频 12.22 三维超声在妊娠 9^{+5} 周诊断连体双胞胎的渲染成像。

参考文献

[1] Hoffman JI, Kaplan S. J Am Coll Cardiol, 2002,39:1890–1900.

[2] Allan LD, et al. Ultrasound Obstet Gynecol, 1991,1:8–11.

[3] Copel JA, et al. A J Obstet Gynecol, 1988,158:409–413.

[4] Ferencz C, et al. J Pediatr 1989,114:79–86.

[5] Nicolaides KH, et al. Lancet 1992,340:704–707.

[6] Ursell PC, et al. Circulation,1985,72:1232–1236.

[7] Gerlis LM. Int J Cardiol, 1985,7:29–46.

[8] DeVore GR, et al. Obstet Gynecol, 1987,69:494–497.

[9] Timor-Tritsch IE, et al. JCU, 1990, 18:286–98.

[10] Neiman HL. Semin Ultrasound CT MR, 1990, 11:22–33.

[11] Bonnet D, et al. Circulation, 1999,99:916–918.

[12] Jaeggi ET, et al. Ultrasound Obstet Gynecol, 2001,17:380–385.

[13] Verheijen PM, et al. J Thorac Cardiovasc Surg, 2001, 121:798–803.

[14] Yagel S, et al. Circulation, 1997,96:550–555.

[15] Todros T, et al. Int J Cardiol, 1988,19:355–362.

[16] Allan LD. Circulation, 1997,96:391–392.

[17] Hornberger LK, et al. J Am Coll Cardiol, 1995, 25:739–745.

[18] Yagel S, et al. Am J Obstet Gynecol, 1995,172:971–975.

[19] Moore KL, Persaud, TVN. The cardiovascular system//The Developing Human: Clinically Oriented Embryology. 6th ed. Philadelphia: WB Saunders,1998:349–404.

[20] Achiron R, et al. Ultrasound Obstet Gynecol, 1998,11:180–184.

[21] Achiron R, et al. Ultrasound Obstet Gynecol, 2000,15:226–230.

[22] Blaas HG, et al. Ultrasound Obstet Gynecol, 1995,6:240–249.

[23] D'Amelio R, et al. Prenat Diagn, 1991,11:69–75.

[24] Dolkart LA, Reimers FT. A J Obstet Gynecol, 1991, 165:688–691.

本章完整参考文献，请扫描以上二维码在线查看。若需下载，请登录 www.wpcxa.com“下载中心”下载。

第 13 章 胎儿心脏四维超声检查：时间 – 空间相关成像技术的应用

Luís F. Gonçalves

引　言

胎儿心脏产前评估是产科超声检查中最具挑战性的内容之一。超声医生必须对胎儿心脏进行全面、详细的评估，包括四腔心切面（表 13.1）[1–2]、大血管与心室的连接、静脉回流及其与心房的连接，以及心律。除了在临床实践中要完成一套全面的胎儿心脏超声检查时间有限，还面临着以下问题：①孕妇肥胖、腹壁瘢痕、前位胎盘和羊水过少；②检查时胎动频繁和呼吸运动；③检查者无法控制的不理想胎位；④胎心率明显快于成人或儿童患者 [3–6]。这些问题都可能会影响超声检查的图像质量。因此，必须加强胎儿心脏检查基本技能的培训。操作者的技能是影响产前先天性心脏病（CHD）诊断最重要的因素之一 [7–12]，如果危及胎儿生命的心脏畸形在宫内未能得到诊断，会降低患儿出生后的生存概率。有证据表明，大动脉转位、左心发育不良综合征和主动脉缩窄等畸形在分娩后若能得到及时干预，则可明显改善预后 [13–17]。

应用四维超声时间 – 空间相关成像（STIC）技术，检查者可以通过胎儿心脏的灰阶成像得到容积数据集，并且还可以通过彩色多普勒、能量多普勒或二维灰阶血流（B-flow）成像技术得到其他血流信息 [5,18–25]。容积数据集合一旦采集完成，就能应用断层技术获取与二维超声检查相同的标准切面，并可利用容积成像获得的新检查切面。这些容积数据构成了胎儿心脏的“数字标本”，类似于病理医生尸检时看到的实体心脏标本。“数字心脏”可在屏幕上进行调整以在标准位置展示，然后用“数字手术刀”工具切出标准切面，并可观察任意角度的切面图像。此外，应用复杂的三维渲染技术可构建心脏腔室和大血管的“数字铸型”，此铸型类似于将硅橡胶注射到死者心血管结构而形成的铸型 [22,26–28]。“数字标本”与“实体标本”相比有以下几个方面优势：①容积数据集合中包含心脏舒缩信息，所以也保存了功能性信息；②在彩色或能量多普勒采集的数据集合中，可以分析血流方向；③如果超声医生在浏览容积数据时操作失误，不会对数字标本造成永久性损坏，只需点击“重置”按钮即可将其重置为原始状态，并重新开始检查。

在这一章中，我们将回顾胎儿心脏四维超声检查 STIC 技术，该技术可用于正常胎儿心脏的检查，也可用于 CHD 胎儿的检查。

技　术

“四维超声”一词是用于描述容积数据集合的术语，它包含了空间三维信息和时间一维信息 [29]。心脏四维超声提出了独一无二的技术挑战，不仅在最终的容积数据集中要包含心动周期的每个时段，还要将其与采集到的空间信息相同步。这种同步化被称作“心脏门控”。在成人或儿童中，通过同时记录心电图来获得心脏门控信号。由于很难得到胎儿的心电信号，人们提出了其他的门控方法 [30–38]。时间信号强度曲线（TIC）是一种基于心脏运动分析的门控算法 [32,37]。基础的胎心率直接从容积数据集合中提取（图 13.1）[5,18–19]。虽然是一种回顾性的算法，但门控能在容积扫描后立刻进行操作，而此时患者甚至还在检查床上 [4]。最终获得一个包含空间三维信息和时间信息的容积数据集合，不仅可以交互式显示心脏结构的任一断面，还可以通过渲染技术进行三维重建。

容积采集

四维超声 STIC 技术关键在于容积采集，采集可用机械容积探头或电子矩阵阵列容积探头。目前

表 13.1 心脏基本筛查概要

常规筛查
·正常心脏位置、心轴和胎位
·心脏占胸腔面积的 1/3
·心脏大部位于左侧胸腔
·心脏由 4 个心腔构成
·无心包积液或心脏肥大
心房
·心房大小大致相同
·卵圆孔瓣开向左心房
·原发房间隔存在
心室
·心室大小大致相同
·无心壁肥厚
·右心室心尖部有调节束
·室间隔完整（心尖至十字交叉）
房室瓣
·双侧房室瓣开放和活动自如
·三尖瓣在室间隔上的附着比二尖瓣更接近心尖

经许可，引自 Lee W. J Ultrasound Med, 1998, 17:601–607[70]

机械探头的应用更普遍，使用 STIC 技术时效果也很好（图 13.2）。矩阵阵列探头是全电子探头，可以通过 STIC 和实时容积成像技术进行胎儿心脏的成像（图 13.3）[39–40]。矩阵阵列探头容积数据获取速度快，运动伪影小，但由于采用了更为复杂的技术，因此比机械探头更昂贵，至少在本文写作时是这样。不管使用哪种类型的探头，容积数据集的最终质量在很大程度上取决于二维灰阶图像和彩色多普勒参数的调节[41]。胎儿超声心动图预设置参数应该具备低余辉、高对比度和高帧频的特点。采集前应进行图像放大。在某些病例（如肥胖患者）中可以通过谐波成像技术来改善图像质量[42–43]。

一旦二维图像优化完毕，在屏幕上选择感兴趣区域，传感器自动执行单次扫描完成容积采集。根据制造商和使用探头的不同，容积采集可能会需要 5~15s。STIC 技术根据心脏大小有规律的变化模式来检测基础心率，然后利用此心率进行门控。在心动周期的同一相位（不同空间位置）采集帧合并到同一个容积数据集中。在心动周期的所有相位中都进行此步操作。然后将这些图像重新排列，得到一个容积数据集的有序序列，可在屏幕上显示为一个连续的电影循环，其中包含了心动周期所有时相，这些数据可用于检查[5,18]。这个过程既能在患者检查时在机完成，也能脱机离线完成，容积数据

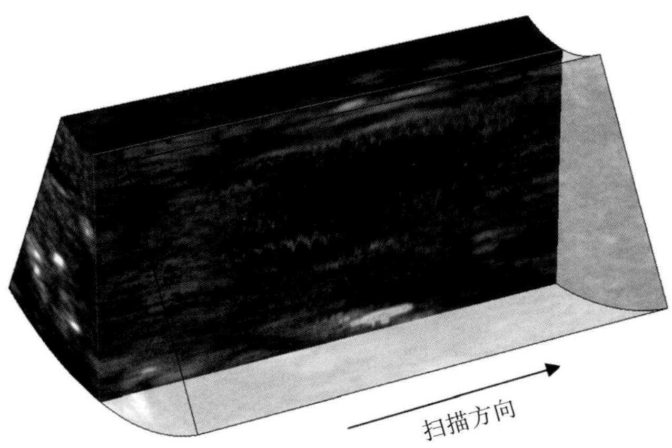

图 13.1 用于计算胎儿心率的原始数据图像。此图像通过时间－空间相关成像（STIC）技术进行一次慢扫描采集获得，其中的信息用于二维帧图像的重新排列。这幅特别的图与原始二维帧图像是相互垂直的。因为采集时间长（从左到右采集完这幅图需 7.5~15s），跳动的心脏画出一个运动轨迹。通过分析图像灰阶周期性的变化轨迹来计算胎儿心率。心率的变化表现为上述运动轨迹的缩短或延长。STIC 技术采集期间超声仪器并不显示这幅图，此处是帮助大家理解这项技术而专门处理的。经许可，引自 Gonçalves LF, et al. Am J Obstet Gynecol, 2003,189(6):1792–1802[18]

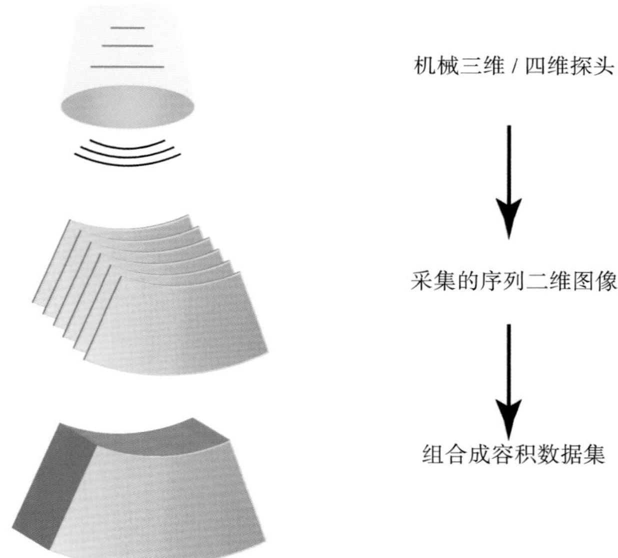

图 13.2 使用配备机械三维探头的扫描仪（如当前研究中使用的扫描仪）对选定的感兴趣区域自动采集序列二维图像，生成三维的容积数据集。这些图像重新组合成最终容积数据集，并可用后处理工具再次进行研究。检查者可对容积数据做任一平面的再切割，或渲染三维图像，或测量容积大小。大多数机械三维探头也可实现四维超声成像，即可连续采集多个容积数据集并在屏幕上快速更新显示。该项技术是在三个空间维度增加时间维度，从而得到实时三维成像，即四维超声。四维超声的主要局限性是以牺牲空间分辨率来提高时间分辨率。经许可，引自 Goncalves LF, et al. Pediatr Radiol, 2011,41:1047–1056[71]

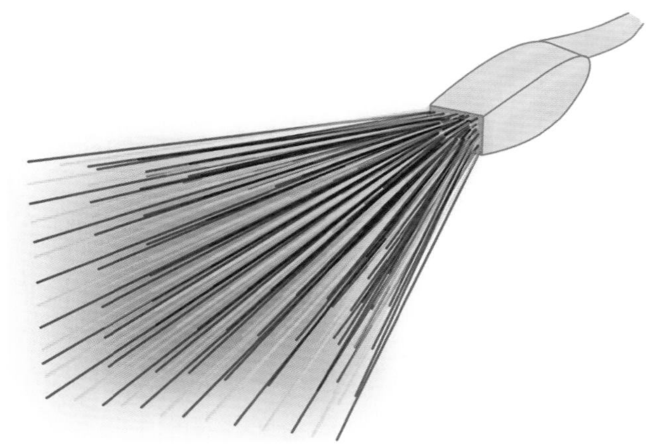

图 13.3 矩阵阵列探头是电子三维探头，探头表面以二维矩阵方式排列着数以千计的超声阵元，使其能以全容积方式发射超声波并立刻生成实时四维图像。另外，顺序激活矩阵的每一行阵元也可以快速扫描生成三维或四维容积图。这种扫描方式与机械探头相似，只是成像速度更快一些

保存在硬盘上以供后期浏览，或传输到远程诊断中心 [19,37,44]。

优化容积采集的建议

◆ 采集起始切面

若检查者的兴趣在于评估四腔心切面、五腔心切面、流出道切面、三血管切面（3VV）及三血管气管（3VT）切面，采集容积时推荐横向扫描胎儿胸腔 [41]。如果需要获取主动脉弓和动脉导管弓图像，则建议矢状扫描胎儿胸腔，可获得高品质的容积数据。

◆ 胎儿位置

胎儿心脏检查时理想的胎位是胎儿仰卧（即在屏幕上胎儿脊柱方位接近 6 点钟位置）。但胎儿并不常有这样的理想胎位，当脊柱在前时，即使不在 11 点到 1 点的位置，获取的容积数据集质量也足够分析，只是脊柱和肋骨声影会降低胎儿心脏成像的质量。

◆ 选择感兴趣区域

感兴趣区域决定了容积数据集的宽度和高度（x 和 y 平面）。四维超声 STIC 成像时，操作人员习惯选择大的感兴趣区，以便包含心脏及周围的解剖结构，如肺、肋骨和羊水。但值得注意的是，若选择大范围的感兴趣区，容积采集时帧率会降低，并影响最终容积数据集中的时间分辨率。这在彩色或能量多普勒成像采集中特别重要，因为这两种成像本身也会影响帧率。所以感兴趣区应当设置得尽可能窄小，只要将感兴趣的信息包含即可。这样就能最大限度地提高采集时的帧率，并提高容积数据集的最终时间分辨率。

◆ 设置采集角度

采集角度决定了在 z 轴方向能够获取的信息量。横切面采集时（如四腔心平面），容积数据集应该包括从上纵隔一直向下到上腹部的图像 [19]。这样可以确保用于检查的所有标准切面都能采集到，向上包括 3VV 和 3VT 切面，向下包括上腹部胃泡、主动脉和下腔静脉。对孕中期的胎儿，采集角度在 25°~30°就能满足需求。遇到较小或较大的胎儿时，适当的角度调整是必要的。

◆ 设置采集时间

采集时间决定探头扫描整个感兴趣区的速度。厂家设置的采集时间通常为 5~15s。理论上，容积数据集的采集时间应尽可能地长以提高空间分辨率。遗憾的是，若在检查成像过程中胎儿剧烈地移动或呼吸，检查者将不得不选择较短的采集时间以减少运动伪影，而这会降低容积数据集合中的空间分辨率。实际工作中，通常将扫描时间设置为 10s 或 12.5s，并根据胎动和呼吸状况调整。采集时孕妇移动或者腹式呼吸也能引起运动伪影。所以在采集时要求孕妇暂时保持不动或屏住呼吸是非常有用的，这种要求主要针对机械探头，若采用前文所描述的先进的矩阵阵列探头，采集速度会更快甚至是实时进行采集。

STIC 技术检查胎儿心脏

图像优化

容积数据集采集完成后即可在屏幕上显示图像。图像可以进一步优化，如通过调节亮度和对比度及伪彩（如棕褐色）来改善组织的对比分辨率。

浏览回放容积数据集

检查 STIC 采集的胎儿心脏容积数据的最基本方法是沿着原始采集平面从上到下滚动浏览容积数据。对通过胎儿胸部横向扫描采集的容积数据，检查者采用上述方法可观察到 Yoo 等 [45] 和 Yagel 等 [46] 建议的横断面：①上腹部横切面；②四腔心

切面；③五腔心切面；④3VV；⑤3VT 切面（图 13.4）。

Viñals 等[19] 通过 100 个容积数据集合对该方法进行评估，这些数据集合是由缺乏胎儿心脏检查经验的超声医生采集的，由一位没有参与采集的胎儿超声心动图专家来检查容积数据集合。四腔心切面、左右室流出道切面、3VV、3VT 切面显示率为 81%~100%。上腹部或上纵隔结构的显示率最低，这是因为采集角度设置不正确，即扫描角度不够宽，导致一些病例不包含从上纵隔到上腹部的信息。该方法已用于 CHD 的远程诊断（TELESTIC）[44,47]。

自动多平面切割

目前有多家超声设备生产商提供可以自动切割三维和四维容积数据集的软件（例如，Multislice View，Accuvix，Medison，Seoul，Korea；Tomographic Ultrasound Imaging，GE Healthcare，Milwaukee，Wisconsin；iSlice，Philips Medical Systems，Bothell，Washington；Multi-Slice View，Siemens Medical Solutions，Malvern，Pennsylvania）。通过这一技术，检查者能在同一屏幕上自动获取一系列平行的断层图，类似于 CT

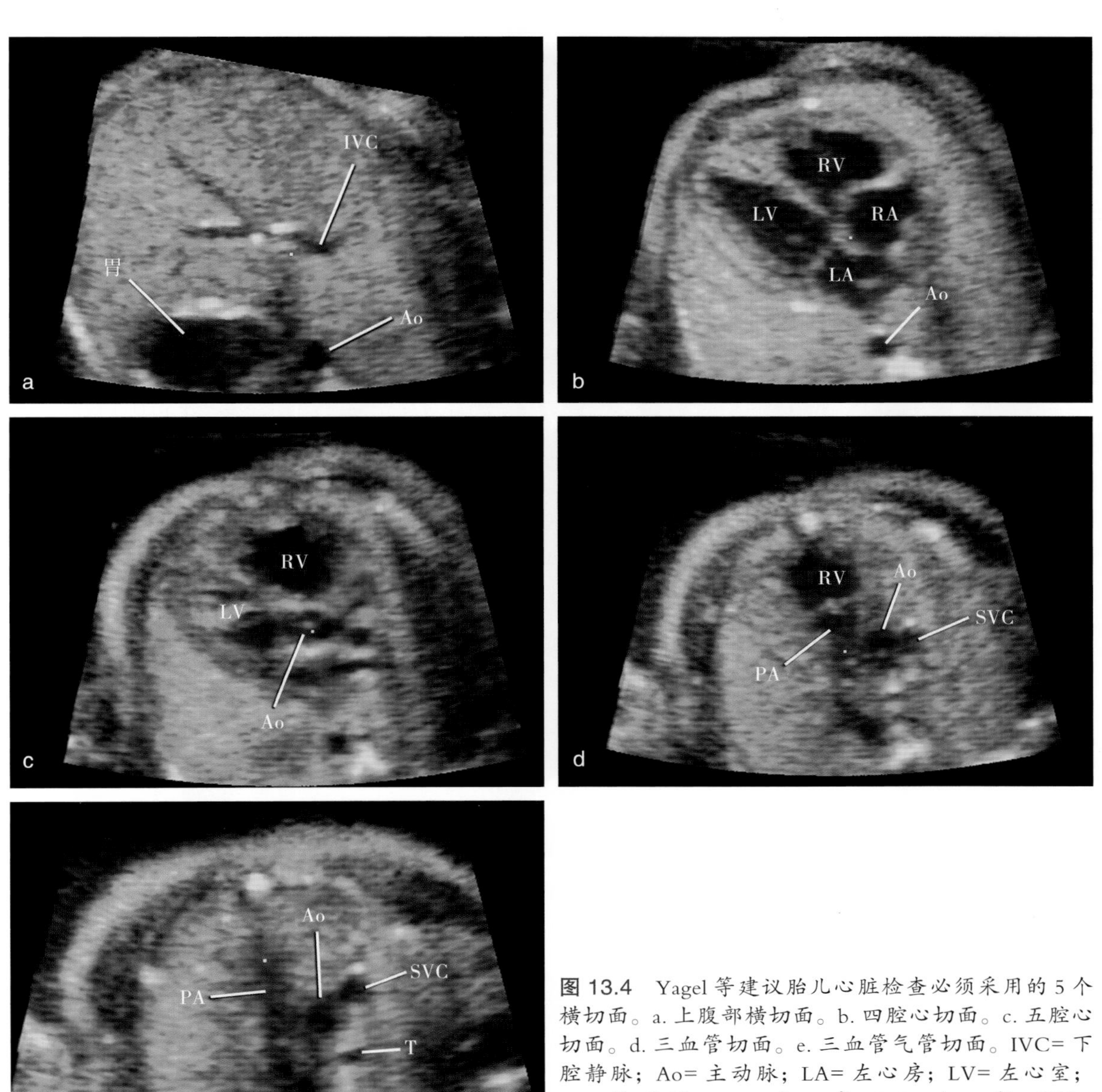

图 13.4 Yagel 等建议胎儿心脏检查必须采用的 5 个横切面。a. 上腹部横切面。b. 四腔心切面。c. 五腔心切面。d. 三血管切面。e. 三血管气管切面。IVC= 下腔静脉；Ao= 主动脉；LA= 左心房；LV= 左心室；PA= 肺动脉；RA= 右心房；RV= 右心室；SVC= 上腔静脉；T= 气管。经许可，引自 Yagel S, et al. Ultrasound Obstet Gynecol, 2001,367−369[46]

和磁共振的显示方法[47]。由于STIC技术能够保存运动信息，检查者可同时观察并检查多切面的心脏跳动[48-49]，也可以通过特殊软件调节切片层数和位置，以显示观察者要求的特定断面图[48,50]。调节色度、亮度、对比度可以优化图像质量。这项技术可以替代手动方式浏览容积数据集以获得标准心脏切面，并帮助检查者同时观察Yoo等[45]和Yagel等[46]描述的各横断面间的空间关系（图13.5，图13.6）[48]，从而减少心脏解剖评估和咨询性检查所消耗的时间。

先前的研究已经证明，在大多数病例中，用于胎儿心脏检查的5个基本轴向截面[48-50]可以自动获得。当超声设备预置的容积数据集自动切割无法获得所有的切面时，可手动调节切片的间距，以改善Yoo等[45]和Yagel等[46]提出的横断面的显示率。自动切割容积数据集并同时显示横断面的最佳切片间距，间距随孕龄的变化而改变（表13.2）。此外，对于通过彩色多普勒成像采集的容积，使用五腔心切面的显示率比单独使用灰阶成像可提高近14%[49]。

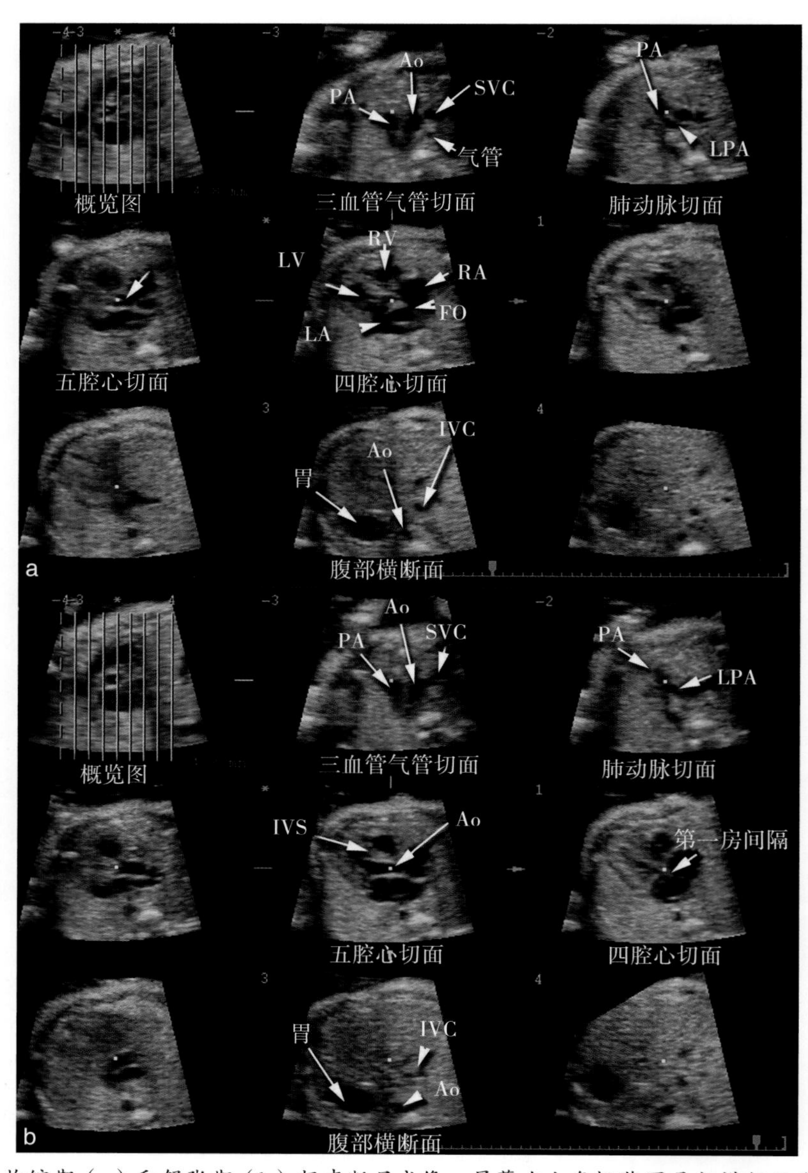

图13.5 正常胎儿心脏收缩期（a）和舒张期（b）超声断层成像。屏幕左上角概览图是与横断面垂直的矢状面图像。每条线代表一个切面，中心线用星号标记，切面从左向右依次用数字 −4~+4 标记。不显示虚线标记的切面。在该容积数据集合中，可显示Yagel等[46]提出的检查胎儿心脏的5个横断面图。需要注意的是，五腔心切面在收缩期可以得到最佳的显示。Ao=主动脉；FO=卵圆孔；IVC=下腔静脉；IVS=室间隔；LA=左心房；LPA=左肺动脉；LV=左心室；PA=肺动脉；RA=右心房；RV=右心室；SVC=上腔静脉。经许可，引自Gonçalves LF, et al. J Perinat Med, 2006,34(1):39−55[49]

大血管可视化系统方法

目前有多种方法可以系统地显示通过 STIC 技术采集的容积数据集中的大血管[18,23,51–53]。2003 年我们提出并验证了一项技术，即在多平面显示中的 A、B 平面上分别同步显示左室流出道长轴切面和右室流出道短轴切面[18,23]。这项技术以四腔心切面作为起始点，扫描胎儿胸腔的横断面获得容积数据集，详细说明见图 13.7。

最近，Espinoza 等[53]提出了一种改进方法，结合断层超声图和容积数据集的标准化操作，在屏幕上同时显示 3VT 切面、四腔心切面和两个流出道切面。这种算法克服了单独使用断层超声图像自

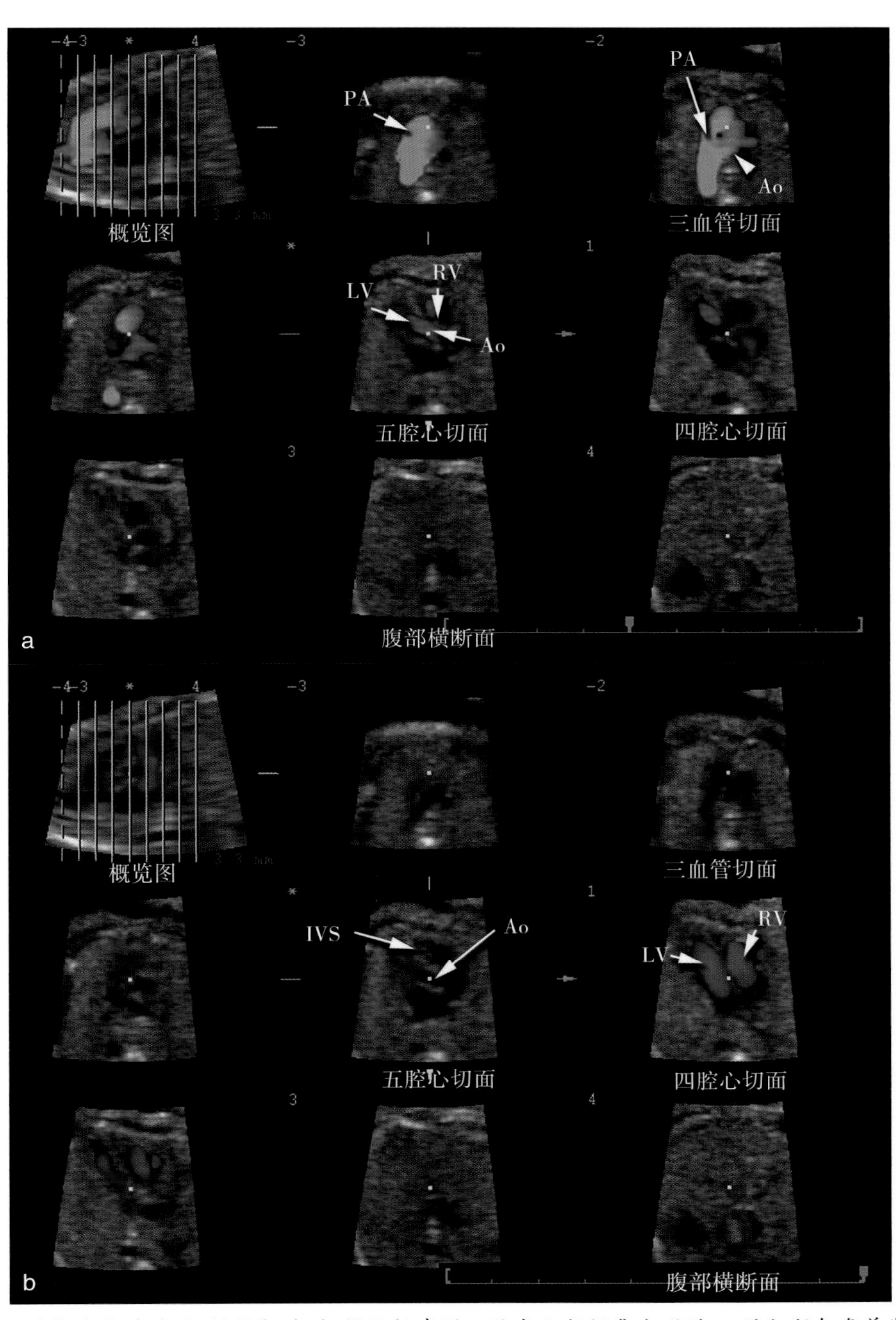

图 13.6 正常胎儿心脏收缩期（a）和舒张期（b）断层超声图。该容积数据集合通过 B 型和彩色多普勒成像采集。屏幕左上角概览图显示的是与横断面垂直的矢状面图。每条线代表一个切面，中心线用星号标记，切面从左向右依次用数字 −4~+4 标记。不显示虚线标记的切面。在该容积数据集中，可显示 Chaoui 等[72]建议的用于胎儿心脏检查的三血管切面。Ao= 主动脉；IVS= 室间隔；LV= 左心室；PA= 肺动脉；RV= 右心室；IVS= 室间隔。经许可，引自 Gonçalves LF, et al. J Perinat Med, 2006,34(1):39−55[49]

表 13.2 孕龄与切片层间距

胎龄（周）	*n*（例）	最小值（mm）	最大值（mm）	平均值（mm）	标准差（mm）
12~15	11	0.7	1.4	1.14	0.26
16~19	10	1.4	2.6	1.78	0.34
20~24	44	2.2	3.4	2.82	0.27
25~29	15	2.2	4.6	3.63	0.65
30~34	17	3.4	5.3	4.37	0.56
35~40	6	4.3	5.3	4.75	0.37

经许可，引自 Paladini D, et al. Ultrasound Obstet Gynecol, 2006,27(5):555–561[50]

动切片的局限性，即平行于四腔心的断面图像无法显示左室流出道长轴和主动脉根部短轴切面，而这两个切面是完成胎儿心脏检查的一部分。详细的方法见图 13.8a~f。在一项包括 227 个容积数据集的研究中（CHD 患者 14 例，无 CHD 胎儿 138 例），同时显示主动脉短轴、3VT 切面、左室流出道和四腔心切面的成功率为 78%（152/195，无 CHD 胎儿容积数据集）和 40%（8/20，CHD 患者容积数据集）。CHD 标准切面显示率低可能反映了心血管结构的异常空间关系，这一点在将来可能会被证实有利于鉴别 CHD 的某些特征图形。

主动脉弓和动脉导管弓的可视化

要想满意地显示主动脉弓和动脉导管弓，需要以矢状面扫描胎儿胸部来获得容积数据集合。2001 年 Bega 等[54]首次发表了系统显示主动脉弓和动脉导管弓的原创技术，如图 13.9 所示。

旋转技术

2004 年，DeVore 等[20]提出了旋转技术，用于显示升主动脉和主动脉横弓、主肺动脉和左右肺动脉分叉、动脉导管和上腔静脉。这项技术很简单，在采集胎儿心脏容积数据时，在感兴趣结构中央放置一个参考点，并沿 y 轴旋转容积数据集合，直到能够完整地显示和观察这一结构。图 13.10 说明了自旋转技术的应用价值，在 3VT 切面看到一根异常血管，使用自旋转技术将其诊断为永存左上腔静脉汇入扩张的冠状静脉窦。

FAST 技术

FAST 技术（四腔心切面和摇摆技术）是使用自由解剖切面（OmniView）技术（4DView，GE Healthcare，Waukesha，Wisconsin）在单幅图像上观察胎儿心脏的系列切面：导管弓长轴切面、3VT 切面、五腔心切面和四腔心切面（图 13.11）。主动脉长轴切面是通过沿 y 轴的附加旋转获得的（图 13.12）。在一项 50 例正常胎儿的初步研究中，在 98% 时间里都能同时显示所有切面[55]。

STAR 技术

STAR 技术（简易靶动脉渲染法）也是一种使用 OmniView 技术从包含四腔心切面的原始容积中同时显示胎儿心脏流出道和室间隔的技术（如图 13.13 所示）。

容积扫描自动生成胎儿超声心动图切面

从容积数据集合获得标准切面的最新方法被称为“自动超声扫描术”[1-2]。在该方法中，超声成像仪先以四腔心切面作为参考平面采集容积数据，再自动显示用于胎儿心脏检查的标准切面。对标准切面图与四腔心切面的空间关系[1-2]，以及胎儿心脏结构随胎龄变化规律[28]进行研究，为此类方法的发展奠定了基础。在第一项对该方法进行验证的研究中，Abuhamad 等[56]对 72 例孕龄在 18~23 周的胎儿进行胸部三维静态容积的采集，软件自动提取左室流出道、右室流出道和上腹部切面，成功率分别是 94.4%、91.7% 和 97.2%。

最近，一种新开发的胎儿心脏超声智能导航技术（FINE）可用于显示 9 个超声心动图诊断用切面（四腔心切面、五腔心切面、左室流出道、大血管短轴切面 / 右室流出道切面、三血管气管切面、上腹部切面、导管弓切面、主动脉弓切面和上下腔切面）[57]。该技术以胎儿胸部轴向断面上 7 个可见的解剖结构作为辨识标志：①胃泡平面的主动脉；②四腔心平面的主动脉；③心脏十字交叉；④右心房壁；⑤肺动脉瓣；⑥上腔静脉横断面；⑦主动脉横弓。一项包含 50 个容积数据集的初步研究表明：获取这 9 个切面时，导管弓切面成功率最低，为 78%；上腹部切面的成功率最高，为 100%。再辅以虚拟智能超声助手（VIS-Assistance），对 9 个切面中任一切面自动实施超声导航，每个切面采用特定的基准点和顺序动作优化，可将 3VT 切面的显示率提高到 98%，其余切面的显示率可提高至 100%。这项技术随后在两项大型前瞻性

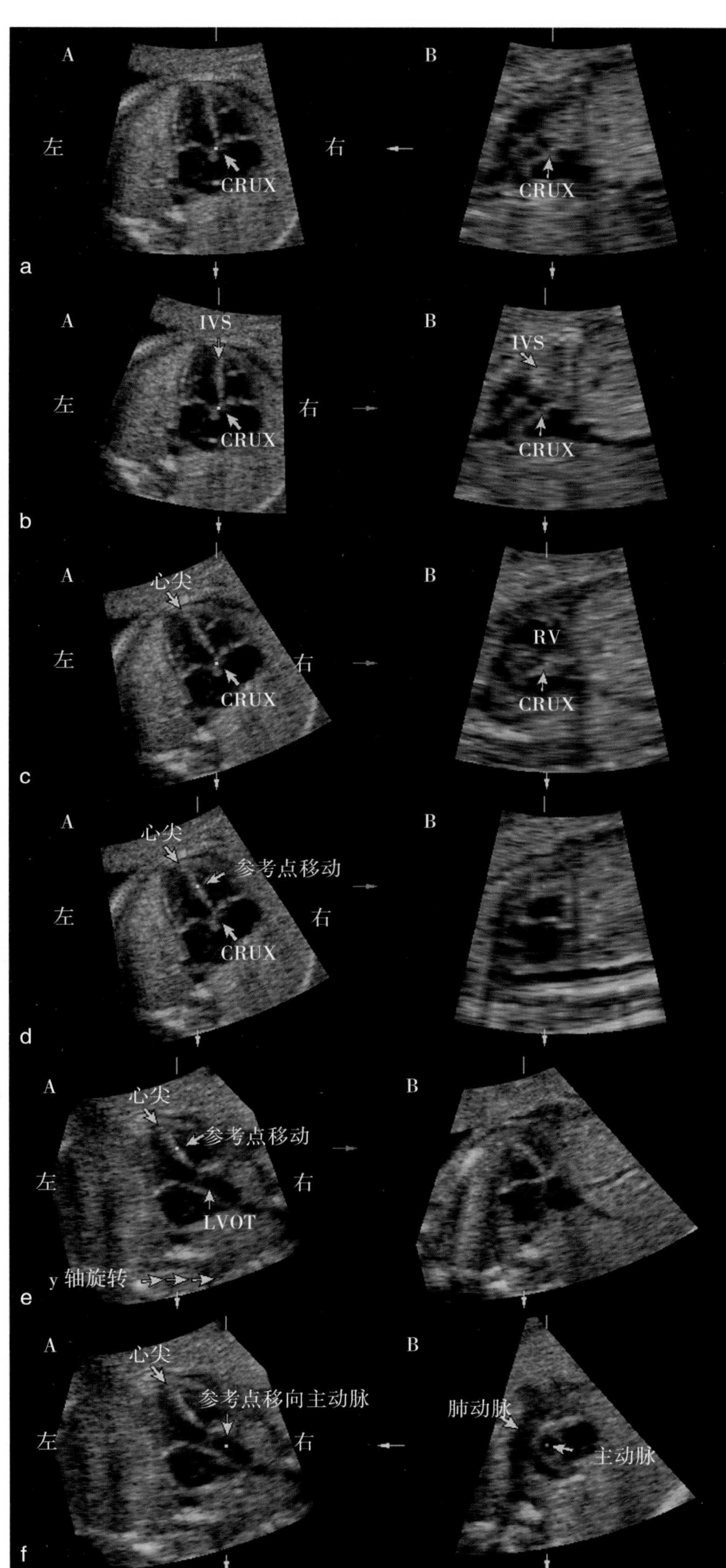

图 13.7 应用时间 – 空间相关成像（STIC）技术采集容积数据，系统地观察左右室流出道。仅显示 A 平面（横切面，采集起始切面）和 B 平面（矢状切面）。a. 该技术首先要将胎儿左心定位于图像左边，右心定位于图像右侧，如有需要可绕 y 轴旋转容积数据。在横断面和矢状面上，参考点置于心脏十字。b. 绕 z 轴转动容积数据集直到获得完美心尖四腔心切面。c. 再绕 z 轴顺时针转动容积集直到心尖和探头之间角度接近 30°~40°。d. 关键步骤是将参考点放在室间隔上，心尖到心脏十字的中点。这样锚定的 3 个正交平面在旋转时，将显示左室流出道。e. 绕 y 轴旋转容积数据，便可显现室间隔，观察其与主动脉前壁之间延续性以及二尖瓣前叶与主动脉后壁的延续性。f. 一旦参考点移动到主动脉瓣上，在矢状面上显示右室流出道的短轴前面。CRUX= 心脏十字；IVS= 室间隔；LVOT= 左室流出道；RV= 右心室。经许可，引自 Gonçalves LF, et al. Ultrasound Obstet Gynecol, 2006,27(3):336–348[41]

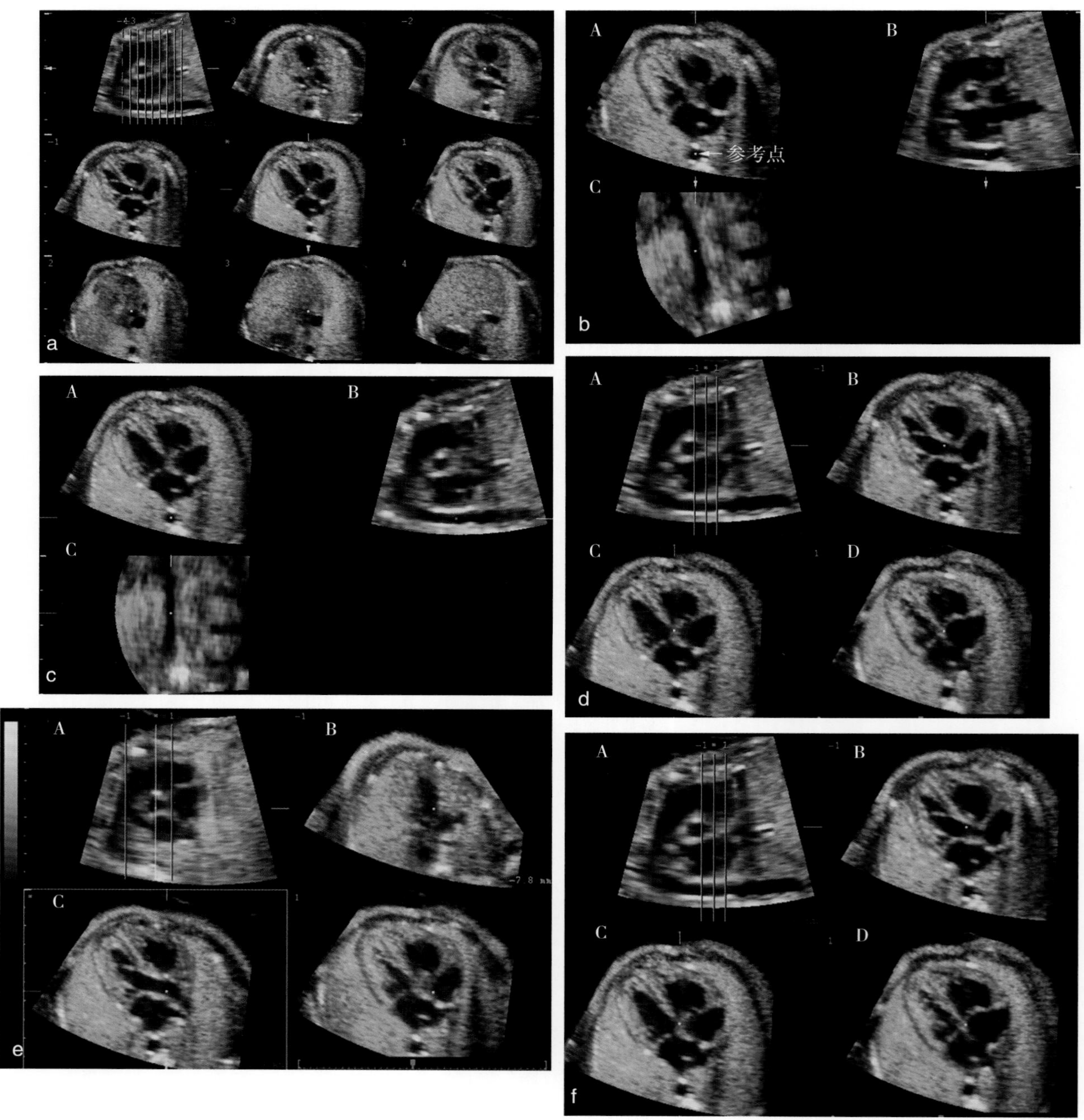

图 13.8 a. 左上角为概览图。平行线确定了与概览图正交的 8 个切面位置。b. 只显示 3 幅正交图像，调节容积数据集使 A 区显示四腔心切面，与其垂直的切面上看到胎儿主动脉位于心脏中心。参考点置于主动脉，C 区可显示降主动脉的冠状切面。c. 如有需要可旋转 C 区图像使主动脉垂直显示，则 B 区就能看到导管弓的纵切面。d. 使用“Slices”选项，仅选 3 个切面，包括通过参考点的切面（在软件上用星号标记）及两侧切面，左边切面标为“−1”，右边为“+1”。使用 4 幅“显示格式”可放大观察这些图像。e. 在 A 区，移动图像直到参考点位于主动脉的中心。选择“调节”选项将“−1”平面与导管弓对齐，“+1”平面与主动脉外侧缘对齐。这样可以同步显示 A 区的导管弓、B 区的三血管气管切面、C 区的五腔心切面和 D 区的四腔心切面。f. 在选项栏上选择“Rotation Y”，在 y 轴滚动旋转五腔心切面直到左室流出道切面在 B 区显示。这样就可以同步显示 A 区主动脉短轴、B 区三血管气管切面、C 区左室流出道长轴切面、D 区四腔心切面。经许可，引自 Espinoza J, et al. J Ultrasound Med, 2006, 25(8):947−956[53]

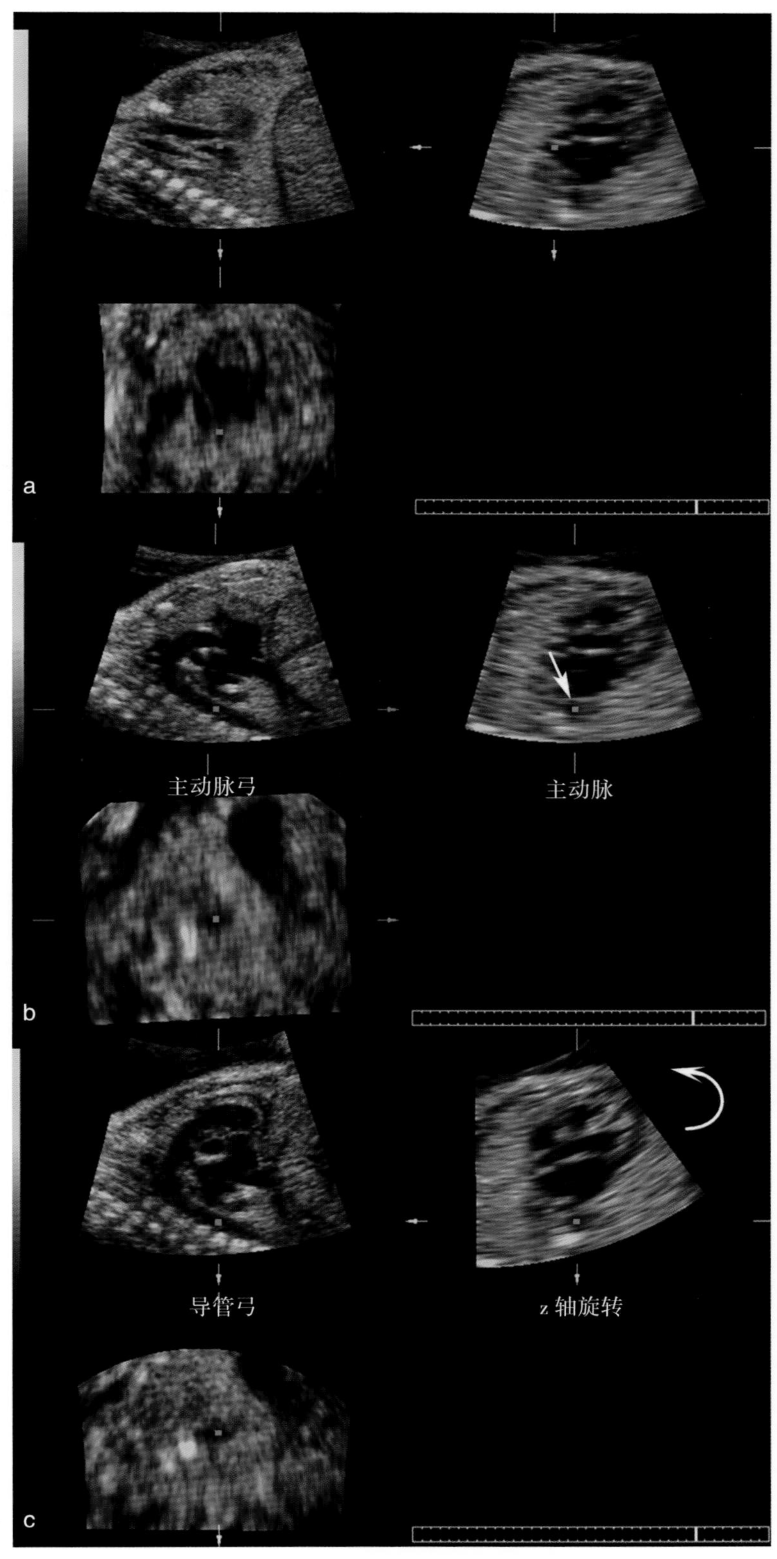

图 13.9 主动脉弓和导管弓三维多平面切割。a. 在起始采集平面（矢状）对胎儿胸部三维多平面成像。b. 参考点放在右上区主动脉腔内（白色箭头）。在左上区得到的图像是主动脉矢状切面。绕 y 轴微调这幅图显示主动脉弓。c. 右上区图像绕 z 轴（弯曲箭头）逆时针旋转，就能显示动脉导管弓。图 3 经许可，引自 from Gonçalves LF, et al. Am J Obstet Gynecol, 2003,189(6):1792－1802[18]

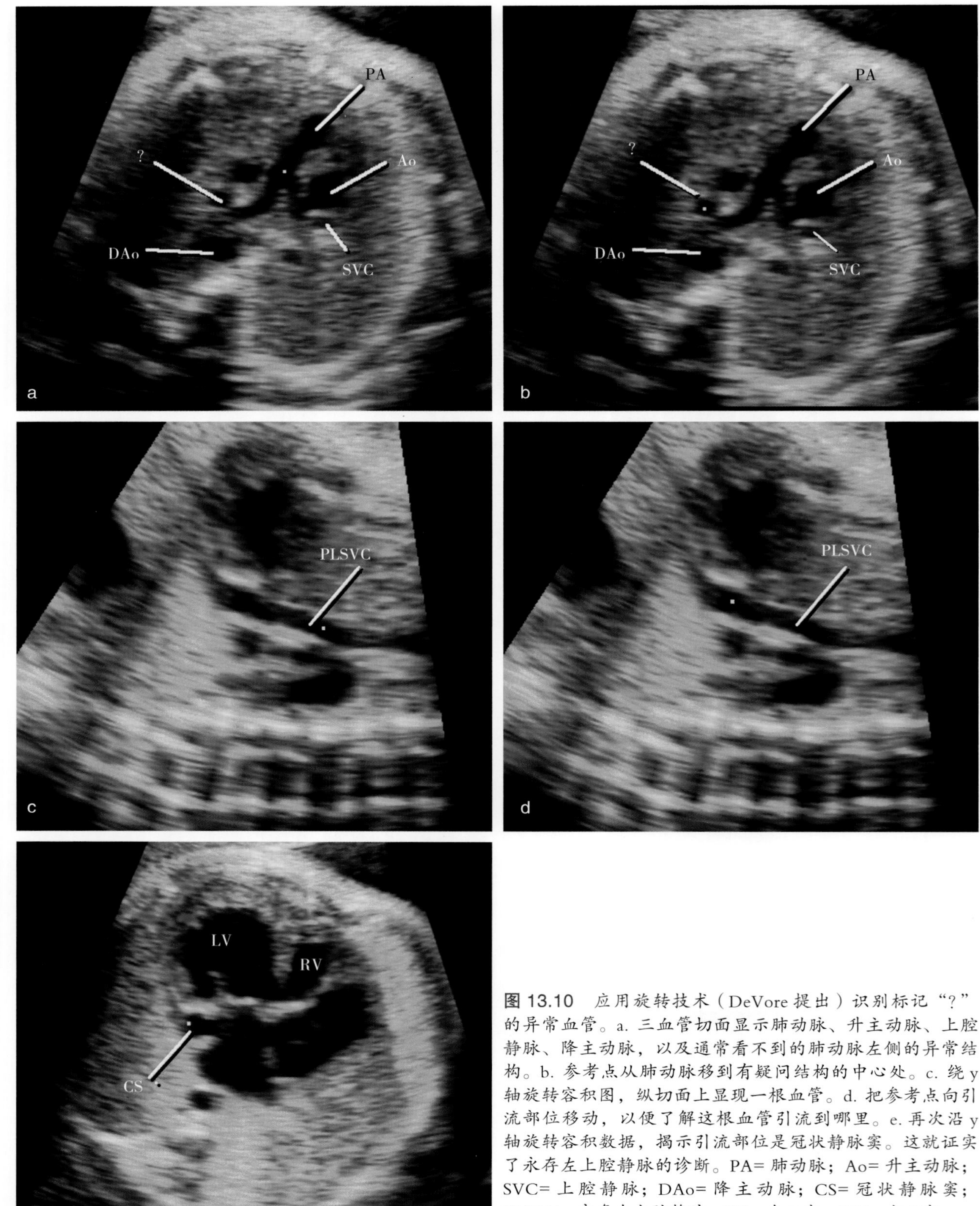

图 13.10 应用旋转技术（DeVore 提出）识别标记“?”的异常血管。a. 三血管切面显示肺动脉、升主动脉、上腔静脉、降主动脉，以及通常看不到的肺动脉左侧的异常结构。b. 参考点从肺动脉移到有疑问结构的中心处。c. 绕 y 轴旋转容积图，纵切面上显现一根血管。d. 把参考点向引流部位移动，以便了解这根血管引流到哪里。e. 再次沿 y 轴旋转容积数据，揭示引流部位是冠状静脉窦。这就证实了永存左上腔静脉的诊断。PA= 肺动脉；Ao= 升主动脉；SVC= 上腔静脉；DAo= 降主动脉；CS= 冠状静脉窦；PLSVC= 永存左上腔静脉；LV= 左心室；RV= 右心室

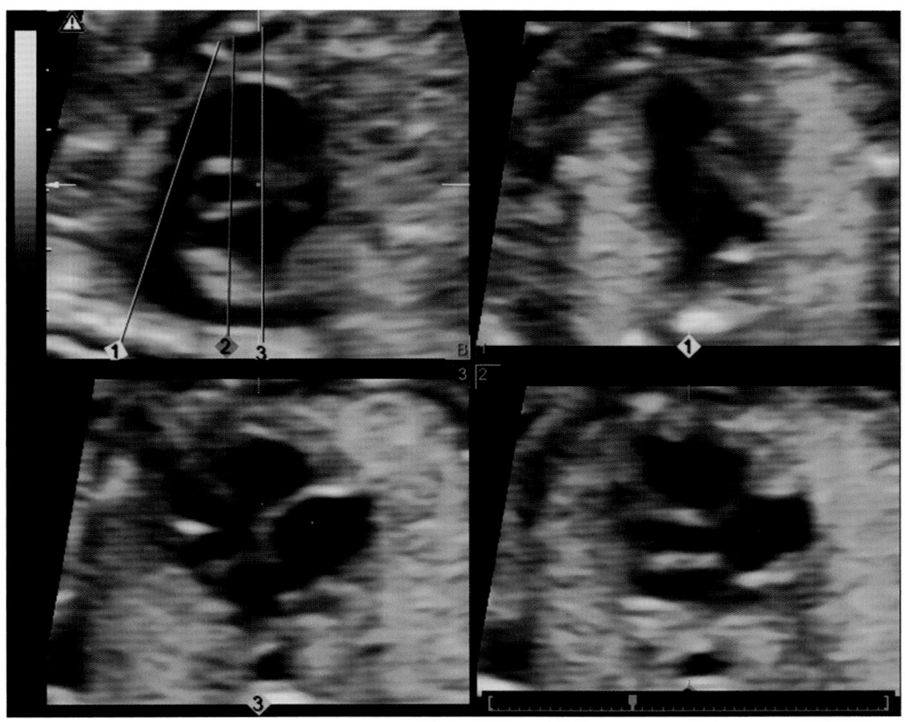

图 13.11 在 4DView 软件上使用自由解剖切面技术，可以同时显示导管弓切面（B 区）、三血管气管切面（1）、五腔心切面（2）和四腔心切面（3）。在 B 区导管弓矢状面上，手动划出经过导管弓的黄线、经过主动脉根部的紫线及经过心底部的蓝线，就能获得这些切面

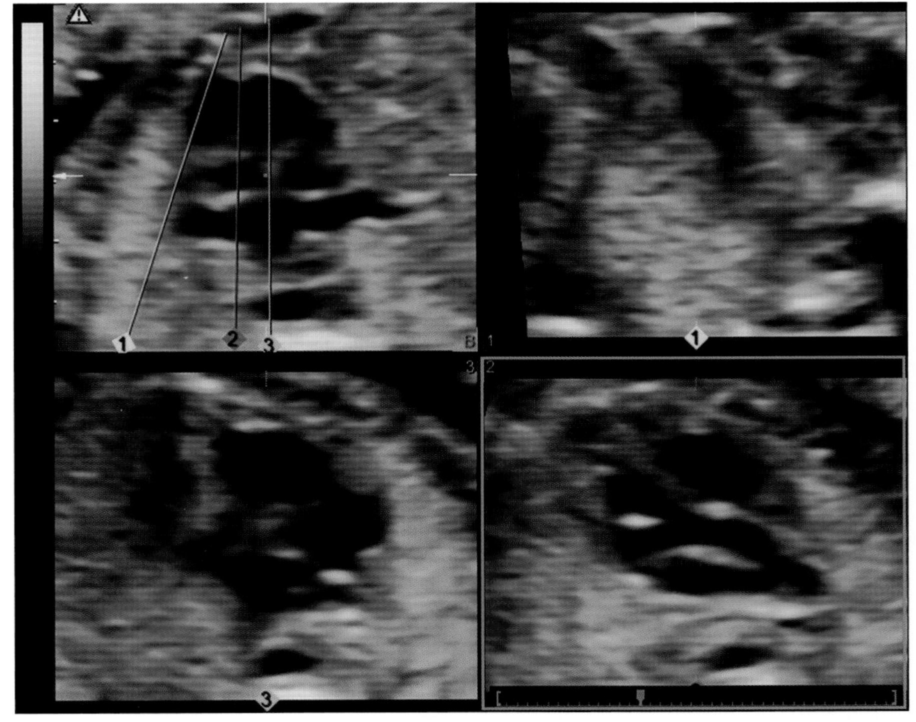

图 13.12 在图 13.9 上的原始位置绕 y 轴旋转容积图，便可看到左室流出道（2 区，亮绿线）

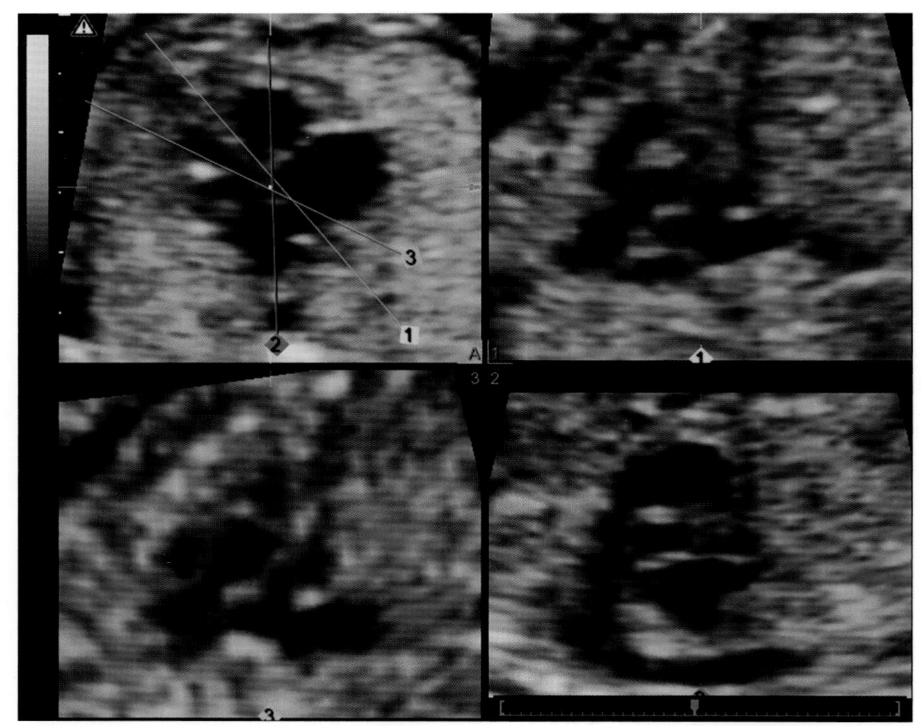

图 13.13 简易靶血管渲染（STAR）技术从四腔心切面（A 区）提取出室间隔矢状面（黄线，1 区）、导管弓切面（紫线，2 区）和左室流出道切面（蓝线，3 区）

研究中得到验证。第一项研究的 STIC 容积数据采集自 207 例接受超声检查的孕妇，其中 72.5%（150/207）的患者容积数据质量较好，可用于诊断。在 98%~100% 的病例中，9 个诊断性切面均可通过使用 FINE 和（或）结合 VIS-Assistance 来获得 [58]。第二项研究包括 246 例孕妇，使用 FINE 和（或）结合 VIS-Assistance，96%~100% 病例均获得 9 个诊断性切面 [59]。

渲染技术在心内结构和瓣膜可视化的应用

渲染技术可用于心内结构的可视化，以获得检查区域的深入透视。渲染技术也可用于优化心肌边缘，提升间隔及瓣膜的对比度，或对感兴趣结构进行实时四维成像。

在图 13.14 中，对房室瓣进行了厚层渲染，在心室面可看到瓣叶结构，犹如检查者在心室腔观察一样 [9,36]。同样可以选择从心房侧观察瓣膜的渲染图。Yagel 等 [60] 对 136 例妊娠 21~26 周的正常胎儿进行了研究，93% 的胎儿均能获得一致的渲染图。在 35 例异常病例的研究中，有 5 例通过这种渲染图得到了更多的附加诊断信息，即看到大血管与房室瓣的相对位置以及半月瓣的外观。图 13.15 所示为正常胎儿、完全性房室间隔缺损和三尖瓣发育不良合并肺动脉闭锁胎儿的房室瓣表面重建图。

在图 13.16 中，我们用反转模式进行厚层渲染，强调在 Ebstein 畸形中三尖瓣异常的附着位置 [22]。据报道这项技术有助于描述先天性左心室室壁瘤室壁运动减弱的特征 [61]。图 13.17 为 1 例法洛四联症合并肺动脉瓣缺如综合征病例，厚层渲染显示主动脉骑跨。图 13.18 显示了肺动脉瓣水平的狭窄及窄后扩张，而且通过特定视角的渲染，可观察到深部扩张的左肺动脉横断面。这是肺动脉瓣缺如综合征伴法洛四联症的常见表现。图 13.19 展示了 Yagel 等使用矢状切面观察房室间隔的渲染图 [60]。这类图像可以为房室间隔缺损提供进一步的证据。

渲染技术在大血管可视化的应用

有多种渲染算法已用于显示观察空间三维结构、大血管空间关系和静脉回流。这些图像可通过对彩色多普勒 [21,24,33-35]、能量多普勒 [21,24,62] 或 B-flow 等模式采集而来的容积数据进行渲染而得到 [22,63-64]，也可以通过灰阶容积数据进行反转模式渲染获得 [22,27,37,65]。观察发自心室腔的主动脉和肺动脉呈十字交叉的最好方法是横向扫描胎儿胸腔采集容积数据集。当观察目标为主动脉弓和导管弓时，优先选用矢状切面的采集。

图 13.20 所展示的就是观察发自心室腔的大血管正常呈十字交叉的常用技术，所有图像均以四腔心切面作为容积数据采集的起始切面。因为可重复性的缘由，必要时通过围绕 y 轴或 z 轴旋转容积数据集改变心脏在屏幕上的方位，直到显示心尖四腔心切面，并使心脏左侧显示在屏幕的左边。下一步，在 B 平面选定和调整渲染区，使感兴趣区域包括整个心脏（在此例图像中，感兴趣区域范围为从心

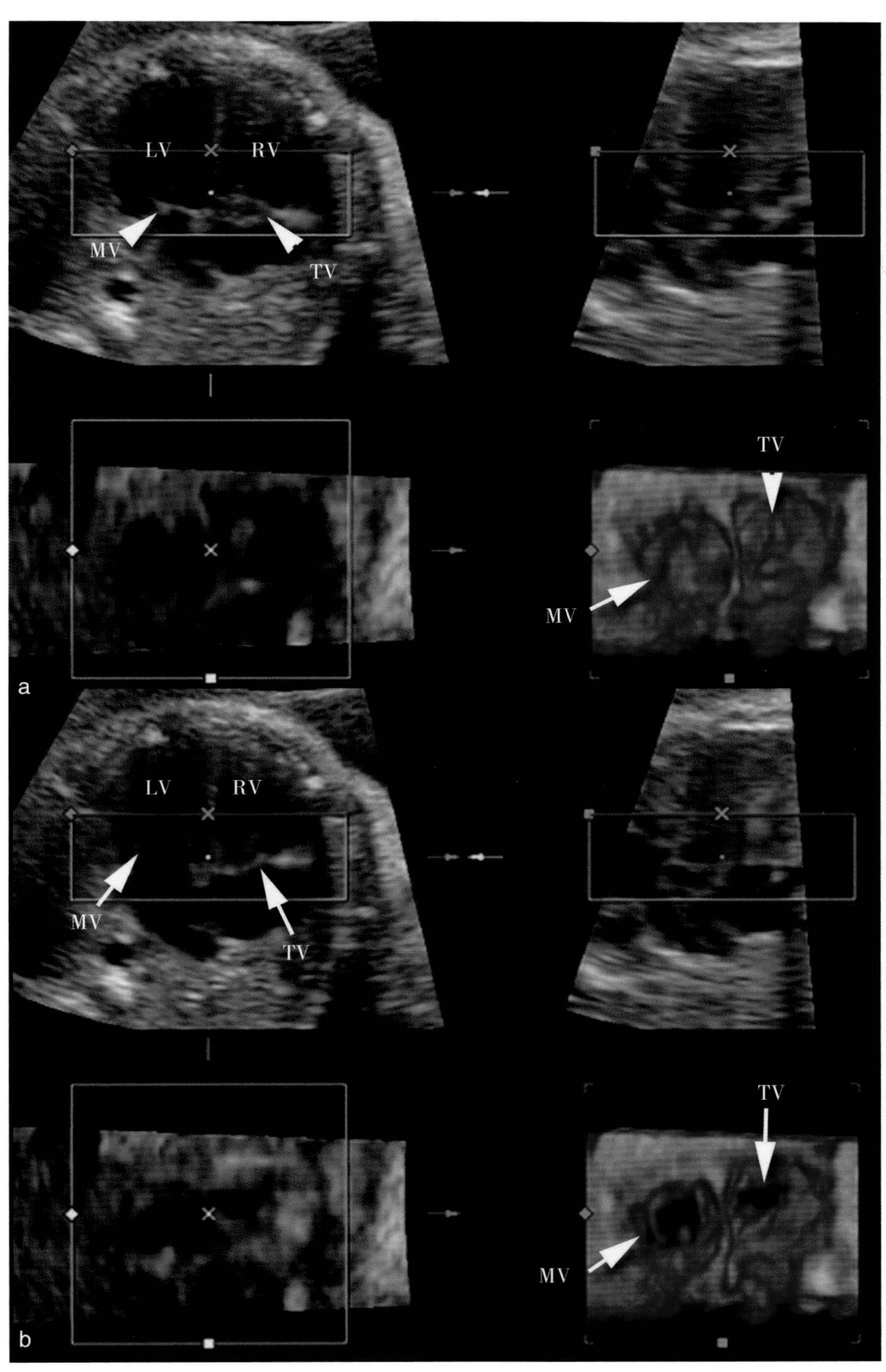

图 13.14 正常胎儿房室瓣收缩期（a）和舒张期（b）厚层渲染图。获得右下角渲染图的关键是感兴趣区的位置和大小，要设置感兴趣区的大小仅包含房室瓣。绿线表示视角的方向，也就是计算机软件沿投影路径将体素转化为像素信息并显示在二维屏幕上的方向。这种情况下，绿线表明从心室腔方向观察房室瓣。渲染效果采用 60% 的梯度光和 40% 的表面模式进行混合渲染而得。LV= 左心室；MV= 二尖瓣；RV= 右心室；TV= 三尖瓣。经许可，引自 Gonçalves LF, et al. Ultrasound Obstet Gynecol, 2006,27(3):336−348[41]

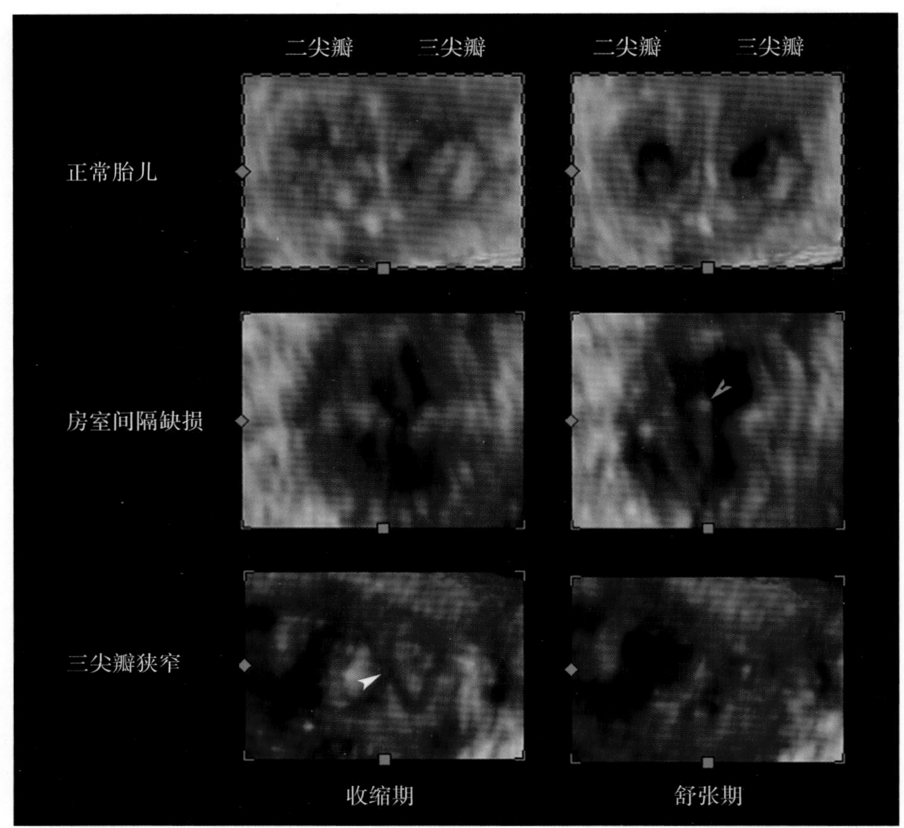

图 13.15 3 例房室瓣三维表面渲染图的比较：正常胎儿（上图）、房室间隔缺损（中图）和三尖瓣狭窄（下图）。房室间隔缺损胎儿的图中央高回声亮点（绿色箭头，舒张期）是从心室腔看到的继发房间隔。在三尖瓣狭窄合并室间隔缺损的渲染图中可见三尖瓣瓣叶发育不良且舒张期开放明显受限，收缩期室间隔连续中断（白色箭头）。经许可，引自 Gonçalves LF, et al. Am J Obstet Gynecol, 2003,189(6):1792−1802[18]

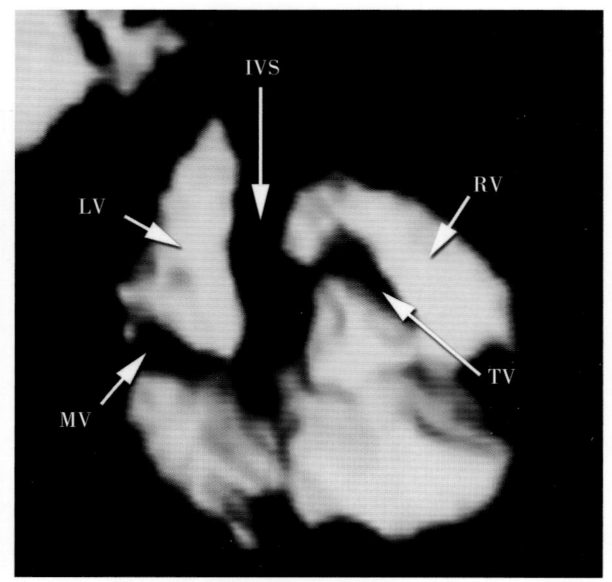

图 13.16 用反转模式厚层渲染技术显示 Ebstein 畸形胎儿的房室瓣。这种显示模式使心肌和房室瓣存在强烈的对比。注意三尖瓣隔瓣附着点靠近心尖，功能右心室明显变小。IVS= 室间隔；LV= 左心室；MV= 二尖瓣；RV= 右心室；TV= 三尖瓣。经许可，引自 Gonçalves LF, et al. Ultrasound Obstet Gynecol, 2006,27(3):336−348[41]

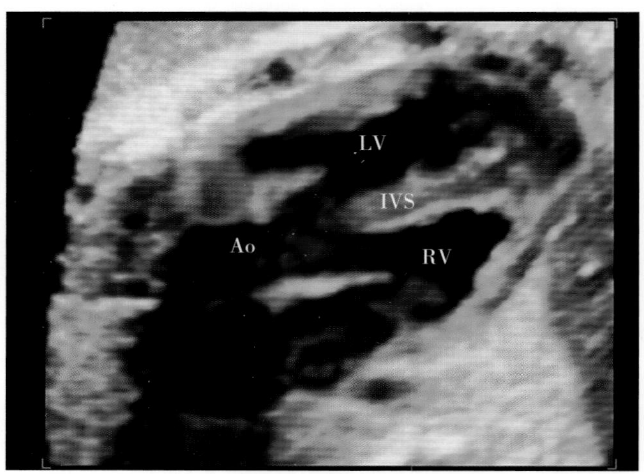

图 13.17 1 例法洛四联症合并肺动脉瓣缺如胎儿厚层渲染图，显示主动脉骑跨于室间隔上。渲染采用“梯度光”模式。LV= 左心室；RV= 右心室；Ao= 主动脉；IVS= 室间隔。经许可，引自 Gonçalves LF, et al. Ultrasound Obstet Gynecol, 2006,27(3):336−348[41]

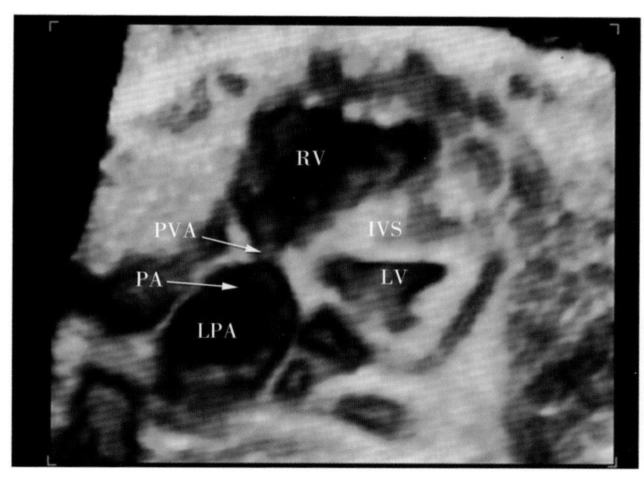

图 13.18 1 例法洛四联症合并肺动脉瓣缺如胎儿厚层渲染图，显示右心室和肺动脉。图中可见狭窄的肺动脉瓣环、狭窄后扩张的肺动脉以及扩张的左肺动脉的环形横断面。用于渲染的算法是“梯度光”模式。RV= 右心室；LV= 左心室；PA= 肺动脉；PVA= 肺动脉瓣环；LPA= 左肺动脉；IVS= 室间隔。经许可，引自 Gonçalves LF, et al. Ultrasound Obstet Gynecol, 2006,27(3):336−348[41]

底部的膈肌到接近颈部的大血管）。为了观察发自心脏的大血管，使用者需设置观察角度，将心脏从大血管投影至心底部。图中 B 平面作为参考平面，观察方向设为从左向右。渲染图显示在 D 区。图 13.21 通过在彩色多普勒（图 13.21a）、能量多普勒（图 13.21b）、反转模式（图 13.21c）和 B-flow（图 13.21d）等成像模式下采集的容积数据集进行渲染，得到的各种渲染图均显示正常肺动脉与主动脉呈十字交叉。图 13.22 演示了如何应用这项技术诊断大血管转位 [66]。

反转模式与 B-flow

1996 年 Nelson 等 [37] 率先提出灰阶容积像素反转技术，以从心脏结构中呈现血池影像。近年来，这个成像原理被集成到商业超声设备中，被称为反转模式。在反转模式中，无回声的结构像心腔、血管腔、胃、胆囊、肾盂和膀胱显示为有回声的图像，原来有回声（如骨骼）的结构在反转后显示为无回声。这项技术也需要通过后处理调节的手段来改善图像质量，包括校正伽马曲线去优化对比分辨率、灰阶阈值及透明度。检查者仅从灰阶容积数据集合就能获取心血管结构的渲染图像，而无需彩色多普勒、能量多普勒和 B-flow 成像（图 13.23）。图 13.24 为该技术适用范围的一个例子，为下腔静脉离断伴奇静脉连接的三维渲染图 [27]。

B-flow 技术是把来自血管的微弱血流反射信号进行数字化增强，同时抑制周围组织的强信号 [63,67]。该技术不利用多普勒效应检测血流，因而没有角度依赖性，也不像彩色多普勒那样受到帧频的影响 [67]。由于 B-flow 的高灵敏度和对血流角度的独立性，其在观察大血管和心脏静脉回流方面的优势可能超过彩色或能量多普勒成像，同时对诸如冠状动脉 [68] 这样的小血管和室间隔缺损型肺动脉闭锁时主肺动脉侧支血流都有很好的显示作用。在图 13.25 中，用 B-flow 成像和梯度算法对采集的容积数据进行渲染，能够显示正常胎儿主动脉弓和导管弓。

局限性

影响常规二维超声图像质量的因素都可能会影响到 STIC 容积数据的采集质量。这些因素包括小孕龄、胎位不适合（成像）和孕妇肥胖。采集时胎儿运动和胎心率的突然变化（例如胎儿心律失常）等因素也会影响这项技术，此时采集信息会导致无法精确重建运动的心脏结构而发生错位 [18]。我们在检查 1 例大动脉转位胎儿时观察到了这样的伪影，并在四维容积图像分析时将其错误地解读成右心室双出口。在本例中，这是由于采集期间明显的胎儿运动造成流出道连接位置偏移的伪影，被误认为是发自右心室 [69]。所以，我们提醒在容积成像中首次观察到的缺损（例如，骑跨的室间隔缺损、法洛四联症、右心室双出口、动脉干、肺动脉闭锁合并室间隔缺损），应怀疑是运动伪影引起的结构错位，在最终诊断前应进一步通过常规二维超声进行确认。

结　语

本章介绍了一项用三维和四维超声 STIC 技术检查胎儿心脏的实用方法。这项技术允许：①孕妇检查结束离开后，医生通过容积数据导航对胎儿心脏实施脱机检查分析；②以四腔心切面作为起始平面采集的容积数据集合，可以系统地观察各流出道切面；③断层技术提供了一种类似 CT 和 MRI 读片方式来检查胎儿心脏的方法；④对心血管结构进行三维和四维渲染，有利于观察正常胎儿和 CHD 胎儿的心脏与大血管结构关系、大小、流出道的走行等。特别是通过三维和四维的渲染得到的大血管模型，在过去只能通过尸检时硅胶灌注才能得到心血管系统病理模型。对胎儿超声心动图专家而言，这些技术为胎儿心脏二维超声检查提供了重要的辅助诊断工具。

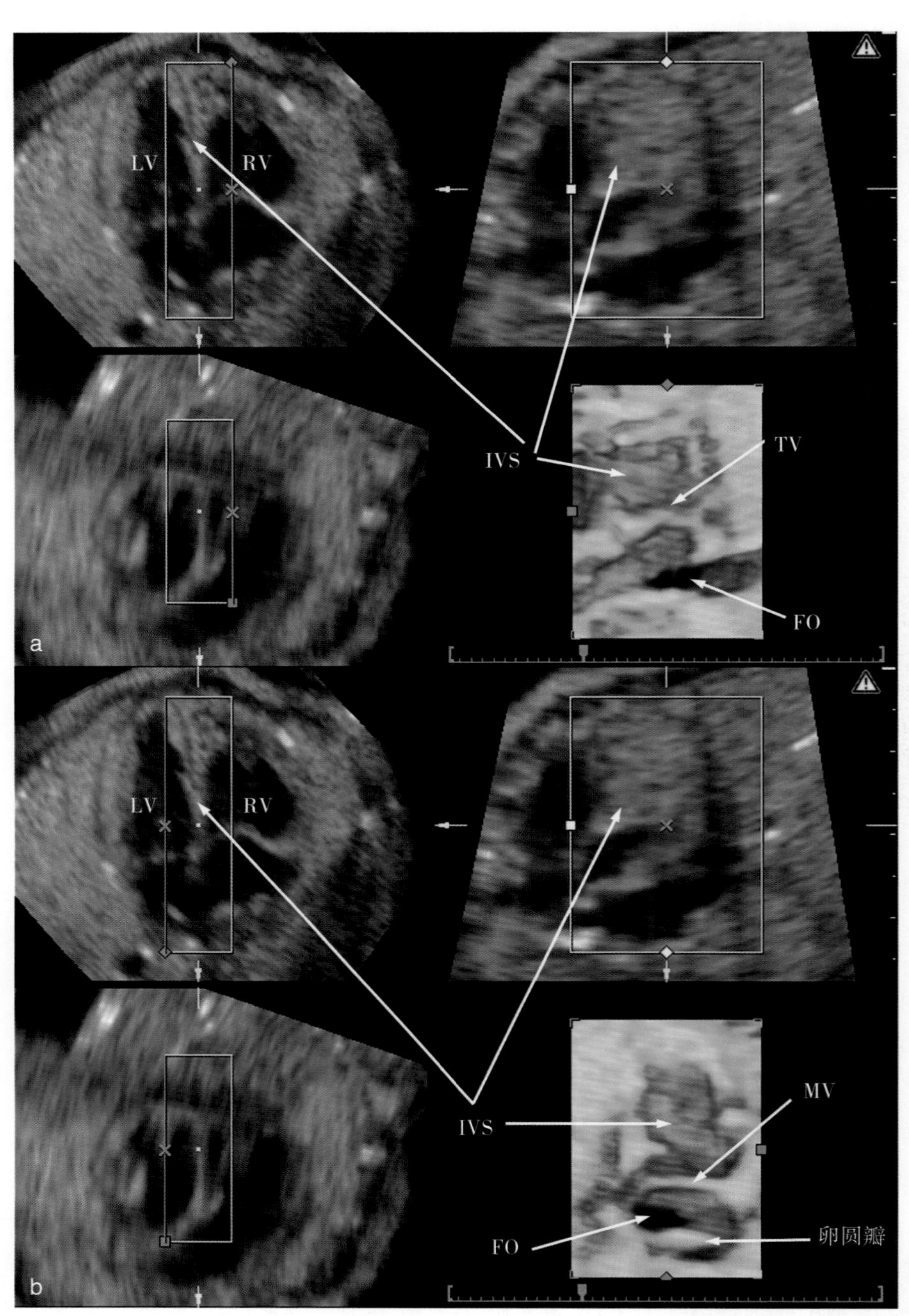

图 13.19 室间隔渲染图。a. 从右心室侧（绿线）观察室间隔。b. 从左心室侧观察室间隔。FO= 卵圆孔；MV= 二尖瓣；TV= 三尖瓣；RV= 右心室；LV= 左心室；IVS= 室间隔

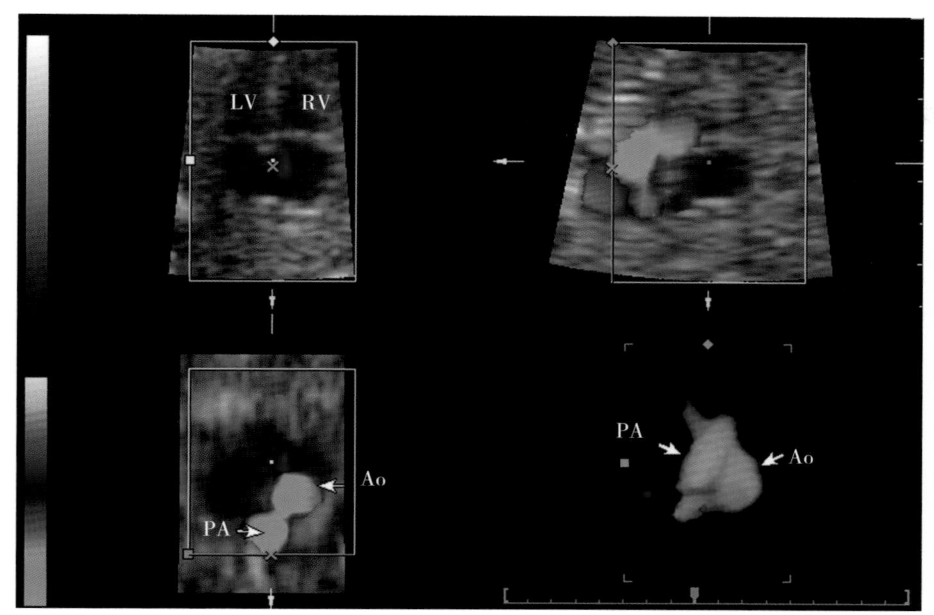

图 13.20 应用彩色多普勒技术的流出道血流渲染图。调节渲染框使其包含心脏和大血管。渲染图的观察方向是从前（肺动脉）向后（主动脉和心室腔）观察。同样的技术可以用于能量多普勒和 B-flow 成像的容积采集，也可以用 B- 模式采集容积图，但使用反转模式进行渲染。Ao= 主动脉；LV= 左心室；PA= 肺动脉；RV= 右心室。经许可，引自 Gonçalves LF, et al. Ultrasound Obstet Gynecol, 2006,27(3):336−348[41]

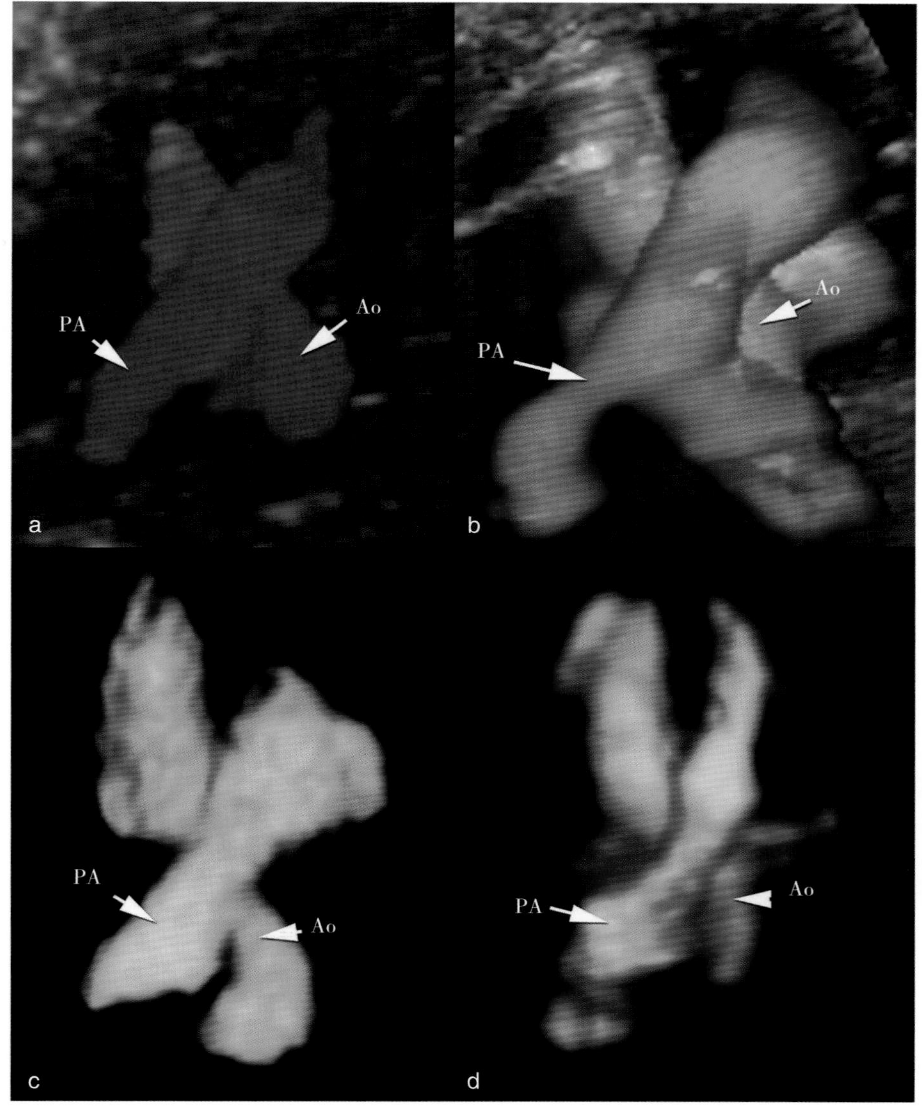

图 13.21 主动脉、肺动脉发自心室腔形成十字交叉。肺动脉通常在主动脉前方通过。此图是采用与图 13.15 中所描述的相同技术完成的。容积数据集通过彩色多普勒血流（a）、能量多普勒（b）、灰阶（用反转模式渲染，c）及 B-flow（d）成像模式采集。PA= 肺动脉；Ao= 主动脉。经许可，引自 Gonçalves LF, et al. Ultrasound Obstet Gynecol, 2006,27(3):336−348[41]

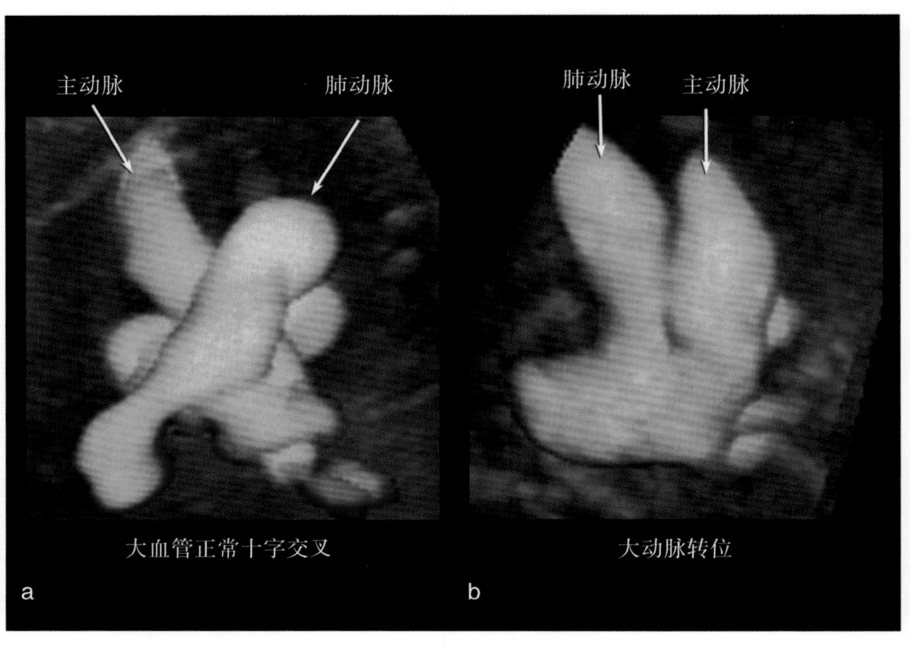

图 13.22 正常胎儿（a）与大动脉转位（b）胎儿心脏容积数据的渲染图。扫查胎儿胸部横切面，用能量多普勒四维超声时间－空间相关成像（STIC）技术采集容积图。正常胎儿能看到大血管的十字交叉，大血管转位胎儿发自心室的血管是平行的。该容积渲染采用了图 13.15 中使用的技术。经许可，引自 Gonçalves LF, et al. J Ultrasound Med, 2004,23(9):1225−1231[66]

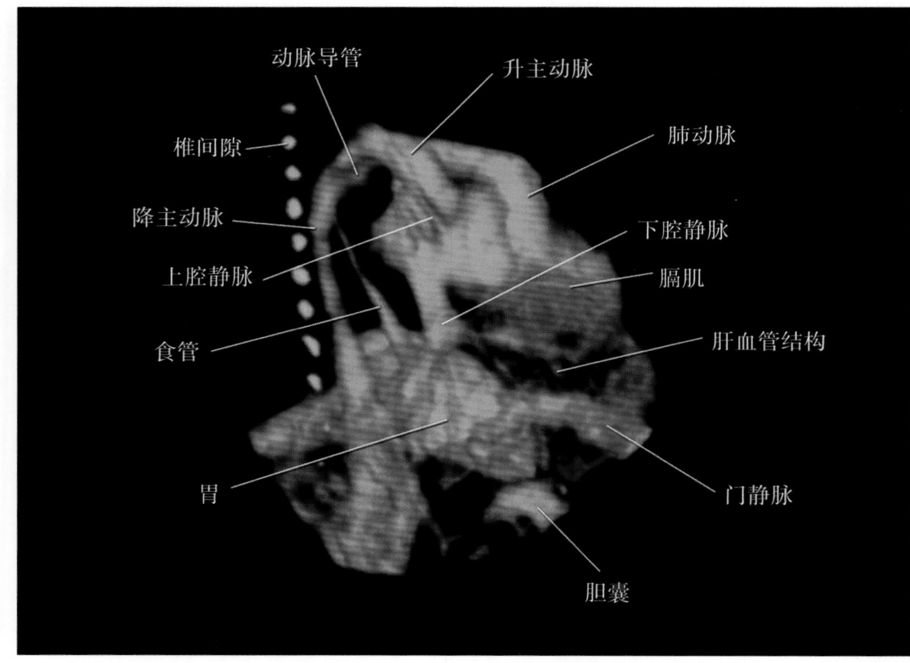

图 13.23 使用反转模式重建的主动脉弓和导管弓“数字铸形”。经许可，引自 Gonçalves LF, et al. Ultrasound Obstet Gynecol, 2004,24(6):696−698[65]

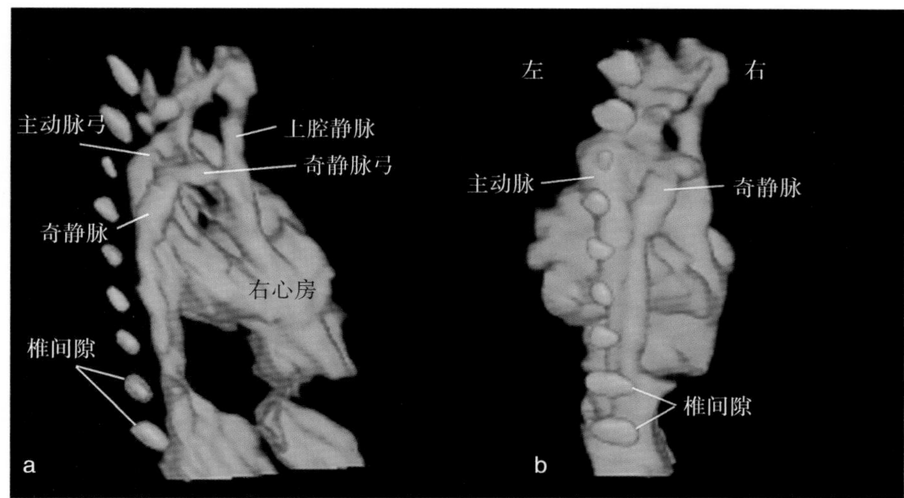

图 13.24 1例下腔静脉离断并奇静脉连接伴脐膨出的胎儿，用反转模式渲染的心脏三维图。a. 心脏右侧观显示奇静脉弓在汇入右心房前与上腔静脉相连接。b. 心脏后方观显示扩张的奇静脉位于主动脉右侧。奇静脉弓在连接到上腔静脉之前，与主动脉弓形成Y形结构。经许可，引自 Gonçalves LF, et al. Ultrasound in Obstet Gynecol, 2004,24(6):696−698[65]

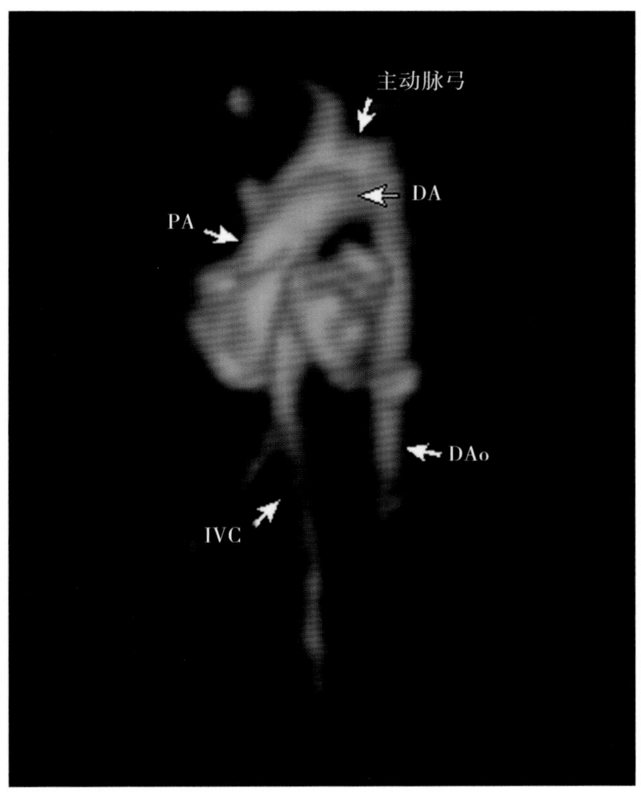

图 13.25 基于B-flow模式采集的容积数据集合的主动脉弓和导管弓渲染图，所用的采集和渲染技术与图13.15类似。DA= 动脉导管；DAo= 降主动脉；IVC= 下腔静脉；PA= 肺动脉。经许可，引自 Gonçalves LF, et al. Ultrasound Obstet Gynecol, 2006,27(3):336−348[41]

参考文献

[1] American Institute of Ultrasound in Medicine. J Ultrasound Med, 2013,32(6):1067–1082.

[2] International Society of Ultrasound in Obstetrics and Gynecology, Carvalho JS, et al. Ultrasound Obstet Gynecol, 2013, 41(3): 348–359.

[3] Chaoui R, Heling KS. Semin Fetal Neonatal Med, 2005, 10(6): 567–577.

[4] Deng J, Rodeck CH. Curr Opin Obstet Gynecol, 2006,18(2): 177–184.

[5] DeVore GR, et al. Ultrasound Obstet Gynecol, 2003, 22(4): 380–387.

[6] DeVore GR, et al. J Ultrasound Med, 1993,12(11):659–663.

[7] Allan L, et al. Ultrasound Obstet Gynecol, 2001,17(5):370–379.

[8] Carvalho JS. Heart, 2002,88(4):387–391.

[9] Hunter S, et al. Heart, 2000,84(3):294–298.

[10] Rustico MA, et al. Ultrasound Obstet Gynecol, 2000, 16(7): 614–619.

[11] Tegnander E, Eik-Nes SH. Ultrasound Obstet Gynecol, 2006, 28(1):8–14.

[12] Wong SF, et al. Ultrasound Obstet Gynecol, 2003,21(1):19–25.

[13] Bonnet D, et al. Circulation, 1999,99(7):916–918.

[14] Calderon J, et al. J Pediatr, 2012,161(1):94–99.

[15] Tworetzky W, et al. Circulation, 2001,103(9):1269–1273.

[16] Mahle WT, et al. Pediatrics, 2001,107(6):1277–1282.

[17] Tzifa A, et al. Arch Dis Child Fetal Neonatal Ed, 2007,92(3): F199–203.

[18] Gonçalves LF, et al. Am J Obstet Gynecol, 2003, 189(6): 1792–802.

[19] Viñals F, et al. Ultrasound Obstet Gynecol, 2003,22(4):388–394.

[20] DeVore GR, et al. Ultrasound Obstet Gynecol, 2004, 24(1): 72–82.

本章完整参考文献，请扫描以上二维码在线查看。若需下载，请登录 www.wpcxa.com “下载中心” 下载。

第 14 章 三维与四维胎儿超声心动图：胎儿心脏新视角

Simcha Yagel, Sarah M. Cohen, Israel Shapiro, Baruch Messing, Dan V. Valsky

引　言

近 30 年，胎儿三维和四维超声检查，特别是胎儿超声心动图应用方面取得令人瞩目的进展。最新的运动 – 门控技术可以进行实时三维和四维心脏检查，对我们理解胎儿心脏发育是否正常、多学科治疗团队协商、患儿父母咨询及专业培训等有重要贡献。三维和四维超声心动图的应用有助于普及胎儿心脏筛查，通过网络传输离线图像、数据，可使产前胎儿心脏筛查惠及偏远地区，提升当地卫生保健系统的水平。将“虚拟平面”引入胎儿心脏检查，能够帮助超声医生获得无法通过常规二维方法显示的胎儿心脏图像。毫无疑问，三维 / 四维超声可以使我们换个角度认识胎儿心脏。

三维和四维心脏检查已广泛应用于临床实践，其能否提高胎儿超声心动图的准确性已得到深入研究。本章中，我们回顾了三维和四维胎儿超声心动图采集和后处理技术，阐述其在正常、异常病例中的应用结果及价值。

三维和四维技术在胎儿心脏检查的应用

采集模式

◆ 时间 – 空间相关成像

时间 – 空间相关成像（STIC）技术是一种间接的运动 – 门控离线扫描模式 [1–5]，在第 13 章中有详细介绍。简单说就是用探头慢速单次扫描，由大量单帧二维图像构成单个三维数据集，诸次进行自动化数据采集。目标数据（VOI）采集约需 7.5~30s，扫描角度为 20°~40°（根据胎儿大小），帧频为 150fps。一个采集 10s、扫描角度 25°的数据包含 1500 张 B 型图像 [3]。采用最新电子矩阵 4D 探头进行 STIC 采集时，数据由多个子数据集构成，帧频可达 800fps。

数据采集后，应用数学算法检测收缩峰值计算出胎儿心率。将 B 型图像按其时空关系进行排列，根据其内在触发、收缩峰值来确定心动周期 [3]（图 14.1），以此重建一个可循环播放的完整心动周期影像。它像电影片段一样可以定格在心动周期任一瞬间（图 14.2）。扫描后数秒钟内就可完成重建，并对 STIC 数据进行检查，此时患者还在现场，如有需要可重复采集，然后将数据存储到超声设备、个人电脑或网络中。

采集 STIC 数据时，应结合其他应用，设置适当的采集模式 [二维灰阶血流（B-flow）成像、彩色和能量多普勒成像、组织多普勒成像、高清血流多普勒成像等] 或后期可视化处理方法 [如三维容积重建、虚拟器官计算机辅助分析（VOCAL）、反转模式、超声断层成像（TUI）等]。

◆ B-flow

B-flow 成像是一种“老”的、不依靠多普勒转换的血流成像新技术，或者说它衍生于 B 型成像技术。B-flow 拥有更快的帧频和计算机处理速度，可直接显示红细胞反射信号，避免多普勒检测中的一些限制，如信号混叠或垂直扫描时的信号丢失。血流及其周边血管均为灰度描述的实时图像，B-flow 可创建敏感的血管和心腔“数字模型”（图 14.3，视频 14.1；图 14.4，视频 14.2），也是一种测量体积的敏感工具。它无须借助彩色多普勒直接进行容积扫描，可实时显示心脏和大血管的血流状况 [6]。B-flow 联合 STIC 可提供心脏外血管实时动态血管类似造影的图像特征 [7]，这些特性使它成为胎儿超声心动图的宝贵工具。

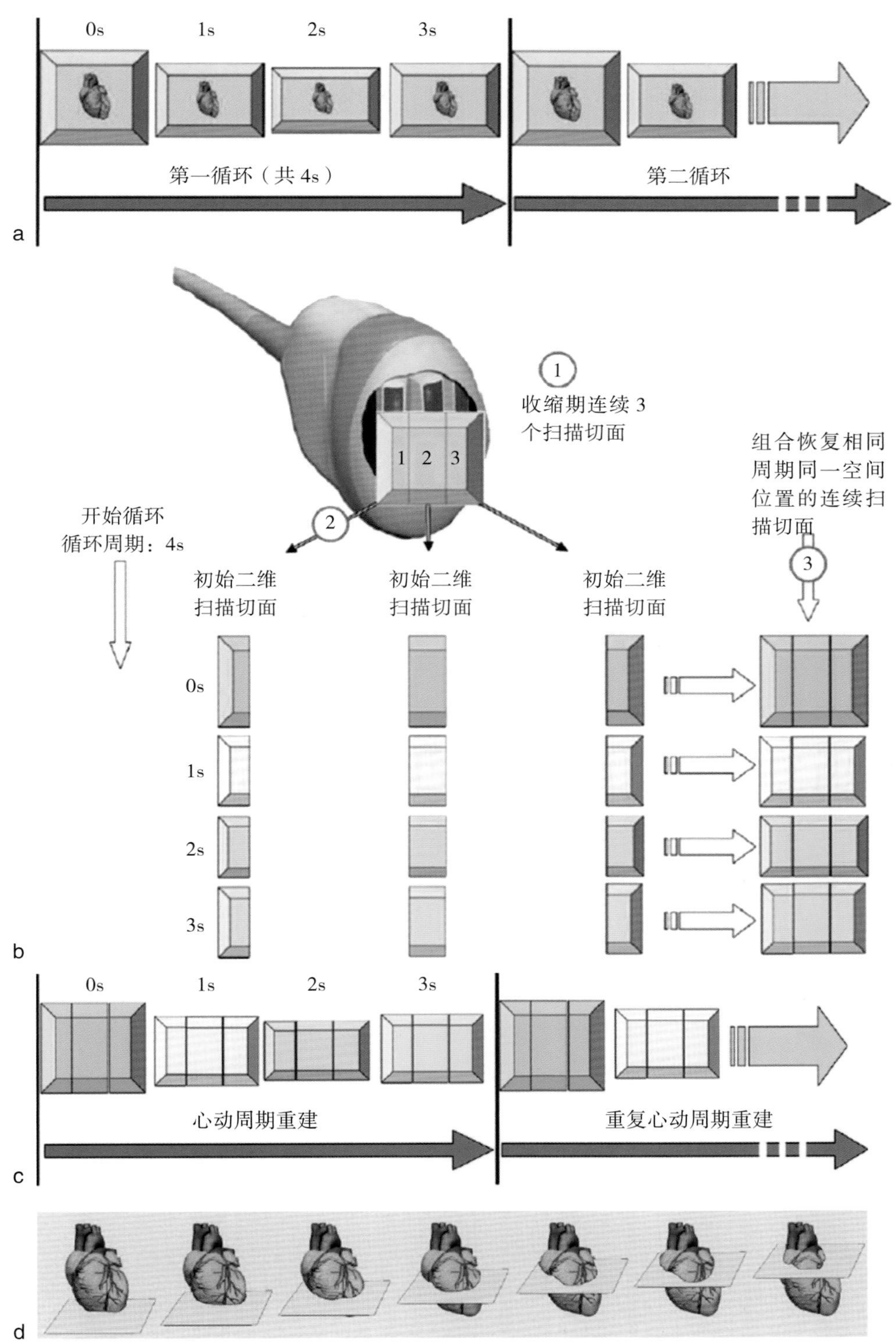

图 14.1 时间－空间相关成像（STIC）技术工作原理示意图。选择心动周期持续时间、切面数量和每个切面包含的图像帧数以简化描述。正文已经讨论了其在胎儿心脏检查的适用范围。a. 观测目标发生周期性收缩（每个周期 4s）。每个周期选 4 个节点代表 4 个观测目标。若收缩速率太快则无法完成整个目标的传统实时三维扫描。b. 每个目标进行 3 个相邻且连续的切面扫描。①实时二维超声至少实时记录 1 个完整心动周期，每个切面有多帧图像。本例中，每个切面记录 4 帧图像。②通过组织运动的同步分析软件识别出每一个心动周期的起始，并依据起始设置每帧图像的抓取时间。根据每帧图像的时段、位置，软件能够重建出目标在各个心动周期的完整三维形态。③目标形态重建源自目标部位的系列图像数据（因此，时空相关）。尽管构成目标的每帧图像抓取自不同周期，但它们在周期中相位相同（因此，时空相关）。c. 系统创建一个由周期连续数据重建组成的无限循环动画，产生 1 个类似于实时三维的电影片段，整个过程只需几秒钟。存储的重建数据可以应用本文描述的后处理技术进行分析。d. 显示单次 STIC 扫描可获得的多个心脏切面。使用小电机控制的机械扫描探头或相控阵电子矩阵探头来实现扫描角度自动改变。经许可，引自参考文献 [82]。版权归国际妇产科超声学会（ISUOG）所有，由 John Wiley 和 Sons Ltd 代表 ISUOG 批准

◆ 三维 / 四维彩色多普勒、三维能量多普勒和三维高清能量血流多普勒成像

目前彩色多普勒和能量多普勒已经广泛应用于胎儿超声心动图，一套完整的胎儿心脏检查必须包括彩色多普勒成像。将彩色或能量多普勒，以及最新高分辨率能量多普勒与静态三维非门控技术相结合，可获得有红蓝两种颜色的彩色多普勒三维容积数据，或只有一种颜色的能量多普勒三维容积数据。

联合 STIC[8] 采集，彩色多普勒成像能更有效地应用于胎儿超声心动图，如上所述可以根据彩色血流信息由容积数据重建心动周期（应用多普勒成像后期处理时需要特别小心，避免在容积旋转时误判血流方向）。它将多普勒血流与心脏舒缩运动相结合 [1]，可提供具备所有彩色血流优点的多种分析方法 [多维重建(MPR)渲染，超声断层成像(TUI)]，

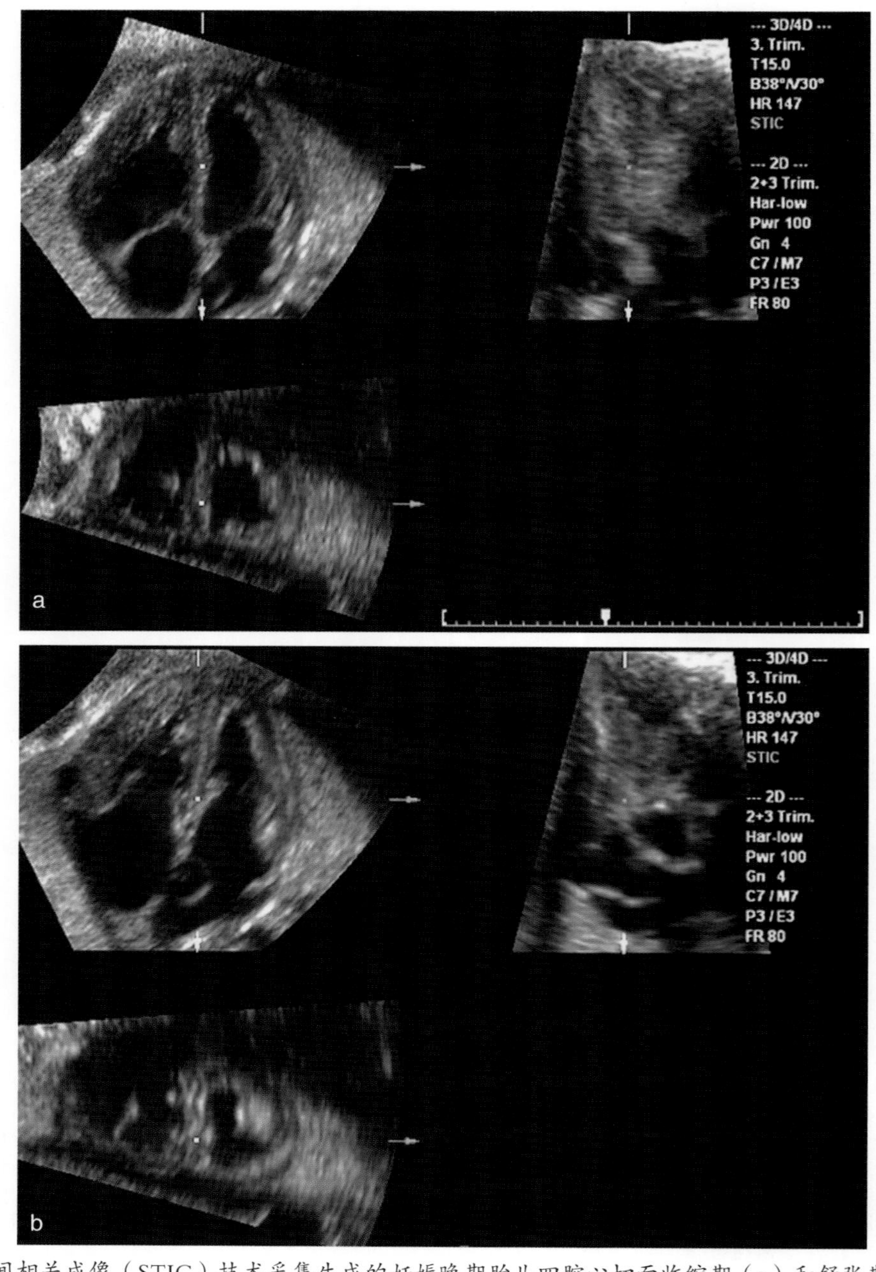

图 14.2 时间 – 空间相关成像（STIC）技术采集生成的妊娠晚期胎儿四腔心切面收缩期（a）和舒张期（b）图像。应用多维重建技术（MPR），优化四腔心切面，在 x、y 和 z 轴上选定心动周期的某个时段调整图像。导航点位于 A 平面的室间隔上，则 B 平面显示室间隔正面观，C 平面显示心室冠状切面。经许可，引自参考文献 [82]。版权归国际妇产科超声学会（ISUOG）所有，由 John Wiley 和 Sons Ltd 代表 ISUOG 批准

可以敏感地检测出心动周期中心内多普勒血流异常信号，如收缩极早期或非常短暂的轻度三尖瓣反流[9]。

三维能量多普勒（3DPD）是一种无方向依赖性、单一色彩显示的多普勒技术，能最有效地与三维静态扫描相结合[1]。3DPD 利用多普勒频移技术在 VOI 中重建血管，使之与其他容积信息相互隔离开。后期处理中采用“玻璃体”模式，屏蔽周围组织，仅显示血管以便评估。检查者可以滚动显示数据的任一平面（数据无时间特性，如联合彩色多普勒及 STIC 显示，效果更好）。3DPD 可重建胎儿胸、腹部血管树[10-11]，可避免人们仅通过系列二维平面图像抽象重建异常血管的走行，帮助理解血管病变的正常或异常解剖学、病理生理学知识[12]（图 14.5）。

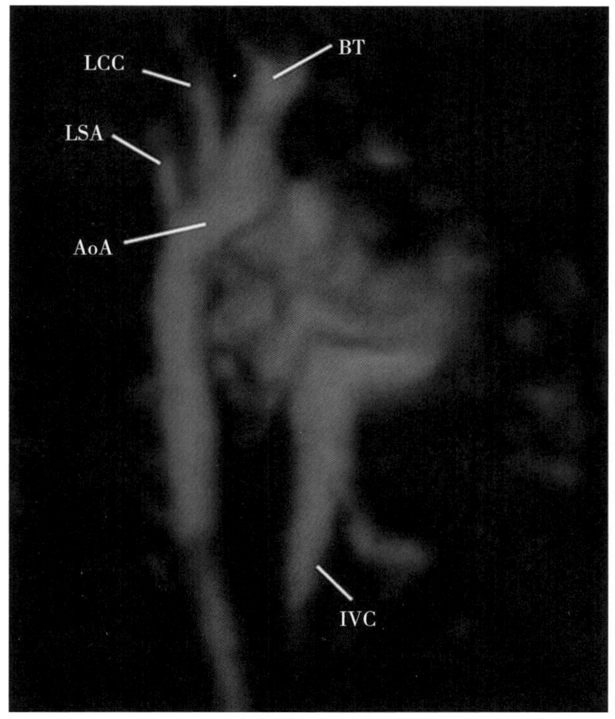

图 14.3 正常心脏和主动脉弓的 B-flow 图像。主动脉弓发出头臂干、左侧颈总动脉和左侧锁骨下动脉，可见下腔静脉（视频 14.1）。LCC= 左侧颈总动脉；LSA= 左锁骨下动脉；AoA= 主动脉弓；BT= 头臂干；IVC= 下腔静脉。经许可，引自参考文献 [82]。版权归国际妇产科超声学会（ISUOG）所有，由 John Wiley 和 Sons Ltd 代表 ISUOG 批准

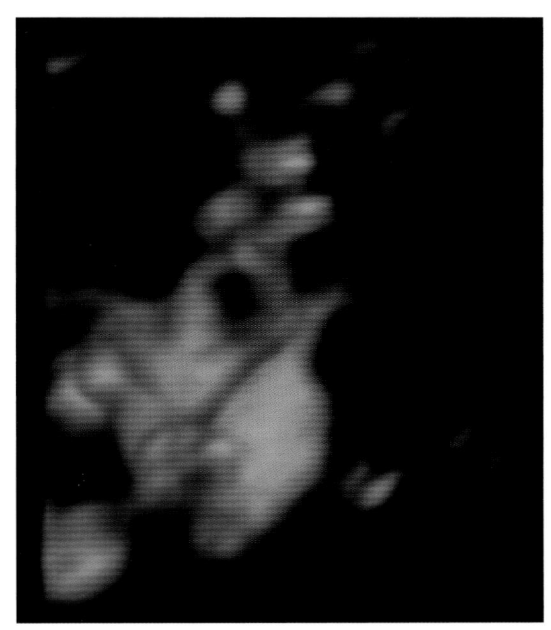

图 14.4 1 例主动脉血管环的 B-flow 成像（视频 14.2）

高清能量多普勒是彩色多普勒应用领域的最新技术，它利用高分辨率多普勒，仅需采集小样本信息即可获得双向“双色”图像，彩色“溢出”更少，能更真实再现血管形态。它能显示比彩色 / 能量多普勒更低的血流速度及方向，将高分辨率的双向血流多普勒与高解剖灵敏度的能量多普勒相结合。它与静态三维或四维门控数据采集（STIC）和“玻璃体”模式结合，便可生成具有双向彩色编码、高分辨率的血管树图像（图 14.6，视频 14.3）。该技术对小血管特别敏感，由于其敏感度高，可同时观察到收缩期、舒张期血流。假如联合使用 STIC 技术，可显示充盈状态下收缩期、舒张期的静脉导管。近年来，随着多普勒三维或四维超声重建技术的逐步提升，目前可提供更锐利、更清晰的双色血管内血流信息[13]。图 14.7a~c 及视频 14.4、视频 14.5 是用这种成像技术获得的正常心脏和血管图像。

◆ 实时三维超声

使用矩阵探头在 xPlane 模式下可同时实时显示三维超声的两个垂直平面图像：主图像由检查者操作探头扫描而得，第二幅图像则依据探头扫描的数据提取生成。该方法已被证实可显示胎儿心脏五个常用切面及导管弓切面，对诊断圆锥动脉干畸形及室间隔缺损特别有价值[14-16]。当然，这种方法需要调整手法以适应胎儿体位或异常的左室流出道（LVOT）[17]。

Herberg 及其同事[18]发现，利用矩阵探头的实时 3DUS 测量心室容积的方法有效、可靠，显示观察组间和组内数值一致性好，平均组内相关系数（ICC）为 0.997。他们进一步研究比较了特定结

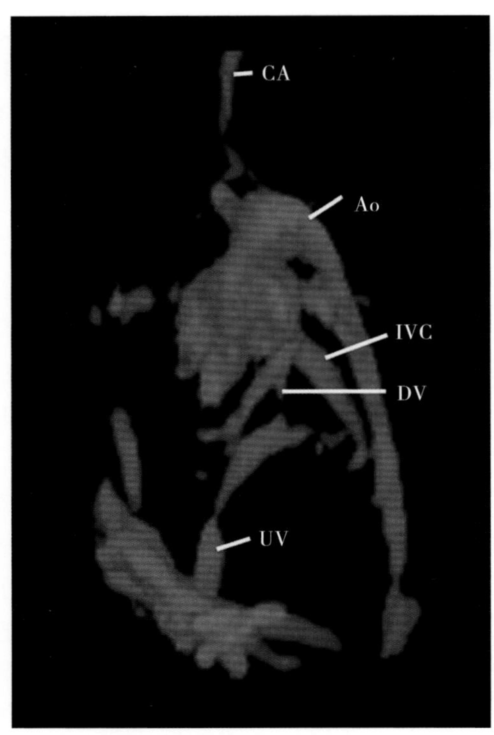

图 14.5　心脏和主要大血管的能量多普勒三维图，可见颈动脉、主动脉、下腔静脉、静脉导管和脐静脉。CA= 颈动脉；Ao= 主动脉；IVC= 下腔静脉；DV= 静脉导管；UV= 脐静脉。经许可，引自参考文献 [82]。版权归国际妇产科超声学会（ISUOG）所有，由 John Wiley 和 Sons Ltd 代表 ISUOG 批准

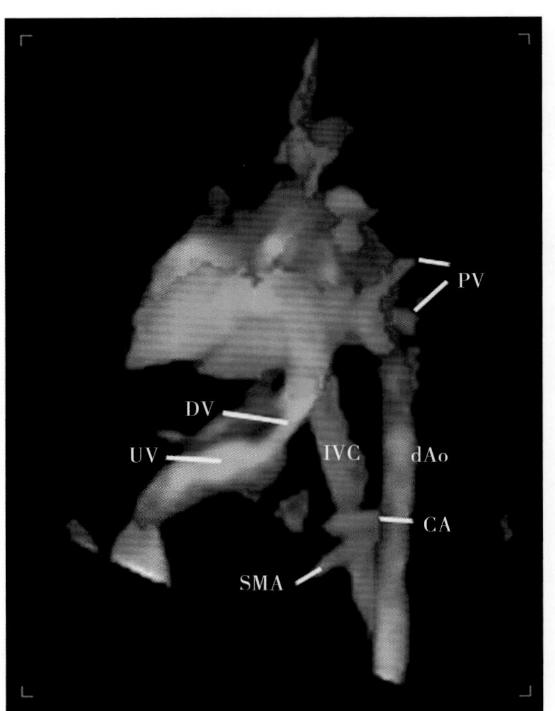

图 14.6　时间－空间相关成像（STIC）联合高清能量多普勒成像显示正常心脏和大血管（视频 14.3）。CA= 腹腔动脉；dAo= 降主动脉；DV= 静脉导管；IVC= 下腔静脉；PV= 肺静脉；SMA= 肠系膜上动脉；UV= 脐静脉。经许可，引自参考文献 [82]。版权归国际妇产科超声学会（ISUOG）所有，由 John Wiley 和 Sons Ltd 代表 ISUOG 批准

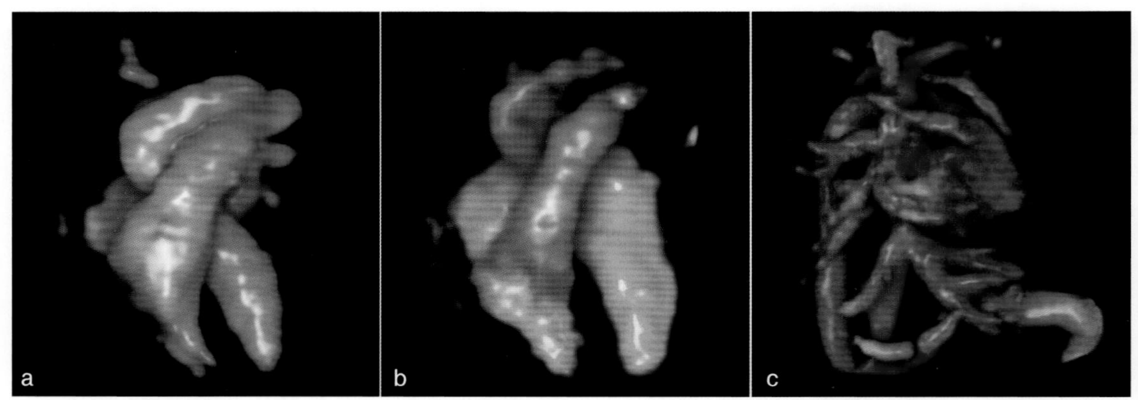

图 14.7　时间－空间相关成像（STIC）联合高清能量多普勒成像显示正常心脏和大血管。a. 心脏收缩期图像。b. 心脏舒张期图像。c. 正常心脏和血管的长轴观（视频 14.4，视频 14.5）

构的实时三维实体（RT3D）、三维重建（3DR）和二维重建（2DUS）的可视化率，发现 RT3D 比 2DUS 有更好的可视化率，而 2DUS 和 RT3D 对异常的识别比 3DR[19] 具有更高敏感度。

Zhu 等 [20] 应用实时三维超声心动图进行动物在体和离体研究，评估其测量胎心每搏输出量、左心室质量和心肌张力的可行性，发现与球囊泵模型的参考值相关性极佳。

后处理

后处理时，可有多种方法对获取的数据进行优化，以展示胎儿超声心动图的经典切面 [21-22]（图 14.8），并得到常规二维心脏扫描中无法获取的“虚拟切面” [23-27]。这些图像，包括原始数据、静态图像或者四维动态文件，都将存储到患者档案。这些信息均可共享，用于专家会诊、多学科咨询、父母咨询或教学。

◆ 多维重建、三维渲染和 TUI

三维、四维数据集包含一个信息“块”，通常是目标区域的楔形块。可以通过多维重建（MPR）模式（图 14.2）或三维数据渲染模式显示二维平面来有效分析这些楔形块数据。在 MPR 模式中，屏幕划分为 4 个区，分别为 A（左上角）、B、C 和第 4 区（右下角），各区用于显示参考容积图像或渲染图像。A、B、C 3 个区用于展示数据库中 3 个相互垂直平面的图像。参考点是 3 个平面的相交点，起着数据导航作用。移动该点便可显示数据库的任意平面。如果同时采集了时间信息，则可显示扫描周期中任一时间段的任何平面图像。

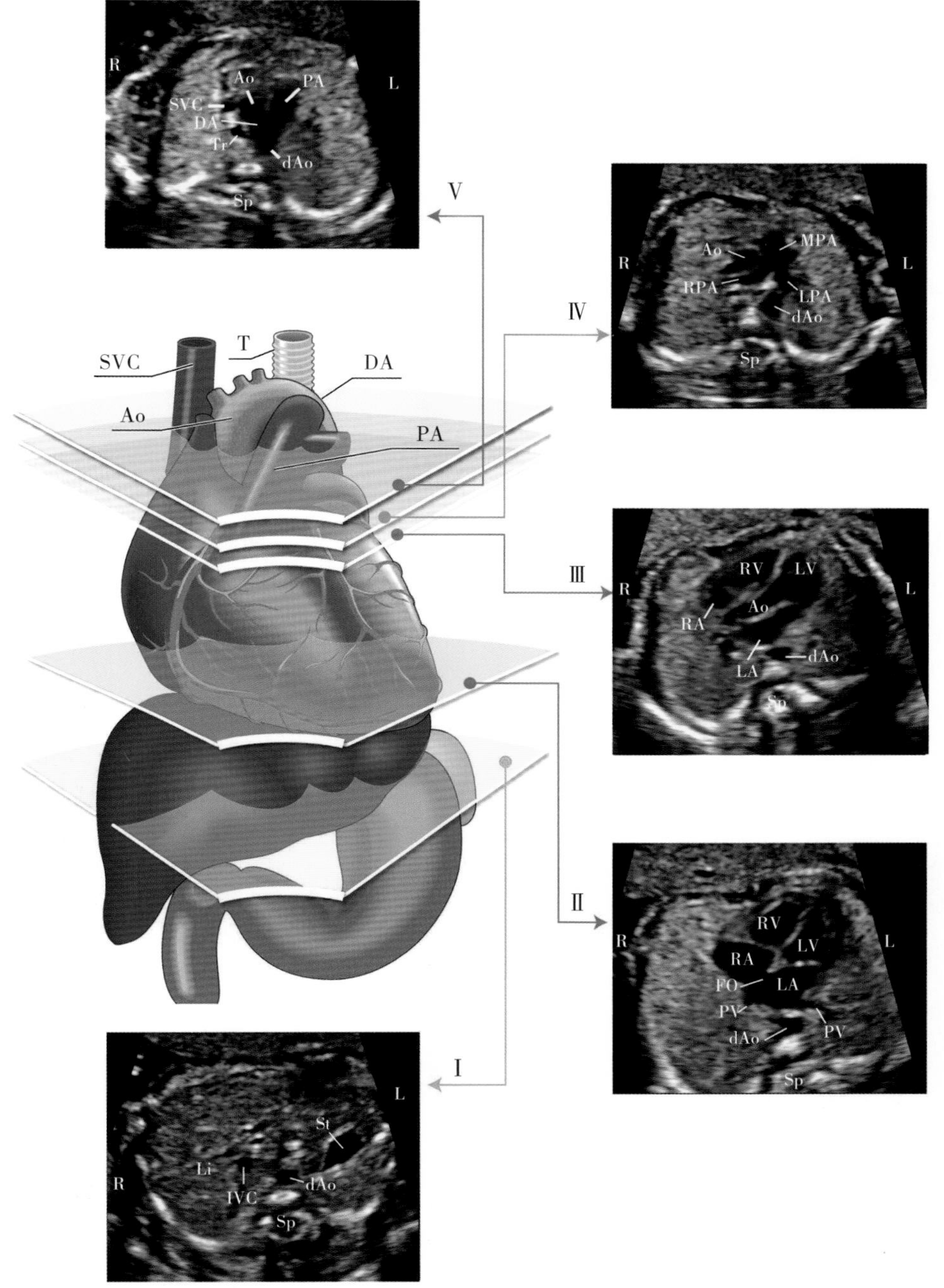

图 14.8 胎儿超声心动图的 5 个切面。在第 12 章图 12.1 中有详细介绍。L= 左；R= 右；St= 胃；Sp= 脊柱；Li= 肝脏；RV= 右心室；LV= 左心室；RA= 右心房；LA= 左心房；FO= 卵圆孔；PV= 肺静脉；Ao= 主动脉；MPA= 主肺动脉；LPA= 左肺动脉；RPA= 右肺动脉；DA= 动脉导管；dAo= 降主动脉；SVC= 上腔静脉；T= 气管；PA= 肺动脉；Tr= 气管；IVC= 下腔静脉。经国际妇产科超声学会许可，引自 Carvalho JS,et al.Ultrasound Obstet Gynecol, 2013, 41:348–359[37]

可以对完美采集的 STIC 数据[5]进行数据滚动处理，依次获得胎儿超声心动图 5 个经典扫描切面图像[21]，重建心动周期的循环影像，查看任意时间点任意切面图像。该影像可以逐帧播放或在心动周期的任意时段暂停，以检查特殊心脏运动，如房室瓣的启闭。

对比 MPR 的 A 区和 B 区图像，相当于同时在心脏横轴、纵轴上查看心脏的复杂解剖结构。因此横轴上可能被忽略的血管畸形则可在纵轴上明确诊断。

采集数据的另一种分析工具是三维渲染，类似于如胎儿面部渲染成像这类静态三维应用。在胎儿超声心动图四维扫描中，其操作非常快捷简便。在采集的数据库内设置感兴趣框（到达预期平面和时段后），以显示一个数据切面，框深度对应切面厚度。例如，当感兴趣框置于室间隔周围时，A 平面能很好地显示四腔心切面，而 D 平面将显示室间隔正面观渲染图。操作者可决定从左侧或右侧显示室间隔（即从左心室或右心室看室间隔）。切面厚度决定了最终图像深度，例如是否显示右心室肌小梁结构（图 14.9）。

图 14.10~ 图 14.11、视频 14.6~ 视频 14.8 是 STIC 联合高清能量多普勒技术渲染成像，以显示迷走右锁骨下动脉和主动脉瓣闭锁的相关解剖结构。

TUI 应用扩展了 MPR 和渲染模式的功能。这种多切面分析模式类似于磁共振成像或计算机辅助断层扫描。以阵列形式同时显示多个平行切面，以感兴趣切面为中心（“零”平面）。阵列里图像数量可调（例如，从 –5 到 +5），取决于检查者调节的切面厚度，即两个切面之间的距离。左上角框显示了感兴趣区域内各平行切面相对于参考平面的位置。这种连续平行切面模式能更完整显示胎儿心脏（图 14.12~ 图 14.15，视频 14.9~ 视频 14.12）。

虚拟器官计算机辅助分析（VOCAL）模式是一种半自动三维测量模式，可以进行数据旋转测量。根据检查者选择的旋转角度（6°、9°、15°或 30°），通过预设旋转步骤，将储存数据围绕固定中心轴旋转 180°。例如，将旋转角度设置为 15°，能得到 12 个可测量切面。依次用鼠标手动勾勒每个切面被测物体（如心室）的轮廓，或者由检查者设置不同的灵敏度让系统自动进行轮廓绘制。当目标轮廓在每个切面绘出后，系统便可重建目标的轮廓模型。这种后处理方法已应用于许多胎儿器官的体积计算，包括心脏、肺和其他器官[28–30]。

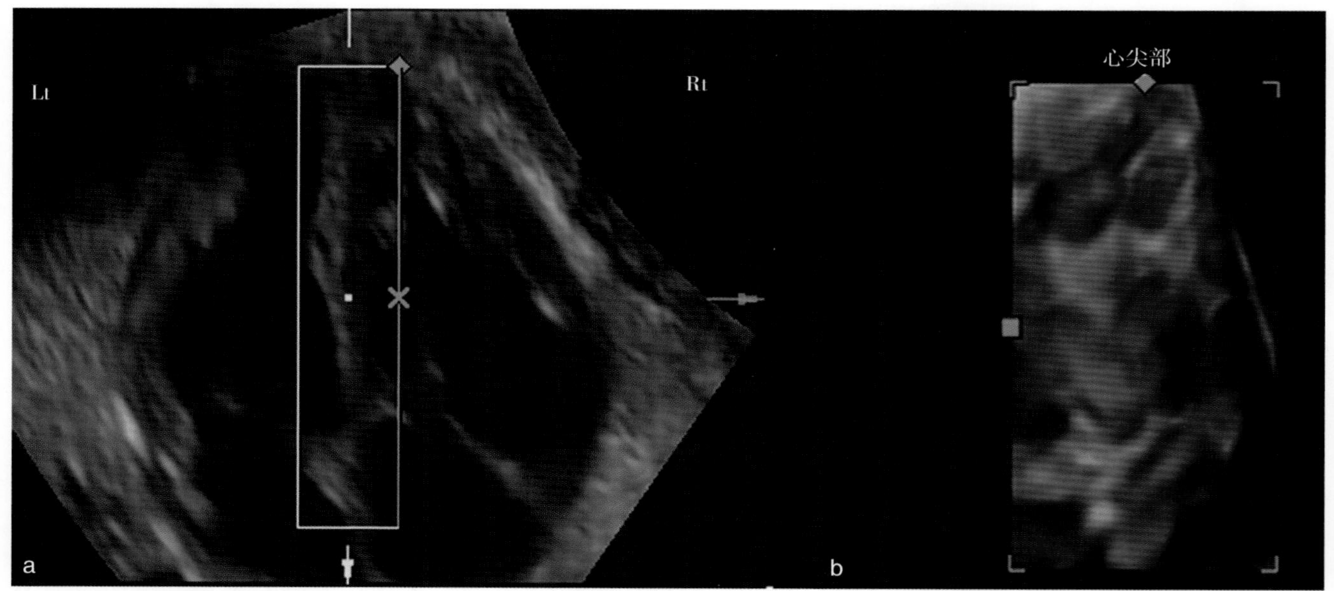

图 14.9 正常室间隔的三维渲染模式图。a. A 区，采样框紧贴室间隔，可视面（绿线）在室间隔右侧。b. D 区显示室间隔正面观，可见室间隔右心室面粗糙的肌小梁。Lt= 左；Rt= 右。经许可，引自参考文献 [82]。版权归国际妇产科超声学会（ISUOG）所有，由 John Wiley 和 Sons Ltd 代表 ISUOG 批准

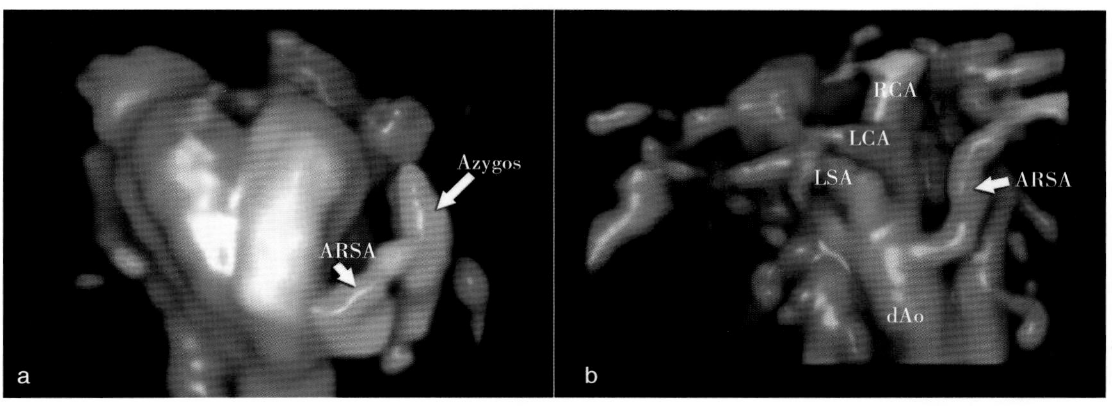

图 14.10 迷走右锁骨下动脉（ARSA）的渲染图。a. 左图为 ARSA 的三血管气管切面。奇静脉（Azygos）见标记。b. 右图显示 ARSA 及主动脉各分支的相对位置。左锁骨下动脉（LSA）、左颈动脉（LCA）、右颈动脉（RCA）、降主动脉（dAo）。这些渲染图是应用时间 – 空间相关成像（STIC）技术联合高清能量多普勒成像技术对主动脉瓣闭锁病例扫描获取的。箭头表示狭窄主动脉内的逆向血流（视频 14.6，视频 14.7）

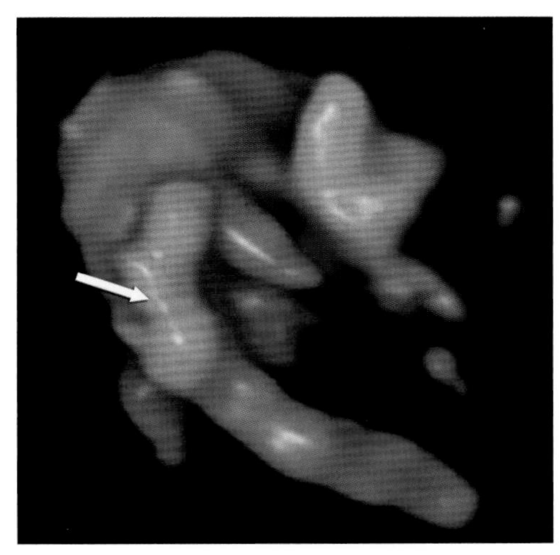

图 14.11 时间 – 空间相关成像（STIC）联合高清能量多普勒成像技术对主动脉闭锁病例的渲染图。箭头表示狭窄主动脉内的逆向血流（视频 14.8）

◆ 反转模式

反转模式（IM）是另一种可以与静态三维或 STIC 相结合的后期可视化处理模式 [28,31–32]。反转模式分析数据中组织（白色）和液体（黑色）像素的回声特性，并反转表达，即充满液体的空间如心腔，显示为白色，而心肌不显示。它可以在胎儿超声心动图中构建正常或异常病例 [34] 心腔、流出道和大血管的“数字铸型” [33]。它也可以像 3DPD 一样重建心脏外血管树图像。反转模式的另一个优点是将胃和胆囊显示为白色结构，帮助检查者进行异常复杂病例的扫描。反转模式可与 STIC 和 VOCAL 联合量化胎儿心室容积或质量，也可进行胎儿心脏功能评估 [28,35–36]。

胎儿心脏的三维和四维超声筛查

指 南

国际妇产科超声学会（ISUOG）已经发布了胎儿心脏检查指南 [37]。结合三维和四维技术，可以强化胎儿心脏扫查，以及对先天性畸形的评估。许多研究团队已经将三维超声和 STIC 应用于胎儿超声心动图，并结合多种技术方法以优化其应用。

一个优质的 STIC 数据（第 13 章）应包含评估所必需的 5 个经典胎儿超声心动图切面 [21–22]。检查胎儿上腹部和胃部，然后向头侧移动，可得到熟悉的四腔心、五腔心、肺动脉分叉切面，最后是三血管气管（3VT）切面。必要时沿着 x 或 y 轴进行微调以优化图像。如技术运用得当，这种方法可提供上述指南里所要求的所有检查切面。但是切记，STIC 采集质量可能会受到母体或胎儿运动的影响，包括胎儿的呼吸运动，会在扫描数据中产生伪影。

应 用

三维和四维扫描最有潜力的应用是通过网络进行数字存档和共享检查数据 [38–43]。Vinals 及其同事 [39–41] 将这项产前心脏扫描技术推广到水平较差地区。偏远地区的从业人员在当地采集并存储三维数据，然后通过互联网发送，由中心医院的专家进行分析 [39–40]。Rizzo 等研究发现，周边地区的心脏四维数据质量很高足以获得满意的心脏诊断图像 [42]。在许多医疗水平较差的地区或偏远地区，这可能对提高产前超声检查普及率产生重要影响。

利用STIC也可对检查者进行教育和培训[40,42,44–45]。我们设计了一项研究，专门用于训练非专业人员进行胎儿超声心动图的STIC数据采集[44]。两名未接受过正规胎儿超声心动图培训的超声医师接受了胎儿超声心动图5个经典切面的理论指导和STIC技术指导。他们采集并存储了STIC数据，根据培训要求与标准进行离线评估，在要求的5个切面上标记出30个指定结构。然后专家对采集质量和指定结构进行审核。这两名学员成功识别出97%~98%的结构，与专家分析的相似度非常高（$P<0.001$）[44]。

DeVore及其同事提出了“spin”技术[25]，将MPR和STIC采集相结合对获取数据分析使心室流出道重建简单化。检查者先横向扫描胎儿纵隔获得VOI，包括胎儿超声心动图序列平面。后期处理时，先在A平面显示流出道，然后将参考点置于每根血管上，沿x轴和y轴旋转图像直到全程显示每根血管，便可观察到流出道及邻近血管[25]。

Abuhamad提出了一种在采集的数据中自动提取所需切面的方法，创造了“自动多平面成像”（AMI）这个专用术语[24]。基于三维数据内包含扫描器官的所有可能切面，因此，可从数据库内提取所有脏器诊断所需要的几何平面，例如，胎儿超声心动图的一系列切面。从四腔心切面开始，其他所有切面均与之保持恒定解剖关系。一旦获得满意数据库，计算机程序就能自动显示这些切面[24]。

Espinoza及其同事提出了一种将STIC和3DPD[26]技术结合起来的新算法，可同时显示胎儿心脏的各个诊断切面，使主动脉弓长轴切面可视化。Turan等也提出类似方法，以应用STIC技术和TUI技术使胎儿超声心动图显示标准化。使用该方法，在91%的病例中，研究人员可在一次扫描中显示所需的各种切面[46]。

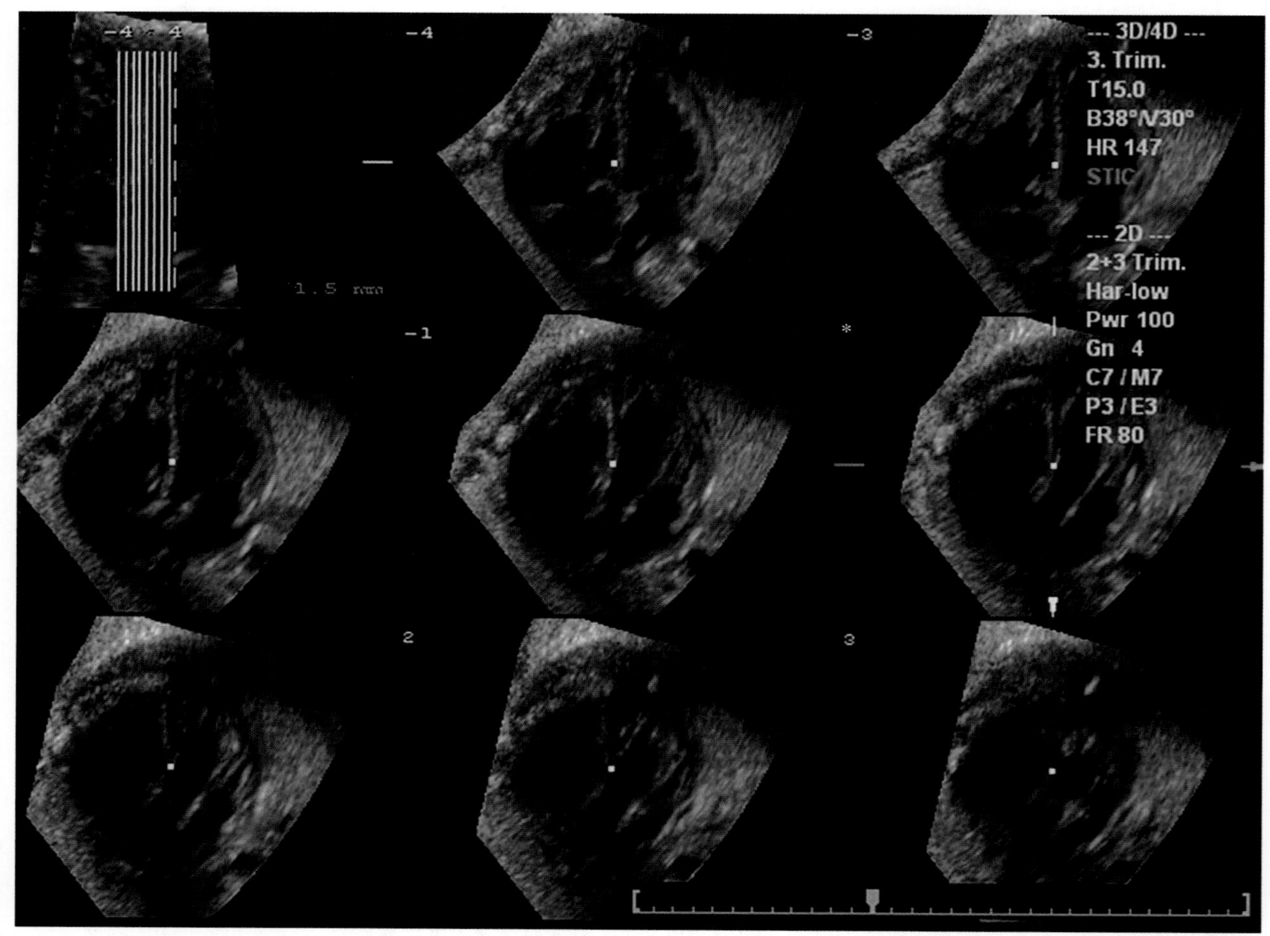

图14.12 超声断层成像（TUI）。−4号平面图（上排中间）对应四腔心切面，零号平面（星号，中排右侧）为流出道切面，+3号平面显示大血管（下排右侧）。经许可，引自参考文献[82]。版权归国际妇产科超声学会（ISUOG）所有，由John Wiley和Sons Ltd代表ISUOG批准

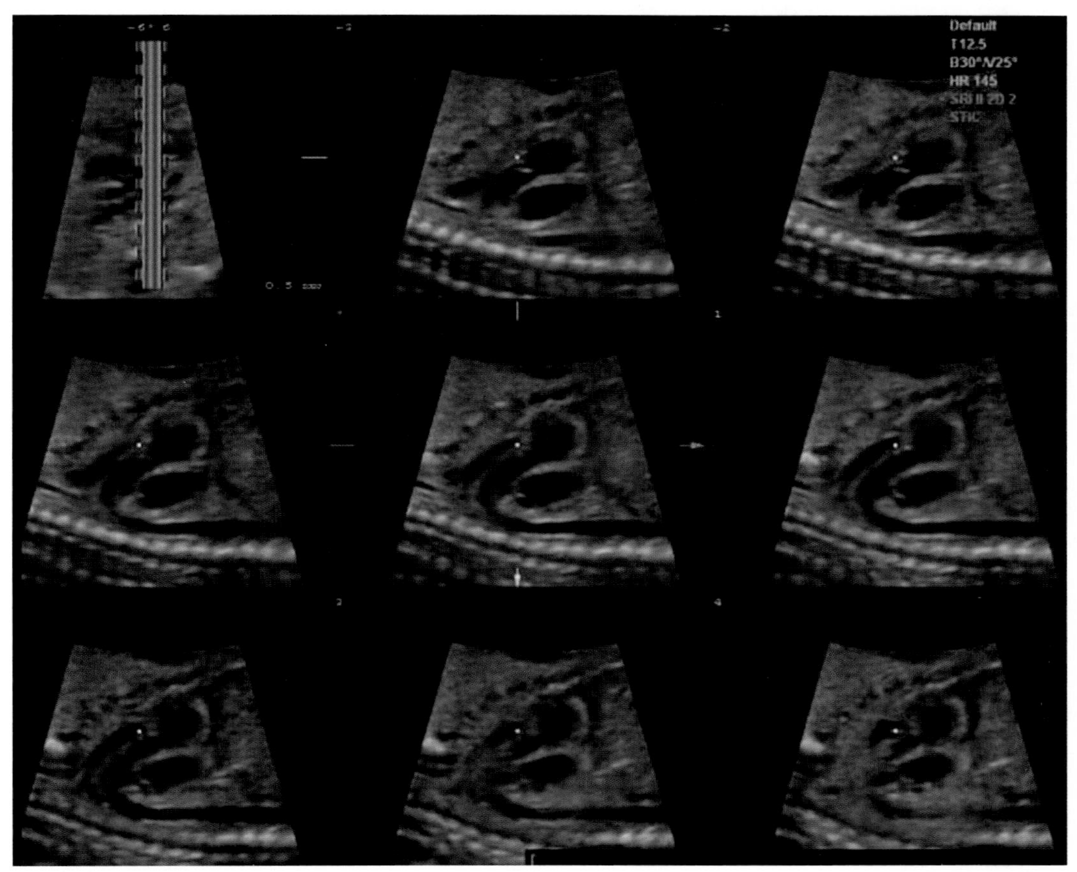

图 14.13 1 例大动脉转位的灰阶时间 – 空间相关成像（STIC）联合超声断层成像（TUI），显示大动脉转位的平行血管。序列图像清晰显示主动脉位于肺动脉前方（视频 14.9）

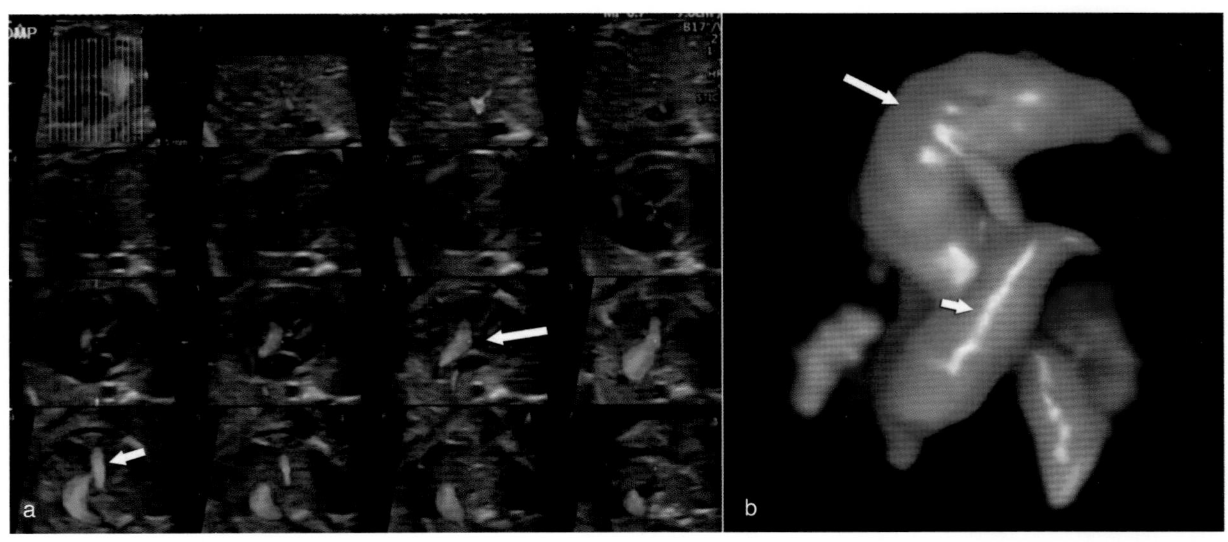

图 14.14 a. 法洛四联症的超声断层成像（TUI）。b. 时间 – 空间相关成像（STIC）联合高清能量多普勒成像的渲染图像。TUI 显示肺动脉狭窄（短箭头）、主动脉扩张和骑跨（长箭头）。渲染图像显示肺动脉狭窄（短箭头）及主动脉弓扩张（长箭头）（视频 14.10，视频 14.11）

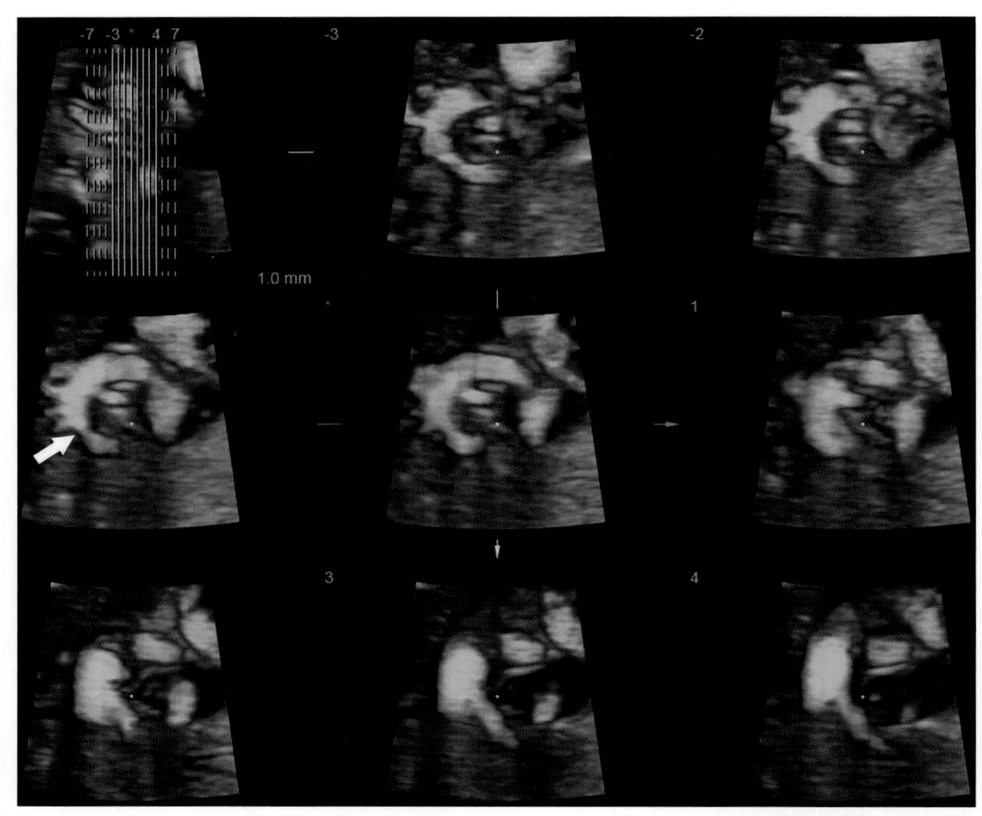

图 14.15 超声断层成像（TUI）联合彩色多普勒超声显示导管后型主动脉缩窄。箭头所示为缩窄病变处（视频 14.12）

Yeo 等[47]开发了胎儿心脏超声心动图智能导航系统（FINE）以获取 STIC 数据，可显示 9 个诊断切面，采用虚拟智能超声诊断辅助（VIS-Assistance）导航每个切面的解剖结构。该系统可自动生成腹部或胃切面、四腔心切面、五腔心（主动脉根部）切面、左室流出道切面、右室流出道切面、3VT 切面及导管弓和主动脉弓、上腔静脉和下腔静脉切面。随后 Veronese 等利用这些方法测量妊娠中、晚期胎儿的 STIC 数据，发现无论单独还是联合使用这两种技术，都能有效显示胎儿超声心动图所需的 9 个诊断切面[47]。

但是，不论使用何种后期处理技术，如果采集的原始数据达不到最优，则后续处理很容易导致图像质量下降和产生伪影。

胎儿颈部透明层厚度（NT）筛查项目可提示 3%~5% 的（高危）人群需要进行胎儿心脏超声心动图检查[48-49]，如此会增加胎儿心脏的检查需求。将无创产前诊断与早孕筛查项目相结合，可以将特定解剖结构筛查前移至妊娠早期[50]。STIC 采集适合于小孕周，可对较小的胎儿心脏进行较短时间扫描采集数据，从而减少胎儿运动引起的影响。有证据表明 STIC 适用于早期筛查[51]。

胎儿心脏功能评估：心室容积、质量和功能测量

胎儿心脏功能评估是对胎儿超声心动图医生的长期挑战[52]。虽然在胎儿二维超声检查中，双功和彩色多普勒血流很早就得到应用并进行了量化，但是许多儿童和成人测量仍基于收缩期、舒张末期的心室容积，如每搏输出量、射血分数和心排血量等。由于没有心电跟踪或临床可行的分段方法来确定心室容积，临床上无法实现产前的心功能定量。三维超声为探索心室容积[28,36,53-55]和心室质量[35,56-57]的测量方法开辟了新途径。

Bhat 及其同事使用非门控静态三维和 STIC 采集技术获得胎儿心脏舒张中期扫描容积数据，利用 VOCAL 分析测量心腔容积。心腔容积乘以心肌密度（1.050g/cm^3）即为心肌质量[56-57]。最近一项动物心室肥厚模型研究表明，应用四维超声获得的数据来确定心室重量的方法行之有效[58]。

我们报道了[28]一种结合 STIC 采集技术来确定心脏收缩、舒张末期的方法，通过 VOCAL 分析（图

14.16，视频 14.13）来测量反转模式下的心室液性容积，得到的数值便可以量化每搏输出量和射血分数[28]。研究发现，反转模式及 VOCAL 分析都高度依赖于检查者预设的阈值参数，这些参数会影响彩色信号强度和容积计算。

后续研究将此技术进行完善，验证了 STIC 结合 VOCAL 分析测量心室容积的可重复性和再现性[55,59–60]。采用该方法计算出心室壁和室间隔的参考范围[61–62]，其同样可应用于先天性心脏病[61]。三维和四维超声方法测量心室容积可获得胎儿心功能参数，包括每搏输出量、心排血量和射血分数[18,20,36,54,63–65]，并在机械[57,60]模型、动物模型中得到验证[20]。

STIC 与 IM 和 VIOCAL 结合，可进行心室质量测量。我们应用该方法测量了胎儿心室质量[35]。VOCAL 描记法可获取整个心室腔（包括室壁）体积，用反转模式计算出液性心腔体积，将总体积减去液性体积，再将剩余体积（即心室壁体积）乘以胎儿心肌密度（约 1.050g/cm^3），即为胎儿心肌质量。我们为妊娠中晚期胎儿左右心室质量绘制了散点图，几例异常病例因研究期间发现其心室质量偏离正常值而得到诊断[35]。

我们应用 STIC 技术采集和分析胎儿三尖瓣瓣环平面收缩偏移法（f-TAPSE）[66]的价值。f-TAPSE 是测量三尖瓣环垂直运动的一种改良方法。它由传统 M 型超声完成，是公认的测量、评估胎儿右心室方法。我们评估了 STIC 联合 M 型超声应用的有效性，将传统 M 型超声与 STIC M 型的 f-TAPSE 进行比较。首先，应用常规 M 型超声平行于室间隔，在三尖瓣环水平测量运动波幅。然后采集并储存 STIC 数据；后处理时旋转该数据以显示心尖四腔切面，测量 f-TAPSE。将传统 M 型超声与 STIC M

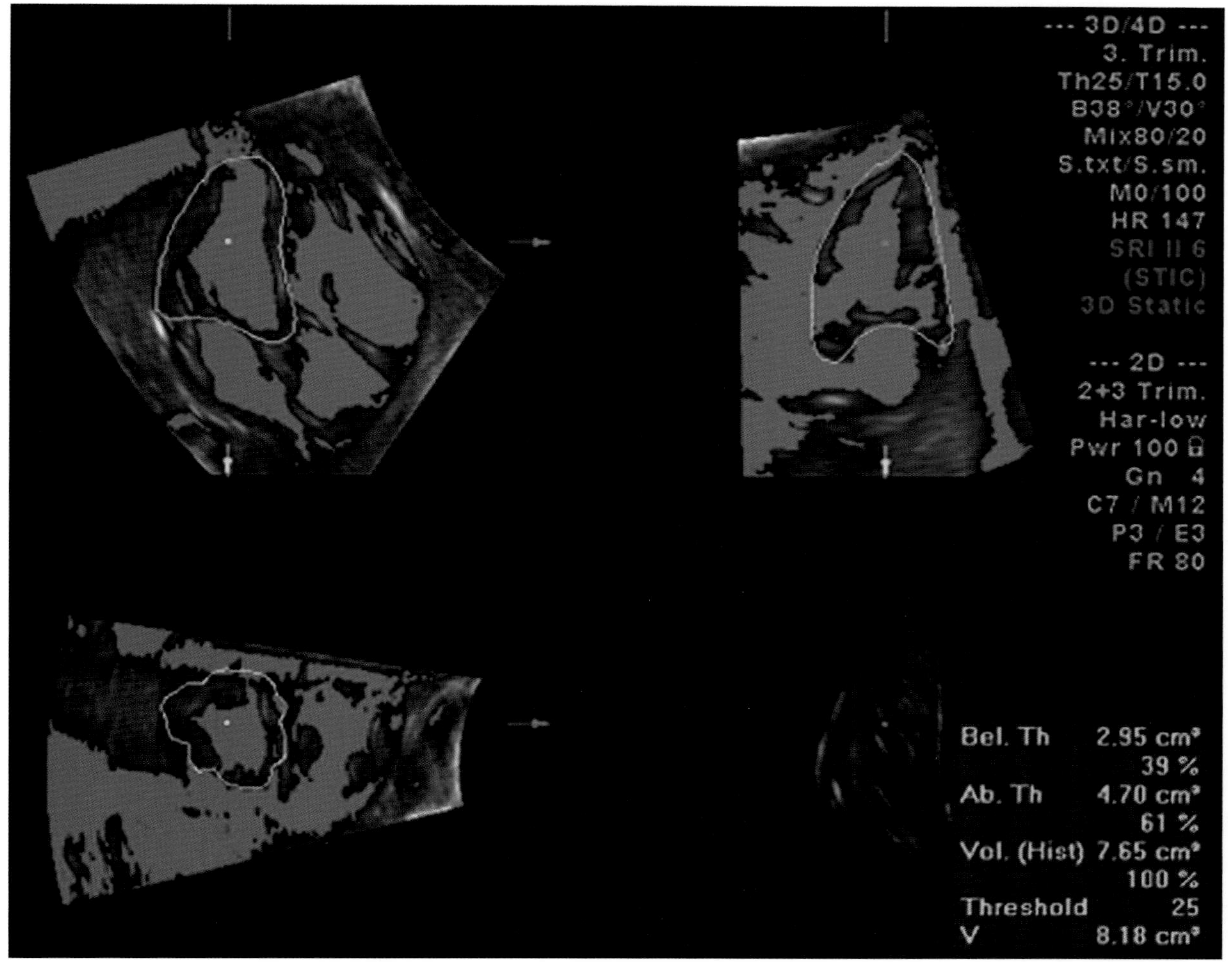

图 14.16 时间 – 空间相关成像（STIC）采集联合反转模式（IM）和虚拟器官计算机辅助分析（VOCAL）评估胎儿心室容积。测量结果显示在右下角方框中（视频 14.13）。经许可，引自参考文献 [82]。版权归国际妇产科超声学会（ISUOG）所有，由 John Wiley 和 Sons Ltd 代表 ISUOG 批准

型的 f-TAPSE 测量的数据绘制成孕周和胎儿体重估测（EFW）的散点图。f-TAPSE 随孕周、EFW 呈线性增加，且两种方法相关性良好（Pearson 相关系数 R^2=0.904）。传统 M 型超声与 STIC M 型 f-TAPSE 法的检查者之间和检查者自身差异（ICC）分别为 0.94 和 0.97[66]。

STIC M 型也用于[67]确定胎儿心脏生物参数的参考范围，包括左右心室室壁和室间隔厚度。先天性心脏病（CHD）亚组胎儿的研究发现其心脏生物参数测量值偏离正常参考范围（＞第 95 百分位或＜第 5 百分位）[68]。

三维和四维超声检查在先天性心脏病诊断中的应用

三维和四维超声检查的一大优点是数字化存储归档功能。存储检查数据可供后期分析，可避免患者与医生因时间限制造成的不便。发现 CHD 后，还可以邀请其他专业人士再对检查数据进行分析，只要有网络就可以随时随地开展[39]。首诊者可以同主治医生、心脏病专家、外科医生[69]或其他管理团队成员、遗传咨询专家和父母进行讨论。复杂畸形可以通过多学科讨论来阐明，并为非专业人员进行解释。此外，存储的 CHD 资料也是开展专业培训的宝贵教材[44]。

许多研究团队已经将三维和四维超声技术用于诊断 CHD。上述各种模式和手段在这个复杂诊断流程中扮演着各自不同的角色。

虚拟平面

如上所述，STIC 采集是一个可重建完整心动周期的“数据块”。这一时间和空间图像数据库包含很多二维超声难以获得的切面。术语“虚拟平面”指的就是这些渲染成像切面。室间隔和房间隔平面、心脏瓣环的冠状房室平面（CAV）等已得到研究，研究结果已应用于 CHD 的评估[27]。在室间隔缺损、限制型卵圆孔未闭、心室－大血管连接和房室瓣评估等诊断方面具有额外价值[67]。

节段分析法

CHD 节段分析法可使心脏畸形描述标准化，也可帮助理解胎儿心脏畸形发育的病理生理学及后续概念和诊断图像。序贯节段分析法将心脏分为三个基本节段：心房、心室和大动脉。分隔和连接分别位于房室瓣、心室－动脉连接水平。应用节段分析法诊断 CHD 既全面又简明[70]，我们中心对发现的异常病例遵循该序贯法，应用三维或四维超声检查进行 CHD 诊断。

静脉与心房：完全性肺静脉异位连接、下腔静脉中断伴奇静脉连接

完全性肺静脉异位连接（TAPVC）是一组影响肺静脉回流的多种畸形[71]。第 19 章详细描述了其分类和变异。实质上，这些异常肺静脉没有回流入左心房，而是汇入其他部位，即静脉与心房：完全性肺静脉异位连接，下腔静脉中断伴奇静脉延续右心房、大静脉或腹部静脉。本病例为膈内变异，肺静脉异位引流至门静脉。

三维和四维超声检查对认知胎儿静脉系统贡献巨大。图 14.17a 和视频 14.14 显示使用 MPR 参考点来导航该复杂畸形。在疑似异常血管横切面（A 平面）上放置参考点，该血管的纵切面便显示在 B 平面上。如此验证了它不是伪影，而是典型的垂直静脉。三维能量多普勒显示了特征性血管影像和肺静脉缺失（图 14.17b，视频 14.15），后处理时可以将图像旋转 360°，利于对畸形全面检查。

图 14.18 和视频 14.16 显示下腔静脉中断伴奇静脉连接。这种畸形是由于右下主静脉与下腔静脉肝段连接失败而导致[72]。血液直接回流到右上主静脉（衍变成上腔静脉），下半身血液通过奇静脉回流入上腔静脉。此时，B-flow 可实时显示下腔静脉的异常走行及其心脏连接。可在一幅三维图像内同时显示奇静脉回流入上腔静脉和主动脉，而这是二维超声扫描不可能实现的。与 3DPD 相比，B-flow 能更好地显示奇静脉内低速血流。

房室连接：房室间隔缺损和三尖瓣狭窄

房室间隔缺损（AVSD）的特征是房室间隔不完整，形成一个共同房室连接。AVSD 有多种形式，均有房室瓣畸形。图 14.19 是 STIC 联合彩色多普勒采集获得的三维渲染图，显示 AVSD 引起的心内异常血流。

另一组房室瓣膜病变为二尖瓣或三尖瓣闭锁、发育不良或狭窄。图 14.20 显示 1 例三尖瓣狭窄胎

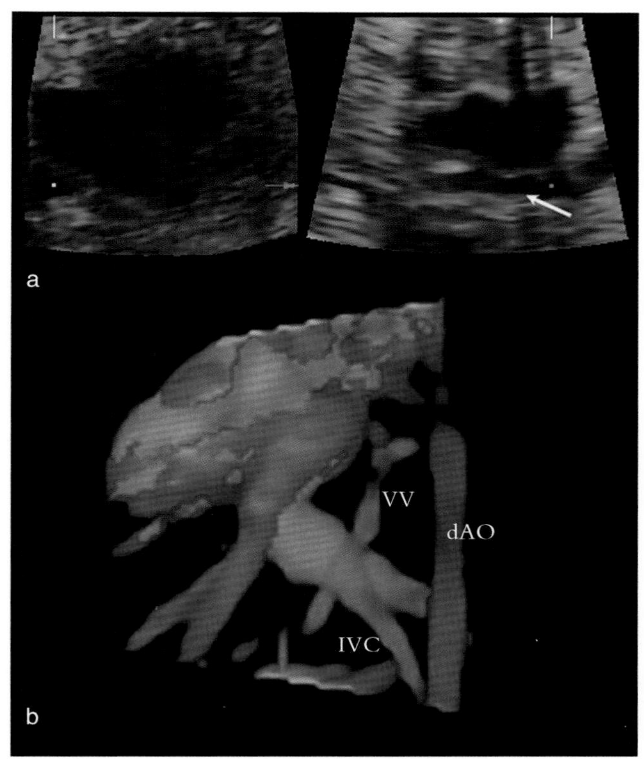

图 14.17 a. 完全性肺静脉异位连接的时间 – 空间相关成像（STIC）图。A 平面怀疑有异常血管（见“<”标识），在 B 平面（箭头）证实。b. STIC 联合高分辨率能量多普勒显示胎儿的心脏和大血管，证实特征性垂直静脉（VV），同时注意肺静脉缺如（对照图 14.6）。参见视频 14.14 和视频 14.15。IVC= 下腔静脉；dAO= 降主动脉。经许可，引自参考文献 [82]。© 国际妇产科超声学会，由 John Wiley 和 Sons Ltd 代表 ISUOG 批准

儿的 CAV 平面。“虚拟平面 2”来自联合彩色多普勒成像的 STIC 数据，将重建框置于四腔心切面的房室连接水平，左上图（A 平面）设置为激活状态；沿 x 轴和 y 轴对平面稍作调整；渲染图（D 平面）显示房室瓣异常（与常规 CAV 平面比较）。这个虚拟平面提供了一个观察房室瓣和半月瓣环的类似心脏直视手术中的外科三维视角。

心室：室间隔缺损

室间隔缺损可能是最常见和最容易漏诊的先天性心脏畸形。病变的自然进程和宫内发育在第 21 章（心内分流畸形）已进行描述。一些研究小组提出了室间隔评估方法 [16,27,73–74]。应用 MPR，将参考点置于 A 平面四腔心切面的室间隔上，B 平面将显示室间隔和缺损的正面观（图 14.21，视频 14.17）。但是，我们建议使用 STIC 联合彩色多普勒的三维渲染重建框。检查者将采集框的“激活”边放在右侧或左侧（即在左心室或右心室内），获得一个更有深度感的图像（在 D 平面），能更详细地检查室间隔缺损的大小、性质及数量。彩色多普勒成像可显示病变处血液分流随心动周期及程度的变化而变化。

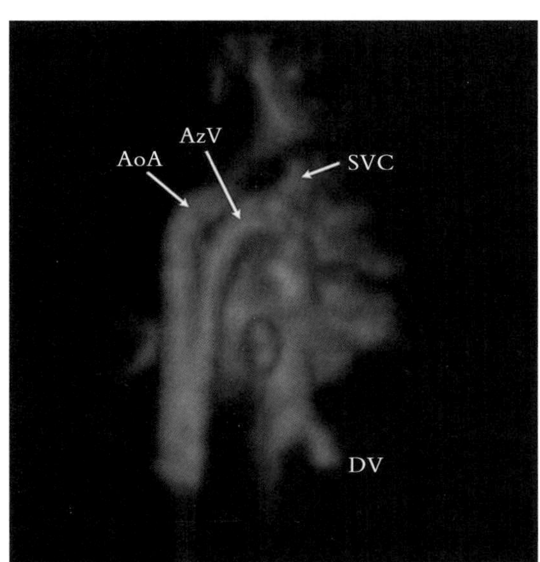

图 14.18 胎儿下腔静脉中断伴奇静脉连接的心脏和大血管 B-flow 图（视频 14.16）。AoA= 升主动脉；AzV= 奇静脉；DV= 静脉导管；SVC= 上腔静脉。经许可，引自参考文献 [82]。版权归国际妇产科超声学会（ISUOG）所有，由 John Wiley 和 Sons Ltd 代表 ISUOG 批准

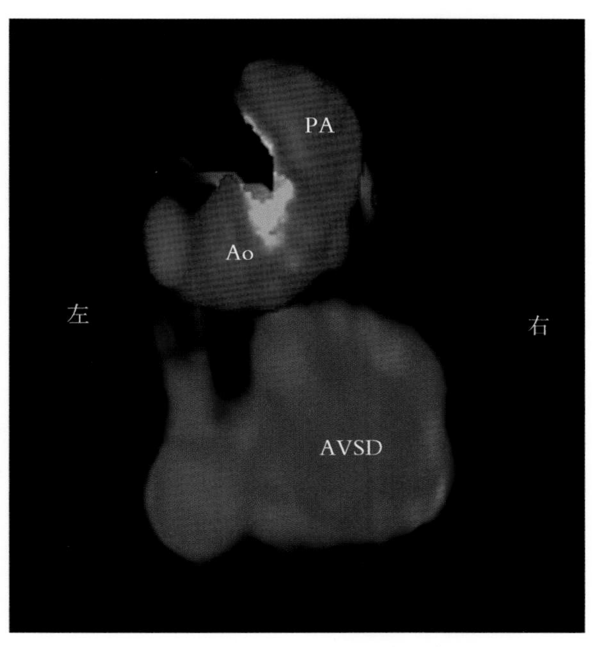

图 14.19 1 例房室间隔缺损的时间 – 空间相关成像（STIC）结合彩色多普勒成像的冠状房室平面图。Ao= 主动脉；AVSD= 房室间隔缺损；PA= 肺动脉。经许可，引自参考文献 [82]。版权归国际妇产科超声学会（ISUOG）所有，由 John Wiley 和 Sons Ltd 代表 ISUOG 批准

心室－动脉连接（圆锥干异常）：大动脉转位、法洛四联症

大动脉转位（错位或异位）是一组复杂畸形的总称，其解剖变异和临床表现变化很大。将序贯节段分析法应用于 CHD[70] 系统诊断时，需依次对各解剖节段进行形态学评估。先确定左右心房及心室形态，再检查心室－大动脉连接是否一致。

已有应用彩色多普勒三维渲染技术在房室瓣和半月瓣环水平检查 CAV（“手术平面”），评估可疑的大血管错位。

我们用 B-flow 扫描评估 TGA，发现它能比 3DPD 或反转模式更好地实现大血管结构及其相互关系的可视化。图 14.22 和视频 14.18 显示 1 例完全性大动脉右转位，B-flow 扫描清楚地显示血液流入心室后经错位血管流出。这个异常解剖证据可以帮助我们向家长及其主治医生提供信息。

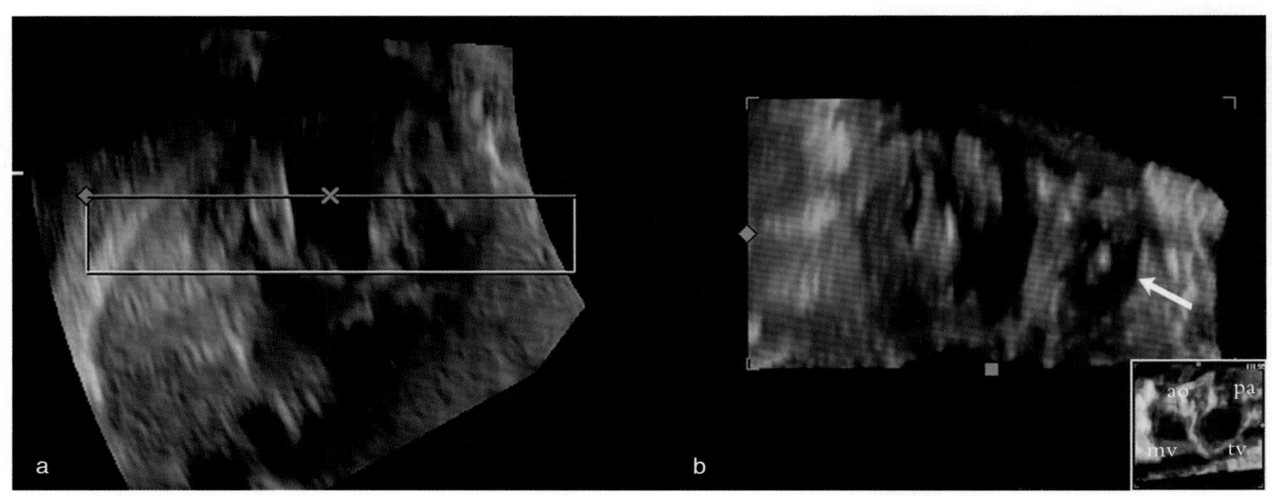

图 14.20 冠状房室平面三维渲染图评估三尖瓣狭窄。a. 重建框紧贴 A 平面的房室瓣平面。b. D 平面清晰显示狭窄的瓣膜（箭头）。与右下角的小图（此图为正常的舒张期冠状房室平面图像）比较。ao= 主动脉瓣；mv= 二尖瓣环；pa= 肺动脉瓣；tv= 三尖瓣环。经许可，引自参考文献 [82]。版权归国际妇产科超声学会（ISUOG）所有，由 John Wiley 和 Sons Ltd 代表 ISUOG 批准

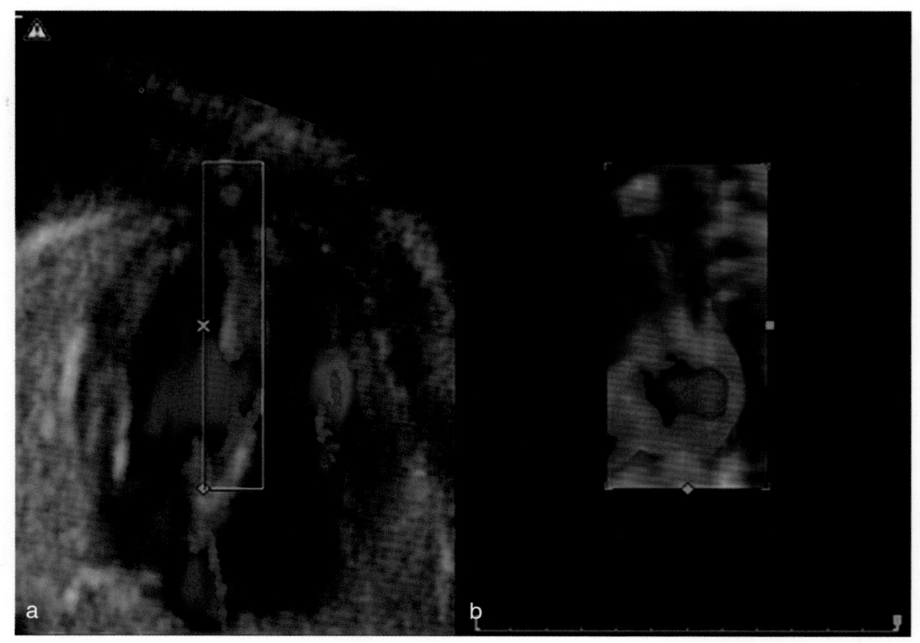

图 14.21 彩色多普勒的室间隔“虚拟平面”评估室间隔缺损。a. 导航点位于 A 平面上的间隔。b. D 平面显示渲染重建的室间隔及右向左分流（视频 14.17）。经许可，引自参考文献 [82]。版权归国际妇产科超声学会（ISUOG）所有，由 John Wiley 和 Sons Ltd 代表 ISUOG 批准

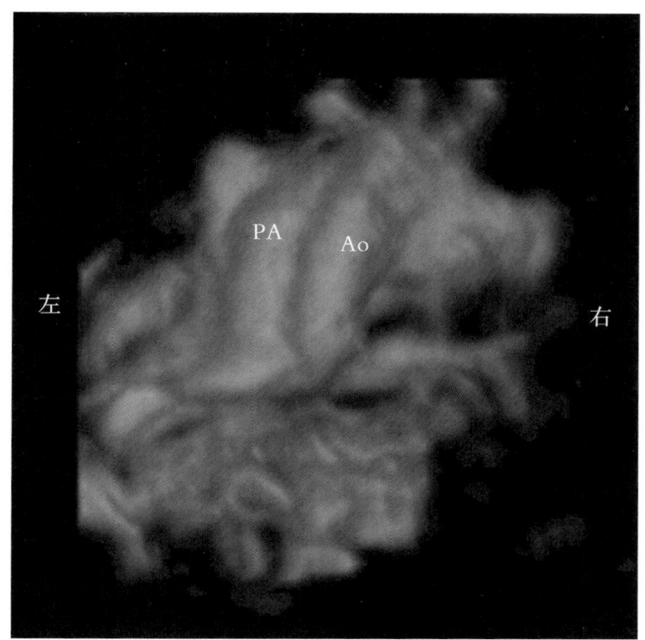

图 14.22 B-flow 模式显示大动脉转位的平行大血管。应用此模式可清晰显示错位血管内血流（视频 14.18）。Ao=主动脉；PA= 肺动脉。经许可，引自参考文献 [82]。版权归国际妇产科超声学会（ISUOG）所有，由 John Wiley 和 Sons Ltd 代表 ISUOG 批准

法洛四联症是一种以室间隔缺损（VSD）、主动脉骑跨室间隔、右室流出道（RVOT）狭窄和右心室肥厚为特征的圆锥干畸形。图 14.23 和视频 14.19 为 1 例法洛四联症患者 TUI，图像清晰显示主动脉扩张、骑跨。

动脉干：肺动脉狭窄和右位主动脉弓

在前文中我们已经讨论了使用或不使用彩色多普勒的 STIC 三维渲染技术获取虚拟平面。CAV 平面是评价半月瓣环的优秀工具。获取 CAV 平面后，启动四维电影选项，通过心动周期评估跨瓣血流量。图 14.24 显示 1 例重度肺动脉狭窄伴主肺动脉内逆向血流患者。图 14.25 显示另一例重度肺动脉狭窄合并肺动脉狭窄后扩张患者的 TUI 渲染图（视频 14.20，视频 14.21）。

右位主动脉弓是由于右侧背主动脉持续存在和左侧背主动脉远端退化所致，根据有无食管压迫分为两种类型 [72]。图 14.26 显示 1 例经 B-flow 诊断为右位主动脉弓的患者，该患者可见主动脉弓在气管右侧特征性走行。

功能评估：心室容积

Messing 等 [28] 公布了一种新方法，将 STIC 与 IM 和 VOCAL 模式后期处理相结合以量化收缩、舒张末期的心室容积。对 100 例妊娠 20~40 周的胎儿进行检查，通过左右心室收缩、舒张末期容积值生成列线图。测量结果与胎龄和胎儿估测体重密切相关。他们应用测量数据创建了胎儿每搏输出量

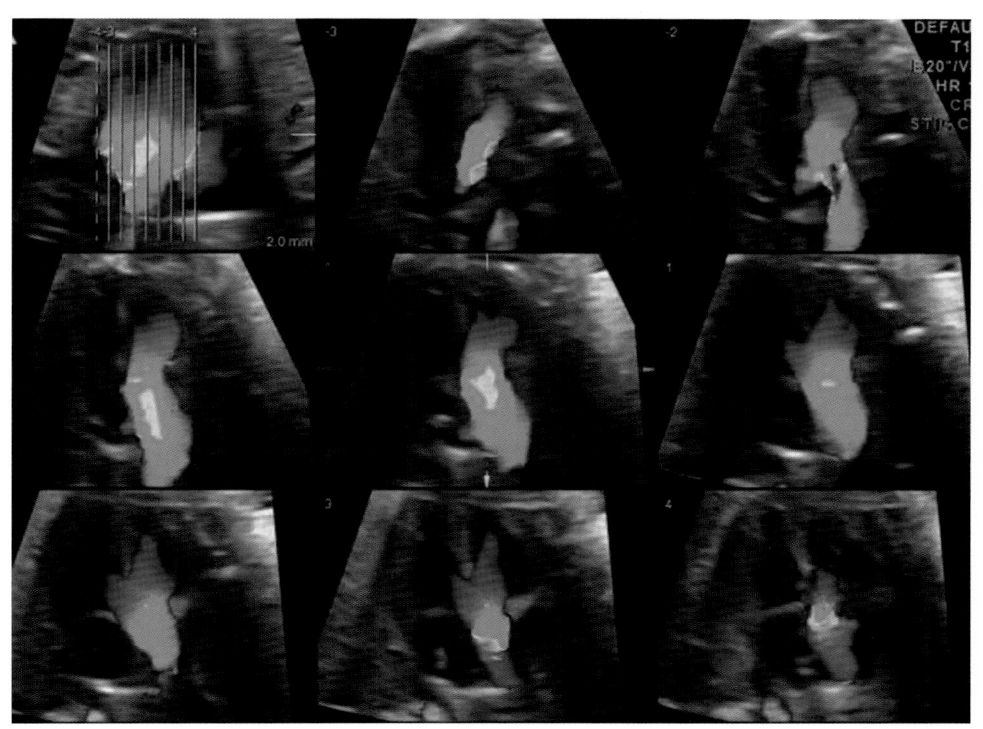

图 14.23 法洛四联症左室流出道（LVOT）的 TUI 图像，显示主动脉扩张并骑跨（视频 14.19）

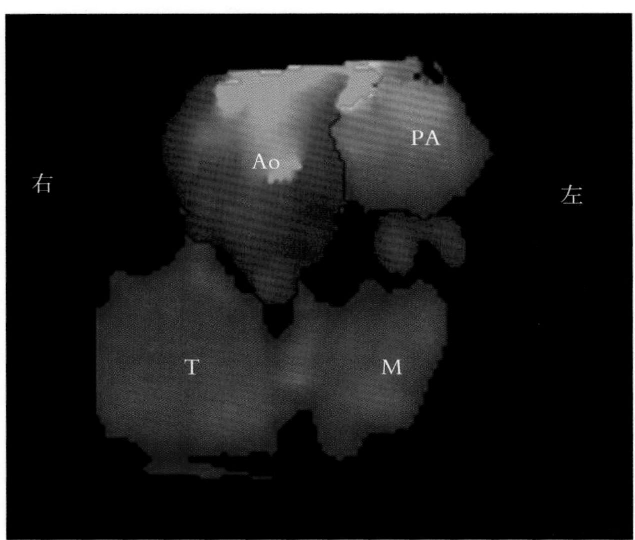

图 14.24 时间 – 空间相关成像（STIC）结合彩色多普勒的冠状房室平面图显示 1 例大动脉转位合并肺动脉狭窄伴主肺动脉内逆向血流的患者。Ao= 主动脉；M= 二尖瓣环；PA= 肺动脉；T= 三尖瓣瓣环。经许可，引自参考文献 [82]。版权归国际妇产科超声学会（ISUOG）所有，由 John Wiley 和 Sons Ltd 代表 ISUOG 批准

和射血分数的列线图。

应用该方法对前期存储的心脏畸形或功能障碍的 STIC 数据进行分析，评估心室容积、每搏输出量或射血分数等。病例包括重度肺动脉狭窄、双胎输血综合征伴继发性肺动脉狭窄、主动脉瓣狭窄伴主动脉弓发育不全、Ebstein 畸形、室上性心动过速、Galen 静脉瘤 [28] 等。

我们对正常胎儿进行心室容积测定以检测其在心脏评估和定量中的有效性。二维超声不易获得容积数据。病理结果表明了该方法的额外潜在价值。例如，重度肺动脉狭窄病例的临床表现较二维超声的诊断更为严重。心室容积测量也有助于深入了解如室上性心动过速（SVT）和 Galen 静脉动脉瘤样畸形等病变 [28] 的病理生理情况。

随后，其他团队 [36,55] 在胎儿心室容积测量方面，对 STIC 和 VOCAL 进行了配对研究。Hamill 及其同事发现，计算心室容积时 STIC 和 VOCAL 都有很好的可重复性 [55]，可用于量化正常胎儿的左右心室每搏输出量、心排血量、校正心排血量和左右心室射血分数。同时发现，较大的右心室容积及左心室射血分数会导致左右心室每搏输出量和心排血量相似 [36]。Hamill 及其同事 [65] 对 34 名脐动脉搏动指数 > 第 95 百分位数的胎儿进行横断面研究，将收缩期、舒张期心室容积、每搏输出量、心排血量、校正心排血量和射血分数等与 184 例正常胎儿进行比较。研究发现搏动指数（PI）>第

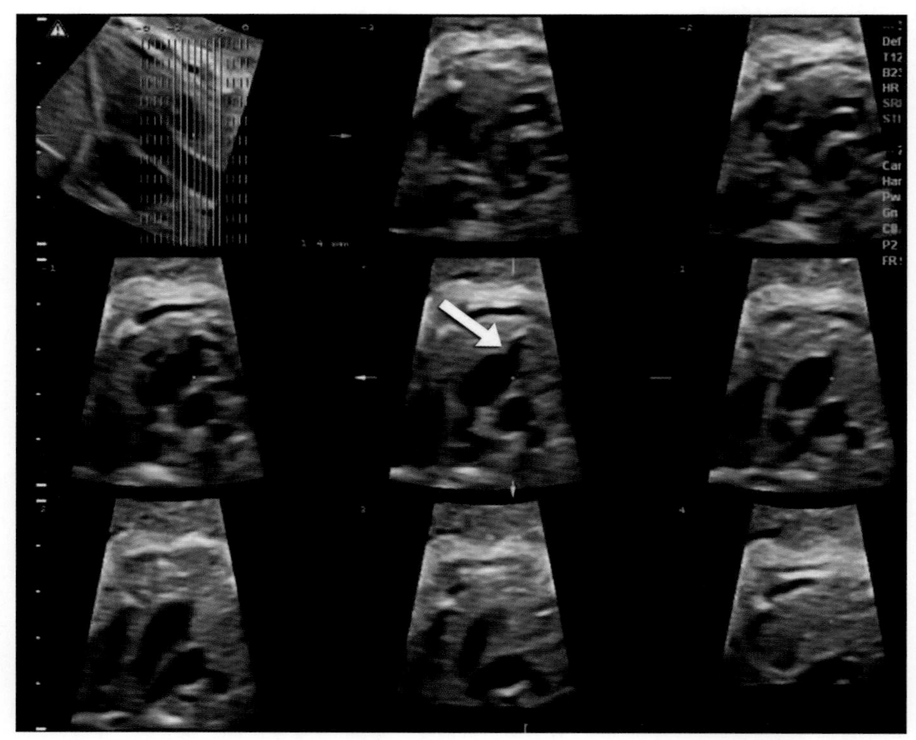

图 14.25 重度肺动脉狭窄超声断层成像（TUI）渲染图。箭头所示为肺动脉瓣显著狭窄和肺动脉狭窄后扩张（视频 14.20，视频 14.21）

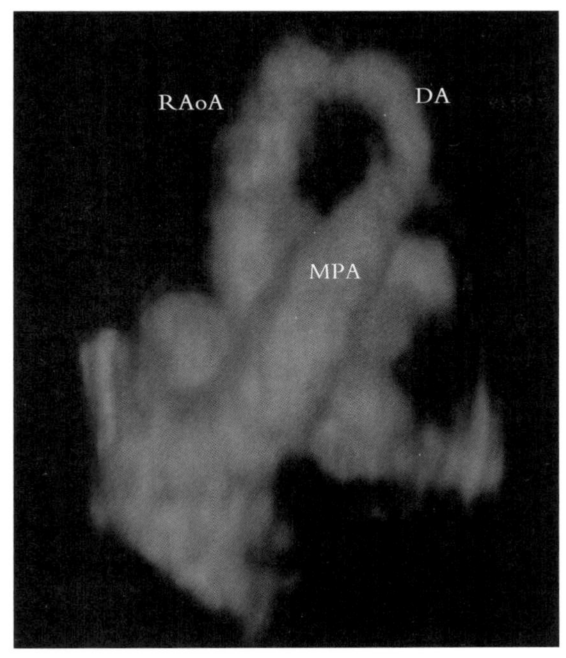

图 14.26 B-flow 显示右位主动脉弓（RAoA）。DA= 动脉导管；MPA= 主肺动脉。经许可，引自参考文献 [82]。版权归国际妇产科超声学会（ISUOG）所有，由 John Wiley 和 Sons Ltd 代表 ISUOG 批准

95 百分位数的胎儿平均心室容积、左右心室平均每搏输出量、心排血量、校正心排血量等均低于正常胎儿，其右心室容积、每搏输出量、心排血量和校正心排血量等都大于左心室，而平均射血分数值则大于对照组胎儿。作者的结论是胎盘血管阻力增加与胎儿心功能改变有关 [65]。

三维和四维超声心动图的潜在缺陷

三维和四维胎儿超声心动图扫描容易出现类似于二维超声的伪影，一些伪影是三维和四维超声心动图采集和后处理所特有的。

STIC 采集质量

胎儿身体或“呼吸”运动可能导致 STIC 采集质量下降。胎儿处于安静状态和尽可能缩短扫描时间可以提高扫描质量。图 14.27 是 STIC 采集时 B 平面出现的胎儿呼吸运动导致的伪影。如果 B 平面图像质量满意，则数据基本可以接受，可用于深入

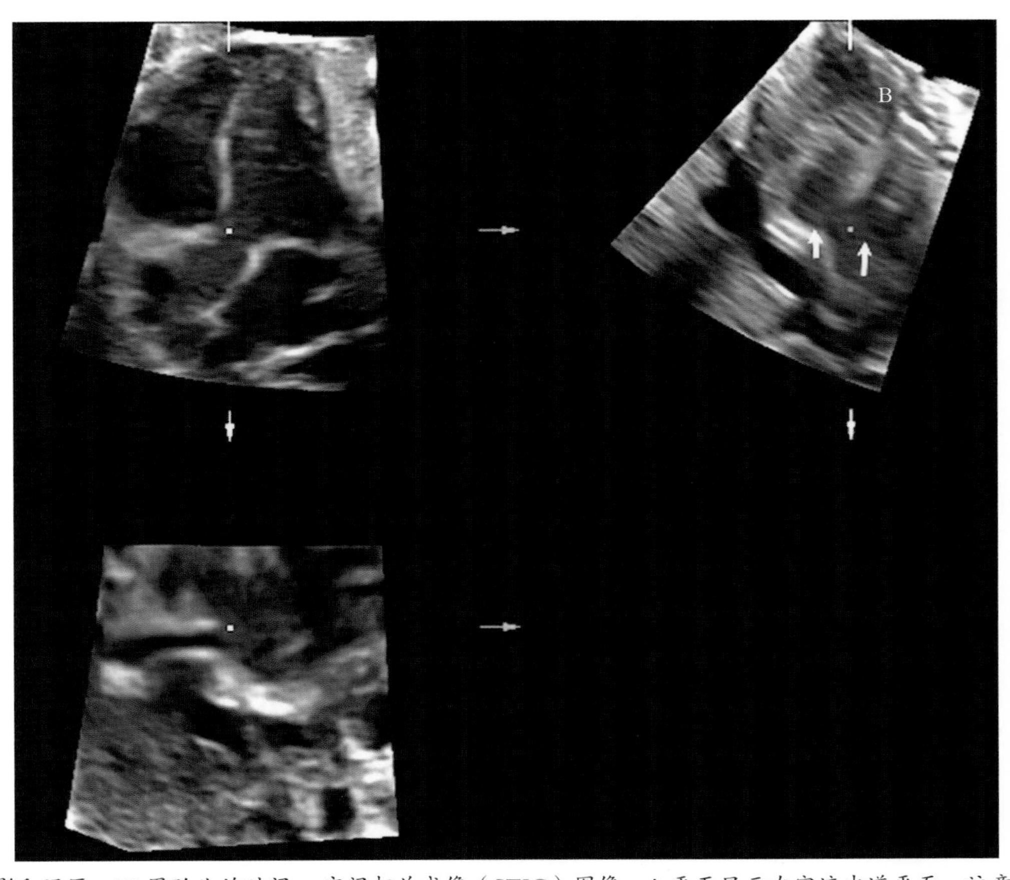

图 14.27 伪影和误区。26 周胎儿的时间 – 空间相关成像（STIC）图像。A 平面显示左室流出道平面。注意 B 平面，由于胎儿呼吸导致图像质量下降（箭头）。经许可，引自参考文献 [82]。版权归国际妇产科超声学会（ISUOG）所有，由 John Wiley 和 Sons Ltd 代表 ISUOG 批准

研究。原始数据质量会影响所有后处理及评估。

原始超声探头方向

探头扫描方向将影响所有检查平面的图像质量。三维和四维超声采集前，首先确定一个理想的二维起始平面，这一操作非常重要。

声 影

伪影是三维和四维超声的特殊问题。以二维平面扫描时，声影可能不明显，但或许已经存在于采集数据块中。发现可疑病变时，必须重复进行二维和三维扫描，以确认其是否存在于其他扫描平面（即其他平面显示更加清楚）。

三维容积渲染

三维容积渲染可生成虚拟图像。应用一些平滑图像算法会导致原始扫描数据损失。三维渲染图应始终配合 A 平面二维图像使用，以便对比。

血流方向

获取的数据中包含多普勒血流信息便于后续处理，能够围绕 x、y 和 z 轴切片和旋转进行分析。但是，旋转多普勒血流方向数据可能会误导检查者：如果方向相反，血流信息可能被误解。采集扫描时，操作者必须通过确定原始扫描方向来确认可疑的病理性血流，无论其朝向探头还是远离探头。

三维和四维超声心动图的准确度

有多项研究比较了二维和三维 / 四维胎儿超声心动图的图像，还有一些研究探讨了应用三维 / 四维超声和 STIC 进行筛查的可行性，另有一些关于应用三维 / 四维模式对胎儿心血管畸形进行诊断或评估的研究。我们研究了[23]三维 / 四维技术在胎儿超声心动图筛查项目中对诊断准确性和精细度的贡献。在这项研究中，我们对 13 101 例孕妇进行完整的胎儿超声心动图检查，包括预设的五切面及静脉导管和主动脉弓纵轴切面，成像方法包括二维超声联合二维彩色多普勒、STIC、彩色多普勒联合 STIC，B-flow 联合 STIC 等。根据一个标准的包含可视化五切面的 23 个规定结构的评估表，分别评估所存储的 2DUS 动态数据和四维超声数据。

这项研究诊断出 CHD 181 例，假阴性 12 例，假阳性 0 例。应用三维 / 四维超声，我们增加了 12 例 CHD 准确诊断：1 例右位主动脉弓伴异常分支；通过 TUI 诊断 1 例完全型大动脉转位合并肺动脉闭锁，1 例节段型主动脉弓中断；通过 B-flow 诊断 1 例右心室室壁瘤；通过 MPR 和 B-flow 诊断 2 例静脉导管至冠状静脉窦发育不全；通过 MPR 诊断 2 例完全型肺静脉异位引流；虚拟平面辅助下诊断室间隔缺损（VSD）4 例。总之，我们认为三维 / 四维超声影响约 6%（12/181）心血管结构畸形的胎儿的诊断准确性和精细度[23]。

为了验证三维和四维超声的可靠性和观察者间的一致性，Espinoza 及其同事[75]设计了一项多中心研究，包括 7 个具有四维胎儿超声心动图资质的中心；每个中心将正常、异常病例数据上传至中央服务器，对所有中心数据进行双盲法分析。各中心之间签订数据共享协议。随机选择 90 例数据进行分析。总的来说，鉴别 CHD 胎儿的指标的中位数（范围）分别为灵敏度 93%（77%~100%）、特异度 96%（84%~100%）、阳性预测值 96%（83%~100%）、阴性预测值 93%（79%~100%），假阳性率 4.8%（2.7%~25%）和假阴性率 6.8%（5%~22%）。最常见的 CHD 是圆锥动脉干畸形（36%）。各中心间诊断一致性非常高（κ =0.97）。我们认为，四维超声数据块可以由不同医疗中心进行远程采集和准确解读。对专家而言，四维超声是一种准确可靠的胎儿超声心动图检查方法[75]。

Benasar 等[76]研究了 STIC 在转诊人群中诊断 CHD 的准确性。在转诊检查（2DUS）中获得 STIC 数据并存储。至少 1 年后，由对原始结论和胎儿结局不知情者对这些数据进行分析，新诊断结果与先前 2DUS 及胎儿出生后或死亡后检查相比较。应用 STIC 数据诊断 CHD 的准确度、灵敏度、特异度、阳性预测值和阴性预测值分别为 91.6%、94.9%、88.1%、89.7% 和 94.0%。基于 STIC 数据的 CHD 诊断与出生后明确诊断的一致性为 74.3%，而 2DUS 诊断一致性为 81.7%[76]。

Levental 及其同事比较了二维和非门控三维超声获得的标准心脏切面[77]。Meyer-Wittkopf 及其同事[78]评估了二维和多普勒门控三维超声获取的正常心脏超声心动图标准切面。他们发现，三维超声提供了额外的结构深度，可以三维动态观察瓣膜形态和室壁运动[78]。

评估 CHD 时，Meyer-Wittkopf 及其同事[79]分析了二维超声诊断心脏病变时的同步门控三维数据，比较了两种模式下的心脏主要切面。他们发现三维技术在少数病变中具有额外诊断价值[79]。Wang 及其同事[80]比较了脊柱前位胎儿的三维和二维图像，发现三维超声仅在肺动脉流出道方面优于二维超声。

Espinoza 及其同事[31]调查了 IM（反转成像）在评估静脉异常连接中的附加值，研究发现 IM 提高了扩张的奇静脉或半奇静脉的显示率及它们与周围血管结构的空间关系。

Benacerraf 及其同事[81]对比了对妊娠 17~21 周胎儿进行二维和三维解剖扫描的采集与分析时间。在胎儿生物学测量的平均扫描时间和准确性方面，三维超声优于二维超声。

三维和四维胎儿超声心动图的 STIC 数据采集存档和联网功能为向偏远或医疗水平较差的地区普及胎儿超声心动图项目开辟了新途径，可能对这些地区人群的公共卫生产生重要影响。Michailidis 及其同事[43]、Vinals 及其同事[39-40]已经证明，在一个中心采集的三维或四维检查数据，通过远程医疗互联网连接至另一个中心由专家进行会诊[38]，这种做法具有可行性，且已成功。

致 谢

本章初始版本参见 Yagel S, Cohen SM, Shapiro I, et al. 3D and 4D ultrasound in fetal cardiac scanning: A new look at the fetal heart. Ultrasound Obstet Gynecol, 2007,29:81–95。经许可可转载。

视 频

视频 14.1 正常心脏和主动脉弓的 B-flow 图。头臂干（BT）动脉、左侧颈总动脉（LCC）和左侧锁骨下动脉（LSA）发自主动脉弓（AoA）。下腔静脉（IVC）见标记。

视频 14.2 B-flow：1 例主动脉血管环的 B-flow 图像。

视频 14.3 正常心脏和大血管的 STIC 联合高分辨能量多普勒成像。

视频 14.4 STIC 联合高分辨率能量多普勒成像：正常心脏和大血管图像。

视频 14.5 STIC 联合高分辨率能量多普勒成像：正常心脏和血管长轴切面。

视频 14.6 迷走右锁骨下动脉（ARSA）的渲染图像。ARSA 的 3VT 切面。标记处为奇静脉。

视频 14.7 迷走右锁骨下动脉（ARSA）的渲染图像。ARSA 与主动脉分支：左锁骨下动脉（LSA）、左颈动脉（LCA）、右总动脉（RCA）和降主动脉（dAo）等相对位置关系。

视频 14.8 STIC 联合高分辨率能量多普勒采集数据的主动脉闭锁病例渲染图。箭头所示为狭窄主动脉内逆向血流。

视频 14.9 超声断层成像。STIC 采集灰阶数据的 TUI 显示完全型大动脉转位的并行血管。连续图像清晰显示主动脉位于肺动脉前方。

视频 14.10 法洛四联症的 TUI 图显示肺动脉狭窄（短箭头）和主动脉扩张、骑跨（长箭头）。

视频 14.11 STIC 联合高分辨率能量多普勒数据的法洛四联症渲染图，显示肺动脉（短箭头）狭窄和主动脉弓（长箭头）扩张。

视频 14.12 TUI 联合彩色多普勒成像显示导管后主动脉缩窄。箭头所示为缩窄病变。

视频 14.13 STIC 结合 IM 和 VOCAL 技术进行心脏心室容量分析。用鼠标在连续平面上手动勾勒心室轮廓。测量结果显示在右下角的方框中。

视频 14.14 1 例 TAPVC 的 STIC 采集图像。A 平面显示可疑异常血管（<），B 平面（箭头）确诊。

视频 14.15 胎儿心脏和大血管图：STIC 采集成像和高分辨率能量多普勒血流成像均证实特征性垂直静脉。同时注意肺静脉缺如（与图 14.6 相比较）。

视频 14.16 胎儿心脏和大血管 B-flow 图：显示下腔静脉中断合并奇静脉扩张。

视频 14.17 评估室间隔缺损的彩色多普勒成像，室间隔“虚拟平面”显示 IVS 渲染平面，证实经过缺损的右向左分流。

视频 14.18 B-flow 模式显示 1 例大动脉转位的并行血管。应用这种模式可清楚显示错位血管内血流。

视频 14.19 1 例法洛四联症左室流出道（LVOT）TUI 图像，显示主动脉增宽、骑跨。

视频 14.20 重度肺动脉瓣狭窄的 TUI 图像。注意肺动脉瓣狭窄和肺动脉狭窄后扩张。

视频 14.21 TUI 联合彩色多普勒成像。注意肺动脉狭窄伴逆向血流，导致肺动脉狭窄后扩张。

参考文献

[1] Deng J. Ultrasound Obstet Gynecol, 2003,22:336–344.
[2] DeVore GR, et al. Ultrasound Obstet Gynecol, 2003,22:380–387.
[3] Falkensammer P. Spatio-Temporal Image Correlation for Volume Ultrasound. Studies of the Fetal Heart. Zipf: GE Heal-thcare,2005.
[4] Goncalves LF, et al. Am J Obstet Gynecol, 2003,189:1792–1802.
[5] Goncalves LF, et al. Ultrasound Obstet Gynecol, 2006, 27: 336–348.
[6] Volpe P, et al. Ultrasound Obstet Gynecol, 2006,28:40–46.
[7] Hongmei W, et al. Echocardiography, 2012,29:614–619.
[8] Goncalves LF, et al. J Ultrasound Med, 2004,23:473–481.
[9] Messing B, et al. Ultrasound Obstet Gynecol, 2005,26:606–609, discussion 610.
[10] Chaoui R, et al. Ultrasound Obstet Gynecol, 2004,23:535–545.
[11] Chaoui R, et al. Ultrasound Obstet Gynecol ,2001,17:22–29.
[12] Sciaky-Tamir Y, et al. Am J Obstet Gynecol, 2006,194:274–281.
[13] Yagel S, et al. Ultrasound Obstet Gynecol, 2017,50:283–293.
[14] Xiong Y, et al. Ultrasound Obstet Gynecol, 2012,39:316–321.
[15] Xiong Y, et al. Prenat Diagn, 2013,33:462–466.
[16] Xiong Y, et al. Ultrasound Obstet Gynecol, 2010,35:754–755.
[17] Yuan Y, et al. Ultrasound Obstet Gynecol, 2011,37:302–309.
[18] Herberg U, et al. Ultraschall Med, 2011,32:46–53.
[19] Herberg U, et al. Ultraschall Med, 2011,32:293–301.
[20] Zhu M, et al. Real time three-dimensional echocardiographic evaluations of fetal left ventricular stroke volume, mass, and myocardial strain: In vitro and in vivo experimental study. Echocardiography, 2015,32:1697–1706.
[21] Yagel S, et al. Ultrasound Obstet Gynecol, 2001,17:367–369.
[22] Yagel S, et al. Ultrasound Obstet Gynecol, 2002,20:340–345.
[23] Yagel S, et al. Ultrasound Obstet Gynecol ,2011,37:432–437.
[24] Abuhamad A. J Ultrasound Med, 2004,23:573–576.
[25] DeVore GR, et al. Ultrasound Obstet Gynecol, 2004,24:72–82.
[26] Espinoza J, et al. J Ultrasound Med, 2006,25:947–956.
[27] Yagel S, et al. Ultrasound Obstet Gynecol, 2006,28:266–274.
[28] Messing B, et al. Ultrasound Obstet Gynecol, 2007,30:142–151.
[29] Peralta CF, et al. Ultrasound Obstet Gynecol, 2006,27:128–133.
[30] Ruano R, et al. J Ultrasound Med, 2006,25:701–709.
[31] Espinoza J, et al. Ultrasound Obstet Gynecol, 2005,25:428–434.
[32] Goncalves LF, et al. Ultrasound Obstet Gynecol, 2004, 24: 696–698.
[33] Goncalves LF, et al. J Ultrasound Med, 2005,24:415–424.
[34] Hata T, et al. J Obstet Gynaecol Res, 2010,36:513–518.
[35] Messing B, et al. Ultrasound Obstet Gynecol, 2011,38:191–197.
[36] Hamill N, et al. Am J Obstet Gynecol, 2011,205: e71–80.
[37] Carvalho JS, et al. Ultrasound Obstet Gynecol, 2013, 41: 348–359.
[38] Adriaanse BM, et al. Ultrasound Obstet Gynecol, 2012, 39: 203–209.
[39] Vinals F, et al. Ultrasound Obstet Gynecol, 2008,31:633–638.
[40] Vinals F, et al. Ultrasound Obstet Gynecol, 2005,25:25–31.
[41] Vinals F, et al. Ultrasound Obstet Gynecol, 2003,22:388–394.
[42] Rizzo G, et al. J Ultrasound Med, 2011,30:93–99.

本章完整参考文献，请扫描以上二维码在线查看。若需下载，请登录 www.wpcxa.com“下载中心”下载。

第 15 章 胎儿磁共振成像技术与正常胎儿的心血管生理学

Davide Marini, Sharon Portnoy, Mike Seed

引 言

胎儿磁共振成像（MRI）最初的报道见于1983年，目前已经很好地用于超声检查的辅助诊断，特别适用于中枢神经系统畸形和胎盘植入的评估。MRI 定量技术的多样化发展，促使很多研究团队应用这种技术评估胎儿心血管和胎盘的病理生理情况。与超声不同的是，扩散加权成像和磁共振波谱成像可直接为胎儿提供氧合和灌注信息，为评估组织微观结构和代谢能力提供了可能性。胎儿产前、产后脑成像 MRI 定量技术已用于评估胎儿先天性心脏病（CHD）和宫内生长受限（IUGR）对宫内脑发育的影响。但目前该技术主要应用于科研领域，在胎儿心脏病临床实践中的应用仍不多。本章主要阐述一些在胎儿心血管和中枢神经系统的检查方面有潜力的 MRI 技术，并讨论正常胎儿循环生理学的 MRI 成像表现。第 16 章阐述了孕期胎儿心血管异常 MRI 检查的诸多成果和进展。

方 法

安全性

目前，动物实验和人类研究更加关注妊娠期 MRI 检查的安全性。研究认为 MRI 检查可能产生的不良影响与静态磁场有关，并且可能与 MRI 的射频能量、热效应及在成像过程中与梯度变化相关的噪声有关[1]。一系列的动物实验已证明 MRI 检查对胚胎普遍有害[2–4]。MRI 检查的主要风险期为胚胎期，即人类妊娠的前 3 个月，因此美国放射学会（ACR）建议：妊娠 17~18 周后才能进行胎儿 MRI 检查[5]。此外，近期有一些研究关注心血管 MRI 检查对成人外周血淋巴细胞 DNA 的损伤[6]。MRI 对 DNA 影响的后续研究结果是令人放心的，在对经过 MRI 检查的胎儿和怀孕的 MRI 工作人员进行大量的随访研究后，没有发现 MRI 检查对整体结果或神经发育有副作用[7–9]。但最近有报道称，在对胎儿进行钆造影剂 MRI 检查后，儿童风湿性疾病的发病率增加[10]。考虑到钆造影剂与成人肾损伤受试者的肾源性硬化纤维化有关，所以钆造影剂的使用在怀孕期间是相对禁忌证。

基于以上结果，ACR 指南建议，在避免使用钆造影剂，且放射科医生认为进行 MRI 检查的相对益处大于风险时，可开展常规胎儿 MRI 检查[5]。该指南强调指出，当 MRI 可以提供比超声更多的信息时，才能够进行 MRI 检查。最近一项关于胎儿 MRI 安全性的综述得出结论：只要设备使用正确，吸收速率比值（SAR）保持在最低水平，孕妇和胎儿接受 1.5T 的 MRI 检查是安全的[11]。虽然在高场强中进行胎儿 MRI 检查的报道较少，但最近有一项研究报道认为，可以在 SAR 相同的情况下进行 MRI 成像，且有证据表明胎儿没有吸收额外的热量，目前临床上有越来越多的胎儿 MRI 检查是在 3T 磁场中进行的[12]。

中枢神经系统

胎儿大脑的常规 T1 和 T2 加权成像提供了比超声波更好的组织对比度和大脑皮质结构的可视化图像。如果在产前检查中怀疑中枢神经系统功能障碍，可首选 MRI 作为进一步检查的手段[13]。快速采集可改善由胎儿运动引起的伪影，最常用的序列是 T2 加权半傅里叶单次激发重建快速自旋回波。T1WI 通常使用梯度回波序列（有时为反转恢复序列），而稳态自由进动（SSFP）提供的 T2/T1 加权比成像则是获得胎儿快速成像的另一种选择。通过 SSFP 完成三维采集，利用高信号的脑脊液和较低信号的脑实质之间的对比度，使用自动化软件勾画出大脑并测量脑容量（图 15.1）。

在 3 个平面采集 T2 加权二维图像，经过更复杂的重建，可获得高分辨率的全脑和区域脑容量测量值。扩散加权成像（DWI）和扩散张量成像（DTI）可定量评估围生期脑发育情形[14-15]。这些成像模式都测量了脑组织中水分子的扩散程度，并且当对多个方向使用 DWI 时，扩散方向的信息也可以获得（DTI）。随着白质和深部灰质束的成熟，脑组织中的水分子向偏离轴突的方向扩散越来越受限，而沿轴突方向扩散变得更容易，这导致扩散的各向异性分数升高、平均扩散率降低。而随着大脑发育成熟、皮层联接更加复杂时，各向异性分数反而下降。图 15.2 展示了一个各向异性分数图的例子。

另一种评估大脑成熟的工具是质子磁共振波谱（MRS）。在人脑正常发育的过程中，氨基酸和脑代谢物的浓度会随着成熟度而变化[16]，例如，神经代谢物 N- 乙酰天冬氨酸与胆碱（一种细胞膜的成分）的比值会随着妊娠期增加。图 15.3 为 1 例新生儿的质子波谱。

血氧水平依赖（BOLD）成像技术利用了氧合血和脱氧血的不同磁性特征。当神经元激活时大脑的血管时，血管会舒张，最终导致大脑代谢活跃区域的血流量增加，这是大龄儿童功能 MRI 的基础。局部血流量的增加与氧摄取分数的下降和静脉血氧饱和度的升高有关，进而与 BOLD 信号有关。这类 BOLD 成像方法已被报道应用于胎儿，也可被用于评估人类母体在高氧状态下，组织中氧合的变化情况[17]。在羊和小鼠的胎儿中也有类似发生缺氧的研究报道[18-19]。

虽然在人类胎儿定量测量中，有许多受胎儿运动产生的伪影，但目前的技术可通过更快的图像获取和后处理方法来解决伪影的影响。另一种克服运动伪影的方法就是等待胎儿出生，因为在新生儿自然睡眠而无需镇静期间，通常可实现高质量的新生儿脑成像[20]。

胎盘 MRI

常规的 T1 和 T2 加权成像可显示胎盘的大小、位置和形态，以及胎盘植入程度[21-22]。目前，最成熟的 MRI 测量灌注的方法使用了钆造影剂，但这对人类的胚胎而言是相对禁忌证。目前已有对动物模型进行的动态对比增强 MRI，同时体素内不相干运动和动脉自旋标记等非造影剂技术已用于人类胎盘灌注的成像测量[23-24]，也可通过 MRI 的 DWI 和氢质子、磷谱 MRS 测定胎盘功能[25-27]。目前，MRI 对胎盘功能的评估是一个活跃的研究领域，最近有一篇综述总结了各种可用技术在这方面的潜在临床作用[28]。

母体心血管系统

用 MRI 研究孕期母体心血管系统的方法包括标准化的心室容量测定法和血流定量法（图 15.4）。有好几项研究都报道使用短轴稳定自由进动电影成像技术测量右心室和左心室大小、收缩末期、舒张末期、心排血量和射血分数[29]。研究发现，将胸部的标准解剖数据与孕妇盆腔的无造影剂的血管剪影成像方式相结合，可对孕妇升主动脉、上腔静脉、降主动脉、肺动脉及其分支，以及左右子宫动脉等血管进行平面电影成像[30]。在妊娠后期，胎盘的静脉回流似乎主要通过卵巢静脉，也可以通过电影相位对比 MRI 进行检查；而其他的子宫静脉回流可以通过髂总静脉汇合上方的下腔静脉血液回流减去腿部的静脉回流（测量髂外静脉）

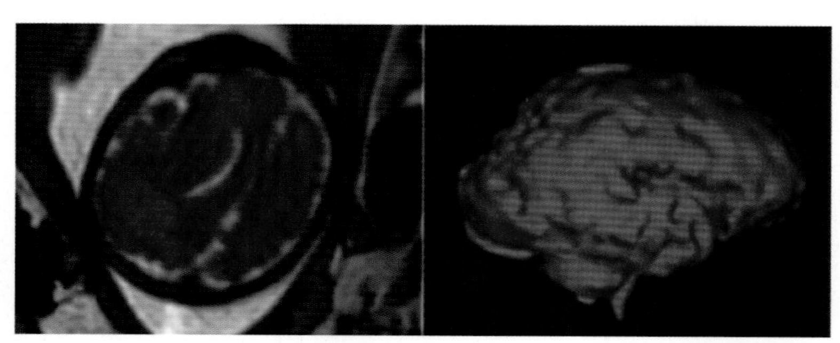

图 15.1 妊娠晚期胎儿头颅的分段三维自由稳态进动图像，使用脑容积重建技术测量胎儿脑容积。经许可，引自 Zhu MY, et al. Am J Obstet Gynecol, 2016, 214:367[65]

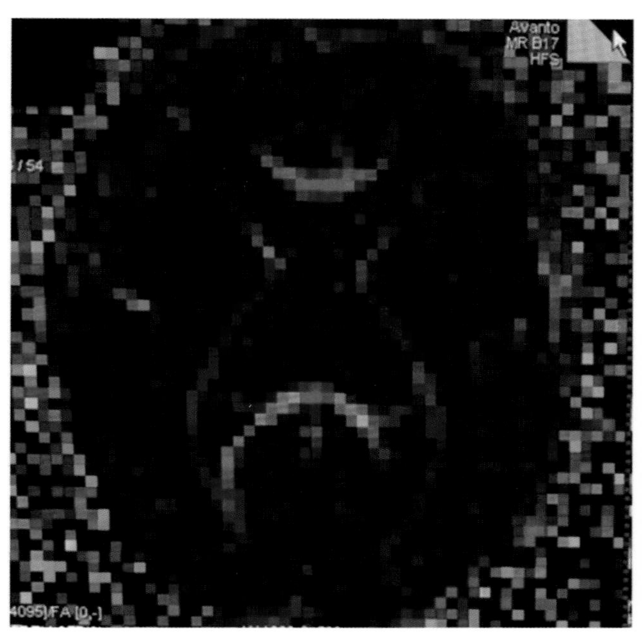

图 15.2 新生儿大脑的各向异性扩散分布图（1.5T）。颜色表示扩散的方向。大脑内囊的前肢和后肢、胼胝体及视神经等处可见明显的白质束

来进行评估。通过将这种测量灌注的方法与下文所述的在母体、胎儿和脐部血管中的血氧测量方法相结合，我们对胎盘氧气交换和胎儿及胎盘耗氧量进行了初步研究。

胎儿心血管系统

目前已有一系列心血管 MRI 技术被用来评估胎儿的心脏和血管，这些技术和推荐的成像参数列于表 15.1，大部分检查尝试将心脏和血管的解剖结构可视化。许多研究者用 SSFP 制作胎儿心脏的静态图像[32-33]，利用心脏血流产生的高信号与心肌所产生的低信号之间的显著对比，来显示心脏结构和血管，这是一种较理想的方法。同时 SSFP 具有极短的回波时间和重复时间，可保证 SSFP 在极短的时间进行图像采集，从而获得满意的解剖成像，而无需考虑胎儿或心脏的运动。然而，即使是这样的超快序列，获得一幅平面空间分辨率为 1~2mm 的图像仍需几个心动周期的扫描时间，因此，图像会有心脏运动引起的模糊。与产后的 MRI 一样，心脏成像最好是通过某种触发机制使心脏运动“冻结”起来，以改善图像。每幅图像都采集自心动周期内某一特定时间段内的数据，用这种方法采集心动周期内每个时相的图像，生成一系列图像，最后像放电影一样，一帧帧地显示。心脏跳动的图像不仅使心脏结构更容易理解，还能提供关于心脏功能的信息。然而，心血管 MRI 中常用的心电图触发

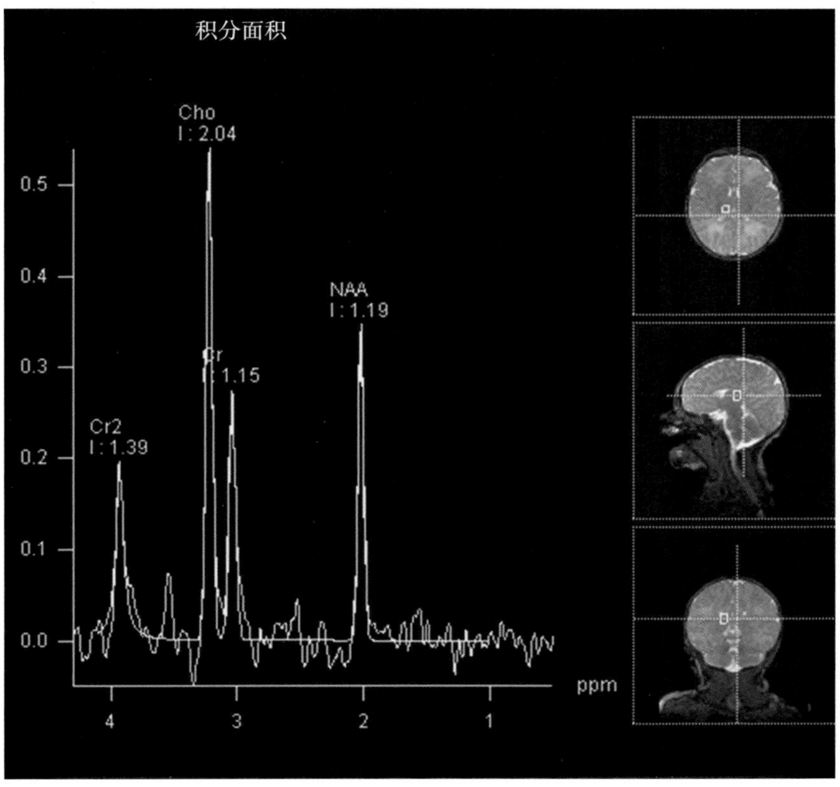

图 15.3 正常新生儿右侧丘脑的质子波谱，可显示 N- 乙酰天冬氨酸（NAA）、胆碱（CHO）和肌酸（Cr）波峰的相对比例

从胎儿身上并不易得到，特别是在 MRI 环境中尤其困难。

胎儿心血管 MRI 门控

目前已有几种其他方式实现胎儿 MRI 的心脏触发或门控。一项羊胎模型的研究显示，可以在 MRI 过程中使用一种改进的、可用于磁场的胎心监护（CTG）以实现多普勒超声触发[34]。该方法已用于心脏结构电影成像和速度编码相位对比电影成像。“自身门控”技术则通过结合成像过程中与心动周期相关的 MRI 数据调整采集时间，目前已经成功地应用于动物模型[35]。指标优化门控

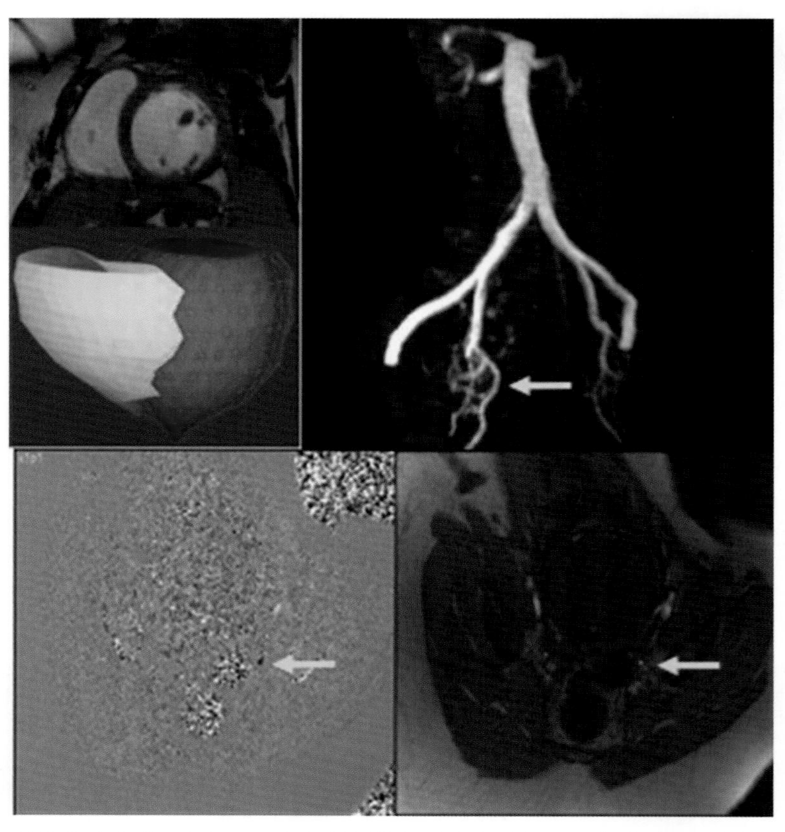

图 15.4 MRI 心血管技术评估母体循环。左上：SSFP 电影短轴断面成像用于心室容量测定。右上：非造影剂飞行时间（TOF）MRI 成像定位盆腔血管（箭头表示子宫动脉）。底部为子宫动脉的相位对比 MRI 成像

表 15.1 胎儿心血管 MRI 序列参数

序列	类型	门控	呼吸补偿	并行成像因子	NSA	TE（ms）	TR（ms）	层厚（mm）	矩阵	FOV（mm）	时间分辨率（ms）	扫描时间（s）
3D SSFP	3D	—	屏息	2	1	1.74	3.99	2	256×205×80	400	—	13
静态 SSFP	2D	—	—	—	1	1.3	6.33	4	320×211	350	1336	24（15 层）
电影 SSFP	2D	MOG	—	2	1	1.26	3.04	5	340×310	340	46	55（10 层）
相位对比[a]	2D	MOG	—	—	1	3.15	6.78	3	240×240	240	54	36
T2 mapping[b]	2D	PG	—	2	1	1.15[c]	3.97[c]	6	224×181	350	4000	16

经许可，引自 Seed M. Fetal cardiovascular MRI//Kline-fath B, Bahado-Singh R, Bulas D. Diagnostic Imaging of Fetal Anomalies: Ultrasound and MRI. Philadelphia: Lippincott Williams and Wilkins, 2015: 228–234[31]

FOV= 视野；MOG= 指标优化门控（R-R 间隔 545ms）；NSA= 信号平均值个数；PG= 伪门控（基于估计 R-R 间隔）；TE= 回波时间；TR= 重复时间；SSFP= 稳态自由进动

a 根据各血管设置的速度编码灵敏度：动脉 150cm/s，静脉 100cm/s，脐静脉 50cm/s。每个心动周期段数为 4

b 每个 T2 图谱用了 5 次 T2 准备时间，由此可跨越给定血管的预期 T2（0ms，0.33*T2，0.66*T2，1*T2，1.33* T2），且连续 T2 之间的磁化恢复时间为 4000ms

c 使用具有指示 TR/TE 值的单次 SSFP 序列的快速 T2 制备的磁化成像

（MOG）是一项回溯性技术，先使用人工触发获得成像数据，然后通过采集一系列候选心动周期图像进行迭代重建，直到某个图像“指标”匹配正确的平均胎心率，即伪影较少的图像中的平均胎心率（图 15.5）[36]。可以将整个采集分为不同阶段，在每个较短的周期内分别使用指标优化门控，但这需要进行额外的后处理。我们发现双参数模型适用于电影相位对比流动测量，扫描时间为每根血管 20~30s。通过结合胎儿所有主要血管的相位对比流量的测量结果，可以确定胎儿血液循环的分布[37]。这些垂直于血管长轴的测量对横截面血流的精确量化很重要。可以通过两个相互垂直的血管长轴视图来确定成像平面的正确位置。图 15.6 是应用静态 SSFP 从胎儿胸部的冠状位、轴位和矢状位进行的研究。可以在胎儿活动期间重复进行以上测量，以确保随时更新成像平面。为获得更详细的解剖信息和心室功能信息，也可使用指标优化门控技术进行 SSPF 解剖电影成像[38,64]。指标优化门控的 MATLAB 软件代码可以在互联网上免费下载（http://metricoptimizedgating. github.io/MOG-Public/）。

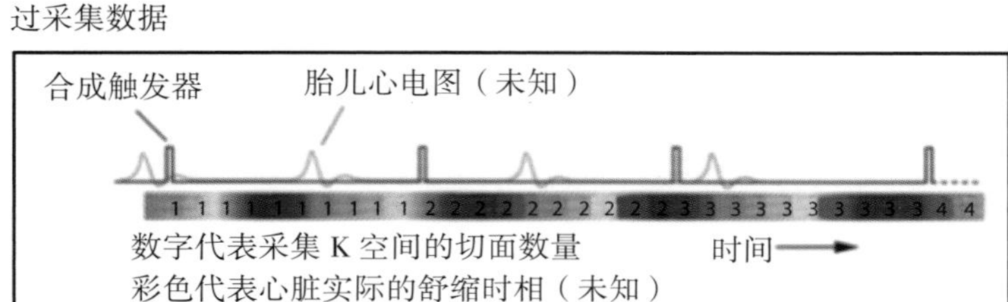

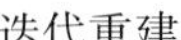

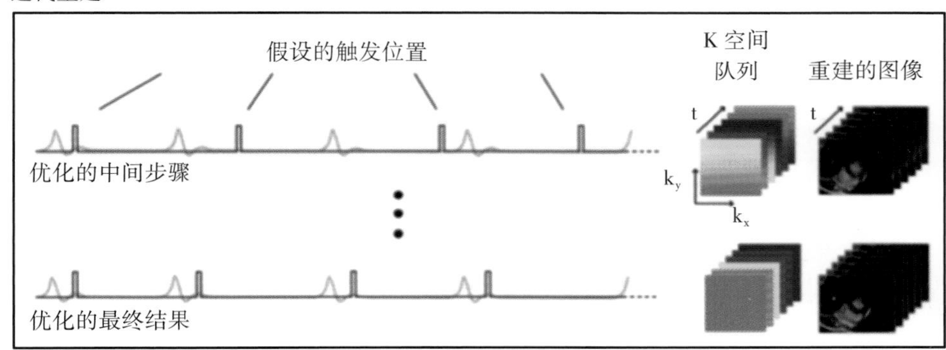

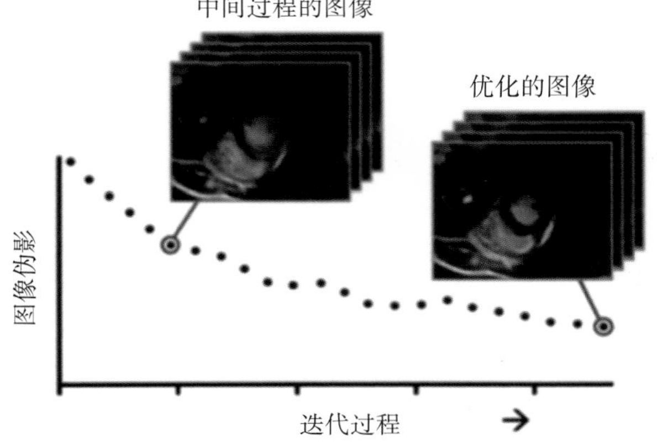

图 15.5 指标优化门控：采用较长 R-R 间隔的合成触发器获取 k 空间数据，然后将假定的触发位置应用于原始数据，用平均 R-R 间隔进行迭代重建，尽量减少图像伪影。经许可，引自 Seed M. Fetal cardiovascular MRI//Kline-fath B, Bahado-Singh R, Bulas D. Diagnostic Imaging of Fetal Anomalies: Ultrasound and MRI. Philadelphia: Lippincott Williams and Wilkins, 2015:228–234[31]

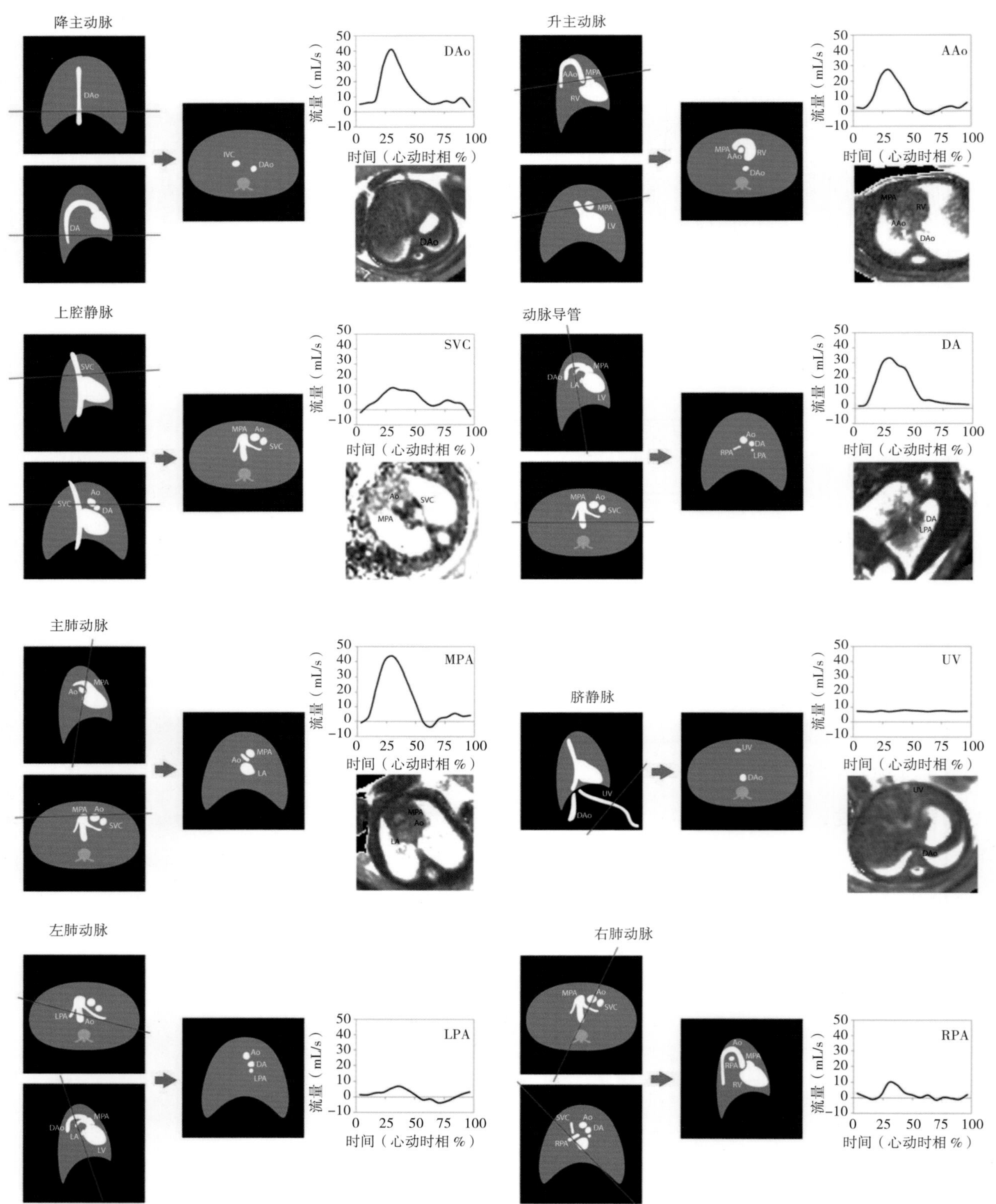

图 15.6 通过相位方向（PC）和从冠状面、矢状面和轴向定位器中获取的 T2 图像，可以显示预期的 PC 模量图像、代表性血流曲线和每个目标血管的 T2 map。DAo= 降主动脉；DA= 动脉导管；IVC= 下腔静脉；AAo= 升主动脉；MPA= 主肺动脉；RV= 右心室；LV= 左心室；LA= 左心房；SVC= 上腔静脉；Ao= 主动脉；LPA= 左肺动脉；RPA= 右肺动脉；UV= 脐静脉。经许可，引自 Seed M. Fetal cardiovascular MRI//Kline-fath B, Bahado-Singh R, Bulas D. Diagnostic Imaging of Fetal Anomalies: Ultrasound and MRI. Philadelphia: Lippincott Williams and Wilkins,2015:228−234[31]

胎儿和胎盘氧合的定量评估方法

目前已有利用氧合血红蛋白和脱氧血红蛋白的不同磁性来测量出生后受试者组织氧合程度和血氧饱和度的方法，这些方法可以应用于胎儿。BOLD 成像是产后神经功能成像的基础，其中神经元的激活可导致局部脑灌注提高，从而导致从血液中提取的氧到达脑静脉的比例降低，即静脉血氧饱和度增加，进而导致 T2* 相应提高。类似地，在人和动物胎儿中测量了 BOLD 信号，以比较不同器官在正常时、缺氧和高氧时的组织氧合情况 [17–18]。BOLD 的一个优点是，其有足够的空间分辨率去测量胎儿器官组织氧合。但是，除了供应和排空器官的动静脉血氧饱和度外，T2* 还会受许多其他因素影响（包括血管密度、潜在的组织特征和局部磁场不均匀性），这可能导致难以解释的胎儿器官之间 BOLD 基线的差异及在不同情况下各器官信号的变化。还有一种可以量化胎儿的较大的血管内血氧饱和度的方法，这种方法最恰当的定义为磁共振血氧饱和度测定法。磁共振血氧饱和度测定法通过将脑血流量的测量值与动脉和静脉血氧饱和度相结合来进行测量，于 1991 年被提出后，在量化大脑耗氧量方面得到了一定的普及 [39]。脑静脉血氧饱和度通常通过测量上矢状窦来定量 [40]。下面将介绍一种可行的胎儿 MRI 血氧测量方法。

胎儿血氧饱和度、红细胞比容和氧含量的测量

T1 和 T2 是包括血液在内的所有组织的基本属性，分别是指从磁场发出一个射频脉冲之后组织的纵向弛豫的恢复（T1）和横向弛豫的衰减（T2）。由于不同组织的物理性质不同，其弛豫时间也不同，所以可以利用它们的 T1 和 T2 值区分不同的组织。MRI 的这一基本原理为测量胎儿血管内血氧含量提供了一种方法。血氧含量是血氧饱和度和血红蛋白浓度的乘积。

血氧含量 = 血氧饱和度 × 血红蛋白浓度 ×1.36

其中 1.36 是指在标准大气压下 1g 血红蛋白所结合氧的毫升数 [41]。这种计算方法忽略了血浆中的氧含量，在胎儿中同样也可忽略不计 [42]。由于脱氧血红蛋白具有顺磁性，可缩短 T2 弛豫时间，可以预见，血氧饱和度和 T2 之间存在一定的关系。当然，T2 也与磁场强度相关 [39]。图 15.7 显示了在 1.5T 磁场中，T2 与成人和胎儿血红蛋白氧饱和度的关系 [43]。

可使用三维 T2 预备脉冲技术（T2 mapping 技术）来测量流动血液中的 T2[44–45]。利用不同的 T2 预备间隔时间产生一系列图像，从血管返回的信号强度反映了横向磁化的指数式衰减。T2 是横向磁化矢量由最大值衰减到 37% 所需要的时间（图 15.8）。可采用短的重聚脉冲进行 T2 预备，以最大限度地减小湍流对血液 T2 的影响 [46]。

血液的 T2 主要由血氧饱和度决定，同时也受血红蛋白浓度的影响 [39]。这类似于临床上的发绀，在有红细胞增多症的情况下更为明显。在胎儿循环系统异常时，血红蛋白浓度（及红细胞比容）的变化是可以预测的。例如，长期缺氧的胎儿会发生红细胞增生症以适应缺氧，从而改善组织氧合能力 [47]。在临床上，由同种异体免疫、细小病毒和先天性血红蛋白病引起的胎儿贫血十分常见。对循环系统和血液异常的胎儿进行 MRI 血氧测量会有显著的误差，除非可以针对红细胞比容的变化校正 T2 mapping。然而，血液的 T1 值与红细胞比容显著相关，红细胞比容高则 T1 值缩短 [43]。在预期的生理范围内，我们对脐血标本进行体外扫描，发现胎儿血管中任意一对 T1 和 T2 都对应着唯一的红细胞比容和血氧饱和度 [48]。图 15.9 显示了 T2 随血氧饱和度和红细胞比容的变化而变化。图 15.10 显示了 T1 随红细胞比容和血氧饱和度的变化而变化。图 15.11 显示了如何使用在血管中测量的 T1 和 T2

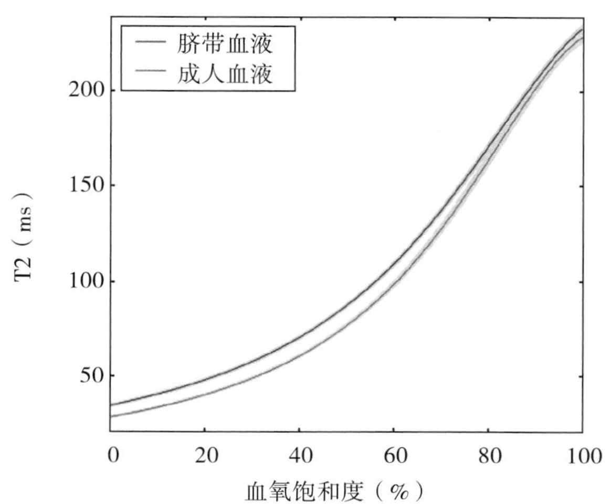

图 15.7 T2 与成人、胎儿血氧饱和度的关系。经许可，引自 Portnoy S, et al. Magn Reson Med, 2017,77:1678–1690[43]

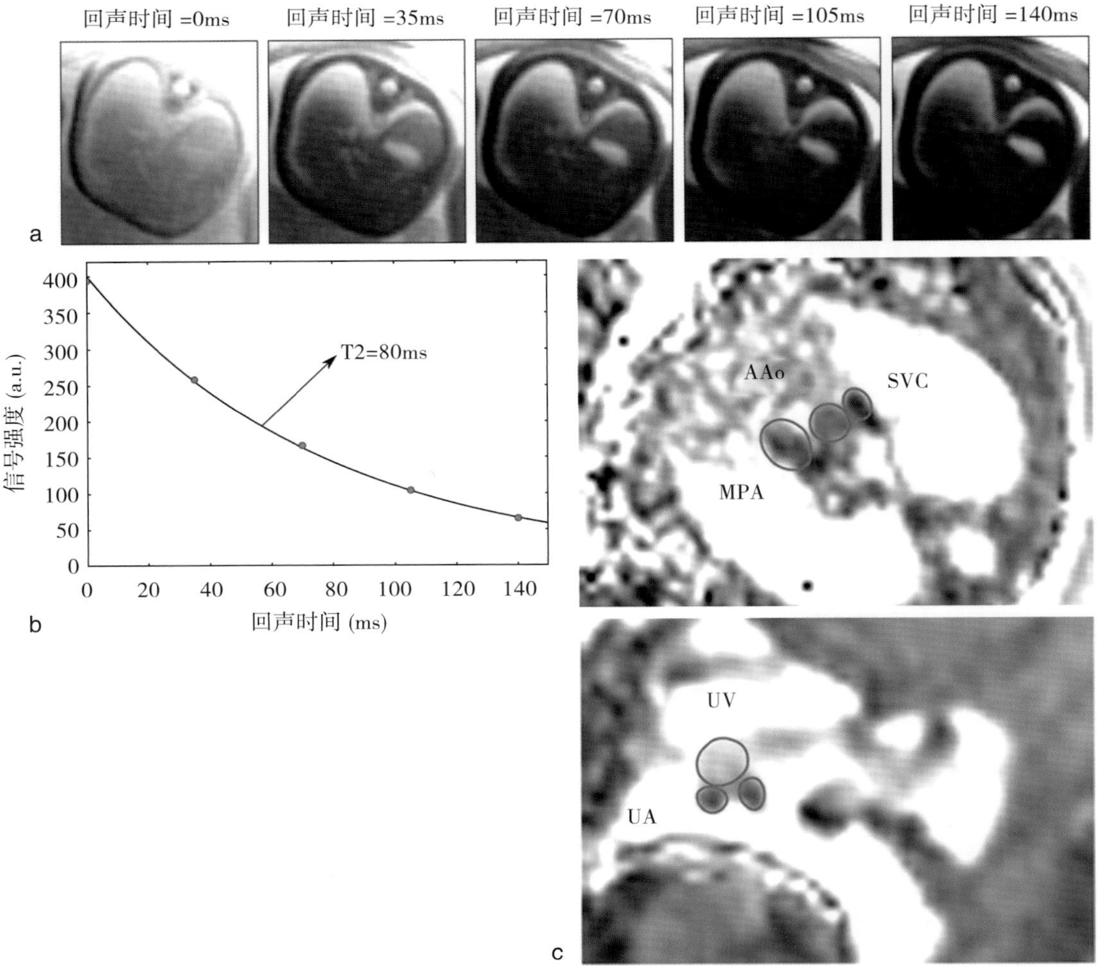

图 15.8 胎儿 T2 图像。a. 不同回波时间的 T2 准备图像。b. 降主动脉相应 T2 曲线。c. 脐带和纵隔 T2 图显示氧饱和度高的血管信号强度高。AAo= 升主动脉；MPA= 主肺动脉；SVC= 上腔静脉；UA= 脐动脉；UV= 脐静脉。经许可，引自 Sun L, et al. Circulation, 2015,131:1313−1323[66]

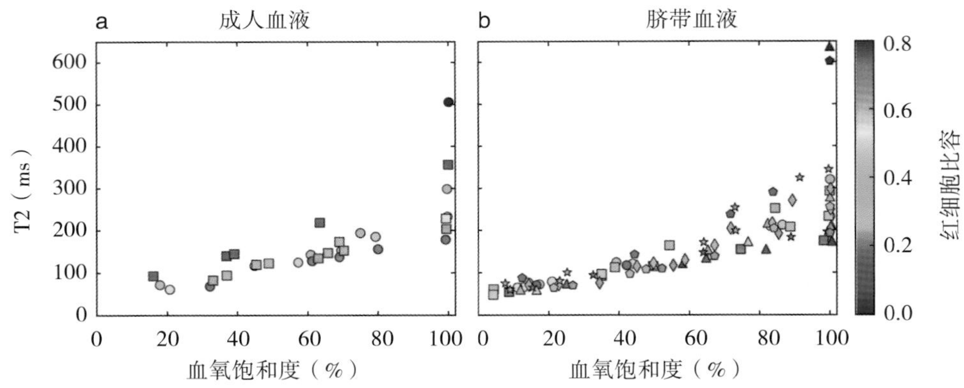

图 15.9 成人血液（a）和胎儿血液（b）中 T2 随血氧饱和度和红细胞比容的变化而变化：T2 随着血氧饱和度的增加而变长，随着红细胞比容的增加而缩短。经许可，引自 Portnoy S, et al. Magn Reson Med, 2017,77:1678−1690[43]

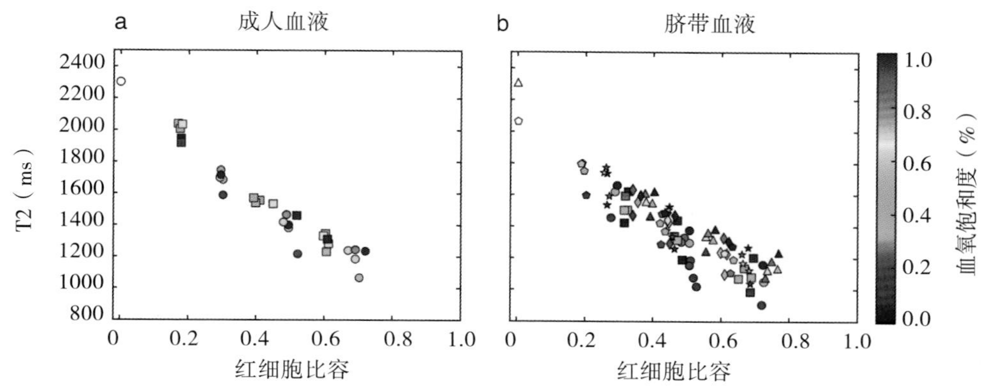

图 15.10 成人血液（a）和胎儿血液（b）中 T1 随红细胞比容和血氧饱和度的变化而变化：T1 随红细胞比容增加而缩短，随血氧饱和度增加而变长。经许可，引自 Portnoy S, et al. Magn Reson Med, 2017,77:1678−1690[43]

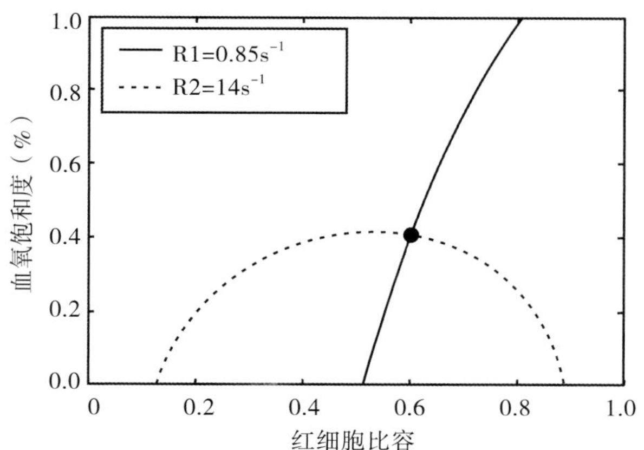

图 15.11 x 轴为红细胞比容，y 轴为血氧饱和度，两条曲线分别表示 T1 和 T2 弛豫与血氧饱和度和红细胞比容的关系，两条曲线的交点对应着四个参数的唯一对应关系。经许可，引自 Portnoy S, et al. Magn Reson Med, 2017,77:1678−1690[43]

的组合来确定血氧饱和度和红细胞比容。

这种结合 T1 和 T2 mapping 的技术为目前唯一可行的测量人类胎儿血管内氧含量的无创方法。临床已经制定了准确测量流动血液 T2 的标准，需要设置足够的空间分辨率以减少部分容积伪影 [49]。由于目前临床上 MRI 检查仅适用于非镇定胎儿，因此，应用了 T2 的胎儿 MRI 血氧测量仅限于妊娠晚期胎儿的大血管成像 [31]。

胎儿供氧量、耗氧量和氧摄取率的计算

将上述的测量方法结合起来，可以量化胎儿血液其他的动力学参数 [42]。这与测量出生后受试者的心排血量和肺血管阻力的传统菲克定律类似。该方法通过对呼出的空气进行质谱分析来测量耗氧量，并将其与心导管测量得到的动静脉血气相结合，从而计算血流量 [41]。在胎儿心血管 MRI 中，通过结合相位对比法所测的血流量，和用 T1、T2 mapping 技术测量的氧含量，可以计算出氧输送、耗氧量和氧摄取率。计算方法如下。

胎儿氧输送 = 脐静脉氧含量 × 脐静脉血流量

胎儿耗氧量 =（脐静脉氧含量 − 脐动脉 氧含量）× 脐静脉血流量

胎儿氧摄取率 = 胎儿氧输送 ÷ 胎儿耗氧量

这种方法提供了评估胎盘功能、胎儿代谢和胎儿循环生理的另一种途径。实际上因为无法控制胎儿的运动，需要缩短采集时间，所以这种方法所获得图像的分辨率和信噪比也是有限的。用以下的类似方法评估单个胎儿器官的以上参数也是可行的。即将上腔静脉血流作为脑血流的替代指标，将上腔静脉血流与升主动脉和上腔静脉的血氧测量相结合，量化胎儿脑血流动力学。

胎儿脑氧输送 = 升主动脉氧含量 × 上腔静脉流量

胎儿脑耗氧量 =（上腔静脉氧含量 − 升主动脉氧含量）× 上腔静脉流量

胎儿脑氧摄取率 = 胎儿脑氧输送 ÷ 胎儿脑耗氧量

结　果

正常的大脑发育

妊娠中晚期正常胎儿大脑的结构和信号强度变化在磁共振图像中的表现在既往的文献已有描述 [14,50]。在妊娠中晚期，随着神经元从基质向大脑

皮层不断迁移，大脑结构发生了显著的变化，脑沟和脑回的折叠使得大脑结构变得越来越复杂。髓鞘形成开始于妊娠晚期，并在出生后继续生长。但一个有意思的现象是，与其他器官系统不同，大约75% 的大脑组织直到 2 岁时才发育完成，其发育最快的阶段开始于妊娠晚期 [51]。随着大脑的成熟和神经通路的建立和髓鞘化，白质和深部灰质的部分各向异性增加，平均扩散率下降 [15]。大脑皮层的情况正好相反，随着树突分支复杂性的增加，神经元失去了主要的径向取向。使用 DTI 和 MRS 技术，可以发现正常胎儿的白质平均扩散率和 N- 乙酰天冬氨酸与胆碱的比率逐步降低 [16,52]。

母体的循环

妊娠对母体循环的要求导致明显的心脏重构。Ducas 等使用短轴电影 SSFP 成像，描述了基线（产后）与妊娠晚期的心室容积变化：左心室舒张末期容积从（99 ± 6）mL 增加到（128 ± 5）mL，右心室舒张末期从（93 ± 4）mL 增加到（115 ± 4）mL[29]。左右心室射血分数不变，左心室容积从（68 ± 7）mL 增加到（79 ± 4）mL，心率从（62 ± 8）/min 增加到（97 ± 6）/min，心排血量增加了 85%，左心室质量增加了 48%[53–54]。另外两项研究采用类似的方法研究了妊娠晚期正常体重的妇女，发现仰卧位时心排血量和心室容积比侧卧位时小。孕妇体位的影响在妊娠早期并不重要，对超重孕妇而言则在整个妊娠期均不重要。Pates 等曾尝试使用电影相位对比 MRI 测量妊娠期间的子宫血流量，结论是由于在探查卵巢动脉时遇到的问题，该方法并不可行 [55]。然而，使用类似的方法，我们测量了 12 例正常孕妇的妊娠晚期子宫动脉血流，测量值为（1137 ± 311）mL/min[30]。在该研究中，我们采用一种静态间隔单次激发稳态自由进动的非对比磁共振血管成像技术用来识别子宫动脉，并使用垂直于血管长轴的电影对比成像技术来测量截面血流量。由于研究中卵巢血管细小且缺乏信号，我们得出结论，这些血管对人类妊娠中的子宫胎盘的血流没有显著影响。在我们的初步研究中，还尝试测量妊娠后期的静脉回流量和子宫胎盘氧气的摄取量。虽然我们不能用这种方法直接检查子宫静脉，但我们可以通过下腔静脉和髂外静脉联合氧流量的差值来估计子宫静脉回流量。对于子宫胎盘静脉回流，我们将其与卵巢静脉中的氧流动相结合（在妊娠后期，卵巢静脉似乎承担了大部分的子宫胎盘静脉回流）。将此方法与前文所述的在脐血管和胎儿血管中测量的胎儿耗氧量相结合，我们得到了胎盘氧交换量和耗氧量估计值。初步研究结果表明，孕期子宫获得丰富的氧供给，但只消耗了约 1/6 氧。在子宫的氧供给中，约 1/3 供给胎盘，2/3 供给胎儿，这与先前使用有创技术对怀孕绵羊进行的测量结果一致 [56]。

胎儿和胎盘 BOLD

一系列的胎羊研究表明，在母体高氧和低氧通气条件下，胎儿各器官和胎盘的 BOLD 信号均有变化 [18,57–58]。与胎盘、肾脏、肝脏和脾脏的巨大变化相比，脑组织中 BOLD 的变化不大，甚至没有变化。造成这一现象的原因尚不清楚，可能与大脑血管密度相对较低有关。“脑保护生理学”指的是在胎急性缺氧时，对胎儿血液循环重新进行分配。这一机制是由胎儿循环的不同腔室之间的连接促进的，并由大脑和冠状动脉血管舒张及周围和肺血管收缩共同驱动，其作用是保持向代谢最活跃的心脏和大脑输送氧气。“脑保护”也可以部分解释羊胎儿缺氧时，BOLD 信号相对稳定的原因。而“逆向脑保护”的观点也许可以解释母体在高氧作用下，人类胎儿的 BOLD 并不会增加 [17]。最近的小鼠实验结果提示我们，将血氧含量较低的血液输送到大脑，或许会对胎儿的大脑发育有重要影响 [59]。

正常胎儿血液循环中血流量和血氧饱和度的分布

通过应用指标优化门控的 MRI 电影相位对比法进行血流量测量，并使用 T2 mapping 技术测量血氧饱和度，我们为妊娠晚期人类胎儿血流量及氧输送的分布提供了初步参考范围（表 15.2）。

这里显示的结果在很大程度上与 Rudolph 先前在胎羊身上进行的有创测量得出的关于人类胎儿循环的估计一致 [42]。Rudolph 认为，与胎羊相比，人类胎儿的脑、肺血流量更高，脐血流量更低。上腔静脉流量的增加可能反映了人类胎儿大脑体积更大，而脐血流量的减少可能反映了人类胎儿血红蛋白浓度更高。由于人类胎儿的血液携氧能力提

表 15.2 30 例妊娠晚期胎儿各部位血流量和血氧测定值的平均值及标准差

项目	CVO	UV	AAo	MPA	SVC	DAo	DA	PBF	FO
平均流量 mL/（min·kg）	467 ± 57	129 ± 28	196 ± 37	251 ± 30	137 ± 33	233 ± 40	175 ± 37	77 ± 29	105 ± 15
平均流量（CVO，%）		28 ± 7	42 ± 6	55 ± 6	30 ± 8	50 ± 8	38 ± 8	16 ± 5	23 ± 3
平均血氧饱和度（%）		84 ± 10	69 ± 13	55 ± 12	38 ± 11	56 ± 12			

CVO= 联合心室输出量；UV= 脐静脉；AAo= 升主动脉；DA= 动脉导管；DAo= 降主动脉；FO= 卵圆孔；MPA= 主肺动脉；PBF= 肺血流量；SVC= 上腔静脉。经许可，引自 Seed M. Fetal cardiovascular MRI//Kline-fath B, Bahado-Singh R, Bulas D. Diagnostic Imaging of Fetal Anomalies: Ultrasound and MRI. Philadelphia: Lippincott Williams and Wilkins, 2015: 228–234[31]

高，尽管血流量降低，但血红蛋白浓度的升高仍可使胎儿获得相似的氧输送。这一结论得到了基于 MRI 的胎儿氧输送和耗氧量的计算数据支持，而且与胎羊结果相似（表 15.3）。

Acharya 和 Sitras 报道的人类胎儿氧输送和耗氧量是通过分娩时超声测量脐动脉和脐静脉的血流，进行脐动脉和脐静脉血气分析而获得的[60]。这些受试胎儿的氧输送较低，是由于围生期观察到的脐血流量较低引起的。脐血流量低于先前的妊娠晚期的超声测量结果，可能反映了在分娩早期生理性胎盘灌注减少。这可能解释了为什么在人类研究中氧摄取分数（OEF）比以前的胎羊研究和我们的 MRI 结果要高。

人类 MRI 血氧测定的数据支持含氧血液从脐静脉经静脉导管和卵圆孔向左心输送的观点，这与先前胎羊实验的结果相同（图 15.12）[42]。这就产生了一个特殊的机制，即肝上下腔静脉内流动的血液以不同的速度和不同的氧饱和度存在。含氧更多的血液通过动脉导管流向卵圆孔，可能是为了确保代谢最活跃的大脑和心脏有足够的葡萄糖和氧供应，而大脑和心脏是最具代谢活性的胎儿器官。分流还导致更多的乏氧血液通过动脉导管、降主动脉和脐动脉回流到胎盘。这些血液也被输送到肺循环，在那里，相对较低的氧含量维持着高的肺血管阻力，这是典型的胎儿循环。

在妊娠后期，肺血流有相当大的可变性，这可能在一定程度上反映了胎儿肺血氧含量的变化[61]。

表 15.3 不同方法测得的平均氧输送和耗氧量的比较

项目	胎儿羔羊	足月分娩人类胎儿	妊娠晚期人类 MRI 检查
DO_2	~20	13.4	24.2
VO_2	7~8	6.58	7.7

DO_2= 氧输送；VO_2= 耗氧量。经许可，引自参考文献 [42]、[61] 和 [31]

当然，急性母源性高氧状态会导致脐静脉血氧含量增加及肺血管扩张带来的胎儿肺血流量增加[62]。然而，对于较长时间暴露于母体高氧环境中的胎羊来说，氧对肺血管舒张作用在几小时后就会消失[63]。被称为“脑保护生理学”的重要胎儿循环机制涉及心室输出量的重新分配，以牺牲腹腔脏器、胎体和肺的氧供应为代价来支持大脑和心脏的氧输送[42]。这种反应是由于在低氧环境下不同循环腔室的血管阻力发生了相反变化，并由动脉导管和卵圆孔处的体循环和肺循环之间的联系所触发的。图 15.13 展示了应用 MRI 研究人类胎儿动脉和静脉血氧饱和度与脑、肺和脐血流的关系的结果。此图结合了 55 例晚期妊娠胎儿的测量数据，其中 9 例存在胎儿发育受限。在先前的有创胎羊实验中，通过子宫或脐带阻断诱导急性胎儿缺氧，我们发现了在动脉氧含量降低时大脑血管扩张和肺血管收缩的证据。脐静脉氧含量与脐血流的关系缺乏一致性。然而，这些发现与在胎儿发育受限的情况下氧交换受损和胎盘阻力增加一致。

结 语

磁共振技术的创新使这种极具潜力的成像技术能够应用于胎儿心血管系统的检查。在超声成像不佳的情况下，如羊水过少的妊娠晚期胎儿，MRI 可以提供优越的心脏解剖图像，这将有助于 CHD 的产前诊断。而且，我们认为 MRI 可以为研究胎儿、胎盘、产妇心血管生理学和胎儿的生长发育之间的关系提供新思路，而这正是生殖医学研究人员和医生最感兴趣的问题。在这一章中，我们回顾了我们的团队和其他研究者所取得的 MRI 研究成果，这些成果证实了人类胎儿心血管生理学与从动物模型（尤其是羊）中得到的有创测量结果有很多共同之处。第 16 章则主要阐述使用这些技术对人类

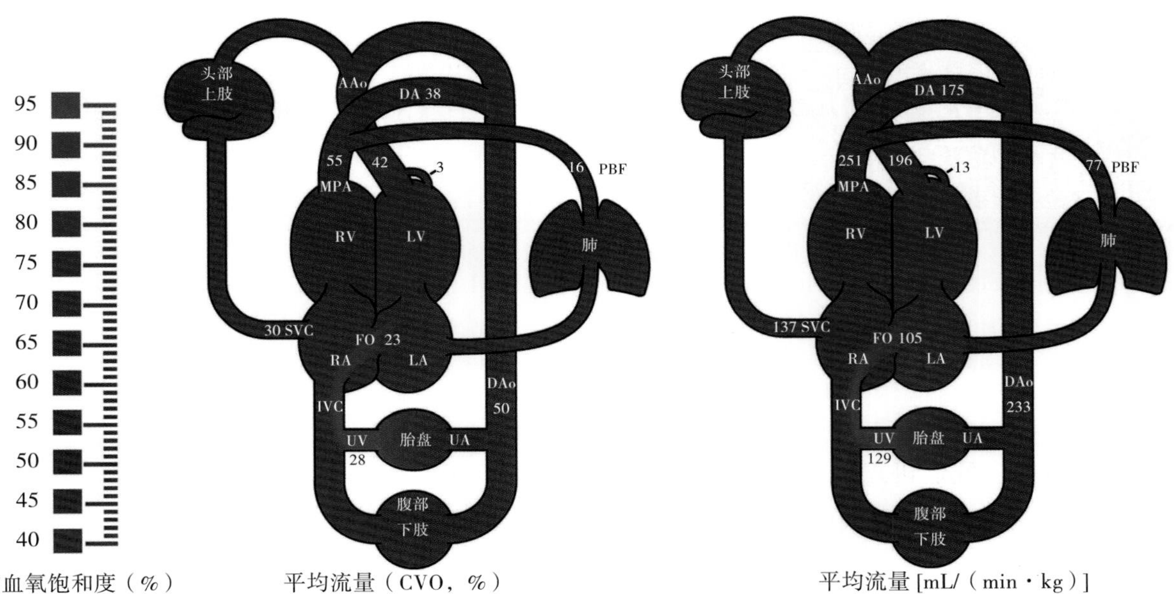

图 15.12 通过相位差 MRI 和 T2 mapping 显示胎儿主要血管内血流和血氧饱和度的分布。平均流量在左图中以（CVO，%）表示，在右图中以 mL/（min・kg）表示。平均血氧饱和度（SaO_2）用色块来表示，可见心脏左侧和升主动脉的饱和度高于右侧，这可能是由于脐静脉回流穿过卵圆孔。AAo= 升主动脉；DA= 开放性动脉导管；DAo= 降主动脉；FO= 卵圆孔；LA= 左心房；LV= 左心室；MPA= 主肺动脉；PBF= 肺血流；RA= 右心房；RV= 右心室；SVC= 上腔静脉；UA= 脐动脉；UV= 脐静脉；IVC= 下腔静脉。经许可，引自 Seed M. Fetal cardiovascular MRI//Kline-fath B, Bahado-Singh R, Bulas D. Diagnostic Imaging of Fetal Anomalies: Ultrasound and MRI. Philadelphia: Lippincott Williams and Wilkins, 2015:228–234[31]

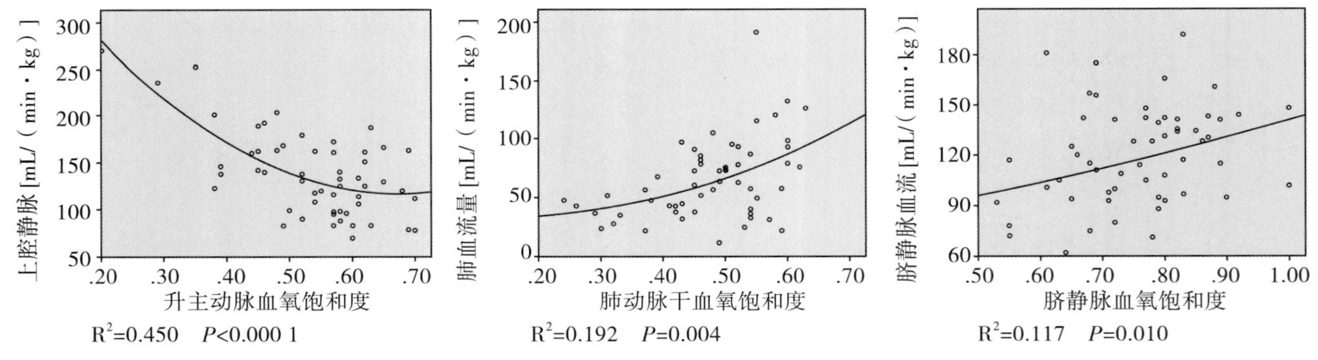

图 15.13 上腔静脉、脐静脉、肺血流量分别与升主动脉、脐静脉、主肺动脉血氧饱和度的关系

胎儿心脏和胎盘疾病进行监测的初步结果。然而，由于这些技术相对较新，且磁共振成像的应用还不普遍，如何利用这项令人激动的技术来改善患者的健康状况还有待进一步研究。

参考文献

[1] De Wilde J, et al. Prog Biophys Mol Biol, 2005, 87:335–353.
[2] Narra V, et al. Inves Radiol, 1996, 31:586–590.
[3] Espinar A, et al. Bioelectromagnetics, 1997,18:36–46.
[4] Tyndall D, Sulik K. Teratology, 1991, 4:263–275.
[5] Expert Panel on MR Safety. J Magn Reson Imag, 2013, 37:501–530.
[6] Simi S, et al. Mol Mech Mutagenesis, 2008, 645:39–43.
[7] Kanal E. Magn Reson Imag Clin N Am, 1994, 2:309–317.
[8] Baker P, et al. Am J Obstet Gynecol, 1994, 170:32–33.
[9] Bouyssi-Kobar M, et al. Pediatr Radiol, 2015, 45:1823–1830.
[10] Ray J, et al. JAMA, 2016, 316:952–961.
[11] Gowland P. Safety of fetal MRI scanning//Prayer D. Fetal MRI. Berlin: Springer Berlin Heidelberg, 2011:49–54.

本章完整参考文献，请扫描以上二维码在线查看。若需下载，请登录 www.wpcxa.com“下载中心”下载。

第 16 章

磁共振成像：胎儿循环系统异常

Davide Marini, Sharon Portnoy, Mike Seed

引　言

在上一章中，我们讲述了一些可用于检查母体、胎盘、胎儿心血管生理和围生期胎儿脑发育的MRI 技术，并概述了应用 MRI 技术对人类胎儿正常循环生理学的初步观察结果。在这一章中，我们将报告应用 MRI 研究胎儿心血管系统异常的初步发现，特别是关于先天性心脏病（CHD）和胎儿生长受限（IUGR）患儿循环系统血流分布和血氧饱和度状况。正如第 15 章所指出的，这项技术目前仅有少数该领域的研究中心在使用。此技术需进行数小时的后处理才能获得 1 例病例的数据。此外，由于此技术要快速成像以克服胎儿运动产生的伪影，并需要平衡信噪比和空间分辨率，所以目前仅在妊娠后期进行。然而，利用这项技术，我们验证了以前研究者提出的关于心脏畸形和胎盘功能障碍对胎儿循环生理学影响的一些观点。我们特别关注了胎儿心血管变化与脑发育延迟之间的关系。

胎儿先天性心脏畸形的血流动力学模式

一项研究应用第 15 章所述的 MRI 技术，对一系列严重的 CHD 胎儿进行初步研究，检测其血管平均血流量和氧饱和度（表 16.1）[1]。尽管每组患者，特别是血氧测定组的病例数较少，该研究仍有助于理解一些预期的血流动力学模式，其中许多模式是符合预期、易于理解的，如当心脏一侧血管梗阻时，另一侧通畅的血管中的血流则发生代偿性增加。又如，在左心发育不良综合征中，升主动脉流量显著减少，而流经主肺动脉和动脉导管的血流量明显增加。同样，在以右心梗阻为特征的病变中，如法洛四联症和三尖瓣闭锁，可观察到升主动脉血流量显著增加，肺动脉和动脉导管血流量减少。在大动脉转位中，可注意到主肺动脉与升主动脉血流之间的正常关系被反转。在正常胎儿循环中，由于卵圆孔和动脉导管存在分流，主肺动脉流量超过升主动脉流量，这一现象可能也反映了右心室的静脉回流更多。在大血管转位中，升主动脉血流量高于主肺动脉血流量，这可能是由于不一致的心室 - 动脉连接导致主动脉连接到占主导地位的右心室。尽管右心和左心的输出有这些变化，但胎儿器官灌注似乎得到了合理的维持。例如，在所有这些类型的 CHD 中，肺血流量一直都相当稳定，并且与正

表 16.1　正常胎儿和 CHD 胎儿磁共振成像的大血管平均血流量和血氧饱和度

	平均血流量 [mL/（min·kg）]									平均血氧饱和度（%）					
	n（例）	CVO	AAo	MPA	SVC	DAo	UV	DA	PBF	*n*（例）	UV	AAo	MPA	DAo	SVC
正常胎儿	33	469	208	246	137	237	130	180	71	33	80	59	52	53	45
HLHS	14	429	56	368	141	220	120	298	78	5	80	48	48	50	36
TOF	12	482	387	84	129	261	140	78	79	10	68	53	50	50	38
TGA	13	498	272	211	170	250	133	133	83	7	71	46	53	49	39
Ebstein 综合征	5	285	207	150	101	162	112	110	71	4	78	46	44	45	33
三尖瓣闭锁	7	414	229	173	138	195	80	125	73	5	73	47	50	47	36

HLHS= 左心发育不良综合征；TGA= 大动脉转位；TOF= 法洛四联症；CVO= 联合心室输出量；AAo= 升主动脉；MPA= 主脉动脉；SVC= 上腔静脉；DAo= 降主动脉；UV= 脐静脉；DA= 动脉导管；PBF= 肺血流量

常对照组的肺血流量相当。如果将上腔静脉血流视作脑血流的替代，那么在大多数 CHD 中，脑血流也得到了很好的维持。唯一的例外可能出现在那些患有更严重的 Ebstein 畸形的患者中（也称三尖瓣下移畸形）。胎儿 Ebstein 畸形与我们在 CHD 胎儿中观察到的最低联合心室输出量有关，并且容易导致脑血流量降低。其他单心室生理性 CHD 也与联合心室输出量减少有关，减少范围为 10%~20%。虽然大脑和肺灌注相对保持良好，但这种心排血量的减少与脐血流量的下降有关。

除了单心室心脏的胎儿脐血流量减少外，CHD 可能还伴有脐静脉血氧含量轻微减少。这或许反映了受胎儿 CHD 影响的妊娠期胎盘病理检查中所描述的结构差异[2-4]。根据我们对胎儿进行磁共振血氧测定的初步经验，另一个惊人且几乎普遍的发现是，CHD 胎儿的升主动脉血氧饱和度降低。图 16.1 显示了不同类型的 CHD 胎儿血氧含量的结果，并阐明了导致大动脉血氧饱和度低的几种不同

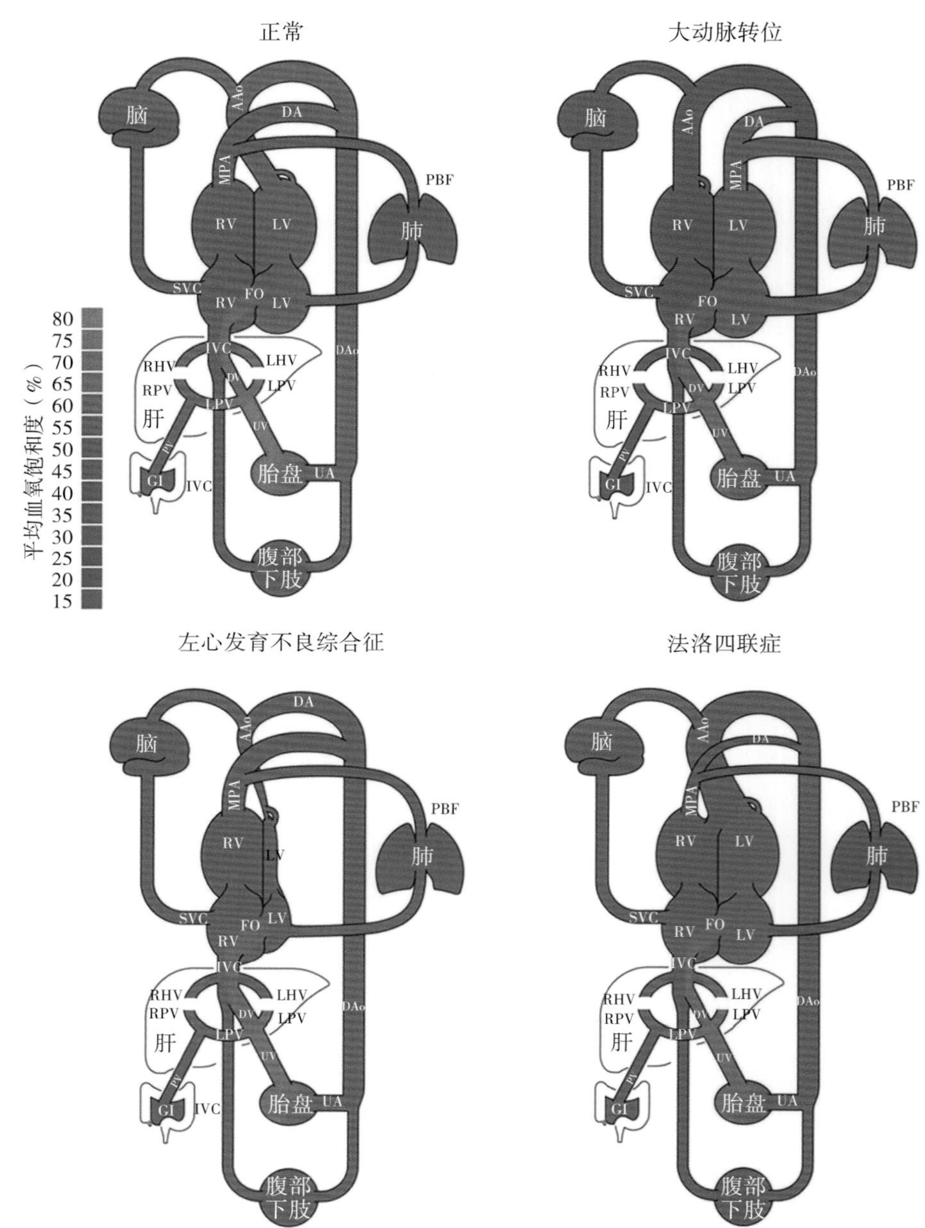

图 16.1 用磁共振血氧测定法获得的血氧数据来比较正常胎儿和 CHD 胎儿的血氧饱和度。AAo= 升主动脉；DA= 动脉导管；MPA= 主肺动脉；FO= 卵圆孔；SVC= 上腔静脉；IVC= 下腔静脉；RV= 右心室；LV= 左心室；RA= 右心房；LA= 左心房；RHV= 肝右静脉；LHV= 肝左静脉；RPV= 门静脉右支；LPV= 门静脉左支；DV= 静脉导管；UV= 脐静脉；PV= 肺静脉；PBF= 肺血流；UA= 脐动脉；DAo= 降主动脉；GI= 胃肠道。经许可，引自 Sun L, et al. Circulation, 2015, 131:1313–1323[8]

的血流动力学机制。例如，在大动脉转位中，氧合良好的富氧血液通常经静脉导管和卵圆孔流向左心，直接进入肺循环，而来自下腔静脉的更多乏氧血液与从脑循环返回的上腔静脉血液汇合，并被送入升主动脉。类似地，在法洛四联症中，虽然正常的血液流动可能使左心房和心室血液保持正常血氧饱和度，但右室流出道梗阻引起室间隔缺损处的右向左分流则使更多的乏氧血液从右心进入左心，从而稀释左心输出的血氧饱和度。在左心发育不良综合征中，由于流过左心的血液被完全阻断，相当于只有一个心脏出口，没有形成有效的血液流动。在这种构成中，整个静脉回流在右心房和心室中混合，胎儿循环中所有腔室都有相近含氧量的血液供应。通常除了优先流向升主动脉的氧合血被阻断外，双心室总输出量的减少和脐带血流量的下降导致胎儿全身氧输送减少。这种血流动力学的改变与我们观察到的关于升主动脉最低氧饱和度有关。在正常对照组和 CHD 胎儿中测得的胎儿大脑血氧水平依赖（BOLD）值（Mette Lauridson，未正式公开发表）也表明，CHD 胎儿大脑中的血氧饱和度较低，下面将就这一发现在大脑发育方面的意义展开详细讨论。

CHD：血流动力学影响

胎儿 CHD 对氧输送、耗氧量、胎儿脑氧输送、脑耗氧量的影响见表 16.2 和表 16.3[5]。表中将不同类型的 CHD 胎儿列为一组，与另一组正常胎儿进行对照比较。利用先前确定成人动脉血氧饱和度（SaO_2）与磁共振 T2 加权成像之间关系的试验，将 T2 转化为 SaO_2，并根据对应胎龄估算的血红蛋白浓度来计算血氧含量[6-7]。使用这种方法测算后发现，由于脐静脉血流量和氧含量减少，导致胎儿氧输送减少了 25%[8]，并伴有耗氧量下降。如上所述，胎儿氧输送的减少、从胎盘到胎儿大脑的氧合血流动力受阻与升主动脉血氧饱和度平均降低 10% 有关。与第 15 章描述的“脑保护生理学”概念相一致，这种升主动脉血氧饱和度的降低与上腔静脉血流量的增加有关，就像研究脑容量会联系到

表 16.2　正常胎儿和 CHD 胎儿血流动力学的比较

项目	CHD 组（*n*=40 例）	正常组（*n*=46 例）	*P* 值
胎儿 GA（周）	36.5 ± 1.0	36.5 ± 1.3	0.9
估计胎儿体重（kg）	3.0 ± 0.4	2.9 ± 0.4	0.2
DO_2（每千克胎儿体重）[mL/（min · kg）]	15.8 [13.9，20.9]	21.0 [16.4，23.7]	**0.003**
QUV（每千克胎儿体重）[mL/（min · kg）]	115.4 ± 32.3	130.2 ± 28.6	**0.03**
UV SaO_2（%）	73.5 [68.3，79.0]	79.0 [73.8，83.0]	**0.01**
AAo SaO_2（%）	48 [40，54]	58 [52，64]	**0.000 1**
SVC 血流量（每千克胎儿体重）[mL/（min · kg）]	128.5 [106.0，169.0]	126.5 [103.0，151.3]	0.4
SVC 血流量（每千克胎儿脑重量）[mL/（min · g）]	1.41 ± 0.08	1.20 ± 0.06	**0.03**

P 值中粗体数值表明具有统计学意义，$P<0.05$。AAo SaO_2= 升主动脉血氧饱和度；DO_2= 氧输送；GA= 胎龄；SVC= 上腔静脉；QUV= 脐静脉血流量；UV SaO_2= 脐静脉血氧饱和度

表 16.3　正常胎儿和 CHD 胎儿脑血流动力学及新生儿大脑生长发育的比较（MRI）

项目	CHD 组（*n*=40）	正常组（*n*=46）	*P* 值
CDO_2（每千克胎儿体重）[mL /（min · kg）]	12.8 [10.3, 14.8]	14.7 [11.4，17.6]	**0.04**
CDO_2（每千克胎儿脑重量）[mL /（min · g）]	0.14 ± 0.01	0.14 ± 0.01	0.75
CVO_2（每千克胎儿体重）[mL /（min · kg）]	2.8 [1.5，4.1]	3.6 [2.7，5.0]	**0.01**
CVO_2（每千克胎儿脑重量）[mL /（min · g）]	0.03 [0.02，0.05]	0.03 [0.02，0.05]	0.17
新生儿 GA（周）	39.7 ± 1.8	40.2 ± 1.4	0.2
新生儿脑容量（mL）	344.1 ± 42.4	379.2 ± 52.0	**0.000 8**
WM ADC（mm^2/s）	1705 [1634，1780]	1572 [1493，1701]	**0.000 4**

P 值中粗体数值表明具有统计学意义 <0.05。CDO_2= 脑氧输送；CVO_2= 脑耗氧量；GA= 胎龄；WM ADC=MRI 中的白质区平均表观扩散系数

上腔静脉流量一样。在妊娠晚期 CHD 胎儿的研究中，胎儿大脑比正常对照组小 10%~15%，而体重没有明显差异。将上腔静脉血流量和脑氧输送与胎儿体重对应后可知，CHD 组胎儿每千克体重的脑氧输送和耗氧量均降低；而对于每千克脑重量的脑氧输送和脑耗氧量而言，CHD 组胎儿与正常对照组之间无显著差异。

胎儿血流动力学与大脑生长发育

与先前研究的结果一致，我们发现 CHD 组新生儿的大脑比正常对照组小，并且通过 MRI 扩散张量成像观察到 CHD 新生儿大脑白质和深部灰质的显微结构异常 [9–10]。这些发现可作为 CHD 组新生儿大脑发育迟缓的证据。这一观点得到了以下现象的支撑：一是足月 CHD 新生儿发育不良的电生理，二是早产晚期出生的心脏正常新生儿的特征性行为 [11–12]。Limperopoulos 等应用 MRI 测量 CHD 胎儿的大脑生长和代谢，发现其大脑生长发育和代谢均缓慢，特别是在妊娠晚期 [13]。我们和其他研究者推测，这可能是由于胎儿在子宫内大脑缺氧所致。在离体研究中，已在细胞水平确立了“氧一致性”的原则，即细胞氧传递的微小减少也会导致一系列代谢调整，以降低细胞对氧的需求，从而可保护细胞免于能量崩溃 [14]。参与氧一致性的细胞变化机制包括缺氧诱导因子介导的基因表达的改变、从有氧呼吸到无氧呼吸的转变、细胞呼吸的减少、电子转移链的减慢及细胞对 ATP 需求的降低等。这些通路的改变会对蛋白质合成和细胞周期产生连锁效应。同样，在胎儿动物模型中，慢性缺氧与神经元代谢减缓、突触发生和髓鞘形成的减少有关 [15–16]。这与表 16.2 和表 16.3 所展示的结论是一致的，即底物传递与大脑生长和代谢是显著相关的。然而，在人类 CHD 胎儿中，脑氧传递减少与脑生长和成熟之间的因果关系尚未确立。最近从 CHD 患儿获得的全基因组测序证据显示，新发突变的概率很高，尤其是在那些神经发育迟缓的儿童中 [17]。有趣的是，其中一些突变还与心脏正常的儿童的神经发育迟缓有关。有研究表明，对于 CHD 患儿的大脑发育而言，内在遗传因素可能比脑血流动力学更重要。因此，我们在 CHD 胎儿中观察到的脑氧输送减少可能反映了大脑生长率的先天差异，这种先天差异来自影响大脑发育的基因因素或表观遗传因素。研究脑氧输送与大脑发育之间关系的一种方法是试图增强脑氧输送。目前正在进行一项临床试验，旨在验证在单心室 CHD 背景下，母体慢性过度氧合可增强胎儿大脑发育的假说。然而，通过胎儿干预加速 CHD 患儿脑成熟的益处尚不明确，CHD 患儿神经发育缺陷的病因可能是多因素的。我们对接受新生儿心脏手术的儿童进行一系列产后 MRI 检查的研究表明，出生后心血管生理紊乱和围手术期损伤可能比典型的胎儿期大脑生长发育的轻微延迟更重要 [18]。

母体过度氧合和肺循环

辅助性母体吸氧对胎儿循环的影响已经在人和动物中得到了深入的研究。众所周知，自 20 世纪 60 年代以来，在分娩过程中，通过给母亲吸入氧气，可以增加人脐带血的氧饱和度。对猴子、羔羊和豚鼠广泛的研究已经确定了母体动脉血氧分压（PaO_2）的增加与胎儿血氧饱和度之间的关系。当母体呼吸的室内空气中吸入氧浓度（FiO_2）逐步增加到 100% 时，胎儿 SaO_2 随之逐渐升高，其中 FiO_2 由最初的 21% 升高到 40% 时，胎儿 SaO_2 的增加最显著 [19]。对羊的研究显示，由母体和胎儿血液之间扩散梯度的增加所导致的胎盘氧交换的增加，部分可能被母体氧合过度的子宫血管收缩效应所抵消 [20]。然而，大量动物和人类的研究表明，在急性母体超氧条件下胎儿循环系统会持续变化 [21–22]，其中，最广为人知的可能是胎儿 SaO_2 的急性增加对肺血管舒张的影响，这是 Rudolph 等首先提出的。他们使用氧气室控制绵羊母体的 FiO_2，同时用流量探测器测量胎儿肺血流 [21]。这些研究证实了胎儿 SaO_2 与肺血管阻力之间的反比关系，这一关系随着妊娠的进展而更加明显。后续研究明确了高氧肺血管扩张的生化基础，这涉及一氧化氮和内皮素途径 [23]。有人提出，肺血管缺乏对母体氧合过度的扩张反应是鉴别左心发育不良胎儿房间隔缺损的一种方法 [24]，这与异常的肺静脉血流波形、肺血流量低和肺血管发育异常是一致的，组织学上可见这类患者的解剖病理结构 [25]。

许多研究者已经开始探索通过诱导肺血管扩张来改善左心室充盈和促进生长这一疗法的潜力。Thomas Kohl 对心室发育不良的胎儿使用了间歇性妊娠晚期母体高氧处理，研究结果显示一些病例发育不良结构的大小有所改善[26]。美国得克萨斯州一所儿童医院的研究团队报告了左心生长发育获得有限的改善。中国长沙中南大学湘雅二医院的研究报告称，产前怀疑主动脉缩窄需进行手术的胎儿，在采用间歇性妊娠晚期母体高氧处理后，对手术的需求显著降低[27-28]。通过 T2 预备脉冲技术（T2 mapping）和 MRI 相位对比法，急性母体高氧的肺血管扩张作用在人类正常胎儿和 CHD 胎儿中均得到了证实，尽管有 1 例临界左心发育不良的病例，其升主动脉血流并没有相应的增加[29-30]。BOLD 功能性 MRI 研究报告了羊和老鼠在低氧和高氧混合气体通气时胎儿和胎盘氧合的变化[31-32]。在人类正常妊娠和胎儿 CHD 和 IUGR 的妊娠中，人们对母体高氧合的影响也进行了研究，其中 BOLD 反应减弱与围生期预后不良有关[33-35]。

IUGR 的血流动力学

在第 15 章中，我们提出了“脑保护生理学”的概念，即在缺氧情况下，胎儿的血液循环会重新分布，流向大脑和心脏的血流量会增加，流向肺循环、肌肉骨骼系统和腹腔脏器的血流量会减少。有学者已用微球和血流探针在胎羊身上证实了该反应的广泛存在。通过多普勒超声显示人类大脑中动脉搏动的减弱，该现象也可用于识别胎儿窘迫[21,36]。脑保护是多种机制共同作用的，包括脑实质细胞释放的腺苷对脑血管的局部作用[15]。此外，当颈动脉化学感受器对供氧不足产生反应时，释放的去甲肾上腺素和一氧化氮作用于脑血管平滑肌，从而引起血管扩张。通过脑血管扩张和低氧性肺血管收缩及儿茶酚胺诱导的外周血管收缩引起的胎儿循环的再分配，在联合心室输出量变化最小的情况下，可显著增加脑血流量，维持脑氧输送。我们测量了 13 例迟发型 IUGR 的胎儿循环分布，并与正常对照组的 26 例受试者进行了比较[37]。我们采用 T2 mapping 磁共振量化技术来评估血氧饱和度，方法是根据之前使用成人血液进行的体外实验，将 T2 值转换为氧饱和度[7]。再根据脐带血标本的常规血液学测量数据来估算血红蛋白浓度，最终获得胎儿的氧输送和耗氧量及脑氧输送和脑耗氧量的量化值[6]。

血流量和 T2 的测量结果如图 16.2 和图 16.3 所示。胎儿的总体氧输送和耗氧量及每千克胎儿体重对应的氧输送和耗氧量如图 16.4 所示。图 16.5 显示了胎儿脑氧输送的绝对值和每千克胎儿体重的对应值。图 16.6 显示了 IUGR 组和对照组的新生儿脑重量 Z 评分的差异，而图 16.7 比较了这两组的大脑白质和基底神经节的各向异性分数。图 16.8 显示了胎儿脑氧输送与新生儿脑质量 Z 评分的关系。这一结果与之前胎羊研究结果一致[21]，表明在低氧血症的情况下，胎儿血液

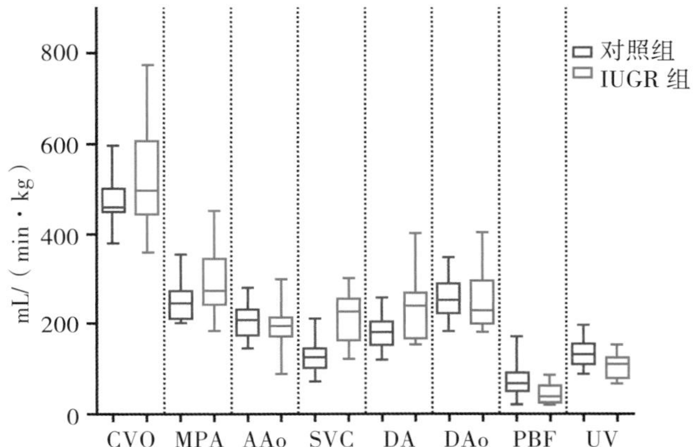

图 16.2 用 MRI 相位对比法比较迟发 IUGR 胎儿和正常对照组胎儿的血流分布。AAo= 升主动脉；CVO= 联合心室输出；DA= 动脉导管；DAo= 降主动脉；MPA= 主肺动脉；PBF= 肺血流；SVC= 上腔静脉；UV= 脐静脉；IUGR= 胎儿宫内生长受限。经许可，引自 Zhu MY, et al. Am J Obstet Gynecol, 2016, 214:367[37]

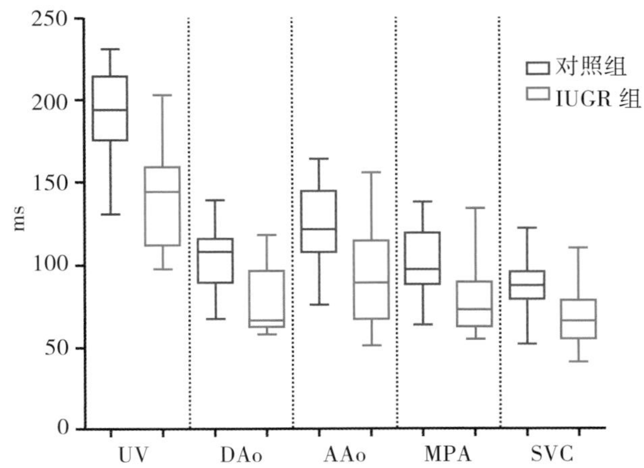

图 16.3 迟发 IUGR 组与正常对照组人类胎儿的血管 T2s 值（一种血氧饱和度的测量法）。AAo= 升主动脉；DAo= 降主动脉；MPA= 主肺动脉；SVC= 上腔静脉；UV= 脐静脉；IUGR= 胎儿宫内生长受限。经许可，引自 Zhu MY, et al. Am J Obstet Gynecol, 2016, 214:367[37]

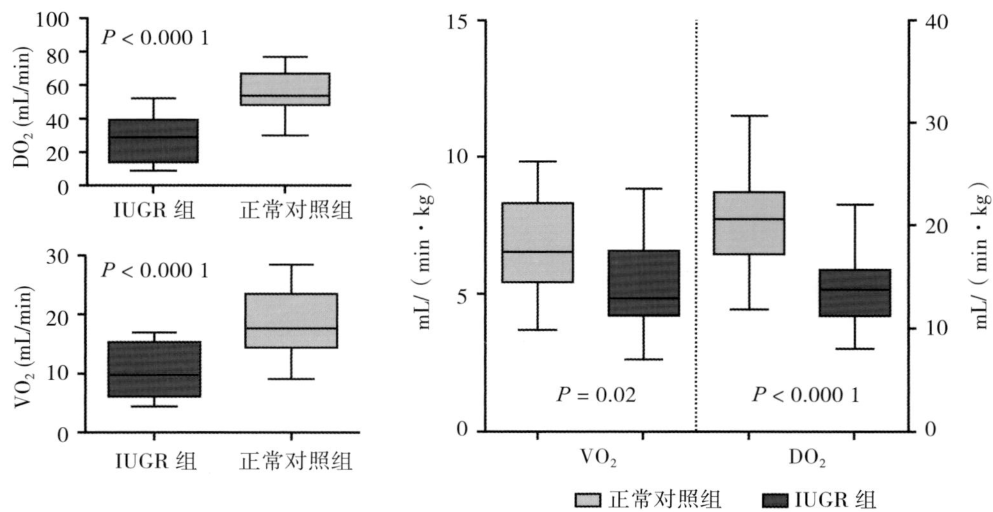

图 16.4 IUGR 组和正常对照组胎儿氧输送和耗氧量绝对值（左），按胎儿体重校正后的 IUGR 组和正常对照组胎儿氧输送和耗氧量校正值（右）。DO_2= 氧输送；IUGR= 胎儿宫内生长受限；VO_2= 耗氧量

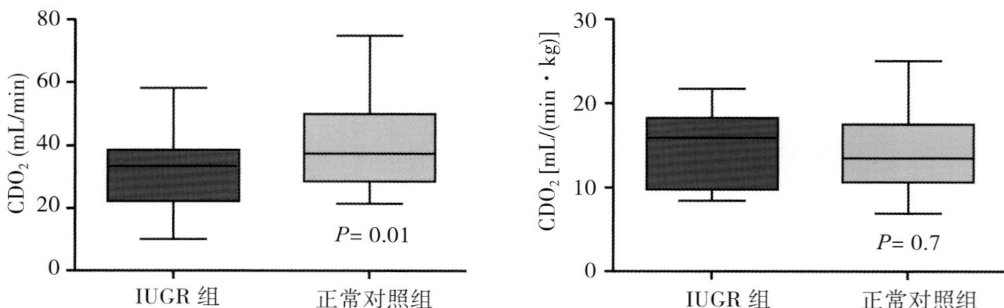

图 16.5 IUGR 组和正常对照组脑氧输送的比较，左图为绝对值，右图为按照胎儿体重校正后的值。CDO_2= 脑氧输送

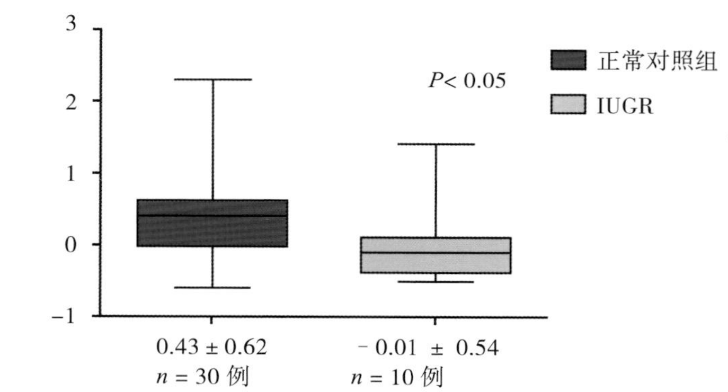

图 16.6 在 MRI 中，迟发 IUGR 组与正常对照组新生儿的脑重量 Z 评分的比较

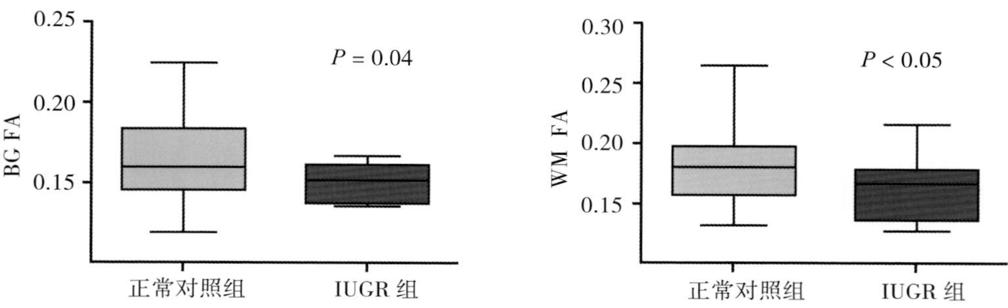

图 16.7 迟发 IUGR 组与正常对照组新生儿在 MRI 扩散张量成像上基底神经节和白质各向异性分数的比较。BG FA= 基底神经节白质各向异性分数；WM FA= 白质各向异性分数

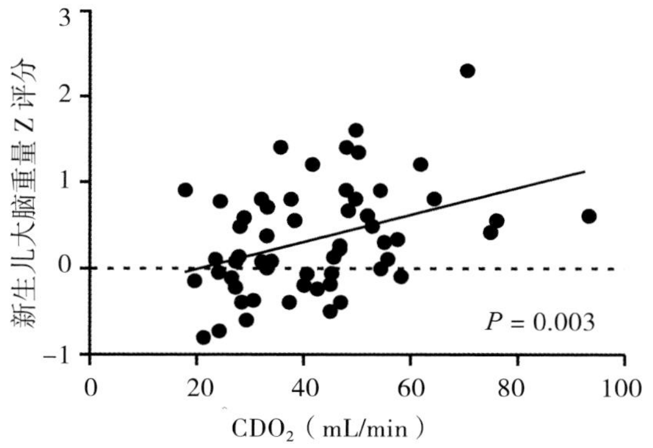

图 16.8 MRI 显示产前胎儿脑氧输送（CDO_2）和新生儿脑重量 Z 评分的关系

循环的重新分布会优先流向大脑，而肺血流量会减少。脑血流量的增加导致脑氧输送相对减少，尽管我们在 IUGR 中的发现与先前在 CHD 中描述的相似，即脑氧输送的适度减少与大脑生长减缓相匹配。相关的白质各向异性分数的减少似乎与胎羊在患慢性低氧血症后髓鞘形成减少相一致[16]。重要的是，脑氧输送和新生儿大脑容量的相关性与“氧气和其他代谢物质的限制可能会制约胎盘功能障碍患者的脑生长和代谢”这一观点一致。然而，值得注意的是，许多研究表明，IUGR 胎儿出生后生长速度会加快，包括头围快速增大，追上正常婴儿[38]。需要强调的是，我们的研究结果并未证实 IUGR 患儿在提前分娩后会改善大脑发育。小鼠过早暴露在高氧的宫外环境中已被证明会损害其脑血管生成，这可能会导致典型的早产儿白质发育不良和损伤[39]。

我们在迟发 IUGR 患儿中观察到一个值得注意的结果，在大约 1/3 的受试者中，胎盘功能障碍没有出现循环再分配[37]。图 16.9 显示了一组连续的

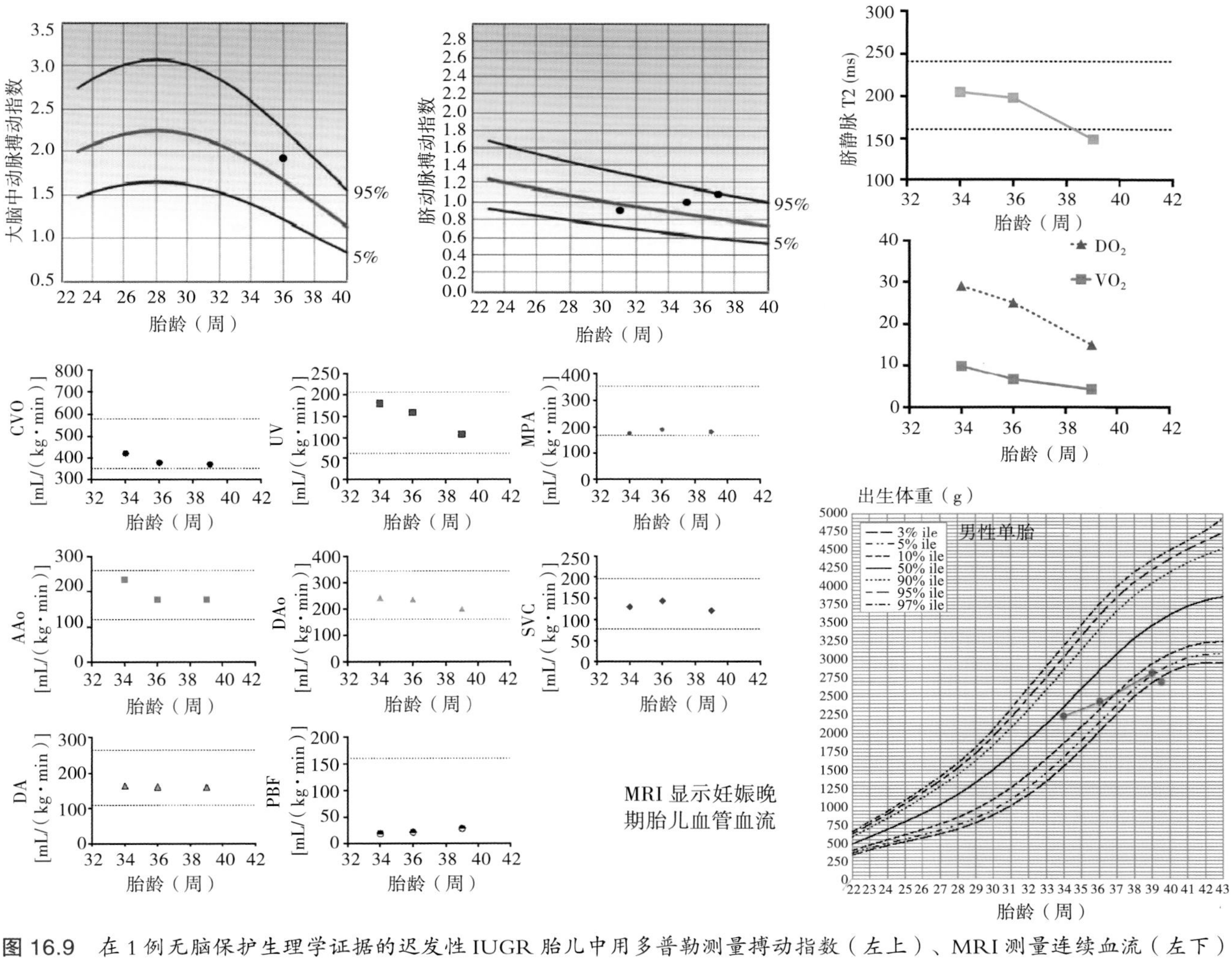

图 16.9 在 1 例无脑保护生理学证据的迟发性 IUGR 胎儿中用多普勒测量搏动指数（左上）、MRI 测量连续血流（左下）、脐静脉 T2 和胎儿氧输送、耗氧量（右上）和胎儿生长图（Hadlock 公式）。DO_2= 氧输送；VO_2= 耗氧量；CVO= 联合心室输出量；AAo= 升主动脉；DA= 动脉导管；UV= 脐静脉；DAo= 降主动脉；PBF= 肺血流；MPA= 主肺动脉；SVC= 上腔静脉；ile= 百分位点。经许可，引自 Zhu MY, et al. J Cardiovasc Magn Reson, 2015, 17（S1）:P27[45]

血流动力学测量结果和其中 1 例胎儿的生长曲线。这些数据显示，由于脐静脉血氧饱和度恶化，氧输送进行性减少。然而，这例胎儿似乎适应了 DO_2 的减少，没有"脑保护生理学"现象。可能的原因是，在稳定的胎盘功能障碍的情况中，随着耗氧量的下调，胎儿代谢会逐渐适应，而不会像其他遭受更严重胎盘功能障碍的胎儿，出现脑和肺血流量的显著变化。这些发现可能对迟发 IUGR 的鉴别有影响，并与先前的研究结果一致，即与胎儿循环再分配相关的典型多普勒变化可能只存在于少数受影响的胎儿中[40]。这种更微妙的 IUGR 模式或许只能通过连续的生长测量或通过直接测量胎儿氧合的方法（如 MRI）来证实。

相关的胎儿 MRI 研究结果

IUGR 的 MRI 表现包括不对称生长受限、肝脏体积缩小、皮下脂肪减少、羊水过少和胎盘形态异常。MRI 是超声诊断 CHD 的有效辅助检查手段，因其可提供其他系统器官异常的证据[41]。MRI 一个潜在临床应用是可显示慢性肺静脉阻塞继发性肺淋巴管扩张症，例如，在房间隔完整或高度限制性房间隔的左心发育不良综合征（图 16.10）[42–43]。在我们中心，治疗最具挑战性的左心发育不良综合征时，这项研究成果已被用于帮助决策是否实施胎儿房间隔切开术来改善肺的发育和稳定新生儿氧合。

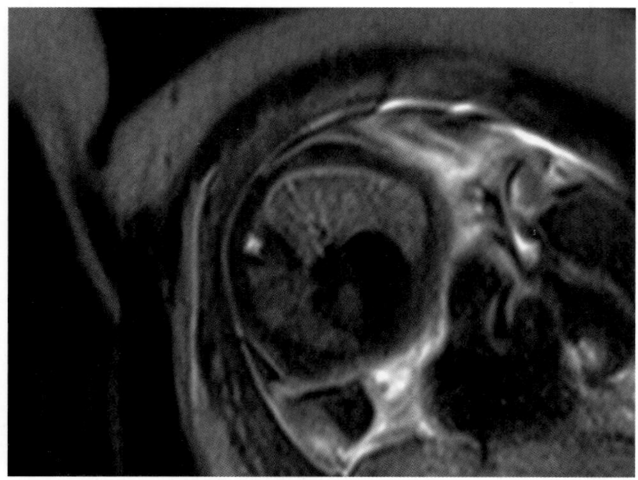

图 16.10 MRI T2 加权快速自旋回波显示先天性心脏病继发肺淋巴管扩张症，肺静脉回流受阻，其特征为支气管血管周围有高强度分支结构的小叶间隔

结　语

多个例子证明，将血流量和血氧测量相结合，有助于我们提高对胎儿心血管生理学的理解。有证据表明，胎盘和心脏疾病导致的脑氧传输减少与大脑发育受损之间存在联系。这些成果的临床意义尚不明确，目前也并无明确的胎儿心脏 MRI 临床指征。产科临床医生对 MRI 技术的熟悉程度相对有限，缺乏获取途径，以及 MRI 检查费用比超声检查费用高等，这些因素都可能阻碍这项新技术的广泛应用。然而，如果研究人员试图评估胎儿治疗的新方法，如母体的高氧合疗法，那么 MRI 是一种有潜力的技术，能直接量化胎儿氧合。同样，该方法可提高迟发性 IUGR 的诊断准确性。最后，我们获得的正常胎儿心血管生理的详细信息可能是有益的，因为我们正尝试将使用体外膜氧合和液体培育对早产羔羊宫外生理支持的方法转化为对人类早产和其他胎儿状况的管理[44]。

参考文献

[1] Porayette P, et al. Abstract, ISMRM, 2015.
[2] Jones HN, et al. Placenta, 2015,36:1078–1086.
[3] Goff DA, et al. Circulation, 2011, 124, A11260.
[4] Albalawi A, et al. J Ultrasound Med, 2017, 36: 965–972.
[5] Lim J, et al. Ultrasound Obstet Gynecol, 2016, 48(suppl 1): 44–45.
[6] Nicolaides K, et al. The Lancet, 1988, 331: 1073–1075.
[7] Wright G, et al. J Magn Reson Imaging, 1991, 1: 275–283.
[8] Sun L, et al. Circulation, 2015, 131: 1313–1323.
[9] Miller SP, et al. N Engl J Med, 2007, 357: 1928–1938.
[10] Licht DJ, et al. J Thorac Cardiovasc Surg, 2009, 137: 529–537.
[11] Limperopoulos C, et al. Pediatrics, 1999, 103: 402–408.
[12] Birca A, et al. Ann Clin Transl Neurol, 2016, 3(9): 708–722.
[13] Limperopoulos C, et al. Circulation, 2010, 121(1): 26–33.
[14] Wheaton WW, Chandel NS. Am J Physiol Cell Physiol, 2011, 300: C385–393.
[15] Pearce W. J Appl Physiol, 2006, 100: 731–738.
[16] Rees S, et al. Int J Dev Neurosci, 2011, 29: 551–563.

本章完整参考文献，请扫描以上二维码在线查看。若需下载，请登录 www.wpcxa.com "下载中心" 下载。

第 17 章

内脏及心房位置异常与先天性心脏病

Varsha Thakur, Edgar T. Jaeggi, Shi-Joon Yoo

引　言

在临床实践中，应以序列分段的方式对先天性心脏病（CHD）进行分析，尤其是当患者存在内脏位置异常时[1-2]。内脏“位置”通常用来定义各个器官在腹部、支气管肺部及心房这三个解剖水平的左右指向及排列位置[3-8]。值得注意的是，这其中并不包括单纯对心脏位置的界定。腹部和胸腔器官的位置排列通常存在不对称性（图 17.1，表 17.1），其中腹部脏器的不对称性主要体现在非成对实体器官的左右轴位置排列上，包括肝、胃和脾；而胸部脏器的不对称性主要表现为成对器官形态的不对称性，包括肺、支气管、肺动脉和心房。某一解剖水平的脏器排列通常与其他解剖水平相对应，但在非常罕见的情况下，心房、支气管肺部及腹部的器官排列可表现出不一致性[3,6,9-13]。内脏位置排列通常有三种形式：内脏正位、内脏反位及内脏异位（图 17.2，表 17.2）。内脏正位是指脏器在腹部、心房及支气管肺部这三个解剖水平的正常排列位置，内脏反位是指这些脏器左右轴反向或镜像排列，而内脏异位则指的是不同于内脏正位和内脏反位的异常脏器排列方式[4,12]。

内脏和心房排列位置的确定

内脏位置异常（内脏反位和内脏异位）在存活新生儿中的发生率为 1~1.2/10 000[14]。由于内脏位置异常是 CHD 及其他先天性畸形的预兆，在进行详细的胎儿心脏评估前对内脏位置进行常规检查是十分重要的。对于内脏位置的评估，首先应确定胎儿的左右侧[15]。当超声医生明确胎儿的左右侧后，可在上述三个解剖水平对内脏位置进

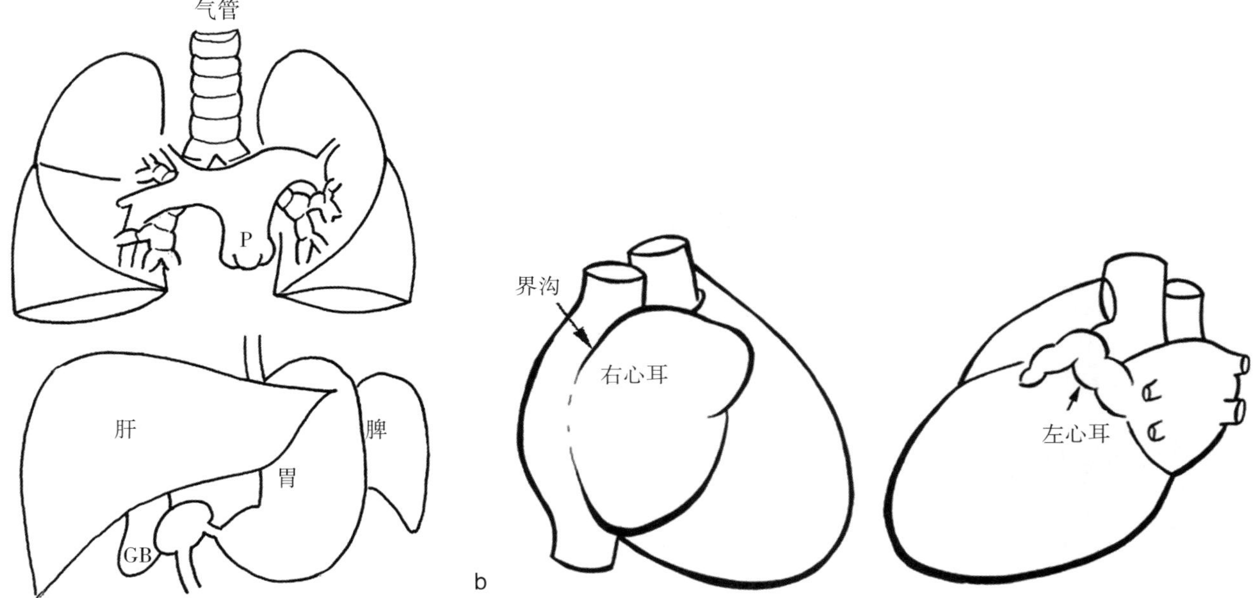

图 17.1　胸腹部器官（a）及心脏（b）器官正常位置排列的不对称性。注意胸腔成对器官不对称形态及腹腔非成对器官的不对称排列。心脏的不对称性特征包括心耳形态、有无界沟和界嵴，以及相对于房室交界区梳状肌的非对称性程度。GB= 胆囊；P= 肺动脉

表 17.1　器官正常排列的不对称性特征

器官	右	左
腹部脏器	肝右叶	脾和胃
肺脏分叶	三叶	两叶
主支气管	短，动脉上的支气管	长，动脉下的支气管
肺动脉	在右主支气管前方横向走行	斜行横跨左主支气管（支气管外）
	在纵隔近端发出第一根分支	在肺门远端发出第一根分支
心房	三角形，基底宽大，以界嵴为界	手指状，基底狭窄，无界嵴
	心耳的梳状肌延伸至房室交界区	心耳的梳状肌不延伸至房室交界区
	有卵圆窝缘	无卵圆窝

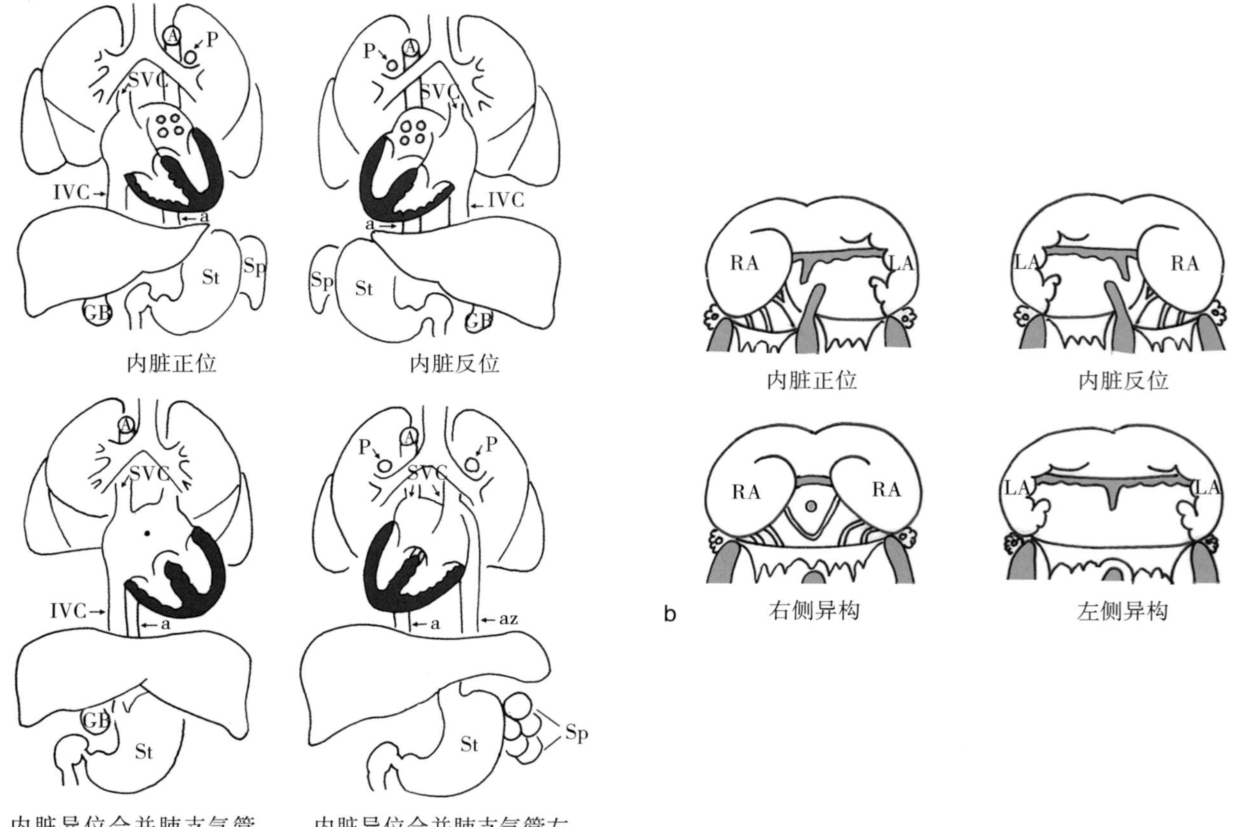

图 17.2　内脏（a）和心房（b）器官排列的典型分型。A= 主动脉弓；a= 降主动脉；az= 奇静脉；GB= 胆囊；IVC= 下腔静脉；P= 肺动脉；Sp= 脾；St= 胃；SVC= 上腔静脉；RA= 右心；LA= 左心

表 17.2　内脏和心房位置排列的类型

腹部器官位置排列	支气管肺部器官排列	心房器官排列
内脏正位	内脏正位	内脏正位
内脏反位	内脏反位	内脏反位
内脏异位	内脏异位	内脏异位
合并无脾	右侧异构	右侧异构
合并多脾	左侧异构	左侧异构
合并正常脾		心房形态不定

行评估。通过观察肝脏、胃、脾、腹主动脉及下腔静脉在上腹部横断面的排列位置，来确定腹部各个脏器的位置（图 17.3）[1]。对于内脏正位，肝脏的较大叶位于右上腹，而胃和脾位于左上腹（图 17.3a）。腹主动脉位于脊柱的左侧前方，而下腔静脉则在脊柱的右侧稍前方走行，并汇入右心房。对于内脏反位，这些脏器的左右位置关系是呈镜像对称的（图 17.3b）。对于右侧异构或合并无脾的内脏异位，患者肝脏呈特征性的左右对称，而胃则通常位于中线附近偏左或偏右的位置（图 17.3c、d）。此外，在某些病例中，可在胸腔下部看到胃的一部分 [16]。在大多数右侧异构的内脏异位病例中，通常合并无脾——通过观察胃的后方和侧方，可以确定脾是否存在。而在多数合并无脾的内脏异位病例中，位置靠后的腹主动脉及位置稍靠前的下腔静脉通常位于脊柱的同一侧，形成"并列的"血管结构 [1,17]。

对于左侧异构或合并多脾的内脏异位患者，其肝脏的对称性排列不明显，大部分肝脏通常位于腹部的一侧（图 17.3d，图 17.4）[3-4]。肝脏和胃的位置排列通常与内脏正位或内脏反位的脏器排列相似。随着脾在胃背侧系膜中不断发育，多个脾（多脾）沿着胃大弯聚集在同一位置 [18]（图 17.3d）。在部分病例中，多个脾可能融合在一起，形成一个多分叶的包块。值得注意的是，左侧异构的多脾需要与副脾相区别。副脾指的是主脾存在的同时，在腹膜腔内广泛存在多个小脾组织。多脾通常合并下腔静脉肝下段中断（下腔静脉离断）及下半身经奇静脉和半奇静脉系统持续静脉引流（图 17.5）。虽然下腔静脉中断也可发生在其他类型的内脏位置中，但其发生对于合并多脾的内脏异位具有重要的提示意义。在超声检查中，当冠状位和矢状位图像未

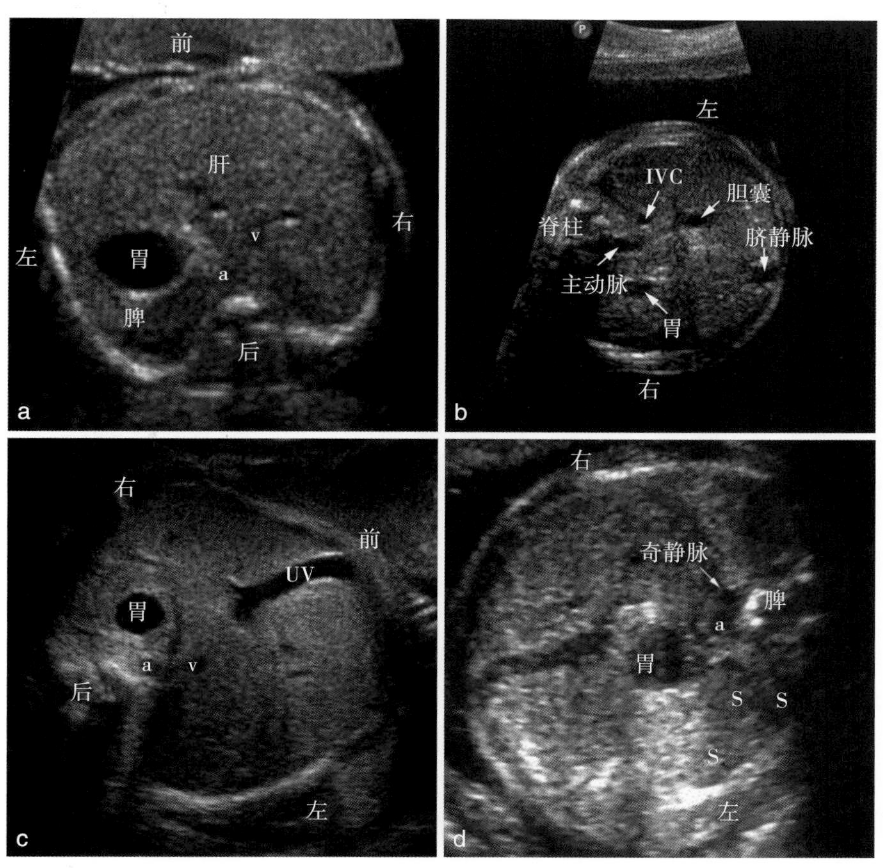

图 17.3 上腹部横切面超声显示腹部脏器排列的内脏正位（a）、内脏反位（b）、内脏异位合并无脾（c）和内脏异位合并多脾（d）的器官排列。通过观察肝脏、胃、脾、腹主动脉和下腔静脉，判断腹部脏器位置。内脏反位的腹部器官排列呈镜像排列。在内脏反位中，脏器的有序排列模式被打乱。无脾患者的主动脉和下腔静脉在脊柱同侧背靠背地走行（c），多脾患者的主动脉和扩张的奇静脉在脊柱前方并列或背靠背地走行（d），在胃后侧可见多个脾脏。UV= 脐静脉；a= 腹主动脉；IVC/v= 下腔静脉；S= 脾

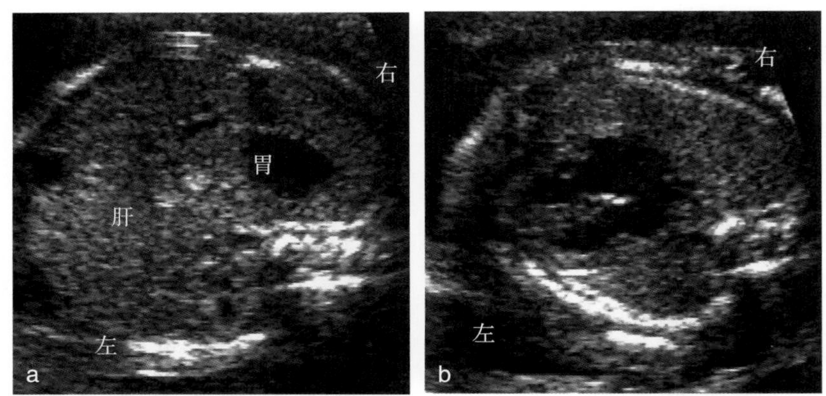

图 17.4　可能合并多脾的左侧异构。a. 上腹部横切面超声显示右侧的胃及左侧的肝大叶。b. 四腔心切面显示左位心及正常的心脏解剖

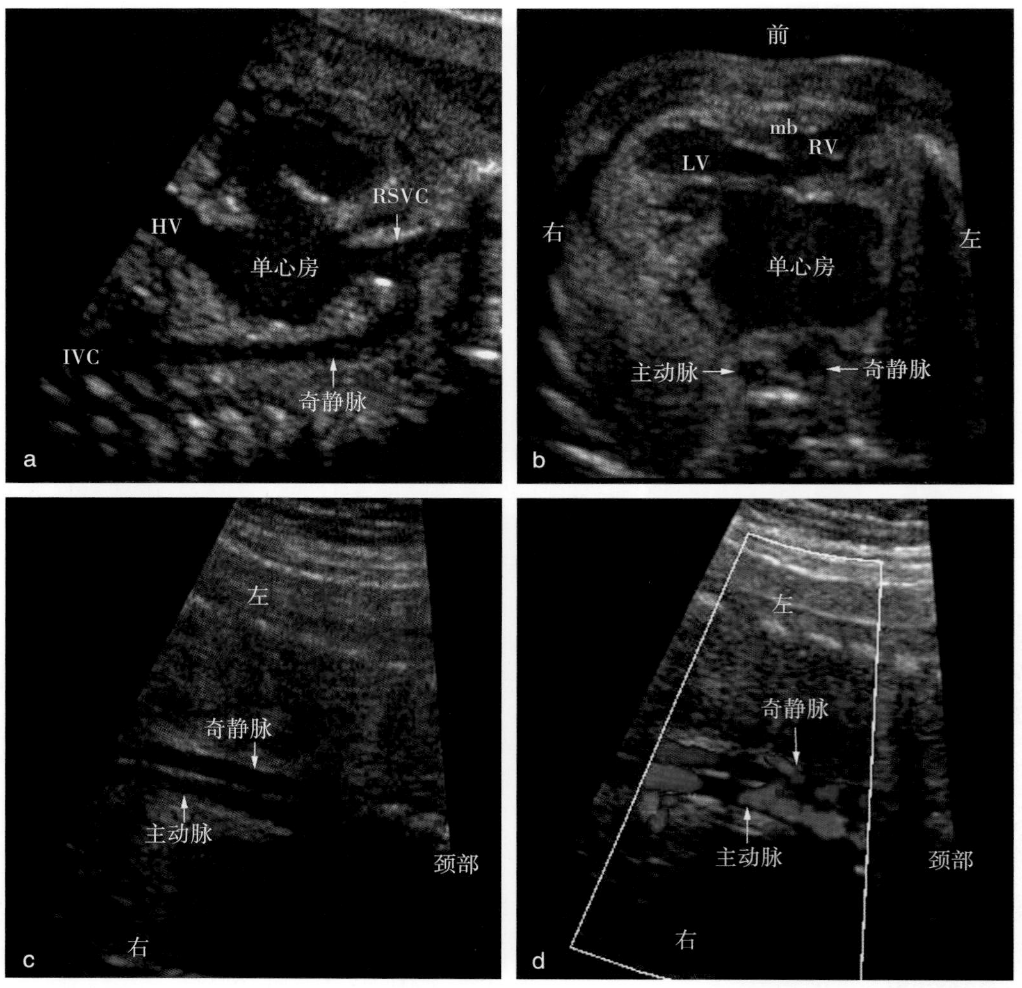

图 17.5　下腔静脉中断伴奇静脉连接。a. 矢状切面显示下腔静脉未与心房相连，而是连接于扩张的奇静脉。b. 四腔心切面显示完全性房室间隔缺损合并单心房。后纵隔中有两条血管，分别为降主动脉和扩张的奇静脉（引流中断的下腔静脉，c~d）。胸部斜冠状切面显示两条平行的血管，分别为主动脉和奇静脉，两者血流方向相反。HV= 肝静脉；LV= 左心室；mb= 隔缘调节束；RSVC= 右上腔静脉；RV= 右心室；IVC= 下腔静脉

显示下腔静脉与心房相连接时，即可诊断为下腔静脉中断（图 17.5a）[17,19–21]。此外，当在冠状面和横切面上看到后纵隔有两条粗细相仿的血管时，也可诊断为下腔静脉中断，其中位置靠后的血管为扩张的奇静脉或半奇静脉，而相对靠前的血管为降主动脉（图 17.5b~d）[1,17,19–21]。在彩色多普勒检查中，这两条平行血管的血流方向是相反的，其中奇静脉的血流汇入上腔静脉（图 17.5d）。

在解剖标本中，心房位置的确定是基于心耳的形态（图 17.1b）[10–11,22]。与心房其余部分的光滑内表面相比，心耳的内表面主要由梳状肌构成。其中右心耳呈三角形，基底较宽大，以界嵴突出的肌性隆起为界。右心耳及其梳状肌可延至房室交界区。而左心耳呈指状，基底狭小，并无明显的肌性隆起作为界限。此外，左心耳及其梳状肌并不延伸至房室交界区 [22]。虽然超声检查可以对心耳进行显像（图 17.6）[1,23–24]，但仅依靠产前和产后的二维超声难以从形态上准确地区分左心耳和右心耳 [20]。此外，尽管超声也可观察到梳状肌，但很难评估这些肌肉的边界。因此，我们认为仅根据心房形态难以确定心房位置。除了在极少数病例中心房和内脏的器官位置排列表现出不一致性，在绝大多数情况下心房和内脏的脏器位置排列是一致的。因此，可以根据腹部的内脏位置排列可靠地推断心房位置 [3,6,9–11,25–26]。

内脏反位

发生率、遗传学因素及其相关畸形

据报道，内脏反位在活产新生儿中的发生率为 0.04‰ ~0.4‰。而一项针对成人的大规模影像学调查指出，平均每 7000~8000 人中就有 1 人存在内脏反位 [27–28]。

对于内脏反位患者，常见的是右位心且相对应的心脏位置正常（图 17.7，视频 17.1），尽管左位心和中位心并不少见。与内脏反位相关的 CHD 发生率因不同的心脏位置而有所不同。虽然难以确定病情较轻的无症状患者数量，但伴有右位心的 CHD 并不常见，其中主要的疾病类型包括：法洛四联症、房间隔缺损、室间隔缺损、大动脉转位和右心室双出口，而单心室病变并不常见 [29–31]。

虽然左位心和中位心在内脏反位患者中较罕见，但几乎总是与 CHD 相关。房室连接不一致患者的典型病理特征是先天性矫正型大动脉转位 [32–33]，同时伴有其他严重的心脏缺陷。

大部分内脏反位患者都会伴有纤毛运动功能障碍 [28,34]。相反，只有 50% 的原发性纤毛运动不良或纤毛静止综合征患者会发生内脏反位，这一疾病组合被称为卡塔格内综合征（Kartagener 综合征）[35]。原发性纤毛运动障碍属于常染色体隐性遗传病，具有广泛的遗传异质性，尽管有报道指出其为常染色体显性基因突变 [36]。

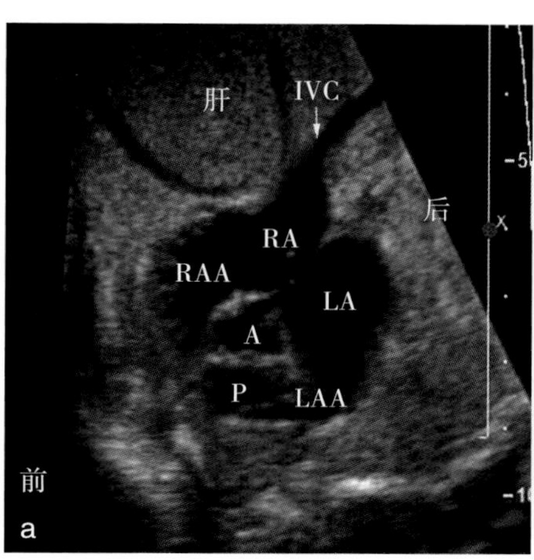

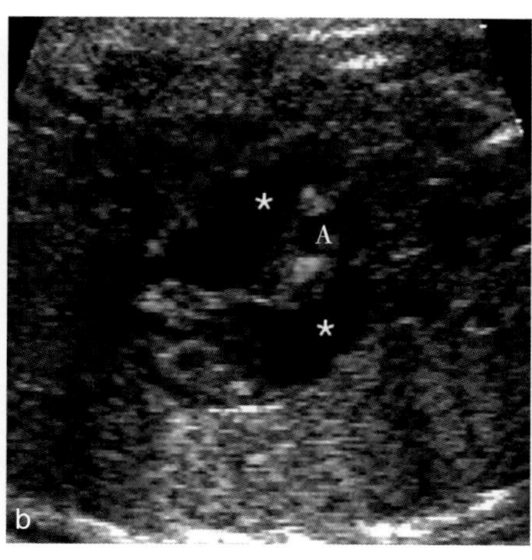

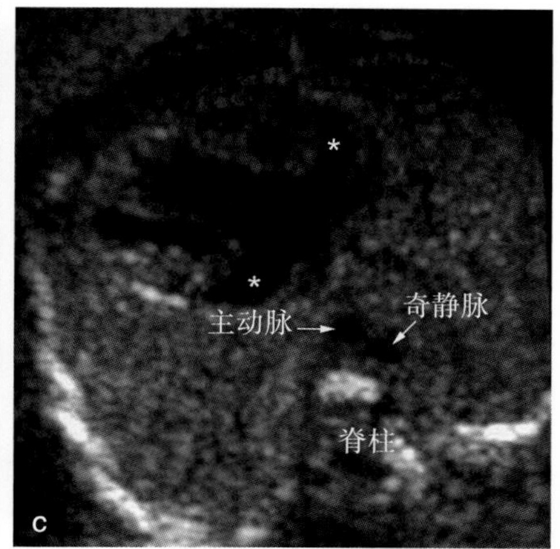

图 17.6 心耳。a. 正常胎儿心脏的短轴超声心动图显示左心耳和右心耳。心耳覆盖主动脉根部并从后包绕肺动脉干，沿右心耳外侧壁可见呈小结节状的梳状肌。右心耳较大，基底宽阔；左心耳较小，呈管状，基底狭小（b~c）。星号表示左、右侧异构中的对称性心耳。IVC= 下腔静脉；LA= 左心房；RA= 右心房；A= 主动脉根部；P= 肺动脉干；RAA= 右心耳；LAA= 左心耳

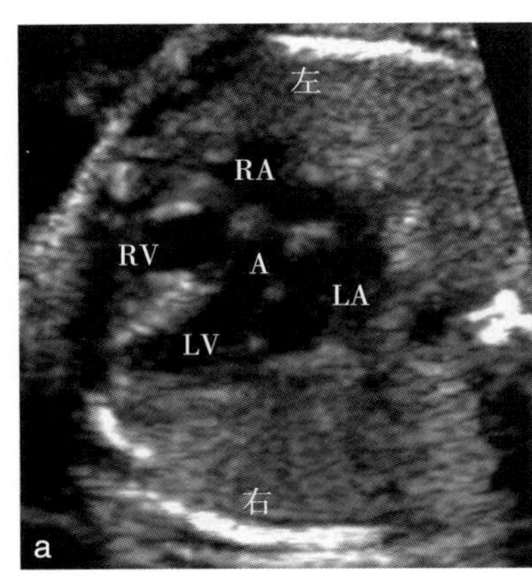

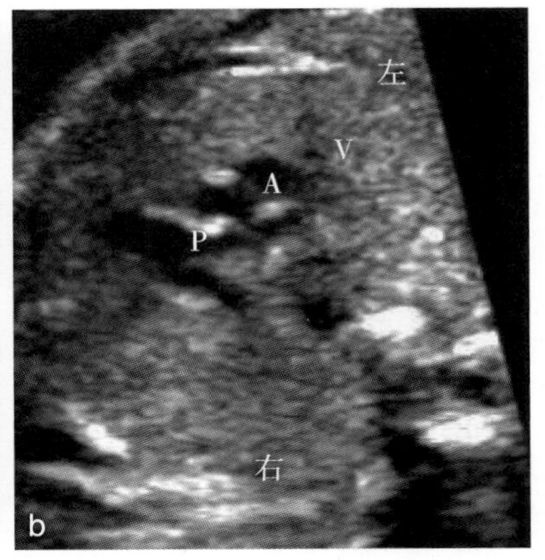

图 17.7 完全性内脏反位。a. 四腔心切面显示右位心、心房镜像排列及正常房室连接。完全性内脏反位的正确诊断依赖于胎儿左右侧的准确判别（视频 17.1）。b. 完全性内脏反位的镜像三血管观。肺动脉在主动脉的右前方。A= 主动脉；LA= 左心房；LV= 左心室；P= 肺动脉；RA= 右心房；RV= 右心室；V= 上腔静脉

58% 的内脏反位患者会因腹腔内病变而转诊到大型医疗中心，如十二指肠闭锁、胆道闭锁和腹裂[37]，其他已知的相关畸形包括丹迪 – 沃克综合征、肢体缺陷和耳畸形（无耳畸形、小耳畸形）[14,38]。

胎儿和新生儿结局

内脏反位的预后在很大程度上取决于心脏畸形及心外脏器畸形的严重程度。大多数心脏畸形是可修复的，而且预后良好。事实上，相当多的右位心患者的临床症状并不明显，通常是在超声或 X 线检查时偶然发现异常而作出诊断[39]。

原发性纤毛运动不良的主要结局是慢性复发性呼吸道感染，包括鼻窦炎、支气管炎、肺炎和中耳炎，这是由于肺部黏液清除功能障碍或缺失导致的。在儿童早期即可发展为进行性支气管扩张。此外，精子鞭毛运动障碍可能导致不育症，但通过体外受精技术仍有可能受孕。

内脏异位

诊断特征

因为腹腔脏器的异常排列与 CHD 存在一定的相关性，所以临床医生可以非常准确地对合并无脾或多脾的内脏异位胎儿作出诊断[17]。内脏异位通常也被称为“内脏不定位”（内脏排列位置不确定）[5-6,9]。然而，“内脏不定位”并不是一个恰当的医学术语，因为内脏异位中的器官位置排列并非不确定，而只是相当复杂或难以定义[1]。腹部内脏异位的特点是不成对器官的位置排列异常[1,3-6,9-13,18,40-44]。在内脏异位中，肝脏和胃在腹部左侧或右侧的排列位置是随机的，且通常肠道旋转不良。在大多数情况下，内脏异位患者要么脾缺如（无脾），要么在腹腔的左侧或右侧存在多个脾（多脾），正常脾存在的可能性很低。内脏异位的支气管肺部主要表现为肺、支气管和肺动脉的对称排列（图 17.8，图 17.9）[18,41-44]。这一对称排列是胸腔内左侧或右侧结构复制的结果，因而胸部内脏异位分为左侧异构和右侧异构两种类型。而心房异构是以双侧心耳形态的对称性为特征的，即梳状肌与房室交界区的位置关系（图 17.6）[6,10-11]。心房异构同样分为左房异构和右房异构。一般而言，右侧异构患者常合并无脾，而左侧异构患者则大多合并多脾。然而，部分右侧异构患者可合并多脾，而部分左侧异构患者也可合并无脾。少数左侧或右侧异构患者甚至能拥有正常的脾。虽然脾的形态在内脏异位患者中存在一定的变化，但支气管肺部和心房的内脏位置排列具有较强的一致性，因此，肺部支气管的位置排列通常能反映心房的位置排列[10-11]。

发生率和遗传学背景

内脏异位的发生率为 0.1‰ ~0.144‰[13,27-28,45-46]，但这一数据很可能是被低估的，因为并不是所有的患儿都会在出生后表现出临床症状。在新英格兰地区新生儿心脏研究中，4.2% 的 CHD 患儿被发现合并内脏异位综合征。在胎儿的系列研究中，虽然

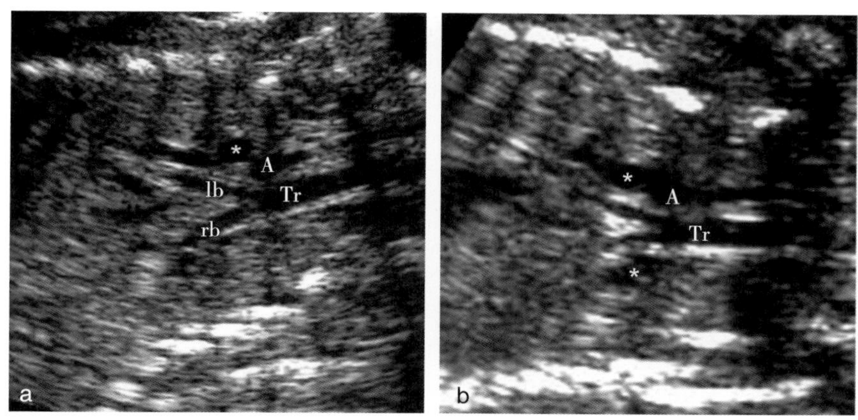

图 17.8 超声冠状切面显示肺部支气管解剖。a. 正常的支气管解剖。气管分为左、右主支气管。左位主动脉弓及左位肺动脉（星号）走行于左主支气管上方。右肺动脉并不走行于右主支气管上方。b. 左侧异构的支气管肺部解剖。双侧肺动脉（星号）均走行于同侧主支气管上方。虽然冠状切面可以显示肺部支气管解剖，但其实用性有待证实。Tr= 气管；lb= 左主支气管；rb= 右主支气管；A= 主动脉

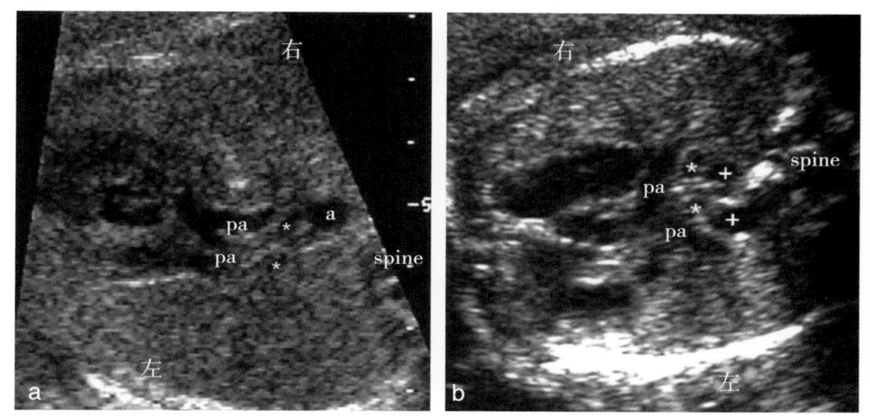

图 17.9 右侧异构（a）和左侧异构（b）的支气管肺部解剖的横断面超声检查。两者的肺动脉分支均呈对称性。星号表示主支气管。两者的差异并不明显。在（b）中两条血管交叉于脊柱前方，分别为主动脉和扩张的奇静脉。a= 降主动脉；pa= 肺动脉；spine= 脊柱

不同研究报道的左侧异构和右侧异构的相对发生率有所不同，但这些研究均一致地发现左侧异构比右侧异构更常见 [43-44,46,48]。对于产后系列研究，多数研究发现右侧异构的发生率更高 [42]，而我们研究所的报告则显示左侧异构和右侧异构的发生率基本相似 [46]。左侧异构和右侧异构在围生期的相对发生率有差异，可能是因为左侧异构合并的心脏传导阻滞和房室瓣关闭不全会导致胎儿死亡及更低的产后发病率；另一个可能的解释则是不合并 CHD 的左侧异构患儿在产后不易被发现，而右侧异构总是与 CHD 的主要类型有关，因而不易被漏诊。有证据提示，内脏异位综合征可能具有遗传学病因 [13,27,45,49-53]，尽管在我们机构的诊疗经验中，基因异常是内脏异位患者的非必要诊断。

同样，其他研究也没有发现在内脏异位患者中染色体异常的风险显著增加 [52,54]。也有研究认为，异常的内脏位置排列是正常染色体组的强烈预测因素 [55]。

据报道，内脏异位综合征患者兄弟姐妹的疾病发生率为 5%~10%[13,45,51]。此外，有报道发现家族性遗传的内脏异位综合征罕见病例，这些病例是由单基因突变引起的，遵循常染色体显性、隐性或 X 染色体遗传模式 [27,50,56-61]。在同一个家族中也可存在所有可能的内脏位置排列形式 [55]，包括内脏正位、内脏反位和内脏异位的个体。由于这些疾病的遗传复杂性，医务人员应对相关家庭提供相应的遗传学检测和咨询。

相关畸形

内脏异位患者合并 CHD 是较常见的。我们迄

今未发现有不合并 CHD 的右侧异构患者。同时，大多数左侧异构患者也可合并有 CHD，但与右侧异构患者相比，其心脏病变类型更为多样，且病情相对较轻。此外，少数左侧异构患者并未表现出任何心脏缺陷的临床证据[18,62]。对于部分无症状的左侧异构患者，胎儿超声发现的下腔静脉中断和多脾可能是唯一可检测到的异常。尽管如此，心脏畸形在两种类型的内脏异位患者中仍有相当大的重叠（表 17.3）[18,27–28,35,41–44,48,63–67]。双侧上腔静脉（图 17.10）和完全性房室间隔缺损（图 17.11，图 17.12）在左侧异构和右侧异构中都很常见。在右侧异构中，房室间隔缺损的特征通常表现为房室瓣与其下心室基底部的不均衡连接，导致左右心室的大小差异[46,67]。而其他心脏病变明显好发于其中一种内脏异位类型。右侧异构患者的心脏病变通常很复杂，且在多个层面上出现心脏受累。常伴有肺静脉梗阻的心上型（图 17.12）或心下型全肺静脉异位引流（图 17.13），在右侧异构患者中尤为常见[68]，而在左侧异构患者少见。在右侧异构中，肺静脉通常是通过一个狭窄的共汇与心房相连的（图 17.14）。在左侧异构中，来自每个肺叶的肺静脉通常分别汇入同侧心房的后壁。如前所述，左侧异构的一个关键特征是下腔静脉中断合并奇静脉持续性引流，而在右侧异构中主动脉和未闭的下

表 17.3　右侧异构和左侧异构中常见的先天性心脏缺陷（视频 17.2 和视频 17.3）

	右侧异构	左侧异构
双侧上腔静脉	45%	45%
双侧体静脉引流	70%	60%
冠状窦缺如	约 100%	约 60%
下腔静脉中断	< 2.5%	80%
主动脉与下腔静脉并置	约 90%	不常见
心外型完全型肺静脉异位引流伴 / 不伴梗阻	50%，其中 50% 合并阻塞	罕见
肺静脉与同侧心房连接	4%	45%
房室间隔缺损	90%	50%
房间隔	50% 为功能性单心房	通常形态良好，约 20% 为正常心房
房室连接	70% 为单心室	75% 为双心室
心室 – 动脉连接	仅 4% 一致	约 70% 一致
肺动脉闭锁或狭窄	80%	30%
左侧梗阻性病变	< 5%	约 30%
心脏传导阻滞 / 心动过缓	罕见	25%~70%

经许可，引自参考文献 [10–11]、[17–18]、[42]、[46]、[48]、[63–67]、[69–72] 和 [74]

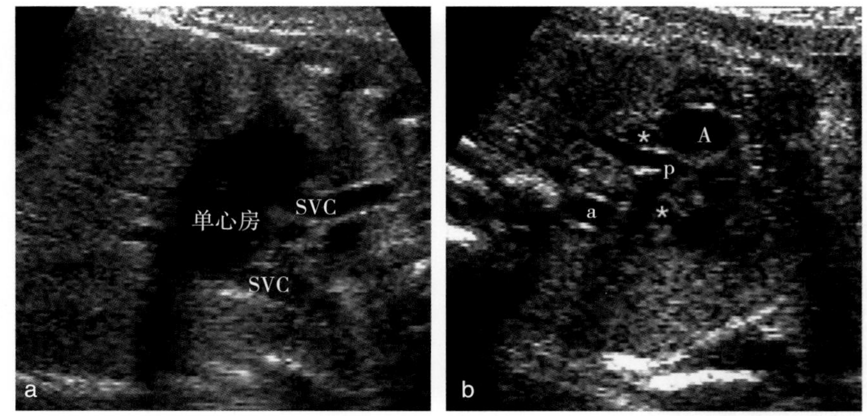

图 17.10　双侧上腔静脉。a. 一例右侧异构胎儿的冠状切面图，显示双侧上腔静脉连接于单心房顶部。b. 另一例右侧异构胎儿的三血管切面图，可见双侧上腔静脉（星号），注意对称的肺动脉分支。由于严重的肺动脉狭窄，肺动脉内径明显小于主动脉。a= 降主动脉；SVC= 上腔静脉；P= 肺动脉分支；A= 主动脉

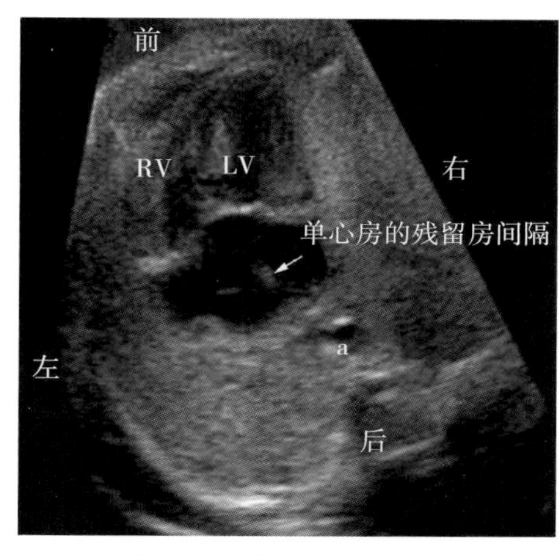

图 17.11 右侧异构的完全性房室间隔缺损。四腔心切面显示房室间隔缺损。右心室略小于左心室。在单心房中，残留房间隔呈点状回声（中心点征）。a= 降主动脉；RV= 右心室；LV= 左心室

腔静脉则并列在脊柱的同一侧。在这两种内脏异位类型中，肝静脉在心房底部可能都有单独的开口，而不是汇入到下腔静脉中。在左侧异构和右侧异构中，患者的房间隔也有所不同。50% 的右侧异构患者存在单心房，而且在多数病例中仅有一条状残留的房间隔嵴横穿过心房腔（图 17.11）。在四腔心切面中，这条残留的房间隔显像为单心房中心的一个点状回声（“中心点征”），此为右侧异构的特征性改变。而在左侧异构中，2/3 病例的房间隔发育良好。房室连接在右侧异构中多为单心室（右心室形态的主腔），而在左侧异构中则多为双心室。单心室性房室连接的心室形态很难通过肌小梁来辨别，然而，通过分别评估主腔和残存心腔之间

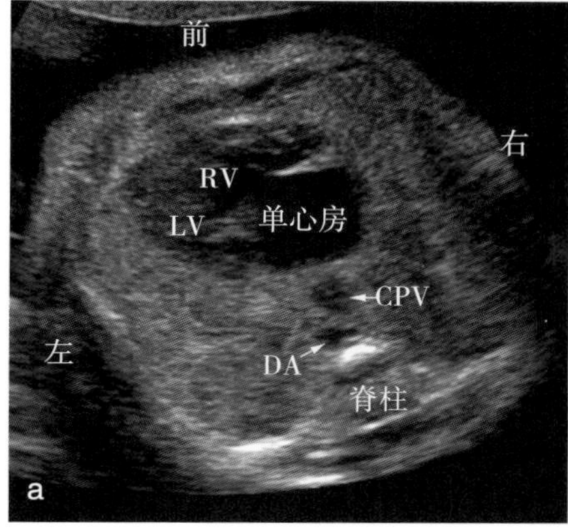

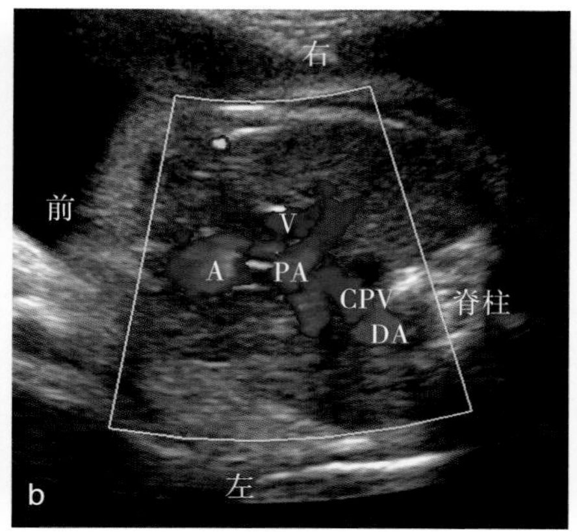

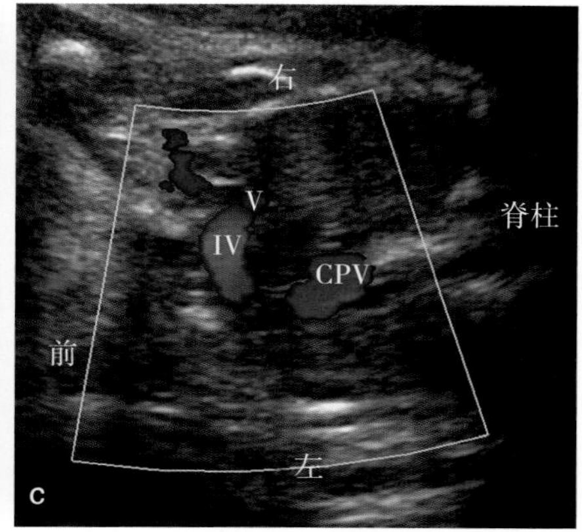

图 17.12 右侧异构中非均衡型房室间隔缺损及引流至头臂静脉的完全型肺静脉异位引流。a. 四腔心切面显示心房后肺静脉汇合，为非均衡型完全性房室间隔缺损，其中右心室为优势心室，左心室较小。b. 三血管切面显示升主动脉和肺动脉的前后关系，汇合的肺静脉干在降主动脉左前方走行。上腔静脉位于右侧。注意肺动脉的对称性分支形式。c. 斜的横切面显示肺静脉干与无名静脉相连。RV= 右心室；LV= 左心室；A= 升主动脉；PA= 肺动脉；DA= 降主动脉；V= 上腔静脉；IV= 无名静脉；CPV= 肺静脉汇合

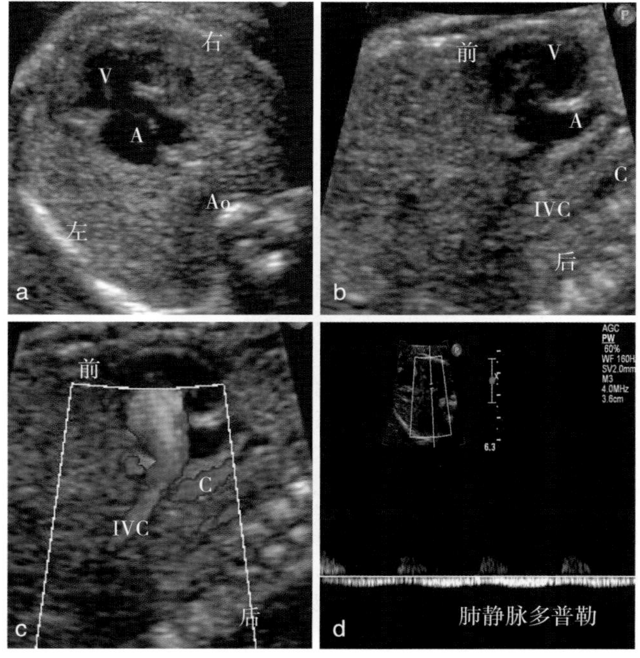

图 17.13 右心房异构伴膈下梗阻型完全型肺静脉异位引流。a. 四腔心切面显示右位心和非均衡型房室间隔缺损，虽然单心房后侧的肺静脉汇合并不能清晰显示，但在单心房和降主动脉间的较大间隙中，可能存在异常的肺静脉汇合。b. 同一胎儿的二维长轴切面，图示为单心房后的肺静脉汇合，并经垂直静脉引流至肝脏。c. 同一长轴切面的彩色多普勒检查显示汇合的肺静脉引流至静脉导管。d. 同一胎儿的肺静脉脉冲多普勒超声检查显示持续性低速血流，双相血流模式消失提示肺静脉阻塞。A= 升主动脉；V= 上腔静脉；Ao= 降主动脉；IVC= 下腔静脉；C= 共汇

的空间关系来间接辨别心室形态仍是可行的。当残存心腔与大动脉相连并位于心室基底部的后下方时，这个残存心腔即为形态学上的左心室，而主腔则是形态学上的右心室；当残存心腔不与大动脉相连，位于心室左侧或右侧的前上方时，这个残存心腔就是形态学上的右心室，而主腔即为形态学上的左心室。如果只能确定一个心室，心室形态难以辨别，则称为心室不确定。大多数右侧异构患者的心室动脉连接是异常的，可以是大动脉转位，右心室双出口（合并大动脉错位）或单出口（通常是主动脉）（图 17.15~ 图 17.17）。大约 80% 的右侧异构患者存在肺动脉狭窄或闭锁，其左右肺动脉可不汇合，由双侧动脉导管供血。在右侧异构中很少存在正常的心室动脉连接。但在左侧异构中，高达 70% 的患者的心室动脉连接是正常的，而且肺动脉狭窄或闭锁的发生率比右侧异构低很多（约 30% 的患者），而左侧梗阻性病变的发生率为 20%~30%。

当胎儿存在房室间隔缺损时，继发于高度或完全性心脏传导阻滞的心动过缓是一种严重的左侧异构产前合并症（图 17.18，视频 17.4）[13,43,46,48,63,69–72]。在 CHD 胎儿中，左侧异构是胎儿心脏传导阻滞的主要原因，这是由于房室结与心脏传导束连接中断而引起的 [73]。大多数病例在妊娠早期即出现完全性心脏传导阻滞，但是在妊娠后期也有可能出现进行性心脏传导阻滞。左侧异构胎儿发生心脏传导阻滞的风险远高于产后患儿 [43,46,63,71–72,74]。右侧异构胎儿的心脏通常有两个房室结和房室束，因而不会发生心脏传导阻滞。由于经第一个房室结的顺行电传导及第二个房室结的逆行电传导，右侧异构胎儿发生折返性室上性心动过速的风险很小 [61,75]。其他文献更为详细地报道了胎儿心律失常的诊断（图 17.18）。

内脏异位综合征与内脏位置的异常排列有关 [68,76]。肠旋转不良与内脏异位相关，有发生肠扭转或肠梗阻的风险 [37,77–80]，这些合并症可能需要手术干预 [80]。高达 20% 的左侧异构患者合并胆道闭锁、胆囊缺如或发育不全及胰腺短小 [63,81]。相反，大约有 6% 的胆道闭锁病例与左侧异构相关。当存在胆道闭锁时，患者生存后期可能会发生肺动静脉畸形。多脾可能与肝外门体分流 [82] 及门静脉发育

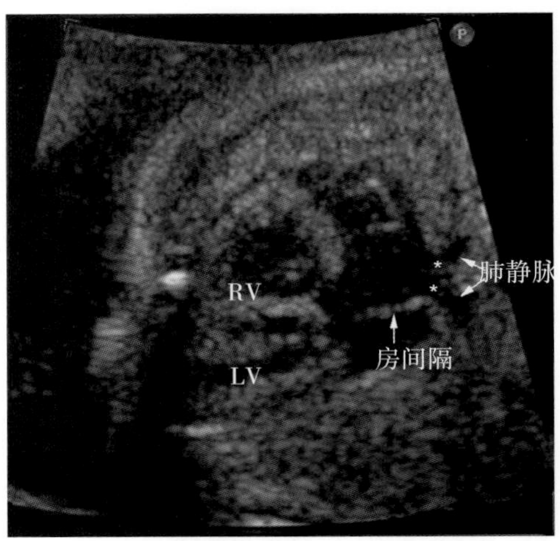

图 17.14 右侧异构合并肺静脉与单心房相连。四腔心切面显示两支肺静脉开口紧邻（星号）。LV= 左心室；RV= 右心室

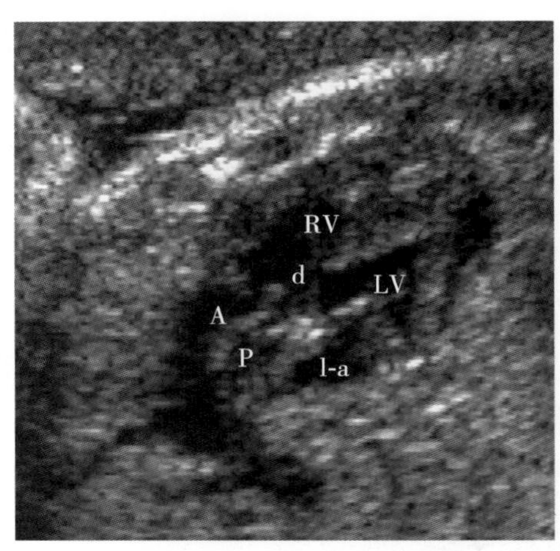

图 17.15 右侧异构的大动脉转位。心室流出道切面显示主动脉起自右心室，肺动脉起自左心室，图中可见大型室间隔缺损。l-a= 左侧心房；A= 主动脉；RV= 右心室；P= 肺动脉；LV= 左心室；d= 室间隔缺损

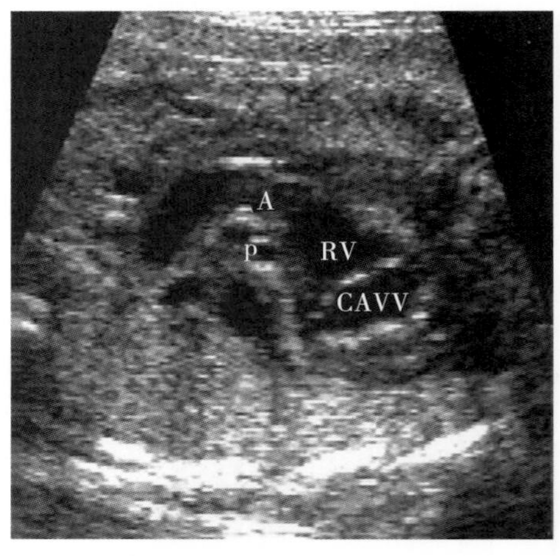

图 17.16 右侧异构的右心室双出口。心室流出道切面显示主动脉和肺动脉均起自右心室，右心室中可见共同房室瓣。肺动脉因狭窄而变小。A= 主动脉；P= 肺动脉；RV= 右心室；CAVV= 共同房室瓣

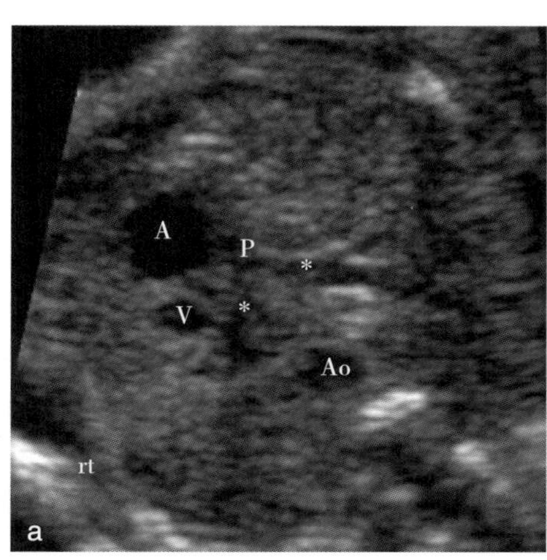

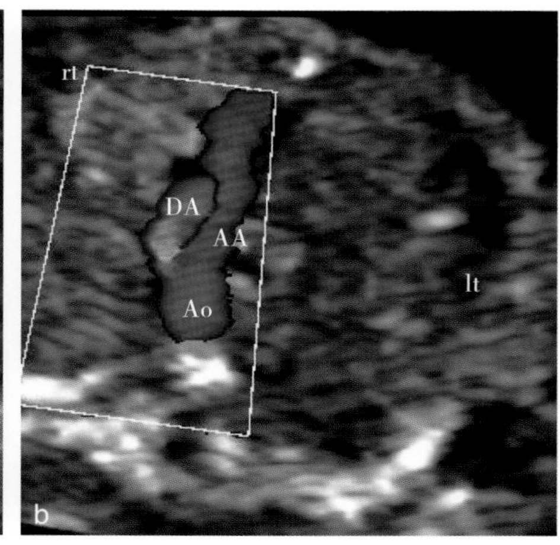

图 17.17 右房异构合并单出口（肺动脉闭锁）。a. 二维超声三血管切面显示较粗的主动脉向右前方走行，肺动脉发育不良，与肺动脉闭锁一致；肺动脉分支（星号）呈对称性，与右房异构相一致。b. 彩色多普勒的三血管气管切面显示主动脉弓的顺行血流。导管弓内可见逆行血流，与肺动脉闭锁一致。A= 主动脉；AA= 主动脉弓；Ao= 降主动脉；DA= 导管弓；lt= 左；P= 肺动脉；rt= 右；V= 上腔静脉

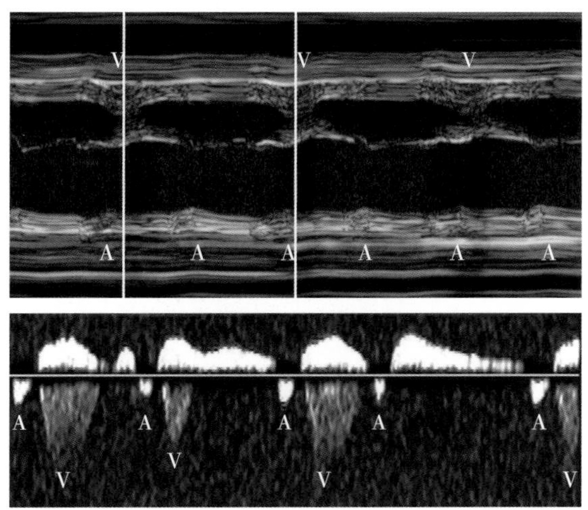

图 17.18 左侧异构的房室传导阻滞。a. 经心房和心室壁的 M 型超声心动图显示心室搏动（V）独立于心房搏动（A）。b. 肺动脉和肺静脉的实时多普勒显示类似的房室传导分离模式。图中“V”表示在心室收缩期通过肺动脉的前向血流达到峰值；“A”表示在心房收缩期通过肺静脉的反向血流不全或不发育有关。

右侧异构患者通常合并食管裂孔疝，可以在胸腔中看到部分胃[16]。肾上腺、泌尿生殖系统及肛门畸形，如马蹄肾和肾上腺异常、肛门狭窄或闭锁在右侧异构患者中并不少见[83]。原发性纤毛运动不良症是内脏异位综合征的罕见合并症，对于患有支气管扩张或复发性鼻窦炎的儿童，在临床诊疗中应注意排查这种呼吸道疾病[34,84]。先天性无脾或无功能多脾患者发生感染的风险很高，需要终生服用抗生素以预防可能危及生命的相关感染并发症[85]。

胎儿和新生儿结局

自发性胎儿死亡在内脏异位综合征中并不常见，除非是左侧异构胎儿合并由于严重心脏传导阻滞导致的心动过缓[43–44,46]，这是导致胎儿死亡的典型合并症（图 17.19，视频 17.4）[43,46,72,74]，或者是合并双侧流出道梗阻的胎儿。左侧异构合并心脏传导阻滞常伴有心室心肌致密化不全[86]。

产后患儿的预后在很大程度上取决于心脏畸形与心外畸形的严重程度，我们研究所的数据显示

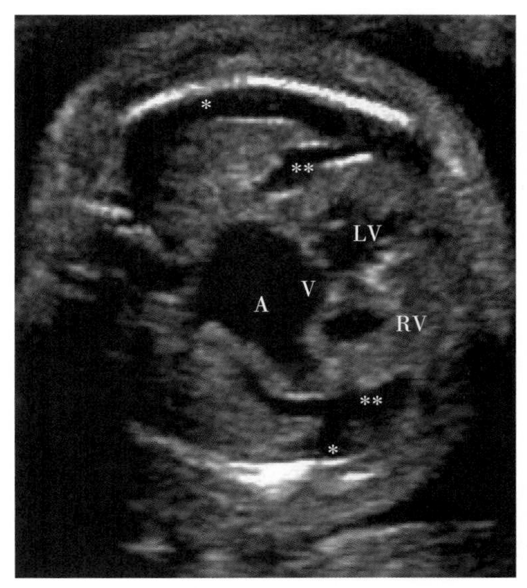

图 17.19 左侧异构胎儿水肿。胎儿合并均衡型房室间隔缺损。胎儿水肿继发于严重心动过缓（由完全性心脏传导阻滞导致）。可见双侧胸腔积液（单星号）和心包积液（双星号）。A= 单心房；LV= 左心室；RV= 右心室；V= 共同房室瓣

产前诊断并不能提高左、右侧异构患儿的总体存活率[46]。与左侧异构相比，右侧异构患儿的预后更差[41-42,46]，右侧异构患儿的产后高死亡率与完全性肺静脉异位连接、严重肺动脉流出道梗阻及功能性单心室的高发生率相关，而功能性单心室通常与非均衡性房室间隔缺损相关。当肺动脉流出道梗阻严重时，需要在分娩后立即给予前列腺素以维持动脉导管的通畅。由于存在额外的肺部受累，右侧异构合并梗阻性完全性肺静脉异位连接的患儿预后很差[87]。在我们的经验中，大部分右侧异构患儿并不适合进行双心室修复术，即使尝试手术，患儿也难以存活到出院[46]。对于接受原发性单心室姑息术的患儿，最终只有1/3的病例能接受丰唐（Fontan）手术。除右侧异构外，患儿的死亡危险因素还包括完全性肺静脉异位连接伴梗阻、肺动脉血管网发育不良、功能性单心室及早期手术干预。此外，体循环及肺静脉连接的复杂解剖、双侧上腔静脉、心室间的异常空间关系及复杂的流出道畸形也是决定手术修复复杂程度及远期再次干预的重要决定因素。产后新生儿的预后与心外畸形及其并发症也有一定的相关性，包括胆道闭锁和肠梗阻。

视　频

视频 17.1a　视频展示的 Cordes 方法显示心脏位于右侧胸腔。

视频 17.1b　从腹部到颈部的横断面扫描显示内脏反位的器官排列，其中肝脏位于左侧，胃位于右侧，存在右位心，镜像心房排列，房室连接和心室–动脉连接均协调一致，有右位主动脉弓和右位导管弓。

视频 17.2a　二维成像显示内脏异位合并无脾和右房异构。使用 Cordes 等方法进行扫描，显示胃和心脏位于右侧，主动脉和下腔静脉在左侧并行。

视频 17.2b　二维横断面显示胃位于右侧，主动脉和下腔静脉位于左侧，肝脏基本位于中线。

视频 17.2c　四腔心切面显示右位心合并非均衡性房室间隔缺损，其中主腔为左侧的右心室，右侧的左心发育不良。同时有右心室双出口、大动脉转位（前侧为主动脉）及肺动脉流出道发育不全。肺动脉分支呈对称性。完全型肺静脉异位引流以一垂直静脉引流至左侧上腔静脉。此外，心室功能良好。

视频 17.3a　1 例内脏异位合并左房异构胎儿的二维成像。使用 Cordes 等方法显示胃位于右侧，左位心，奇静脉在主动脉后方走行。单心房合并非均衡性房室间隔缺损，左心室较小，但心尖发育良好。

视频 17.3b　视频展示单心房合并轻微非均衡性房室间隔缺损的四腔心切面。左心室略小，但心尖发育良好。双心室功能良好，室间隔缺损较小。

视频 17.3c　腹部横断面成像显示奇静脉走行于主动脉后侧，胃位于右侧，而肝位于中线。

视频 17.3d　三血管切面显示奇静脉引流至右上腔静脉。同时还存在左上腔静脉，肺动脉位于主动脉的左前方。

视频 17.4　左房异构胎儿的二维成像。存在均衡型房室间隔缺损，继发于完全性心脏传导阻滞所致的严重心动过缓及中度心包积液。

参考文献

[1] Yoo SJ, et al. Cardiol Young, 1999, 9(4):430–444.

[2] Carvalho JS, et al. Ultrasound Obstet Gynecol, 2005, 26(2):105–111.

[3] Bartram U, et al. Biol Neonate, 2005, 88(4):278–290.

[4] Stanger P, et al. Circulation, 1977, 56(2):159–172.

[5] Van Praagh R. Circulation, 1977, 56(2):139–143.

[6] Tynan MJ, et al. Br Heart J, 1979, 41(5):544–553.

[7] Ivemark BI. Acta Paediatr Suppl, 1955, 44(Suppl 104):7–110.

[8] Polhemus DW, Schafer WB. Pediatrics, 1952, 9(6):696–708.

[9] Macartney FJ, et al. Br Heart J, 1980, 44(6):657–667.

[10] Uemura H, et al. Am J Cardiol, 1995, 76(11):846–849.

[11] Uemura H, et al. Ann Thorac Surg, 1995, 60(3):561–569.

[12] Nagel BH, et al. Cardiol Young, 2005, 15(5):469–473.

[13] Freedom RM, et al. Cardiol Young, 2005, 15(6):554–567.

本章完整参考文献，请扫描以上二维码在线查看。若需下载，请登录 www.wpcxa.com“下载中心”下载。

第 18 章

心脏异位与心房异构综合征

Rabih Chaoui

心房异构及其相关的心脏位置异常是儿科心脏病学中最为复杂的病种之一。在一项巴尔的摩－华盛顿新生儿研究中[1]，研究者对近 10 年来（1981—1989 年）4390 例出生后第 1 年内确诊为先天性心脏病（CHD）的患儿进行分析，发现其中 99 例为心房异构，占 CHD 的 2.2%。这类患者在出生后第 1 年内的死亡率为 51%。然而，胎儿心房异构的真实患病率尚不明确，因为某些畸形（尤其是与心脏传导阻滞及胎儿水肿相关的畸形）会以胎儿死亡而告终；而其他一些较轻微的心脏位置异常或孤立性内脏反位甚至在儿童期也可能漏诊。这类早期产前排畸检查对于孕妇的产前咨询具有很大的影响，尤其是微小的细节可能会从根本上改变疾病的预后。但在临床上要实现胎儿的最终诊断是有一定困难的，因为医生往往只能依赖于超声检查，而超声在结构的精确辨别上有一定的局限性。此外，为了理解某些定义及疾病缺陷的分型，临床医生仍需要补充学习一定的基础知识。在本章中，我们并没有详细阐述心房异构及其相关的心脏位置异常畸形涉及的所有内容，而是试图为读者提供基本信息，便于在怀疑有此类畸形时采取切实可行的应对之策。

躯体发育及正常形态

与其他胚胎器官相比，胸腹部结构的发育具有不对称性，有着明确定义的左右两侧器官及结构。在胎儿侧化完成后，形成“正常”的也是最常见的器官排列，腹腔器官正常排列被称为内脏正位，胸腔器官正常排列被称为左位心（心脏在胸腔左侧）（图 18.1）。在第 10 章的胎儿心脏解剖中，作者重点对上腹部和心脏的节段性分析进行了阐述。正常情况下，内脏正位时，胃和降主动脉位于左侧，而肝和下腔静脉位于右侧；脐静脉向右弯曲，与门静脉窦相连。左位心的心尖指向左前胸腔，心房和心室排列正常（图 18.1），同时，在正常情况下，下腔静脉连接于右心房，而肺静脉连接于左心房。

内脏反位、旋转不良及心脏异位

与最常见的内脏正位和左位心相比，有一种

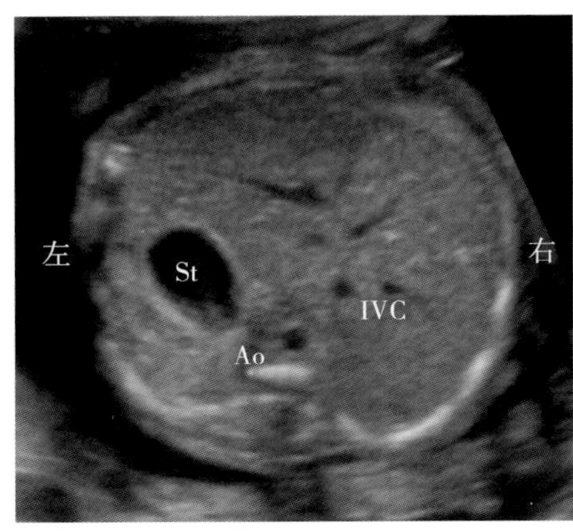

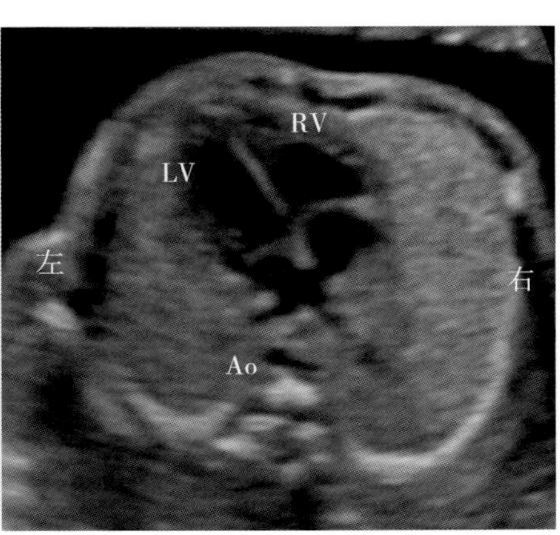

图 18.1 评估心房异构及心脏位置异常的两个重要平面。超声检查显示正常上腹部器官排列为内脏正位（左图），心脏为左位心（右图）。Ao= 主动脉；IVC= 下腔静脉；LV= 左心室；RV= 右心室；St= 胃

罕见情形是所有器官都完全旋转到对侧，导致器官镜像排列，被称为内脏反位。当腹部和胸腔内器官发生完全镜像翻转时，肝和下腔静脉位于左侧，而胃和降主动脉位于右侧（图 18.2，图 18.3）。由于下腔静脉与右心房相连，因此右心房和右心室位于左前侧，而左心房和左心室位于右后侧，此时心尖指向右前胸，此种情况被称为右位心（镜面右位心或内脏反位合并右位心，或者完全性内脏反位）（图 18.3）。与镜面右位心相关的心脏缺陷较为罕见，实际发生率很低，但尚无确切的数据，因为患者通常无症状，仅在进行 X 线、超声检查或医疗干预后才能确定。由于极为罕见，因此建议医生在做出此诊断前，先利用超声探头指向确定胎儿位置。根据我们的经验，有相关家族史者、近亲夫妻或糖尿病母亲的后代是发生内脏反位的高危人群。而只有在部分器官是镜像排列的情况下，心脏缺陷较常见：要么是心脏受累，表现为右位心（伴内脏正位），要么是内脏器官受累，表现为内脏反位伴左位心[2]。

检查心脏时，心脏位置和心轴是重要的检查指标。正常情况下心脏位于左侧胸腔内，心脏长轴呈 45°，指向左侧。由此，心脏位置异常可以划分为右位心、左位心、中位心和异位心。

如前所述，右位心是指心脏位于右半胸，而且心脏长轴指向右侧。在这些情况下，不仅要考虑有无后文讨论的心房异构，还要排查其他心脏畸形，如先天性矫正型大动脉转位（图 18.4）。中位心是指心尖指向胸腔中线。很多中位心儿童会被误诊为右位心，因 X 线显示其心脏似乎更偏向于右侧。当存在内脏反位或内脏不定位时，经确认心脏仍位于左侧并指向左侧（即正常的心脏位置），应认定为左位心。

心脏右移位（向右移位）是指心脏移位于胸部右侧，而心脏长轴仍指向左侧，多见于左侧先天性膈疝（图 18.5）、左侧胸腔内肿块或积液、右肺发育不全或弯刀综合征。

同理，心脏左移位（向左移位）是指心脏移位于左胸，而心脏长轴仍指向左侧，通常见于右侧膈疝或右侧胸部其他病变。

胎儿左右心房异构

与上述内脏和胸腔内器官镜像排列的罕见畸形相反，在胚胎器官旋转期间，腹部器官不完全偏侧化（内脏异位）更为常见，表现为内脏位置不确定，这种器官排列形式被称为内脏不定位（不确定或不明确的内脏排列位置），同时也是最复杂的内脏和心房位置排列形式。临床对这类缺陷的命名较多，例如，内脏异位综合征、心脾综合征、无脾－多脾综合征或同形异构，而且通常合并有复杂的心脏畸形。

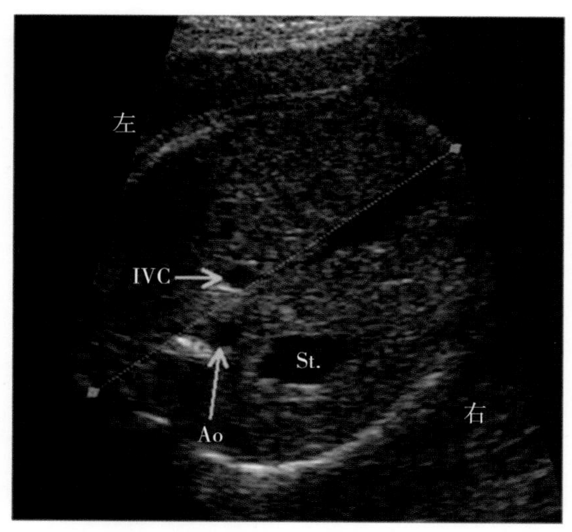

图 18.2 内脏反位，胎儿头位。上腹部器官呈镜像排列，其中胃和主动脉位于右侧，下腔静脉和肝位于左侧。St= 胃；Ao= 主动脉；IVC= 下腔静脉

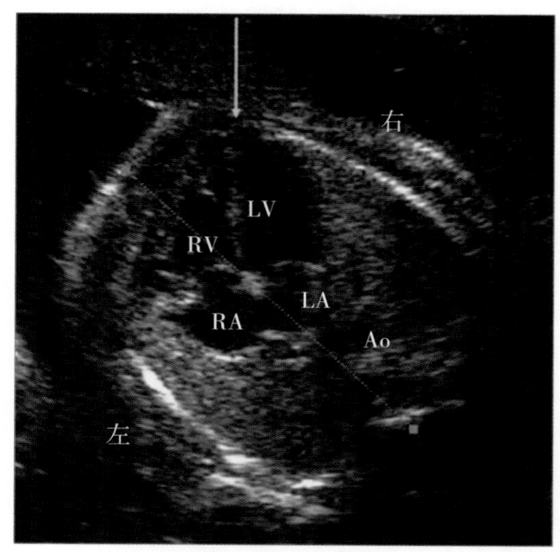

图 18.3 1 例完全性内脏反位、镜像右位心胎儿的心脏。胎儿头位，心轴指向右前胸（箭头）。右心室（含肌小梁）位于左前胸。降主动脉位于右侧。LA= 左心房；RA= 右心房；RV= 右心室；LV= 左心室；Ao= 降主动脉

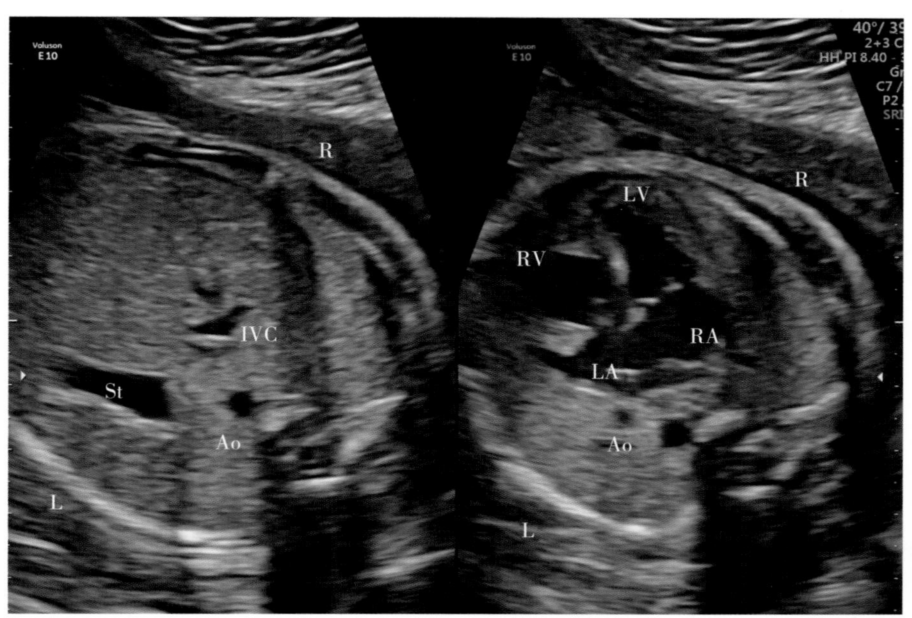

图 18.4 胎儿内脏正位合并右位心。降主动脉位于左侧，心脏位于右侧，图中可见左、右心房，但心室解剖形态显示房室连接异常的先天性矫正型大动脉转位特征，通常与右位心相关。RV= 右心室；LV= 左心室；Ao= 主动脉；LA= 左心房；RA= 右心房；IVC= 下腔静脉；St= 胃；R= 右侧；L= 左侧

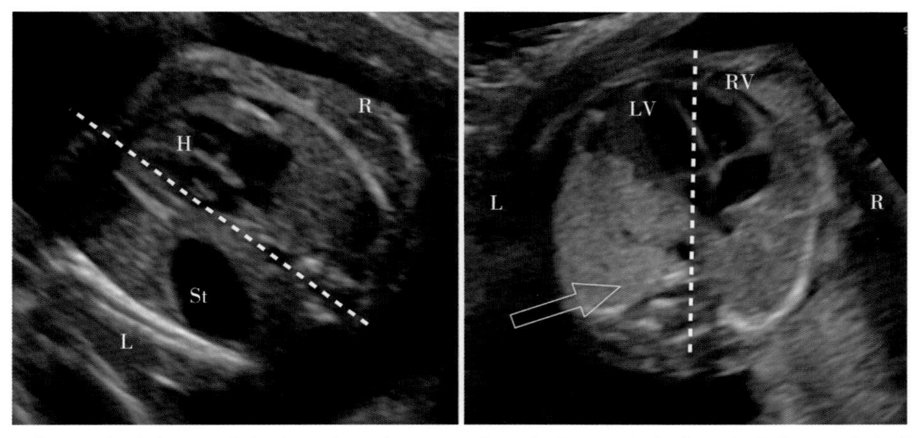

图 18.5 2 例心脏右移位。左图为胎儿左侧先天性膈疝，可见其心脏移位至右半胸。右图为胎儿支气管肺隔离症，其中左肺高回声（箭头），心脏移位至右侧。可与图 18.16 对比。H= 心脏；LV= 左心室；RV= 右心室；St= 胃；R= 右侧；L= 左侧

在内脏和胸腔内结构的异常偏侧化中，正常非对称性器官有着对称性发育的趋势，表现为双侧均发育为右侧脏器的结构（右侧异构），或双侧均发育为左侧脏器的结构（左侧异构）。Ivemark[3] 发现脾异常与某些心脏缺陷相关。因为脾在正常发育中属于左侧器官，所以过去将它作为疾病分类的标志，无脾是右侧异构的旧称，多脾是左侧异构的旧称。因此，这组发育缺陷也被称为心脾综合征。然而，后来人们发现脾的存在、位置或数目并没有明确的诊断价值，因此，这个术语已经被抛弃了 [4]（尽管在临床儿科心脏病学中仍经常使用）。

众所周知心脏发育的过程是按节段逐步进行的，因而 Van Praagh[5] 提出一种根据这些节段的解剖和连接进行分类的方法，即节段分析法。对心房异构分类的首要出发点是基于心房的解剖，目前分为左房异构和右房异构。

在尸检中，病理医生可能很容易鉴别这些畸形。但在胎儿中，这些畸形的诊断可能会有困难，在产前很难对左、右侧心房异构进行可靠的诊断和鉴别 [6]。即使是对于经验丰富的临床医生来说，这类畸形的鉴别诊断仍是一种挑战。用超声进行诊断的方法是基于 Huhta 等 [7] 提出的方法来进行的。新

生儿超声心动图检查的重点是上腹部、静脉系统和心房之间的关系。诊断的关键点是根据心房的形态及心耳来确定心房的解剖。左心耳呈手指状，基底狭窄；而右心耳呈三角锥形，其基底相对较宽。在超声四腔心切面中可显示心耳，但多数情况下尚不能准确辨别。在最近的一项回顾性研究中[8]，通过对30例心房异构胎儿进行分析，发现19例患儿的产前心耳形态异常，其中左房异构表现为典型的双侧镰刀状心耳，而右房异构的双侧心耳则呈钝型外观。

由于静脉连接属于心房解剖的一部分，因此静脉－心房连接是诊断的主要标志。然而，对于左房异构或右房异构而言，并不存在特征性的心脏缺陷。

在下文中，我们将会分别列举与每种畸形相关的一些特点，这可能有助于疾病诊断。

左房异构

在左房异构中，双侧均为左心房（耳）结构，而右侧结构（如下腔静脉、右心房及窦房结）缺如或发育不全。因此，在左侧异构中可能出现的两种主要特征：其一，下腔静脉肝段中断伴奇静脉（或半奇静脉）连接（图18.6～图18.11，视频18.1，视频18.2）；其二，心律失常伴心脏传导阻滞（窦

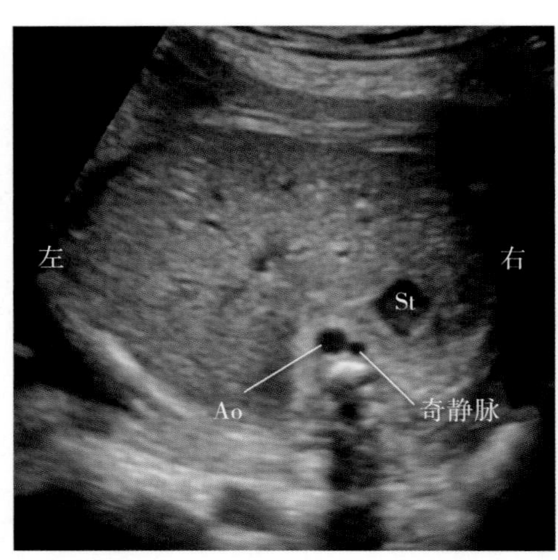

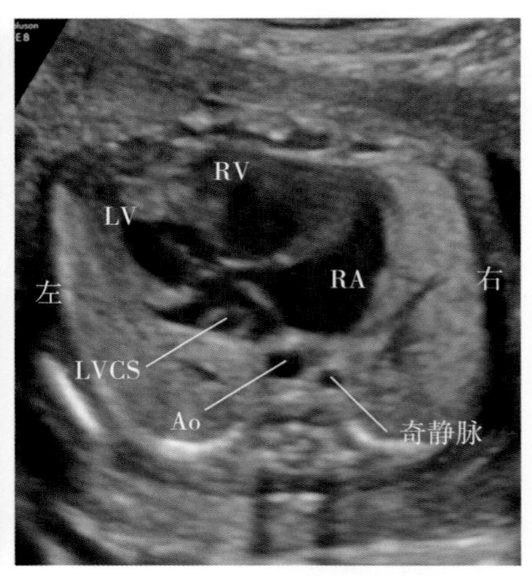

图 18.6　胎儿左侧（房）异构，上腹部器官排列为内脏不定位，其中胃位于右侧，下腔静脉中断伴奇静脉连接。双血管征是左房异构的典型表现。在四腔心切面中，心脏存在房室间隔缺损，在心脏后方为主动脉和奇静脉双血管的并行，同时存在左上腔静脉。R= 右侧；L= 左侧；Ao= 主动脉；St= 胃；LV= 左心室；RV= 右心室；RA= 右心房；LVCS= 左上腔静脉

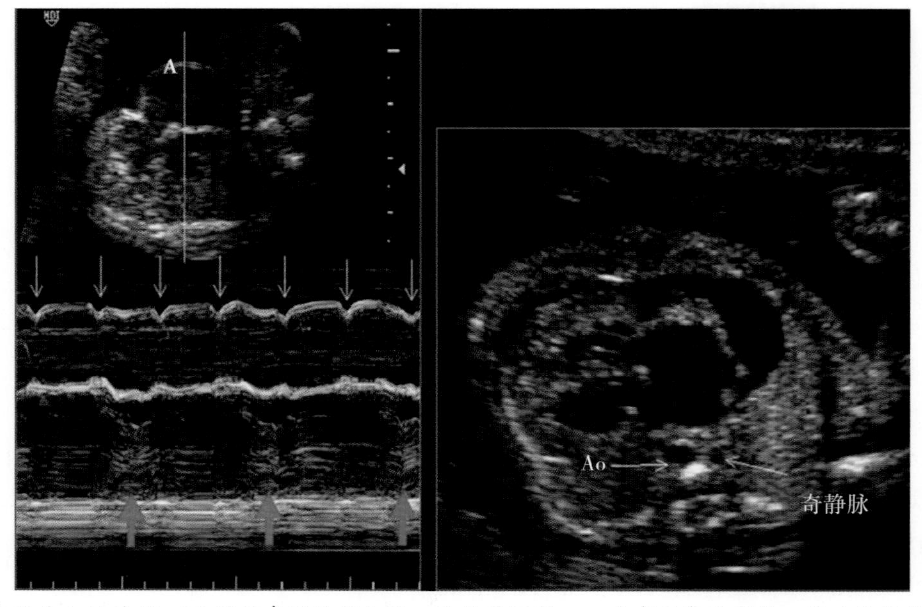

图 18.7　该胎儿表现为心动过缓。M 型超声显示完全性心脏传导阻滞：心房有正常的窦性心律（黄色箭头），而心室表现为心动过缓（每分钟搏动 50 次）（红色箭头）。四腔心切面显示：心脏扩大合并心包积液，在心脏后侧为并行的降主动脉和扩张的奇静脉，这是左房异构的典型表现。Ao= 主动脉；A= 心房

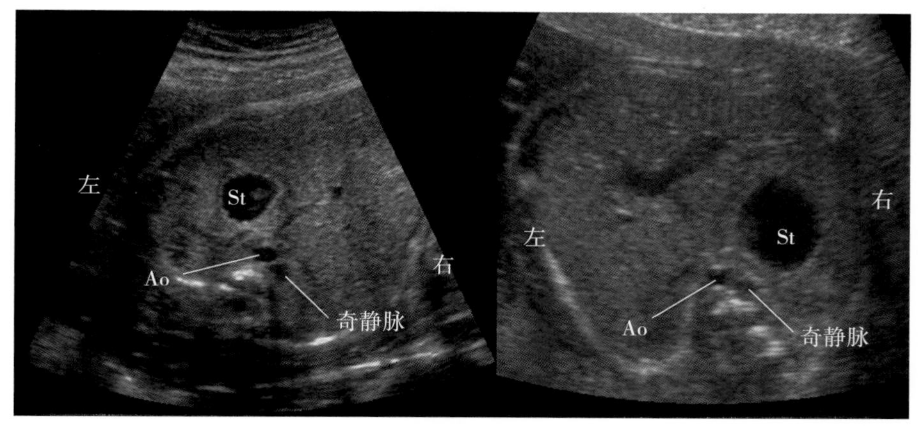

图 18.8 2 例左房异构病例，图示为双血管征（扩张的奇静脉和主动脉并行），左图胃位于左侧，右图胃位于右侧。Ao= 主动脉；St= 胃

房结畸形）（图 18.6 ~ 图 18.11）。大多数左侧异构存在下腔静脉中断伴奇静脉连接（> 80%），通过上腹部（图 18.6，图 18.8）或四腔心切面水平（图 18.9，图 18.11）观察主动脉及扩张的奇静脉（或半奇静脉）的左右位置关系，可以对这种畸形进行鉴别[9]。Sheley 等[10]将其描述为"双血管征"，在其所观察的 8 例左侧异构患儿中均发现这种表现，但在 1 例右侧异构患儿中也发现了这种表现，属于假阳性病例。在一项针对 22 例左侧异构胎儿的研究中[11]，21 例胎儿存在奇静脉连接的特征。如果检查者能识别这一状况，那么就能较容易地在产前实时显像中检测到这一畸形，并通过多普勒超声进行确认（图 18.10，图 18.11，视频 18.3），同时可观察到奇静脉引流至上腔静脉或永存左上腔静脉（图 18.11）。

与左右心房异构相关的心脏畸形类型较为复杂，同时有相当大的重叠。除了下腔静脉中断伴奇静脉连接被认为是左房异构的典型表现外，还没有其他心脏畸形可以明确归类于某一种心房异构类型。与右房异构相比，左房异构的心脏缺陷相对较轻，接近 70% 的患者表现为正常的心室 – 动脉连接[12]。这些患者的心脏往往是双心室，同时多合并室间隔缺损或房室间隔缺损[4,13]。房室间隔缺损合并完全性心脏传导阻滞被认为是左房异构的典型病理特征[6]，提示应及时仔细检查静脉连接。在早孕期末检测到的心脏传导阻滞也有可能是由左房异构引起的，而不是由母体自身抗体引起[14]（图 18.12，图 18.13）。在之前报道的 22 例左房异构胎儿中，有 12 例存在持续性心动过缓[11]。心脏的

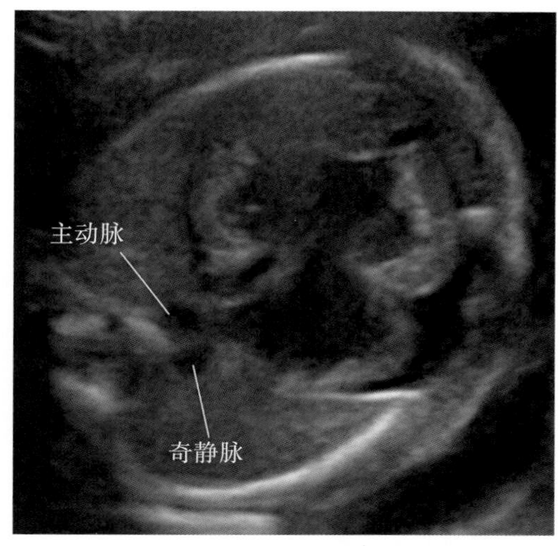

图 18.9 左房异构合并室间隔缺损，奇静脉与主动脉并行

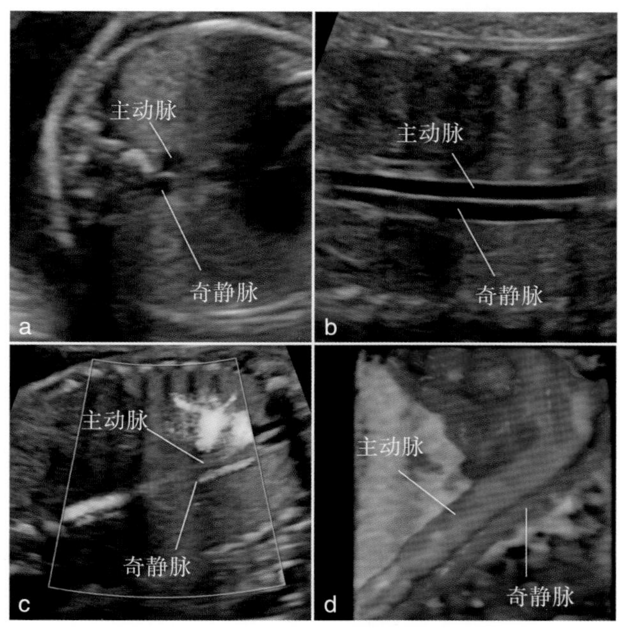

图 18.10 降主动脉和扩张的奇静脉的胸部横断面（a）及纵切面（b）。c. 彩色多普勒血流显示双血管征。d. 彩色多普勒的三维成像模式

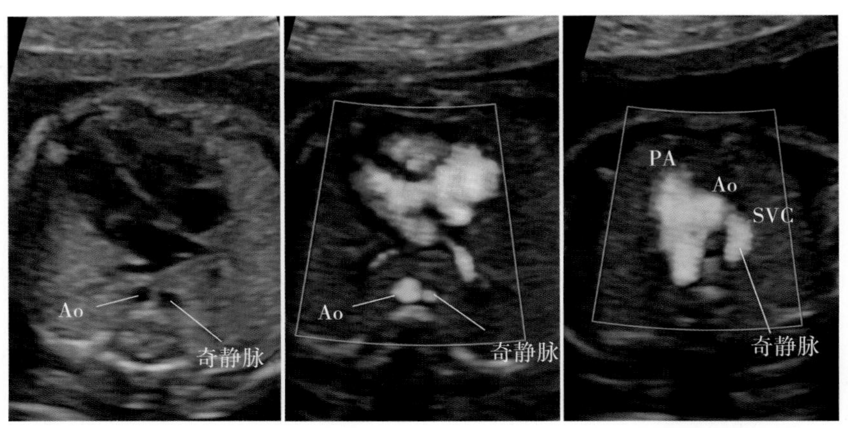

图 18.11 胎儿左房异构伴奇静脉连接。四腔心切面显示主动脉与扩张的奇静脉并行（左图），彩色多普勒血流显示主动脉和奇静脉不同的血流方向（中图），三血管 - 气管切面显示扩张的奇静脉引流至上腔静脉（右图）。PA= 肺动脉；Ao= 主动脉；SVC= 上腔静脉

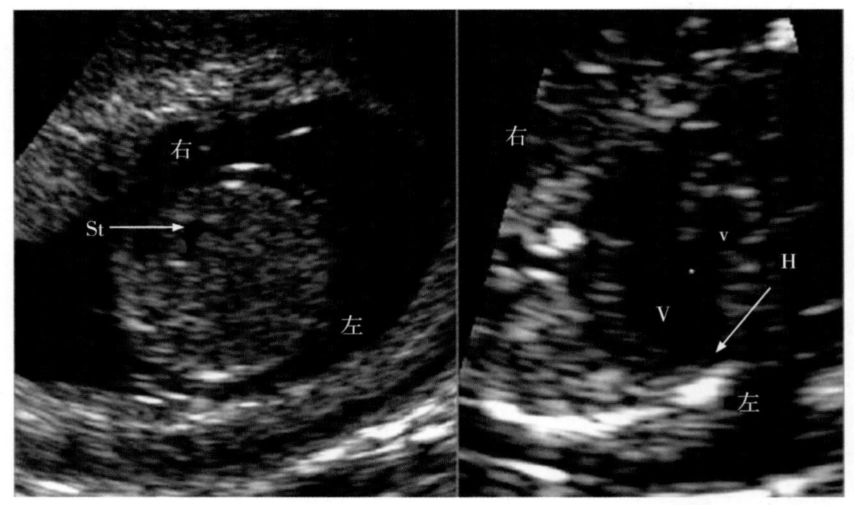

图 18.12 该胎儿在 14 周时因颈部水肿（水肿初期）合并心动过缓而转诊。该病例存在心脏传导阻滞，胃位于右侧（左图），左位心伴心脏缺陷。心脏呈单心室的房室连接，主腔（扩张的心室）和残存心腔（小心室）通过室间隔缺损（星号）进行连接。肝脏居中。该病例因诊断为左房异构而终止妊娠，后经尸检证实（图 18.13）。St= 胃；H= 左位心；V= 主腔；v= 小心室

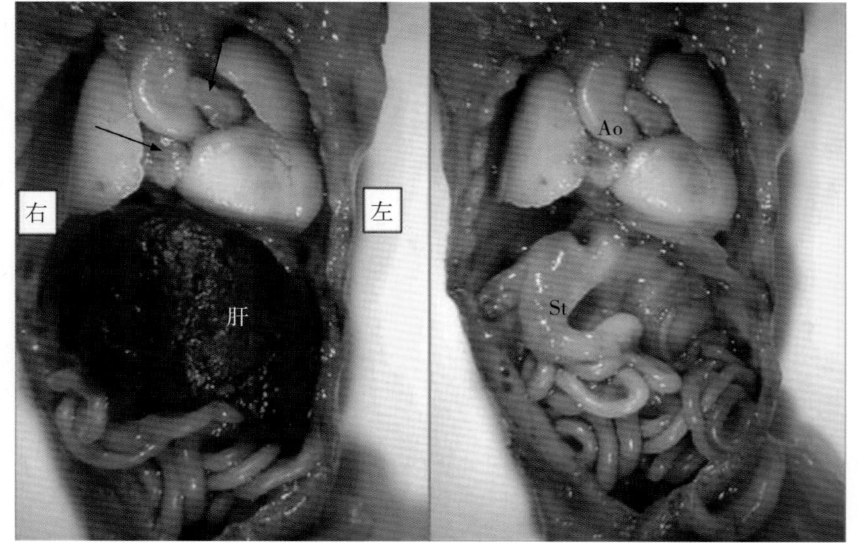

图 18.13 图 18.12 中 14 周胎儿病例的尸检图（左图），可见肝脏居中，心脏有两个左心耳（箭头），摘除肝脏后（右图），可见胃位于右侧。Ao= 主动脉；St= 胃

位置可以在左侧、右侧或中线。左房异构患儿最严重的复杂心外畸形是肝外胆道闭锁伴胆囊缺如。

右房异构

在右房异构中，双侧均为右侧（耳）结构，左侧结构（如左心房、肺静脉、上消化道）容易出现畸形。在这组复杂畸形中，并没有如左房异构中出现的下腔静脉中断或心脏传导阻滞等特征性的病理改变。

右房异构患者的下腔静脉通常与降主动脉位于同一侧（图 18.14，图 18.15，视频 18.4）。内脏异位在右房异构中更为常见且更严重，而且右房异构的上腹部畸形与左房异构相比更容易被发现。这些畸形不仅包括常见的无脾，还包括对称（水平）肝、胃肠道系膜附着不全导致不同程度的旋转不良（图 18.15 ~ 图 18.17）、食管或十二指肠闭锁和中线位置胃疝。右房异构合并的心脏缺陷往往比左房异构更为严重。在这些心脏缺陷中，70% 的右房异构患者存在完全型肺静脉异位引流（在左房异构中罕见）（图 18.16，视频 18.4，视频 18.5）。右房异构患者也可出现房室间隔缺损，但通常合并单心室性房室连接（图 18.16，图 18.17），而且心室 - 动脉连接异常（心室双出口，大动脉错位，图 18.17），肺动脉狭窄或闭锁的发生率更高。85% 的病例出现冠状窦缺如，而且右房异构通常存在永存左上腔静脉。在一项针对 21 例右房异构胎儿的研究中 [15]，20 例合并复杂心脏畸形，主要为房室间隔缺损和右心室梗阻，分别占 62% 和 48%。在这项研究中，仅有 12 例表现为主动脉和下腔静脉并行，在 6 例肺静脉异位引流患儿中有 4 例产前未被发现。因此，当怀疑胎儿存在右房异构时，应仔细检查肺静脉的连接，以排查肺静脉异常回流 [16]。

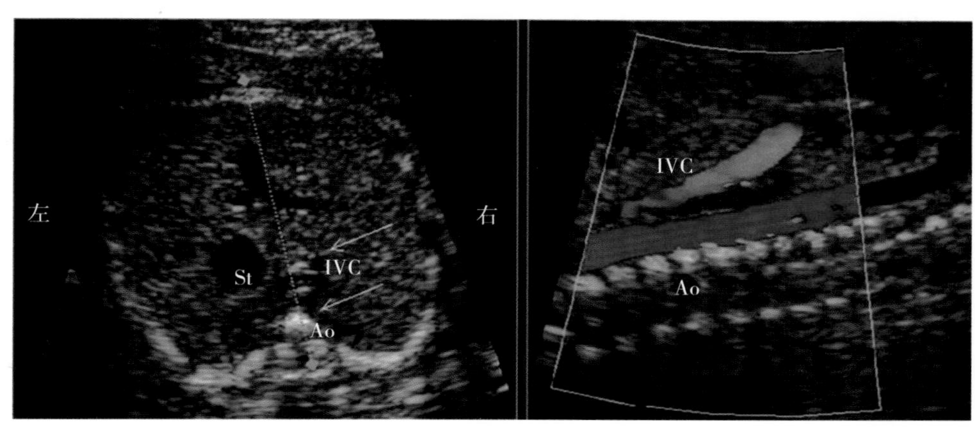

图 18.14 右房异构。在上腹部，主动脉和下腔静脉位于同一侧（此例为右侧），而且下腔静脉在主动脉前方走行（箭头）。胃接近于中线。在纵（长轴）切面右图中，主动脉（蓝色）和下腔静脉（红色）在同一个切面中显像，均位于脊柱前方。Ao= 主动脉；IVC= 下腔静脉；St= 胃

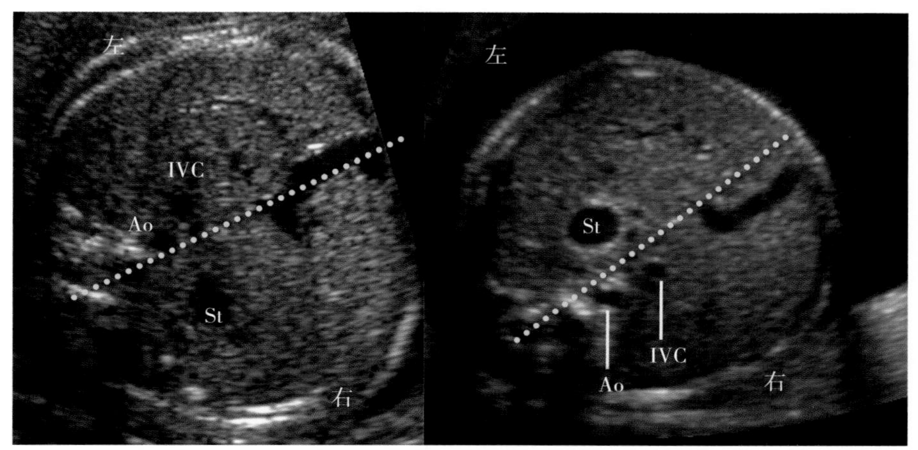

图 18.15 右房异构伴主动脉和下腔静脉并行（典型表现）——下腔静脉和降主动脉位于同一侧，在脊柱的左侧（左图）或右侧（右图）。胃可以在右侧，亦可以在左侧（更为居中）。Ao= 主动脉；IVC= 下腔静脉；St= 胃

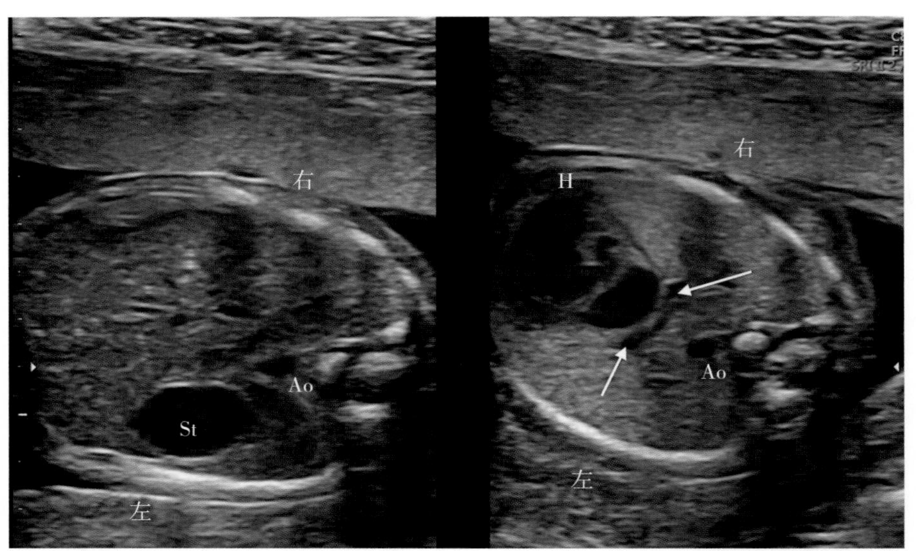

图 18.16 胎儿右房异构，胃位于左侧，伴右位心。心脏位于右侧并以单心室方式连接，在心脏后侧为肺静脉汇合（箭头），这是肺静脉异位引流的表现。St= 胃；Ao= 主动脉；H= 心脏

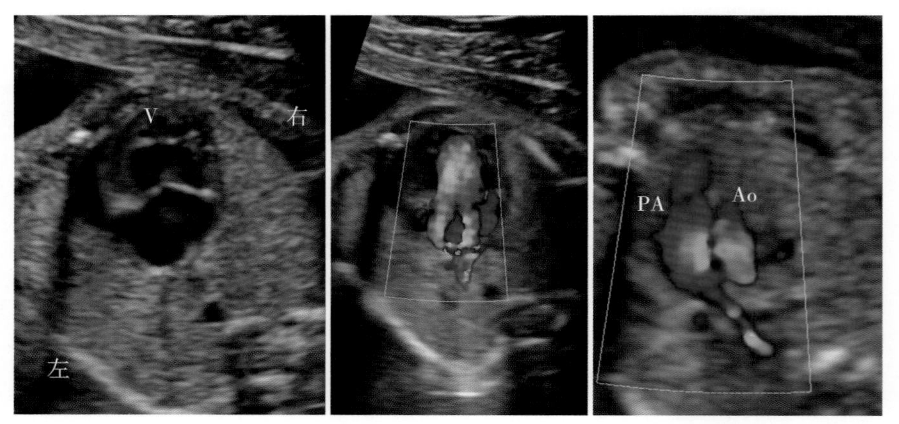

图 18.17 胎儿右房异构伴右位心。左图为单心室的房室连接，中图为彩色多普勒检查显示单心室的血流，右图为流出道切面观，可评估显示进入主动脉和肺动脉的前向血流。V= 单心室；PA= 肺动脉；Ao= 主动脉

心房异构的预后

左右心房异构患儿的预后较差 [4,13]。在产前诊断后，应根据具体的检查结果及个体差异给予父母建议，但通常很难仅通过产前超声检查来评估患儿预后。合并完全性心脏传导阻滞和水肿的左房异构胎儿，其宫内的预后较差。心力衰竭和水肿可能在胎儿发育早期即可发生，并导致胎儿宫内死亡。在出生后，潜在的心脏缺陷可能会使左房异构患儿的预后进一步复杂化，尽管其预后通常没有右房异构严重。对于心外畸形，胆道闭锁是左房异构患儿最严重的合并症，而且无法在产前诊断中明确诊断这种畸形。在某些情况下，左房异构患儿的存活率高于右房异构患儿。

右房异构的宫内诊断十分困难，对每一位患有复杂心脏畸形的胎儿，都应排查右房异构的可能，尤其是在怀疑有心脏或内脏位置异常的情况下。由于异常的肺静脉连接、右室流出道梗阻时导管依赖的肺灌注及复杂的心腔解剖等原因，这种畸形的严重性通常会在产后表现出来。据报道，在出生后第 1 年内，无论是否接受手术，79%~94% 的右房异构患儿会死亡 [13]。右房异构患儿的一个远期风险是由无脾引起的感染。

心房异构与 21 号、13 号、18 号或其他染色体异常的关联性极小，因为心房异构的诊断在很大程度上排除了这些染色体的异常。然而，Yate 等 [17] 报道了 1 例与 22q11 缺失相关的心房异构胎儿。

结　语

每一种胎儿心脏缺陷都应采用节段性方法进行分析，以便发现（或排除）心房异构（图 18.18）。这种方法在某些情况下很难实现，甚至可能会被忽略。因此，当发现有下列超声表现时，应注意排查心房异构：心脏或胃位置异常、复杂心脏畸形、胎儿心脏传导阻滞、异常静脉连接及奇静脉扩张。

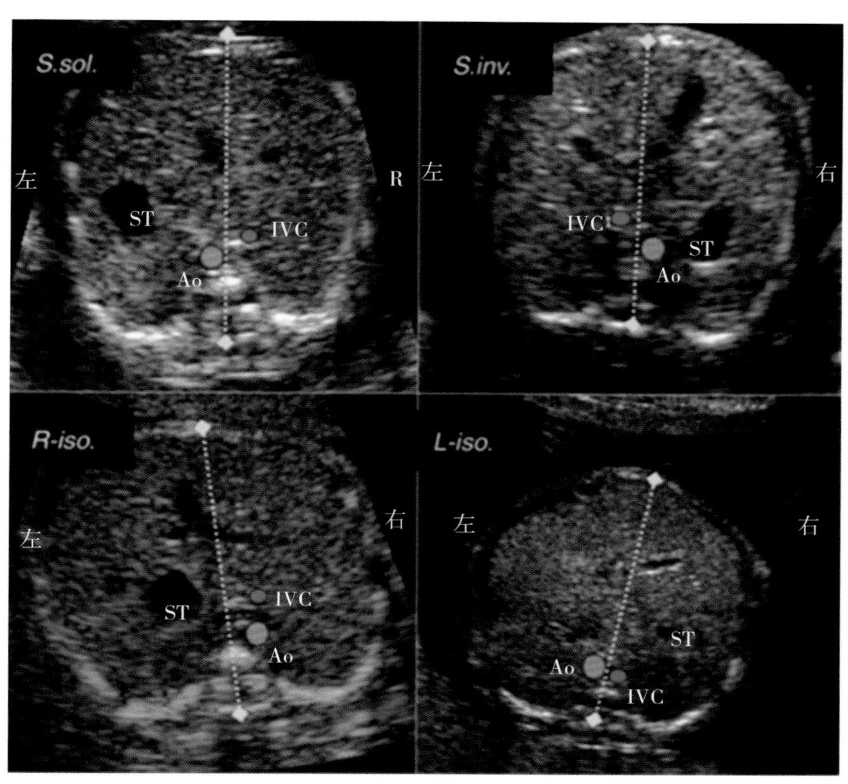

图 18.18 上腹部器官排列的四种典型形式：内脏正位（左上）、内脏反位（右上）、右房异构（左下）和左房异构（右下）。下腔静脉（蓝色圆点）及其相对于主动脉（红色圆点）的位置关系是主要分类标志。ST= 胃；IVC= 下腔静脉；Ao= 主动脉

视　频

视频 18.1　左房异构胎儿。从腹部平面扫查到心脏平面的过程中显示主动脉和奇静脉并行，而下腔静脉缺如，胃位于左侧，心脏位于右侧且合并复杂畸形。

视频 18.2　左房异构伴单心室胎儿。双侧左心耳表明心房的对称性。

视频 18.3　左房异构胎儿。多普勒超声显示主动脉和奇静脉并行的双血管征，两者并行且血流方向相反（主动脉的彩色多普勒血流为红色，奇静脉为蓝色）。

视频 18.4　右房异构胎儿。从腹部平面到心脏平面的扫查过程显示，主动脉和下腔静脉并行位于右侧，胃位于左侧，心脏位于右侧且合并复杂心脏畸形。在心脏后侧可见一条汇合静脉，提示肺静脉异位引流。

视频 18.5　右房异构胎儿。超声扫查心脏平面可显示右位心伴复杂心脏畸形，在心脏和降主动脉之间可见一条汇合静脉，为肺静脉异位引流中肺静脉的汇合静脉。

参考文献

[1] Ferencz C，et al. The epidemiology of congenital heart disease, the Baltimore-Washington Infant Study, 1981–1989// Ferencz C. Perspectives in Pediatric Cardiology. Mount Kisco, NY: Futura, 1993, 32–66.

本章完整参考文献，请扫描以上二维码在线查看。若需下载，请登录 www.wpcxa.com“下载中心”下载。

第19章 肺静脉异常

Anita J. Moon-Grady

引 言

肺静脉异常连接的产前诊断无论对产科超声医生，还是专科超声医生都是极大的挑战，甚至产科超声医生也可能漏诊。因肺静脉异常发病率低，且难以获得详细影像，故在妊娠中期产科筛查中很少被发现[1]。近20年来，随着超声仪器的进步和检查经验的积累，这类畸形的检出率明显提高。21世纪初，单中心开始出现10例以上此类病例报道（包括 Valsangiacomo[2] 等和 Patel 等[3]）。最近，在几个常规产科筛查报道中，肺静脉异常的产前检出率较之前有所提高[4-7]。大多数部分型肺静脉异常连接（PAPVC）婴儿早期无症状，但也需要外科矫治，以保护远期心脏功能。大部分完全型肺静脉异常连接（TAPVC）婴儿会出现非特异性呼吸系统症状或喂养问题及轻度血氧含量降低。如果肺静脉回流梗阻，出生后数分钟到数小时可能危及生命。如果合并其他心脏畸形，将会严重影响外科治疗策略和预后。因此，理解肺静脉异常状况至关重要，及时准确的肺静脉产前诊察应该成为胎儿完整心脏评估的一部分。

TAPVC

尽管 TAPVC 只占心血管畸形的0.5%~2%，发病率在活产婴儿中仅占8.7/10万[8-9]，却是导致婴儿危重心脏病的第5大原因[8]。一个大样本研究显示，在422例活产 TAPVC 病例中，6例患儿有1个兄弟姐妹患有相同畸形，这提示部分病例的病因与遗传有关[10]。该畸形的基本特征是肺静脉未正常连接至左心房，代之以直接或通过体静脉异常连接至右心房。异常肺静脉引流可以单独发生，也可以合并其他复杂心脏畸形，如右心房和左心房异构。最近有研究证实肺静脉的起源与体静脉不同。

胚胎学

人类心脏的体静脉、肺静脉和静脉主干的形成是复杂的，尚未完全明确。体静脉、右心房的发育和肺静脉、左心房的发育是在不同的转录因子控制下完成的。体静脉来源于 Nkx2-5 阴性前体细胞，而肺血管心肌来源于 Nkx2-5 阳性前体细胞，提示两者起源不同[11]。体静脉发育需要转录因子 TBX18 参与，而肺静脉和左心房不需要[12-13]。小鼠的肺血管心肌表达因子 Pitx2c 对共同肺静脉的形成很重要[11]，它穿过心背系膜间叶细胞间质，首先出现在肺凹处（一个源于左心房的结构）。早期对小鼠的研究发现，肺静脉结构源于替代原始前肠和肺芽（起源于前肠）的血管丛，并推测从血管丛到中央和内脏静脉的毛细血管连接持续存在，而缺乏共同肺静脉的正常连接是肺静脉异常回流的原因之一[14]。但是，这些异常连接在正常发育过程中尚未被发现。更新的资料显示，分泌性导向分子基因（*Sema3d*）在肺静脉的正常发育中起重要作用。正常情况下，*Sema3d* 为发育中的前肠和心房后部的内皮细胞提供排斥引导，并建立边界。*Sema3d* 缺乏时，在正常无血管的区域形成内皮血管，导致异常的连接（图19.1）。研究人员在某些 TAPVC 病例中已发现这一突变，并构建了发育模型[15]，这不是与原始体静脉的连接退化失败，而是抑制其异常连接的基因继续发育失败，从而形成 TAPVC[16]。

解剖学

TAPVC 的肺静脉与左心房无直接连接，它直

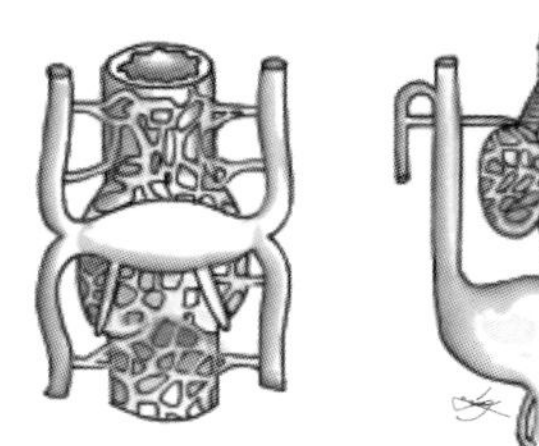

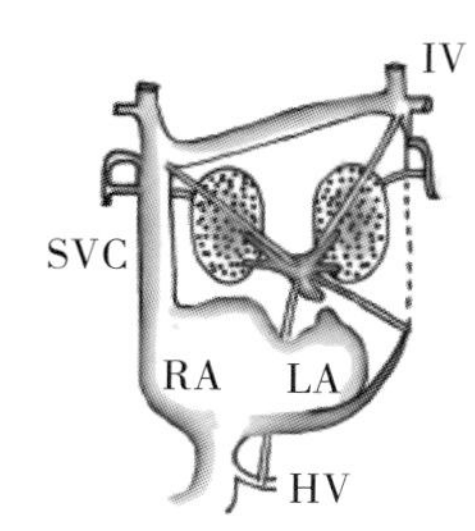

图 19.1 完全型肺静脉异常连接分类的基本结构图。图示为持续存在的正常胚胎学连接，静脉丛将原始前肠衍生的肺芽引流到胚胎的主静脉和脐卵黄静脉系统。新的研究表明，这种连接的实际形成只有在早期发育过程中信号通路被破坏时才能看到，这表明在正常的胚胎中，这些连接从不存在，但是这个结构对解释胎儿和产后患儿异常连接的过程是有用的。从图中可见其与无名静脉或冠状静脉窦（左前主静脉或左共同主静脉）、上腔静脉（右前主静脉）、门静脉或肝静脉（脐卵黄静脉）的连接。LA= 左心房；RA= 右心房；SVC= 上腔静脉；HV= 肝静脉；IV= 无名静脉

接进入右心房或通过体静脉回流进入右心房。因此，胎儿出生后，心脏体循环输出依赖于心房水平右向左分流，或心房、心室水平更复杂的异常血液混合。约 1/3 病例合并其他畸形，2/3 为孤立的 TAPVC。

Darling[17] 将 TAPVC 分为以下解剖类型（图 19.2~ 图 19.4）。

· 心上型或 Ⅰ 型（45%）。此型最常见，肺静脉在左心房后形成共同肺静脉，通过连接左无名静脉的垂直静脉引流进入体静脉。垂直静脉也可直接引流进入奇静脉或右上腔静脉。在胎儿期，无名静脉和上腔静脉可能正常也可能扩张，但出生后往往是扩张的。梗阻可位于左肺动脉或左支气管水平，垂直静脉与无名静脉或上腔静脉连接入口，也可位于垂直静脉通过气管后部的位置。

· 心内型或 Ⅱ 型（25%）。在孤立的心内型 TAPVC 中，最常见的是肺静脉引流至冠状静脉窦，也可以直接引流至右心房，但多合并内脏异位综合征或更复杂的畸形。

· 心下型或 Ⅲ 型（25%）。该类型往往无明确界限和明显的共同静脉，肺静脉引流仅为心房后的一管状结构，然后向下在食管裂孔水平穿过膈肌，进入门静脉、肝静脉或其他体静脉（此处可发生生理性梗阻）。多种因素易导致生理性梗阻，例如，垂直静脉行程较长，异常连接至腹腔内静脉系统，连接至静脉导管的部位，肝静脉系统血流限制，以及连接部位明显的梗阻等。

· 混合型或 Ⅳ 型（10%）。同时存在上述 2 种及以上解剖异常。

TAPVC 肺静脉回流通路或房间隔水平出现梗阻均可影响血流动力学和临床表现。梗阻可以是肺静脉本身固有的，也可以是外在因素引起的，可以是解剖性的，也可以是生理性的，或者二者并存，梗阻严重程度亦可以不同。梗阻发生率心下型较高，心上型约为 40%，心内型较少。约 1/3 病例合并其他畸形，如房室间隔缺损、单心室、永存动脉干、大动脉转位、肺动脉闭锁、主动脉缩窄、左心发育不良或体静脉异常等。

病理生理学

胎儿循环特别是分流的特点，使其在宫内可以耐受 TAPVC 的病理生理影响。胎儿肺血流只占心室输出混合血液的一小部分，即使梗阻性 TAPVC 也很少出现循环症状。然而，一旦出生，右心系统会发生来自肺循环和体循环复杂的混合血液，即使无其他合并畸形，出生后第 1 周或数月内，患儿就可能出现发绀或喂养困难。如果存在明显的肺静脉梗阻，部分新生儿早期可能会出现呼吸窘迫和呼吸困难，梗阻还可导致肺静脉和肺动脉压升高、肺血

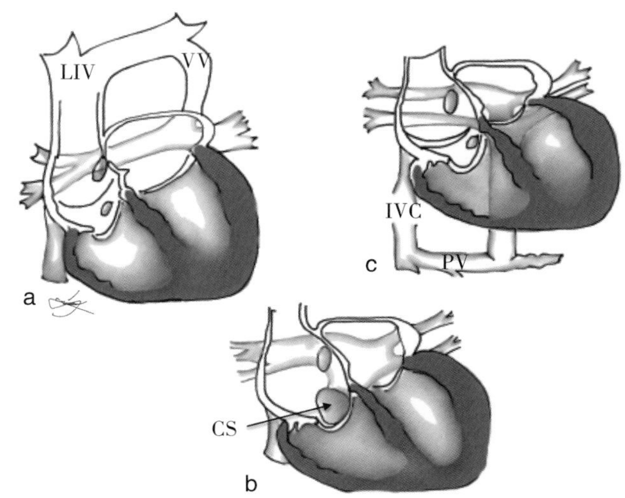

图 19.2 常见完全型肺静脉异常连接的类型。a. 心上型（Ⅰ 型）通过垂直静脉进入左无名静脉。b. 心内型（Ⅱ 型）引流至冠状静脉窦，肺静脉汇合后与冠状静脉窦连接。c. 引流至门静脉或肝静脉的心下型 / 膈肌下型（Ⅲ 型），肺静脉汇合并发出一支异常血管，与门静脉连接，门静脉通过导管静脉或肝静脉与下腔静脉相通。LIV= 左无名静脉；VV= 垂直静脉；IVC= 下腔静脉；PV= 门静脉；CS= 冠状窦。经许可，引自参考文献 [52]

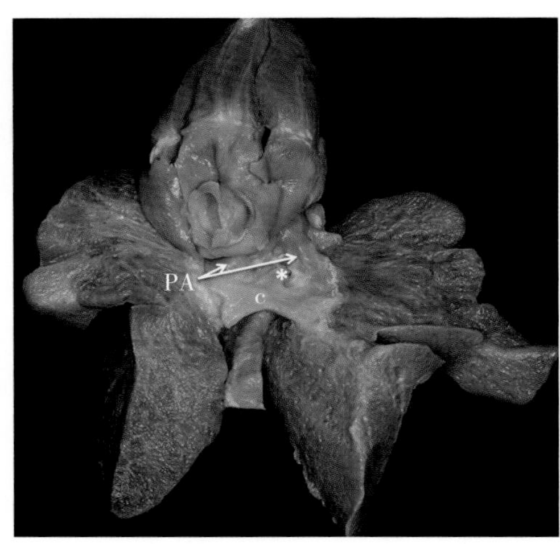

图 19.3 心上型（Ⅰ型）完全型肺静脉异常连接的解剖标本。可见位于心脏后方（图示的心脏为背面观）的肺静脉，从肺门正常发出，与肺动脉伴行，未进入左心房，而是形成汇合。垂直静脉跨过左侧肺动脉（星号），在大体标本上可见胎儿肺静脉在此处梗阻，导致严重肺纤维化（由 Phil Ursell MD 友情提供）。PA= 肺动脉；c= 汇合处

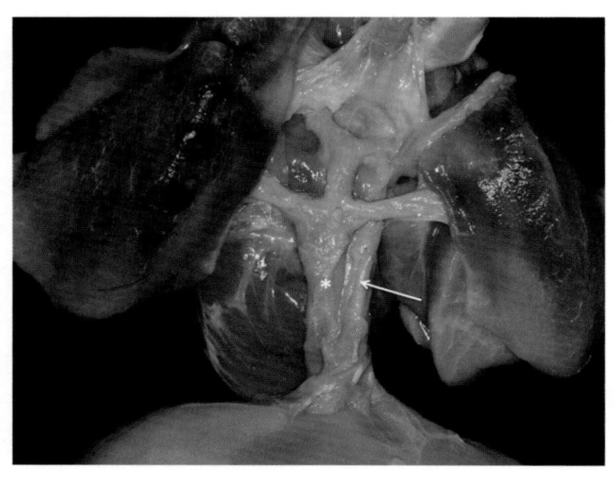

图 19.4 心下型（Ⅲ型）完全型肺静脉异常连接。后面观：肺静脉分别发自双肺的各个肺叶，呈倒树状结构。垂直静脉（星号）紧邻食管向下穿过膈肌（箭头）（由 Phil Ursell MD 友情提供）

流量减少、肺水肿、体循环携氧能力降低。如果不能早期诊断并进行外科干预，这些异常改变会很快造成生命威胁。

在早期 TAPVC 的产前检查中，尽管仅有部分胎儿右心系统比左心明显扩大，但这却被作为一个重要特征 [8]。肺静脉异常连接时，肺血液不是回流到左心而是右心系统，导致右心系统比左心扩大，四腔心切面可显示这一特点。然而，妊娠中期仅 15% 的心室输出血液通过肺脏 [18–19]，妊娠晚期增加至 25%~35%。妊娠早期，肺仅有很少的血液回流，直到妊娠 28 周以前回流才会增多，这是左心腔和右心腔大小不匹配的原因之一 [8,10]。

因为肺静脉异常连接，多普勒血流图可以提供 TAPVC 血流动力学异常的证据。正常肺静脉多普勒信号在整个心动周期表现为流向左心房的脉动血流，以及收缩期和舒张期出现的峰值波形。在心室收缩期出现第一个高峰，然后是持续的血流，这与心房充盈期相对应，标记为“s”。然后，由于心房血液排空进入心室，在舒张早期出现另一个高峰，被标记为“d”。随后，心房收缩导致前向血流（有时反向），即“a”波 [20–22]。在正常肺静脉连接中，脉冲多普勒波形可预测肺静脉连接情况，且表现极为典型。而异常连接时，由于受左心房影响相对较小，多普勒可呈现与之相应的病理生理改变的特征性波形，而且受异常肺静脉、共同肺静脉和垂直静脉内的阻力影响，波形的持续时间可能不同。由此产生明显异常的波形（图 19.5，图 19.6），从而提供诊断胎儿肺静脉异常连接的依据 [4,23–24]。

诊　断

众所周知，即使在专业科室，肺静脉异常也是很难诊断的，产前筛查则更加困难，特别是孤立性肺静脉异常。一项 424 例的多中心研究报告显

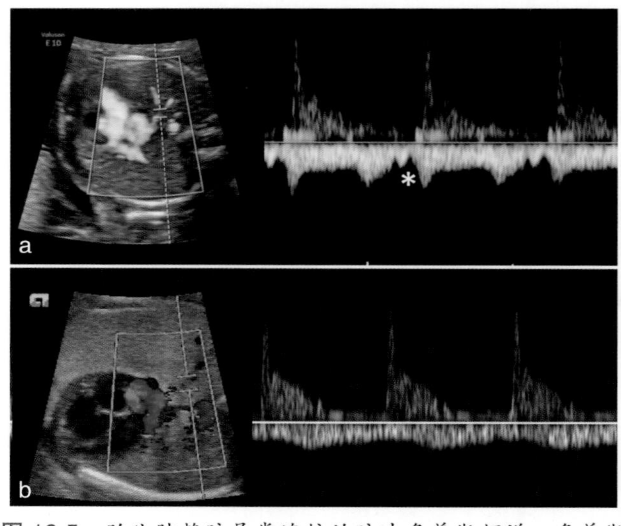

图 19.5 胎儿肺静脉异常连接的脉冲多普勒频谱。多普勒取样位置设置在肺动脉和肺静脉进入肺门处，取样容积大小设置为恰好包含两根血管。a. 正常多普勒波形。b. 异常多普勒波形。肺动脉多普勒能够提供心脏收缩的时间参考点，肺静脉与左心房正常连接时，心房收缩引起的肺静脉前向血流降低，形成正常的“a”波（星号）。在肺静脉连接至体静脉或共同静脉的胎儿和部分部分型肺静脉异常连接胎儿中，“a”波缺失或反流

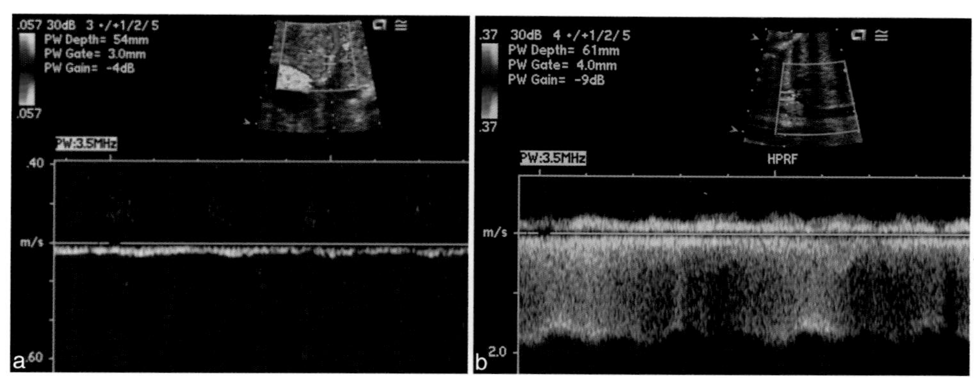

图 19.6 肺静脉特征性的频谱多普勒图像提示胎儿严重肺静脉梗阻。肺静脉近肺门处持续的极低速血流（a）是远端严重梗阻的表现，可能预示肺血管和淋巴管的异常发育。这种情况下胎儿出生时可能出现严重发绀，并伴有不可逆的肺纤维化和淋巴管扩张。由于胎儿肺血流量在联合心室输出量中的比率通常较低，且共同肺静脉到体静脉较长的静脉连接通道梗阻，仅依据梗阻部位（b）的血流速度无法准确预测出胎儿生后的生理状况

示，常规产前筛查诊断率非常低（低于 2%）[10]。在一些小规模研究报道中有较高诊断率（接近 60%）。这提示产前筛查时可以提高检出率。最近的胎儿超声心动图文献报道，检出率更高，可达 57%~96%。

当腹部横切面图看不到肺静脉进入左心房时，应该怀疑 TAPVC。此外，左心房后方的共同肺静脉应能被识别。在心上型 TAPVC 中，共同肺静脉通常引流至向上的垂直静脉，随后进入扩张的体静脉，常见为左无名静脉或右上腔静脉，少数进入奇静脉与上腔静脉汇合处。多普勒研究显示垂直静脉的血流朝向头侧，和正常体静脉回心血流的方向相反。在膈肌下型 TAPVC 中，可以看到垂直静脉连接共同静脉，并进入肝静脉或门静脉系统。如果冠状静脉窦明显扩大，且无左上腔静脉，则应考虑可能是引流至冠状静脉窦的心内型 TAPVC[25]。图 19.7 是常规解剖扫描提示 TAPVC 时，提高识别率的简单流程图。

超声心动图评估可疑 TAPVC 时（图 19.8~图 19.12，视频 19.1~ 视频 19.8），必须确定共同肺静脉的连接部位是否存在肺静脉或垂直静脉梗阻，是否合并其他心脏畸形。多普勒评估在各型 TAPVC 诊断中是非常重要的，主要特征包括以下几方面。

· 四腔心切面。发现正常的右侧或左侧肺静脉未连接至左心房，左心房后壁表面光滑，左心房与降主动脉间隙过大（图 19.8，图 19.9，图 19.11）。多个研究团队[6,26-27]建议，可将左心房后侧间隙量化数据作为筛查指标之一，间隙指数超过 1.27 为异常。多数病例横位四腔心切面图像呈现心房后的管状血管汇合的特点，此特征被描述为“嫩枝”征（图 19.8）。彩色多普勒血流图有助于诊断，但常会被误诊为肺静脉连接至左心房，需慎重解析。静脉血流会因为远端梗阻而流速非常低，因此用很低的脉冲重复频率（PRF）来检测静脉，此时检查者应该知晓诊断的可靠性（图 19.10）。可能出现右心室比左心室相对增大的情形，特别是妊娠晚期[8]，但并非所有病例均会出现。

· 三血管切面。除正常上腔静脉、主动脉和肺动脉外，还可发现其他血管腔，一旦排除左上腔静脉和奇静脉，应警惕心上型 TAPVC 的可能性。上腔静脉的相关特点在前文中已描述。

· 腹部图像。可见膈肌下型 TAPVC 的垂直静脉穿过主动脉和下腔静脉之间的食管裂孔。长轴或矢状切面图像可确定垂直静脉的连接。应增加彩色多普勒成像来确定血流方向和梗阻部位，以判断这些静脉结构的性质（图 19.11~ 图 19.12，视频 19.6~ 视频 19.8）。

肺静脉脉冲多普勒频谱检查

正常胎儿肺静脉血流可以是三相的或双相的脉动波，如前所述，并受到左心房压力变化的影响（图 19.5）[28-31]。随着心房收缩，心动周期中前向

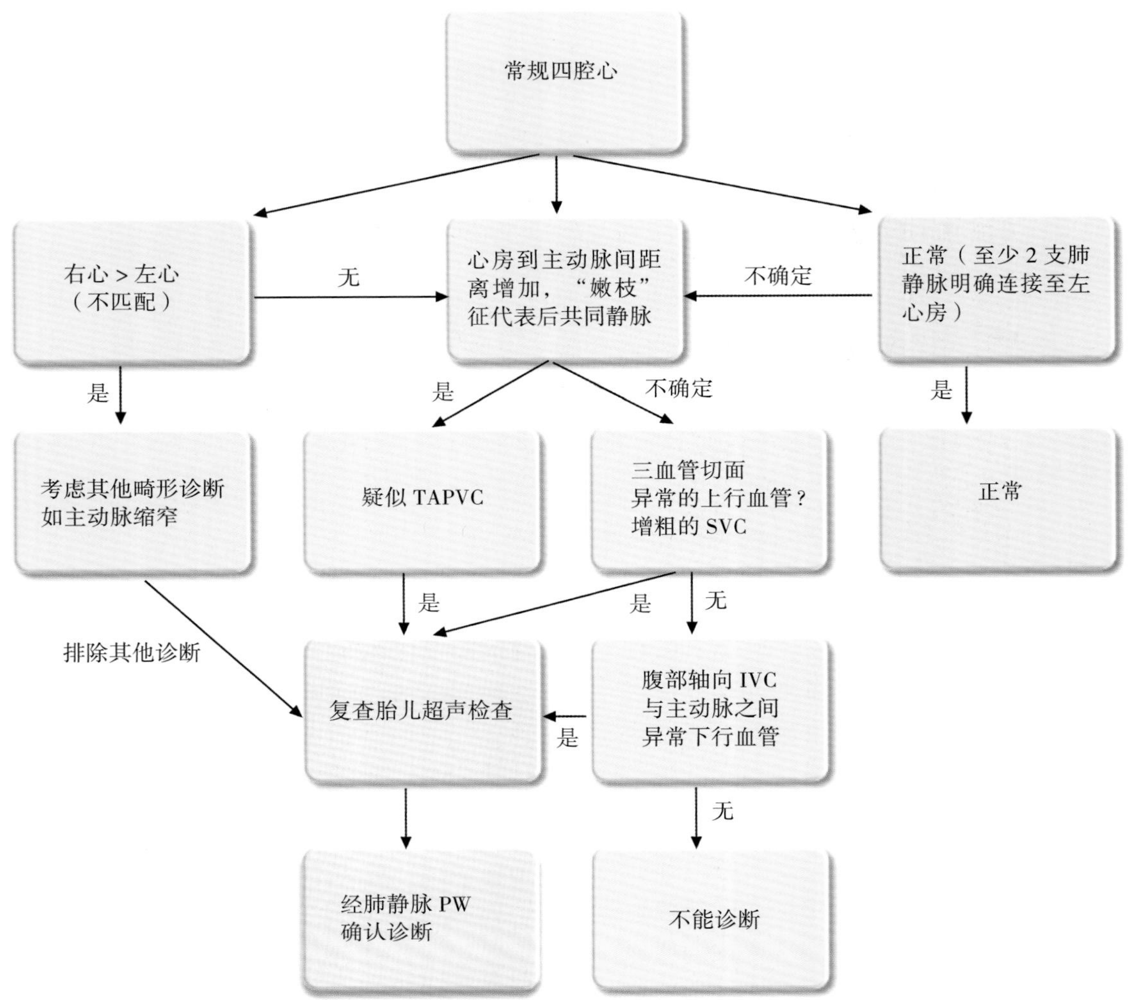

图 19.7 产科超声常规扫查评估肺静脉回流流程图。IVC= 下腔静脉；SVC= 上腔静脉；PW= 脉冲波多普勒；TAPVC：完全型肺静脉异常连接。经许可，引自 Ganesan S, et al. J Ultrasound Med, 2014, 33(7):1193–2074

血流量会降低至很小（双向）。约 10% 的胎儿可能出现心房逆向血流（“a”波，三相）[29]。在患有 TAPVC 的胎儿中能够观察到四种不同的异常肺静脉波形，这些波形与正常波形明显不同。

· 假性正常，双相或三相，有搏动，但表现异常：见于心上型，肺静脉直接连接至低位上腔静脉或右心房。

· 双相搏动性减弱：特征性波形常见于心上型，偶见于膈肌下型。

· 单相搏动：见于大多数膈肌下型和部分心上型。

· 单相无搏动：见于垂直静脉严重梗阻的膈肌下型和心上型[2,4]。

另外，上行或下行垂直静脉可疑梗阻部位的频谱多普勒可能显示为湍流或连续的高速血流信号（图 19.6，图 19.9，视频 19.2）。

临床表现

如果肺静脉回流梗阻严重，则明显发绀、肺水肿、代谢性酸中毒、循环衰竭和死亡等症状可能会在出生后几小时内发生。降低耗氧量和增加肺血管阻力的治疗措施，可使症状暂时改善。但药物治疗对这些新生儿的疗效只是短暂的。

处　理

外科治疗 TAPVC 一般是有效的。据报道，20 年存活率超过 83%。在最近的文献中，孤立性 TAPVC 术后肺静脉梗阻再次干预率已降至 10% 左右[32]。初次外科干预，采用无缝线修复技术[33-34]

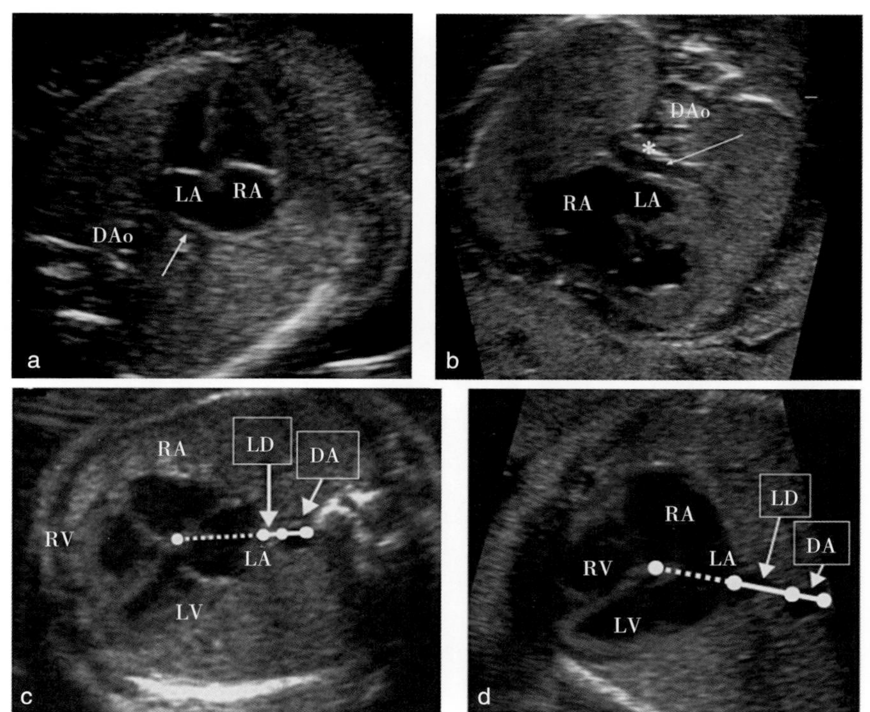

图 19.8 左心房后方肺静脉汇合，左心房后间隙增大，左心房后间隙指数测量图。a. 横位四腔心切面示“嫩枝”状汇合肺静脉（箭头所示）并未引入左心房，此特征有助于明确诊断异常引流。静脉结构代表肺静脉汇合类型，引流静脉可能上行（Ⅰ型）、下行（Ⅲ型）或连接到冠状静脉窦（Ⅱ型），在此切面无法显示。b. 合并复杂先天性心脏病的胎儿左心房后间隙（星号）过大。可见“嫩枝”征肺静脉（箭头）。胎儿左心房后间隙指数（左心房至降主动脉的间距与降主动脉内径的比值）正常值（c 图）和异常值（d 图）。LD= 左心房至降主动脉的间距；DA= 降主动脉；DAo= 降主动脉；LA= 左心房；RA= 右心房；LV= 左心室；RV= 右心室。经许可，引自 Kawazu, et al. Ultrasound Obstet Gynecol, 2014, 44(6):682–727

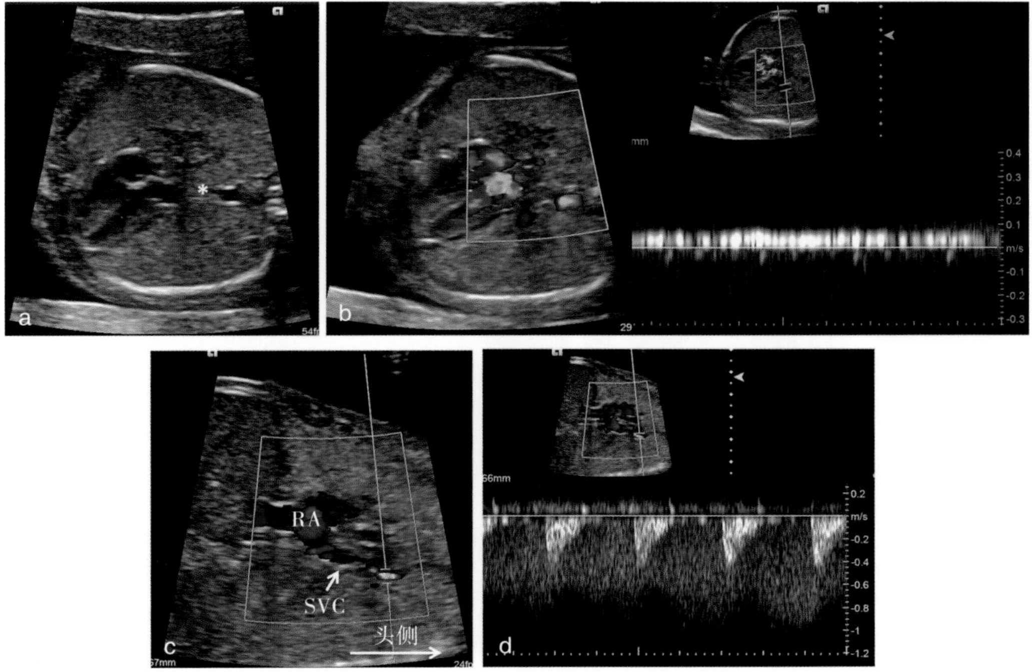

图 19.9 引流至左无名静脉的孤立性心上型全肺静脉异位引流。a. 横向四腔心切面图像，特征为左心房后间隙（星号）增大，左心房后壁光滑。b. 左下肺静脉进入肺门时的彩色多普勒及相应的频谱多普勒图像。注意，检测顺行血流时，PRF 需设置很低。频谱多普勒血流波形呈非脉动性，无正常肺静脉血流的特征性“a”波和严重远端梗阻的特征。c. 垂直静脉的矢状位图像，显示其连接上腔静脉处梗阻。频谱多普勒（d）显示此处有严重梗阻（视频 19.1，视频 19.2）。RA= 右心房；SVC= 上腔静脉

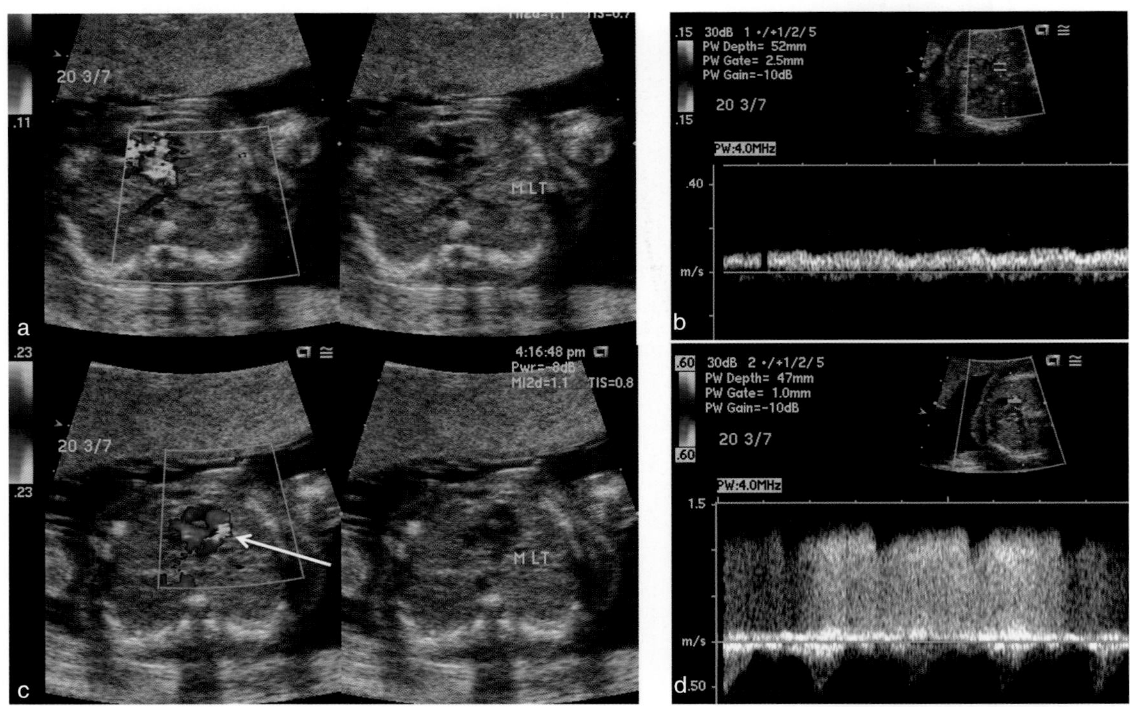

图 19.10 合并内脏异位的胎儿心上型完全型肺静脉异常连接。a. 检测肺静脉向左心房后部汇合处前向血流时 PRF 需设置得非常低。低 PRF 时，肺静脉与心房之间可能存在假性“连接”的颜色，但相应平面的二维图像可提示该诊断，表现为左心房后壁光滑，可见“嫩枝征”。b. 频谱多普勒血流呈非脉动性，缺乏正常肺静脉血流的特征性“a”波，缺乏肺静脉与心房直接相连的特征。c. 探头沿垂直静脉追踪扫描，可见垂直静脉走行在右肺动脉顶部，并连接到右上腔静脉（箭头）。d. 频谱多普勒显示此处有中度梗阻（视频 19.3，视频 19.4）

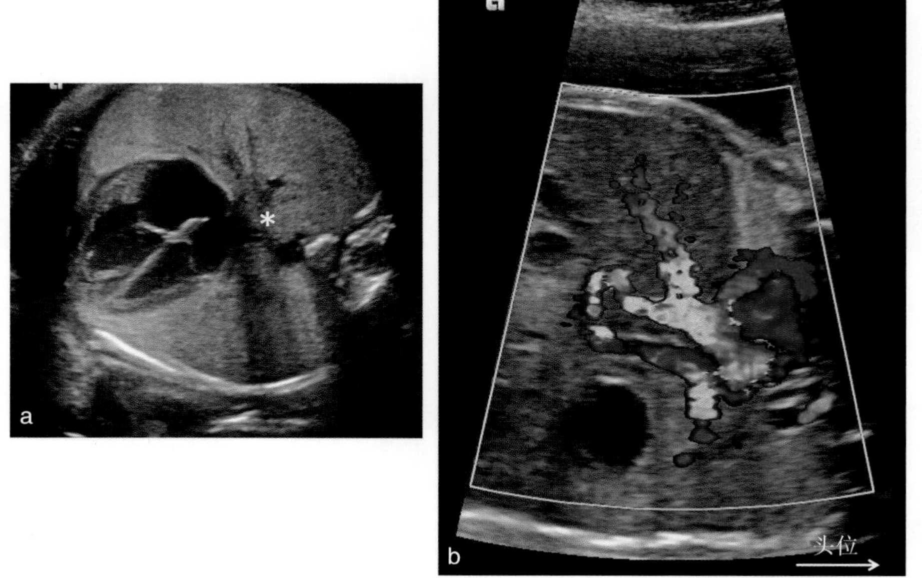

图 19.11 孤立性心下型完全型肺静脉异常连接。a. 横位四腔心切面图像，特征为左心房后间隙（星号）增大，左心房后壁光滑。b. 矢状位彩色多普勒血流图像，低 PRF 设置，可见左心房后方连接肺静脉的血管于食管裂孔附近穿过膈肌，连接至膈肌下方静脉系统。此处因脐静脉和门静脉紧邻静脉导管，是发生梗阻的主要部位（视频 19.5，视频 19.6）

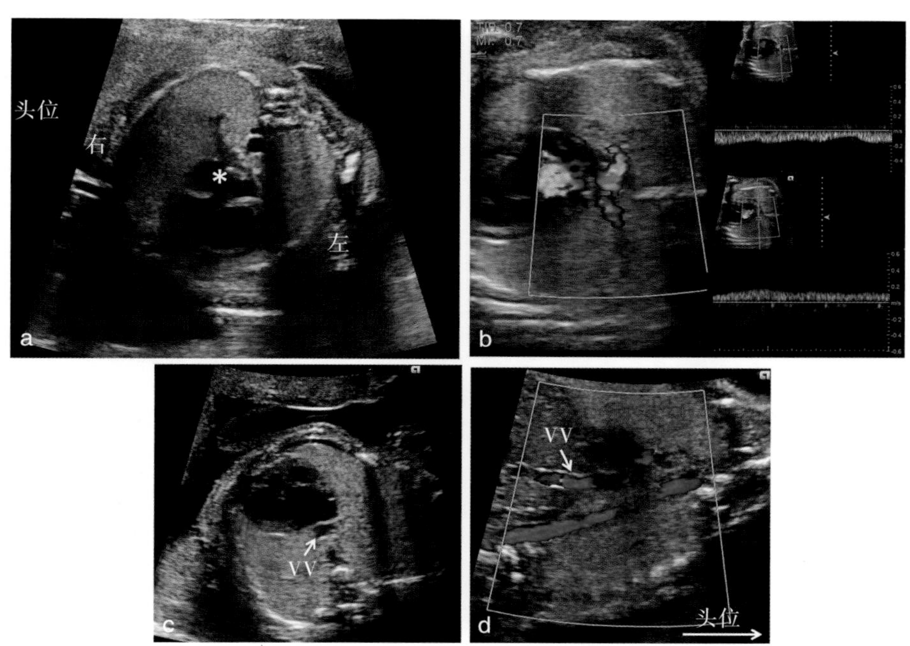

图 19.12 合并内脏异位的胎儿心下型完全型肺静脉异常连接。a. 腹部横向扫描显示右侧胃，心尖向左及共同心房后方的“嫩枝征”（星号）。b. 肺静脉彩色多普勒血流图。注意检测肺静脉向左心房后部汇合处前向血流时 PRF 需设置得非常低。在这种低 PRF 下，肺静脉与心房之间的“连接”彩色可能出现伪影，但频谱多普勒仍缺乏正常肺静脉血流的“a”波特征，以及与心房直接连接的静脉特征（视频 19.7，视频 19.8）。腹部横位（c）和（d）矢状位彩色多普勒血流图可见垂直静脉下行穿过膈肌，血流方向与主动脉相同（远离心脏），避免被误认为正常的静脉结构，如下腔静脉或奇静脉（其血流方向相反）。VV：垂直静脉

可降低术后和复发肺静脉狭窄的风险。混合型（Ⅳ型）TAPVC 并发症和死亡率较高 [35-36]。

预 后

目前，TAPVC 双心室修补死亡率很低。围手术期死亡的危险因素包括低体重、低年龄和术前梗阻。术前出现梗阻症状的孤立性 TAPVC，围手术期死亡和术后晚期梗阻发生率较高。无明显症状可择期手术者，早期效果良好，晚期肺静脉梗阻也不多见 [37]。一项大样本的病例研究报告显示，出生后立即手术且解剖形态令人不满意者 1 年存活率为 20%~50%，而在 1 岁时手术且解剖形态满意者 1 年存活率为 96%。同一组病例，10 年免于再手术率 82%。与混合型和术后肺静脉梗阻相关的再手术风险增加 [35]。术后肺静脉梗阻再手术死亡风险明显增加，这类患者长期存活率较差（< 60%）[38]。因为心脏舒张功能障碍 [39]，长期生存者可能表现为运动耐量降低，但是一般可以无症状生存至成年。

PAPVC

胎儿孤立性 PAPVC 很少见。这类畸形包括一支或多支（但不是全部）肺静脉，连接至右心房或体静脉分支（图 19.13）。20% 的病例可能累及全肺，但一般仅累及部分肺组织，通常为右侧。孤立 PAPVC 出生后常合并房间隔缺损（ASD），但在胎儿期很难诊断，这一畸形常包括以下几种类型 [2-3,8,40]。

· 右肺静脉进入上腔静脉（SVC，图 19.13a）。多为右肺上叶和中叶肺静脉进入上腔静脉，部分病例上肺静脉从奇静脉下方进入上腔静脉，中叶静脉从上腔静脉与右心房连接处进入，右下肺可引流至左心房或右心房。上腔静脉近心端和奇静脉之间可能正常或扩张，常合并静脉窦型 ASD，其他类型 ASD 较少见。右肺静脉也可以依次直接进入右心房。

· 右肺静脉进入下腔静脉（IVC，图 19.13b）。所有中叶和下叶肺静脉从膈肌上方或下方进入下腔静脉。因为胸片上具有典型的右肺静脉下行到下腔静脉的轮廓（图 19.14），此类型 PAPVC 也称为“弯刀综合征”（像把弯刀）。常合并右肺发育不良、

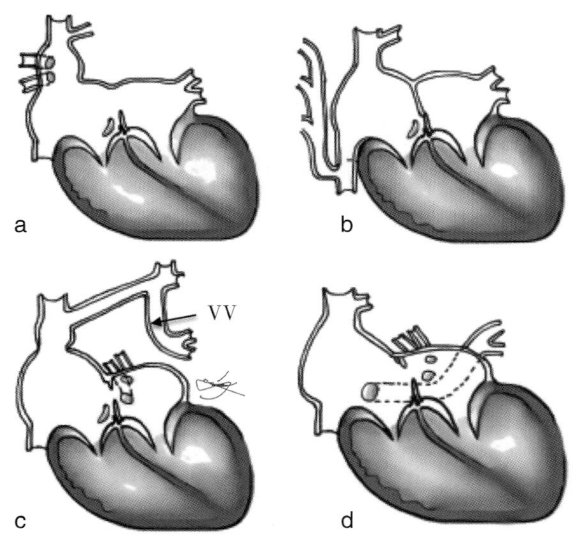

图 19.13 部分型肺静脉异常连接的常见形式。a. 右肺静脉与上腔静脉异常连接，常合并高位或静脉窦型缺损。b. 右肺静脉与下腔静脉异常连接，也叫弯刀综合征。右肺常为单支肺静脉引流，无常规解剖分支。常见右侧肺实质异常，房间隔完整。c 左肺静脉通过垂直静脉（VV）与左无名静脉异常连接，可合并左向右分流的房间隔缺损。d. 左肺静脉与冠状静脉窦异常连接。经许可，引自 KrabillKA，LucasRV//Emmanouilides GC, Riemenschneider TA, Allen HD, et al. Moss and Adams' Heart Disease in Infants, Children, and Adolescents. 5th ed. Baltimore: Williams and Wilkins, 1995:841–940

支气管系统异常、心脏右旋移位、右肺动脉发育不良、主动脉 – 右肺异常侧支连接和其他心脏畸形。当在横位四腔心切面发现胎儿心脏轻度右移而胸部无相关病理性异常时，应怀疑本病。

· 左肺静脉进入左无名静脉（图 19.13c）。在这一异常中，左上叶或左侧全部肺叶静脉通过异常的垂直静脉进入左无名静脉，常合并心脏缺损和综合征，包括多脾 – 无脾综合征、特纳综合征和努南综合征，通常出生后会存在 ASD，但有患儿出生后卵圆孔正常闭合而无 ASD。

· 这类异常较少见，包括左肺静脉与冠状静脉窦（图 19.13d）或下腔静脉、右上腔静脉、右心房或左锁骨下静脉异常连接，偶尔右肺静脉也会异常连接至奇静脉或冠状静脉窦。

PAPVC 常合并复杂心脏畸形，因此，对于复杂先天性心脏病（CHD）患者应该仔细检查肺静脉连接。应用超声心动图诊断 PAPVC 时，能够看到肺静脉连接至体静脉这一表现。出生后发现右心室腔扩大，而房间隔完整，心脏解剖正常，也提示可

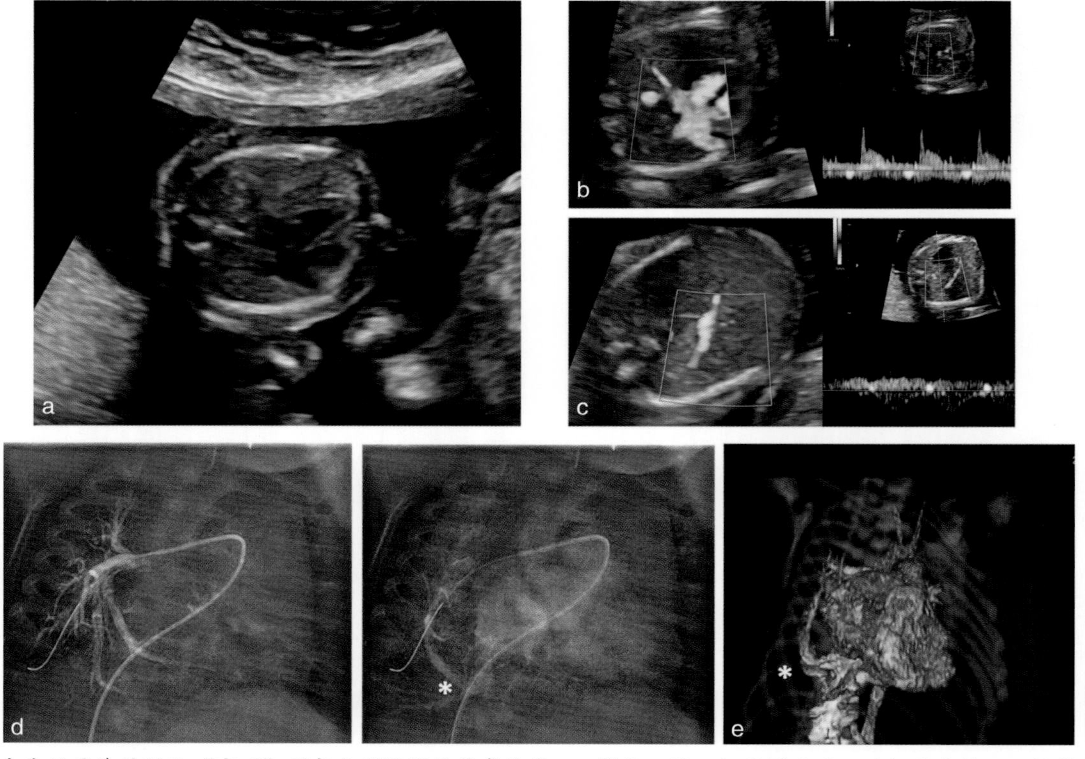

图 19.14 出生后确诊的胎儿“弯刀”型部分型肺静脉异常连接。a. 横位四腔心切面图显示心脏轻度右移，心轴异常，左肺无明确病理改变，提示应诊断为右肺发育不全和（或）肺静脉异常连接。b. 方向性能量多普勒和频谱多普勒显示正常的左肺静脉连接。c. 彩色多普勒显示右肺静脉引流到下腔静脉，频谱多普勒进一步明确了该静脉结构的肺静脉性质。d. 胎儿出生后行右侧肺动脉造影显示肺静脉“弯刀”样外观（星号），这种异常得名于此。e. 类似新生儿的计算机断层扫描三维重建后的图像，可观察到将右肺引流至下腔静脉的“弯刀”样静脉（星号）（视频 19.9，视频 19.10）。图片 e 由 WayneTworetzky MD 提供

能存在 PAPVC。如果新生儿有肺动脉高压或胸部 X 线异常，或做其他超声心动图检查时偶然发现有异常，均应怀疑存在该疾病。如果发现肺静脉连接异常，但房间隔（通过卵圆孔或 ASD）彩色多普勒血流为左向右，而不是出生后 TAPVC 特有的右向左血流，则可以怀疑 PAPVC。诊断这类疾病时，必须应用多普勒频谱及彩色多普勒血流检查每例患者的体静脉和肺静脉连接 [6]，其他辅助检查也可提供帮助 [41–45]。

孤立的 PAPVC 或合并 ASD 的 PAPVC 预后良好 [46]。文献报道，对于异常连接的左侧肺静脉，将其吻合至左心耳，长期生存良好，再狭窄率较低 [47]。

其他肺静脉异常

共同肺静脉是一种胚胎结构，一般在胚胎期以后不会出现。发育中的共同肺静脉通过心背系膜到达原始心房段。起初，即将成为肺静脉入口的肺小凹位于被嵴包围的胚胎中线上，随后组织重塑形成左心房心肌肺静脉的入口 [48]。含有共同肺静脉的间质被第二生心区的细胞包围。间质分化为心肌细胞，进一步分化成肺静脉口，最终肺静脉形成几个独立的静脉口并连接到左心房。如持续存在单一狭窄甚至闭锁的静脉口，没有进行静脉减压，通常是致命的，宫内可出现双侧胸腔积液，或在出生后出现严重肺动脉高压 [49]。

左心房主静脉是一个统称。它用来描述直接来自左心房或一条肺静脉（通常是左上部）的静脉结构，可连接至全身静脉循环以便为左心房减压 [50]。这导致了一种“正常连接但异常引流”的肺静脉状况，其表现类似于完全型肺静脉异位引流（TAPVR）。这种情况大多合并严重的左心梗阻性疾病，以及完整房间隔或严重的限制性心房分流 [51]。左心房主静脉的产前识别依赖于与 TAPVR 相似的技术，包括异常的肺静脉形态，与左心房高压相一致的频谱多普勒模式（伴有增加的逆行 a 波速度和持续时间），以及静脉血管上行到左心房后方的彩色多普勒血流图像，然而鉴别却非常具有挑战性（图 19.15）。预后一般较差，类似于左心发育不良综合征伴严重房间隔限制性分流（第 30 章）。

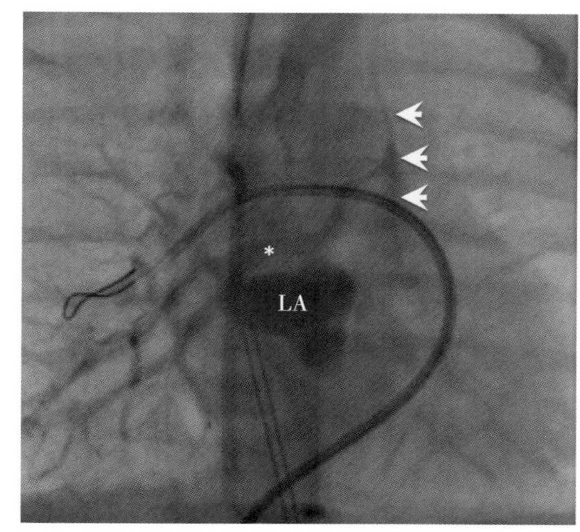

图 19.15　左心房主静脉。新生儿产前诊断二尖瓣闭锁，房间隔完整，左心房主静脉减压。图示为右侧肺动脉注射造影剂后的左位相，可见右肺静脉正常连接到左心房，减压静脉（星号）通过右上肺静脉走向永存左上腔静脉（箭头）的路径（星号）进行减压

视　频

视频 19.1　孤立性心上型完全型肺静脉异常连接，引流至左无名静脉，横位四腔心切面超声图。

视频 19.2　孤立性心上型完全型肺静脉异常连接，引流至左无名静脉，矢状位双腔静脉切面彩色多普勒血流图。

视频 19.3　合并内脏异位的胎儿心上型完全型肺静脉异常连接，彩色多普勒血流图及相同角度的超声二维图显示肺静脉及其汇合。

视频 19.4　合并内脏异位的胎儿心上型完全型肺静脉异常连接，三血管切面彩色多普勒及相同角度的超声二维图显示垂直静脉走行。

视频 19.5　孤立性心下型完全型肺静脉异常连接，横位四腔心切面超声二维图。

视频 19.6　孤立性心下型完全型肺静脉异常连接，矢状位彩色多普勒血流图显示 PRF 很低，肺静脉引流至左心房后方的静脉通道。

视频 19.7　合并内脏异位的胎儿心下型完全型肺静脉异常连接，心尖偏向左侧，从胃右侧向心脏轴向方向进行超声成像扫描。

视频 19.8 合并内脏异位的胎儿心下型完全型肺静脉异常连接，横位彩色多普勒血流及相同角度的超声二维图显示肺静脉在心房后方的汇合走行。

视频 19.9 经产后证实的胎儿“弯刀”型部分型肺静脉异常连接，沿着异常肺静脉的走行方向从胸部向腹部进行轴向扫描。

视频 19.10 出生后证实的胎儿“弯刀”型部分型肺静脉异常连接，出生后右侧肺动脉血管造影。

参考文献

[1] Bromley B, et al. Am J Obstet Gynecol, 1992, 166(5): 1473–1481.

[2] Valsangiacomo ER, et al. Ultrasound Obstet Gynecol, 2003, 22(3): 257–263.

[3] Patel CR, et al. J Ultrasound Med 2005, 24(9): 1191–1198.

[4] Ganesan S, et al. J Ultrasound Med, 2014, 33(7): 1193–1207.

[5] Laux D, et al. Ultrasound Obstet Gynecol, 2013, 41(3): 291–297.

[6] Olsen R, et al. J Ultrasound Med 2016, 35(6): 1193–1206.

[7] Tongsong T, et al. J Ultrasound Med 2016, 35(7): 1601–1607.

[8] Allan LD, Sharland GK. Heart, 2001, 85(4): 433–437.

[9] Hoffman JI. Postnatal Incidence Pediatr Cardiol, 1995, 16(3): 103–113.

[10] Seale AN, et al. Ultrasound Obstet Gynecol, 2012, 40(3): 310–318.

[11] Mommersteeg MT, et al. Circ Res, 2007, 101(9): 902–909.

[12] Christoffels VM, et al. Circ Res, 2006, 98(12): 1555–1563.

[13] Sizarov A, et al. Circulation, 2010, 122(8): 798–807.

[14] DeRuiter MC, et al. Circulation, 1993, 87(4): 1306–1319.

[15] Degenhardt K, et al. Nat Med, 2013, 19(6): 760–765.

[16] Sizarov A, et al. Development of the heart: Morphogenesis, growth, and molecular regulation of differentiation//Allen HD, Shaddy RE, Penny DJ, et al. Moss and Adams' Heart Disease in Infants, Children, and Adolescents. 1.9th. Philadelphia: Wolters Kluwer Health/Lippincott Williams and Wilkins, 2016: 1–54.

[17] Craig JM, et al. Lab Invest, 1957, 6(1): 44–64.

[18] Rasanen J, et al. Circulation, 1996, 94(5): 1068–1073.

[19] Rudolph AM. Circ Res 1985, 57(6): 811–821.

[20] Anteby EY, et al. Ultrasound Obstet Gynecol, 1994, 4(3): 208–210.

[21] Better DJ, et al. J Am Soc Echocardiogr, 1996, 9(3): 281–285.

[22] Laudy JA, et al. Ultrasound Obstet Gynecol, 1995, 6(4): 277–281.

[23] Feller Printz B, Allan LD. Ultrasound Obstet Gynecol, 1997, 9(5): 347–349.

[24] Lenz F, Chaoui R. Ultrasound Obstet Gynecol, 2006, 28(1): 63–70.

[25] Karl K, et al. Ultrasound Obstet Gynecol, 2011, 38(6): 729–731.

[26] Akkurt MO, et al. J Perinat Med, 2016, 44(6): 613–617.

[27] Kawazu Y, et al. Ultrasound Obstet Gynecol, 2014, 44(6): 682–687.

[28] Hecher K, et al. Am J Obstet Gynecol, 1995, 173(1): 10–15.

[29] Hong Y, Choi J. Fetal Diagn Ther, 1999, 14(2): 86–91.

[30] Hong YM, Choi JY. Early Hum Dev, 2000, 57(2): 95–103.

[31] Paladini D, et al. Ultrasound Obstet Gynecol, 1997, 10(1): 27–31.

[32] Yong MS, et al. Ann Thorac Surg, 2011, 91(6): 1921–1927.

[33] Alsoufi B. World J Pediatr Congenit Heart Surg, 2014, 5(2): 302–305.

[34] Yanagawa B, et al. J Thorac Cardiovasc Surg, 2011, 141(6): 1346–1354.

[35] Karamlou T, et al. Circulation, 2007, 115(12): 1591–1598.

[36] Kogon B, et al. Cardiol Young, 2017, 27(5): 870–876.

[37] Frommelt PC, et al. Pediatr Cardiol, 2010, 31(8): 1191–1197.

[38] Seale AN, et al. Circulation, 2010, 122(25): 2718–2126.

[39] Marcondes LD, et al. J Thorac Cardiovasc Surg, 2014, 148(1): 238–244.

[40] Krabill KA, Lucas RV. Abnormal pulmonary venous connections//Emmanouilides GC, Riemenschneider TA, Allen HD, et al. Moss and Adams' Heart Disease in Infants, Children, and Adolescents. 5th ed. Baltimore: Williams and Wilkins, 1995: 841–849.

[41] Lee W, et al. Ultrasound Obstet Gynecol, 2010, 35(1): 124–125.

[42] Peng R, et al. J Ultrasound Med, 2012, 31(10): 1651–1658.

[43] Valsangiacomo ER, et al. Pediatr Radiol, 2003, 33(2): 92–98.

[44] Volpe P, et al. Ultrasound Obstet Gynecol, 2007, 30(6): 830–837.

[45] Espinoza J, et al. Ultrasound Obstet Gynecol, 2005, 25(5): 428–434.

[46] Alsoufi B, et al. Ann Thorac Surg, 2007, 84(6):2020–2026, discussion 6.

[47] Naimo PS, et al. Interact Cardiovasc Thorac Surg, 2015, 21(2): 254–256.

[48] Wessels A, et al. Anat Rec, 2000, 259(3): 288–300.

[49] Samuel N, et al. J Ultrasound Med, 1988, 7(1): 25–28.

本章完整参考文献，请扫描以上二维码在线查看。若需下载，请登录 www.wpcxa.com“下载中心”下载。

第 20 章

Ebstein 畸形与三尖瓣畸形病理学

Lindsay R. Freud, Wayne Tworetzky, Norman H. Silverman

引　言

先天性三尖瓣畸形包括三尖瓣向心尖移位（Ebstein 畸形）或三尖瓣发育不良，是一种罕见的结构性心脏病，主要导致三尖瓣反流。据估计，产后发病率为 50~100/100 万活产婴儿，占先天性心脏病的 1%[1-3]。然而，产前发病率要高得多，占先天性心脏病的 8%[4]。三尖瓣下移畸形或三尖瓣发育不良会导致严重的三尖瓣反流，胎儿难以耐受因持续反流而引起的心脏肥大、心室功能障碍和水肿。最近，一篇来自北美同龄大样本的报道称围生期死亡率高达 45%[5]，死亡数据统计为胎儿死亡或新生儿死亡。胎儿心脏超声检查技术水平的提高已使轻度或少量三尖瓣反流的病变得到产前诊断。这些患者在婴幼儿期一般不受影响，可能直到青春期或成年也无症状。

遗传学与环境

虽然三尖瓣下移畸形和其他先天性三尖瓣病理改变的病因学尚不明确，但也有大量资料提示与遗传异质性有关。高达 28% 的病例是综合征和（或）与心外异常有关的病变，包括 18 三体和 21 三体，del1*p*36 和 8*p*23 缺失（可能涉及 *GATA*4 基因）[1,5-6]。据文献报道，在非综合征病例中，已经发现 NKX2.5 转录因子突变影响心脏胚胎发育[7]。在三尖瓣下移畸形合并左心室心肌致密化不全中，对与先证者无关的病例进行分析，发现了肌节蛋白基因 *MYH*7 突变，该基因编码 β 肌球蛋白重链。突变阳性先证者的家庭成员也被发现有先天性心脏病（CHD）和（或）左心室心肌致密化不全[8-9]。

巴尔的摩－华盛顿一项针对 CHD 的区域性对照研究发现，与对照组相比，三尖瓣下移畸形发病的危险因素包括双胎妊娠、CHD 家族史、白种人、流产史、母亲曾使用苯二氮䓬类药物或接触清漆类物品[1]。虽然 20 世纪 70 年代的几项回顾性系列研究表明，锂暴露与三尖瓣下移畸形之间存在密切联系，相对风险高达 400，但这种联系后来又被重新评估。最近 Cohen 等进行了两项对照队列研究，认为相对风险为 1.2~7.7[10]。

胚胎学

三尖瓣由前瓣、壁瓣（也称为下瓣或后瓣）和隔瓣 3 个瓣叶组成。在胚胎学中，瓣叶由心内膜垫组织发育而成，从心室肌分离后就具有自由活动的能力（活动度）。前瓣脱离室上嵴，后瓣和隔瓣脱离室间隔[11]。三尖瓣畸形主要涉及隔瓣和后瓣，因此，从室间隔分离失败被认为是发病机制中的关键步骤。

病理学

先天性三尖瓣畸形可导致严重的三尖瓣反流，通常分为两类。第一类是三尖瓣下移畸形，由 Wilhelm Ebstein 在 1866[12] 年首次描述，主要是三尖瓣从房室交界处向心尖移位。第二类是三尖瓣发育不良，特征是三尖瓣畸形，无移位。

胎儿和新生儿三尖瓣下移畸形（图 20.1）具有以下病理特征：隔瓣和后瓣从房室交界向心尖移位，前瓣无移位，瓣叶发育不良（范围超过移位的瓣叶），右室流入道心房化（有或没有房化心肌变薄）[13]。可能只有冗长和船帆样的前瓣起瓣膜作用，导致瓣口朝右室流出道方向向前上方移位[14]。瓣下结构异常包括异常或活动受限的腱索和（或）乳头肌，这将进一步导致三尖瓣下移畸形的形态学改变。

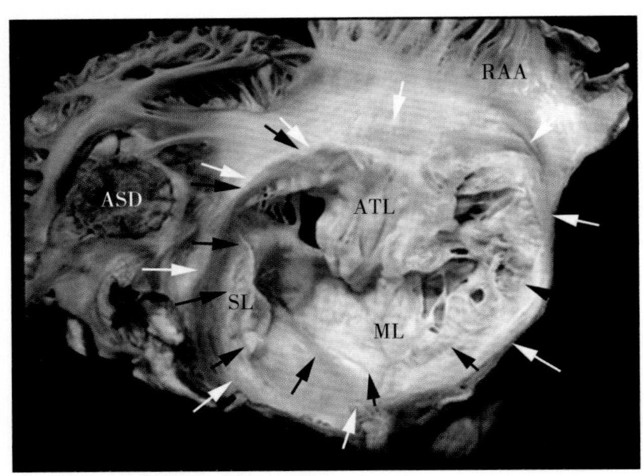

图 20.1 1例三尖瓣下移畸形的男童尸体的心脏解剖标本。由于发绀，房间隔缺损已被修补。从右心房侧观察标本，房间隔缺损被一补片封闭，右心耳存在。白色箭头表示三尖瓣房室交界处，黑色箭头表示隔瓣和后瓣移位并附着在下方的心肌。前叶无移位。两组箭头之间的区域代表房化右心室。ASD= 房间隔缺损；RAA= 右心耳；ATL= 前瓣；SL= 隔瓣；ML= 后瓣

胎儿和新生儿发育不良的三尖瓣（图 20.2），瓣缘表现为结节性增厚和卷曲，没有瓣叶从房室交界处移位。三个瓣叶都可累及，但隔瓣和后瓣更常见[4,13]。严重三尖瓣发育不良时，三个瓣叶可能都存在发育不良、活动受限和功能不全[15-17]，导致无功能三尖瓣畸形。Kanjuh 等报告的无功能三尖瓣的典型病理改变中，甚至三尖瓣环位置无任何瓣膜组织[18]。

导致反流的罕见先天性三尖瓣畸形病变有瓣裂和合并 Uhl 畸形的瓣叶缺失（右心室心肌缺失）[19]。胎儿期三尖瓣狭窄很少见。

合并心脏畸形

三尖瓣下移畸形合并心脏缺陷很常见，大部分是由胎儿发育过程中三尖瓣下移畸形或三尖瓣发育不良的生理学改变引起的。出生后最常见的合并畸形是卵圆孔未闭或房间隔缺损[20]，这可能导致右向左分流和发绀。由于严重的三尖瓣反流和右心室功能障碍，胎儿右向左分流量可能比正常生理性分流量大。右室流出道梗阻在三尖瓣下移畸形患者中发生率可高达 40%，在三尖瓣发育不良中可高达 66%[13]。原因包括：三尖瓣瓣器异常引起的肺动脉瓣下腱索阻塞，前向血流减少引起的漏斗部发育不良，合并瓣叶形态异常的肺动脉狭窄或肺动脉发育不良，肌性或膜性肺动脉闭锁（图 20.3）。区分功能性肺动脉闭锁与真性或解剖性肺动脉闭锁是很重要的，前者由于严重的三尖瓣反流及出生后肺血管阻力升高，尽管肺动脉瓣叶正常，但瓣口没有前向血流通过。特别是存在解剖性肺动脉闭锁时，肺动脉发育不良。室间隔缺损以膜周型居多，

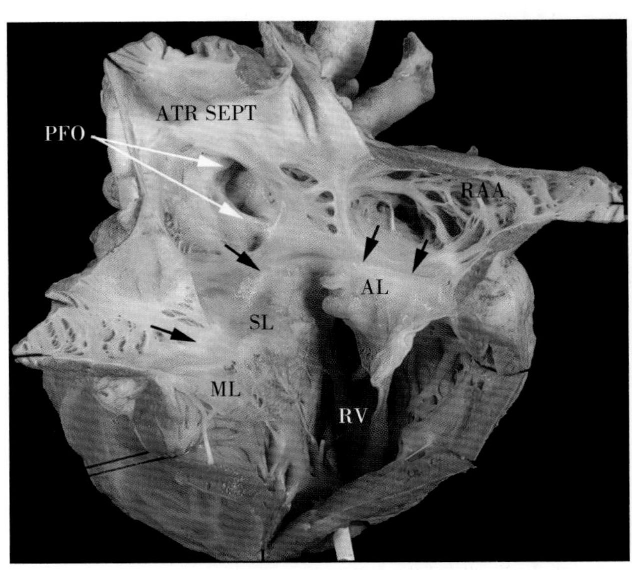

图 20.2 从右心房和右心室后方观察标本。白色箭头表示房间隔上的卵圆孔未闭。黑色箭头表示三尖瓣瓣叶无移位，附着在房室交界处。三个瓣叶均异常：隔瓣发育不良，后瓣和前瓣有结节状增厚，边缘卷曲，腱索异常。RAA= 右心耳；RV= 右心室；ATR SEPT= 房间隔；PFO= 卵圆孔未闭；SL= 隔瓣；ML= 后瓣；AL= 前瓣

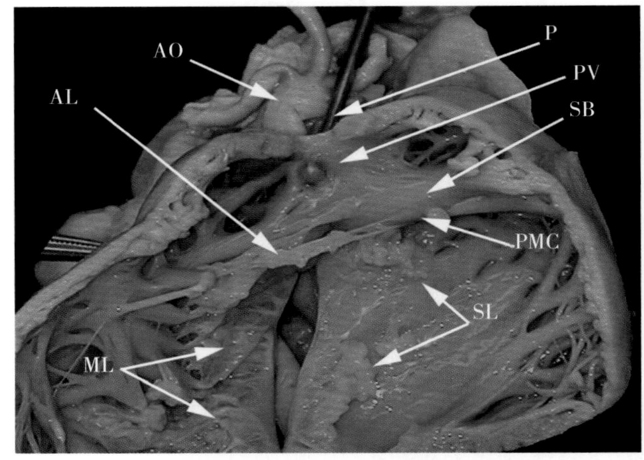

图 20.3 38 周的胎儿尸检标本。三尖瓣下移畸形合并膜性肺动脉闭锁及右室流出道梗阻。标本从右心室面切开。三尖瓣隔瓣退化，从房室交界处移位。后瓣也存在移位。无移位的前瓣从前乳头肌延伸到圆锥乳头肌。具有隔束的室上嵴位于三尖瓣和闭锁的肺动脉瓣之间，没有肺动脉瓣叶存在。一根探棒放置在肺动脉内，顶端显示出解剖性闭锁。值得注意的是，右心室薄壁、心腔扩大。AO= 主动脉；SB= 隔束；PV= 肺动脉瓣；P= 肺动脉；SL= 隔瓣；ML= 后瓣；AL= 前瓣；PMC= 圆锥乳头肌

可伴有或不伴有右室流出道梗阻[4,13,15]。

左心也可能出现病变，如主动脉缩窄、二叶主动脉瓣、二尖瓣脱垂或二尖瓣发育不良[20-22]。在三尖瓣下移畸形的成年患者中，左心室心肌致密化不全发生率可高达 18%，可导致左心室收缩和舒张功能不全[22]。三尖瓣下移畸形和其他三尖瓣病变也可见于先天性矫正型大动脉转位（cc-TGA）。虽然后者在先天性矫正型大动脉转位的发生率可高达 50%，但瓣膜形态学表现不同，一般很少出现瓣环和右心室显著扩大[23-24]。

三尖瓣下移畸形可能导致心脏传导异常。儿童中导致室上性心动过速和其他房性心律失常旁路者可能高达 17%[25]。不管是否进行过外科手术干预，心律失常的发病率都会随着年龄的增长而增加[26]。胎儿心律失常的发病率尚未明确。

胎儿超声心动图

病理生理学

胎儿常常因为心脏扩大而被发现存在三尖瓣病变，尤其是在四腔心切面更容易发现右心扩大（图 20.4）。胎儿超声心动图可以识别三尖瓣发育不良或三尖瓣下移畸形[27]（图 20.5，图 20.6，视频 20.1~ 视频 20.4）。然而，病变是不断发展的。无论是否存在潜在性的病变，三尖瓣反流都是常见的病理生理结果，都会引起妊娠期右心房和右心室容量负荷增加，进而导致心室功能障碍和妊娠期疾病进展。因此，胎儿一旦被诊断为三尖瓣病变，整个妊娠期都应开展持续、密切的超声心动图随访。

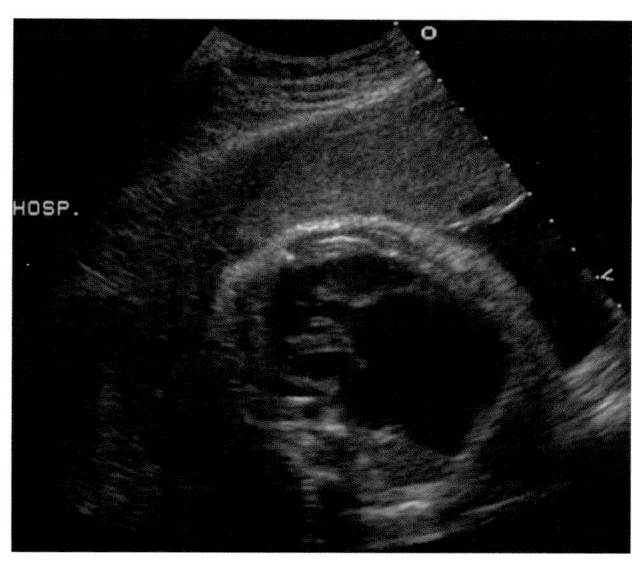

图 20.4 三尖瓣下移畸形或三尖瓣发育不良胎儿可见明显的心脏扩大

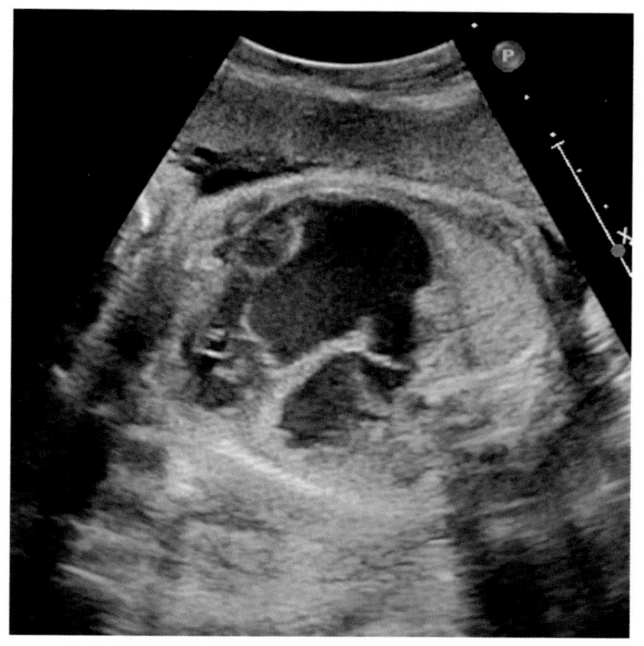

图 20.5 三尖瓣下移畸形中三尖瓣隔瓣移位

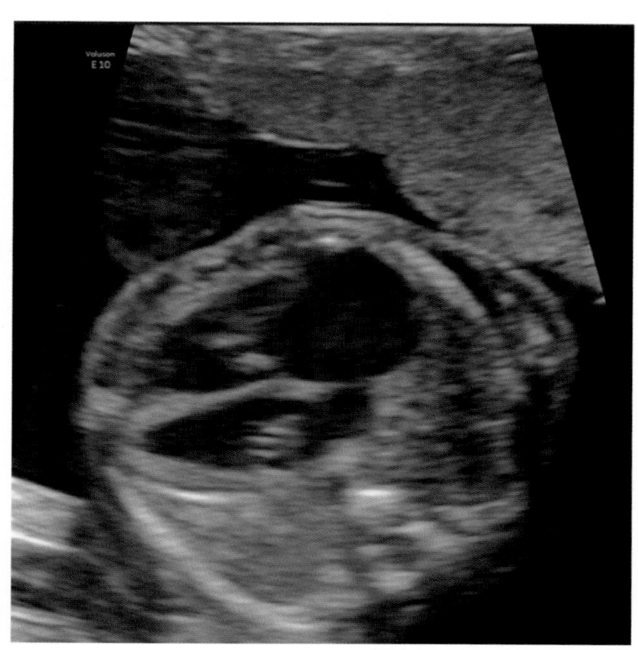

图 20.6 三尖瓣发育不良，瓣叶异常，但没有发生房室交界处瓣叶移位

在右室流出道严重梗阻，即肺动脉狭窄或解剖性肺动脉闭锁的情况下，从妊娠早期开始，动脉导管的血流就呈逆向（从左向右），目的是向肺动脉提供血流。另外，由于血液不能前向输出，功能性肺动脉闭锁可能贯穿整个妊娠过程。右心房比右

心室顺应性更好。严重三尖瓣反流也会导致慢性右心室容量超负荷，这可能会加重潜在的心肌异常。收缩功能障碍可能随之而来，右心室可能无法产生足够的压力向前排血。因此，随着疾病的进展，动脉导管的血流可能从顺行（从右向左）倒转为逆行（从左向右）来为肺动脉提供血流（图 20.7）。

在最严重的病例中，功能性肺动脉闭锁伴动脉导管逆向血流会导致肺动脉瓣反流（图 20.8，视频 20.5）。这可能是后负荷增加（来自动脉导管的胎儿体循环血压）带来的后果，进而影响到已经超负荷且无法产生射血压力的右心室。肺动脉反流是一种特别不祥的征兆，因为它加剧了无效血流的恶性循环，称为“循环分流”（图 20.9）。随着循环分流，肺动脉反流入右心室的血液由于三尖瓣病变随之进入右心房。在正常的宫内循环中，血流右向左通过卵圆孔，再经过左心系统进入主动脉。主动脉血液逆行通过动脉导管，再逆行通过肺动脉瓣返回右心室，开始新的恶性循环。这种无效的分流引

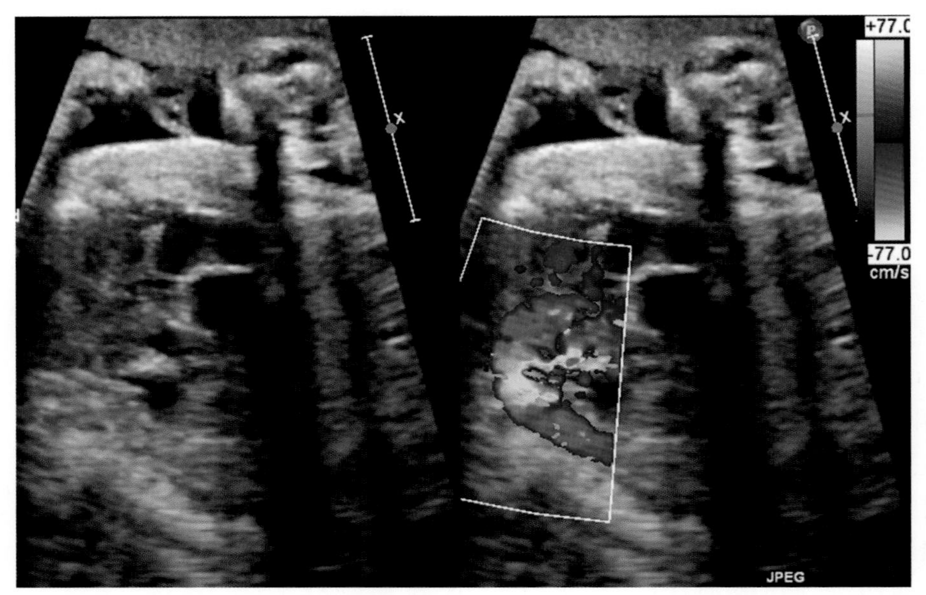

图 20.7　1 例严重三尖瓣下移畸形和功能性肺动脉闭锁的胎儿，血流逆向（左向右）通过动脉导管

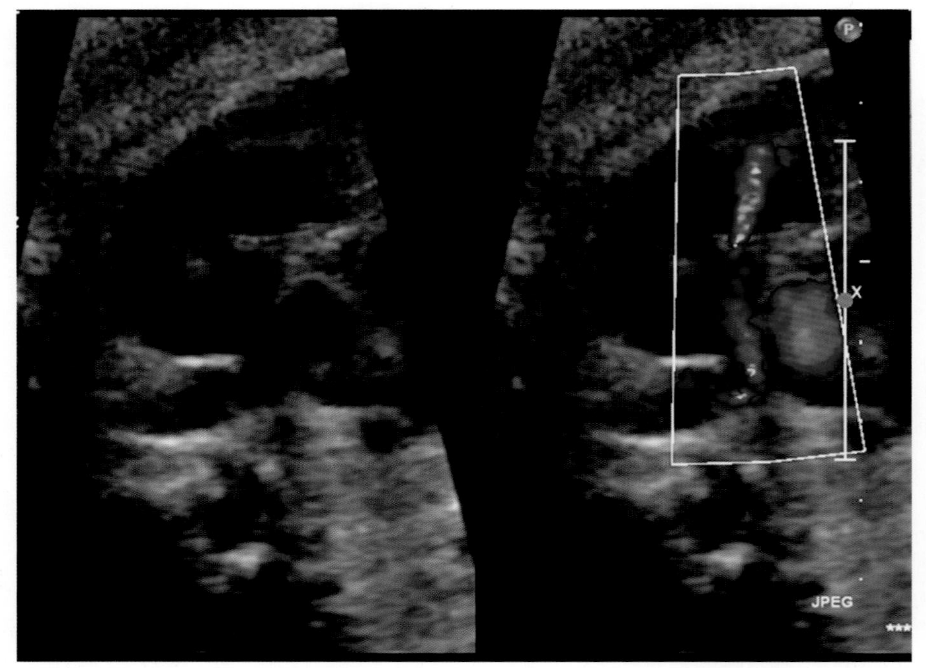

图 20.8　除经动脉导管的逆向血流外，胎儿存在肺动脉反流，因此形成循环分流

起右心系统的容量超负荷，导致心脏进一步扩大和肺压缩。而且，最重要的是，这会导致从胎儿的体循环窃血。如果产后这种生理现象持续存在，那么血流也会绕过进行气体交换的肺毛细血管床，导致发绀和低心排血量，进而危及生命。

严重三尖瓣反流引起胎儿心排血量降低还有另外两个重要机制。首先，右心房明显扩大，凸向左心房。由于房间隔更靠近左心房侧壁，通过卵圆孔的血流可能减少。人们已经发现，三尖瓣下移畸形胎儿卵圆孔的大小与左心室输出量有关[28]。其次，伴有间隔移位和反常运动的右心室扩张会导致左心室几何形态异常，左心室充盈减低，左心室收缩功能受损[29-30]。Inamura 等在一项纳入 31 例严重三尖瓣病变胎儿的研究中发现，与存在前向肺动脉血流的胎儿相比，肺动脉闭锁或反流的患者左心室功能较差。左心室心肌功能不良与胎儿死亡或新生儿死亡有关[31]。

三尖瓣下移畸形或三尖瓣发育不良可能引起胎儿水肿（图 20.10，视频 20.6），推测可能是由于严重的三尖瓣反流导致右心房和全身静脉压力升高。水肿和低心排血量的双重作用可能加重终末器官灌注不良和酸中毒，导致胎儿死亡率升高[4-5,15]。在一项病例对照研究中，胎儿患有不同类型的心脏病，其中三尖瓣下移畸形或三尖瓣发育不良的胎儿死亡率最高，为 27%[32]。

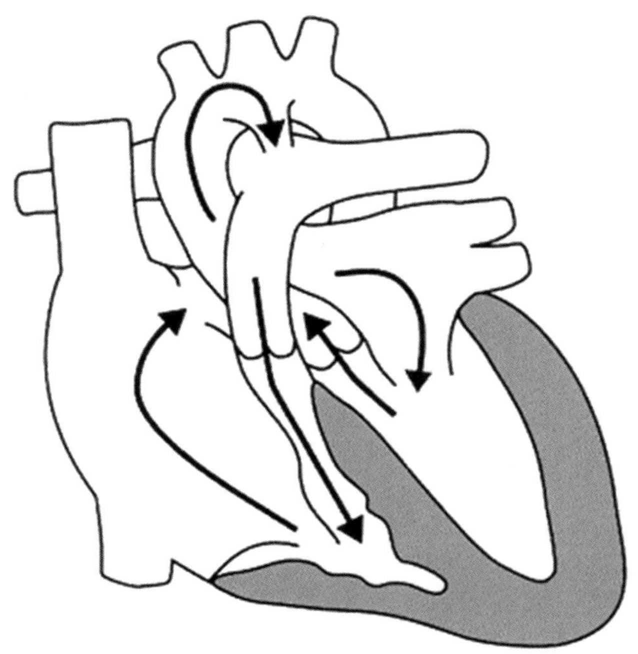

图 20.9 循环分流生理学示意图。展示了胎儿或新生儿严重三尖瓣反流的环形分流。经许可，引自 Wald RM, et al. Am J Cardiol, 2005, 96(6):851–856[50]

围生期死亡因素

鉴于胎儿和新生儿死亡率较高，多位研究人员试图根据胎儿超声心动图检查结果来确定围生期死亡的危险因素。1989 年，有报道首次将右心房面积指数作为三尖瓣病变胎儿和新生儿的一项预测指标。右心房面积指数是指四腔心切面下右心房和房化右心室面积之和与功能性右心室和左心室面积之和的比值。Roberson 等首先发现该比值过高与围生期死亡率相关[33]。Celermajer 等在一项大样本新生儿病例研究中发现，随着这一比值升高，死亡率也升高[34]。然而，在最近的胎儿系列研究中，右心房面积指数与死亡率之间的关系并不一致[35-36]，这可能是由于难以准确地测量胎儿心房面积。

几乎所有研究都发现，前向肺动脉血流缺失和（或）动脉导管逆向血流与围生期死亡率有关[36-39]。事实上，Barre 等已经证明，和已经用于预测死亡率的更复杂的评分系统一样，是否存在肺动脉前向血流是一个可靠的独立预测因素[35]。其他已经报道的预测围生期死亡率的影响因素包括早期药物治疗和手术治疗、心胸比例增大、右心室或左心室收缩功能降低、右心室收缩压降低及胎儿窘迫[36-40]。

直到最近，关于这个主题的文献仅为一些小样本、单中心的病例报道，通常需经历数十年，才能获得足够的病例资料用于分析。此外，由于样本数量有限，这些研究无法分析妊娠不同时期的血流动力学因素。2015 年，Freud 等发表了一项当代系列病例研究报告，纳入北美 23 个中心的 243 例三尖瓣下移畸形或三尖瓣发育不良胎儿。研究发现以下临床因素和超声心动图表现可以在诊断时预测围生期死亡率：胎龄小于 32 周，三尖瓣环 Z 评分较高，肺动脉反流，心包积液。三尖瓣环 Z 评分高代表右心系统扩大，而心包积液的出现往往是水肿发展的前兆。肺动脉反流是一个有效的血流动力学风险预测指标，提示循环分流。事实上，在怀孕期间任何时候发生肺动脉反流，致胎儿或新生儿死亡的可能性几乎是正常情况的两倍[5]。

疾病进展往往贯穿整个妊娠过程。一项关于

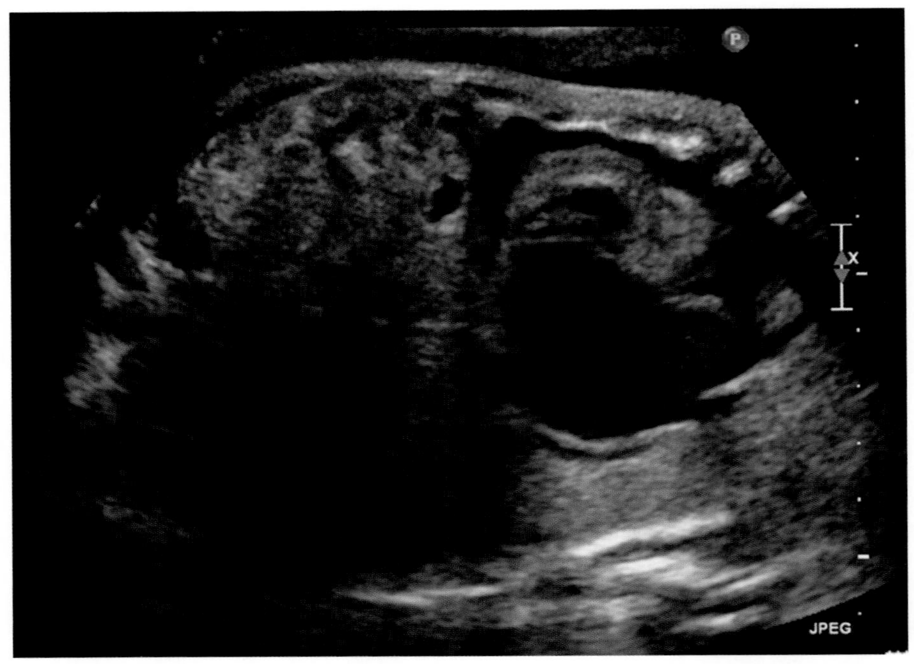

图 20.10　矢状切面图像显示因三尖瓣发育不良导致胎儿心脏扩大和积液（心包积液、腹水和皮下水肿）

160 例妊娠晚期胎儿（胎龄 >30 周）超声心动图报告的分析结果显示：心胸比较大，表明心脏扩大；三尖瓣反流速度较低，反映右心室功能较差；缺乏前向肺动脉血流；左心室收缩功能降低。这与围生期死亡率有关 [5]。

处　理

产前处理和咨询

当三尖瓣下移畸形或三尖瓣发育不良在产前已被确诊时，应进行心脏以外异常的评估和染色体异常的评估。如前所述，高达 28% 的病例可能伴发综合征，而且通常 CHD 的预后会受到这些疾病的影响 [41–43]。有学者认为 MRI 评估胎儿肺容积（图 20.11）可能有助于预后和围生期处理 [44]。然而，严重的三尖瓣病变导致的肺发育不良，在组织学上不同于其他影响胎儿肺发育和成熟的疾病所导致的肺发育不良，如先天性膈疝 [45]。因此，在这种情况下，有必要进行进一步检查，以了解胎儿肺容积减小的原因。

由于疾病在整个孕期都可能会进展，连续的胎儿超声心动图检查是必要的。妊娠中期轻微的病变在妊娠晚期可能会快速发展为严重疾病。目前我们还无法准确预测疾病的发展进程，但这对提供咨询建议很重要。在妊娠后期，应该有一个较低的临界值进行非应力测试或生物物理学测试 [46]。然而，检测出的异常结果能否指导提前分娩，这是一个严肃的问题，需要与产科团队仔细讨论，尤其要注意胎龄。一般情况下，合并 CHD，特别是合并严重三尖瓣疾病的早产儿，即使是在妊娠 36 周或 37 周分娩，患儿的预后也很糟糕 [5,47–48]。迄今为止，尚未有系统评估经胎盘或应用介入方法预防或治疗与严重三尖瓣疾病相关的胎儿心律失常、心室功能障碍或积液的报道。

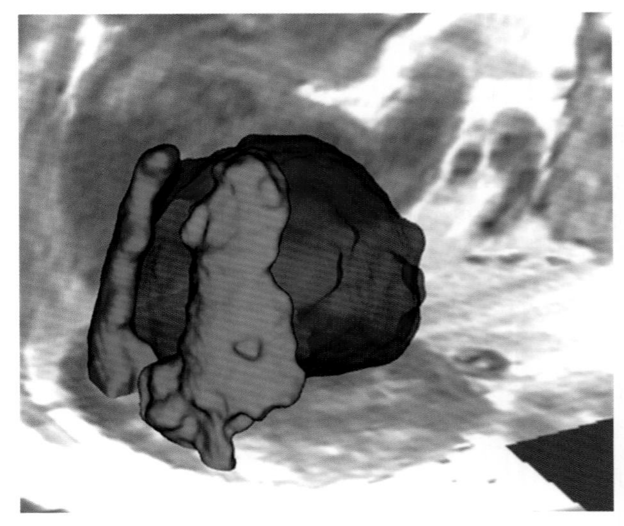

图 20.11　三尖瓣下移畸形胎儿。严重心脏扩大（红色）导致的肺发育不良（绿色和蓝色）的 MRI 重建图像

产后处理

有严重三尖瓣病变的胎儿往往难以过渡到新生儿循环。肺血流量不足和肺发育不良可导致发绀，同时，心室功能障碍和左心室充盈不良可导致心排血量降低。最严重时，循环分流可导致严重发绀和心排血量降低，患儿可能在产房死亡。因此，在妊娠晚期，按照 Freud 等人[5] 的标准定义的高危胎儿分娩，应该在产科、心脏科和新生儿科团队的共同协作下完成[49]。

对于严重三尖瓣病变和功能性肺动脉闭锁或肺动脉反流的新生儿来说，最重要的初始治疗策略是应用氧气、一氧化氮和（或）磷酸二酯酶抑制剂降低肺血管阻力，避免应用前列腺素类药物。一旦肺动脉压低于右心室压，肺动脉瓣就会开放，随之而来的是前向肺动脉血流和左心室充盈得到改善。只要末端器官灌注充足，发绀是可以耐受的。正如胎儿一样，动脉导管具有限制前向肺血流和促进循环分流的病理作用。如果前列腺素类药物对治疗新生儿严重发绀是必要的，那么应该尽可能缩短用药时间，并在重症监护室密切监测血流动力学[50]。在肺血管阻力较高的严重病例中，尽管有严重的肺血管扩张和不断恶化的心源性休克，但体外膜肺氧合支持可能是必要的。

只要能用强效药物治疗并且有充足的时间使新生儿肺血管阻力下降，即使出生时有严重的三尖瓣反流和循环分流，这些患儿也可免于新生儿期手术。其他新生患儿是采用心导管还是外科干预，取决于患儿的解剖学和生理学情况。对于功能性肺动脉闭锁，如前所述，药物治疗是首选。有一些患者的右心室功能已经恢复并向前射血，但因为动脉导管持续开放，导致仍存在血流动力学不稳定的情况，必要时可结扎动脉导管[50]。如果存在右室流出道梗阻，如肺动脉狭窄或解剖性肺动脉闭锁，则需要前列腺素类药物治疗，除非采用心导管术或外科治疗解除梗阻。

有时候，新生儿无法脱离循环支持，但右心室功能尚足够维持。这种情况下，可以尝试修复三尖瓣。Knott-Craig 等报告用这种方法治疗，存活率可达到 74% 。然而，当存在解剖性肺动脉闭锁时，存活率明显降低[51–53]。如果新生儿存在右心室发育不良、持续衰竭和（或）解剖性肺动脉闭锁，那么双心室修补可能不适合。可以行主动脉 – 肺动脉分流术，以增加肺动脉血流，以后再实施双心室、一个半心室或单室化手术；也可以选择右心室旷置术，即 Starnes 术。这种手术包括三尖瓣口带孔补片关闭术、右心房和右心室成形术、主动脉 – 肺动脉分流术及肺动脉主干结扎术。Starnes 与同事报道称新生儿医院存活率为 69%，生存者可进一步行 Glenn 和 Fontan 手术，完成单室化姑息术。中期随访发现右心室退化，室间隔影响减轻，左心室收缩功能趋向正常[54–56]。

新生儿期之后的预后

尽管围生期死亡率较高，但新生儿期之后的存活率明显提高。在一组胎儿和新生儿病例研究中，Yu 等报告 1 年和 5 年的存活率分别为 78% 和 76%[36]。类似的，Kapusta 等发现尽管早期死亡率很高，但 3 岁儿童的存活率稳定在 80%，较大的儿童和青少年几乎没有死亡[57]。一系列报告指出，大约 1/3 的患儿在某一时间需要进行手术[57–58]。虽然心律失常在生命早期并不常见[25]，但随着年龄的增长，心律失常加重，会导致发病率升高和生活质量下降[26,58–59]。三尖瓣下移畸形的女性可以怀孕，但发生心脏不良事件的风险会增加，并会伴随着更高的剖宫产率和早产率，需要在整个妊娠期间进行密切监测[26,60–61]。

视　频

视频 20.1　三尖瓣隔瓣移位的三尖瓣下移畸形。伴有明显的右心房和右心室扩大。

视频 20.2　三尖瓣下移畸形彩色多普勒血流图像显示重度三尖瓣反流。

视频 20.3　三尖瓣发育不良，瓣叶增厚、活动受限，但无下移，有明显的右心房和右心室扩大。

视频 20.4　三尖瓣发育不良彩色多普勒血流图像，显示重度三尖瓣反流。

视频 20.5　1 例胎儿存在动脉导管的反向血流，还存在肺动脉反流形成的环状循环分流，合并心包积液。该例胎儿于妊娠

37 周分娩，死于产房。

视频 20.6 胎儿妊娠晚期水肿及双心室收缩功能障碍。

参考文献

[1] Correa-Villasenor A, et al. Teratology, 1994, 50(2): 137–147.
[2] Hoffman JI, Kaplan S. J Am Coll Cardiol, 2002, 39(12): 1890–1900.
[3] Talner CN. Pediatrics, 1980, 65(Suppl): 375–461. Pediatrics, 1998, 102(1 Pt 2): 258–259.
[4] Sharland GK, et al. J Am Coll Cardiol, 1991, 17(4): 944–949.
[5] Freud LR, et al. Circulation, 2015, 132(6): 481–489.
[6] Digilio MC, et al. Am J Med Genet A, 2011, 155A (9): 2196–2202.
[7] Gioli-Pereira L, et al. Int J Cardiol, 2010, 138(3): 261–265.
[8] Postma AV, et al. Circ Cardiovasc Genet, 2011, 4(1): 43–50.
[9] van Engelen K, et al. Neth Heart J, 2013, 21(3): 113–117.
[10] Cohen LS, et al. JAMA, 1994, 271(2): 146–150.
[11] Lamers WH, et al. Circulation, 1995, 91(1): 111–121.
[12] van Son JA, et al. Eur J Cardiothorac Surg, 2001, 20(5): 1082–1085.
[13] Lang D, et al. J Am Coll Cardiol, 1991, 17(5): 1161–1167.
[14] Schreiber C, et al. J Thorac Cardiovasc Surg, 1999, 117(1): 148–155.
[15] Hornberger LK, et al. J Am Coll Cardiol, 1991, 17(1): 167–173.
[16] Wong KK, et al. Cardiol Young, 2004, 14(5): 557–579.
[17] Mohan JC, et al. Int J Cardiol, 2000, 74(2–3): 153–157.
[18] Kanjuh VI, et al. Circulation, 1964, 30: 911–917.
[19] Vaujois L, et al. Cardiol Youn,g 2015, 25(3): 580–583.
[20] Barbara DW, et al. Cardiovasc Pathol, 2008, 17(3): 166–171.
[21] Gerlis LM, et al. Am J Cardiovasc Pathol, 1993, 4(4): 294–301.
[22] Attenhofer Jost CH, et al. Mayo Clin Proc, 2005, 80(3): 361–368.
[23] Anderson KR, et al. Circulation, 1978, 58(3 Pt 2): I87–191.
[24] Silverman NH, et al. Am J Cardiol, 1995, 76(17): 1277–1283.
[25] Delhaas T, et al. Pediatr Cardiol, 2010, 31(2): 229–233.
[26] Brown ML, et al. J Am Coll Cardiol, 2008, 52(6): 460–466.
[27] Oberhoffer R, et al. Br Heart J, 1992, 68(6): 580–585.
[28] Pavlova M, et al. Am Heart J, 1998, 135(6 Pt 1): 1081–1085.
[29] Ishii T, et al. Ultrasound Obstet Gynecology, 2012, 40(1): 55–61.
[30] Lasa JJ, et al. Prenat Diagn, 2012, 32(3): 245–251.
[31] Inamura N, et al. Am J Perinatol, 2005, 22(2): 91–97.
[32] MacColl CE, et al. Pediatr Cardiol, 2014, 35(8): 1403–1414.
[33] Roberson DA, Silverman NH. J Am Coll Cardiol, 1989, 14(5): 1300–1307.
[34] Celermajer DS, et al. J Am Coll Cardiol, 1992, 19(5): 1041–1046.
[35] Barre E, et al. Pediatr Cardiol, 2012, 33(8): 1391–1396.
[36] Yu JJ, et al. Pediatr Cardiol, 2013, 34(7): 1590–1596.
[37] Yetman AT, et al. Am J Cardiol 1998, 81(6): 749–754.
[38] McElhinney DB, et al. Am J Cardiol, 2005, 96(4): 582–586.
[39] Andrews RE, et al. Am J Cardiol, 2008, 101(7): 1046–1050.
[40] Freire G, et al. Cardiol Young, 2014, 24(6): 1049–1056.
[41] Anaclerio S, et al. Ital Heart J, 2004, 5(8): 624–628.
[42] Michielon G, et al. J Thorac Cardiovasc Surg, 2009, 138(3):565–570 e2.
[43] Patel A, et al. Ann Thorac Surg, 2010, 89(6): 1805–1813, discussion 13–14.
[44] Nathan AT, et al. Fetal Diagn Ther, 2010, 27(2): 101–105.
[45] Tanaka T, et al. Pediatr Cardiol, 1998, 19(2): 133–138.
[46] Donofrio MT, et al. Circulation, 2014, 129(21): 2183–2242.
[47] Costello JM, et al. Pediatrics, 2010, 126(2): 277–284.
[48] Costello JM, et al. Circulation, 2014, 129(24): 2511–2517.
[49] Donofrio MT, et al. J Am Soc Echocardiogr, 2015, 28(11): 1339–1349.
[50] Wald RM, et al. Am J Cardiol, 2005, 96(6): 851–856.
[51] Knott-Craig CJ, et al. Ann Thorac Surg, 2000, 69(5):1505–1510.
[52] Knott-Craig CJ, et al. Ann Thorac Surg, 2002, 73(6): 1786–1792, discussion 92–93.
[53] Knott-Craig CJ, et al. Ann Thorac Surg, 2007, 84(2): 587–592, discussion 92–93.
[54] Starnes VA, et al. J Thorac Cardiovasc Surg, 1991, 101(6): 1082–1087.
[55] Reemtsen BL, et al. J Thorac Cardiovasc Surg, 2006, 132(6): 1285–1290.
[56] Reemtsen BL, et al. J Thorac Cardiovasc Surg, 2007, 134(6): 1406–1410, discussion 10–12.
[57] Kapusta L, et al. Eur Heart J, 2007, 28(21): 2661–2666.
[58] Celermajer DS, et al. J Am Coll Cardiol, 1994, 23(1): 170–176.
[59] Attie ,F et al. Medicine (Baltimore), 2000, 79(1): 27–36.
[60] Katsuragi S, et al. Am J Obstet Gynecol, 2013, 209(5): 452 e1–456.
[61] Lima FV, et al. Arch Cardiovasc Dis, 2016, 109(6–7): 390–398.

本章完整参考文献，请扫描以上二维码在线查看。若需下载，请登录 www.wpcxa.com “下载中心” 下载。

第21章

心内分流畸形

Einat Birk, Norman H. Silverman

导致产后心脏左向右分流的心内畸形包括房间隔缺损、房室间隔缺损及室间隔缺损。这些病变成为胎儿期心脏缺陷中发病率最高的一类畸形，其中最常见的为室间隔缺损和房室间隔缺损[1-2]。

房间隔缺损

解剖学

房间隔缺损是小儿常见的先天性缺陷，每1500例活产儿中就有1例存在这种畸形[3]。它可为单一的缺陷，也可与复杂先天性心脏病（CHD）并存。心房间交通的形成有若干机制，可能导致以下几种缺损类型（图21.1）。

- 继发孔型房间隔缺损。
- 原发孔型房间隔缺损（即部分型或过渡型房室间隔缺损）。
- 静脉窦型房间隔缺损（上腔型和下腔型）。
- 冠状静脉窦型房间隔缺损。

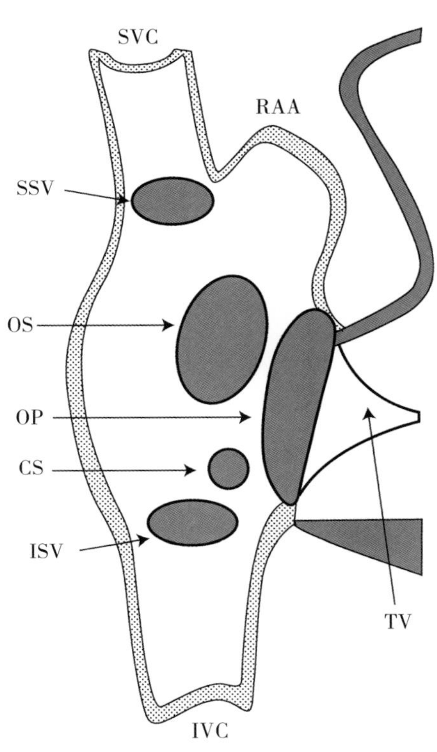

图21.1 从房间隔的右侧看，不同类型的房间隔交通。CS=冠脉窦；ISV=下腔静脉窦；IVC=下腔静脉；OP=原发孔；RAA=右房心耳；SSV=上腔静脉窦；SVC=上腔静脉；TV=三尖瓣；OS=继发孔

继发孔型房间隔缺损是儿童中最常见的心房间交通，由于原发隔未能覆盖卵圆孔导致了它的发生。在胎儿时期，未闭的卵圆孔可以使含氧血流通过右向左分流流向心脏和大脑。这种原发隔的异常可造成单个缺损、筛孔状缺损及各种大小的缺损。

原发孔型房间隔缺损累及房间隔的下部，同时属于房室间隔缺损的一部分。这部分将分开讨论。

静脉窦型房间隔缺损位于房间隔的后上部或后下部，其中上腔型房间隔缺损更为常见，位于上腔静脉与右上肺静脉及房间隔连接处，上腔静脉骑跨于缺损之上，缺损通常很大；而下腔型房间隔缺损位于下腔静脉和房间隔的交界处，这种缺损相对少见，但往往比较大。这些缺损的形成源于静脉窦的发育异常或真胚早期继发隔分隔失败[4]。

冠状静脉窦型房间隔缺损是一种十分罕见的类型，它的发生缘于心房静脉窦褶形成失败。因此，不像正常情况下冠状静脉窦通过其正常出口回流至右心房，它会在静脉窦与两侧心房之间形成一个宽大的通路，从而造成出生后左向右分流的现象[4]。往往形成永存左上腔静脉连接于左心房的情况，与正常情况下永存左上腔静脉通过一个大冠状静脉窦最终回流至右心房不同，这种异常会使得两侧心房之间存在通路，最终导致左上腔静脉直接回流至左心房。

在胎儿期，正常位于卵圆孔处的心房间通路存在右向左分流，从而让富氧血液得以流向左心，最终流向大脑及心脏。在生后一段时间里，随着肺循环压力与阻力的减小，胎盘作用消失，以及快速增加的外周血管阻力，卵圆孔将会关闭以防止心房间分流。自从先进的产后心脏超声出现后，过去被公认的卵圆孔相关机理现在认可度越来越低，大量不足 6 个月的婴儿被检查出心房间的左向右分流，这是因为原发隔不能完全关闭卵圆孔。

当原发隔不足以闭合卵圆孔时，右心房和右心室压力会随着顺应性的增加而逐渐降低，通过房间交通导致明显的左向右分流，分流量则取决于房间隔缺损的大小及心房和心室的相对舒张期压差。

继发孔型房间隔缺损

在胎儿期，位于第二房间隔处的左右心房间存在一个正常的通路，被称为卵圆孔。来自静脉导管相对氧合的血流经过下腔静脉，并通过反转位于间隔左侧的原发房间隔瓣进入左心房。这一心房组织瓣在大多数心动周期都会被推开。卵圆孔位于房间隔的中间 1/3 处，而且会随着孕期的增加而生长。正常卵圆孔的大小和主动脉的直径接近[5]，从 20 周的 3mm 左右直至出生时的 8mm[6]。

出生后，胎盘的血流消失，而此时两个新的过程出现：肺静脉血流增加及左心房压高于右心房压。随即原发间隔瓣被推向卵圆孔，导致心房间的通路功能性关闭。只有当此活瓣结构无法关闭卵圆孔时，该通道才被称作继发孔型房间隔缺损。由于在正常胎儿中，卵圆孔及原始活瓣的大小存在很大差异，在胎儿期预测卵圆孔的关闭过程是否失败是不可能的。因此，继发孔型房间隔缺损作为产后活体中最常见的心房畸形，在胎儿期诊断非常困难，并且几乎是不可能的[1]。

继发孔型房间隔缺损可为多种复杂先天性心脏畸形的组成部分，如肺静脉回流异常、主动脉缩窄。它也是某些畸形如三尖瓣闭锁的关键组成部分。当作为独立畸形存在时，很少与心外异常或遗传异常有关。

原发孔型房间隔缺损（部分性房室间隔缺损）

原发孔型房间隔缺损是胎儿在子宫中最常被诊断的心房间交通[1]，这是一种常见的房室管畸形，但不涉及心室部分。此畸形中房间隔下部与其下房室瓣的连接消失，两侧房室瓣均附着在室间隔嵴上，失去了原有正常分化后的外观。此时左侧房室瓣出现“裂隙”，位于原始前上瓣叶与后下瓣叶之间，某些胎儿在此可被检查出轻度瓣膜关闭不全。四腔心切面是检测这种缺陷十分实用的平面，通过此切面，顺序进行扫查可获得准确的形态学信息（图 21.2）。向后扫查切面可显示冠状静脉窦开口于三尖瓣正上方的右心房，这一视角可能会给人以两个房室瓣膜都在相同的位置水平附着于心室间隔的印象。然而，更靠前的冠状切面显示两组房室瓣都是伴随各自分化正常的连接位置和角度进行开启和关闭。该切面也适合用彩色多普勒检查两侧瓣膜，角度向前可以显示左室流出道，包括主动脉瓣和升主动脉。冠状切面观察两组房室瓣开口有助于诊断原发孔房间隔缺损（图 21.3a）。在此视角中，缺少房间隔下部，并且两组房室瓣均在同一水平接入心室间隔。轻度的左侧房室瓣反流及偶发的右侧房室瓣反流可被检出。在切面更靠后时，可同时显示冠状静脉窦与三尖瓣，会产生两侧房室瓣都处于同一水平的误解，最终导致误诊为原发孔型房间隔缺损，在冠状静脉窦增大时更容易出现这种情况（图 21.3b）。图中所示为一个永存左上腔静脉回流至冠状静脉窦的病例，但是，常可在其他角度的切面中看到这根血管。从胸骨旁或剑突下短轴切面中最容易看到左侧房室瓣的裂隙。

当检出原发孔型房间隔缺损时，进行完整的系列心脏扫查是必须的。原发孔型房间隔缺损可合并内脏位置异常，如左心房或右心房的异构。当房间隔缩小时，外观看起来更像是共同心房。此外，左心发育不良、主动脉瓣下狭窄、主动脉缩窄等都常伴发继发孔型房间隔缺损。原发孔型房间隔缺损常合并心脏以外的缺陷，最常见的是唐氏综合征，但它很少与 Di George 综合征及 Ellis-van Creveld 综合征有关。当诊断为原发孔型房间隔缺损时，建议进行染色体核型分析。

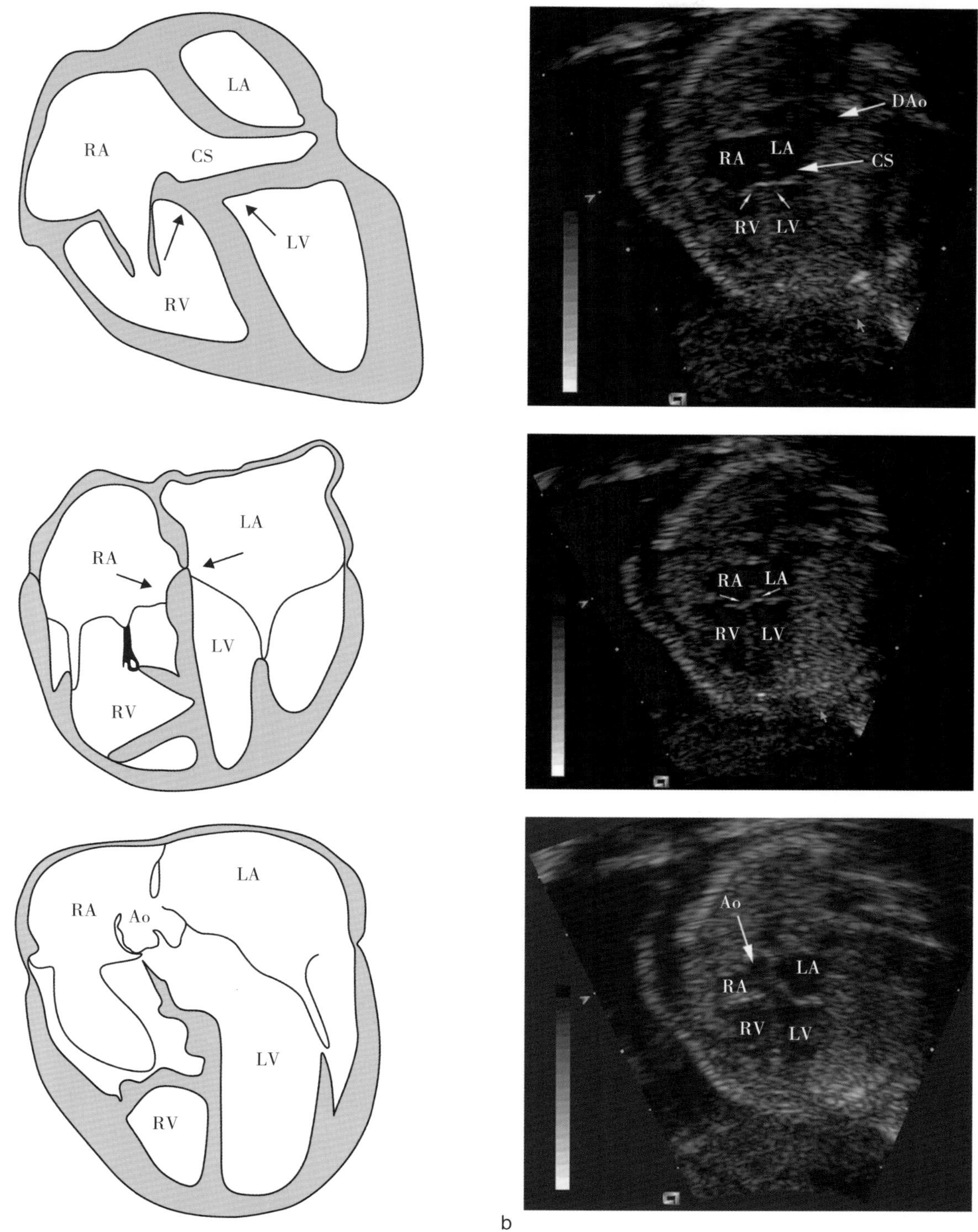

图 21.2 a. 从心脏的背面剖开，显示正面的四腔心剖面图。上图显示从心脏后部横截面剖开，可见三尖瓣正上方的冠状静脉窦进入右心房。这个剖面可能导致错误的印象，即两个房室瓣都在相同的水平附着于室间隔（箭头）。中图为常规靠前的四腔心切面，显示两个房室瓣均在不同水平附着（箭头）并正常开启和关闭。该切面也适合应用彩色多普勒检查两侧瓣膜。下图为更靠前的切面，显示左室流出道，包括主动脉瓣和升主动脉。显示两组房室瓣开放处的冠状切面可能对诊断原发孔型房间隔缺损最有用。b. 与图 a 所示剖面对应的超声切面图。LA= 左心房；RV= 右心室；LV= 左心室；RA= 右心房；DAo= 降主动脉；CS= 冠状静脉窦；Ao= 主动脉瓣

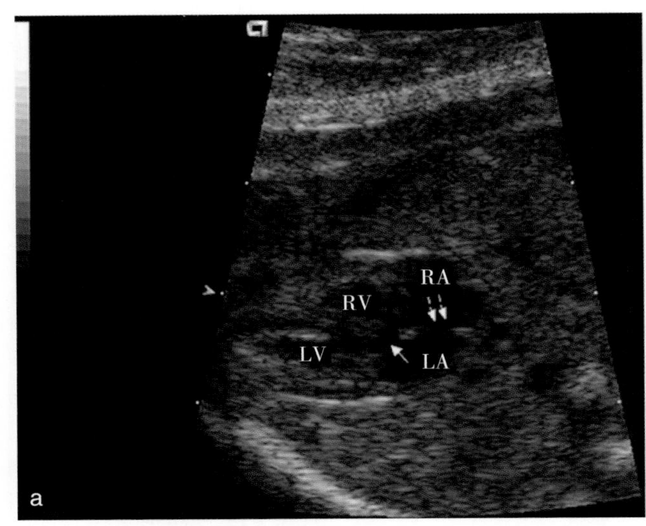

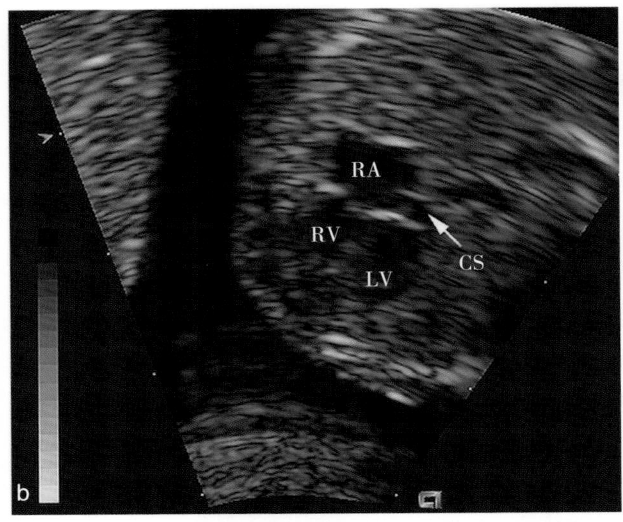

图 21.3 a. 四腔心切面显示两组房室瓣均在同一水平附着于心室间隔。单箭头指向缺失的房间隔下部，表明存在原发孔型房间隔缺损。双箭头指向卵圆孔，即正常胎儿心房交通的位置。b. 四腔心切面，可见扩大的冠状静脉窦开口于右心房（箭头），反映来自左上腔静脉进入冠状静脉窦的血流量持续增加。冠状静脉窦扩大可能会被误认为原发孔型心房间交通。RA= 右心房；RV= 右心室；LA= 左心房；LV= 左心室；CS= 冠状静脉窦

静脉窦及冠状静脉窦型房间隔缺损

在目前的研究中，静脉窦型与冠状静脉窦型房间隔缺损在胎儿中尚未曾报道。这些畸形常合并心内、心外异常或者染色体异常。

自然病史及预后

小型的继发孔型房间隔缺损通常都在出生后两年内自然闭合，超过两年未闭合的患者趋向于持续开放，导致左向右不同程度的心房间分流。

原发孔型房间隔缺损（或部分性房室间隔缺损）不会自然闭合，通常会导致明显的左向右分流，增加肺动脉高压与肺血管疾病的风险。部分病例可发展为继发性左侧房室瓣反流。

静脉窦型房间隔缺损不会自然闭合，几乎所有病例同时伴有左向右的心房间分流。

即使患者存在很严重的左向右心房间分流，也可能很多年不表现出任何症状。部分患者晚年会出现右心室功能衰竭及房性心律失常。继发肺动脉高压及肺动脉血栓形成是严重且罕见的并发症。关闭缺损可以有效地预防所有并发症。

对于大部分继发孔型房间隔缺损，经导管封堵术已在许多中心采用。大型的缺损及所有原发孔型和静脉窦型房间隔缺损必须通过手术关闭。原发孔型房间隔缺损的关闭涉及左侧房室瓣膜修复，部分患儿最终可能需要接受左侧房室瓣膜修复或者置换术。一小部分患儿则需要通过进一步手术解除进行性的左室流出道梗阻。在儿童时期接受修复手术的继发孔型房间隔缺损患儿的生活质量及寿命都与正常人群相当[7]，但接受手术修复的原发孔型房间隔缺损患儿的预后可能较差。大约 10% 的患者需要再次手术，而且他们的寿命也比一般人群低[8]。原发孔型缺损伴有左心室异常，如左侧房室瓣发育不良、左心发育不良、主动脉瓣下阻塞或主动脉缩窄，整体的预后值得商榷。只有极少数病例左心发育不良无法进行双心室矫治，只能采取姑息疗法，如 Fontan 手术。

限制性卵圆孔

如前所述，正常胎儿的卵圆孔尺寸差异很大。正常通过卵圆孔的血流速度很慢，脉冲多普勒检测为 20~40cm/s[6]。当通过卵圆孔受到限制时，血流速度会升高，通常大于 100cm/s。据报道，大多数卵圆孔血流受限的病例都伴有不同程度的左心发育不良[9]。在这些病例中，预期升高的左心房压阻止了原发隔与房间隔分离，导致间隔活瓣变小。因为通过卵圆孔的血流组成了左心室血流的绝大部分，所以有研究者认为限制型卵圆孔会导致左心发育不良。心脏结构正常的胎儿卵圆孔血流受限是很少见的，通常都有很好的预后[10]。

完全性房室间隔缺损

解 剖

完全性房室间隔缺损也被称作心内膜垫缺损或房室管畸形，是产前发现的最常见的心脏畸形之一[1,11-12]。该病变的心房和心室分隔不完全，二尖瓣口和三尖瓣口之间不发生分离，相反呈共同房室连接。这种畸形表现为一系列的异常，从完全型（心房和心室间隔均不完整，心房与心室水平均有交通）到部分型或不完全型（仅心房或心室间存在交通），但所有类型都包含房室瓣膜异常。

大多数房室间隔缺损病例的房室交界区与左右心室连接，所以血流相对平均地流入各心室，这种关系也被称为均衡型房室间隔缺损。当房室口连接优势偏向其中一个心室时，另一侧房室口连接较少的心室会出现发育不良的情况，这种关系也被称作非均衡型房室间隔缺损，以左还是以右为主导是可以鉴别的[13]（视频 21.1）。

胎儿诊断

进行胎儿心脏超声检查的目标如下。

- 确认房室间隔缺损的存在和类型。
- 评估房室交界与各心室连接的关系。
- 评估左右心室的大小。
- 评估房室瓣反流程度。
- 确认合并畸形。

心尖四腔心切面是确认房室间隔缺损最常用的切面（图 21.4）。在正常心脏中，三尖瓣隔叶附着于室间隔上，而二尖瓣则没有间隔附着，而是以更偏向头侧的位置连接心脏十字交叉。在房室间隔缺损中，左侧房室瓣与右侧房室瓣在同一水平连接至室间隔。因此，两侧房室瓣处于同一位置水平，失去了正常的连接差异。

正常情况下，在心脏四腔心切面中很容易被观测到的原发房间隔此时是看不到的。通常可以在该切面识别出心室间交通，虽然较小的缺损可能存在，并且更难识别，但大多数病例的缺损都较大。心尖四腔心切面非常适合评估房室交界与其下心室的关系及两个心室的大小。在此平面，两侧心室的大小应该相近。房间隔与室间隔错位：当房间隔向左偏斜时，右心房会引流至两个心室（也称为右心房双出口）；当房间隔向右移动时，左心房引流至两个心室，这种异常可以通过手术纠正。当一个心室明显小于另一个心室时，也称为不均衡型房室间隔缺损，这种变异是不太理想的。在极端情况下可采取单心室化的解决方案。心尖四腔心切面对评估房室瓣的血流是十分适用的，两侧房室瓣关闭不全在患有房室间隔缺损的新生儿中十分常见，但在胎儿期比较少见（图 21.5）。从胸骨旁或剑突下获得的短轴切面图像提供了房室瓣解剖的详细图片。在个别病例中，右房室瓣或左房室瓣在室间隔的另

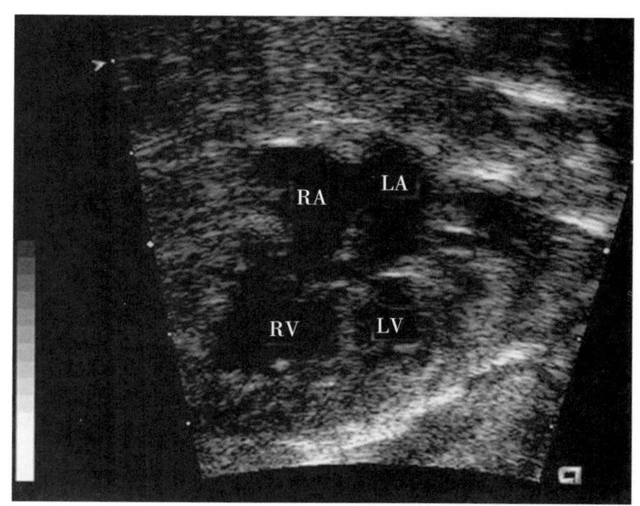

图 21.4 近似心尖四腔心切面，显示房室间隔缺损典型的图像。两组房室瓣均在同一水平附着于心室间隔。心房和室间隔缺损分别位于其上方和下方。RA= 右心房；RV= 右心室；LA= 左心房；LV= 左心室

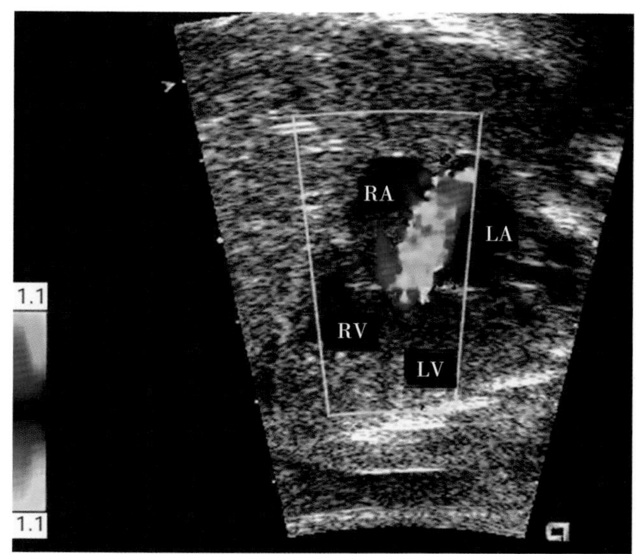

图 21.5 腔心切面彩色多普勒血流成像显示房室瓣，可见瓣膜关闭不全的收缩期喷射性血流。RA= 右心房；RV= 右心室；LA= 左心房；LV= 左心室

一侧接入，这种情况修复比较困难，可能预后更差。还有一个更常见的变异是前桥瓣不附着于室间隔，这种解剖类型的房室间隔缺损常合并法洛四联症，并且可以在胎儿期进行诊断（视频 21.2）。据我们所知，目前尚无类似的胎儿病例报道。在原发孔型房间隔缺损的病例中，扩大的冠状静脉窦可能导致房室间隔缺损的误诊[14]。冠状静脉窦位于左心房后方，冠状静脉窦通常因为左上腔静脉持续引入的额外血流而扩张。靠后的四腔心切面可造成三尖瓣和二尖瓣以同一水平附着于心室间隔的错觉。但是，更靠前的切面（图 21.2）能够在其开启与闭合的位置展示瓣膜与室间隔之间的真实关系。这样可以显示正常偏移，从而避免房室间隔缺损的误诊。还需注意的是，永存左上腔静脉与扩张的冠状静脉窦可以和房室间隔缺损同时存在。

合并畸形

当疑似房室间隔缺损时，一套完整的心脏检查是必须的。房室间隔缺损常合并位置异常，如左右侧异构现象。法洛四联症和右心室双出口是已知的相关病变，在 21 三体胎儿中更为常见。左心发育不良、主动脉瓣下狭窄和主动脉缩窄等都是已知的合并心脏畸形，通常可发生在染色体正常的胎儿中。另一个常见的合并畸形是继发孔型房间隔缺损。此外，与房室间隔缺损相关的最常见的心外异常是唐氏综合征。房室间隔缺损也与其他染色体异常有关，如 18 三体综合征和 13 三体综合征。因此，在进行诊断的同时应检查胎儿的染色体核型。它也可能是其他综合征的一部分，例如 Ellis-van Creveld 综合征，VACTERL 综合征（椎骨异常、肛门闭锁、CHD、气管食管瘘、肾发育不良和四肢异常），CHARGE 综合征[眼球肿瘤、心脏缺陷、闭锁、鼻息肉、生长发育迟缓、生殖器和（或）泌尿系统异常及耳异常或耳聋]，阿姆斯特丹型侏儒症和戈尔登哈尔综合征（Goldenhar 综合征）[15]。在最近的研究中发现[16]，在 301 例房室间隔缺损胎儿中，只有 51% 为孤立性房室间隔缺损。右侧异构发生率为 12%，左侧异构发生率为 20%，13% 的患病胎儿有心外异常和非核型综合征，39% 患有唐氏综合征，10% 患有其他染色体异常，其他研究团队也有类似的发现[11,17]。

自然病史和预后

在胎儿期，通常房室间隔缺损的耐受很好，大多数胎儿会妊娠到足月，并按照产科常规进行分娩。少数胎儿由于严重的房室瓣膜关闭不全或心脏传导阻滞而发展为充血性心力衰竭和非免疫性水肿，尤其是在左心房异构中[16,19-20]。在这些情况下，胎儿或新生儿死亡率很高。根据最近的一项研究，在被确诊为房室间隔缺损且父母选择继续妊娠的胎儿当中，有 15% 出现宫内死亡[16]。

单纯房室间隔缺损的患儿在出生后前几周内无任何症状，随着肺血管阻力的下降，大多数患儿会在 4 ～ 8 周内出现充血性心力衰竭的迹象。所有患儿都需要手术修复，通常在生后前 6 个月内进行，ASVD 术后存活率十分可观，超过 90%，尽管由于左侧房室瓣关闭不全或左室流出道狭窄，一些患儿（尤其是染色体正常患儿）需要进行再次手术。当出现其他心脏异常时，成功修复的概率降低。而且，从宫内开始随访的患儿研究数据显示，相比于外科文献中提到的低至 38% 的存活率，3 年存活率更是显著降低[16]。

室间隔缺损

解　剖

室间隔缺损是出生后第一年能被诊断出的最常见的 CHD[21-22]，而且，室间隔缺损也是一个产前能够诊断出的常见心脏缺陷，其发生率仅次于房室间隔缺损[1-2]。

心室间隔可分为四个部分：流入部、膜部、小梁部和流出部，它们具有不同的胚胎学起源。

从右心室观察，流入间隔的表面呈小梁状，周边有三尖瓣环和附着于心室间隔的乳头肌。

膜部间隔是位于三尖瓣隔叶下并与主动脉瓣和二尖瓣相邻的相对较小的区域。从左心室观察，膜部间隔位于主动脉瓣正下方，与右纤维三角相邻。膜部间隔是薄的半透明结构，因此在所有平面上都不能很好地成像，即使出生后也很难成像。这可能会导致在某些切面对室间隔缺损产生错误理解，尤其是在胎儿中。

小梁间隔因其与小梁外观十分相似而得名。它从流入隔一直延伸到流出隔紧邻肺动脉瓣的区域，并且不在单一平面上。它包含调节束（或隔缘小梁，也称室上嵴隔束），其在肺动脉瓣下方呈 Y 形延伸。它的前部邻接流出隔，后部是圆锥乳头肌（Lancisi 肌肉）。隔缘小梁下方延伸为宽阔的肌肉束。肌肉的这一部分，即隔缘小梁，也被称为室上嵴的隔束。心室漏斗褶（室上嵴壁束）是位于三尖瓣和肺动脉瓣之间的右室肌肉。流出隔（圆锥隔）是从隔缘小梁延伸到肺动脉瓣的一小部分。

室间隔缺损可以发生在间隔任何位置，也可以发生在它们之间的融合部位。例如，在膜部间隔周围的缺损称为膜周。也可根据其延伸区域来命名，如膜周流入型、膜周小梁和膜周流出型缺损。膜周缺损大约占所有室间隔缺损的 75%[23]。当缺损被肌肉完全包围时，它们被称为肌部流入、肌部小梁及肌部流出型缺损。肌部缺损占所有室间隔缺损的 10% ~ 15%。流出隔最常见的缺损是紧邻肺动脉瓣和主动脉瓣的缺损，被称为大动脉双关型室间隔缺损或嵴上型室间隔缺损，此类缺损约占室间隔缺损的 5%，但在亚洲人群中更常见 [23]。

当与室间隔缺损相邻的不同间隔发生错位时，它们被称为融合不良型室间隔缺损。室间隔缺损可能发生于流出口和小梁间隔之间，或相对于房室瓣融合不良，常合并房室瓣跨骑。

室间隔缺损的大小不等，可累及室间隔的 1/3 或更多。由于间隔并不位于单一平面，因此很难评估缺损大小。缺损可能是孤立的，也可能是多发的，通常是其他心脏畸形的一部分或与之相关的病变。

胎儿诊断

超声检查的目标如下。

- 确定室间隔缺损的存在。
- 评判涉及的间隔部位。
- 确定合并畸形。

在四腔心切面中很容易看到胎儿室间隔，可以从心尖或外侧方向观察到。在非标准心尖四腔切面成像时，超声波束平行于室间隔，超声横向分辨率低（图 21.6）。由于间隔膜部很薄，心室间隔朝向心脏的十字交叉点“消失”，从而导致对室间隔缺损的误诊 [24]。可将超声探头在孕妇腹部不同位置进行移动，来调整声束不同的角度，使超声波束垂直于室间隔，获得分辨率高的纵向成像。胸骨旁

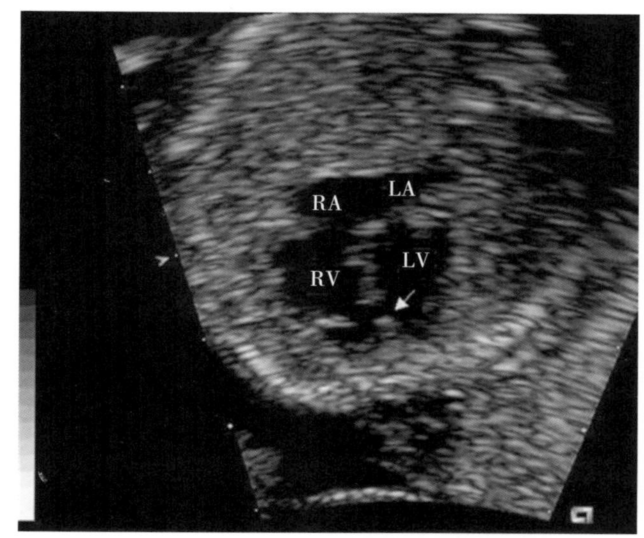

图 21.6　四腔心切面可以看到 20 周胎儿的室间隔。在间隔的下部（箭头）可识别出肌部室间隔缺损。注意缺损边缘的“T”伪影。RA= 右心房；RV= 右心室；LA= 左心房；LV= 左心室

短轴等切面可获得十分满意的超声束垂直于室间隔的效果，在此切面可非常详细地辨识间隔的不同部分，对于识别两大动脉双关型室间隔缺损（也称为嵴上型室间隔缺损）特别适用（视频 21.3）。

间隔缺损中一个有用的物理标志是“T”伪影：由于血液与组织交界面存在高声阻抗差，在缺损的边缘处产生强回声反射，因此在缺损的边缘会形成亮点 [24]。间隔薄时不会出现“T”伪影，仅回声失落。彩色多普勒血流成像的应用可增强识别胎儿室间隔缺损的能力（图 21.7，图 21.8）。当通过使用非标准心尖四腔心切面进行此操作时，虽然超声波声束与心室间隔平行，但薄的间隔上容易出现彩色“覆盖”，从而导致血流通过室间隔缺损的错误印象。但是，当超声波束垂直于心室间隔时，彩色多普勒血流成像可以更准确地检测到血流穿过间隔，通常呈双向血流（同时存在左向右右向左分流）[25-26]。由于胎儿期左右心室压力相同，因此室间隔缺损两侧的潜在压力阶差很小。因此，应调低奈奎斯特（Nyquist）限值，以使彩色多普勒血流能检测出低速血流。

使用三维重建超声心动图新技术，可加深对胎儿心脏室间隔缺损的解剖学理解（图 21.9，视频 21.5）[26-27]。

相关畸形

当检测到室间隔缺损时，一套完整的心脏检

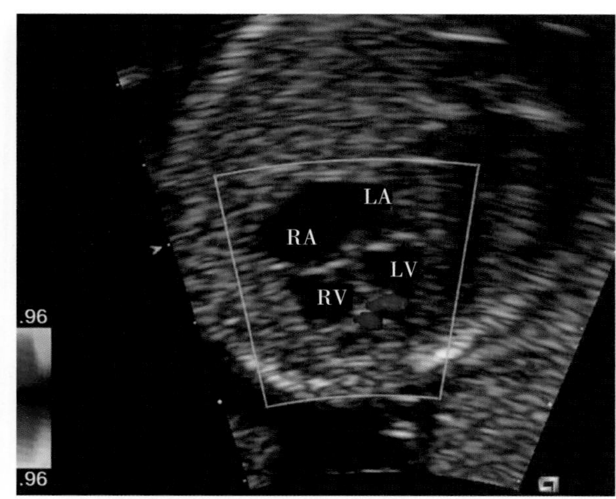

图21.7 彩色多普勒血流超声显示肌部室间隔缺损处的血流。RA= 右心房；RV= 右心室；LA= 左心房；LV= 左心室

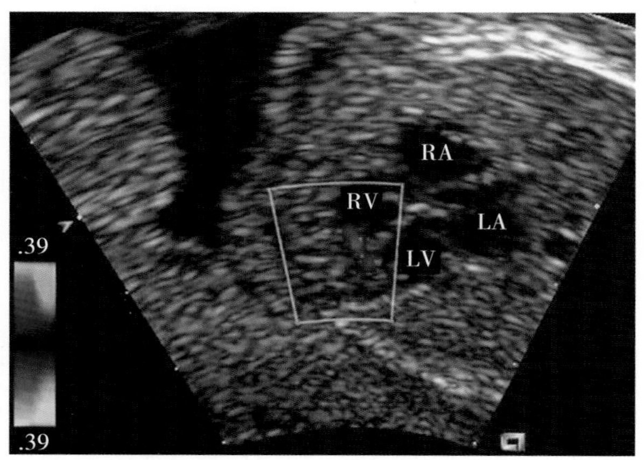

图 21.8 当超声束垂直于室间隔进行超声成像时，彩色多普勒血流超声可显示与图 21.7 相同的室间隔缺损。RA= 右心房；RV= 右心室；LA= 左心房；LV= 左心室

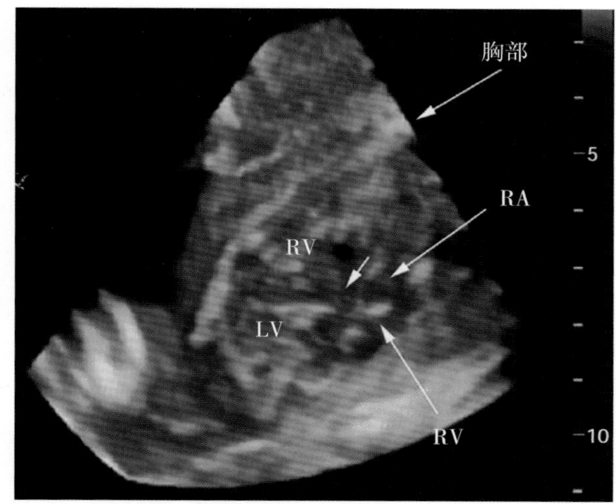

图 21.9 妊娠 26 周胎儿的三维图像，间隔顶部的短箭头所示为膜周室间隔缺损。胸部、右心房、右心室、左心房和左心室均已标记。另外，可以清楚地在各自相应的腔室之间识别出房间隔和室间隔（视频 21.4）。RA= 右心房；RV= 右心室；LA= 左心房；LV= 左心室

查是必须的。单纯室间隔缺损与内脏位置异常很少有关联。但是，室间隔缺损经常作为其他复杂心脏病的组成部分，而且在妊娠早期检查中不容易被发现。当发现室间隔缺损时，左右心室的流出道都需要仔细检查，因为室间隔缺损可以作为法洛四联症的一部分。此时，右室流出道、肺动脉主干与分支大小及通过这些结构的血流都需要仔细检查。通常法洛四联症流出道间隔前部融合不良在胚胎期不像在产后那样容易识别。当肺动脉小于预期或在右室流出道检测到压力阶差时，都应考虑该诊断。合并室间隔缺损病变很多，包括左心梗阻，如主动脉瓣下狭窄、主动脉瓣狭窄、主动脉缩窄和主动脉弓中断等。从胸骨旁超声切面仔细检查室间隔缺损可以更好地评估流出道间隔，并有助于识别间隔前或间隔后错位。当存在后部错位时（视频 21.4），应怀疑二尖瓣、主动脉瓣异常及主动脉缩窄，需仔细评估。由于在妊娠期和产后均可涉及左右室流出道梗阻，我们建议在妊娠后期进行重新评估。室间隔缺损也可以是复杂病变的一部分，如大动脉转位和右心室双出口。

一些研究表明，合并室间隔缺损的心外畸形有超过 40% 出现染色体异常 [1-2]，包括唐氏综合征、13 三体综合征、18 三体综合征。该比率显著高于产后的预期值，并且可能与患者被建议行超声心动图检查的标准及染色体异常胎儿的自发性流产有关，这些异常不包括产后婴幼儿。合并室间隔缺损的其他心外异常包括 22q11 缺失和非染色体复制异常的胎儿 [2]。

自然病史和预后

在胎儿期，室间隔缺损的耐受性良好，大多数胎儿会达到足月，并按照产科常规进行分娩。胎儿死亡的概率会因为心外异常的存在而提高。单纯膜周和肌部室间隔缺损被发现后及在继续妊娠的过程中，有很高的自然闭合率 [28-30]。研究未发现胎儿室间隔缺损的大小与其自然闭合率的高低具有相关性 [28]。我们的数据显示小的室间隔缺损与大缺损（出生后）相比有更高的闭合率。出生后几周单纯室间隔缺损的婴儿可能无症状，而缺损相对较大的婴儿由于肺血管阻力下降会出现充血性心力衰竭的迹象。通常在生后第 1 年，超过 50% 的

膜周或肌部室间隔缺损会自发闭合；只有少数此类缺陷需要手术修复。位于流入间隔或流出道间隔的缺损不会自发关闭，需要进行手术修复。手术通常在生后第 1 年进行，如果是单纯室间隔缺损，死亡率和并发症发生率低[18]。由于手术路径受限，多发室间隔缺损或单个大的心尖肌部缺损会有较高的手术风险。此类婴儿生后前几个月可能需要放置肺动脉束带，以减少肺血流量和压力。然后进行手术或经导管封闭缺损，并同时去除肺动脉束带。当存在相关的心脏异常时，成功修复的概率取决于其他心脏畸形的严重程度和性质。

视　频

视频 21.1　房室间隔缺损的四腔心切面图，与右侧相比，二维图像（a）显示左侧房室间连接较小，彩色多普勒血流超声显示血流通过流入腔（b）。

视频 21.2　房室间隔缺损，上瓣叶和室间隔没有任何附着（根据 Rastelli 分类为 C 型）。在许多病例中，这一类型的房室间隔缺损常合并法洛四联症。

视频 21.3　a. 大动脉转位胎儿，在心室间隔的流出部位清楚地看到了间隔缺损，这种室间隔缺损被称为两大动脉双关型室间隔缺损或嵴上型室间隔缺损。b. 在同一切面进行彩色多普勒血流成像，显示血流通过缺损处（在此病例中，血流从左心室经过室间隔缺损进入前方主动脉）。c. 扫描左右心室的流出道可看到室间隔缺损紧邻两个半月瓣。该胎儿的主动脉是前位血管，肺动脉是后位血管。

视频 21.4　胸骨旁超声心动图切面可以更好地评估流出道间隔及其与室间隔缺损的关系。在此切面可很好地显示左室流出道，室间隔缺损，流出道间隔的后部错位（箭头）和升主动脉。

视频 21.5　妊娠 26 周胎儿膜周室间隔缺损的三维重建显示室间隔缺损。胸腔、右心房、右心室、左心房和左心室均已标记。另外，可以清楚地在它们各自相关的腔室之间识别出心房间隔和心室间隔。

参考文献

[1] Allan LD, et al. J Am Coll Cardiol, 1994, 23: 1452–1458.
[2] Stoll C, et al. Prenat Diagn, 2001, 21: 243–252.
[3] Fyler DC. Pediatrics, 1980, 65: 375–461.
[4] Goor DA, Lillehei CW. Congenital Malformations of the Heart. New York: Grune and Stratton, 1975.
[5] Wilson AD, et al. J Am Soc Echocardiogr 1990, 3: 491–494.
[6] Phillipos EZ, et al. J Am Soc Echocardiogr, 1994, 7: 257–263.
[7] Nieminen HP, et al. Circulation, 2001, 104: 570–575.
[8] El-Najdawi EK, et al. J Thorac Cardiovasc Surg, 2000, 119: 880–890.
[9] Cohbot V, et al. J Am Soc Echocardiogr, 1990, 3: 15–19.
[10] Uzun O, et al. Pediatr Cardiol, 2014, 35: 943–952.
[11] Allan LD. Am J Obstet Gynecol, 1999, 181: 1250–1253.
[12] Silverman NH. Pediatric Echocardiography. Baltimore: Williams and Wilkins, 1993.
[13] Pitkanen OM, et al. Am Heart J, 2006, 152: 163.e1–167.
[14] Park JR, et al. Ultrasound Obstet Gynecol, 1997, 10: 126–129.
[15] Feldt RH, et al. Atrioventricular septal defects//Emmanouilides GC, Riemenschneider TA, Allan HD, et al. Moss and Adams' Heart Disease in Infants,Children and Adolescents. 5th ed. Baltimore: Williams and Wilkins, 1995: 704–724.
[16] Huggon IC, et al. J Am Coll Cardiol, 2000, 36: 593–601.
[17] Delisle MF, et al. Obstet Gynecol, 1999, 94: 763–767.
[18] Masuda M, et al. Jpn J Thorac Cardiovasc Surg, 2001, 49: 497–503.
[19] Silverman NH, et al. Circulation, 1985, 72: 825–832.
[20] Schmidt KG, et al. J Am Coll Cardiol, 1991, 17: 1360–1366.
[21] Anderson RH, et al. Ventricular septal defects//Anderson RH. Paediatric Cardiology. London: McGraw-Hill, 1987: 565–590.
[22] Ferencz C, et al. The epidemiology of congenital heart disease, the Baltimore–Washington Infant Study 1981–1989. Perspectives in Pediatric Cardiology: Vol 4. Mount Kisco: Futura Publishing, 1993: 31–33.
[23] Rudolph AM. Congenital Disease of the Heart: Clinical–Physiological Considerations. Mount Kisco: Futura Publishing, 2001: 198–199.
[24] Canale JM, et al. Circulation, 1981, 63: 689–697.
[25] Lethor JP, et al. Circulation, 2000, 101: e93.
[26] Chao RC, et al. Am Heart J, 1994, 127: 955–958.
[27] Yagel S, et al. Ultrasound Obstet Gynecol, 2006, 28: 266–274.

本章完整参考文献，请扫描以上二维码在线查看。若需下载，请登录 www.wpcxa.com“下载中心”下载。

第 22 章

房室间隔缺损（房室通道）

Laurent Fermont，*Lucile Houyel*

解 剖

房室间隔缺损的胚胎学和解剖学定义为：房室通道是心房和心室之间的连接区域，包括前庭隔（房间隔最下部）、房室瓣和流入隔（室间隔上行部）。在形态学上，房室间隔缺损（房室通道）包括共同房室连接的共同房室瓣及 3 个组成部分不同程度的先天性心脏畸形[1]。

这一相同起源解释了所有房室间隔缺损类型的共同解剖特征。

· 共同房室交界区一般有五叶房室瓣：2 个右心室形态学瓣叶，一个左心室形态学瓣叶和 2 个与左右心室相连的桥瓣，即前上瓣和后下瓣。

· 左心室流出部和流入部不对称：与正常心脏相反，房室间隔缺损中左心室流出部长度（主动脉瓣前方嵌入部到心尖）与其流入部长度（左房室瓣下段到心尖）不一致，流出部比流入部长[2]（图 22.1）。这种差异是由室间隔流入部缺陷导致，从左心室观察，室间隔呈特征性勺状缺损。流入部缺损的解剖结构导致主动脉瓣的位置较高，无法达到二尖瓣和三尖瓣之间的正常位置，导致主动脉瓣“不能楔入”，以及流出道长且窄（图 22.2）

· 无论何种解剖类型的房室间隔缺损，都存在室间隔流入道缺损，心室水平可有或无分流。

房室间隔缺损的不同解剖类型取决于室间隔和房间隔顶部桥瓣的附着范围[3]（图 22.3）。Rastelli[3] 阐明了手术入路，将房室间隔缺损分为三组。A 组：等分的前桥瓣均附着于心室嵴上（多条腱索附于嵴上）。B 组：前桥瓣叶分割不均，附着

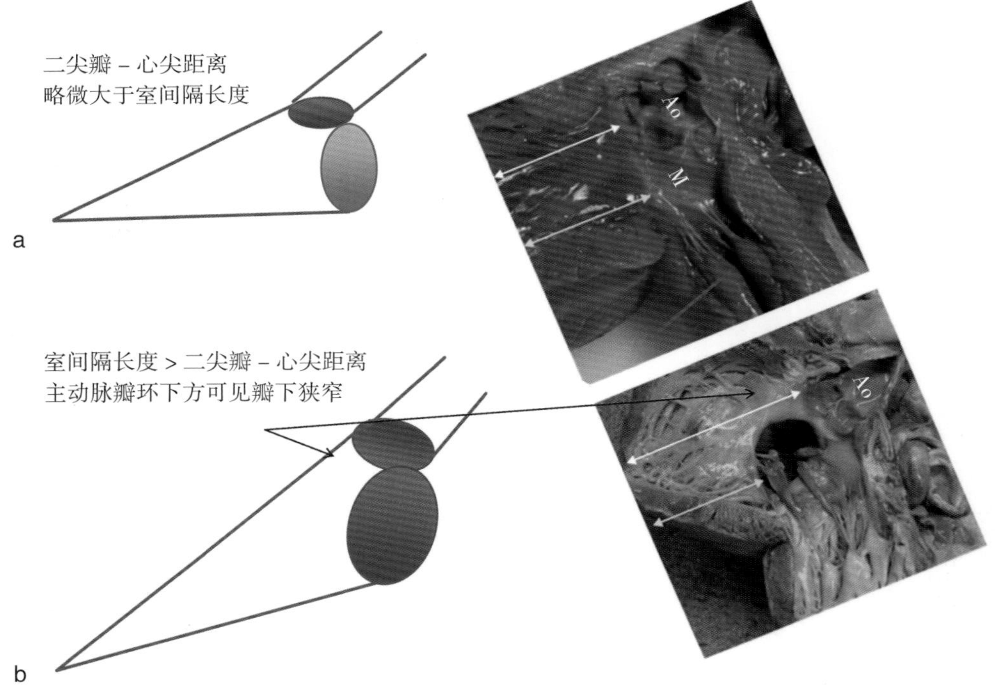

图 22.1 正常室间隔长度（a）和房室间隔缺损（b）。Ao= 主动脉瓣；M= 二尖瓣

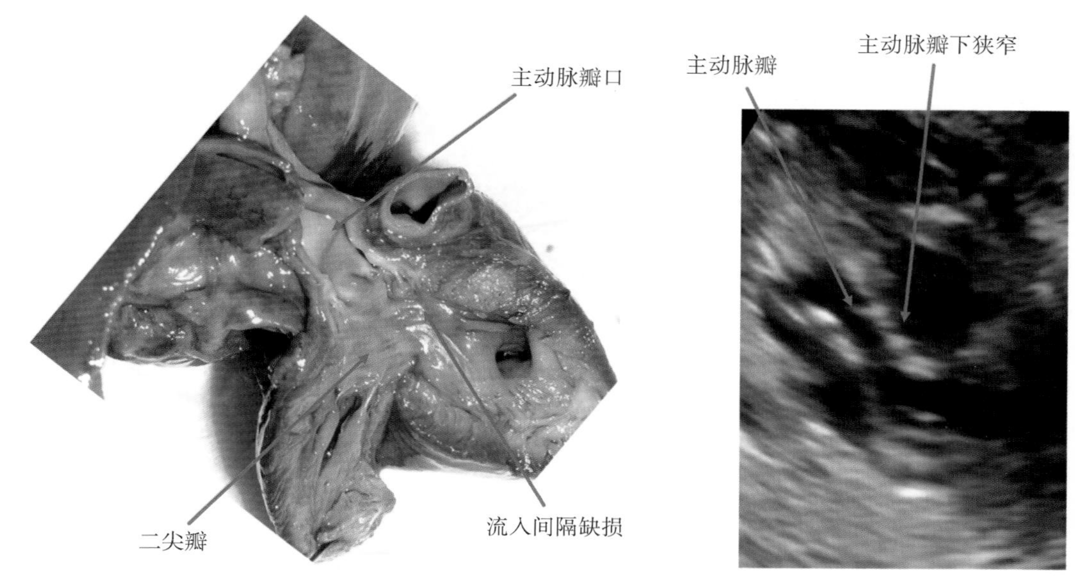

图 22.2 部分性房室间隔缺损，主动脉下流出道延伸呈“鹅颈样”

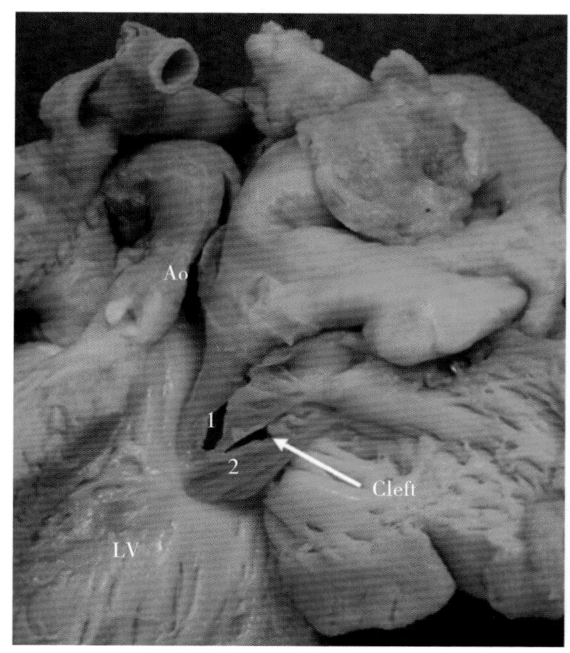

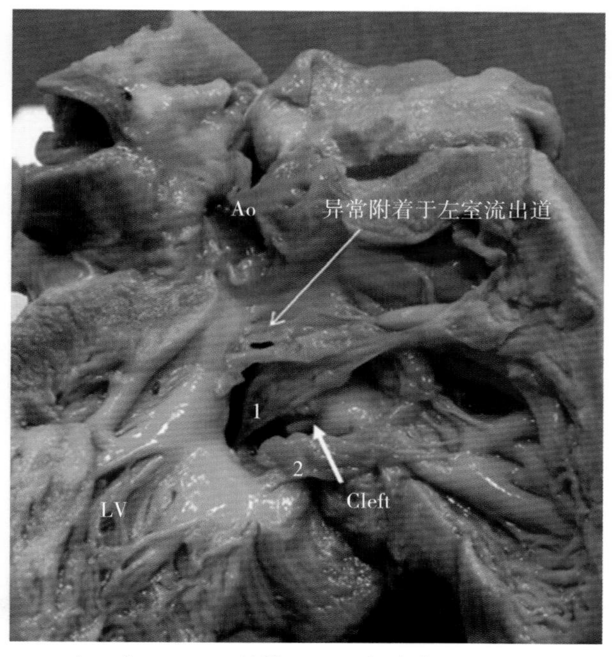

图 22.3 瓣下解剖：腱索连接于间隔。LV= 左心室；Cleft= 瓣裂；Ao= 主动脉

于乳头肌。C 组：未分割的前桥瓣整体游离漂浮于两心室乳头肌。

完全性房室间隔缺损（完全型房室通道）的心内分流和部位取决于这些附属结构的连接；两个桥瓣既不融合在一起，也不与室间隔和房间隔嵴相连，导致心室间和心房间交通（流入部室间隔缺损和原发孔房间隔缺损）及 1 个共同的房室口。而部分性房室间隔缺损（部分型房室通道，图 22.4）两个桥瓣融合在一起并连接到室间隔嵴，只留下 1 个心房间交通（原发孔房间隔缺损），将共同瓣分割成左侧具有 3 个瓣叶的两个瓣口。共同房室瓣左半部分的“裂缝”实际上是两个桥瓣左半部分相互之间的对位区。不太常见的是，两个桥瓣融合在一起并连接到房间隔嵴，造成流入部室间隔缺损，并形成共同的房室连接和 1 个三叶房室瓣。过渡型房室间隔缺损是由于桥瓣与室间隔嵴未完全融合，留下一个或若干个小的限制性心室间交通。房室间隔缺损可以没有任何分流：共同房室区是 1 个三叶房室瓣，且共同房室区没有左侧房室瓣裂。最后一种解剖形式是超声心动图中胎儿心脏“房室瓣线性嵌入”的标志，一些作者认为，这是唐氏综合征的解剖标志[4]。

胚胎学

胚胎心脏发育过程中，房室通道是心房和心室之间的连接区，与房室内膜垫间质相邻。心脏襻化后，房室通道便出现在发育的左心室。而右心室则是由前侧第二生心区的心肌细胞生长而成，右侧房室连接从原始褶叠（在内侧弯曲和房室通道右侧部分之间）的背侧发育而来。

房室通道或房室间隔缺损，长期以来被认为是源自房室心内膜垫结构和发育的异常，因此被称为“心内膜垫缺损”。先前的解剖分析证明房室间隔缺损主要是由于房室连接的分隔异常，有一组共同房室瓣及房间隔前庭部和室间隔流入部缺损。两项关于唐氏综合征患者胚胎[5]和16三体小鼠胚胎（基因突变相当于人类的21三体）[6]的研究表明，这些病例是由于前庭嵴或经由背侧心系膜（来自后侧第二生心区的背侧间质隆突）的共同房室连接区生长发育不良[7-9]。这种发育不良阻止了房室间质成分的充分融合，而这些成分正常情况下会关闭原发房间孔或原发孔（图22.4）。原发房间隔前缘的间质帽、房室通道的心内膜垫和前庭嵴本身，这三部分被称为房室间质复合体[10]。这会导致共同房室连接和原发孔的存在，以及室间隔流入部无法正常发育。流入间隔的胚胎起源目前仍有争议。小鼠胚胎的研究证实，中心间充质体的大部分由前庭嵴间充质组织、原发房间隔间质帽和房室垫融合形成，进而肌化形成卵圆窝下缘[11]。在鸡胚胎[12]中已经证实了间质体下半部分的肌化（若该心脏共同房室连接部分缺失，就形成流入部室间隔缺损），其中室间隔的下半部分是在胚胎的房室通道向右扩张后，由发育中的小梁间隔尾部生长而来。然而上述现象在哺乳动物中尚未证实[13-14]。房室间隔缺损的心内膜垫结构正常，房室间隔缺损形成的主要决定因素是第二生心区后侧细胞增殖和迁移受损[15-17]。

房室间隔缺损的产前诊断

房室间隔缺损胎儿的产前血流动力学正常，除非伴有房室瓣严重反流或心率慢（< 50/min）的完全性房室传导阻滞及心肌病（肥厚或致密化不全）[17]。产前诊断可在下列两种情况下获得：①具有多种增加胎儿心脏畸形风险因素的高危人群。这些风险因素包括母亲年龄超过36岁或心脏病、非整倍体或单基因综合征的家族病史，或至少1个超声指标异常，如胎儿颈部透明层厚度异常，以及鼻骨长度异常、生长迟缓、羊水过多或羊水过少等微小的特异性超声征象，或发现心外畸形。②大多数

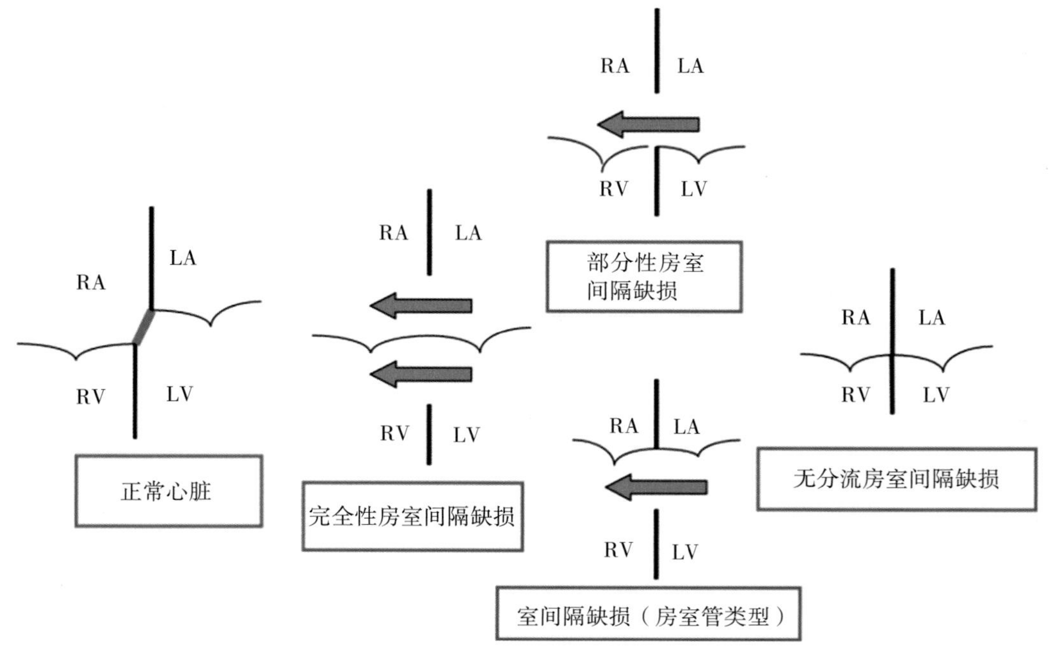

图22.4 房室间隔缺损分型。LV=左心室；RV=右心室；LA=左心房；RA=右心房

产前超声医生发现的病例属于低风险人群 [19-20]。因此，医生必须接受培训，包括妊娠 18 周后进行的超声检查中胎儿心脏的特定切面，至少包含四腔心切面（图 22.5）。每一个相较于正常结构的解剖改变对诊断和预后都是相当重要的 [18]。每一位超声医生都必须特别注意二尖瓣和三尖瓣位置的改变，尤其要注意三尖瓣环较正常位置更靠近心尖，二尖瓣更靠后，类似于出生后的位置异常 [21-22]。对动脉、静脉解剖及心房内脏位置和连接一致性的研究同等重要。此类切面 [23-24] 适用于包括房室间隔缺损在内的大多数结构性心脏畸形的产前诊断 [25-26]。

出现病理医生和新生儿心脏病医生所描述的二尖瓣环与三尖瓣环呈线性和水平排列、腱索连接于间隔嵴的现象（图 22.6~ 图 22.8），应注意房室间隔缺损的可能性。这主要出现在四腔心切面上，与正常结构有明显不同。

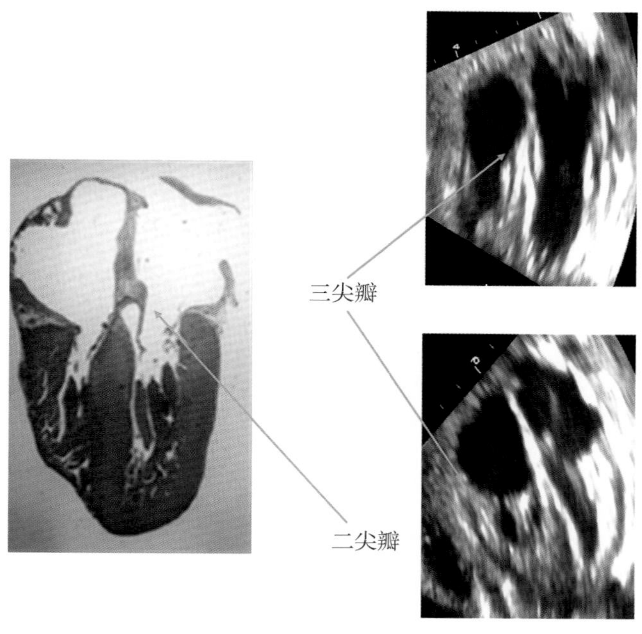

图 22.5　超声切面图像与解剖结构间的关系：正常四腔心切面所见

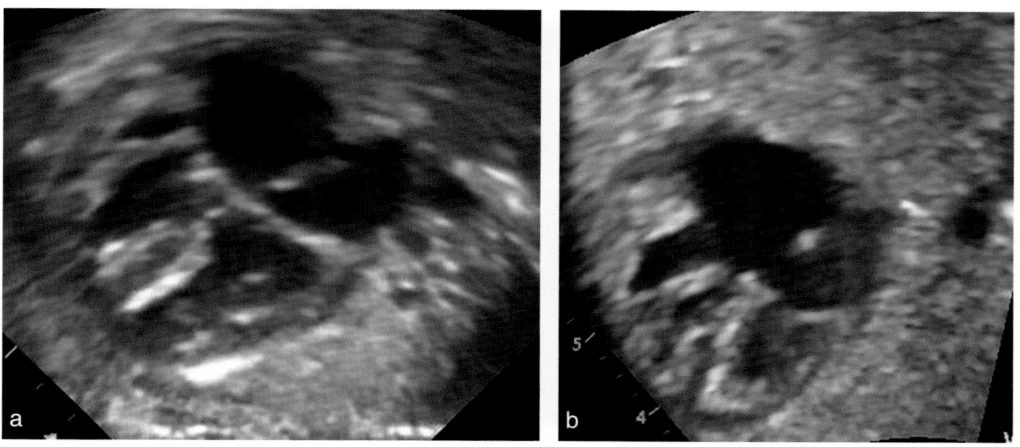

图 22.6　四腔心切面。a. 完全性房室间隔缺损。b. 部分性房室间隔缺损

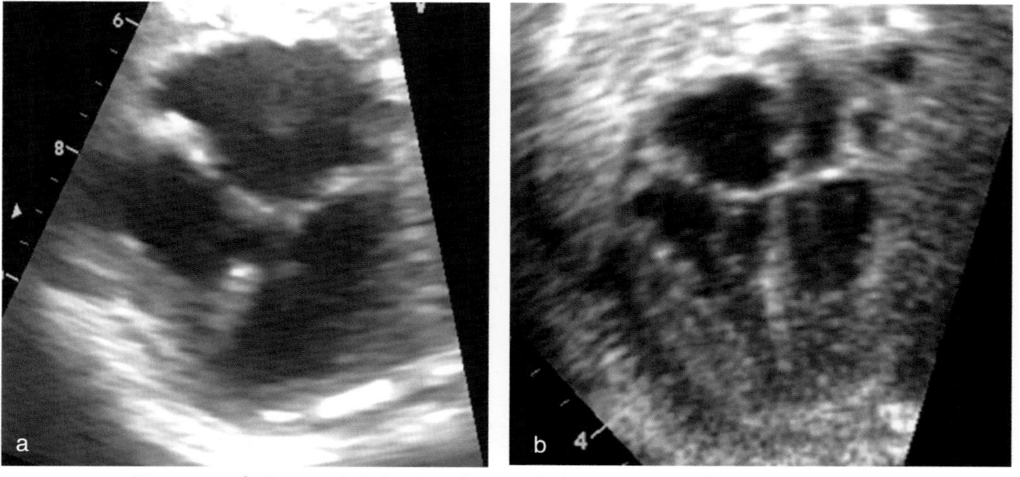

图 22.7　房室间隔缺损解剖形态。a. 严重。b. 轻微：房室瓣水平排列

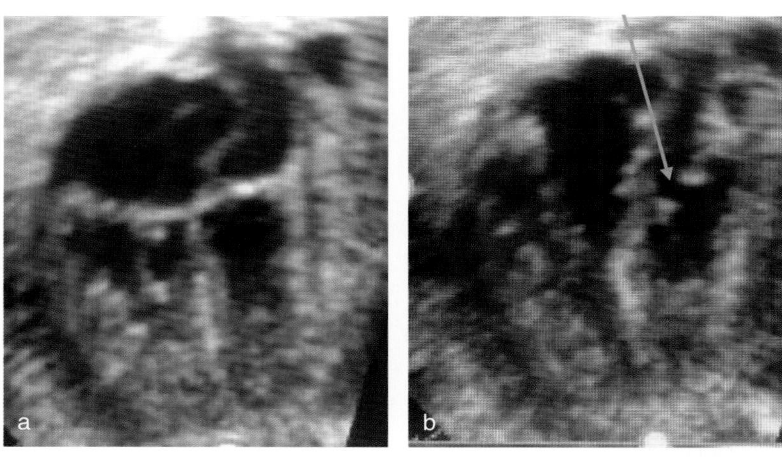

图 22.8 小的房室间隔缺损。a. 收缩期。b. 舒张期，有瓣裂（箭头）

房室连接和瓣膜水平的超声短轴横切面也同样有助于诊断。这些切面可显示共同房室瓣环的水平排列，二尖瓣前叶靠近室间隔（图 22.7a, 二尖瓣、三尖瓣在间隔上方如同“蝶翼”一样打开和关闭），并再现其解剖学特征：二尖瓣一个大的跨越室间隔的前上瓣叶，以及同样横跨间隔的后瓣叶和侧瓣叶。在室间隔完整的情况下，房室瓣的左右部水平地嵌入间隔嵴，出现有趣的“眼镜”现象（图 22.9）。特征性的“挖勺状”二尖瓣造成左室流出道延长，有时出现狭窄，如长轴切面上显示的典型“鹅颈”征（图 22.2）

在瓣器下方（图 22.10a），能够分辨出乳头肌和腱索的数量、大小、位置和功能。正常情况下，两组乳头肌（前组、后组）朝向与二尖瓣环相连的

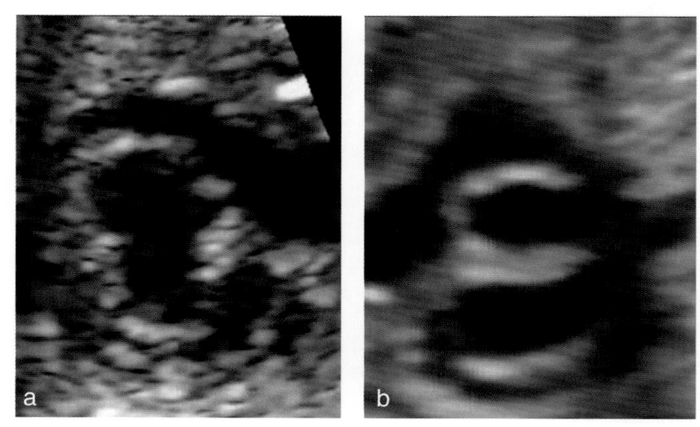

图 22.9 房室瓣水平短轴切面观。a. 完全性房室通道间隔缺损。b. 部分性房室间隔缺损

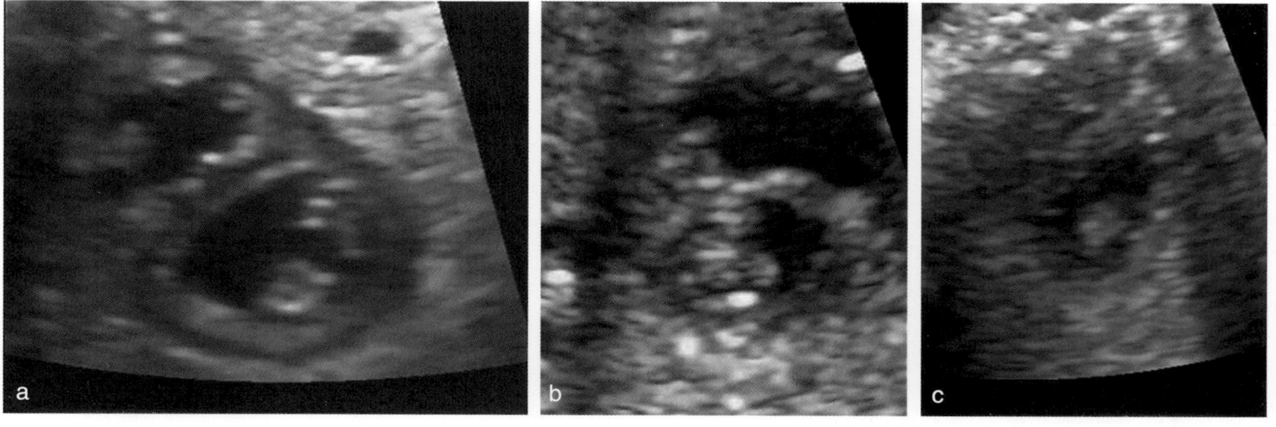

图 22.10 乳头肌短轴切面观察。a. 正常乳头肌。b. 二尖瓣闭合并逆时针旋转。c. 单一乳头肌

低位主动脉环。在房室间隔缺损中，乳头肌逆时针旋转（图 22.10 b~c），有可能附着于间隔，数量异常（1 个乳头肌，"降落伞"型，图 22.11）或位置异常（较高或外侧）；偶尔有两个二尖瓣口（图 22.12）。

房间隔缺损几乎在所有的病例中存在：房室间隔缺损的房间隔缺损可以被视为前庭部房间隔下部的缺失，因而接近于瓣膜平面。缺损大小在不同病例变化很大，一般范围为房间隔长度的 10% ~ 50%（在心房后壁的心房/心室平面测量）[27]。在某些情况下，房间隔可能完全缺失，表现为单心房，通常是左侧内脏异位的一部分（图 22.7a）。有时候，房间隔缺损可能很小，甚至没有。无论是产科超声医生还是胎儿超声医生，漏诊这类病例

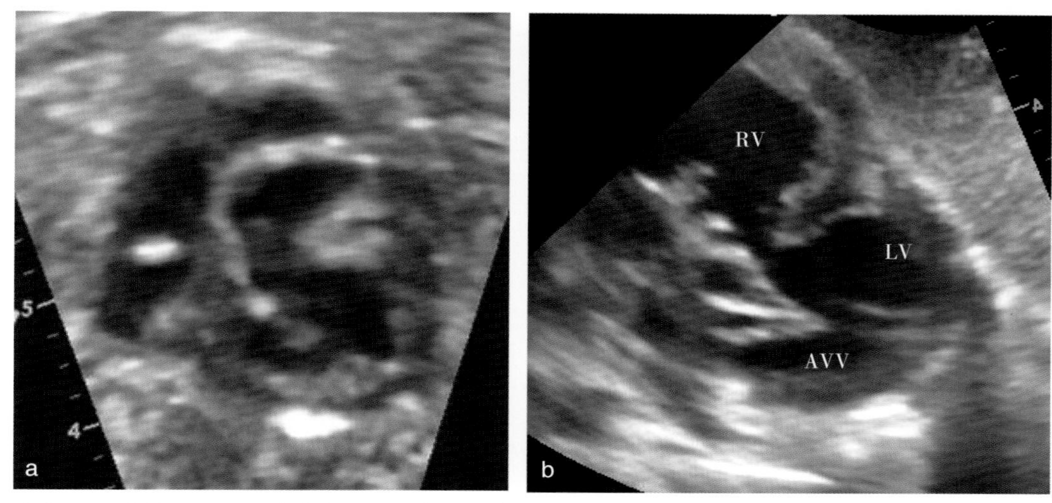

图 22.11 短轴切面观察单一乳头肌异常嵌入。a. 完全性房室间隔缺损。b. 腱索嵌入。LV= 左心室；RV= 右心室；AVV= 房室瓣

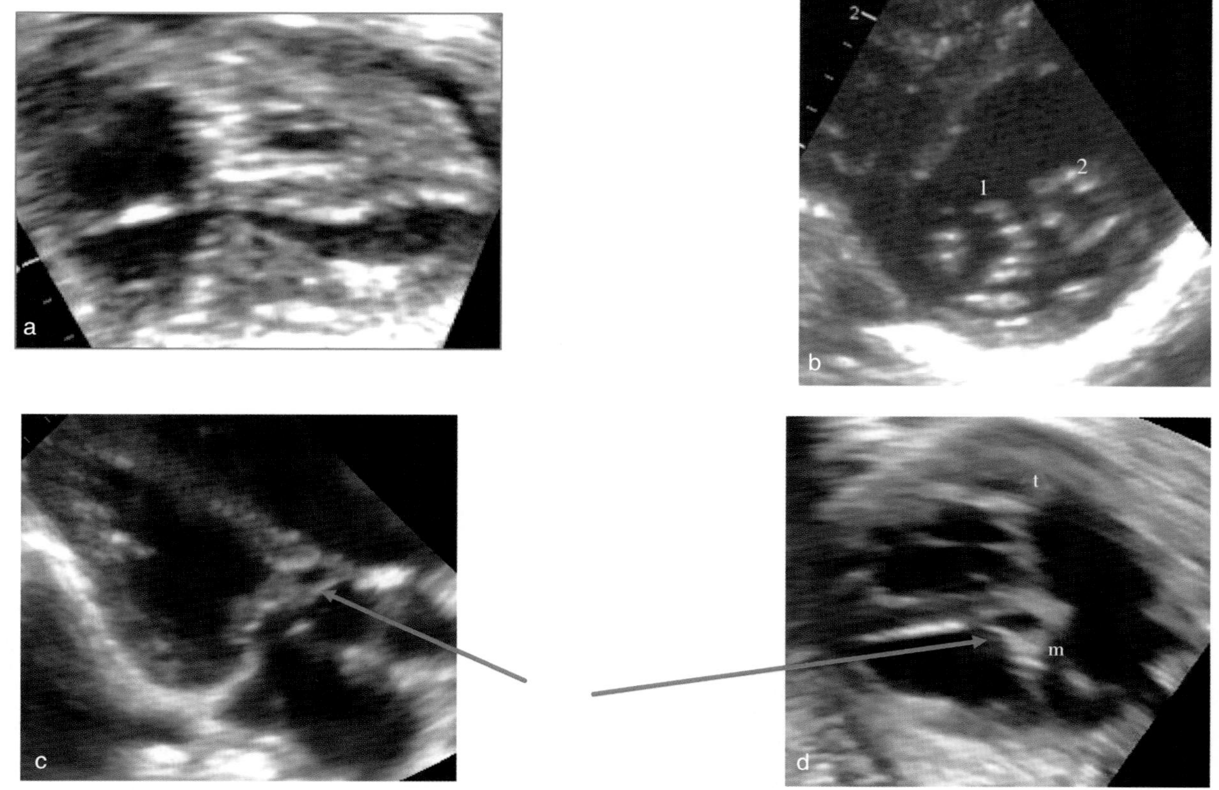

图 22.12 a. 胎儿双孔二尖瓣。b. 图 a 中患儿出生后的双孔二尖瓣（1，2 所示）。c. 腱索连接于主动脉瓣下间隔（箭头），左心室－主动脉长轴切面观。d. 腱索连接于主动脉瓣下间隔（箭头），四腔心切面观。t= 三尖瓣；m= 二尖瓣；1= 开口 1；2= 开口 2

的可能性很高（图 22.7b）。只有在房室瓣水平观察时，才可能怀疑房室间隔缺损[28]。同样，必须仔细检查附壁二尖瓣叶，以评估瓣器质量，有时二尖瓣会发育不良，并可检测到二尖瓣裂（图 22.8）。

75% 的患者存在室间隔缺损。在这种畸形中，它们累及位于房室瓣平面“流入部室间隔”的后部。连接在室间隔嵴的腱索可能掩盖其下方的缺损。这可能会迷惑检查者，使检查者误以为室间隔完整，导致漏诊。

心室间隔缺损的范围从完全没有任何室间隔结构（单心室心脏或“二腔心”，通常属于内脏异位的一部分）到小的限制性交通，有时甚至看不到。在某些情况下，只有与房室间隔缺损无关的膜周或小梁部缺损。完全没有室间隔缺损的情况极罕见。房室环的水平排列可能是房室间隔缺损存在的唯一线索[4,29-30]，甚至没有二尖瓣裂；然而，这些胎儿患唐氏综合征的风险增加[31]。相反，有些情况可能会被过度诊断为房室间隔缺损，如继发于心内型肺静脉异位引流或永存左上腔静脉的冠状窦血流增加及冠状窦扩张，可能被误认为房室间隔缺损。

房室间隔缺损根据其室间隔解剖结构可分为两大类（图 22.4）[32-33]。

· 部分性房室间隔缺损：只有原发孔型房间隔缺损，无典型的流入部室间隔缺损。这类房室间隔缺损聚焦于四腔心和短轴切面，可观察到二尖瓣裂（图 22.8）；室间隔流入部完整，仅有膜周室间隔或小梁部缺损。这些病例可划分为部分性（有人称其为“过渡型”）。与所有房室间隔缺损一样，唐氏综合征的患儿发病率较高（约 10%）[34]。

· 完全性房室间隔缺损包括特殊的房室位置和二尖瓣异常（二尖瓣裂隙），合并原发孔型房间隔缺损和位于室间隔后部的流入部室间隔缺损。流入部室间隔缺损也可能是孤立的，没有原发孔房间隔缺损，甚至没有任何瓣膜异常。唐氏综合征的患儿发病率较高（约 40%），特别是均衡型或合并畸形者（心脏畸形：残存左上腔静脉或法洛四联症。心外畸形：消化系统异常或所有可能增加单基因综合征的相关异常）。

筛查效果与解剖异常的严重程度有关。在严重病例中，根据前文所述的规则，任何产前超声系统检查都应包括四腔心切面的观察，这足以满足目前对严重先天性心脏病（CHD）进行产前检查的要求。在低风险人群中，单心室心脏或大的间隔缺损应该在妊娠中期进行的系统检查中发现，甚至可以更早（图 22.13）。若四腔心切面仅观察到小型室间隔缺损或间隔完整甚至接近正常时，诊断可能非常困难。此外，技术上的难点可能会妨碍四腔心的观察。图 22.14 和图 22.15 说明这个诊断很容易被忽略。如前所述，如果非专科超声医生时常关注四腔心和短轴切面的房室位置，并将可疑病例进行反复观察或转诊给儿科心脏病医生或其他胎儿超声医生，这些局限性就可能会被克服。

◆ 影响预后的因素

新生儿的症状不一定与解剖畸形的严重程度有关。如果没有明显的房室瓣解剖畸形或明显的

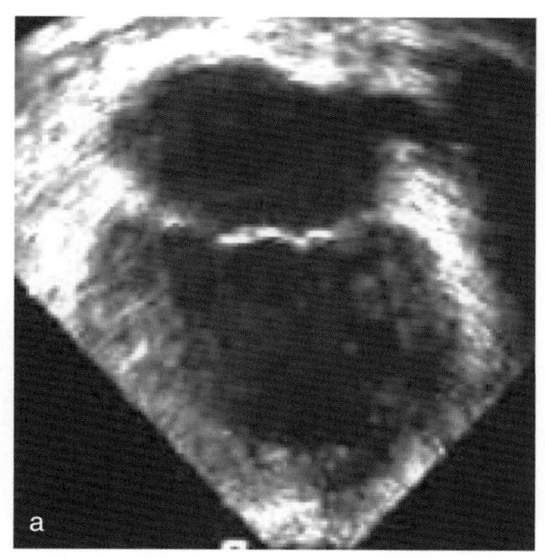

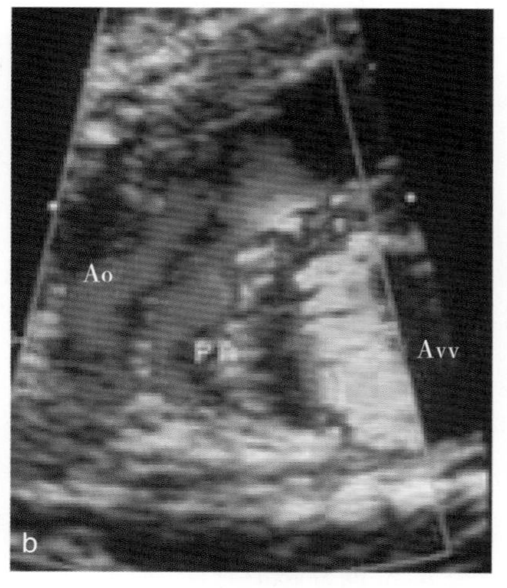

图 22.13 二腔心超声图像。a. 共同房室瓣关闭不全。b. 彩色多普勒超声显示大量房室瓣反流。Ao= 主动脉；Avv= 房室瓣

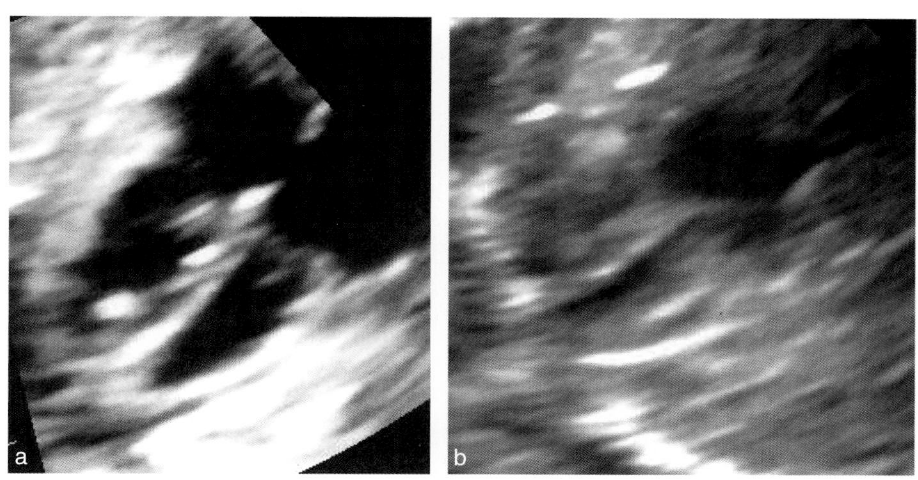

图 22.14 假阳性风险。a. 假阳性风险。发现了一个继发孔房间隔缺损而忽略了一个小原发孔房间隔缺损。b. 同一患儿，房室瓣未见异常

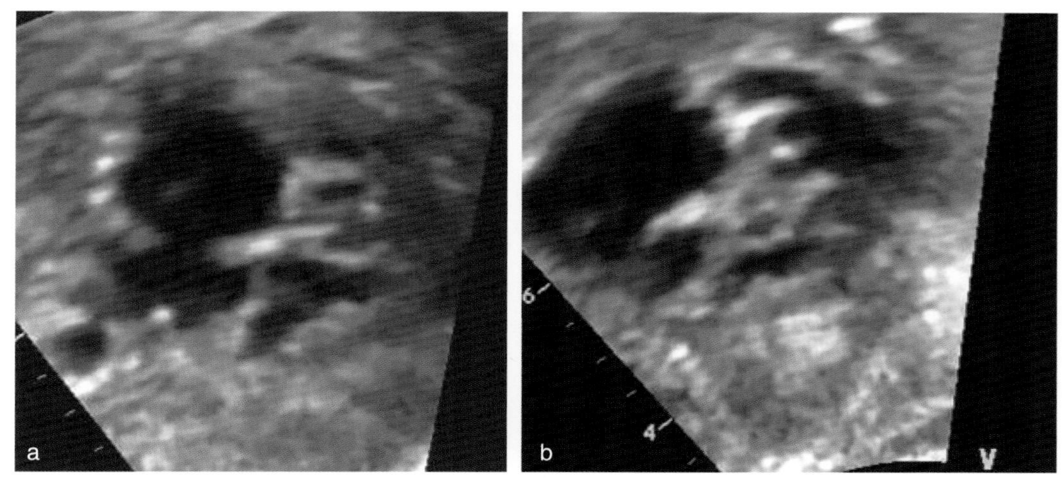

图 22.15 假阳性风险。a. 接近正常。b. 同一患儿，房室间隔缺损的二尖瓣形态

关闭不全，大的室间隔缺损在临床上是可以耐受的。事实上，肺的高阻力状态存在会暂时“保护”新生儿免受肺过度充血的临床影响。但实际上这种“临床保护作用”也同样是危险的，尤其是在唐氏综合征婴儿中，会导致其不可逆的肺阻力增高。因此，即便是姑息性手术通常应在 3 个月前实施，以避免不可逆的肺动脉高压进一步发展至 Eisenmenger 综合征。这些可能发生的后遗症突显了产前诊断的重要性。

修复心脏四腔心结构及恢复两个大动脉的正常连接是 CHD 外科矫治的核心。必须重申的是，房室间隔缺损严重程度的概念相当宽泛，从简单的解剖形式到二腔心（图 22.13）或单心房。这些严重的畸形虽然不一定致命，但超出了满意的解剖矫治范围，加之可以进行早期产前诊断，因此引发了是否继续妊娠的重大伦理问题。房室间隔缺损解剖结构的可变程度与各部分畸形手术修复的潜在可能性之间存在相关性。单心房通常是左侧内脏异位的组成部分，并不影响心房分隔。这种畸形的严重程度通常取决于二尖瓣瓣器或静脉引流的解剖异常，以及完全性房室传导阻滞，甚至在妊娠早期检查中就可以看到右侧位的左心耳（图 22.16）。

室间隔很短或缺如本身并不影响生存。如果没有并发致命性或导管依赖性畸形，大多数新生儿甚至那些受到严重影响的新生儿也可能自然存活。然而，对于此类患儿，双心室（解剖）修复肯定是不可能的，只能行单心室姑息性矫治（Fontan 循环）。

某个瓣器发育不良并导致围生期反流，会增加实施手术矫治的难度[35]。同样，连接在室间隔

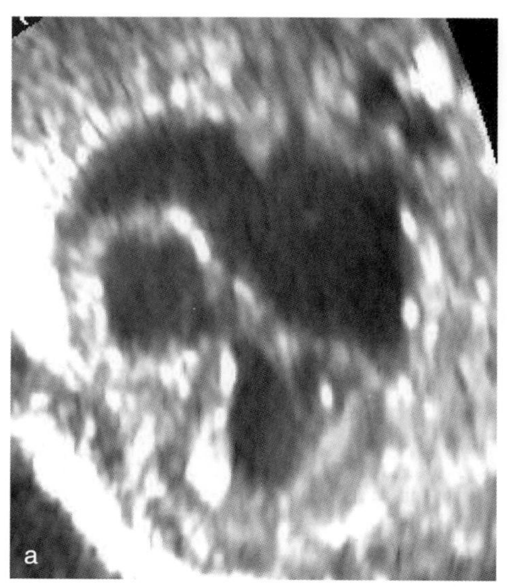

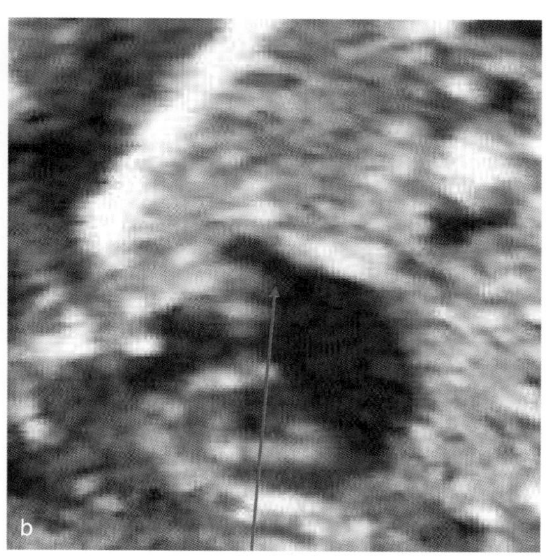

图 22.16 a. 单心房。b. 早孕期，注意右侧的左心耳（箭头所指，呈手指形）

上，导致左室流出道狭窄的腱索，有时很难处理。这些异常的二尖瓣腱索连接，即使表现为轻度解剖畸形，也会增加房室间隔缺损的可能性（图 22.15）。

必须仔细评估心室的发育和大小。解剖性双心室矫治需要心室和房室环的适当平衡[36–37]。在唐氏综合征房室间隔缺损患儿中，有时还伴有如法洛四联症和永存左上腔静脉等其他畸形，但左右心室通常是均衡的。事实上，所有类型的染色体或单基因综合征都可能存在[38–39]。左心室可能为优势心室，右心室不同程度的发育不良有时很严重（图 22.17a）。反之，若右心室为优势心室（左心室不同程度的发育不良有时很严重），可能合并发育不良的左心室、二尖瓣闭锁或严重发育不良（图 22.17b）。不均衡的心室结构可能导致下游结构畸形，其中一些畸形是可以矫治的，如主动脉缩窄。在那些功能性病变中，左心室术后恢复是可能的[40]（图 22.18）。区分功能性小心室和左心发育不良的特征，对于避免过度诊断与房室间隔缺损相关的左心发育不良综合征至关重要。这些主要发生在部分房室间隔缺损的病例中。新生儿的病程取决于二尖瓣瓣器的解剖和功能及左室流出道梗阻的存在（隧道状）。有时可能需要多次干预。由于这些原因，对部分房室间隔缺损的患儿而言，并不意味着是轻症，心室发育均衡的完全性房室间隔缺损可能更容易进行外科手术修复。

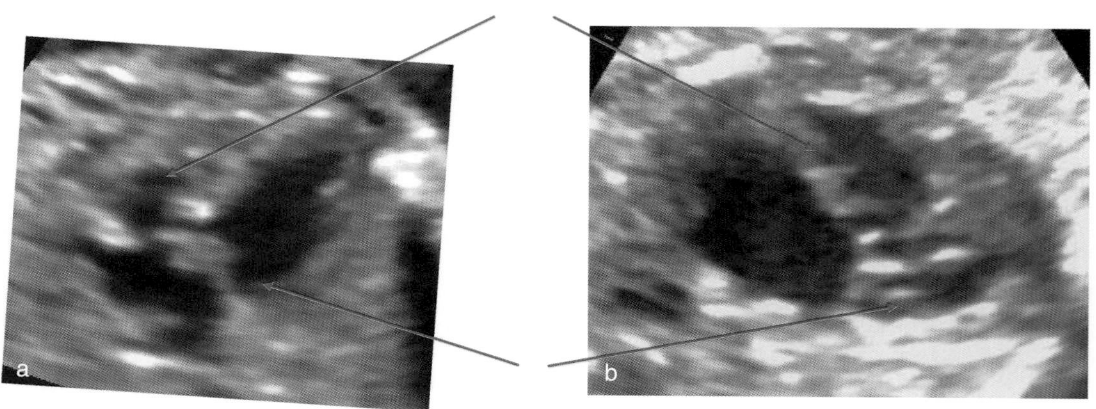

图 22.17 房室间隔缺损非均衡的心室。a. 左侧为主导。b. 右侧为主导（上箭头所示为右心室，下箭头为左心室）

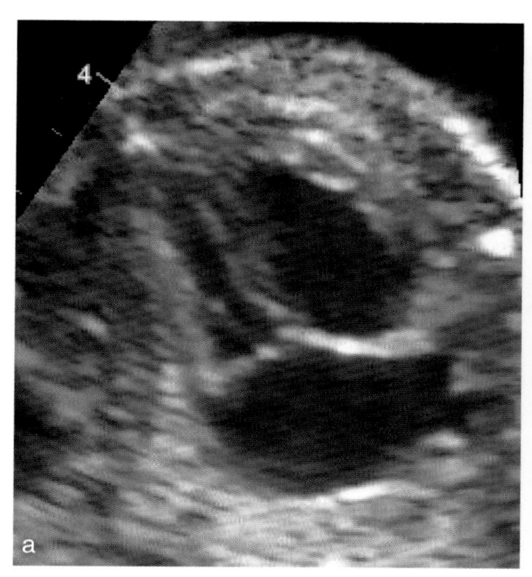

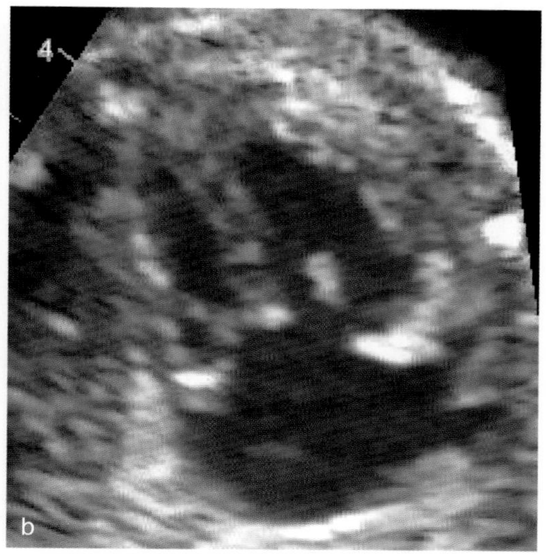

图 22.18 部分性房室间隔缺损合并主动脉缩窄：右心室优势，左心室形态正常

◆相关畸形

除了合并与房室间隔缺损本身相关的心脏畸形外，也可能合并许多其他类型的心脏畸形。发现任何畸形后都必须对胎儿心脏进行仔细检查。少数几种畸形是产前致死性的，如严重瓣膜关闭不全，特别是并发房室传导异常的内脏异位或心肌病（肥厚或致密化不全，图 22.19）。并发畸形可能会使预后变差，并增加手术难度。

合并法洛四联症的患者并不罕见，应及时转诊给遗传咨询部门进行检测（唐氏综合征或 18 三体综合征的可能性大于 22q1.1 微缺失）。更复杂的圆锥动脉干畸形，如法洛四联症伴肺动脉闭锁和大动脉转位，以及所有类型的右心室双出口，在肺前向血流得以维持的情况下并不致命，但往往难以修复（图 22.20）。这些畸形通常是内脏异位综合征的一部分（右侧最常见，也会出现于左侧），如果合并完全型肺静脉异位引流，尤其是膈下变异型，则特别严重（图 22.21）。如果房室间隔缺损合并房室位置异常或右心室双出口，则可能诊断为左侧内脏异位或右侧内脏异位。然而，在单心房、奇静脉连接或房室传导阻滞的情况下，左侧异位的可能性更大。

与房室间隔缺损相关的心外畸形

从遗传学角度来看，房室间隔缺损的所有变异都是染色体异常的重要标志，主要是 21 三体。它最常见于均衡型的完全性房室间隔缺损病例，也可能发生在部分性房室间隔缺损或合并流入间隔缺损型病例，甚至发生在孤立的二尖瓣裂并异常连接于室间隔的病例。大约一半的房室间隔缺损病例

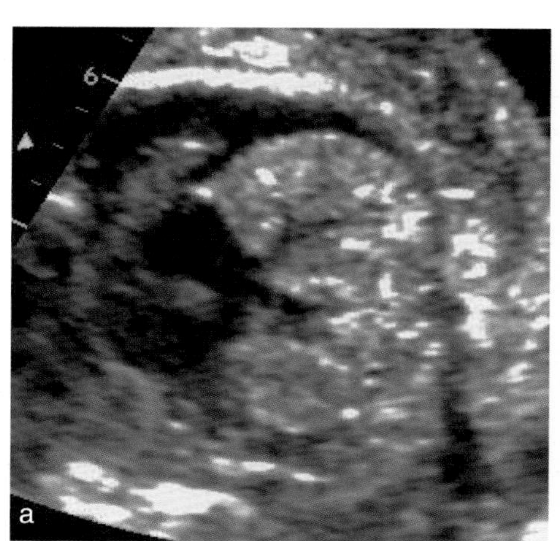

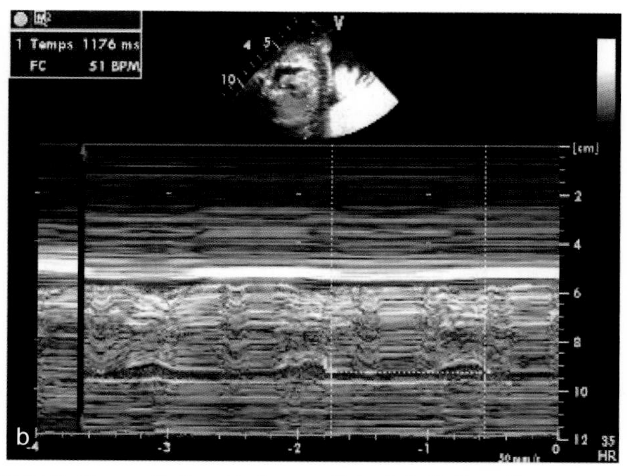

图 22.19 产前诊断为致死性的房室间隔缺损。a. 并发心肌病。b. 并发房室传导阻滞

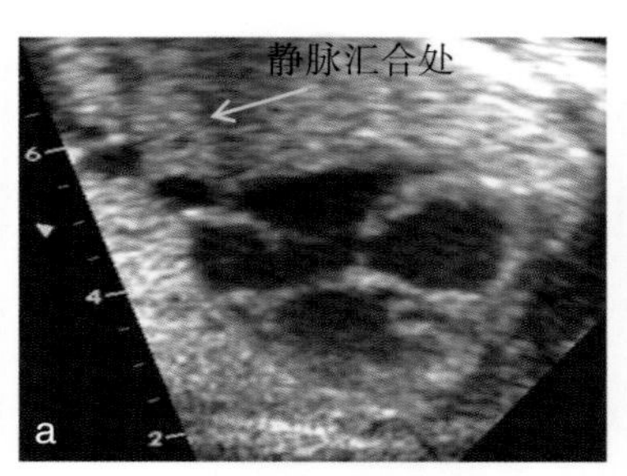

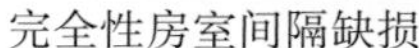

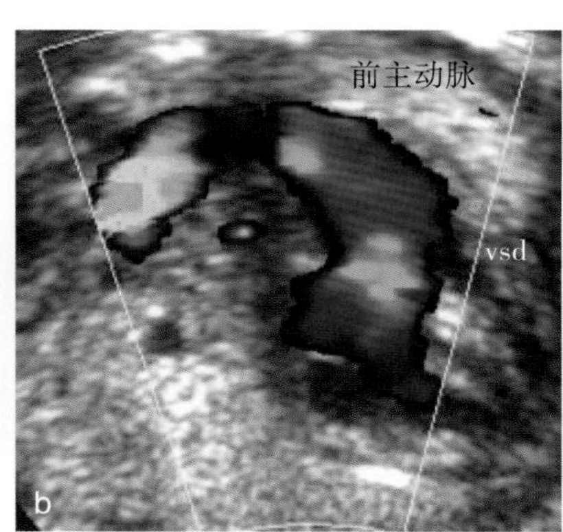

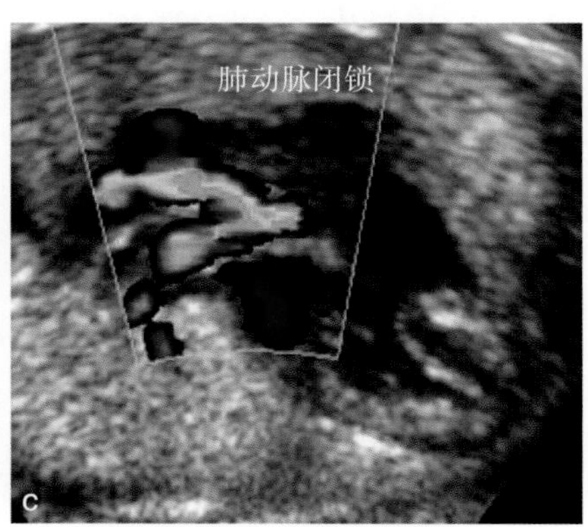

图 22.20 胎龄 25 周，房室间隔缺损。a. 合并右心室双出口。b. 合并肺动脉闭锁。c. 完全型肺静脉异位引流。vsd= 室间隔缺损

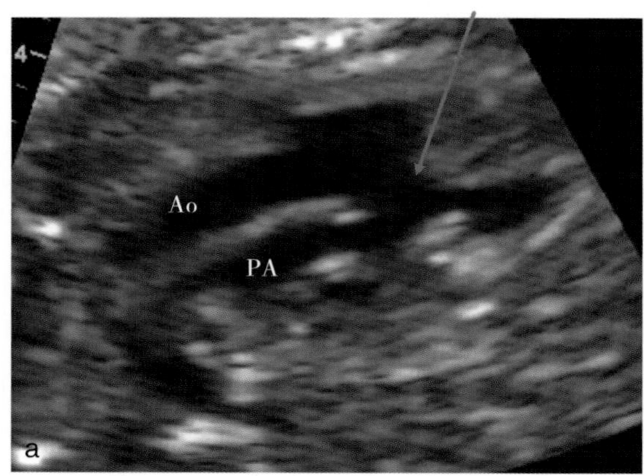

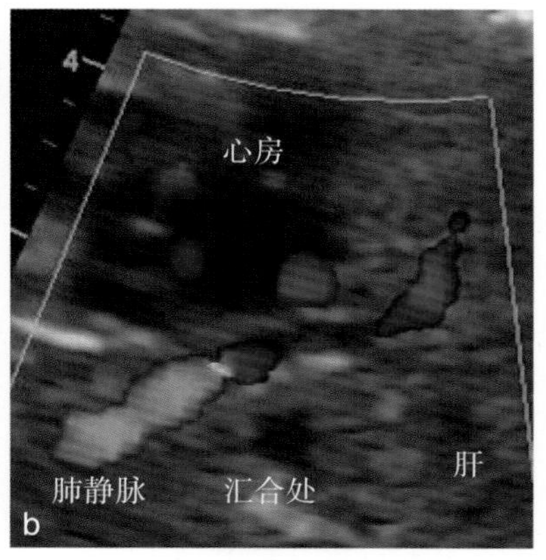

图 22.21 完全性房室间隔缺损。a. 合并完全大动脉转位和完全型肺静脉异位引流（箭头，完全房室间隔缺损）。b. 难以根治型房室间隔缺损（心下型完全型肺静脉异位引流）。Ao= 主动脉；PA= 肺动脉

同时患有唐氏综合征，但只有 25% 的唐氏综合征患者伴房室间隔缺损 [15]。这表明了畸形的多因素起源有基因修饰剂因子参与 [9]，如已被证实为房室间隔缺损危险因素的 CRELD1 和 VEGFA[15]。许多染色体异常可能与之相关，如 18 三体或微缺失（8p、3p）。事实上，有可能遇到所有变异类型，我们必须通过新的基因技术进行研究。房室间隔缺损也可能是许多综合征表型的一部分，包括 Holt-Oram 综合征、Ellis-van Creveld 综合征、Smith-Lemli-Opitz 综合征和 CHARGE 综合征。房室间隔缺损在内脏异位综合征中也极为常见（超过 80%）。这表明侧向基因在房室连接正常发育中有重要作用 [16]。最后，主要因为原发于第二生心区后部异常的房室间隔缺损患者，可能合并第二生心区前部的发育异常，如法洛四联症，特别是在唐氏综合征患者中 [17]。

常规超声检查就可以诊断房室间隔缺损，然而小或微小的解剖病变可能更具挑战性。由于房室间隔缺损常与其他心脏疾病、心外畸形或遗传性疾病并发，产前诊断在低风险人群中的重要性日益凸显。为达到这一目标，普通超声医生应接受辨别可疑解剖畸形的培训，并由可以确认诊断、评估预后和决定围生期治疗的具有三级资质医院的产科超声医生和儿科心脏病医生监督。对于不断发展变化的复杂心脏畸形，产前检查提高了胎儿和新生儿的治疗管理水平 [41]。

参考文献

[1] Anderson RH, et al. Word J Pediatr Congenit Heart Surg, 2010, 1:59–67.

本章完整参考文献，请扫描以上二维码在线查看。若需下载，请登录 www.wpcxa.com“下载中心”下载。

第 23 章 心室双入口

Astrid Hellmund, Ulrich Gembruch

引　言

左心室 / 右心室双入口（DILV/DIRV）或心室双入口（DIV）是一种无法确定的单一心室起源的罕见先天性心脏病（CHD），其发病率在活产儿中为 0.08‰~0.1‰，占所有 CHD 的 1.25%~1.8%[1-3]。属于构成功能性单心室的多种心脏疾病之一。当两个正常发育的心房分别通过右侧房室瓣和左侧房室瓣连接到心室流入部未被分隔的一个共同心室时，会形成双流入型单心室[4-5]。

然而，在许多病例中，其中一个房室瓣是闭锁的，因此很难区分心室双入口和其他诸如三尖瓣闭锁等形式的功能性单心室。此外，关于单心室心脏的命名也存有争议。

病因学

我们对心室双入口相关病因或流行病学知之甚少。曾有单心室畸形的家族聚集性或兄弟姐妹合并其他 CHD 的报道，但较为罕见（2.8%）。一项 223 例单心室畸形研究发现，102 例左心室双入口患者中只有 1 例其兄弟姐妹（0.5%）存在 CHD，而那些更复杂的单心室畸形患者有更多的兄弟姐妹患有心脏疾病（5%）[3]。一项研究表明，这与父系吸烟和饮酒有关[2]。单心室患者染色体有可能异常，但很少见（2/223，0.9%）[3]。然而，单心室心脏畸形，特别是共同流入型，常并发左侧或右侧同型异构[2,4]。

命　名

有许多描述功能性单心室的术语，如共同心室、单心室、原始心室、单室心和心室双入口等。然而，大多数人同意将单心室分为三种形态。

- 左心室型伴或不伴退化右心室。
- 右心室型伴或不伴退化左心室。
- 不确定型或混合型。

进一步的亚型可以通过心房位置（正 / 反位和不定位）、房室连接类型（双入口、右侧缺如或左侧缺如）[6]、右手型或左手型心室结构及心室 – 大动脉连接（一致、不一致、双出口主动脉、单出口主动脉、单出口肺动脉干和共同动脉干）等进行划分[4]。

心室形态

左心室双入口、右心室双入口或混合型单心室可通过心室形态特征（如小梁结构、乳头肌和间隔表面）区分[7]。左心室心肌表面光滑，肌小梁细小，而右心室心肌不规则且室壁表面粗糙。大多数情况下，产后心血管造影检查可明确心室形态[8]。一项研究中，476 例接受 Fontan 手术患儿通过血管造影确定了心室形态。优势左心室者占 72%，优势右心室者占 16%，心室形态不确定者占 1%[9]。相反，中国一项对 60 例心室双入口患者进行（年龄从 1 天到 15 岁）超声心动图检查的研究发现：优势右心室占 60%（36/60），优势左心室占 28%（17/60），心室形态不确定占 12%（7/60）；大多数右心室双入口合并右心房异构现象（30/36），而左心室双入口占 5/17，心室形态不确定者占 6/7[10]。

约 60%~80% 心室双入口是流入形态左心室（左心室双入口）。这种情况下，常有一个发育不良的小右心室通过室间隔缺损、球室孔或心室流出孔与单心室交通。这两个术语描述了相同的形态结构，即优势心室和发育不良的流出心室腔之间的交通[11]。未发育的流出心室腔可能位于右前侧或左前侧。

其他形式的心室双入口，包括右心室双入口（5%~25%）、混合形态心室和未分型心室（＜5%）[4]。右心室型单心室经常与内脏心房异位有关，特别是右侧同型异构。未发育的左侧心室腔位于心室的后下侧或膈侧。在未分型单心室中，常见各种流出道、房室瓣和肺静脉的畸形，这可能会使病情复杂化。

无孔瓣左心室双入口与三尖瓣闭锁的形态学区别

右侧房室连接缺失、左心房与优势左心室相连，这种情况传统上被称为三尖瓣闭锁。相反，如果心房顶壁和心室之间存在连续性，即房室连接存在，同时合并瓣膜闭锁时，此种功能性单心室被称为左心室双入口。此外，如果是三尖瓣闭锁，发育不良的右心室位于心室基底的前上部，同时小梁结构在右侧；而在心室双入口中，位于前上未发育流出心室腔的小梁部可在心室基底的左侧、右侧或前方[5]。在大多数心室双入口中，心室－动脉连接不一致[5]。而在典型的三尖瓣闭锁患者中，心室－动脉连接不一致和一致的比例几乎相等，一项纳入 54 例三尖瓣闭锁患者的研究显示，其发生率分别为 46.3% 和 51.9%[12]。

流出道畸形

流出道位置一般不正常，起自单心室或未发育流出心室腔都有可能。右心室发育不良而心室－动脉连接正常的心室双入口被称为 Holmes 心脏，这种心脏较少见。在所有左心室双入口病例中，心室－动脉连接一致者约占 15%[13]。1823 年 Andrew Holmes 首先报道了左心室双入口畸形，粗大的主动脉起源于左心室，位置正常的小流出心室腔合并肺动脉瓣下狭窄，通过相当小的球室孔和左心室相通[14]。Cifarelli 等人报道了 4 种可能的 Holmes 心脏，其中未发育的右心室腔位于右侧或左侧，且左侧房室连接存在或缺如[15]。

在左心室占主导地位的情况下，球室孔几乎全被肌肉包绕，其大小及限制程度对起源于球室孔后原始流出腔室大血管的发育非常重要。然而，右心室双入口的球室孔通常位于膜周，两根大血管都可以起源于占主导地位的右心室，因而卵圆孔的大小就显得没那么重要了[5]。

如果是限制性球室孔，由小流出心室腔发出的血管通常也很细小。因此，患者常合并主动脉缩窄或肺动脉狭窄。一项对 43 例右心室双入口活产胎儿进行产前检查的研究显示，49% 合并体循环梗阻，28% 合并肺循环梗阻，只有 21% 没有流出道梗阻[16]。

体循环流出道梗阻，如主动脉瓣下狭窄或闭锁，可能在出生时存在，也可能在出生后出现。最常见的先天性主动脉瓣下狭窄出现在左心室双入口合并右心室发育不良和大动脉转位，通过一个小的球室孔为体循环提供血液供应。在这些病例中，肺动脉狭窄不常见。相反，肺动脉流出道狭窄病例的球室孔比较大，主动脉瓣下狭窄少见。然而，此类患儿即使有肺动脉流出道梗阻，出生后很少出现或进展为主动脉狭窄。右心室型心室双入口胎儿也可能出现或进展为主动脉流出道梗阻。这类病例，主动脉流出道狭窄位于心室漏斗褶和漏斗间隔之间[4]。

此外，大血管连续性异常可能表现为肺动脉中断或主动脉弓中断，必须进行评估。尽管在此类患者中可能存在各种类型的心脏畸形，但静脉连接异常的情况很少见。

鉴别诊断

心室双入口和左心室双入口的鉴别诊断包括三尖瓣闭锁、左心发育不良及非均衡型房室间隔缺损（表 23.1）。

表 23.1　单心室心脏畸形的鉴别诊断

· 三尖瓣闭锁合并室间隔缺损
· 左心发育不良综合征
· 非均衡性房室间隔缺损
· 心室双入口
· 室间隔完整型肺动脉闭锁（右心发育不良）
· 内脏异位综合征

超声诊断

在心室双入口胎儿心脏超声检查中，四腔心切面显示异常，仅有 1 个心室，无室间隔（图 23.1，图 23.2）。如果在超声条件允许的情况下，胎儿早期超声心动图可以发现这些征象[17]。另外，胎儿

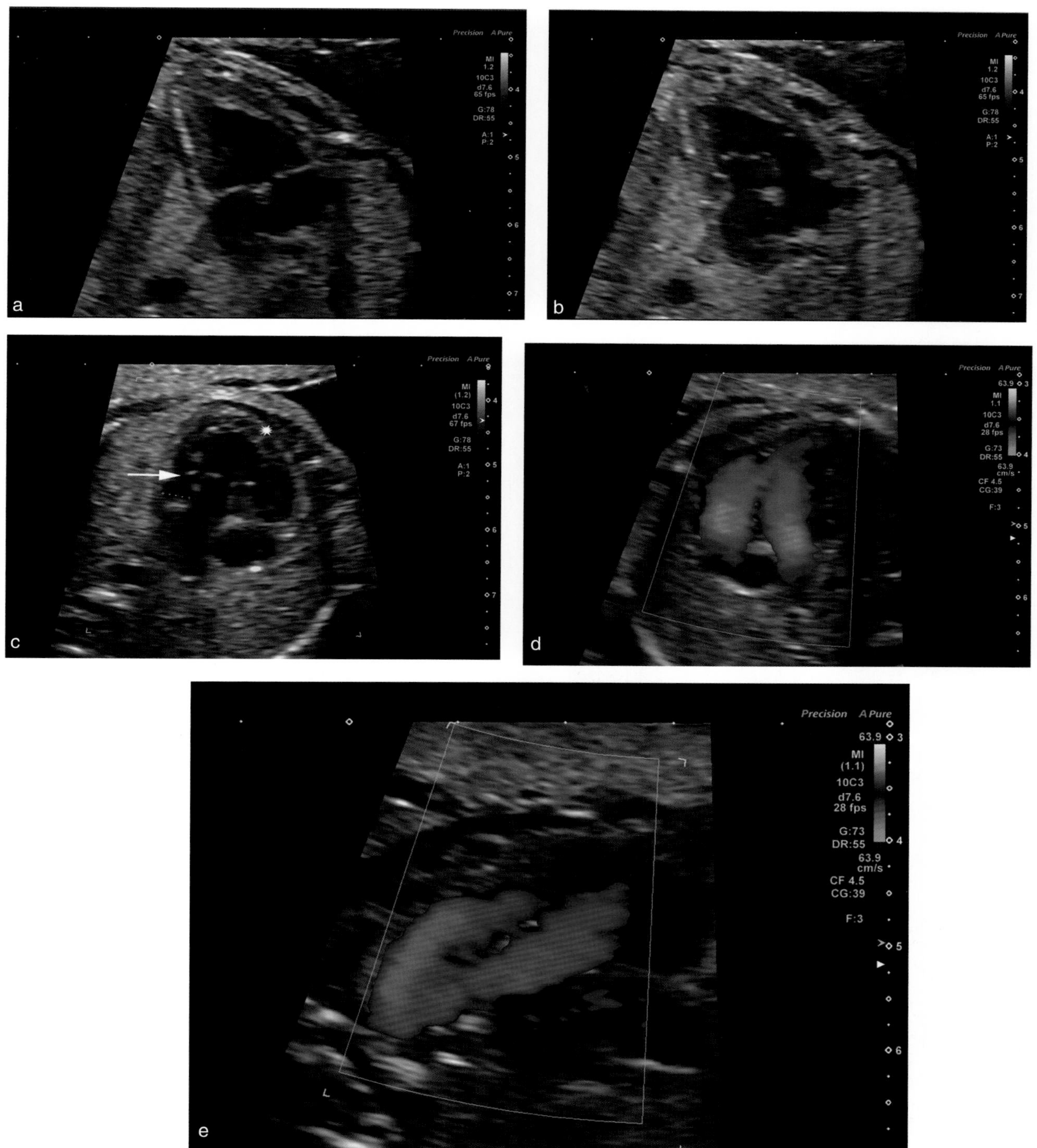

图 23.1 a. 妊娠 22^{+5} 周右心室双入口胎儿。两个正常心房通过两个房室瓣开口于单心室。在四腔心切面中无法看到发育不良的流出心室腔。b. 两个正常心房通过两组开放的房室瓣连接一个未被分隔的心室。c. 小的流出心室腔位于主心室的左侧（白色箭头）。主心室的小梁粗糙且不规则，表现为右心室形态（白色星形）。d. 彩色多普勒成像证实血液经两组开放的房室瓣流入一个未被分隔的心室。e. 流出道向右异位平行发出：主动脉起源于优势右心室；肺动脉干起源于小的左侧流出心室腔，无梗阻

颈部透明层厚度增加可能是先天性心脏缺陷的非特异性提示 [18]。

如前所述，两个心房连接单一心室是诊断心室双入口的必要条件。如果两个功能完整的房室瓣引流入一个心室，诊断显而易见。然而，在其中一个房室瓣闭锁的情况下，鉴别诊断难度增加。三尖瓣闭锁与左心室双入口伴右侧房室瓣闭锁的胎儿超声心动图表现非常相似。如上所述，很多

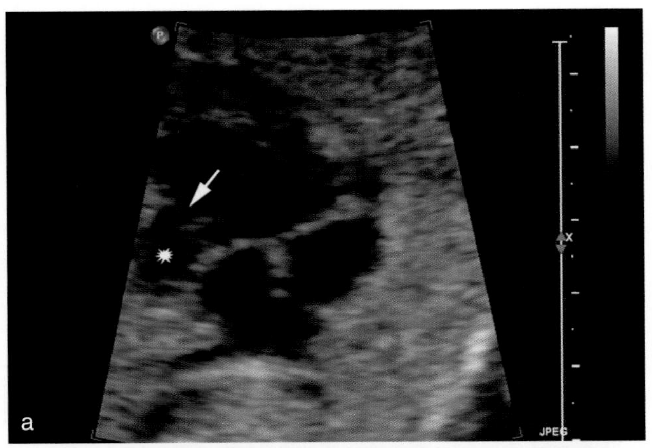

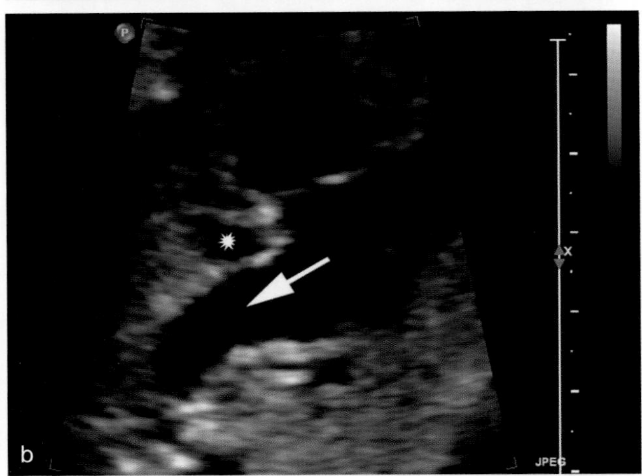

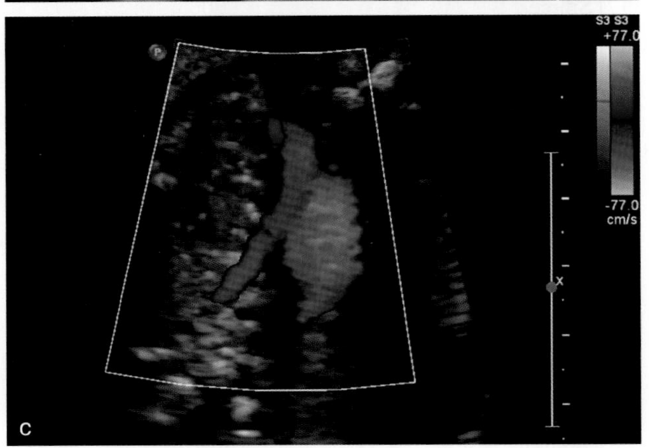

图 23.2　a. 妊娠 20^{+1} 周左心室双入口胎儿。两个心房，两组独立且开放的房室瓣开口于单一心室，在一个小的右流出心室腔（白色星形）可以看到球室孔（白色箭头）。b. 大动脉左异位伴主动脉狭窄（主动脉缩窄，白色星形）和粗大肺动脉流出道（白色箭头）。c. 彩色多普勒成像显示，狭窄的主动脉内血流（合并主动脉缩窄）和粗大肺动脉

病例可通过小梁结构等解剖特征确定优势心室的形态。

不同于发育不良的左心室或右心室，左心室双入口的未成熟右心室腔在四腔心切面看不见，但可以在主心室左侧或右侧的头侧平面看见。在某些病例中观察发育不良的流出心室腔和球室孔很困难。更常见的情况是，小的流出心室腔位于主心室左侧，大动脉左异位发出。如果小的流出心室腔位于右侧，大动脉则呈右异位发出或与心室 - 大动脉连接一致，肺动脉起源于小的流出心室腔。彩色多普勒超声检查能提供更多有关房室瓣开放及血流通过限制性球室孔的信息。由于大小不匹配，可以观察到流出道梗阻情况。

相关心外表现

单心室心脏常与心脏位置异常，如左侧或右侧异构等相关，需与内脏异位相鉴别。

左心室双入口虽然可能合并心外畸形和染色体异常，但很少见 [19-20]。然而，在一组诊断为左心室双入口的 65 例胎儿中，3 例胎儿合并非染色体异常（囊性湿疣 1 例，先天性膈疝 2 例），1 例合并 XXY 综合征，1 例合并 18 三体综合征。在另一组 106 例出生后确诊的患儿中，10% 合并心外先天性异常或染色体异常（Goldenhar 综合征 1 例，DiGeorge 综合征 1 例）[16]。

妊娠过程

因为通常没有染色体异常及其他相关的心外畸形和心功能不全，所以大多数患病胎儿的妊娠过程平稳。然而，后续必须进行系列超声检查以追踪流出道梗阻或房室瓣功能不全的持续进展 [13]。

结　果

若无手术干预，单室心脏畸形婴儿出生后第 1 年存活率约为 38%，并在青年时期进一步恶化。所有心室双入口或左心室双入口患儿需要行单室化修复手术。如果患儿无肺血流梗阻，需要及时进行肺动脉环缩，限制其肺血流，以避免后续形成肺动脉高压 [13]。1999 年，一项关于接受手术治疗的 CHD 患儿的生存研究发现，在纳入的 815 569 例受试者中有 67 例心室双入口病例。报告表明，出生后第 1 周的存活率为 77.6%，6 个月后下降到 41.8%，1 年存活率为 38.8% 并持续到第 10 年 [1]。

2008 年的一份报告显示，有 65 例患儿产前确诊为左心室双出口，其中活产 43 例，另有 106 例

在出生后 3 个月内确诊（中位数为 3d）。1 个月、1 年、5 年和 10 年未进行心脏移植的新生儿存活率分别为 88%、82%、79% 和 76%。必须手术的新生儿预后较差，产前诊断不能提高产后存活率[16]。

另一项关于 312 例功能性单心室心脏畸形胎儿的研究显示，29 例为心室双入口，44 例为三尖瓣闭锁，72 例为左心发育不良。优势左心室双入口的胎儿 7 年未心脏移植的存活率高于优势右心室双入口胎儿[21]。

众所周知，流出道梗阻是影响产后生存的重要因素。左心室双入口合并大动脉转位和肺动脉流出道梗阻患儿，预期 1 年存活率为 90%，10 年存活率为 79%。而肺血流通畅、体循环流出道梗阻患儿第 1 年和第 10 年存活率分别为 36% 和 11%[22-24]。

最近一项对 105 例左心室双入口患儿进行随访的回顾性研究显示，随访中位时间为 7.7 年（范围 0.01~28 年），左心室双入口患儿总死亡率为 23%，5、15、25 年存活率分别为 89%、80% 和 63%。而心律失常和需要植入起搏器是死亡的独立危险因素。肺动脉闭锁或狭窄及肺动脉环缩术可以降低死亡率。性别、主动脉弓畸形和体循环流出道梗阻不是危险因素。该作者指出，体循环流出道梗阻并不是一个独立的死亡危险因素，但需要早期发现并及时治疗[25]。

患儿出生后也有可能进展为主动脉瓣下狭窄。研究者在肺动脉环缩术后的 43 例左心室双入口合并右心室发育不良和大动脉转位患儿中，发现 72% 主动脉瓣下狭窄。出现主动脉瓣下狭窄的平均间期为出生后 2.5 年[26]。狭窄进展的原因有多种解释，包括肺动脉环缩术后心肌肥厚加重导致球室孔变小，以及 Fontan 术后心室容积和跨球室孔压力阶差的变化。肺动脉流出道梗阻随着时间的推移而加重也很常见[4]。

该类患儿产后并发症除了流出道梗阻外，还包括肺血管梗阻或肺动脉高压，限制性房间交通患儿可出现进行性左心室肥大、心脏传导阻滞、进行性房室瓣反流及其导致的静脉压升高、血栓栓塞和蛋白丢失性肠病等。

总之，心室双入口和左心室双入口的新生儿预后因其心脏畸形的不同而有差异。

参考文献

[1] Samanek M, Voriskova M. Pediatr Cardiol, 1999, 20: 411–417.

[2] Steinberger EK, et al. Teratology, 2002, 65: 106–115.

[3] Weigel TJ, et al. Am J Cardiol, 1989, 64:768–771.

[4] Freedom RM, Yoo SJ. The double-inlet ventricle// Freedom RM, Yoo SJ, Mikailian H, et al. The natural and modified history of congenital heart disease. Elmsford: Wiley-Blackwell, 2003: 408–422.

[5] Anderson RH. Terminology//Anderson RH, MacartneyFJ, Shinebourne EA, et al. Paediatric Cardiology.Edinburgh: Churchill Livingstone, 1987: 65–82.

[6] Anderson RH, et al. Am J Cardiol, 1984, 54: 822–828.

[7] VanPraagh R et al. Am J Cardiol, 1965, 15: 345–366.

[8] Julsrud PR, et al. Pediatr Cardiol, 1997, 18: 208–212.

[9] Julsrud PR, et al. Am J Cardiol, 2000, 86: 319–323.

[10] Wang JK, et al. Am J Cardiol, 1993, 72: 85–89.

[11] Anderson RH. J Am Coll Cardiol, 1988, 11: 674–675.

[12] Berg C, et al. Ultrasound Obstet Gynecol, 2010, 35: 183–190.

[13] Weichert J, et al. Congenit Heart Dis, 2013, 8: 579–584.

[14] Dobell AR, Van Praagh R. Am Heart J, 1996, 132: 437–445.

[15] Cifarelli A, et al. Int J Cardiol, 1989, 25: 21–26.

[16] Tham EB, et al. Am J Cardiol, 2008, 1021: 1652–1656.

[17] Smrcek JM, et al. J Ultrasound Med, 2006, 25: 187–196.

[18] Wald NJ, et al. Prenat Diagn, 2008, 28: 1094–1104.

[19] Abuhamad A, Chaoui R. A practical guide to fetal echocardiography: normal and abnormal hearts. 2nd edn.Philadelphia: Lippincott Williams and Wilkins, 2010:229–234.

[20] Gidvani M, et al. AJP Rep, 2011, 1: 123–128.

[21] Beroukhim RS, et al. Ultrasound Obstet Gynecol, 2015, 45: 657–663.

[22] Franklin RC, et al. J Thorac Cardiovasc Surg, 1991, 101: 767–776.

[23] Franklin RC, et al. J Thorac Cardiovasc Surg, 1991, 101: 917–923.

[24] Franklin RC, et al. J Thorac Cardiovasc Surg, 1991, 101: 924–934.

[25] Lan YT, et al. J Am Coll Cardiol, 2004, 43: 113–119.

[26] Freedom RM, et al. Circulation, 1986, 73: 758–764.

本章完整参考文献，请扫描以上二维码在线查看。若需下载，请登录 www.wpcxa.com“下载中心”下载。

第 24 章

右心病变

Julene S. Carvalho

概 述

本章讨论了影响右心结构的两种情况，即室间隔完整的肺动脉闭锁和三尖瓣闭锁。从形态学角度看，这是两种截然不同的疾病。然而，根据严谨的序列节段分析法，它们彼此在病理生理学上有一些重叠。因而，手术策略也可能有重叠。

室间隔完整型肺动脉闭锁

引 言

室间隔完整型肺动脉闭锁（PAIVS）是一种罕见的畸形，其解剖特点的多样性，以及采取优化管理措施以提高患儿存活率和降低发病率之挑战，深深吸引着儿科心脏病学家。对该畸形的首次描述可以追溯到 17 世纪末和 18 世纪中期 [2–3]。然而，最近的一些出版物增强了我们对其解剖变异和病理生理学意义的理解。

PAIVS 常被描述为“右心室发育不良”，但是最好避免使用这个术语，因为此类患者的右心室并不总是发育不良，右心室发育不良不是 PAIVS 的特异性病理特征。实质上，PAIVS 在室间隔完整的情况下可发生肺动脉流出道完全梗阻（瓣膜或瓣下水平）。这通常与右心室发育不良有关，表现为室壁肥厚、肌束肥大、右心室高压。冠状动脉畸形很常见，也会发生变异。少数病例有严重的三尖瓣反流、右心室扩张、室壁变薄、心室压降低。

右心室很小的 PAIVS 通常在妊娠中期通过胎儿四腔心切面超声检查得以诊断（图 24.1a~c）。肺动脉闭锁或严重狭窄也可在早孕期和中孕早期得以诊断（图 24.2a~b）。一般在妊娠 18~22 周时，右心室大小相对正常（图 24.3a），因此这些病例可能在筛查中被忽略。这一点很重要，因为右心室发育可能受损，导致出生时心室体积变小。在肺动脉瓣膜性闭锁或严重肺动脉狭窄的情况下，可以考虑通过胎儿期干预来解除流出道梗阻，以期保留右心室的大小和功能。

无论形态学变化和产前病史如何，PAIVS 新生儿均表现为动脉导管依赖性循环，因此需要立即进行内科或外科治疗以维持血流动力学稳定。治疗策略将取决于流出道梗阻性质和右心室结构能否维持中长期双心室循环。

发病率

PAIVS 约占先天性心脏病（CHD）的 1%~3%[4–5]，然而来自瑞典的一项为期约 20 年（1980—1999 年）的人群研究显示，活产儿 PAIVS 的发病率是 4.2/10 万，无性别差异 [6]。另一项英国 – 爱尔兰多中心协作人群研究（1991—1995 年）发现，活产儿 PAIVS 总发病率与瑞典研究相似，为 4.5/10 万（共 186 例）[7]。新英格兰地区婴儿心脏计划 [4] 和巴尔的摩 – 华盛顿婴儿研究计划 [8] 报道的活产儿发病率较高，分别为 7.1/10 万和 8.1/10 万。在英国 – 爱尔兰系列研究中，确实出现了显著的地域差异，英格兰和威尔士的发病率较低，而爱尔兰和北爱尔兰地区的发病率较高。由于后一项研究也包括胎儿 PAIVS 病例，可以理解为产前诊断对产后发病率的变化产生影响。86 例胎儿产前诊断明确后，有 61% 终止妊娠，有 4% 自然死亡。在英格兰和威尔士，活产儿 PAIVS 发病率高达 5.6/10 万，在没有实行终止妊娠的爱尔兰和北爱尔兰地区则没有变化。这清楚表明胎儿产前诊断对产后发病率有显著影响。最近，美国一个全国性大型住院患者数据库（包括 2008 年所有出生住院患者）的数据显示，活产儿 PAIVS 的发病率为 3/10 万，其中男性与女性发病比例为 0.5 : 1[9]。

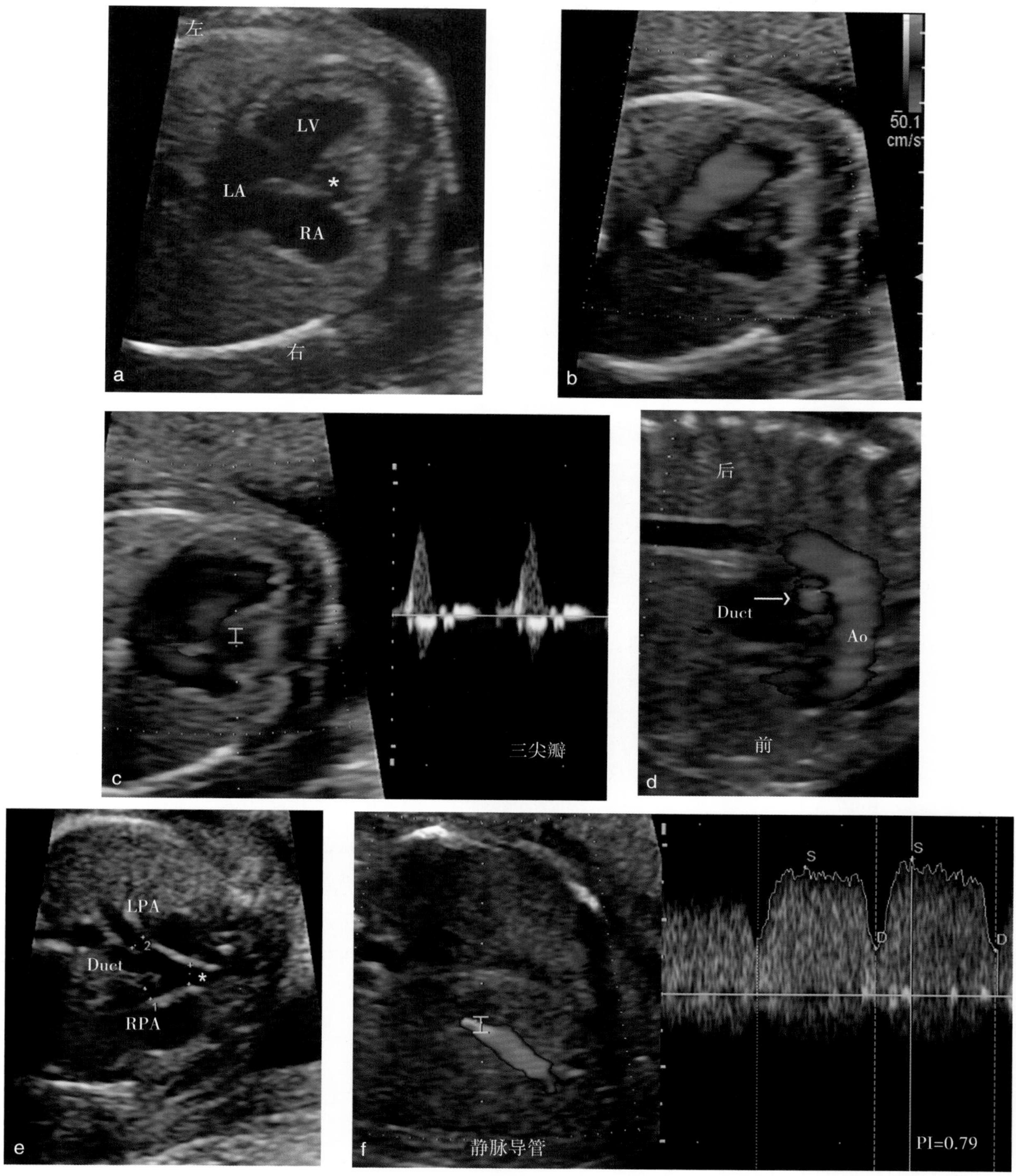

图 24.1 妊娠 22 周胎儿肺动脉肌性闭锁，室间隔完整，右心室小。a ~ c. 超声心动图四腔心切面显示小右心室腔（星号）。b. 可见狭小的三尖瓣，有前向彩色血流。c. 脉冲多普勒波形呈单相异常血流（右图）。d. 主动脉切面。注意动脉导管的异常位置和彩色反向血流。e. 右室流出道切面。星号表示 1 个小的有盲端的主肺动脉。注意，右肺动脉分支与左肺动脉分支通畅且粗细合适：RPA=1.6mm（Z 值为 −1.8），LPA=2mm（Z 值为 +0.13）。f. 脉冲多普勒超声图显示静脉导管正常的血流模式和搏动指数。LA= 左心房；LV= 左心室；RA= 右心房；Duct= 动脉导管；Ao= 主动脉；LPA= 左肺动脉；RPA= 右肺动脉；PI= 搏动指数

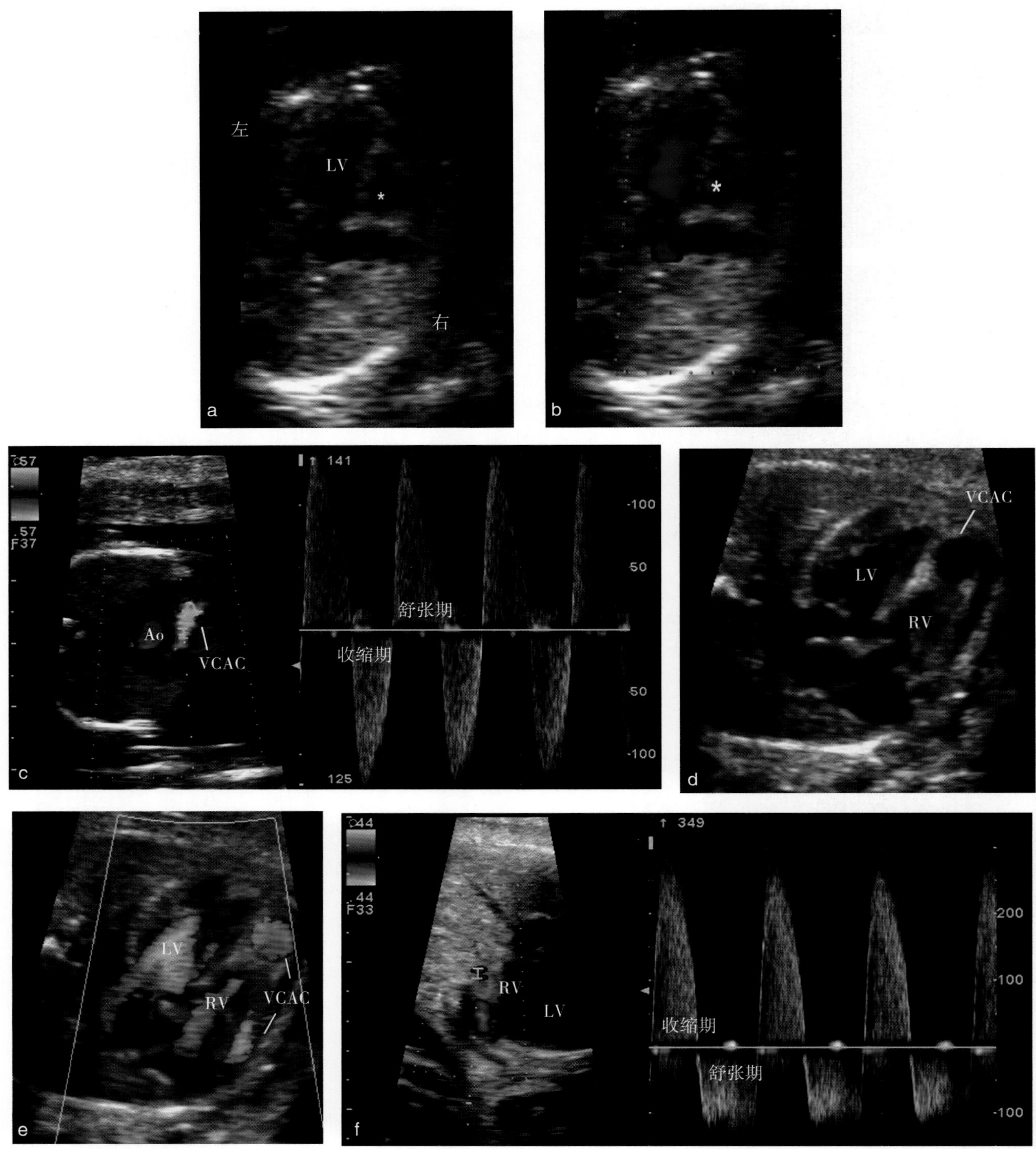

图 24.2 妊娠 16 周（a~c）和 22 周（d~f）胎儿室间隔完整型肌性肺动脉闭锁。妊娠 16 周时：a~b. 星号表示小的右心室腔。c. 粗大的心室－冠状动脉连接（VCAC）。左侧彩色血流图像显示 VCAC，右侧脉冲波多普勒图形显示舒张期血液流向右心室，收缩期血液流向主动脉。妊娠 22 周时：d~e. 注意右心室流入部较小，右心室心尖处有一个异常腔隙，这是粗大 VCAC 的一部分。f. 脉冲多普勒显示 VCAC 内收缩期血流速度高达 350cm/s，提示狭窄。该病例不适合手术。Ao= 主动脉；LV= 左心室；RV= 右心室

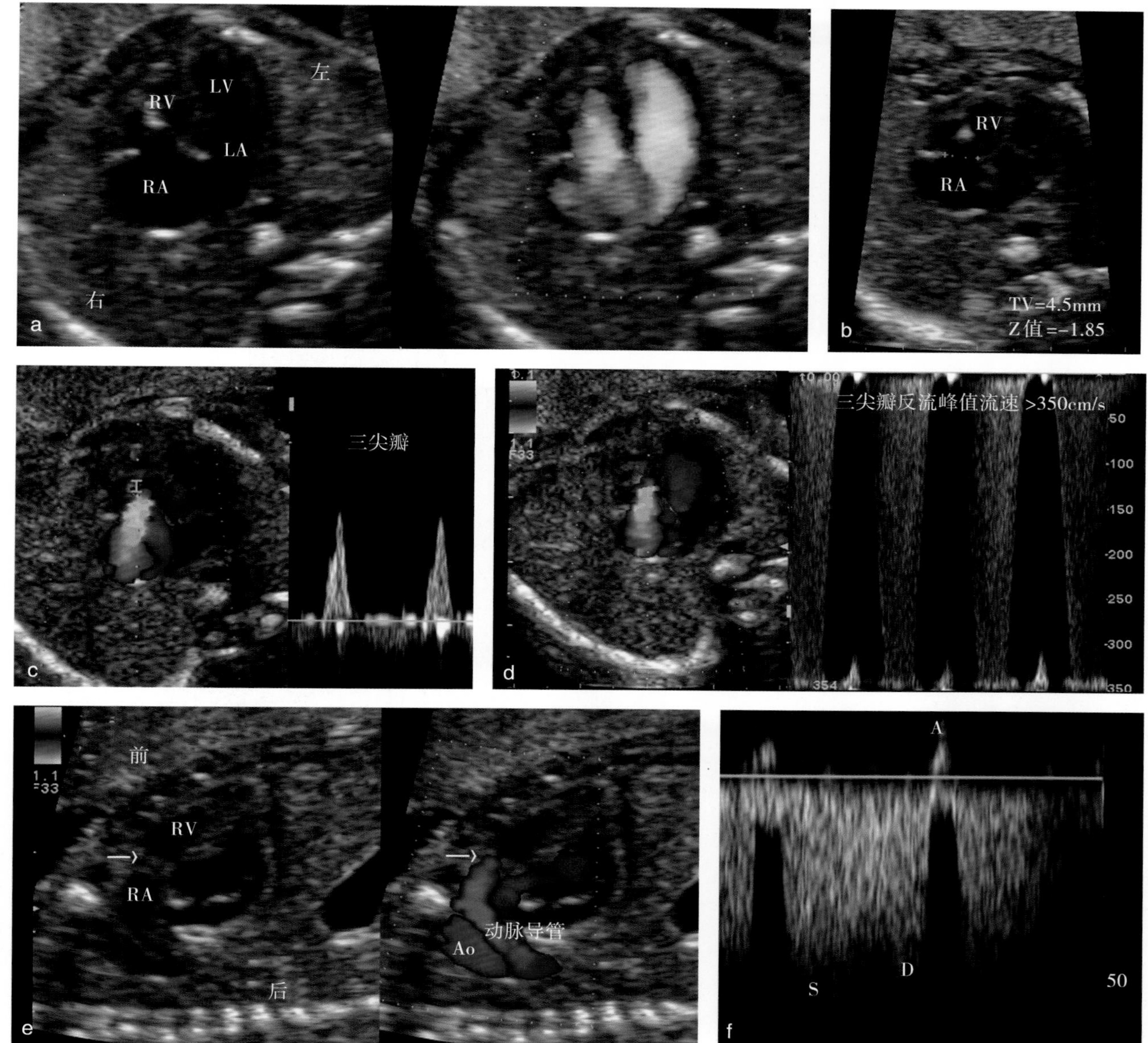

图 24.3　妊娠 20 周胎儿室间隔完整型膜性肺动脉闭锁的心脏超声图，右心室大小尚可。a. 四腔心切面可见右心室肥厚，心尖部肌肉生长过度（左图），右室腔尚好，彩色血流图（右图）示右心室长度与左心室相似。b. 三尖瓣大小预示着产后双心室循环修复的潜力（Z 值为 −1.85）。c. 三尖瓣血流的脉冲多普勒波形呈双相模式。d. 三尖瓣反流的峰值流速显示右心室压力升高（约 55mmHg）。e. 右室流出道切面图。注意瓣膜闭锁区域（箭头）和通过动脉导管的逆向血流冲击闭锁瓣膜。f. 静脉导管搏动指数高。该病例出生后实施了双心室修复术。A= 心房收缩；Ao= 主动脉；D= 舒张；PA= 肺动脉；S= 收缩；RV= 右心室；LV= 左心室；RA= 右心房；LV= 左心房；TV= 三尖瓣

解剖特点与超声检查

在序列节段分析中 [1]，PAIVS 患儿通常心房位置正常，房室连接一致，可出现左位主动脉弓，当然也可能房室和心室动脉连接不一致 [10]。虽然比较罕见，但我们在产前系列观察中已发现 1 例。PAIVS 的右心室形态可以从最常见的右心室腔偏小（图 24.1，图 24.2）到右心室扩张（图 24.4）。因此，大多数 PAIVS 胎儿心胸比例正常，但也可能有不同程度的心脏增大。心胸比例增加导致的最差情况是心脏“心壁贴胸壁”，通常预后不良 [11]。肺动脉分支有共汇，通常由左侧动脉导管供血 [12]，但也有肺动脉分支无共汇，由双侧导管供血的报道。肺血流来源于体 – 肺侧支动脉的情况比较罕见 [13]。

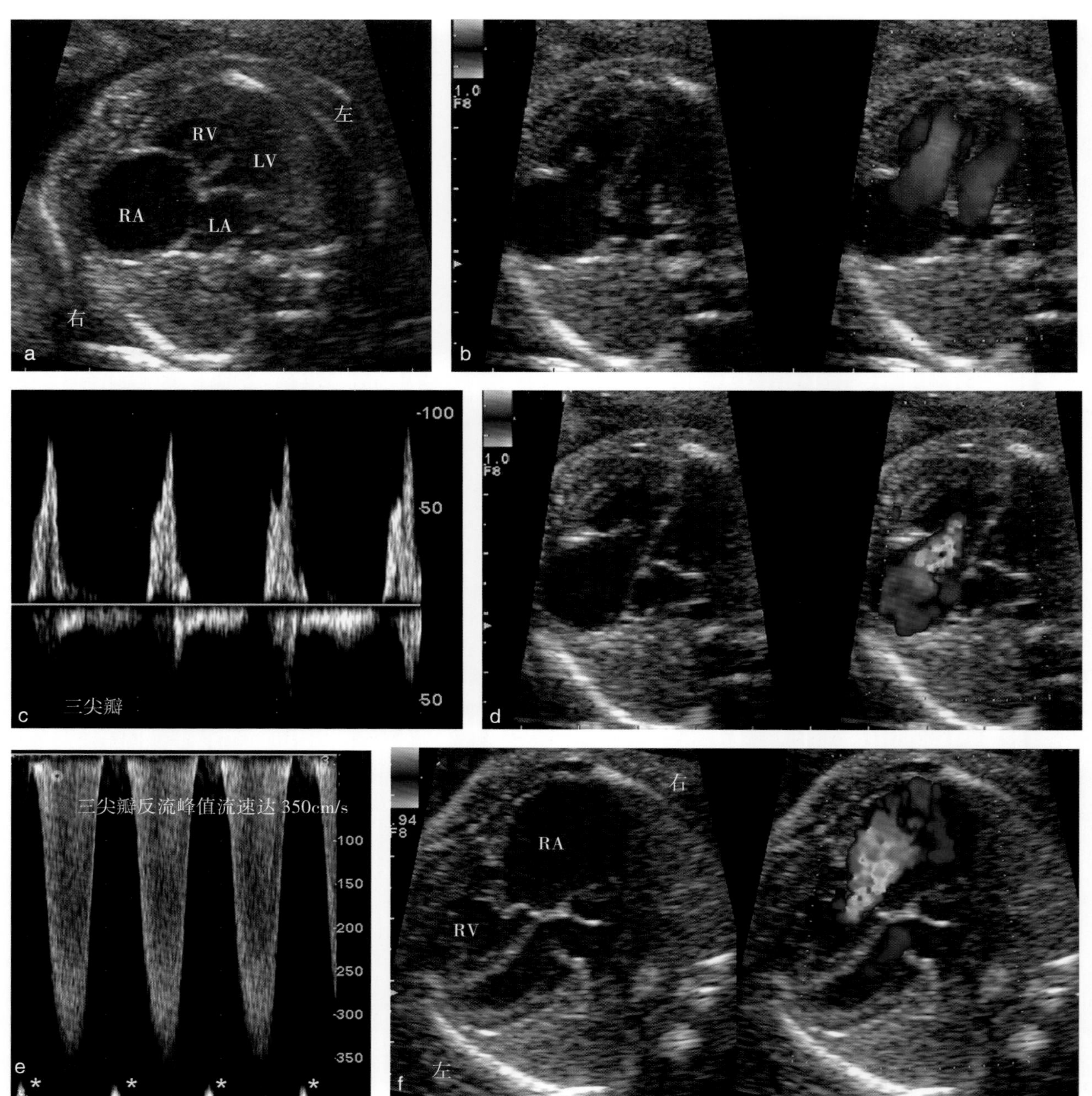

图 24.4 妊娠 22 周（a~e）和 25 周（f）胎儿室间隔完整型肺动脉闭锁，心脏扩大。a~b，d. 22 周时，四腔心切面显示右心房和右心室明显扩大。b. 舒张期：进入右心室的血液的彩色血流信号比进入左心室的宽。c. 三尖瓣血流双相。d. 收缩期：注意收缩期三尖瓣瓣叶对位失败（左图），彩色血流成像显示大量反流（右图）。e. 三尖瓣反流的峰值速度显示右心室压力升高（约 55mmHg）。f. 妊娠 25 周，四腔心切面显示"心壁贴胸壁"心脏，右心房和右心室扩张。LA= 左心房；RV= 右心室；LV= 左心室；RA= 右心房

◆ PAIVS 患儿的右心室、三尖瓣和右心室漏斗部

尽管 PAIVS 心脏右心室有 3 个组成部分（流入部、小梁部、流出部）[14]，然而由于不同程度的心室肥厚和腔内肌肉过度生长，导致其中 1~2 个部分消失。这种心室被相关术语命名为"单部心室""两部心室"或"三部心室"[15]。单部心室是指心室仅有单一流入部，两部心室是指心室由两部分组成，三部心室是指三部分都存在。出生时，三部心室比二部心室更常见（59%），而单部心室占比不到 8%[16]。

三尖瓣形态多变。其直径通常表示为"Z 值"或测量值（本例为三尖瓣直径），测量值为偏离已知患者数值（本例为胎儿数值）总体平均值的标准差。在儿童中 Z 值通常以体表面积为标准，而在胎儿中

可以根据股骨长度、双顶径或胎龄来计算[17-19]。三尖瓣可能会发生严重狭窄，单部心室和双部心室通常有 1 个小房室瓣。总体而言，出生时三尖瓣平均 Z 值为 -5，但变异相当大[16]。重度瓣膜反流与瓣环扩张有关，瓣膜发育不良常伴或不伴随瓣叶向心尖移位，后者是 Ebstein 畸形的一个特征，约 10% 病例伴有这种畸形[16,20]。在 PAIVS 伴大量三尖瓣反流的最严重类型中，右心室腔可能明显扩张，心肌会变薄，形成“心壁贴胸壁”心脏，其中一些病例，闭锁更可能是功能性的，而不是解剖性闭锁。

PAIVS 流出道梗阻的形态学特征最常见于瓣膜水平，当瓣叶融合，漏斗未闭时，也称膜性闭锁。在英国 – 爱尔兰研究中瓣膜闭锁占 75%，其余为漏斗部消失的肌性闭锁。在这一组病例中，没有孤立性漏斗部闭塞。

右心室流入部、小梁部和流出部等组成部分的解剖变异性，可反映在胎儿超声心动图观察到的大量图像中。从四腔心切面超声图像可以看到，右心室可能因心尖部闭塞而缩小（图 24.1a~b）。伴有小而狭窄的三尖瓣，多普勒超声可显示异常的短时单相波形（图 24.1c）。如果存在三尖瓣反流，也是微不足道的。在这些病例中，流出部肌肉过度生长，常导致漏斗部闭锁（图 24.1e），因此具有单部心室的特征。有时，心内膜的强回声可能反映了心内膜弹性纤维组织增生。

PAIVS 的另一个极端类型为右心室和右心房扩张（图 24.4）。通常与三尖瓣畸形有关，表现为瓣叶发育不良和瓣缘卷曲，合并或无心尖移位（Ebstein 畸形）。瓣膜直径可能大于正常值。彩色血流图像显示重度三尖瓣反流。大多数 PAIVS 右心室压力升高，脉冲或连续多普勒信号显示高速三尖瓣喷射性反流（图 24.4e）。低速反流意味着可能是功能性而不是解剖性肺动脉闭锁，也就是说，由于三尖瓣大量反流导致肺动脉瓣没有前向血流。

在这两种极端心室形态之间，四腔心切面可能显示右心室接近正常大小，伴发育良好的流入部和心尖部（图 24.3）。然而，仔细检查会发现心室壁增厚（图 24.3a），心肌收缩力下降。三尖瓣常有高速反流，可根据彩色血流图像及时识别（图 24.3c~d）。这些右心室通常是三部结构，在肺动脉瓣膜水平闭锁（即膜性闭锁），漏斗部几乎总是发育良好（图 24.3e）。肺动脉瓣表现为增厚，活动性差。

◆心室 – 冠状动脉交通和右心室依赖性冠状动脉循环

1926 年 PAIVS 的病理标本[21]和 1964 年血管造影[22]第一次描述右心室腔和冠状动脉系统之间的异常连接。10 年后，Freedom 和 Harrington[23]认为这些交通作为流出道闭锁的右心室血流的被动出口，引起舒张期冠状动脉血流减少而致心肌缺血。从此，其对于 PAIVS 患儿预后的重要性被进一步认识[24]。

这些交通曾被称为“冠状窦隙”，但最好避免使用这个术语，因为它是不正确的[24]。心室 – 冠状动脉交通（VCAC）或瘘管是此类交通的更好描述，这些交通由或多或少扩张的毛细血管床和心外膜下冠状动脉之间厚壁的、扩张的心肌小梁间隙构成[25]。通常，VCAC 可出现在 PAIVS 合并右心室发育不良、三尖瓣狭窄，以及心室壁肥厚患儿中，患儿心尖部和流出部消失，导致右心室压力超过体循环压力。患病胎儿中，冠状动脉异常多见于心室较小者[26]。合并三尖瓣瓣叶畸形和大量反流的右心室扩张、薄壁、非高压病例，不合并 VCAC。

这种交通可能导致右心室依赖性冠状动脉循环（RVDCC），意味着充足的冠状动脉血流依赖于右心室的高压将血液从其腔内通过 VCAC 灌注冠状动脉。当右心室减压时，例如，外科手术或导管解除流出道梗阻时，这样的循环会受到损害。当右心室和冠状动脉之间有连接，而冠状动脉本身和主动脉没有连接或心外膜下主要冠状动脉明显狭窄时，RVDCC 诊断可以成立。文献回顾表明约 2/5 的 PAIVS 病例会发生 VCAC，其中，约 1/5 有 RVDCC[24]。这与一项人群研究中的 8% 的发病率相似[16]，但低于某三级中心报道的 72 例血管造影患者 39% 的发病率[27]。后者几乎所有肌性闭锁（96%，23/24）均合并 RVDCC，而膜性闭锁 RVDCC 发生率是 10%（5/46）。此外，冠状动脉口闭锁仅见于肺动脉肌性闭锁（14/23）。

扫描 VCAC 胎儿主动脉根部和右心室心肌时，将彩色血流图速度标尺设置（图 24.2）在相对较低的水平（~30cm/s），可以系统评估 VCAC。通常在略高于五腔心切面的胎儿胸部横断位上进行观察（图 24.2c）。脉冲多普勒显示双向血流（图 24.2c、f），舒张期前向血流速度较低，收缩期反向血流速度较高[28]。这种连接在妊娠早期能观察到[29]。我们也观察到 1 例妊娠 16 周合并粗大的 VCAC。胎儿出生后出现心肌功能障碍，经评估无法手术（图 24.2）。然而，一般来说，产前 VCAC 鉴别本身不能区分哪些患者合并 RVDCC。

◆肺动脉

尽管PAIVS病例存在肺动脉共汇是普遍现象，但在胎儿超声心动图检查中进行观察，以记录其大小及随孕期的生长情况仍很重要。通常可以在胎儿胸部的横切面上观察到肺动脉分支。在膜性闭锁伴肺动脉瓣增厚、右室漏斗部与主肺动脉解剖连接的病例中更容易见到。这些膜性闭锁病例，主肺动脉发育较好，动脉导管位置正常（图 24.3e）。因此，二维超声成像的三血管切面图可能正常。但是，彩色血流图显示动脉导管内逆向血流。矢状面可以看到导管和降主动脉之间角度正常（钝角，图 24.3e）。这个角度反映了在早期发育阶段，肺动脉曾有来自右心室的前向血流。也就是说，重度肺动脉狭窄进展为肺动脉闭锁[30]。

相反，如果动脉导管起源于主动脉弓下，与主动脉形成锐角（图 24.1d）。这表明妊娠早期的血流方向为从主动脉到肺动脉[30]。这种情况下，导管通常呈乙状结肠样弯曲。此种发自主动脉的异常导管在肌性肺动脉闭锁的病例中常见，而且很难看到主肺动脉（图 24.1e）。主肺动脉细小或缺如及动脉导管位置、形状异常意味着三血管切面超声图像异常，在标准平面不能正常观察到动脉导管。其可视化通常需要使用彩色多普勒血流成像，同时从升主动脉近端水平（五腔心切面）向主动脉弓仔细横向扫描，可以看到导管从主动脉弓下方、邻近横弓和降主动脉之间的中点发出。

病理生理学与超声检查特点

PAIVS 胎儿的循环依赖于卵圆孔和动脉导管。右心房血分流到左心房、左心室和主动脉。在胎儿超声心动图中，左心室舒张末期内径和心排量增加。因此，通过二尖瓣和主动脉瓣的多普勒血流速度也可能增加。在实时二维成像中，与右心室大小尚可且合并三尖瓣反流的病例相比，狭小三尖瓣及右心循环血流减少的病例更易观察到左心室的容量负荷。右心前向血流通过困难也可反映在静脉导管多普勒血流波形（图 24.1f，图 24.3f）中，可能表现为心房收缩期血流搏动指数正常或增加或逆向血流。然而，这一发现似乎与预后无关[31]。

彩色多普勒血流成像可以明确通过房间隔的右向左分流及动脉导管的左向右（逆向）分流（图 24.1d，图 24.3e）。卵圆孔通常足够大，若此处血流限制可能导致血流速度异常升高。限制性卵圆孔也可能导致心房收缩时静脉导管前向血流速度异常降低或反向血流。

产前病史与相关畸形

肺动脉狭窄在宫内的进展已被证实[7,32]。在一项研究中，6 例胎儿在平均妊娠 22 周时诊断为肺动脉重度狭窄，31 周时进展为肺动脉闭锁[7]。不同严重程度的肺动脉狭窄，包括严重梗阻和 PAIVS，在双胞胎中并不少见，尤其伴有双胎输血综合征（TTTS）的单绒毛膜双胎妊娠受血胎儿[33-36]。这些畸形发生的病理生理机制尚未明了，但血流动力学改变可能有影响[37-38]。在 TTTS 接受激光治疗前，约 11% 的双胞胎受血胎儿发现肺动脉狭窄或闭锁，其中约 1/3（36%）胎儿死亡，1/3（32%）狭窄消退，1/3（32%）持续性梗阻需产后干预[39]。也有报道称激光治疗后梗阻消退[40]。最近一项对 385 例因 TTTS 接受激光治疗的活产双胎新生儿的回顾性研究显示，11 例新生儿存在右室流出道梗阻（3%）。基于此，以未受影响的双胎受血胎儿为对照，预测模型显示，在 TTTS 胎儿妊娠早期静脉导管多普勒血流模式异常和心包积液是后期右室流出道梗阻发展的强烈预测信号[36]。

一项系列研究报道，少部分胎儿会发生自发性死亡，占继续妊娠女性的 5%[7]。右心室严重扩张合并大量三尖瓣反流对围产儿预后有负面影响，大量死亡病例中有这些表现[32,41]。

染色体和心外畸形并不常见，但有 18 三体、21 三体和 4p 缺失及 Dandy Walker 畸形的病例报道[7,28,42-43]。在一项大型胎儿危重先天性心脏病研究中，有 30 例 PAIVS 胎儿，其中 70% 为孤立性病例;

在无染色体异常的心外畸形胎儿中，泌尿生殖道畸形最常见（11%）[43]。在我们的产前研究中，也遇到了 1 例胎儿颈部透明层厚度增加的 18 三体胎儿，妊娠 16 周时被诊断为 PAIVS。

胎儿期干预

在最初报道产前干预严重瓣膜性肺动脉狭窄 / PAIVS 胎儿后 [44–46]，大家仍在实施胎儿肺动脉瓣膜成形术，以期保持心室生长，最大限度地提供双心室修复的机会。2006 年，英国国家卫生与临床优化研究所（NICE）发布了胎儿经皮球囊瓣膜成形术的临床指南。NICE 认为“不仅例数很少，而且没有长期随访数据，也没有明确的选择标准来确定哪些病例可从产前干预中获益”。至今为止，2006 年版 NICE 指南仍未更新 [47]。各国医生在这方面的经验仍然有限，仅有个案报道和小规模的临床研究 [48–52]。

胎儿干预目标是改变自然进程，理想情况下，只有产后拟行单心室姑息手术的胎儿产前才需要干预。因此，产前超声预测产后矫治方式非常重要。目前，还没有公认的标准，但已经尝试根据这些病例的自然进程预测产后结局。表 24.1 总结了预后的潜在预测因素研究报告，这些预测因素可以指导产前咨询，并有助于决定哪些胎儿可能从产前干预中获益。三尖瓣大小可以作为能否最终进行双心室修复的重要指标。很显然这在产后决策也很重要。然而，妊娠中期，胎儿使用这些指标的有效性是有限的，只能通过大规模的前瞻性随机试验来验证。因为缺乏这种研究，尚不清楚成功实施胎儿瓣

表 24.1 PAIVS 胎儿出生预后及手术干预方式预测指标

作者	单心室预后指标	双心室预后指标	备注
Peterson 等 [96]	23 周后 TV Z 值≤ –4		
	30 周后 TV 瓣环≤ 5mm		
	RV/LV 长度或宽度比值< 0.5 和（或）无三尖瓣反流		
Salvin 等 [97]		TV Z 值> –3	双心室矫治概率大
Roman 等 [98]	RV/LV 长度比值< 0.6		31 周前，若有 3~4 项符合，灵敏度为 100%、特异度为 75%，可能需行非双心室矫治
	TV/MV 最大径比值< 0.7		
	TV 流入间期< 31.5% 心动周期合并冠状动脉瘘		
Gardiner 等 [99]		23 周前 PV Z 值> –1 或 TV Z 值> –3.4	TV Z 值在整个孕期都是很好的预测指标
		26 周前 TV Z 值中位数> –3.95	
		26 ~ 31 周 PV Z 值中位数> –2.8 和 TV/MV 比值中位数> 0.7	
		31 周后 TV Z 值中位数> –3.9 和 TV/MV 比值中位数> 0.59	
Iacobelli 等 [100]	没有三尖瓣反流		VCAC 和单心室预后风险的强力预测指标
	TV/MV 比值< 0.56		
Gomez-Montes 等 [101]	TV/MV 比值≤ 0.83		28 周前，若有 3~4 项符合，灵敏度为 100%，特异度为 92%，预测非双心室矫治；若 4 项均符合，则灵敏度与特异度为 100%
	PV/AV 比值≤ 0.75		
	TV 流入间期≤ 36.5% 心动周期		
	RV/LV 长度比值≤ 0.64		
Lowental 等 [102]		TV/MV 比值> 0.63	出生后较 TV Z 值而言，为更优的双心室矫治预测指标
		PV 前向血流	
		三尖瓣中量及以上反流	

BV= 双心室；LV= 左心室；MV= 二尖瓣；PAIVS= 室间隔完整型肺动脉闭锁；PV= 肺动脉瓣；RV= 右心室；TV= 三尖瓣；UV= 单心室；VCAC= 心室 – 冠状动脉交通

膜成形术的病例如果没有实施产前干预，是否会实现双心室修复。2009 年，波士顿小组报告 10 例患者中有 6 例成功实施胎儿肺瓣膜成形术。手术经皮或通过小切口剖腹手术完成[53]。2011 年，奥地利学者又报道了 6 例，4 例成功，其中 3 例后期实施了双心室矫治[54]。最近，另一个在国际临床研究平台注册的相对小型研究显示[55]，30 例妊娠胎儿中，16 例在中位胎龄为 26 周时接受了干预（范围为 23~29 周）。产妇无并发症，但 2 例胎儿因手术死亡。其他需要治疗的并发症包括胎儿心动过缓（n=7），心包积血（n=9）。5 例足月活产，4 例不足月活产。6 例婴儿完成了双心室矫治。虽然宫内肺动脉瓣成形术在技术上是可行的，但需要考虑出生后存活率和生活质量。由于仍然缺乏长期随访数据，尽管干预的理由似乎合理，但没有确凿的证据表明收益大于风险[52]。值得注意的是，专家们已对体重为 1.8~2kg 的新生儿进行介入性心脏导管手术，作为胎儿干预的替代方法，提供了对早产儿实施干预的可能性[56]。

产后诊断与管理

产前未诊断的发绀新生儿，随着动脉导管收缩将会陷入危险之中。如果进行了产前诊断，出生后可选择性使用前列腺素 E 静脉注射以保持导管通畅，稳定血流动力学。这些新生儿听诊时只有单一的第二心音，胸片显示肺血流减少，心脏大小正常，但少数病例心脏增大。12 导联心电图不正常，表现为与正常新生儿右心室优势型相反的心电图（V1R 波和 V6S 波），左心室占主导地位（V1 为 S 波，V6 为 R 波）。

如果产前检查没有做出诊断，出生后超声心动图横切面可以快速诊断。人们对心导管介入诊断的时机和作用是有争议的，但心导管介入诊断对某些特定病例是有价值的，如冠状动脉畸形（图 24.5a~b）。膜性闭锁的病例，介入性导管通常是为了打孔和扩张肺动脉瓣（图 24.5e~g）。如有必要，球囊房间隔造口术可以同时进行或在超声引导下进行。

干预目的就是扩大心房间交通，确保右心房向左心房的非限制性分流，避免发生右心房高压。一旦输注前列腺素后新生儿循环稳定，下一步就是确定婴儿是否适合双心室或单心室矫治。当右心室只有一个部分且肌性漏斗梗阻，或者右心室依赖冠状动脉循环，双心室修复已无可能，只能做单心室循环的长远策略。这也就是说当体循环和肺循环分开时，只有一个功能心室（本例中为左心室），并且全身体静脉回流绕过心脏。一期姑息术目的是保持稳定的肺血流，常通过外科手术在锁骨下动脉和肺动脉之间建立人工血管连接[即改良 Blalock-Taussig（B-T）分流术]。这可以在球囊房间隔造口术或房间隔切除术（即手术扩大心房间交通）之前或之后进行。后续治疗包括双向 Glenn 手术（即上腔静脉至右肺动脉端 – 侧吻合术），后期在下腔静脉和肺动脉之间植入心外管道，从而完成全腔 – 肺动脉连接（TCPC），即单心室姑息术。

三尖瓣 Z 值≥ 2.4，右心室为三部分结构的肺动脉瓣闭锁患儿的治疗策略是双心室矫治[57]。通常情况下，在心导管术中（图 24.5 e~g），采用激光或射频对闭锁的瓣膜进行打孔，然后使用标准球囊扩张，可以解除流出道梗阻[58–59]。通常选择经皮股静脉入路。如有必要，可进行外科瓣膜切开术。在右心室和肺动脉之间建立解剖通路，保证肺动脉有足够的前向血流。反之，可能需要建立 B-T 分流或放置动脉导管支架，以提供额外的肺血流来源，以确保足够的全身氧饱和度。当右心室能够维持肺血流量时，可以在后期关闭分流或取出支架，最终实现双心室循环。

1992 年，有学者首次报道了在导管实验室进行动脉导管支架置入术[60]，这比 B-T 分流术更受欢迎，可以作为单心室循环的一期姑息术。超过 18 年的多中心研究经验报道，导管依赖性肺动脉病变支架植入总成功率为 80%。2001 年以来治疗 PAIVS 的成功率为 94%。导管支架置入失败与单心室生理及导管迂曲有关[61]。

然而，确定右心室是否适合双心室矫治的标准并不明确，虽然已有用于决策手术方式的各种标准[62–64]。如果认为右心室发育不够充分，可以选择“一个半”心室矫治，即肺部血液来自右心室的肺动脉的前向血流和 Glenn 分流[65]。

对不常见、伴有显著三尖瓣反流和薄壁心室的 PAIVS 病例，可以联合改良 B-T 分流术将三尖瓣关闭，后期可以实施单心室姑息术[66]。

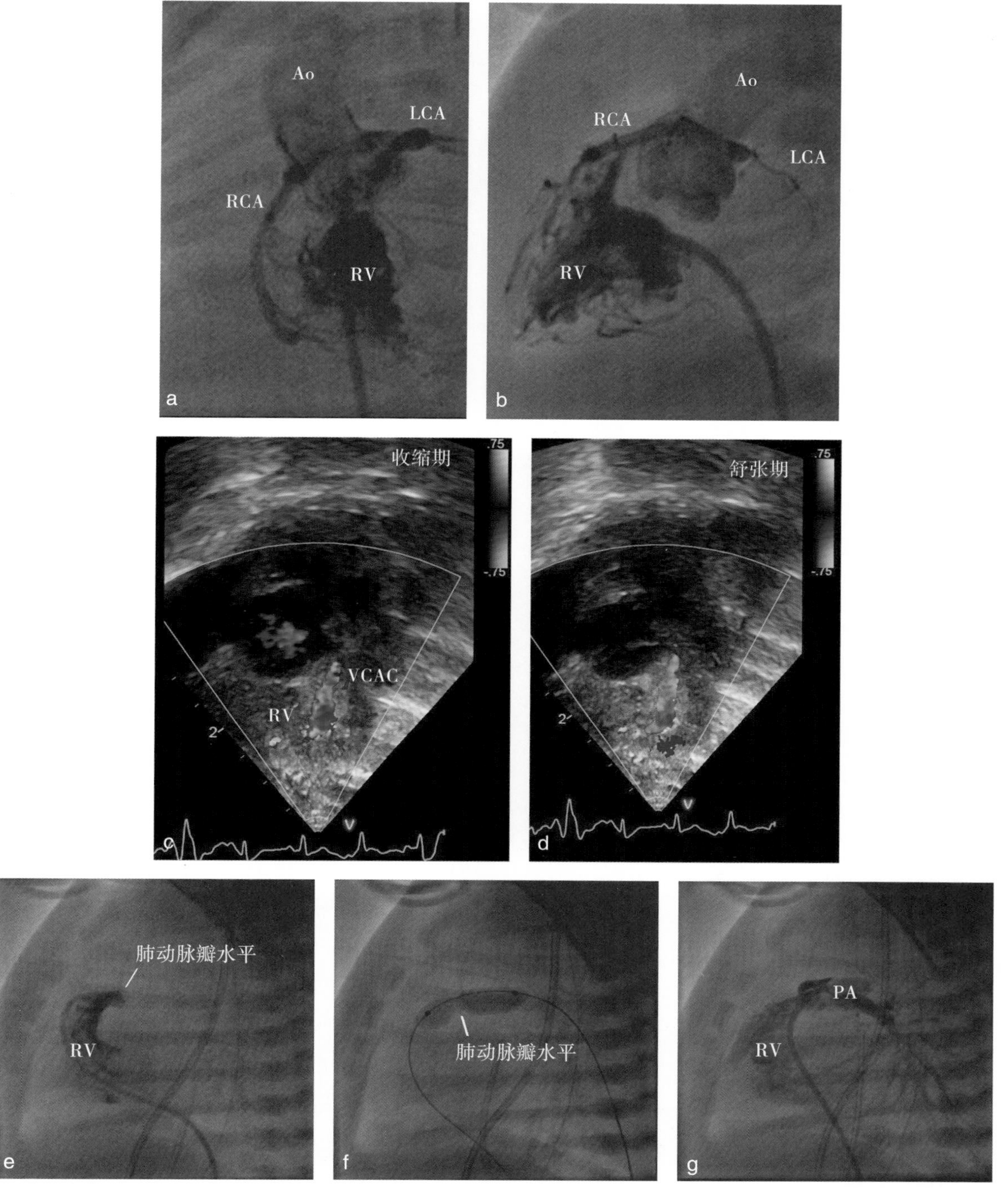

图 24.5 2 例新生儿室间隔完整型肺动脉闭锁。a~d.1 例肌性闭锁。e~g.1 例膜性闭锁。a ~ b. 右心室内注射造影剂，前后位（a）和侧位（b）X 线投影显示右室腔小，左右冠状动脉显影，主动脉逆行充盈，证明 VCAC 存在。c~d. 同一新生儿的超声心动图。注意右心室表面存在 VCAC，可见收缩期血流（c）和舒张期血流（d）。e~g. 侧位 X 线投影，分别为心导管术介入前（e）、介入中（f）和介入后（g）。e. 右心室注射造影剂后显示漏斗部盲端，上端达肺动脉瓣闭锁水平。f. 在射频打孔后进行肺动脉瓣球囊扩张。注意乳白色球囊的"腰"，相当于瓣膜水平。g. 血管造影显示成功干预后的右心室和肺动脉之间具有连续性。Ao= 主动脉；RV= 右心室；LCA= 左冠状动脉；RCA= 右冠状动脉；VCAC= 心室冠状动脉连接；PA= 肺动脉

预后与随访

PAIVS 婴儿的预后曾经被认为相对较差，但由于人们对其解剖学和病理生理学，包括 VCAC 和 RVDCC 重要性的进一步充分理解，使手术策略得到改进，预后得到改善。2005 年发表的英国 – 爱尔兰人群研究中，手术后 1 年和 5 年的实际存活率分别为 71%、64%[67]。死亡风险在前 6 个月较高，随后的 12 个月内降低，在 4~9 年的随访中没有死

亡发生。其他人则报告了10年总体实际存活率为82%[64]和86%[68]。Pawade等[62]根据修复手术类型得到了分组数据，漏斗部发育良好的患者10年实际存活率为93%，漏斗部没有发育的患者3年实际存活率为75%。最近报道，从1990—2006年，81例患者10年存活率为80%（38%为双心室修复，17%为单心室姑息，12%为一个半心室循环）[69]。丹麦2000—2009年出生婴儿的人口研究报告显示5年的实际存活率为78%。

早期介入心导管术结果显示，在5.5年的中期随访中，存活率为85%，但是只有35%免于外科手术[70]。对于三尖瓣Z值≥2的患儿，我们倾向于双心室矫治。Chubb等报告，采用更为激进的肺动脉瓣打孔术（n=39）进行治疗，长期随访结果显示总死亡率为21%（最长21年）[71]，其中，右心室重度发育不良病例，三尖瓣平均Z值评分为−5.1（标准差为3.4）。同期置入动脉导管支架的比例也很高（n=14）。值得注意的是，那些实现双心室修复的患儿心室发育不良轻于单心室矫治的患儿[三尖瓣Z值平均标准差分别为−3.92（2.1）和−7.01（1.8）]。Schwartz等尝试对6例三尖瓣大小合适的患儿采用肺动脉瓣射频打孔（Z值中位数为−0.2，范围为−2.22~+2.3）。残余的肺动脉压力梯度和三尖瓣大小分别是需要进行流出道手术和增加额外肺血流来源的预测指标[72]。相反地，Rathgeber等报告了肺动脉瓣打孔结果，其中三尖瓣尺寸更为宽泛，没有死亡病例[73]。接受双心室和非双心室矫治患者的三尖瓣与二尖瓣的中位比值分别为0.82[四分位间距（IQR）0.71 ~ 0.90]和0.59（IQR 0.39 ~ 0.76），而三尖瓣的Z值中位数为−3.2（范围为−4.9~−2.6）和−6.8（范围为−9.7~−4.8），三尖瓣大小作为右心室大小的替代指标，对最终选择的修复类型同等重要。

Guleserian等[74]回顾性分析了以单心室循环为治疗目标的RVDCC患者的中期预后。32例患者（均接受改良B-T分流术），总死亡率为19%，所有死亡均发生在分流术后3个月内，3例主动脉冠状动脉口闭锁患者均死亡。所有患者在5年、10年和15年时的实际存活率均为81%。

一般认为，双心室修复的运动耐量优于单心室修复。然而，在PAIVS患儿中，双心室修复的效果有限，即使在双心室修复后，右心室舒张功能异常仍然明显[75]，而这会影响患者运动能力[76]。Numata等[65]发现与单心室修复相比，一个半心室修复后5年、10年，两者在运动能力上无显著差异。最近一项关于不同患者实施一个半心室矫治术预后的报道表明，大多数患者心功能良好，纽约心功能分级为Ⅰ级和Ⅱ级，不过此研究的病例只包括少数PAIVS[77]。

结　语

PAVIS是一种充满挑战的畸形。胎儿期诊断有利于出生后的最佳治疗，并为胎儿期介入干预提供了选择，但是由于选择性终止妊娠，也导致活产率降低。PAIVS的治疗策略必须包括对右心室和漏斗部形态学及冠脉循环的评估。在极端情况下，心脏导管介入干预可能是通往双心室循环矫治的唯一途径，而伴有重度右心室发育不良、VCAC和RVDCC的患儿死亡率较高，并且有可能无法进行手术治疗。

三尖瓣闭锁

引　言

三尖瓣闭锁是一组罕见发绀型先天性心脏病，其体循环静脉血回流进入心房后的唯一血流出路就是通过房间隔进入对侧接受肺静脉回流的心房[78]。目前，这组临床疾病最常见的形态学特征就是右心房和右心室之间未连通（即无连接），左心房与优势形态学左心室相连。缺少流入部的右心室通常很小。大多数情况下，心室－大动脉连接一致——主动脉发自左心室，肺动脉起自较小右心室。少数情况下，心室－大血管连接不一致，即大动脉转位。常合并大小不同的室间隔缺损。血液通过缺损进入右心室及与之相连的相应动脉。室间隔缺损大小决定了右心室大小，也是决定流出道梗阻程度的主要因素。如果是限制性室间隔缺损，心室－大动脉连接一致时会出现肺动脉梗阻，大动脉转位时会出现主动脉梗阻。临床表现主要取决于肺动脉或主动脉有无梗阻及梗阻程度。

Friedrich Ludwig Kreysig于1817年首次描述了三尖瓣口梗阻，后被Rashkind[79]引用。1861年，Schuberg第一次使用三尖瓣闭锁的说法[80]。他描述了最常见类型，即后来经典的“三尖瓣闭锁”[81]。然而，由于解剖学变异，学术界对某些术语产生争议，如“单心室心脏”，以及主要心室为右心室形态时，命名“三尖瓣闭锁”是否适当。其他变异如罕见类型的三尖瓣闭锁，虽有双心室连接，但三尖瓣是闭锁的。这种心脏畸形有时被描述为“右心发育不良综合征”，但同室间隔完整性肺动脉闭锁一样，最好还是避免这个术语，因为肺动脉并不总是很细小[1]。相反，序列节段分析的使用可以恰当地描述胎儿心脏。所有形态变异在产前都可能遇到，因此实施胎儿超声心动图的检查者和咨询团队必须了解所有形态类型。当今，在早孕后期和中孕早期就诊断出复杂先天性心脏病时，诊断的准确性就显得尤为重要。因此，本节讨论的解剖畸形主要是接受体静脉回流血的心房与心室没有直接连通，出现三尖瓣闭锁的临床征象。

发病率

三尖瓣闭锁是罕见的心脏畸形，在一项系列胎儿研究中发病率约占 4%[82]。由于部分病例选择中止妊娠，其产前诊断率可能比出生后略高。2002 年，Hoffmann 对已发表的研究进行回顾分析，报道活产儿三尖瓣闭锁的发病率为 7.9/10 万[83]，高于 1981—1982 年报道的 3.9/10 万的发病率。一项基于 2008 年美国医院分娩情况的最新研究显示，活产儿三尖瓣闭锁的发病率为 5/10 万，没有性别差异[9]。在波士顿的一项胎儿系列研究中，三尖瓣闭锁占左心室优势生理性单心室胎儿的 44%[84]。

解剖特点与超声检查

三尖瓣闭锁最常见的解剖结构是，无右侧房室连接，优势左心室，右心室小，大动脉连接正常（即心室 – 大动脉连接一致，图 24.6）。然而，

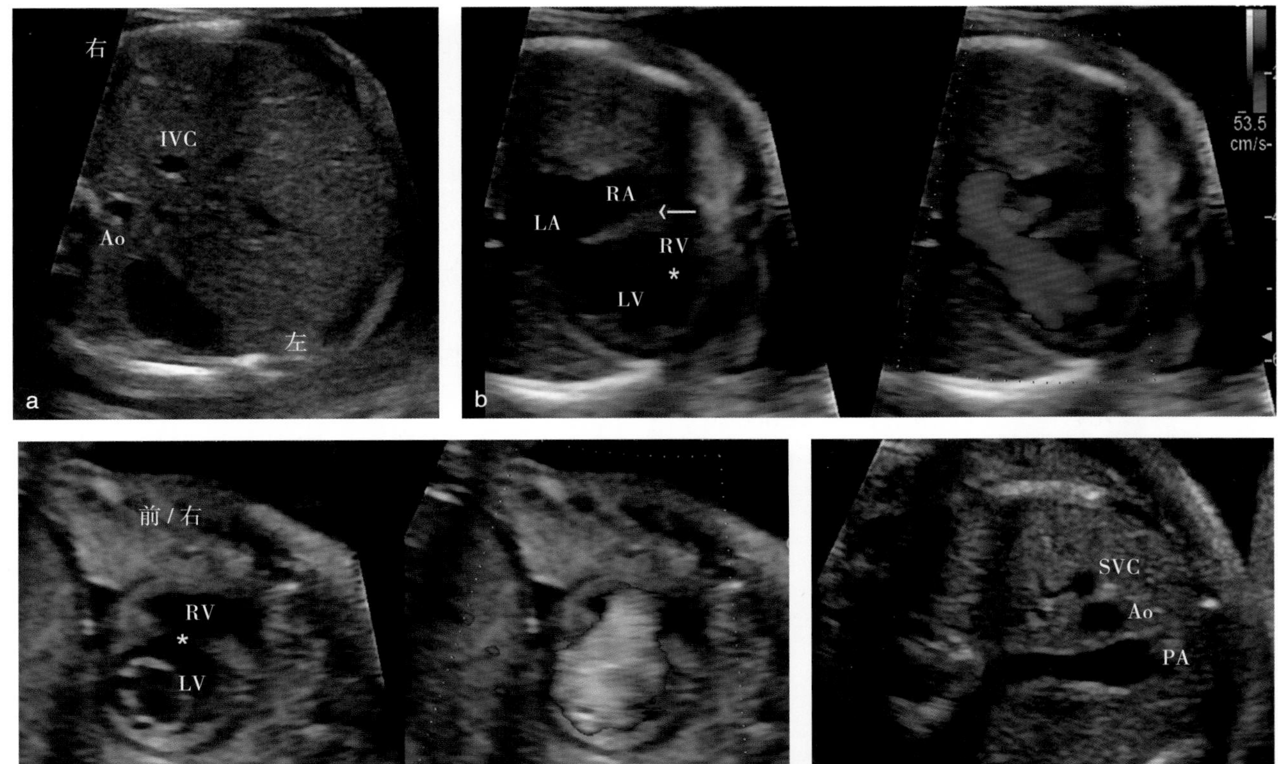

图 24.6 1 例妊娠 24 周胎儿三尖瓣闭锁，心室 – 动脉连接一致。a. 超声心动图腹部横切面显示心脏正常位置，心房常规排列。注意主动脉在脊柱左侧，下腔静脉在右侧，胃在左侧。b. 四腔心切面图。心脏在左侧。注意右房室连接缺失（箭头），典型三尖瓣闭锁。彩色多普勒血流（右图）显示从右心房到左心房及左心室的血流。血流通过一个巨大室间隔缺损（星号），到达位于右前方的较小右心室。c. 心室短轴切面图。注意大的 VSD（星号），允许血液无限制地向右心室分流。d. 三血管切面显示肺动脉、主动脉发育、排列、连接正常，上腔静脉和大血管关系正常，无明显梗阻。IVC= 下腔静脉；RV= 右心室；RA= 右心房；Ao= 主动脉；LV= 左心室；LA= 左心房；SVC= 上腔静脉；PA= 肺动脉

为了避免错误，最好如胎儿超声心动图所示，以系统方式描述解剖结构 [1]。

◆心房与心脏位置

一般三尖瓣闭锁为心房正位或房室排列正常（图 24.6~ 图 24.8）。在儿童中，心房位置通常根据腹部血管在 T10 水平的排列来推断 [85]。产前可以通过腹部横切面来确定，这是胎儿形态学评估的一部分（图 24.6a，图 24.8a）。但必须首先确定胎儿左右方位，即区分胎儿的右侧和左侧 [1,86]。确定心房位置后，在四腔心切面上很容易确定心脏和心

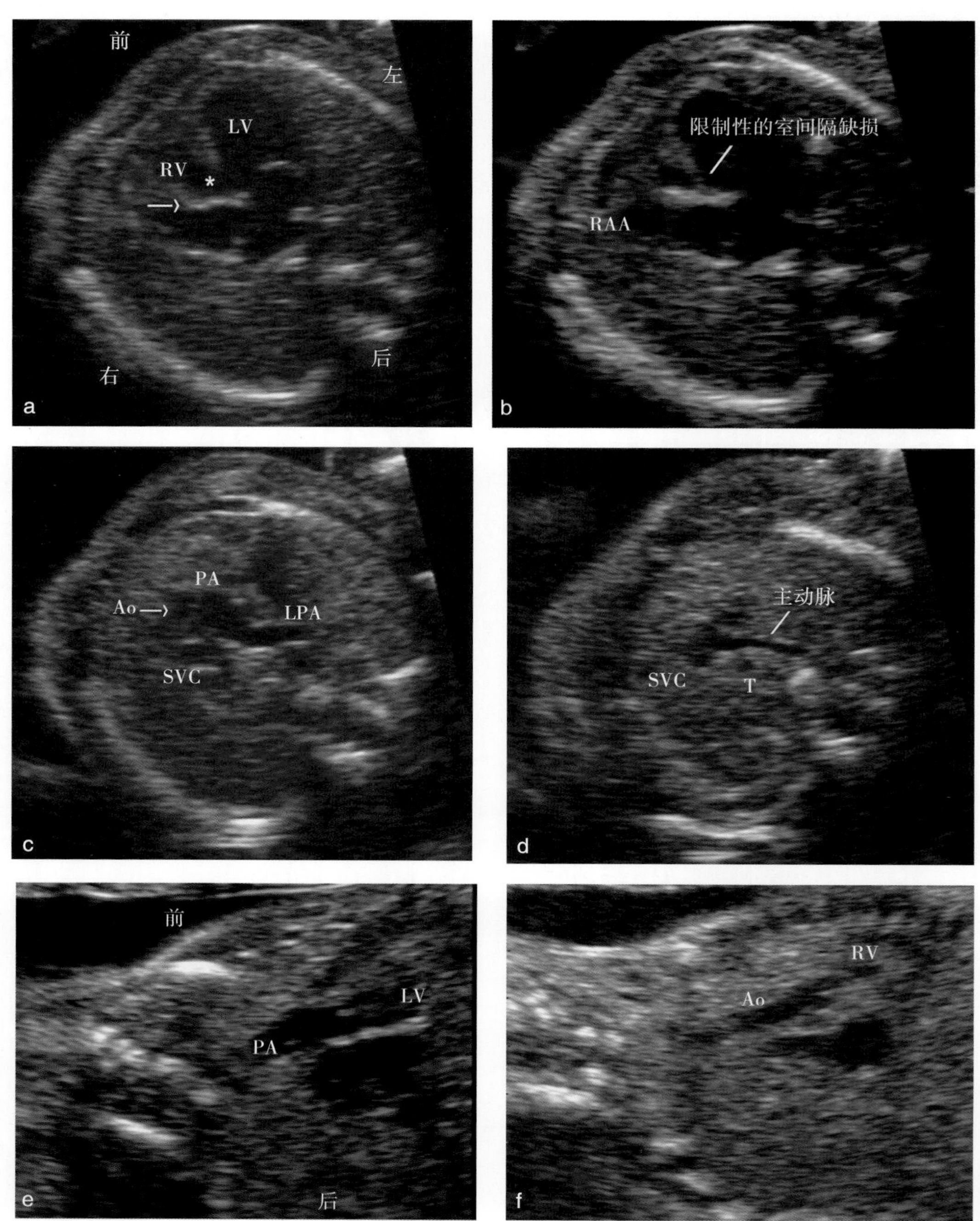

图 24.7 妊娠 21 周胎儿三尖瓣闭锁和大动脉转位的超声图像，心脏位置正常（未显示）。a~b. 四腔心切面显示右房室连接缺失（箭头）。左心室是主心室，右心室是位于右前方的一个发育不良的心室腔。室间隔缺损（星号）很小。c~d. 流出道长轴切面图。c. 肺动脉发自左心室，无梗阻，位于主动脉后，内径较主动脉粗。d. 主动脉横弓发育不良，表明为室间隔缺损和右心室水平主动脉梗阻。e~f. 大动脉的长轴切面图。e. 粗大的肺动脉发自后方的左心室。f. 细小的主动脉起源于前方发育不良的右心室，并有弓中断。LPA= 左肺动脉；RAA= 右心耳；SVC= 上腔静脉；T= 气管；LV= 左心室；RV= 右心室；SVC= 上腔静脉；PA= 肺动脉；Ao= 主动脉

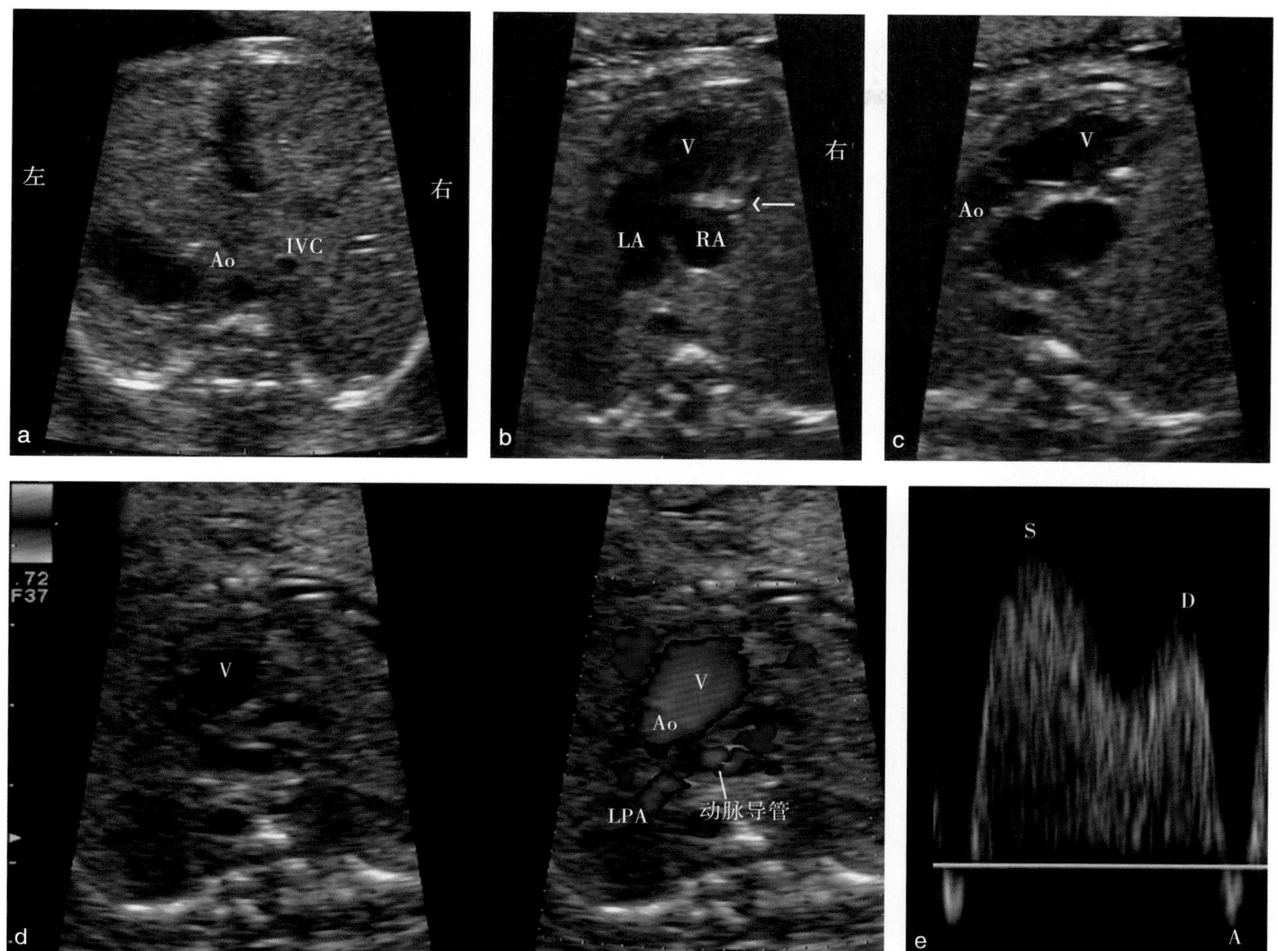

图 24.8 妊娠 25 周胎儿心脏右位、内脏位置正常的超声图像。a. 腹部横切面，内脏位置和心房排列正常，胃在左侧。b. 四腔心切面显示右位心和其右位心尖。箭头指向处为右房室连接缺失。仅观察到一个心室腔，形态不确定。c. 这个心室与主动脉相连。d. 流出道水平的长轴切面图。注意升主动脉在前和肺动脉分支在后，其通过动脉导管逆行血流充盈（右图）。e. 心房收缩时，静脉导管血流图形异常，血流波形反向（A）。IVC= 下腔静脉；LA= 左心房；LPA= 左肺动脉；RA= 右心房；Ao= 主动脉；V= 心室；A= 心房收缩；S= 收缩；D= 舒张

尖的位置。在出生后病例中，57 例 /60 例心房排列正常，而其余 3 例心房反位 [78]。在 31 例无房室连接的三尖瓣闭锁病理分析中，除 1 例左侧异构外，心房位置均正常 [87]。在我们观察的 35 例胎儿病例中，2 例心房反位（图 24.9），1 例左侧异构（图 24.10），其余心房正位。除了 1 例心脏位于右胸，心尖指向右侧外（图 24.8b），其余心脏均位于左侧胸腔。两例心房反位的病例，一例心脏位于右侧，另一例位于左侧(图 24.9)，而唯一的左侧异构病例，心脏位于左侧（图 24.10）。心胸比例通常都正常，但四腔心切面不正常。

◆房室连接

确定心房位置后，下一步是确定房室连接类型，四腔心切面显示最佳。大多数情况下，一侧房室连接缺失。心脏正位时，右侧房室连接缺失（图 24.6b，图 24.7a~b，图 24.8b），心脏反位时位于左侧房室连接缺失（图 24.9a~b、f）。房室瓣的预期位置，连接缺失的超声表现为强回声组织。解剖上，相当于房室沟中突显的纤维脂肪组织，占据了心房和心室相邻心肌的空间 [81]。因此，检查心脏标本时，手指在此处既不能到达右心房，也不能到达右心室。在关于胎儿解剖标本和产后患儿的文献中对此罕见畸形有很好的描述，有三尖瓣组织，但瓣膜无孔，心房血液无法排空 [78,81,87]。在我们的胎儿病例中，观察到 1 例瓣膜无孔，但值得注意的是，在产后超声心动图中不易观察到瓣膜组织。

◆心室和室间隔缺损

尽管大多数三尖瓣闭锁病例属于一种单心

室房室连接，然而这类心脏常有两个心室；几乎总是右心室很小、不完整、未发育，而左心室很大，占优势地位。较少见的是，右心室属优势心室，左心发育不良。偶尔会有一个单独的不确定心室[88]。Rigby 等[79]在 60 例产后病例中，仅发现 2 例右心室占优势，2 例心室不确定。同样，我们样本中大多数胎儿为优势左心室（图 24.6b，图 24.7a~b，图 24.10b~c），其中，1 例为优势右心室（图 24.9b~d），1 例优势心室形态不确定（图 24.8b）。右心室腔缺少流入部，与优势左心室位于前上方不同，其小梁部几乎总是在右侧。更罕见的是，右心室在正前方或左侧[81]。右心室大小随室间隔缺损的大小而变化，缺损越小，则右心室越小。

在超声心动图上，单心室房室连接的心室形态，如三尖瓣闭锁，最好由两个心室的相对位置决定。右心室在前上位（图 24.6b~c，24.7a~b，24.10b~c），而左心室位于后下（图 24.9b~c）。心脏位置正常，无右侧房室连接的三尖瓣闭锁，右心室通常位于主心室腔右侧。

◆心室 – 大动脉连接

大多数患者心室 – 大动脉连接一致，其中主动脉发自左心室，肺动脉发自发育不良的右心室（图 24.6）。这种排列约占三尖瓣闭锁病例的 60%~80%。10%~20% 的患者心室 – 大动脉连接不一致（图 24.7）。此时，右心室与主动脉相连，肺动脉与左心室相连。几乎无一例外，来自优势心室的大血管畅通无阻，粗细正常或很粗，而从发育不良的右心室发出的大血管会受室间隔缺损大小的影响。然而，其他解剖变化，如半月瓣和瓣下形态，也会影响体循环或肺循环梗阻的程度。

来自皇家 Brompton 医院的儿科（n=60）研究显示，大多数病例的心室 – 大动脉连接一致（60%）或不一致（22%），其余为双出口（12%）或单出口（6%）[78]。

最近一个大的胎儿样本（n=54）显示，与大动脉转位病例（46%）比较，心室 – 大动脉 连接一致略占优势（52%）。其余病例中，共同动脉干单出口心脏 1 例。大动脉连接正常者有一半出现肺动脉梗阻，而大动脉转位患儿有一半以上出现主动脉梗阻。在后一组中，尽管肺动脉与优势心室相连，但近 1/4 病例仍出现肺动脉血流梗阻。相反，来自意大利的解剖数据，单出口心脏的比例过高，占 31 例三尖瓣闭锁的 23%（其中 52% 心室 – 大动脉连接一致，19% 不一致）。右心室双出口只占一小部分（6%）[87]。

大动脉的超声图像能够反映心室 – 大动脉连接和可能的动脉梗阻程度。因此，大动脉正常的病例，三血管切面中的血管位置和排列正常（图 24.6d），但主动脉和肺动脉的相对粗细将取决于梗阻是否存在及其程度。如上述，很多病例合并肺动脉狭窄。因此，肺动脉比主动脉细小。如果没有梗阻，三血管和三血管气管切面就是正常的（图 24.6d），同样，大血管转位的病例在上纵隔切面总是异常（图 24.7c~d）。主动脉起源于发育不良的心室，有一段位于前位，其粗细与主动脉梗阻的存在及其程度有关。主动脉弓梗阻并不少见，可能是主动脉缩窄，也可能是主动脉弓中断（图 24.7f）。如果在横断位切面怀疑主动脉弓异常，其形态观察最佳切面是矢状位。图 24.8 和图 24.9 为三尖瓣闭锁，其中单出口心脏的主动脉起源于优势心室，肺动脉由动脉导管供血（图 24.8d，图 24.9d、g）。

病理生理学与超声检查特点

三尖瓣闭锁的胎儿循环依赖于卵圆孔通畅。血液从右心房穿过卵圆孔进入左心房和左心室（图 24.6），心室 – 大动脉连接一致时，左心室将血射入主动脉，并通过室间隔缺损到达较小的右心室和肺动脉。大动脉转位病例，左心室血射入肺动脉，通过室间隔缺损到达主动脉。这种混合意味着胎儿所有静脉回流基本由一个心室射入两个大动脉来完成。进入主动脉血流量与进入主肺动脉和导管弓的血流量之间的平衡，取决于体动脉或肺动脉是否存在梗阻及其梗阻程度，这种梗阻可发生在多个部位。室间隔缺损的大小在限制流向肺动脉或主动脉血流量方面起着重要作用，但梗阻也可位于瓣膜水平和瓣下以及更远端，如主动脉弓水平。

彩色多普勒血流显示，血流必须右向左分流通过卵圆孔，通过二尖瓣进入左心室。左心室舒张末期内径增加，反映前负荷增加。因此，二尖瓣多普勒血流速度同步增加。彩色血流显示由左心室进

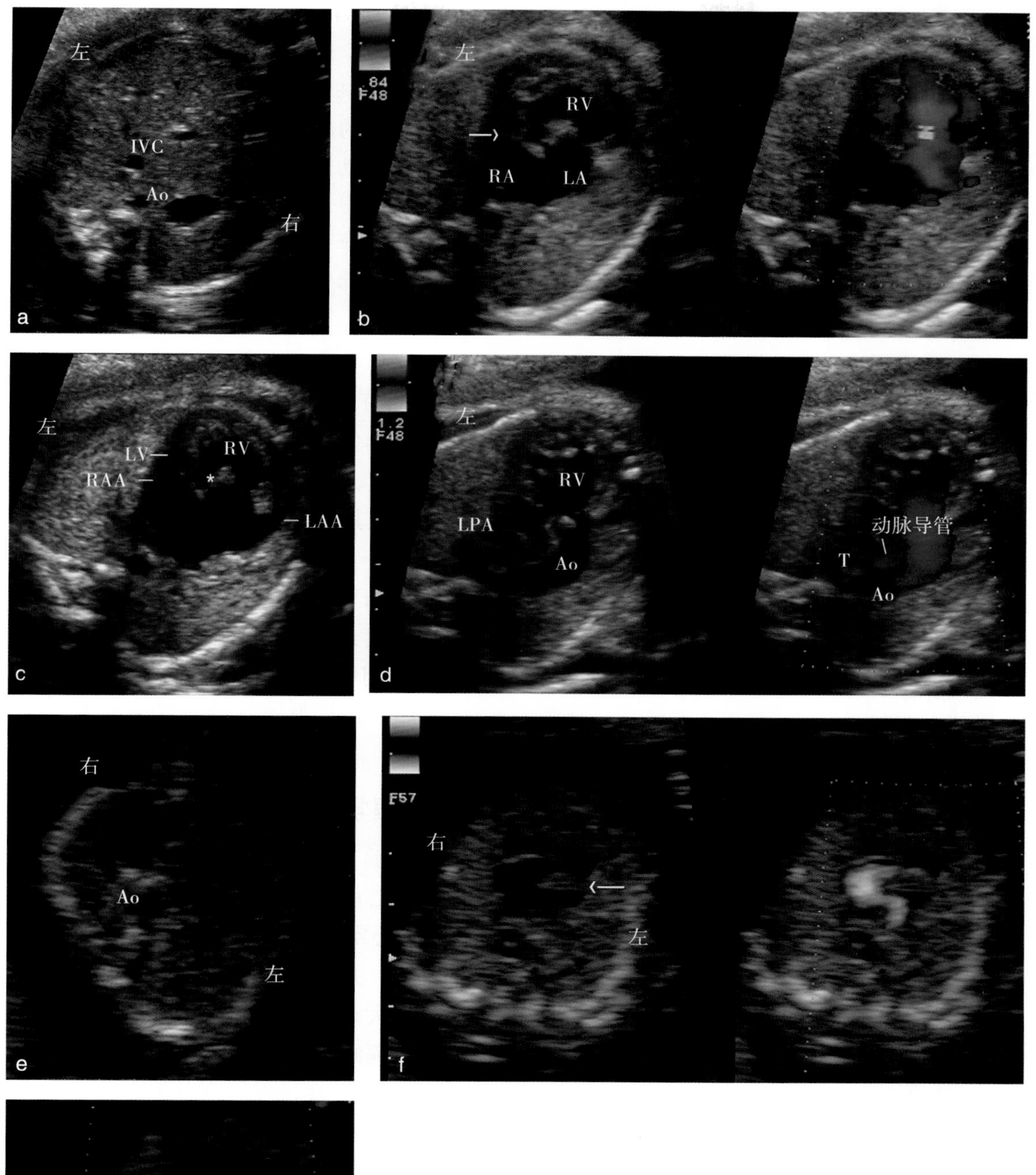

图 24.9 妊娠 21 周（a~d）和 14 周（e~g）时三尖瓣闭锁和内脏反位胎儿的超声图像。a，e. 腹部横切面图显示内脏位置反转。注意胃在右侧，主动脉位于右侧，下腔静脉位于左侧。b，f. 心脏和心尖在左侧，没有左侧房室连接（箭头）。b~c. 右心室是优势心室，位于前方。c. 左心室小且位于后部，星号为小室间隔缺损。注意右心耳和左心耳，分别在左、右两侧，符合心脏反位。d. 流出道切面显示一支粗大的升主动脉从右心室前方发出。右图显示升主动脉位于气管右侧。同时肺动脉闭锁时动脉导管反向血流（g）。IVC= 下腔静脉；Ao= 主动脉；RV= 右心室；RA= 右心房；LA= 左心房；RAA= 右心耳；LAA= 左心耳；LPA= 左肺动脉；T= 气管

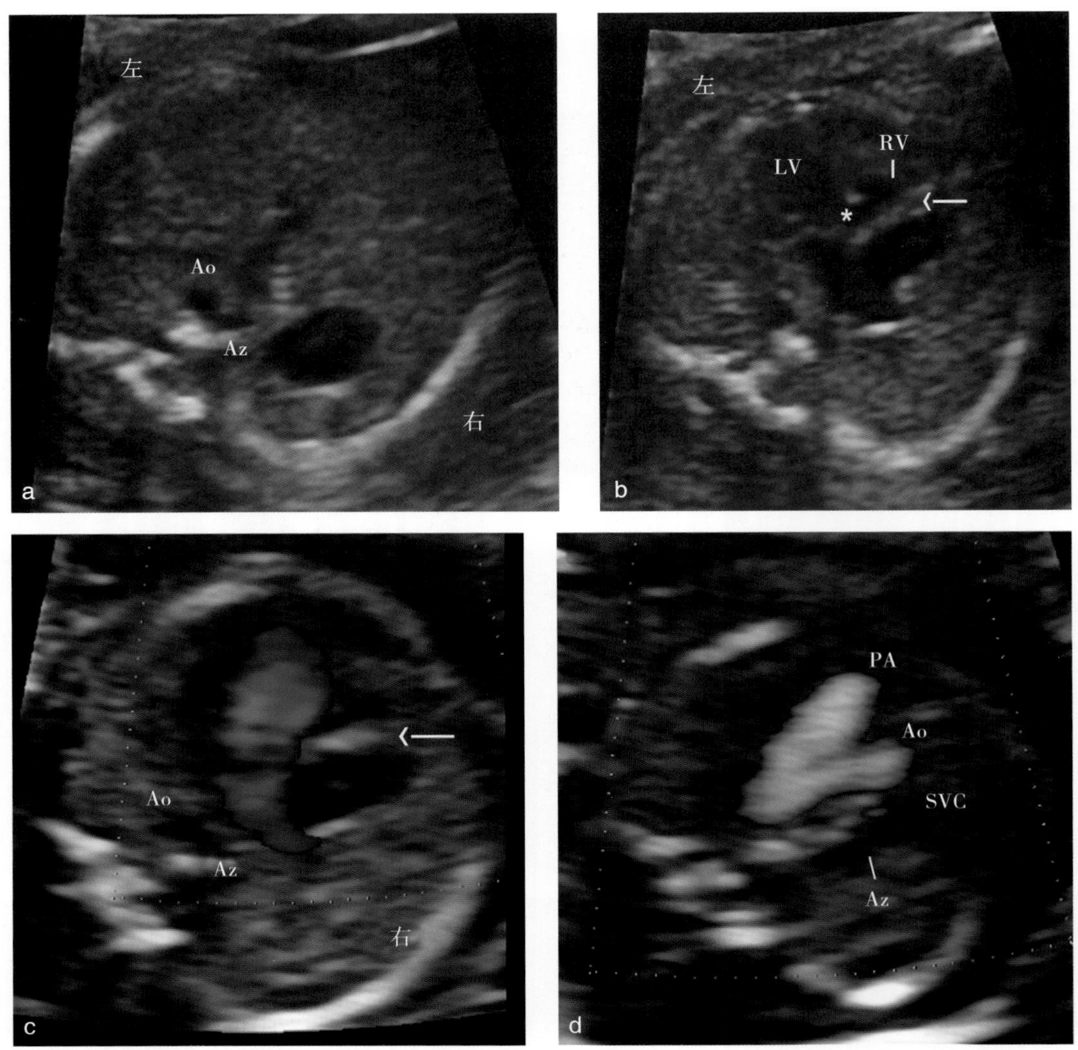

图 24.10 妊娠 21 周胎儿三尖瓣闭锁和左侧异构超声图像。a. 超声图显示右侧胃、中位主动脉和右后侧的奇静脉。b~c. 四腔心切面图显示左侧心尖，箭头指向右房室连接缺失。注意奇静脉位于右侧，优势心室是左心室。右心室较小且位于前部。星号表示室间隔缺损。d. 三血管气管切面显示主动脉、肺动脉关系正常，主动脉横弓与导管弓正常。同时注意汇入上腔静脉的奇静脉。Ao= 主动脉；RV= 右心室；RA= 右心房；LA= 左心房；LV= 左心室；Az= 奇静脉；PA= 肺动脉；SVC= 上腔静脉

入室间隔缺损及大动脉，这取决于心室 – 大动脉连接和相关的动脉梗阻。如果肺动脉梗阻明显，动脉导管内血流可能逆向流动，这表明肺循环依赖导管（图 24.8d，图 24.9d、g）。相反，主动脉梗阻时，动脉导管很粗大，是下半身血供的主要来源。

通过静脉导管的血流信号可能显示舒张末期搏动增强，甚至在舒张末期出现反向“A”波（图 24.8e）。这种异常模式并不一定意味着胎儿心力衰竭，似乎也不能预测新生儿期能否存活 [31]。

产前病史与相关心外畸形

通常三尖瓣闭锁胎儿在整个妊娠期是稳定的，胎儿自然死亡相对少见。三尖瓣闭锁占所有患儿的 4.5%，但在一个多中心大样本中占 6.5%[89]，也有其他报道显示发生率与其近似（3.7%）[90]。最近报告的终止妊娠病例占 11%~31.5%[89–91]，但在妊娠 24 周前确诊的病例中达 51%[89]。从妊娠中期开始，胎儿水肿不常见，但偶有报道 [84]。

三尖瓣闭锁胎儿的心外畸形相对少见 [92]，但有很详细的描述。在 Wald 的多中心胎儿诊断的研究中 [89]，58 例活产儿中只有 2 例出现染色体异常（1 例 18 三体，1 例 8 号染色体缺失），另 2 例为综合征。1 例 21 三体胎儿被终止妊娠。然而，作者指出这些数字可能被低估了，因为大多数病例没有全面检查，有创检查的病例只有 18%。相反，

在另一项以先天性心脏病胎儿心外畸形发病率为主的研究中，令人惊讶的是，三尖瓣闭锁胎儿出现了大量的合并畸形病例 [43]。30 例患儿，60% 仅有心脏畸形，30% 合并心外畸形但无染色体缺陷，10% 两者兼有。在 Berg 的样本中，约 78% 是单发病例，22% 合并包括 13 三体、18 三体在内的心外畸形，以及椎体异常、肛门闭锁、贲门畸形、气管食管瘘伴食管闭锁、桡动脉和肾动脉发育不良及肢体畸形（VACTERL）等联合病变 [90]。在产前单心室胎儿样本中，46 例三尖瓣闭锁中有 3 例伴有脐膨出 [84]。这些研究强调了胎儿多学科详细评估的必要性。随着更复杂基因测试方法的出现，有可能发现更多染色体缺陷相关性病例。

产后诊断与管理

新生儿早期，三尖瓣闭锁的临床表现因序列节段分析法及其相关畸形不同而有差异。没有肺循环或体循环梗阻时，新生儿血流动力学稳定，可伴有轻微发绀。随着肺血管阻力下降，心力衰竭症状越来越多，包括呼吸困难、进食困难和体重增长缓慢。这些病例的一期手术包括进行肺动脉环缩术以控制肺血流量。而一个极端情况是可能存在导管依赖性肺循环，新生儿需要早期手术干预。发绀是导管依赖性肺循环（如重度肺动脉狭窄、闭锁）的主要临床表现，而导管依赖性体循环（如重度主动脉梗阻、缩窄或主动脉弓中断）新生儿则易出现酸中毒和心血管功能衰竭。一期姑息性手术是建立体 – 肺分流（如 B-T 分流）或解除主动脉梗阻（如弓缩窄矫治）。在某些情况下，如大动脉转位合并限制性室间隔缺损，则可能需要实施 Damus-Kaye-Stansel 手术，将近端肺动脉吻合到升主动脉上。重度主动脉发育不良时，可能需要实施改良 Norwood 手术。在这两种极端情况之间，最常见情况是婴儿发绀，但循环平衡。如果发绀进展，可能需要实施选择性 B-T 分流术，第一次手术可能在 4~6 个月时实施 Glenn吻合术，这是一期单心室姑息术。在2~4 岁时，进行全腔 – 肺动脉连接术。

预后与随访

三尖瓣闭锁患者手术治疗的终点必然是单心室循环。最近 Alsoufi 等报告了当今姑息性手术路径的结果。在 105 例新生儿中，约 1/4（26%）早期生命体征平稳，因此初次手术是全腔静脉 – 肺动脉连接术的第一阶段（即 Glenn 手术）。然而，大多数患儿（74%）在新生儿期需要手术，其初始手术类型反映了解剖变异性。肺动脉梗阻患儿采用改良 B-T 分流术（44%），重度主动脉流出道梗阻患儿采用 Norwood 手术（17%），其余需行肺动脉环缩术（13%）。全部患儿 1 个月和 1 年存活率分别为 98% 和 90%。肺动脉环缩术后 8 年存活率为 93%，而 Glenn 术后为 87%，B-T 分流术后为 83%，Norwood 术后为 78%。遗传和心外畸形是死亡的重要危险因素，术后约持续 1 年。之前，Wald 等也强调了心外畸形对存活率的意义，Kaplan-Meyer 估计此类患者 1 个月存活率为 91%，1 年存活率为 83%。他们的研究显示，尽管活产儿中合并染色体异常或综合征只占很小比例，但却是死亡率的独立预测因素，其风险比为 13.3（95%CI 2.21~19.6）[89]。

20 世纪 90 年代初，Franklin 等认为主动脉弓梗阻是导致死亡或随后发生主动脉瓣下狭窄的重要危险因素 [94]。最近一项跨度达 30 年的研究报道，出生时体循环流出道梗阻仍然是影响存活率的重要因素，而手术实施年代对三尖瓣闭锁患儿的预后没有明显影响 [95]。而在其他研究中，体循环梗阻在第一次姑息手术时似乎并不影响生存 [93]。

结　语

三尖瓣闭锁的临床表现因心室 – 大动脉连接和室间隔缺损大小而不同。因此，治疗方案也将取决于这些变量，其在很大程度上影响肺循环和体循环之间的平衡。最终所有治疗途径都将归于单心室姑息术。多年来，手术后存活率已经有所改善，但仍受到心外畸形和遗传综合征的负面影响。如果在妊娠 24 周前确诊，妊娠终止率很高。

参考文献

[1] Carvalho JS, et al. Ultrasound Obstet Gynecol,2005, 26(2):105–111.

本章完整参考文献，请扫描以上二维码在线查看。若需下载，请登录 www.wpcxa.com“下载中心”下载。

第 25 章

心室流出道畸形（圆锥动脉干畸形）

Varsha Thakur, Edgar T. Jaeggi, Shi-Joon Yoo

本章讨论了心室流出道的正常解剖、胎儿心室流出道的超声心动图评估技术和超声心动图检查结果，以及圆锥动脉干畸形患儿的预后。圆锥动脉干畸形的产前检查至关重要，因为许多此类患儿需要在出生后立即治疗。

心室流出道异常可分为两类：①其他心脏结构正常的孤立病变；②合并心室 – 动脉连接异常和（或）大动脉关系异常的更复杂畸形。后者被称为圆锥动脉干或动脉干圆锥畸形，包括单纯型、矫正型大动脉转位，心室双出口和共同动脉干。主动脉弓中断和法洛四联症也被认为是圆锥动脉干畸形，将在其他章节另行讨论。圆锥动脉干畸形被认为是胚胎期心脏圆锥动脉干区发育异常的结果[1]，占先天性心脏病（CHD）患儿总数的 25%~30%[2-4]。胎儿系列报道中该畸形的患病率较低[5]，这是由于出生前心室流出道和主动脉弓畸形的检出率较低，尤其是仅用四腔心切面进行产前超声筛查时[6-7]。然而，因为最近产前筛查建议中纳入了流出道切面的观察，对该类畸形的产前检出率稳步改善[8-11]。

正常心室流出道的解剖

左右室流出道形态学差异明显（图 25.1）。主要区别在于右心室存在室上嵴，该结构是正常右心室中分隔肺动脉瓣和三尖瓣的肌肉嵴[12]。大部分室上嵴是一种侧壁结构，被称作心室漏斗褶。只有一小部分室上嵴，即流出道或漏斗部间隔是真正的间隔结构。流出道间隔被隔缘束的两个分支环抱。室上嵴使右室流出道成为完整的肌性漏斗。在左心室，主动脉瓣深度嵌入三尖瓣和二尖瓣之间（图 25.1c~d）。这种独特的位置使主动脉瓣和二尖瓣之间纤维性延续，没有肌肉嵴。两个心室流出道相互交叉（图 25.2）。右室流出道在前，并向左转至左室流出道左侧。

胎儿心室流出道超声心动图评估技术

评估心室流出道时，应根据形态学标准确定心室和大动脉，心室 – 动脉连接、大动脉间关系评估如下（图 25.3，图 25.4）[13-18]。

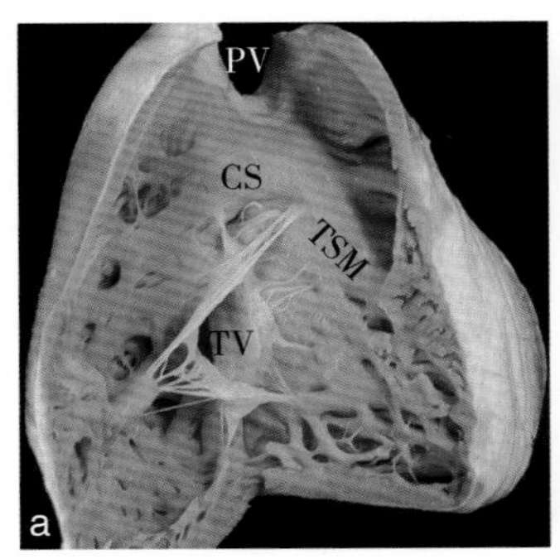

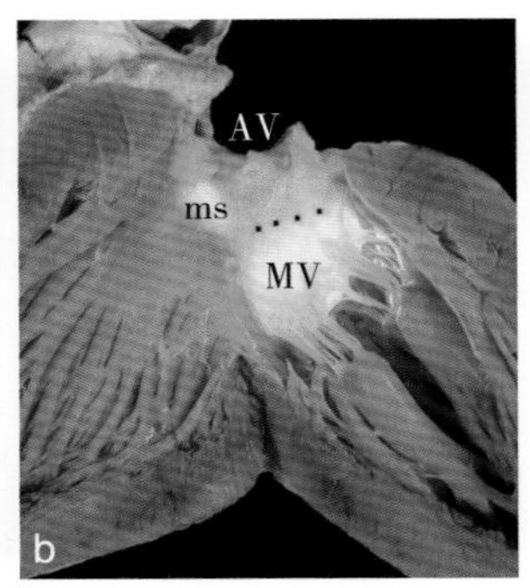

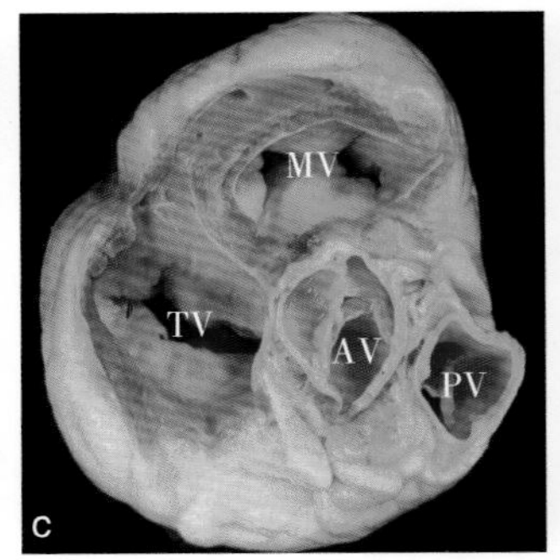

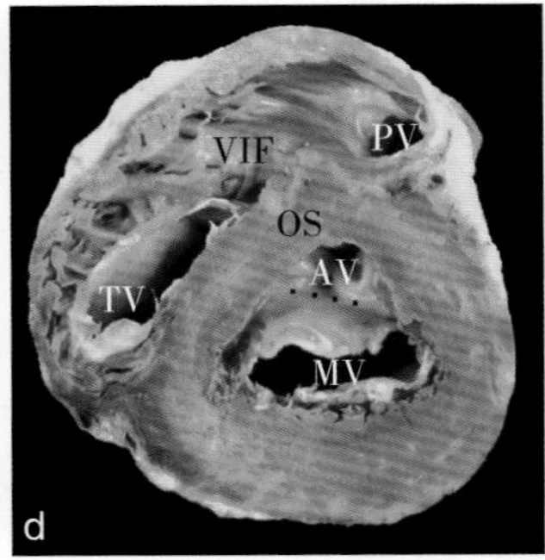

图 25.1 1 例正常心脏标本。切开的右心室（a）和左心室（b），从上方（c）和下方（d）观察心室底部。室上嵴界于三尖瓣和肺动脉瓣之间，右室流出道是一个完整的肌性漏斗。室上嵴分别由壁束和隔束、心室漏斗褶和流出道间隔组成。由于二尖瓣和主动脉瓣之间纤维性延续（图 b 和图 d 中的小黑点），部分左室流出道没有肌肉组织。注意在图 c 中深度嵌入三尖瓣和二尖瓣之间的主动脉瓣位置。ms= 膜部间隔；TSM= 隔缘束；PV= 肺动脉瓣；VIF= 心室漏斗褶；OS= 流出道间隔；TV= 三尖瓣；CS= 室上嵴；AV= 主动脉瓣；MV= 二尖瓣

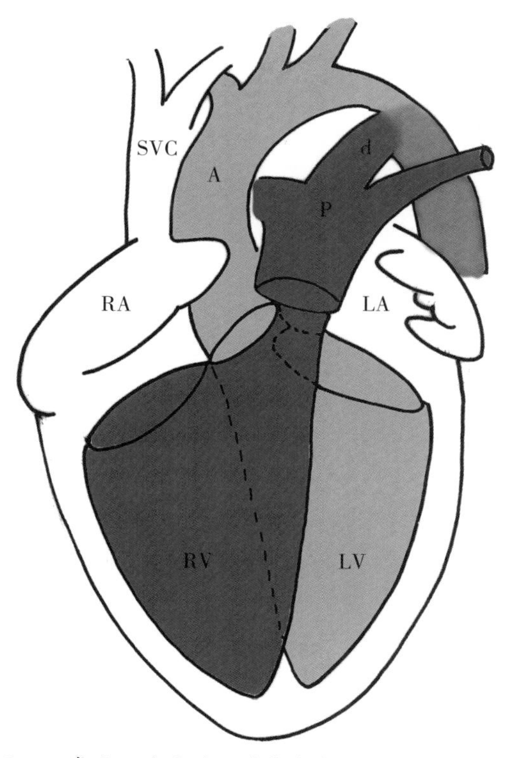

图 25.2 正常右心室和左心室长轴切面。这两个流出道相互交叉。A= 主动脉；d= 动脉导管；LA= 左心房；P= 肺动脉；RA= 右心房；SVC= 上腔静脉；RV= 右心室；LV= 左心室

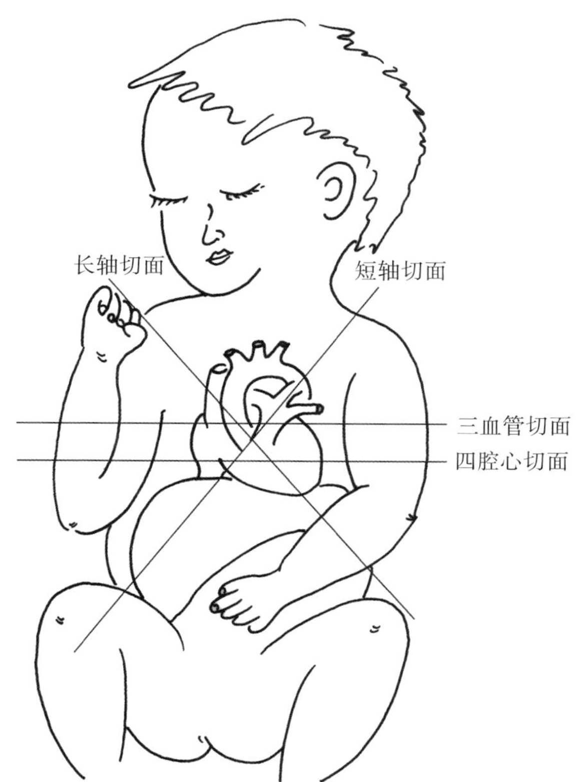

图 25.3 超声心动图切面的成像平面

· 左室流出道切面。
· 右室流出道切面。
· 心室底部短轴切面。
· 三血管切面。

明确心室－动脉连接必须检查左右室流出道切面。进行四腔心切面超声检查时，探头沿母体腹部做扇形移动，保持四腔心平面在视野内，并调整超声探头，使其垂直于室间隔。从该特定位置开始，探头向心尖顺时针或逆时针旋转 40° ~50° 更容易获得左室流出道切面图像。然后稍微向上移动探头可以显示右室流出道。应该注意的是，正常右室流出道和左室流出道相互交叉，不可能在单个二维成像平面中同时显示（图 25.2~ 图 25.5）。

心室基底短轴切面是评估漏斗部或流出道间隔形态和右室流出道的最佳平面。将探头放置在胎儿肝脏右叶和左肩连线位置可以获得短轴切面（图 25.3）。探头沿胎儿胸腔向头端或尾端倾斜并向上或向下移动，直到主动脉瓣定位于右心房、右心室、主肺动脉和右肺动脉均可显示心血管切面中心。另一备选切面是垂直于右心室的长轴切面（图 25.6），可以将探头移位到胸壁左前部或右后部的冠状位获得。

三血管切面是上纵隔的正交横向切面，正常情况下可见斜切的主肺动脉、横切的升主动脉和上腔静脉 3 支血管从左前到右后排列成直线且管径尺寸依次减小（图 25.4）[14-17]。三血管切面有助于评估大动脉的空间关系和大小，只需将探头沿四腔心平面向胎儿上纵隔方向移动即可获得 [19]。几乎所有心室流出道畸形的病例都存在三血管切面图像异常 [20]。将探头进一步往上移动可获得三血管气管切面，在该切面可见正常胎儿左主动脉弓和左导管弓呈一个“V”形。流出道畸形的胎儿三血管气管切面也不正常，因此该切面对圆锥动脉干畸形的诊断非常有用。

三维和四维超声提升了二维超声对胎儿流出道畸形的诊断水平 [21-24]。应用自旋技术、静态三维技术或时间－空间相关成像技术通过三维超声探头从四腔心平面、三血管切面到主动脉和导管弓平面获取一组数据集。利用这些数据集，重建所需要的图像来进行心室流出道评估。多普勒成像是二维成像的重要辅助手段，可以显示流出道血流方向

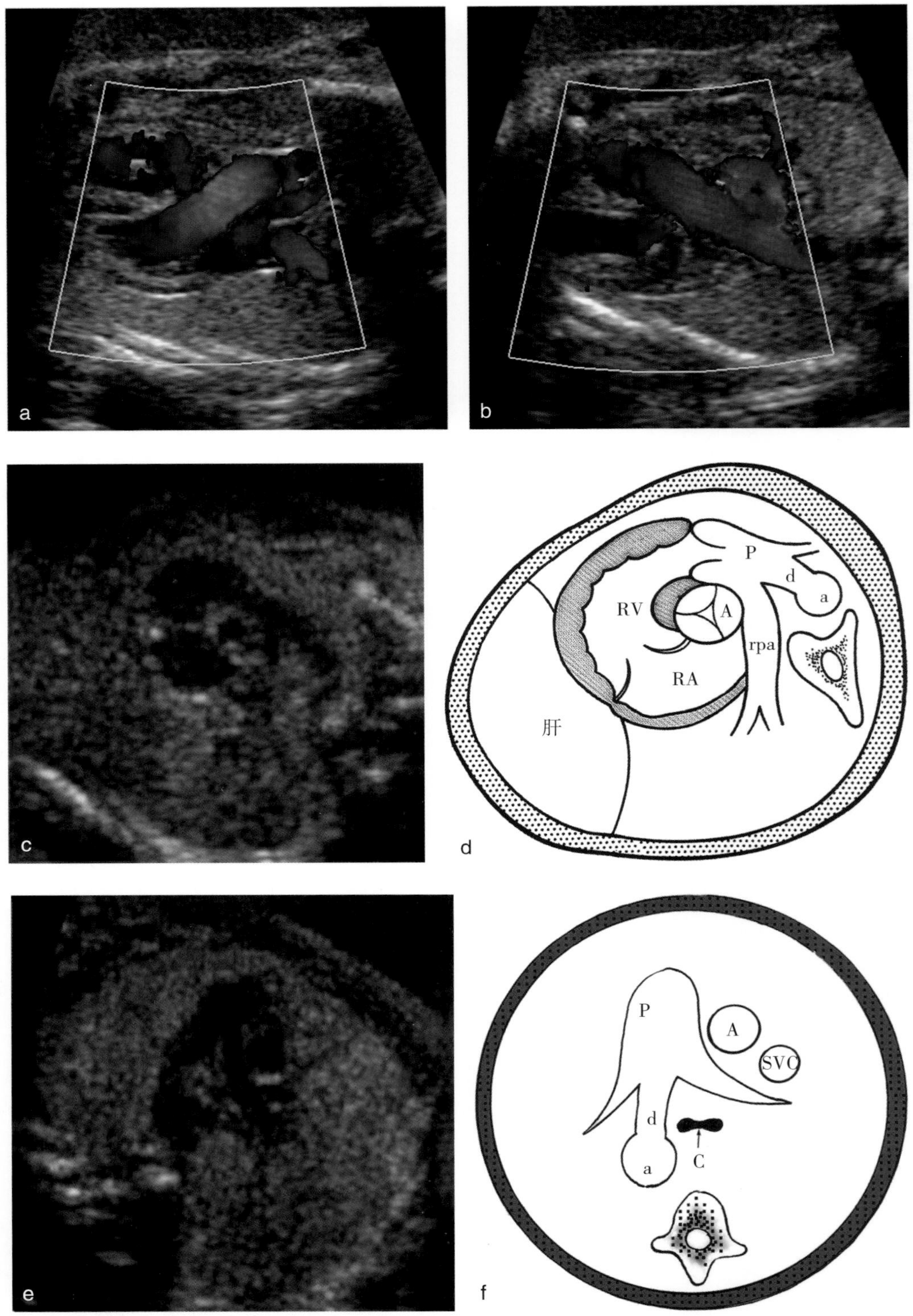

图 25.4 心室流出道超声心动图成像和对应示意图。a. 左室流出道切面。b. 右室流出道切面。c~d. 心底部短轴切面。e~f. 三血管切面。A= 升主动脉；a= 降主动脉；C= 气管隆突；d= 动脉导管；P= 主肺动脉；RA= 右心房；rpa= 右肺动脉；RV= 右心室；SVC= 上腔静脉

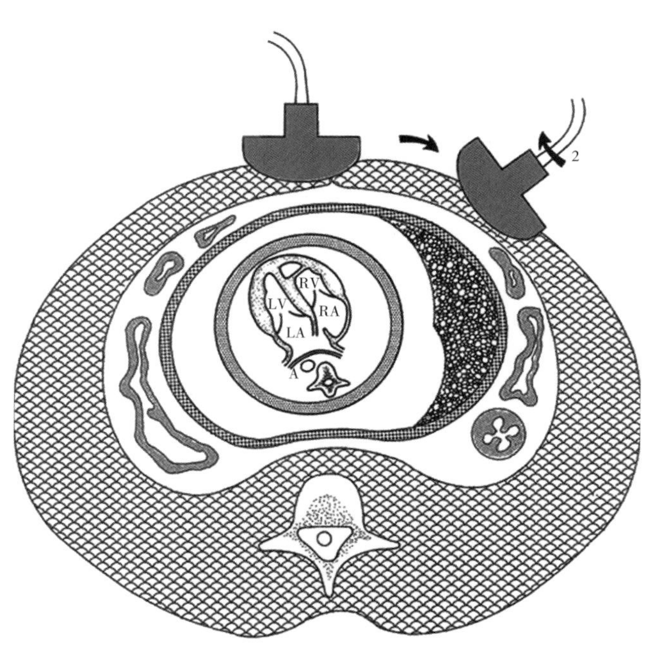

图 25.5 胎儿呈头位和仰卧位检查时显示心室流出道。检查从所示的四腔心切面位置开始。探头沿孕妇腹部做辐射状移动（箭头 1），直到超声波束垂直于室间隔。然后以心尖部为轴旋转探头获得左室流出道切面（箭头 2），再将探头沿胎儿胸腔向上平行移动获得右室流出道切面。A= 降主动脉；LA= 左心房；LV= 左心室；RA= 右心房；RV= 右心室。经许可，引自 Yoo SJ, et al. Ultrasound Obstet Gynecol, 1997,9(3):173–182[14]

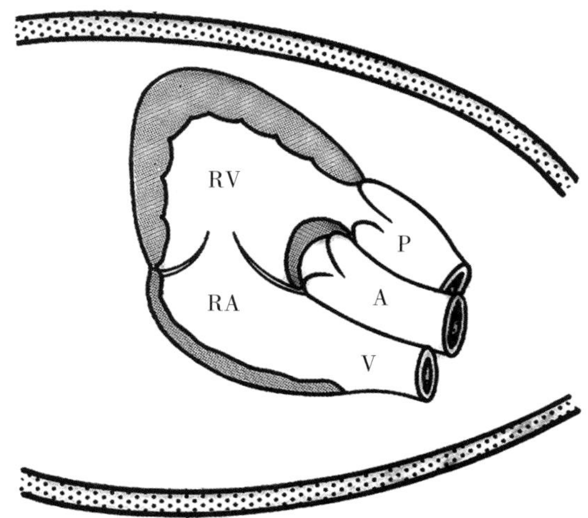

图 25.6 右心室长轴切面示意图。这种半冠状切面相当于血管造影右前斜位切面。三血管长轴切面从胎儿胸部左前方向右后方对齐。A= 主动脉；P= 肺动脉；RA= 右心房；RV= 右心室；V= 上腔静脉

和速度。多普勒超声还可显示通过动脉导管的血流方向和血流速度，这对于识别出生后可能发生的导管依赖性肺循环或体循环很重要。能量多普勒和彩色多普勒显像有助于识别血管。

单个病种

大动脉转位

大动脉转位（TGA）是指主动脉起自右心室，肺动脉起自左心室，等同于术语“心室 – 大动脉连接不一致”“ d-TGA”“单纯型大动脉转位”或“完全型大动脉转位”。当大动脉转位伴心房 – 心室连接一致，即右心房连接到右心室和左心房连接到左心室时，被称为完全型大动脉转位（图 25.7，视频 25.1）。当伴有心房 – 心室连接不一致，即右心房连接到左心室和左心房连接到右心室时，被称为先天性矫正型大动脉转位。

大动脉转位的发生率占所有 CHD 活产婴儿的 5%~7%。大多数病例内脏正位，左旋心且心室位置正常。四腔心切面正常，除非合并其他畸形 [25]。大动脉空间关系几乎总是异常的，因此三血管切面很容易被识别（图 25.8a）[14–17]。主动脉由漏斗部肌肉支撑，而肺动脉无支撑。肺动脉瓣与二尖瓣之间存在纤维连续。典型情况下，主动脉位于肺动脉右前方。极少数主动脉位于肺动脉后方或左侧 [26]。通常两个心室流出道平行排列，因此出现在一个超声平面中（图 25.8b~c）。主动脉弓形状像“曲棍球棒”，有可能被误认为是导管弓（图 25.8d）。

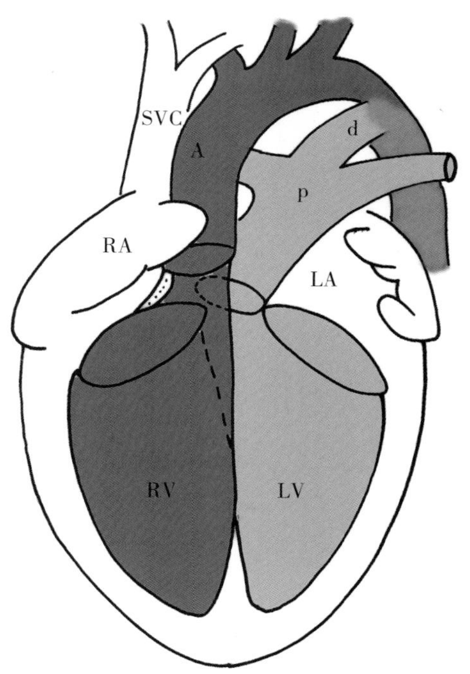

图 25.7 完全型大动脉转位的病理示意图。A= 主动脉；d= 动脉导管；LA= 左心房；LV= 左心室；P= 肺动脉；RA= 右心房；RV= 右心室；SVC= 上腔静脉

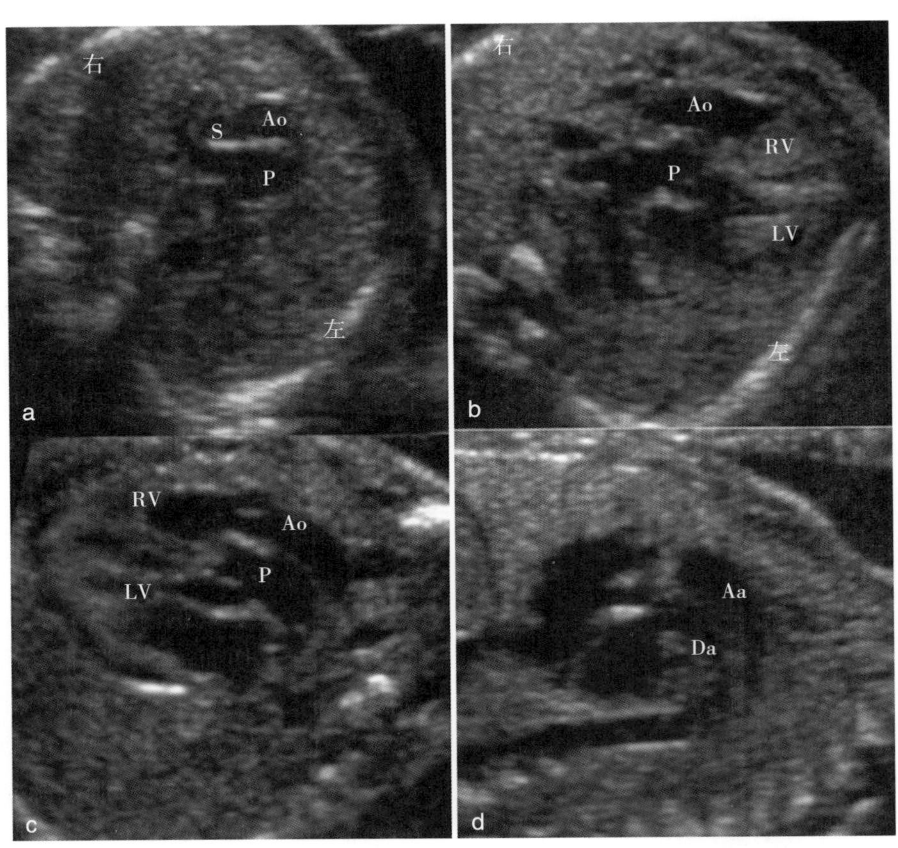

图 25.8 完全型大动脉转位。a. 三血管切面显示了经典的完全型大动脉转位大血管之间关系。三血管呈三角形排列：由右上腔静脉、右前主动脉和左后肺动脉组成。b. 心室流出道切面显示心室 - 大动脉连接不一致。由于右室流出道和左室流出道相互平行，它们在同一个平面中出现。c. 心室流出道切面，再次显示心室 - 大动脉连接不一致。d. 主动脉弓和导管弓的矢状面切面。主动脉弓形成一个形似曲棍球棒的宽弧。主动脉弓发出头颈部分支。Ao= 主动脉；Aa= 主动脉弓；Da= 导管弓；S= 上腔静脉；P= 肺动脉；LV= 左心室；RV= 右心室

约 1/3 的大动脉转位患者可合并单发或多发性室间隔缺损（图 25.9，视频 25.2）。缺损可发生在室间隔的任何部位，但最常见的是伴或不伴后间隔或前间隔对位不良的流出道间隔缺损。当心室流出道间隔后侧对位不良时，通常发生肺动脉瓣下流出道狭窄（图 25.9，视频 25.3），而主动脉流出道则可能骑跨室间隔。当前侧对位不良时，则出现主动脉瓣下流出道狭窄，并且肺动脉瓣可能骑跨室间隔。随着主动脉瓣或肺动脉瓣骑跨程度进一步加剧，大动脉转位则可能转变为左心室双出口或右心室双出口合并大动脉转位。

在大动脉转位中常见左室流出道梗阻（肺动脉狭窄）[27]，可能是由流出道间隔后错位造成的。由纤维嵴、纤维肌性管道或二尖瓣附属组织导致的梗阻既可能室间隔完整，也可能合并室间隔缺损。左室流出道梗阻严重时，主肺动脉内径比升主动脉细小。肺动脉瓣可能狭窄（图 25.9）。相反，右室流出道梗阻较为少见。这可能是由于上述流出道间隔前错位所致，并且经常是动力性的。当合并主动脉瓣下狭窄时，可能会出现主动脉弓梗阻性病变。在该组畸形中还可以见到形态学右心室发育不良（图 25.10，视频 25.4）。

大动脉转位不伴或仅伴小型室间隔缺损也可能会危及新生儿生命。由于大动脉连接不一致，来自肺静脉、流向左心的氧合血液再次被泵回肺动脉，而来自体循环静脉的未氧合血回流至右心并被泵入主动脉。体循环动脉的氧合及发绀程度取决于能够通过心内交通（房间隔缺损、室间隔缺损）和（或）心外交通（未闭动脉导管），从而供给右心与主动脉的氧合血流量。单纯性完全型大动脉转位的新生儿可能会出现严重发绀并发生代谢性酸中毒，甚至多器官功能衰竭，除非在新生儿期予以静脉注射前列腺素以保持动脉导管开放，或在新生儿期最初几个小时行球囊房间隔造口术以确保大型

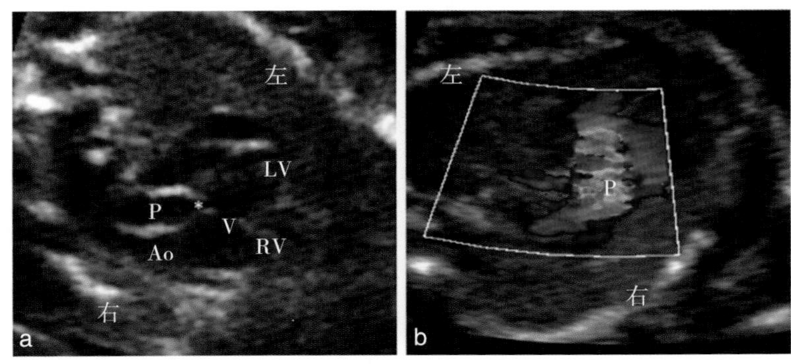

图 25.9 a. 完全型大动脉转位伴室间隔缺损和左室流出道梗阻。心室流出道切面显示心室－大动脉连接不一致。左室流出道狭窄是因为流出道间隔后移导致肺动脉下梗阻（星号）。b. 彩色多普勒显示继发于肺动脉下梗阻的左室流出道血流加速。Ao= 主动脉；V= 室间隔缺损；LV= 左心室；P= 肺动脉；RV= 右心室

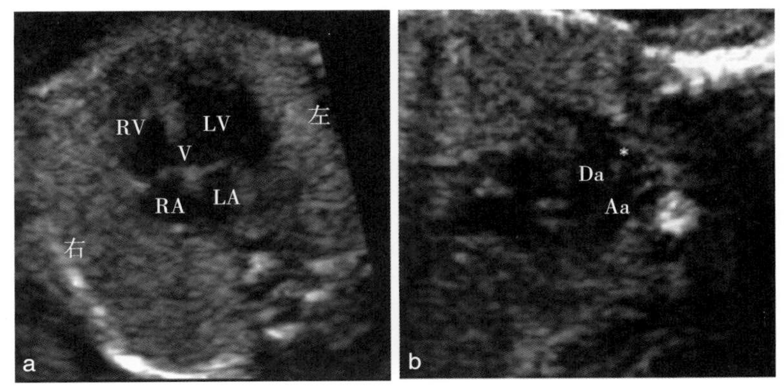

图 25.10 a. 大动脉转位伴室间隔缺损和主动脉缩窄。左右心室大小存在差异，在四腔心切面中可见较小但形成心尖部的右心室。b. 矢状面显示细小的主动脉弓并伴缩窄（星号）。Aa= 主动脉弓；Da= 导管弓；V= 室间隔缺损；LA= 左心房；LV= 左心室；RA= 右心房；RV= 右心室

房间隔缺损的心内交通，使体循环和肺循环之间有足够分流。延误诊断和治疗可能导致较高的发病率和死亡率。Bonnet 等的一项研究显示，未进行产前检查的新生儿在出院前死亡率达 12%，而相比之下，如果在产前检查出大动脉转位的新生儿，则无死亡[25]。

通过胎儿超声心动图预测大动脉转位，特别是出生后即出现严重发绀并且需要立即处理的新生儿是非常重要的，但常常也具有挑战性[28–29]。评估卵圆孔及动脉导管大小和分流可有助于发现出生后这些结构引起的血流受限情况[31]。动脉导管伴有高速连续性前向血流提示产前导管梗阻。导管双向血流与产后持续性肺动脉高压的风险增加有关[30]。

完全型大动脉转位很少合并心外畸形和（或）基因异常[7,32]。尽管很少发生，但笔者仍然建议产前筛查相关病变。

完全型大动脉转位当前的处理策略包括：①在具备治疗严重新生儿先天性心脏病专业技能的三级医疗中心分娩。②出生后立即予以前列腺素以保持导管通畅。③如果心房间交通较小时，进行球囊房间隔造口术以促进氧合与未氧合血液的混合。手术选择在出生后早期行大动脉调转术[33]。未合并其他严重心脏畸形时，大动脉转位的长期预后良好，20 年存活率达 97%，儿童期发病率及外科手术和心导管的再干预率低[34]。合并罕见冠状动脉畸形的新生儿死亡率增加，特别是胎儿超声心动图无法探测到的壁内冠状动脉[35–36]。当合并室间隔缺损及左室流出道梗阻或主动脉弓梗阻时需改变手术方式以适当矫治这些病变。当合并左室流出道梗阻时，可考虑选择大动脉调转术并切除梗阻组织或 Rastelli 手术、REV(réparation à l'étage ventriculaire）和 Nikaidoh 手术[37–38]，尽管其长期预后不如单纯型大动脉转位[39–41]，且常需要再次干预，即更换肺动脉管道[40–44]。

先天性矫正型大动脉转位

先天性矫正型大动脉转位是一种发病率＜1%、相对罕见的 CHD[45]。在这种畸形的心室错位中，心房 – 心室连接和心室 – 大动脉连接均不一致（图 25.11）。这意味着出生后，右心室将充当体循环心室并将左心房氧合血液泵入主动脉，而左心室将非氧合全身静脉血液泵入肺血管。因此该病变得到血流动力学“矫正”，使新生儿出生时不会出现发绀，除非合并其他畸形，通常是内脏正位和左位心，但中位心和右位心也非罕见[46–49]。罕见的中位或右异位心脏是矫正型大动脉转位区别于其他病变的一个重要诊断特征。房室连接不一致可以在四腔心切面中轻松识别（图 25.12a，视频 25.5）。内脏正位时，可以通过左侧心室有调节束及房室瓣更加靠近室间隔心尖位置而确定为形态右心室。有时，心室可能以上下方式排列。主动脉通常完全由漏斗部肌肉支撑，而肺动脉则不是。典型情况下肺动脉瓣与二尖瓣存在纤维连接。大多数先天性矫正型大动脉转位的主动脉位于肺动脉左前方，在三血管切面中很容易识别（图 25.12b）[14–17]。心室流出道通常平行排列，使双流出道可以显示在同一个超声切面中（图 25.12c）。

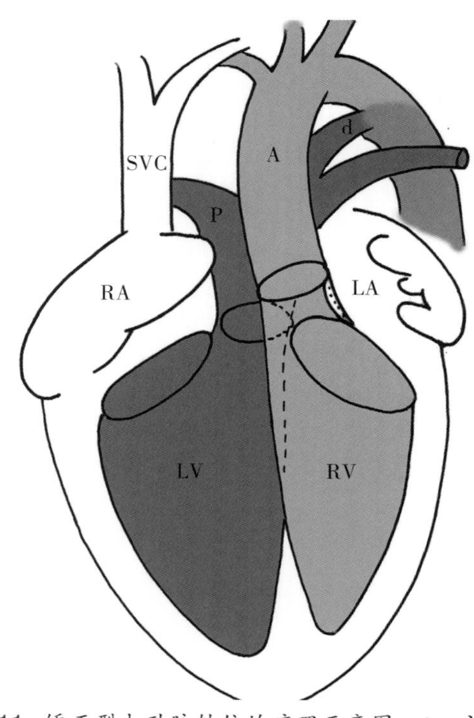

图 25.11 矫正型大动脉转位的病理示意图。A= 主动脉；d= 动脉导管；LA= 左心房；LV= 左心室；P= 肺动脉；RA= 右心房；RV= 右心室；SVC= 上腔静脉

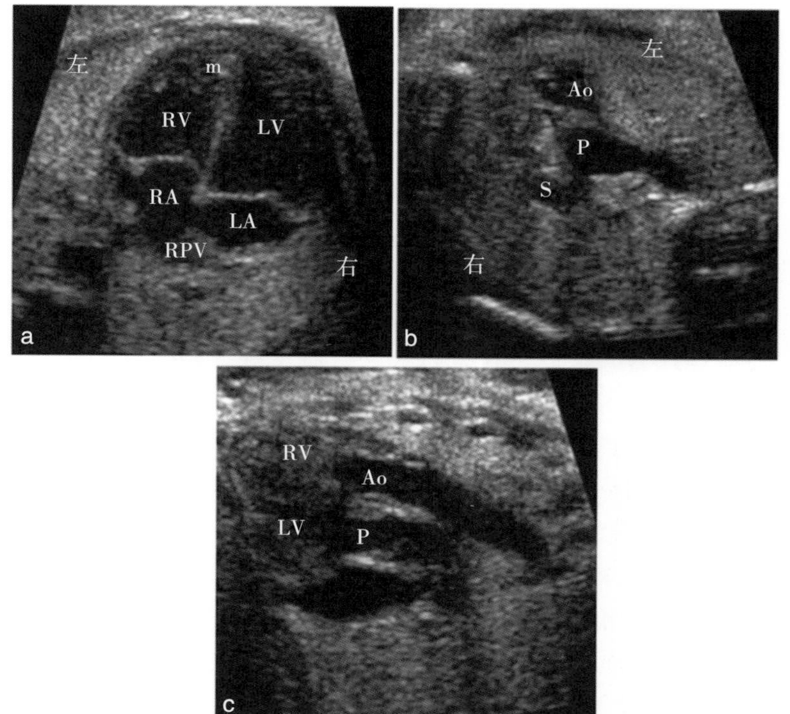

图 25.12 矫正型大动脉转位。a. 四腔心切面显示房室连接不一致。左侧心室心尖部分被调节束占据，提示其为形态学右心室。此外，左侧房室瓣与三尖瓣一样更靠近心尖部，也提示其为形态学右心室。b. 三血管切面显示主动脉位于肺动脉的左侧、偏前方。c. 心室流出道切面显示右室流出道和左室流出道平行并分别连接到主动脉和肺动脉。LA= 左心房；LV= 左心室；RA= 右心房；RPV= 右肺静脉；RV= 右心室；S= 上腔静脉；m= 调节束；P= 肺动脉；Ao= 主动脉

大多数矫正型大动脉转位合并其他心脏病变，只有 10% 为孤立性畸形[46-48,50]。大多数病例（70%）合并室间隔缺损，缺损通常位于室间隔膜周部并且可能延伸到心室流入道。左室流出道梗阻是另一种常见的合并畸形，占病例的 40%~50%。梗阻性质可能是纤维嵴、纤维肌性通道、室间隔膜部瘤、二尖瓣附属组织或肺动脉瓣狭窄。有时矫正型大动脉转位可合并肺动脉闭锁。右室流出道梗阻少见。30%~45% 的病例会出现左侧三尖瓣异常。最常见的病理改变是瓣膜发育不良并伴有不同程度反流。矫正型大动脉转位合并畸形有累及三尖瓣的 Ebstein 畸形，可能还伴有主动脉弓梗阻性病变[51]。任意一侧房室瓣骑跨合并一侧心室发育不良的情况并不罕见。据报道近 20% 矫正型大动脉转位胎儿有心动过缓合并完全房室传导阻滞[46-48]。房室传导正常的病例，每年发生先天性心脏传导阻滞的风险为 1%。但是，矫正型大动脉转位合并心外畸形或基因异常的风险较低[7,18]。

矫正型大动脉转位的处理策略相当多，具体取决于孤立发生或合并其他病变。如果没有合并病变，可能无需手术干预，并且罹患这种病变的患者可能只是偶然被诊断发现[52]。孤立性矫正型大动脉转位的患者需要监测有无发生心脏传导阻滞或可能需要干预的瓣膜反流。当合并室间隔缺损或流出道梗阻时，可考虑以左心室充当体循环泵进行解剖矫治或以右心室充当体循环泵进行生理性修复。与生理性修复相比，解剖矫治的短期死亡率似乎更低[53]。双心室解剖矫治需要行 Mustard 或 Senning 心房调转术和大动脉调转术或 Rastelli 类手术。采用大动脉调转双心室解剖修复术（双调转术）的近期存活率可达 91%，而由于残留的左室流出道梗阻发生率高，采用 Rastelli 手术的双心室修复术存活率为 60%[54]。相反，接受 Rastelli 手术患者的 10 年存活率（84%）比接受双调转术患者的 10 年存活率（77%）似乎更高一些[55]。患者需要长期随访以监测是否发生心室功能障碍、心脏传导阻滞或快速性心律失常，是否需要再干预[45]。如果先天性矫正型大动脉转位合并房室瓣骑跨、严重累及三尖瓣的 Ebstein 畸形、重度心室发育不良及某些右心室功能不全，通常需要行单心室姑息性手术进行干预。需要仔细地对矫正型大动脉转位胎儿进行评估以确定适当的产后处理方案，并就长期预后为患儿家庭提供准确咨询。

心室双出口

右心室双出口或左心室双出口定义为两大动脉主要起源于形态学右心室或左心室（图 25.13）[56-57]。当一支大动脉瓣膜一半以上起自某一心室时，则视为大动脉连接于该心室。右心室双出口发生率占 CHD 的 1.5%[4]，而左心室双出口则极为罕见。

右心室双出口可合并任何心房位置和任何类型的房室连接。内脏正位和房室连接一致最常见。另一个常见病变是右心房或左心房异构。内脏正位时，主动脉通常位于肺动脉右侧，且大血管常呈并列关系；然而，任何大动脉关系都可以见到。在三血管切面，当一支大动脉明显比另一支细小时，需要排除肺动脉下梗阻或主动脉下梗阻。这类病例几乎总合并大型室间隔缺损。

右心室双出口的产后血流动力学生理取决于室间隔缺损与大动脉瓣的空间关系及是否存在流出道梗阻。室间隔缺损可能位于主动脉下（视频 25.6）、肺动脉下、双动脉下或非双动脉下（图 25.13）。当缺损位于主动脉下，大动脉关系正常时，其生理与单发的室间隔缺损相一致（图 25.14），或当合并流出道间隔向前移位时，则与法洛四联症相一致（图 25.15，视频 25.7）。当合并肺动脉下缺损时，其生理与大动脉转位合并室间隔缺损相一致（图 25.16，视频 25.8）。这种亚型也被称为 Taussig-Bing 畸形。当合并肺动脉下室间隔缺损时，可能有主动脉流出道梗阻、主动脉弓发育不良和主动脉缩窄的风险。双动脉下室间隔缺损开口于两个大动脉瓣膜下方。由于该类缺损合并流出道间隔缺失，双大动脉下是一个大的右室流出道。非双动脉下型室间隔缺损远离两大动脉出口并累及心室流入道或室间隔小梁部。房室间隔缺损是另一种可能的非双动脉下型心内交通形式。当缺损是双动脉下型或非双动脉下型时，其生理取决于心内血流。右心室双出口的室间隔缺损可能很少是限制性，室间隔完整的极少见[58]。

左心室双出口极为罕见[59]。同右心室双出口一样，左心室双出口的室间隔缺损最常位于主动脉下[60]，肺动脉下较少见，而双动脉下型或非双动

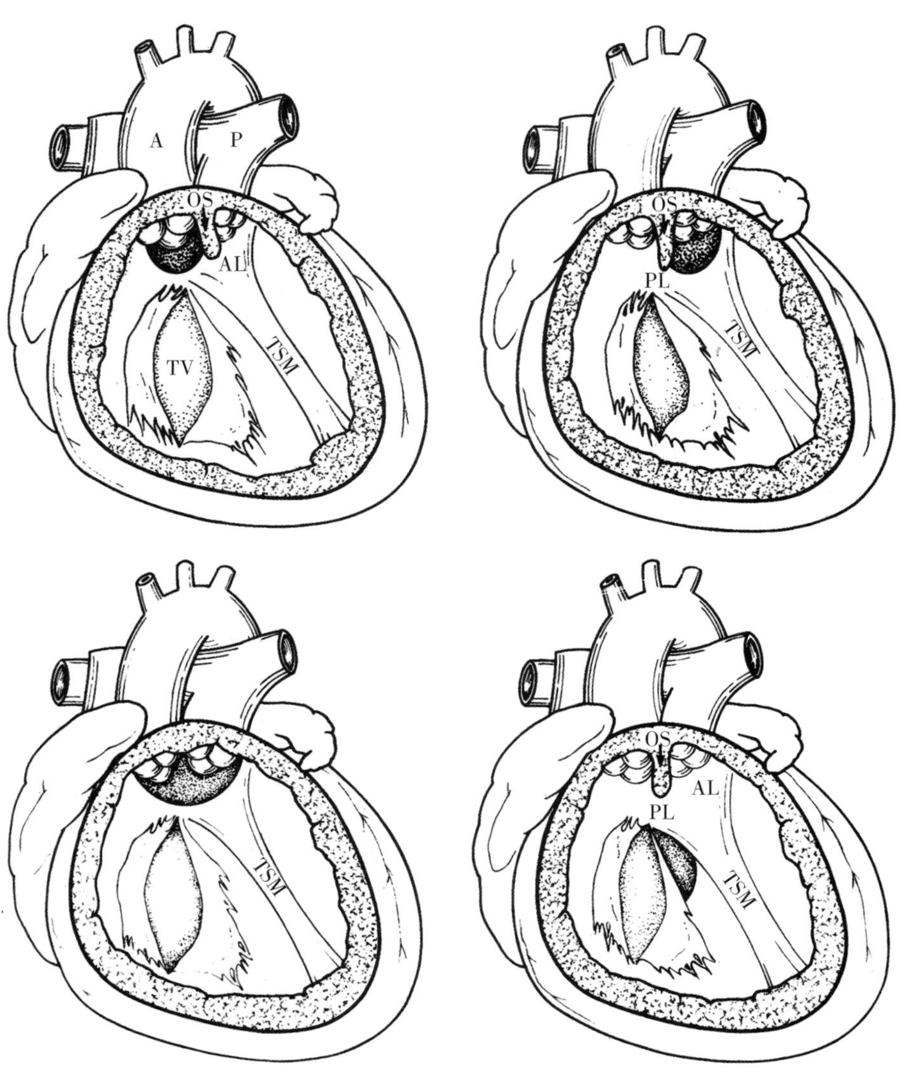

图 25.13　右心室双出口病理解剖。室间隔缺损根据其相对于半月瓣的位置进行分类。A= 主动脉；AL= 隔缘束前支；OS= 流出道间隔；P= 肺动脉；PL= 隔缘束后支；TSM= 隔缘束；TV= 三尖瓣

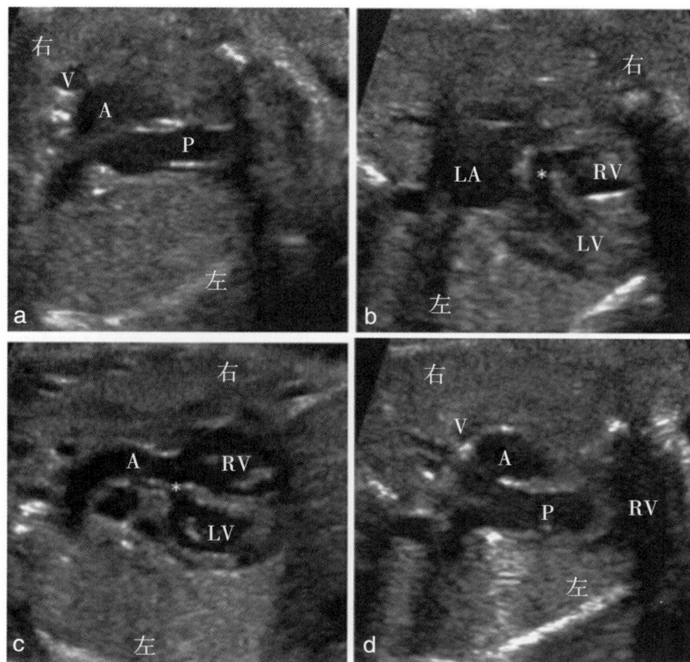

图 25.14　右心室双出口伴主动脉下室间隔缺损。a. 三血管切面显示大动脉关系正常。b. 四腔心切面显示室间隔缺损延伸到流入道。c. 左室流出道切面显示更靠近主动脉下的膜周部室间隔缺损。主动脉骑跨率超过 50%，绝大部分起自右心室。d. 稍微向前上方扫描，可见肺动脉从主动脉左侧发出，完全发自右心室。A= 主动脉；LA= 左心房；LV= 左心室；P= 肺动脉；RV= 右心室；V= 上腔静脉；星号 = 室间隔缺损

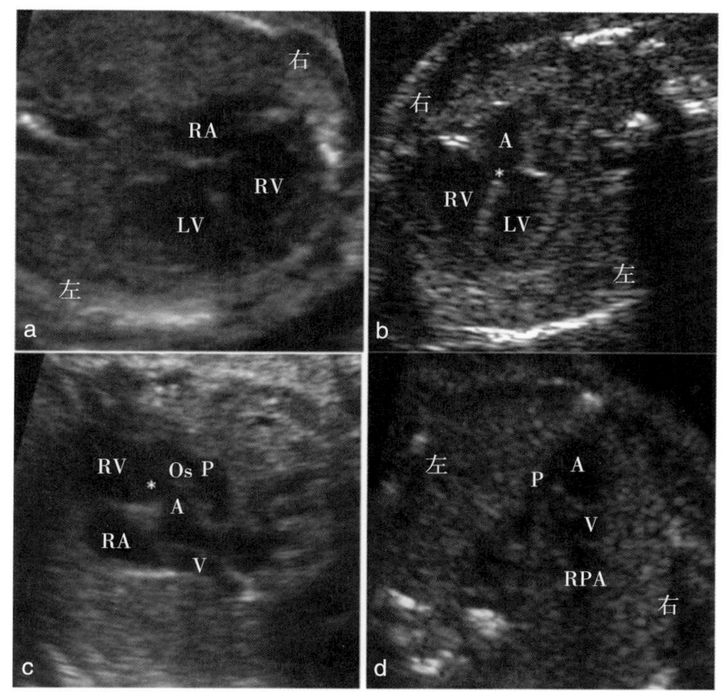

图 25.15 右心室双出口伴主动脉下室间隔缺损和流出道间隔前移（法洛四联症型右心室双出口）。a. 四腔心切面显示向流入道延伸的室间隔缺损。b. 更靠近主动脉的主动脉下膜周型室间隔缺损。主动脉骑跨率超过 50% 并更靠近右心室。c. 右前斜位切面显示流出道间隔前移造成肺动脉下梗阻，如典型法洛四联症所见。d. 三血管切面显示大动脉关系正常，一支大的主动脉和一支细小的肺动脉，如同法洛四联症。A= 主动脉；LV= 左心室；Os= 流出道间隔；P= 肺动脉；RA= 右心房；RPA= 右肺动脉；RV= 右心室；V= 上腔静脉；星号 = 室间隔缺损

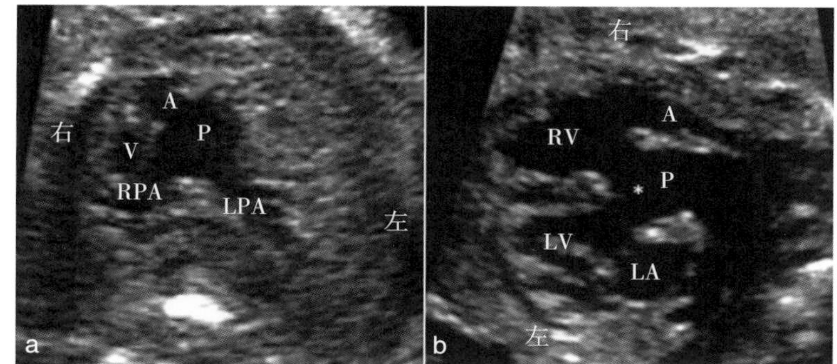

图 25.16 右心室双出口伴肺动脉下室间隔缺损。a. 三支血管切面显示右心室双出口伴肺动脉下室间隔缺损和大血管错位时，主动脉、肺动脉和上腔静脉的三角形排列。主动脉位于肺动脉右前方。主动脉细小提示主动脉缩窄，常见于这种类型的右心室双出口。b. 流出道切面显示大型膜周部室间隔缺损（星号）更接近肺动脉流出道。50% 以上肺动脉流出道发自右心室。此外，可见平行的流出道，伴主动脉从肺动脉右侧发出，完全发自右心室。A= 主动脉；LA= 左心房；LPA= 左肺动脉；LV= 左心室；P= 肺动脉；RPA= 右肺动脉；RV= 右心室；V= 上腔静脉

脉下型很少见。双侧漏斗部缺失曾被认为是左心室双出口的特征。然而，随后的研究证实在左心室双出口可见到任何漏斗部形态，并且肺动脉下或主动脉下漏斗比双侧漏斗部缺失更常见。

右心室双出口可合并心外畸形和染色体异常，特别是与 21 三体、13 三体、18 三体和 22q11 微缺失有关 [7,32,39,56]。右心室双出口很少合并心脏异位 [61] 或 Cantrell 五联症 [62]。

右心室双出口的产后处理方式多样，具体取决于室间隔缺损类型及其相对于大动脉的位置关系和伴随的流出道梗阻 [63–64]。手术修复右心室双出口伴主动脉下室间隔缺损时需要保持室间隔缺损与主动脉连接。必须同修复法洛四联症肺动脉狭窄一样，补片扩大肺动脉流出道或安置右心室到肺动脉管道。右心室双出口伴肺动脉下室间隔缺损，可进行大动脉调转术及室间隔缺损闭合术等。右心室双出口合并肺动脉下室间隔缺损术后死亡率高于右心室双出口合并主动脉下室间隔缺损者 [65]。当合并肺动脉下室间隔缺损时，大多数死亡病例不足 1 岁，而超过这个年龄的存活率则达到 86%；但是，这些患儿经常需要再次干预，特别是合并主动脉弓梗阻时 [66]。正如右心室双出口通常伴内脏异位一样，合并心室发育不良时，必须进行单心室化姑息手术 [67]。

共同动脉干

共同动脉干或永存动脉干是指单一大动脉从双心室基底部发出并直接供应体循环动脉、冠状动脉和肺动脉的一种情况（图 25.17）[68]，其发病率占新生儿 CHD 的 1.5%[4]。

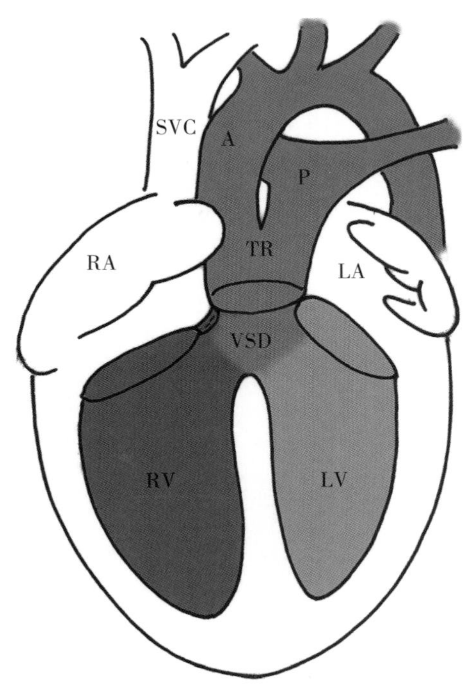

图 25.17 共同动脉干的病理解剖。A= 主动脉；LA= 左心房；LV= 左心室；P= 肺动脉；RA= 右心房；RV= 右心室；SVC= 上腔静脉；TR= 共同动脉干；VSD= 室间隔缺损

几乎所有病例都伴有较大的室间隔缺损，通常紧邻横跨室间隔的共同动脉瓣膜下[69-70]。有时，共同动脉干完全发自右心室或左心室。尽管有少数室间隔完整的病例报道，但共同瓣膜下累及间隔部流出道的室间隔缺损是其病理生理的必要组成部分。共同瓣膜几乎总与二尖瓣保持纤维连接，而肌性组织将共同瓣膜与三尖瓣分隔开。大约 20% 的病例，共同瓣膜与三尖瓣直接相连，以膜周部室间隔缺损为特征。与法洛四联症一样，室间隔缺损在左室流出道切面中能够更好地显现（图 25.18a，视频 25.9）。共同瓣膜由 2~5 个瓣叶组成[71]，并且常合并反流，梗阻不常见[30]。评估共同瓣膜关闭不全的程度很重要，因为重度共同瓣膜反流时发生水肿和宫内死亡及更差的产后预后的风险会增加。由于只有一个动脉主干，因此在三血管切面中仅能显示两支血管（图 25.18b~c，视频 25.10）[14-17]。三血管切面仅有两支大血管的情况同样也可见于肺动脉闭锁伴室间隔缺损和主肺动脉干缺失或发育不全，这就是共同动脉干的主要鉴别诊断。但是，肺动脉从共同动脉干发出时可以有或没有一段短的肺动脉主干（图 25.18b~c），可以根据 Collett 和 Edwards 分类系统进行分型[68]。最近，已经有了关于共同动脉干是由主动脉还是肺动脉主导的讨论，因为这在指导外科手术决策中很有用[72]。心电轴左偏在共同动脉干中很常见[73-74]。通常四腔心切面不显示任何病变。

大多数共同动脉干的动脉导管缺失，除非有主动脉弓中断[52-53]。其他常见的合并病变包括约 1/3 病例伴有右位主动脉弓、主动脉弓中断[75]和（或）一侧肺动脉缺失。

基因异常和心外畸形的发生率在共同动脉干中显著升高[7,32]。22q11 区染色体微缺失是一种常见的与共同动脉干和右心室双出口相关的染色体异常[76-78]。关于胎儿的大量研究显示在心室流出道畸形或主动脉弓中断的胎儿中，22q11 号染色体微

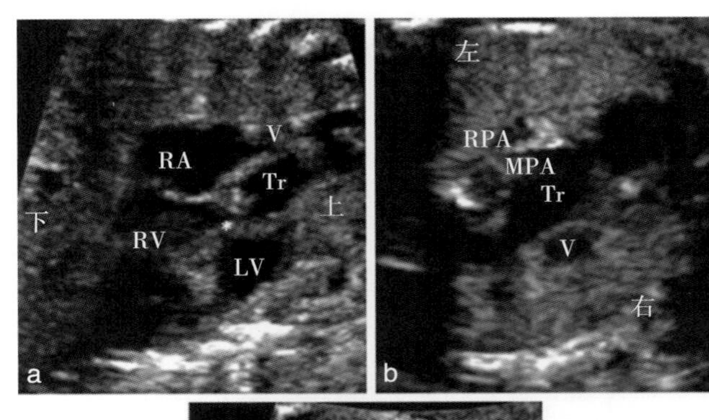

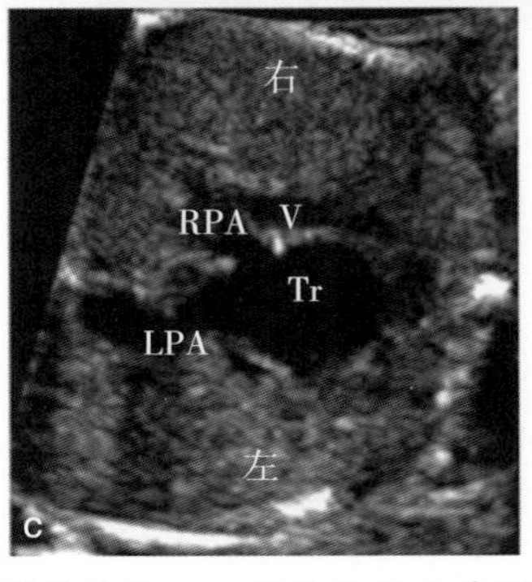

图 25.18 共同动脉干。a. 冠状面显示共同动脉干骑跨于一个大的流出道室间隔缺损（星号）。共同瓣膜发育不良。b. 三血管切面显示两支血管：共同动脉干和上腔静脉。一个短的主肺动脉发自共同动脉干并发出右肺动脉（左肺动脉同样起自主肺动脉但在此图中未显示），即Ⅰ型共同动脉干。c. 另一个三血管切面显示两支血管：共同动脉干和上腔静脉。肺动脉分支分别起自共同动脉干。LPA= 左肺动脉；LV= 左心室；MPA= 主肺动脉；RA= 右心房；RPA= 右肺动脉；RV= 右心室；Tr= 共同动脉干；V= 上腔静脉

缺失的发生率为 20%。当合并共同动脉干与梗阻性主动脉弓畸形（包括主动脉弓中断）时，发生率会更高[26,78–79]。这种特异性染色体异常通常以症候群形式表现出来，例如，DiGeorge 综合征、腭 – 心 – 面综合征（Shprintzen 综合征）、圆锥动脉干面容综合征，Cayler 心面综合征。由于这些患者的临床和实验室特征，因此采用所患疾病的首字母组成命名，如 CATCH–22 综合征（心脏缺陷、异常外貌、胸腺发育不良、腭裂、低钙血症和 22 号染色体微缺失）[77]。胸腺发育不良可以通过胎儿超声诊断[78,80–81]。正常胸腺横径（毫米）略小于孕中期胎龄（以周为单位），并随着分娩的临近，稍微变大[82]。当合并相关的主动脉弓畸形、胸腺发育不良或发育不全及宫内生长受限时，高度提示 22q11 染色体缺失[82]。应积极考虑对共同动脉干的胎儿进行产前基因测试，筛查心外畸形。笔者推荐除了进行染色体核型分型外，还可使用荧光原位杂交法进行 22q11 染色体微缺失分析。虽然 90% 的病例为新发，但在家族性病例中仍需要对患儿父母基因进行筛查，因为该畸形有 50% 的复发风险。

共同动脉干的手术处理方式是将肺动脉从共同动脉干中分离出来，使共同瓣膜作为新的主动脉瓣。肺动脉则通过管道连接到右心室。

共同动脉干新生儿的存活率为 42%~68%[83]。共同动脉干伴主动脉弓梗阻会使死亡率风险增加[84]。儿童期，为解除管道狭窄或肺动脉问题进行再次手术或心导管干预的风险显著增加[85–87]。运动能力和与健康相关的生活质量可能会明显降低[85]。

结 语

准确诊断圆锥动脉干畸形对于提供恰当的产后处理至关重要，包括分娩地点；应将新生儿转移至新生儿或心脏监护室进行适当后续治疗。许多圆锥动脉干病变需要静脉注射前列腺素治疗进行短期处理，并有可能需要在新生儿期进行干预。诊断圆锥动脉干畸形时，除四腔心切面外，还应仔细评估流出道切面、三血管切面和三血管气管切面。手术处理及远期预后取决于合并畸形及其严重程度。

视 频

视频 25.1 间隔完整型大动脉转位。该视频是从四腔心切面到三血管切面的连续扫描，显示室间隔完整。当探头向前上方移动时，可见肺动脉发自左心室及主动脉平行发自右心室。三血管切面显示三支大血管呈异常三角形排列，主动脉位于肺动脉右前侧。

视频 25.2 大动脉转位合并室间隔缺损。该视频显示了从四腔心切面到三血管切面连续扫描。四腔心切面显示由肺动脉瓣下向流入道延伸的膜周型室间隔缺损。当探头向前上方移动时，可见肺动脉发自左心室及主动脉平行发自右心室。三血管切面显示呈异常三角形排列的三支大血管，主动脉位于肺动脉右前侧。

视频 25.3a 大动脉转位伴室间隔缺损和肺动脉狭窄。视频显示肺动脉发自左心室。可见肺动脉下狭窄和肺动脉瓣轻度增厚。

视频 25.3b 彩色多普勒显示由于肺动脉变窄和瓣叶增厚，通过左室流出道的血流速度增快。

视频 25.4 大动脉转位伴室间隔缺损和主动脉缩窄。视频显示从四腔心切面至三血管切面连续扫查。两个心室大小存在差异，右心室较小但发育形成心尖部。大血管从心室平行发出。大血管粗细也存在差异，与肺动脉相比，主动脉较小，与主动脉缩窄相一致。

视频 25.5 先天性矫正型大动脉转位。视频显示从四腔心切面到三血管切面进行连续扫描。形态学左心房连接到左侧右心室。形态学右心房连接到右侧形态学左心室。随着扫描向前上方移动，可见肺动脉发自左心室及主动脉发自右心室。在三血管切面中，可见主动脉位于肺动脉左前侧。

视频 25.6 右心室双出口伴主动脉下室间隔缺损。视频显示从四腔心切面至三血管切面连续扫查。两支大动脉主要起源于右心室。大血管位置关系正常。

视频 25.7 法洛四联症型右心室双出口伴主动脉下室间隔缺损。视频显示从四腔心切面到三血管切面连续扫描。两支大动

脉主要起源于右心室。大血管位置关系正常并伴有肺动脉发育不良。肺动脉瓣轻度增厚。

视频 25.8 右心室双出口伴肺动脉下室间隔缺损。视频显示从四腔心切面到三血管切面连续扫描。两支大血管主要起源于右心室。大血管异位且肺动脉位于主动脉左后侧，三血管切面中呈三角形排列，与大动脉转位相似。

视频 25.9 共同动脉干。视频显示从四腔心切面到三血管切面连续扫描。发自双心室横跨流出道且骑跨室间隔缺损的单一流出道。单一流出道发出主动脉和一支发自共同动脉干左侧壁的细小主肺动脉。共同瓣膜增厚并严重发育不良。

视频 25.10 共同动脉干。视频显示三血管切面可见一条细小的主肺动脉起源于共同动脉干，然后发出左、右肺动脉。

参考文献

[1] Restivo A, et al. Anat Rec A, Discov Mol Cell Evol Biol, 2006,288(9):936–943.

[2] Scott DJ, et al. Br Heart J, 1984,52(3):248–257.

[3] Moller JH, et al. Pediatr Cardiol, 1995, 16(5):216–222.

[4] Ferencz C, et al. Am J Epidemiol, 1985, 121(1):31–36.

[5] Allan LD, et al. J Am Coll Cardiol, 1994, 23(6):1452–1458.

[6] Tegnander E, et al. Ultrasound Obstet Gynecol, 2006, 27(3): 252–265.

[7] Paladini D, et al. Ultrasound Obstet Gynecol, 1996, 8(4):241–246.

[8] Tometzki AJ, et al. J Am Coll Cardiol, 1999, 33(6):1696–1701.

[9] Sivanandam S, et al. Am J Perinatol, 2006, 23(4): 241–245.

[10] Wigton TR, et al. Obstet Gynecol, 1993, 82(2):219–224.

[11] Khoshnood B, et al. Pediatrics, 2005, 115(1):95–101.

[12] Anderson RH, et al. Br Heart J, 1977, 39(8):856–859.

[13] Achiron R, et al. Bmj, 1992, 304(6828):671–674.

[14] Yoo SJ, et al. Ultrasound Obstet Gynecol, 1997, 9(3):173–182.

[15] Yoo SJ, et al. AJR Am J Roentgenol, 1999, 172(3):825–830.

[16] Yoo SJ, et al. Cardiol Young, 1999, 9(4):430–444.

[17] Vinals F, et al. Ultrasound Obstet Gynecol, 2003, 22(4):358–367.

[18] International Society of Ultrasound in O, Gynecology. Ultrasound Obstet Gynecol, 2006, 27(1):107–113.

[19] Brandt JS, et al. J Ultrasound Med, 2015, 34(8): 1415–1421.

[20] Palatnik A, et al. J Ultrasound Med, 2015, 34(7):1329–1335.

[21] DeVore GR, et al. Ultrasound Obstet Gynecol, 2004, 24(1): 72–82.

[22] Zhang Y, et al. Prenat Diagn, 2011, 31(6):529–535.

[23] Yeo L, et al. Ultrasound Obstet Gynecol, 2011, 37(5):549–556.

[24] Zidere V, et al. Ultrasound Obstet Gynecol 2013, 42(4):421–425.

[25] Bonnet D, et al. Circulation, 1999, 99(7): 916–918.

[26] Van Praagh R, et al. Am J Cardiol, 1971, 28(6):621–631.

[27] Jex RK, et al. J Thorac Cardiovasc Surg, 1990, 100(5):682–686.

[28] Maeno YV, et al. Circulation, 1999, 99(9):1209–1214.

[29] Punn R, Silverman NH. J Am Soc Echocardiogr, 2011, 24(4): 425–430.

[30] Freire G, et al. Cardiol Young, 2012, 22(6):671–676.

[31] Donofrio MT. Circulation, 2002, 105(11):e65–66.

[32] Allan LD, et al. Ultrasound Obstet Gynecol, 1991, 1(1):8–11.

[33] Jatene AD, et al. Arq Bras Cardiol, 1975, 28(4):461–464.

[34] Tobler D, et al. J Am Coll Cardiol, 2010, 56(1):58–64.

[35] Metton O, et al. Eur J Cardiothorac Surg, 2010, 37(6):1246–1253.

[36] Lalezari S, et al. Ann Thorac Surg, 2011, 92(3):973–9.

[37] Al-Jughiman MK, et al. Pediatr Cardiol, 2015, 36(5):896–905.

[38] Honjo O, et al. Eur J Cardiothorac Surg, 2013, 44(6):1085–1094, discussion94.

[39] Hartge DR, et al. J Mater Fetal Neonatal Med, 2012, 25(1): 58–63.

[40] Hazekamp MG, et al. Eur J Cardiothorac Surg, 2010, 38(6):699–706.

[41] Kreutzer C, et al. J Thorac Cardiovasc Surg, 2000, 120(2): 211–223.

[42] Brown JW, et al. Ann Thorac Surg, 2011, 91(1):188–93, discussion93–94.

[43] Emani SM, et al. Circulation 2009, 120(11 suppl):S53–58.

[44] Raju V, et al. J Thorac Cardiovasc Surg, 2015, 149(5):1349–1355.

[45] Connelly MS, et al. J Am Coll Cardiol, 1996, 27(5):1238–1243.

[46] Chiappa E, et al. Cardiol Young, 2004, 14(3):265–276.

[47] Sharland G, et al. Heart, 2005, 91(11): 1453–1458.

[48] Paladini D, et al. Ultrasound Obstet Gynecol, 2006, 27(3): 281–285.

[49] Bernasconi A, et al. Heart, 2005, 91(12):1590–1594.

[50] Rudolph AM. Pediatr Res, 2007, 61(3):375–380.

本章完整参考文献，请扫描以上二维码在线查看。若需下载，请登录 www.wpcxa.com “下载中心” 下载。

第 26 章

法洛四联症

Michael D. Puchalski

引　言

法洛四联症由 Etienne-Louis Arthur Fallot[1] 在 1888 年报道 [2]，但关于法洛四联症的最早描述却是在约 300 年前 [3-4]。法洛四联症是最常见的发绀型心脏病，即所谓的典型"蓝婴"病例，因室间隔缺损的右向左分流导致。法洛四联症包括四个解剖特征：室间隔缺损、肺动脉瓣下狭窄、主动脉骑跨和右心室肥厚（图 26.1）[2,5]。这种畸形的病理基础是残留室间隔的流出道间隔向前、向上和左侧移位的结果（图 26.2）。实际上，决定发绀程度的最重要因素是右室流出道狭窄的严重程度，而不是主动脉骑跨程度或室间隔缺损大小。

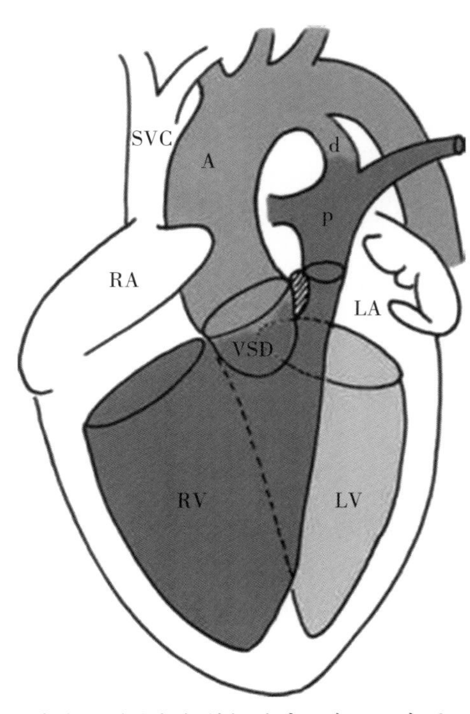

图 26.1　法洛四联症长轴斜切的病理生理示意图。RA= 右心房；RV= 右心室；LA= 左心房；LV= 左心室；VSD= 室间隔缺损；SVC= 上腔静脉；A= 主动脉；P= 主肺动脉；d= 动脉导管

法洛四联症患者的症状和体征可以表现为无发绀型心力衰竭，或表现为伴有低氧血症和酸血症的严重发绀型心力衰竭。对此，人类没有任何治疗手段，直到 1945 年，Blalock 和 Taussig 发表了具有里程碑意义的文献 [6]，报道 3 例严重发绀的法洛四联症患者接受主肺动脉分流术后，症状得到明显缓解。这项非凡的成就为许多发绀型心脏病患者成

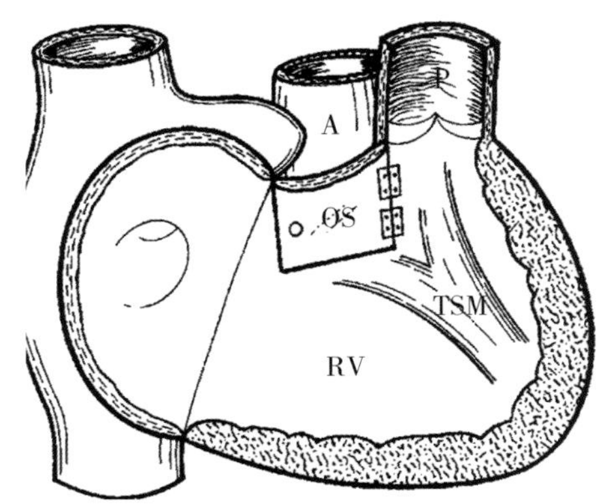

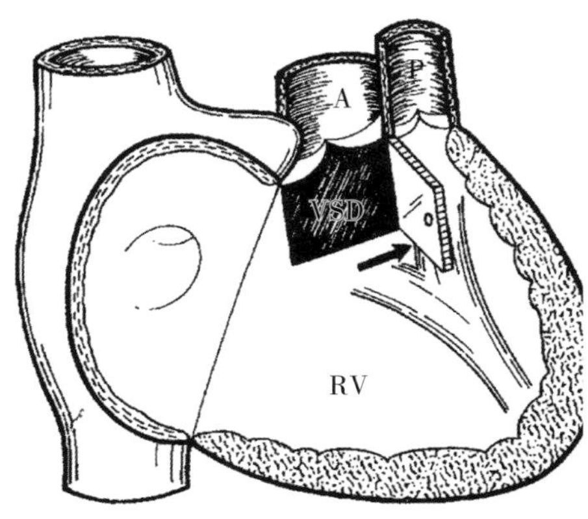

图 26.2　法洛四联症的病理基础。流出道间隔由其左前缘的室上嵴支撑，在法洛四联症中则向前嵌入右室流出道，留下对位不良的室间隔缺损。主动脉瓣与流出道间隔一起向前移位，并骑跨于室间隔上，移位的流出道间隔侵占肺动脉瓣下流出道空间。VSD= 室间隔缺损；OS= 流出道间隔；RV= 右心室；A= 主动脉；P= 主肺动脉；TSM= 隔缘束

功开启了缓解病痛的大门，时至今日仍应用于某些特定患者。从胎儿角度出发，预测出生后是否存在明显发绀有助于制定分娩计划和商榷是否需要早期外科手术。

发病率

活产胎儿法洛四联症的发病率约 0.34‰[7]。然而过去几十年，由于可对法洛四联症患儿成功实施外科手术矫治，导致法洛四联症胎儿的出生率提高，其发病率也随之提高。法洛四联症有着几乎相同的性别分布，男性发病率略高，且约 10% 患者与染色体异常有关[8]，其中大多数存在 22q11 染色体微缺失。一个患儿家庭再出生法洛四联症患儿的风险为 2%~3%。对于患有法洛四联症的父母，其后代患先天性心脏病（CHD）的遗传风险约 5%[9]。

解剖学

大多数法洛四联症病例为内脏正位和左位心。如果使用超声在主动脉瓣水平扫查四腔心切面，则可以看到正常完整的室间隔（图 26.3），因此初期超声筛查很容易漏诊。在五腔心切面，探头需要朝前向流出道倾斜，才能够看到较大的室间隔缺损和骑跨在室间隔上增宽的主动脉（图 26.4a）。通常，室间隔缺损向膜周部伸展，使得三尖瓣在室间隔缺损后下缘与主动脉瓣呈纤维性连续[1,5]。在左室流出道切面彩色多普勒成像中，可在骑跨的主动脉瓣正下方看到膜周部室间隔缺损（图 26.4b），并在底部短轴切面或右室流出道切面观察到缺损从三尖瓣环延伸至流出道（图 26.5）。肌部流出道间隔缺损较少见，肌性褶皱向其后下方延伸，分隔三尖瓣与主动脉瓣。双动脉相关型缺损少见，其特征是

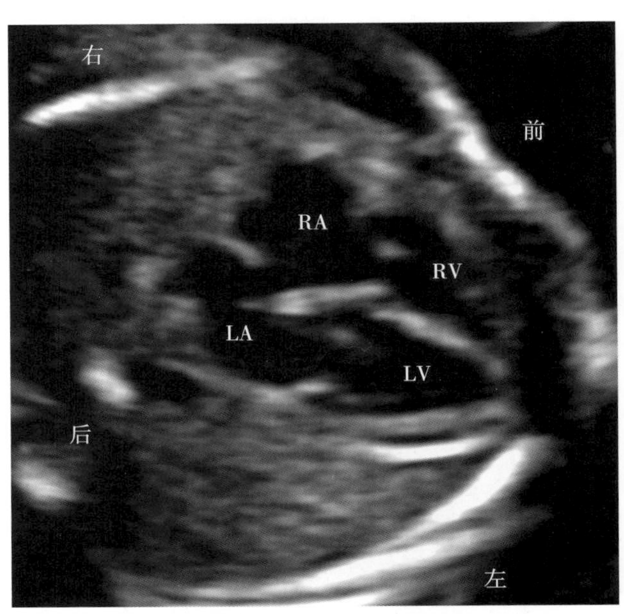

图 26.3 法洛四联症。四腔心切面显示无室间隔缺损；心轴稍微向左偏斜，在脊柱左前侧可见降主动脉。此胎儿是左位主动脉弓。RA= 右心房；RV= 右心室；LA= 左心房；LV= 左心室

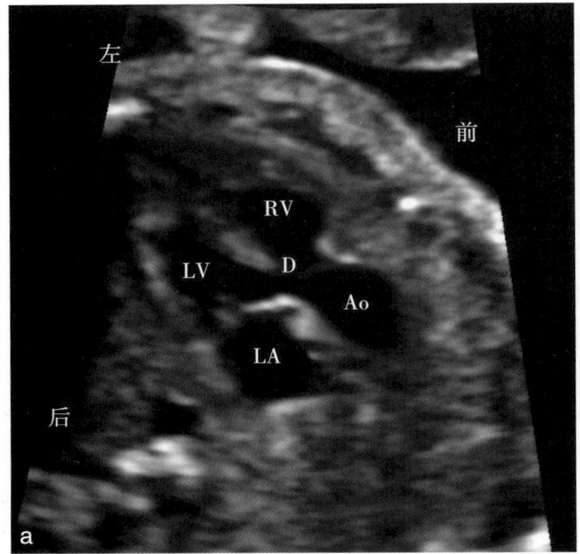

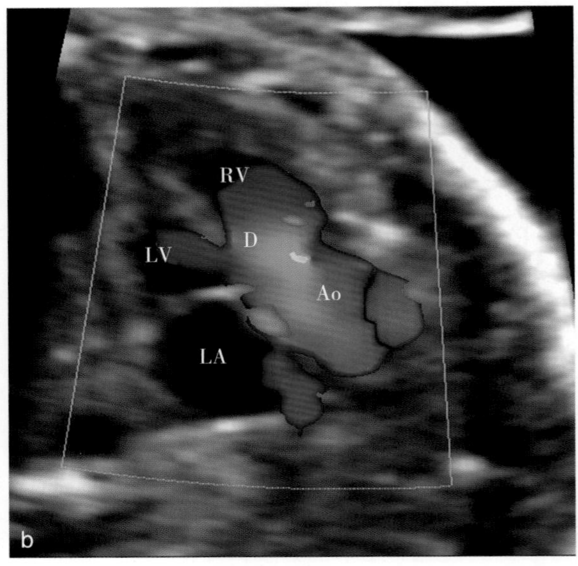

图 26.4 法洛四联症的膜周部室间隔缺损。a. 左室流出道切面可见室间隔缺损及主动脉骑跨。b. 同一个切面彩色多普勒显示左心室血流和右心室血流在室间隔缺损处汇合，然后经主动脉射出心脏。D= 室间隔缺损；Ao= 升主动脉；RV= 右心室；LA= 左心房；LV= 左心室

流出道间隔缺失或发育不良。这种类型的法洛四联症,主动脉瓣和肺动脉瓣在缺损前上缘直接相连(图 26.6)。左室流出道切面几乎不显示肌部流出道和双动脉相关型缺损，而在心室流出道短轴切面可以看到。法洛四联症合并房室间隔缺损或肌部室间隔缺损的情形比较少见[10]。

仅凭室间隔缺损合并主动脉骑跨不能诊断为法洛四联症，还应当仔细评估右室流出道；心底部短轴切面或右室流出道切面可以很好地显示流出道间隔与室间隔其余部分的错位（图 26.5，图 26.7）。

流出道间隔移位挤占右室流出道会导致肺动脉瓣变小，移位或缺失程度决定了肺动脉瓣环和肺动脉的粗细。如果流出道间隔完全缺失，肺动脉瓣环的大小可能正常；若流出道间隔阻塞了右室流出

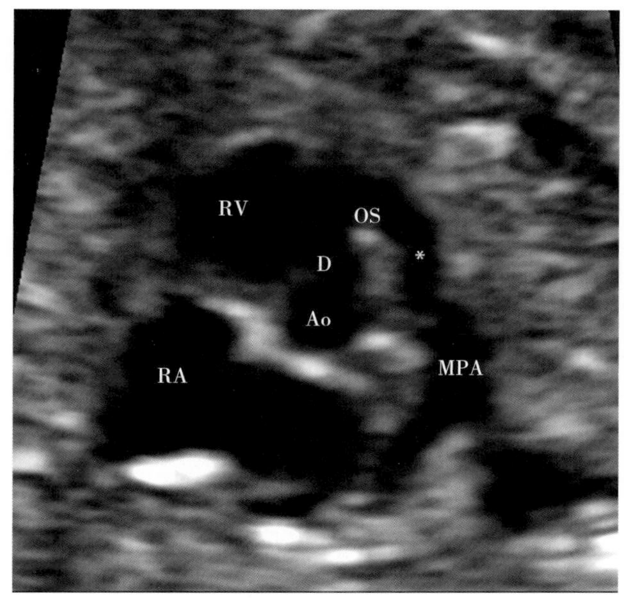

图 26.5 心底部短轴切面观察法洛四联症及膜周部室间隔缺损。流出道间隔向前上方移位并嵌入右室流出道(星号)。RV= 右心室；RA= 右心房；OS= 流出道间隔；Ao= 升主动脉；D= 室间隔缺损；MPA= 主肺动脉

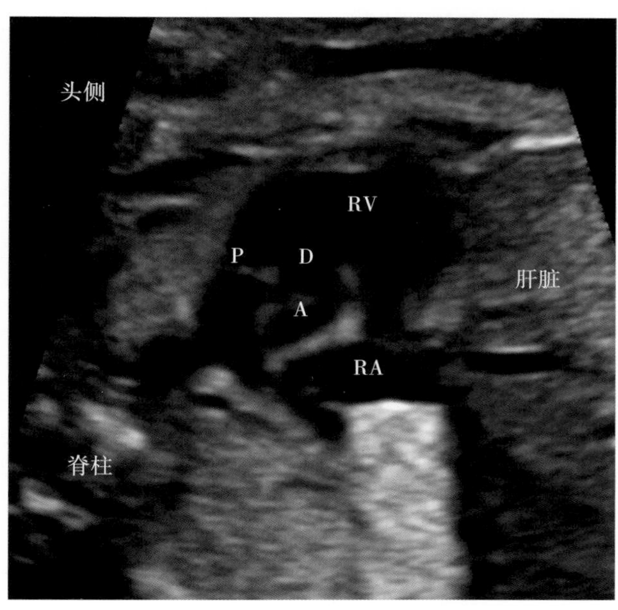

图 26.6 双动脉下室间隔缺损型法洛四联症。主动脉瓣和肺动脉瓣在缺损前上缘相邻。A= 主动脉瓣；P= 肺动脉瓣；D= 室间隔缺损；RV= 右心室；RA= 右心房

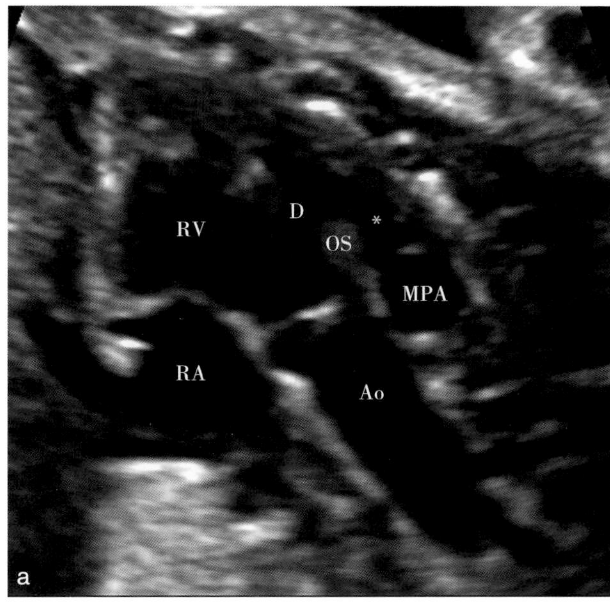

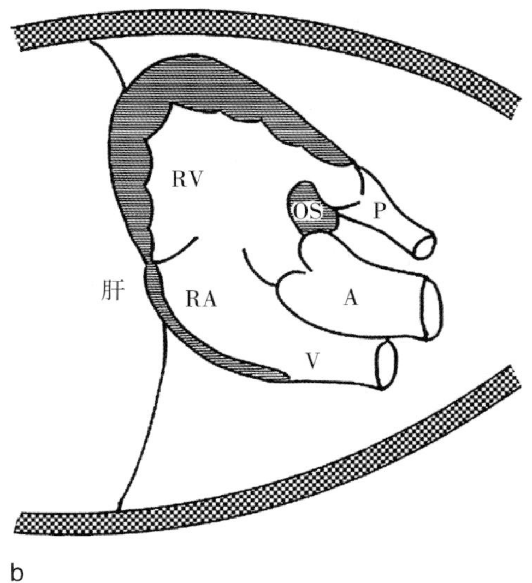

图 26.7 法洛四联症右室流出道切面（a）和相应的示意图（b）显示右室流出道（星号）被前移的流出道间隔（OS）挤占。膜周部室间隔缺损（D）位于流出道间隔后、主动脉下方。Ao= 升主动脉；MPA= 主肺动脉；RV= 右心室；RA= 右心房；A= 主动脉；P= 肺动脉；V= 上腔静脉

道，则肺动脉瓣会变小，肺动脉主干和分支的发育情况与疾病的严重程度密切相关[11-12]。此外，肺动脉瓣可能出现发育不良或狭窄，但由于室间隔缺损，右心室向主动脉分流，导致肺动脉前向血流减少，因此多普勒测速通常正常或稍有加快（图 26.8a~b）。这与出生后情况相反，后者容易出现梗阻并导致婴儿期发绀。

主肺动脉和升主动脉直径之间的比例失衡，即主动脉较粗而主肺动脉较细，可能有助于诊断法洛四联症。两支大动脉的大小差异在妊娠早期可能很细微，表现不明显，但随着妊娠周数增加而逐渐明显。实际上，这更适合在三血管切面观察（图 26.9）[13-14]。医生可以直接观察比较，但是用超声心动图序贯法连续测量大血管 Z 值和比率的方法最有价值；如果主动脉增宽致大血管间差异逐渐增大，则应该警惕右室流出道梗阻所引发的肺动脉瓣下或瓣膜梗阻[11]。

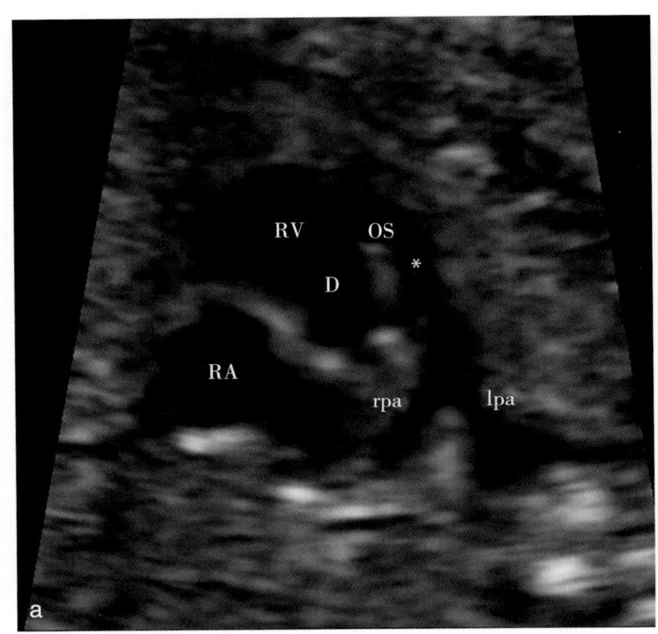

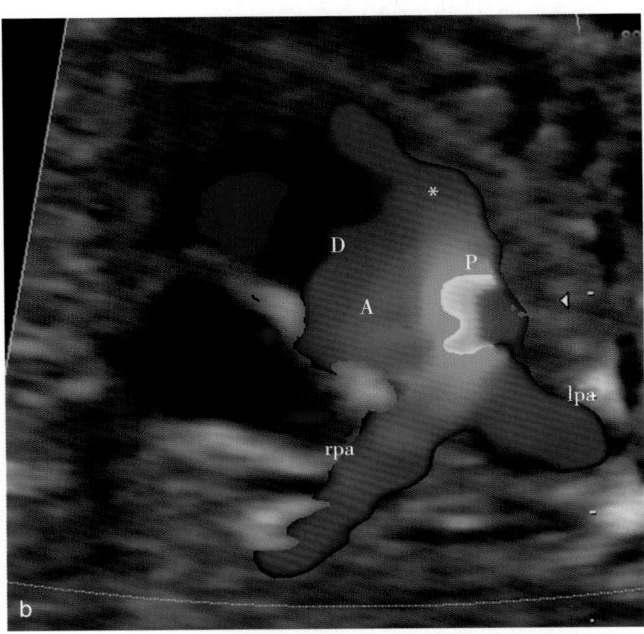

图 26.8 法洛四联症。心底部短轴切面二维超声（a）和彩色多普勒超声（b）显示，由于右心室向主动脉分流，即使间隔错位造成右室流出道狭小（星号）和肺动脉瓣小且发育不良，也仅出现轻微湍流。RV= 右心室；RA= 右心房；OS= 流出道间隔；D= 室间隔缺损；rpa= 右肺动脉；lpa= 左肺动脉；A= 主动脉；P= 肺动脉

包括法洛四联症在内的许多圆锥动脉干畸形患者，动脉导管通常很细或者缺如，并且很难发现法洛四联症合并动脉导管未闭，因为动脉导管大多发自主动脉弓下缘（图 26.10），但这仍然是评估法洛四联症严重程度的附加标准。法洛四联症常见镜像右位主动脉弓，此时左位动脉导管通常发自左无名动脉或锁骨下动脉。左位主动脉弓更多见，其动脉导管在主动脉弓下方迂曲走行。根据肺动脉瓣下狭窄严重程度的不同，动脉导管内血流变化很大[1,12,15]，可以是右向左分流、双向分流或者左向

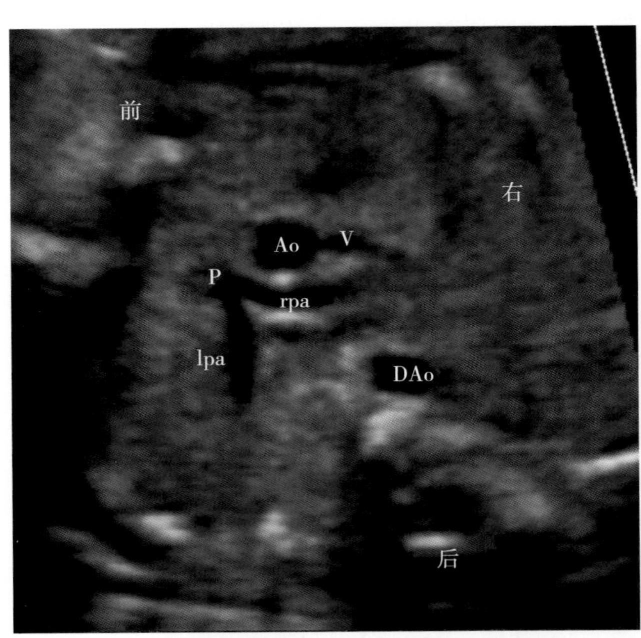

图 26.9 三血管切面显示 3 支大血管的异常排列和大小：升主动脉增宽并向前移位，主肺动脉窄小且向后移，上腔静脉和左、右肺动脉大小正常。该胎儿降主动脉位于脊柱右侧，为右位主动脉弓。Ao= 升主动脉；P= 主肺动脉；V= 上腔静脉；rpa= 右肺动脉；lpa= 左肺动脉；DAo= 降主动脉

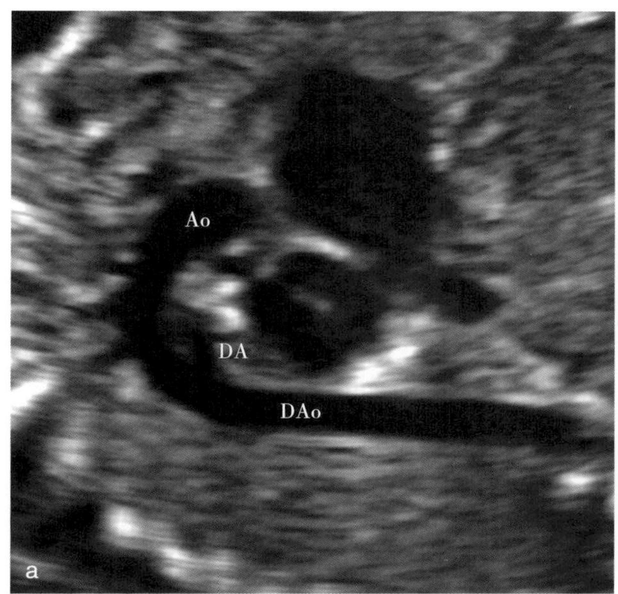

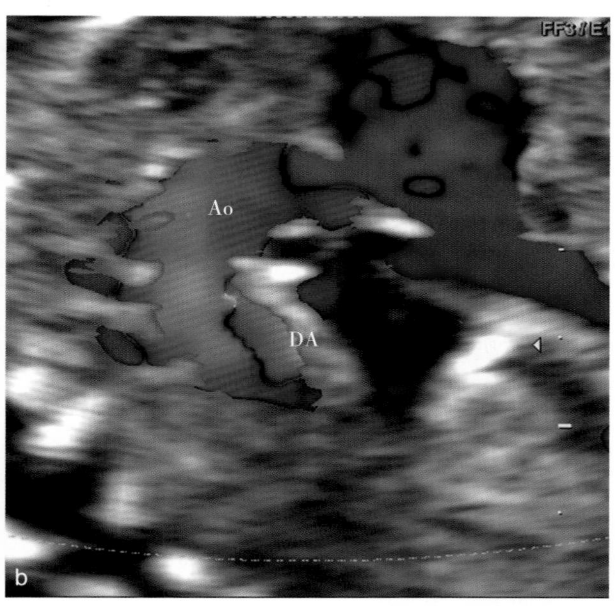

图 26.10 法洛四联症合并左位主动脉弓。二维超声（a）和彩色多普勒超声（b）显示动脉导管从主动脉弓下缘发出，其血流逆向流入主肺动脉，提示存在严重的流出道梗阻。DA= 动脉导管；Ao= 升主动脉；DAo= 降主动脉

右分流。主动脉通过动脉导管向肺动脉左向右分流预示疾病的严重性，这表明右心室的输出不足以维持正常肺部血流量。这些婴儿在出生后即需要前列腺素治疗，并尽早行手术矫治 [16]。如果动脉导管为右向左分流，则表明患儿右心室有足够的前向血流，呈现“粉红色”法洛四联症，这样，患儿在择期手术之前便有生长发育的时间（图 26.11）。法洛四联症合并肺动脉瓣缺如者罕见，通常伴动脉导管缺如 [17–21]。

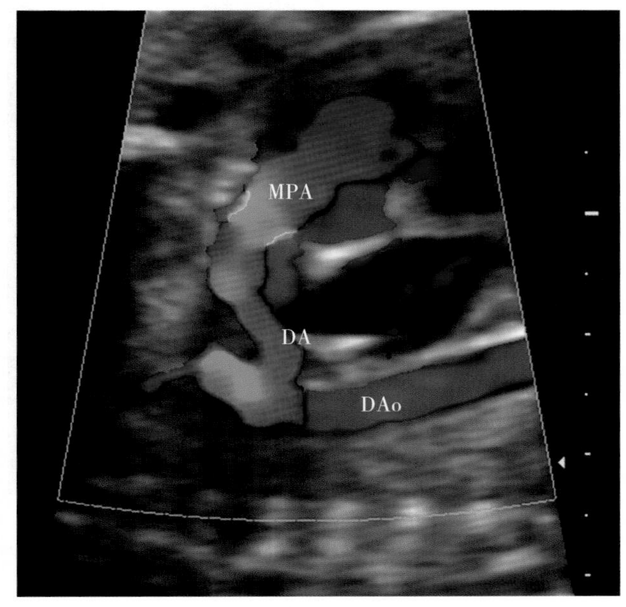

图 26.11 主肺动脉经动脉导管向降主动脉右向左分流证明法洛四联症合并轻度肺动脉狭窄。DA= 动脉导管；MPA= 主肺动脉；DAo= 降主动脉

临床预后

法洛四联症患儿的临床状况通常良好，联合心排血量基本保持在正常范围，即经主动脉输出量高于肺动脉。因此，患儿主动脉弓和峡部发育良好。事实上，到目前为止，未见法洛四联症合并主动脉缩窄的报道。然而，法洛四联症患儿染色体异常和心外畸形的发生率相对较高，多达 20% 法洛四联症患儿可检测到 22 号染色体微缺失 [22]，并且右位主动脉弓患儿中该比例更高。单纯（孤立性）法洛四联症胎儿大多数情况下应该顺产，没有剖宫产指证。右室流出道狭窄的严重程度及合并的心外畸形会影响胎儿出生后的即时状况和管理。综上所述，对于严重右室流出道梗阻并通过动脉导管逆向灌注肺循环的胎儿，在出生后需要即时监护，以保证动脉导管畅通。理想情况下，所有法洛四联症胎儿都应在三级医院分娩，以便在动脉导管正常闭合后可以严密监测其临床状况。大多数医疗机构会在患儿 6 个月时择期进行法洛四联症外科手术，并在术前进行密切的临床随访。少数患儿在 6 个月前出现症状，有多种治疗方案可供选择，从右室流出道和肺动脉瓣的介入治疗，到 Blalock-Taussig 分流术或法洛四联症根治术，取决于该医疗机构的理念。法洛四联症根治术后，预后通常良好，在院存活率超过 96%，术后 30 年存活率超过 90% [23–26]。

法洛四联症合并肺动脉瓣缺如或发育不良

伴有肺动脉瓣缺如的法洛四联症仅发生在小部分、特定亚组中，其临床表现与典型法洛四联症有很大不同，其特征是肺动脉重度扩张[27-28]、肺动脉瓣发育不良或发育不全导致功能丧失、右心室扩张和动脉导管缺如。与典型法洛四联症的唯一相似之处是大型室间隔缺损合并主动脉骑跨。伴肺动脉瓣缺如的法洛四联症占所有法洛四联症患者的3%~6%，男女发病率相似[29-30]。

通过超声诊断此型法洛四联症比诊断典型法洛四联症更容易，尤其是胎儿的诊断[31]。常规超声检查中，在四腔心切面看到右心室扩大时要引起警惕，将探头向右室流出道前倾，观察到肺动脉扩张合并肺动脉瓣异常或缺失时即可证实。对扩张的肺动脉进行多普勒检查会发现重度肺动脉反流可导致收缩期前向血流和舒张期逆向血流（图 26.13c）。经胸心底部短轴切面的二维或彩色多普勒检查可以清楚地看到肺动脉分支扩张（图 26.12），这

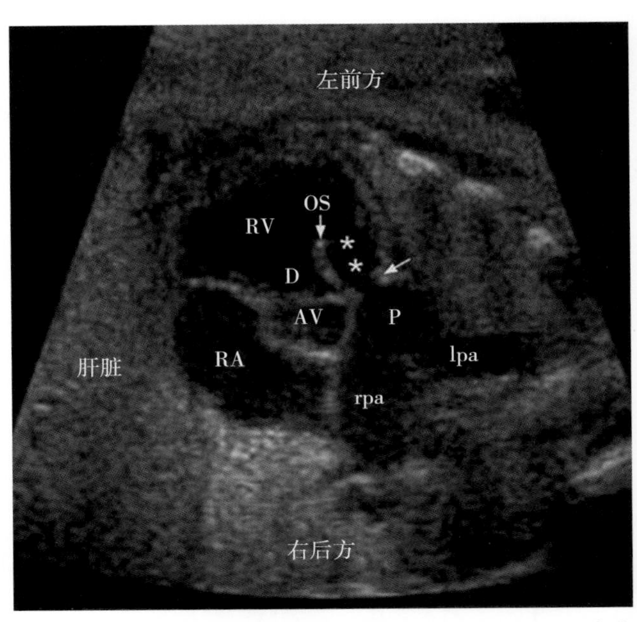

图 26.12 法洛四联症合并肺动脉瓣缺如综合征。心底部短轴切面可见肺动脉瓣下流出道（星号）因流出道间隔（OS）向前上方移位而变窄，主肺动脉（P）和肺动脉分支（rpa 和 lpa）明显扩张，肺动脉瓣环很小（箭头），肺动脉瓣叶无法辨认。RV= 右心室；RA= 右心房；AV= 主动脉瓣；D= 室间隔缺损

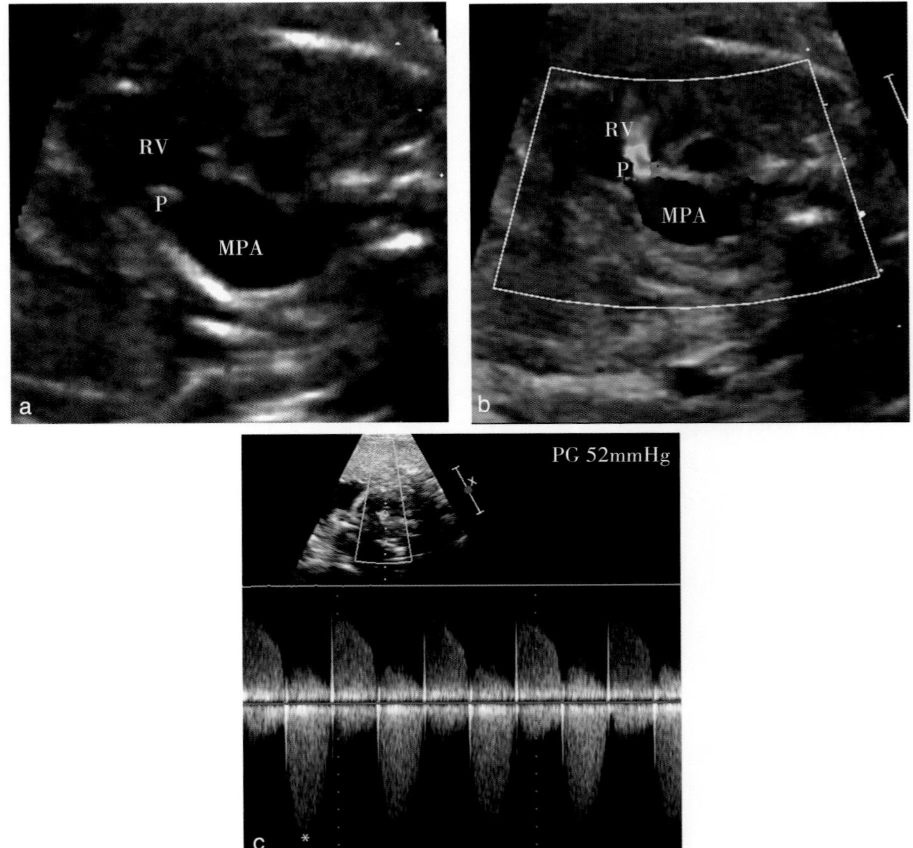

图 26.13 二维（a）和彩色多普勒超声（b）在心底部短轴切面观察合并肺动脉瓣缺如的法洛四联症患儿。原始肺动脉瓣未显示瓣叶，可见主肺动脉扩张及严重肺动脉瓣关闭不全所致的舒张期逆向血流进入右心室。脉冲多普勒（c）显示肺动脉瓣狭窄，跨瓣压差（PG）52mmHg，伴重度全舒张期肺动脉瓣反流。P= 原始肺动脉瓣；MPA= 主肺动脉；RV= 右心室

是妊娠 22 周后的一个固有特征，通常被认为是狭窄后扩张、重度肺动脉反流和因动脉导管缺如而血流不能由主肺动脉进入体循环的综合作用所致。扩张的肺动脉进入肺部后逐渐变细，但是当它们明显扩张时，有可能会被误诊为纵隔的囊性肿块。大多数病例通过实时彩色多普勒超声心动图仔细检查可以明确动脉导管缺如。那些有动脉导管的病例，肺动脉扩张不明显。

法洛四联症合并肺动脉瓣缺如的胎儿宫内预后不良[17]。扩张的肺动脉可压迫气管支气管树和食管，导致羊水过多和（或）胎儿水肿[32]。此外，宫内肺动脉反流可能导致右心室舒张末压增高、舒张期充盈受损和全身静脉压升高，进而导致胎儿水肿[28]。对于那些能够存活到分娩的胎儿来说，致命的呼吸道威胁往往是一个紧迫问题[33]。这种情况的最佳手术方式仍有争议，因为即使法洛四联症根治后，许多患儿仍长期存在呼吸系统问题[34–36]。

参考文献

[1] Yoo SJ, et al. Ultrasound Obstet Gynecol, 1999,14:29–37.

[2] Fallot E. Marseille-Med 1888, 25:33–45.

[3] Peacock T. On Malformations of the Heart. 2nd ed. London: Churchill, 1866.

[4] Van Praagh R. Semin Thorac Cardiovasc Surg Pediatr Card Surg Annu, 2009, 12(1):19–38.

[5] Shinebourne EA, et al. Heart, 2006, 92:1353–1359.

[6] Blalock A, Taussig HB. JAMA, 1984, 251:2123–2138.

[7] van der Linde D, et al. J Am Coll Cardiol, 2011, 58:2241–2247.

[8] Lammer EJ, et al. Birth Defects Res A Clin Mol Teratol, 2009, 85:30–35.

[9] Chin-Yee NJ, et al. Circ Cardiovasc Genet, 2014, 7:102–109.

[10] Poon LC, et al. Ultrasound Obstet Gynecol, 2007, 29:625–627.

[11] Hornberger LK, et al. J Am Coll Cardiol, 1995, 25:739–745.

[12] Pepas LP, et al. Cardiol Young, 2003, 13:240–247.

[13] Brandt JS, et al. J Ultrasound Med, 2015, 34:1415–1421.

[14] Palatnik A, et al. J Ultrasound Med, 2016, 35(8):1799–1809.

[15] Mielke G, et al. Ultrasound Obstet Gynecol, 1997, 9:25–29.

[16] Arya B, et al. Pediatr Cardiol, 2014, 35:810–816.

[17] Moon-Grady AJ, et al. Am J Cardiol, 2002, 89:1280–1285.

[18] Razavi RS, et al. Am J Cardiol, 2003, 91:429–432.

[19] Volpe P, et al. Ultrasound Obstet Gynecol, 2004, 24:623–628.

[20] Galindo A, et al. Ultrasound Obstet Gynecol, 2006, 28:32–39.

[21] Qureshi MY, et al. Tex Heart Inst J, 2014, 41:664–667.

[22] Webber SA, et al. J Pediatr, 1996, 129: 26–32.

[23] Gibbs JL, et al. BMJ, 2004, 328:611.

[24] van Dongen EI, et al. J Thorac Cardiovasc Surg, 2003, 126: 703–710.

[25] Murphy JG, et al. N Engl J Med, 1993, 329:593–599.

[26] Parry AJ, et al. J Am Coll Cardiol, 2000, 36:2279–2283.

[27] Emmanoulides GC, et al. Am J Cardiol, 1976, 37:403–409.

[28] Lakier JB, et al. Circulation, 1974, 50:167–175.

[29] Calder AL, et al. Am J Cardiol, 1980, 46:106–116.

[30] Lev M, Eckner, FA. Dis Chest, 1964, 45:251–261.

[31] Fouron JC, et al. Am J Cardiol, 1989, 64:547–549.

[32] Sameshima H, et al. Fetal Diagn Ther, 1993, 8:305–308.

[33] Donofrio MT, et al. J Am Soc Echocardiogr, 1997, 10: 556–561.

[34] McDonnell BE, et al. Ann Thorac Surg, 1999, 67:1391–1395, discussion1395–1396.

[35] Rabinovitch M, et al. Am J Cardiol, 1982, 50:804–813.

[36] Sakamoto T, et al. J Thorac Cardiovasc Surg, 2005, 130:1717–1718.

本章完整参考文献，请扫描以上二维码在线查看。若需下载，请登录 www.wpcxa.com“下载中心”下载。

第 27 章

右心室双出口

Luke Eckersley，Lisa K. Hornberger

引　言

如前所述，对右心室双出口的充分理解有助于了解大部分先天性心脏病（CHD）。学习右心室双出口的胚胎学起源有助于进一步洞悉其他流出道疾病的发育过程，右心室双出口生理学与大多数其他形式的 CHD 相似。本章探讨了胎儿右心室双出口的特殊表现和特点，重点阐述了对心脏和非心脏特征的正确诊断策略，以便为可能的手术路径、预后和适当的围生期管理策略提供有效而准确的参考。

形态学与胚胎学

右心室双出口用于描述一组特殊畸形，其两条大动脉均起源于形态学右心室。最恰当的是将其定义为一种特殊的心室 – 大动脉连接，而非单心室。如此可准确区分右心室双出口和法洛四联症（主动脉下室间隔缺损和相关大血管位置正常）或合并室间隔缺损的大动脉转位（右错位 / 转位的大血管）。右心室双出口最被认可的定义是主动脉瓣向右心室侧移位并骑跨室间隔 50% 以上 [1–2]，其中主动脉瓣与左侧房室瓣有纤维连接，不作为诊断右心室双出口的先决条件 [3]。

正常心脏胚胎发育过程中，心室圆锥区及其相连的动脉干瓣膜旋转、左移，使左流出道位于左后方。心腔右内侧仍为肌肉组织，形成三尖瓣与主动脉瓣之间心室 – 漏斗褶（VIF）。而心室左侧部分退化，形成主动脉瓣 – 二尖瓣纤维连接 [4–5]。螺旋状的动脉干间隔与圆锥间隔尾 – 尾相连，并与心室间隔融合，将流出道分隔至各自对应心室（图 27.1）。右心室双出口可能是这三个过程不同时段早期发育失败的结果，这解释了主动脉位置、主动脉下 VIF 延伸范围及因漏斗隔向左前方移位导致右室流出道梗阻。通常位于膜周部、继发于漏斗间隔与肌性室间隔融合、左移位失败的心室连接类型在右心室双出口中最常见 [6]。

半月瓣水平的大动脉关系及心室间交通的位置对右心室双出口分类意义重大，因为这可能决定其临床表现和外科手术修复方式。在 2/3 病例中，主动脉位于两个平行排列的半月瓣右侧（图 27.2）。约 1/4 患者主动脉位于肺动脉右前侧。不到 1/10 病例的主动脉位于肺动脉左侧。

传统上，将右心室双出口室间隔缺损分为主动脉下型、肺动脉下型、双动脉相关型或两大动脉非相关型。外科医生手术矫治后是否“保留室间隔缺损”这个说法存在异议，例如，主动脉下室间隔缺损是重新连接主动脉与左心室的通路。术语“心室间交通”被用来描述左心室出路。实际上前三种类型，心室间交通位置恒定，位于隔缘束（TSM）或隔束的前、后肢之间，下缘是肌性室间隔嵴部，上缘为心内褶曲。因为漏斗部融合方式各异，导致室间隔缺损与大动脉之间不同的血流关联；2/3 病例为主动脉下室间隔缺损，漏斗间隔与 TSM 前肢融合，将肺动脉流出道与缺损隔开。1/4 病例为肺动脉下室间隔缺损，漏斗隔与 TSM 后肢融合，将主动脉流出道与缺损隔开，左侧 VIF 范围决定了缺损与大动脉的比邻关系。不到 5% 的患儿为双动脉相关缺损病例漏斗间隔缺失，从而使两个流出道均骑跨于室间隔嵴部。其余病例的室间隔缺损与两个流出道均无关联，主要表现为向流入道延伸的膜周部缺损，或者表现为房室间隔缺损 [7–8] 或小部分肌部缺损。

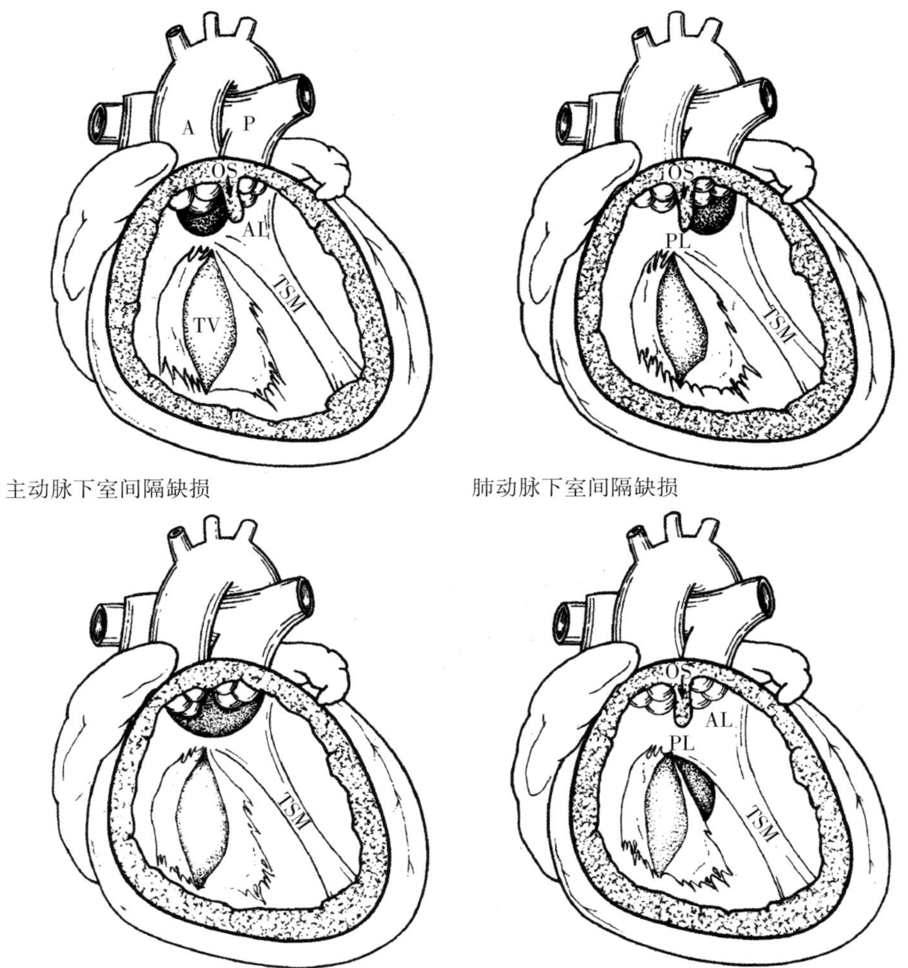

图 27.1 右心室双出口室间隔缺损图例。根据室间隔缺损相对于半月瓣的位置进行分类。A= 主动脉；AL= 隔小梁前肢；OS= 流出或漏斗隔；P= 肺动脉；PL= 隔小梁后肢；TSM= 隔缘束；TV= 三尖瓣

合并心脏畸形

右心室双出口相关特征可以通过圆锥心室胚胎发育失败进行预测。例如，主动脉下室间隔缺损的特征通常是由漏斗部间隔错位引起的肺动脉下或肺动脉瓣梗阻，其特征与法洛四联症相似。肺动脉下室间隔缺损则与前位主动脉和主动脉下漏斗隔有关，可能引起梗阻。主动脉瓣下梗阻与主动脉弓发育不良、缩窄或中断有关，也被定义为 Taussig-Bing 畸形。有裂的二尖瓣骑跨和跨越也是重要的合并畸形。某些情况下，尽管主动脉前移，但由于漏斗部向后错位，仍可导致肺动脉下梗阻。向流入道延伸、与两大动脉无关联的膜周部间隔缺损可能合并三尖瓣骑跨。可以观察到左心发育不良，特别是在合并二尖瓣发育畸形时。右心室双出口罕有完整室间隔的报道。

右心室双出口合并房室间隔缺损时经常出现右心耳异构现象，此时也可能合并肺静脉或体静脉畸形。肺静脉异常连接常伴有前位主动脉和肺动脉梗阻[9]。功能性单心室通常合并左心发育不良。

右心室双出口也可能合并三尖瓣闭锁、左心室双入口或右位心房室连接不一致。

流行病学与遗传学

活产儿右心室双出口发病率为 0.1~0.2/‰；占 CHD 的 1%~1.5%[10-11]。

迄今未发现已知的种族或性别易感性。胎儿染色体异常的发生率为 18%~29%[12-13]。右心室双出口与 18 三体综合征、13 三体综合征和 21 三体

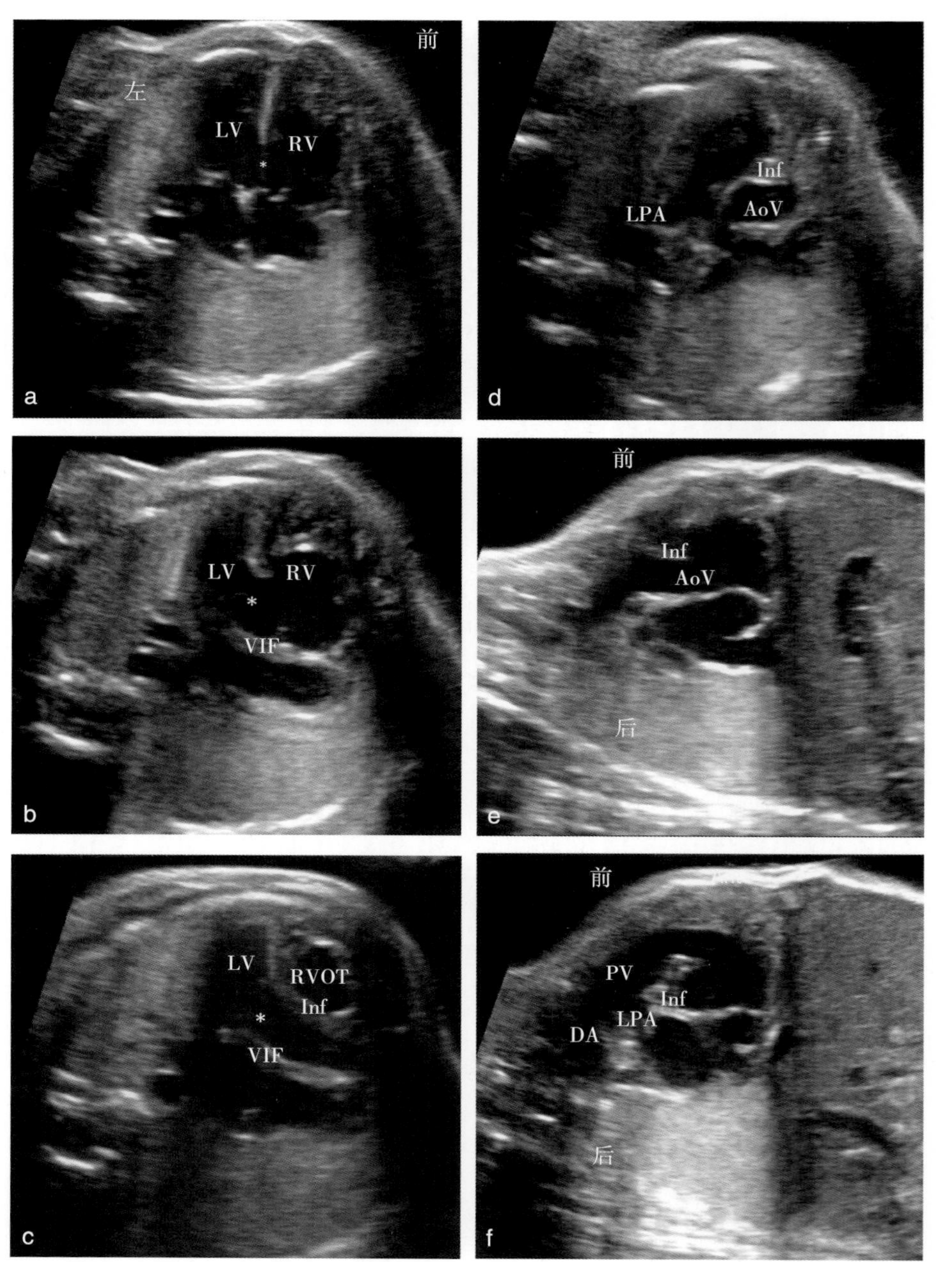

图 27.2 妊娠 33 周胎儿，右心室双出口伴主动脉下室间隔缺损。a~d. 心室交通水平（星号）向上延伸的四腔心切面二维超声连续扫描图像。心室交通 – 主动脉瓣路径前缘为漏斗间隔，后缘为心室 – 漏斗褶。主动脉瓣右位，几乎与肺动脉瓣并排。e~f. 矢状位切面进一步证实肺动脉和主动脉流出道与漏斗间隔的关系。DA= 动脉导管；LV= 左心室；LPA= 左肺动脉；PV= 肺动脉瓣；RV= 右心室；AoV= 主动脉瓣；RVOT= 右室流出道；Inf= 漏斗间隔；VIF= 心室 – 漏斗褶

综合征及 Klinefelter 综合征（XXY 综合征）相关。据报道，多达 11% 的产前诊断为右心室双出口病例均合并 22q11.2 微缺失 [14]。值得注意的是，排除二尖瓣和主动脉瓣纤维连接的病例后，仅有不到 1% 的产后病例合并 22q11.2 微缺失 [14]。编码转录因子的各种基因突变增加了右心室双出口患病率，包括 Nkx2.6.[15]。在一个三代家系中，发现了与右心室双出口相关的 TBX20 突变，表现为常染色体显性遗传和完全外显性 [16]。靶向敲除神经嵴细胞中的螺旋 – 环 – 螺旋转录因子 Hand2，可导致小鼠右心室双出口 [17]。

心外合并畸形

据胎儿系列研究报道，右心室双出口和其他圆锥动脉干畸形合并心外畸形的发病率非常高（30%~45%）。然而，这肯定会有偏差，因为转

诊的原因通常是心外畸形[18]。大多数心外畸形为内脏异位（如无脾、中肠旋转不良），主要染色体异常或各种综合征。据报道，10% 患者合并单发心外畸形，主要累及中枢神经系统和肾脏[12]。右心室双出口系列研究中也报道了 VACTERL 综合征和脐疝。

生理学与出生后情况

右心室双出口患儿的症状和体征多与室间隔缺损与大动脉的关系及流出道梗阻有关。

最常见的右心室双出口是合并主动脉下室间隔缺损和肺动脉狭窄，类似于法洛四联症，表现为不同程度的发绀和胸骨左上缘粗糙的收缩期杂音，向肺野传导。没有严重梗阻的患儿在围生期可能没有症状，可以出院接受门诊随访。

肺动脉下型室间隔缺损的婴儿更容易出现发绀，这是由于全身静脉血液流入主动脉，而含氧血液流入肺动脉，即形成“错位血流”。如果没有右室流出道梗阻，则可能出现肺充血、呼吸做功增加、肝肿大和生长迟缓。如果右室流出道梗阻明显，则发绀可能很严重。这种情况可能需要早期手术以减轻发绀和（或）肺部充血。另外，可能需要进行球囊房间隔造口术以增加心内血液混合程度，从而使更多未氧合血进入肺动脉。

肺动脉下型室间隔缺损和全身体循环流出道梗阻的患儿（通常在主动脉下和近导管水平）血氧饱和度呈“反向差异”，体静脉血液通过主动脉灌注上肢，而氧合血液通过肺动脉和动脉导管灌注下肢。如果是导管限制性分流或闭合，则股动脉搏动将会减弱或消失，患儿有发生休克危险。相反，在发绀和股动脉搏动不佳的情况下，无梗阻的肺动脉流出道可导致充血性心力衰竭。

右心室双出口合并远离流出道室间隔缺损的表现取决于流出道的动静脉血流及流出道梗阻状况。大多数患儿会因为心房和心室的血液混合导致发绀。

手术选择

右心室双出口的最佳手术方式取决于以下两个方面。首先，取决于左心室支持体循环的能力；其次，取决于建立从左心室到任一流出道通路的可能性。因此，双心室矫治右心室双出口时，不应关闭真正的室间隔缺损，相反，应将室间隔缺损变成体循环流出道的起点，关闭右心室内“心室间分流”。在可能的情况下，左心室通过补片板障与主动脉瓣相连，并解除流出道梗阻。

主动脉下室间隔缺损无或仅有轻度流出道梗阻时，患儿可出现与大型室间隔缺损一致的症状，并逐渐出现心力衰竭。根治手术必须在 6 个月内进行，修补室间隔缺损，同时切除或不切除主动脉瓣下肌肉。如果流出道或圆锥间隔前移导致肺动脉下梗阻，则手术实际上与法洛四联症的室间隔缺损矫治方法相同，保证左心室血液能够正常通过主动脉瓣。右心室与主肺动脉的连通则需要通过肺动脉瓣下圆锥切除、肺动脉瓣成形 / 跨瓣环补片成形或右心室 – 肺动脉管道连接等各种术式完成。当主动脉瓣更靠右前侧时，可能需要关闭肺动脉瓣，安置右心室 – 肺动脉管道，以便于建立左心室到主动脉的板障连接（Rastelli 手术）。此矫治手术的长期并发症和风险与法洛四联症几乎相同，但是主动脉瓣下梗阻的发生率会增加，特别是当室间隔缺损较小时。

肺动脉下型室间隔缺损，其大动脉之间的转位程度更严重时，可以进行大动脉调转手术，通过补片将室间隔缺损分隔到新主动脉根部。如果肺动脉流出道仅轻度梗阻，仍可以进行动脉调转术。但是，更严重的梗阻必须以不同方式处理。首先，如果肺动脉流出道没有严重梗阻，则进行球囊房间隔造口术以促进氧合血和非氧合血在心房水平混合，使患者能够获得充分氧合，以便在门诊可随访数周甚至数月，如此可以推迟手术时间。该畸形的外科修复可以采用 Rastelli 手术，利用补片将室间隔缺损分隔至远离的右侧主动脉，同时放置右心室 – 肺动脉管道。这种术式增加了左室流出道梗阻的风险，需要长期随访。最近，Nikaidoh 手术很受欢迎，手术中将主动脉根部移位至肺动脉位置避免了左室流出道梗阻。后者需关闭室间隔缺损并放置右心室 – 肺动脉管道，导致终生需要再手术以更换管道。在合并主动脉瓣下梗阻和主动脉弓梗阻时，室间隔缺损通常被分隔到肺动脉瓣侧，再做动脉调转，必要时扩大右室流出道，重建主动脉弓。长期风险包括因进行性瓣膜、瓣下和瓣上梗阻而需要对主动脉弓和肺动脉流出道进行再干预。

双心室修复的主要阻碍是心室发育不良不能支持循环，或室间隔缺损远离流出道（通常在流入道或小梁区域），其距离过远，以及受三尖瓣腱索影响不能进行板障分隔。严重的房室瓣骑跨也可能妨碍左心室至流出道板障分隔。

伴有心室发育不良的病例通常遵循单心室路径，重度肺动脉流出道梗阻时，应早期行姑息性体－肺动脉分流术，或在肺血流无梗阻时行肺动脉环缩术。对于不太严重的肺动脉流出道梗阻病例，需要密切随访。其他严重主动脉流出道梗阻患者可以选择 Norwood 手术。所有病例随后进行双向腔－肺分流术和 Fontan 术。当合并双侧上腔静脉时，由于静脉较细需要生长，延迟Ⅱ期手术时间可能使手术操作更简单。

右心室双出口的产前诊断

在不同层级的医疗系统之间，胎儿右心室双出口的诊断率可能存在较大差异，这取决于常规产科超声筛查方案中是否包含流出道切面。在具有完善胎儿筛查计划的国家进行的人群研究中，该比率约为 60%。据报道，在实施全国胎儿心脏筛查的国家，这一比率高达 78%[19]。

传统上，右心室双出口代表了特别具有挑战性、需要获取准确胎儿诊断的一组疾病。据报道，胎儿心脏病学研究显示右心室双出口亚型正确诊断率为 76%~90%，误诊原因包括重度肺动脉流出道与主动脉梗阻，以及法洛四联症与后侧对位不良室间隔缺损合并主动脉弓梗阻的鉴别困难。多次产前检查会提高诊断准确率[13]，并且可以预测 90% 病例的手术类型[20]。精确的分型并不重要，更重要的是识别或判断可能妨碍或致双心室修复困难的特征，如心室发育不良、房室瓣跨越或室间隔缺损远离流出道。

右心室双出口的诊断特征

可疑右心室双出口胎儿的超声心动图检查非常复杂，需要使用二维成像、彩色血流成像和多普勒进行全面而详细的节段性检查和相关结构测量。心脏全面扫描对于正确识别结构间相互关系特别有用。图 27.3~ 图 27.5 和视频 27.1~ 视频 27.4 为胎儿右心室双出口最常见类型的影像。

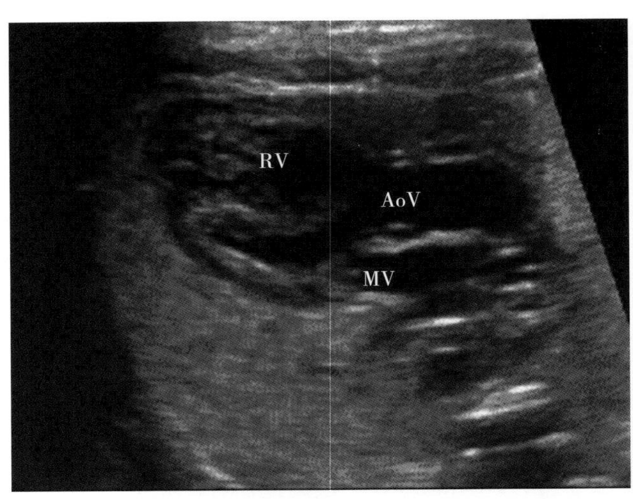

图 27.3 妊娠 28 周胎儿右心室双出口伴主动脉下室间隔缺损（四联症型右心室双出口）。左室流出道切面证实右心室双出口存在二尖瓣－主动脉纤维连接。AoV= 主动脉瓣；MV= 二尖瓣；RV= 右心室

位　置

首先应明确胎儿在宫内的位置，并确定其左、右侧。从下腔静脉和腹主动脉水平经胎儿心脏至头颈部血管水平的横断面进行二维和彩色超声成像，可以明确血管、瓣膜及腔室的相互关系和连接情况。如果有左右心房异构，则内脏位置不确定。可能胃在右侧，而肝脏在中线。右心房异构时，胃的位置更靠后可能提示合并无脾，主动脉和下腔静脉可能都在右侧。左心房异构时，下腔静脉通常中断，扩张的奇静脉在短轴平面紧邻脊柱，在长轴平面位于主动脉后方。右心室双出口无内脏异位综合征时，很少合并完全性内脏反位。

四腔心切面

心室：应根据形态学标准识别心室。必须确定心室是否对称，如果怀疑存在非对称性，应确定原因。例如，房室瓣跨越至优势心室或房室瓣发育不良和（或）同侧房室瓣狭窄和发育不良。右心室与左心室直径比值 Z 评分＞ 2 分，同时具有心尖部的临界左心室被认为是双心室修复的明确指征[21]。很少出现右心室双出口内脏正位心室左襻，其通常合并左前位主动脉，即典型的大动脉左转位或生理矫正型大动脉转位（参阅第 29 章）。此时，右心室位于心脏左侧，合并室间隔缺损。大动脉结构通常类似于主动脉左前位的矫正型大动脉转位。

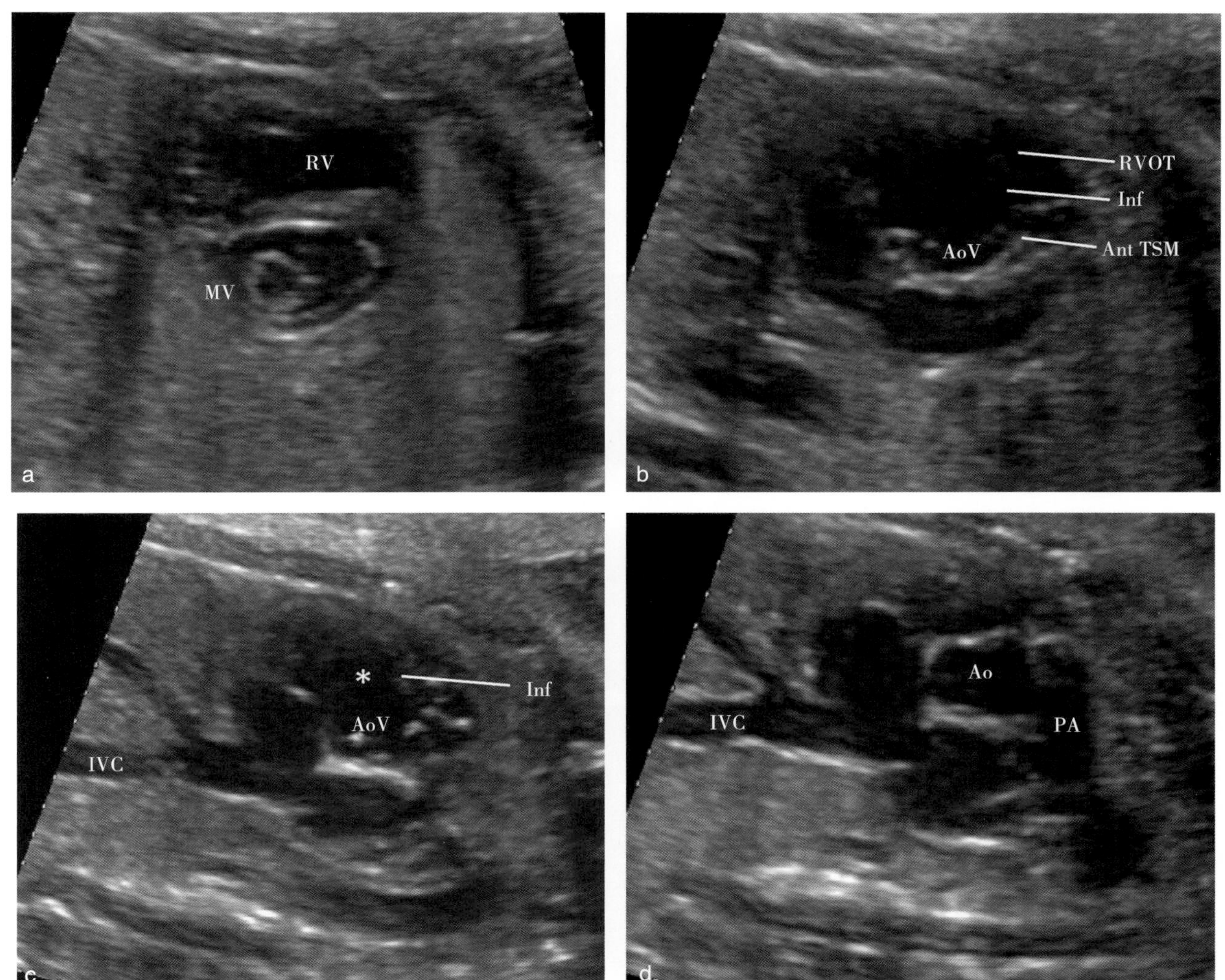

图 27.4 妊娠 28 周胎儿右心室双出口伴主动脉下室间隔缺损（四联症型右心室双出口）。a~d. 从二尖瓣水平的连续短轴切面。该病例二尖瓣发育不良（a）。主动脉瓣位于中央。星号表示将主动脉瓣连接到左心室的补片固定位置。漏斗间隔与隔缘束前肢融合，后者将肺动脉流出道与主动脉瓣后侧的心室间交通分开。AoV= 主动脉瓣；Ao= 升主动脉；IVC= 下腔静脉；MV= 二尖瓣；PA= 肺动脉；RV= 右心室；RVOT= 右室流出道；Inf= 漏斗间隔；Ant TSM= 隔缘束前肢

◆房室连接

通过四腔心切面确认两组独立房室瓣分别附着于间隔、其上方房间隔完整即可排除共同房室瓣。必须确定房室瓣膜大小、与室间隔缺损的相互关系，因为其附着位置可能影响双心室外科修复时建立板障，尤其在房室瓣跨越时。三尖瓣通常跨越流入道室间隔缺损，而二尖瓣瓣裂横跨流出道室间隔缺损。提示三尖瓣骑跨与右心室缩短有关，而二尖瓣骑跨时左心室可能发育不良，并且由于二尖瓣瓣裂，二尖瓣前叶无法远离室间隔。

◆室间隔

最常见的室间隔缺损单发且较大，其他明显的肌性室间隔缺损应该能被发现。超声平面垂直于间隔最容易识别缺损。缺损的大小和位置及其与流出道关系是决定手术方式的关键因素，因此提供准确的超声诊断很重要。倾斜成像平面可以显示从左心室经室间隔缺损到流出道的路径，是通过心内板障双心室修复时的左心室通道。

◆肺静脉

单纯右心室双出口的肺静脉大部分回流正常，但右侧异构时会合并完全型肺静脉异位引流，肺静脉在心房后形成共汇，或直接进入右心房，或通过垂直静脉异位引流到膈下或膈上的体静脉系统。无搏动、低流速肺静脉多普勒是肺静脉畸形梗阻的特征。在左侧异构中，经常有双侧肺静脉连接。

流出道

四腔心切面向上扫查可以识别流出道。通常需要一定角度的顺时针或逆时针旋转以获得每个长轴切面。

必须仔细检查两个流出道的位置、关系、相对大小和瓣下区域。如果室间隔缺损位于主动脉下，约 75% 病例合并肺动脉瓣下狭窄 [13]。肺动脉下室间隔缺损的病例中，有可能合并主动脉下梗阻的。梗阻的流出道流速压差变化并不典型，因为血液可以通过无梗阻流出道泵出。可以观察到流出口或漏

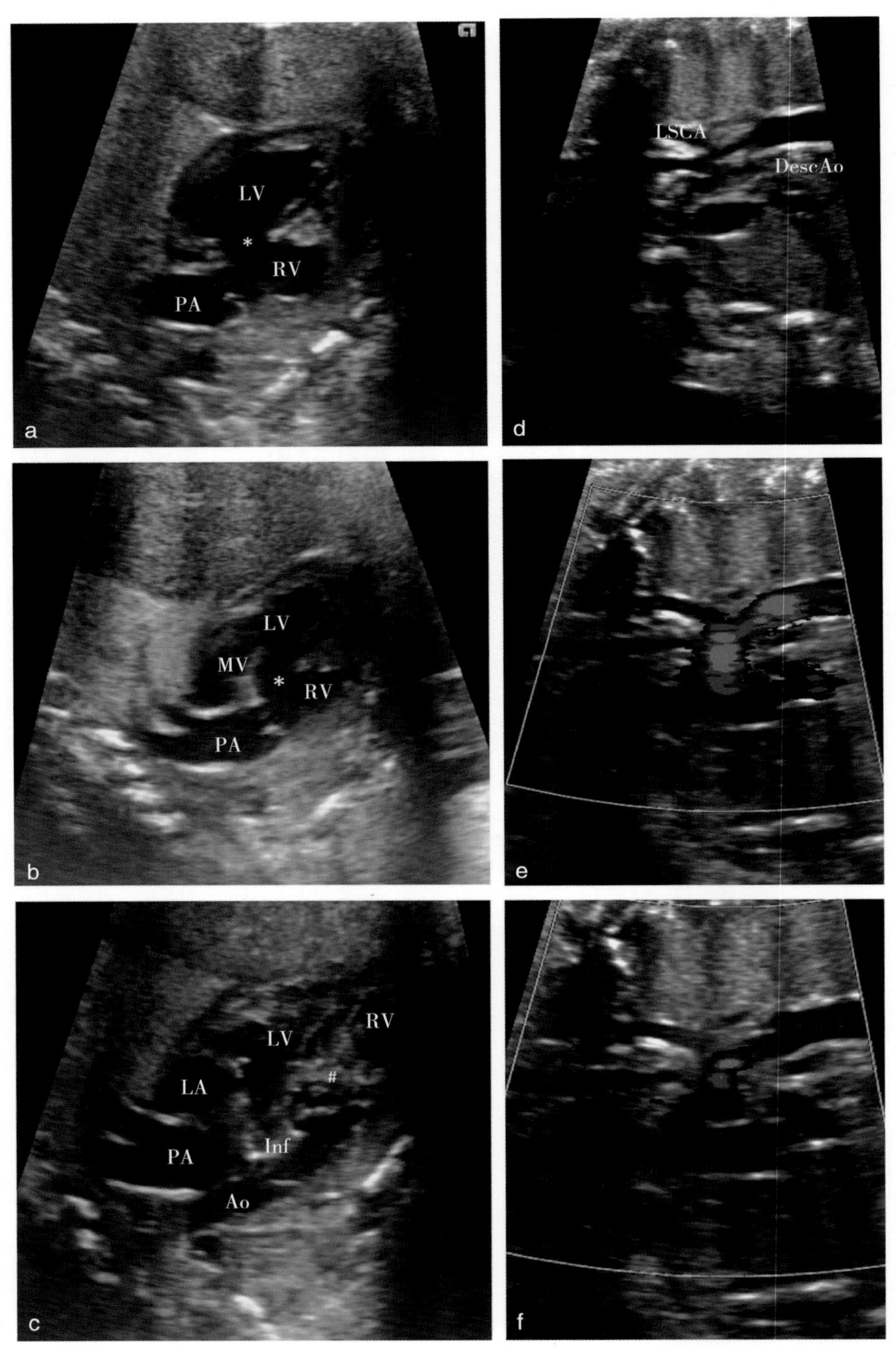

图 27.5 右心室双出口伴肺动脉下室间隔缺损、主动脉瓣下梗阻和主动脉弓发育不良（Taussig-Bing 畸形）。a~c. 从下到上的流出道斜切面。肺动脉瓣位（a~b）平面上看到心室间交通（星号）。主动脉瓣下流出道间隔和三尖瓣组织（井号）阻塞了主动脉流出道（c）。d~f. 同一病例主动脉弓长轴切面显示主动脉弓细小，舒张期持续血流异常。DescAo= 降主动脉；LA= 左心房；LSCA= 左锁骨下动脉；LV= 左心室；MV= 二尖瓣；PA= 肺动脉；RV= 右心室；Ao= 主动脉；Inf= 漏斗间隔

斗间隔偏向肺动脉或主动脉流出道，而且梗阻流出道的半月瓣发育不良。大动脉粗细差异是流出道梗阻的一个标志，其中有流出道梗阻的通常较细。除了测量升主动脉和主肺动脉的大小外，还应评估肺动脉及分支的直径。记录 Z 值或妊娠周数、股骨长度或双顶径平均值的标准差数值，可以在系列研究中跟踪其生长发育情况。

三血管与三血管气管切面

在流出道上方横断面扫查，可以进一步观察大动脉。应仔细检查主动脉弓和导管弓的走行、相对大小和血流方向。主动脉瓣下狭窄通常合并主动脉弓梗阻（缩窄或中断）。右位主动脉弓增加了 22q11.2 微缺失的风险 [14]。主动脉弓内很少出现逆向血流，仅在重度主动脉流出道梗阻时才发生。动脉导管内逆向血流提示肺动脉流出道重度梗阻。这两种状况的弓内血流异常方向都是出生后需立即输注前列腺素的指征。超声可以识别邻近肺动脉前方的双侧上腔静脉。

矢状位短轴

矢状位短轴扫描对右心室双出口产前评估非常重要。单纯右心室双出口中，左上腔静脉引流到冠状静脉窦的发生率增加，通过此切面就可以证实。冠状位图像可显示双上腔静脉。利用这些切面评估房间隔解剖结构和血流极为重要。如果没有明显左房室瓣梗阻，通常房间隔突向左心房，大部分房间隔分流是右向左。左向右分流表示左心血流梗阻，应仔细检查二尖瓣和室间隔缺损的大小及血流状况。共同心房在异构中常见。在短轴切面评估二尖瓣、三尖瓣的解剖结构，并确定腱索跨越、附着位置等。心脏短轴扫描有助于了解室间隔缺损位置及其与流出道的关系。通过这些切面尤其是垂直于血管或瓣膜的成像切面可以精确测量流出道和瓣膜直径。在此切面，最容易发现由漏斗间隔错位而导致主动脉瓣和肺动脉瓣下梗阻。大动脉粗细不匹配再次提示流出道梗阻，通常是直径最小的血管。

当脊柱几乎为正前或后位时，矢状位长轴切面成像可显示导管和主动脉弓。主动脉横弓及远端可能发育不良，双向或逆向血流可能提示主动脉流出道重度或极重度梗阻，特别是在 Taussig-Bing 畸形中。

胎儿发育与监测

继发于心脏病变的单纯右心室双出口胎儿不稳定或死亡很少见，进展性胎儿水肿、发育障碍或脐带多普勒曲线异常应提醒医生注意潜在的染色体异常或综合征及胎盘功能不全。严重房室瓣关闭不全常见于合并房室间隔缺损，尤其是心房异构患儿。大多数右心室双出口是窦性心律，但左侧异构的心脏传导阻滞或房性心动过缓的发生率较高，而且可能合并致密化不良性心肌病。重复进行胎儿超声心动图检查的频率取决于最初发现。重复检查应着重于进一步定义可能改变手术修复类型或围生期对新生儿增加必要支持的特征。当心室大小存在差异时，应监测发育不良心室和二尖瓣的生长，以指导双心室修复的可能性。可使用二维超声、彩色血流和多普勒成像确认心室间交通即左心室唯一出口为非限制性。二尖瓣血流多普勒异常可能提示其为限制性。通过二维超声和彩色血流多普勒成像监测瓣下进行性流出道梗阻在右心室双出口中很常见。监测升主动脉和主肺动脉生长发育及两个动脉弓的血流方向对预测胎儿出生后是否需早期干预非常重要。应监测 Taussig-Bing 畸形主动脉弓梗阻的严重程度，包括横弓和远端弓的生长发育状况。

影像学最新进展

出生后右心室双出口的三维超声心动图成像比二维成像具有潜在的明显优势：①使用多平面重建呈现非标准二维切面准确评估心室交通大小；②准确评估房室瓣骑跨程度和跨越腱索的走行；③明确室间隔缺损与流出道之间关系。时间－空间相关成像技术的使用可能会给胎儿带来相似的益处，但这需要进一步考证 [22]。

预　后

关于右心室双出口预后不良风险的咨询应该个体化。非心脏先天畸形和核型异常的存在及严重程度可能会显著改变其风险。合并肺静脉引流梗阻（通常为右侧异构）或左侧异构心脏传导阻滞的右心室双出口预后极差。相反，单纯右心室双出口伴主动脉下室间隔缺损，且无或轻度肺动脉流出道梗阻、没有严重心外畸形时可能更有利于长期预后，其中许多患者不需要远期再干预。

在已发表的关于胎儿右心室双出口的文章中，14 例（*n*=33 例，42%）患者接受了双心室矫治，其中 4 例进行了大动脉调转，5 例进行了室间隔缺损修补及肺动脉流出道梗阻解除，另外 5 例进行了右心室 – 肺动脉管道置入术。接受单心室姑息术的 19 例（*n*=33 例，58%）患者，其中 5 例行 I 期腔 – 肺吻合术，9 例行主动脉 – 肺动脉分流术，5 例行 Norwood 手术[20]。

右心室双出口未合并内脏异位、房室间隔缺损、心室发育不良或综合征 / 染色体异常时，出生前后 1 年的总体存活率为 80%~90%[12]；如果有这些合并症，则总存活率可降至 50%~60%[13,20]。即使稍微早产或出生胎龄较小，也会增加风险。

视　频

视频 27.1a　右心室双出口合并主动脉下大型室间隔缺损，无明显流出道梗阻。四腔心切面扫描，主动脉流出道与左心室和室间隔缺损关系极密切，但因为心室漏斗褶将主动脉瓣与二尖瓣前叶分隔开，主动脉瓣实际起自右心室。

视频 27.1b　彩色多普勒血流成像显示，左心室血流通过室间隔缺损进入主动脉。

视频 27.2　妊娠 13 周胎儿右心室双出口无流出道梗阻、室间隔缺损不明显，四腔心切面显示心室大小不匹配、左心室发育较小，提示可能二尖瓣发育异常，因为在这个孕周尚无法完全显示。注意孕妇胎儿颈部透明层增厚（5.5mm），羊水绒毛标本提示 18 三体综合征。

视频 27.3a　胎儿法洛四联症型右心室双出口四腔心切面图。主动脉骑跨室间隔超过 50%，大部分与右心室相连，大动脉内径明显不匹配，由于流出道间隔向前错位，肺动脉瓣及肺动脉细小。

视频 27.3b　流出道切面再次显示主动脉下大室间隔缺损和大动脉内径不匹配。

视频 27.4a　右心室双出口 Taussing-Bing 畸形胎儿。图像显示流出道解剖及室间隔缺损位置，肺动脉粗大并骑跨在大型室间隔缺损上，漏斗流出道间隔前移、错位，位于主动脉瓣下，主动脉右移并明显比肺动脉细小。

视频 27.4b　该病例主动脉弓发育不良，其后壁僵硬，提示主动脉缩窄。

参考文献

[1] Lev M, et al. J Thorac Cardiovasc Surg,1972,64(2):271–281.

[2] Wilcox BR, et al. J Thorac Cardiovasc Surg,1981,82(3):405–417.

[3] Wilcox BR, Anderson RH. Surgical Anatomy of the Heart. 2nd ed. London: Gower Medical Publishing, 1992.

[4] Praagh RV. World J Pediatr Congenit Heart Surg, 2010, 1(3): 364–385.

[5] Bharucha T, et al. Cardiol Young,2017,27(1):1–15.

[6] Goor DA, Edwards JE. Circulation,1973,48(2):406–415.

[7] Stellin G, et al. J Thorac Cardiovasc Surg,1991,102(6):849–855.

[8] Beekman RP, et al. J Thorac Cardiovasc Surg,2002,124(5): 984–990.

[9] Freedom RM, et al. Cardiol Young,2005,15(6):554–567.

[10] Mitchell SC, et al. Circulation,1971,43(3):323–332.

[11] Zhao QM, et al. Acta Paediatrica,2013,102(4):397–402.

[12] Lagopoulos ME, et al. Am Heart J,2010,160(4):692–700.

[13] Galindo A, et al. Eur J Obstet Gynecol Reprod Biol,2009, 146(1):55–60.

[14] Peyvandi S, et al. Pediatr Cardiol,2013,34(7):1687–1694.

[15] Zhao L, et al. Eur J Med Genet,2014,57(10):579–586.

[16] Pan Y, et al. Int J Mol Med,2015,35(4):1058–1066.

[17] Holler KL, et al. Dev Biol,2010,341(1):291–304.

本章完整参考文献，请扫描以上二维码在线查看。若需下载，请登录 www.wpcxa.com“下载中心”下载。

第 28 章 动脉干

Shaine A. Morris，Diego A. Lara

定　义

动脉干在 Andersonian 命名法中又称“共同动脉干”，是一种源自心脏圆锥动脉干的畸形，由心脏底部发出单一血管，冠状动脉、肺动脉和升主动脉均与之相连（图 28.1）[1]。

流行病学

胎儿共同动脉干的发病率目前尚不清楚，由其导致流产、选择性终止妊娠和胎儿宫内死亡的比率相对较高，显然胎儿出生后统计的患病率可能被低估[2]。产前诊断为共同动脉干的胎儿死亡率为 5%~9%[3-4]。在过去的几十年中，由于产前诊断率和选择性终止妊娠率的提高，导致胎儿患病率与新生儿患病率之间的差异有所增加[5]。Hoffman 等在一项共同动脉干荟萃分析中估计 1955—2002 年，活产儿中共同动脉干的平均患病率为 9.4/10 万（四分位数间距为 6.1~13.6）[6]。然而，Reller 等进行的一项基于人口的研究报告显示，1998—2005 年，亚特兰大大都会区活产儿患病率为 6/10 万[7]。Egbe 等用不同的方法专门评估了 1999—2000 年与 2007—2008 年美国活产儿共同动脉干流行病学的变化，并注意到活产儿的患病率从 23/10 万降至 18/10 万，再次证明患病率同出生率的下降保持一致。共同动脉干的发生与性别无关[8-9]。

病因学

共同动脉干的病因可能是多因素的，有研究

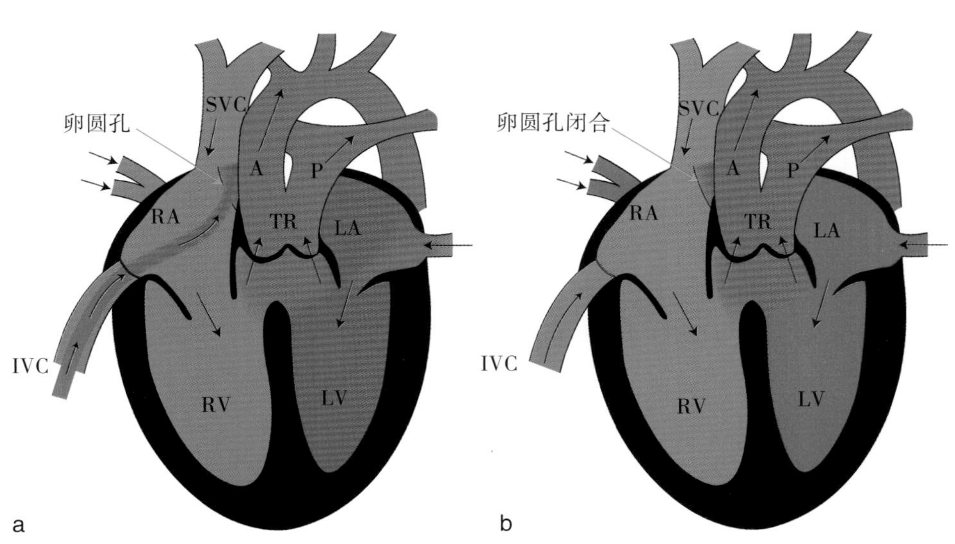

图 28.1　动脉干畸形。主动脉、肺动脉和冠状动脉均起源于同一血管，常合并大型室间隔缺损。a. 产前氧合血由脐静脉经静脉导管进入下腔静脉，在下腔静脉瓣引导下经卵圆孔从右心房进入左心房。还有少量的未氧合血由肺静脉到左心房，与氧合血混合，最后流入左心室。同时，来自胎儿头部和身体的未氧合血通过上腔静脉和下腔静脉至右心房，再经三尖瓣流入右心室。右心室的未氧合血和左心室的氧合血经室间隔缺损和动脉干根部混合，再被重新分配到胎儿的大脑和身体（箭头表示血流方向）。b. 出生后，血流改变为左向右分流，卵圆孔闭合。此时完全由肺提供氧合，氧合血由肺静脉到左心房。氧合血和未氧合血再次在室间隔缺损和动脉干内混合。SVC= 上腔静脉；IVC= 下腔静脉；RA= 右心房；RV= 右心室；LA= 左心房；LV= 左心室；TR= 动脉干根部；A= 主动脉；P= 肺动脉

表明既存在遗传因素的作用又受到环境因素的影响。小鼠模型显示，流出道的正常发育至少基于两个过程，均利用来自第二生心区的细胞。其一为共同流出道的延长及覆盖右心室至室间隔上方的重新定位 [10–12]。其二为流出道的分隔，是心内膜垫形成时期相对生长的结果。目前认为第一个过程的失败将导致右心室双出口，第二个过程的失败将导致共同动脉干 [13]，而两个过程均失败则导致源于右心室的共同动脉干。因此第二生心区发育关键期的基因突变可能导致包括动脉干在内的整个圆锥动脉干的畸形 [14–17]。

多种母体因素也增加了动脉干的发病风险，包括母体糖尿病、母体苯丙酮尿症、妊娠早期吸烟、母体异维甲酸的使用、发热和在污染空气中高度暴露 [18–23]。尽管叶酸的作用目前尚未得到证实，但多项研究表明孕期补充叶酸可降低圆锥动脉干畸形的发生率 [23–26]。

解　剖

共同动脉干属于心脏圆锥动脉干畸形，其心室基底部只有单一出口，从动脉干发出冠状动脉、肺动脉和升主动脉。共同动脉干至少有三种常见的分型，分别由 Collett-Edwards、Van Praagh 和 Anderson 等描述（图 28.2）[27–28]。在不同的分类中，Collett-Edwards 所描述的Ⅳ型已被广泛接受，伴主肺动脉侧支的肺动脉闭锁将在本章内进一步讨论，并与共同动脉干相鉴别。Andersonian 命名法是按特征来描述该畸形的每个病变，并非使用简单的字母数字进行分类 [97]。Anderson 还将病变类型分为主动脉优势型（主动脉弓扩张）、肺动脉优势型（主动脉弓发育不良 / 缩窄 / 离断）及主动脉 – 肺动脉均衡型。

Collett-Edwards Ⅰ型与 Van Praagh A–1 型相同，肺动脉分支自肺动脉主干发出。Collett-Edwards Ⅱ型和Ⅲ型包含在 Van Praagh A–2 型中，肺动脉分支分别从共同动脉干发出。应注意Ⅰ型和Ⅱ型有时难以区分 [8]。Van Praagh A–3 型不包括在 Collett-Edwards 分型中，系单一的肺动脉通过侧支血管或动脉导管连接于主动脉。通常被误称为动脉干合并肺动脉缺如，实则为肺动脉起源异常。异常起源的肺动脉是通过动脉导管连接于主动脉，由于动脉导管在出生后发生闭合，则导致肺动脉内没有血流信号，形同缺如。Van Praagh A–4 型是共同动脉干合并主动脉弓的缩窄、发育不全、闭锁或离断。虽然绝大多数共同动脉干无动脉导管，但作为降主动脉血供的唯一来源，该 A–4 型常常存在动脉导管 [8,28–29]。合并主动脉弓中断时，其最常见的类型是 B 型（84%），即在左颈总动脉和左锁骨下动脉之间发生离断，而左锁骨下动脉远端的 A 型离断发病率较低（~16%）[30]。Van Praagh 在 B 型中还描述了极为罕见的室间隔完整的共同动脉干分型及其亚分型（图 28.2）。

Ⅰ型（A–1 型）最常见，占 46% ~58%；其次是Ⅱ型（A–2 型，占 22% ~34%）和Ⅲ型（A–2 型，占 6% ~32%）[30–31]。在 8% ~ 16%的患者中，形似“缺如”的肺动脉通常与主动脉弓在同一侧 [8,32]。Van Praagh A–4 型占 11%~19% [28–29]。

起源于双心室的共同瓣占 68%~83%；在 11%~29% 的患者中，共同瓣位于右心室上方，3%~6% 的瓣膜起源于左心室 [27,31]。右位主动脉弓占 34%~36%[8–29]，还可能合并迷走（右或左）锁骨下动脉（占 14%）[30–31] 或双弓 [33–35]。共同动脉干与其他复杂的先天性心脏病（CHD）（包括三尖瓣闭锁、二尖瓣闭锁、完全型肺静脉异位引流和房室间隔缺损）同时出现的情况并不多见 [6–39]。

共同瓣的形态各式各样，最常见的三叶瓣约占 69%，四叶瓣约占 22%，二叶瓣约占 9%，五叶瓣约占 0.3%，单叶瓣约占 0.3% [40]。一项研究显示，共同瓣瓣叶增厚很常见，占 66%，其中 67%为中度增厚。11%的患者出现共同瓣狭窄 [8]，20% ~37%的患者出现共同瓣反流 [8,40]。9% ~20%的患者存在继发型房间隔缺损 [31,41]。在 4%的患者中发现左上腔静脉 [31]。

鉴于共同动脉干的变异多种多样，需要系统的方法来详细描述解剖结构（图 28.3）。重点是准确诊断共同动脉干的亚型，因为某些变异是依赖导管存活的（图 28.3）。

胎儿超声影像

通常共同动脉干四腔心切面是正常的（图

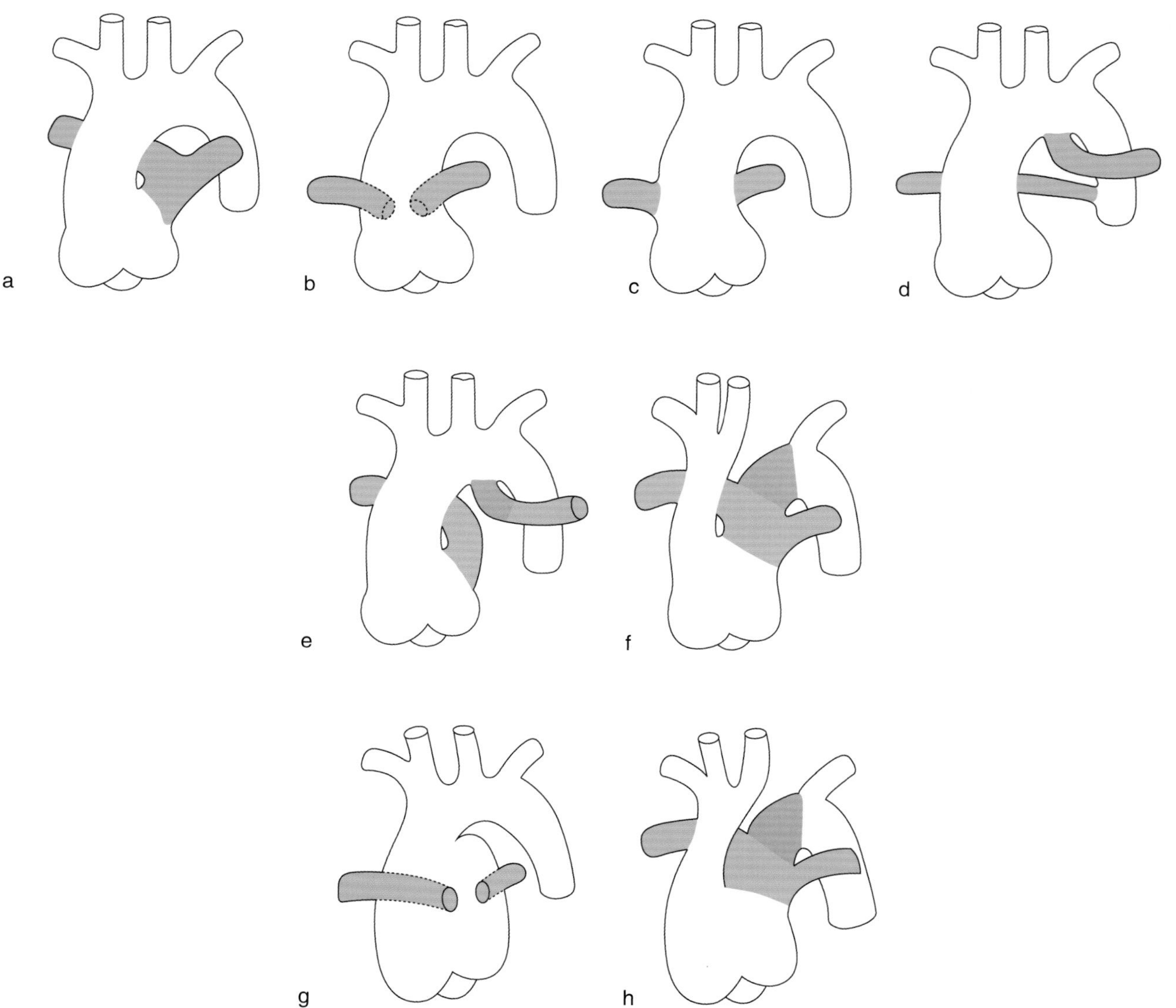

图 28.2 共同动脉干解剖变异的分类。PDA= 动脉导管未闭；VSD= 室间隔缺损。蓝色表示导管组织，绿色表示肺血流。
a.Collett-Edwards：Ⅰ型。Van Praagh：A1 型。Anderson：共同动脉干主动脉优势型，分支肺动脉由肺动脉主干共汇处发出。VSD：有。PDA：无
b.Collett-Edwards：Ⅱ型。Van Praagh：A2 型。Anderson：共同动脉干主动脉优势型，两侧肺动脉由心包内共同动脉干的后侧壁分别发出。VSD：有。PDA：无
c.Collett-Edwards：Ⅲ型。Van Praagh：A2 型。Anderson：共同动脉干主动脉优势型，两侧肺动脉分别由共同动脉干相对两侧分别发出。VSD：有。PDA：无
d. Collett-Edwards：Ⅳ型。Van Praagh：肺动脉闭锁合并粗大主动脉 – 肺动脉侧支。Anderson：孤立动脉干，肺动脉分别起自降主动脉（伴有多条体 – 肺侧支血管）。VSD：有。PDA：通常无
e.Collett-Edwards：无描述。Van Praagh：A3 型。Anderson：共同动脉干主动脉优势型，右肺动脉起自动脉干，而左肺动脉则来自动脉导管或侧支。VSD：有。PDA：可有（或有侧支）
f.Collett-Edwards：无描述。Van Praagh：A4 型。Anderson：共同动脉干主动脉优势型，肺动脉起自肺动脉主干共汇，伴有主动脉弓中断或主动脉缩窄。VSD：有。PDA：有
g.Collett-Edwards：无描述。Van Praagh：B2 型。Anderson：室间隔完整的共同动脉干主动脉优势型，肺动脉由心包内共同动脉干的后侧壁分别发出。VSD：无。PDA：可能有
h.Collett-Edwards：无描述。Van Praagh：B4 型。Anderson：室间隔完整的共同动脉干肺动脉优势型，肺动脉从心包内共同动脉干的后侧壁分别发出。VSD：无。PDA：有
经许可，引自参 考文献 [96]

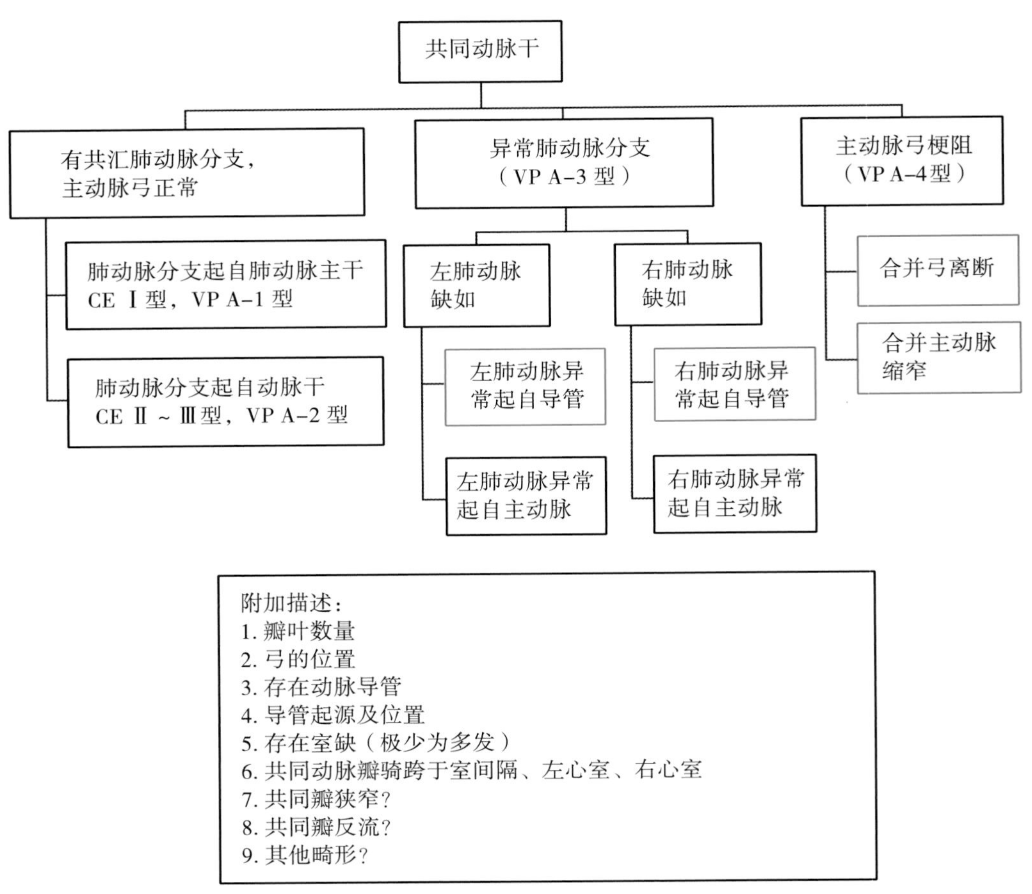

图 28.3 流程图描绘了如何对共同动脉干畸形进行分类。红色方框表示肺动脉分支血流或下肢循环血流为导管依赖型。CE=Collett-Edwards；VP=Van Praagh。经许可，引自 Allen HD, et al. Moss and Adams' heart disease in infants, children, and adolescents. 8th ed. Philadelphia: Lippincott Williams and Wilkins, 2013:990−1002[96]

28.4a~c；视频 28.1），这是因为心室、心房和房室瓣膜一般无异常。发现该畸形的唯一线索可能是心脏轴位的异常（图 28.4b~c）或主动脉呈现右弓右降（图 28.4c）。然而，当探头从头侧扫至流出道时（五腔切面），可见单个半月瓣位于室间隔缺损上方并通向动脉干（图 28.5a~b，视频 28.2）。室间隔缺损通常为近动脉型，位于共同瓣正下方。当共同瓣位于右心室上方时，室间隔缺损的直径可能很小，且过隔血流通常是双向的。

在胎儿超声检查中，随着探头向头侧扫查，可呈现鉴别共同动脉干的最关键部分，即肺动脉的起源。切记，共同动脉干的所有分类方案均基于此特征。通常对于 Collett-Edwards Ⅰ型或Ⅱ型而言，判断肺动脉起源非常简单（图 28.6 a~b，视频 28.3，视频 28.4）。但是，对于分别起源的分支肺动脉（通常来自动脉导管或主动脉）而言，判断肺动脉起源可能需要大费周折（图 28.7a~d，视频 28.5）。在这种情况下可通过彩色多普勒先在肺内寻找远端分支肺动脉，然后反向追溯其起源。

继续向头侧扫查，在三血管切面仅可见两支血管，即共同动脉干和上腔静脉。完成扫查后，三血管气管切面（图 28.6b，图 28.7c~d，图 28.8a~d）可见典型的异常图像，即仅看到一个弓形血管。该血管通常是主动脉弓，大多数共同动脉干患者无动脉导管结构，除非是合并严重的主动脉弓发育不良或主动脉弓中断，即 A-4 型（图 28.8a~d，视频 28.6~ 视频 28.8），主动脉弓发育不良者，可见发育不良的弓和导管。主动脉弓中断者，唯一的弓结构则为动脉导管。通过超声继续追溯起源于共同动脉干的升主动脉，并确定降主动脉与气管的位置关系。值得注意的是，伴有圆锥动脉干畸形的右位主动脉弓，需要考虑是否合并染色体 22q11.2 微缺失

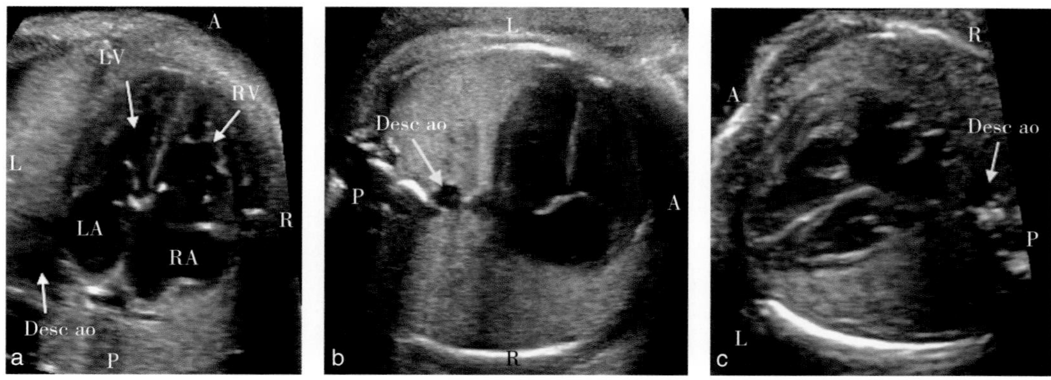

图 28.4 胎儿共同动脉干（a~c）的四腔切面二维成像。心脏解剖结构显示正常。心轴异常（b~c）或脊柱右侧的降主动脉可能是发现该畸形的线索（c）。A= 前方；Desc ao= 降主动脉；L= 左；LA= 左心房；LV= 左心室；P= 后；R= 右；RA= 右心房；RV= 右心室

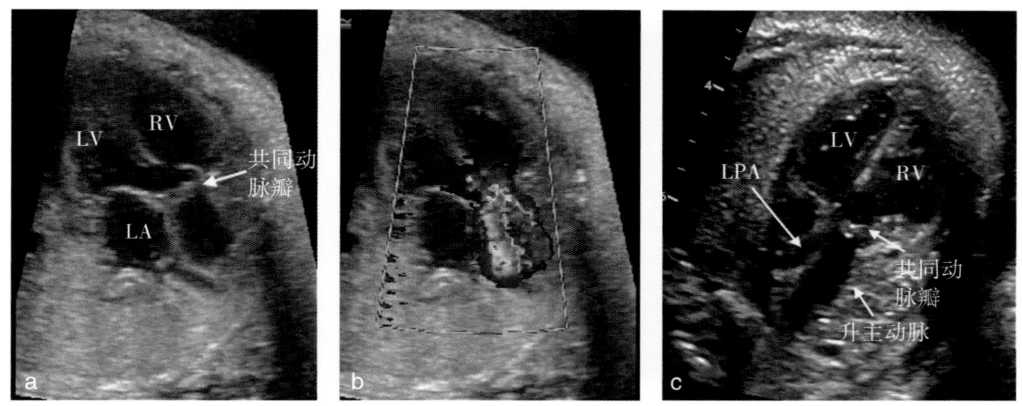

图 28.5 胎儿共同动脉干的左室流出道切面。共同瓣和动脉干骑跨于室间隔和室间隔缺损之上（a~c）。共同瓣增厚且回声增强（a，c）。彩色多普勒（b）显示跨瓣血流呈五彩镶嵌状并在扩张的动脉干根部形成涡流。LA= 左心房；LV= 左心室；LPA= 左肺动脉；RV= 右心室

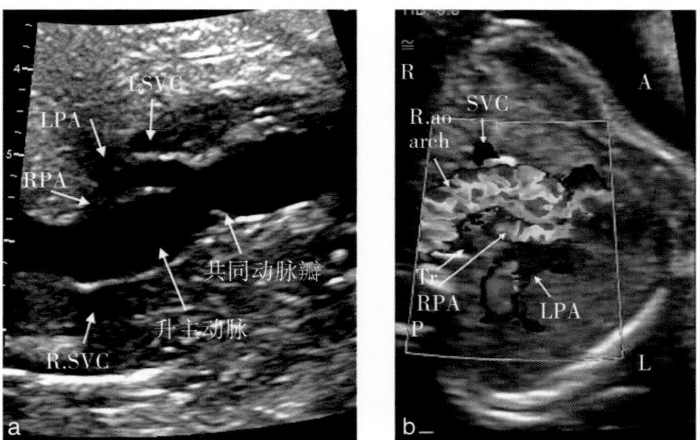

图 28.6 Collett-Edwards Ⅰ型，Van Praagh A-1 型共同动脉干。流出道斜切面（a）、三血管气管切面（b）中，可见起自共同动脉干的肺动脉主干发出分支。图中显示右位主动脉弓。共同动脉瓣近端狭窄时，多普勒显示主动脉弓内彩色血流加速。A= 前部；L= 左；LPA= 左肺动脉；LSVC= 左上腔静脉；P= 后部；R= 右；RPA= 右肺动脉；R.SVC= 右上腔静脉；SVC= 上腔静脉；Tr= 气管；R.ao arch= 右位主动脉弓

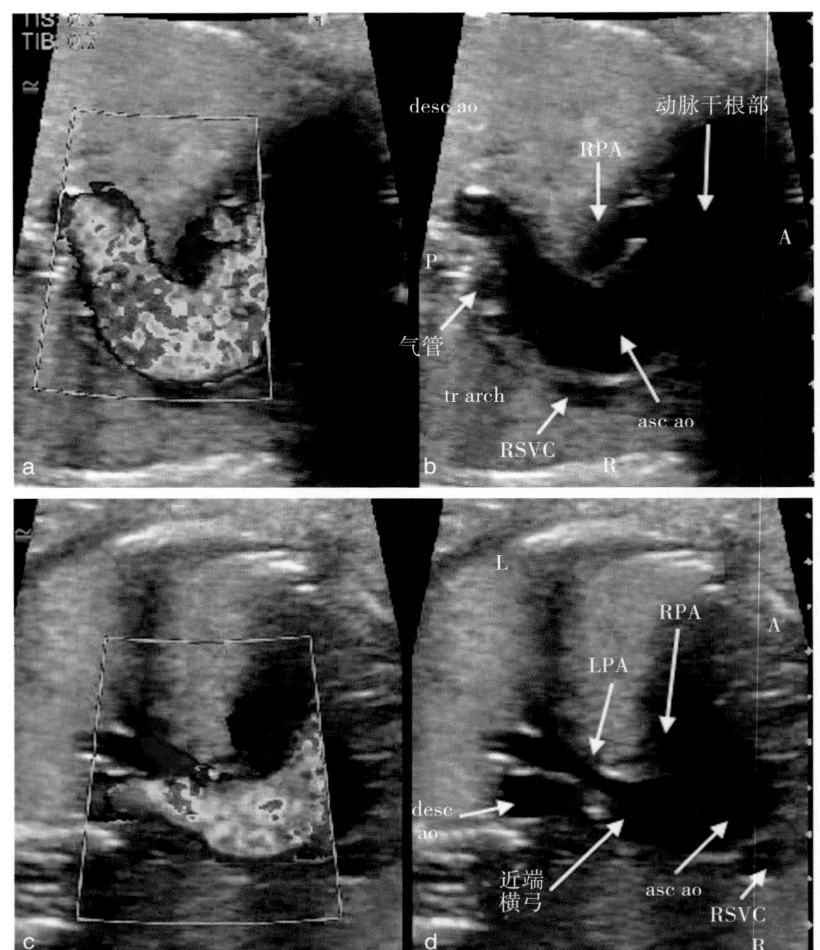

图 28.7　在 Van Praagh A-3 型动脉干畸形伴左位主动脉弓的患者中，右肺动脉起源于近端动脉干根部，左肺动脉起源于主动脉横弓。a~b. 二维超声和彩色多普勒成像显示共同动脉干从心脏底部发出，可见右肺动脉在升主动脉后方潜行发出分支，弓部跨过气管左侧。c~d. 探头向头侧略微倾斜，在动脉干根部仍可见一小部分右肺动脉，而此时左肺动脉从横弓部发出分支至肺左侧区域。A= 前；asc ao= 升主动脉；desc ao= 降主动脉；L= 左；LPA= 左肺动脉；P= 后；R= 右；RPA= 右肺动脉；RSVC= 右上腔静脉；tr arch= 横弓

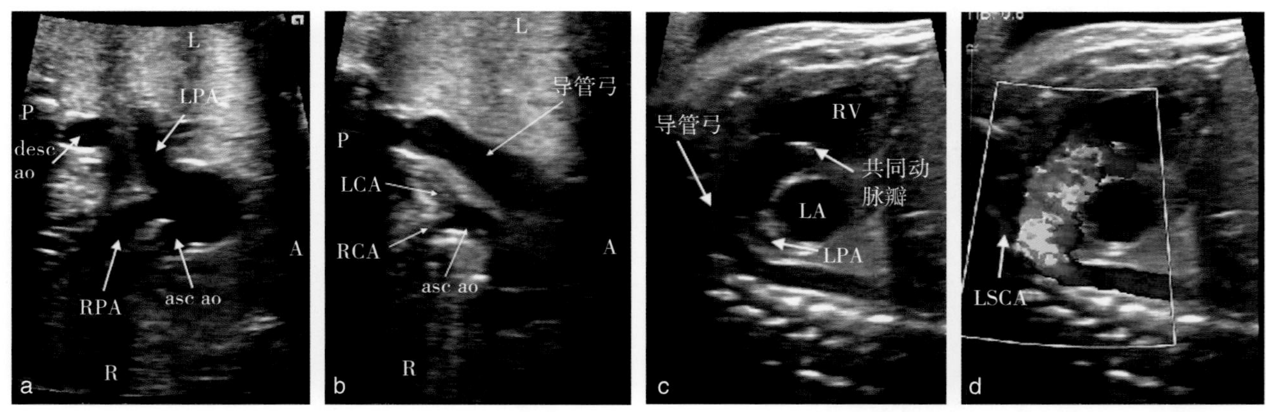

图 28.8　Van Praagh A-4 型动脉干畸形合并主动脉弓中断，右锁骨下动脉起自降主动脉。a. 高位右室流出道切面二维图：共汇肺动脉从共同动脉干开始分叉，同时可见升主动脉发育不良。b. 探头偏向头侧扫查（类似于三血管气管切面），于冠状位略倾斜，显示升主动脉的分支效果更佳。该切面可显示正常的导管弓。升主动脉发育不良时，仅可见左右颈动脉分叉，未见主动脉弓。在该图中也未见异常的右锁骨下动脉。c~d. 为导管弓切面，可见与正常胎儿相似的导管弓。而左锁骨下动脉起源于降主动脉且为逆向血流。A= 前部；asc ao= 升主动脉；desc ao= 降主动脉；L= 左；LA= 左心房；LCA= 左颈动脉；LPA= 左肺动脉；LSCA= 左锁骨下动脉；P= 后；R= 右；RCA= 右颈动脉；RPA= 右肺动脉；RV= 右心室

综合征（DeGeorge 综合征）。

共同动脉瓣通常表现为瓣叶增厚并伴有脱垂（图 28.9a）[42]。瓣膜狭窄和（或）反流的程度可通过彩色多普勒和频谱多普勒检查判断（图 28.9b）。共同动脉瓣反流的程度是判断预后的重要指标，因此应该详尽地进行描述。尽管从横断面观察可以很好地评估共同动脉瓣形态，但在胎儿期难以分辨（图 28.10，视频 28.9）。

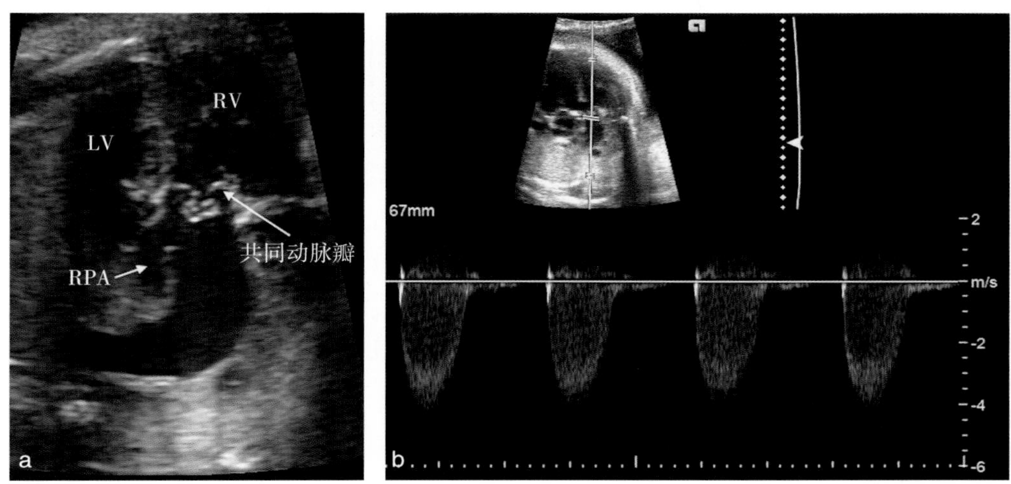

图 28.9 共同动脉瓣狭窄。a. 二维超声显示增厚和卷曲的瓣叶。b. 频谱多普勒显示重度狭窄，峰值速度接近 4m/s。LV= 左心室；RPA= 右肺动脉；RV= 右心室

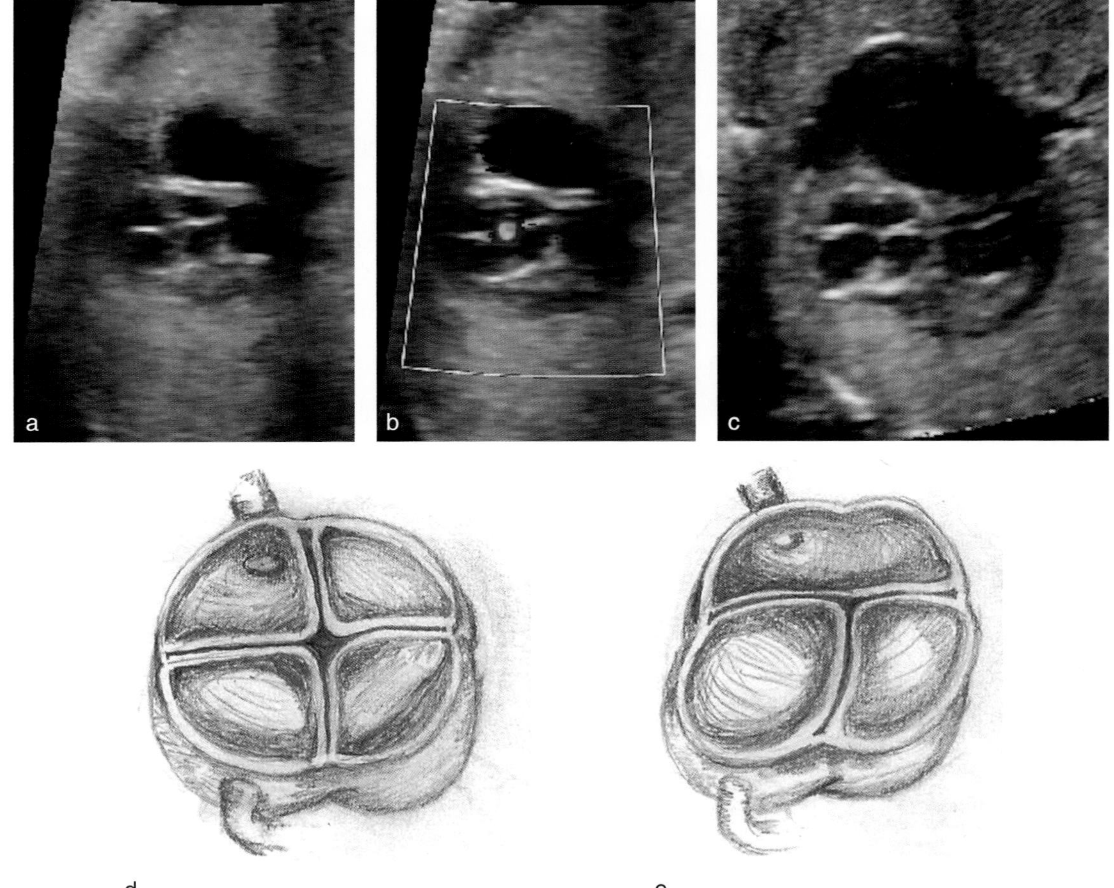

图 28.10 共同动脉瓣各种形态变异。a. 四叶瓣畸形的二维图像。b. 彩色多普勒血流成像显示瓣膜中央区域反流。c. 二维超声显示共同瓣呈三叶，瓣叶不对称。d. 从心室面观察共同瓣呈四叶瓣。e. 从心室侧观察瓣膜

在心底部短轴和主动脉弓的切面中，可以看到室间隔缺损，扫查心室流出道，有助于确定缺损的大小（图 28.11）。主动脉弓切面有助于明确胎儿是否存在动脉导管。共同动脉干存在导管（图 28.8c~d）基本上是主动脉弓中断的特征性表现。与大多数共同动脉干不同，弓离断属于导管依赖型病变，出生后需要使用前列腺素维持导管开放。

虽然胸腺并非常规的胎儿超声心动图检查项目，但在扫向头侧的三血管气管切面时很容易显示。胎儿胸腺缺失或发育不全时强烈提示存在 22q11.2 缺失综合征，其灵敏度为 90%，特异度为 98.5%[43]。

鉴别诊断

共同动脉干极易与其他先天性心脏畸形混淆，包括伴有室间隔缺损的肺动脉闭锁、法洛四联症、右心室双出口，伴有室间隔缺损的主动脉闭锁[3,44]。

共同动脉干典型的解剖学特征是单组半月瓣伴室间隔缺损，而这些特征也存在于肺动脉闭锁和伴有室间隔缺损的主动脉闭锁患者中。然而，这些畸形均有其各自的超声影像特征，有助于鉴别。正如 Swanson 等所描述的那样[3]，在共同动脉干中，肺动脉起自第一头臂动脉近端，并且肺动脉内血流呈搏动性。

在伴室间隔缺损的肺动脉闭锁病例中，肺动脉共汇通过动脉导管或主肺动脉侧支供血，动脉导管或侧支血管一般起自第一头臂动脉远端。侧支血管或动脉导管多数迂曲，而血管中的血流通常是连续性的（图 28.12）。

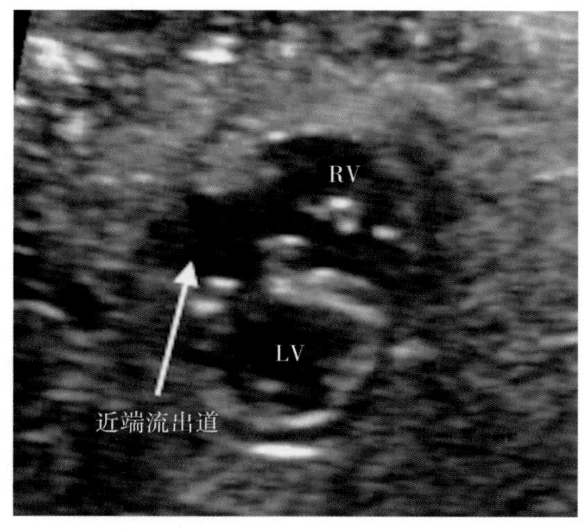

图 28.11　心室短轴切面向共同动脉瓣略倾斜，显示流出道骑跨于室间隔缺损之上。LV= 左心室；RV= 右心室

伴有室间隔缺损的主动脉闭锁，主动脉弓由动脉导管逆行供血。根据经验，鉴别伴有室间隔缺损的主动脉闭锁和永存动脉干的最好方法是扫描三血管切面和三血管气管切面。伴有室间隔缺损的主动脉闭锁，可见两支血管：一支为正向血流的粗大血管，即动脉导管；另一支较窄且为逆向血流的血管，系发育不良的主动脉弓。而对于胎儿共同动脉干而言，仅可见一条弓形血管，且为正向血流，形态正常。由于动脉导管通常缺如，因此该血管即为主动脉弓。只有共同动脉干合并弓离断时，才会出现动脉导管。

Trisrisilp 等发现动脉干根部出现以下异常明显有助于胎儿共同动脉干的诊断：①半月瓣增厚，回声增强；②半月瓣狭窄或反流；③所有半月瓣外观异常[45]。胎儿共同动脉干的鉴别诊断还包括法洛四联症、右心室双出口和主 - 肺动脉窗，这些畸形均能通过第二组半月瓣的存在来准确鉴别。

遗传学

当胎儿被确诊为共同动脉干畸形时，对其进行遗传性疾病的诊断和流行病学调查是至关重要的。大约 50% 的共同动脉干存在特异性基因突变，其中最常见的是 22q11.2 微缺失综合征（DeGorge 综合征）[46-47]。表 28.1 列出了各类共同动脉干畸形中 22q11.2 微缺失综合征的概率。与共同动脉干畸形相关的其他遗传学疾病包括 18 三体综合征、13 三体综合征、21 三体综合征和 22 三体综合征、特纳综合征、14q 缺失、VACTERL 综合征、CHARGE 综合征、先天性肝内胆管发育不良征、GATA 6 突变、染色体 3q22.3 缺失[4,48-54]。

考虑到基因异常的风险较高，所有患有共同动脉干胎儿都应该接受基因检测，至少包括非整倍体和 22q11.2 微缺失评估。在前几年，22q11.2 微缺失的荧光原位杂交（FISH）检测常常与非整倍体检测相结合来进行。近年来，出现了一种新的染色体微阵列技术，在检测非整倍体和 22q11.2 微缺失中性价比更高，已经替代了 FISH 技术和（或）核型检测[55]。此外，还可覆盖其他微缺失或微重

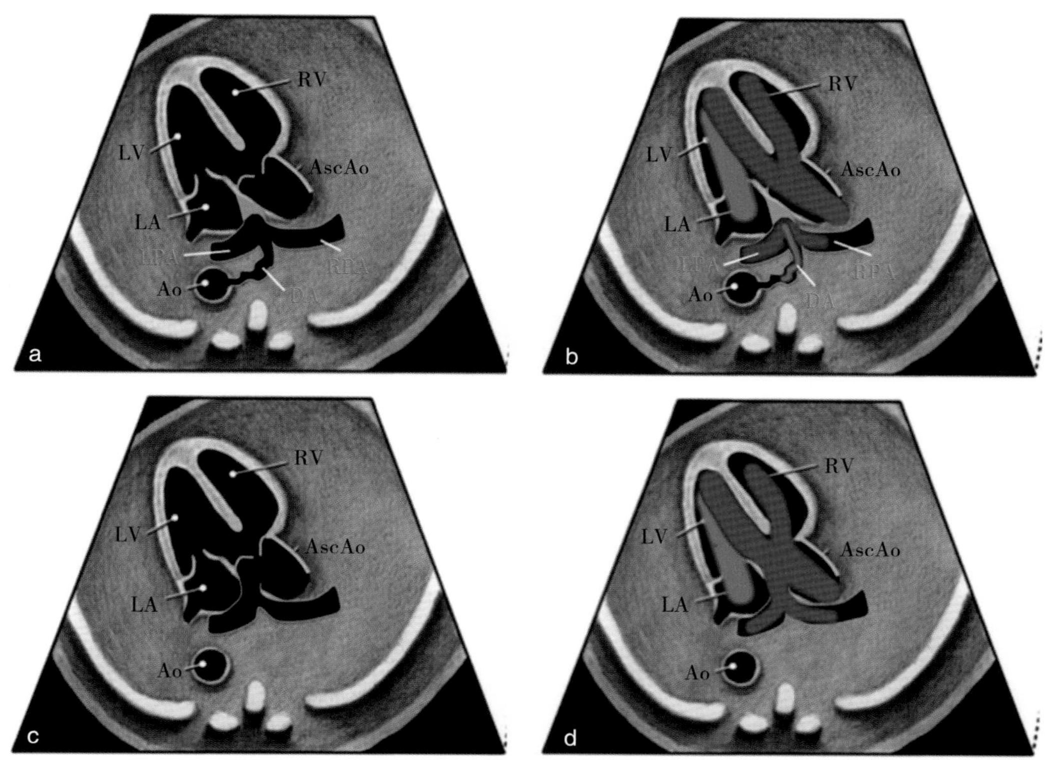

图 28.12 共同动脉干合并室间隔缺损型肺动脉闭锁。a~b. 肺动脉闭锁 / 室间隔缺损。采用（或不采用）彩色多普勒探头略偏向上扫描，探查血液流向。迂曲的动脉导管常起源于降主动脉（亦可起源于右锁骨下动脉或右弓无名动脉），经由肺动脉主干残端为肺动脉分支逆行供血。c~d. 动脉干合并动脉导管缺如，肺动脉分支直接经由动脉干根部顺行供血。LV= 左心室；RV= 右心室；LA= 左心房；RA= 右心房；Ao= 主动脉；DA= 动脉导管；AscAo= 升主动脉；RPA= 右肺动脉；LPA= 左肺动脉。经许可，引自 Morris SA, et al. Callen's Ultrasonography in Obstetrics and Gynecology. 6th edn. Norton M, Scoutt L, Feldstein V. Philadelphia: Elsevier,2016[98] 和 American Institute of Ultrasound in Medicine: AIUM practice guideline for the performance of fetal echocardiography. J Ultrasound Med, 2013, 32:1067−1082[99]

复综合征。尽管用于常染色体非整倍体的无细胞 DNA 测试相当可靠，但目前仍缺乏有关 22q11.2 微缺失检测的循证依据[56]。因此，目前尚无足够的临床证据支持对 22q11.2 微缺失进行无细胞 DNA 检测。如果孕妇及亲属拒绝产前基因检测，则应在出生后进行，以帮助确定相关的异常和发育迟缓的风险。如果在胎儿或新生儿中发现 22q11.2 微缺失，考虑到其常染色体显性遗传性，则其父母也应该接受 22q11.2 缺失综合征的评估。

产前诊断率、影响与预后

自 20 世纪 80 年代中叶以来，有关胎儿共同动脉干诊断的报道层出不穷[67-69]。动脉干主要是在流出道切面中被发现并诊断，而这并非产前常规检查的一部分，产前确诊病例也仅为小样本报道[4,70]。随着成像技术的不断改进，流出道切面已被纳入产前筛查的常规项目，共同动脉干的产前诊断率随之增加[3,71]。目前共同动脉干产前诊断率为 30%~40%[3,72]。一些研究表明存在心外畸形的患儿罹患动脉干畸形的风险也有所增加[3]。因此，共同动脉干的产前诊断已成常规，甚至在妊娠的前 3 个月需要使用经阴道超声进行检查[73-75]。与胎儿死亡有关的原发因素大多是严重的共同动脉瓣反流[3-4]。

研究共同动脉干产前诊断对产后结局的影响具有挑战性。大多数研究表明，产前诊断对降低导管依赖性体循环或大动脉转位胎儿早期发病率或死亡率是有益的[76-78]。未干预共同动脉干的自然病史是充血性心力衰竭伴发绀，通常在（心脏）死亡前才被临床发现[79]。产前诊断可使家属有机会提前了解病情，进行遗传学检查，可选择终止妊娠或在有经验的医疗中心进行分娩[80]。早期诊断共同动脉干有利于提前计划手术并预防术前并发症，包括坏死性结肠炎等[3]。

分娩、产后治疗与预后

考虑到出生后将出现血液循环不良的潜在可能，产前诊断为共同动脉干的胎儿应在有新生儿专科的医疗中心分娩，并由儿科心脏病专家会诊指导治疗 [80]。如果未在具备新生儿心脏外科的中心进行分娩，则应在预期手术时安排转院，进行手术干预 [81]。若怀疑主动脉弓梗阻或肺动脉起源于动脉导管，应在出生后开始输注前列腺素。

由于出生后体循环和肺循环的血液混合，共同动脉干的婴儿将出现发绀。若合并明显的主动脉弓梗阻（A-4 型），当动脉导管闭合时，婴儿将发生心源性休克。对于共同动脉干婴儿，随着肺血管阻力的下降，血氧饱和度将上升，并导致肺循环过度，患儿迅速出现心力衰竭迹象，可表现为呼吸窘迫、喂养困难和体重增加。如果婴儿存在 22q11.2 缺失，将伴有低钙血症，严重者可引起惊厥、心律不齐和手足抽搐。

术前应该使用药物来维持病情稳定，直到尽早进行精准的外科手术。治疗包括使用控制心力衰竭症状的利尿剂和血管紧张素转化酶抑制剂，以及缓解肺循环过度的呼吸机。由于共同动脉干患儿坏死性小肠结肠炎的发病率很高，因此建议仔细、密切地监测喂养情况 [82]。大多数婴儿手术前需要机械通气和正性肌力药物支持，严重低钙血症者，还需要补充钙剂。

目前，手术矫正通常在胎儿出生后第一个月内进行 [81]，其 1 年存活率极佳，可大于 90%，而未经手术者则约为 15% [83]。手术经由胸骨正中开胸，在深低温体外循环下进行。具体的手术过程取决于外科医生，但通常涉及以下步骤：①从动脉干根部横断升主动脉和肺动脉；②使用补片经右室漏斗部修补室缺；③右心室至肺动脉管道与分支肺动脉连接；④修复共同动脉瓣；⑤吻合升主动脉和动脉干根部；⑥近端肺动脉管道吻合至右心室的漏斗部切口 [84]。

2016 年胸外科医师学会（STS）发表的一篇关于先天性心脏病外科手术数据的综述显示，整体住院死亡率为 9.6% [85]。越复杂的共同动脉干病例死亡率越高。来自 STS 数据显示：伴有主动脉弓中断者进行修复手术的死亡率为 24%，伴有共同动脉瓣畸形进行成形手术的死亡率为 23%，伴有上述两者同时进行手术的死亡率高达 60% [86]。22q11.2 微缺失与共同动脉干的手术风险和住院死亡率并无显著相关性，但繁杂的住院过程却与之相关 [65,87]。

此类手术术后长期存活率相当乐观，加利福尼亚大学旧金山分校的一项研究报告称 5 年存活率为 90%，10 年存活率为 85%，15 年存活率为 83% [88]。但右心室 - 肺动脉管道远期会出现狭窄和钙化，需要再次手术干预，这难以避免。研究估计平均再

表 28.1　动脉干畸形中 22q11.2 微缺失的解剖变异率

病变	22q11.2 微缺失的百分比
共同动脉干	30%~41%
A-1 型	25%~42%
A-2 型	17%~33%
A-3 型	63%~100%
A-4 型	25%~50%
右位弓	57%
共同动脉瓣三叶瓣	38%
共同动脉瓣非三叶瓣	35%

引自 Goldmuntz E, et al. Genetic aspects of congenital heart defects//Allen HD, et al. Moss and Adams' heart disease in infants, children, and adolescents. 8th ed. Philadelphia: Lippincott Williams and Wilkins, 2013:617–643[57]. Boudjemline Y, et al. J Pediatr, 2001, 138(4):520–524[58]. Iserin L, et al. Eur J Pediatr, 1998, 157(11):881–884[59]. Song MS, et al. Ultrasound Obstetr Gynecol, 2009, 33(5):552–559[60]. Momma K, et al. PediatrCardiol, 1999, 20(2):97–102[61]. Momma K. Am J Cardiol, 2010, 105(11):1617–1624[62]. Frohn-Mulder IM, et al. Genet Couns, 1999, 10(1):35–41[63]. Peyvandi S, et al. Pediatr Cardiol, 2013, 34(7):1687–1694[64]. O'Byrne ML, et al. J Thorac Cardiovasc Surg, 2014, 148(4):1597–1605[65]. McElhinney DB, et al. Pediatr Cardiol, 2003, 24(6): 569–573[66]

手术时间为 5.5~5.8 年[88-89]。2016 年，得克萨斯州儿童医院 Mery 等在一项大型单中心研究中发现，首次外科手术或经导管介入干预术后 5 年、10 年、15 年的再次手术豁免率分别为 73%、45%和 23%[90]。共同动脉瓣再次手术也需要长期关注。美国的一项研究指出，5 年的再次手术豁免率为 70%，7 年为 50%。而法国的一项研究发现，10 年的再次手术豁免率为 82%，18 年为 63%[91-92]。共同动脉干术后患者常出现主动脉根部扩张，但研究并未发现有夹层的风险[93-94]。共同动脉干患儿有神经系统发育迟缓的风险，应转诊给相关专家进行评估和随访[95]。

致 谢

感谢 Maggie Nguyen 和 Lacey Schoppe 超声心动图注册医师（RDCS），感谢他们在胎儿成像方面一如既往的出色表现。他们提供了本章大部分的图像，并感谢 Maggie Nguyen 帮助创建视频。

视 频

视频 28.1　胎儿动脉干畸形四腔切面的二维视频。其中，心脏解剖结构看似正常。

视频 28.2　胎儿动脉干畸形，从下方或后方四腔心切面向头侧扫描至流出道切面的二维视频。在扫查结束时，共同动脉干看似起自右心室，但实际是骑跨于大型室间隔缺损之上。共同动脉瓣瓣叶增厚，可见左肺动脉和升主动脉起自动脉干。在此视频中右肺动脉显示不清。值得注意的是，胎儿还具有较大的房间隔缺损和永存左上腔静脉，以及与之相关的左冠状静脉窦扩张。

视频 28.3　Collett-Edwards Ⅰ型，Van Praagh A–1 型共同动脉干畸形二维视频，合并右位主动脉弓和双上腔静脉。

视频 28.4　Collett-Edwards Ⅰ型，Van Praagh A–1 型共同动脉干畸形的彩色多普勒视频，合并右位主动脉弓和双上腔静脉。

视频 28.5　Van Praagh A–3 型共同动脉干畸形的彩色多普勒和二维视频，右肺动脉起自共同动脉干根部，合并左位主动脉弓时，左肺动脉起自横弓。共同动脉干发自心脏基底部，可以看到右肺动脉在升主动脉后方潜行并发出分支。主动脉弓横跨气管左侧，继续向头侧扫描，显示左肺动脉分支自横弓发出至左侧肺野。

视频 28.6~28.8　Van Praagh A–4 型动脉共同干合并主动脉弓中断，右锁骨下动脉异常起源于降主动脉，可见肺动脉共汇在动脉干根部（即发育不良的升主动脉）开始分叉。升主动脉分为左右颈动脉，而主动脉横弓离断（缺如）。可见导管弓结构形态正常。右锁骨下动脉异常，起源于降主动脉，其下方导管汇入右侧。彩色多普勒血流成像显示在收缩期跨共同动脉瓣的轻中度反流。

视频 28.9　四叶共同动脉瓣正位视图。

参考文献

[1] Anderson, RH, Thiene G. Eur J Cardiothorac Surg,1989, 3(6):481–487.

[2] Hoffman JI. PediatrCardiol,1995, 16(4):155–165.

[3] Swanson TM, et al. Pediatr Cardiol,2009, 30(3):256–261.

[4] Volpe P, et al. Heart,2003, 89(12):1437–1441.

[5] Egbe A, et al. Pediatr Cardiol,2014, 35(7):1232–1238.

[6] Hoffman JIE, Kaplan S. JACC,2002, 39(12):1890–1900.

[7] Reller MD, et al. J Pediatr,2008, 153(6):807–813.

[8] Calder L, et al. Am Heart J,1976, 92(1):23–38.

[9] Pradat P, et al. Pediatr Cardiol,2003, 24(3):195–221.

[10] Kelly RG, et al. Dev Cell,2001, 1(3):435–440.

[11] Waldo KL, et al. 2001, 128(16): 3179–3188.

[12] Mjaatvedt CH, et al. Dev Biol,2001, 238(1):97–109.

[13] Srivastava D, Baldwin HS. Molecular determinants of cardiac-development and disease//Allen HD, Driscoll DJ, ShaddyRE, et al. Moss and Adams' heart disease in infants, children, and adolescents. 8th ed. Philadelphia: Lippincott Williams and Wilkins, 2013:560–576.

[14] Jia Q, et al. Dev Biol, 2007, 311(1):172–184.

[15] Ta-Shma A, et al. J Med Genet,2014, 51(4):268–270.

[16] Baardman ME, et al. Dis Model Mech,2016, 9(4):413–425.

[17] Ma MC, et al. Dev Biol,2016, 409(1):272–276.

本章完整参考文献，请扫描以上二维码在线查看。若需下载，请登录 www.wpcxa.com“下载中心”下载。

第 29 章

大动脉转位

Silvia G.V. Alvarez, Lisa K. Hornberger

引　言

大动脉转位的病理特征为主动脉发自形态学右心室，主肺动脉发自形态学左心室，也被称为心室－大动脉连接不一致。该病理特征由 Matthew Baillie 于 1797 年首次阐述。然而，术语“大动脉转位”是由 John Farre 在 1814 年首次提出[1-2]。大动脉转位多数房室连接正常（心室右襻，即形态学右心室位于右前，形态学左心室位于左后）或房室连接一致，该病变也被称为“大动脉右转位”或“完全型大动脉转位”（图 29.1）。然而，房室连接和心室－大动脉连接均不一致较为罕见，其中心室反位（或心室左襻）时，大动脉与心室连接也不一致：主动脉发自左侧形态学右心室，而主肺动脉发自右侧形态学左心室（图 29.1）。后者最初由 Karlvon Ritansky 在 1875 年描述[3]，也被称为“大动脉左转位”或“矫正型大动脉转位”：其肺静脉血流通过主动脉至体循环，体静脉血流通过肺动脉至肺循环。定义房室连接和心室－大动脉连接对于确定患儿的病理生理和临床表现至关重要。两者具有截然不同的病理生理特征，本章将分别介绍。

完全型大动脉转位

完全型大动脉转位是最常见的发绀性先天性心脏病（CHD），通常在出生后第一周出现发绀，更有甚者在出生后数小时内即可出现。相关的心脏畸形可影响预后。出生 1 周未经治疗者，总体死亡率为 28.7%；出生 1 个月未经治疗者，总体死亡率为 51.6%，1 岁内未经治疗者，总体死亡率为 89.3%[4]。

形态学与胚胎学

完全型大动脉转位主动脉通常位于右前，其干下圆锥发育正常，肺动脉位于左后与二尖瓣之间存在纤维连接。一项纳入 119 例患儿的病例报道称，上述类型最为常见，发病率为 88.2%[5]。有

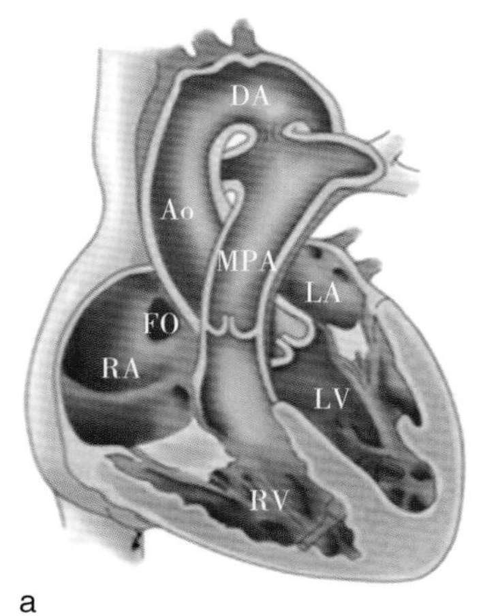

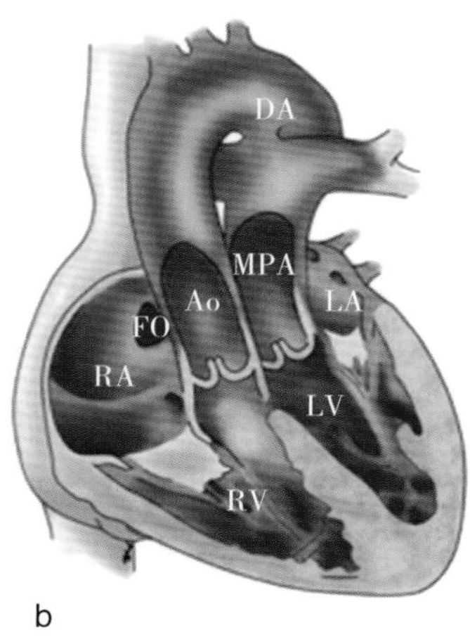

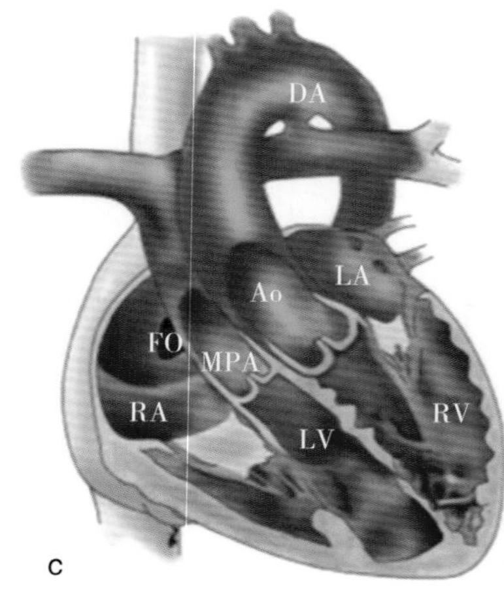

图 29.1　a. 正常心脏：心房正位，心室右襻，大血管关系正常，换言之，房室连接一致，心室动脉连接一致。b. 完全型大动脉转位：房室连接一致（心房正位、心室右襻），心室动脉连接不一致。c. 矫正型大动脉转位：房室连接不一致（心房正位，心室左襻），心室动脉连接不一致。Ao= 主动脉；DA= 动脉导管；FO= 卵圆孔；LA= 左心房；LV= 左心室；MPA= 主肺动脉；RA= 右心房；RV= 右心室

6.2%的患儿存在双侧动脉干下圆锥，而 3.4%的患儿肺动脉干下圆锥缺如或主动脉干下圆锥发育不良，1.7%的患儿双侧动脉干下圆锥缺如。动脉圆锥解剖结构的变异将影响大动脉之间的位置关系。但是，这在病理和病理生理学上最终仍被定义为心室 - 大动脉连接不一致。

目前完全型大动脉转位的胚胎学发育机制尚未明确。正常心脏的心室动脉连接是从近端流出道的肌化到原始肌性室间隔的融合，其椭圆形流出道的位置要高于房室管。随着胎儿心脏的发育，左心室与流出道之间的角度逐渐增大，同时流出道沿逆时针向下游螺旋运动，肺动脉干环抱主动脉从右心室发出[6-7]。从理论上讲，若要形成正常的房室连接，需要适当的时机和旋转程度，还要适当地缩短左室流出道[7-8]。

研究人员通过动物实验探索了大动脉转位的发病机理。Costell 等[9]发现流出道间充质细胞破坏后，可导致直线型流出道间隔的形成，而不是螺旋状间隔。如果没有螺旋状的间隔，将阻止左心室和主动脉干及右心室和肺动脉干之间的连接。Yasui 等[10]证明，使用视黄酸可使鼠胎儿形成圆锥膨胀不全。他们认为流出道的近端心内膜嵴发育不全是导致大动脉转位的主要原因，该机制是通过阻止主动脉和肺动脉开口向近端旋转形成的。

流行病学和遗传学

据报道，活产儿大动脉转位的发病率为 4/10 000，占所有先天性心脏病（CHD）的 5%[11-12]，男性发病率较高（男性与女性之比为 2.1∶1）[12]。

大动脉转位的病因尚未明确，与常见的常染色体畸形并无相关性[13-14]。对于母体因素，如妊娠前糖尿病[15]和孕妇酗酒[16]进行调查，发现大动脉转位与其中某些因素有因果联系。尽管大多数右襻心室或左襻心室大动脉转位为偶发且不太可能有遗传因素，但一项大规模的前瞻性研究表明，某些形式的大动脉转位可能具有多基因起源，由多种致病机制引起[17]。随后的研究表明有些家族性大动脉转位病例与侧向基因突变具有相关性[18]。

相关心脏畸形

根据合并的心脏畸形，完全型大动脉转位可分为单纯性和复杂性两类。形态异常可能对新生儿循环、生理和预后造成影响，因此需要进行个体化的临床管理和手术干预。单纯性完全型大动脉转位可定义为室间隔完整的完全型大动脉转位或合并无血流动力学影响的室间隔缺损，单纯性完全型大动脉转位约占 50% ~70%[4,19]。复杂性完全型大动脉转位包括合并一种或多种心脏畸形，如中型或大型室间隔缺损、左室或右室流出道梗阻、主动脉弓梗阻及房室瓣异常（如跨越、骑跨、狭窄或伴有心室发育不良的闭锁）。

据报道，高达 20% ~30% 的大动脉转位合并具有血流动力学影响的肌部或膜周部室间隔缺损[4,19]。合并室间隔缺损的患者中，25% ~30%有左室流出道梗阻[4]，占所有完全型大动脉转位的 10%。左室流出道梗阻包括由圆锥、漏斗部和流出道间隔向后发生对位不良而引起的瓣膜狭窄或瓣下病变；房室瓣畸形包括二尖瓣瓣裂，或与膜周部室间隔缺损有关的膜部瘤摆动所致的左室流出道梗阻。流出道间隔向后移位可导致肺动脉瓣下狭窄，其室间隔缺损通常与主动脉的关系更密切。在单纯性完全型大动脉转位中，右室或左室流出道梗阻并不常见。流出道梗阻常因流出道间隔向前对位不良引起，且常合并主动脉弓发育不全和主动脉缩窄，其发生率不到完全型大动脉转位的 5%[1,16]。完全型大动脉转位伴有主动脉缩窄时，通常合并流出道间隔向前对位不良的肺动脉干下型室间隔缺损。在复杂性完全型大动脉转位中，常伴房室瓣骑跨。二尖瓣通常跨越流出道室间隔缺损，而三尖瓣则跨越流入道室间隔缺损。二尖瓣和三尖瓣狭窄或闭锁合并大型室间隔缺损及左心室或右心室发育不全较罕见，各约占完全型大动脉转位的 5%。据报道，完全型大动脉转位合并单心室占 3.9%，合并房室间隔缺损者不到 2%[4]。

相关心外畸形

完全型大动脉转位通常很少发生心外畸形。据报道，在胎儿系列研究和尸检中，16% ~26%的病例有心外畸形[13,20-21]。然而 Baltimore-Washington 在一项婴儿研究[22]中报道的发生率较低，为 7.8%，该偏差可能与诊断指标及产前、尸检和产后的临床表现有关。

病理生理和产后病程

在完全型大动脉转位中，体静脉血液从右心房进入右心室至主动脉，流入体循环。肺静脉血液从左心房进入左心室至肺动脉，流入肺循环。体循环及肺循环之间为平行循环，产前心房水平和导管水平均存在分流[23]，因此，胎儿能够良好地耐受这种病理生理。出生后，若体肺循环分流（尤其是房间隔分流）不足以将动静脉血液进行混合时，这将是致命的。上述相关的心脏畸形，如室间隔缺损、左流出道梗阻和（或）右流出道梗阻、房室瓣畸形等[24]，对新生儿临床表现、管理和预后均产生巨大影响。

◆单纯性完全型大动脉转位

室间隔完整的完全型大动脉转位，分娩后肺血管阻力仍然很高，在动脉导管内存在双向分流。收缩期，肺动脉向主动脉分流；舒张期，主动脉向肺动脉分流。随着肺血管阻力的降低，动脉导管内分流主要为主动脉向肺动脉分流。流向肺部的血流量增加导致肺静脉回流增加，左心房压力升高，从而迫使含氧血液经过房间交通进入右心房，将含氧血液输送到右心室并最终输送到全身。非限制性的心房分流及肺血管阻力的下降（无论是否合并动脉导管）是必要的，在手术前可以实现新生儿循环的平衡。限制性的心房分流和（或）严重的肺动脉高压将导致严重的低氧血症，尤其是在导管闭合后，将导致代谢性酸中毒及不良的预后[25-26]。

完全型大动脉转位胎儿出生前从左心室流入肺动脉的血液内血氧分压升高被认为是限制性房间隔分流的主要因素，最初是由 Rudolph 等[27]提出，后来 Maeno 等又在完全型大动脉转位胎儿一系列产前诊断结果中重新分析而得到证实[25]。当正常静脉导管血流进入左心室时，动脉血氧分压轻度升高即可使胎儿肺血管阻力降低，致肺血流量增加，继而导致肺静脉回流增加，从而引起左心房压力增大，卵圆孔正常的右向左分流量减少及左心房侧原发隔贴近继发隔。由于完全型大动脉转位独特的病理生理机制，肺血管阻力和血流的变化总是保持一致，与正常胎儿相比，完全型大动脉转位胎儿的动脉导管直径相对较小[25]。动脉导管狭窄较为罕见，常继发于肺血管床的改变及经动脉导管血流量的减少，甚至可能是动脉血氧分压增加的直接结果[25]。胎儿动脉导管狭窄与出生后持续的肺高压相关[28]，这将影响导管和心房水平的必要分流，从而阻碍患者血流动力学的稳定[23,26,29]。分娩后数小时内扩大房间隔缺损可以挽救重症患儿的生命[29-32]。因此，选择具有这种干预能力的三级医疗中心进行分娩至关重要，可以在现场进行房间隔造瘘，为围生期管理创造良好的机会。考虑到严重并发症对新生儿的影响，合并导管狭窄也被建议为手术指征[25]。

产前检查可以改变完全型大动脉转位的发病率和死亡率[33]。然而，目前完全型大动脉转位仍是产前确诊较困难的先心病之一[34-37]。原因可能与正常的四腔心切面相关，通常是孤立性畸形，多数见于健康女性[38]。只有在常规的产科超声检查中，将流出道与大动脉评估相结合才能发现[39]。完全型大动脉转位的检出率在最近几年才大幅度提高（之前大多数报道检出率不到 30%）[38,40]。

◆复杂性完全型大动脉转位

完全型大动脉转位患儿的表现和病程与疾病的病理密切相关。心室水平的分流可使静脉血液在体肺循环间进行混合，从而无需紧急进行球囊房间隔造口。左心室或肺动脉流出道梗阻决定患儿的发绀程度，对手术干预的时机和类型也有一定的影响[42]。严重的左室流出道梗阻需要在新生儿期使用前列腺素，直到手术干预为止[43]。完全型大动脉转位合并右室流出道梗阻和主动脉弓发育不全或缩窄者可表现为发绀和心力衰竭，因为流出道和主动脉弓梗阻增加了通过室间隔的分流量，从而增加了肺血流量[44]。

产后处理和外科手术

所有产前确诊的患者均应在分娩后立即开始使用前列腺素，直到病情趋于稳定为止。进行超声心动图检查确认了相关病变（包括冠状动脉的解剖结构）后，就可以制定手术计划。世界上大多数医疗中心，单纯性完全型大动脉转位患儿在出生后第一周就通过 Lecompte 操作进行大动脉调转术。若存在中型或大型房间隔或室间隔缺损，动脉血氧分压在可接受的范围内且不存在酸中毒的情况下，通常可以停用前列腺素。由于存在较大的非限制性室间隔缺损，尤其是在心内畸形更为复杂的时候，若有足够的心内动静脉血的混合，手术可推迟数周 [41-42]。

合并室间隔缺损和肺动脉瓣下狭窄仅在梗阻严重的情况下才需要使用前列腺素，然后进行根治手术或体肺分流手术。若梗阻较轻，依然可以行动脉调转术；若左室流出道梗阻较重，心房血液混合充分且合并较大的室间隔缺损，则手术干预可推迟数周或数月。最终的矫正手术包括 Rastelli 手术（左心室 – 主动脉内隧道）或 Nikaidoh 手术（主动脉根部调转至左后方肺动脉根部），二者都需要用人工管道连接右心室与肺动脉 [43-45]。手术方式取决于梗阻的程度、室间隔缺损的大小和房室瓣畸形的情况 [42]。远期人工管道有可能需要再干预或更换，在某些情况下，尤其是在 Rastelli 手术后，远期还可能需要处理主动脉瓣下狭窄。大动脉转位合并任意一组房室瓣的骑跨或明显狭窄均可能会阻碍双心室修复 [43,45]。

完全型大动脉转位的产前诊断

完全型大动脉转位通常表现为内脏和心房正位、心脏左位、四腔心切面正常。因此通过常规胎儿超声心动图确诊完全型大动脉转位成为难点。各医疗中心间的检出率差异很大 [34-37,40]。诊断的关键在于对流出道和上纵隔切面（三血管切面及三血管 – 气管切面）的评估。矢状切面也可以帮助确诊，排除主动脉缩窄、房室瓣畸形和体静脉回流异常。除冠状动脉异常外，大多数相关的心脏畸形均可在产前确定。

◆体静脉及肺静脉连接

通常，完全型大动脉转位的体静脉和肺静脉连接正常，可以通过扫描四腔心切面和矢状切面鉴别。

◆四腔心切面

大多数完全型大动脉转位的胎儿心脏大小、轴位和四腔心切面正常（图 29.2），四腔对称，房室连接正常，心室右襻（形态学的右心室位于右侧）（视频 29.1）。多数二尖瓣和三尖瓣形态正常；在四腔心切面可显示二尖瓣和三尖瓣的形态、大小和运动及是否流入相对应的心室。房室瓣的不对称可能对手术选择和预后造成影响。房室瓣骑跨和（或）狭窄可能引起同侧心室发育不良。由于室间隔缺损在完全型大动脉转位中很常见，需在四腔心、长轴和短轴切面重点详细评估，显示室间隔缺损的位置和大小及其与大动脉的关系至关重要，特别是合并流出道梗阻要高度怀疑完全型大动脉转位。最好将超声束垂直于室间隔进行评估，以实现最大的轴向分辨率，同时可对通过室间隔缺损的血流进行彩色和脉冲多普勒分析。

在矢状面和四腔心切面中，垂直于房间隔成像，详细评估房间隔解剖结构，对于诊断胎儿完全型大动脉转位亦很重要。在左心房可见原发隔自由扑动，卵圆孔处血流为层流（图 29.3a~b，视频 29.2a~d），通常提示心房受限，包括房间隔厚度增加（图 29.3c）、房间隔向左或右房弯曲 [46]、原发隔与其他房间隔的夹角狭窄（<30°）[24] 且活动呈过度状态 [24-25,31,46]。彩色多普勒提示经卵圆孔的

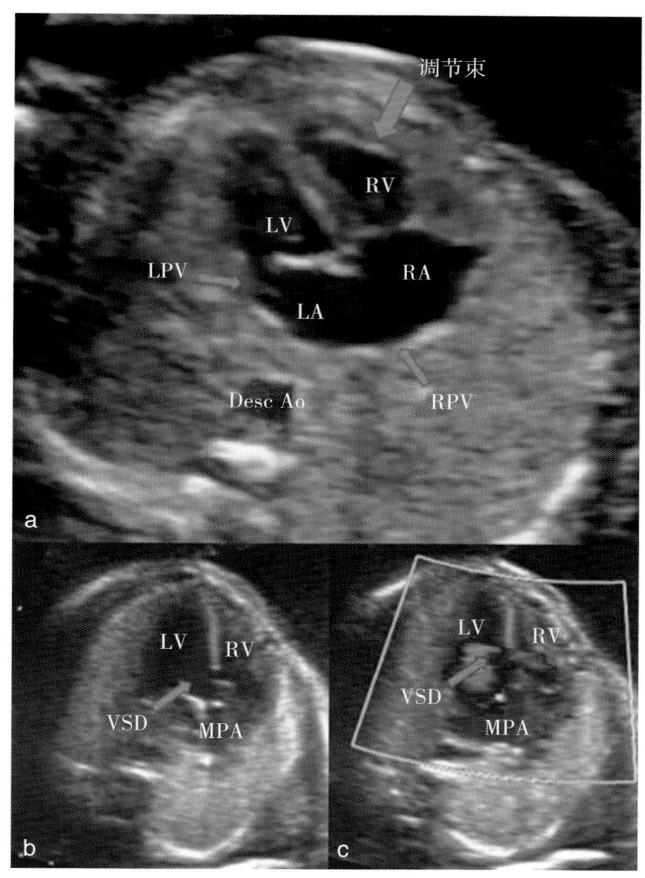

图 29.2 完全型大动脉转位的胎儿四腔心切面，显示房室连接一致。可见两条肺静脉回流至后方的左心房，与略靠前的左心室相连。并可见右心房靠前，右心室更偏前，并且存在调节束和更前方的房室瓣，室间隔完整。LA= 左心房；RA= 右心房；RV= 右心室；LV= 左心室；MPA= 主肺动脉；VSD= 室间隔缺损；LPV= 左肺静脉；RPV= 右肺静脉；Desc Ao= 降主动脉

血流量减少且速度加快（图 29.3d），或过隔血流信号不明显，但频谱多普勒提示存在高速连续的血流。

从四腔心切面向流出道扫描（视频 29.1a）可见大动脉关系异常。在正常心脏中，两支大动脉交叉形成环抱结构且不能同时显示在长轴或短轴上。而在完全型大动脉转位中，大动脉平行走行，并且在长轴或短轴中可同时显示（图 29.4）。完全型大动脉转位从四腔心切面向胎儿头侧扫描可见，肺动脉起自左心室，走行于左后方，并且在起源不远处形成分叉（图 29.5a）。在四腔心切面中继续向头侧扫描，主动脉自右室流出道的右前发出（图 29.5b），位于前胸壁下方，还可见大动脉呈平行的

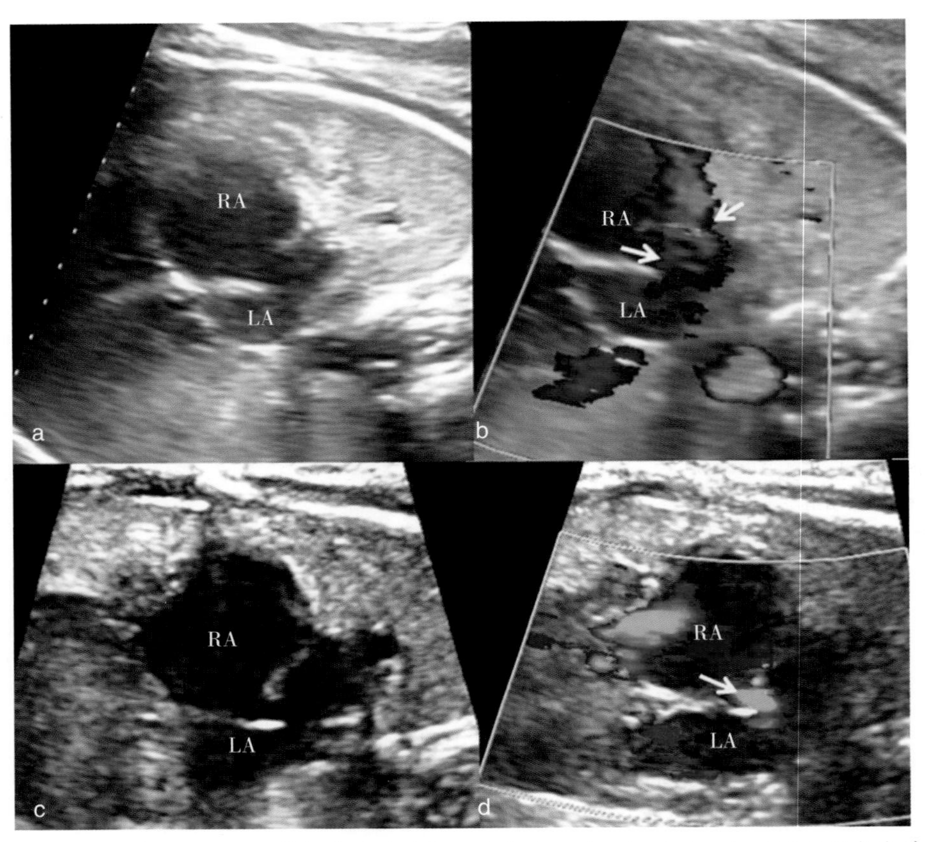

图 29.3 胎儿四腔心切面评估房间隔。a. 二维超声图显示卵圆孔直径正常。b. 在同一切面进行彩色多普勒评估，显示从右心房向左心房的层流（箭头为过隔血流）。c. 限制性房间隔分流的二维超声图：卵圆孔的形态较小，且原发隔与其余房间隔之间的夹角较小。d. 在同一切面中进行彩色多普勒评估，表明穿隔血流量减少，速度加快（箭头），并见房间隔厚度增加。LA= 左心房；RA= 右心房

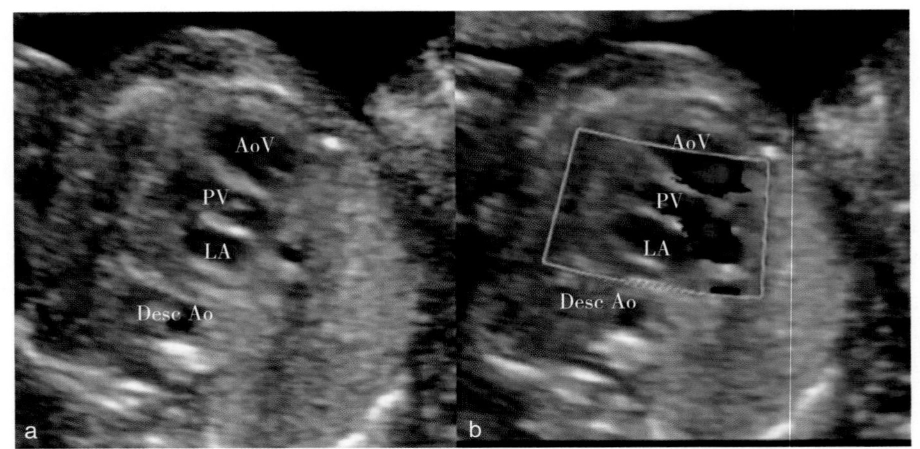

图 29.4 完全型大动脉转位的斜截面图（四腔心切面和流出道切面之间）。a. 可见大动脉平行发出，主动脉位于肺动脉的前方。b. 同切面的彩色多普勒评估。AoV= 主动脉瓣；Desc Ao= 降主动脉；LA= 左心房；PV= 肺动脉瓣

位置关系。通过在二维灰度上仔细检查可以评估左右流出道的通畅性，并应进行彩色和脉冲多普勒检查以排除瓣下和（或）瓣膜是否狭窄、半月瓣是否对称且活动度正常。

◆ 三血管切面和三血管气管切面

评估三血管和三血管气管切面，了解大血管和上腔静脉的排列、位置和大小（视频 29.1b）。大多数完全型大动脉转位患儿，在这些切面中的血管排列是不正常的，主动脉位于右前，肺动脉位于左后。上腔静脉位于主动脉的右后方，在三血管－气管的切面形成三角形（图 29.6）。如果没有流出道梗阻，则三支血管的直径大小相似，上腔静脉位

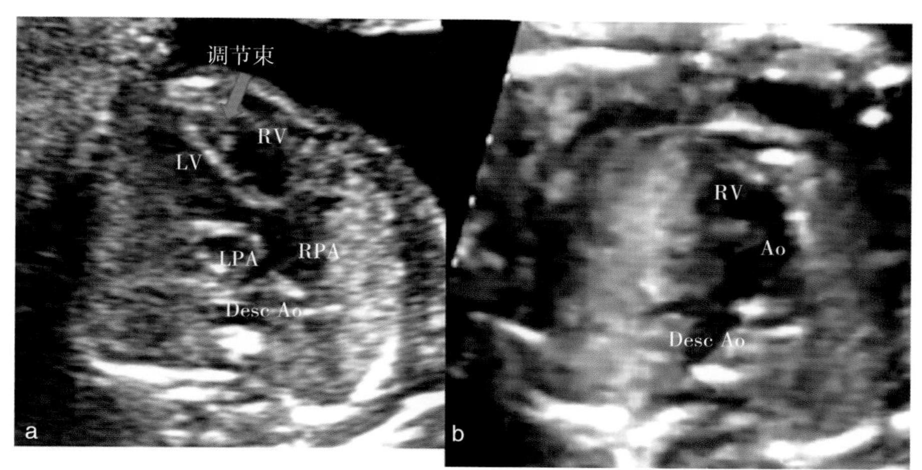

图 29.5 a. 从四腔心切面扫描完全型大动脉转位时，首先显示左室流出道。最后方的心室为形态学的左心室，它发出肺动脉，继而分为右肺动脉和左肺动脉。b. 从四腔心切面将扫描角度向头侧和前侧移动，可显示右室流出道。前方的右心室发出主动脉。Desc Ao= 降主动脉；LPA= 左肺动脉；LV= 左心室；RPA= 右肺动脉；RV= 右心室；Ao= 主动脉

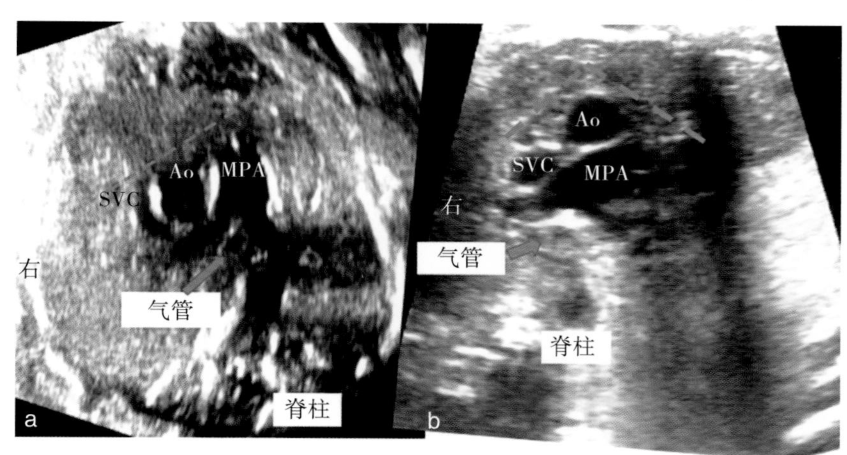

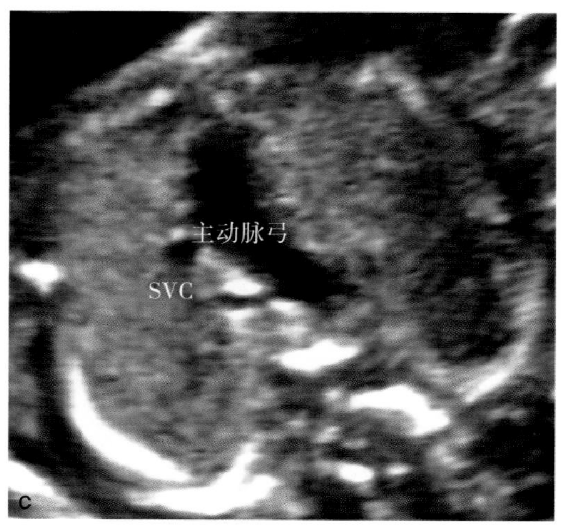

图 29.6 三血管气管切面。a. 正常心脏的三血管气管切面。三支血管是均匀线性排列，主肺动脉位于最前，上腔静脉位于最后，并从左向右排列：肺动脉、主动脉和上腔静脉。b. 完全型大动脉转位中的三血管气管切面显示三支血管形成一个三角形，主动脉位于最前，上腔静脉位于右后方，肺动脉位于左后方。c. 向头侧扫描，完全型大动脉转位的主动脉弓和导管弓基本重叠，呈现“I”征。在正常心脏中，切面可以同时显示两个弓，与降主动脉形成一个“V”形。在完全型大动脉转位中，由于导管弓和主动脉弓具有上/下关系，切面图一次仅能看到一个弓，可见上腔静脉位于主动脉弓的右侧。Ao= 主动脉；MPA= 主肺动脉；SVC= 上腔静脉

于右后方且略细[47]。完全型大动脉转位在该切面仅能看到一个弓，由于主动脉弓和导管弓通常具有上 / 下的位置关系，被称为“i”征，有助于诊断完全型大动脉转位[48]（图 29.6c）。主动脉弓和导管弓几乎总是在气管的左侧走行。

◆ 矢状面

完全型大动脉转位在矢状面同一平面上，通常可以同时看到主动脉弓和导管弓[49]（图 29.7，视频 29.3a~b），与正常的心脏相反，两者的形态关系呈螺旋状。这是评估动脉导管直径和流量的最佳切面。整个心动周期中，正常的导管弓血流是顺行的、双相的，收缩期梯度峰值在 16mmHg 以下，舒张末期速度（0.12~0.3m/s），搏动指数高于 1.9。在完全型大动脉转位中，肺动脉向主动脉分流正常，呈双向性，舒张期为逆行血流（图 29.7），可能与肺血管阻力低有关。若出现狭窄，则为高速或持续性血流（限制性动脉导管）（图 29.7e）。

倾斜探头向胎儿右侧扫查，可显示双腔静脉和房间隔解剖结构（图 29.8）。正常胎儿上腔静脉连接于右心房上部的固定位置，而原发隔在左房内扑动，但完全型大动脉转位的患儿，原发隔常在双房之间来回扑动。由此来看，房间隔交通受限的胎儿，其原发隔和房间隔上方夹角减小，房间隔增厚，卵圆孔直径变小，流量减小。类似于四腔心切面，彩色多普勒检查可以评估流经卵圆孔进入左心房的血流。

◆ 短　轴

短轴显示完全型大动脉转位各心室的关系正常，形态学的左心室、左侧二尖瓣位于胃的同一侧。继续向左侧扫描，可再次证明大动脉的平行关系（图 29.9a~b）。通过短轴扫描，可以排除室间隔缺损，还可以评估流出道梗阻情况。

胎儿期进展和监测

胎儿监测应每 6~8 周进行一次，直到分娩为止，以评估动脉导管和卵圆孔的形态，确定流出道梗阻[50]和房室瓣病理进展情况[51]。妊娠后期，需进行多次检查以评估房间隔和动脉导管是否具有限

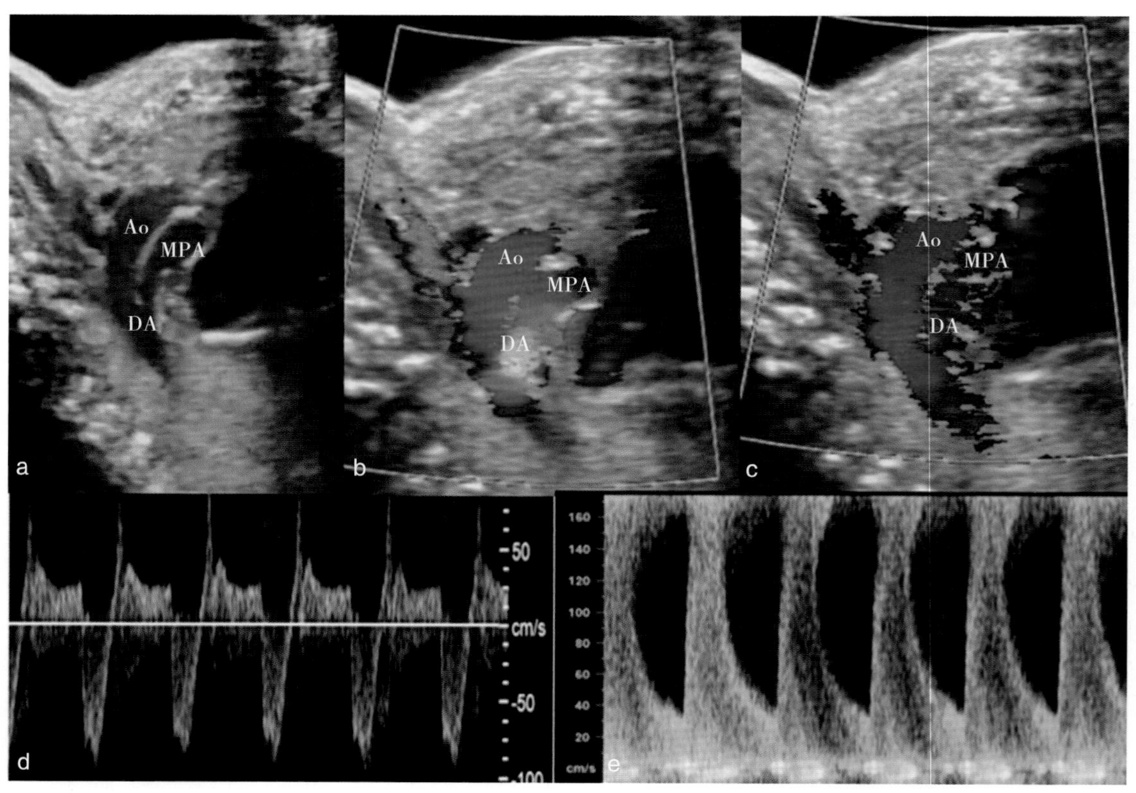

图 29.7　在完全型大动脉转位的矢状切面中，主动脉和导管弓可同时显示。a. 二维图像，主动脉高于导管弓。动脉导管可被认为是主动脉弓与降主动脉相连的部分。b. 彩色多普勒血流成像显示动脉导管内为双向血流，收缩期为前向血流。c. 舒张期为逆行血流。d. 动脉导管的脉冲波多普勒超声评估，可见动脉导管内双向血流。e. 动脉导管中收缩期和舒张期的高速、连续、单向血流提示出生前发生了狭窄。胎儿在分娩时极有可能出现发绀。Ao= 主动脉；MPA= 主肺动脉；DA= 动脉导管

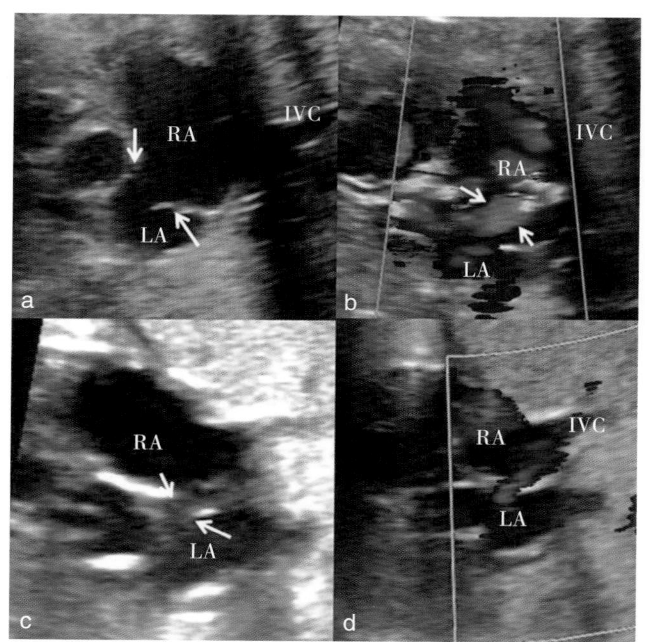

图 29.8 双腔静脉切面评估房间隔。a. 超声二维图像显示卵圆孔大小合适。b. 在同切面中行彩色多普勒成像，显示从右心房到左心房的血流量大（箭头）且为层流。c. 限制性房间血流的二维图像显示，小卵圆孔（箭头）及原发隔与其余的房间隔之间的夹角较小。d. 在同切面中行彩色多普勒成像，显示经卵圆孔流量减小，房间隔厚度增加。LA= 左心房；RA= 右心房；IVC= 下腔静脉

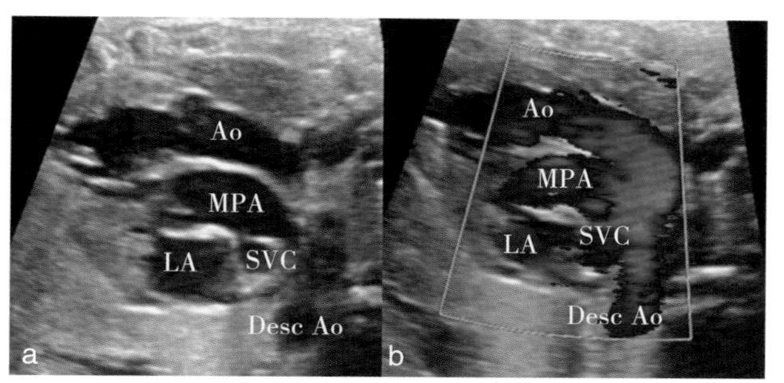

图 29.9 完全型大动脉转位的矢状短轴切面。a. 二维切面可见大动脉平行的位置关系，主动脉位于主肺动脉的前方。大动脉的粗细相同，没有明显的流出梗阻。b. 同切面下行彩色多普勒评估。Ao= 主动脉；Desc Ao= 降主动脉；LA= 左心房；MPA= 主肺动脉；SVC= 上腔静脉

制性，这种限制可能仅在临产前数周内发生 [46]。

◆ 复杂性完全型大动脉转位的影像

可以采用与单纯性完全型大动脉转位类似的方法评估复杂性完全型大动脉转位。确认四个腔室的对称性很重要，因为任何非对称性结构都可能暗示存在更复杂的解剖畸形。应确定室间隔缺损的部位、大小及与大动脉的位置关系。还需要评估肺动脉瓣下流出道间隔因向后对位不良引起的梗阻（图 29.10a~b，视频 29.4a~b）和主动脉瓣下圆锥间隔向前对位不良引起的梗阻（图 29.11a~b，视频 29.5）。后者常合并主动脉弓发育不良及主动脉缩窄（图 29.11c）。典型的特征是大动脉直径差异较大，起源于梗阻流出道的血管直径较小，反之则梗阻不明显。所以评估主动脉弓的大小和形态对于排除缩窄很重要。

完全型大动脉转位胎儿的分娩计划

分娩的方式和时机应根据产科指征及是否需要紧急干预来决定，并且应尽可能足月 [52–54]。如果担心房间隔血流受限，无论是否有跨动脉导管的异常分流，都应紧急拟定房间隔球囊扩张术的计划，并预备应对肺动脉高压所需的设备 [50]。在某些医疗中心，还可能进行剖宫产。

完全型大动脉转位的预后

单纯性完全型大动脉转位的预后更多地取决于动脉导管和卵圆孔的状况，这决定了出生时发绀的严重程度和治疗方案。根据情况，可能有 25%~50% 的患儿需要进行房间隔球囊扩张术。破裂、栓塞和出血等手术并发症的风险较低 [55–56]。不论是否进行房间隔扩张术，只要在维持婴儿稳定的前提下进行大动脉调转手术，与其他外科手术相比，其效果更为立竿见影，存活率可达 98% [41,57]。

在合并室间隔缺损和肺动脉狭窄的情况下，预后仍然是可以接受的，但在手术中通常需使用管道连接肺血管，远期存在再次手术更换管道或进行其他干预治疗的风险 [58]。室间隔缺损合并主动脉缩窄也是可以成功修复的，手术风险较低，但于长期而言，存在再次缩窄和右室流出道梗阻的风险。若有一侧心室发育不良或者房室瓣明显骑跨，不适合双心室修复，这些患者的中长期预后与单心室相似 [59–60]。

冠状动脉异常只能在产后进行评估，尽管最常见的异常不会严重影响早期预后，但异常起源尤其是壁内型可能会使手术复杂化。由于冠状动脉需向新主动脉根部移植，导致动脉调转手术的风险有所增加 [57]。近年来，常见的冠状动脉异常预后明显改善，例如，整个左冠状动脉或仅回旋支起源于右冠状动脉，经肺动脉后方环绕。据报道，复杂冠状动脉畸形（如单一冠状动脉和壁内型冠状动脉）的预后不良 [61–63]。

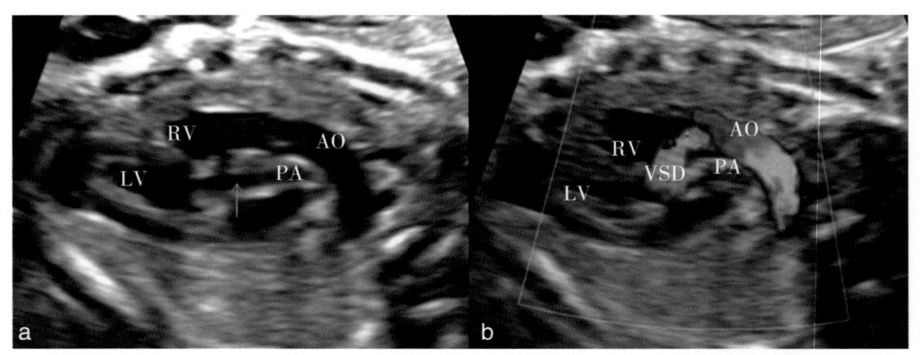

图 29.10　胎儿完全型大动脉转位的二维图像。胎儿完全型大动脉转位合并漏斗部对位不良的室间隔缺损。a. 漏斗间隔向后偏移，以致肺动脉瓣下（箭头）狭窄。b. 同平面彩色多普勒成像，室间隔缺损左向右分流，主动脉瓣血流通畅。在两个图像中，升主动脉直径明显大于后方的肺动脉。AO= 升主动脉；LV= 左心室；PA= 肺动脉；RV= 右心室；VSD= 室间隔缺损

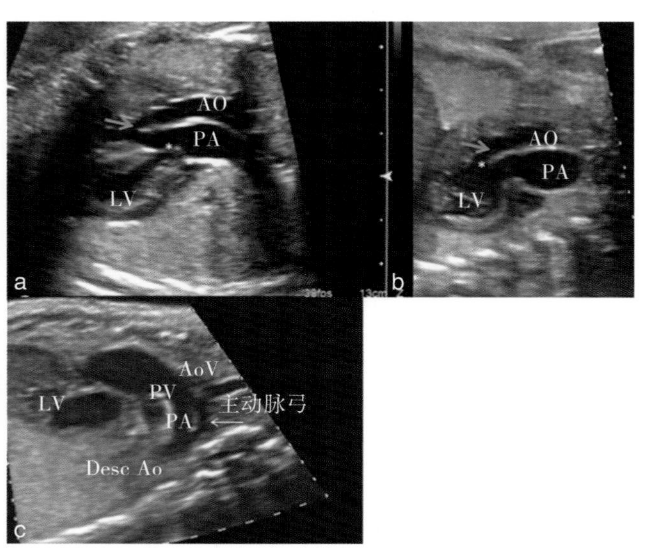

图 29.11　完全型大动脉转位合并室间隔缺损和主动脉瓣下狭窄的 22 周胎儿。从四腔心切面（a）和矢状面（b）向头部扫描，可见主动脉瓣下漏斗间隔（箭头）偏移。肺动脉瓣骑跨于室间隔缺损（星号）之上，并且肺动脉的直径相对于主动脉明显变粗。c. 主动脉和导管弓。主动脉弓发育不全，显示其后方的隔嵴，提示伴有主动脉缩窄。Desc Ao= 降主动脉；LV= 左心室；AO= 升主动脉；PA= 肺动脉；PV= 肺动脉瓣；AoV= 主动脉瓣

几乎所有患者都会出现新主动脉根部的扩张，并伴有一定程度的新主动脉瓣关闭不全，这是动脉调转术后最常见的远期并发症。还可能出现瓣上狭窄，据报道有 10% 发生在主肺动脉，有 5% 发生在升主动脉。分支肺动脉狭窄是另一常见并发症，且不适合进行经导管球囊扩张。远期心律失常（包括窦房结疾病）的发生率高达 10% [64]。

矫正型大动脉转位

矫正型大动脉转位是 CHD 中的一种罕见畸形，单纯性矫正型大动脉转位因其生理分流正常，体静脉血液流至肺动脉，而肺静脉血液流至主动脉，使多数患者直到成年才被发现 [24]。然而，有 90% 的患者合并相关的心内畸形，且影响临床表现和预后。据报道，5 岁的总存活率为 70% ~92%，10 岁的总存活率为 64% ~91% [49,65]。

形态学和胚胎学

先天性矫正型大动脉转位也被称为大动脉左转位，主动脉从左侧的形态右心室发出，位于左前方；而肺动脉从右侧形态左心室发出，位于右后方（图 29.1c）。肺动脉瓣通常楔入房间隔和二尖瓣之间，上述两个瓣膜之间存在纤维连续性 [66]。这种异常排列将导致房间隔和室间隔对位不良，从而造成心脏传导系统出现异常通路 [66-68]。

矫正型大动脉转位的胚胎学机制是原始心管异常旋转和流出道异常重构 [66]。原始心管向左旋转取代常规的向右旋转，导致形态学右心室旋至形态学左心室左侧。如同完全型大动脉转位，在大多数情况下，原始流出道异常旋转，使大动脉形成平行关系，主动脉位于左前方。

心室的异常扭曲和位置关系有不同程度的变异，更为严重的位置异常是心室呈上下关系（十字交叉心脏）[69]。

房室瓣尤其是右侧三尖瓣常出现畸形，例如，发育异常 [66]、骑跨 [68]、狭窄甚至闭锁（表现为生理性单心室，较罕见）[70]。与完全型大动脉转位相比，其冠状动脉分布截然相反。与正常心脏类似，前降支和回旋支为解剖学的左心室供血，而右冠状动脉为形态学的右心室供血 [66,71]。

流行病学和遗传学

矫正型大动脉转位较完全型大动脉转位少见，活产婴儿患病率为 0.15/10 000[72]，仅占所有 CHD 的 0.05%[72]，无性别差异。如同完全型大动脉转位，矫正型大动脉转位的病因尚不明确，或许是多因素的[18]，或与环境因素有关[73]。相关的染色体异常也极为罕见[74]。

相关的心脏畸形

基于人群、解剖学和胎儿的研究报道显示，矫正型大动脉转位有高达 90% 的相关心脏畸形[66,72,74–75]。尽管如此，若非出现严重的流出道梗阻或明显的房室瓣畸形，一般在出生时通常无任何临床症状。一项大动脉转位的[71]尸检的研究报道，80% 的病例存在室间隔缺损，常见于膜周部；90% 的病例存在三尖瓣异常；40% 的病例存在右室流出道梗阻；10% 的病例存在二尖瓣异常[70]；二尖瓣或三尖瓣闭锁、右心室双出口和十字交叉心等畸形更为罕见，但往往会有临床症状[71]。解剖学研究报道，冠状动脉异常的发生率高达 45%，可导致手术复杂化[76]。胎儿产前三尖瓣发育不良的诊断率较低，为 30%~45%[74,77]，其原因在于宫内难以发现房室瓣的细微异常。17%~50% 的患者可能出现右旋心或中位心等心脏异位[74,77–78]。

由于传导系统的异常通路，矫正型大动脉转位患者常有心律失常。最常见的是房室传导阻滞，产前确诊率高达 20%，但通常在妊娠后期才出现[74,79]。胎儿心动过缓在妊娠前后期的出现，有助于提高胎儿超声心动图的诊断率。

相关心外畸形

产前诊断矫正型大动脉转位时通常很难发现心外畸形[13,20]。一项基于人群的研究报告称，有 30% 的矫正型大动脉转位在产前或者产后发现心外畸形[73]。

病理生理和产后病程

由于矫正型大动脉转位比较罕见，与完全型大动脉转位相比，缺乏相关的自然病史数据。该疾病的特征为：未氧合血通过体静脉回流至右心房，再经左心室泵入肺动脉至肺部；而氧合血通过肺静脉回流到左心房，再经右心室泵入主动脉至全身。因此，此类患者的病理生理与完全型大动脉转位截然不同，所需要的产后处理亦不同。然而，即使无其他相关畸形，就近期及长期来看，循环虽经生理矫正，其自然病史和产后血流动力学仍与常人截然不同。

矫正型大动脉转位胎儿在整个怀孕期间发生节律紊乱和三尖瓣关闭不全的概率逐渐增加[74,77,79]。再者，考虑到此种偏差，胎儿需定期复诊。

形态学右心室承受着体循环后负荷、伴有不同程度的三尖瓣发育异常及异常的房室传导通路等病理特征，可能会影响正常寿命且预后不良[80]。随着时间的推移，长期较高的后负荷可引起右心室功能障碍，导致充血性心力衰竭。手术干预与否取决于相关的心脏病变和心力衰竭的进展情况。一项纳入 182 例患者的多中心研究显示[81]，到寿命的 45% 年龄时，67% 合并畸形的患者和 25% 无合并畸形的患者均会出现体循环心室功能障碍和充血性心力衰竭。三尖瓣关闭不全与右心室功能衰竭密切相关。然而，目前尚不清楚这是病因还是继发性改变。由于三尖瓣发育不良较为常见，远期瓣膜功能障碍的概率亦会增加[81]。常见的心脏异常[72,75]，如三尖瓣发育不良和反流、室间隔缺损和肺动脉流出道梗阻会影响右心室的前后负荷，从而影响心室功能，最终导致预后不良。此外，先天性心脏传导阻滞的发生率将随年龄的增长而增加（每年为 1%~2%），这进一步增加了发病和死亡的风险[82]。房室结双路径和房室肌性连接还可能导致快速性心律失常[77]。

产后处理和外科手术

大多数矫正型大动脉转位新生儿在出生时情况基本稳定，无相关 CHD 的症状或体征，无严重的流出道梗阻。因此，无需使用前列腺素。在无其他心脏病变的情况下，患者可多年无临床表现，甚至直到晚年才被发现。对于这些患者而言，房室传导阻滞仍是终生最大的威胁，右心室功能障碍、三尖瓣关闭不全和心力衰竭亦如此。由于存在如此风险，在过去的 20 年中，一些人主张进行双调转手术干预，从而使左心室连接体循环系统，右心室连接肺循环系统。该手术必须在婴儿期早期完成，使左心室承担体循环后负荷。该手术困难之处在于需在临床状况尚佳的婴儿中进行，并且在10年内无需再次干预，只有如此，对左心室而言才大有裨益。该手术并非没有风险，风险包括心房内板障[83]和大动脉调转术后的相关并发症，同时还存在自发性房室传导阻滞的风险[84-85]。

对于其他更复杂的矫正型大动脉转位，可采用使右心室作为体循环心室的“生理矫治”或以左心室作为体循环心室的“解剖矫治”。对于单纯的畸形（如合并大型室间隔缺损），通常选择室间隔缺损修补。从长期来看，其手术的风险与单纯性矫正型大动脉转位的风险并无不同。在较复杂的流出道梗阻中（通常为肺动脉瓣下梗阻），未远离主动脉的室间隔缺损往往是有利的，可采用板障内隧道在右心室和肺动脉之间建立连接，再行大动脉调转术，从而使左心室发挥循环心室的功能。一项大型的多中心回顾性研究报告了167例确诊为矫正型大动脉转位且接受了双心室修复的结果，其中123例得到生理性矫治[14例进行了房间隔缺损和（或）室间隔缺损修补术，21例接受了三尖瓣修复手术，54例实施了左心室-肺动脉人工管道重建术，26例完成了肺动脉瓣下流出道梗阻矫治术，8例实施了REV手术]，其余44例患者接受了解剖矫治（10例进行了“双调转”手术，而34例进行了心房调转加心室内隧道连接手术）。平均随访（9.3±6.6）年，在接受生理矫治的患者中，早期死亡率为9.7%，再手术率为50.9%，21.9%的患者发生房室传导阻滞，研究者在后期超声心动图随访中，发现三尖瓣反流加重及右心室功能明显恶化，晚期死亡率为5.9%。而在接受解剖矫治的患者中，早期死亡率为15.9%，再手术率为29.7%，6.8%的患者发展为完全性房室传导阻滞。在后期超声心动图随访中，发现三尖瓣反流无明显变化，右心室功能未发生恶化，晚期死亡率为0。这项研究表明，解剖矫治术后的晚期心脏功能及预后均优于生理矫治[85]，但这项研究的结果可能因回顾性设计的限制而受到影响。

矫正型大动脉转位的产前诊断

通过仔细检查四腔心切面，可以在产前作出大动脉转位的诊断。许多胎儿心轴或位置异常，为中位心或右位心[77-78]。在心轴及四腔心切面正常的情况下，会给诊断带来一定的难度[86]。三尖瓣发育异常、流出道病变、疑似室间隔缺损和胎儿心动过缓等相关心脏病变可作为诊断的早期指征[74]。

◆ 内脏位置

与完全型大动脉转位一样，矫正型大动脉转位通常与内脏位置相关，但矫正型大动脉转位很少出现内脏反位和位置不确定的情况[67,71]。关键是通过和心脏位置无关的右下腔静脉与右心房相连的情况，来确定整个节段的异常解剖结构。

◆ 四腔心切面

诊断矫正型大动脉转位的最可靠特征是房室连接不一致，其中连接体静脉（下腔静脉和上腔静脉）的心房与形态学的左心室相连，连接肺静脉的心房与形态学的右心室相连（图29.12，视频29.6a）。房室瓣相反的位置关系导致左侧房室瓣（三尖瓣）比右侧房室瓣（二尖瓣）位置更靠近心尖。调节束有助于确定右心室，矫正型动脉转位右心室多数位于心脏的左侧。房室瓣形态往往异常，尤其是三尖瓣，表现为增厚、冗长并具有Ebstein综合征的形态特征。常合并三尖瓣反流，严重时可能会发展为心力衰竭和肺水肿[74,77]。在四腔心切面评估房室瓣的大小、形态、开放程度和功能、心室的对称性和功能及室间隔缺损的大小和部位（探明与大动脉的位置关系）是至关重要的，还可以在四腔心切面中对心律进行初步评估，包括通过脉冲多普勒描记来测量房室间期，以寻求房室传导阻滞的证据。

在四腔心切面中，向头侧扫查到心室流出道可确认是否存在心室-大动脉连接不一致（视频29.6b~c）。尽管在此切面中无法完全呈现血管的空间关系，但由于肺动脉瓣通常与右侧二尖瓣具有连续性并且位于主动脉流出道的右后方，我们将首先看到左心室与肺动脉连接的情况（图29.13a）。进一步向头侧扫描，大多数矫正型大动脉转位的主动脉起自右室流出道和漏斗部，位于肺动脉左前方（图29.13b）。为预测可能导致矫正型大动脉转位胎儿出生后发生更复杂的病理情况，检查流出道形态是至关重要的，包括瓣下区域、半月瓣形态和功能，以及大动脉位置和大小关系。例如，动脉干

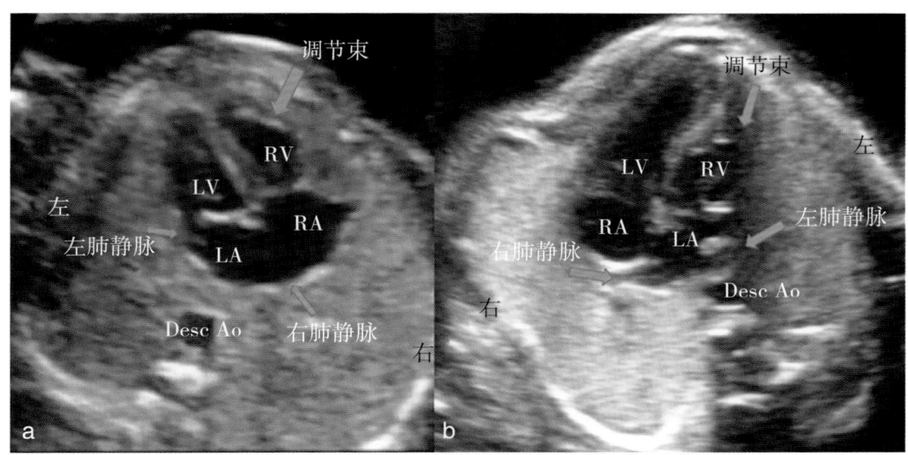

图 29.12　胎儿四腔心切面。a. 正常的四腔心切面，房室连接正常。b. 矫正型大动脉转位伴左位心的四腔心切面，可以看到两条肺静脉与后方的左心房相连，并连接至略靠后的心室。然而，此靠后的心室具有调节束及向心尖移位沿间隔排列的房室瓣，与右心室结构一致。右心房更靠前，并与具有少许肌小梁且略靠前，位于右侧的左心室相连，呈子弹形，且沿间隔排列的房室瓣（二尖瓣）的附着点更高。LV= 左心室；RV= 右心室；LA= 左心房；RA= 右心房；Desc Ao= 降主动脉

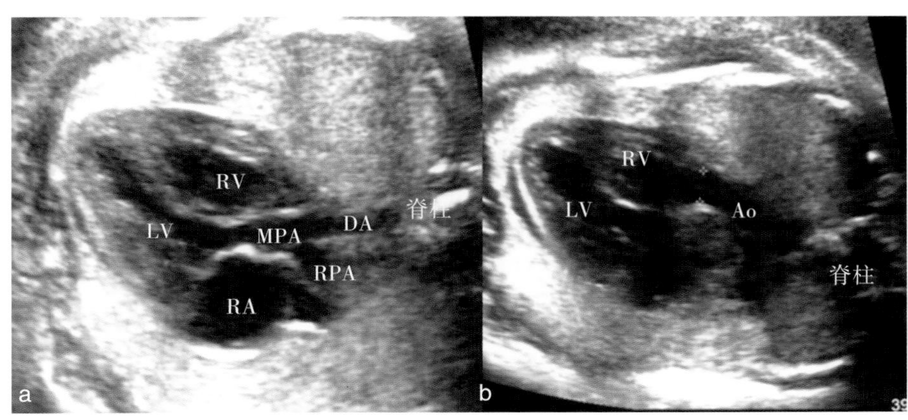

图 29.13　矫正型大动脉转位四腔心切面扫查时，首先看到左室流出道。前右侧心室是形态学的左心室（无调节束），发出肺动脉，然后分为右肺动脉和左肺动脉。a. 矫正型大动脉转位患者左室流出道长轴切面。前方的心室（左心室）发出主肺动脉，并可以看到该血管的分叉。b. 矫正型大动脉转位左室流出道长轴切面。后方左侧心室（右心室）发出主动脉。Ao= 主动脉；DA= 动脉导管；LV= 左心室；MPA= 主肺动脉；RA= 右心房；RPA= 右肺动脉；RV= 右心室

下室间隔缺损的存在应注意检查是否存在流出隔对位不良，如果后方对位不良会影响肺动脉瓣下区域，而前方对位不良则影响主动脉瓣下区域。房室瓣的附着状况也可导致流出道梗阻。在四腔心切面垂直于室间隔平面进行长轴扫描可显示大动脉的平行关系。

◆ 三血管和三血管气管切面

矫正型大动脉转位的三血管切面往往是异常的，肺动脉位于上腔静脉和主动脉之间。主动脉通常位于左前方，肺动脉位于主动脉的右后方，上腔静脉位于主肺动脉的右后方。考虑到它们的平行关系，大动脉通常在三血管切面的短轴上同时显示出来（图 29.14）。大动脉直径的差异可提示存在流出道梗阻，而较细的血管与梗阻的流出道位于同侧。三血管气管扫查通常可以显示位于气管左侧的主动脉弓和导管弓。在矫正型大动脉转位中，降主动脉移行处的主动脉弓走行往往异常，因为它从前向后一直保持在中线的左侧，从未像正常的大动脉那样越过中线。实际在横向扫查时，主动脉弓和导管弓几乎重叠。如果主动脉弓的直径小于导管弓的直径，也可提示梗阻。

◆ 矢状面

胎儿的矢状面扫查可以显示房室连接不一致、心室与房室瓣关系异常及心室 - 大动脉连接不一致。当矫正型大动脉转位为左位心时，最前面的心室通常是左心室，可由双叶的二尖瓣和乳头肌定义（图 29.15，视频 29.6d）；而右心室的位置更靠后，可由三叶的三尖瓣和将三尖瓣与主动脉瓣隔开的

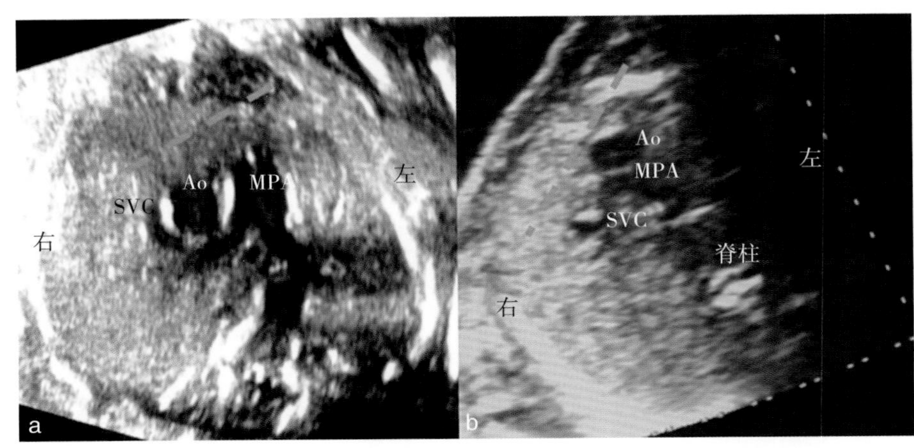

图 29.14 上纵隔的横截面为三血管气管切面。a. 正常心脏的三血管气管切面。这 3 条血管呈斜对角排列，主肺动脉最靠前，上腔静脉最靠后，并依次从左到右排列：肺动脉、主动脉和上腔静脉。b. 矫正型大动脉转位的三血管气管切面。这三个血管仍以线性方式排列，但主动脉位于左前，主肺动脉位于主动脉的左后方，上腔静脉是最靠后和靠右的血管。Ao= 主动脉；MPA= 主肺动脉；SVC= 上腔静脉

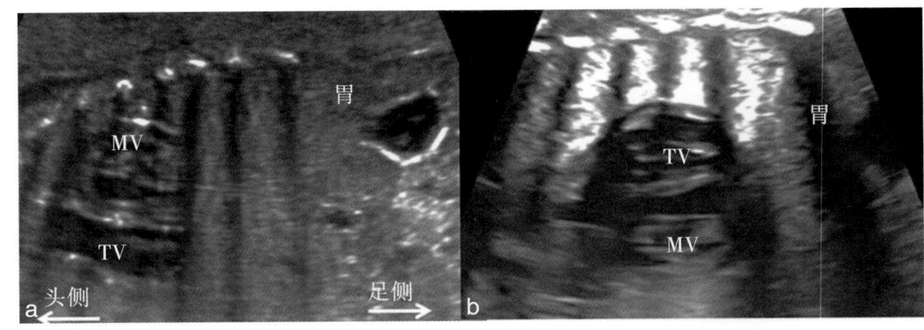

图 29.15 胎儿矢状面扫描获得的心室短轴、胃横切面。a. 二尖瓣与胃同侧，表明在解剖结构上，左心室位于左和后侧。b. 相反，当 L-TGA 为左位心时，三尖瓣位于胃同侧，表明右心室位于解剖右侧且常常靠后，左心室位于右侧且常常靠前。MV= 二尖瓣；TV= 三尖瓣

流出道定义。从房室瓣到心尖缓慢扫查室间隔对于排除室间隔缺损非常重要。通过矢状面扫查，可以发现主动脉弓发育不全和缩窄。应评估导管弓的大小和内部血流的方向。与其他复杂畸形一样，导管弓内的逆行性血流提示严重的肺动脉流出道梗阻。

胎儿期进展和监测

如果诊断在妊娠晚期之前进行，则应每 6~8 周进行一次随访，重新评估可能的流出道梗阻及其进展、房室瓣的功能和启闭情况及心律（特别是房室传导）。

矫正型大动脉转位的预后

产前已诊断的矫正型大动脉转位患儿的相关预后数据很少。一项系列报道显示胎儿矫正型大动脉转位的活产率为 80%，96% 的孕妇选择继续妊娠[74]，在 56 个月后校正存活率为 87.5%（21/24）。该系列中有 3 例因心脏更为严重、可能导致胎儿死亡的病变而终止妊娠。出生后的患儿临床结局很大程度上取决于相关的心脏病变，轻者无临床症状，无需干预，严重者在婴儿期需要外科手术和反复干预。严重的三尖瓣发育不良伴反流、肺动脉狭窄和心律失常，与预后密切相关，它们会影响右心室功能[87]。

影像学的新进展

尽管完全型大动脉转位和矫正型大动脉转位的产前诊断率不断提高[36,40]，但在世界许多地方依然很低。一些团队致力于探索四维超声心动图和时间 – 空间相关成像（STIC）技术，令人欣慰的是，他们发现相对于完全型大动脉转位和矫正型大动脉转位的常规二维成像而言，二者相结合在提高诊断率方面会受益[88–90]。

视 频

视频 29.1a 完全型大动脉转位胎儿四腔心切面观察流出道。视频显示了房室连接一致和房室连接不一致。可见两条肺静脉汇入最后侧的左心房，并连接到略靠后的心室。右心房更靠前，并连接到略靠前的心室，并且还有调节束和房室瓣向心尖移位。室间隔完整。从四腔心切面向头侧扫查，在完全型大动脉转位处首先看到左室流出道。后方的心室是形态学的左心室（无调节束），并发出主肺动脉，遂分为右肺动脉和左肺动脉。继续向头侧和前部扫查，显示右室流出道，最前方的右心室发出主动脉。

视频 29.1b 完全型大动脉转位的三血管气管切面。视频显示三支血管排列成一个三角形，主动脉位于最前方，上腔静脉位于右后方，肺动脉位于左后，这异于正常心脏。在正常心脏中，三支血管斜向直线排列，肺动脉位于最前，上腔静脉位于最后，并且从左到右依次为主肺动脉、主动脉和上腔静脉。

视频 29.2a 胎儿四腔心切面二维超声图像，重点是房间隔。可以看到大小合适的卵圆孔和在左心房中自由扑动的原发隔。没有出现活动过度的迹象，出生时为非限制性房间隔缺损。

视频 29.2b 以房间隔为重点的四腔心切面彩色多普勒。在此视频中，显示从右心房到左心房的层流，再次确保分娩时的非限制性心房分流。

视频 29.2c 胎儿四腔心切面二维图像，其重点在于限制性房间隔缺损。房间隔更固定，原发隔和房间隔的其余部分之间的夹角更小，结果卵圆孔较小。

视频 29.2d 以房间隔为重点的四腔心切面彩色多普勒显示，过隔血流量减少，流速加快，房间隔厚度增加，房间隔更固定。

视频 29.3a 完全型大动脉转位主动脉弓和导管弓在矢状面图像上可同时显示。图片显示主动脉弓位置高于导管弓，动脉导

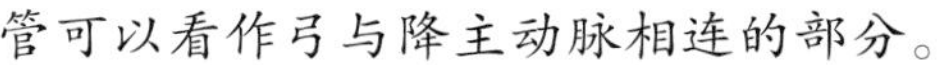

管可以看作弓与降主动脉相连的部分。

视频 29.3b 主动脉弓和导管弓的彩色多普勒评估显示，动脉导管内双向血流，收缩期顺行和舒张期逆行。

视频 29.4a 从左室流出道角度观察胎儿完全型大动脉转位的二维切面（类似于经胸骨旁长轴切面）。显示对位不良的室间隔缺损导致漏斗间隔偏移引起的肺动脉瓣下狭窄。

视频 29.4b 左室流出道切面彩色多普勒评估胎儿完全型大动脉转位合并室间隔缺损左向右分流，以及主动脉瓣无梗阻血流。

视频 29.5 胎儿完全型大动脉转位的二维图像，漏斗间隔前向偏移导致主动脉瓣下区域狭窄。

视频 29.6a 矫正型大动脉转位胎儿四腔心切面二维图像视频。可以看到两条肺静脉与最靠后方的左心房相连，并与靠后的心室相连。然而，此心室有调节束，并且房室瓣间隔排列向心尖移位，与右心室结构一致。右心房更靠前，并与右前方左心室相连，该心室肌小梁少，形似子弹头，房室瓣（二尖瓣）沿间隔排列且附着点较高。T 形伪影提示存在较大的室间隔缺损。

视频 29.6b 胎儿矫正型大动脉转位二维图像视频。从四腔心切面向头侧扫描，首先看到左室流出道。最靠前且偏右的心室是形态学的左心室，发出主肺动脉，遂分叉成左、右肺动脉。继续向头侧扫描；最靠后且偏左的心室发出主动脉。

视频 29.6c 彩色多普勒评估胎儿矫正型大动脉转位。从四腔心切面向头侧扫查，首先看到左室流出道。最靠前且偏右的心室是形态学左心室，发出主肺动脉，还分为右肺动脉和左肺动脉。继续向头侧扫查，最靠后且偏左的心室发出主动脉。

视频 29.6d 胎儿矫正型大动脉转位的二维图像视频，从心室的短轴到三血管气管切面。开始扫查时即可看到较大的室间隔缺损。当扫查到上纵隔时，在三血管气管切面中可以看到：矫正型大动脉转位的三支血管线性排列，主动脉位于左前方，主肺动脉排列在后方，位于主动脉和右侧的上腔静脉之间。

参考文献

[1] Baillie M. Diseased appearance of the heart//The morbid anatomy of some of the most important parts of the human body. 2nd ed. London: Johnson J and Nicol G, 1797:38.

[2] Farre JR. Imperfect double heart: transposition of the aortaand the pulmonary artery//On Malformations of the HumanHeart. London: Longman, Hurst, Rees, Orme, Brown, 1814:28.

[3] Von Rokitansky K. Deutung der entwicklungsgeschichtlich endaten: construction der normalen septa—anwendung auf die transpositionen—anomale septa (Interpretation of developmenthistory: construction of normal septa—applicationto transpositions—abnormal septa.)//Die defecte der scheidewände des herzens (Defects in the septa of the heart).Vienna: Wilhelm Braumüller, 1875:83–6.

[4] Liebman J, et al. Circulation, 1969,40(2):237–262.

[5] Pasquini L,et al. J Am Coll Cardiol, 1993,21(7):1712–1721.

[6] Moorman A,et al. Heart, 2003,89(1):1110–1118.

[7] Lomonico MP, et al. Anat Rec, 1986,216(4):544–9.

[8] Watanabe M, et al. Development, 1998,125(19):3809–3820.

[9] Costell M, et al. Circ Res, 2002,91(2):158–164.

[10] Yasui H, et al. Circulation, 1995,91(9):2478–2486.

[11] Mitchell S, et al. Circulation, 1971,43:323–332.

[12] Samanek M. Cardiol Young, 2000,10(3): 179–185.

[13] Song MS, et al. Ultrasound ObstetGynecol, 2009,33(5):552–559.

[14] Unolt M, et al. Front Pediatr, 2013,1(June):11.

[15] Wren C, et al. Heart 2003,89(10):1217–1220.

[16] Grewal J, et al. Birth Defects Res Part A Clin Mol Teratol, 2008,82(7):519–526.

[17] Digilio MC, et al. Circulation, 2001,104(23):2809–2814.

[18] De Luca A, et al. Heart, 2010,96(9):673–677.

[19] Losay J, et al. J Am Coll Cardiol, 2006,47(10):2057–2062.

[20] Fesslova V, et al. Heart, 1999,82(5):594–599.

[21] Tennstedt C, et al. Heart, 1999,82(1):34–39.

[22] Ferencz C, et al. Am J Epidemiol, 1985,121(1):31–36.

[23] Rudolph AM. Pediatr Res, 2007,61(3):375–380.

[24] Anderson R, Weinberg P. Cardiol Young, 2005,15:76–87.

[25] Maeno Y V, et al. Circulation, 1999,99(9):1209–1214.

[26] Soongswang J, et al. J Am Coll Cardiol, 1998,32(3):753–757.

[27] Rudolf AM. Congenital Diseases of the Heart. Chicago, IL: YearBook, 1974:446–468.

[28] Gewillig M, et al. Eur Heart J, 2009,30(12):1530–1536.

[29] Jouannic JM, et al. Circulation, 2004,110(13):1743–1746.

[30] Petit CJ, et al. Circulation, 2009,119(5):709–716.

[31] Punn R, Silverman NH. J Am Soc Echocardiogr, 2011,24(4):425–430.

[32] Baylen BG, et al. J Am Coll Cardiol, 1992,19(5):1025–1031.

[33] Bonnet D, et al. Circulation, 1999,99(7):916–918.

[34] Chaoui R. Ultrasound Obstet Gynecol, 2003,22(1):3–10.

[35] Gardiner HM, et al. Heart, 2013,100(5):375–382.

[36] Escobar-Diaz MC, et al. Ultrasound ObstetGynecol, 2015, 45(6):678–682.

[37] Debost-Legrand A, et al. Birth Defects Res (Part A), 2015, 106:178–184.

[38] Ravi P, et al. J Am Coll Cardiol, 2016,67(13):956.

[39] The International Society of Ultrasound in Obstetrics.Ultrasound Obstet Gynecol,2013,41(3):348–359.

[40] Ravi P, et al. Ultrasound Obstet Gynecol, 2018,51(5):659–664.

[41] Wetter J, et al. Eur J Cardiothorac Surg, 2001,20(4):816–823.

[42] Kalfa DM, et al. Ann Thorac Surg, 2013,95(6):2097–2103.

[43] Honjo O, et al. Eur J Cardiothorac Surg, 2013,44(6):1085–1094.

[44] Milanesi O, et al. Br Hear J, 1982,48:566–571.

[45] Hazekamp M, et al. Eur J Cardiothorac Surg, 2007,31(5):879–887.

[46] Vigneswaran TV, et al. Am J Cardiol, 2017,119(9):1463–1467.

[47] Yooo S-J, et al. Am J Roentgenol, 1999,172: 825–830.

[48] Palatnik A, et al. J Ultrasound Med, 2015,34(7):1329–1335.

[49] Huhta JC. Cardiol Young, 2005,15(1 suppl):88–92.

[50] Donofrio MT, et al. Am J Cardiol, 2013,111(5):737–747.

[51] Donofrio MT, et al. Circulation, 2014,129(21):2183–2242.

[52] Costello JM, et al. Pediatrics, 2010,126(2):277–284.

[53] Sanapo L, et al. Clin Perinatol, 2016,43(1):55–71.

[54] Cheng YW, et al. Am J Obstet Gynecol, 2008,199(4):370. e1–e7.

[55] Beca J, et al. J Am Coll Cardiol, 2009,53(19): 1807–1811.

[56] Polito A, et al. Cardiol Young, 2012,22(1):1–7.

[57] Wernovsky G, et al. J Thorac Cardiovasc Surg, 1995, 109(1983):289–301,302.

[58] Selamet Tierney ES, et al. J Thorac Cardiovasc Surg, 2005, 130(2):282–286.

[59] Rogers LS, et al. J Am Coll Cardiol, 2012,60(11):1018–1025.

[60] Zou M, et al. J Thorac Dis, 2016,8(1):43–51.

[61] Pasquali SK, et al. Circulation, 2002,106(20):2575–2580.

[62] Massoudy P, et al. Circulation, 2002,106(15):1980–1984.

[63] Stoica S, et al. Ann Thorac Surg, 2012,93(6):1977–1983.

本章完整参考文献，请扫描以上二维码在线查看。若需下载，请登录 www.wpcxa.com “下载中心” 下载。

第30章

左心系统畸形

Brian S. Snarr，Michael Y. Liu，Jack Rychik

引　言

左心系统畸形约占所有先天性心脏缺陷的9%[1]。左心流入道和流出道结构的正常发育能确保将完全氧合的血液输送至全身。在早期胚胎发育阶段，经过一系列精准的细胞演化过程，左心房成为接收肺静脉血液回流的腔室，通过二尖瓣器连接左心室，再通过左室流出道与主动脉相连。倘若这一系列过程的任一环节被扰乱，将导致各种各样的左心系统先天畸形。在本章中，我们将回顾分析左心系统畸形的发生发展过程、病理和病理生理特征，以及它们在胎儿期和产后管理中的意义。

左心发育

早期可辨识的原始心脏结构为线性心管，沿心背系膜悬于胚胎之上[2-3]。“左右模型分子信号级联”和“心背系膜中间部分退化”的结合将使原始心管形成其特征性的“右襻”结构，原始左心室定位于相对向左和向后的位置[2]。襻状心脏的结构具有一定的内部和外部曲率，并形成连续的房室交界结构，处于整个左心室上方。在弯曲的内侧发生一系列形态变化使主动脉瓣下流出道位于左心室上方[4]。二尖瓣叶和相关的腱索源自心内膜垫。房室交界处的局部组织肿胀，是大部分心内膜上皮细胞向间充质细胞转化的结果[3,5]。乳头肌起源于左心室的心肌嵴[6]。主动脉瓣叶起源于心内膜细胞衍生的流出垫，其方式类似于心内膜垫中房室瓣膜的发育[3,5]。虽然人们对调节左心发育的特定形态学机制仍知之甚少，但可以确定的是这些精确的发育过程一旦受到干扰，将对心室解剖结构及其所致的左心疾病的临床表现产生深远影响。

胎儿循环的左心生理

胎儿期左右循环并行排列，左心室仅占联合心排血量的1/3[7]。左心房接受肺静脉的血液，同时也接受来自静脉导管和肝左静脉的含氧血液，后者通过卵圆孔向左心房分流[8]。血液流经二尖瓣和主动脉瓣后，至升主动脉、弓横动脉及主动脉峡部（动脉导管前主动脉），主要为冠状动脉、大脑和上半身提供高含氧血液[8]。胎儿期上述左侧循环的任何阶段受到干扰都可能导致一系列先天性畸形，并对产后造成不良影响。秉持“川流不息、万物生长”的理念，我们认为对左侧循环的干扰导致其血流量减少，亦是导致下游结构发育停滞的原因。反之，我们也可以推测，左心主要结构的缺陷可能影响上游血流，从而导致供血减少。对左心畸形的讨论仍在继续，人们众说纷纭，各抒己见。

从心脏血流动力学的角度来看，大多数左心畸形胎儿在子宫内的耐受性良好，这是由于右心室能够代偿左心损伤并通过动脉导管对关键部位逆行供血。在循环条件允许的情况下，胎儿可能会继续生长并看似健康。不出所料，人们对通过胎儿宫内干预来恢复左心血流兴趣盎然，希望以此改善预后[9]。然而，深入来看，左心畸形会导致血流与供氧异常。因此，左心畸形对大脑发育、躯体生长和整体心脏功能的影响仍是当前研究热点之一。

个体病变

◆ 左心发育不良综合征

左心发育不良综合征（HLHS）是一系列的先天性畸形，从结构的角度来看，主要是左心无法承担体循环灌注的既定任务。最常见的畸形是二尖瓣和主动脉瓣发育不良或缺如（闭锁）（图30.1）及左心室容积减小（图 30.2）。大约 1/3 的 HLHS 婴儿无心内畸形[10]。该病的产前诊断有利于改善术前状态和减少神经系统不良事件[11]。关于产前诊断是否能真正改善预后，学者们仍各执一词[12-13]。在过去的 40 年中，产后管理策略发生了重大变化。如果不进行治疗，该畸形将是致命的。目前学界主张行三期姑息性手术策略，最终可以使大多数出生患儿存活下来。该手术策略及术后生理包括通过右心室进行体循环灌注、重建主动脉的血液供应，以及通过 Fontan 手术将体静脉直接连接到肺动脉，从而实现肺血流灌注[14]。

HLHS 占所有先天性心脏畸形的 4%~8%，在活产儿中的发病率为 2.6/10 000[15]。多个层面的证据表明 HLHS 有遗传倾向，HLHS 患者家族中其他成员患先天性心脏病（CHD）和HLHS的风险更高[16]。

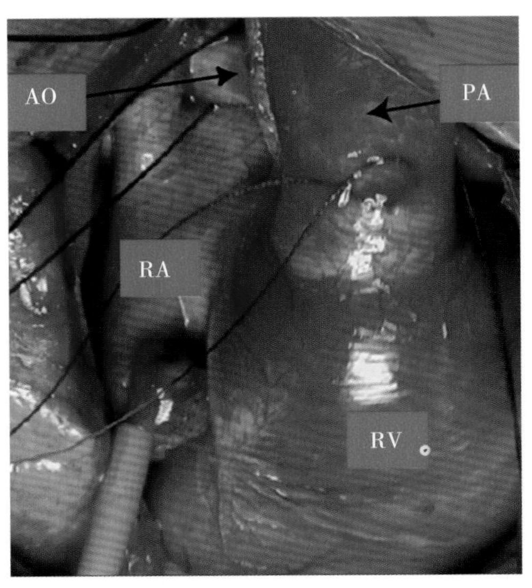

图 30.1 HLHS 新生儿心脏手术。注意，与扩张的肺动脉相比，升主动脉重度发育不良，直径仅为 1mm。AO= 升主动脉；PA= 肺动脉；RA= 右心房；RV= 右心室

尽管我们在分子生物学和遗传学方面取得了长足的进步，但是对 HLHS 发病机理的遗传学病因仍然知之甚少，目前只发现其并非单基因遗传病。通常有两种假说可用来解释 HLHS 的发生。第一种假说是胎儿左心血流的中断，例如，二尖瓣和（或）主动脉瓣异常导致左心结构继发于血流状态的改变而发育停滞。第二种假说则是基于影响左心室正常生长和发育的异常心室信号通路[16]。随着对 HLHS 分子学基础了解的不断深入，这些假说对 HLHS 发病机制的贡献将更为显著。

产前的生理与管理

HLHS 胎儿的血液循环途径与健康人群有显著差异。体静脉回流至右心房是 HLHS 典型特征。将血液从下腔静脉导向心房间隔的下腔静脉瓣通常发育不良[17]。由于左侧结构和功能阻力很大，导致流经左心室和主动脉的前向血流寥寥无几。为了使左心房减压，经肺静脉入左心房的血液通过卵圆孔分流入右心房（图 30.3）。出生时在胎盘分离的生理转化过程中，肺部的血流量增加，从而导致肺静脉和左心房的回流增加。此时肺静脉内含氧血从左心房流入右心房，并与体静脉回流的静脉血混合流入右心室，最后以混合含氧血的方式输送到全身。

确定房间隔的完整性和左心房减压的程度对于评估 HLHS 胎儿风险分层很重要。房间隔分流重度受限或房间隔完整的胎儿在出生后死亡的风

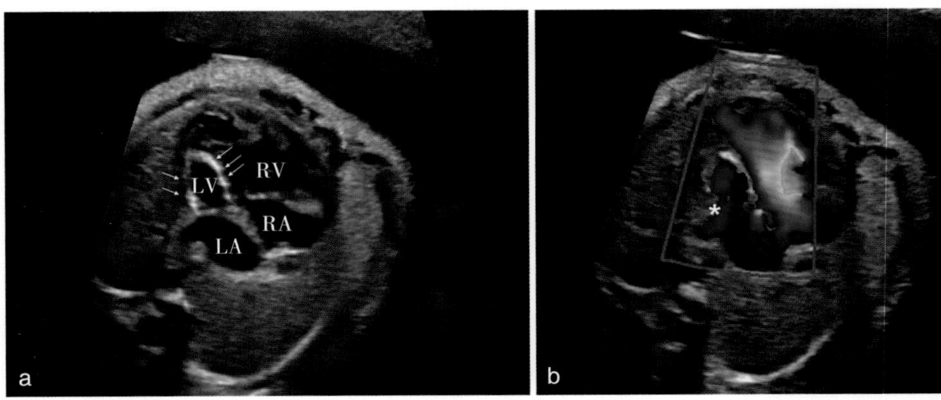

图 30.2 a. 妊娠 28 周左心发育不良综合征胎儿超声心动图。左心室重度发育不良伴心内膜弹性纤维组织增生，超声示增生组织回声增强（箭头）。b. 舒张期彩色多普勒显示二尖瓣发育不良（星号）。LA= 左心房；LV= 左心室；RA= 右心房；RV= 右心室

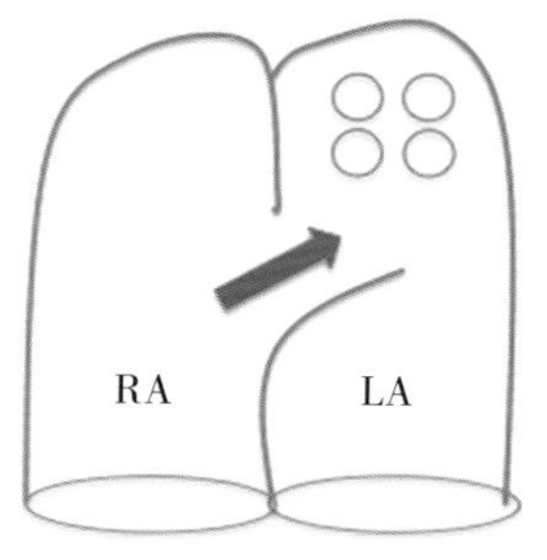

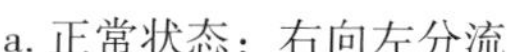
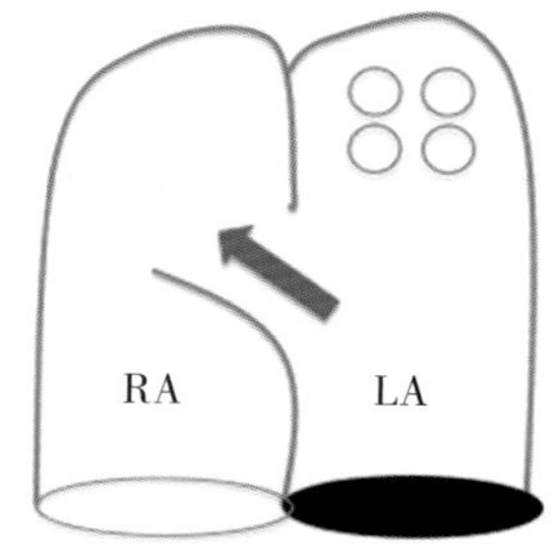

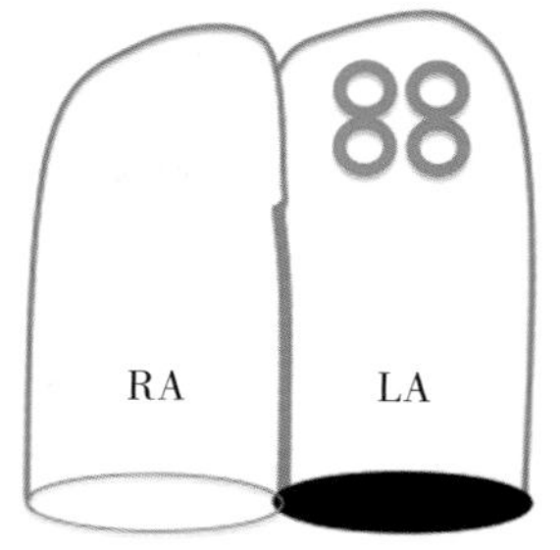

a. 正常状态：右向左分流　b.HLHS：房间隔开放，左向右分流　c.HLHS：房间隔完整，左心房无出口

图 30.3　房间隔的血流方向。a. 正常的右向左分流。b. 房间隔开放的左心发育不良综合征。由于血液无法进入左心，肺静脉回流的血液穿过房间隔分流到右心。c. 房间隔完整的左心发育不良综合征。肺静脉回流左心房后无出口，导致肺静脉淤血，肺血管发育异常。RA= 右心房；LA= 左心房

险很高 [18–19]。胎儿期通常无症状，因为胎盘会向全身提供含氧血液。但是，宫内左心房回流障碍会导致肺血管发育异常并导致肺静脉“动脉化”（图 30.4）。胎盘循环时无临床表现，胎儿一旦出生，肺部开放，返回左心房的含氧血液则无法与右心房内体静脉回流血液相混合，从而导致患儿出现严重的低氧血症而早夭。

为确定房间隔分流的受限程度，可以采用二维成像和彩色多普勒成像技术，还可以测量肺静脉的多普勒波形 [20]。正常的肺静脉多普勒血流频谱主要为前向血流，偶在心房收缩期见少量逆向血流。如果存在房间隔分流限制，则逆向心房波的间隔和速率将增加（图 30.5）。Michelfelder 等证明正向与逆向血流的速度 – 时间积分比＜ 5，提示心

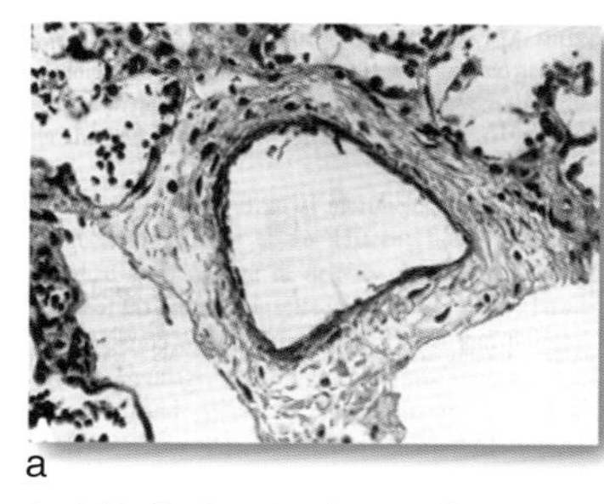
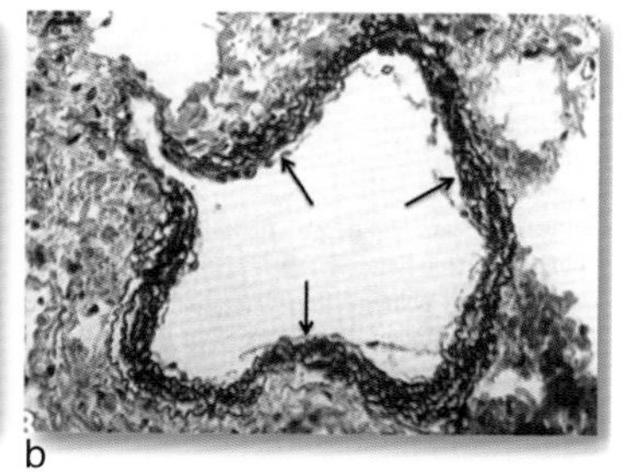

图 30.4　苏木精和伊红染色的肺静脉病理切片。a. 房间隔开放的左心发育不良综合征显示血管壁内膜正常。b. 房间隔完整的左心发育不良综合征。注意血管壁内膜多层弹力纤维增生（箭头），提示肺静脉“动脉化”

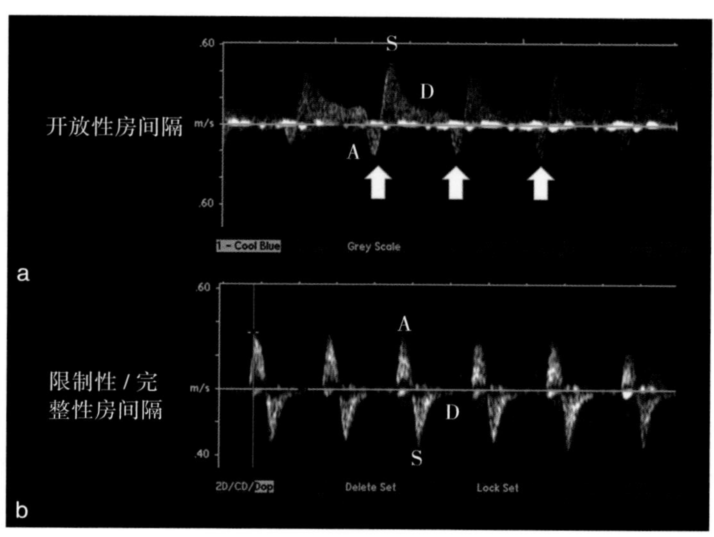

图 30.5　肺静脉彩色多普勒成像。a. 开放性房间隔。如基线所示，主要为前向血流。白色箭头表示心房收缩时肺静脉的少量正常逆向血流。b. 高度限制性房间隔显示双向（前向和逆向）血流量相等。这表明左心房出口严重受限且左心房压力升高。A= 心房收缩波；D= 舒张波；S= 收缩波

房水平受限制，产后需紧急干预[21]。母体吸入高浓度氧气可作为胎儿肺血管反应性的激发试验，目前已用于辅助诊断 HLHS 胎儿房间隔分流限制的程度及评估肺血管发育的状况。母体通过非面罩给予 100% 的浓度吸氧 15min 后，房间隔完整的或房间隔水平具有高度限制性分流的 HLHS 胎儿肺血管反应性很小，肺动脉搏动指数的变化也很小[22-23]。最近，胎儿磁共振成像技术已被用于帮助评估 HLHS 的肺部情况。T2 加权成像序列专用于水成像，外观形似"槟榔肺"且房水平分流受限的情况下，可帮助鉴别淋巴淤积或淋巴管扩张（图 30.6）[24]。随着儿童和成人单心室分期重建[25]的逐渐普及，淋巴异常也逐渐被认识，它和产前发现的肺淋巴管扩张症及孕早期胎儿颈部透明层厚度的增加之间存在纵向生理学联系，这表明淋巴系统紊乱可能是 HLHS 和其他单心室状态共同的病理生理改变。

HLHS 脑血管主要从动脉导管逆行供血。与正常胎儿和其他病变的胎儿相比，HLHS 胎儿的脑血管阻力较低，可通过大脑中动脉末端搏动指数测得[26]。这是因为大脑能自动调节血流以优化脑灌注。面对细小主动脉的解剖学障碍，有限的主动脉血流可能导致代偿性的脑血管扩张。目前尚不清楚这种脑血管扩张是否能够起到完全代偿的作用。尽管现在已经有大量文献报道 HLHS 儿童的神经认知功能障碍，但仍不清楚是否与宫内脑血流供应不足有直接联系[27-28]。

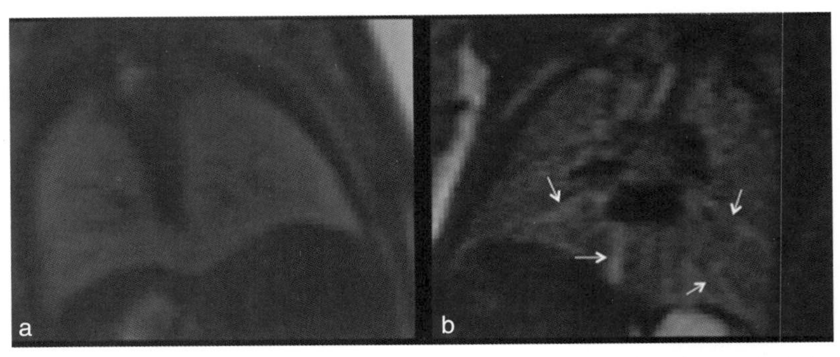

图 30.6 约妊娠 30 周胎儿 T2 加权序列肺部磁共振成像。a. 正常肺。b. HLHS 合并心房水平分流受限胎儿，显示"槟榔"肺。箭头所指区域为高强度信号的"隔膜"，表明含水量增加，提示存在淋巴淤积

在 HLHS 中，右心室是体循环心室。尽管它具有形态学右心室的特征，但由于其在产前承担系统灌注的功能，很少具备正常的外观和几何形态。在没有明显的三尖瓣关闭不全或原发性心室功能不全的情况下，右心室通常能够承担 HLHS 胎儿的全身灌注。因此 HLHS 胎儿很少发生水肿，通常这类患儿右心功能良好。但在宫内，右心室收缩的机制也与常人有异。由于窄小且无功能的左心室的存在，如二尖瓣发育不良时，左心室表现出心内膜弹性纤维组织增生（EFE）等，将会影响右心室收缩（图 30.7）。如此小的左心室也可合并冠状动脉－心腔瘘（图 30.8），可能影响冠状动脉在正常右心室心肌的分布，从而影响右心室心肌的供血[29]。一项

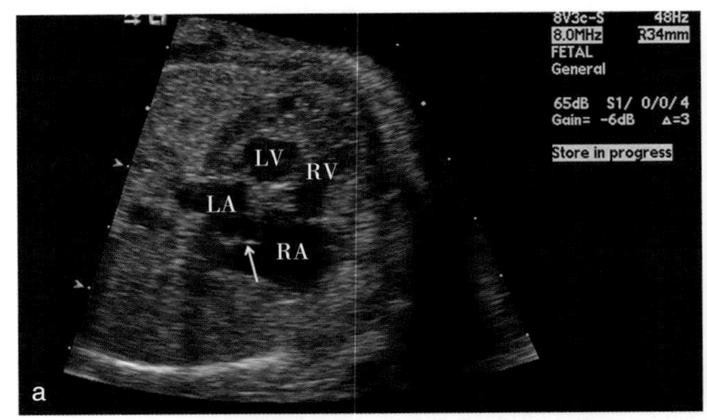

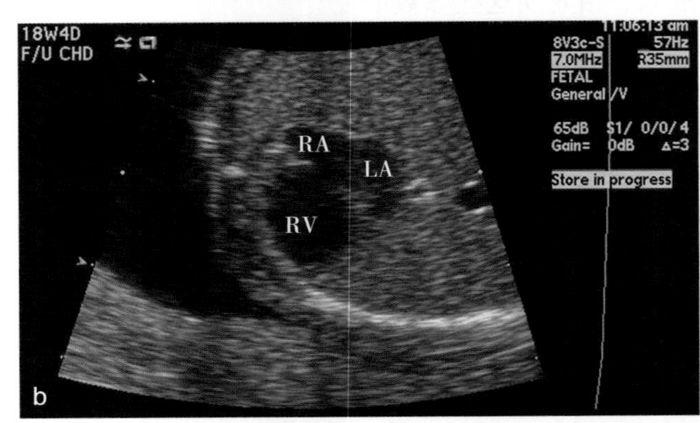

图 30.7 HLHS 的右心室形态变异。a.HLHS 伴二尖瓣发育不良和较小左心室。箭头所示房间隔向右弯曲，表示左心室较小。右心室似矩形和椭圆形。b.HLHS 伴二尖瓣闭锁且无可视左心室。右心室的几何形状更似圆形。LA= 左心房；LV= 左心室；RA= 右心房；RV= 右心室

多普勒血流和心肌组织收缩速率的研究，比较了正常人和 HLHS 患者右心室游离壁力学，同时还比较了 HLHS 无左心室和小左心室并伴心内膜弹性纤维组织增生患者的收缩速率，发现二者有显著性差异。此外，右心室舒张早期的血流速度（右心室 E 波速）与心肌运动速度（右心室 Ea 波速）之比反映了右心室的舒张功能和顺应性，小左心室伴有 EFE 的 HLHS 胎儿的右心室 Ea 波速高于无左心室的 HLHS 胎儿。与正常左心室相比，整个妊娠期间 HLHS 胎儿的右心室 E 与右心室 Ea 之比反映了右心室的充盈状态，且充盈压增高（图 30.9）。

由于整个或大部分心排血量都必须通过右心室实现，因此右心室和三尖瓣通常会扩张以适应血流量的增加。然而，已证明患有 HLHS 的胎儿相对于正常胎儿平均心排血量降低 20%[30]。一些胎龄匹配的研究比较了 HLHS 胎儿右心室与正常胎儿右心室的多普勒功能特征，例如，联合心排血量及心肌做功指数参数，反映整体心肌效率（等容收缩和舒张时间之和与射血时间之比）。心肌做功指数越低则整体心室功能越好，效率越高。此外，还有一个独特的参数——心室射血力。根据牛顿定律，该参数反映了收缩期心室的功能，其值越大，射血动力越大。在 HLHS 中，右心室心肌做功指数较高，射血力高于正常值，而联合心排血量低于正常值（表 30.1）。因此，HLHS 胎儿右心室有如下特点：①射血力虽增强，但负荷比正常更大；②心肌做功指数虽高，但效率较正常低；③整体心排血量比正常低。胎儿期这些参数的变异性有助于预测哪种类型的右心室在外科手术分期重建后能作为系统性心室长期耐受。注意从大约妊娠 26 周开始，右心室的射血力与正常右心室不同，但在此之前与正常右心室基本相似，表明大约在妊娠晚期右心室开始适应负荷状态（图 30.10）。

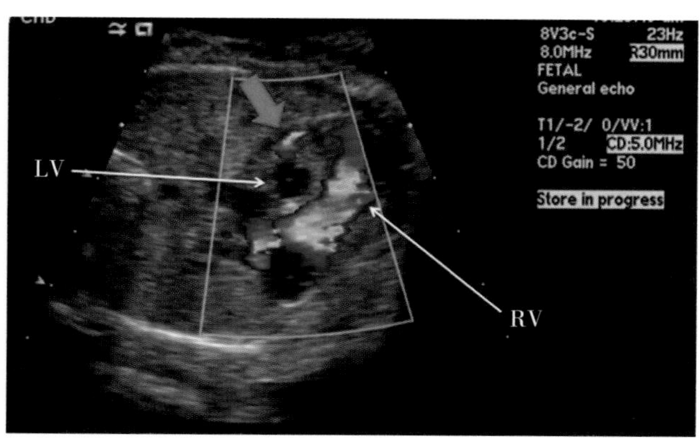

图 30.8 HLHS 合并二尖瓣狭窄病例，左心室腔发育不良，左心室血流通过二尖瓣充盈且主动脉闭锁。红色粗箭头提示冠状动脉 - 心腔瘘。LV= 左心室；RV= 右心室

产后处理

HLHS 婴儿出生时通常会出现发绀，当房间隔交通较大、肺血流量多、动脉导管保持完全开放时，婴儿的氧合良好，皮肤颜色相对正常。体循环输出

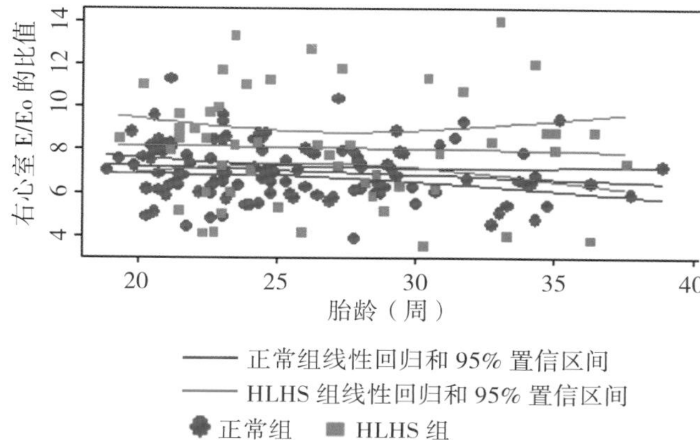

图 30.9 源自多普勒血流图和组织成像的右心室 E/Ea 比值（右心室舒张功能的测量）与胎龄关系图，显示了回归分析和 95% 置信区间。正常胎儿（n=115）标记为蓝色方块，HLHS 胎儿（n=85）标记为红色方块。HLHS 组的右心室 E/Ea 值高于正常组胎儿。右心室 E/Ea 值在 10 以上的胎儿中，多数是 HLHS 合并大左心室并伴心内膜弹性纤维组织增生。HLHS= 左心发育不良综合征。经许可，引自 Natarajan S, et al. J Am Soc Echocardiogr, 2013,26(5):515–520[29]

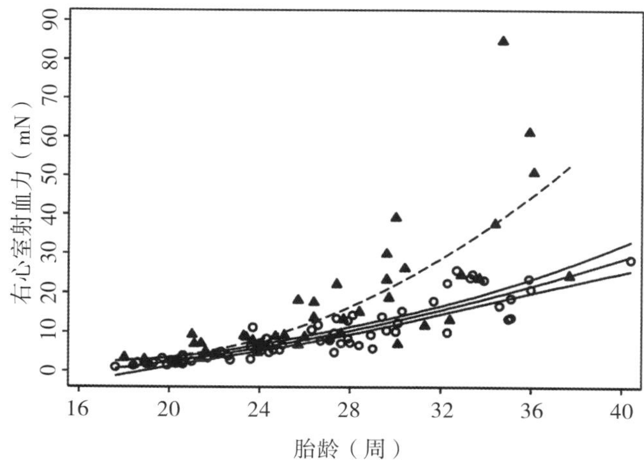

图 30.10 妊娠期 HLHS（实心三角形）胎儿与正常对照组（空心圆圈）的多普勒右心室射血力分布图。注意在妊娠约 26~28 周时开始出现射血力增加。mN：毫牛（力的度量单位）。经许可，引自 Szwast A, et al. Ann Thorac Surg, 2009, 87:1214–1219[30]

表 30.1 HLHS 与正常胎儿心室功能指标的比较

变量	HLHS（n=44）	正常人（n=76）	P 值
胎龄（周）	26.7 ± 5.1	25.9 ± 5.2	0.38
体重（kg）	0.89（0.28~3.17）	0.82（0.20~3.84）	0.61
RV MPI	0.47 ± 0.09	0.43 ± 0.05	0.005
LV MPI	—	0.40 ± 0.05	—
RV 射血力（mN）	9.39（1.56~84.9）	6.62（0.97~28.5）	＜ 0.001
LV 射血力（mN）	—	5.82（0.73~24.2）	—
联合心排血量 [mL/（min · kg）]	385	477	＜ 0.001

HLHS= 左心发育不良综合征。kg= 千克；mN= 毫牛；LV= 左心室；RV= 右心室；MPI= 心肌做功指数

量取决于通过动脉导管的血流量。随着动脉导管自然闭合，会出现低血压、灌注不足和代谢性酸中毒，血液被迫进入低阻力的肺血管，形成肺过度循环状态。若放任自流，患儿将在导管闭合不久后死亡，这通常发生在出生后数小时至数天之内。使用前列腺素 E_1 维持动脉导管开放，直到进行手术干预为止。姑息性三期手术是目前最常见的治疗策略[31]。第一期在新生儿期进行，目标有二：其一，构建新主动脉，建立有效的体循环输出；其二，通过 Blalock-Taussig 分流术或放置右心室 – 肺动脉管道来控制肺血流量；还有一种“杂交”策略，将介入和外科手术相结合，同样可以实现第一期的生理目标[13]。

随着第一期 Norwood 姑息术的不断完善，人们提出了基于风险的相关因素。初次手术后死亡的高危因素包括以下几个方面：①心外畸形；②遗传、染色体或遗传综合征；③孕 34 周之前早产；④房间隔完整或房间隔交通显著受限；⑤严重的三尖瓣关闭不全。无这些风险因素者被定义为标准风险患者。在有经验的医疗中心，初次手术的总体存活率通常＞ 90%；若存在高危因素，其存活率仅略高于 50%（图 30.11）。对于产前检查，上述风险因素非常重要，一旦存在这些风险因素，需对胎儿进行严格而全面的评估。第二期姑息治疗一般在 4~6 个月时进行，为上腔静脉 – 肺动脉连接手术（双向 Glenn 手术），通常在 2~4 岁时实施第三期全腔静脉 – 肺动脉连接手术（Fontan 手术）。目前 HLHS 患儿 20 年的存活率为 70% ~80%[32-33]；然而，对许多患儿而言，Fontan 术后循环的末端器官面临并发症的严重风险[34]。

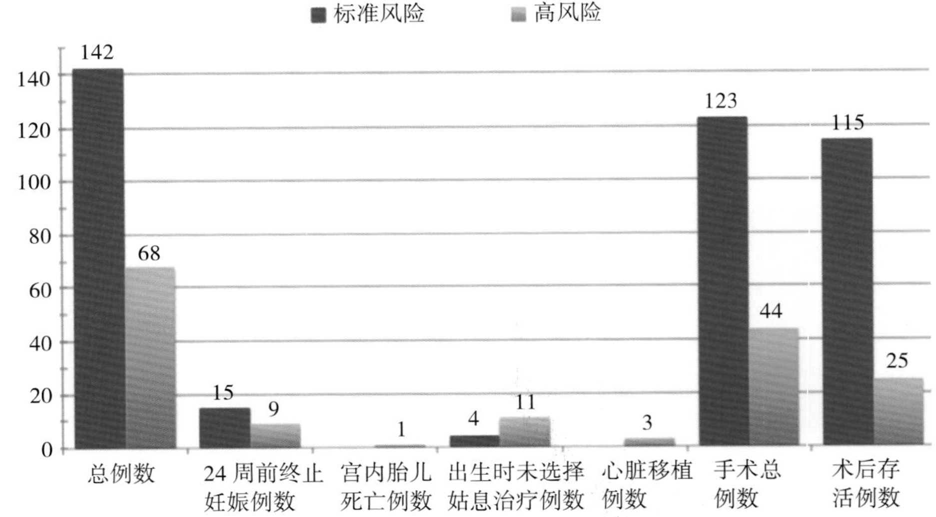

图 30.11 210 例 HLHS 胎儿从最初的产前报告到第一期 Norwood 手术的结果。蓝色表示标准风险，红色表示高风险。高风险定义为具有以下一种或多种异常：①心外畸形；②遗传或染色体异常；③不足 34 周的早产；④房间隔完整或房间隔交通严重受限；⑤严重的三尖瓣关闭不全。出生后计划进行治疗的患者中，123 例标准风险患者中有 115 例（93%）通过 I 期 Norwood 手术得以生存，而在 44 例高危患者中，只有 25 例（57%）通过 I 期 Norwood 手术得以生存。经许可，引自 Rychik J, et al，Ultrasound Obstet Gynecol, 2010,36:465−470[19]

二尖瓣畸形

正常的胎儿心脏，二尖瓣及其腱索的协调运动促进了来自肺静脉的血液和通过卵圆孔的含氧血液充盈左心室。收缩期二尖瓣的关闭可防止血液回流至左心房，并在收缩期使左心室射血率最大化。二尖瓣畸形包括狭窄、闭锁和关闭不全。严重的二尖瓣狭窄、闭锁与左心发育不良综合征在文中已经讨论过。尽管二尖瓣发育不良综合征在病理生理上与 HLHS 极为相似，但在本节中仍单独讨论。

二尖瓣狭窄

二尖瓣狭窄可由二尖瓣叶发育异常造成。由于腱索短小而使二尖瓣几乎没有或完全没有形成弓弦状态（通常称为“拱形二尖瓣”）。同时乳头肌的间距亦不正常，或腱索可能仅附着在“降落伞”形二尖瓣中的单个乳头肌上[6,35]。二尖瓣狭窄也能够以二尖瓣瓣上环形式单独存在或与其他畸形合并出现，如降落伞形二尖瓣、左室流出道梗阻和“Shone 综合征”中的主动脉缩窄[36]。二尖瓣狭窄使左心房压力升高，并可导致经卵圆孔左向右分流。在卵圆孔非限制的情况下，一部分左心血液分流到右心，因此多普勒显示的跨二尖瓣的压力阶差不能代表真正的狭窄程度。严重的狭窄会导致左心血量减少，并可能像 HLHS 一样导致左心结构发育不良。胎儿存在二尖瓣狭窄时，还应仔细评估左室流出道和主动脉，以警惕一系列下游梗阻性病变，如 Shone 综合征。二尖瓣狭窄的产后处理取决于其严重程度及与之相关的其他畸形情况。合并 HLHS 的严重二尖瓣狭窄需要在新生儿期进行第一期单心室姑息手术（已在 HLHS 部分讨论）。

二尖瓣反流

胎儿二尖瓣关闭不全可由二尖瓣叶、腱索或乳头肌异常所致。单纯的瓣裂或瓣膜其他异常可能影响其闭合导致收缩期反流。它也可能与主动脉缩窄或左心室功能不全有关，后者如心肌病[37]。通过彩色多普勒检查二尖瓣血流很容易评估二尖瓣反流。左心室扩张取决于瓣膜反流的严重程度。左心房扩张也是有可能的，若伴有限制性房间隔缺损，则扩张的可能性更大。

二尖瓣发育不良综合征

二尖瓣发育不良综合征是一种罕见的疾病，与 HLHS 具有相似的生理学基础，但它仍有其与众不同的特征，值得单独描述。在二尖瓣发育不良综合征中，二尖瓣叶增厚且发育不良，呈拱形，导致二尖瓣狭窄和严重的反流。同时有严重的左室流出道梗阻且以主动脉瓣狭窄或闭锁的形式存在。上述特征的结合可引起明显的左心房和左心室扩张，伴左心室功能减弱（图 30.12）。尽管在二尖瓣发育不良综合征中，左心室扩张而非发育不良，但是有些学者仍然认为这是 HLHS 的一部分，符合左心室结构异常且难以支持全身循环的范畴。经房间隔的血流受限是另一个关键因素，很可能使左心房压力升高导致卵圆孔部分闭合甚至完全闭合[38]。肺静

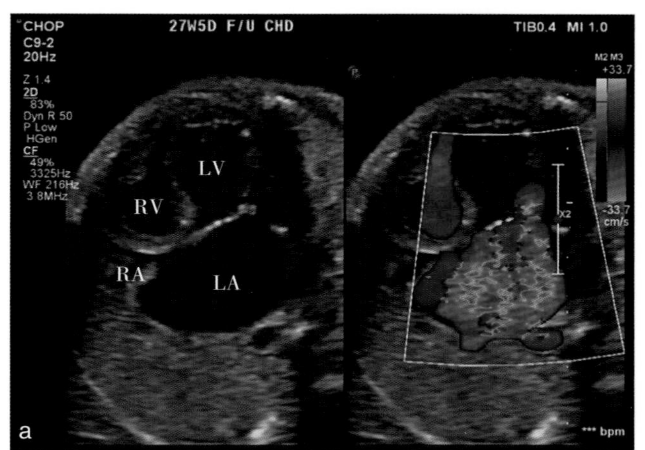

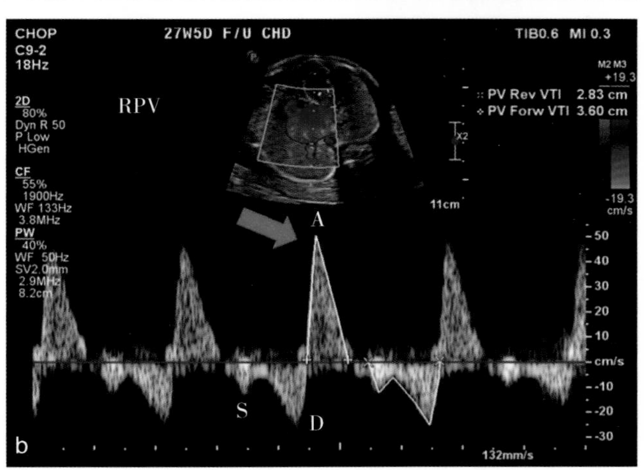

图 30.12 妊娠 27 周二尖瓣发育不良综合征胎儿超声心动图。a. 严重扩张的左心房和左心室。彩色多普勒显示重度二尖瓣关闭不全。b. 脉冲多普勒显示肺静脉在心房收缩期出现明显血流逆转（箭头），A 提示左心房压力升高。A= 心房收缩；D= 舒张期；LA= 左心房；LV= 左心室；RA= 右心房；RPV= 右肺静脉；RV= 右心室；S= 收缩期

脉多普勒检查可用于评估二尖瓣反流和房间隔交通受限的程度，肺静脉内可能出现心房收缩期特有的逆向血流，严重者还可能在心室收缩期出现逆向血流，从而产生独特的“双逆流”模式。心内膜弹性纤维组织增生常见于扩张且功能差的左心室。左心室明显扩张还可能会损害右心室功能。与 HLHS 不同，胎儿水肿在二尖瓣发育不良综合征中屡见不鲜。

产前需行系列超声心动图检查，评估左心扩张和房间隔交通受限的程度，以此作为死亡率和出生后紧急干预的预测指标[38]。还需评估胎儿水肿情况，如果影响右室流出道，可能会出现胎儿水肿。近年来人们尝试对少数胎儿进行主动脉瓣和房间隔的宫内干预，并在技术上取得了成功。然而，令人失望的是，这些努力未能恢复左心室功能，也未能实现功能良好的双心室修复[38-39]。这些患儿最大风险在于产后出现房间隔交通受限。因此，必须在能够立即进行产后干预的医疗中心进行分娩。那些没有明显的房间隔交通限制的患儿，产后处理与 HLHS 相似。

主动脉瓣和主动脉畸形

正常的三叶主动脉瓣结构构成左室流出道至主动脉的门户。在胎儿循环中，通过主动脉瓣的联合心排血量仅为 30%~40%，为心脏和大脑提供更多的氧合血液[7]。影响这一循环的胎儿主动脉瓣畸形通常包括主动脉瓣狭窄和闭锁。另外，主动脉－左心室通道虽罕见，但在生理上类似于主动脉瓣关闭不全。而真正的主动脉瓣关闭不全却不常见。

主动脉狭窄

主动脉狭窄泛指左室流出道梗阻，包括主动脉瓣、瓣上或瓣下狭窄，其中，主动脉瓣狭窄是最常见的，且大多数为二叶式主动脉瓣[15,40]。瓣膜狭窄可能包括瓣环直径的减小、瓣叶异常增生或二者兼有（如二叶式主动脉瓣）。主动脉瓣上狭窄最常见的是威廉姆斯综合征，它与弹性蛋白基因突变有关[41]。主动脉瓣上狭窄可能表现为多种形式，其中包括圆锥/漏斗间隔向后对位不良，形成所谓的对位不良型室间隔缺损。主动脉瓣下狭窄可被看作 Shone 综合征左心梗阻的一部分，或者肥厚型心肌病流出道动力性梗阻的一部分，亦可见于房室管畸形中的房室瓣附着异常。后天性主动脉瓣下隔膜型狭窄可由室间隔缺损发展形成，且出生后常见，胎儿期少见[42]。我们对主动脉狭窄的遗传学病因知之甚少，这是由于其导致主动脉狭窄畸形的范围广，因素多。主动脉狭窄可单发或与其他形式的先心病并存。若为单发，男性和女性比例为 3∶1[43]。主动脉狭窄可能是特纳综合征或威廉姆斯综合征的一部分[41,44]，或者是某种家族性先天性左心畸形[45]的表现形式，抑或是单基因突变的结果[46]。女性胎儿任何左心系统病变都应高度怀疑特纳综合征（45，XO 染色体）。

◆产前生理及管理

由于动脉导管能够在左室流出道梗阻的情况下对冠状动脉和主动脉弓血管进行逆行灌注，因此无论其严重程度如何，主动脉狭窄胎儿通常都能良好地耐受。重度主动脉狭窄会使左心室的后负荷增加，导致左心室输出量减少，以及收缩末期心室容积增加。这些变化可能表现为左心室肥厚、扩张、心室顺应性下降，甚至心内膜弹力纤维增生。在重度主动脉狭窄的情况下，动脉导管的逆行血流可通过彩色多普勒识别。随着左心室充盈压的增加，左心房压力也将升高，同时通过卵圆孔的右向左分流也可能会减少。至关重要的是，多普勒检查显示右向左分流和（或）房间隔向左偏移，表明右心房到左心房存在压力阶差，是左心功能良好的有力指标。相反，当房间隔水平主要为左向右分流时，应关注左心室及其结构在妊娠期可能发展成为 HLHS 的可能。通过多普勒评估流经主动脉瓣的血流，通常显示湍流，收缩期速度正常至轻度增加（图 30.13）。狭窄的严重程度不一定通过跨主动脉瓣的压力阶差高低来反映。由于经过左心室的血流量减少，且受到左心功能的影响，即使阶差低，也可能存在严重的狭窄。

胎儿主动脉狭窄在产前需要重点关注的是左心结构生长发育是否受到潜在影响而发展成 HLHS[47]。尽管根据经验，仅有部分患儿主动脉狭窄可发展成为 HLHS（<5%），但实际主动脉狭窄发展成 HLHS 却屡见不鲜（图 30.14）。因此促进了宫内胎儿主动脉瓣成形术的发展，这种成形术缓解了主动脉瓣梗阻，避免病情发展为 HLHS[9]。但

此成形术尚存争议，因为其适应证仍在讨论当中[48]。有些胎儿已明显受益并成功实现双心室的修复。但是，另一些病例，由于左心残留的某些重要病变仍持续存在，导致反复对左心进行操作，并有人工二尖瓣置换的潜在可能，甚至可能引起肺动脉高压。这样的结果提出了一个问题，是挑战效果差强人意的双心室修复术还是进行单心室姑息术（Fontan 手术），需要权衡利弊。一份 100 例胎儿接受主动脉瓣成形术的报告显示了该手术的可行性。然而，成功实施手术的患儿能获得产后双心室功能者却不到一半[49]。通过介入手段缓解梗阻或通过药物治疗改善胎儿血流动力以期改变产前病程和畸形的策略，目前备受青睐，这将是未来关注和研究的热点领域。

◆产后生理及管理

产后动脉导管的闭合要求左心室经流出道能泵出全心排血量。对于轻至中度主动脉狭窄，新生儿可良好耐受，根据严重程度，干预措施可能会推迟到儿童期或择期进行。如果涉及严重或危重的（导管依赖型）主动脉狭窄，应立即在新生儿期进

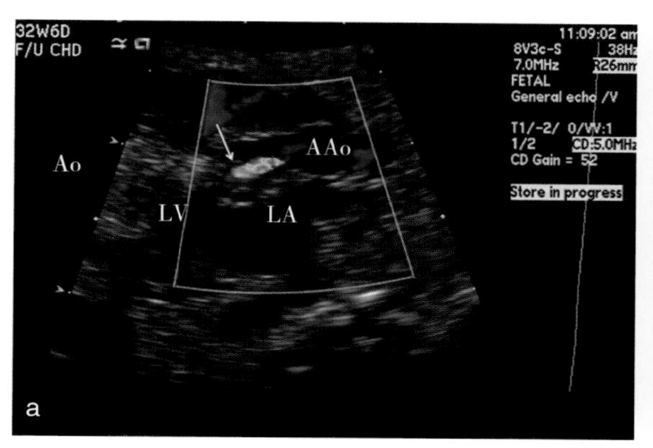

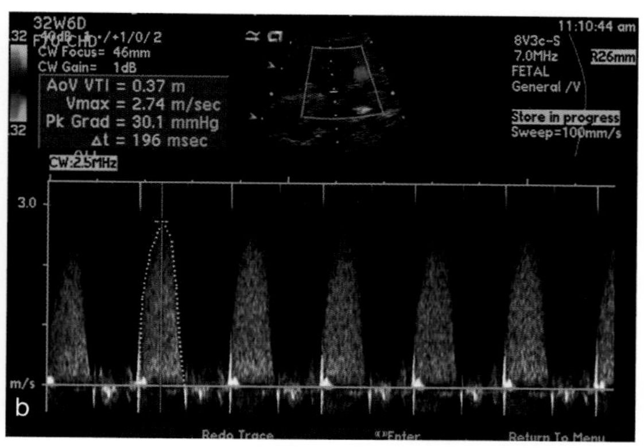

图 30.13　妊娠 32 周主动脉狭窄胎儿超声心动图。a. 彩色多普勒显示经过主动脉瓣狭窄处血流加速（箭头）。b. 连续多普勒成像显示通过主动脉瓣的血流速度加快。AAo= 升主动脉；LA= 左心房；LV= 左心室；Ao= 主动脉

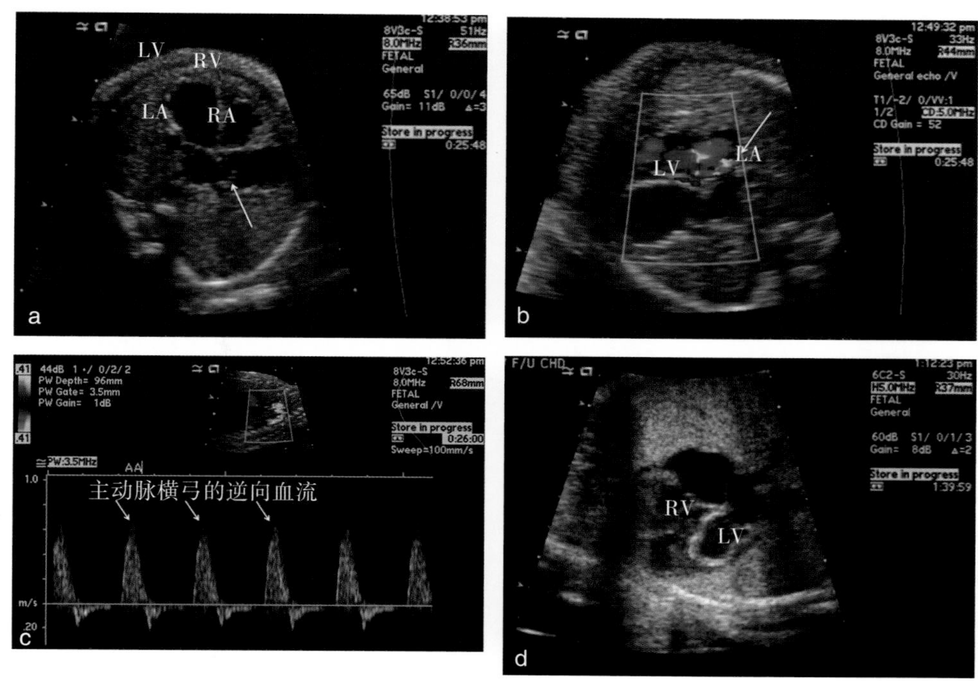

图 30.14　1 例已发展为 HLHS 的主动脉狭窄胎儿。a. 妊娠 21 周的四腔心切面显示左心室扩大。左心室心内膜局部回声强，提示心内膜弹力纤维增生症。箭头所示房间隔向右弯曲。b. 左心室扩大，室间隔回声增强。箭头所示房间隔水平左向右分流。c. 主动脉横弓的多普勒检查显示逆向血流，表明主动脉经动脉导管灌注。d. 该病例已妊娠 33 周。注意与右心室相比，左心室的相对大小发生了巨大变化。心内膜明显的强回声提示心内膜弹力纤维增生。该图显示主动脉狭窄已发展成为明确的 HLHS 和左心室扩大。LA= 左心房；LV= 左心室；RA= 右心房；RV= 右心室

行计划性干预。为了安全，危重主动脉狭窄患儿将接受前列腺素输注，同时等待介入或外科手术干预，目的是维持双心室循环。如果认为出生后左心室无法承担全心排血量，则需要接受单心室姑息手术。

主动脉瓣闭锁

主动脉瓣完全闭锁与 HLHS 有关，并遵循 HLHS 的产前生理，详见 HLHS 部分。支持诊断的关键是，超声心动图可见经主动脉瓣的前向血流消失和发育不良的升主动脉内经动脉导管的逆行血流的存在。当合并二尖瓣闭锁时，左心室会小到无法辨识。然而，二尖瓣开通时，心室是可以识别的，仅容积小、回声强。注意当主动脉瓣闭锁合并大型对位不良的室间隔缺损时，升主动脉极细小，二尖瓣和左心室完全正常。这种有趣的现象是由于极度圆锥后偏移抵消了早期左室流出道和主动脉瓣发育不良的影响。此种情况下，可以在出生后进行复杂的手术，即将主动脉和肺动脉吻合，重建主动脉弓（与一期 Norwood 手术相似），然后修补室间隔缺损，同时将左心室隔入原肺动脉（“新主动脉”），最后在右心室与分支肺动脉之间建立人工管道，从而如愿以偿地实现双心室修复[50]。

主动脉 – 左心室隧道

主动脉 – 左心室隧道是一种极为罕见的畸形，是升主动脉与左心室之间的异常交通[51]。这种结构导致类似于主动脉反流的生理变化：左心室容量负荷增加，引起左心室和升主动脉扩张[52]。这些特征极有助于产前超声心动图诊断[52]。未经治疗的主动脉 – 左心室隧道预后较差，但有的成年后才被发现[51,53]。由于出生后可能随时出现血流动力学不稳定的情况，当产前发现该畸形时应立即开始规划产后手术。尽管仍有患者最终可能出现进行性主动脉瓣反流，但外科治疗总体疗效乐观[54]。经导管闭合术目前是主动脉 – 左心室隧道的首选手术方案，也可用于外科手术后闭合不全者[53,55]。

主动脉缩窄

主动脉缩窄是指发出头臂动脉的主动脉至降主动脉区域的狭窄。缩窄可分为局限型和弥漫型两大类。局限型缩窄可发生在降主动脉的任何位置，但最常见于主动脉峡部，位于左锁骨下动脉起点远端和动脉导管之间区域。在弥漫型缩窄或管型发育不良的患者中，峡部和近端甚至整个横弓区域均发育不良。有时可能是二者兼有，整个弓部可能发育不良并伴动脉导管处局限型缩窄。

主动脉缩窄有几种常见的合并解剖畸形，包括左心室与右心室大小不对称、二叶主动脉瓣或室间隔缺损（尤其是后圆锥间隔对位不良型）。主动脉缩窄还可能合并 HLHS、完全性房室管畸形（尤其是非均衡型）及大动脉转位。单纯主动脉缩窄在男性中发病率较高，约 35% 的特纳综合征（45, XO）合并主动脉缩窄[44]。

◆产前生理及管理

主动脉峡部是评估该区域血流驱动力平衡的重要部位，包括收缩期来自右心室和左心室竞争性射出的前向性血流、下游胎盘的低阻抗所致的前向性血流，以及如 Fouron 所主张的，与上半身和脑血管阻力有关的逆向性血流[56]。在正常的胎儿循环中，静脉导管内的血液经卵圆孔从右侧分流至左侧充盈左心室。然后左心室将血液射入升主动脉和冠状动脉内，经主动脉弓将血液输送到头颈动脉。血液到达主动脉峡部时，仅占胎儿联合心排血量的 10%~15%。因此与升主动脉或降主动脉相比，主动脉峡部显得相对较细，尤其是在动脉导管汇入处（图 30.15）。这也可以解释为什么左心室射血量的减少（即使是相对性减少），会严重影响通过主动脉峡部的血流量，从而导致主动脉缩窄。这也是左心室血液会发生生理性转移的原因，例如：永存左上腔静脉的存在可能改变左心房顺应性[57]；下腔静脉离断奇静脉连接时，会导致主动脉峡部较正常细小。即使主动脉没有真正解剖学缩窄，任何因素导致经卵圆孔的右向左分流量减少也会造成左心室充盈不良，并影响下游主动脉峡部的发育。

在胎儿期确诊主动脉解剖学缩窄可能面临挑战（图 30.16）。各种原因引起的血流改变和转移均可能导致左心室与右心室大小的不对称或者出现一个相对较小的左心室。随着产科影像学和胎儿超声心动图的普及，上述现象已经引起重视。更为错综复杂的是，有时主动脉峡部的缩窄比较轻微，只有在动脉导管闭合后才突显梗阻，从而掩盖了潜

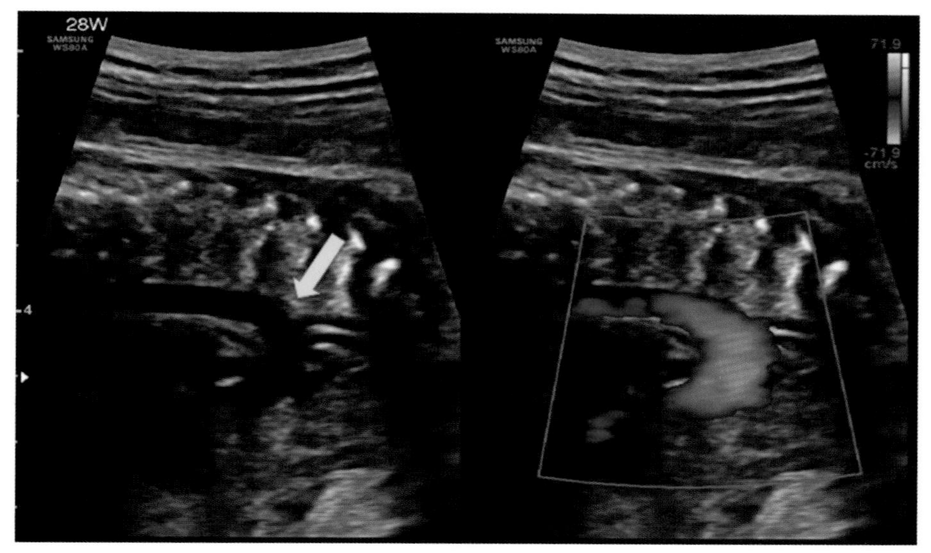

图 30.15 妊娠 28 周的正常主动脉弓。正常的二维和彩色血流图像。主动脉峡部血管直径略小（箭头）系正常现象

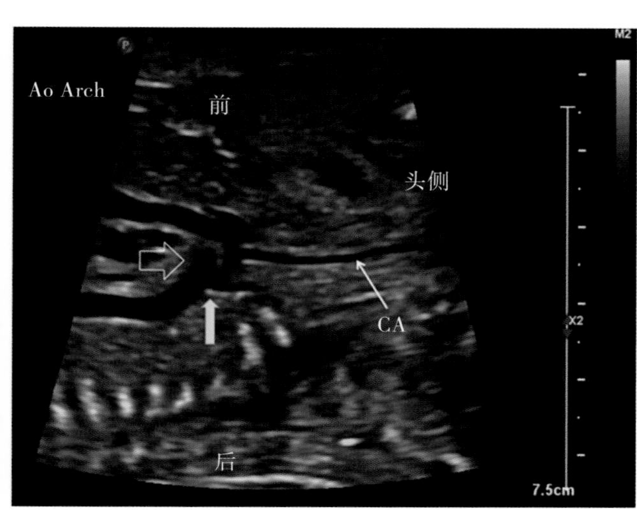

图 30.16 妊娠 21 周胎儿主动脉缩窄。主动脉峡部（黄色箭头）细小，主动脉横弓正好位于近端。注意进入降主动脉的弓部形态异常。空心箭头所示动脉导管的部位。CA= 颈动脉；Ao Arch= 主动脉弓

在的狭窄。主动脉峡部周围的导管组织本身也是缩窄的潜在原因，因为出生后它的正常收缩可致其衔接处主动脉缩窄。

在胎儿期很难鉴别略细小但正常的主动脉峡部与产后需要进行手术且有解剖学意义的主动脉缩窄，因此，常需要在监护室观察疑似缩窄的高危新生儿，直到动脉导管闭合后没有出现主动脉缩窄为止。表 30.2 中列出一些有助于预测产后主动脉缩窄的胎儿期超声心动图指标[58–59]。

表 30.2 产前超声心动图特征（有助于预测产后主动脉缩窄）

超声心动图特征
· 右心室与左心室大小不对称
· 主动脉峡部和主动脉弓轮廓异常（“3”字征）
· 主动脉直径 / 肺动脉直径 <0.5
· 妊娠≥ 32 周时，主动脉峡部直径 <3mm
· 左锁骨下动脉与左颈动脉之间的距离较长
· 彩色多普勒显示降主动脉中血流加速
· 连续的锯齿形多普勒血流频谱（通常发生在出生后导管闭合病例中，胎儿少见）

◆产后生理及管理

出生后动脉导管开放可维持数小时甚至长达数天。如果动脉导管粗大，即使存在缩窄，上下肢血压也没有压差。动脉导管自然闭合首先始于肺动脉侧。主动脉侧完全闭合可能需要数周，因此缩窄的诊断可能会推迟至新生儿期甚至婴儿期以后。如果缩窄严重到体循环输出需要依赖于动脉导管时（危重者），则应在出生后立即建立静脉通路并输注前列腺素。有时在没有任何其他重大心脏病的情况下，根据缩窄的严重程度，可以尝试停用前列腺素来“验证”我们对缩窄的推断。必须在重症监护室内进行监测，以防止导管闭合引起相关的极端情况。然而，出生后导管内的右向左分流反映了体循环对导管的依赖性，这时应避免停用前列腺素。

尽管左心室能作为体循环心室，然而左心发育不良仍可能与主动脉缩窄有关。在主动脉缩窄和主动脉弓发育不良的情况下，二尖瓣很小但结构正常，而左心室狭长。尽管上述主动脉弓发育不良或缩窄时，二尖瓣 Z 值< –3，但出生时左心室仍然可承担供血[60]。目前采取的策略是在出生后一

段时间内等待肺血管阻力下降，肺静脉回流增加，如此能更好地充盈左心室，然后再对左心室的功能进行最终评估。数日后待生理过渡完成，便可进行影像学检查以评估左心室的功能。对于较小的、临界值大小的左心室合并主动脉缩窄胎儿，母体是否能挑战高氧试验，近来仍在研究和探索中[61]。

如果缩窄为局限型且在峡部，则可通过左侧开胸（左侧腋下）进行手术修复[62]。经典做法是切除缩窄区域，随后进行端端吻合，通常无需体外循环。当存在弓发育不良或弥漫型缩窄时，则采用正中胸骨切开，用同种补片重建扩大主动脉弓。手术修复后的结果是满意的，大型医疗中心的死亡率为 1% ~2%[63-64]。约有 10%的患者发生残余缩窄，经导管进行球囊扩张术可成功缓解[65]。

参考文献

[1] van der Linde D, et al. J Am Coll Cardiol, 2011,58:2241–2247.

[2] Moorman AF, Christoffels VM. Physiol Rev, 2003,83:1223–1267.

[3] Snarr BS, et al. Dev Dyn: An Off Pub the Am Assoc Anatomists, 2008,237:2804–2819.

[4] Moorman A, et al. Heart, 2003,89:806–814.

[5] de Lange FJ, et al. Circ Res, 2004,95:645–654.

[6] Oosthoek PW, et al. J Thorac Cardiovasc Surg, 1998,116:36–46.

[7] Rudolph AM. Circ Res, 1985,57:811–821.

[8] Kiserud T. Semin Fetal Neonatal, Med, 2005,10:493–503.

[9] Freud LR, Tworetzky W. Curr Opin Pediatr, 2016,28:156–162.

[10] Natowicz M, et al. Pediatrics, 1988,82:698–706.

[11] Mahle WT, et al. Pediatrics, 2001,107:1277–1282.

[12] Tworetzky W, et al. Circulation, 2001,103:1269–1273.

[13] Feinstein JA, et al. J Am Coll Cardiol, 2012,59: S1–42.

[14] Rogers LS, et al. J Am Coll Cardiol, 2012,60:1018–1025.

[15] Hoffman JI, Kaplan S. J Am Coll Cardiol, 2002,39:1890–1900.

[16] Benson DW, et al. J Pediatr, 2016,173:25–31.

[17] Remmell-Dow DR, et al. Am Heart J, 1995,130:148–152.

[18] Rychik J, et al. J Am Coll Cardiol, 1999,34:554–560.

[19] Rychik J, et al. Ultrasound Obstet Gynecol, 2010,36:465–470.

[20] Chintala K, et al. Heart, 2008,94:1446–1449.

[21] Michelfelder E, et al. Circulation, 2005,112:2974–2979.

[22] Szwast A, Rychik J. Clin Perinatol, 2005,32:857–875, viii.

[23] Szwast A, et al. Circ Cardiovasc Imaging, 2010,3:172–178.

[24] Saul D, et al. Pediatr Radiol, 2016,46:483–489.

[25] Dori Y, et al. Circulation, 2016,133:1160–1170.

[26] Kaltman JR, et al. Ultrasound Obstet Gynecol, 2005,25:32–36.

[27] Williams IA, et al. Am Heart J, 2013,165:544–550.e1.

[28] Hahn E, et al. Ultrasound Obstet Gynecol, 2016,47:460–465.

[29] Natarajan S, et al. J Am Soc Echocardiogr, 2013,26:515–520.

[30] Szwast A, et al. Ann Thorac Surg, 2009,87:1214–1219.

[31] Ohye RG, et al. Circulation, 2016,134:1265–1279.

[32] Downing TE, et al. J Thorac Cardiovasc Surg, 2017,154:243–253.e2.

[33] d'Udekem Y, et al. Circulation, 2014,130: S32–38.

[34] Rychik J. Semin Thorac Cardiovasc Surg Pediatr Card Surg Annu, 2016,19:37–43.

[35] Marino BS, et al. J Thorac Cardiovasc Surg, 2009,137:385–393.e4.

[36] Toscano A, et al. J Thorac Cardiovasc Surg, 2009,137:538–542.

[37] Pedra SR, et al. Circulation, 2002,106:585–591.

[38] Rogers LS, et al. J Thorac Cardiovasc Surg, 2011,142:1381–1387.

[39] Vogel M, et al. J Am Coll Cardiol, 2011,57: 348–355.

[40] Ward C. Heart, 2000,83:81–85.

[41] Ewart AK, et al. J Clin Invest, 1994,93:1071–1077.

[42] Marasini M, et al. Ann Thorac Surg, 2003,75:1763–1768.

[43] Campbell M. Br Heart J, 1968,30:514–526.

[44] Gøtzsche CO, et al. Arch Dis Child, 1994,71:433–436.

[45] Wessels MW, et al. Am J Med Genet Part A, 2005,134A:171–179.

[46] Garg V, et al. Nature, 2005,437:270–274.

[47] Hornberger LK, et al. A longitudinal study. Circulation, 1995,92:1531–1538.

[48] Gardiner HM, et al. Ultrasound Obstet Gynecol, 2016,48:373–381.

[49] Freud LR, et al. Circulation, 2014,130:638–645.

[50] Nakano T, et al. Eur J Cardiothorac Surg, 2014,45: e166–172.

[51] Sousa-Uva M, et al. Ann Thorac Surg, 1996,61:1805–1810.

[52] Cook AC et al. Br Heart J, 1995,74: 443–448.

[53] Kathare P et al. Ann Pediatr Cardiol, 2015,8:103–107.

[54] Kim RW, Spray TL. Semin Thorac Cardiovasc Surg Pediatr Card Surg Annu, 2006:177–179.

[55] Chessa M, et al. Am J Cardiol, 2000,86:253–254.

[56] Fouron JC. Ultrasound Obstet, 2003,22:441–447.

[57] Liu X, et al. Pediatr Cardiol, 2016,37: 1085–1090.

[58] Quartermain MD, et al. J Am Soc Echocardiogr, 2009,22:1296–1301.

[59] Jowett V, et al. Ultrasound Obstet Gynecol, 2012,40: 47–54.

[60] Tani LY, et al. J Thorac Cardiovasc Surg, 1999,118:81–86.

[61] Channing A, et al. Ultrasound Obstet Gynecol, 2015,45:664–669.

本章完整参考文献，请扫描以上二维码在线查看。若需下载，请登录 www.wpcxa.com “下载中心”下载。

第 31 章 主动脉弓异常

Varsha Thakur, Edgar T. Jaeggi, Shi-Joon Yoo

主动脉弓是从升主动脉过渡到降主动脉的部分（图 31.1）。当升主动脉转变成横弓时，依次发出右头臂动脉（无名动脉）、左颈总动脉和左锁骨下动脉。主动脉弓斜着位于气管、食管左侧及左主支气管近端上方，被左颈总动脉起始部分为近端和远端两部分。主动脉峡部是左锁骨下动脉起始部与动脉导管接入部之间的一段主动脉 [1]。

主动脉弓异常是指主动脉弓位置及（或）其分支单独或合并出现的先天性异常。虽然一些主动脉弓异常无症状，但另一些可能完全（血管环）或部分（血管系带）环绕气管和（或）食管，并对这些结构造成不同程度的压迫。主动脉弓异常常合并其他先天性心脏畸形和（或）染色体异常，如染色体 22q11 的缺失 [2–3]。

双主动脉弓的假设模型

了解胚胎发育和胎儿循环对理解主动脉弓异常的病理和病理生理至关重要 [4]。参考病理学家 Jesse E. Edward 博士在 1948 年提出的双主动脉弓的假设模型，可以很容易地理解正常主动脉弓结构和发育异常的主动脉弓 [5–6]。此模型（图 31.2）可显示动脉弓晚期发育过程的阶段，主动脉囊已分化为升主动脉和肺动脉干，降主动脉处于中立位 [7]。两个主动脉弓连接升主动脉和降主动脉，在气管和食管周围形成完整的血管环。每个主动脉弓发出同侧颈总动脉、锁骨下动脉和连接主动脉弓远端与相邻肺动脉分支的动脉导管。正常情况下，左侧主动脉弓和左侧动脉导管持续存在，而右侧主动脉弓位于右侧锁骨下动脉起始部远端，右动脉导管则退化消失（图 31.3a）。随后，胚胎性右位主动脉弓的近端发育成为右头臂（无名）动脉，再分成右颈总动脉和右锁骨下动脉。大多数表现为主动脉弓位置异常和分支异常，这可能是由于本应退化的一个或多个部分异常持续存在和（或）本应持续存在的一个或多个部分异常退化所致 [56]。

主动脉弓异常的评估

主动脉弓异常的评估应包括以下三个基本组成部分。

· 主动脉弓相对位于气管和主支气管的左侧或右侧。

· 主动脉弓发出头颈部动脉的分支形式；确定是否存在起源于降主动脉，并具有食管后径路的

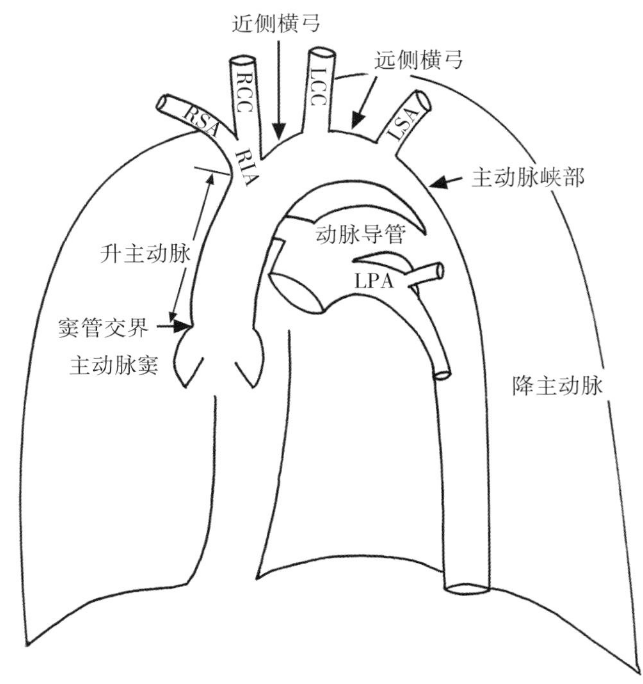

图 31.1　正常左位主动脉弓各段的命名。主动脉弓由近、远端横弓和峡部组成。当动脉导管在最后一个分支的近端附着于主动脉弓或起自锁骨下动脉时，主动脉峡部可以缺如。RIA= 右无名动脉；RSA= 右锁骨下动脉；RCC= 右颈总动脉；LCC= 左颈总动脉；LSA= 左锁骨下动脉；LPA= 左肺动脉

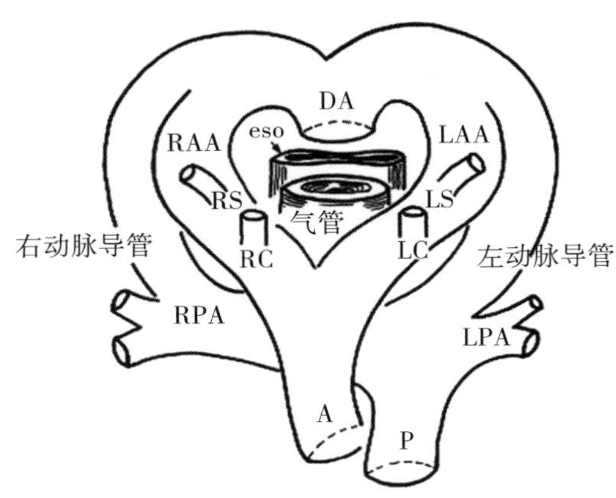

图 31.2 Jesse E. Edward 提出的双主动脉弓假设模型。RAA= 右位主动脉弓；LAA= 左位主动脉弓；RC= 右颈总动脉；LC= 左颈总动脉；DA= 降主动脉；eso= 食管；RPA= 右肺动脉；LPA= 左肺动脉；P= 肺主动脉；A= 升主动脉；RS= 右锁骨下动脉；LS= 左锁骨下动脉

异常动脉。

- 动脉导管或导管韧带位于左侧或右侧。

左位主动脉弓

左位主动脉弓是指位于气管左侧、左主支气管近端部分的主动脉弓。它是由一段胚胎右位主动脉弓中断形成的。右弓的远端和右锁骨下动脉起始部之间中断，导致形成了一个正常的左位主动脉弓（图 31.3）。在右颈总动脉与右锁骨下动脉起始部之间的右弓中断，使右锁骨下动脉附着于右位主动脉弓的远端部分。结果，胚胎右主动脉弓远端部分和右锁骨下动脉共同构成并发育成主动脉弓的迷走右锁骨下动脉（图 31.4）[7-11]。随着右颈总动脉起始部近端的右主动脉弓中断，其远端将作为变异右无名动脉存留，形成右锁骨下动脉和右颈总动脉。这三种类型的左位主动脉弓各有左或右动脉导管。双侧动脉导管极为罕见。当左侧主动脉弓有正常的头颈血管分支模式时，无论左右动脉导管是否存在，气管和食管周围均未形成血管环或吊带。当右锁骨下动脉或无名动脉起始异常时，迷走动脉在食管后斜行。当右动脉导管位于异常动脉和右肺动脉之间时，气管和食管周围形成完整的血管环。血管环由升主动脉、左位主动脉弓、降主动脉、迷走右锁骨下动脉或无名动脉、右动脉导管、右肺动脉和肺动脉干及下方的心脏共同组成。若左侧动脉导管持续存在，则血管环不完整，在左侧气管和食管周围形成一个血管吊带。

右位主动脉弓

右位主动脉弓（图 31.5，视频 31.1）是指主动脉弓位于气管右侧右主支气管近端上方，由胚胎左主动脉弓中断形成。左锁骨下动脉起始部远端中断形成右位主动脉弓，是一个正常分支模式的镜像（图 31.5）。左弓在左颈总动脉与左锁骨下动脉起始部之间或左颈总动脉近端中断，导致右位主动脉弓伴迷走左锁骨下动脉（图 31.6）[7-12] 或左无名动脉。所有类型右位主动脉弓可有左或右动脉导管，但双侧动脉导管极为罕见。除极少数的病例报道右降主动脉与左肺动脉之间存在左动脉导管外，正常镜像分支模式的右位主动脉弓无论是否存在左或右动脉导管，均不形成血管环或吊带 [13-16]。当左锁骨下动脉或左无名动脉起源异常时，迷走动脉在食管后斜行走行。当迷走动脉与左肺动脉之间存在左动脉导管时，在气管和食管周围形成完整血管环（图 31.7）。血管环由升主动脉、右位主动脉弓、降主动脉、迷走左锁骨下动脉或无名动脉、左动脉导管、左肺动脉和肺动脉干及下方的心脏共同组成（视频 31.2）。当右侧动脉导管持续存在时，血管环不完全，在气管和右侧食管周围形成血管吊带。右位主动脉弓可独立存在，但这一发现提醒检查者应评估胎儿有无血管环和（或）心内异常的可能性 [17-18]。

双主动脉弓

双主动脉弓（视频 31.3）是指存在两个主动脉弓，气管左右侧各一个 [7-10]。与之相比，双管或双腔主动脉弓则位于气管同一侧。如果左右两侧主动脉弓的任何节段均未中断（图 31.8），那么假设的双主动脉弓模型则持续存在。一侧动脉导管会持续存在，通常是左侧，也有双侧导管的报道 [19]。因此，在气管和食管周围形成一个环。该环由两个主动脉弓在降主动脉处连接而成。每个主动脉弓发出同侧颈总动脉和锁骨下动脉。在大多数双主动脉弓病例中，双主动脉弓均通畅。很少有其中一个弓存在闭锁段 [20]。

当主动脉弓位于左侧时，降主动脉通常在左侧，通过膈肌的主动脉裂孔进入腹部。当存在右位主动脉弓时，降主动脉从右侧开始，向左平缓弯曲，通过膈肌左侧正常的主动脉裂孔进入腹部。降主动

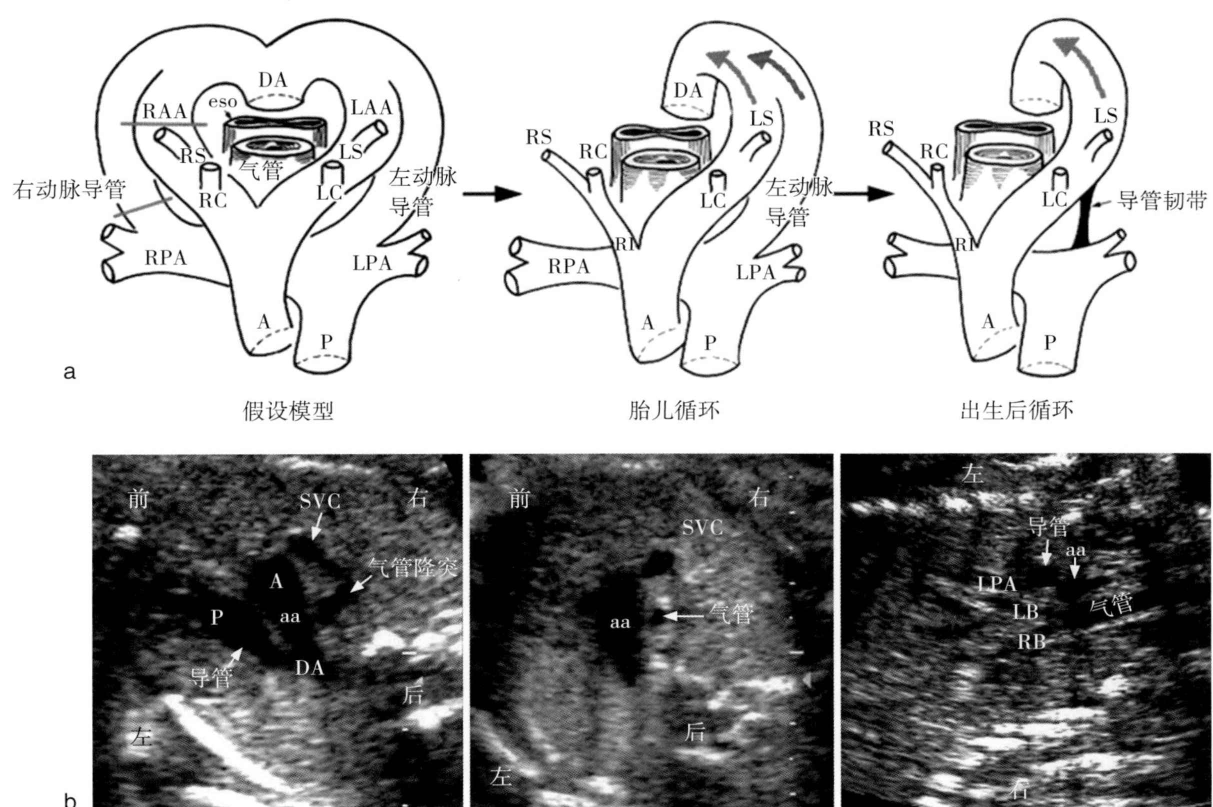

图 31.3 正常左位主动脉弓伴左动脉导管。a. 假设模型。左图中的红线表示退化消失。在胎儿循环中，主动脉弓（红色箭头）和左侧动脉导管（蓝色箭头）在降主动脉处形成"V"形汇合。在出生后的循环中，左侧动脉导管关闭后形成动脉导管韧带。b. 胎儿超声心动图。在短轴切面（左图）中，主动脉和导管弓在连接至隆突左侧的降主动脉时呈"V"形。在略高的短轴切面（中图）中，可见气管左侧腊肠形主动脉弓。在冠状位（右图），主动脉弓的横截面在远端气管的左侧。主动脉弓的下方和外侧可见导管弓。SVC= 上腔静脉；A= 升（腹）主动脉；aa= 主动脉弓；P= 主肺动脉；DA = 降（背）主动脉；LPA= 左肺动脉；LB= 左主支气管；RB= 右主支气管；RAA= 右位主动脉弓；LAA= 左位主动脉弓；RC= 右颈总动脉；RS= 右锁骨下动脉；LS= 左锁骨下动脉；LC= 左颈总动脉；eso= 食管；RPA= 右肺动脉；RI= 右无名动脉

脉的这种中线移位是平缓的，因此气管与降主动脉没有交叉，但食管下段可轻度受压。

食管后主动脉弓弯曲

在这种罕见的异常中，降主动脉近端部分在主动脉弓的对侧（图 31.9）[21-22]。这需要主动脉弓在气管和食管后方向另一侧形成一个额外的弧形才能到达降主动脉。这种罕见异常的发生机制已被许多人阐述过，本章不再介绍，因为对理解这种相当复杂和多变的形态很难有帮助。右位主动脉弓比左位主动脉弓更常见。当出现右位主动脉弓时，弓部在气管右侧段依次发出左颈总动脉、右颈总动脉和右锁骨下动脉（图 31.9）。然后主动脉弓向左侧急转弯，向左倾斜，通常向下汇入对侧降主动脉。左锁骨下动脉起源于横弓至降主动脉的移行部[22]。可以认为它是迷走动脉，因为它是右位主动脉弓的最后一支而不是第一支。然而，它并不像其他类型的迷走动脉那样具有食管后部分。大多数情况下，左锁骨下动脉通过一个憩室起自主动脉。憩室顶端通过动脉导管与左肺动脉相连，在气管和食管周围形成完整的血管环。食管后主动脉弓弯曲与近端降主动脉向另一侧弯曲不同，引起食管受压，且气管不同程度受压。

颈主动脉弓

主动脉弓在上纵隔中的位置有可能非常高，被称为颈主动脉弓（视频 31.4），其定义为主动脉弓高于锁骨水平。可发生于右位主动脉和（或）头颈部血管的异常分支。它与食管后主动脉弓的关系已被认识。此外，在大量颈主动脉弓病例中发现了主动脉弓异常迂曲、阻塞和动脉瘤。

根据是否存在血管环或吊带将主动脉弓异常

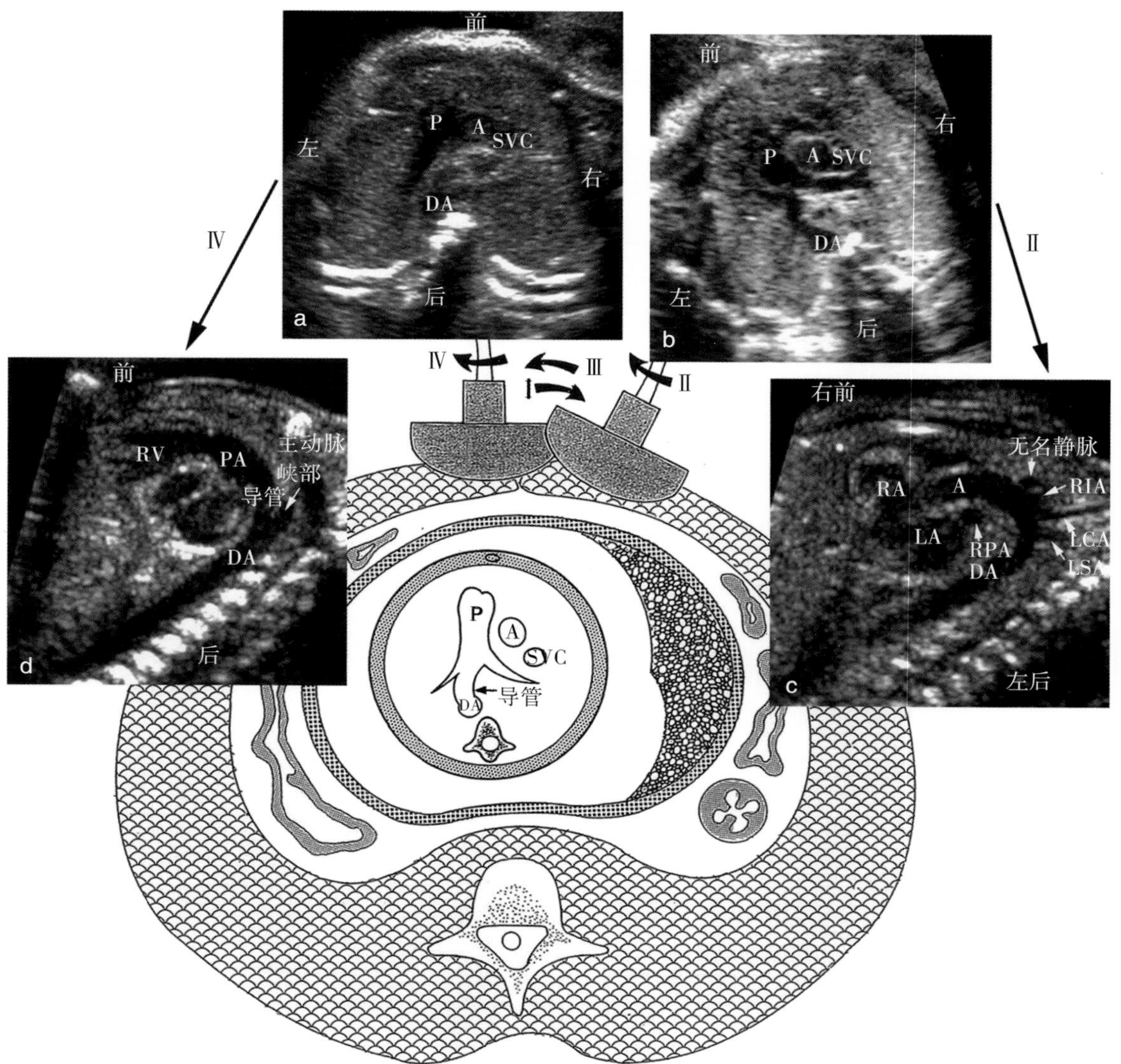

图 31.3（续） c. 仰卧头位胎儿主动脉弓和导管弓切面的合成图。探头从看到 3 条血管的位置开始扫描（图 a）。步骤Ⅰ：将探头沿胎儿胸部移动，在三血管切面中可以观察到升主动脉和降主动脉相互垂直且位置紧密（图 b）。步骤Ⅱ：顺时针或逆时针旋转探头 90° 可见主动脉弓呈棒棒糖状（图 c）。步骤Ⅲ：将探头移回到三血管切面，可见主肺动脉和降主动脉平行对齐（图 a）。步骤Ⅳ：探头顺时针或逆时针旋转 90° 可观察到导管弓呈曲棍球状（图 d）。SVC= 上腔静脉；A= 升（腹）主动脉；P= 主肺动脉；DA= 降（背）主动脉；PA= 肺动脉；RV= 右心室；LA= 左心房；RA= 右心房；RPA= 右肺动脉；RIA= 右无名动脉；LCA= 左颈总动脉；LSA= 左锁骨下动脉。图 a 经许可，引自 Yoo SJ, et al. Ultrasound Obstet Gynecol,2003,22(5):535−546[7]。图 c 经许可，引自 Yoo, et al.Ultrasound Obstet Gynecol,1999,14(1):29–37[36]

分为 3 类：①存在血管环或吊带的主动脉弓异常；② 存在血管吊带的主动脉弓异常；③不存在血管环或吊带的主动脉弓异常（表 31.1）。

胎儿主动脉弓异常的超声诊断

正常主动脉弓

主动脉弓和动脉导管可通过沿主动脉弓和导管弓的垂直横断面和斜矢状面来评估[7,23-29]。二维和三维彩色及能量多普勒有助于纵隔血管结构的检查[26,30-32]。主动脉弓的评估可以从三血管切面开始。在此平面上，升主动脉位于中线右侧，降主动脉位于脊柱左前方。在稍微向头侧的平面，升主动脉和降主动脉通过气管左侧的“腊肠”形主动脉弓连接在一起。在相同或稍靠尾端的成像平面上，动脉导管在左侧进一步向外侧连接主肺动脉和降主动脉。主动脉弓和动脉导管共同在降主动脉处形成“V”形汇合。汇合处在稍倾斜的位置看起来呈“Y”形结构。在这些切面上，动脉导管直径一致，而当主动脉弓在发出头臂干时向远端变窄。主动脉峡部

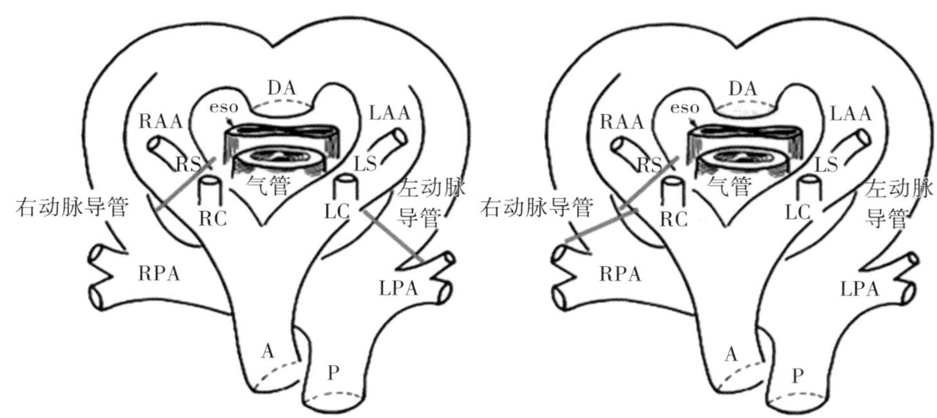

图31.4 合并迷走右锁骨下动脉的左主动脉弓发育模型。红色线表示退化消失的部分。在大多数情况下左动脉导管持续存在，并形成血管吊带。右动脉导管持续存在较少见，可沿气管和食管左侧形成血管环。DA= 降主动脉；RAA= 右位主动脉弓；LAA= 左位主动脉弓；RS= 右锁骨下动脉；LS= 左锁骨下动脉；RC= 右颈总动脉；LC= 左颈总动脉；eso= 食管；RPA= 右肺动脉；LPA= 左肺动脉；P= 主肺动脉；A= 升主动脉

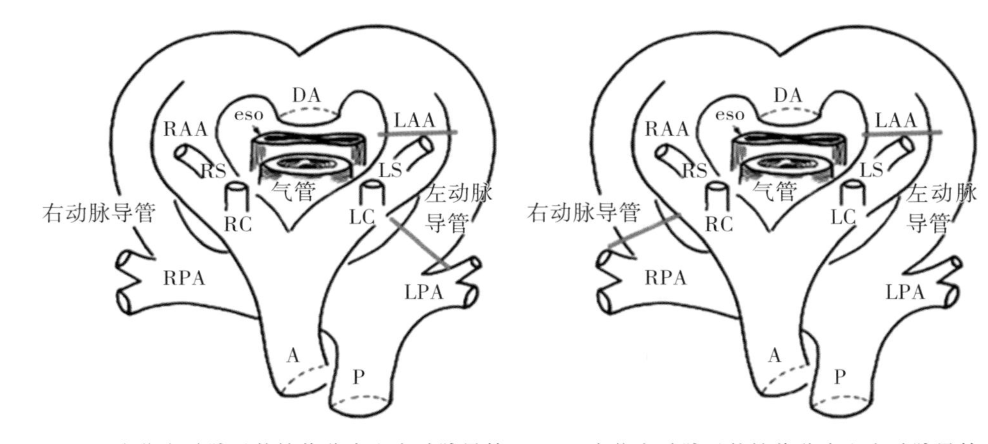

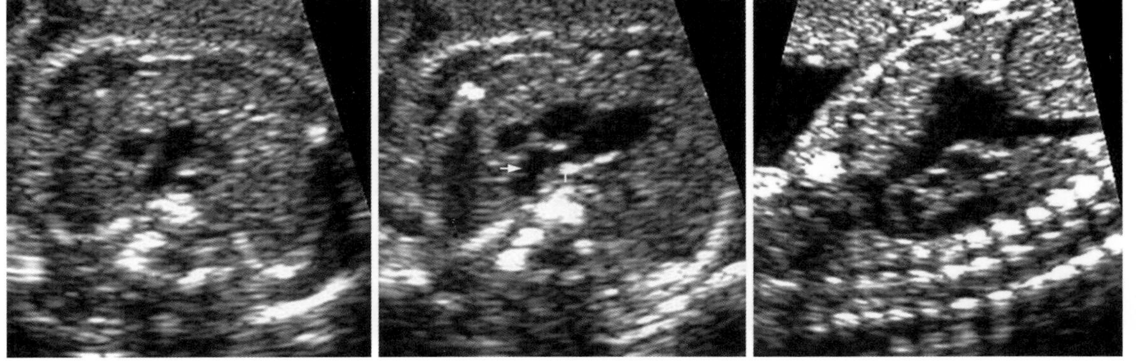

图 31.5 右位主动脉弓伴镜像头臂分支。a. 发育模型。红色线条表示退化消失的部分。如右图所示，一种情况通常是左动脉导管永久存在。另一种情况是气管和食管周围均未形成血管环或吊带。b. 法洛四联症胎儿超声心动图短轴切面（左图）显示主动脉弓位于气管右侧。胎儿超声心动图在主动脉弓平面以下的轴面和矢状面显示动脉导管连接右位主动脉弓的下面和右肺动脉。DA= 降主动脉；RAA= 右位主动脉弓；LAA= 左位主动脉弓；RS= 右锁骨下动脉；LS= 左锁骨下动脉；RC= 右颈总动脉；LC= 左颈总动脉；eso= 食管；RPA= 右肺动脉；LPA= 左肺动脉；P= 主肺动脉；A= 升主动脉

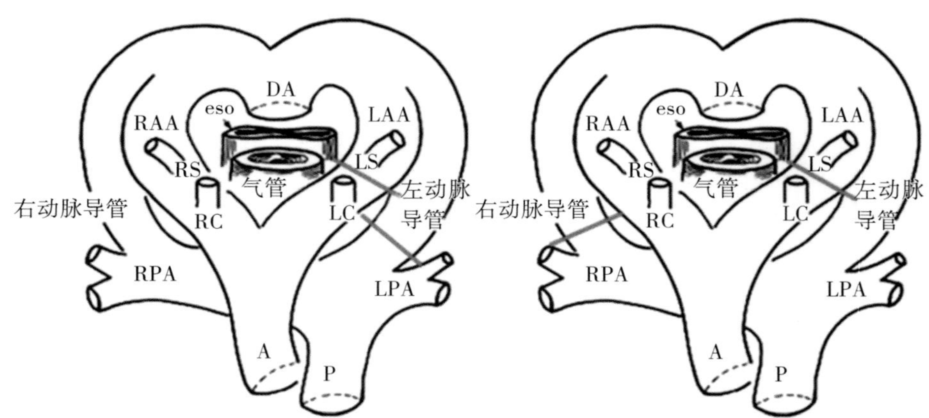

右位主动脉弓伴迷走左锁骨下动脉和右动脉导管　右位主动脉弓伴迷走左锁骨下动脉和左动脉导管

图 31.6 右位主动脉弓伴迷走左锁骨下动脉的发育模型。红色线条表示退化消失的部分。在这种情况下，通常是左动脉导管永久存在，并在气管和食管周围形成血管环。右动脉导管持续存在，且合并气管和食管的不完全血管环比较少见。DA= 降主动脉；RAA= 右位主动脉弓；LAA= 左位主动脉弓；RS= 右锁骨下动脉；LS= 左锁骨下动脉；RC= 右颈总动脉；LC= 左颈总动脉；eso= 食管；RPA= 右肺动脉；LPA= 左肺动脉；P= 主肺动脉；A= 升主动脉

a

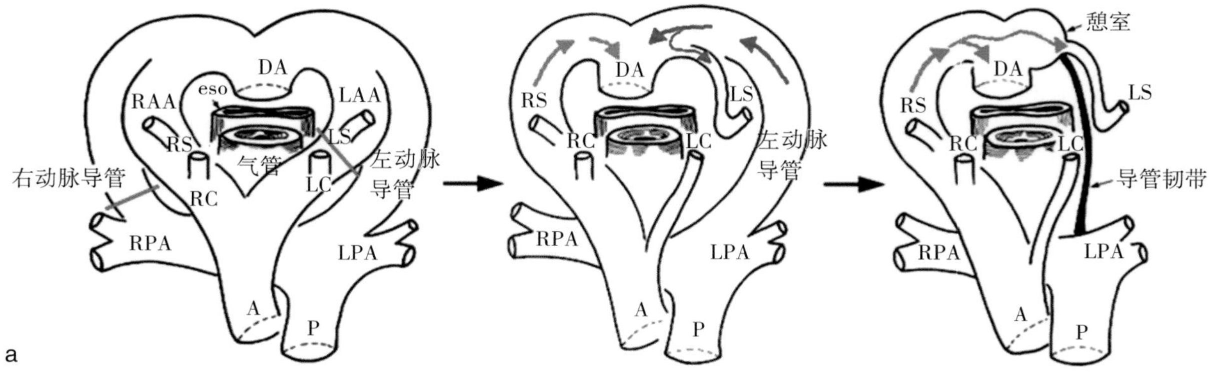

假设模型　胚胎循环　出生后的循环

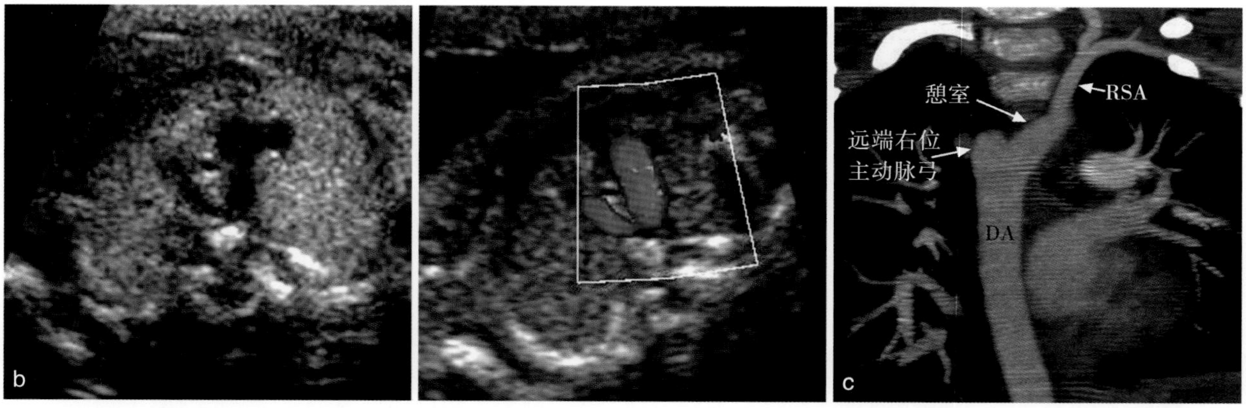

b　c

图 31.7 右位主动脉弓伴迷走左锁骨下动脉和左动脉导管。a. 发育模型。红色线条表示退化消失的部分。在胎儿期，右位主动脉弓、远端左位主动脉弓、左动脉导管和主肺动脉干构成围绕气管和食管的“U”形血管襻。“U”型襻的两个分支与心脏相连，形成完整的血管环。出生后，当动脉导管闭合时，迷走左锁骨下动脉的近端部分，即胚胎期的左位主动脉弓远端部分持续存在，成为 Kommerell 憩室。在胎儿期，左锁骨下动脉这一特殊节段的血流方向相反。b. 胎儿超声心动图显示在气管的侧面和后面有一个“U”形的血管环。注意升主动脉和主肺动脉干之间的间隙相当大。c. 另一例胎儿出生后的计算机断层扫描血管造影（CTA）显示右位主动脉弓伴起自 Kommerell 憩室的迷走左锁骨下动脉。DA= 降主动脉；RAA= 右位主动脉弓；LAA= 左位主动脉弓；RS/RSA= 右锁骨下动脉；LS= 左锁骨下动脉；RC= 右颈总动脉；LC= 左颈总动脉；eso= 食管；RPA= 右肺动脉；LPA= 左肺动脉；P= 主肺动脉；A= 升主动脉

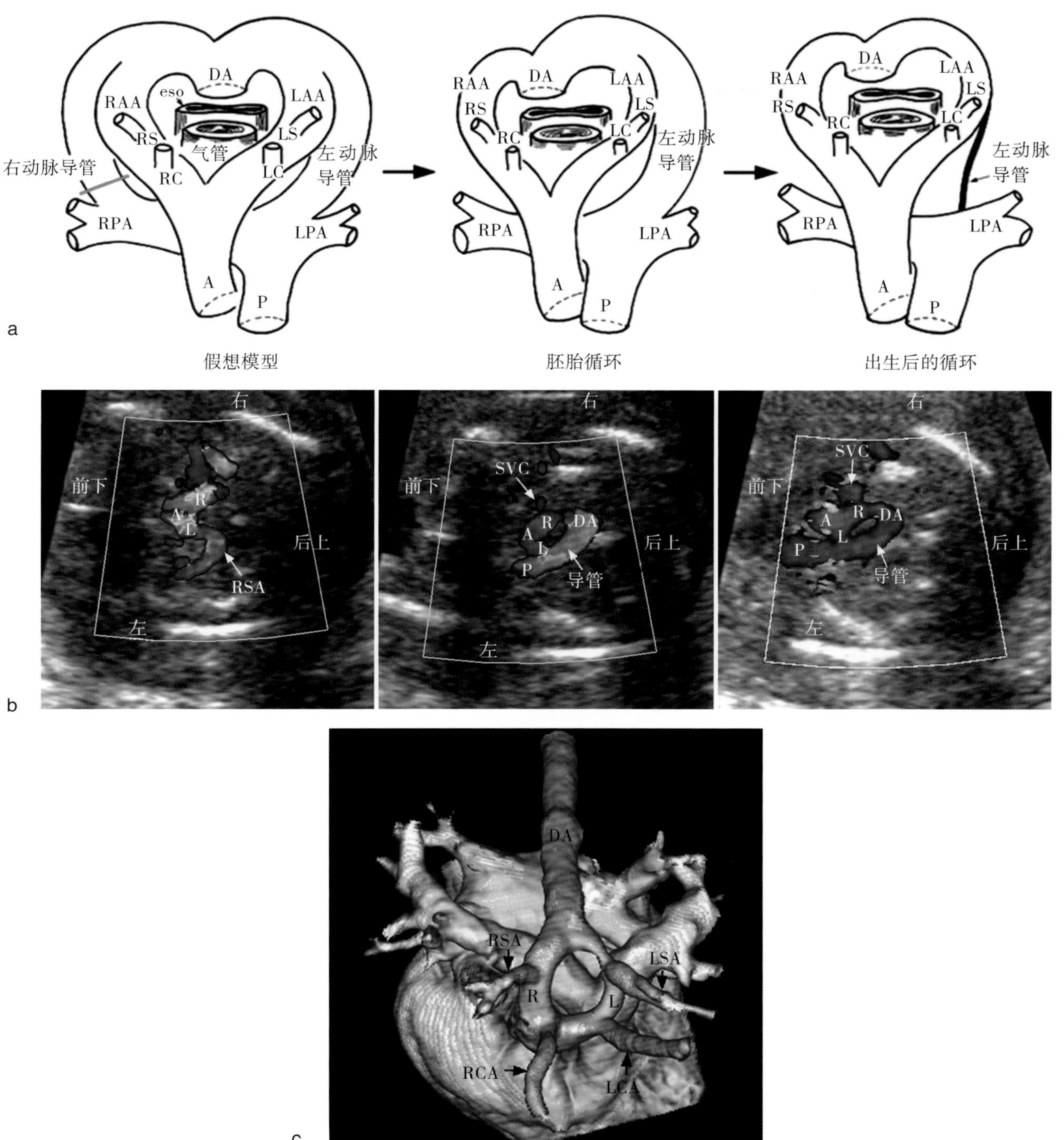

图 31.8 双主动脉弓。a. 发育模型。两个未闭的弓形结构环绕气管和食管。左动脉导管通常通畅。b. 胎儿超声心动图显示一个呈"9"字形的血管结构完全环绕气管。c. 另一个患儿出生后 CTA 显示双主动脉弓。右弓比左弓粗。每一弓都发出同侧颈总动脉和锁骨下动脉。DA= 降主动脉；RAA= 右位主动脉弓；LAA= 左位主动脉弓；RS/RSA= 右锁骨下动脉；LS/LSA= 左锁骨下动脉；RC= 右颈总动脉；LC= 左颈总动脉；eso= 食管；RPA= 右肺动脉；LPA= 左肺动脉；P= 主肺动脉；A= 升主动脉；SVC= 上腔静脉；RCA= 右冠状动脉；LCA= 左冠状动脉；R= 右；L= 左。图 b 经许可，引自 Yoo SJ, et al. Ultrasound Obstet Gynecol，2003, 22(5): 535–546[7]

是主动脉弓最狭窄的部分，其直径与动脉导管相似[33]。需要强调的是，没有粗大的血管结构跨过气管后方中线。在气管后方见到的血管可能是异常的食管后主动脉弓或主动脉弓异常分支，或者是肺动脉吊带中的迷走左肺动脉在气管与食管之间异常走行。评估三血管切面、向头部扫描检查主动脉

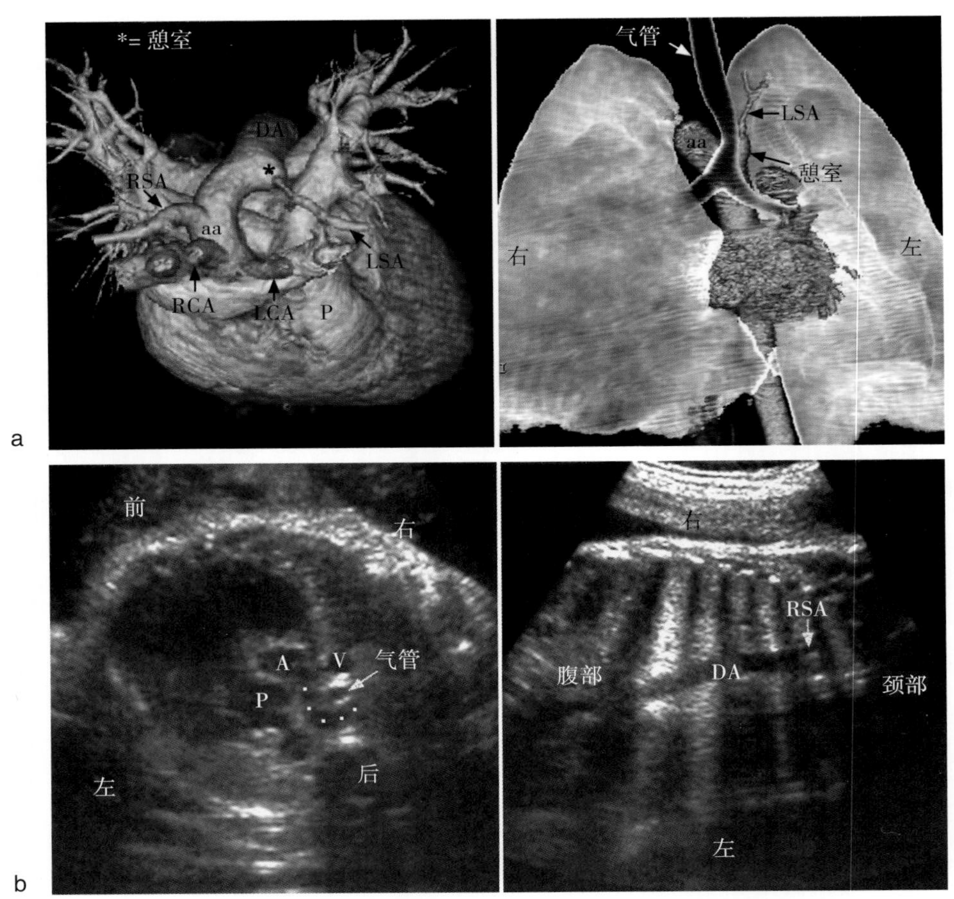

图 31.9 食管后主动脉弓弯曲。a. 一例出生后患儿的 CTA 三维重建图，可见右位主动脉弓在气管（和食管）后方形成一个弯曲后到达左侧降主动脉。左锁骨下动脉经 Kommerell 憩室起自降主动脉顶端。b. 另一例胎儿的超声心动图。在横切面（左图）可见主动脉在气管左侧形成一个弓，然后向右转行于气管后方。白点标记了主动脉和主动脉弓的走行。冠状位切面（右图）显示降主动脉在右侧。DA= 降主动脉；RSA= 右锁骨下动脉；LSA= 左锁骨下动脉；RCA= 右冠状动脉；LCA= 左冠状动脉；P= 主肺动脉；aa= 主动脉弓；A= 升（腹）主动脉；V= 静脉。图 b 经许可，引自 Yoo SJ, et al. Ultrasound Obstet Gynecol,2003,22(5):535–546[7]

表 31.1 伴或不伴血管环或吊带的主动脉弓异常

血管环
· 双主动脉弓
· 右位主动脉弓伴迷走左锁骨下动脉或无名动脉及左动脉导管
· 有镜像分支的右位主动脉弓，左动脉导管位于左肺动脉与右侧降主动脉之间
· 左位主动脉弓伴迷走右锁骨下动脉或无名动脉及右动脉导管
· 食管后主动脉弓弯曲
血管吊带
· 左位主动脉弓伴迷走右锁骨下动脉或无名动脉和左动脉导管
· 右位主动脉弓伴迷走左锁骨下动脉或无名动脉及右动脉导管
· 食管后主动脉弓弯曲
无血管环或吊带
· 有镜像分支的右位主动脉弓和右 / 左动脉导管

弓和导管弓与气管的关系是诊断胎儿血管环的必要条件[34–35]。主动脉弓与气管的关系也可在沿气管倾斜的冠状平面上判断[7,26]。在这个平面上，主动脉弓的横截面在左主支气管的近端之上，动脉导管的横截面或左肺动脉的斜切面在左主支气管的远端之上（图 31.3b，右图）。斜矢状位所见的主动脉弓和导管弓分别像棒棒糖和曲棍球棒状。可以从三血管切面选择合适的成像平面（图 31.3c）[36]。超声探头在三血管切面中与升主动脉和降主动脉对齐的位置开始，顺时针或逆时针旋转 90° 可以看到主动脉弓的棒棒糖状图像。主动脉弓通常起自纵隔中央深处和左右心房头侧部分之间的间隙，然后发出头臂干。超声探头在三血管切面对准主肺动脉和降主动脉开始旋转 90° 可以看到导管弓曲棍球棒状图像。由于动脉导管是主肺动脉的延伸，导管似乎紧靠前胸壁后方并且起自前纵隔。因为大多数情况下升主动脉位置比主肺动脉更靠前，因此在大动脉转位时主动脉弓呈曲棍球棒状，

导管弓呈棒棒糖状。因此，识别主动脉弓和导管不应仅仅依靠弓的形状，还应通过它是否发出头臂干来判断。

血管环

观察血管环的最佳方法是超声心动图在多个横断面上缓慢扫描胎儿上纵隔[7,23-29]。有些血管环通过二维成像能很容易看到，但另一些可能需要三维重建才能发现。在表 31.1 列出的 5 种血管环中，只有双主动脉弓仅由血管结构即可组成闭环。在其他类型中，需要考虑进心脏才形成闭环。因此，双主动脉弓的典型形态很容易被超声心动图识别为真正的血管环（图 31.8），而其他形态则显示为一个向前开放的襻（图 31.7）。

我们还应该注意到，每种类型的血管环在形态和大小上都有许多变化。在双主动脉弓中，大约 90% 的病例是一个弓部较粗且高于另一个弓部。在大多数内脏正位的病例中，右位主动脉弓是较大的血管，并且有左侧动脉导管和左侧降主动脉。血管环和导管可在单一平面成像，呈现“6”或“9”形[7,27]。当升主动脉在斜位偏离平面时，两个主动脉弓和动脉导管与降主动脉合并，看起来像一个三叉戟[37]。两个弓其中一个是闭锁的。这种情况很难和具有异常分支的单侧弓相鉴别，因为血管的闭锁段难以被识别。

罕见弯曲的食管后主动脉弓[7,21-22]大多发生于右位主动脉弓和左动脉导管的病例中，并形成完整的血管环。在气管右侧向后斜行，弓部向左下急速转折并与左侧的降主动脉相连。这难以与双主动脉弓伴有闭锁段鉴别。通常，主动脉弓延伸至胸廓入口水平，形成颈弓。

右位主动脉弓伴迷走左锁骨下动脉或无名动脉及左动脉导管并不少见。三血管及相邻切面可见“U”形血管环[7,25-29]。“U”型襻的开口端朝前，襻顶端位于气管后方（图 31.7b）。“U”型襻的两端是主动脉弓和导管，分别通过升主动脉和主肺动脉干与心脏相连。无心室流出道梗阻时，两端大小相似。右位主动脉弓的其他征象包括三血管切面中肺动脉干与升主动脉之间的间隙，以及在三血管和四腔心切面上的右侧或中位降主动脉。左位主动脉弓伴迷走右锁骨下动脉或无名动脉和右动脉导管形成血管环的情况罕见[38]。在这种情况下，血管襻的近端（即升主动脉和肺动脉干）在从心脏发出时相互交叉，形成 γ 形或带状襻（图 31.4）。另一种罕见形式的血管环与具有头臂干镜像分支的右位主动脉弓相关，左动脉导管连接左侧肺动脉和右侧降主动脉，位于气管和食管的后方和左侧[14-16]。

血管吊带

血管吊带代表单个或多个血管不完全环绕气管和（或）食管，见于左位或右位主动脉弓合并迷走锁骨下动脉或无名动脉及与主动脉弓同侧动脉导管（图 31.4，图 31.6）。升主动脉、主动脉弓和迷走动脉共同形成血管吊带包绕气管和食管，并且在主动脉弓对侧开口。迷走锁骨下动脉或无名动脉在气管后延伸至主动脉弓的另一侧，是一个相对小的血管结构，在左位主动脉弓中比右位主动脉弓更常见。这与形成血管环的情况相反，血管环在右位主动脉弓时更常见。

另一种罕见但众所周知的血管吊带是肺动脉吊带，它起源于气管右前方的肺动脉干远端的左肺动脉，通过气管与食管之间的间隙转向左肺（图 31.10）[39]。肺动脉吊带通常与气管的异常分支和狭窄相关。

无血管环或吊带的主动脉弓异常

除了极少数的病例，镜像分支型的右位主动脉弓也可以和正常的左位主动脉弓一样，与血管环或吊带无关（图 31.5b）[14-16]。另外，动脉导管通常没有镜像形式，在大多数情况下，是左侧动脉导管而不是右侧动脉导管持续存在于无名动脉和左肺动脉之间。

发病率和相关畸形

据报道，主动脉弓异常的发病率因研究人群的不同而不同。大样本的尸检结果表明，左位主动脉弓伴右锁骨下动脉变异是最常见的主动脉弓异常，发生率为 0.5%[6]。然而，在低风险胎儿中，最常见的是右位主动脉弓合并左锁骨下动脉变异，发生率为 0.1%[24,28]。尸检结果与产前检查结果的差异可能是由于胎儿超声检查难以检测到左位主动脉

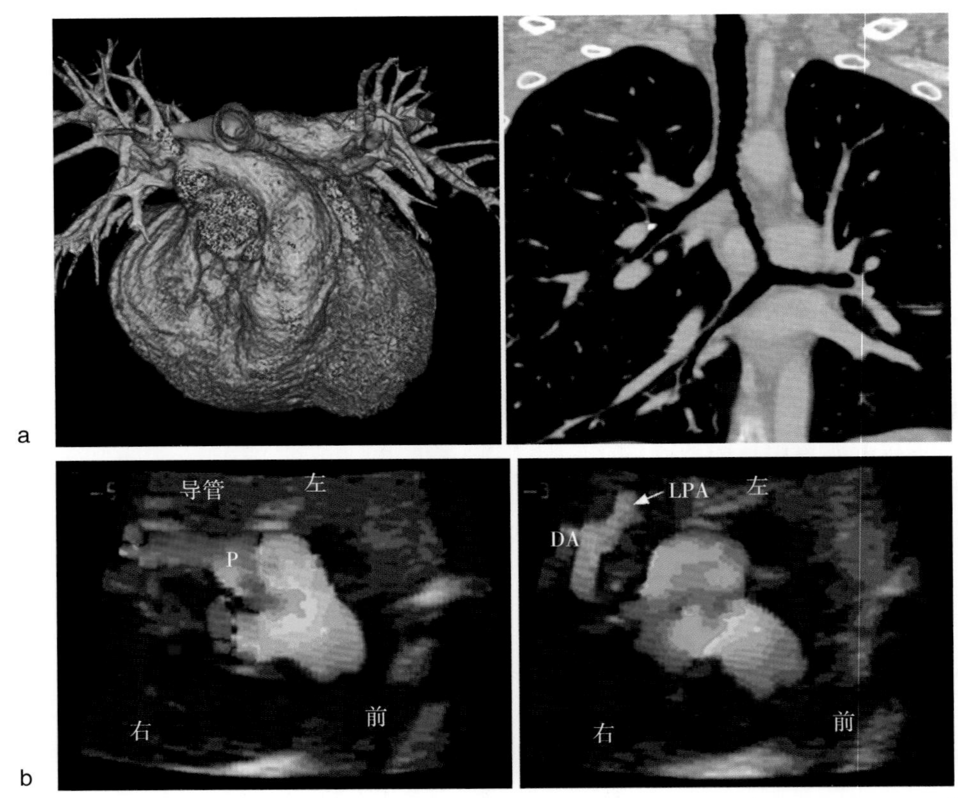

图 31.10 肺动脉吊带。a. 患者 CTA 三维重建显示左肺动脉起自主肺动脉的远端，走行至气管后方和食管前方的左侧。密度增强部分显示支气管树的异常分支模式，异常支气管至右上、中叶肺与气管分叉之间的远端气管有比较长的一段狭窄。上气管分叉过高为正常隆突，而下分叉过低。有人认为上分叉为隆突，垂直变窄部为左主支气管，至右下叶的为“桥支气管”。b. 另一例胎儿的超声心动图显示，左肺动脉在降主动脉前方异常向右延伸（右图）。向左通过动脉导管下方的间隙。LPA= 左肺动脉；DA= 降（背）主动脉。图片由日本关西医科大学 Hirakata 医院的 Hirokazu Yorioka 博士友情提供

弓伴右锁骨下动脉变异。单独的右位主动脉弓是不常见的，没有明显的相关发病率或死亡率 [18,40–41]。右位主动脉弓镜像分支 90% 以上的病例与先天性心脏病（CHD）相关 [5,12,14]。这种相关性在法洛四联症或共同动脉干患者中尤其常见，其发生率在受累患者中为 15%~35%[42]。右位主动脉弓伴迷走左锁骨下动脉与 CHD 相关明显较低（＜ 20%）[42]，且最常见于室间隔缺损。左位主动脉弓伴右锁骨下动脉变异与 CHD 的相关性不常见。双主动脉弓通常单独出现，但很少伴有其他心脏缺陷，如大动脉转位 [43]、主动脉弓中断 [44] 或肺动脉交叉分支 [45]。食管后主动脉弓弯曲通常单独存在，但很少与室间隔缺损和二叶式主动脉瓣相关 [46]。

主动脉弓异常常与染色体 22q11 微缺失有关 [2,18,28,40,44,47–48]。胎儿染色体序列显示 22q11 微缺失在右位主动脉弓胎儿中的发生率为 8%，如果与 CHD 相关则发生率为 46%[28]。然而出生以后，孤立性右位主动脉弓异常的病例中 20% ~ 25% 的患者有 22q11 微缺失 [2,18,47]。此外，超过 50% 的心内畸形和 22q11 微缺失的患者也有主动脉弓异常 [49]。在圆锥动脉干畸形中，锁骨下动脉异常是染色体 22q11 微缺失的重要解剖标志，与主动脉弓的偏侧性无关 [50]。锁骨下动脉异常包括降主动脉的异常起源、孤立起源、肺动脉的远端导管起源和锁骨下动脉的颈部起源。在圆锥动脉干异常合并锁骨下动脉异常中，染色体 22q11 微缺失占 75% 以上，而不合并锁骨下动脉异常，染色体 22q11 微缺失仅占 30% 以下。研究还表明，如果存在右锁骨下动脉异常，则唐氏综合征的风险会增加 [51–52]。因此当发现主动脉弓异常时，建议进行胎儿染色体核型分析，尤其是当伴有 CHD、心外畸形或胎儿颈部透明层厚度增加时 [28]。

出生后的临床表现和处理

有血管环的主动脉弓异常可引起气管和（或）食管压迫的症状和体征，包括喘鸣、咳嗽、哮喘、

呼吸窘迫、呼吸暂停、肺炎反复发作、吞咽困难和窒息[53-54]。通常，气管和（或）食管被压迫得越严重，临床表现就会越早出现[9-11,40,48,54-58]。双主动脉弓中的血管环通常较紧，因此患儿会比较早地出现症状。但是有双主动脉弓异常的患儿也可能没有症状[59]。右位主动脉弓的血管环伴迷走左锁骨下动脉和左动脉导管往往阻塞较轻，临床常不存在气管或食管压迫的表现[60]。大多数受血管吊带影响的儿童没有明显的气管或食管压迫症状，除非肺动脉吊带导致远端气管长段固有狭窄。

治疗方式为手术分离血管环结构[8-10,55]。胸腔镜辅助下行儿童血管环离断术是一种安全可行的方法，并且呈增长趋势[61-63]。离断可明显引起气管或食管压迫的迷走锁骨下动脉，并使之与同侧颈总动脉相连接。巨大的 Kommerell 憩室可以重塑，因为它可能发展为动脉瘤样扩张，即使在解除血管环后仍继续压迫气管和食管[12,64-66]。伴有气管软化的患者其症状可持续数月，但可逐渐缓解[67]。

视　频

视频 31.1a　二维图像显示右位主动脉弓和动脉导管。胎儿无心内异常，仅存在孤立性右位主动脉弓和右动脉导管。

视频 31.1b　彩色多普勒显示右位主动脉弓及动脉导管。

视频 31.1c　能量多普勒成像显示右位主动脉弓和动脉导管。

视频 31.2a　三血管切面二维超声图像显示血管环。右位主动脉弓伴左动脉导管和迷走左锁骨下动脉，最终形成血管环。动脉导管和主动脉弓呈“U”形。

视频 31.2b　彩色多普勒的超声图，与 31.2a 图切面相同。

视频 31.2c　能量多普勒成像，与图 31.2a 的切面相同。

视频 31.3a　三血管切面二维成像显示双主动脉弓。向头侧扫描，可看到环绕气管的左位和右位主动脉弓。

视频 31.3b　彩色多普勒成像显示双弓。

视频 31.4a　三血管切面二维超声显示颈主动脉弓。

视频 31.4b　彩色多普勒成像，与图 31.4a 切面相同。

视频 31.4c　能量多普勒成像，与图 31.4a 切面相同。

参考文献

[1] Moulaert AJ, et al. Circulation, 1976,53(6):1011–1015.
[2] McElhinney DB, et al. J Am Coll Cardiol, 2001,37(8):2114–2119.
[3] Digilio M, et al. Images Paediatr Cardiol, 2005,7(2):23–34.
[4] Becker AEAR. Cardiac Embryology: a Help or a Hindrance in Understanding Congenital Heart Disease. New York: Futura,1984.
[5] Edwards JE. Med Clin North Am,1948,32:925–949.
[6] Edwards JE. A J Tech Methods Pathol.Lab Investig, 1953,2(1):56–75.
[7] Yoo SJ, et al. Ultrasound Obstet Gynecol, 2003,22(5):535–546.
[8] Chun K, et al. Ann Thorac Surg, 1992,53(4):597–602, discussion3.
[9] Van Son JA, et al. Mayo Clinic Proc, 1993,68(8):743–747.
[10] Kocis KC, et al. Pediatr Cardiol, 1997,18(2):127–132.
[11] Donnelly LF, et al. AJR Am J Roentgenol, 2002, 178 (5):1269–1274.
[12] Cina CS, et al. J Vasc Surg, 2004,39(1):131–139.
[13] Schlesinger AE, et al. Pediatr Radiol, 1995,25(6):455–457.
[14] McElhinney DB, et al. Pediatr Cardiol, 2001,22(4):285–291.
[15] Han JJ, et al. Ann Thorac Surg, 2001,71(2):729–731.
[16] Zachary CH, et al. Pediatr Cardiol, 2001,22(1):71–73.
[17] Razon Y, et al. J Am Soc Echocardiogr, 2014,27(12):1352–1358.

本章完整参考文献，请扫描以上二维码在线查看。若需下载，请登录 www.wpcxa.com “下载中心”下载。

第 32 章

主动脉缩窄与主动脉弓中断

Max E. Godfrey, Wayne Tworetzky

引　言

缩窄（拉丁语为 Coarctation）是指主动脉狭窄，常发生在峡部，是由于局限性的后壁突起组织导致峡部管腔狭窄。这是一种较为常见的先天性心脏病（CHD），每 10 000 例活产婴儿中有 3~5 例，约占所有 CHD 患儿的 5%[1-4]。尽管主动脉缩窄相对普遍，但它仍被认为是胎儿较难诊断的病变之一[5]，只有约 1/3 的病例在产前被诊断出来[6-7]。如本章所述，这种低检出率可能是由于胎儿循环的独特性，围生期发生的生理和解剖变化，尤其是动脉导管与主动脉峡部之间的关系所致。

缩窄理论

关于主动脉缩窄有许多胚胎学理论，这些理论与诊断胎儿主动脉缩窄的方式有关。19 世纪中叶，缩窄是由出生后某个时期的“炎症”引起的还是本身就是先天性畸形仍存在争议[8-9]。早期的理论是主动脉导管组织的收缩会引起远端狭窄[9]，若是这种情况，缩窄是出生之后发生的。然而，随后的研究表明，虽然确实有一个环绕峡部的导管组织吊带，但在正常胎儿中却没有，可能是由于主动脉弓与导管处的弓 – 降主动脉连接异常，再加上出生后导管组织收缩，导致血流动力学障碍所致[10-12]（图 32.1，图 32.2）。

众所周知，诊断胎儿主动脉缩窄比较困难，部分原因为常规四腔心切面难以显示[5]，以及缺乏有临床意义的远端阻塞征象。在胎儿中，导管组织没有收缩，胎儿动脉导管的主动脉端拓宽了血液流过的狭窄峡部通道。然而，在胎儿期，流过峡部的血流通常很少[13]。实际上，在出生前并没有通过主动脉峡部的既定血流，因为上半身血液仅由左心室和主动脉弓提供，而下半身和胎盘血液由右心室通过动脉导管提供。因此，存在任何血流动力学障碍都会导致血流的重新分配。那么只有 1/2~2/3 需要外科手术干预的主动脉缩窄胎儿可以观察到或者检测到主动脉峡部有加速的血流信号，也就不足为奇了[14-15]。

胎儿诊断

胎儿主动脉缩窄的诊断大多数都集中在一些间接指标上，而不是直接证明是否存在峡部缩窄和缩窄环。有趣的是，文献记录最早的胎儿诊断报告证实了主动脉缩窄环[16]。然而，首次对胎儿主动脉缩窄的系统研究是在 24 例胎儿中进行的，这些胎儿的诊断基于心室比例失调，即右心室和肺动脉大于左心室和主动脉。当研究者对 8 名主动脉弓发育不良的患儿弓部进行观察检测时，却没有发现任何主动脉缩窄的特征。尽管正确地诊断了 24 例胎儿中的 18 例弓部畸形，但他们承认很难区分主动脉缩窄和主动脉弓中断（参见下文）[17]。这是多项研究中第一项强调“胎儿的心室比例失调可能是产后主动脉缩窄指标”的研究[15,18-21]，尽管有不同程度的敏感度和特异度[22]。随后许多研究小组观察并测量主动脉弓、峡部和动脉导管，以及“三支血管”或“三支血管和气管”的异常[14,15,21,23-28]（图 32.3）。与心室比例失调研究相似，许多研究表明，左侧结构（主动脉）和右侧结构（主肺动脉或动脉导管）之间的相对大小差异对主动脉缩窄诊断有意义，而缩窄环的实际意义并不是很重要。但是，值得注意的是，主动脉峡部和弓横部的测量在该诊断中很重要[15,21,26]。

存在引流至冠状窦的左上腔静脉在主动脉缩窄诊断中仍有一定争议。一项研究显示左上腔静脉

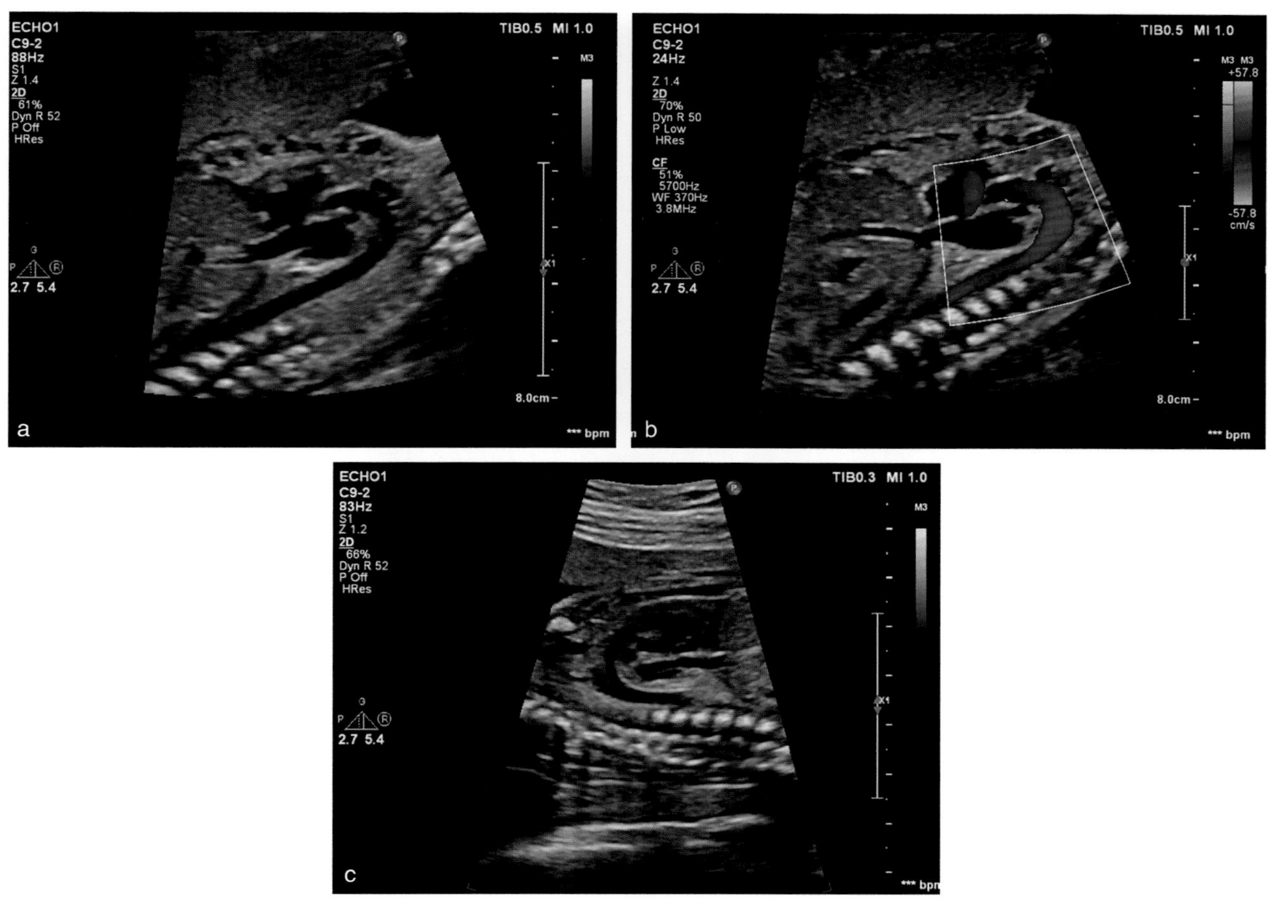

图 32.1 正常胎儿主动脉弓。a~b. 正常主动脉弓，后壁光滑，峡部无血流障碍。c. 导管和主动脉弓融合处的峡部区域

的存在与主动脉缩窄密切相关，其中一半主动脉缩窄的胎儿有这种异常，而这种情况的发生率大约为 0.3%[29]。但是，不久之后发表的另一篇论文发现，尽管心脏发育异常的胎儿左上腔静脉的发生率确实有所增加，但无论是否存在缩窄，左上腔静脉的发生率与心脏发育异常相似[30]，另一项研究表明存在左上腔静脉 可以减少需要手术干预主动脉缩窄的可能性[15]。因此，左上腔静脉似乎是心室比例失调而不是缩窄的标志。

主动脉缩窄的胎儿左心系统相对较小的原因尚未有合理地解释。有人认为这是由于左心室舒张末期压力升高（由于缩窄），卵圆孔右向左分流减少，右心室容量负荷增加及左心室充盈不足引起的[15,31]。与该理论一致的是，据报道出生后经证实存在缩窄的胎儿其左向右分流的发生率增加[27,32]。然而，有一部分胎儿卵圆孔开放受限或闭合导致右向左分流及流经左心系统的血流减少，加之主动脉缩窄共同导致左心系统发育不良。

使用心室大小差异作为存在主动脉缩窄的标志，问题之一就是左右心室不对称可能是正常现象，尤其是在妊娠前 3 个月的时候[33]（图 32.4）。进一步研究发现，随着妊娠的进行，主动脉缩窄的诊断准确性会降低[15,21,32,34]，尽管在妊娠后期的某些发现比妊娠早期更具有差异性，但敏感度和特异度却降低了[28]。

关于胎儿主动脉缩窄的诊断，还有许多其他考虑因素，与左心和右心结构大小差异关系不大。通常与缩窄相关的病变应引起重视，这样可以提高诊断准确性[35]（表 32.1）。约 60% 的主动脉缩窄患者存在二叶主动脉瓣畸形[36]，有时可通过胎儿超声心动图来明确诊断[37]。同样，许多主动脉缩窄病例与心内病变，特别是室间隔缺损、二尖瓣异常、左室流出道梗阻[38–39]及更复杂的 CHD 有关，包括不均衡型房室管畸形、左心室双入口，伴有体循环梗阻的复杂大动脉转位、右心室双出口，更准确地说是 Taussing-Bing 综合征等异常[26,40–47]。虽

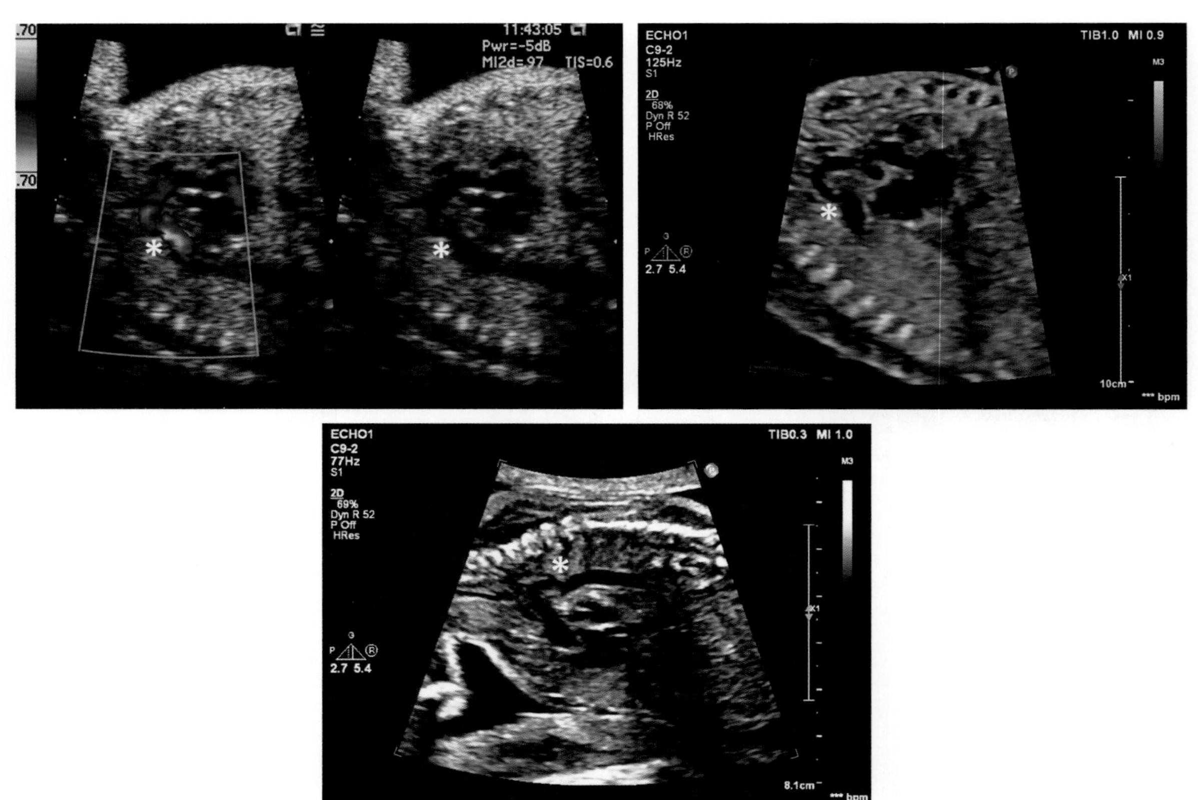

图 32.2　胎儿主动脉缩窄。注意主动脉弓插入导管弓部呈“3”字形结构。星号提示远端缩窄环，彩色血流成像时该位置可见湍流

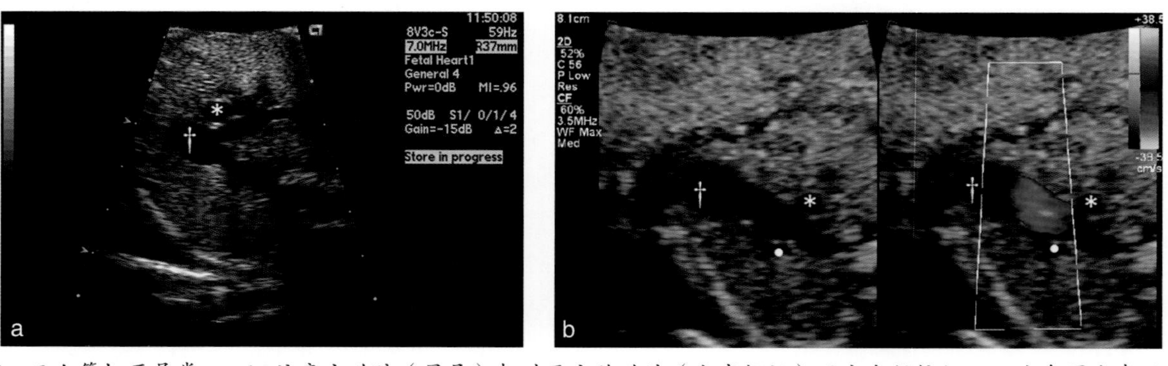

图 32.3　三血管切面异常。a~b. 注意主动脉（星号）相对于主肺动脉（十字标记）而言内径较细。b. 白色圆点表示左上腔静脉

然左锁骨下动脉不是相关的病变，但长期以来人们都知道左锁骨下动脉在主动脉缩窄时向远侧移位 [48-49]，并且证明这一发现在有心室差异的情况下对缩窄的产前诊断是有意义的 [50]。

某些遗传综合征通常与主动脉缩窄有关，它们的存在比正常情况更应该引起重视。这些综合征包括特纳综合征 [51]、PHACE 联合症 [52]、VACTERL 联合症 [53] 和 Kabuki 综合征 [54]。

相反，单纯右位主动脉弓似乎不太支持主动脉缩窄的诊断。认为这是由于在右位主动脉弓中，主动脉弓和导管弓部的几何形状不同，导致经过主动脉弓和峡部的血流相对较多，而经过导管的血流较少 [10,55]。同样，肺血流量减少的病变不太可能与主动脉缩窄有关 [56]。

在先天性心脏缺陷中，主动脉缩窄很容易被漏诊和延误诊断 [6,57]，而漏诊会带来灾难性的后果，因此提高诊断准确性非常重要，产前诊断与改善预后有关联 [19]。然而根据多项研究结果，我们尚未实现主动脉缩窄的确定性诊断，尤其是我们缺乏较高的阴性结果预测值。

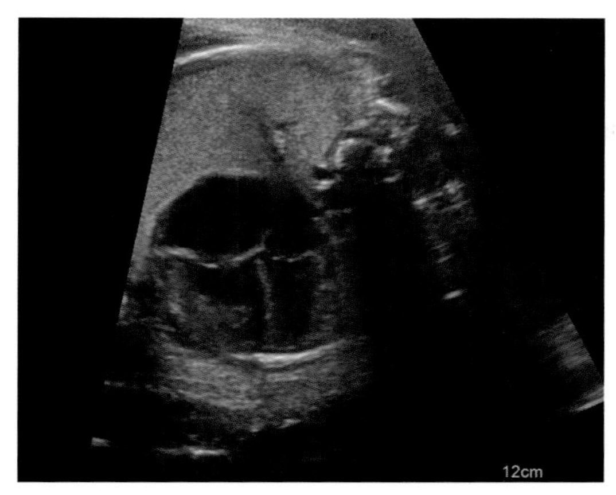

图 32.4　32 周胎儿正常产前检查，发现左右心比例失调，右心室更大，怀疑主动脉缩窄

我们机构的临床实际操作方法是向孕妇们说明怀疑胎儿有主动脉缩窄，但要解释清楚不一定能最终确诊，并提及相关病变和遗传综合征的可能性。在这种咨询中，我们会与孕妇讨论不同分娩方式的风险及益处。如果怀疑主动脉缩窄，我们的建议是宁可谨慎一些。我们称其为“好消息—好消息”模式。我们建议在有小儿心脏急救能力的医院分娩。如果在动脉导管关闭后进行产后检查，发现婴儿没有主动脉缩窄，这是个好消息！如果婴儿确实有缩窄，那么好消息是婴儿可以在合适的地方接受适当的治疗。

主动脉弓中断

主动脉弓中断是指升主动脉和降主动脉之间的管腔连续性中断[58]。 Celoria 和 Patton 将中断的主动脉弓分为 3 个亚组（图 32.5）[59]：A 型为左锁骨下动脉起点远端的中断，是一种极端形式的缩窄；B 型为左颈总动脉起点和左锁骨下动脉之间的中断；C 型为无名动脉和左颈总动脉之间的中断。

表 32.1　主动脉缩窄和主动脉弓中断的常见临床和遗传学关系

发现	主动脉缩窄	主动脉弓中断
胎儿左右心差异	常见	常见
二叶主动脉瓣畸形	常见	常见
室间隔缺损	常见	非常常见
右位主动脉弓	少见	少见
22q11 微缺失	少见	非常常见
特纳综合征	常见	少见
PHACE 综合征	常见	少见

B 型最常见，占 52%~84%，A 型占 13%~47%，C 型仅占 1%~3%[60-65]。主动脉弓中断是一种罕见畸形，每 100 000 例活产儿中有 2 例[4]，甚至在三级转诊胎儿超声中心也可能每年只能遇到 1 例[66-67]。主动脉弓中断在胎儿中很难诊断，很难区分缩窄或中断，尤其是介于缩窄和主动脉弓中断 A 型之间的生理性相似者[17,30,66]。92%~100% 的患者可能为主动脉弓中断合并室间隔缺损，尤其是后部融合不良型室间隔缺损[65,68-69]（图 32.6），而缩窄的病例可能有 25%~50% 合并室间隔缺损[38,70-71]。对所有疑似室间隔缺损的胎儿，应谨慎考虑是否也存在主动脉缩窄或主动脉弓中断，因为可能是室间隔缺损的转诊提示了弓部梗阻的存在。目前，主动脉弓中断的产前诊断率尚不确定，但一直在增加，可能略高于主动脉缩窄，为 43%~62%[66,72-73]。

胎儿主动脉弓中断与主动脉缩窄生理学略有不同，因为主动脉弓和导管弓之间不存在管腔连续性。因此，下半身的整个血液供应（及上半身的部分血液供应取决于中断的部位）必须通过主肺动脉 - 动脉导管。主动脉弓中断胎儿的左右心结构存在差异，特别是主动脉瓣小，主动脉瓣与肺动脉瓣相比尺寸较小，升主动脉与主肺动脉内径之比较小等[66,74]。目前尚不清楚这些发现在主动脉弓中断中是否比在缩窄中更为明显，尽管可以推测在血流

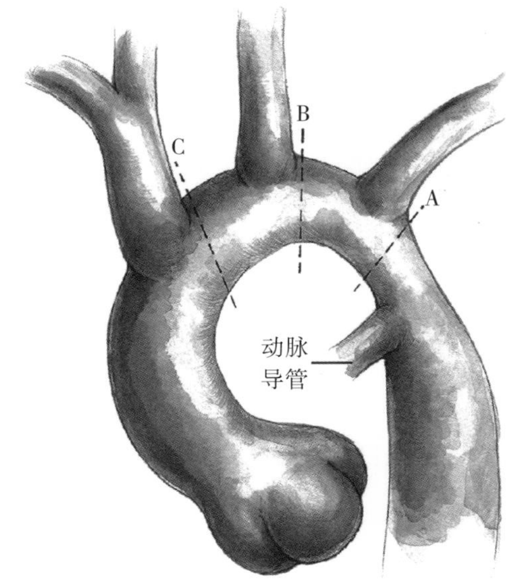

图 32.5　主动脉弓中断的 celoria 和 patton 分类。A、B、C 分别表示弓可能中断的部位。经许可，引自 Jonas RA. Comprehensive Surgical Management of Congenital Heart Disease. 2nd ed. Boca Raton, FL: CRC Press,2002[97]

动力学上确实如此。

在胎儿超声心动图上，主动脉弓中断可能很明显，因为导管弓和主动脉弓之间没有连接，升主动脉直接向头颅方向延伸分支到无名动脉（在右锁骨下动脉异常的情况下为右颈总动脉）和左颈总动脉，形成明显的 y 形外观（图 32.7）。但是，与 22q11.2 微缺失（见下文）的常见关联及其伴随的胸腺发育不良会使弓部成像更具挑战性，因为胸腺干扰了弓部的成像[66]。胸腺缺失可能是提示主动脉弓中断诊断的线索之一[75]。三维或者四维超声

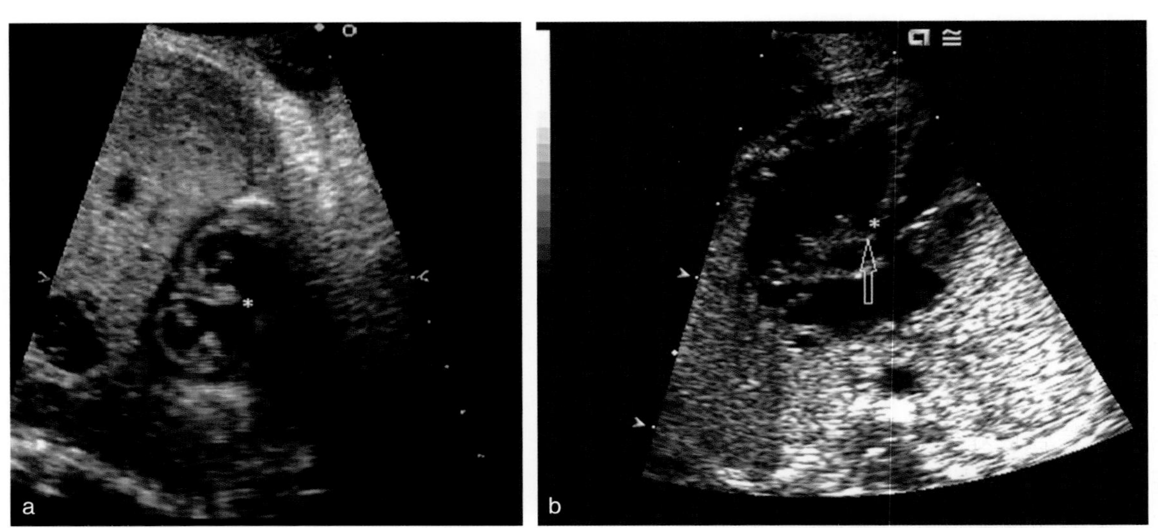

图 32.6 主动脉弓中断合并室间隔缺损。星号表示缺损的位置。a. 巨大的心室圆锥间隔部缺损。b. 心室圆锥间隔向后偏斜（箭头），侵占左室流出道

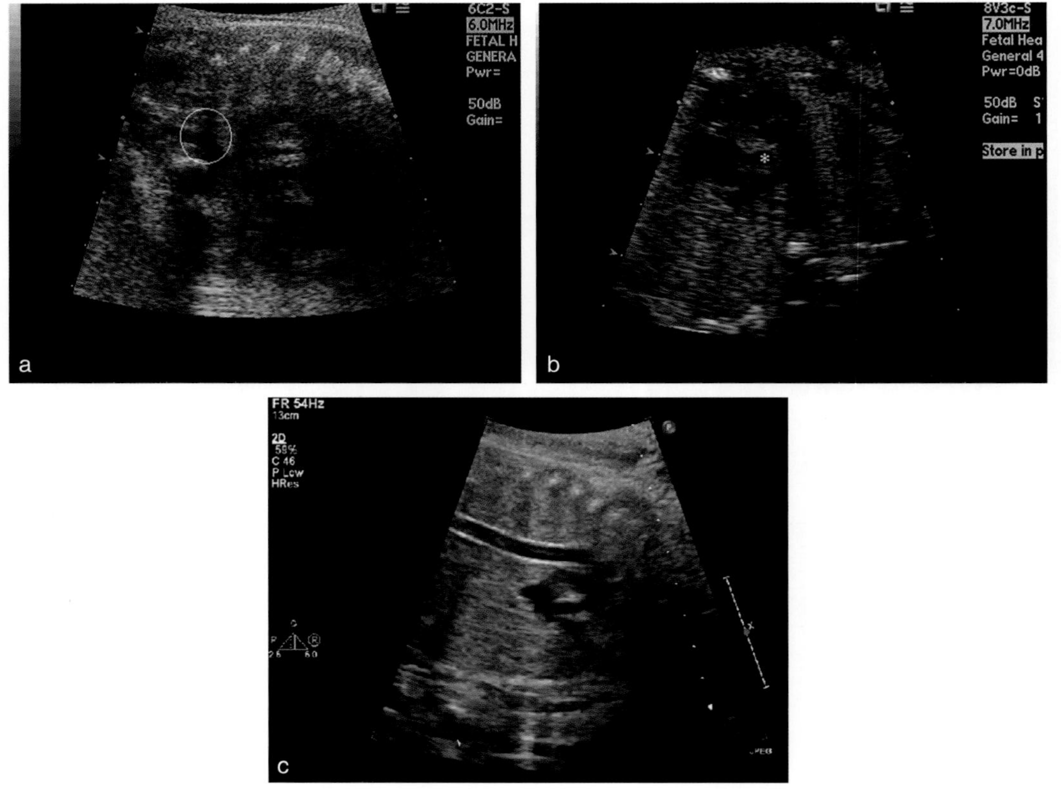

图 32.7 主动脉弓中断的主动脉。a. B 型主动脉弓中断由升主动脉分支组成的左右颈总动脉形成 Y 形征（圆圈所示），该胎儿的右锁骨下动脉异常。注意圆圈中升主动脉和右动脉导管弓之间的间隙。b. 主动脉横切面可见很小的升主动脉（星号）。c. 举例说明，主动脉弓中断胎儿如何将导管弓误认为是正常的主动脉弓

心动图技术的使用可能会增加诊断的灵敏度，尤其是在检测弓分支异常方面 [66–67]。

主动脉弓中断可能与缩窄一样，与大动脉转位及其变异有关，也可能与右心室双出口特别是 Taussing-Bing 畸形有关 [42–44,46,61,64]。然而，主动脉弓中断也与特殊的心脏结构畸形有关，如共同动脉干和主 – 肺动脉窗。在 11%~23% 的共同动脉干病例中存在主动脉弓中断 [77–80]，相反，主动脉弓中断中，共同动脉干仅占 11%[81]。同样，主动脉弓中断是主 – 肺动脉窗最常见的相关病变，占 12%~38%[82–85]，而仅 7.3% 的主动脉弓中断患者中存在主 – 肺动脉窗 [86]。因此，对胎儿任何类似病变的诊断都应注意是否存在主动脉弓梗阻或中断的可能。

主动脉弓中断可能与多种遗传综合征相关，包括特纳综合征和 VACTERL 综合征 [66]。最常见的是与 22q11.2 微缺失相关，主动脉弓中断是与此基因型相关的最常见的圆锥动脉干畸形之一。在 45%~57% 的主动脉弓中断胎儿中存在 22q11.2 微缺失 [66–67,87–89]，如果出现弓部分支异常，则更为普遍 [89]。在 B 型主动脉弓中断中，22q11.2 微缺失与主动脉弓中断之间的关联特别强，而在 A 型中则少得多 [67,89–90]。

结　语

尽管人们希望随着技术进步及初诊临床医生认识的提高，主动脉缩窄和主动脉弓中断的检出率都将提高，但是二者的产前诊断仍具有挑战性。一些 [91–92]（但不是全部 [93]）专业学会建议对整个主动脉弓进行影像学检查。我们的临床实践是尽可能用二维和彩色多普勒成像技术检查所有胎儿的主动脉弓矢状面（candy-cane 切面）和轴面。我们发现当胎儿脊椎向上弯曲时，通常最容易获得 candy-cane 切面图。许多中心正在使用三维或四维技术对胎儿主动脉弓成像（图 32.8，视频 32.1）[94–96]，尽管目前其附加诊断价值尚不明确。然而，只要临床表现有高度怀疑的指征，并且产后评估降低了门槛，其诊断价值似乎是可以肯定的。

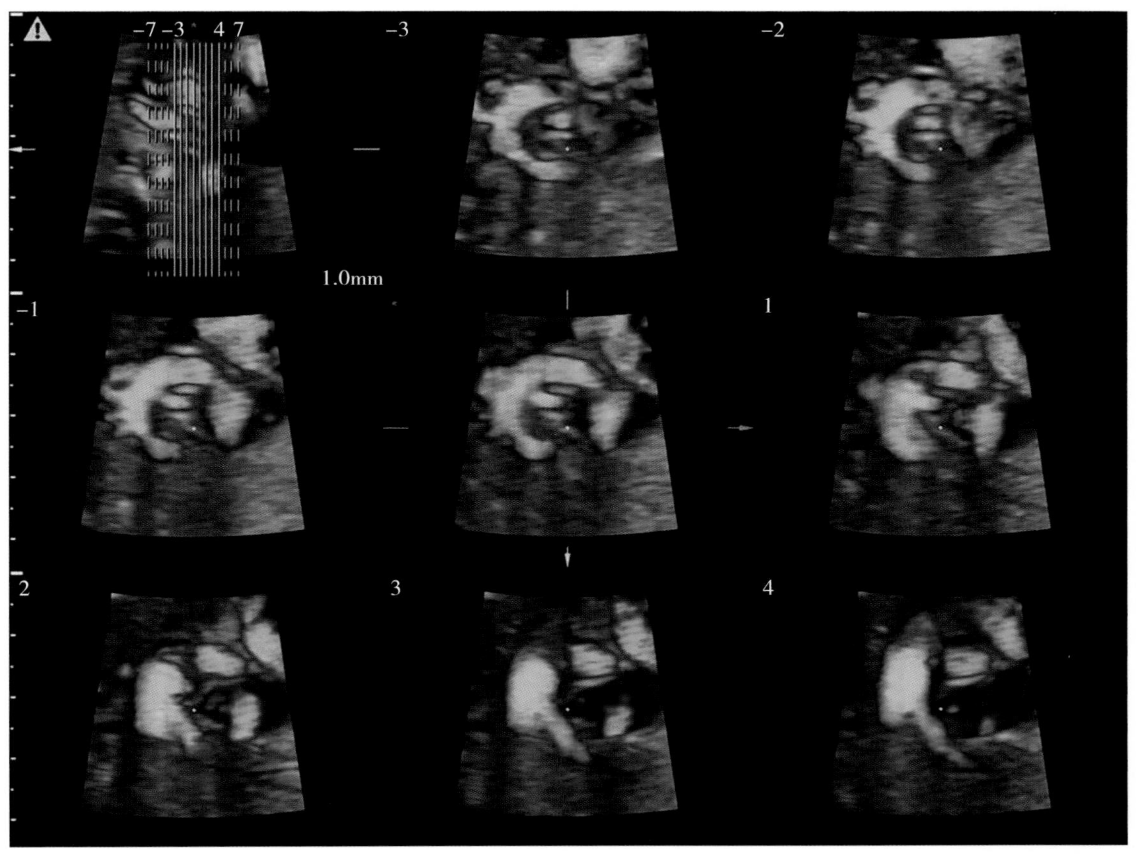

图 32.8 胎儿主动脉缩窄。用时间 – 空间相关成像技术获得的容积数据呈现的断层扫描超声成像。图像由 S.Yagel 和 S.Cohen 友情提供

视　频

视频 32.1 1 例主动脉缩窄的患儿图像。由时间 – 空间相关成像技术采集的数据进行断层扫描超声成像。

参考文献

[1] Hoffman JI. 1995. Pediatr Cardiol,1995,16:103–113.
[2] Samanek M, et al. Pediatr Cardiol,1989,10:205–211.
[3] Hoffman JI, Kaplan S. J Am Coll Cardiol,2002,39:1890–1900.
[4] Samanek M, Voriskova M. Pediatr Cardiol,1999, 20:411–417.
[5] Simpson JM. Ann Pediatr Cardiol,2009,2:41–50.
[6] Liberman RF, et al. Pediatrics,2014,134: e373–381.
[7] McCandless RT, et al. Pediatr Cardiol,2012,33:1160–1164.
[8] Anonymous. Edinb Med Surg J, 1846,65:413–448.
[9] Craigie D. Edinb Med Surg J, 1841,56:427–462.
[10] Rudolph AM, et al. Am J Cardiol, 1972,30:514–525.
[11] Rosenberg HS. Perspect Pediatr Pathol, 1973,1:339–368.
[12] Ho SY, Anderson RH. Br Heart J, 1979,41:268–274.
[13] Rudolph AM. Circ Res, 1985,57:811–821.
[14] Jowett V, et al. Ultrasound Obstet Gynecol, 2012,40:47–54.
[15] Matsui H, et al. Circulation, 2008,118:1793–1801.
[16] Allan LD, et al. Br Heart J, 52:471–473.
[17] Allan LD, et al. Br Heart J, 1988,59:356–360.
[18] Benacerraf BR, et al. J Ultrasound Med, 1989,8:65–69.
[19] Franklin O, et al. Heart, 2002,87:67–69.
[20] Quartermain MD, et al. J Am Soc Echocardiogr, 2009,22: 1296–1301.
[21] Gomez-Montes E, et al. Ultrasound Obstet Gynecol, 2013, 41:298–305.
[22] Brown DL, et al. J Ultrasound Med, 1997,16:95–99.
[23] Vinals F, et al. Ultrasound Obstet Gynecol, 2003,22:358–367.
[24] Slodki M, et al. J Ultrasound Med, 2009,28:1313–1317.
[25] Hornberger LK, et al. Circulation, 1992,86:741–747.
[26] Hornberger LK, et al. J Am Coll Cardiol, 1994,23:417–423.
[27] Bronshtein M, Zimmer EZ. Ultrasound Obstet Gynecol, 1998,11:254–257.
[28] Gomez-Montes E, et al. Prenatal Diagnosis, 2014,34(12): 1198–1206.
[29] Pasquini L, et al. Heart, 2005,91:539–540.
[30] Head CEG, et al. Heart, 2005,91:1070–1074.
[31] Kenny D, Hijazi ZM. Cardiol J, 2011,18:487–495.
[32] Sharland GK, et al. Heart, 1994,71:70–75.
[33] Sharland GK, Allan LD. Ultrasound Obstet Gynecol, 1992,2:175–181.
[34] Jung E, et al. Prenat Diagn, 2007,27:695–698.
[35] Durand I, et al. Pediatr Cardiol, 2015,36:1248–1254.
[36] Roos-Hesselink JW, et al. Heart, 2003,89:1074–1077.
[37] Paladini D, et al. Ultrasound Obstet Gynecol, 2002,20: 30–34.
[38] Becker AE, et al. Circulation, 1970,41:1067–1075.
[39] Anderson RH, et al. Br Heart J, 1983,50:176–181.
[40] Parr GV, et al. J Thorac Cardiovasc Surg, 1983,86:280–287.
[41] Bevilacqua M, et al. J Am Coll Cardiol, 1991,18:559–568.
[42] Huber C, et al. Eur J Cardiothorac Surg, 2011,39:213–220.
[43] Tchervenkov CI, Korkola SJ. Semin Thorac Cardiovasc Surg Pediatr Card Surg Annu, 2001,4:71–82.
[44] Lacour-Gayet F, et al. Circulation ,1997,96: II-328–334.
[45] Wetter J, et al. Eur J Cardiothorac Surg,20:816–823.
[46] Choi KH, et al. Pediatr Cardiol, 2016,37:160–166.
[47] Alsoufi B, et al. Eur J Cardiothorac Surg, 2008,33:244–250.
[48] Kantoch M, et al. Pediatr Cardiol, 1992,13:164–169.
[49] Dodge-Khatami A, et al. Ann Thorac Surg, 2005,80:1652–1657.
[50] Sivanandam S, et al. Pediatr Cardiol, 36:1376–1381.
[51] Sybert VP. Pediatrics, 1998,101: E11.
[52] Metry D, et al. Pediatrics, 2009,124:1447–1456.
[53] Khoury MJ, et al. Pediatrics, 1983,71:815–820.
[54] Digilio MC, et al. Am J Med Genet, 2001;100:269–274.
[55] McElhinney DB, et al. Ann Thorac Surg, 1999,67:1194–1202.
[56] Hutchins GM. Am J Pathol, 1971,63:203–214.
[57] Chang RK, et al. Arch Pediatr Adolesc Med, 2008,162:969–974.
[58] Backer CL, Mavroudis C. Ann Thorac Surg, 69:S298–307.
[59] Celoria GC, Patton RB. Am Heart J, 1959,58:407–413.
[60] Schreiber C, et al. Eur J Cardiothorac Surg, 1997,12:466–469, discussion 469–470.
[61] Serraf A, et al. J Thorac Cardiovasc Surg, 1996,112:1150–1160.
[62] Menahem S, et al. Pediatr Cardiol, 1992,13:214–221.
[63] McCrindle BW, et al. J Thorac Cardiovasc Surg, 2005,129: 343–350.
[64] Brown JW, et al. Eur J Cardiothorac Surg, 2006,29:666–673, discussion 673–674.
[65] Freedom RM, et al. Am J Cardiol, 1977,39:572–582.
[66] Vogel M, et al. Am J Cardiol, 2010,105:727–734.
[67] Volpe P, et al. Ultrasound Obstet Gynecol, 2010,35:302–309.
[68] Van Praagh R, et al. Am J Cardiol, 1971,27:200–211.

本章完整参考文献，请扫描以上二维码在线查看。若需下载，请登录 www.wpcxa.com“下载中心”下载。

第 33 章 胎儿期心肌、心内膜、心包病变和胎儿心肌病

Simone R.F. Fontes Pedra, Carlos A.C. Pedra

引 言

心内膜、心肌及心包疾病的表现、病因和病程多种多样[1]，胎儿超声心动图技术为这些疾病的早期发现提供了理想工具[2–8]。根据胎儿心室扩张和收缩功能减低的特点和（或）心室肥大的程度及部位，可以早期发现心肌和心内膜病变。这些病变可能系胎儿系统性异常、母体疾病或其他疾病所致，如双胎输血综合征或贫血[2,6–8]。利用胎儿超声心动图技术排查家族性心肌疾病的临床需求越来越多[9]，这类疾病虽然不多见，但产前或产后均可导致不良预后。本章将对这类疾病进行介绍。

心内膜疾病

心内膜弹性纤维组织增生症

心内膜弹性纤维组织增生症（EFE）的特点是心内膜弹性蛋白和胶原蛋白沉积、心室肥厚及心内膜增厚[10]，由于胎儿心肌纤维化，致使心肌中非收缩性成分增加，损害了心肌的收缩和舒张功能[11]。心内膜增厚或是由于心室壁张力持续且增加引起，或继发于心肌缺血和损伤、二尖瓣反流，或多种因素综合作用。此外，EFE 严重程度似乎随着年龄的增长而增加。其病因有多种：母亲病毒感染、缺氧、血管和代谢性疾病及染色体异常等，也可能是特发性的[10,12–14]。尽管该病的发病机制尚不清楚，但人们认为炎性反应会对其产生影响[15]。这种疾病通常是散发性的，据报道家族性病例约占 10%[10]。患者心肌炎或心肌纤维化的存在、与慢性心肌炎相似的临床表现等证据，支持该病的发生与病毒有关的观点。

原发性 EFE 有两种病理学类型：一种是最常见的扩张型，另一种是缩窄型[16]。扩张型以心脏显著球形扩张为特点，主要累及左心室和左心房。左心室心内膜呈不透明、明亮的乳白色，并且弥漫性增厚，可达 1~2 mm，流出道增厚最明显，心内膜增厚可累及左心房、右心室和右心房。大约 50% 的患者二尖瓣和主动脉瓣受累，常导致明显的解剖学畸形及瓣膜反流或狭窄。缩窄型 EFE 较少见，患儿左心室相对发育不良或大小正常，左心房、右心房及右心室可明显扩张和肥厚。EFE 早期可以表现为扩张型，以后转变为缩窄型[16]（图 33.1）。同样的情况也可以发生在右心室，图 33.2 是 1 例缩窄型右心室 EFE（视频 33.1），胎儿右心室收缩功能消失，轻度发育不良，同时伴有功能性肺动脉闭锁，口服地高辛可以改善阵发性室上性心动过速和水肿。患儿出生时有中度至重度的右心室发育不良，肺动脉无前向血流，右心室收缩功能极差，出生后即需接受导管支架置入术。该患儿采取体外膜肺氧合维持并等待心脏移植，但在等待过程中死亡，其病理学标本如图 33.2d 所示。值得注意的是，他以前的兄弟姐妹也有类似情况，行 Blalock-Taussig 分流术后死于难治性心律失常。

继发性 EFE 与心脏畸形有关，原因在于心肌肥厚和心肌肥厚引起心肌氧供需失衡，由此导致的弹性纤维组织增生可能是局灶性或弥漫性的，其严重程度与潜在疾病的程度和时间有关。左心或右心梗阻性病变，如严重的主动脉狭窄、左心发育不良综合征或严重的右室流出道梗阻等先天性心脏畸形，可能引起左、右心室 EFE。

家族性 EFE 详细的文献报道[17–18]提示了其病理学遗传基础。该病常染色体显性遗传已有报道，但也有 X 性连锁遗传和基因突变的报道[19–20]。

EFE 预后差，无论是原发性还是继发性，都

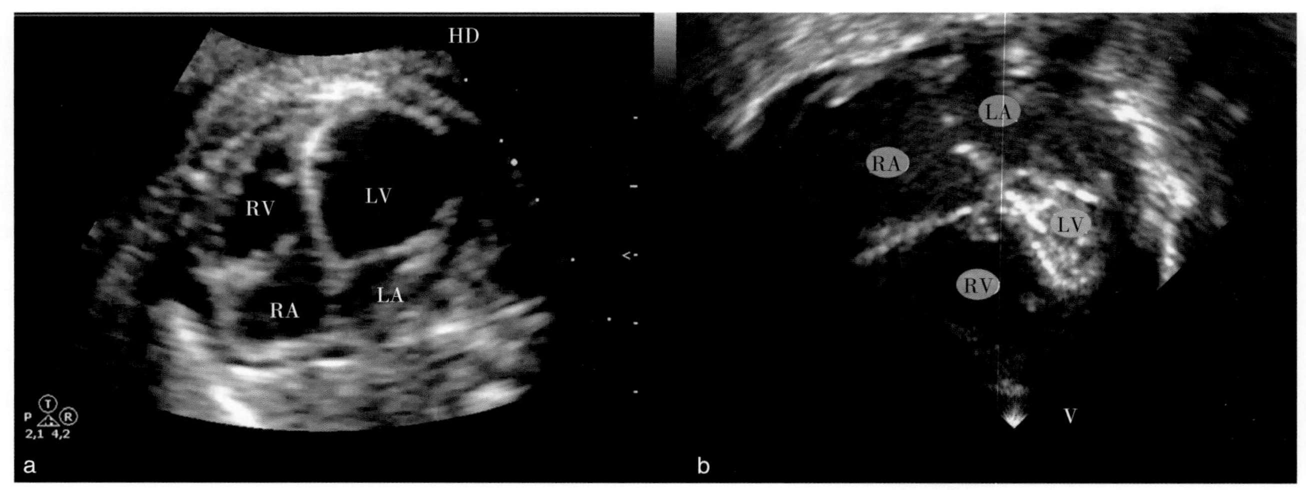

图 33.1 妊娠 29 周扩张型左心室心内膜弹性纤维组织增生症（EFE）病例（a），出生时有严重的左心发育不良，表现为缩窄型（b）。LA= 左心房；LV= 左心室；RA= 右心房；RV= 右心室；V= 探头方位

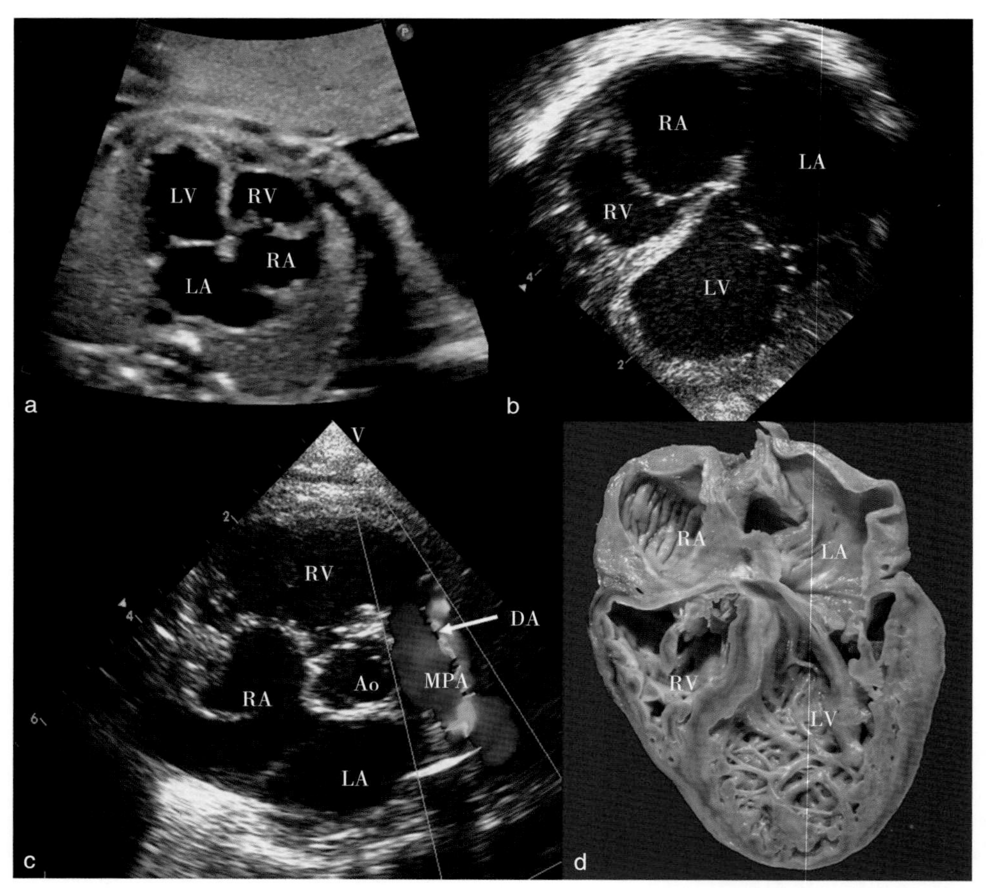

图 33.2 缩窄型右心室 EFE，图为胎儿期和新生儿期超声心动图表现及病理学标本。妊娠 28 周时表现为右心室发育不良（a），出生后超声心动图四腔心切面同样观察到右心室发育不良（b）。由于收缩功能严重降低，肺动脉没有前向血流（功能性肺动脉闭锁）。出生后持续给予静脉注射前列腺素（c）。病理学标本中右心室呈弥漫性 EFE，左心室过度肌小梁化（d）。Ao= 主动脉；DA= 动脉导管；MPA= 主肺动脉；LA= 左心房；LV= 左心室；RA= 右心房；RV= 右心室

可导致充血性心力衰竭、胎儿水肿和死亡 [12-13]，80% 的患儿在出生后第一年就出现充血性心力衰竭 [13]。

对于某些继发于严重主动脉瓣狭窄的左心室 EFE，于妊娠第 22~30 周行胎儿主动脉瓣成形术可以阻止病情的发展 [21-22]。梗阻有效解除后，若心肌受累不严重，左心室收缩功能可恢复 [21-23]，但舒张功能障碍可能会持续存在 [24]。根据小儿心脏

病学的经验并结合胎儿心腔的大小，目前人们已经提出了较多治疗方案来恢复受损的左心室。作者的经验是，患儿出生后左心室大小处于临界值且仍具备功能时，首先采用杂交手术早期缓解病情，如果仍然有明显的狭窄则重复进行主动脉瓣球囊成形术 [23]。随后对患儿进行一系列超声心动图随访观察，当左心室功能恢复，并且容量与二尖瓣和主动脉瓣环直径彼此相适应时，进一步对患儿进行左心室全面治疗，包括移除杂交手术装置、必要时纠正发育不良的主动脉弓，行主动脉瓣成形术，以及瓣叶交界分离、消薄及切除增生的弹性纤维组织。通过这种分阶段治疗的策略，在严重的主动脉瓣狭窄即将演变成左心发育不良综合征的患者中，我们实现了 55% 的双心室修复率。波士顿的研究小组也采用了一种分阶段治疗的策略，但他们通常首先行 Norwood 手术，尽可能切除弹性纤维组织，并视病情决定是否进行主动脉瓣成形术 [25]。图 33.3 显示了 1 例严重主动脉狭窄和左心发育不良的患儿，该患儿在 13 个月大时采取了上述治疗策略并恢复了左右心室的血液循环。

心肌病

心肌病是指除结构性心脏病外，一系列影响心脏充盈、收缩或两者皆受影响的心肌病变 [1]。根据临床表现和解剖学表现，可分为扩张型、肥厚型和限制型三种，在胎儿期也可进行诊断。胎儿心肌病也包含多种类型，涉及多种病因学，占胎儿心脏病的 2%~4%，并与围生期死亡率显著相关 [26]。

扩张型心肌病

胎儿扩张型心肌病的定义为心室扩张及收缩功能降低，心室扩张超过相应孕龄 Z 值的 2 倍 [6]，可累及左心室、右心室或两者皆有。由于心室扩张，房室瓣反流常见，常伴有舒张功能障碍。根据功能受损的不同程度，可出现胎儿水肿，通常心胸比显著增大。收缩功能可以通过 M 型超声、二维超声和多普勒超声成像指标来评估 [2-6]，心室短轴缩短率（右、左心室或两者皆有）< 28%。经房室瓣口、下腔静脉、静脉导管和脐静脉的舒张期多普勒频谱可以判断预后，其变化早于胎儿水肿和死亡 [2]（视频 33.2）。心血管整体评分非常适合这类疾病，可用于家属咨询参考 [27-28]。

扩张型心肌病可能是多种不同疾病过程的最终转归，包括代谢、遗传、感染、血液、肾脏和免疫介导类的疾病 [2,6-8]。虽然已进行了必要的广泛的病因学普查，但仍有近 50% 的病例病因不明，因而被认为是特发性的。表 33.1 根据 2000 年后发表的大规模系列研究结果，列出了胎儿扩张型心肌病最常见的病因。

诊断胎儿扩张型心肌病之后，应首先判断潜在的病因。它可能是穿过胎盘的感染导致的病毒性心肌炎，与胎儿心肌炎相关的常见病原体包括细小病毒、柯萨奇病毒、弓形虫、人类免疫缺陷病毒和巨细胞病毒 [11]。因此，应抽取孕妇血样检查是否有母亲感染。如果通过多普勒超声检查胎儿大脑中动脉怀疑有贫血，则应立即检测孕妇近期是否感染细小病毒。胎儿血样可以通过脐带穿刺术获得，用于检查贫血和急性感染。在大多数情况下，母亲并无

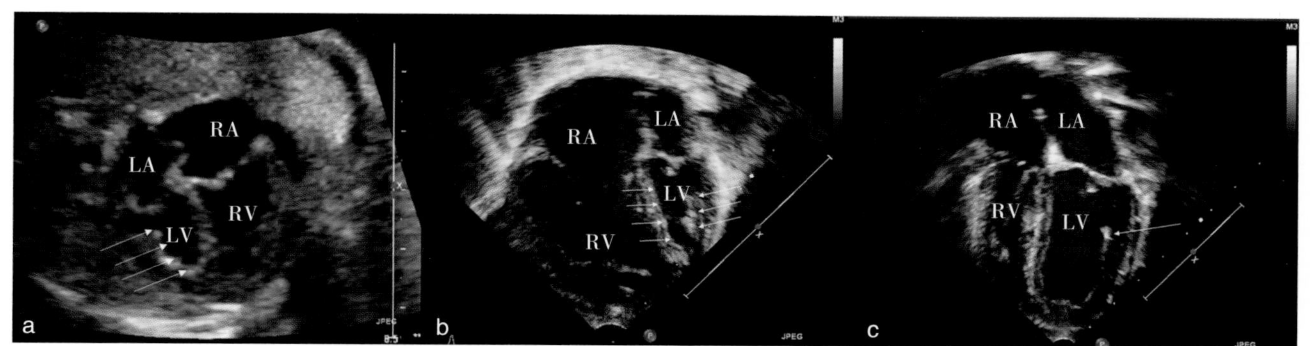

图 33.3 妊娠 26 周胎儿。a. 被诊断为继发于严重主动脉瓣狭窄的 EFE，图为从胎儿期到出生后 24 个月的左心室发育过程。成功进行主动脉瓣成形术后，患儿出生时左心室大小为临界值（b），并接受了杂交缓解手术（双侧肺动脉束带和导管支架植入术）。13 个月时，患儿接受了双心室修复术，移除肺动脉束带和导管支架，对 EFE 进行修复和主动脉瓣成形。c.24 个月时四腔心切面显示左心室明显发育并达到正常水平。LA= 左心房；LV= 左心室；RA= 右心房；RV= 右心室

表 33.1　最近发表的四项系列研究中胎儿扩张型心肌病的潜在病因

病因	Pedra[2]	Sivasan-karan[3]	Fesslova[7]	Weber[6]	总计
遗传性或代谢性	2	11	1	13	27
感染性	6	11	12	3	32
炎性	5			6	11
贫血		5			5
肾性		5	2		7
特发性	9	13	12	18	52
其他		5	4		9
总计	22	50	31	40	143

症状或仅有非特异性表现。心肌发生炎症反应时，胎儿超声心动图可显示心功能障碍和心包积液，快速性心律失常可能是胎儿心脏的第一个改变。虽然心功能障碍可能会缓解，但如果发生严重的心肌损伤，心功能异常可能会持续存在。重要的是要排除间歇性心动过速，这可能是疾病的原因或结果。图 33.4 为 1 例母亲血清学阳性的病例，该病例证实为柯萨奇病毒导致的急性心肌炎，妊娠第 32 周胎儿出现室性心动过速和严重的双心室功能障碍，心脏整体扩张，二尖瓣和三尖瓣关闭不全。尽管使用了经胎盘的抗心律失常药物和脐带内给予的类固醇及免疫球蛋白，但水肿仍在进展。妊娠第 33 周时行剖宫产，出生 6h 后婴儿死于顽固性室性心律失常和低心排血量（视频 33.3）。

接下来需要进行详细的形态学和多普勒超声检查，以排除相关的胎儿心外异常，如肾脏疾病和先天性畸形。

母亲自身免疫性疾病，如红斑狼疮和干燥综合征，无论胎儿是否伴有与 SS-A 和 SS-B 抗体相关的传导阻滞，均可因心肌炎性反应导致扩张型心肌病[29-30]。暴露于这些自身免疫性疾病中的胎儿，超声心动图在心房、房室沟或“十字交叉”处可以观察到特殊的回声增强区[31]。

许多代谢和遗传因素也与胎儿扩张型心肌病有关。X 染色体上的突变，如 *Tafazzin* 基因（TAZ）的突变可以导致这种心肌病。Barth 综合征是一种由 *TAZ* 基因突变引起的疾病，可出现扩张型心肌病并伴有中性粒细胞减少和发育障碍[32]。

一级亲属（父母和兄弟姐妹）应该接受超声心动图检查，以排除隐匿性的家族性心肌病[9]。

婴儿动脉钙质沉着症是另一种罕见的可导致扩张型心肌病的疾病，其特征是主动脉和其他大中型动脉的管壁钙化[33]。冠状动脉钙化伴心肌缺血可导致心肌功能下降，肾动脉钙化则会引起高血压。

唾液酸贮积症和线粒体疾病也是扩张型心肌病的原因[6-8]。

如果胎儿或新生儿死亡或接受心脏移植，病变心脏的解剖学和组织学检查可确定其潜在的病因。

除了心腔扩大和收缩功能降低外，扩张型心肌病的充盈压也会升高，出现房室瓣口单峰频谱、心房收缩期静脉导管内血流逆向流动及脐静脉搏动现象（图 33.5）。这些表现均提示预后不良，亦是超声心动图进行心血管整体评分的组成内容，必须对这些高危患儿进行连续监测[2,26]。

诊断为扩张型心肌病的胎儿一般预后较差。研究显示，非水肿型胎儿的存活率为 50%，而水肿型胎儿的存活率仅为 18%[8]。出生后如果心力衰竭没有改善，可以考虑接受心脏移植。

胎儿扩张型心肌病的治疗

少数情况下扩张型心肌病可通过治疗改善预

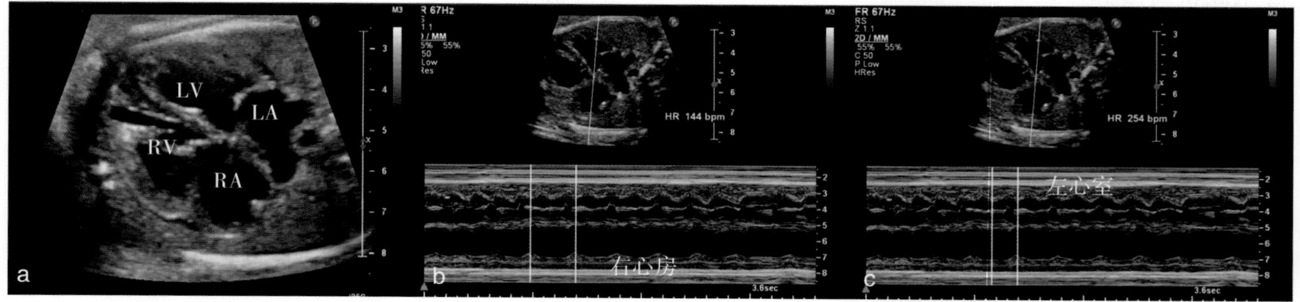

图 33.4　1 例妊娠 28 周的急性心肌炎患儿四腔心切面，心胸比例增大（a），难治性室性心动过速，房性心律（b）低于心室率（c）。LA= 左心房；LV= 左心室；RA= 右心房；RV= 右心室

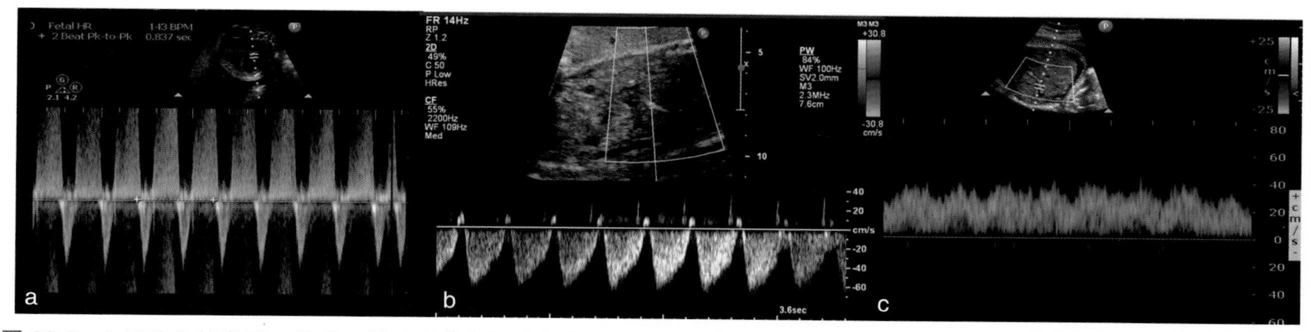

图 33.5 1 例胎儿扩张型心肌病，图示多普勒频谱异常及充盈压增高。a. 二尖瓣口的单峰频谱。b. 静脉导管中的反向 a 波。c. 脐静脉搏动

后。当贫血导致心室功能障碍和水肿时，输血可迅速改善病情。怀疑或确诊急性病毒性心肌炎时，可直接在脐带内注入类固醇和免疫球蛋白进行治疗，然而文献中没有证据支持其有效性。地高辛较容易通过胎盘，可用于改善心脏功能和水肿 [26]。一旦发现快速心律失常，应立即进行抗心律失常药物治疗。使用免疫球蛋白和皮质类固醇治疗母亲自身抗体介导的胎儿心肌病 /EFE，有可能改善胎儿的预后，然而免疫球蛋白的最佳剂量和给药时机尚不明确 [34-35]。

心肌致密化不全

在世界卫生组织的分类中，心肌致密化不全是一种独特的未归类的心肌病，不包括在经典的扩张型、肥厚型和限制型心肌病中 [36]，常伴有明显的收缩功能障碍。产前发现越来越多的病例，该病可孤立存在，也可伴有结构性心脏病、胎儿水肿和死亡 [7,37-40]。胚胎发育的第 5 周和第 8 周之间，心肌致密化过程受阻可导致该病的发生 [41]。

该病的特点是深入心肌内的隐窝，通常多见于左心室和（或）右心室的心尖部，非致密心肌层较致密心肌层厚。正常情况下，肌小梁形成的室壁厚度不超过致密心肌层厚度，肌小梁分布范围通常局限于左心室的心尖和中部。致密化不全的诊断标准是心肌隐窝层厚度大于心肌致密层两倍以上。不同于窦状隙，非致密心肌的隐窝与冠状动脉不相通 [42]。该病有可能是家族性的，因此有必要对患儿父母进行进一步检查。*Tafazzin* 基因（*TAZ*）的突变也会导致致密化不全，Barth 综合征是一种由 *TAZ* 基因突变引起的疾病，可出现心室致密化不全及扩张型心肌病。因为该病表现极其多样，受累及的父母可能完全没有症状 [43]。

家族性的左心室致密化不全，无论是 X 性连锁的还是显性的，占 20%~50%。然而也有散发病例的报道 [44]。婴儿心肌致密化不全与严重的左心室和右心室梗阻性病变有关 [45-46]，或与冠状动脉异常起源于肺动脉有关 [47]，甚至与更复杂的先天性心脏畸形有关 [47]。

图 33.6 为 1 例妊娠 29 周诊断为心肌致密化不全的胎儿，肺动脉闭锁，室间隔完整，右心室大小正常。

肥厚型心肌病

肥厚型心肌病的定义是心室肥厚，但不能用左室或右室流出道明显梗阻的结构性异常来解释。它可累及所有心室，或仅累及一个心室，或主要累及室间隔，肥厚型心肌病的诊断标准是增加的室壁厚度超过正常胎龄标准的 97.5%[48-49]。在一些病例中，严重的室间隔肥厚可导致流出道梗阻（视频 33.4）。采用二维或 M 型超声心动图测量室壁厚度，并与对应的胎龄正常值相比较。严重的肥厚型心肌病可能与胎儿宫内死亡或产后预后不良有关。胎儿肥厚型心肌病的发生有多种原因，母亲难治性糖尿病是最常见的病因 [50]。表 33.2 列出了最近文献报道的各种病因。

线粒体细胞病引起的胎儿心肌肥厚在文献中很少被报道，因此对于不明原因的心室肥厚，需要进行代谢方面的详细检查 [7]。最近 Weber 等报道了一项关于肥厚型心肌病的研究，该研究纳入的 21 例病例中存在先天性糖基化障碍和 ATP 酶缺乏 [6]。

严重肾脏疾病引起的胎儿高血压可能与肥厚

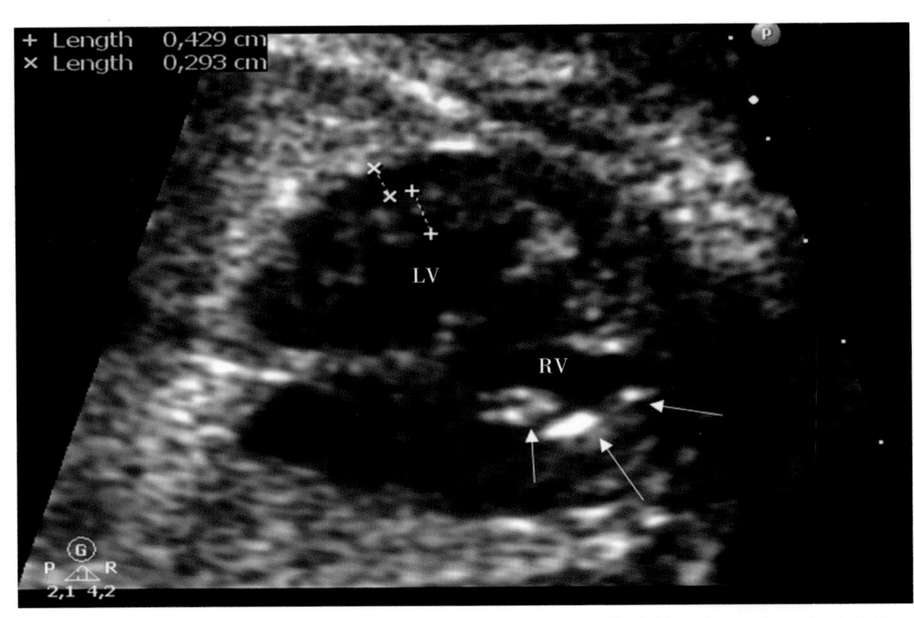

图 33.6 胎儿超声心动图示肺动脉闭锁，室间隔完整，右心室内可见强回声（箭头），左心室致密化不全。LV= 左心室；RV= 右心室

型心肌病的发生有关，偶见于泌尿生殖道畸形病例（图 33.7）。

在妊娠早期和晚期，母体糖尿病可影响胎儿心脏的胚胎学发育，它损害了胎儿心脏正常发育所需基因的正确表达，导致心脏结构缺陷[51]。在妊娠晚期，尤其是妊娠末 3 个月，母体血糖控制不当导致的胎儿高胰岛素血症会刺激胎儿的心脏胰岛素受体，引起胎儿心肌的增生和肥厚，从而导致肥厚型心肌病[52]。因为室间隔胰岛素受体丰富，室壁肥大最常发生在室间隔[53–54]。母体糖尿病所致的胎儿心脏病中，肥厚型心肌病大约占 40%。幸运的是，心肌肥厚是一过性的，在出生后 6 个月内可以自行消退，大多数情况下不需要治疗。出生后早期可能出现短暂性呼吸急促、呼吸窘迫和发绀，约 5% 的新生儿可能因左室流出道梗阻或舒张功能障碍而出现充血性心力衰竭。为了在产前检测出糖尿病性心肌病，应在妊娠晚期对糖尿病母亲连

表 33.2 最近发表的三个系列研究中胎儿肥厚型心肌病的潜在病因

病因	Pedra[2]	Fesslova[7]	Weber[6]	总计
遗传性 / 代谢性	12	26	12	50
・母体糖尿病	7	17		
・家族性	1	5	1	
・Noonan 综合征	2	1	2	
・α – 地中海贫血	2		5	
・其他		3	4	
双胎输血综合征	18			18
肾性		16		16
特发性	3	16	9	28
其他		2		2
总计	33	60	21	114

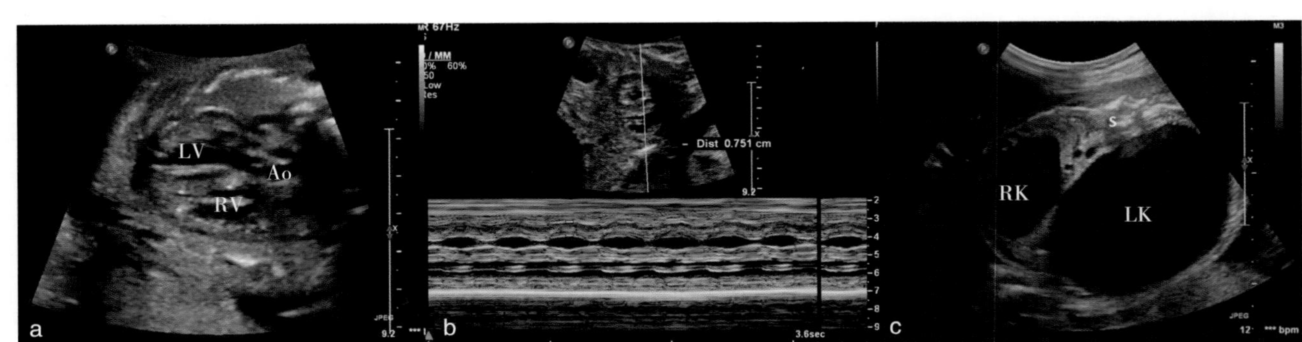

图 33.7 双侧重度肾积水继发性肥厚型心肌病。a. 左室流出道二维图像显示左室壁重度肥厚。b. 心室腔 M 型超声图像显示心室壁增厚。c. 双侧肾盂积水。Ao= 主动脉；LK= 左肾；LV= 左心室；RK= 右肾；RV= 右心室

续进行胎儿超声心动图检查。

室间隔、右室壁和左室壁的增厚与难治性糖尿病相关（HbA1c > 6.5%），Elmekkawi 等的研究显示，胎儿室间隔厚度≥ 4.5mm 或室间隔与左室壁厚度之比≥ 1.18 提示宫内胎儿死亡的风险几乎增加 2 倍，与围生期死亡相关的风险几乎增加 3 倍[55]。图 33.8 是 1 例妊娠 34 周血糖水平难以控制的糖尿病病例，胎儿出现严重的双心室肥厚和舒张功能障碍。

产前虽然能发现家族性肥厚型心肌病，但是左心室肥厚的好发年龄是青春期[56]。因此，胎儿超声心动图结果正常并不能排除该病。

其他与肥厚型心肌病相关的遗传疾病有 Noonan 综合征、α－地中海贫血、13 三体综合征、Tomas 征和黏多糖贮积症 ⅠH 型等。Noonan 综合征是产前诊断最常见的疾病，常表现为妊娠早期胎儿颈部透明层厚度增加但核型正常。羊水过多、胎儿水肿、肾异常、颈部囊状淋巴管瘤、胸腔积液、囊状水瘤和腹水是与肥厚型心肌病相关的 Noonan 综合征的重要表现，如果条件允许，应立即对 *PTPN*11、*RAF*1 和 *KRAS* 基因进行检测[57]。

LEOPARD 综合征是一种常染色体显性遗传疾病，*PTPN*11 基因突变可能导致胎儿肥厚型心肌病。此外，这种疾病还会引起皮肤、骨骼和感觉神经异常或畸形。

胎儿肥厚型心肌病也具有家族性，因此基因检测可以发现特定的基因突变[58]。

肥厚型心肌病还可能发生在双胎输血综合征的受血儿中，受血儿心血管系统的异常改变可能是由慢性血容量增加引起的前负荷增加所致。然而，动脉阻力和压力升高导致的后负荷增加才是肥厚型心肌病发病的关键因素[59-64]。因此，在大约一半的病例中，心脏扩大不是心室扩张的结果，而是由心肌肥厚引起。增厚、功能不全的心肌可导致心室充盈改变[65]，舒张功能障碍通常发生在收缩功能障碍之前。所以，在胎儿循环受损和水肿的发生

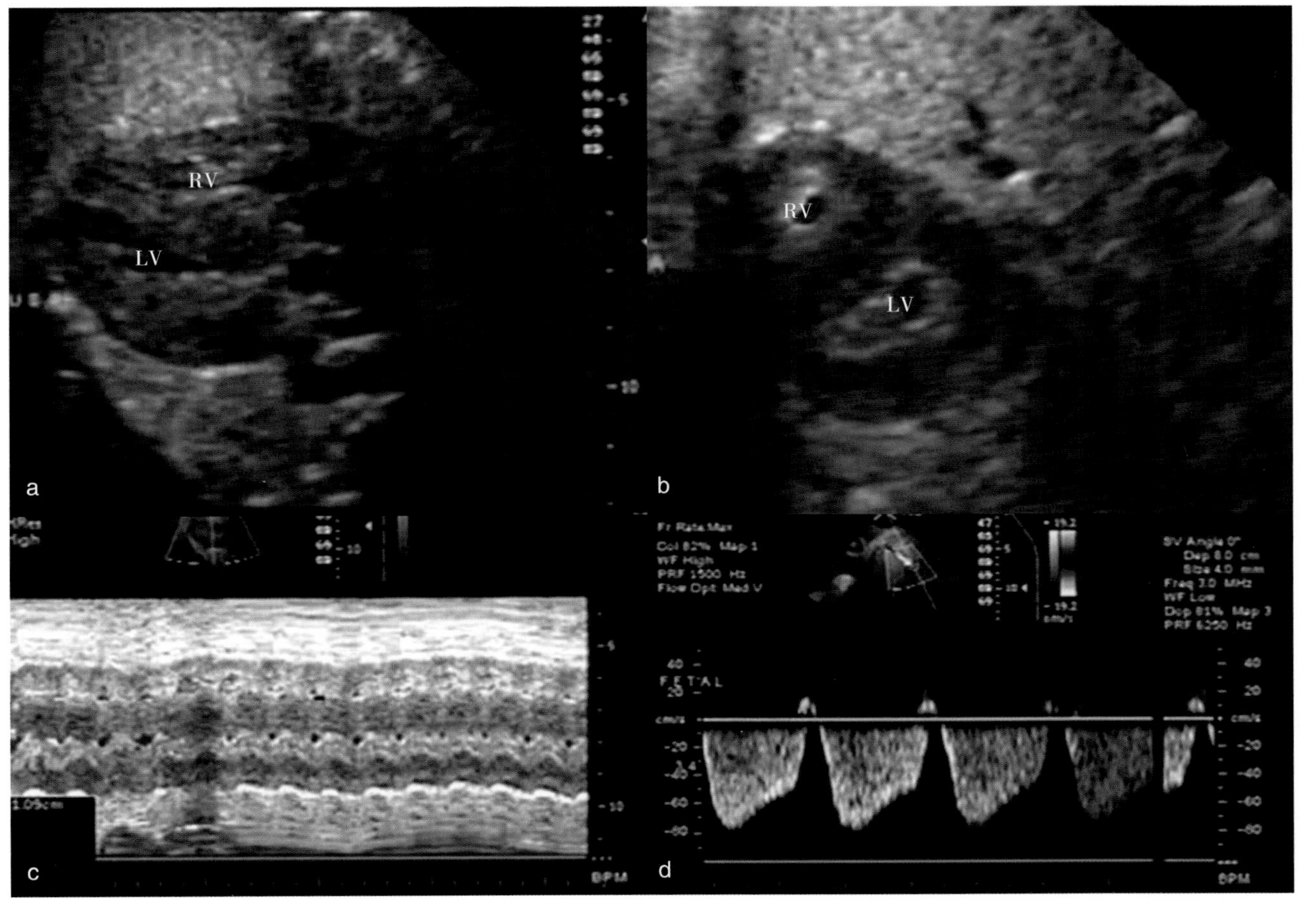

图 33.8 糖尿病母亲妊娠 34 周的胎儿超声心动图。a. 四腔心切面示双心室重度肥厚，心室腔缩小。b. 心室短轴切面显示同样的改变。c. 心室壁的 M 型曲线。d. 多普勒频谱示静脉导管内的反向 a 波。LV= 左心室；RV= 右心室

中，舒张时间延长比收缩功能障碍发挥了更重要的作用[66]（视频 33.5）。大约 10% 的受血儿出现右室流出道梗阻，原因可能是多方面的，包括前、后负荷增加，以及循环因子，如肾素、血管紧张素、内皮素、房钠肽和脑钠肽等增加[67]。

心包疾病

当胎儿心包腔液体增多时会发生心包积液，通常积液厚度＞ 2mm 时为异常[68]。在产前常规超声检查中，少量心包积液较常见，可出现于 40%~50% 的正常胎儿中，特别是在妊娠后半期[69]。大量心包积液可能继发于非免疫性胎儿水肿，最常见于心脏结构畸形和心律失常，其他原因还包括染色体和基因异常、代谢性疾病、肿瘤（心包畸胎瘤）、血液异常和先天性感染[26]（图 33.9）。室壁瘤或心脏憩室也常伴有心包积液，如果破裂则出现心脏压塞[70]。然而在有些病例中，心包积液厚度超过 2mm 却没有发现解剖或功能上的异常[71]，心包积液可能会自行消失，胎儿预后正常[72]。

由于导致胎儿心脏异常的相关疾病较常见，必须制定一套完整的检查和诊断流程，包括胎儿超声检查（含胎儿超声心动图）和羊膜穿刺术等，必要时还包括脐带血采集及胎儿心包穿刺术，目的是为产前三级中心检查提供最佳的遗传学诊断依据，以及产前、产后提供适当的临床干预。

视 频

视频 33.1 1 例缩窄型右心室 EFE，室上性心动过速，经胎盘给予地高辛后情况改善。心脏整体扩张，双心室收缩功能减弱，右心室轻度发育不良，功能性肺动脉瓣闭锁伴导管血流逆向。多普勒成像显示二尖瓣和三尖瓣口呈单峰流入频谱，心房收缩期有逆向静脉导管血流。

视频 33.2 1 例扩张型心肌病，心脏弥漫性增大，左心室显著，收缩功能明显降低。彩色多普勒血流图显示重度二尖瓣反流和轻度三尖瓣反流。有腹水和心包积液，左心室短轴缩短率降低，主动脉瓣薄但开放受限，升主动脉有反向血流，左心室流入血流呈单峰，全收缩期二尖瓣反流。静脉导管和脐静脉的多普勒频谱显示充盈压增高。

视频 33.3 妊娠 28 周胎儿出现阵发性室性心动过速。除心律失常外，还有严重的双心室收缩功能障碍和心脏整体扩张，伴有心包积液。母亲血清学结果证实为急性柯萨奇病毒 B 感染。

视频 33.4 1 例不明原因的肥厚型心肌病，左心室呈重度向心性肥厚，流出道明显梗阻，二尖瓣收缩期前向运动明显，收缩期左心室 – 主动脉的峰值压力梯度为 44mmHg，静脉导管频谱显示 a 波反向。

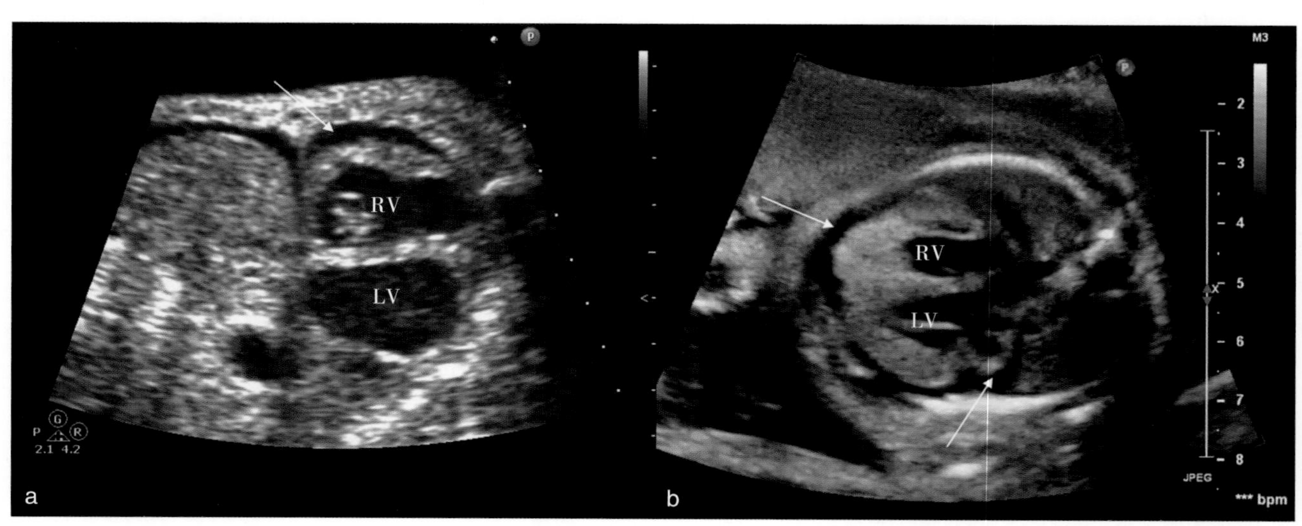

图 33.9 两例异常心包积液。a. 扩张型心肌病心室增大，胎儿心包积液和腹水导致水肿。b. 肥厚型心肌病，没有明确病因，可能与明显的心包积液有关。RV= 右心室；LV= 左心室

视频 33.5 1 例妊娠晚期双胎输血综合征，左侧是受血儿，有中量腹水，供血儿位于右下且陷入困境。心脏检查的关注点是受血儿，其心脏明显扩张，双心室肥厚，收缩功能降低，二尖瓣、三尖瓣关闭不全，无右室流出道梗阻。

参考文献

[1] Maron BJ, et al. Circulation, 2006,113(14):1807–1816.
[2] Pedra SR, et al. Circulation, 2002,106(5): 585–591.
[3] Schmidt KG, et al. Am J Cardiol, 1989,63(9):599–605.
[4] Sivasankaran S, et al. Cardiol Young, 2005,15(4):409–416.
[5] Yinon Y, et al. Prenat Diagn, 2007,27(1):23–28.
[6] Weber R, et al. JACC Heart Fail, 2014,2(4):403–411.
[7] Fesslova V, et al. Int J Pediatr, 2010,2010:628451.
[8] Sivasankaran S, et al. Cardiol Young, 2005,15(4):409–416.
[9] Pedra SR, et al. Pediatr Cardiol, 2005,26(5):543–552.
[10] Fishbein MC, et al. Arch Pathol Lab Med, 1977,101(1):49–54.
[11] Rychik J. Pediatr Cardiol, 2004,25(3):201–209.
[12] Greenwood RD, et al. Am Heart J, 1976,92(5):549–560.
[13] Ino T, et al. Am J Cardiol, 1988,62(7):431–434.
[14] Bennett MJ, et al. Clin Cardiol, 1996,19(3):243–246.
[15] van der Geld H, et al. Lancet, 1966,2(7475):1210–1213.
[16] Carceller AM, et al. Br Heart J, 1990,63(5):311–313.
[17] Tannouri F, et al. J Ultrasound Med, 1998,17(1):63–66.
[18] Lazda EJ. Pediatr Dev Pathol, 1998,1(6):522–527.
[19] Steward CG, et al. Prenat Diagn, 2010,30(10):970–976.
[20] Hodgson S, et al. J Med Genet, 1987,24(4): 210–214.
[21] Mäkikallio K, et al. Circulation, 2006,113(11): 1401–1405.
[22] Tworetzky W, et al. Circulation, 2004,110(15):2125–2131.
[23] Pedra SR, et al. Pediatr Cardiol, 2014,35(3):399–405.
[24] Friedman KG, et al. Am J Cardiol, 2011,108(4):556–560.
[25] Emani SM, et al. J Am Coll Cardiol, 2012,60(19):1966–1974.
[26] Davey B, et al. Minerva Pediatr, 2012,64(5):471–492.
[27] Huhta JC. Semin Fetal Neonatal Med, 2005,10(6):542–552.
[28] Hofstaetter C, et al. J Matern Fetal Neonatal Med, 2006, 19(7):407–413.
[29] Nield LE, et al. Circulation, 2002,105(7):843–848.
[30] Nield LE, et al. J Am Coll Cardiol, 2002,40(4):796–802.
[31] Kaur A, Lai WW. Ultrasound Obstet Gynecol, 2007, 30(3): 351–353.
[32] Steward CG, et al. Prenat Diagn, 2010,30(10):970–976.
[33] Chong CR, Hutchins GM. Pediatr Dev Pathol, 2008, 11(5):405–415.
[34] Jaeggi ET, et al. Circulation, 2004,110(12):1542–1548.
[35] Trucco SM, et al. J Am Coll Cardiol, 2011,57(6):715–723.
[36] Richardson P, et al. Circulation, 1996,93(5):841–842.
[37] Arunamata A, et al. J Am Soc Echocardiogr, 2012, 25(1): 112–120.
[38] Friedberg MK, et al. Am J Cardiol, 2005,96(7):985–990.
[39] Karatza AA, et al. Ultrasound Obstet Gynecol, 2003,21(1): 75–80.
[40] Moura C, et al. Cardiol Young, 2002,12(3):278–283.
[41] Sedmera D, Thomas PS. Bioessays, 1996,18(7):607.
[42] Freedom RM, et al. Cardiol Young, 2005,15(4):345–364.
[43] Captur G, Nihoyannopoulos P. Int J Cardiol, 2010, 140(2):145–153.
[44] Raghib G, et al. Am Heart J, 1965,70(4):476–480.
[45] Davignon AL, et al. Am Heart J, 1961,62:690–697.
[46] Dusek J, et al. Arch Pathol, 1975,99(6):312–317.
[47] Feldt RH, et al. Am J Cardiol, 1969,23(5):732–734.
[48] Tan J, et al. Am J Cardiol, 1992,70(18):1459–1467.
[49] DeVore GR, et al. Am J Obstet Gynecol, 1984,150(8):981–988.
[50] Veille JC, et al. Obstet Gynecol, 1992,79(1):51–54.
[51] Molin DG, et al. Birth Defects Res A Clin Mol Teratol, 2004,70(12):927–938.
[52] Menezes HS, et al. Cardiol Young, 2001,11(6):609–613.
[53] Mehta A, Hussain K. Arch Dis Child, 2003,88(9):822–824.
[54] Thorsson AV, Hintz RL. N Engl J Med, 1977,297(17):908–912.
[55] Elmekkawi SF, et al. Clin Med Insights Womens Health, 2015,8:39–43.
[56] Maron BJ, Maron MS. Lancet, 2013,381(9862):242–255.
[57] Croonen EA, et al. Eur J Hum Genet, 2013,21(9):936–942.
[58] Maron BJ, et al. J Am Coll Cardiol, 2014,64(1):83–99.
[59] Lopriore E, et al. Congenit Heart Dis, 2007,2(1):38–43.
[60] Halvorsen CP, et al. Acta Paediatr, 2009,98(9):1468–1474.
[61] Mahieu-Caputo D, et al. Fetal Diagn Ther, 2001,16(4):241–244.
[62] Mahieu-Caputo D, et al. Prenat Diagn, 2003,23(8):640–645.
[63] Manning N. Early Hum Dev, 2008,84(3):173–179.
[64] Van Mieghem T, et al. Int J Pediatr, 2010. pii: 379792.
[65] Bajoria R, et al. Hum Reprod, 1999,14(6):1614–1618.
[66] Van Mieghem T, et al. Int J Pediatr, 2010. pii: 379792.
[67] Lougheed J, et al. J Am Coll Cardiol, 2001,38(5):1533–1538.
[68] Brown DL, et al. AJR Am J Roentgenol, 1993,160(6):1251–1255.
[69] Jeanty P, et al. Am J Obstet Gynecol, 1984,149(5):529–532.
[70] McAuliffe FM, et al. Ultrasound Obstet Gynecol, 2005, 25(4):401–404.

本章完整参考文献，请扫描以上二维码在线查看。若需下载，请登录 www.wpcxa.com“下载中心”下载。

第 34 章

胎儿冠状循环的超声检查

Ahmet A. Baschat, Ulrich Gembruch, Viola Seravalli

引　言

冠状循环系统作为胎儿最重要的器官之一，必须为心肌提供足够的血流量，以确保在各种生理和病理条件下的心脏功能，因此，在各种情况下，胎儿冠状血管血流动力学的检查变得越来越重要。随着超声技术的进步和对胎儿心血管生理学的深入理解，胎儿冠状循环的超声检查已成为可能。虽然目前还未成为临床常规检查项目，但随着超声技术的不断发展、普及和提高，胎儿冠状循环的超声检查在临床上将得到越来越广泛的应用 [1]。

胎儿冠状循环系统超声检查可采用灰阶成像、局部放大、电影回放等技术，并需要设置最佳的多普勒成像空间和时间分辨率。因此，正确调节和设置超声成像系统是开展检查的必要前提。为了获得最佳的冠状血管显示效果，需要对常用心脏扫查切面进行调整。要综合全面掌握心外血管的血流动力学情况，以便正确理解心内和冠状循环血流动力学的变化。本章回顾了胚胎学、功能解剖学、动物实验、超声技术等相关内容，讨论了超声在评价胎儿冠状循环方面的应用。

冠状循环的胚胎学和功能解剖学

含氧血液通过右冠状动脉、左冠状动脉及左冠状动脉的左前降支供应心肌，左右冠状动脉分别起自同侧的主动脉前后窦 [2–3]。左心室静脉主要回流入浅静脉系统，经冠状窦和心前静脉系统到达右心房，约占心肌静脉回流的 2/3。由小动脉腔管、动脉窦状隙和心小静脉组成的深静脉系统将其余的静脉回流直接引流入各心腔 [2–4]。

在胚胎期，起源于肝区原始横隔的内皮细胞形成心外膜血岛，最终合并成遍及心外膜和心肌的血管网 [5–6]。同时，左右冠状动脉起源于微血管并植入主动脉根部，同时形成肌层。冠状动脉主干与心肌血管通道的连接标志着功能性冠状循环的开始。静脉回流的形成独立于动脉系统，当冠状窦作为静脉窦左角的残留并入右心房下壁、心小静脉连入心室腔时，静脉回流功能开始完全发挥作用。胚胎期第 6 周，冠状循环功能完全建立，并在胚胎循环建立时确保心肌血液供应。

冠状血管的发育受到局部氧张力、壁机械应力、心肌和血管的剪切力等因素的调控 [6–9]，因此冠状循环在结构和功能上有很大的变异性。在生理条件下，血管生长的调节可以使冠状血管发育与心肌生长相适应，从而确保心肌质量与血管密度之间的平衡 [10]。持续性或渐进性的组织缺氧可能会增强这一生理进程，导致冠状循环的血管横截面积显著增大 [11–14]。这种情况下，血管对生理刺激的反应性也增强了 [15]。同样，心腔内异常压力关系，比如流出道梗阻，可能会迫使冠状血管与心室腔之间的血管辅助通道开放（心室 – 冠状血管瘘）[16]。冠状循环的可塑性决定了不同条件下胎儿心肌血管分布和血流的不同，体现了心肌氧合对正常心脏功能的重要性。

心肌灌注的调节

心肌几乎完全是有氧代谢，在氧充足的情况下，包括碳水化合物、葡萄糖、乳酸和脂质在内的各种底物都可以代谢 [17–20]。在胎儿期，心肌糖原储存和乳酸氧化构成了主要能量来源，而出生后脂肪酸氧化则迅速成为基本的能量来源。为了维持新陈代谢，在静息状态下心肌的氧摄取率高达 70%~80%。因此，冠状循环房室氧差达 14mL/dL（1dL=0.1L），超过了其他大多数血管床，除非血流量显著增加，否则几乎无法进一步增加氧摄取率。因此，冠状循环的血流量受到严格调控，以满足心肌对氧的需求。

心肌灌注的调节发生在不同的水平和时间段。胎儿循环独特的并联结构，将氧合良好的血液通过静脉导管输送到左心室，再进入升主动脉。胎羊在静息状态下冠状循环约占左心室输出量的 8%[21]。

这一比率在人类胎儿中可能更高，并可通过调节静脉导管的分流程度而进一步改变[22]。当血液从升主动脉进入冠状血管时，与右心房之间的压差成为冠状血管血流的主要驱动力。灌注压力还进一步受到血管张力和血管外压力变化的影响，冠状阻力血管的自主神经负责调节血管的整体张力[23-24]，而心室收缩是血管外阻力的主要来源，对血流速度的波形影响显著[25-27]。心肌灌注主要发生在舒张期，此时心室松弛，血管外阻力小。这种舒张期的灌注是冠状循环所特有的，与其他部位的血管床明显不同。在成人中，超过静息心率 70/min 时会导致舒张期不成比例地缩短。而胎儿心率为 120~160/min，这就需要通过血管的动力学机制来调节心肌血流量。

主动的自身调节机制可进一步提高心肌供氧效率，以确保即使动脉灌注压力波动的情况下心肌也能达到最佳血流量[28-29]，即通过控制毛细血管前阻力血管的直径，调节血液流向，使其流向需氧量最多的部位[30-31]。随着血管括约肌的舒张达到最大程度，心肌血流量可升高到基础血流量的 4 倍。这种情况下增加的血流量就是心肌的血流量储备。如果心肌氧合不能长期维持，就会适应性地促进新血管生成，从而增加心肌血流储备[32-34]。这种升高的心肌血流储备在低氧血症急性加重或心脏做功增加时可显著增加心肌血流量，据报道可增加到基础血流量的 12 倍[15,35-36]。

不同状态下冠状血流的动物模型研究

胎儿循环的分布及作为氧、水和营养物质基本来源的胎盘，均对胎儿血管稳态具有重要意义。对富含氧的脐静脉血分配不同，可能会影响冠状动脉灌注。静脉导管分流的脐静脉血增多，可以提高到达左心室的含氧血的比例；而左心室和右心室后负荷差异的变化，可以改变左右心室输出量的平衡，使得下游血流阻力低的心室心排血量增加。这种独特的胎儿循环分布与子宫胎盘功能不全时的胎儿一系列心血管反应有关。

对胎羊冠状循环的研究表明，在急性低氧血症[19,21,25,37]、后负荷增加[35]和慢性低氧血症急性发作时[25,27]，冠状循环具有功能性的自身调节能力。胎儿心脏对低氧环境有很强的耐受性，能在氧水平降低 50% 的情况下维持正常的心脏功能。急性低氧血症时，心肌血流量增加 4~5 倍，与成人心脏变化相似。选择性增高右心室后负荷，会整体增加心肌血流量[35]，这可能是由于心脏压力做功导致对氧的需求增加所致，提示存在体液和（或）神经等功能性的心外调节因素[27,35,38-40]。然而，胎儿最为显著的心肌血流量变化出现在慢性低氧血症急性发作时，心肌最大血流量储备可以增加到基础流量的 12 倍，是所有情况下可以达到的最大流量之一。这种血流储备的增加很可能反映了慢性低氧血症对冠状血管重构和反应性的影响。血管树的改变可以确保在急性低氧血症时能够动员更多的血液，从而导致血流量显著增加[25,27,33-34]。在慢性低氧血症、宫内生长受限的胎羊中，流向心脏的血流并没有发生变化，这证实只有在急性低氧血症时心脏灌注才会增加[41]。

超声检查技术

超声仪器的调节

调节超声成像系统可以改变图像的空间和时间分辨率，对能否成功进行胎儿冠状动脉检查非常重要。灰阶成像、彩色及脉冲多普勒成像需要优化互补使用。虽然 4MHz 的探头可以显示冠状血管，但更高的频率可以提高分辨率，改善成像效果。灰阶成像的动态范围应该设置在心脏检查时常用的中等水平。感兴趣区域的放大倍数会限制灰阶成像所需的计算能力。正确调节和设置将提高图像帧频，所以应该在彩色多普勒成像开启之前设置好。开启彩色多普勒成像后，可提高滤波器阈值以检测高速运动目标，彩色成像框和取样容积尽可能小，以获得最佳的时间和空间分辨率。彩色成像框的横向尺寸对仪器的计算能力影响最大，因此对帧频的影响也最大。彩色增益调至刚好能消除屏幕上图像的背景噪声，余辉设置为低水平，使帧平均最小化。调整彩色速度标尺的范围，使之既能正常显示心内和心外血流，又不发生混叠且能抑制室壁运动伪影。检查冠状动脉血流时速度设置为 0.3~0.7m/s，冠状窦为 0.1~0.3m/s。由于冠状动脉的初步检测依赖于彩色多普勒，上述这些仪器的调节是检查前必不可少的步骤。超声检测到冠状血管后，调整探头使超声入射角（与血管走行）尽量接近 0°，调整脉冲多普勒取样容积大小，使之仅包括需要测量的部位，而不包含其他心脏和心外的血流，然后才行脉冲多普勒测量，此时应注意脉冲多普勒取样容积应该是唯一需要调节的。同时激活多个成像模式（双功能或三功能模式）将大大增加仪器的计算需求，从而影响频谱多普勒的空间和时间分辨率。

灰阶血流成像（B-flow）是新近出现的采用灰阶成像直接显示血流的一项超声新技术，这种非多普勒的方法采用数字编码技术提高了血流直接显示的敏感度，可以获得更高的空间、时间和对比度的分辨率。灰阶血流成像在心脏检查中的应用已有报道，该技术与四维时间 – 空间相关成像（STIC）技术相结合，为胎儿心内和心外血流动力学的研究提供了新的工具 [42-43]。将这项新技术应用于冠状循环的研究，可以改善这一特殊血管领域的成像效果。

冠状动脉的检查

采用灰阶成像，妊娠晚期可以发现胎儿的冠状动脉开口。在此之前，冠状动脉主干的直径小于 1mm，低于目前大多数超声设备的分辨率阈值 [44]。因此，必须采用彩色和脉冲多普勒超声检测并验证冠状动脉的血流。胎儿冠状动脉的多普勒检查采用的是婴幼儿的检查方法，左、右冠状动脉主干的最佳显示切面是左室流出道和升主动脉长轴切面或心前区主动脉短轴切面，左前降支的最佳显示切面是心尖短轴切面。在标准心前区短轴切面中，左冠状动脉向前走行，而右冠状动脉走行更平行，因此这个切面有利于左冠状动脉的检查。在胸骨旁左室流出道或长轴切面，右冠状动脉更容易从胎儿的右侧显示，在这个切面中也可以看到两支冠状动脉（图 34.1）[45-46]。从心尖四腔切面向头侧倾斜探头直至心脏的上表面和室间沟水平，可以观察到左前降支 [47] 沿室间隔走行。室壁运动、心室和流出道的高速血流及心包积液的流动，均可对彩色多普勒显示流速相对较低的冠状动脉血流形成干扰，沿着室壁前后

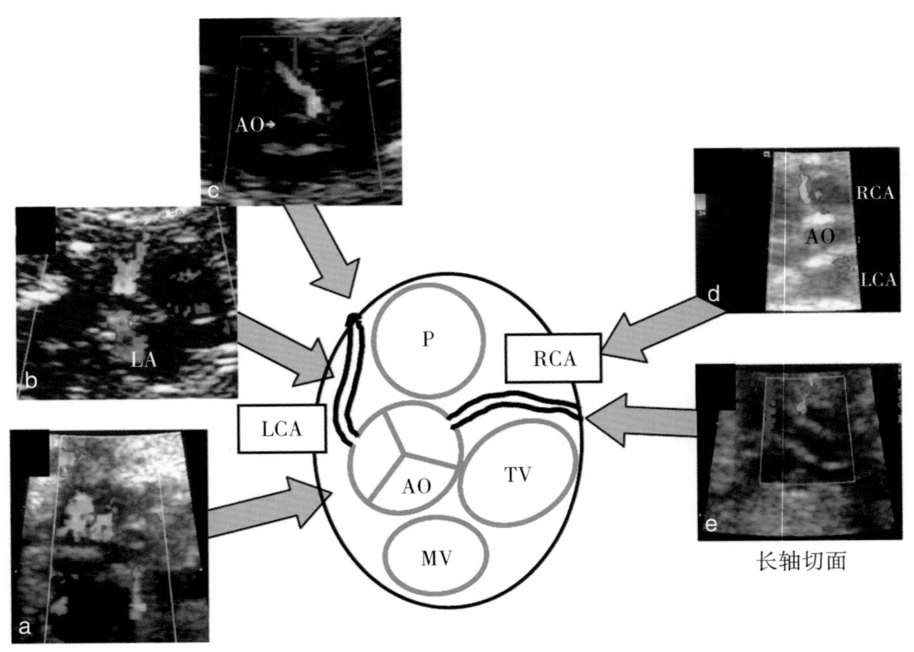

图 34.1 大血管和房室瓣根部断面显示左右冠状动脉（LCA 和 RCA）走行及与主动脉（AO）、肺动脉（P）、二尖瓣（MV）、三尖瓣（TV）的关系，超声入射角和胎儿心轴的类型决定了声像图中冠状动脉血流的方向。短轴切面有利于左冠状动脉的检查（b），可同时显示 2 支冠状动脉（c），有时亦可显示左前降支起始部（b~c）。尽管短轴切面可以检查右冠状动脉（a），但是其在胸骨旁左室流出道长轴切面更容易被识别（e），而且也能同时显示 2 支冠状动脉（d）。LA= 左心房

流动的心包积液特别容易被误认为是冠状动脉[48]。因此，彩色多普勒成像识别冠状动脉血流后，应采用脉冲多普勒验证是否有冠状动脉特有的波形，以确保检测无误。冠状动脉血流也可以采用灰阶血流成像技术显示（图 34.2）。

冠状动脉近端直径最大，在整个心动周期中的运动幅度小于远端，最适合血流速度频谱采集。彩色多普勒识别冠状动脉后，将脉冲多普勒取样容积置于起始部，调整取样容积以适应主动脉根部的运动，使整个心动周期都能连续采样。冠状动脉血流速度频谱呈双相波形，即全心动周期呈正向的收缩期和舒张期两个速度峰（图 34.3）[49]。冠状动脉波形独具特点，由于心肌灌注主要发生在舒张期，舒张期的速度高于收缩期。正常胎儿的冠状动脉血流从妊娠 29 周（妊娠期中位数 33^{+6} 周）开始显示，收缩期和舒张期峰值流速的中位数分别为 0.21m/s 和 0.43m/s，妊娠后期血流速度变化不大（图 34.4，图 34.5）[50]。

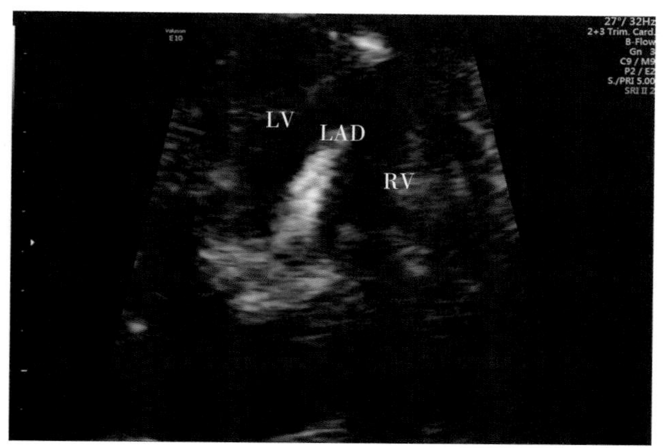

图 34.2 灰阶血流成像显示 32 周胎儿左冠状动脉的左前降支（LAD）。LV= 左心室；RV= 右心室

冠状窦的检查

冠状窦的大小和位置有利于超声检查[51-52]。冠状窦走行于房室沟，恰好从卵圆孔下方和下腔静脉瓣的上方进入右心房。鉴于其位置，心尖或心底四腔心切面最适合灰阶图像测量，而横位四腔心切面可以为彩色和脉冲多普勒成像提供更有利的超声入射角（图 34.6，图 34.7）。

灰阶成像和 M 型超声心动图均可用于冠状窦长度和直径的标准化测量。冠状窦内径随心脏搏动呈周期性变化，舒张初期最小，收缩中期房室环下降幅度最大时内径最大，M 型超声心动图可以精确记录冠状窦直径及其动态变化（图 34.8）。随着妊娠期的推进，冠状窦最大径从 1mm 增大到 3mm，不同方法获取的参考值范围也不同[51,53]，图 34.9 和图 34.10 为妊娠期 M 型超声测量的冠状窦舒张期和收缩期内径的最大值参考范围。当怀疑冠状窦扩张时，要了解内径的变化情况，需要使用 M 型超声技术进行观察。

大约 50% 的正常胎儿应用彩色多普勒技术可

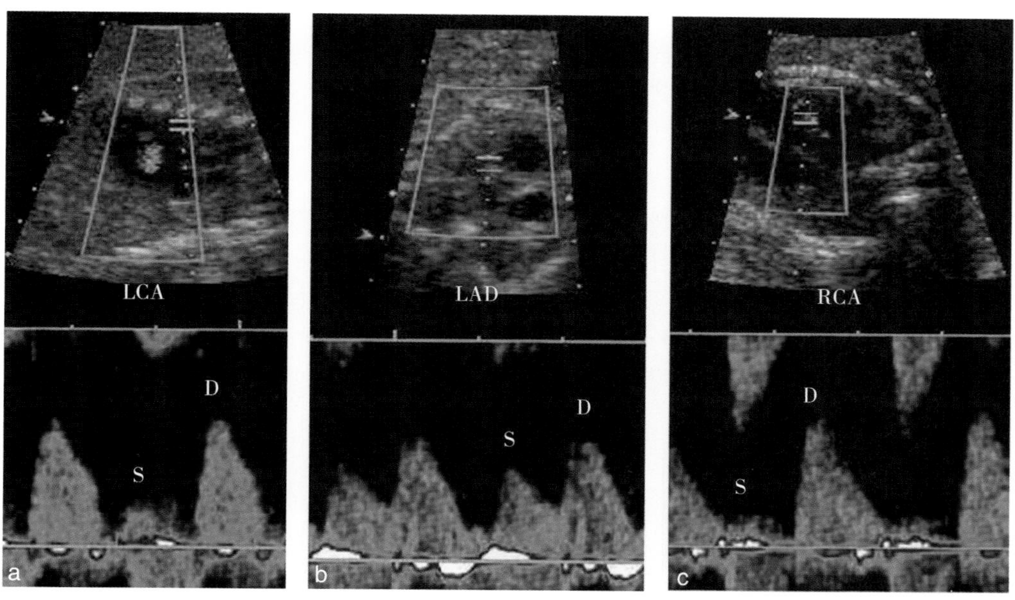

图 34.3 妊娠 29 周胎儿的左冠状动脉（LCA，a）、左前降支（LAD，b）和右冠状动脉（RCA，c）的脉冲多普勒图像，三支血管均是舒张期血流占优势。D= 舒张期血流；S= 收缩期血流 。经许可，引自 Baschat AA, Gembruch U. Ultrasound Obstet Gynecol, 2002, 20(4): 405–412[49]

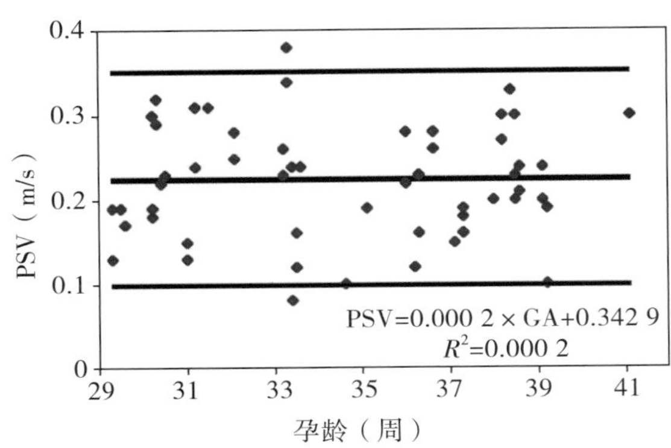

图 34.4 正常胎儿冠状动脉收缩期峰值流速（PSV）与孕龄（GA）的关系及中位数和95%置信区间。R^2：相关系数。经许可，引自 Baschat AA, et al. Ultrasound Obstet Gynecol,2003, 21(5): 426−429[50]

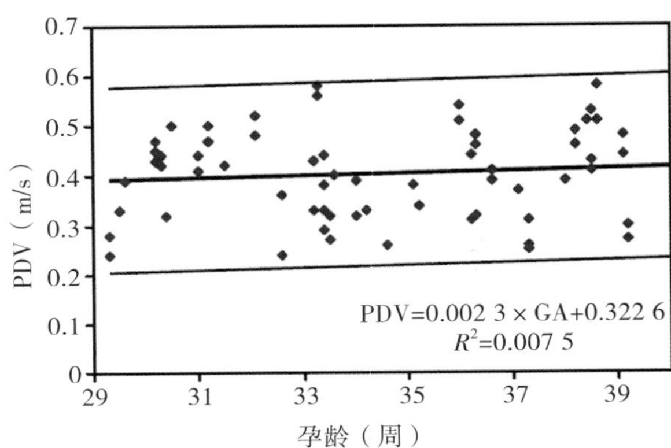

图 34.5 正常胎儿冠状动脉舒张期峰值流速（PDV）与孕龄（GA）的关系及中位数和95%置信区间。R^2：相关系数。经许可转载自 Baschat AA, et al. Ultrasound Obstet Gynecol, 2003, 21(5):426− 429[50]

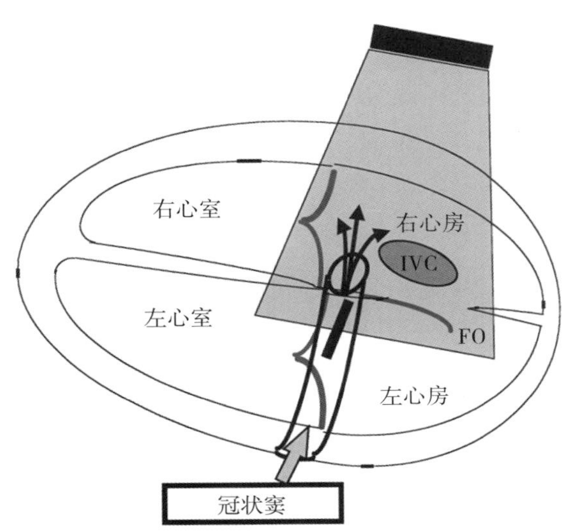

图 34.6 胎儿横位四腔心切面显示冠状窦走行。冠状窦走行于房室沟，于房室瓣附近紧贴下腔静脉（IVC）和卵圆孔（FO）进入右心房。此切面中，血流方向朝向探头。经许可，引自 Baschat AA, Gembruch U. Ultrasound Obstet Gynecol, 1998,11(4): 410−414[54]

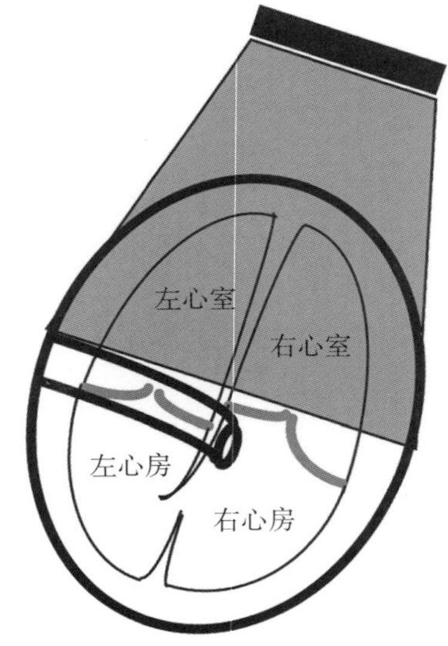

图 34.7 胎儿心尖四腔心切面显示左心室、右心室、左心房、右心房，冠状窦走行于房室沟，平行于二尖瓣。探头朝心脏下表面倾斜直到瓣叶消失，可显示冠状窦。经许可，引自 Abello KC, et al. Ultrasound Obstet Gynecol, 2002, 20(2):137−141[51]

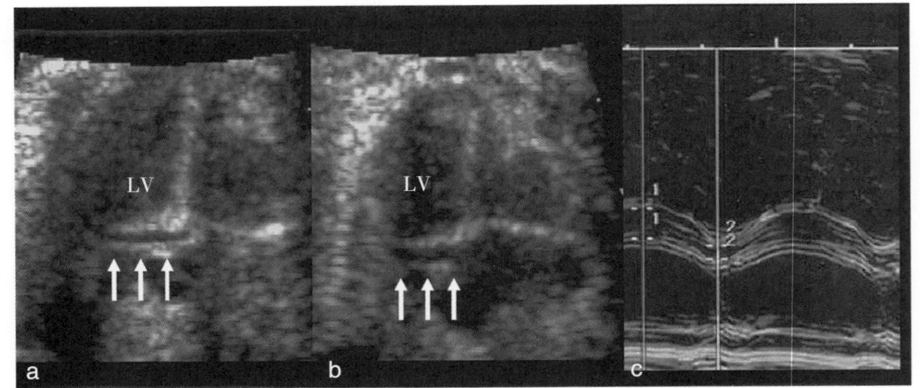

图 34.8 妊娠 28^{+4} 周的心尖四腔心切面图像。冠状窦（箭头）走行于左心室（LV）和左心房之间的房室沟内，通过影像回放可以观察到冠状窦收缩末期（a）和收缩中期（b）直径的差异。妊娠 29 周 M 型曲线显示正常冠状窦收缩期和舒张期的波动（c），取样线置于冠状窦的前后壁。经许可，引自 Abello KC, et al. Ultrasound Obstet Gynecol, 2002,20(2):137−141[51]

以成功识别冠状窦血流。舒张期冠状窦的血流流向右心房，而穿过卵圆孔的血流流向左心房（图 34.11）[54]。灰阶血流成像也可用于冠状窦血流的识别（图 34.12）。尽管冠状窦走行平直，而且也可以准确放置取样容积，但大约仅 10% 的胎儿能成功获得脉冲多普勒频谱，成功率之所以低，部分原因在于冠状窦血流速度较低，以及心房内血流和（或）心脏和房室瓣运动造成的干扰。冠状窦血流速度呈三相波形，收缩期和舒张期血流正向，心房收缩期偶尔出现反向血流（图 34.13）。与冠状动脉相似，舒张期正向速度（中位数 0.38m/s）超过收缩期（中位数 0.18m/s）。冠状窦不同时相的血流速度对应着心肌内相应时相的血流。

通过冠状窦血流速度判断新生儿和成人心肌血流储备的方法已有报道[55-56]，但目前这些方法还不能在胎儿中应用。

在心脏解剖结构正常胎儿中的应用

很多情况下，心脏解剖结构正常的胎儿会有明显的心血管方面的表现，包括为适应心肌氧需求量变化而发生的冠状循环血流动力学改变。由于很

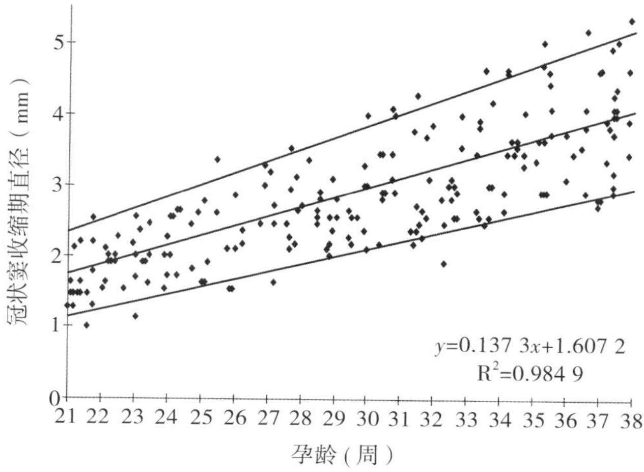

图 34.9 散点图显示冠状窦收缩期最大直径与孕龄的关系及其平均值和 95% 置信区间。R^2：相关系数。经许可，引自 Abello KC, et al. Ultrasound Obstet Gynecol, 2002,20(2): 137–141 [51]

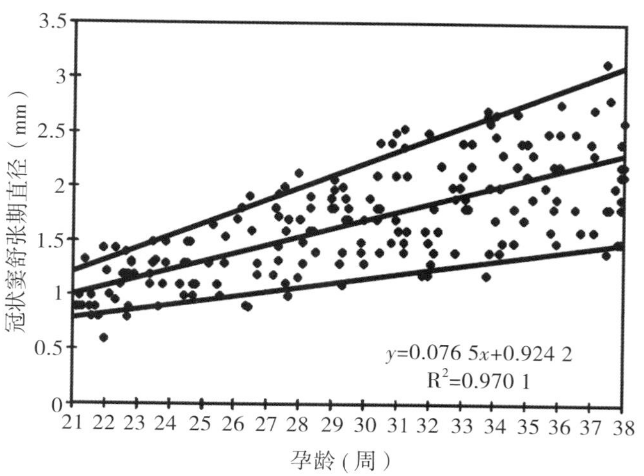

图 34.10 散点图显示冠状窦舒张期最大直径与孕龄的关系及其平均值和 95% 置信区间。R^2：相关系数。经许可，引自 Abello KC, et al. Ultrasound Obstet Gynecol, 2002, 20(2):137–141[51]

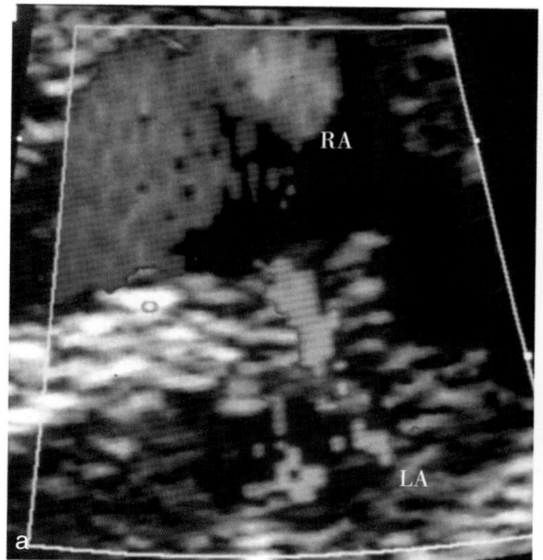

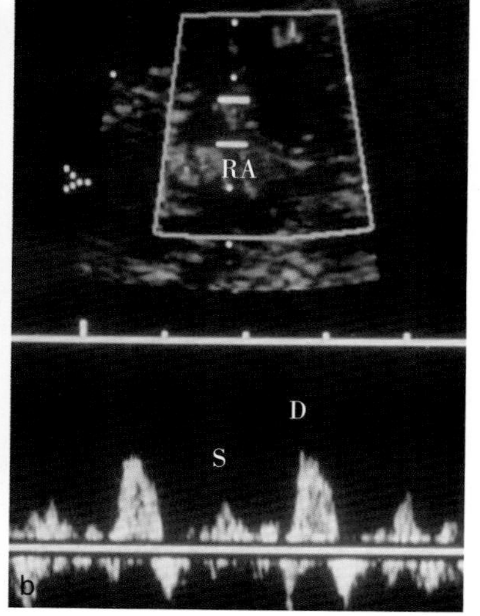

图 34.11 a. 横位四腔心切面彩色多普勒成像显示冠状窦血流朝向右心房（RA）。b. 脉冲多普勒频谱呈三相波：较小的收缩波（S），较大的舒张波（D），紧接着是短暂逆向的房缩波。LA= 左心房。经许可，引自 Baschat AA, Gembruch U. Ultrasound Obstet Gynecol, 2002,20(4): 405–412[49]

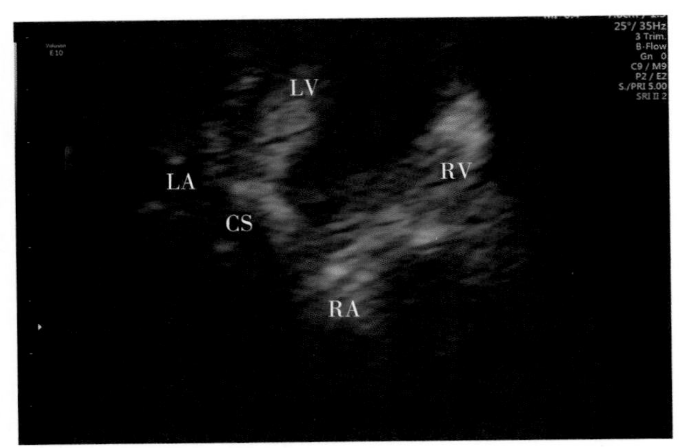

图 34.12 灰阶血流成像显示 1 例妊娠 32 周胎儿的冠状窦（CS），血流朝向右心房（RA）。LA= 左心房；LV= 左心室；RV= 右心室

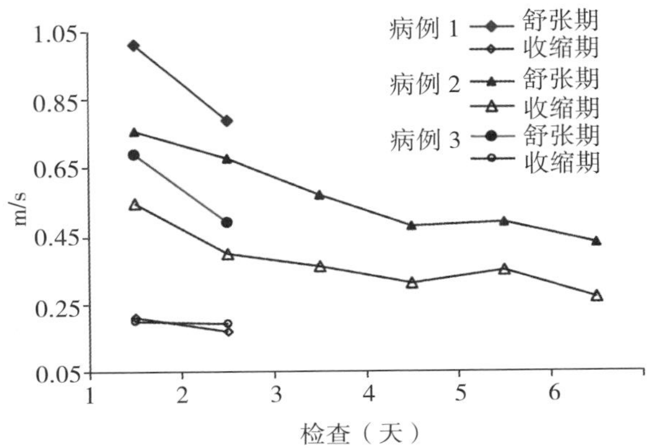

图 34.13 3 例重度贫血的胎儿，分别测量收缩期和舒张期峰值流速。病例 1 和病例 3 在输血前胎儿水肿时测量血流速度，血细胞比容分别从 9% 和 14% 纠正到 39.8% 和 42.8%。病例 2 为孕妇外伤，第 1 天和第 5 天需要重复输血，血细胞比容分别为 21% 和 24%。经许可，引自 Baschat AA, et al. Ultrasound Obstet Gynecol, 2003,21(5):426–429[50]

难获得冠状窦的多普勒血流频谱，临床观察主要围绕冠状动脉的彩色和脉冲多普勒特征进行。

胎儿发育迟缓时的“心脏保护效应”

严重的宫内发育迟缓（IUGR）可以发展为心血管功能失代偿，多普勒检查可以明确动脉和静脉系统进行性恶化的状况[57]。这种进展经常伴随着酸碱状态的恶化，从慢性低氧血症发展为酸血症[58–61]。在这种情况下，中心静脉压升高、后负荷增加及氧合状态恶化的共同作用对心肌氧平衡提出了特殊的要求。后负荷增大导致心脏做功增加，从而提高了心肌对氧的需求。中心静脉压和主动脉压的升高减小了冠状循环血管床的压差，进而减小了冠状循环灌注的驱动力。当心肌氧平衡和胎儿代谢水平急剧升高时，这些因素的综合作用将对冠状循环灌注产生不利影响。因此，需要激活适应性机制以维持心肌氧平衡。有两种方式可以实现所必需的冠状动脉血流增加，一是增加心肌获得的左心室输出氧合血的比例，二是通过自身调节作用介导冠状血管舒张。

IUGR 胎儿通过多个机制增加心肌氧合血的输送（图 34.14）。胎盘阻力升高时，左心室输出量的相对比例增加（第一阶段）[60,62–65]。氧分压的降低可进一步增加静脉导管输送到左心系统的脐静脉氧合血的比例[66–67]。长期的慢性心肌低氧血症可促进血管生成和血管横截面积增加，进而增加心肌血流储备（第二阶段）。这些反应构成了 IUGR 时的慢性心脏自我保护机制。如果再出现心血管状态和（或）氧合作用急性恶化，唯一能明显增加心肌血流量的机制是冠状血管显著舒张，从而极大提高冠状血管血流储备（第三阶段）。这种血管反应更为急剧，通常发生在 24h 之内，几乎都伴有心前区静脉多普勒指标的明显升高[68–69]。

动脉和静脉循环中出现的某些多普勒异常表现可能提示患者处于心保护效应慢性初始阶段，包括脐动脉舒张末期血流速度消失或反向、和（或）主动脉峡部舒张末期血流反向[70]。妊娠中期冠状循环的血流仍可能低于超声设备的显示阈值，因此不可能采用冠状动脉的频谱多普勒证实冠状循环血流增加。然而随着胎儿心血管和呼吸系统状态的急剧恶化，如果彩色和脉冲多普勒很容易地检测到冠状动脉血流，则认为是冠状循环血流大幅度增加，超过了正常显示阈值（图 34.15，图 34.16）[45]。IUGR 胎儿舒张期和收缩期冠状动脉峰值血流速度均明显高于正常生长的胎儿，这为血流增加提供了额外的证据。冠状窦直径无相应的改变，说明冠状静脉回流没有增加[53]。心肌性能指数和心血管整体评分正常的情况下，IUGR 胎儿出现心脏保护效应，提示收缩功能和舒张功能障碍均不是冠状循环灌注增加的主要原因[71]。由于正常胎儿和 IUGR 胎儿冠状动脉血流的显示在妊娠时间上有重叠，因此评估胎儿状态必须同时检查动脉和静脉循环及各项生理参数，临床处置也不能仅依靠冠状循环血流动力学的评估。IUGR 胎儿出现异常的动静脉多普勒表现和心保护效应时，预后较差，围生期死亡率

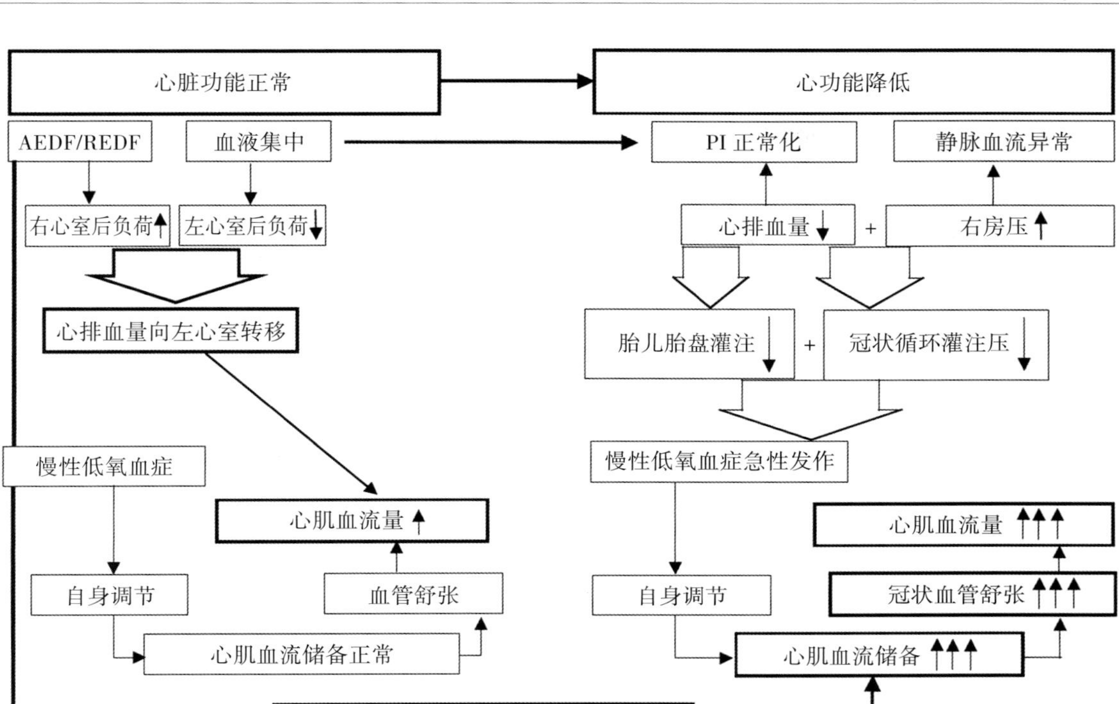

图 34.14 胎儿心脏保护效应的不同阶段。第一阶段，右心室后负荷增大，左心室后负荷减小，导致心排血量朝向左心室重新分配，从而增加心肌灌注；此外，长期宫内低氧刺激冠状血管舒张及血管再生；心肌血流的增加仍然低于超声仪器的显示阈值。第二阶段，冠状血管再生导致心肌血流储备增加。第三阶段，慢性低氧血症急性发作，出现心血管系统失代偿，经过改变的心肌血管床可以动员更多的心肌血流储备，冠状动脉血流幅度超过了超声仪器的显示阈值。AEDF= 舒张末期血流消失；PI= 搏动指数；REDF= 舒张末期血流反向。经许可，引自 Baschat AA, et al. J Perinat Med, 1998,26(3):143–156[63]

高，发生酸血症和新生儿循环功能障碍的风险高，需要最高级别的新生儿监护。冠状循环血流的显示与胎儿和新生儿的预后相关。在一项纳入 21 例胎儿的系列研究中，妊娠 32 周前出现心保护效应，患儿预后差，围生期死亡率为 50%[72]。与未观察到冠状动脉血流的 IUGR 胎儿相比，观察到冠状动脉血流的胎儿需要更早分娩，这类胎儿出生时体重更轻，脐带血 pH 值和氧分压值更低[69,73]。IUGR、静脉导管出现反向速度波形时，冠状循环可显示的胎儿有更高的宫内死亡率，从多普勒诊断到分娩或胎儿死亡的间期也更短[73]。

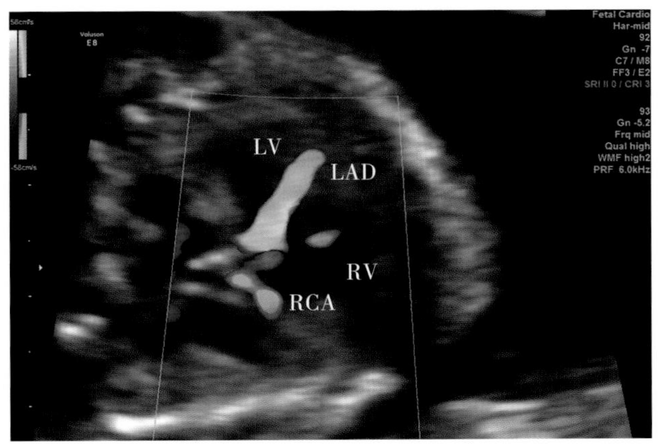

图 34.15 严重 IUGR 胎儿的冠状动脉血流。心尖四腔切面彩色多普勒血流图显示妊娠 26 周时的右冠状动脉（RCA）和左前降支（LAD）。LV= 左心室；RV= 右心室

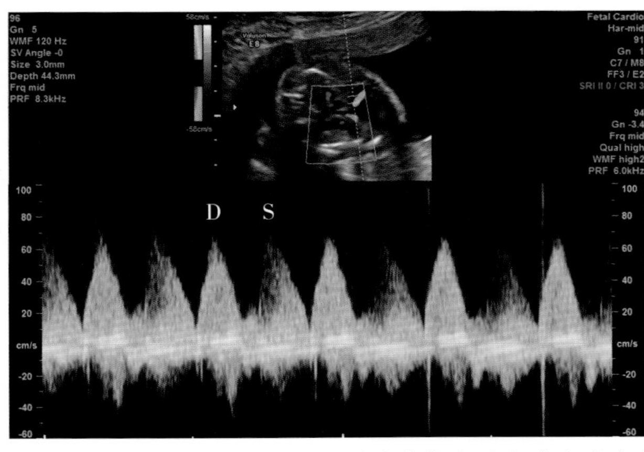

图 34.16 IUGR 胎儿妊娠 26 周时采集右冠状动脉近端脉冲多普勒血流速度频谱，舒张期峰值速度（70cm/s）大于收缩期（50cm/s），无反向血流。D= 舒张期血流；S= 收缩期血流

胎儿贫血

严重的胎儿贫血最终会导致血液携氧能力降低，进而影响心肌氧合。胎儿水肿伴三尖瓣关闭不全和心前区静脉血流异常，与右心压力升高及冠状循环灌注压下降有关。在这种情况下，通过自身调节，可使心肌血流量短期增加到基础流量的4~5倍。在急性母胎输血综合征、非免疫性水肿和溶血性疾病时测量冠状动脉血流[50,74]，舒张期速度峰值可达1m/s，收缩期速度峰值可达0.5m/s，明显超过了其他任何一种状态。血流速度对母体氧疗和胎儿输血有反应，当胎儿血细胞比容恢复正常后，血流速度也低于超声仪器显示阈值以下。随着胎儿水肿的进展，冠状窦动度减弱，这与成人的心力衰竭相似，冠状窦直径的变化减小，可能是由于冠状静脉压升高所致[51]。

动脉导管收缩

吲哚美辛治疗孕妇早产，胎儿会面临动脉导管收缩的风险。作为右心室通向体循环的管道，动脉导管收缩增大了后负荷，因此增加了心脏做功和对氧的需求，严重者可出现三尖瓣关闭不全及静脉指标异常。有证据表明此时冠状循环血流增强，彩色和脉冲多普勒可以检测到冠状动脉血流。虽然峰值流速并没有显著升高，但冠状动脉血流检出时间还是由临床表现出现时间决定的。随着停用吲哚美辛后动脉导管解除收缩，冠状动脉血流不再显示。

其他情况

胎儿氧合和心脏前、后负荷的急剧变化也会导致动脉和静脉血流重新分配，以保护维系胎儿生命的重要器官。这些心、脑和肾上腺的保护效应在不同的动物模型中都有发现，一些多普勒超声研究认为人类胎儿存在着同样的保护机制。1例妊娠30周胎儿采集脐带血后出现急性心动过缓，发生短暂的脑和心保护效应，在心动过缓持续12min后，突然观察到冠状动脉血流，患儿发生脑保护效应，心前区静脉血流出现高搏动性，这一现象持续时间较长（图34.17）[75]。一组心功能障碍的胎儿，生长正常，无贫血，但出现了心保护效应，表现为心肌性能指数升高，心血管整体评分降低，而多普勒超声检查无子宫胎盘功能不全和（或）脑保护效应[71]。这表明胎儿血流再分配也可能发生在孤立的心肌功能障碍时的反应中，而不仅仅是对急性缺氧的普遍反应[71]。室上性心动过速的胎儿中也发现了冠状动脉血流增多的现象，当胎儿转为正常窦性心律时，这种现象消失[76]。同样，在室上性心动过速的胎儿中，冠状窦动力学也会发生改变[51]。随着超声检查技术的普及和进步，将会有更多关于冠状动脉和静脉血流动力学改变的报道。

在心脏畸形胎儿中的应用

胚胎器官形成过程中，由于冠状动脉循环血管的特性，畸形常发生在心内压力 / 容积关系紊乱的心脏病变中。由于冠状窦的胚胎学特性，其畸形常涉及中心静脉引流异常［体循环和（或）肺循环］，超声检查和评估冠状窦血流动力学具有重要临床意义，而且可能是发现这种畸形的唯一线索。

人类胎儿心室 – 冠状动脉连接

心室 – 冠状动脉连接常见于肺动脉闭锁、右心室发育不全、室间隔完整或限制性室间隔缺损的胎儿和新生儿[77]。在左心发育不良合并主动脉闭锁、室间隔完整和无二尖瓣闭锁的病例中，心室 – 冠状动脉连接也可能存在，但并不常见。这些血管畸形的形成先前已经讨论过。异常的冠状动脉通道可能为释放心室内压力提供了一个途径，并可能在一定程度上避免了发育不全和纤维弹性组织增生。然而，冠状循环血流动力学可能会严重受损，影响

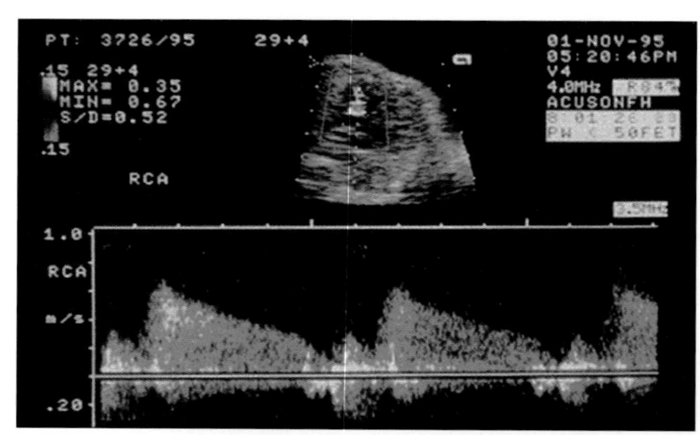

图 34.17　1例妊娠29^{+4}周多发畸形胎儿，超声引导下经皮脐静脉穿刺血样采集诱发胎儿心动过缓（56/min），持续240s后右冠状动脉血流速度频谱显示一个短小的收缩峰（峰值流速35cm/s）和一个持久的舒张峰（峰值流速69cm/s）。经许可，引自Gembruch U, Baschat AA. Ultrasound Obstet Gynecol, 2000,15(5):424–427[75]

了预后和产后手术治疗的方式[78-80]。虽然冠状动脉灌注可以在子宫内很好地维持，但在出生后情况会改变，有可能发生右心室依赖型冠状动脉循环并导致急性或慢性心肌缺血或梗死，原因是冠状动脉窃血和节段性血管梗阻。由于这些潜在的后果，产前发现流出道梗阻但心室结构相对正常时，应立即检查是否存在心室－冠状动脉瘘。

产前诊断心室－冠状动脉瘘，首先应采用彩色多普勒血流成像检测到冠状动脉内高速双向血流，进而采用脉冲多普勒进行验证，二维超声心动图可显示冠状动脉重度扩张。右室流出道梗阻的病例，舒张期血液从主动脉窦流向发育不良的右心室，收缩期压力反转，血液从右心室流向主动脉（图 34.18~ 图 34.20）[77,81-82]。

胎儿冠状动静脉瘘

如果心脏解剖结构正常，先天性冠状动脉瘘可能很少发生。大多数累及单支冠状动脉，较少累及多个分支。瘘的连接可能涉及冠状动脉树、右心房、冠状窦、腔静脉、右心室和肺动脉干。向低压系统引流会导致左向右的大量分流，在儿童期就会出现诸如充血性心力衰竭、冠状动脉窃血导致的心肌缺血、右心增大、心律失常、血栓合并连续性栓塞及细菌性心内膜炎等表现[83]。大多数情况下，这些症状出现在生存期中的第 2 个和第 3 个十年。有报道 1 例妊娠 20 周的胎儿，产前被发现存在孤立的冠状动脉－右心室瘘，妊娠期间瘘管进行性

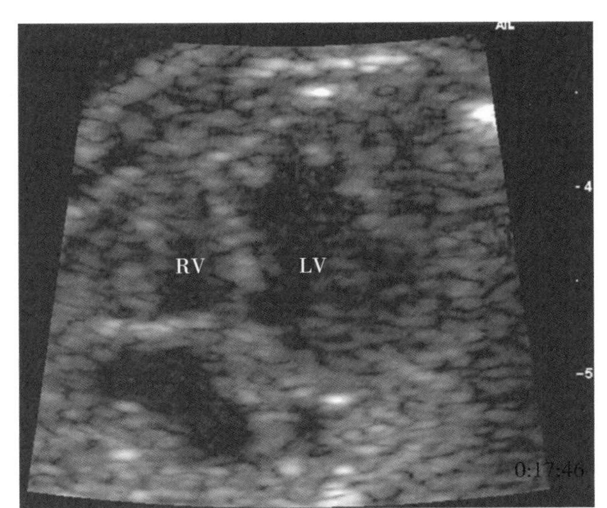

图 34.18 妊娠 21 周的胎儿，重度肺动脉狭窄，室间隔完整，四腔心切面显示右心室发育不良。RV= 右心室；LV= 左心室

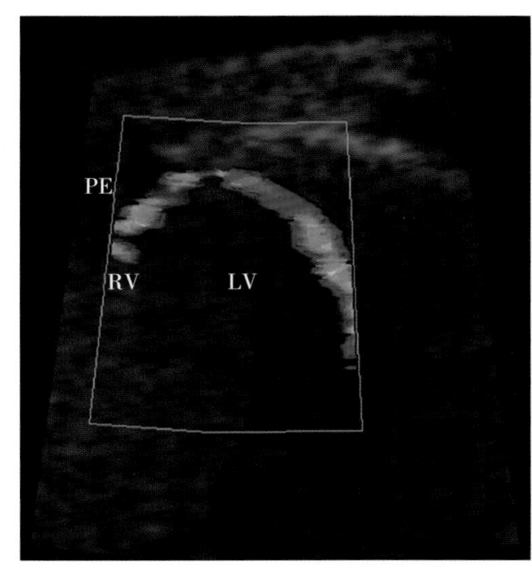

图 34.19 彩色血流多普勒成像显示右心室与主动脉窦之间的心室－冠状动脉连接。RV= 右心室；LV= 左心室；PE= 心包积液

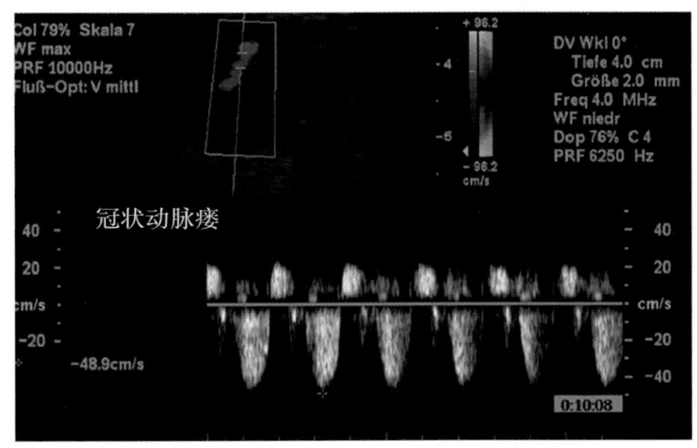

图 34.20 与图 34.17 为同一胎儿，脉冲多普勒频谱显示紊乱的双向血流，收缩期血流从右心室朝向主动脉窦（S），舒张期则反向（D）

增大，走行愈加迂曲[84]。最近还有 1 例左冠状动脉－右心房瘘的类似病例报道[85]，分流导致扩张的冠状窦内出现高速血流，除了产前诊断，出生后还发现永存左上腔静脉和一个小的室间隔缺损，行冠状动脉瘘弹簧圈封堵术后，随访观察结果正常。

胎儿特发性动脉钙化

特发性动脉钙化的病因不明，其特征是动脉的广泛钙化和狭窄，尤其是肺动脉干和主动脉干的管壁[86-87]。大多数病例冠状动脉也会受累，胃肠道、肝脏、肾脏、大脑、四肢和胎盘等的外周动脉也可能受到影响。在妊娠中晚期或晚期，严重的心肌功能障碍可导致重度胎儿水肿、组织缺血，甚至胎儿死亡[88]。不太严重的病例，尤其是没有水肿

时，可使用类固醇和双磷酸盐类药物在产后开始姑息性治疗，以阻止或延缓病情的进展[89]。然而，大多数特发性动脉钙化的婴儿在出生1年内死亡，并且可能合并心肺功能衰竭、严重高血压、肾梗死、末梢坏疽和肠梗死[87]。

严重的主动脉瓣狭窄

胎儿期严重的主动脉瓣狭窄可能导致左心室输出量明显减少，卵圆孔反向分流。在这种情况下，冠状动脉灌注压受到动脉压下降和右心房压升高的影响，从而降低了冠状循环血管床的驱动力，同时左心室做功及心肌需氧量增加。有报道1例主动脉瓣严重狭窄的胎儿，出现重度左室流出道梗阻和非免疫性水肿，并且发生急性心保护效应，虽然最初通过经胎盘地高辛治疗使症状得以改善，但在妊娠第39周时仍观察到出现冠状循环血流，与卵圆孔发生反向分流相吻合[90]。

永存左上腔静脉

虽然胎儿多普勒检查中很少关注冠状窦，但永存左上腔静脉引流入冠状窦时，可能导致其因容量超负荷而显著扩张[91–93]。永存左上腔静脉的发生率为1/1000~2/1000，但在先天性心脏病中高达9%[94]。冠状窦的扩张程度通常很显著，明显高于正常值，主要与血管容量负荷变化有关，与伴发的其他心脏畸形无关[69]。冠状窦扩张的原因可能还包括冠状动静脉瘘和肺静脉异位引流入冠状窦。少数病例也可出现扩大的冠状窦与静脉导管的异位连接，在排除左上腔静脉和完全型肺静脉异位引流后，如果发现孤立的冠状窦扩张，应考虑此种情况[95–96]。

值得注意的是，由于扩张的冠状窦与房室瓣的根部非常接近，因此有可能被误认为是原发孔型房间隔缺损和（或）房室间隔缺损[97–99]。胎儿右心压力升高、重度心功能不全和水肿时，冠状窦血流动力学可能减弱，预示着冠状窦压力升高或冠状循环改变[51]。

参考文献

[1] Abuhamad A. Ultrasound Obstet Gynecol, 2003,21(5):423–425.

[2] McAlpine W. Heart and Coronary Arteries. New York:Springer-Verlag, 1975.

[3] Williams PL, Warwick R. Gray's Anatomy. New York: Churchill Livingstone, 1983.

[4] Ganong W. Review of Medical Physiology. Norwalk, CT:Appleton and Lange, 989.

[5] Larsen W. Human Embryology. New York: Churchill Livingstone, 1993.

[6] Tomanek RJ. Cardiovasc Res, 1996,31:E46–51.

[7] Hudlicka O, Brown MD. J Vasc Res, 1996,33(4):266–287.

[8] Poole TJ, Coffin JD. J Exp Zool, 1989,251(2):224–231.

[9] Skalak TC, Price RJ. Microcirculation, 1996,3(2):143–165.

[10] Engelmann GL, et al. Circ Res, 1993,72(1):7–19.

[11] Banai S, et al. Cardiovasc Res, 1994,28(8):1176–1179.

[12] Levy AP, et al. Circ Res, 1995,76(5):758–766.

[13] Ratajska A, et al. Dev Dyn, 1995,203(4):399–407.

[14] Scheel KW, et al. Am J Physiol, 1984,246(6 Pt 2):H768–775.

[15] Reller MD, et al. Am J Physiol, 1992,263(4 Pt 2):H1327–1329.

[16] Baschat AA, et al. Ultrasound Obstet Gynecol, 2001,18(1):39–43.

[17] Ascuitto RJ, Ross-Ascuitto NT. Semin Perinatol, 1996,20(6):542–563.

[18] Bartelds B, et al. Circulation, 1999,99(14):1892–1897.

[19] Fisher DJ, et al. Am J Physiol, 1982,242(4):H657–661.

[20] Spahr R, et al. Basic Res Cardiol, 1985,80(suppl 1):53–56.

[21] Rudolph AM. Circ Res, 1985,57(6):811–821.

[22] Kiserud T, et al. Am J Obstet Gynecol, 2000,182(1 Pt 1):147–153.

[23] Krajcar M, Heusch G. Basic Res Cardiol, 1993,88(suppl 1):25–42.

[24] Bassenge E. Pflugers Arch, 1978,373:R6.

[25] Cannon PJ, et al. Am J Cardiol, 1975,36(6):783–792.

[26] Mantero S, et al. J Biomed Eng, 1992,14(2):109–116.

[27] Thornburg KL, Reller MD. Am J Physiol, 1999,277(5 Pt 2):R1249–1260.

[28] Guyton AC, et al. Circ Res, 1964,15(suppl):60–69.

[29] Mosher P, et al. Circ Res, 1964,14:250–259.

[30] Barnea O, Santamore WP. Basic Res Cardiol, 1992,87(3):290–301.

[31] Hoffman JI. Circulation, 1984,70(2):153–159.

[32] Campbell SE, et al. Can J Cardiol, 1991,7(5):234–244.

[33] Holmes G, Epstein ML. Pediatr Res, 1993,33(5):527–532.

[34] Muller JM, et al. Cardiovasc Res, 1996,32(4):668–678.

[35] Reller MD, et al. Circulation, 1992,86(2):581–588.

[36] Thompson LP, et al. Am J Physiol Regul Integr Comp Physiol, 2000,279(5): R1813–1820.

[37] Reller MD, et al. Am J Physiol, 1995,269(6 Pt 2):H2074–2081.

[38] Behrman RE, et al. Am J Obstet Gynecol, 1970,108(6):956–969.

[39] Block BS, et al. Am J Obstet Gynecol, 1984,148(7):878–

885.
[40] Reuss ML, Rudolph AM. J Dev Physiol, 1980,2(1–2):71–84.
[41] Poudel R, et al. Am J Physiol Regul Integr Comp Physiol, 2015, 308(3):R151 –162.
[42] Hata T, et al. J Clin Ultrasound, 2008,36(4):204–207.
[43] Pooh RK, Korai A. Croat Med J, 2005,46(5):808–811.
[44] Oberhoffer R, et al. Eur J Pediatr, 1989,148(5):389–392.
[45] Baschat AA, et al. Ultrasound Obstet Gynecol, 1997,9(3):162–172.
[46] Gembruch U, Baschat AA. Ultrasound Obstet Gynecol, 1996, 7(1):10–16.
[47] Mielke G, Wallwiener D. Ultrasound Obstet Gynecol, 2001, 18(4):407.
[48] Yoo SJ, et al. Ultrasound Obstet Gynecol, 2001,18(3):248–252.
[49] Baschat AA, Gembruch U. Ultrasound Obstet Gynecol, 2002, 20(4):405–412.
[50] Baschat AA, et al. Ultrasound Obstet Gynecol, 2003,21(5):426–429.
[51] Abello KC, et al. Ultrasound Obstet Gynecol, 2002,20(2):137–141.
[52] Rein AJ, et al. Ultrasound Obstet Gynecol, 2000,15(6):468–472.
[53] Chaoui R, et al. Prenat Diagn, 2003,23(7):552–557.
[54] Baschat AA, Gembruch U. Ultrasound Obstet Gynecol, 1998, 11(6):410–414.
[55] Mundigler G, et al. Clin Cardiol, 1997,20(3):225–231.
[56] Zehetgruber M, et al. J Am Coll Cardiol, 1995,25(5):1039–1045.
[57] Hecher K, et al. Circulation, 1995,91(1):129–138.
[58] Hecher K, et al. Am J Obstet Gynecol, 1995,173(1):10–15.
[59] Nicolaides KH, et al. BMJ, 1988,297(6655):1026–1027.
[60] Rizzo G, et al. Ultrasound Obstet Gynecol, 1996,7(6):401–410.
[61] Weiner CP. Am J Obstet Gynecol 1990,162(5):1198–1202.
[62] al-Ghazali W, et al. Br J Obstet Gynaecol, 1989,96(6):697–704.
[63] Baschat AA, et al. J Perinat Med, 1998,26(3):143–156.
[64] Reed KL, et al. Am J Obstet Gynecol, 1987,157(3):774–779.
[65] Rizzo G, Arduini D. Am J Obstet Gynecol, 1991,165(4 Pt 1):876–882.
[66] Tchirikov M, et al. Ultrasound Obstet Gynecol, 1998,11(6):426–431.
[67] Tchirikov M, et al. Am J Obstet Gynecol, 1998,178(5):943–949.
[68] Baschat AA, Gembruch U. Ultrasound Obstet Gynecol, 1996, 8(3):201–205.
[69] Baschat AA, et al. Ultrasound Obstet Gynecol, 2000,16(5):425–431.
[70] Makikallio K, et al. Ultrasound Obstet Gynecol, 2002,19(2):147–152.
[71] Bui YK, et al. J Matern Fetal Neonatal Med, 2016,29(10):1536–1540.
[72] Chaoui R. Acta Paediatr Suppl, 2004,93(446):6–12.
[73] Rizzo G, et al. J Matern Fetal Neonatal Med, 2009,22(7):547–551.
[74] Baschat AA, et al. Ultrasound Obstet Gynecol, 1998, 12(2):128–131.
[75] Gembruch U, Baschat AA. Ultrasound Obstet Gynecol, 2000, 15(5):424–427.
[76] Uerpairojkit B, et al. Prenat Diagn, 2009,29(3):274–276.
[77] Maeno YV, et al. Heart, 1999,81(6):661–668.
[78] Coles JG, et al. Ann Thorac Surg, 1989,47(2):213–217.
[79] Giglia TM, et al. Circulation, 1992,86(5):1516–1528.
[80] Hanley FL, et al. J Thorac Cardiovasc Surg, 1993,105(3):406–423,24–27, discussion 23–24.
[81] Arabin B, et al. Ultrasound Obstet Gynecol, 1996,7(6):461–462.
[82] Chaoui R, et al. Ultrasound Obstet Gynecol, 1997,9(3):194–197.
[83] Liberthson RR, et al. Circulation, 1979,59(5):849–854.
[84] Sharland GK, et al. Heart, 1996,76(1):79–81.
[85] Mielke G, et al. Ultrasound Obstet Gynecol, 2002,19(6):612–615.
[86] Hajdu J, et al. Prenat Diagn, 1998,18(11):1186–1190.
[87] Moran JJ. Pathol Annu, 1975,10:393–417.
[88] Juul S, et al. Am J Dis Child, 1990,144(2):229–233.
[89] Bellah RD, et al. J Pediatr, 1992,121(6):930–933.
[90] Schmider A, et al. Ultrasound Obstet Gynecol, 2000, 16(3):275–278.
[91] Papa M, et al. Br Heart J, 1995,73(4):355–358.
[92] Rostagno C, et al. Cardiologia, 1999,44(2):203–206.
[93] Snider AR, et al. Circulation, 1979,60(4):721–727.
[94] Nsah EN, et al. Pediatr Pathol, 1991,11(2):261–269.
[95] Ben Brahim F, et al. J Ultrasound Med, 2014,33(3):535–542.
[96] Qian Y, et al. Echocardiography, 2016,33(1):154–156.
[97] Allan LD, Sharland GK. Heart, 2001,85(4):433–437.
[98] Gembruch U, et al. Ultrasound Obstet Gynecol, 1993, 3(5):310–317.
[99] Park JK, et al. Ultrasound Obstet Gynecol, 1997,10(2):126–129.

本章完整参考文献，请扫描以上二维码在线查看。若需下载，请登录 www.wpcxa.com “下载中心” 下载。

第35章 胎儿静脉系统：正常胚胎学，解剖学和生理学，畸形的发生和表现

Simcha Yagel, Ori Shen, Sarah M. Cohen, Dan V. Valsky

第一部分：正常胚胎学、解剖学、血流动力学、超声评估和多普勒检查

引　言

自20世纪80年代中期胎儿静脉系统超声检查技术问世以来便获得迅速发展，该技术可显示胎儿正常静脉解剖学结构，评价胎儿的发育，诊治胎儿宫内生长受限（IUGR）及心血管系统异常，判断复杂结构性畸形中的静脉异常，目前该技术已成为研究热点。

掌握胚胎学和生理学的知识，除了有利于鉴别胎儿静脉系统正常和异常的超声表现外，对于指导临床决策及为父母双方提供正确的咨询同样具有重要的作用。

本章由两部分组成。第一部分首先讨论胎儿静脉系统的胚胎学发育，接下来介绍正常胎儿的解剖学和血流动力学相关内容，以及血管的多普勒检查方法，最后介绍三维和四维超声技术在胎儿静脉系统检查中的应用。第二部分阐述静脉系统发育异常的病理生理学、胚胎学基础和超声表现，以及循环受损时的多普勒血流变化。

人类静脉系统的胚胎学

心血管系统是人类胚胎发育的第一个器官系统，心脏在胚胎发育的第23天开始搏动。

胚胎期第4周（月经龄6周），3对对称的静脉作为早期静脉系统的基本组成回流入心脏，分别为脐静脉、卵黄静脉和主静脉。脐静脉引流绒毛膜血流，卵黄静脉引流卵黄囊血流，主静脉引流胚体血流，3对静脉均流向静脉窦的左右角。同样在这个阶段，肝芽从前肠的腹侧壁内胚层开始发育，细胞进入间叶组织即原始横隔内，形成未来肝脏的结缔组织[1-3]（图35.1a）。

在胚胎期第4~6周（月经龄6~8周），通过一系列复杂的方式，血管不断生长、连接及不对称退化。卵黄静脉和脐静脉系统是流入肝脏的静脉血管，在原始横隔内不断地被发育中的肝脏修饰。肝索向横隔内生长形成广泛的血管网，即肝血窦，肝脏和心脏之间的连接在卵黄静脉和脐静脉系统的头侧段中断，发育中的肝血窦首先与卵黄静脉相连通，到第32天连通脐静脉（图35.1b）。

发育到胚胎期第5周（月经龄7周），左侧卵黄静脉近端退化并消失，剩下的右侧近端卵黄静脉将发育成下腔静脉的肝心段，并连接到肝内的流出静脉——肝左、肝中和肝右静脉。同时，左、右侧卵黄静脉的远端部分及它们之间的连接支发育成门静脉，其他部分则萎缩并消退（图35.1c）。

卵黄静脉的这些改变同样伴随着脐静脉的发育，整个右脐静脉和左脐静脉的头端部分将萎缩、消退，残留的脐静脉成为来自胎盘血液的主要通道。在发育的第8周（月经龄10周），卵黄静脉的肝内部分，即门静脉左支，在左脐静脉肝内段和静脉导管之间形成吻合，该吻合是由肝血窦合并形成并汇入下腔静脉肝心段（图35.1d）。

主静脉引流胚体的血流，前主静脉和后主静脉分别引流胚胎头侧和尾侧的血流，两条静脉都汇入总主静脉，即主静脉系统汇入原始心脏的静脉窦（图35.1a）。从胚胎期发育的第5周（月经龄7周）开始，后主静脉逐渐消失，只有最尾段保留，形成髂总静脉和下腔静脉的最远段——骶段。后主静脉被两对静脉替代：下主静脉和上主静脉。下主静脉引流肾脏和性腺的血液。在月经龄9~10周时，左侧下主静脉近端退化并连接右侧支，形成下腔静脉的肝－肾段（肾上段）。

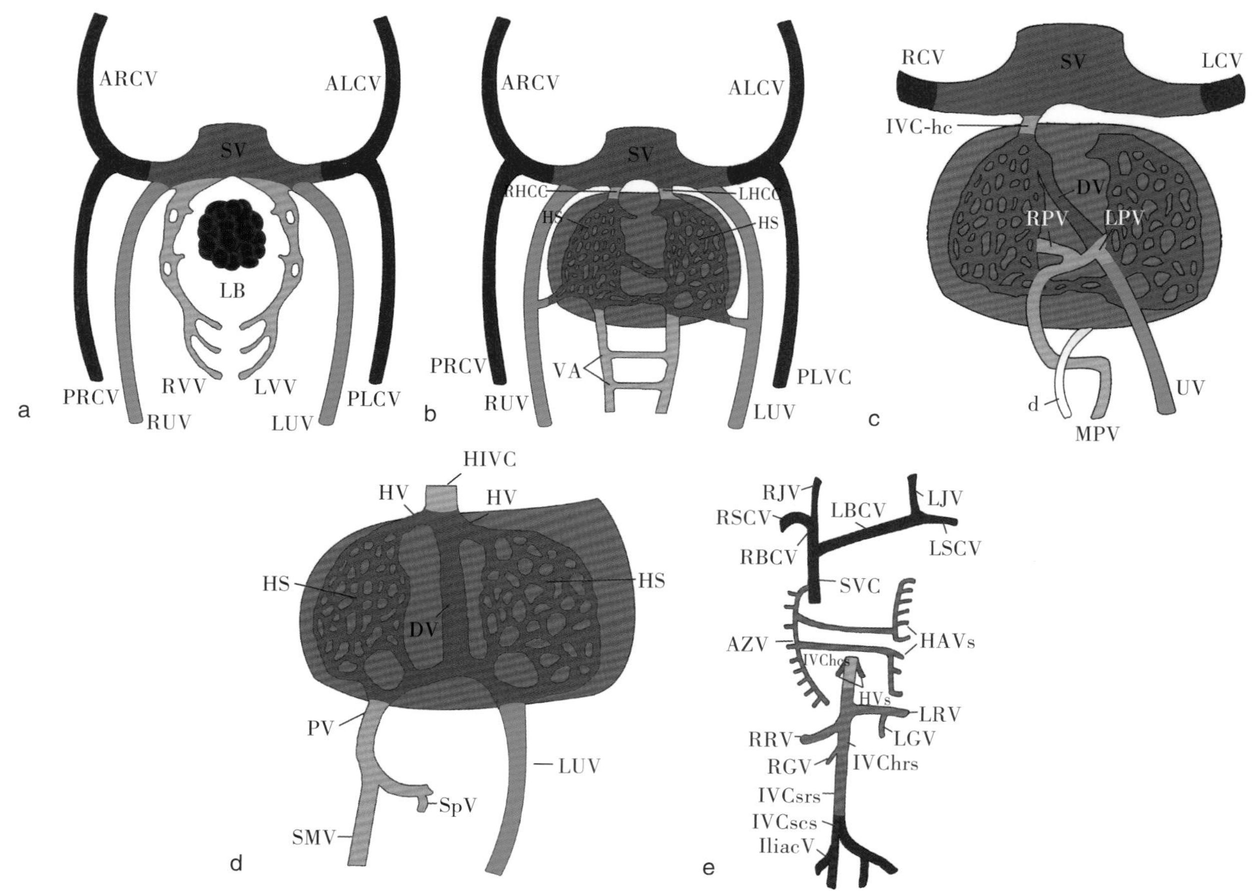

图 35.1 人类静脉系统的胚胎发育顺序（详见正文）。a. 胚胎期第 4 周（月经龄 6 周）时，可观察到 3 对对称的静脉：脐静脉（绿色），卵黄静脉（橙色）和主静脉（蓝色），红色表示其余部分。ALCV= 左侧前主静脉；ARCV= 右侧前主静脉；LB= 肝芽；LUV= 左脐静脉；LVV= 左侧卵黄静脉；PLCV= 左侧后主静脉；PRCV= 右侧后主静脉；RUV= 右脐静脉；RVV= 右侧卵黄静脉；SV= 静脉窦。b. 胚胎发育的第 5~8 周（月经龄 7~10 周）：肝索向横隔内生长，分隔脐静脉和卵黄静脉系统的头侧部分，形成早期肝脏包绕着肝血窦的结构。HS= 肝血窦；LHCC= 左肝总主静脉；RHCC= 右肝总主静脉；VA= 卵黄静脉吻合；绿色 = 脐静脉；橙色 = 卵黄静脉；蓝色 = 主静脉；红色 = 其余部分。c. 胚胎发育的第 5~8 周（月经龄 7~10 周），即非对称阶段，肝内脐静脉 – 门静脉 – 静脉导管连接。d= 十二指肠；DV= 静脉导管；IVC-hc= 下腔静脉肝心段；LCV= 左侧主静脉；LPV= 门静脉左支；MPV= 门静脉主干；RCV= 右侧主静脉；RPV= 门静脉右支；SV= 静脉窦；UV= 脐静脉；绿色 = 脐静脉；橙色 = 卵黄静脉；蓝色 = 主静脉；红色 = 其余部分。d. 卵黄静脉的变化伴随着脐静脉的发育。DV= 静脉导管；HIVC= 下腔静脉肝段；HS= 肝血窦；HV= 肝静脉；LUV= 左脐静脉；PV= 门静脉；SMV= 肠系膜上静脉；SpV= 脾静脉。e. 胚胎发育的第 5~8 周（月经龄 7~10 周），主静脉非对称阶段，起源于主静脉系统的血管（蓝色）包括下腔静脉骶基段（IVCscs）、髂静脉（Iliac V）、左头臂静脉（LBCV）、左颈静脉（LJV）、左锁骨下静脉（LSCV）、右头臂静脉（RBCV）、右颈静脉（RJV）、右锁骨下静脉（RSCV）。起源于下主静脉系统的血管（粉红色）包括下腔静脉肝肾段（IVChrs）、左性腺静脉（LGV）、左肾静脉（LRV）、右性腺静脉（RGV）、右肾静脉（RRV）。起源于上主静脉系统的血管（紫色）包括奇静脉（AZV）、半奇静脉（HAZV）、下腔静脉骶肾段（IVCsrs）。卵黄静脉系统的血管（橙色）包括肝静脉（HV）、下腔静脉肝心段（IVChcs）。其余部分为红色。SVC= 上腔静脉。经许可，引自参考文献 [1]、[3] 和 [7]

上主静脉引流胸壁和髂部的静脉。左上主静脉的下段退化并与右上主静脉相连，形成下腔静脉的骶 – 肾段（肾前段）。上主静脉的上段被分成左右两支，左支为半奇静脉，形成交通吻合支与右支即奇静脉相连，奇静脉汇入上腔静脉。

因此，按照从尾至头的顺序，下腔静脉是由 4 个不同胚胎来源的血管形成的（前 3 个来源于后主静脉）：①最尾侧，即骶主段，源于后主静脉；②肾前段，即骶肾段，源于右侧上主静脉；③肾上段，即肝肾段，源于右侧下主静脉；④最头侧，即肝心段，源于右侧卵黄静脉。

在同一时期，左侧前主静脉的近端退化并与静脉窦分离，再与右侧前主静脉吻合演变成左头臂静脉。右侧前主静脉演变成右头臂静脉，左右头臂静脉连接处与右心房之间的节段同时发育成上腔静脉。

在肝脏发育过程中，逐步形成入肝与出肝的静脉系统。入肝静脉系统包括脐静脉、门静脉和静脉导管，出肝静脉系统由肝静脉组成，它们分别在肝脏的尾侧和头侧形成两套并列的系统[1,3–5]。

◆ 肺静脉

胚胎发育的第4周（月经龄6周，胚胎4mm），肺发育过程中其内血液经内脏血管丛流入总主静脉、脐静脉及卵黄静脉。这些连接一直维持到第5周开始，此时最初的肺静脉开始形成，即左心房背部形成一个单独的反折突起并与肺静脉丛相连接，这个过程持续进行，心房腔经过5周的发育，肺静脉干左右2个分支分别通过四个孔进入心房腔。这些静脉与来自肺中胚层的静脉吻合，形成最终的肺静脉系统[1,3]，肺静脉丛与卵黄静脉和主静脉的连接逐渐消退。

胎儿心前静脉系统的解剖

◆ 静脉系统的三个成像切面

胎儿静脉系统的超声检查可以采用3个或6个腹部切面法[6–8]。最近我们推荐了一套系统显示胎儿心前静脉的成像方法[6]，包括二维和彩色多普勒超声在胎儿腹部的3个独立扫查切面：2个横切面和1个纵切面（图35.2a~c）。靠向尾部，腹侧或侧向腹部横切面可显示脐静脉、门静脉左支、门静脉窦、门静脉右前叶支、门静脉右后叶支、门静脉主干及脾动静脉。移向头侧扫查，腹侧或侧向横切面可显示右、中、左肝静脉及下腔静脉。前后方向的纵切面显示脐静脉、静脉导管、下腔静脉和肝左静脉。

切面A是门静脉窦水平腹前或略偏侧方的胎儿腹部横切面（图35.2a），显示了脐静脉、门静脉左支、门静脉窦、门静脉右前叶支、门静脉右后叶支、门静脉主干及脾动静脉。脾动脉总与脾静脉共同出现，所以此切面也能显示。朝头侧移动探头可显示切面B，依然是腹前或略偏侧方的切面，可显示肝右静脉、肝中静脉及肝左静脉汇入下腔静脉（图35.2b）。探头纵向旋转获得切面C，可显示脐静脉、静脉导管、肝左静脉及下腔静脉汇向右心房（图35.2c），与Kiserud推荐的经典的静脉导管矢状切面一致[9]。在这些切面上，根据需要可采集目标血管的血流脉冲多普勒频谱，相关内容将在下文介绍。在胎儿体内，来自胎盘的富含氧和营养的血液通过脐静脉和静脉导管输送至胎儿心脏。脐静脉腹内段通过镰状韧带与门静脉左支融合，此段也称为门静脉左支的脐段，直径与门静脉左支相似，通常比门静脉右支宽。脐静脉与门静脉的肝内分界标志是门静脉的左外叶下段支。

门静脉左支右旋接近90°连接门静脉右支之前，发出与脐静脉一致的静脉导管，这段门静脉也被称为门静脉左支横部或门静脉窦，它从左外叶下段支延伸至门静脉主干分叉处，再延伸至右支。静脉导管远端与肝左静脉和肝中静脉一起连接到下腔静脉，靠近右心房入口处（图35.2）。

静脉导管是一个沙漏形无分支的血管，可以窄至1~2mm，大约是脐静脉宽度的1/3，在门静脉左支与脐静脉腹内段连接处形成直接分流并单独连接至下腔静脉。部分研究认为存在一个调节静脉导管血流量的“括约肌”，这个括约肌可能由氧浓度依赖机制控制[10–11]。然而，Mavrides等通过组织学研究发现[12]，这个狭窄区域是由多层弹性蛋白形成的支架样结构，没有括约肌形成，静脉导管的其余部分由单层的肌细胞、弹性蛋白和内皮细胞覆盖。

门静脉右支主要通过门静脉主干接收氧合较低的血液。胎儿时期，流经肝左叶的血容量及其含氧量均高于右叶，导致左叶明显大于右叶，出生后脐静脉和静脉导管萎缩关闭则情形相反。

胎儿门静脉系统

在胎儿发育中的肝脏内，有两种相反的静脉系统：流入和流出系统。入肝的静脉系统（脐静脉、门静脉、门静脉窦和静脉导管）和出肝的静脉系统（肝静脉）分别位于肝脏的尾侧和头侧[7]。

门静脉主干通过肝门或者肝主裂进入肝脏，位于肝动脉和肝总管的后方。主裂将肝脏分为左叶和右叶。门静脉主干与门静脉窦的连接部位为门静脉左右分支的解剖学分界标识，位于静脉导管起始部的右下方。

门静脉左支分为3个主要分支：左外叶下段支、左外叶上段支和左内叶支，左支大约与下段支起始部水平相平。门静脉主干的右分支演变成门静脉右支，并在距门静脉主干 – 门静脉窦连接处的不同距离上分出 2 个主要分支，即门静脉右前叶支和右后叶支（图 35.2）。

门静脉主干与门静脉窦之间的连接角度表现出较大的形态学差异，可从 90° 到完全平行，甚至分离成两组成对的血管：门静脉主干和右后叶支，以及门静脉左支和右前叶支，彼此仅由一段细小的桥接血管连接。在各种变异中常见的有 3 种亚型 [13–14]（图 35.3a~c[14]）：T 形，端 – 侧吻合（最常见，占 68%）；X 形，侧 – 侧吻合（占 12%）；H 形，平行吻合（占 15%）[14]。

◆ 肝静脉

出肝的静脉系统与入肝静脉系统并列且位于其上方，呈三叉形，由 3 条主要的肝静脉即右、左、中静脉组成。肝静脉走行于静脉导管前方，汇入隔下静脉前庭——漏斗状扩张的下腔静脉肝心段，前庭段穿隔汇入右心房 [10]。探头向下冠状斜切，可以在同一个平面上显示 3 个分支（图 35.2b）。

胎儿静脉系统的血流动力学

胎儿静脉系统的主要作用是将富含氧和营养的血液从胎盘转运到胎儿心脏，静脉导管在其中发挥着至关重要的作用。静脉系统是组成胎儿 – 母体血管系统的 4 个组成部分之一，其他分别是心脏、胎盘和动脉系统。它们的功能，无论是单独的还是作为整体的一部分，取决于每个组成部分的功能正常与否。

为了保证血流平稳地流向心脏，降低胎盘阻力和增强心脏收缩这两方面功能必须相互协同。心房和心室之间产生的压力梯度降低了静脉循环系

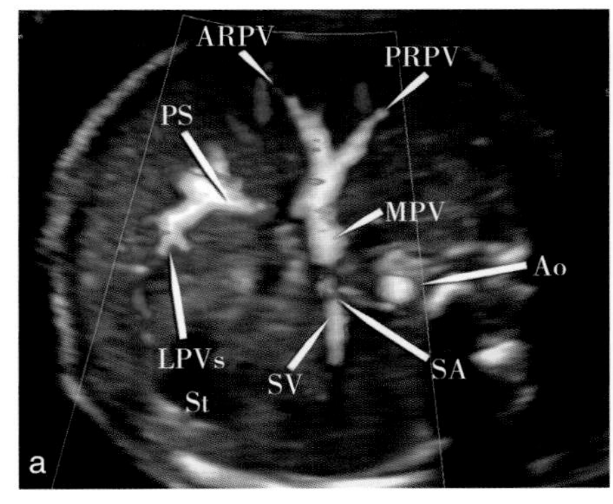

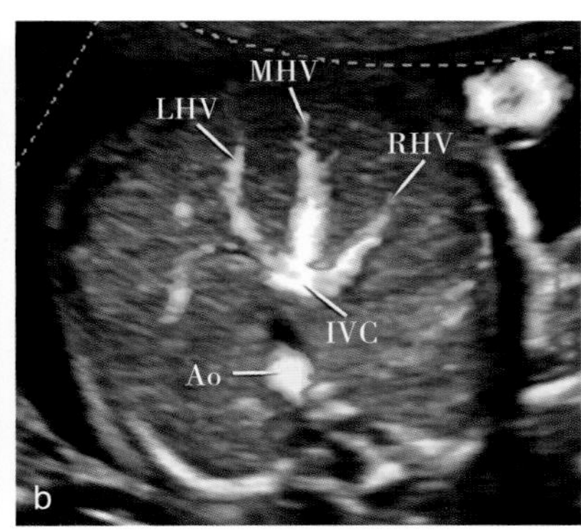

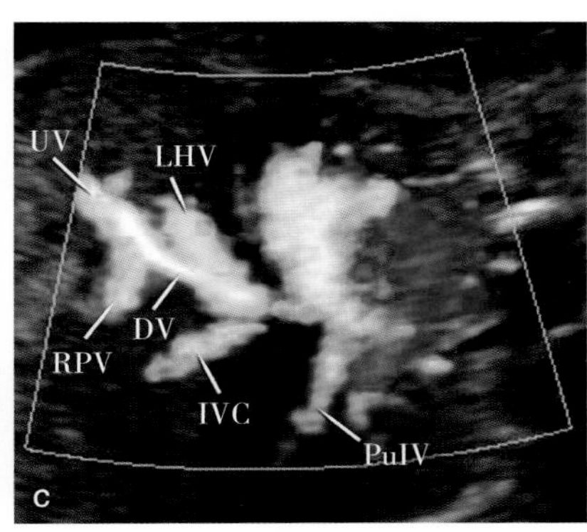

图 35.2　3 个切面显示的胎儿心前静脉系统。a. 胎儿腹部从右向左的侧向横切面，脾动脉（SA, 蓝色血流束）始终与脾静脉一起出现。Ao= 主动脉；ARPV= 门静脉右前叶支；LPVs= 左侧门静脉；MPV= 门静脉主干；PRPV= 门静脉右后叶支；PS= 门静脉窦；SA= 脾动脉；St= 胃；SV= 脾静脉。b. 胎儿上腹部前后横切面显示正常肝静脉的“三叉戟征”。Ao= 主动脉；IVC= 下腔静脉；LHV= 肝左静脉；MHV= 肝中静脉；RHV= 肝右静脉。c. 标准纵切面显示脐静脉（UV）、肝左静脉（LHV）、肝右静脉（RPV）、静脉导管（DV）、下腔静脉（IVC）、肺静脉（PulV），静脉导管起自脐静脉，在这个切面上最容易显示。经许可，引自 Yagel S, et al. Ultrasound Obstet Gynecol, 2015,45:578–583[6]

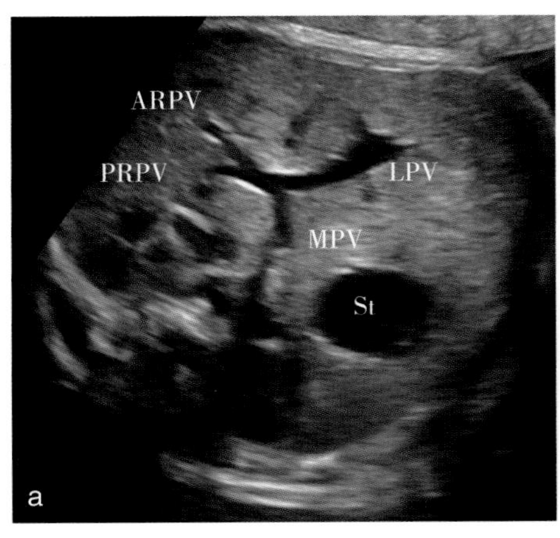

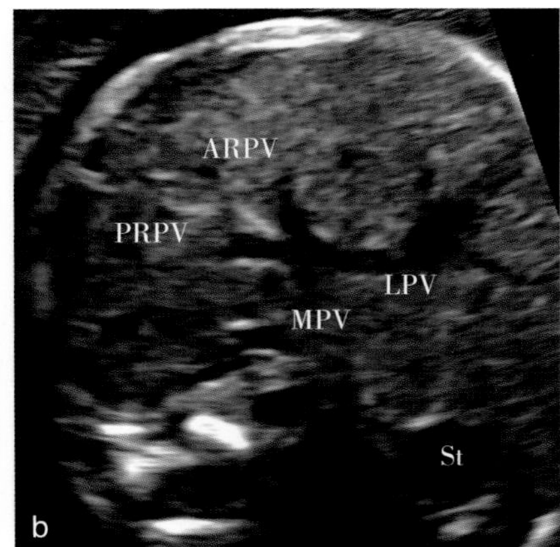

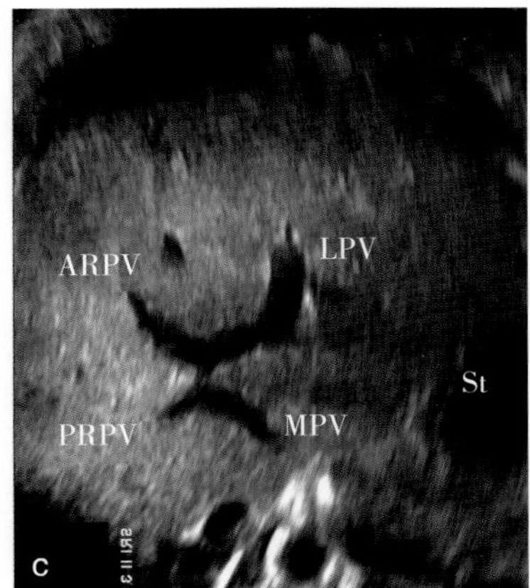

图 35.3　肝内门静脉连接方式的正常解剖学变异，主要有 3 种门静脉主干 – 门静脉窦连接类型。1 型为 T 形，即端 – 侧吻合（a）；2 型为 X 形，即侧 – 侧吻合（b）；3 型为 H 形，即平行吻合（c）。ARPV= 门静脉右前叶支；LPV= 门静脉左支；MPV= 门静脉主干；PRPV= 门静脉右后叶支；St= 胃。经许可，引自 Yagel S, et al. Ultrasound Obstet Gynecol, 2010, 35:741–750[7]

统的前负荷，有助于血液流向心脏。静脉导管的生理性狭窄进一步增强了这个压力梯度，从而使血流速度从脐静脉肝内段的 16.3cm/s 增加至静脉导管内的 65~75cm/s[9]，导致脐静脉－腔静脉压力梯度增加。

胎儿呼吸运动过程中，胎儿静脉系统和循环系统的其他组成部分之间在生理上相互依赖、相互影响 [15-16]。研究证实 [15-18]，胎儿呼吸运动引起的腹腔内和胸腔内压力梯度的变化可以改变静脉系统的血流。在吸气过程中，腹腔（向内收缩）和胸腔（向外扩张）之间的压力梯度从 0~3mmHg 上升至 22mmHg 左右，这增加了脐静脉与下腔静脉胸段之间的压力梯度（脐静脉－腔静脉压力梯度），继而使脐静脉血流速度加快。而在呼气过程中，则可观察到相反的现象 [17]。

胎儿呼吸运动引起的胸腔内压力变化对静脉回流至心脏及动脉系统都有影响 [18]。当回流心脏的血液减少时，胎儿一侧胎盘的血流量也会变化，静脉前负荷增加可阻止胎盘排空，增加阻力，并导致动脉舒张期血流量降低；此外，静脉回流量减少引起的心室充盈不足，会导致动脉收缩期血流量下降；整个心动周期中舒张期受影响最明显。心脏静脉回流增加时，下一心动周期收缩和舒张的动脉血流也会增加。因此，胎盘是一个可以传递心脏和胸腔压力变化的系统。腔室压力和血流速度随呼吸的变化情况见图 35.4。

胎儿血容量为体重的 10%~12%，而成人则为 7%~8%[19-20]，胎儿与成人之间的差异来自胎盘中血液的大量储备。胎盘血容量的比例随着妊娠的进展而减少，多普勒方法估算的胎儿心排血量显示，20~32 周时心排血量的 1/3 被送至胎盘；32 周后，这个比例下降至 1/5[21-22]。

研究表明，人胎儿脐静脉血流量随孕期而增加，从妊娠第 20~23 周的 33~54 mL/min 增加到妊娠第 36~38 周的 221~320mL/min。然而，当换算成每单位体重的血流量时，脐静脉血流量则从 20~23 周时的 117~125 mL/（min·kg）降低到 36~38 周时的 63~104 mL/（min·kg）[23-24]。

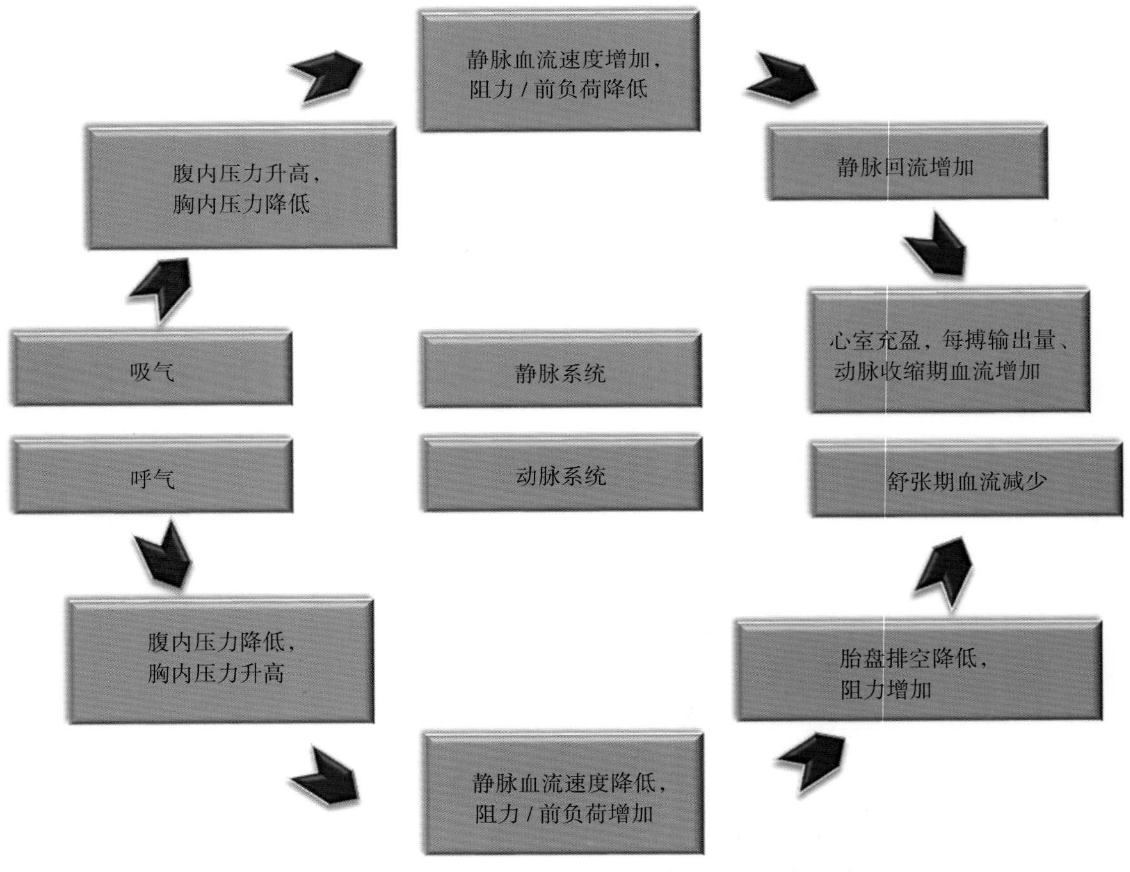

图 35.4　胎儿呼吸运动过程中静脉－胎盘－动脉的相互作用

动物[25]和人类[26]研究表明，正常情况下脐静脉中 70%~75% 的血流被分配至肝脏，而只有 25%~30% 流向静脉导管。流入肝脏的血液中，大约 75% 供应左叶，25% 供应右叶。这构成了肝右叶 50% 的血液供应，而剩下的由门静脉供应。因此，胎儿肝脏被分为具有生理学差异的两部分：左叶由富含氧和营养的血液供应，右叶接受混合血供应。正如 Kiserud 等所认定的，门静脉左支代表着脐静脉和门静脉循环之间的分水岭[27]。

胸段下腔静脉具有独特的双血流特点：其一是高速的静脉导管血流，走行于下腔静脉背侧偏左，由界嵴引导流向卵圆孔；其二是低速的下腔静脉血流，走行于下腔静脉腹侧偏右，流向三尖瓣。这种方式的优点就是将富含氧和营养的胎盘血液优先供应重要的器官，如心脏和大脑[9,28–30]。

正常胎儿静脉系统的血流多普勒频谱波形

胎儿心前静脉的血流多普勒频谱波形随心动周期变化，典型的波形呈三峰形态，分别代表心室收缩期（s）、被动舒张期（d）和主动舒张期（a）。与下腔静脉和肝静脉不同，静脉导管在整个心动周期中均保持正向血流，以保证对心脏进行稳定且高质量血液供应。与检查动脉系统时类似，可以用多种方法评估静脉系统前负荷指数[31–34]，该指数随孕期逐渐降低[32,35]。图 35.5 显示了最常检测血管的血流多普勒频谱波形。

◆ 脐静脉

脐静脉多普勒频谱采样部位在腹内段。虽然平坦直线型的正向血流频谱反映了正常的正向脐静脉 – 腔静脉压力梯度，但是在妊娠 15 周之前，即在次级绒毛侵入建立低阻力的胎盘血管床之前，正常情况下可以出现搏动性血流[36]。在妊娠中晚期，如前文所述，脐静脉搏动也与胎儿呼吸运动有关。Van Splunder 及其同事发现，从脐静脉游离段到肝内门 – 脐静脉吻合处，逆向的房缩波传播变得更为明显，搏动发生率从 19.6% 增加至 78.4%[37]。

◆ 静脉导管

静脉导管多普勒频谱采样部位在其入口处，近矢状方向以较小的入射角采样[9]，设置较大的取样容积，或者在胎儿腹部的斜横切面取样。正常情况下，妊娠 20 周时约 30% 的血液通过静脉导管分流，妊娠 30 周时则约为 20%[23,26,38]。动物实验模型和人类胎儿研究显示，缺氧和低血容量可以导致静脉导管血流变化[39–43]，具体内容将在第二部分中详细讨论。

◆ 下腔静脉

下腔静脉多普勒频谱采样部位通常取胎儿腹内段，肝静脉汇入及静脉导管出口的远心段，以避免周围血管的干扰（图 35.5）。目前已经获得了正常下腔静脉血流参数的参考范围。通常下腔静脉流速较低，所以正常情况下可以观察到一个反向的 a 波[44–47]。反向血流比为反向血流占总前向血流（S+D 波）的百分比，它随妊娠期的增加而降低，从妊娠 16 周的 16% 降到足月时的 7%[45]。

下腔静脉是小于胎龄儿的产后评估的首选血管，儿科医生很熟悉，所以也常被用于胎儿检查[38]。

◆ 肝静脉和门静脉

虽然肝静脉易于取样，但并未得到广泛研究[48–53]。与静脉导管和下腔静脉相比，肝静脉随孕期峰值流速的增加和阻力指数的降低并不明显，这使得它不太适合用于监测胎儿的发育状况。肝静脉频谱波形与下腔静脉相似，也具有特征性的反向 a 波[38,50]。心脏受损时肝静脉的波形变化与静脉导管和下腔静脉相似，有研究证明肝静脉多普勒可用于鉴别早搏类型[51]。

◆ 门静脉系统

门静脉主干仅供应肝右叶血液，占肝右叶静脉血液供应的 50%。这仅占肝脏所有静脉供应的 20%，其余部分则来自脐静脉和门静脉左支主干。如前所述，门静脉左支是胎儿静脉循环的分水岭，是脐静脉和门静脉系统之间的交汇点，与静脉导管桥接[27,54]。正常情况下，它的血液流向肝右叶。较高的脐静脉血流速度和较高的脐静脉 – 腔静脉压力梯度阻止血液从门静脉主干流向静脉导管[55–56]。

门静脉主干血流流向右支，呈单相（有时呈搏动性）波形。从妊娠 20 周到足月，血容量和血流速度逐渐增加，血流速度从 8.4cm/s 增加到 14.9cm/s，几乎增长了 1 倍。流量从 5mL/min 增加到 41mL/min，按照每单位体重计算时，从 10mL/（min · kg）增加到 13mL/（min · kg）。这与脐静脉血流相反，表明随着妊娠的进展，血液优先供应肝脏[57]。

当取样位置移向门静脉左右支分叉处远端时，血流波形的波动性减小。这种波动性的本质尚不清楚，它们可能源于邻近肝动脉的搏动，或代表心房收缩（a 波）向门静脉系统的逆向传播。Kiserud 等的研究结果支持后者[27]，即在血流动力学受损的胎儿中，门静脉左支峰值流速的升高对应着静脉导管内 a 波的出现。

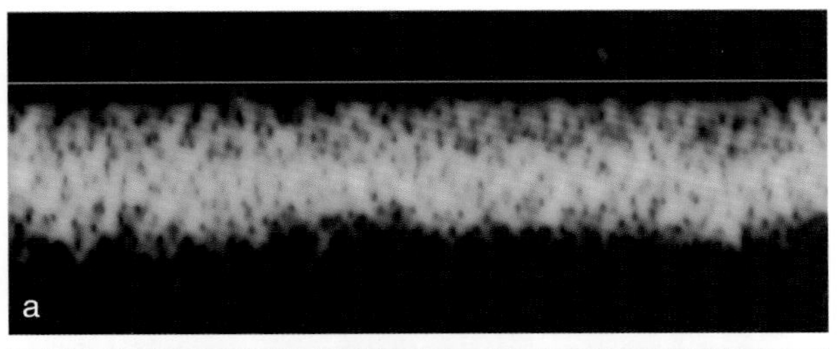

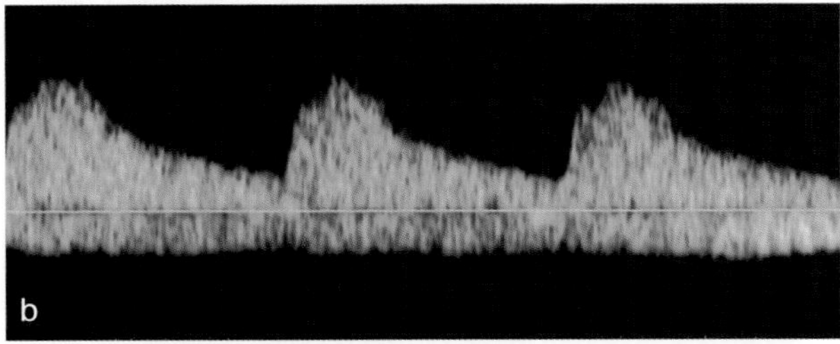

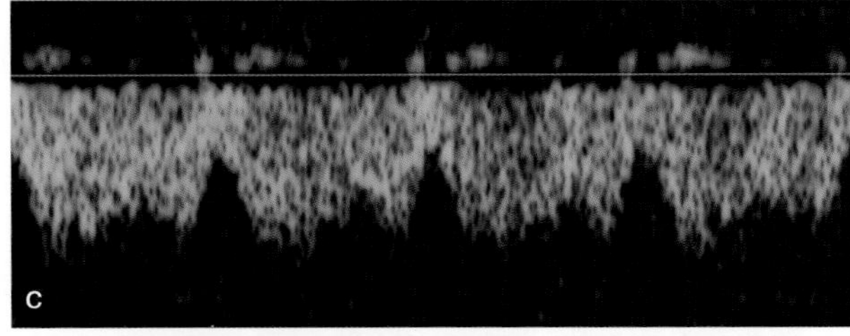

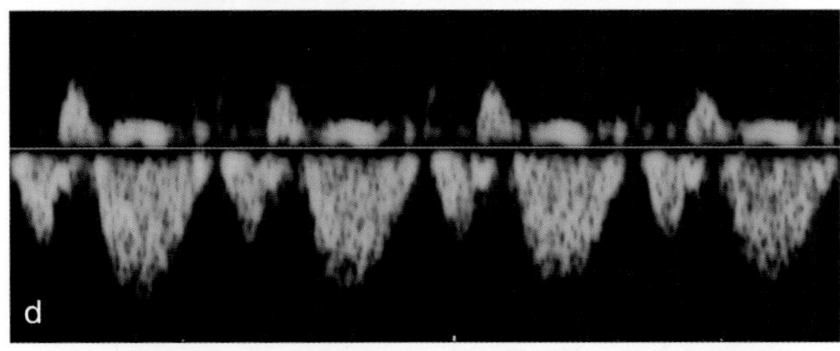

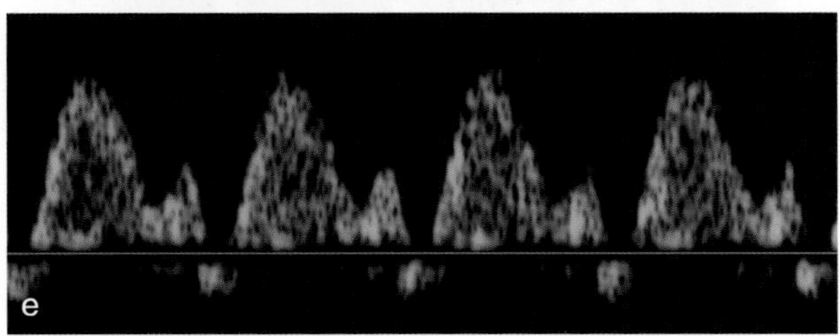

图 35.5　各血管多普勒频谱波形的特点。a. 脐静脉。b. 脾动静脉（脾动脉和静脉频谱同时显示，正如文中所述，二者总是同时显示）。c. 静脉导管。d. 肝左静脉。e. 下腔静脉。经许可，引自 Yagel S, et al. Ultrasound Obstet Gynecol, 2015,45:578–583[6]

三维和四维超声在胎儿静脉系统评估中的应用

三维和四维超声检查方案最近已经制定完成并通过审核[58]。在过去 10 年里，时间 – 空间相关成像、二维血流灰阶成像（B-flow）、三维能量多普勒、三维高分辨率血流能量多普勒、多平面重建、三维渲染 / 重建、反转模式、虚拟器官计算机辅助分析（VOCAL）和超声断层成像等技术，已广泛应用于胎儿静脉系统的超声评价[59–68]，提高了对静脉系统的解剖学评价能力，并且最近已用于功能评估。具体应用见图片，关于这些技术及其应用详见第 9、13、14 和 34 章。

结　语

了解静脉系统的正常胚胎学发育对于理解其复杂的畸形情况至关重要。超声可以成功地显示正常发育的静脉系统，可提供比传统胚胎学更多的信息。多年来，各类文献介绍了许多静脉系统超声图像，从中积累的胚胎学和解剖学知识可能超过了传统胚胎学的图片，因为它是基于众多的研究，从各个切面获得的大量超声图像。通过超声成像可了解很多罕见的解剖学变异，同时也可了解到很多变异并不像之前所认为的那么罕见。二维超声、三维和四维超声、彩色和能量多普勒都是超声评估静脉系统的有效手段，有助于我们理解复杂的解剖结构，并为患者提供更好的建议。

第二部分：胎儿静脉系统先天性发育异常：病因学和超声表现

胎儿静脉系统的异常发育可能源于其 4 个胚胎系统中的任何一个：脐静脉系统、卵黄静脉系统、主静脉系统和肺静脉系统。我们推测胎儿静脉系统的正常发育过程可能受到两种方式的干扰：①原发性的某一静脉系统整体或部分未能形成或建立关键连接；②已经演变的静脉系统发生继发性闭塞。根据前文所述的 4 个胚胎系统，我们提出了一个胎儿静脉系统发育异常的分类方法（表 35.1）[69–70]。

Achiron 等还推荐了其他的分类方法[71]。

表 35.1 胎儿静脉系统发育畸形的分类方法

主静脉
·复杂畸形：内脏异位综合征
·孤立畸形：永存左上腔静脉或双上腔静脉、下腔静脉中断，永存左下腔静脉、双下腔静脉等
脐静脉
·未能建立初始的关键连接：脐静脉异常连接于发育不良的静脉导管（伴有肝内或肝外脐静脉 – 体静脉分流）
·永存右脐静脉伴有或不伴左脐静脉和（或）静脉导管
卵黄静脉
·未能建立初始的关键连接
–门静脉系统完全发育不良（门体静脉分流）
–右支、左支或左右两支门静脉部分发育不良（门–肝–体静脉分流）
肺静脉异位连接（参见第 19 章）
·完全型肺静脉异位引流
·部分型肺静脉异位引流

主静脉

◆ 内脏异位综合征

内脏异位综合征或侧向化不全，是指由于未能建立正常的左右结构关系而导致的器官位置异常。这种异常必须与完全性转位进行区分，后者是指所有器官（内脏和胸腔）都转到对侧，通常无临床症状。因此，评估静脉系统畸形的第一步是确定胎儿内脏和胸腔的位置。

新生儿内脏异位综合征的发生率约为 1∶1000[72–73]，占所有先天性心脏病（CHD）的 2%~4%[74]。可分为两种主要类型：无脾和多脾。无脾综合征时，胎儿呈右侧优势，右心房异构，胎儿左侧结构是其右侧的镜像。先天性心脏畸形常见（50%~100%）且严重，是影响预后的最重要因素。与无脾综合征相关的最常见的静脉系统畸形包括永存左上腔静脉、肺静脉异位引流和左位下腔静脉，出现特征性的腹主动脉和下腔静脉并行。

多脾综合征以左侧优势、左心房异构为特征，胎儿右侧结构是其左侧的镜像，伴有多脾。这类心脏畸形较少见且没有无脾综合征严重，最常见的是房室间隔缺损伴完全性心脏传导阻滞。静脉的特征性畸形是下腔静脉中断，奇静脉连接至上腔静脉。这种畸形是由于未能形成右下主静脉与肝静脉的吻合，导致下腔静脉肝段缺如。超声特点是在腹部横切面和四腔心切面显示主动脉旁扩张的奇静脉，房室传导阻滞引起心动过缓。在腹部矢状切面，降主动脉和奇静脉并列走行，但血流方向相反（图 35.6a~e，视频 35.1~ 视频 35.3）。

也有报道称下腔静脉中断可孤立存在[75–79]，一般无临床表现。

◆ 永存左上腔静脉

永存左上腔静脉（PLSVC）是一种大家熟知的

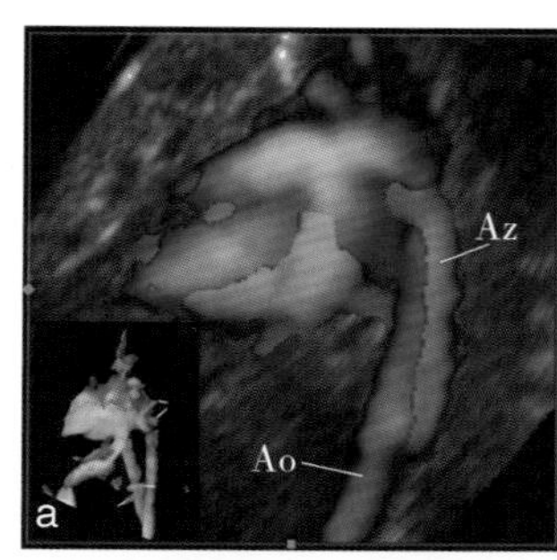

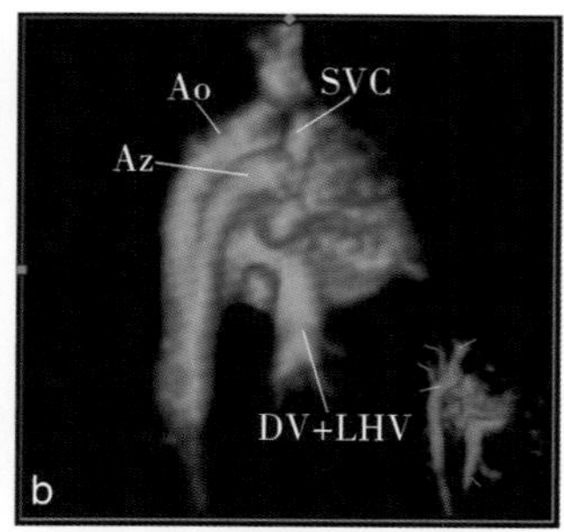

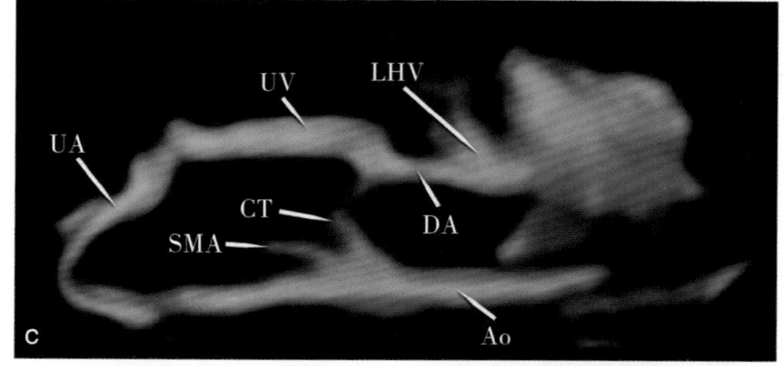

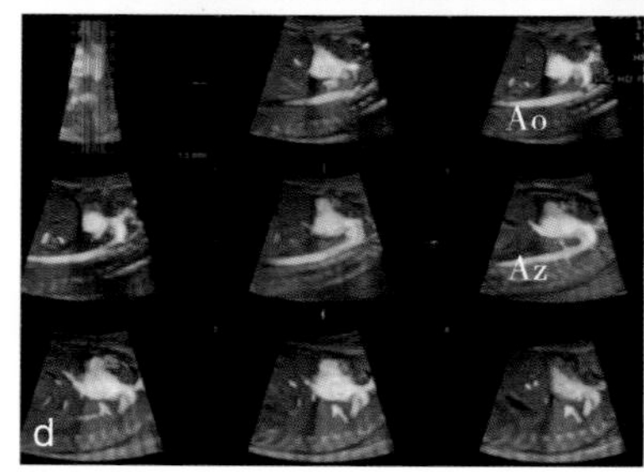

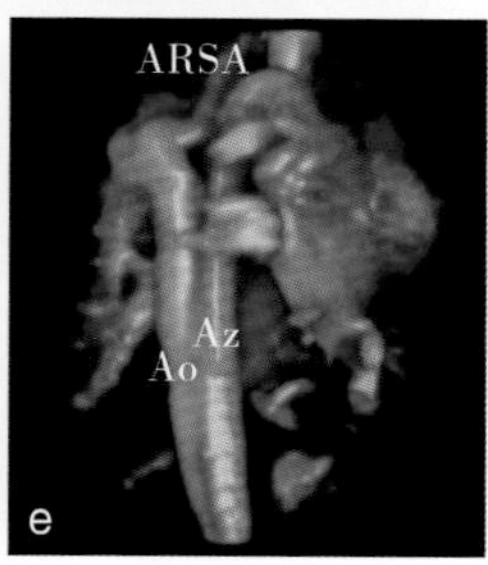

图 35.6 下腔静脉中断伴奇静脉延续。a. 高分辨率能量血流多普勒成像。b. 二维灰阶血流成像。注意扩张的奇静脉汇入上腔静脉，与主动脉内的血流方向相反，应与正常心脏和大血管的高分辨率能量血流多普勒和二维灰阶血流成像的图像相比较。c. 另一病例四维灰阶血流成像的纵切面，显示脐静脉流入静脉导管，再流入肝左静脉。下腔静脉中断，奇静脉延续，此切面不能正常显示下腔静脉（视频 35.1）。d. 1 例下腔静脉中断患者的超声断层成像，第 3 幅图显示主动脉呈蓝色（第 1 行），第 6 幅显示奇静脉呈红色（第 2 行），参见视频 35.2。e. 新的高分辨率能量多普勒技术显示同一病例，此帧图像中可见发育畸形的右锁骨下动脉（ARSA），患儿正常存活（视频 35.3）。Ao= 主动脉；Az= 奇静脉；DV= 静脉导管；LHV= 肝左静脉；SVC= 上腔静脉；UV= 脐静脉；UA= 脐动脉；SMA= 肠系膜上动脉；CT= 腹腔干。图 b 经许可，引自 Yagel S, et al. Ultrasound Obstet Gynecol, 2007,29:81–95[58]。图 c 经许可，引自 Yagel S, et al. Ultrasound Obstet Gynecol, 2015,45:578–583[6]

静脉回流变异，在无心脏畸形的成人中占 0.3%[80]，在 CHD 的患者中约占 4%，而 Galindo 等报道在三级中心医院的胎儿超声心动图检查中[81]，以上数据分别为 0.2% 和 9%，CHD 出现永存左上腔静脉的优势比（OR）为 49.9。

左前主静脉与右侧主静脉（无名静脉）斜向吻合后未能退化闭锁则会形成永存左上腔静脉，它是近端左前主静脉的残余（图 35.7a~d，视频 35.4），常引流入冠状静脉窦[82-83]。胎儿超声心动图诊查时，三血管气管切面（3VT）可观察到扩张的冠状静脉窦（不一定总出现）和导管弓左侧的心外血管。罕见情况下，永存左上腔静脉可伴有右上腔静脉缺如[84]，3VT 将显示三条血管：左上腔静脉、导管弓和主动脉弓[85]。四维超声多平面重建模式有助于永存左上腔静脉的诊断[86]。

永存左上腔静脉孤立存在时通常没有临床意义，据报道这种情形只占 9%。永存左上腔静脉更常伴发于其他畸形：心脏畸形（23%），如房室间隔缺损、右心室双出口、左室流出道梗阻、圆锥动脉干畸形、室间隔缺损等，以及其他心外异常，如内脏异位综合征（41%~45%）、食管闭锁、膈疝、下腔静脉畸形、复杂畸形综合征及染色体异常等。永存左上腔静脉有显著的发病率和死亡率，然而这是由于伴发的其他畸形导致的，而不是其本身造成的[81,87]。

其他罕见的腔静脉畸形可参见儿科相关文献中的报道和回顾[88]。

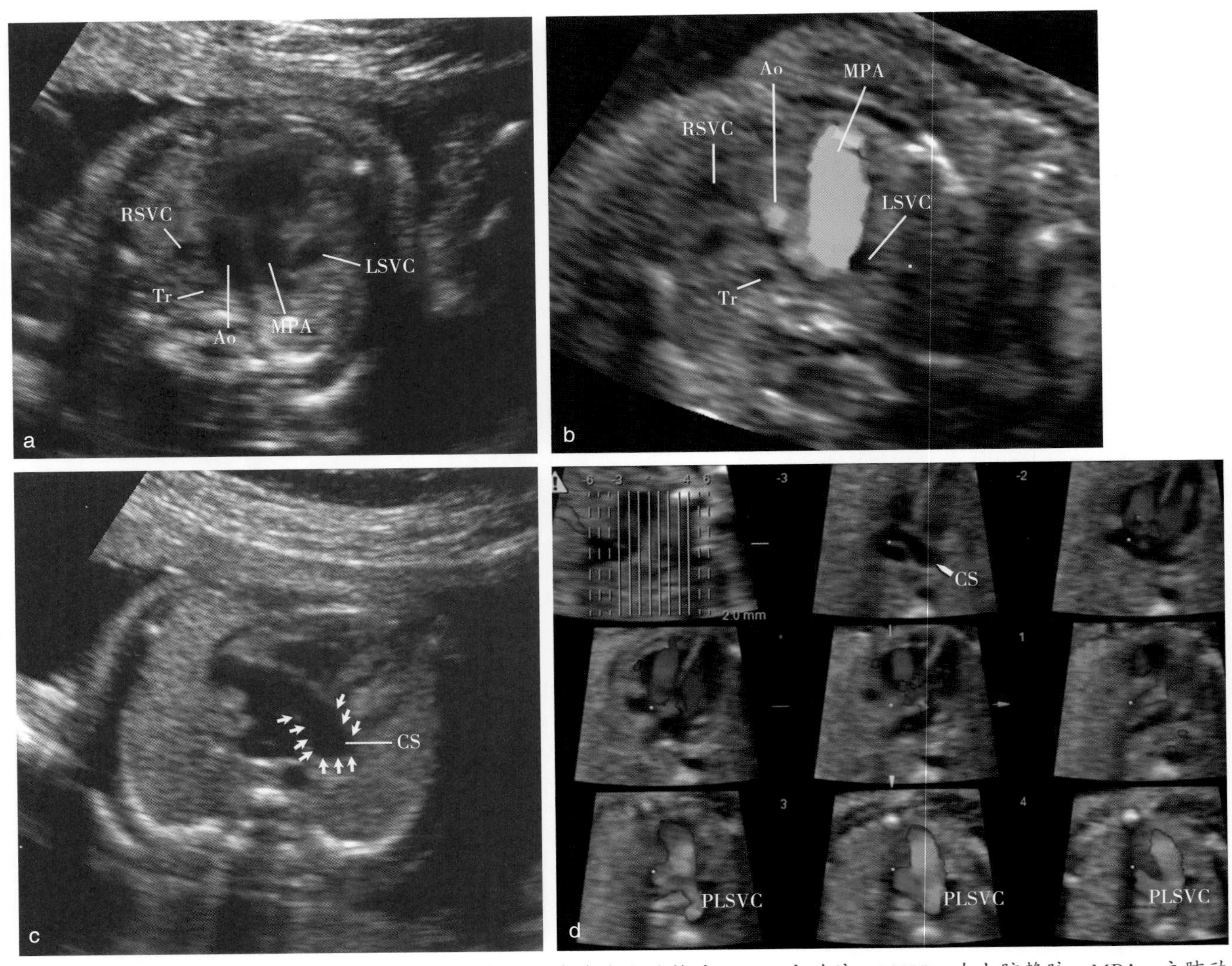

图 35.7 灰阶成像（a）和彩色多普勒成像（b）显示永存左上腔静脉。Ao= 主动脉；LSVC= 左上腔静脉；MPA= 主肺动脉；RSVC= 右上腔静脉；Tr= 气管。c. 扩张的冠状静脉窦（CS，箭头标示），左上腔静脉汇入处。d. 永存左上腔静脉伴右上腔静脉缺如，CS 所示为扩张的冠状静脉窦。PLSVC= 永存左上腔静脉。经许可，引自 Yagel S, et al. Ultrasound Obstet Gynecol, 2010, 36:93−111[70]

脐静脉

在宫内先天性静脉畸形中，脐静脉和门静脉系统的异常最为多见，包括 3 大方面。

· 静脉导管发育不良，伴有肝外脐 – 体静脉分流或肝内脐 – 肝静脉分流。

· 永存右脐静脉，伴有或不伴有完整的静脉导管。

· 脐静脉曲张。

◆ 静脉导管发育不良

静脉导管发育不良是由于未能形成“关键的血管连接”：脐静脉和静脉导管之间没有建立连接，导致脐静脉血液通过一条迷走血管，分流至某一肝外静脉，如髂静脉、下腔静脉、上腔静脉、右心房 [89–98] 或冠状静脉窦 [99]；或经肝内静脉网（脐 – 肝静脉分流），或通过门静脉窦至肝血窦（脐 – 门 – 肝静脉分流），甚至直接进入右心房（图 35.8a~j，视频 35.5~ 视频 35.12）。胎儿检查中该病发生率约为 1∶2500[100]，24%~65% 的病例常伴有心脏、心外、染色体异常及相关的综合征，如 Noonan 综合征等；在多达 50% 的病例中可发生门静脉发育不良，即一部分病例是门静脉系统部分发育不良，其余是整体发育不良；33% ~52% 的病例可能会出现积水或全身性水肿 [101–102]，出生后可能需要行封堵术 [98]。仅有 35%~59% 的病例静脉导管发育不良孤立存在，大多数病例预后正常 [101–104]。超声成像技术出现之前仅有散发病例报道，但目前已能实现静脉导管发育不良的产前诊断，并且出现了许多系列病例报道 [69,98,104–105]。

在无或仅伴有轻度畸形的胎儿中，脐静脉引流部位似乎影响到预后，没有肝脏旁路的胎儿预后较好 [91,102,106]。Jaeggi 等在回顾文献后发现 [91]，该病充血性心力衰竭的死亡率为 17%。87％的肝外分流病例伴有畸形，以单脐动脉最常见；而肝内分流病例中，伴发畸形的发生率则较低。Gorincour 等报道 [107]，导致围生期死亡或妊娠终止的严重血流动力学紊乱的发生率为 45%，18% 为轻度血流动力学变化，表现为心脏增大、伴或不伴有肝肿大；60% 的病例出现 IUGR，40% 的病例腹围增大，提示肝脏充血；在此文献报道的 42 例病例中，分流至下腔静脉（63%）或髂静脉（92%）的病例，妊娠 25 周后易发生血流动力学障碍和新生儿或胎儿死亡，而肝内分流或分流至右心房的病例，则未发生血流动力学紊乱或胎儿死亡 [107]。

基于我们的经验，静脉导管发育不良时最影响预后的因素是门静脉系统的发育情况。根据我们最新的研究结果，如果分流通道是一个导管状的狭窄连接，门静脉系统将会部分或完全发育（图 35.9a~b，视频 35.13~ 视频 35.20），这一点会进一步影响预后 [97]；而一个较宽的分流通道将会对心血管系统的血流动力学产生较大影响。图 35.9c~i 显示 1 例分流通道较宽的静脉导管发育不良的病例，分流导致下腔静脉扩张，前负荷增加，大量的三尖瓣反流证实了这一点。

◆ 永存右脐静脉

在正常胚胎发育过程中，右脐静脉退化，左脐静脉保留并将血液从胎盘输送至胎儿。如果右脐静脉未能正常退化，将导致永存右脐静脉畸形 [90,108–110]（图 35.10，视频 35.21），它是最常见的胎儿静脉系统异常，文献报道其发病率为 1∶（250~1000）[72,108,110–112]。永存右脐静脉可能取代左脐静脉或作为肝内的额外静脉，连接到门静脉右支。右脐静脉也可能绕过肝脏，异常引流入下腔静脉或右心房 [111,113–114]。原发性或源于胎盘血栓栓塞的继发性闭塞，可能会导致早期血液流向右脐静脉 [115]，从而引起该畸形的发生。大鼠动物实验显示，致畸因素如视黄酸和缺乏叶酸可导致永存右脐静脉 [116]。继发性的脐静脉异常可能是由血栓阻塞了静脉导管或其他静脉所致，胎儿肝脏内的强回声灶可提示此病因。

Lide 等总结的 240 例永存右脐静脉病例中，76％为孤立性病例，其余则伴有其他部位或系统的畸形，包括 19 例（7.9%）心脏、9 例（3.8%）中枢神经系统、15 例（6.3%）泌尿生殖系统、3 例（1.3%）遗传学和 17 例（7%）胎盘或脐带的异常 [117]。De Catte 等总结的 74 例病例均伴有多种结构畸形，且有 2 例 Noonan 综合征和 1 例 18 三体综合征 [118]。虽然早期报道似乎表明永存右脐静脉是产前超声检查中令人担忧的发现 [113,115]，但随着经验的累积，人们认为孤立的肝内永存右脐静脉且与静脉导管正常连接时，是一种正常的解剖学变异，

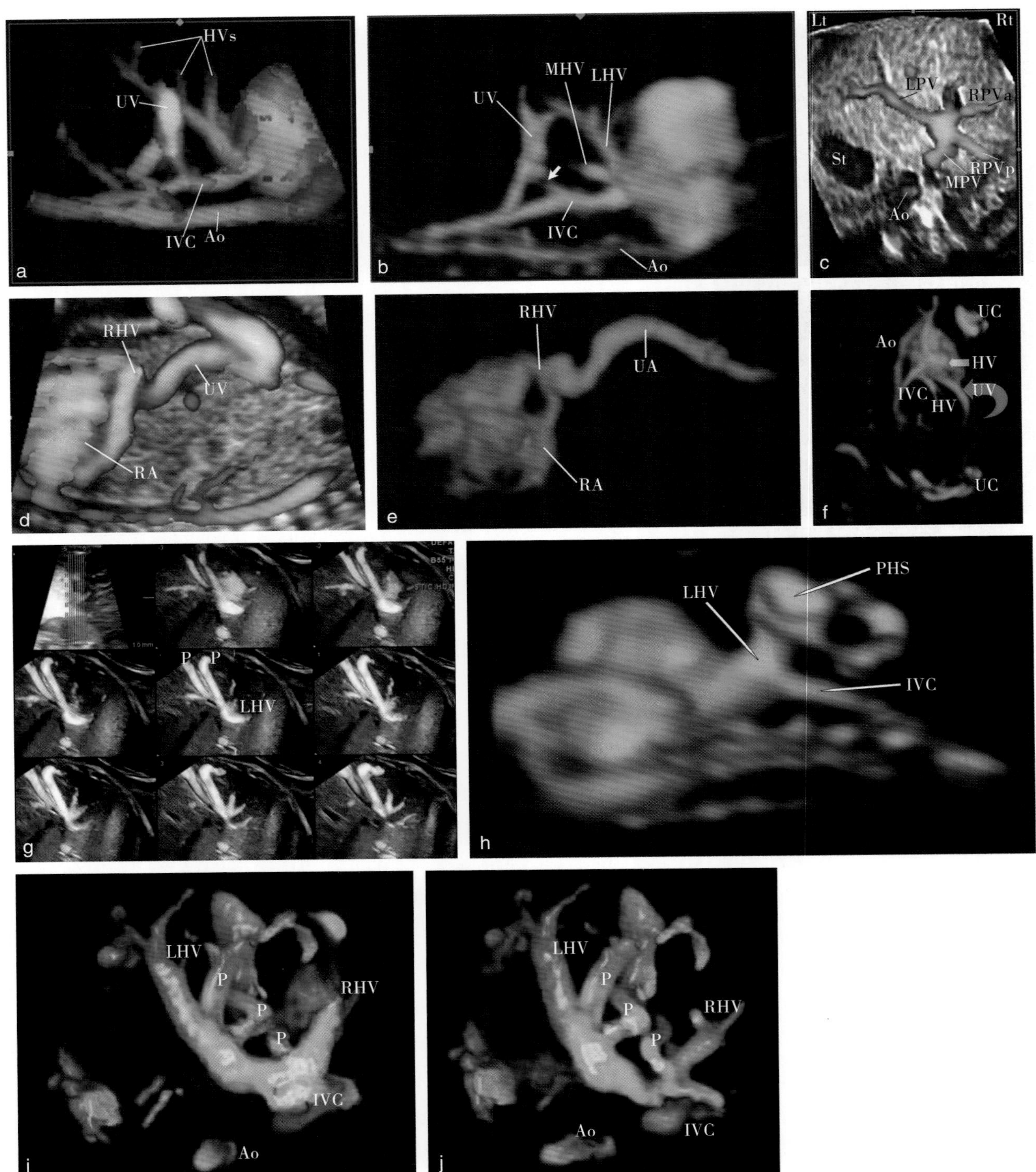

图 35.8 不同类型的静脉导管发育不良。a~c. 静脉导管发育不良伴肝外脐静脉（UV）与下腔静脉（IVC）之间狭窄的分流，其中图 a、图 c 为高分辨率能量血流多普勒成像，图 b 为灰阶血流成像（视频 35.5，视频 35.6），图 c 显示发育适中的门静脉系统。d~e. 另一例静脉导管发育不良伴肝内脐静脉至肝右静脉分流，分别为高分辨率能量血流多普勒成像和灰阶血流成像（视频 35.7）。f. 四维超声灰阶血流成像显示静脉导管缺如，脐静脉引流入右心房（视频 35.8）。g. 超声断层成像显示门静脉和肝左静脉（视频 35.9）。h. 四维超声灰阶血流成像纵切面显示门静脉 - 左肝静脉分流（视频 35.10）。i~j. 高分辨率能量血流多普勒成像显示门静脉分流至下腔静脉（视频 35.11，视频 35.12）。HVs/HV= 肝静脉；LHV= 肝左静脉；RHV= 肝右静脉；MHV= 肝中静脉；LPV= 门静脉左支；MPV= 门静脉主干；RPVa= 门静脉右前叶支；RPVp= 门静脉右后叶支；St= 胃；Ao= 主动脉；UC= 脐带；RA= 右心房；PHS= 门肝静脉分流；P= 门静脉

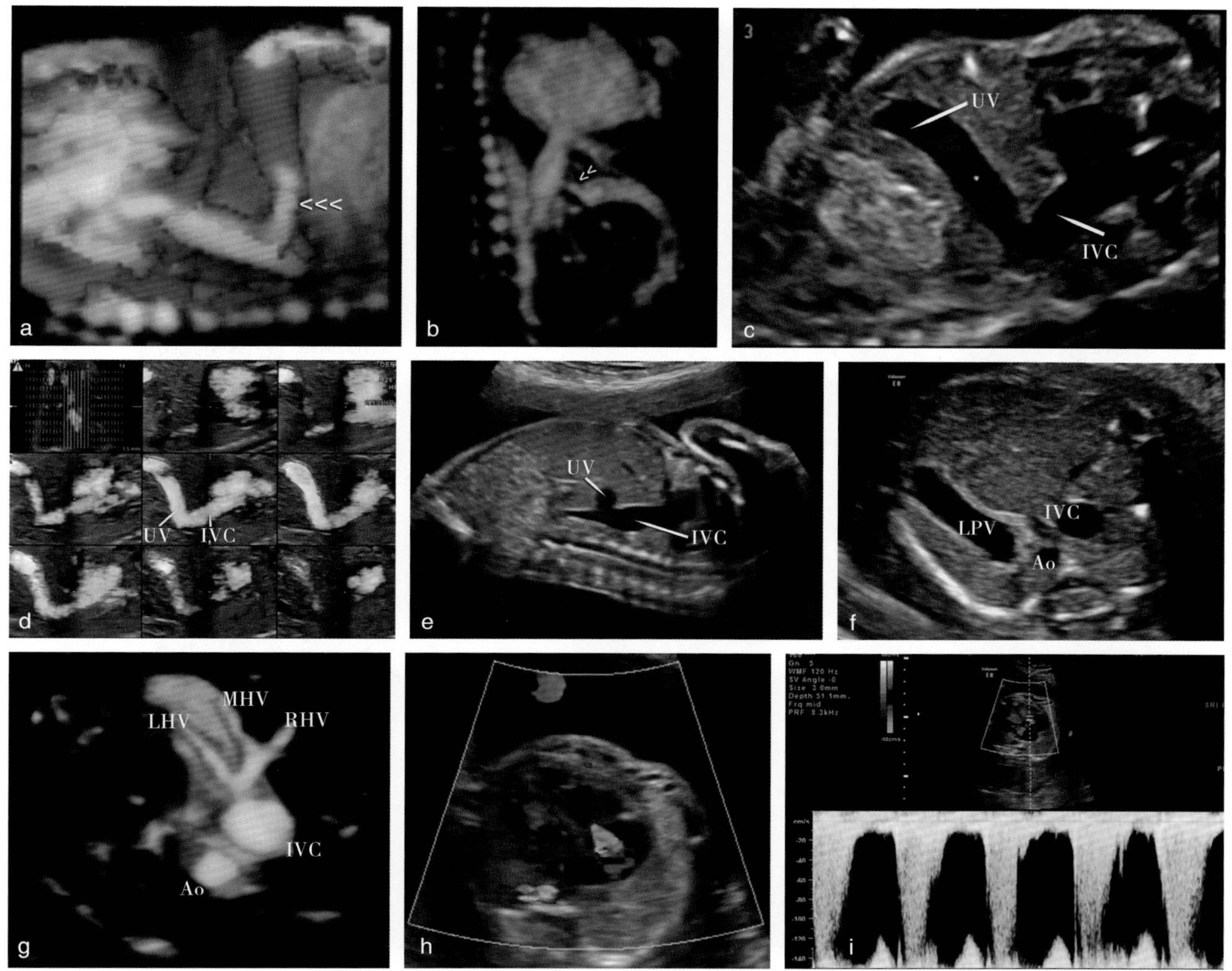

图 35.9 分流路径的不同宽度对静脉导管发育不良时血流动力学的影响。a~b. 能量多普勒和灰阶血流成像显示狭窄的分流路径，箭头所指为分流通道（视频 35.13，视频 35.14）。c~i. 较宽分流路径的影响：图 c 为脐静脉（UV）引流入下腔静脉（IVC），超声断层灰阶成像显示静脉导管发育不良伴较宽的下腔静脉分流通道，图 d 为四维高分辨率能量血流多普勒超声断层成像的纵切面（视频 35.15）。e. 棕褐色模式显示脐静脉和扩张的下腔静脉（视频 35.16）。f. 灰阶图像显示扩张的下腔静脉和门静脉左支（LPV），门静脉右支缺如（视频 35.17）。g. 四维超声灰阶血流成像显示扩张的下腔静脉和肝静脉（视频 35.18）。h~i. 前负荷增加导致三尖瓣反流（视频 35.19，视频 35.20）。Ao= 主动脉；LHV= 肝左静脉；RHV= 肝右静脉；MHV= 肝中静脉。图 d 经许可，引自 Yagel S, et al. Ultrasound Obstet Gynecol, 2015,45:578–583[6]

无临床意义 [72,108,110–111,117,119–120]，但仍需立即对其他器官或系统进行仔细排查 [71,117,120]，如果发现其他异常，则应进一步做遗传学检查 [71,117]。超声检查永存右脐静脉时，在腹部横切面可见一条异常静脉从胆囊的右侧通过（图 35.10）。

◆ 胎儿腹内脐静脉曲张

脐静脉曲张是指静脉直径的局灶性扩张，较少见，宫内发生率约为 1/1000[121]。据报道，大多数脐静脉曲张发生在腹内脐静脉，但腹外脐静脉曲张也有报道 [122]。超声发现腹壁和肝下缘之间无回声液性肿块时，可怀疑为胎儿腹内脐静脉曲张。彩色多普勒有助于与该区域的其他液性病变相鉴别（图 35.11a~b）。

大多数静脉曲张的直径范围为 8[117]~14mm[123]，腹内脐静脉曲张则定义为腹内段脐静脉直径至少是肝内段直径的 1.5 倍 [124]，或腹内段直径超过 9mm[125]。

Fung 等总结了 91 例脐静脉曲张病例 [126]，68% 为孤立存在，其中 74% 预后正常，8.1%（5 例 /62 例）宫内死亡但无明确原因，1 例（1.6%）为唐氏综合征。而超声发现伴有其他畸形的病例中，只有 27.6% 预后正常，20.7%（6 例 /29 例）

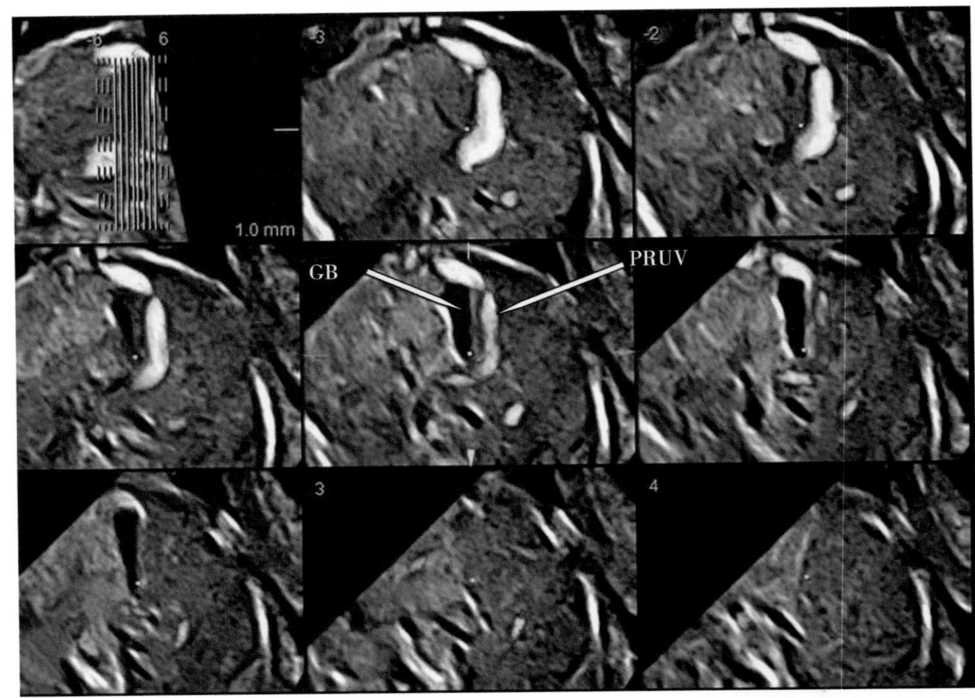

图 35.10　永存右脐静脉的典型表现。1 例典型的永存右脐静脉，超声断层高分辨率能量血流多普勒成像尾侧横切面显示脐静脉从胆囊的右侧穿过（视频 35.21）。GB= 胆囊；PRUV= 永存右脐静脉。经许可，引自 Yagel S, et al. Ultrasound Obstet Gynecol, 2015,45:578–583[6]

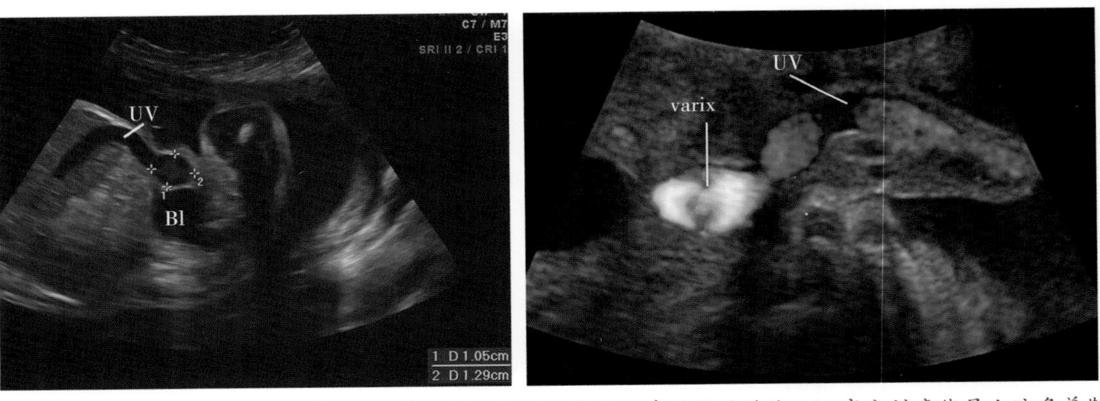

图 35.11　胎儿腹内脐静脉曲张。a. 腹壁和肝下缘之间纵切面可见无回声的液性肿块。b. 高分辨率能量血流多普勒成像。曲张的静脉直径为脐静脉的 1.5 倍。UV= 脐静脉；varix= 静脉曲张；Bl= 膀胱

出生后证实患有先天性畸形和综合征，27.6% 有染色体异常。非整倍体的总发生率为 9.9%，大多数为唐氏综合征和 18 三体综合征。胎儿宫内猝死的发生率为 5.5%，发生于妊娠 29~38 周。

无论是初诊时脐静脉直径还是妊娠过程中脐静脉的最大直径，与分娩期并发症的发生并不相关。诊断腹内脐静脉曲张后，需要对胎儿进行细致的解剖学结构检查以发现是否存在其他畸形，同时进行染色体核型分析和超声心动图检查。超声密切监测胎儿是否存在血流动力学紊乱，建议从妊娠第 28 周起进行胎儿心脏监护。分娩的最佳时机仍存在争议 [104]。鉴于预后风险较高，例如孤立性的腹内脐静脉曲张也可能导致宫内猝死，因此需在确定肺成熟时考虑出生 [127]。

卵黄静脉

◆ 完全或不完全性门静脉系统发育异常

卵黄静脉系统的畸形非常罕见，胎儿期报道很少 [128-133]。Morgan 和 Superina 建议将门静脉发育异常分为两种类型 [134]：Ⅰ型为门静脉血流完全转

入腔静脉中（门 – 体静脉分流）；Ⅱ型为门静脉系统存在，但一部分门静脉血流穿过肝脏汇入体静脉循环（门 – 肝静脉分流）。这两种类型又可进一步分为两个亚型。亚型 a：脾静脉和肠系膜上静脉不合成汇合支，因此没有解剖学上的门静脉。亚型 b：脾静脉和肠系膜上静脉确实汇合在一起，但可能会分流至下腔静脉、肾静脉、髂静脉、奇静脉或右心房[134]。

门静脉系统完全缺如是卵黄静脉演化成门静脉系统时完全失败的一个极端例子，也就是说，卵黄静脉与肝血窦或脐静脉之间的“关键连接”完全失败（图 35.12），肠 – 肝循环受到破坏，门静脉血被分流至体循环，肝脏的发育由肝动脉供血，肠系膜和脾静脉血流可能直接被引流入下腔静脉、肾静脉、肝静脉，或通过脐周曲张的静脉回流心脏[135]，常伴发畸形。Northrup 等报道的病例中[136]，25% 可发生内脏异位 – 多脾综合征，30% 伴有 CHD，最常见的是房间隔缺损和（或）室间隔缺损，Goldenhar 综合征的发生率为 10%。Achiron 等报道的 5 例病例中，4 例为唐氏综合征[132]。

门静脉系统不完全缺如或“关键连接”部分失败，可能代表了一种较为良性的卵黄静脉畸形，并可能导致右门静脉系统的发育不良，伴有永存左卵黄静脉直接连接至肝静脉（门 – 肝静脉分流），静脉导管缺如或存在（图 35.13a~b，视频 35.22）。

该畸形出生后可能会自愈，Gonçalves 等报道了产前诊断为门静脉部分缺如的病例[128]，左右门静脉发育不良，伴有门 – 肝 – 体静脉分流，患儿出生后自愈。Achiron 等则报道了 4 例，均无合并畸形，其中 3 例出生后分流自然消失[132]。

不完全性门静脉系统缺如的预后取决于存在的相关畸形及心力衰竭、心脏整体肥大和积水等血

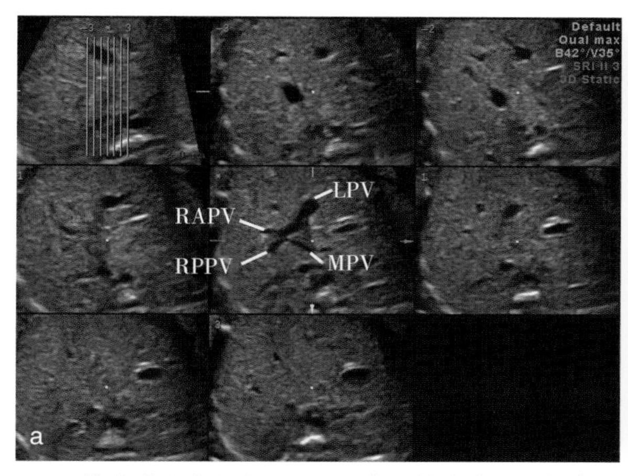

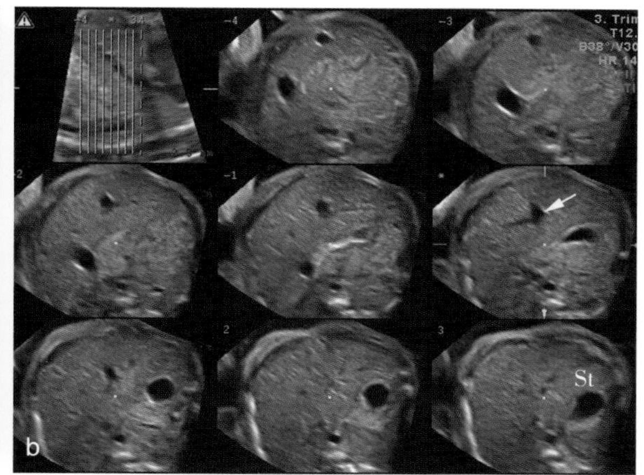

图 35.12　门静脉系统完全缺如。a. 正常门静脉系统的超声断层成像。b. 门静脉系统完全缺如患者的超声断层成像。箭头所示为门静脉系统仅有的残余。St= 胃；LPV= 门静脉左支；MPV= 门静脉主干；RAPV= 门静脉右前叶支；RPPV= 门静脉右后叶支。经许可，引自 Yagel S, et al. Ultrasound Obstet Gynecol, 2010,36:93–111[70]

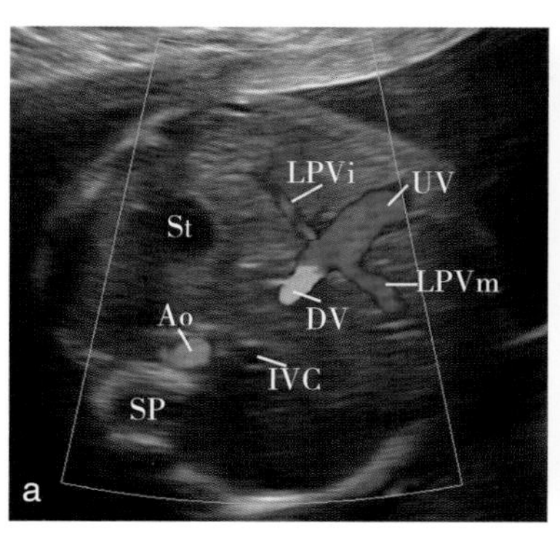

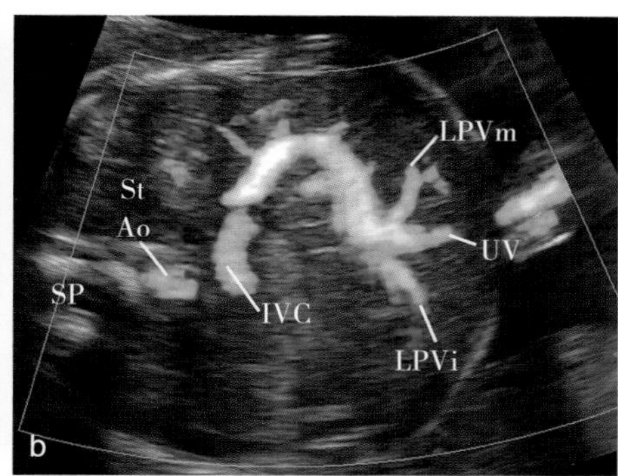

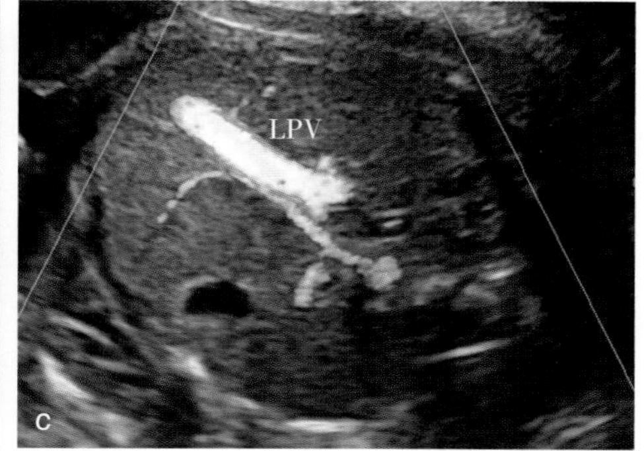

图 35.13　门静脉系统不完全缺如。a. 门静脉系统不完全缺如：门静脉右支和门静脉窦缺如，脐静脉、门静脉左支的分支及静脉导管在标准的腹围测量横切面上呈“X”形。b. 门静脉不完全缺如时肝内门静脉的另一种异常结构：异常扩张的血管呈“马蹄形”环绕肝右叶。c. 彩色多普勒血流成像显示另一例门静脉系统不完全缺如，图中为存留的门静脉左支（视频 35.22）。Ao= 主动脉；IVC= 下腔静脉；LPV= 门静脉左支；LPVi= 门静脉左叶下段支；LPVm= 门静脉左内叶支；UV= 脐静脉；St= 胃；SP= 脊柱；DV= 静脉导管

流动力学紊乱程度。与完全性门静脉系统缺如不同，不完全性缺如很少伴发其他畸形，血流动力学的紊乱取决于肝内分流比，这决定了胎儿 IUGR 的情况 [137]。

门静脉循环的肝脏旁路会引发肝动脉缓冲效应 [138]，通过增加肝动脉血流来代偿门静脉血供的减少，相应地会引起肝动脉多普勒信号增强 [132]，血流速度加快，搏动指数降低 [138]。

文献报道，门 – 体静脉分流会导致代谢方面出现长期后遗症，包括高半乳糖血症 [139]、高胆红素血症、高氨血症 [140]，以及肝脏肿物，如局灶性结节性增生、腺瘤、肝母细胞瘤、肝细胞性肝癌，肝性脑病罕见 [141–142]。

◆ Abernethy 畸形

Abernethy 畸形是先天性肝外门 – 体静脉分流的产后诊断，表现为门静脉 – 肠系膜静脉血液通过完全性或部分性分流绕过肝脏引流入体循环静脉 [143–144]。此类罕见的畸形包括一系列先天性门 – 体静脉分流，可发生在肝内或肝外，肝内类型的特点是，门静脉经过分支之后与肝静脉和其他体循环静脉之间相互连接。根据肝脏内这些连接的类型和性质 [144]，还有其他的分类方法。

Abernethy 畸形或先天性肝外门 – 体静脉分流的特征是肝内门静脉分支消失，门静脉血流完全分流至体循环 [143]。Abernethy 畸形通常分为 1a 和 1b 型，以及 2 型 [143]。在 1a 型病例中，脾静脉和肠系膜上静脉各自分别流入体循环静脉，而在 1b 型病例中，脾静脉和肠系膜上静脉汇合成共同的血管后流入体循环静脉。在 Abernethy 2 病例型中，肝内门静脉完整，但部分门脉血流通过侧 – 侧型分流进入下腔静脉。图 35.14 为 Abernethy 畸形亚型的示意图，以及 1 例产前诊断为先天性肝外门 – 体静脉分流的患儿的二维超声图像。胎儿期门静脉引流入下腔静脉，产前肝内引流显然依赖于脐静脉；而出生后脐静脉闭锁，该引流系统消失，来自消化系统的静脉血流入门静脉主干，然后再引流入下腔静脉。该新生儿 3 个月大时接受了手术矫正并健康存活（视频 35.23）。

◆ 卵黄静脉瘤

目前已有产前诊断为门静脉窦瘤或卵黄静脉瘤的散发病例报道 [133,145–146]。图 35.15 显示了 1 例卵黄静脉瘤患儿，门静脉左右支正常。仔细检查门静脉系统对于这种罕见畸形与腹内脐静脉曲张之间的鉴别至关重要，产前诊断可以警示产后密切监测和手术及时干预的必要性（视频 35.24~ 视频 35.27）。

病理状态下的胎儿静脉系统

在本章第一部分的生理学内容中，我们强调了静脉系统在维持脐静脉 – 腔静脉正压力梯度中的重要作用，即确保较低的前负荷指数，对于维持最佳心排血量至关重要。心排血量逐渐增加，胎盘血管床阻力降低，而到了妊娠晚期脐静脉 – 腔静脉压力梯度仍然保持稳定 [147]。任何妨碍这种血流动力学平衡的因素都会开启动静脉系统的代偿机制，这些代偿机制渐进、有序地发生，与缺氧损伤的严重程度相关，因此可提供一种有效监测胎儿窘迫的方法。

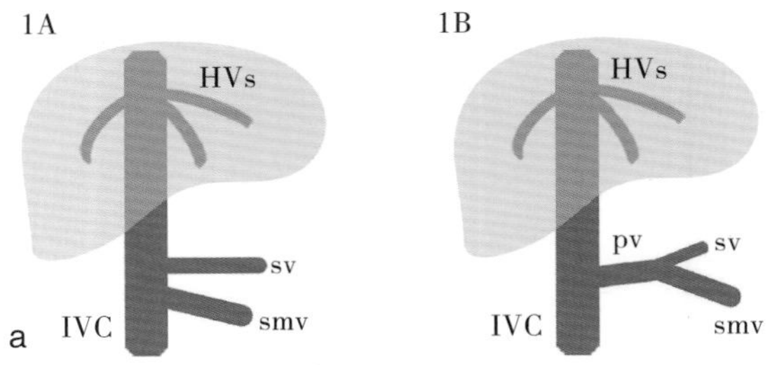

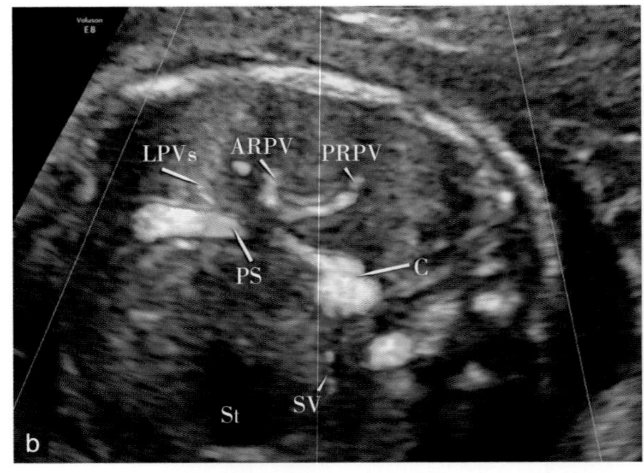

图 35.14 Abernethy 畸形。a.Abernethy 1a 和 1b 型。b. 二维超声近尾端侧向横切面，显示侧 – 侧门腔静脉分流，门静脉主干与下腔静脉汇合（视频 35.23）。出生后患儿被确诊为 Abernethy 畸形，3 个月时手术矫正分流，如今健康存活，5 岁。LPVs= 门静脉左上分支；ARPV= 门静脉右前叶支；PRPV= 门静脉右后叶支；PS= 门静脉窦；C= 汇合；St= 胃；HVs= 肝静脉；IVC= 下腔静脉；smv= 肠系膜上静脉；sv= 脾静脉。图 a 经许可，改编自 Alonso-Gamarra E, et al. Radiographics, 2011,31:707–722[143]

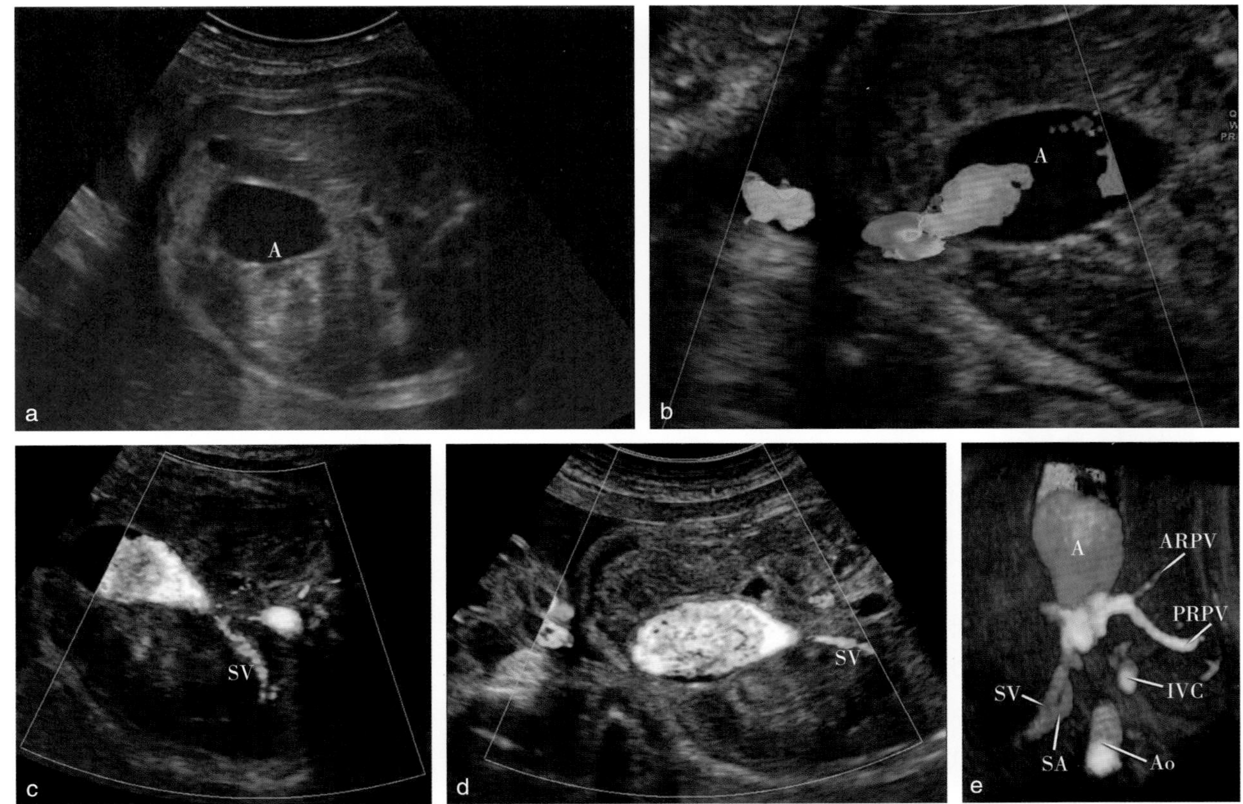

图 35.15 卵黄静脉瘤。a. 卵黄静脉瘤的灰阶图像。b~d. 彩色多普勒血流图。e. 高分辨率三维能量血流多普勒改良的近尾侧横切面显示卵黄静脉瘤（视频 35.24~ 视频 35.27）。染色体微阵列分析显示正常，出生后静脉瘤逐渐消失，患儿健康存活。A= 静脉瘤；ARPV= 门静脉右前叶支；IVC= 下腔静脉；PRPV= 门静脉右后叶支；SV= 脾静脉；SA= 脾动脉；Ao= 主动脉。经许可，引自 Yagel S, et al. Ultrasound Obstet Gynecol, 2015,45:578 – 583[6]

影响胎儿胎盘血流动力学平衡的最常见病理原因是胎盘功能障碍，其他病因包括心脏疾病（畸形、心律失常或前负荷血容量增加），以及导致心室舒张末期压力、心房压力及相应的心前静脉压力升高的因素，在这里我们重点关注子宫胎盘功能不良及伴随着血管功能受损逐渐出现的血流动力学变化。

胎盘对胎儿血供减少会引发多重代偿性血管舒张机制，涉及一系列动脉和静脉系统。在动脉系统中，临床研究和评估最多的的器官是大脑（脑保护效应）[148-149]。胎儿循环系统受损时，动脉系统各个部分的改变已得到广泛研究和总结[150-153]，在这里不再赘述。

胎盘、心脏和大脑的血流动力学变化特点是级联式发生的循环受损。胎儿的循环可以分为两部分进行分析，以主动脉峡部划分：高阻力的右心室 / 胎盘，低阻力的左心室 / 脑。这与出生后相反，临床上已将两者阻力指数的比值用于胎儿代偿机制和缺氧损伤程度的监测[154-156]。这些变化对静脉系统的影响有 4 个方面：胎盘至肝脏的血液供应减少，增加的心排血量（也按每单位体重）流入胎儿体内并最终进入下腔静脉，脑保护效应导致流经上腔静脉的血流增加，所有这些都面临着右心室后负荷增加的问题。这些血流动力学变化导致前负荷指数增加，从而阻碍了来自胎盘的高质量血液供应。

静脉代偿机制的目的是通过增加静脉导管从门静脉窦分流的比例来改善胎盘对心脏的血液供应，多普勒研究显示了不同的结果。Belloti 等发现，通过静脉导管分流的脐静脉血流量，可以从正常发育胎儿的 26.5% 增加到发育迟缓胎儿的 90.3%，体重校正后的血流量可从 30.8mL/（min · kg）增加到 41.3mL/（min · kg）[26]。而其他研究结果显示这一比率变化较小。Tchirikov 等的结果是从 43% 增加到 62%[157]。Kiserud 等则报道正常发育胎儿为 25%，IUGR 胎儿平均为 39%[158]，IUGR 胎儿的分流程度与脐动脉舒张期血流显示的胎盘功能障碍的严重程度呈正相关，仅在脐动脉搏动指数高于第 97.5 百分位数的 IUGR 胎儿，以及舒张期血流消失或反向的胎儿中，静脉导管的分流显著增加，分别为 35% 和 57% [158]。

血流优先通过静脉导管是由于肝内互反的血流动力学变化引起的。虽然从未证实静脉导管的峡部存在括约肌 [12]，但 Tchirikov 等的离体实验显示，门静脉分支和静脉导管有着不同的肾上腺素能反应，门静脉血管显示了非常强的收缩性。实验显示，除了一氧化氮介导的静脉导管主动扩张外，缺氧时这种门静脉的收缩性也可能发挥作用 [159]。在体多普勒研究支持这种肝内血液从门静脉系统向静脉导管转移的观点，Kessler 等研究证实：脐动脉搏动指数高于第 97.5 百分位数的 IUGR 的胎儿中，肝总灌注量在左右叶等量地减少；然而，随着胎盘功能障碍的加重（通过脐动脉的氧分压判断），门静脉左支对右叶的供血比例下降，而通过增加来自门静脉主干的血流量来替代 [160]。

总之，胎盘血管病变导致流向心脏的脐血流减少，这将启动肝内代偿机制，将血液从肝脏转向静脉导管。肝脏在调节胎儿生长发育中起着核心作用，肝脏灌注减少可能是胎盘功能不全、IUGR 和体重减轻的首个临床证据。

胎儿静脉系统的多普勒研究

多普勒超声是宫内无创评价胎儿 – 胎盘血流动力学状态的唯一方法。胎儿 – 母体循环的每一组成部分在胎盘功能和胎儿发育方面都起着不同的作用。静脉系统的多普勒评估旨在评价胎儿心脏功能，这是因为在严重情况下，胎儿心脏功能可能恶化为急性充血性心力衰竭。

心血管整体评分 [161–163] 中包含了反映胎儿心血管状态的超声参数，这些参数与围生期死亡率相关。最能预测不良预后的参数是 IUGR 时心脏肥大、单时相房室充盈或全收缩期三尖瓣反流、脐静脉搏动 [163]，以及胎儿水肿时脐静脉或静脉导管多普勒参数的变化 [161]。这与以前的研究结果一致，即在胎儿心率模式异常、肌张力低或发生死亡之前，动脉多普勒参数的改变早于静脉系统 [164]，但过早的改变反而使其无法用于决定分娩时间，这在妊娠 32 周之前的早期胎儿 IUGR 的病例中尤为明显 [153,165]。

围生期预后不良与胎龄和胎盘功能障碍的程度有关，因此，选择分娩时间就是为了在早产引起的胎儿损伤与胎盘功能障碍引起的胎儿损伤之间进行权衡 [166]。

GRIT 研究结果显示 [167]，就死胎率而言，紧急分娩可以短期获益。然而，2 年的随访研究却得到相反的结果：紧急分娩组的脑瘫发病率与预期相符（10%），而延迟分娩组的脑瘫发病率为 0，表明推迟分娩可能具有保护性。

在一项前瞻性多中心研究中，Baschat 等发现 [152]，胎龄是胎儿健康存活至 29 周或体重达到 800g 的最佳预测指标，灵敏度分别为 68% 和 72%。胎龄超过妊娠 29 周或胎儿体重 800g 后，静脉导管血流速度（正向，消失或反向）是健康存活的唯一具有统计学意义的预测因子，因此也是决定分娩时间的唯一参数。

Turan 等 [151] 发现多普勒参数的异常改变具有时间顺序性，从早期的脐动脉阻力增高和脑保护效应，到晚期的脐动脉舒张期血流消失或反向、静脉导管 a 波消失或反向，以及脐静脉搏动，这种异常表现的进展速度与胎龄显著相关。早在妊娠 26~27 周出现异常时，通常说明这是一种很严重的类型，经过 7~10d 从一个多普勒参数的异常进展到下一个参数的异常。当妊娠 30 周左右出现多普勒参数异常时，进展间期较长，可达 14d，临床表现较轻，变化仅限于动脉系统，分娩时间的中位数为 33 周。

Arduini 等的研究结果则相反 [154]，在妊娠 29 周之前出现多普勒参数异常时，动脉多普勒频谱的改变与因心率晚期减速而分娩的时间间隔明显更长（平均 13.5d，范围为 3~26d），而较晚出现多普勒频谱异常的病例平均时间间隔为 3d（范围为 1~9d）。其他研究显示 [153,168]，静脉多普勒异常的出现早于心率晚期减速或短程心率变异性降低（<2.2ms）的出现，为 6 ~ 7d。

总之，有证据表明，生物物理学及多普勒参数的依次改变与胎盘功能障碍和 IUGR 一致（图 35.16）。静脉系统多普勒频谱异常是评估妊娠 32 周之前胎儿发育状况的敏感指标，有助于正确决策受累胎儿的分娩时间。

通过大量的纵向研究和横断研究，已经明

确了正常胎儿和 IUGR 胎儿的静脉多普勒特点。本章第一部分讨论了正常静脉多普勒的模式，下文将介绍检查中常用血管多普勒的异常改变（图 35.17a~c）。

◆ 脐静脉

脐静脉多普勒检查通常选择腹内段，取样容积应包含血管的整个横断面，超声入射角应尽可能为 0°。IUGR 胎儿的胎儿 – 胎盘循环阻力增加，因此脐静脉血流减少，血流速度降低。然而，由于与正常值范围有较大的重叠，应用脐静脉流速评价胎儿 IUGR 的方法受到了很大限制 [38]。

检测脐静脉血流的搏动性是判断循环系统受损的一种简单而可靠的方法，长期以来被用于小于孕龄胎儿和非免疫性胎儿水肿时窒息的诊断 [169–170]。脐静脉的搏动可能主要来源于两种压力波：一种是心房收缩导致脐静脉血流突然变化（产生切迹）；另一种来源是相邻动脉产生的波动，与脐静脉血流同向，导致脐静脉血流增加。脐静脉多普勒频谱的搏动性可能只表现为一个 a 波切迹，严重的情况下可能会出现整个心动周期反向的三相波形 [38]（图 35.17a）。

◆ 静脉导管

实验动物模型和人类胎儿的研究显示，低氧和

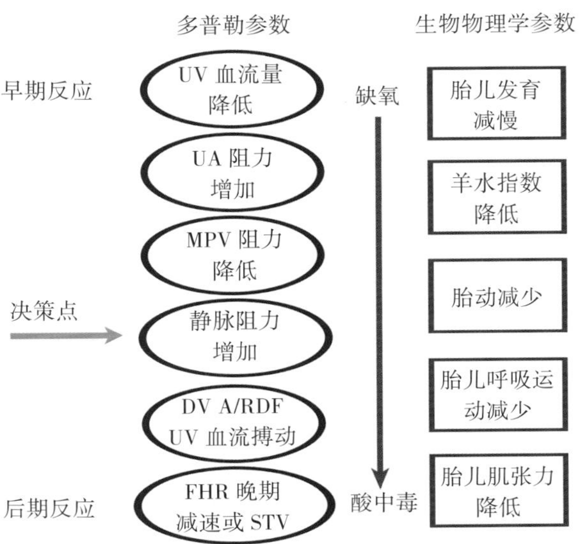

图 35.16 胎儿循环受损逐级恶化示意图。多普勒和生理学参数的变化遵循时间顺序，详见正文。DV= 静脉导管；A/RDF= 舒张期血流消失或反向；MPV= 门静脉主干；UV= 脐静脉；UA =脐动脉；FHR= 胎心率；STV= 短程心率变异性。经许可，引自 Yagel S, et al. Ultrasound Obstet Gynecol, 2010, 36:93−111 [70]

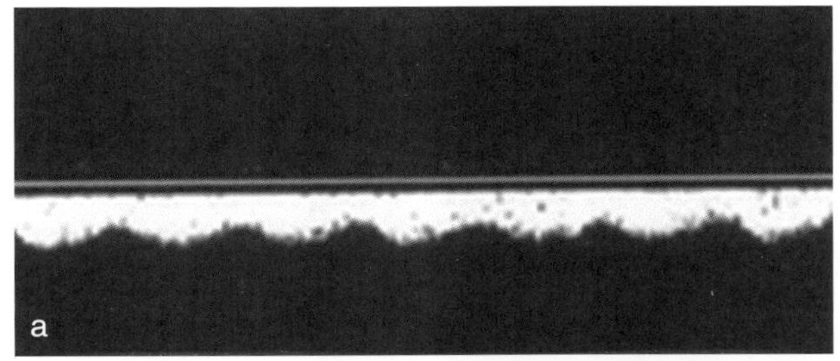

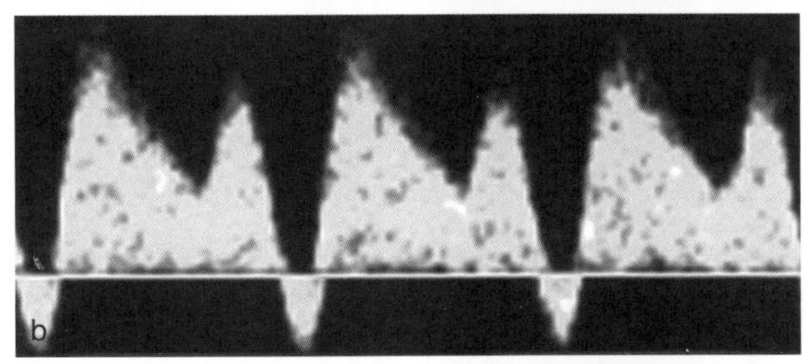

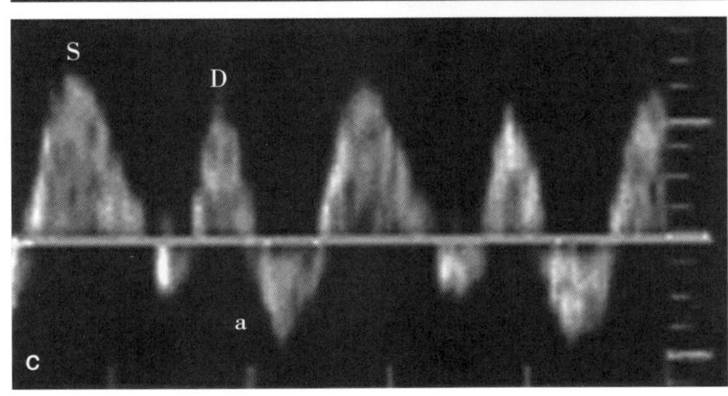

图 35.17 脐静脉、下腔静脉和静脉导管的异常多普勒频谱。a. 血流动力学受损胎儿的脐静脉异常频谱，特征是出现搏动。b. 静脉导管的异常频谱：静脉导管正常情况下呈全心动周期正向血流，而受损胎儿心房收缩期正向速度降低，随着中心静脉压增高，心房收缩期血流可能反向。c. 胎儿宫内生长受限（IUGR）时，下腔静脉正向的 S 波和 D 波减弱，反向 a 波增强，病情加重时 D 波也可能反向。a=a 波；D=D 波；S=S 波。经许可，引自 Yagel S, et al. Ultrasound Obstet Gynecol, 2010,36:93–111 [70]

血容量不足均可引起静脉导管血流的变化 [39–43,171]。静脉导管的取样部位应在其入口处，采用较大的取样容积，选择近矢状切面，超声入射角应尽量小 [9,23]，或者选择胎儿腹部的斜横切面。通常妊娠 20 周时，约有 30% 的血液通过静脉导管分流，30 周时则为 20% [23,26,38,172]。在小于孕龄的胎儿中，有更多的血液通过静脉导管分流。胎盘损伤发生越早，静脉导管分流和扩张就越显著 [38]。

心脏的变化将明显影响到静脉导管的血流波形，a 波反向或消失是心脏功能紊乱时最基本的改变。胎儿 IUGR 时 a 波速度降低，收缩波（S）和舒张波（D）的时间间期发生变化 [171]，其中 S 波（静脉导管）时间间期减小而 D 波（静脉导管）时间

间期增大。随着程度的加重，由于后负荷和前负荷的增加、舒张末期压力增高、低氧的直接作用和肾上腺素能驱动的增强，血流进一步改变。这些效应综合在一起，引起心房收缩增强，静脉导管的 a 波明显改变[164,173–174]（图 35.17b）。

以上因素，再加上静脉导管扩张减小了血管直径之间的差异，使得与脐静脉接合处的波反射减少，从而对脐静脉血流产生了更大的影响。进一步的恶化导致收缩峰和舒张峰之间的速度降低，这些影响在妊娠中期最为明显。早期出现的血流紊乱通常是染色体畸变的结果，而不是心脏失代偿所致[173,175–178]。到晚期妊娠，这些影响已经很少见，内分泌控制的改善减弱了这些影响[179–181]。

◆ 下腔静脉

下腔静脉取样部位通常在胎儿腹部，肝静脉汇合处和静脉导管出口的远侧，以避免来自邻近血管的干扰。正常下腔静脉血流参数的参考范围已经建立。下腔静脉是产后评估小于孕龄儿的首选血管，儿科医生很熟悉下腔静脉有关信息，因此下腔静脉也用于胎儿期评估。由于正常情况下下腔静脉的流速非常低[35,44–47]，所以反向 a 波属于正常现象。在受损胎儿中，异常的下腔静脉速度波形表现为 S 波和 D 波前向速度减低，反向 a 波速度增加（图 35.17c）。在严重的病例，D 波也可能会反向。

◆ 肝静脉和门静脉

肝静脉（血流频谱）虽然易于采样，但较少用于评估胎儿 IUGR。心脏受损时，肝静脉的改变与静脉导管和下腔静脉相似[48–51]。

◆ 门静脉左支——胎儿静脉循环的分水岭

有研究认为门静脉左支血流频谱的改变是表明循环受损的基本指标[27,88,182]，频谱采样部位在静脉导管入口与主干和左支连接处之间。脐动脉血流紊乱表明右心和肝右叶血流阻力增加，在这些压力作用下，门静脉左支的血流减少，并且可能会出现搏动、双向或反向血流。如果血流反向，来自脾脏和肠道的乏氧血液流入静脉导管时，将与来自脐静脉的含氧血液混合，为胎儿各器官提供的则是乏氧血液。最终，在血流反向过程中，流经静脉导管的血液比脐静脉提供的更多，这会对门静脉左支产生抽吸作用[183]。Kilavuz 等研究 IUGR 胎儿时发现，对于脐动脉舒张末期血流消失或反向的胎儿，当脐静脉血流保持正常时，轻度受累的胎儿门静脉左支血流正常，脐动脉阻力指数升高或“零血流”的胎儿门静脉左支血流出现搏动，脐动脉血流反向的胎儿门静脉左支血流也反向。门静脉左支血流反向与脐动脉阻力指数增高之间存在着显著的相关性[183]。

正常情况下，左右肝叶血流的分布分别约占 60% 和 40%。如前所述，大多数脐静脉血液（70%~80%）灌注胎儿肝脏，而 20%~30% 被分流至静脉导管。脐静脉中的血流直接进入肝左叶和静脉导管，只有少数血液流入门静脉左支和肝右叶[57]。门静脉左支的血流量降低或反向是脐静脉优先灌注肝左叶的一种表现，但以牺牲右叶灌注为代价[172]。

结　语

先天性静脉系统畸形是一组复杂多样的病变，尽管我们对这个系统及其异常状况还不甚明确，但是掌握受累血管的胚胎学发育知识是理解这些病变在宫内进展和预后的关键。当发现主静脉、卵黄静脉或脐静脉系统异常时，均提示须进一步进行心血管系统的全面检查。静脉系统的畸形似乎并非像以前认为的那么罕见，如果了解这些病变的超声表现和相关畸形，将更有利于对胎儿做出全面诊断。

视　频

视频 35.1　下腔静脉中断，四维灰阶血流成像的纵切面显示脐静脉流入静脉导管，再流入肝左静脉。

视频 35.2　超声断层成像显示 1 例下腔静脉中断，第 3 帧显示主动脉呈蓝色（第 1 行），第 6 帧显示奇静脉呈红色（第 2 行）。

视频 35.3　新的高分辨率能量多普勒技术显示同一下腔静脉中断病例，此帧图像中可见发育畸形的右锁骨下动脉。

视频 35.4　超声断层成像彩色多普勒显示永存左上腔静脉伴右上腔静脉缺如。

视频 35.5　高分辨率能量血流多普勒成像显示静脉导管发育不良伴肝外脐静脉向下腔静脉细小的分流。

视频 35.6 灰阶血流成像显示静脉导管发育不良伴肝外脐静脉向下腔静脉细小的分流。

视频 35.7 灰阶血流成像显示静脉导管发育不良伴肝内脐静脉向肝右静脉分流。

视频 35.8 灰阶血流成像显示静脉导管发育不良伴脐静脉引流入右心房。

视频 35.9 超声断层成像显示静脉导管发育不良时的门静脉和肝左静脉。

视频 35.10 四维超声血流成像纵切面显示门静脉 – 左肝静脉分流。

视频 35.11 高分辨率能量血流多普勒成像显示门静脉分流入下腔静脉。

视频 35.12 高分辨率能量血流多普勒成像显示门静脉分流入下腔静脉。

视频 35.13 能量多普勒成像显示静脉导管发育不良伴细小的分流，所指为分流处。

视频 35.14 灰阶血流成像显示静脉导管发育不良伴细小的分流，所指为分流处。

视频 35.15 四维超声高分辨率能量血流多普勒成像以纵切面断层方式显示静脉导管发育不良伴较宽的分流血管。

视频 35.16 棕褐色图像模式显示脐静脉和扩张的下腔静脉。

视频 35.17 灰阶图像显示扩张的下腔静脉和门静脉左支，门静脉右支缺如。

视频 35.18 四维超声血流成像显示扩张的下腔静脉和肝静脉。

视频 35.19 前负荷增加导致三尖瓣反流。

视频 35.20 前负荷增加导致三尖瓣反流。

视频 35.21 彩色多普勒显示永存右脐静脉畸形。

视频 35.22 彩色多普勒血流成像显示门静脉系统不完全缺如，可见残留的门静脉左支。

视频 35.23 二维超声近尾端侧向横切面，彩色多普勒血流成像显示侧 – 侧门腔静脉分流，门静脉主干与下腔静脉汇合。

视频 35.24 二维灰阶图像回放显示卵黄静脉瘤。

视频 35.25 彩色多普勒血流成像显示卵黄静脉瘤。

视频 35.26 彩色多普勒血流成像显示卵黄静脉瘤。

视频 35.27a~b 彩色多普勒血流成像显示卵黄静脉瘤。

参考文献

[1] Sadler TW. Langman J. Langman's Medical Embryology. 5th ed. Philadelphia: Williams & Wilkins, 1985.

[2] Moore KL, Persaud TVN. The Developing Human, Clinically Oriented Embryology. 6th ed. Philadelphia: Saunders, 1998.

[3] Larsen WJ. Essentials of Human Embryology. London, UK: Churchill Livingstone, 1998.

[4] Yagel S, et al. Ultrasound Obstet Gynecol, 2009,34:123.

[5] Collardeau-Frachon S, Scoazec JY. Anat Rec (Hoboken), 2008, 291:614–627.

[6] Yagel S, et al. Ultrasound Obstet Gynecol, 2015,45:578–583.

[7] Yagel S, et al. Ultrasound Obstet Gynecol, 2010,35:741–750.

[8] Sinkovskaya E, et al. Semin Fetal Neonatal Med, 2013,18: 269–278.

本章完整参考文献，请扫描以上二维码在线查看。若需下载，请登录 www.wpcxa.com “下载中心” 下载。

第 36 章

胎儿心脏肿瘤

Lisa K. Hornberger, Angela McBrien

胎儿心脏肿瘤是相对罕见的病理类型，占胎儿心脏病的 0.02%~0.13% [1–3]。近 20 年来，随着超声技术和经验的进步，产前检查得到了实质性改进。大多数胎儿心脏肿瘤是在妊娠中期和晚期确诊的 [1,3–8]。尽管特定肿瘤的诊断最好通过病理检查来确认，但大多数可以根据超声心动图的典型解剖学特征来判断肿瘤类型，其解剖学特征包括肿瘤的位置、相对于周围心肌的回声、边界清楚形态规则或不规则、回声均匀或不均匀、无蒂或有蒂、单发或多发，或者是否存在相关的心律失常或心包积液。虽然多数肿瘤是良性的，但有些会导致严重的心室流入道或流出道梗阻，或导致心脏普遍受压迫，从而引发胎儿心力衰竭和水肿，甚至死亡，或是需要在新生儿时期进行手术干预。此外，肿瘤可能与胎儿心律失常或传导异常有关，也可以导致心血管损害。表 36.1 总结了常见的胎儿心脏肿瘤、肿瘤特征，以及相关的心内和心外表现。

本章回顾了几种最常见的胎儿心脏肿瘤特征、相关异常表现和已知结局，包括横纹肌瘤、心包畸胎瘤、纤维瘤、血管瘤和黏液瘤。

心脏横纹肌瘤

心脏横纹肌瘤是目前最常见的胎儿心脏肿瘤，占已报道胎儿系列病例的 70%~80%[1–9]。心脏横纹肌瘤是横纹肌细胞的非恶性肿瘤。超声心动图显示其为均匀的、典型的具有清楚边界的肿块，相对于心肌其回声明显更强（图 36.1a~d）。心脏横纹肌瘤可以发生在壁内或者腔内，常于心室游离壁、室间隔、乳头肌内出现，或偶发于心房内。它们通常没有蒂，但偶尔也可以移动。大多数患此病的胎儿，常常有多个肿瘤，这特征有助于诊断（视频 36.1）[10]。然而，当有多个肿瘤时，一些

表 36.1　几种最常见的胎儿心脏肿瘤

肿瘤类型	发生部位	超声特征	单发或多发	相关病理
胎儿横纹肌瘤	IVS、LV 和 RV 游离壁、乳头肌、心房壁内、心内膜、心外膜	回声增强，回声均匀，边界清晰规则	单发或多发	心房和心室异构、室上性心动过速、室性心动过速、房室传导阻滞，左室或右室流入道、流出道梗阻，心脏受压，结节性硬化症
心脏纤维瘤	IVS、LV 和 RV	回声不均匀，囊性特征，（随妊娠进展）有退化	单发	心室异构和室性心动过速，左室或右室流出道梗阻
畸胎瘤	上腔静脉 – 主动脉交界的心包反折处	回声不均匀或均匀，其内为实性和囊性组织	单发	心脏受压，以右心房为著
黏液瘤	LV、RV 或主动脉	无蒂或有蒂	单发	心室流入道、流出道梗阻，房室瓣反流，血栓，心律失常
血管瘤	右心房	分叶状、有蒂，混合回声，多普勒有时可检出内有血管结构	单发	心脏受压、心律失常、高输出量心力衰竭、心包积液
错构瘤	LV，但有时与瓣膜有关	无蒂、均匀、与心肌回声相似（表明心肌细胞生长过度且无序）	单发或多发	室性错构、心室梗阻和心室受压
脂肪瘤	心脏任何腔室	均匀、结节状回声	单发或多发	心室流入道、流出道梗阻

LV= 左心室；RV= 右心室；IVS= 室间隔

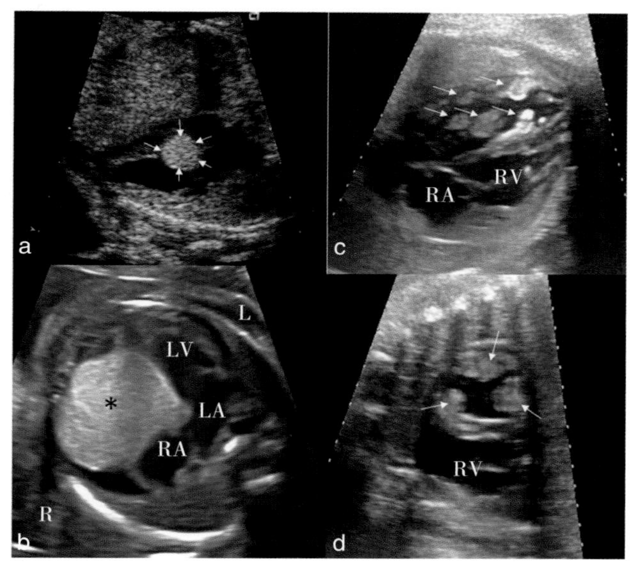

图 36.1 胎儿心脏横纹肌瘤。a. 妊娠 26 周时的孤立性室间隔横纹肌瘤。注意局限于室间隔的孤立性肿瘤（箭头），其回声边界清楚、均匀且呈球状外观。b. 妊娠 25 周胎儿的巨大横纹肌瘤（星号），同样边界清楚，相对于心肌其回声有增强，并且是均匀的。肿瘤大部分位于左右心室的表面即膈肌表面，并突出于心脏之外。该肿瘤最终导致 28 周时胎儿发生水肿且死亡。c. 1 例妊娠 34 周胎儿多发的心脏横纹肌瘤，主要位于左心室，但在右心室中至少有 1 个肿瘤，这些肿瘤均未引起心室流入道或流出道梗阻。d. 同 c 胎儿的矢状面图像显示横纹肌瘤沿左心室游离壁和室间隔生长，并附着于左心室乳头肌。LA= 左心房；LV= 左心室；RA= 右心房；RV= 右心室；R= 右；L= 左

肿瘤可能不太明显，需要从不同的途径仔细扫查心肌以识别。心脏横纹肌瘤可能在妊娠 32 周之前是持续增大的，而后逐渐消退 [1,3,6,9,11–15]。这种疾病可以导致心室流入道或流出道阻塞，但是很少需要手术干预。据报道确诊胎儿中的手术率不超过 6%。在多达 5% 的病例中，心脏横纹肌瘤体积太大，引起心脏受压，导致胎儿水肿和死亡（视频 36.2）。在 10%~20% 的病例中，胎儿横纹肌瘤还与房室瓣反流及心律失常和传导异常有关，包括心房和心室异位心律、室上性心动过速（特别是那些与预激相关的）、室性心动过速、复极异常，极少数病例中也与房室传导阻滞有关 [1,3,6,13,15–16]。考虑到病情进展导致的风险，对患病胎儿进行连续评估非常重要，尤其是在妊娠 32 周之前。此外，对具有胎儿结节性硬化症（TSC）风险的孕妇进行评估应在妊娠 22~23 周后，连续进行评估直至妊娠 32 周，因为肿瘤可能仅在妊娠中期或晚孕早期才变得明显。

结节性硬化症

尽管心脏肿瘤本身常常是良性的，但多达 78%~80% 胎儿心脏横纹肌瘤与结节性硬化症（TSC）相关 [1,3,6,10,12,14–15]。大多数患儿是由于肿瘤抑制基因 *TSC*1（编码蛋白 hemartin）或 *TSC*2（编码蛋白 tuberin）的突变所致 [17]。TSC 是一种常染色体显性遗传性疾病，具有可变的表达性；然而，多达 2/3 的患者表现为自发突变。TSC 与多器官系统的错构瘤和低级别肿瘤有关 [17]。除心脏横纹肌瘤外，TSC 还与特定的皮肤病变有关，如低黑素性黄斑、Shgreen 斑块和血管纤维瘤、肾血管脂肪瘤、视网膜错构瘤和中枢神经系统异常表现（如皮质结节、室管膜下结节和巨细胞星形细胞瘤 [17]）。与 TSC 相关的心外病变甚至在产前就可通过超声和胎儿 MRI[18] 来确定（图 36.2）。对于胎儿心脏横纹肌瘤而言，与 TSC 相关的多发性肿瘤占 95%，而孤立性横纹肌瘤仅为 23%[10]。因此，确定是否存在多个肿瘤是评估受影响妊娠的关键。与 TSC 相关的神经认知并发症对患者的长期预后影响最大。超过 80% 的患者有癫痫发作（其中 1/3 表现为婴儿期痉挛），高达 68% 的患者有神经发育迟缓，包括孤独症 [17,19]。

有趣而重要的是，在产前确诊与产后确诊患者中，相关的神经认知异常类型可能是不同的。这可能部分是由于表现形式的偏差导致的 [14]。胎儿期的神经认知异常确诊通常是常规产科超声检查时发现心脏肿瘤的结论。相反，那些在出生后被诊

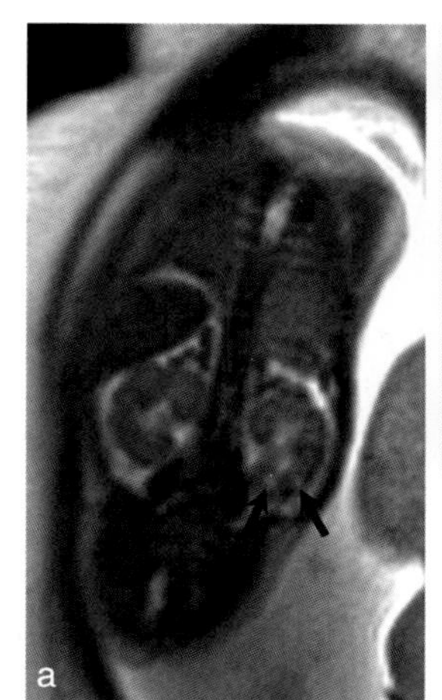

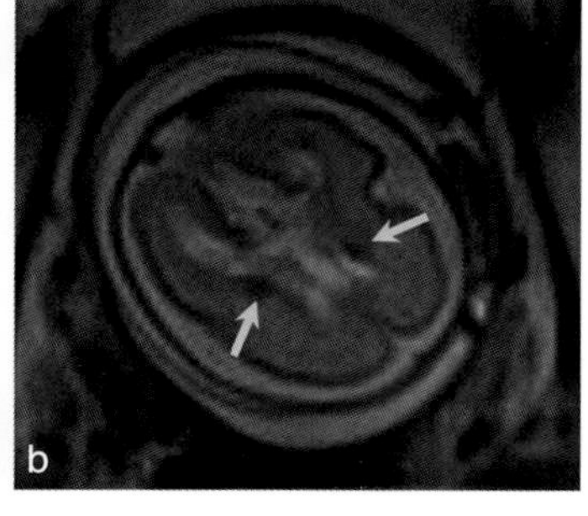

图 36.2 胎儿 MRI 显示结节性硬化症的心外表现，包括（a）肾血管脂肪瘤（黑色箭头）和（b）错构瘤，表现为胎儿脑室周围区域的低信号（箭头）

断出来的患儿通常是因为神经认知表现而接受医疗护理。在一项比较产前与产后诊断为 TSC 患儿的小样本系列研究中，Bader 及其同事证明，只有 40% 的产前诊断患儿会出现临床症状，如癫痫发作和（或）发育迟延，尽管其中 71% 的患儿通过影像学检查被发现有中枢神经系统病变[14]。相比之下，88% 的产后诊断患儿表现出明显的临床神经认知异常。虽然一些中心提供基因检测并常规进行胎儿 MRI 以检查 TSC 的心外特征，但胎儿异常的发现并不一定能预测临床结果。Chadha 等的病例报道进一步强调了这一点，其中一组受影响的异卵双胞胎的临床无症状父亲发生 *TSC2* 突变，并伴多个皮质结节[20]。要更好地确定与横纹肌瘤的胎儿诊断相关的全部临床谱和风险，包括具有产前预测性的特征（这将使胎儿得到更精准的产前评估，以及提供更准确的产前咨询），相关研究有待深入。

胎儿心包畸胎瘤

心包畸胎瘤占胎儿心脏肿瘤的 10%~15%。它们由内胚层、中胚层和外胚层生发细胞层组成，通常在上腔静脉、右心房和升主动脉的交界处的心包反折内发生[9]。心包畸胎瘤是包裹性的、单一的、不均匀的肿块，含有钙化和囊性成分（图 36.3，视频 36.3）[1,3,4,9,21–25]。畸胎瘤也可发生在体内其他部位，包括纵隔，极少数发生在心脏内（图 36.4）。心包畸胎瘤始终与心包积液有关，心包积液量通常很大，是常规超声检查最先确定的特征（图 36.3，视频 36.3）。多达 70%~80% 的心包畸胎瘤与胎儿心包积液有关，通常发生在妊娠中晚期，且最常表现为较大的肿块[25–26]。一些心包畸胎瘤生长迅速，并且伴有右心结构受压，可能引发更严重的心血管损害[26]。在存在较大的心包畸胎瘤与心包积液的情况下，静脉多普勒的结果会有变化[25–26]。肿瘤的生长、联合心排血量和静脉多普勒的系列评估有助于预测潜在的心血管损害。

虽然在过去，心包畸胎瘤，特别是伴有心包积液时，与围生期的高死亡率有关，但胎儿干预技术的出现和成功，特别是肿瘤切除，使患儿可以得到最佳的预后[26–28]。所有产前未干预的患儿在出生后都需要进行手术切除。

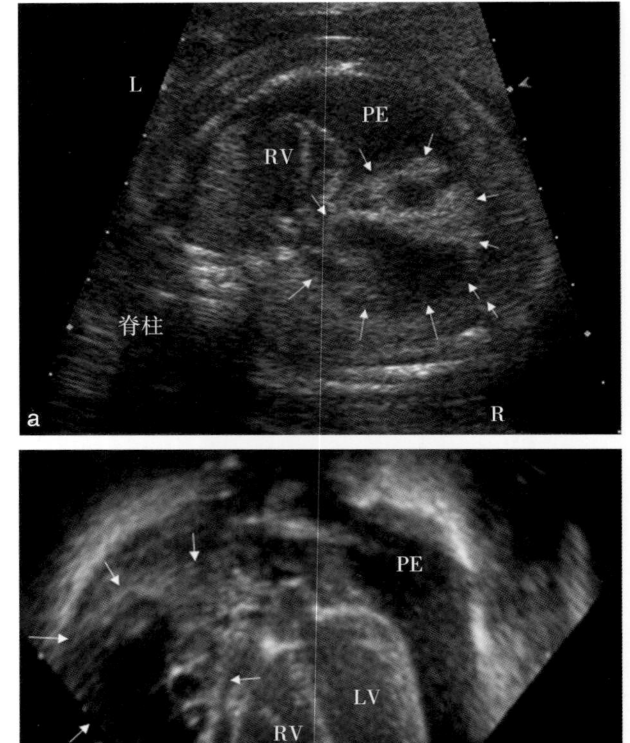

图 36.3 妊娠 28 周胎儿和新生儿的心包畸胎瘤。a. 大肿块附着在胎儿心脏的底部，具有囊性和实性成分（白色箭头），以及大量的心包积液（这是此类肿瘤的一个主要特征）。b. 具有相似特征的新生儿的图像。箭头勾勒出肿块的轮廓。肿块的囊性成分体积非常大。L= 左；R= 右；RV= 右心室；LV= 左心室；PE= 心包积液

胎儿心脏纤维瘤

胎儿心脏纤维瘤占胎儿心脏肿瘤的 5%~10%。它们是来源于成纤维细胞和成肌纤维细胞的结缔组织肿瘤，也称为纤维瘤病、肌纤维瘤病、纤维性血肿或先天性中母细胞瘤[9]。通常心脏纤维瘤是单发于心肌壁内肿瘤，最常见于室间隔内，但也可见于左心室或右心室游离壁[1,3–4,9,29–31]（图 36.5，视频 36.4）。超声心动图显示，相对于周围心肌通常其回声较强，但与横纹肌瘤相比通常稍弱。心脏纤维瘤可能是囊性的，伴有中央变性，导致外形不太规则。

心脏纤维瘤可能与心律失常有关，包括心室异位心律、室性心动过速和房室传导阻滞[9]。纤维

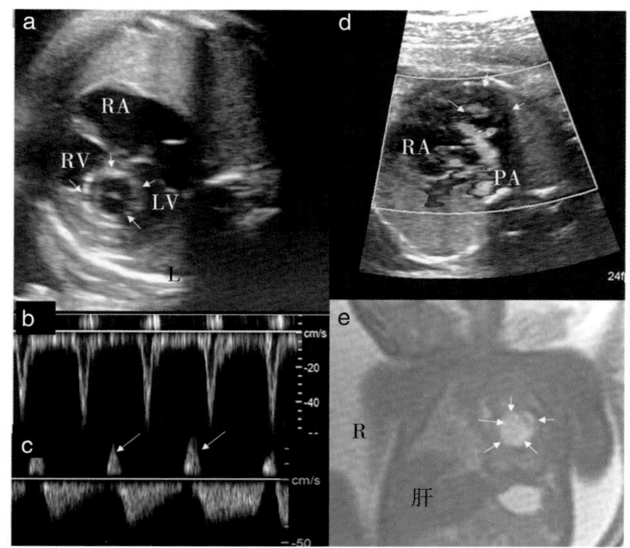

图 36.4 一例罕见的妊娠 32 周胎儿的心内畸胎瘤。a. 在右心室腔内可见一个大的囊实性肿块，延伸至流出道（箭头）。左心室受压。b. 大肿块影响右心室功能，同时合并三尖瓣关闭不全和舒张期充盈的改变（多普勒频谱显示）。c. 下腔静脉（箭头）的 a 波速度也随着中心静脉压力的增加而增加。d. 彩色多普勒显示右室流出道肿瘤周围有血流，动脉导管内有逆行血流，与严重的右室流出道梗阻相一致。e. 胎儿 MRI 检查显示右心室内有圆形烧瓶状 T2 高信号肿块（箭头），向颈部延伸至流出道。T1 加权序列检测其呈液性低张力特征。这些发现进一步证明了畸胎瘤累及室间隔，后经手术切除证实。L= 左；PA= 肺动脉；R= 右；RA= 右心房；RV= 右心室；LV= 左心室

瘤可能导致心室流入道或流出道梗阻，在某些情况下会导致新生儿期明显发绀，以及心力衰竭，在罕见情况下可导致房室瓣变形而致瓣膜关闭不全，或与栓塞事件有关。与心脏横纹肌瘤不同，纤维瘤不会消退，需要在出生后进行手术干预以部分或完全切除肿瘤。由于其具有浸润性，有时无法切除心脏纤维瘤，可以行心脏移植。或在严重梗阻或腔内闭塞的情况下，考虑单室化姑息术[31]。已经发现心脏纤维瘤的一些罕见心外表现，包括唇腭裂、脑积水、囊性肾发育不良、贝 – 维综合征（Beckwith-Wiedemann）和痣样基底细胞癌综合征（又称戈林综合征、Gorlin 综合征）[9]。大约 50% 患病胎儿能够在新生儿期存活[9,31]。随着新的策略和更积极的围生期和产后干预，包括单室化姑息术和心脏移植术，这些患儿的存活率可能会得到改善。根据文献回顾，在没有明显水肿的情况下，畸胎瘤新生儿的存活率高达 85%[9]。

胎儿心脏血管瘤

血管瘤是血管肿瘤，根据血管腔的直径可分为 3 种主要类型：海绵状血管瘤，由许多扩张的薄壁血管组成；毛细血管瘤，由较小的血管小叶组成；以及由上述两种类型组成的混合型[9]。在胎儿和新生儿心脏中很少会发现血管瘤，2004 年的一篇回顾性文献报道，在 89 例心脏肿瘤患者中血管瘤仅占 6%~7%。血管瘤通常是单一的肿瘤，超声心动图显示血管瘤可能是均质的，或有囊实性混合成分（图 36.6，视频 36.5）。心脏血管瘤最常见的起源部位是近右心房的心脏底部[9,32–35]，甚至可能由右冠状动脉供血滋养[32]；然而，也可以发生在包括心内膜或心肌在内的任何心腔里，甚至可与心包有关。由于大多数情况下血管通常是很微小的，导致血管瘤的特征不明显而不易确诊，但有时通过彩色多普勒检查可以看到滋养血管，并且当其高度血

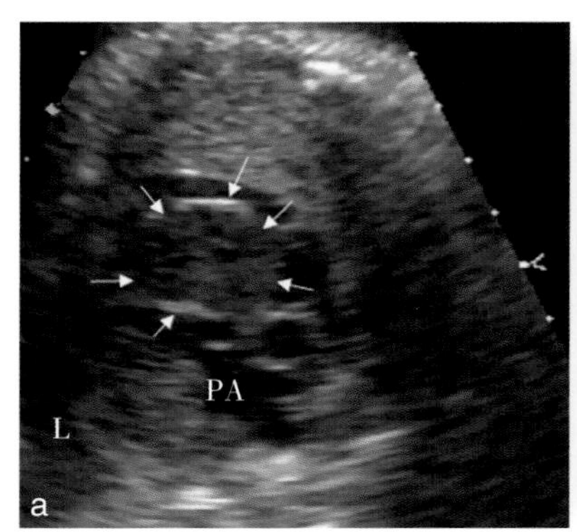

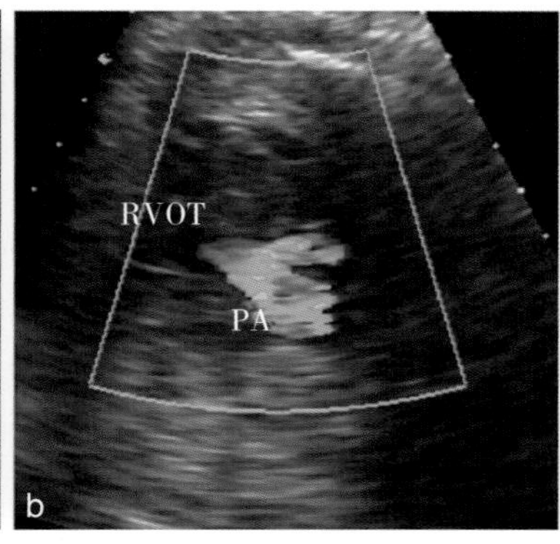

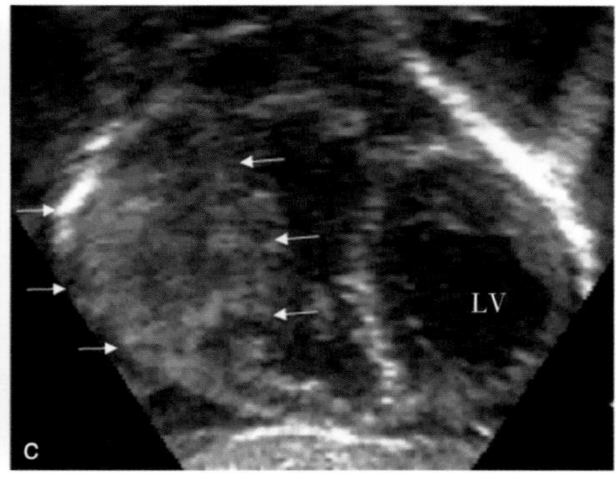

图 36.5 胎儿心脏纤维瘤浸润右心室游离壁和右心室腔。a. 肿块已浸润右心室游离壁并延伸至右室流出道（箭头），很难与心肌区分。与横纹肌瘤相比，其均质性较差，回声较低。b. 彩色多普勒超声显示肺动脉流出通畅，前向血（蓝色）流经主肺动脉和动脉导管。c. 出生后肿瘤在剑突下切面更容易显示（箭头）。在婴儿期手术切除肿瘤以缓解右室流出道梗阻，并确诊为纤维瘤。LV= 左心室；PA= 肺动脉；RVOT= 右室流出道；L= 左

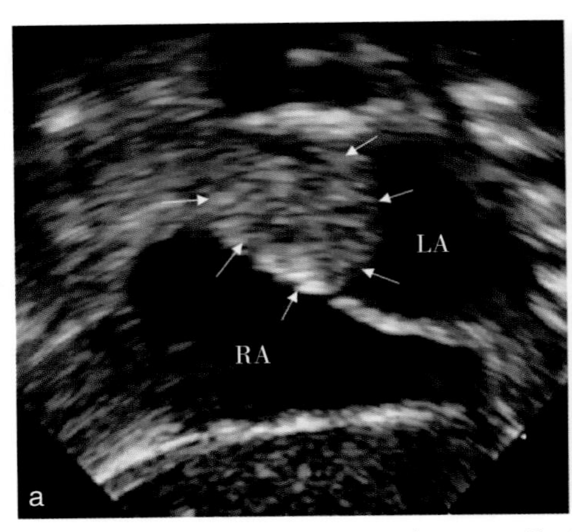

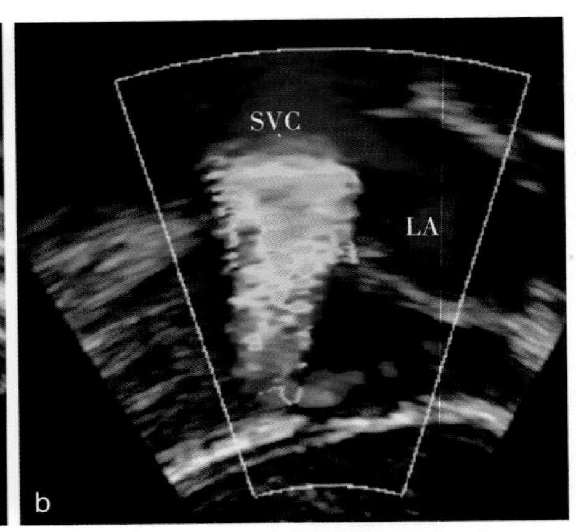

图 36.6 新生儿血管瘤。a. 发现肿瘤附着于右心房 – 上腔静脉交界处附近的房间隔（箭头）。肿瘤边界清楚，但回声略低，且不均匀。由于血管瘤的微血管特性，彩色多普勒未显示出肿块内的血流。b. 上腔静脉内的湍流提示存在梗阻，需要手术切除。LA= 左心房；RA= 右心房；SVC= 上腔静脉

管化时，能量多普勒检查有助于辅助诊断 [35]。心脏血管瘤体积较大时可能与高输出量心力衰竭或心脏受压、心律失常和血液成分的消耗有关。它们具有分泌性，可能与心包积液有关。很少有心脏血管瘤自发消退的报道 [35]。当患者出现心脏血管瘤相关症状与良好的早期和长期预后有关，预示其存活率至少有 85% 且复发的风险很小，大多数胎儿出生后最终需进行手术切除 [9,32]。

胎儿心脏黏液瘤

心脏黏液瘤是原始结缔组织组成的黏液样肿瘤，是青少年和成人中最常见的心脏肿瘤，但很少在出生前被发现 [9,36–38]。它通常是单发的，虽然在出生后最常与房间隔和心房游离壁相关联，但其在胎儿中也可以在心室内观察到 [36–37]。心脏黏液瘤相对于心肌而言可有回声，边界清楚规则或不规则均有可能。黏液瘤可以存在于腔内或壁内，偶尔也可以存在于心外膜。与大多数其他心脏肿瘤不同，胎儿心脏黏液瘤通常（但不一定）有蒂且可移动。带蒂的黏液瘤进出房室口或流出道可导致阻塞或对瓣膜功能产生不良影响。黏液瘤很少与心包积液相关，但在出生后的患者中与血栓栓塞事件相关。在 Carney 综合征中可观察到心脏黏液瘤。Carney 综合征是一种常染色体显性综合征，出生后可表现为斑点状的皮肤色素沉着、良性和恶性内分泌腺肿瘤，以及内分泌疾病。外科干预是出生后心脏黏液瘤的治疗方法，通常可治愈，具有良好的早期和长期预后，复发风险低 [9]。

其他胎儿心脏肿瘤

在个案报道中还描述了其他类型的心脏肿瘤，大多数发生在新生儿期，说明这类患者具有产前诊断的可能。这些肿瘤包括非肿瘤性包块，如错构瘤和脂肪瘤，以及包括纤维肉瘤和横纹肌肉瘤在内的恶性肿瘤 [9,39–43]。

胎儿超声心动图检查的一般注意事项

胎儿超声心动图检查

当怀疑胎儿心脏肿瘤时，应通过胎儿超声心动图对胎儿心房、心室和心室间隔进行详细的二维评估。对一个或多个肿瘤的位置、特征和大小的描述，对于确定肿瘤的性质、判断其阻塞心室流入道或流出道的可能性，以及确定心脏压迫和心血管损害的风险（无论是进展还是消退），都是重要的。应用彩色和频谱多普勒超声检查心室流入道、流出道和血管弓是必要的，可进一步确定是否存在严重的心室流入道或流出道梗阻风险，并排除是否存在明显的房室瓣关闭不全。对全身静脉、静脉导管和脐静脉血流模式的评估可能有助于排除是否有心脏充盈压升高或心脏压迫的存在。当怀疑存在心脏压迫时，心排血量评估可能会有用。对胎儿心律失常和传导异常及积液的详细评估对于许多类型的心脏肿瘤也很重要。建议对胎儿心脏肿瘤进行连

续性评估，尤其是那些有肿瘤体积进展性变化、心血管损害风险和心律失常的患者。对于某些心脏肿瘤，胎儿 MRI 可能有助于进一步描述肿瘤的类型和范围[44-45]。

胎儿心脏肿瘤的产前咨询

对于胎儿肿瘤的产前咨询，医生需要了解一种或多种心脏肿瘤的最可能类型、相关的心脏和心外病变、进展或消退的可能性，以及心律失常和心血管损害的风险，还需要了解出生后甚至出生前可能需要的外科干预手段。特别是对于横纹肌瘤，考虑到 TSC 的风险，咨询产前遗传学专家是很有必要的。

胎儿心脏肿瘤的围生期管理

管理规划特别是对于较大肿瘤，需要多学科团队的参与。该团队应包括孕产妇胎儿医学专家、胎儿心脏病专家和新生儿科专家，以及胎儿或儿科心血管或普通外科医生。如果出现进行性水肿，可能需要在适当孕周早期分娩，并制定新生儿干预计划。据报道，对于某些肿瘤，胎儿手术已经取得了越来越多的成功。围生期的管理计划需要预见到可能发生的损害。例如，虽然许多患儿，特别是横纹肌瘤患儿，可能在出生时临床表现良好，但心室流入道或流出道的严重梗阻可能需要输注前列腺素以稳定新生儿。如果存在巨大的肿瘤，以及由于心脏受压而引起的水肿，可能需要进行全循环支持的宫外产时处理，直到可以切除肿瘤为止。

视　频

视频 36.1a　胎儿横纹肌瘤。a. 四腔心切面可见左心室内有多个肿瘤，以及右心室内单发肿瘤。

视频 36.1b　彩色多普勒清楚显示心室流入、流出道梗阻。

视频 36.2　心室腔内表面可见一巨大的横纹肌瘤，导致进展性腹水和心包积液，同时合并心房异构。

视频 36.3　心包畸胎瘤导致大量心包积液，全身性水肿。

视频 36.4a　妊娠 33 周胎儿，右心室纤维瘤。二维超声显示，紧贴右心室游离壁有一小肿瘤，但彩色多普勒示尚未引起明显流出道梗阻。

视频 36.4b　出生后超声证实其为一具有典型纤维瘤表现的肿瘤，即实性占位，较心肌回声略低，非均质性，位于右室游离壁。

视频 36.4c　出生后在右心腔内见一类圆形的纤维瘤。

视频 36.5a　新生儿血管瘤，位于右心房-上腔静脉交界处的房间隔上。肿瘤回声较心肌回声略高，非均质性。肿瘤位置表明其部分特征。

视频 36.5b　彩色多普勒显示上腔静脉流入道梗阻。随着肿瘤生长导致上腔静脉进展性梗阻，最终需手术干预。

参考文献

[1] Holley D, et al. J Am Coll Cardiol, 1995,26:516–520.

[2] Allan L. Fetal cardiac tumors//Allan L, Hornberger L, Sharland G. Textbook of Fetal Cardiology. London: Greenwich Medical Media Limited, 2000:358–365.

[3] Yinon Y, et al. Prenatal Diagnosis, 2010,30:941–949.

[4] Groves AM, et al. Arch Dis Child, 1992,67:1189–1192.

[5] Niewiadomska-Jarosik K, et al. Prenat Diagn, 2010,30:882–887.

[6] Paladini D, et al. Ultrasound Obstet Gynecol, 1996,7:84–85.

[7] Geipel A, et al. Ultrasound Obstetr Gyn, 2001,17(1):17–21.

[8] Zhou QC, et al. Ultrasound Obstet Gynecol, 2004,23:165–171.

[9] Isaacs H. Pediatr Cardiol, 2004,25:252–273.

[10] Tworetzky W, et al. Am J Cardiol, 2003,92(4):487–489.

[11] Farooki ZQ, et al. Am J Cardiol, 1991,67(9):897–899.

[12] D'Addario V, et al. J Perinat Med, 2002,30(2):170–175.

[13] Fesslova V, et al. Prenat Diagn, 2004,24(4):241–248.

[14] Bader RS, et al. J Pediatr, 2003,143(5):620–624.

[15] Chao AS, et al. Ultrasound Obstet Gynecol, 2008,31(3):289–295.

[16] Wacker-Gussmann A, et al. Heart Rhythm, 2014,11:677–683.

本章完整参考文献，请扫描以上二维码在线查看。若需下载，请登录 www.wpcxa.com“下载中心”下载。

第 37 章
胎儿胸腺

Elena S. Sinkovskaya, Alfred Abuhamad

引　言

胸腺是一种淋巴上皮器官，在出生前后的免疫反应中起着重要作用。它位于胸腔中纵隔，胸骨后、心脏上方，常规产科超声中使用的高分辨率探头可以清晰识别 [1-4]。Galen 于公元 216 年 [5] 最早描述了胸腺。然而，直到 20 世纪 60 年代最终完全了解其功能之前，在 2000 多年里它一直是个"神秘器官"。近年来，胎儿胸腺日益受到关注，因为越来越多证据表明，胸腺异常与妊娠期间的各种胎儿和母亲并发症，如染色体畸变、宫内生长受限、早产或绒毛膜羊膜炎等密切相关 [6-12]。此外，众所周知，胸腺小或缺如有助于诊断宫内先天性心脏病，特别是圆锥动脉干发育畸形，也提示胎儿 DiGeorge 综合征的风险增加 [13-14]。我们认为超声专家进行胎儿超声心动图检查时熟悉目前胎儿胸腺影像评估方法是非常重要的。本章介绍胎儿胸腺的胚胎发育、正常解剖和典型超声表现，以及产科超声评估胸腺大小时普遍使用的测量技术。

胸腺胚胎形成及发育

胸腺起源于第三咽囊腹侧，在胚胎两侧分化形成复合体 [15]。受孕第 6 周，它形成两个细长的憩室，开始向尾侧生长并被神经嵴间质围绕。妊娠第 8 周，两个憩室迅速下降进入胸腔内的最终位置，在中线汇合形成一个双叶结构，包含三个胚层的衍生组织 [15-18]。此时，胸腺完全与咽囊分离。最近研究表明神经嵴细胞在胸腺器官形成和形态发育中起着关键作用 [16]。胸腺增殖、下降、定位及其与咽囊分离均取决于周围神经嵴间质的一系列信号。此外，神经嵴间质协助形成结缔组织，这些结缔组织构成包膜、隔膜，形成胸腺的分叶状结构。妊娠第 8 周，胸腺主要由上皮细胞组成。这时，造血干细胞（最初来源于卵黄囊和胚胎肝脏，后期来源于骨髓）开始在胸腺定植，妊娠第 10 周末，胸腺中 95% 以上属于 T 细胞 [19-20]。妊娠 14~16 周，胸腺组织进一步分化为皮质和髓质 [21-22]。胸腺形态在妊娠 16~20 周完成，但胎儿期和新生儿期仍继续成熟、发育 [16,18]。

胸腺在其生命周期中变化很大。出生时与体重占比最大，重量约 15g，长约 4~6cm，宽 2.5~5cm，厚 1cm[23]。婴儿期继续生长，重量达到约 20g，然后维持不变。青春期后胸腺开始退化，表现为活动性淋巴组织总量逐渐减少，脂肪浸润增加 [18,23]。

胸腺解剖和功能

胸腺是一个双叶状软组织器官，其范围从胸部第四肋软骨水平向上延伸，甚至超越颈基底部，有时高达甲状腺下缘或更高 [23]（图 37.1~ 图 37.4）。胸腺侧缘与胸膜相接。气管上、心脏前，以及上纵隔血管（左头臂静脉、主动脉弓和肺动脉）组成胸腺后缘。胸腺前方为胸骨柄，被胸骨舌骨肌及胸骨甲状肌起源部覆盖（图 37.3）。其左叶上极常高于右叶，抵达颈部（图 37.1）。相反，右叶下缘深入胸腔，通常位于升主动脉右侧和右肺之间。出生前后，胸腺下极前后径最厚，向上逐渐变薄。

胸腺小叶组织在上纵隔中线处紧密连接（图 37.2）。组织学上，各个小叶包膜、皮质、髓质和相连血管均可分辨 [24]。薄薄的结缔组织包膜包绕着每个小叶，形成多个间隔，将胸腺组织分为不同大小、方向、相互连接的小叶 [25]。皮质内胸腺淋巴细胞（亦称胸腺细胞）密集分布，而髓质主要由上皮细胞组成 [22]。

胸腺主要由胸廓内动脉和甲状腺下动脉分支

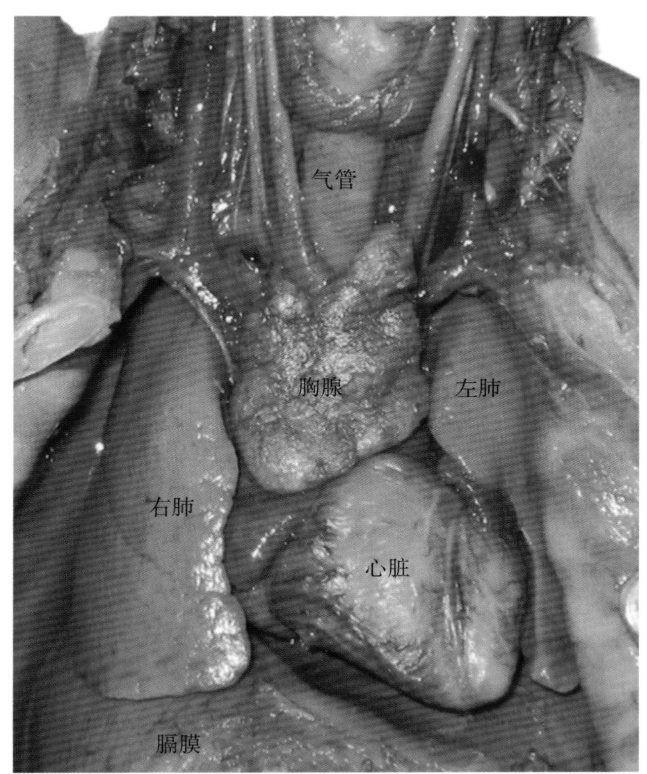

图 37.1 胎儿胸部解剖标本正面观。注意胸腺在纵隔位置及其与心脏、肺和气管关系

供血。胸腺静脉通过相应小静脉回流入胸廓内静脉、甲状腺下静脉和左头臂静脉，极少数直接回流入上腔静脉。

1961 年，澳大利亚免疫学家 Jacques Miller 揭示胸腺是一个免疫器官[26]。自这个革命性发现后，胸腺功能及其在免疫反应中的作用得到了广泛研究和报道。通常认为胸腺在细胞免疫中的主要作用是产生功能性 T 淋巴细胞。胸腺上皮细胞为 T 淋巴细胞的发育、成熟和分化提供了特定环境[16]。胸腺中 T 细胞也选择性形成正负极，以确保其特异性。

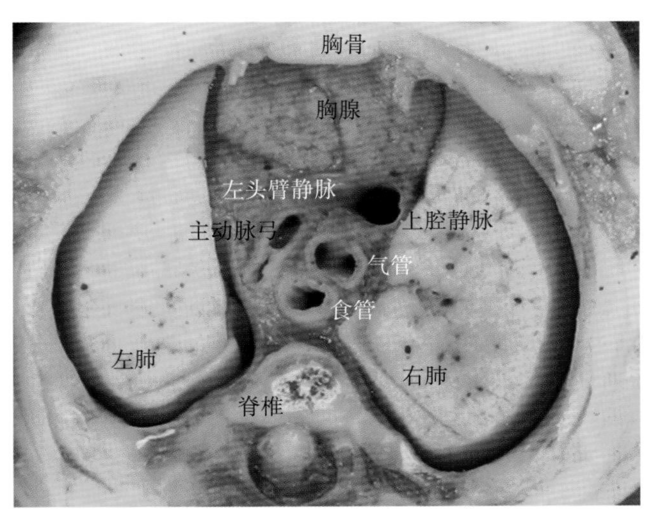

图 37.2 胎儿胸腔上部横切面解剖标本。胸骨柄后与回流入上腔静脉的左头臂静脉之间可见两个典型胸腺叶

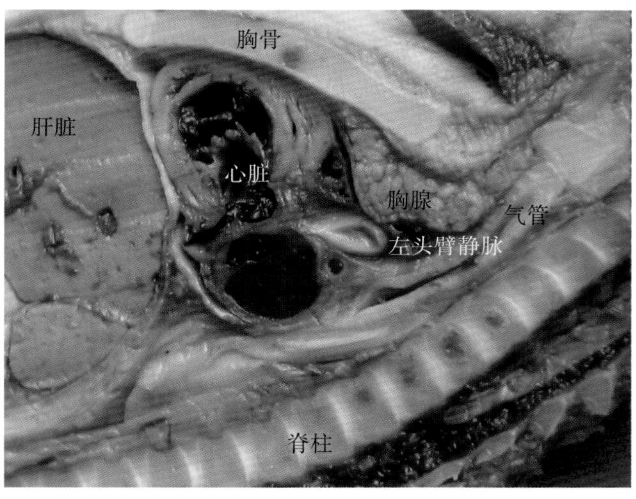

图 37.3 胎儿胸腔矢状切面解剖标本。注意胸腺从心脏前、胸腔下缘向上方的颈基底部延伸。胸腺后缘是左头臂静脉和气管

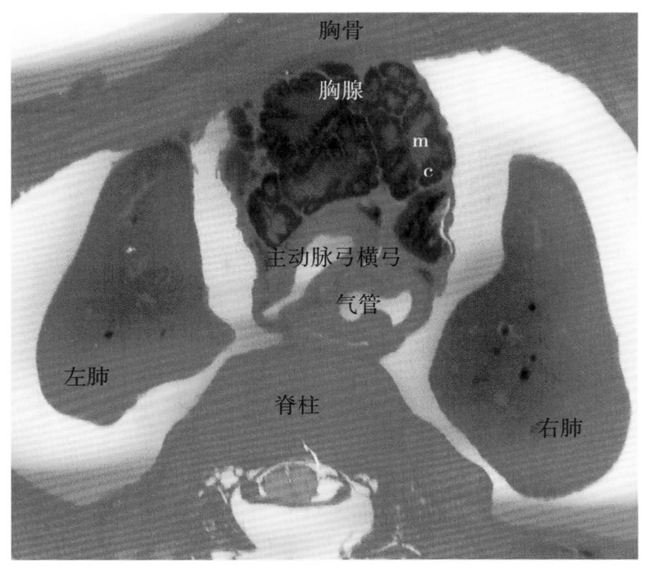

图 37.4 妊娠 16 周胎儿胸部组织标本。注意不同大小和方向的多个小叶组成胸腺。每个小叶内都可看到含有大部分上皮细胞的中心髓质（m）和含有胸腺淋巴细胞的外周皮质（c）

可视技术

常规二维超声可在胎儿胸部几个横切面和矢状切面上显示胸腺（图 37.5~ 图 37.11）。它是一种软组织结构，占据胸骨和心脏大血管之间的前纵隔空间。胸腺回声基本均匀，但其结构中可见一些

线状回声。通常胸腺组织回声略低于周围肺实质，妊娠 14 周 ~38 周回声强度无明显变化 [2]。

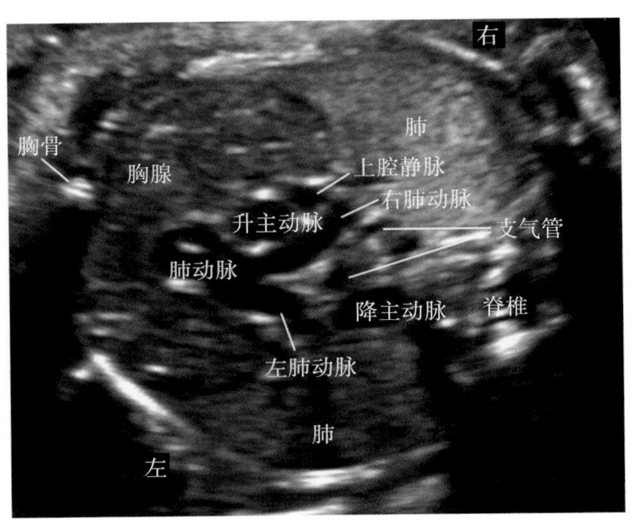

图 37.5　妊娠 27 周正常胎儿，胸部三血管水平横切面。胸腺位于胸壁后和大血管前的典型位置。注意胸腺呈椭圆形，与周围肺实质相比回声稍低

评估胸腺最常用的是三血管气管切面。此切面可以看到胸腺位于两肺之间、胸壁正后方，呈椭圆形或长方形（图 37.6）。胸腺也可在胸部矢状切面上看到，呈三角形（图 37.9~ 图 37.11）。观察胸腺后缘最好是在三血管气管切面略偏向头侧，同时显示左头臂（无名）静脉走行（图 37.8）。此切面可以看到左头臂静脉长轴，沿胸腺后缘横行于纵膈并回流入上腔静脉。因此，Paladini 建议使用“thy-box”技术，可以改善胸腺区域与周围肺组织图像区别。该方法以胸廓内动脉彩色多普勒图像为标志，增强胸腺侧边界显示（图 37.12），已证明有助于识别正常、异常的胎儿胸腺 [27]。选用高频凸阵或线阵经腹探头和设置低标尺多普勒可以改善图像质量 [27]。

多项研究证实可利用三维和空间时间相关成像技术（STIC）检查正常、异常的胎儿胸腺 [4,28]。这些方法的主要优点在于能够完整地重建胎儿胸

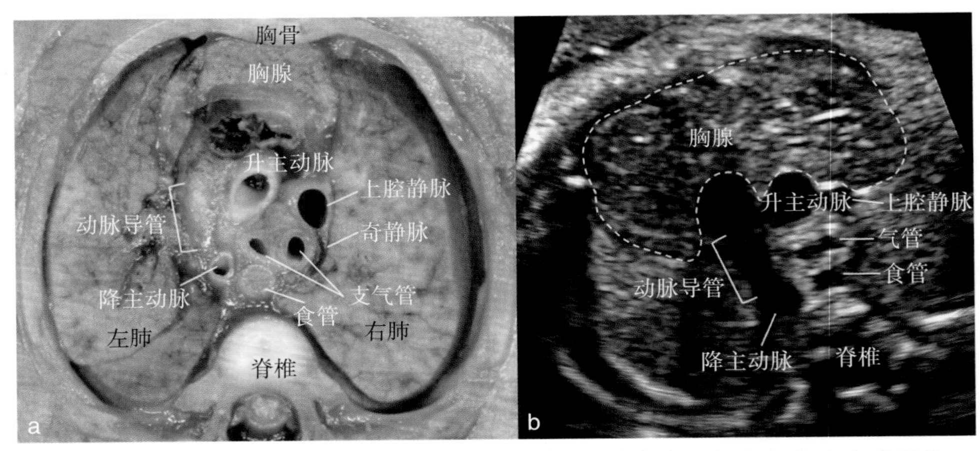

图 37.6　妊娠 30 周正常胎儿，动脉导管水平横切面（a）解剖标本和（b）超声图像

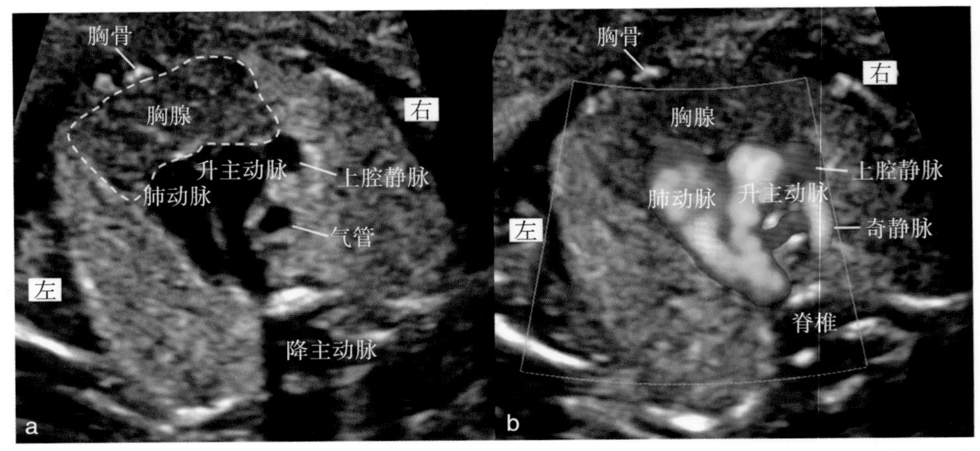

图 37.7　妊娠 24 周正常胎儿，胸部三血管气管水平横斜切面（a）二维超声和（b）彩色多普勒图像。注意，胸腺呈长方形（虚线标记），在前胸壁后方清晰可见

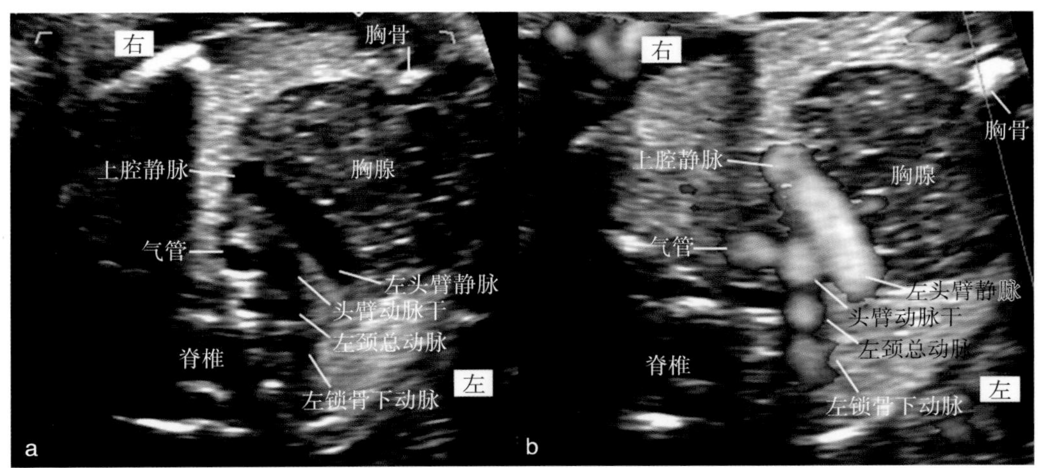

图 37.8 妊娠 32 周正常胎儿，胸部左头臂静脉回流入上腔静脉水平横切面（a）二维超声及（b）彩色多普勒图像。胸腺呈椭圆形，结构中有多个线状强回声。注意此切面，左头臂静脉沿胸腺后缘走行，可以成为观察胸腺标志

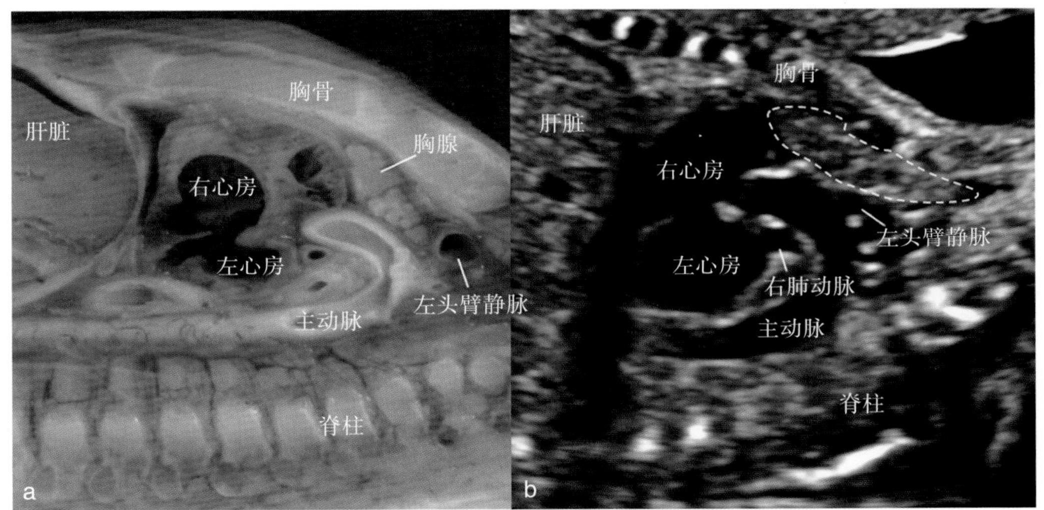

图 37.9 妊娠 23 周正常胎儿，胸部主动脉弓水平矢状切面（a）病理标本和（b）二维超声图像。注意胸腺形状，更像三角形（虚线标记）

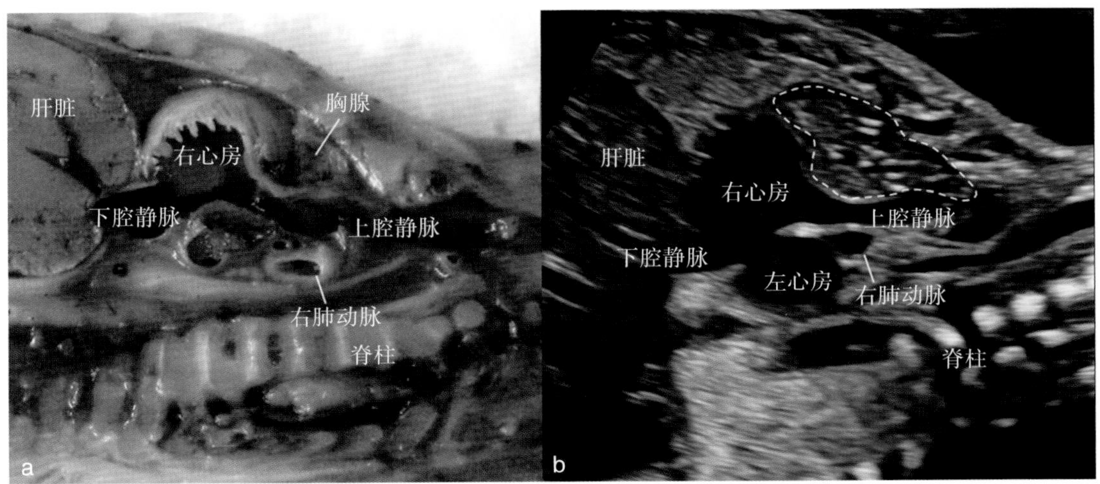

图 37.10 妊娠 25 周正常胎儿，胸部腔静脉回流入右心房水平右矢状切面（a）病理标本与（b）二维超声图像。注意胸腺形状（虚线标记）

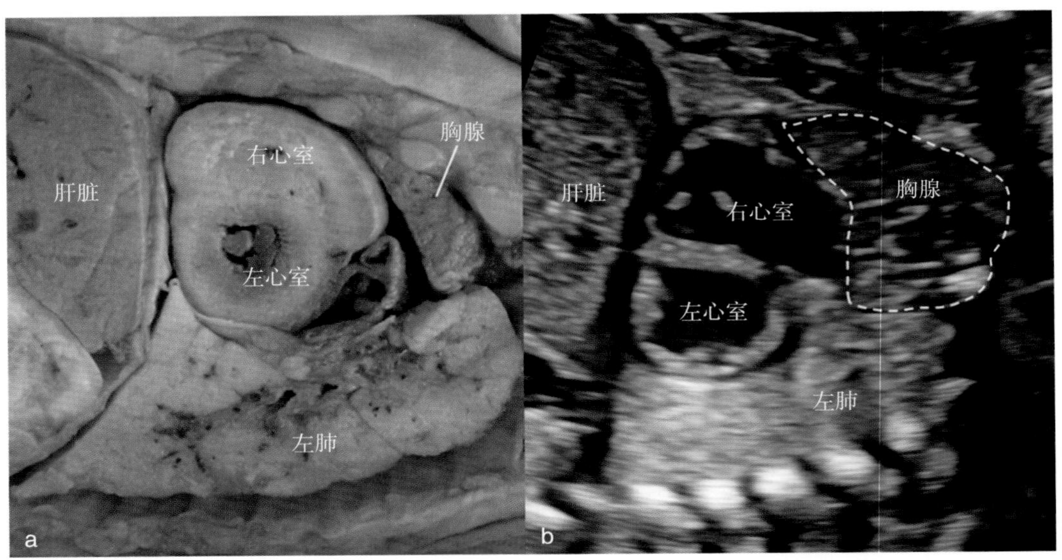

图 37.11 妊娠 25 周正常胎儿，胸部心室短轴水平左矢状位切面(a)病理标本和(b)二维超声图像。注意胸腺形状(虚线标记) LV：左心室；RV：右心室

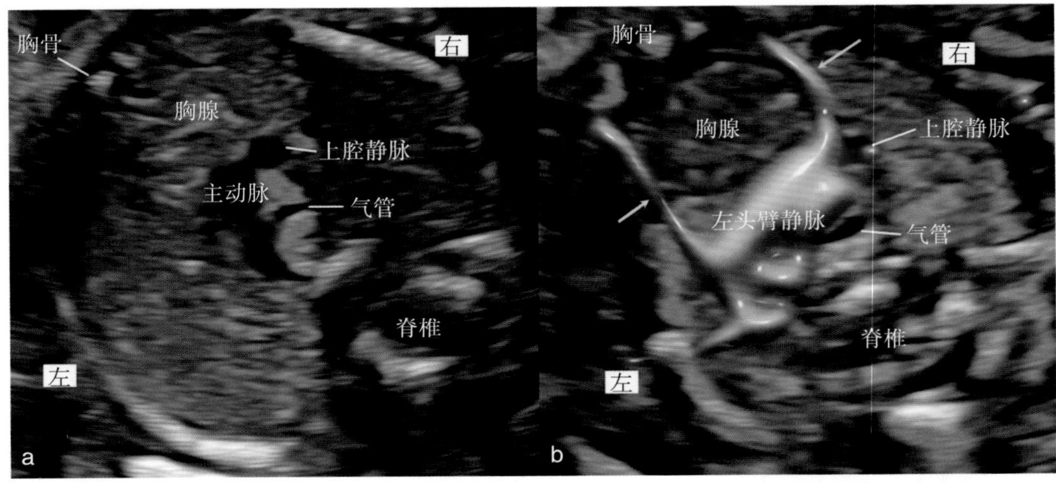

图 37.12 妊娠 23 周正常胎儿，胸部主动脉弓水平横切面（a）二维超声和（b）彩色多普勒图像——thy-box 技术。注意胸廓内动脉走行（黄色箭头），相对于二维成像，可以更好地描绘出胸腺侧缘

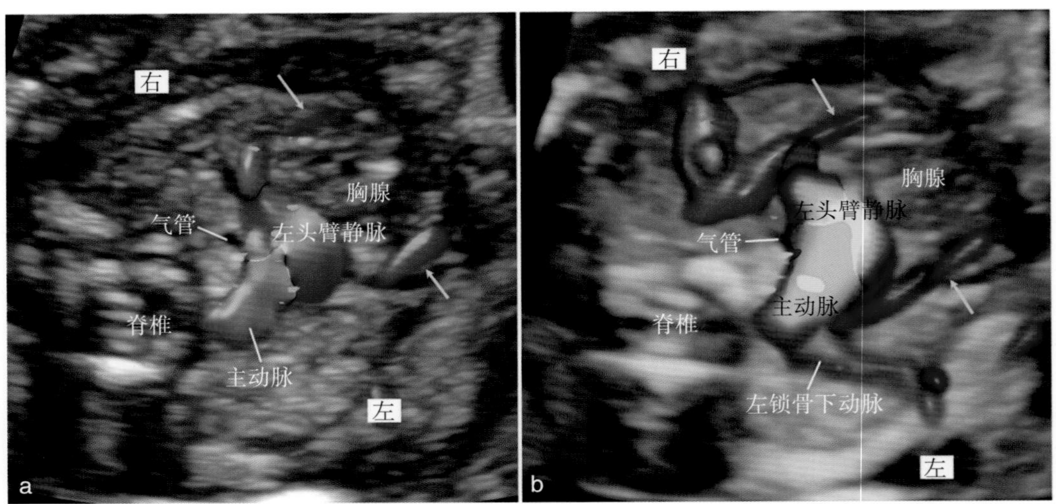

图 37.13 妊娠 22 周正常胎儿，利用“thy-box”技术（a）二维超声及（b）三维图像评估同一胎儿胸腺。注意三维超声厚层切面可以更好地显示胸廓内动脉（黄色箭头），突出胸腺侧缘

腺，显示其形状及与纵隔其他解剖结构的空间关系。因此，应用“thy-box”技术进行更厚层切面分析时，三维超声可以使胸廓内动脉在胸腺周围的走行更容易显现[27]（图 37.13）。因此，三维、四维超声对鉴别诊断胸腺发育异常特别有价值，可提高产前诊断胎儿胸腺异常的准确性。

有报道早期使用经腹或经阴道超声高分辨率探头评估胎儿胸腺[29–30]。Borgelt 等对 971 例 11^{+0} 周 ~13^{+6} 周的单胎妊娠孕妇采用胎儿正中矢状切面成像，存储胎儿胸腺图像并进行回顾性评估[29]。这个切面可以观察到胸骨内缘和升主动脉外缘之间的胎儿胸腺组织（图 37.14）。使用二维模式和彩色多普勒“thy-box”技术，可以在三血管气管水平的上纵隔横切面，显示妊娠 13 周 ~16 周的胸腺[30]（图 37.15）。

多项前瞻性和回顾性研究表明超声对胸腺结构、形状和大小进行评估是可行的，并可贯穿整个孕期。1989 年，Felker 等人首次发现可以用超声评估大多数妊娠中晚期胎儿胸腺，成功率为 74%[1]。近 30 年，超声成像技术取得重大进展，使我们能够对包括胸腺在内的胎儿解剖结构进行详细评估。最近研究表明，妊娠 17 周 ~39 周的

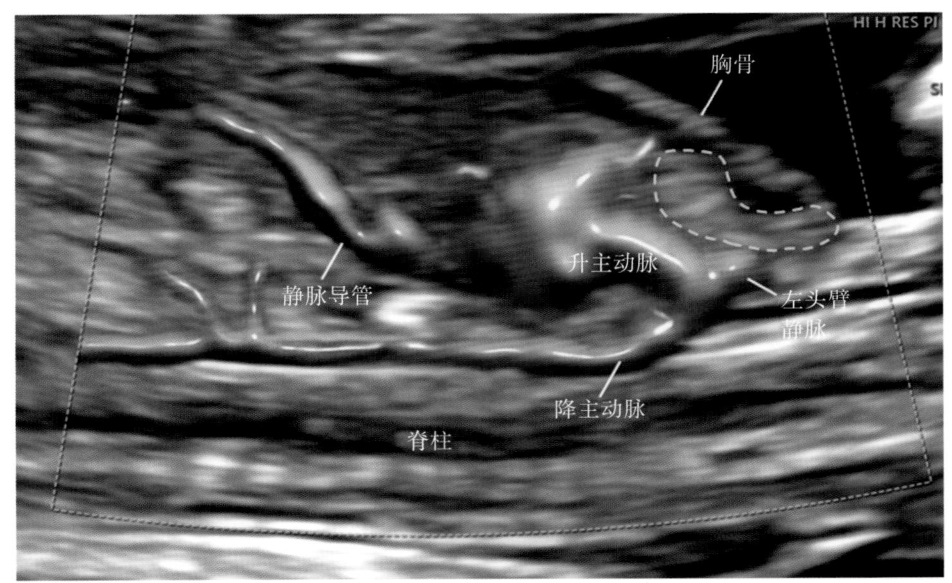

图 37.14 妊娠 12^{+6} 周胎儿，经腹正中矢状位二维超声图像。注意胸腺形状（虚线标记），其典型位置位于升主动脉和前胸壁之间

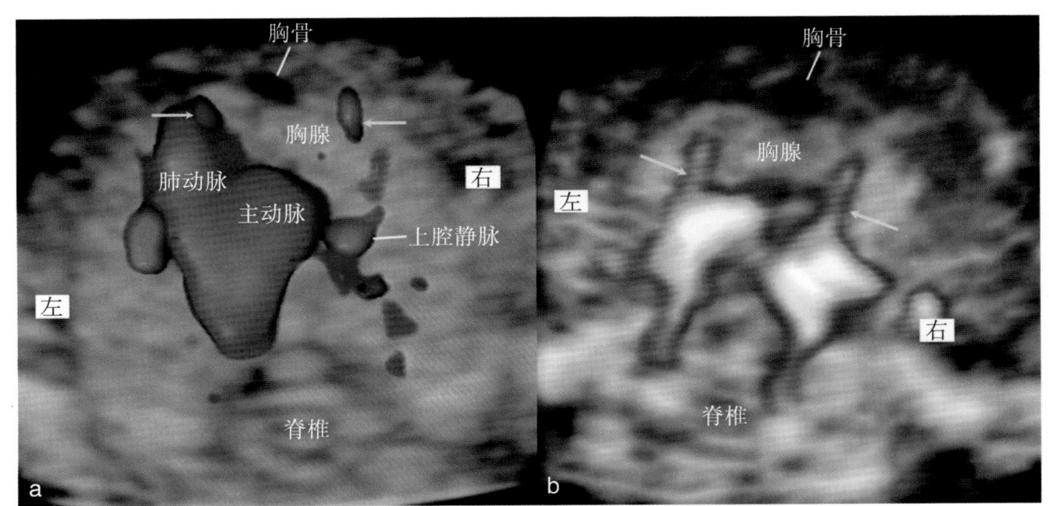

图 37.15 经阴道三维超声“thy-box”技术评估妊娠 13^{+3} 周正常胎儿胸腺。注意胸廓内动脉走行（黄色箭头）在（a）三血管气管切面和（b）稍高切面较容易显像

95%~99% 病例能够使用二维、三维技术对胎儿胸腺进行评估[2,4]。而且此孕期单胎、双胎妊娠，胸腺可视效果一样[4,31]。彩色多普勒超声可以进一步改善图像质量，为提前至妊娠 13 周的胸腺评估提供可靠依据[30]。Weissmann-Brenner 等在 287 例妊娠早期低风险单胎妊娠中应用“thy-box”技术显示，妊娠 13 周时 75% 胎儿实现了胸腺可视化，妊娠 14 周 ~15 周达到 96%，16 周为 94%[30]。使用三维 / 四维或 STIC 技术能够在 78%~95% 无合并症妊娠中实现对胎儿胸腺的评估[4,28]。

然而，尽管近年来超声技术取得进步，胸腺可视化仍存在一定局限性。由于胎儿位置不佳或孕妇体型，胸腺边界划分不可能非常准确，这些因素也使其妊娠早期检查特别具有挑战性。此外，胎儿胸腺可视检查可能受胎儿胸腔或心脏畸形的限制，如严重心脏肥大、膈疝、囊性肺病变、胸腔积液、心包积液或肿瘤导致胸腺受压和移位（图 37.16）。三维 / 四维或 STIC 采集过程中，肋骨、四肢或胸骨的回声阴影及胎儿运动都会阻碍胸腺的完整显示。Leon-Luis 等证明超高速磁共振成像技术（MRI）可以成功进行胎儿胸腺成像，并可能克服超声技术固有的某些局限性[32]（图 37.17）。

胸腺大小评估

常规胎儿超声检查不需要评估胸腺大小，但某些临床病例则必须测量胸腺。因此，熟悉各种超

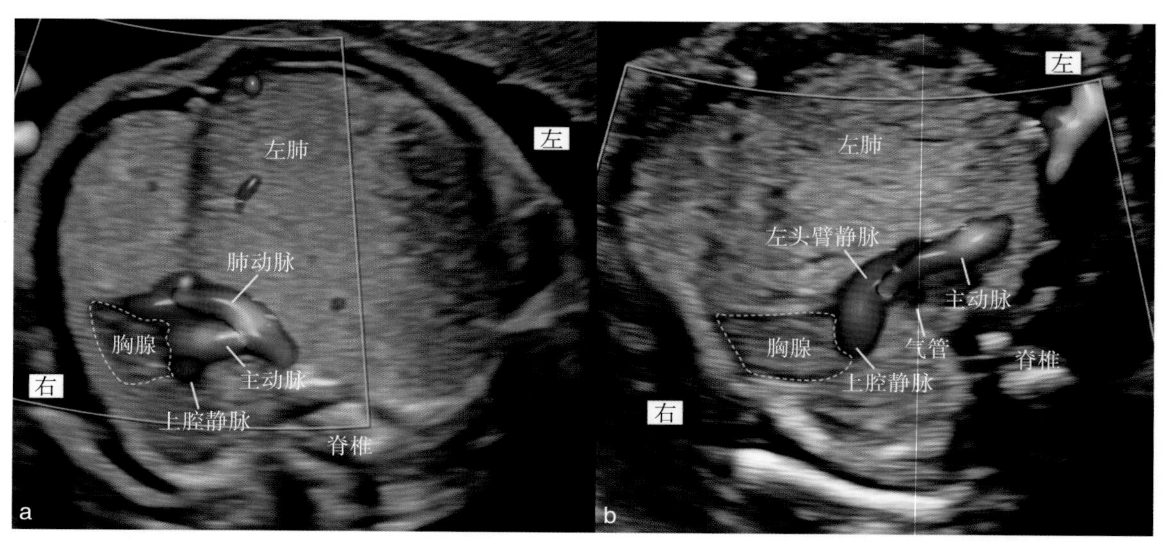

图 37.16 妊娠 24 周胎儿，左肺巨大先天性囊腺瘤畸形。胎儿胸部以上横断斜切面（a）三血管气管切面和（b）稍高平面注意胸腺（虚线标记）和大血管从其典型位置移到右胸部

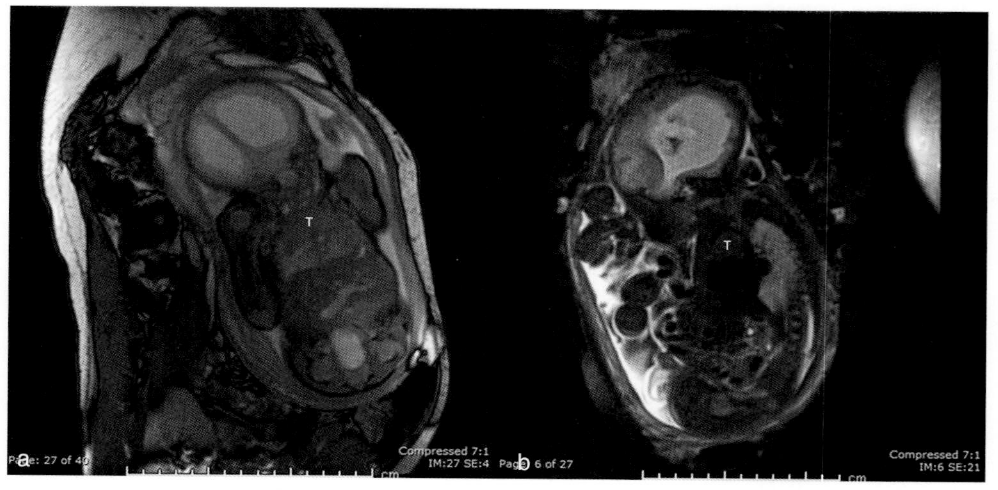

图 37.17 妊娠 30 周胎儿 MRI“HASTE”T2 加权序列。胎儿胸腺（T）冠状面（a）和矢状面（b）（由 Wendy T. Brown 医学博士提供）

声技术进行胸腺形态测量是很重要的。定量评价胸腺大小的超声参数包括前后径、横径、上下径、横周长 / 面积、胸腺 – 胸腔比（T-T 比率）和胸腺体积（图 37.18~ 图 37.24）。这些数值大部分可以在上纵隔三血管气管水平横切面进行测量，于常规妊娠中期产检评估时获得（图 37.18d）。胎儿胸腺大小在单胎、双胎妊娠中相似，且与胎儿性别无关[4,31,33–34]。

20 世纪 80 年代末的初步报道表明，产前胎儿检查中测量胸腺前后径或厚度时测值最稳定[1]。测量胸腺前后径时，沿胎儿胸廓中线光标前点在胸壁内侧缘，后点在主动脉弓前缘。平均胸腺厚度随孕周从妊娠 14 周的 2mm 增加到妊娠晚期的 21mm，妊娠 30 周后测量值变化较大[1]。妊娠早期产检时，可以在胎儿胸腔正中平面准确地测量胸腺前后径[29]。光标放置在胸壁内缘与升主动脉前壁之间，垂直于皮肤（图 37.20）。测量结果与胎儿头臀长呈正线性相关。

在三血管气管水平，移动光标可勾勒胸腺并测量其最大周长和面积（图 37.18c）。这两个数值随孕周呈线性增长[2,4]。妊娠 14 周时平均胸腺周长约 22mm，妊娠 38 周时可达 128mm[2]。在同一超声图像中，用胸腺最大横径值进行评估（图 37.18b）。测量时，光标放置于胸腺侧缘上，垂直于通过胸骨 – 脊椎连线将胸部等分为二的前后径线。胎儿胸腺横径与胎龄和胎儿生物测量参数 [双顶径（BPD）、股骨长度（FL）、腹围（AC）] 呈线性关系[3]。采用 thy-box 技术，可以更好地勾勒出胸腺边界，提高胸腺横径测量的准确性[34]。

尽管有很好的可行性，但因为观察者自身及观察者间的差异显著，特别当图像质量非最佳时，限制了测量胸腺大小的临床应用。此外，正常胸腺在形状、大小和体积上变异很大，这使得仅凭测量值无法客观代表器官实际大小。

Chaoui 等人最近提出了另一种评估胎儿胸腺的方法，称为“胸腺 – 胸腔比”或 T-T 比率[35]。

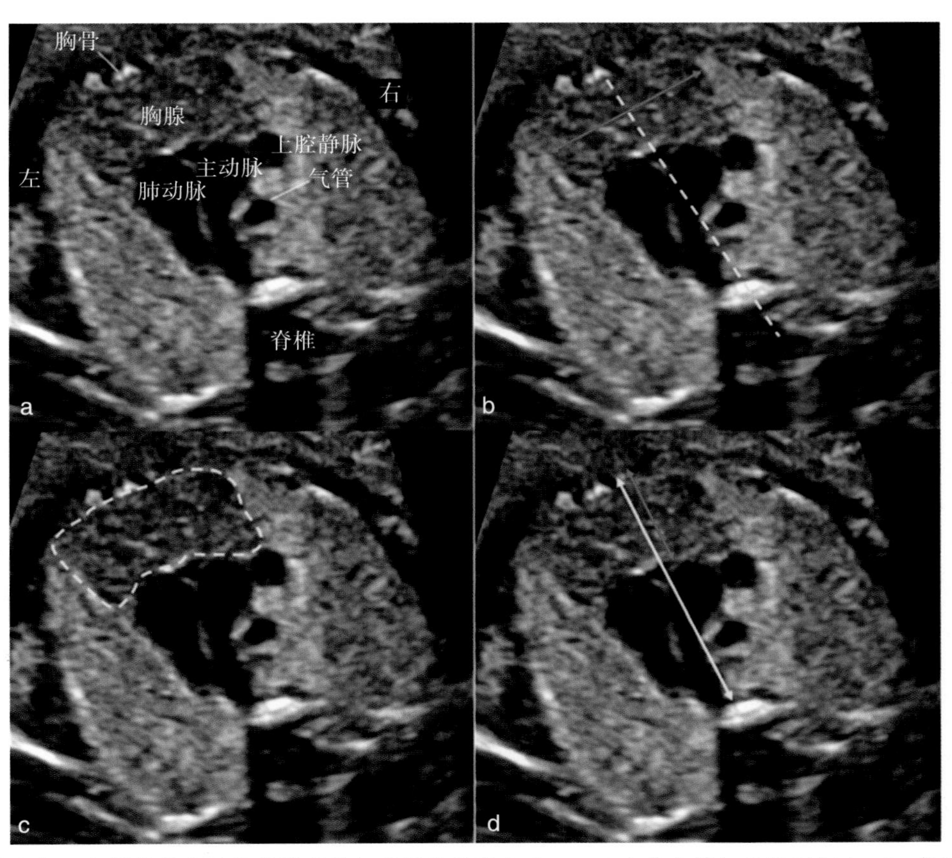

图 37.18 胎儿胸上部三血管气管水平位的横断斜切面评估胸腺大小。a. 三血管气管切面解剖标志。b. 光标放置于胸腺外侧缘与胸部中线垂直，测量最大胸腺横径。c. 沿胸腺边界移动光标测量胸腺最大周长和面积。d. 计算 T-T 比率所需数值。在胎儿胸部中线测量胸腺前后径（红线），光标置于胸壁内侧缘与主动脉弓前缘之间。在胎儿胸腔中线测量胸腔内纵隔径（黄线），光标置于胸壁内侧缘和胸椎体前缘之间

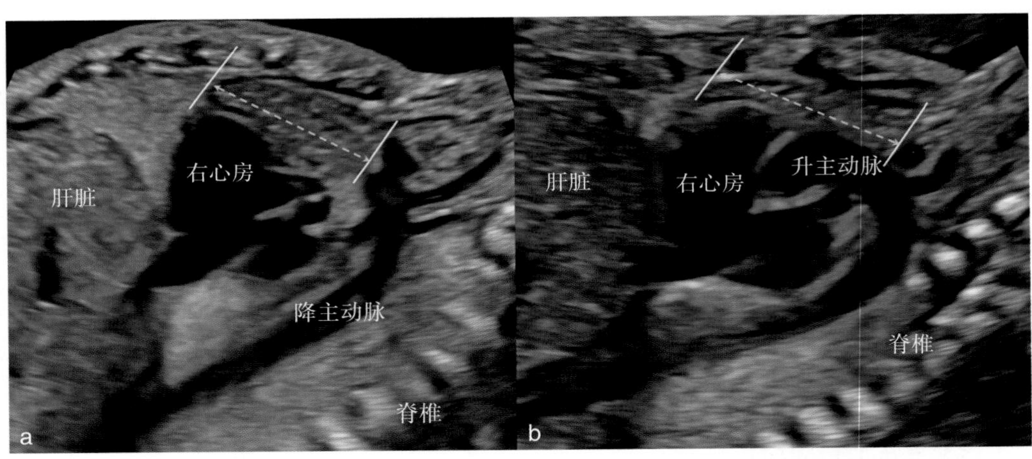

图 37.19 胎儿胸部主动脉弓水平矢状切面评估胸腺大小。测量两个胎儿的上下径（a）右侧和（b）左侧，标记主动脉弓

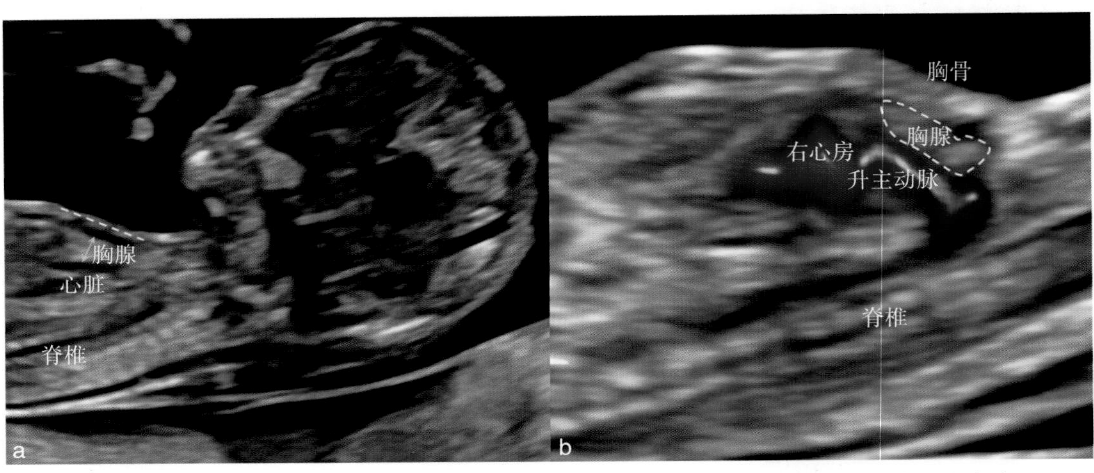

图 37.20 妊娠早期正中矢状切面估算胸腺大小。a. 在胸壁内侧与升主动脉前壁之间放置光标进行胸腺前后径测量，必须垂直于皮肤相切线。b. 利用图像放大后更好地对比分辨率，勾勒出胸腺周长

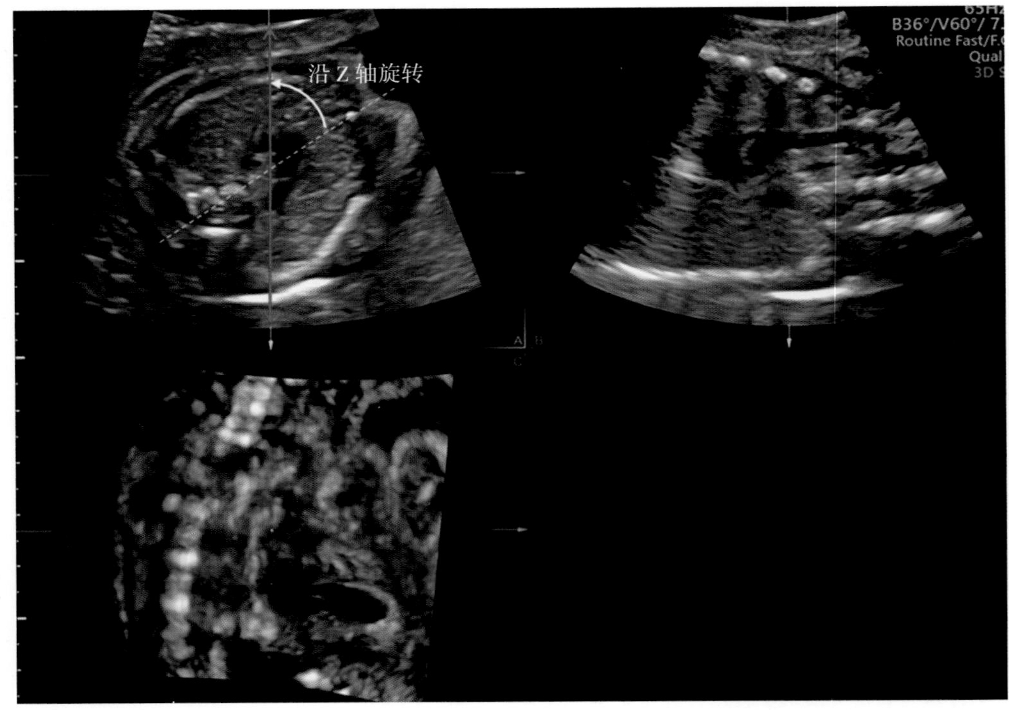

图 37.21 用计算机辅助虚拟器官分析程序（VOCAL）估算胸腺体积。胎儿胸部三维超声的原始多平面视图

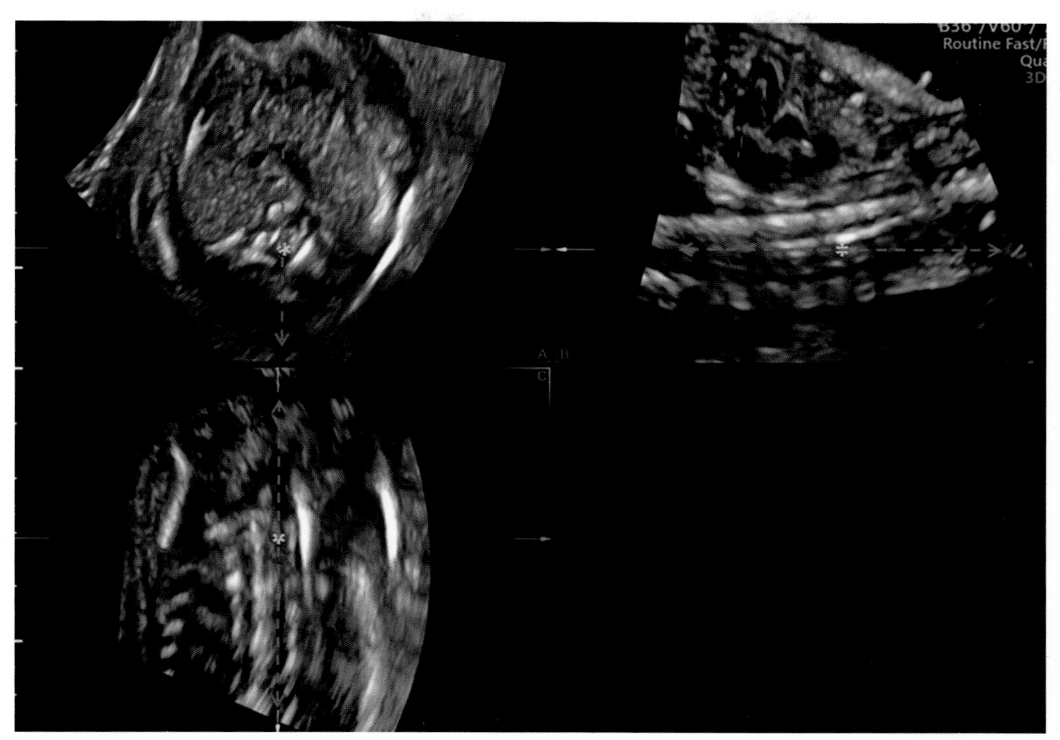

图 37.22 用计算机辅助虚拟器官分析程序（VOCAL）估算胸腺体积时，标准化体积测量的平面显示要求。A 平面沿 Z 轴旋转到脊椎位于 6 点钟位置。A 平面中胎儿脊椎为参照 / 旋转点。标准平面 B、平面 C 是脊椎分别与 B 平面、C 平面平行和垂直

T-T 比率是计算胸腺前后径与胸廓内纵隔径比值(图 37.18d)。胸腺前后径用上述技术测量。胸腔内纵隔径则沿胎儿胸腔中线测量，光标置于胸壁内侧缘和胸椎椎体前缘之间。T-T 比率较其他参数有明显优势，其平均值为 0.44 ± 0.04，妊娠期没有变化而更容易判断 [35]。

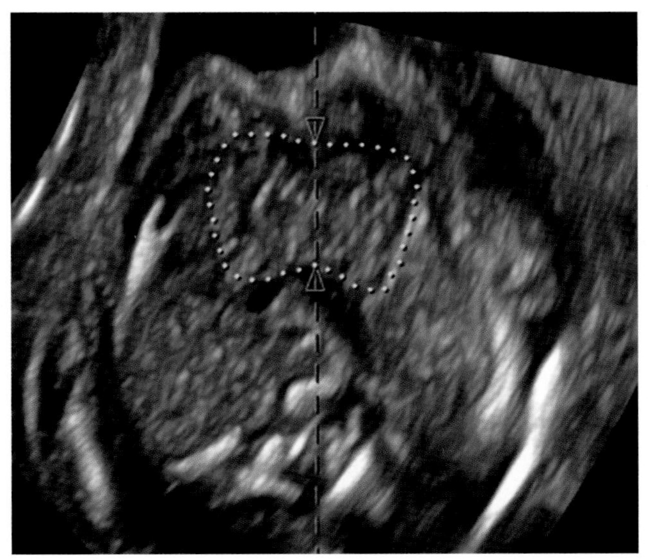

图 37.23 用计算机辅助虚拟器官分析程序（VOCAL）估算胸腺容积。手动描记胸腺轮廓

利用计算机辅助虚拟器官分析程序（VOCAL）对胎儿胸上部轴向平面采集的三维或 STIC 容积数据进行离线分析，可以估算胸腺体积（图 37.21~图 37.24）。首先，三维数据采集必须使多个平面显示并标准化。这些平面应该是一个参照平面（胎儿胸上部长轴平面）即左上平面（A 平面）及与参照平面垂直的另两个平面，分别是右上平面（B 平面）、左下平面（C 平面）。标准化数据采集时必须确保脊椎分别在 A、B 和 C 平面上的固定方位。这需要通过沿 Z 轴旋转（Z– 旋转）平面 A 将脊椎置于 6 点位置来实现（图 37.21）。当 A 平面的参照点置于胎儿脊椎上时，在平面 B 和平面 C 显示脊椎长轴。当脊椎在 B 平面、C 平面上分别水平和垂直对齐时（每个平面 Z 旋转），便是标准 B 平面、C 平面（图 37.22）。获得标准平面后，就可以使用 VOCAL 工具。该软件允许 A 平面绕着固定的中心轴 180° 旋转，旋转角度的间距为 6° 、9° 、15° 或 30° ，从而自动提取胸腺的多个二维平面数据。胸腺轮廓需要在每个平面上手动描记（图 37.23），然后软件利用描记的胸腺数据自动重建胸腺三维图像（图 37.24）。Lie 等人首次报道用三维超声测量发育中

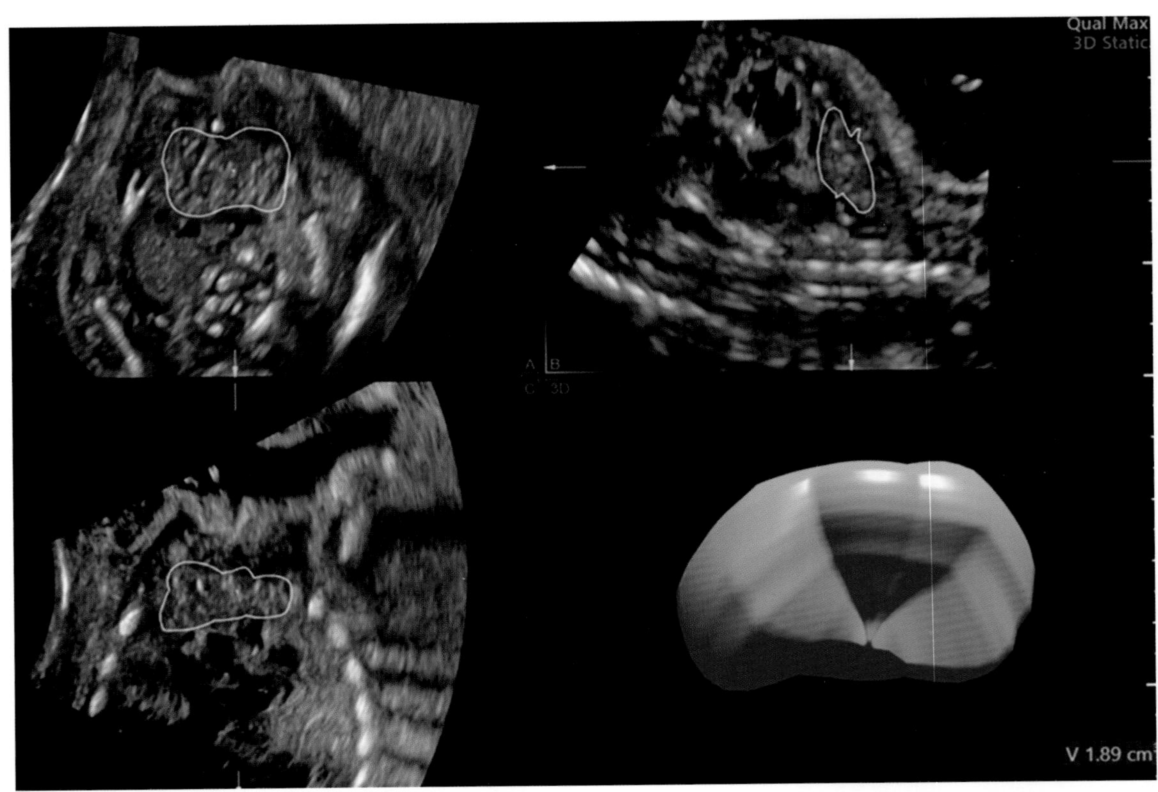

图 37.24 用计算机辅助虚拟器官分析程序（VOCAL）估算胸腺体积。软件根据胸腺体描记数据自动重建出胸腺三维图像

的胎儿胸腺体积[4]，研究结果提示胸腺体积与胎龄关系比线性测量（如直径或周长）更为密切，因为它更好地显示了胸腺形态。据此制定出无合并症妊娠期胸腺体积的正常值（表 37.1）。

最后，选择部分病例行胎儿 MRI 测量胎儿胸腺。我们发现超速 MRI 和超声测量的胸腺横径、周径非常相近[32]。此外，由于 MRI 和超声测量数据之间的平均差异小于 5%（图 37.25），因此根据超声数据建立的胸腺大小评估参考线形图也可用于解释 MRI 检查数据[32]（图 37.25）。胎儿胸腺横径和周长的线形图如图 37.26、图 37.27 所示。更多信息，请参考相关文献[1-4,29,35-36]。

胎儿胸腺异常

产前超声能够识别的最常见胎儿胸腺异常是胸腺缺如或体积过小（图 37.19~ 图 37.24）。尽管通过二维、三维超声已经建立了无合并症妊娠期胸腺生长的线形图，但仍没有胸腺发育不良的诊断标准。现在普遍认同当胎儿胸腺直径、周长或体积小于相应孕周第 5 个百分位数时，将胎儿胸腺定义为小或发育不良。如果将 T-T 比率用于胸腺大小评估，则临界值为 0.35[35]。此外，在胸前壁右后方看到大血管应立即怀疑有无胸腺缺如或发育不良（图 37.28~ 图 37.33）。Paladini 报道的数据证实了这一观察结果，胸腺发育不良病例因为大动脉位置明显前移，胸廓内动脉很难显示或根本看不到[27]（图 37.30）。因此，在胸腺发育不良情况下使用 thy-box 技术通常表现为胸廓内动脉不是平行走行而是垂直走行。

胸腺发育不良 / 发育不全与胎儿染色体畸变风险关系密切，特别是文献广泛报道的 22q11.2 微缺失[13,37-40]。22 号染色体特异性区域 q11.2 微缺失可表现为多个综合征，包括 DiGeorge 综合征（继发于甲状旁腺发育不全的低血糖、胸腺发育不良 / 发育不全导致的 T 细胞缺陷和心脏畸形）、腭 – 心 – 面综合征或 Shprintzen 综合征（腭裂和面部、心脏畸形）以及 Takao 综合征（心脏、面部畸形）。由于这些综合征具有共同的遗传和胚胎学起源，并在临床表现上明显重叠，经常用缩写词 CARCH22 代表这组疾病。

临床上，胎儿心脏超声诊断心脏畸形尤其是圆锥动脉干畸形的首要线索就是产前检查 22q11.2

表 37.1 正常单胎妊娠孕龄与胎儿胸腺体积关系

孕龄（周 + 天数）	胎儿胸腺容积		
	平均（SD）	第 5 百分位数	第 95 百分位数
17^{+0}~17^{+6}	0.9（0.382）	0.27	1.53
18^{+0}~18^{+6}	1.15（0.383）	0.52	1.78
19^{+0}~19^{+6}	1.53（0.383）	0.90	2.16
20^{+0}~20^{+6}	1.61（0.383）	0.98	2.24
21^{+0}~21^{+6}	1.95（0.384）	1.32	2.58
22^{+0}~22^{+6}	2.36（0.384）	1.73	2.99
23^{+0}~23^{+6}	2.90（0.384）	2.27	3.53
24^{+0}~24^{+6}	3.67（0.385）	3.04	4.30
25^{+0}~25^{+6}	4.09（0.385）	3.46	4.72
26^{+0}~26^{+6}	4.59（0.386）	3.96	5.22
27^{+0}~27^{+6}	5.37（0.386）	4.73	6.01
28^{+0}~28^{+6}	5.47（0.387）	4.83	6.11
29^{+0}~29^{+6}	6.21（0.388）	5.57	6.85
30^{+0}~30^{+6}	6.47（0.388）	5.83	7.11
31^{+0}~31^{+6}	6.52（0.388）	5.88	7.16
32^{+0}~32^{+6}	6.76（0.388）	6.12	7.40
33^{+0}~33^{+6}	6.97（0.389）	6.33	7.61
34^{+0}~34^{+6}	7.81（0.389）	7.17	8.45
35^{+0}~35^{+6}	8.72（0.389）	8.08	9.36
36^{+0}~36^{+6}	9.13（0.390）	8.49	9.77
37^{+0}~37^{+6}	9.67（0.390）	9.03	10.31
38^{+0}~38^{+6}	10.31（0.391）	9.67	10.95

经许可，引自 Li L,et al. Assessment of the fetal thymus by two- and three-dimensional ultrasound during normal human gestation and in fetuses with congenital heart defects. Ultrasound Obstet Gynecol,2011,37:404–409。版权所有：Wiley-VCH Verlag GmbH & Co. KGaA.，经许可复制 [4]

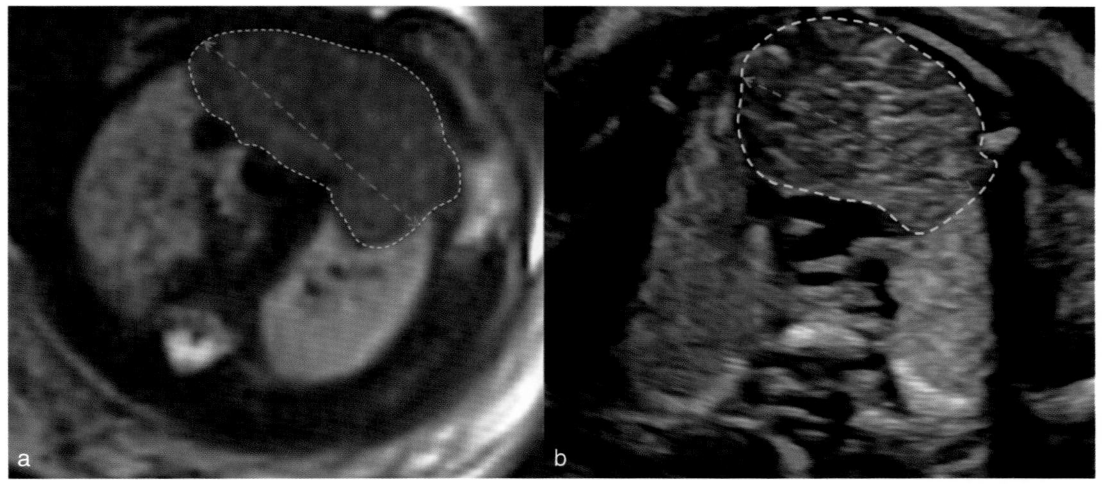

图 37.25 胎儿胸部横切面估算胸腺大小。（a）二维超声和（b）胎儿 MRI 测量胸腺最大横径和周长

微缺失（图 37.34~ 图 37.37）。Chaoui 等人在未分组胎儿心脏畸形中发现，22q11.2 微缺失发生率约 7%，而圆锥动脉干畸形亚组的发病率上升到 13%[39]。据报道，不同圆锥动脉干畸形的 22q11.2 微缺失发生率胎儿和新生儿相似。这种染色体畸形通常与法洛综合征有关，10%~15% 胎儿表现为典

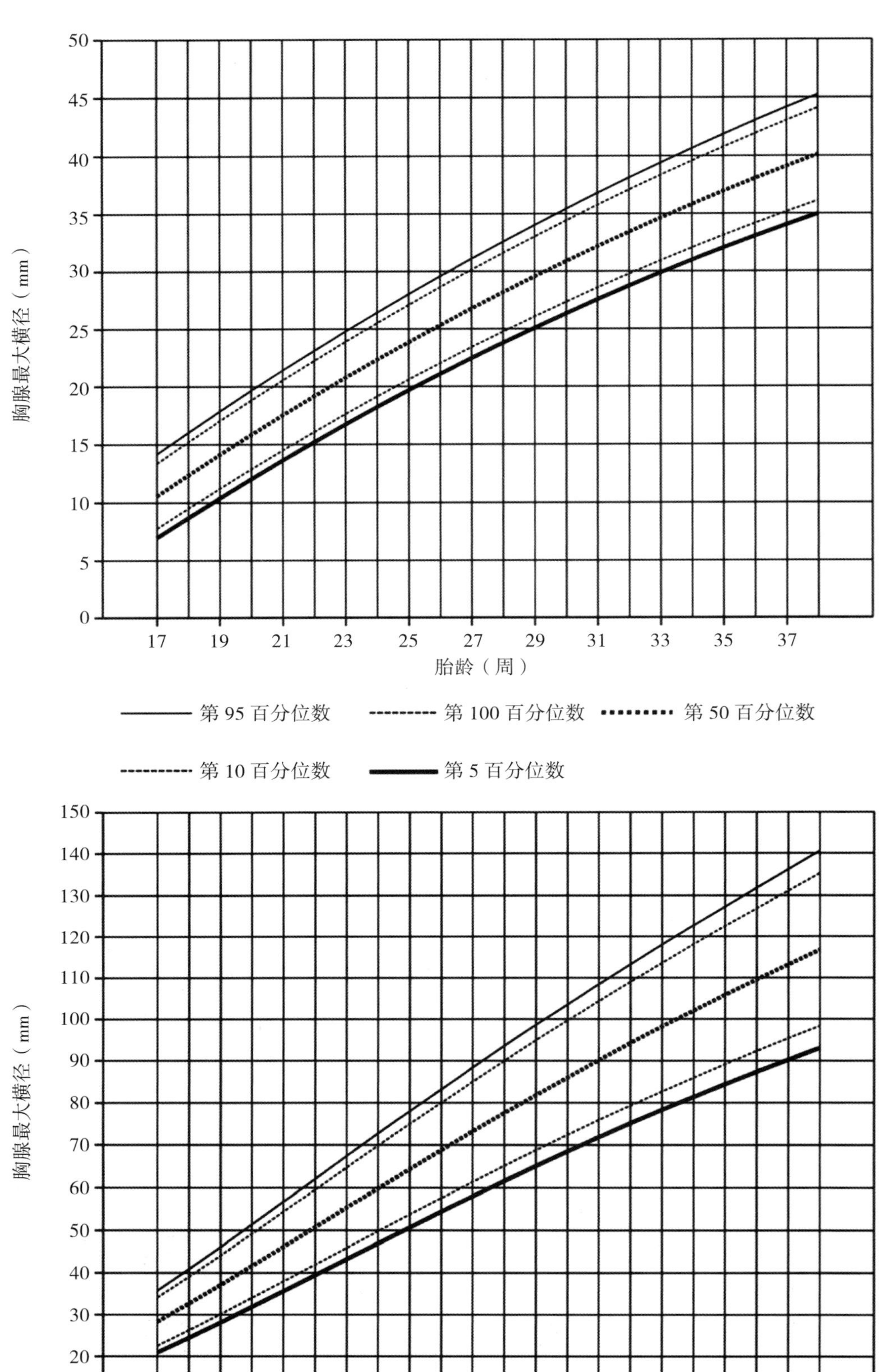

图 37.26 二维超声测量的正常孕周胸腺最大横径的 第 5、10、50、90 和 95 百分位数。经许可，引自 Tangshewinsirikul C,Panburana P.J Clin Ultrasound,2017, 45(3):150–9[36]

图 37.27 二维超声测量的正常孕周胸腺周长的第 5、10、50、90 和 95 百分位数。经许可，引自 Tangshewinsirikul C,Panburana P.J Clin Ultrasound,2017, 45(3):150–9[36]

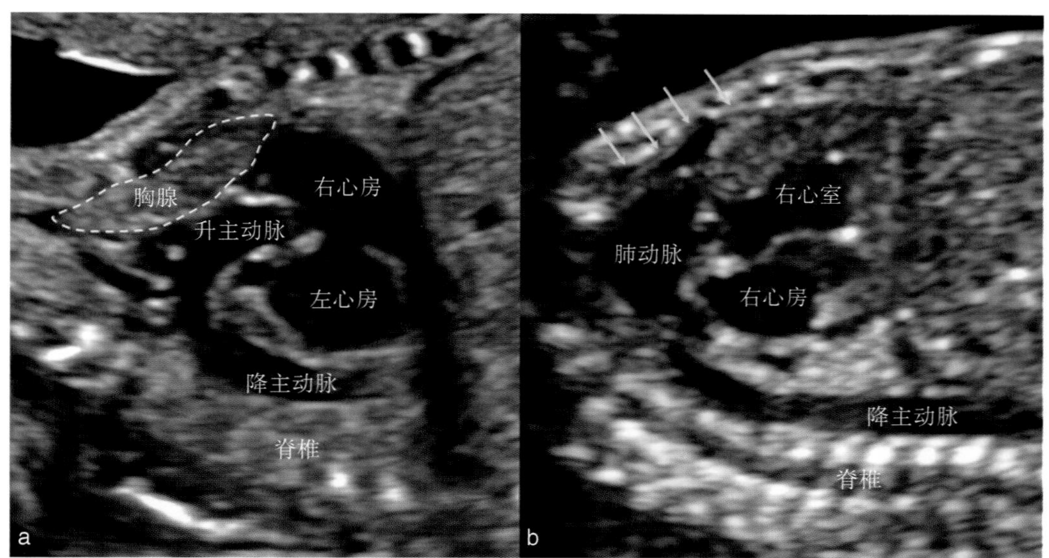

图 37.28 妊娠中期两例胎儿的胸部正中矢状位切面。a. 正常胎儿升主动脉与前胸壁之间的典型胸腺表现及位置。b. 胎儿胸腺缺如伴主动脉弓中断及 22q11 微缺失。注意，在胸前壁正后方可见心脏和大血管（黄箭头）

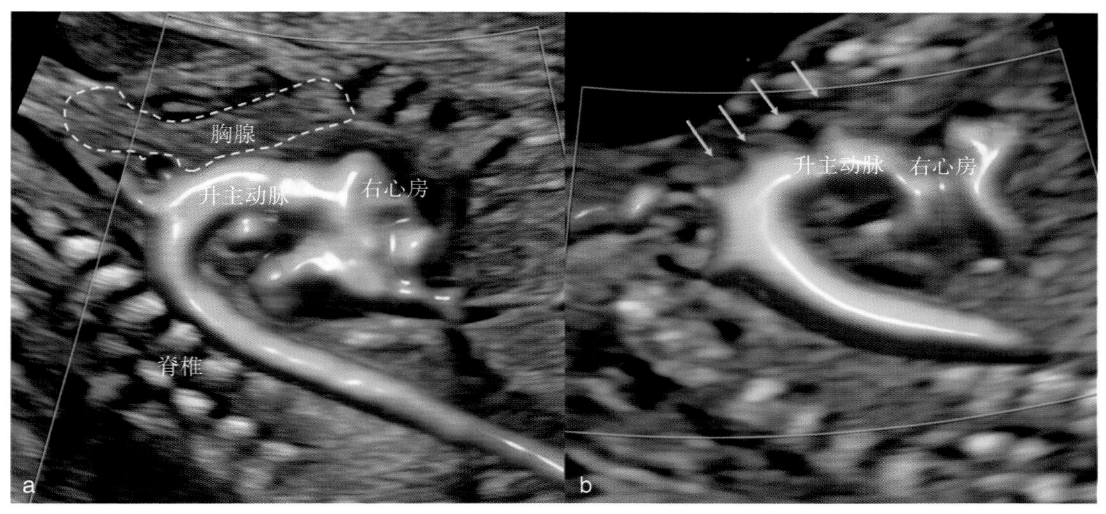

图 37.29 两例妊娠 23 周胎儿胸部矢状切面显示的主动脉弓，心脏解剖正常。a. 正常胸腺大小和位置（虚线标记）。b. 胸腺缺失。注意，由于胸腺缺如，升主动脉（黄箭头）位置前移

型法洛四联症（伴肺动脉狭窄）、18%~25% 为肺动脉闭锁和室间隔缺损、高达 50% 为肺动脉瓣缺如 [41]。共同动脉干（30%~40%）和 B 型主动脉弓中断（50%）中 22q11.2 微缺失的发生率最高 [41]。22q11.2 微缺失伴有孤立性小血管畸形，如迷走右锁骨下动脉和右位主动脉弓的临床病例明显增多 [42]。鉴别诊断胎儿小胸腺或胸腺缺如的圆锥动脉干畸形时，检查 22q11.2 微缺失的敏感为 90%，特异性为 98.5%，阳性预测率 81.8%，阴性预测率 99.2%[14]。胎儿因为 22q11.2 微缺失的影响，T-T 比率明显降低。Perolo 等人报道用 T-T 比率评价胸腺发育不良，胎儿单纯右位主动脉弓 100% 可检出 22q11.2 基因缺失 [42]。因此，强烈建议对先天性心脏病胎儿进行胸腺大小评估，这有助于识别胎儿 22q11.2 微缺失风险，使孕妇接受基因检测而受益。

单纯心脏畸形胎儿，由于胸腺和心脏圆锥动脉干区域胚胎发生均与神经嵴细胞密切相关，因此预期胎儿胸腺将比正常胸腺小，神经嵴细胞对两个结构发育同样重要 [16]。Li 等人进行的前瞻性研究结果支持这一理论，其对先天性心脏病胎儿胸腺体积三维超声的测量值明显低于正常对照组 [4]。

非整倍体胎儿的免疫系统发育也受到影响[43–45]。

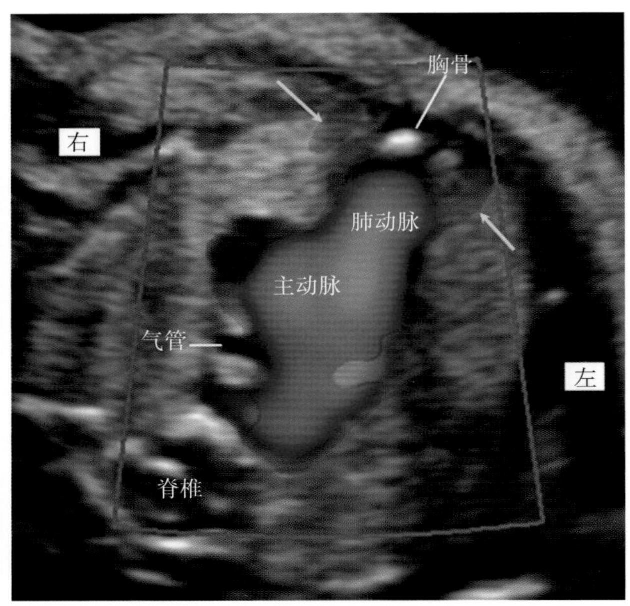

图 37.30 妊娠 25 周胎儿胸腺缺如，胸上部三血管气管水平横切面。注意胸腺发育不良导致大动脉前移。箭头表示胸廓内动脉走行

Karl 等研究显示，约 1/3 的 21 三体、18 三体、13 三体胎儿胸腺体积缩小 [6]。但是三体染色体胎儿和 22q11.2 微缺失胸腺发育不良胎儿发病机制不同。作者认为，21 三体胎儿胸腺小于正常的主要原因是生长受限引起的宫内退化，而非胚胎发育异常。

宫内感染和早产、绒毛膜羊膜炎等妊娠并发症引起的炎症也会影响胸腺大小 [7-9]。胸腺在人类和动物胎儿炎症反应综合征进展中的作用得到深入研究 [46-47]。Caissutti 等人进行的系统回顾和荟萃分析证实早产、胎膜早破或有早产症状的产科高危孕妇中，胎儿小胸腺增加了早产、绒毛膜羊膜炎、新生儿败血症和新生儿发病率的风险 [48]。然而，在低危孕妇中没有证实这种关系。没有足够证据表明小胸腺会增加宫内生长受限和先兆子痫的风险。

一些新证据表明，妊娠合并糖尿病会影响胎儿胸腺大小。Dornemann 等人观察到妊娠和孕前糖

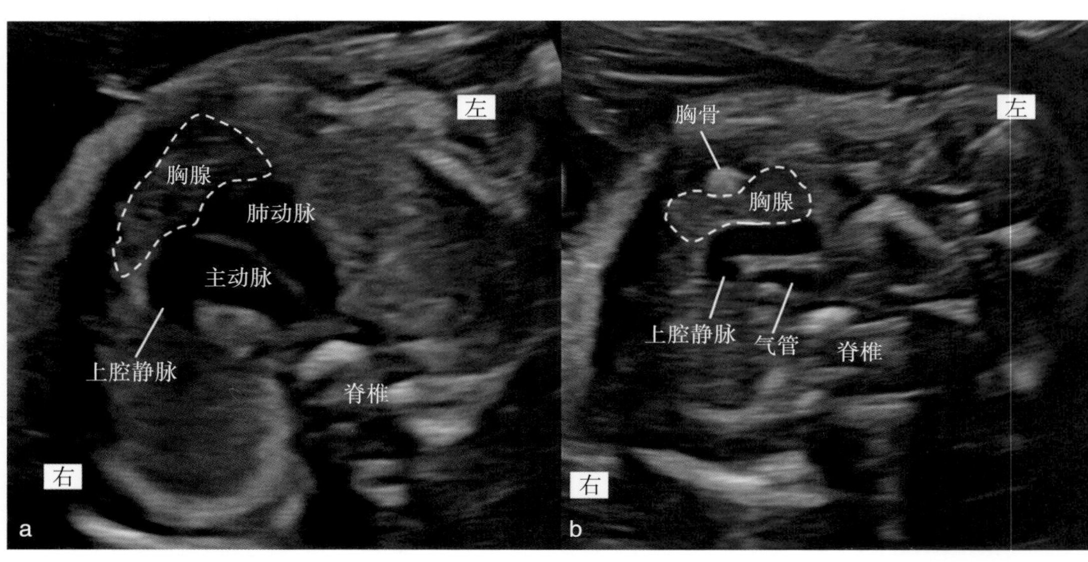

图 37.31 妊娠 26 周胎儿重度宫内生长迟缓，染色体异常（18 三体）。（a）胸上部三血管气管水平横断斜切面和（b）稍高水平切面。注意胸腺发育不良（虚线标记）

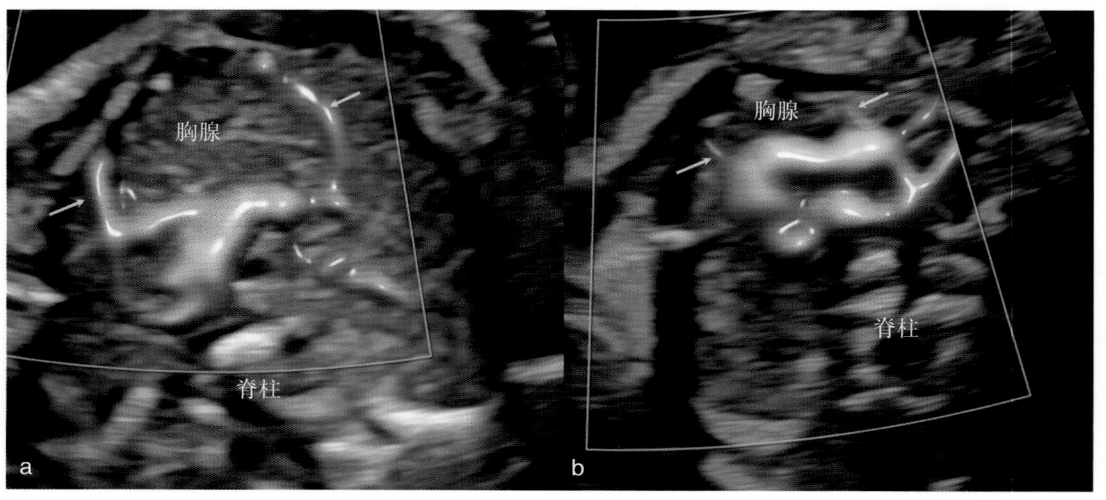

图 37.32 妊娠 24 周，“thy-box”技术测量胸腺大小，（a）正常胎儿和（b）相近孕龄重度胸腺发育不全胎儿。箭头表示胸廓内动脉走行

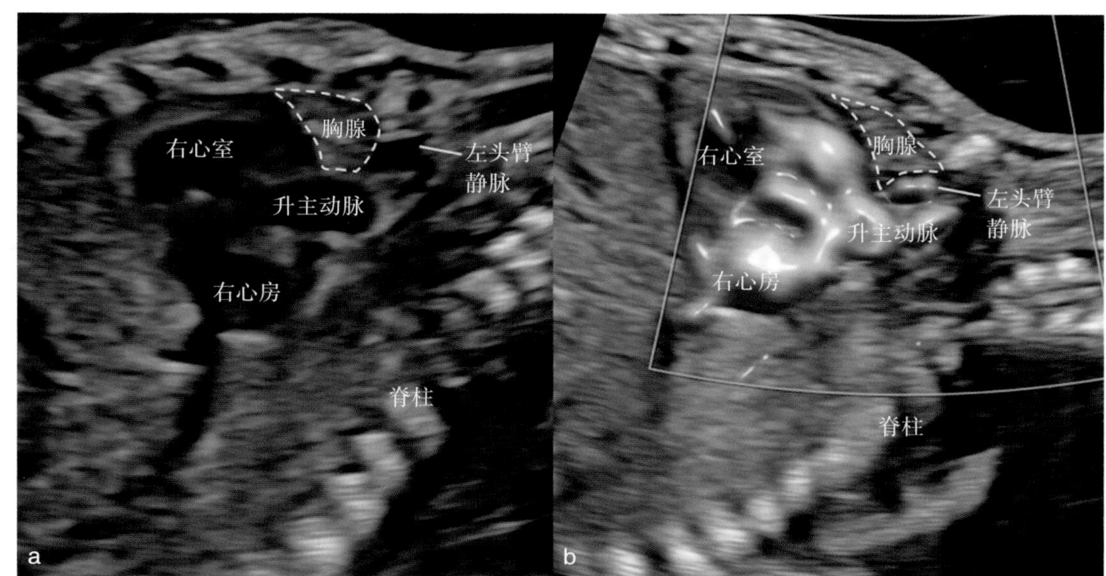

图 37.33 妊娠 24 周，严重宫内生长迟缓和巨细胞病毒感染胎儿的胸部矢状位切面。注意胸腺发育不良（虚线标记）

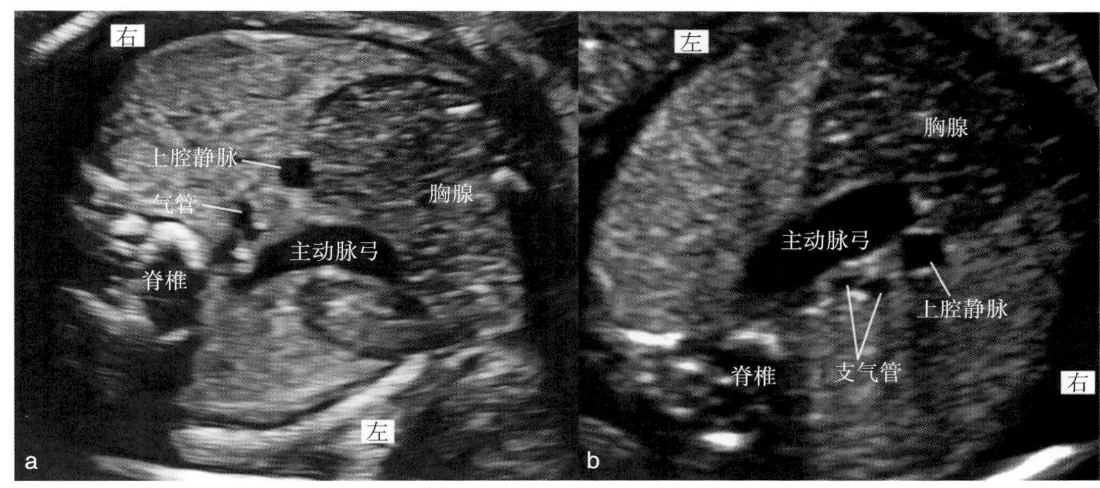

图 37.34 妊娠中期两例胸腺发育及染色体正常胎儿的胸上部横切面超声图。（a）完全型大动脉转位（d-TGA）和（b）法洛四联症。注意胸腺形状不同，但正常大小

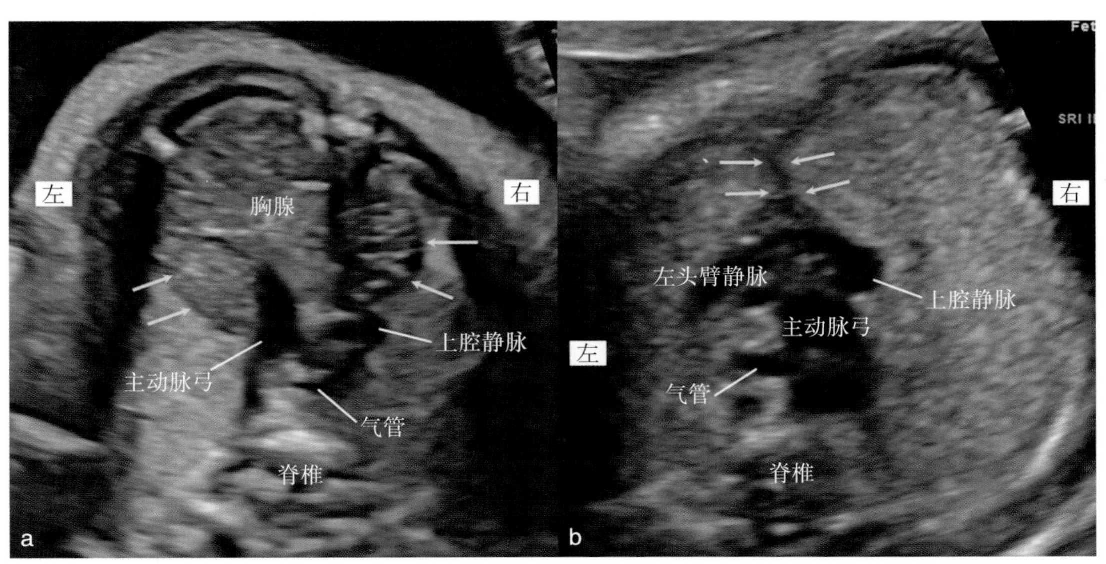

图 37.35 妊娠中期胸上部主动脉弓水平横切面显示两例Ⅳ型共同动脉干（孤立干）胎儿。a. 正常胸腺在两肺之间的典型位置（黄箭头：胸腺－肺交界），左位主动脉弓，发育正常、染色体正常。b. 胸腺缺如。右位主动脉弓，生长受限，22q11 微缺失。注意左、右肺在中线处相接（黄色箭头）

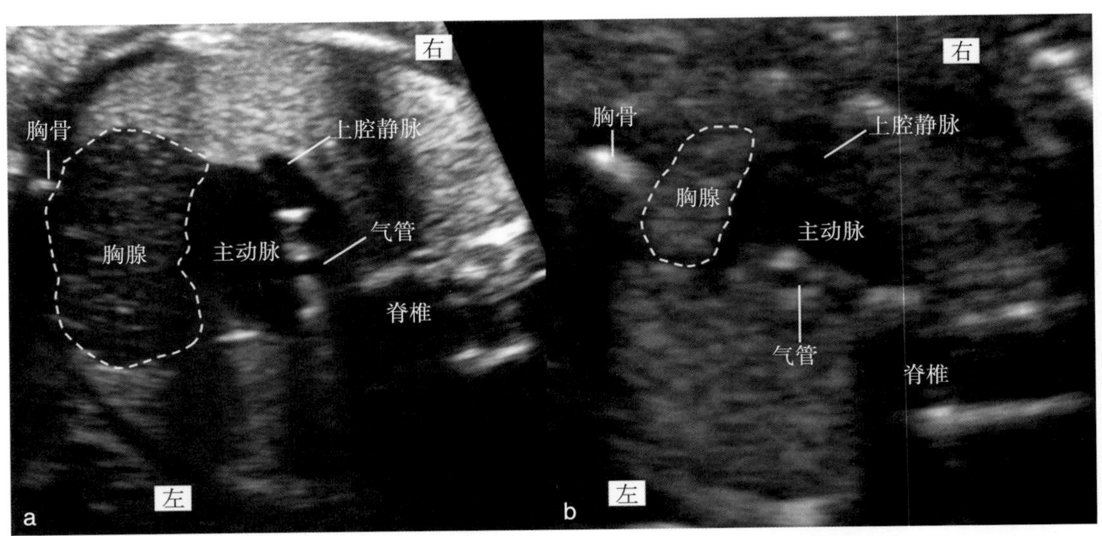

图 37.36 妊娠晚期胸上部主动脉弓水平横切面显示两例先天性肺动脉闭锁合并室间隔缺损胎儿。a. 胸腺正常大小，左位主动脉弓，胎儿发育和染色体检测均正常。b. 胸腺发育不良，右位主动脉弓，发育正常，22q11 微缺失

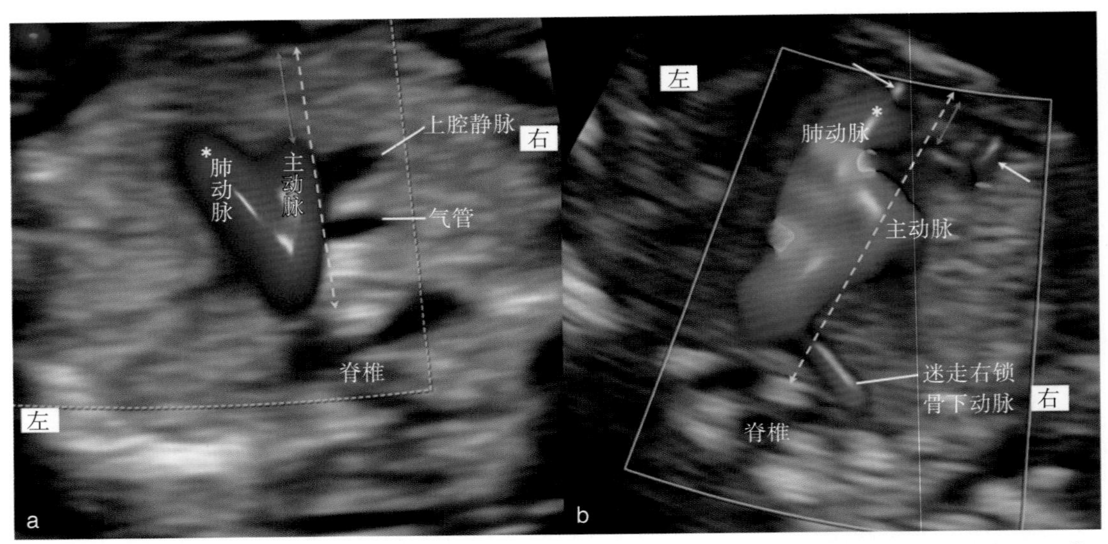

图 37.37 妊娠早期，两例胎儿胸上部三血管气管水平横切面。a. 胸腺形态正常；染色体正常、心脏解剖正常。b. 胸腺发育不良；迷走右锁骨下动脉，无严重先天性心脏病。胎儿和母亲均诊断为 22q11 微缺失。注意 T-T 比率降低，肺动脉位置（星号）较正常胎儿（a 图像）明显前移。箭头示胸廓内动脉走行

尿病患者的胎儿 T-T 比率均比对照组低 [49]。Warby 等人最近进行的一项研究表明，妊娠 19 周 ~37 周的风湿病孕妇中，胎儿 T-T 比率同对照组无差别 [50]。然而，提示受抗磷脂综合征影响的妊娠亚组有增加趋势。

其他先天性胸腺异常包括胸腺未下降和异位胸腺副叶，通常在出生后诊断。胸腺内单纯小囊肿很少见（图 37.38）。关于先天性胸腺囊肿产前诊断的文献报道很少 [51–53]。这些病变占所有前纵隔肿块的 3%，但其胎儿发生率尚无报道。胸腺囊肿同其他胎儿畸形没有关联，倾向于无症状，有报道在出生后很快自行消退。

最后，可以观察到胎儿胸腺异常合并左头臂静脉异常（图 37.39~ 图 37.41）。左头臂静脉可以部分或全部嵌入胸腺组织，使胸腺看起来比平时小。这种情况被描述为左头臂静脉胸腺内走行，妊娠中期产检时发生率约 1/60[54]。左头臂静脉胸腺内走行的线索是胸上部横断位切面观察到血管走行呈“弓形”，而非直线形（图 37.39a, 图 37.40）。矢状位切面显示左头臂静脉位于腺体中央，被胸腺组织包围（图 37.39b）。常规超声检查中发现单纯的左头臂静脉胸腺内走行，属于正常变异，不影响

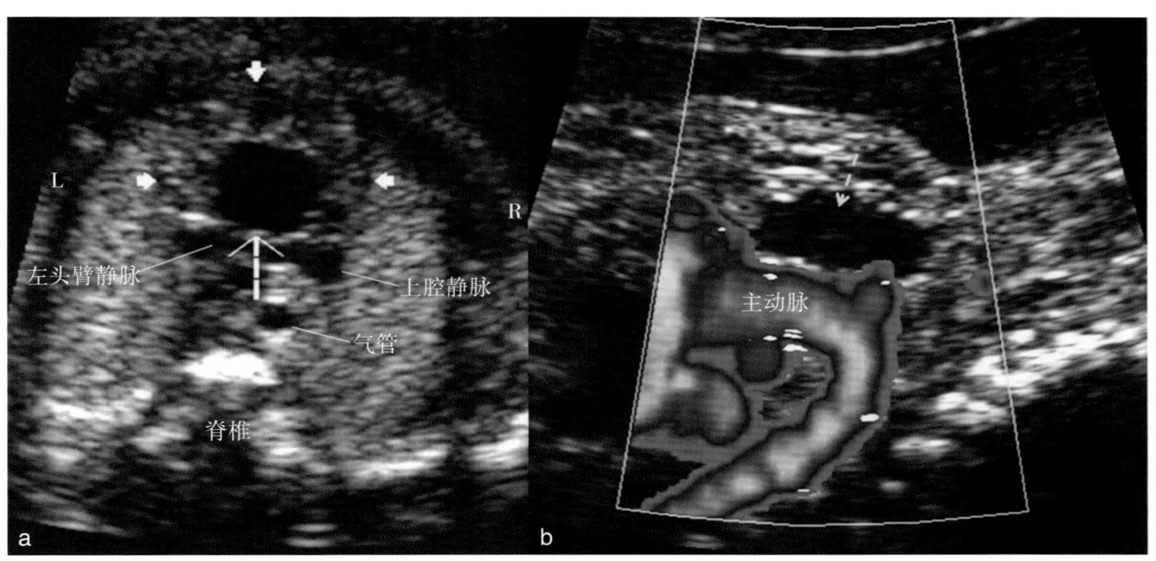

图 37.38 胎儿胸腺囊肿（虚线箭头）。胸上部（a）左头臂静脉引流入上腔静脉水平横断斜切面和（b）主动脉弓水平矢状切面。注意囊肿压迫胸腺组织（由 R.Chaoui 教授提供）

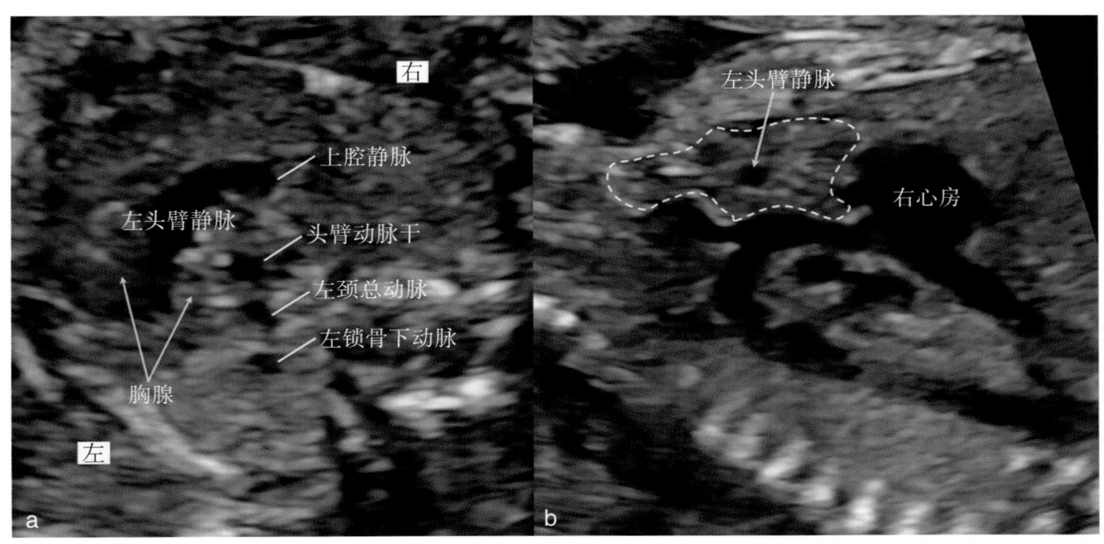

图 37.39 胎儿胸上部胸腺内左头臂静脉走行。在胎儿胸上部水平横断斜切面（a）和主动脉弓水平矢状位切面（b）可见左头臂静脉引流入上腔静脉。注意，左头臂静脉位于腺体中间，被胸腺组织包围

胎儿健康，也不需要转诊进行胎儿超声心动图检查或进一步随访。在伴有心脏或心外畸形的胎儿中，左头臂静脉胸腺内走行可能会偶而发现，目前还没有其相关报道。因此，如果出生后计划胸腔内手术切除胸腺，就必须告知外科医生以避免不必要的并发症。胎儿胸腺可能由于左头臂静脉扩张压迫而显得比平时小（图 37.41）。左头臂静脉明显扩张继发于脑动 – 静脉畸形，如 Galen 静脉瘤、心上型完全型肺静脉异位引流以及宫内生长严重受限 [55]。

总之，胎儿胸腺是一个淋巴上皮器官，在免疫系统发育过程中起着重要作用，负责特定 T 淋巴细胞的分化和选择。随着超声技术进步，胎儿胸腺在妊娠 13 周以后使用二维、三维和彩色多普勒模式可以很容易观察和测量。目前文献已有足够证据表明，当发现胎儿有先天性心脏畸形特别是圆锥动脉干畸形时，需要检查胎儿胸腺，以提高 22q11.2 微缺失的检出率。然而，还需要进一步研究来证明小胸腺是否可以在临床中作为先天性胸腺功能不全的间接指标来预测产科高 / 低风险孕妇的不良妊娠结局。因此，目前不需要常规进行胎儿胸腺的超声评估。

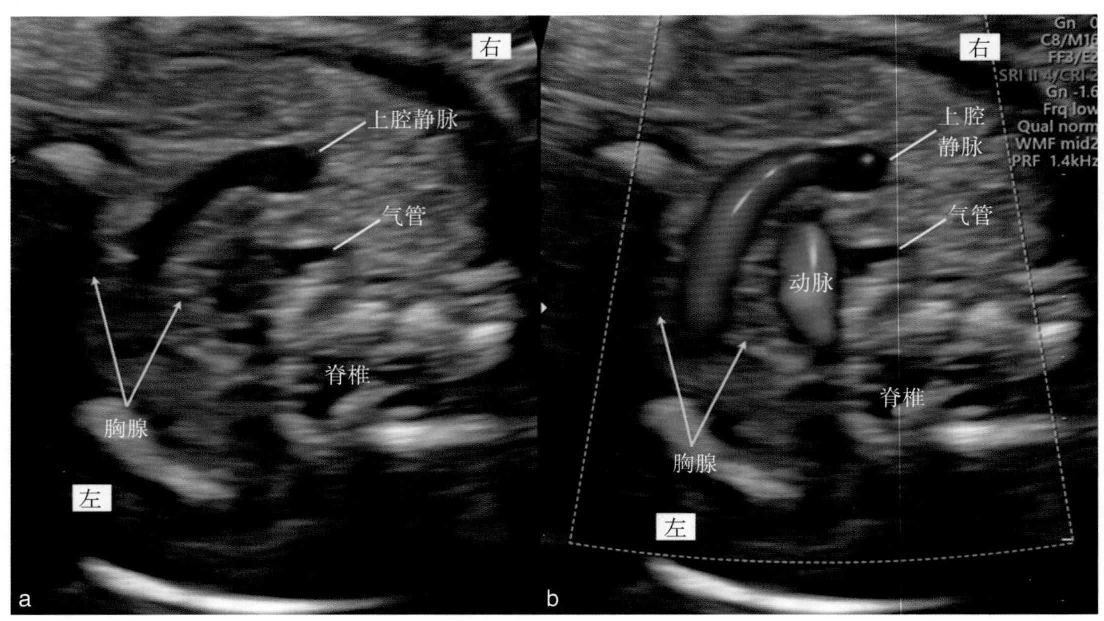

图 37.40　胎儿胸上部左头臂静脉（LBCV）引流入上腔静脉水平横斜位切面显示胸腺内左头臂静脉异常走行（a）二维超声和（b）彩色多普勒血流图像。注意血管走行呈“弓形”，而非直线形

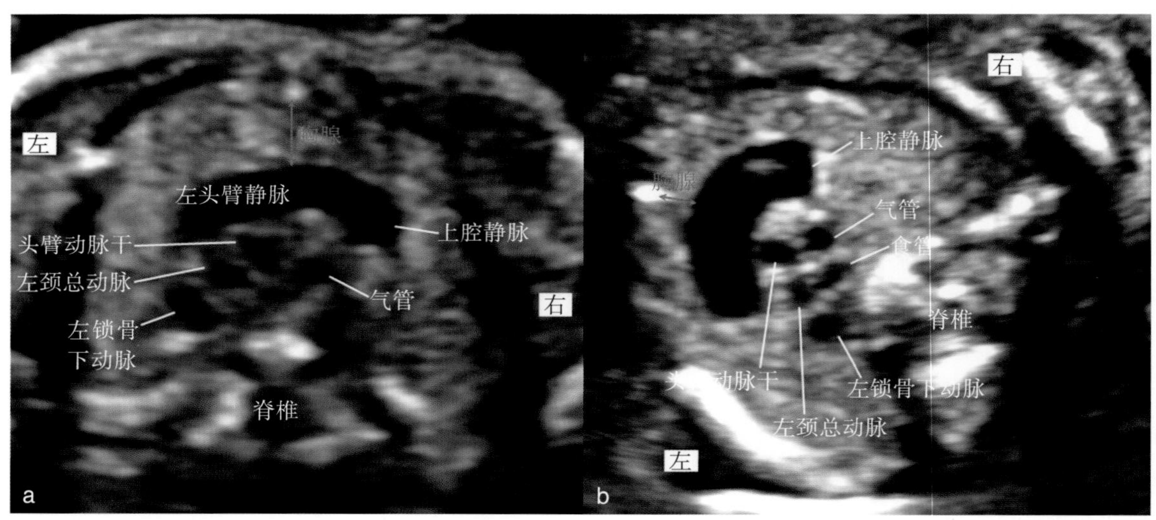

图 37.41　胎儿胸上部左头臂静脉引流入上腔静脉（SVC）水平横断斜切面显示左头臂静脉扩张（a）Galen 静脉瘤和（b）心上型完全型肺静脉异位引流。注意胸腺（T）压缩导致前后径减小

致　谢

感谢俄罗斯奥伦堡联邦卫生和社会发展局、奥伦堡州立医学院人体解剖学系提供病理标本图。

参考文献

[1] Felker RE, et al. J Ultrasound Med, 1989,8:669–73.
[2] ZalelY, et al. Prenat Diagn, 2002,22:114–7.
[3] Cho JY, et al. Ultrasound Obstet Gynecol,2007,29:634–8.
[4] Li L,et al. Ultrasound Obstet Gynecol,2011,37:404–9.
[5] May MT. Galen on the Usefulness of the Parts of the Body. Ithaca, NY: Cornell University Press,1968:30.
[6] Karl K,et al. Ultrasound Obstet Gynecol,2012,40:412–7.
[7] Sciaky-Tamir Y,et al. Prenat Diagn,2015,35:413–9.
[8] El-Haieg DO,et al. BJOG,2008,115:836.
[9] Yinon Y,et al. Ultrasound Obstet Gynecol,2007,29:639.
[10] Toti P,et al. Hum Pathol,2000,31:1121–8.

本章完整参考文献，请扫描以上二维码在线查看。若需下载，请登录 www.wpcxa.com“下载中心”下载。

第 38 章

先天性心脏病胎儿心外多普勒检测

Annegret Geipel, Ulrich Gembruch, Christoph Berg

引　言

自多普勒超声用于产前检查以来，已有许多关于低风险和高风险人群胎儿及子宫胎盘循环的研究报道。目前，常用动脉和静脉多普勒超声对胎儿宫内生长受限（IUGR）进行诊断和监测。影响胎儿血流的因素很多，包括心脏结构、功能及远端血管床阻力。特殊类型的心脏结构异常会引起胎儿和子宫胎盘血流改变，因此越来越多研究者关注先天性心脏病（CHD）胎儿外周血管多普勒检查的价值，但是部分研究结果相互矛盾。心脏外周多普勒超声已用于筛选、检查已知 CHD 胎儿并预测、评估其产后结局。本章节重点介绍 CHD 胎儿妊娠中晚期脐动脉（UA）、大脑中动脉（MCA）、脑胎盘血流比（CPR）和静脉导管（DV）的多普勒检查。

脐动脉

在子宫胎盘功能不全引起的 IUGR 胎儿中，脐动脉血流速度波形表现为搏动性增加，表明三级绒毛发育紊乱导致下游血流阻力和小动脉及微动脉水平阻力持续增高。舒张末期速度相对降低导致下游相关参数[搏动指数（PI），阻力指数（RI），收缩期/舒张期血流比（S/D）]数值增高。同时，下游参数也受动脉床充盈压降低的影响，动脉床充盈压是胎盘血流量的主要决定因素，而且血压取决于心排血量。因此，脐动脉血流速度波形的改变可能继发于血流量减少、心肌收缩力降低和后负荷增加。此外，异常分流也可能降低脐动脉充盈压。一些早期研究表明，CHD 胎儿的 UA 搏动增加[1]。这些研究在大多数病例中观察到多普勒异常，考虑与心脏外畸形、染色体异常或胎儿生长受限有关[1-2]，这些研究结果并不是针对孤立性心脏病胎儿得出来的。

Meise 等首次分析了 55 例妊娠中晚期孤立性心脏病胎儿的脐带和脑血流模式，不包括非整倍体、心外畸形和生长受限等病例[3]，这项调查包括了一大组产前诊断的心脏畸形，如左心梗阻、右心梗阻、流出道病变和间隔缺损等。该研究认为将 UA 多普勒研究作为 CHD 唯一筛查参数是不全面的（表 38.1）。孤立性心脏病组与对照组相比，两组多普勒结果无显著性差异（PI> 第 95 百分位数，7% *vs* 4%）。与既往研究一致，非孤立性心脏病组多普勒指数（48%）显著高于对照组（*n*=60）。UA 的 PI > 第 95 百分位数的孤立性心脏畸形包含 2 例经动脉导管逆行灌注肺动脉（三尖瓣和肺动脉闭锁、肺动脉闭锁和三尖瓣发育不良），1 例主动脉逆行灌注（主动脉闭锁合并进展性左心发育不良），1 例 Ebstein 畸形合并重度肺动脉瓣关闭不全。前三个病例 UA 搏动指数增加与经动脉导管逆行灌注的右/左侧流出道梗阻有关，并可能减少降主动脉和 UA 的舒张期血流，导致脐动脉 PI 增高。在 Ebstein 畸形并严重肺动脉瓣关闭不全的胎儿中，可能因为肺动脉主干低压腔功能（“Windkessel 功能”）紊乱导致流向胎盘舒张期血流量减少[3]。

同样，大多数研究表明，合并多种畸形 CHD 的 UA 阻力与对照组相比无差异[4-7]（表 38.1）。另一些研究表明特殊类型的 CHD，如完全型大动脉转位（TGA）[8-9]、左心发育不良（HLH）[10-11] 或肺动脉流出道梗阻（pOTO）UA 多普勒参数与对照组相比差异无统计学意义[9,11]。而 Yamamoto 等研究表明 HLH 胎儿和主动脉弓逆向血流的孤立性主动脉缩窄胎儿的 UA-PI 升高[9]（表 38.1）。

一些特殊心脏畸形胎儿，降主动脉和胎盘动脉床充盈压力大幅下降，导致舒张末期血流速度明显减低、UA 搏动指数升高。法洛四联症和肺动脉

表 38.1　孤立性先天性心脏病（CHD）胎儿脐动脉多普勒研究

研究文献	CHD 类型	胎儿例数	研究参数	CHD 与对照组比较结果
Meise 等 [3]	混合型	55	PI（第 95 百分位数）	NS
Jouannic 等 [8]	TGA	23	PI（中位数）	NS
Donofrio 等 [4]	混合型	36	RI（均数）	NS
Kaltman 等 [10]	HLH	28	ΔPI	NS
	LHO	13	ΔPI	NS
	RHO	17	ΔPI	减低
Modena 等 [5]	混合型	71	PI（均数）	NS
Guorong[14]	混合型	45	ΔPI	减低
Itsukaichi [6]	混合型	44	RI（第 95 百分位数）	NS
Szwast 等 [11]	POTO	59	ΔPI	NS
	HLH	72	ΔPI	NS
Yamamoto 等 [9]	HLH	42	ΔPI	减低
	CoA	21	ΔPI	减低
	TGA	11	ΔPI	NS
	POTO	15	ΔPI	NS
Masoller 等 [7]	混合型	95	ΔPI	NS

CoA= 主动脉缩窄；HLH= 左心发育不良；LHO= 左心梗阻；NS= 不明显；PI= 搏动指数；POTO= 肺动脉流出道梗阻；RHO= 右心梗阻；RI= 阻力指数；TGA= 完全型大动脉转位；Δ= 变化量

瓣缺如胎儿，如果动脉导管允许主动脉血流舒张期分流到右心室和左心室，则在 UA 和胎儿其他动脉中甚至可能出现舒张末期逆向血流 [12]。此外，有些 Ebstein 畸形和三尖瓣发育不良胎儿可出现三尖瓣功能不全合并肺动脉瓣前向血流减少或缺失，严重肺动脉瓣反流可引起 UA 搏动指数增加甚至导致舒张末期逆向血流 [13]。可以观察到一些妊娠晚期双胎输血综合征受血儿出现类似 UA 搏动指数增加的血流动力学改变。

尽管 Copel 等、Meise 等研究得出，所有 UA 搏动指数增加的胎儿产前或生后死亡，但是 CHD 胎儿中 UA 多普勒并不能预测胎儿存活率 [3,14]，因为分别有 5/9 和 19/51 胎儿的 UA 多普勒正常 [2-3]。然而，在一些 CHD 亚型中，低心排状态和（或）明显的降主动脉舒张期分流可引起胎盘和降主动脉充盈压降低，导致脐动脉搏动指数明显增加；这些胎儿围生期死亡率和发病率较高 [11-12]。

大脑中动脉和脑胎盘血流比

先天性心脏病可对胎儿脑血管血流动力学产生影响。有些结构性先天性心脏病会导致氧合血和未氧合血在心内混合，如有流出道梗阻性病变则可干扰正常的脑氧供应，从而改变脑血管阻力。宫内脑血流量改变可能是影响胎儿晚期神经发育结局的一个关键点，但两者间的关联尚未完全确定。

Meise 等首次对孤立性 CHD 胎儿脑灌注进行研究 [3]。他们发现研究组和正常对照组之间 MCA 搏动指数的 ΔPI 或 95% 参考区间差异无统计学意义（表 38.2）。在一项个案报道中，4 例失代偿严重梗阻性畸形胎儿（主动脉闭锁合并 HLH、严重主动脉瓣狭窄合并心内膜弹力纤维组织增生、2 例重度肺动脉和主动脉瓣狭窄）的 PI（第 <5 百分位数）减低，后 3 例胎儿出现全身性水肿。4 例胎儿 3 例宫内死亡，1 例生后死亡 [3]。这项研究显示 CHD 合并充血性心力衰竭胎儿 MCA-PI 降低，与既往研究一致 [14]。

同时，许多研究通过测量 MCA 的 PI 和 CPR 来观察脑血管阻力（表 38.2，表 38.3），研究结果证明结构性心脏病类型决定了不同的血流模式。心室个数（1 个或 2 个）、体循环心室形态（左心室或右心室）和流入主动脉的血流特点（阻塞或通畅）可能影响血液流向主动脉的途径，从而可能影响脑部血流动力学。

非特异性心脏畸形的大多数研究表明，CHD 胎儿和对照组之间 MCA-PI 平均值无明显差异 [3,5,14-15]。

Jouannic 等、Donofrio 等首先对 TGA 胎儿进行

专项研究，发现 MCA 搏动指数显著低于对照组，提示出现了脑血管扩张。然而，近期两项研究的多普勒结果未能确认[9,15]（表 38.2）。

越来越多的证据表明，通过 MCA 多普勒指标和 CPR 评估发现 HLH 病例会出现脑血管显著改变[4,9-11,15]，大多数研究显示与其他类型 CHD 相比 MCA-PI 和 CPR 明显降低（表 38.2，表 38.3）。Berg 等分别对不同妊娠期（妊娠 19~25 周、妊娠 26~32 周和妊娠 33~41 周）研究分析发现同样的多普勒改变[15]。相反，Szwast 等阐述了在妊娠 20 周时正常胎儿和 HLH 胎儿脑血管阻力相同，但在妊娠 27 周时 HLH 胎儿脑血管阻力低于正常值[11]。Yamamoto 等发现 HLH 胎儿和主动脉缩窄合并主动脉弓逆行灌注胎儿的 MCA-PI 和 CPR 较低。其研究发现无论 HLH 胎儿是否合并解剖性缩窄均无差异，而 MCA-PI 与 HLH 合并远端主动脉弓逆灌的新生儿头围呈正相关[9]。主动脉梗阻是影响脑血管阻力的关键解剖学特征[9,11,15]。相反，Jansen 等未能证实主动脉血流或血氧饱和度与头围生长之间具有明显的相关性，但他们阐述了不同亚型 CHD 会导致头围生长随胎龄增加而明显受限[16]。此外，Hahn 等对单心室胎儿研究发现，妊娠 30 周后腹围（HC）生长较妊娠 20~29 周下降[17]。胎儿机体发育减慢可预测胎儿发育异常，而头围或 MCA-PI 不

表 38.2　孤立性先天性心脏病（CHD）胎儿大脑中动脉多普勒研究

研究文献	CHD 类型	胎儿例数	研究参数	CHD 与对照组比较结果
Meise 等[3]	混合型	55	PI（<第 5 百分位数）	NS
			ΔPI	NS
Jouannic 等[8]	TGA	23	PI（中位数）	减低
Donofrio 等[4]	混合型	36	RI（均数）	减低
	HLH	12	RI（均数）	减低
	LHO	4	RI（均数）	NS
	TGA	4	RI（均数）	减低
	TOF	11	RI（均数）	减低
	HRH	5	RI（均数）	NS
Kaltman 等[10]	HLH	28	ΔPI	减低
	LHO	13	ΔPI	NS
	RHO	17	ΔPI	NS
Modena 等[5]	混合型	71	PI（均数）	NS
			PI（<第 5 百分位数）	P=0.023
Berg 等[15]	混合型	113	ΔPI	NS
	TGA	18	ΔPI	NS
	HLH	46	ΔPI	减低
Guorong[14]	混合型	45	ΔPI	NS
	LHO	11	ΔPI	NS
	RHO	16	ΔPI	NS
Itsukaichi[6]	混合型	44	RI（第 95 百分位数）	P=0.002
Szwast 等[11]	POTO	59	ΔPI	NS
	HLH	72	ΔPI	减低
Yamamoto 等[9]	HLH	42	ΔPI	减低
	CoA	21	ΔPI	减低
	TGA	11	ΔPI	NS
	POTO	15	ΔPI	NS
Masoller 等[7]	混合型	95	ΔPI	减低

CoA= 主动脉缩窄；HLH= 左心发育不良；HRH= 右心发育不良；LHO= 左心梗阻；NS= 不明显；PI= 搏动指数；POTO= 肺动脉流出道梗阻；RHO= 右心梗阻；TGA= 完全型大动脉转位；Δ = 变化量

表 38.3 孤立性先天性心脏病（CHD）胎儿脑 / 胎盘血流比率研究

研究文献	CHD 类型	胎儿例数	研究参数	CHD 与对照组比较结果
Berg 等 [15]	混合型	113	Δ PI	减低
	TGA	18	Δ PI	NS
	HLH	46	Δ PI	减低
Itsukaichi [6]	混合型	44	RI ＜ 1	*P*=0.000 7
Szwast 等 [11]	POTO	59	Δ PI	NS
	HLH	72	Δ PI	减低
Yamamoto 等 [9]	HLH	42	Δ PI	减低
	CoA	21	Δ PI	减低
	TGA	11	Δ PI	NS
	POTO	15	Δ PI	NS
Masoller 等 [7]	混合型	95	Δ PI	减低

CoA= 主动脉缩窄；HLH= 左心发育不良；HRH= 右心发育不良；LHO= 左心梗阻；PI= 搏动指数；POTO= 肺动脉流出道梗阻；RHO= 右心梗阻；RI= 阻力指数；NS= 不明显；TGA= 完全型大动脉转位；Δ = 变化量

能预测。研究还发现脑血管低阻力对神经发育具有保护作用 [17]。血流变化可能反映了不同心脏畸形的独特血流动力学状况。胎儿心脏解剖正常时，心室功能因为两个不同分流途径使压力相等呈现并联关系。左心室灌注高阻力系统，如头部、上肢和主动脉峡部，右心室灌注下肢及低阻力胎盘。正常胎儿循环的灌注心脏和大脑的血液氧饱和度（约 65%）要高于机体其他部分（图 38.1a）。

TGA 胎儿的左心室氧合血泵入主肺动脉，只有 55% 的右心室未氧合血泵入升主动脉、冠状动脉和脑 / 上肢血管 [18]（图 38.1b）。HLH 胎儿氧合血与未氧合血在心内混合，同时主动脉逆行灌注，导致输送至大脑和冠状动脉的血液氧饱和度约 60%[18]（图 38.1c）。另外，主动脉弓发育不良可能导致大脑血液灌注进一步减少。只有少量心内混合血液的主动脉狭窄胎儿存在不同程度的血流梗阻。严重梗阻时，含氧量较低的血液经动脉导管（DA）逆行灌注到主动脉弓。法洛四联症胎儿尤其是 HRH 的胎儿（肺动脉闭锁、重度肺动脉狭窄或三尖瓣闭锁），由于血液在心内混合，导致相对低氧合血液（氧饱和度 63%）进入脑循环 [18]。

除了氧合血不能灌注大脑外，单心室胎儿联合心排血量显著减少约 20%[19]。因此，胎盘血流量减少，脐静脉血流量和血氧饱和度显著降低，导致胎儿脑供氧减少 [20]。

另外，研究发现 CHD 胎儿孕妇的胎盘异常发生率高 [21-22]。这可能会导致脐静脉血氧饱和度进一步降低，心排血量和脐静脉血流量正常胎儿的供

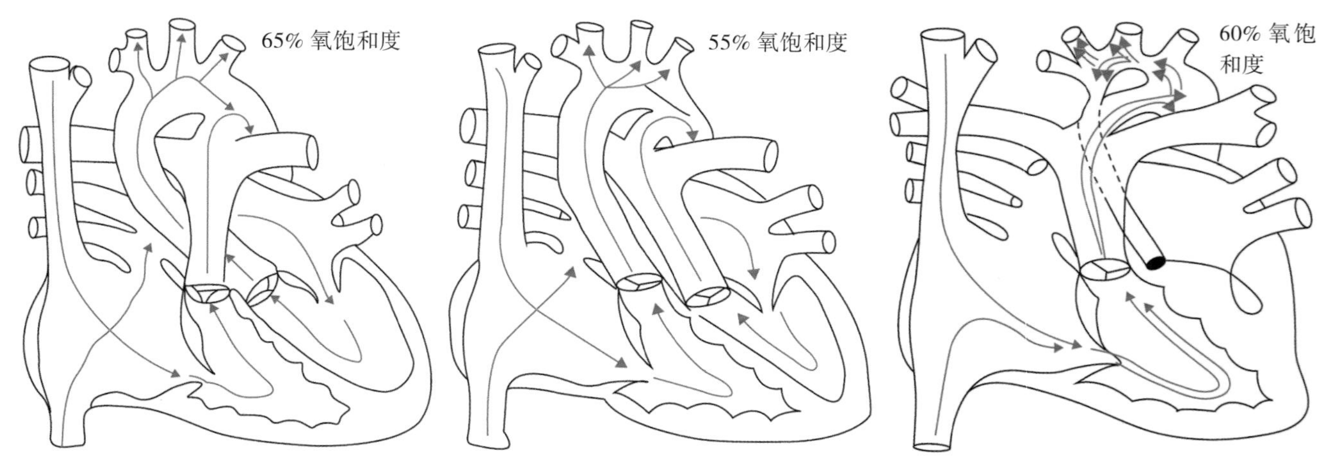

图 38.1 正常心脏解剖和先天性心脏病血氧饱和度。红色箭头表示富氧血液；蓝色箭头表示低氧合血液。a. 正常胎儿血流。b. 动脉转位。c. 左心发育不良

氧减少。在妊娠晚期和近晚期，随着胎儿相对性胎盘功能不全比例增加，这种情况越来越明显，并可能与 MCA-PI 降低有关[23]。CHD 胎儿的病理生理学和组织病理学也表明会出现较高胎盘异常发生率，尤其在妊娠末期胎盘异常更常见[22]。总而言之，这些研究表明，CHD 可能导致胎盘的内在改变，妊娠晚期更明显，引起继发性胎盘缺氧[22]。

上述各种心脏畸形中，因为胎儿颈动脉是低氧血症或高碳酸血症最有效的化学感受器部位，所以脑血管扩张可能是胎儿中度缺氧的自主调节反应。由于子宫胎盘功能障碍导致全身低氧，大多数孤立性心脏病胎儿发生血流再分配（脑保护效应），并未出现 UA 搏动指数增加，仅仅主动脉峡部前接受贫氧血会产生轻微局部反应[4-5,8,10]。HLH 胎儿的血流变化最明显，说明其最需要自我调节。动物胎儿模型显示，经过长时间的缺氧，脑血管张力趋于正常化，随着神经元和神经胶质代谢的下调，导致脑耗氧量减少和脑生长发育出现相应变化[24]。Sun 等人利用磁共振成像技术对不同 CHD 胎儿血流动力学、血氧饱和度及脑容量进行研究，结果提示虽然大脑供血氧含量较低，但上腔静脉平均血流量不变。该发现进一步说明与具有“脑保护生理”的急性低氧血症胎儿相比，慢性缺氧引起的脑耗氧量减少更易导致脑容量减少和神经发育受损[20]。

CHD 患儿死亡率逐渐下降，使关注重点转向相关发育期发病率（第 59 章）。目前许多脑血流再分配模式研究，提示心脏畸形的新生儿小头围、颅内容积 / 体重比以及脑损伤[25-30]很可能是生长发育中多因素累加形成，但也有一些是因为 CHD 亚型胎儿循环紊乱[9,31-33]导致。胎盘和遗传因素可能导致 CHD 胎儿大脑生长受限和神经发育减缓。

静脉导管

胎儿 DV 连接腹腔内脐静脉和下腔静脉，经下腔静脉汇入心脏。正常的三相血流模式反映了不同心动周期 DV 和右心房之间的压力阶差。心脏后负荷、前负荷增加和（或）心肌功能障碍时，右心房压和中心静脉压升高，从而导致静脉血流波形的搏动指数增加。对于先天性心脏病胎儿，DV 异常血流频谱是否存在胎儿受损，或者反映心脏疾病本身特定血流动力学变化尚无法确定。

Kiserud 等分析了 30 例胎儿心脏缺陷（包括室上性心动过速）收缩期和舒张末期的静脉导管峰值流速。诊断 CHD 的病理学灵敏度为 64%，诊断仅涉及房室瓣和大动脉畸形的灵敏度为 81%。然而，此结果由于包含心律失常、非整倍体或其他非心脏畸形的胎儿而存在偏差[34]。DeVore 和 Horenstein 观察到一例肺动脉闭锁、一例严重心血管功能障碍胎儿的 a 波形中均无前向血流，而在一例 HLH 胎儿中 DV 血流正常[35]。

Gembruch 等首次研究了大样本不同类型心脏畸形的静脉多普勒血流频谱（DV，下腔静脉）[36]。该研究将孤立性心脏畸形伴水肿（n=7）和不伴水肿（n=89）与非孤立性心脏缺陷（n=50）分开进行研究得出，全部 CHD 组（包括非孤立病例）和对照组之间的 DV 搏动指数 [静脉峰值速度指数（PVIV）] 存在差异，但孤立性心脏畸形与其他病例分别分析时则没有差异。尽管 83% 的心源性水肿胎儿表现出 DV 搏动指数增高（>第 95 百分位数），但由于样本量小，结果没有太大意义。然而，在进一步的亚组分析中，与剩余的孤立病例（n=71，表 38.4）相比，右心畸形胎儿（n=23）的 DV 搏动指数显著增高。

下面这项研究中，静脉多普勒超声并不是一个可靠的预测孤立性 CHD 胎儿预后的指标。尽管 DV 血流正常的胎儿存活率较高（78%），但 58% 胎儿在多普勒检查异常时仍可存活，也有 22%DV 血流正常的胎儿死亡[37]。相同观察组显示 DV 多普勒指数与右心畸形胎儿的存活率之间没有关联[37]。然而，另外一些研究表明非存活胎儿的 DV-PIV 明显高于存活胎儿[38-39]。Baez 等的研究中，13 例非存活者中有 10 例（77%）表现为 DV-PVIV 异常，而 36 例存活者中有 12 例（33%）表现为 DV-PVIV 异常[38]。在房室间隔缺损和以右心室畸形为主的病例进行亚组分析中也存在同样相关性[38]。Bianco 等报道 DV 阻力正常的 CHD 胎儿围生期存活率（83%）明显高于 DV 阻力异常的胎儿（33%）。本研究预测值与染色体核型和分娩时胎龄无关[39]。心源性水肿在所有研究中预后都很差，均导致宫内或产后死亡[36-38]。

在 Gembruch 等、Berg 等首次研究结果的基础

表 38.4　孤立性先天性心脏病（CHD）胎儿静脉导管的多谱勒

研究文献	CHD 类型	胎儿例数	研究参数	CHD/ 对照组结果对比
Gembruch 等[36]	混合型	94	PVIV（第 95 个百分位数）	NS
			Δ PVIV	NS
	RHM	23	PVIV（第 95 个百分位数）	减低（与剩余的 CHD 相比）
			Δ PVIV	减低
Berg 等[37]	RHM+VSD（DORV、TOF、PA）	36	PVIV（第 95 个百分位数）	NS
			Δ PVIV	NS
	梗阻性 RHM（TA+VSD、Ebstein 畸形、PS、PA）	47	PVIV（第 95 个百分位数）	减低
			Δ PVIV	减低

DORV= 右心室双出口；PA= 肺动脉闭锁；PS= 肺动脉狭窄；PVIV= 静脉峰值流速指数；RHM= 右心畸形；TA= 三尖瓣闭锁；VSD= 室间隔缺损；NS= 不明显；Δ = 变化量

上，有研究者进一步分析 83 例孤立性右心畸形的胎儿，将其分为两组：A 组室间隔缺损处压力相等（右心室双出口、法洛四联症、肺动脉闭锁合并室间隔缺损）和 B 组为流入性梗阻（三尖瓣闭锁伴室间隔缺损）或室间隔完整型流出道梗阻（Ebstein 畸形，肺动脉闭锁或肺动脉狭窄）。与对照组相比，A 组无明显变化，B 组 PVIV 明显升高，且出现多发的反向 a 波（图 38.2）。异常 DV 血流特征与心力衰竭表现（心脏扩大、房室瓣膜功能不全或水肿）无显著相关性，因此可能更多反映了心脏前负荷增加而不是心脏畸形的失代偿[37]。

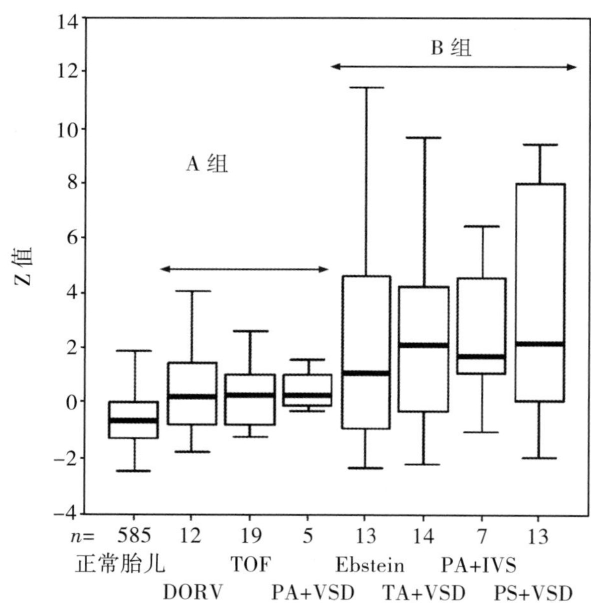

图 38.2　83 例右心畸形胎儿（A 组室间隔缺损较大，两侧心室压相等；B 组室间隔完整型流入道或流出道梗阻）和 585 例正常胎儿静脉导管峰值流速指数的 Z 值。DORV= 右心室双出口。Ebstein=Ebstein 畸形；IVS= 室间隔完整；PA= 肺动脉闭锁；PS= 肺动脉狭窄；TA= 三尖瓣闭锁；TOF= 法洛四联症；VSD= 室间隔缺损。经许可，引自 Berg C, et al. Ultrasound Obstet Gynecol ,2006,28:137−142, with permission granted by Wiley & Sons Ltd[37]

这些不同类型心脏畸形的常见病理生理学表现为右心房压和中心静脉压相应升高，表现为心房收缩时前向血流减少、消失或出现反向，导致血流频谱波幅增加（图 38.3）。然而，胎儿进展性水肿在右室流出道梗阻胎儿中极为罕见，即使室间隔完整，在大多数情况下，左室可以对右室异常血流动力学进行代偿。为了更好耐受房水平增加的右向左分流，卵圆孔必须是非限制性的。目前为止，尚无 DV 搏动指数对水肿发展预测价值的纵向研究。Berg 等对 B 组 15 例胎儿进行连续监测[37]，其中 10 例 DV 搏动指数无改变，4 例搏动指数增高，1 例搏动指数减低。在 DV 搏动指数持续增加的病例（1 例为三尖瓣闭锁，3 例为肺动脉闭锁）均未观察到进展性水肿[37]。

然而，一些罕见心脏畸形，如 Ebstein 畸形、主动脉闭锁伴限制性卵圆孔、肺动脉瓣缺如综合征（APVS）或共同动脉干（TAC）伴重度共同动脉干瓣膜功能不全等，心前静脉血流速度波幅增加表明静脉压升高，提示心脏失代偿和胎儿水肿。

严重 Ebstein 畸形合并三尖瓣关闭不全胎儿的病理生理较其他右心畸形不一样且更复杂。子宫内血流动力学不仅取决于卵圆孔大小、左心室功能，还取决于右心室功能、三尖瓣关闭不全程度和右心房顺应性。常常观察到这些胎儿卵圆孔相对较小和（或）极度心脏增大这两种情况，导致左心室受压和血流梗阻，继而心脏失代偿出现水肿。这种病例若出现 DV 搏动指数增加，则可能预示发生水肿。

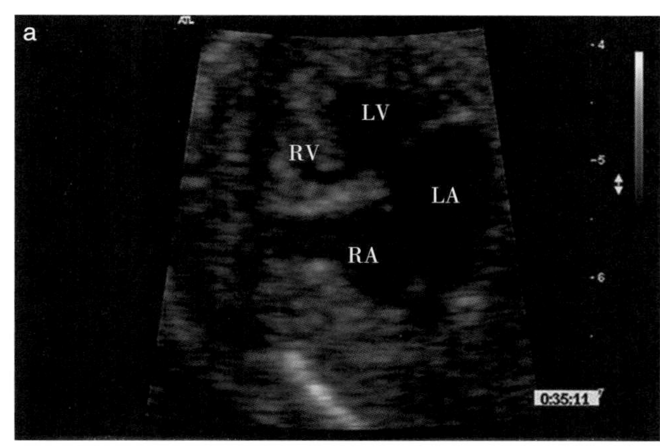

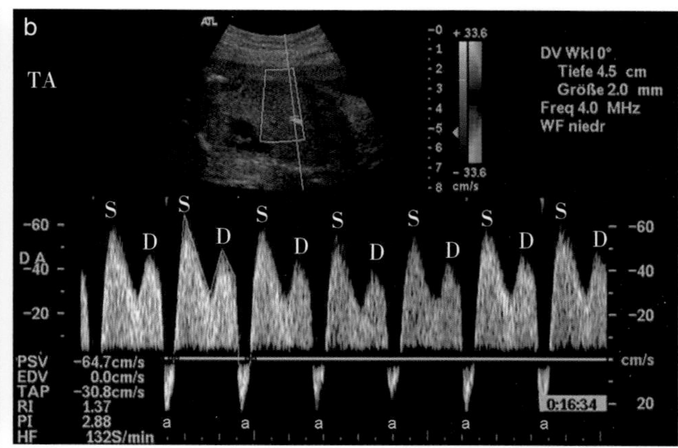

图 38.3 a. 妊娠 20+4 周三尖瓣闭锁胎儿心脏超声图像。b. 静脉导管血流多普勒频谱波形显示心房收缩期逆向血流的高波幅。a= 心房收缩；D= 舒张期；S= 收缩期；LA= 左心房；LV= 左心室；RA= 右心房；RV= 右心室

Berg 等报道了两例水肿胎儿的 DV 搏动指数明显高于 11 例没有水肿的 Ebstein 畸形胎儿 [37]。

近来，Arya 等对不同类型右心系统先天性心脏病胎儿的 DV 进行测量比较分析 [40]，将其分为梗阻性（1 组）和非梗阻性（2 组）两组。1 组为三尖瓣和（或）肺动脉狭窄和（或）闭锁的 CHD。2 组为三尖瓣或肺动脉瓣发育不良导致功能不全但非重度狭窄的 CHD，该组包括 Ebstein 畸形。1 组 DV 的反向 a 波明显高于 2 组（49% *vs* 13%）。另外，1 组胎儿的 PVIV 也高于 2 组。在全部右心系统 CHD 胎儿中，DV 搏动或反向 a 波与胎儿异常无明显关系。死亡胎儿和存活胎儿两组的 DV 中出现的逆向血流无显著差异。然而，在 1 组中，死亡亚组中的 PVIV 明显高于存活亚组 [40]。该研究结果未对心外和（或）染色体异常进行校正。

各种引起重度三尖瓣反流的胎儿（转为窦性心律后心动过速引起的心肌病、Ebstein 畸形、肺动脉闭锁或横纹肌瘤）偶尔会观察到 DV 中非典型的血流模式，即收缩期前向血流（图 38.4）或收缩期切迹（图 38.5）减少，此两种结果是因为严重的三尖瓣关闭不全导致的收缩期静脉血流受到影响 [36,41]。在计算静脉搏动指数时，这些影响可能使测值更类似正常值，因此，检查这些胎儿时应予考虑。

结　语

孤立性心脏结构异常胎儿的动、静脉血流频谱多表现正常。因此，脐动脉、MCA 和 DV 的多普勒超声作为筛查参数是不够充分的。异常血流频谱也常见于胎儿生长受限、非整倍体或心脏外畸形等更复杂的疾病。由于自身病理生理学因素，与对照组相比，个别心脏畸形组可出现明显的血流改变，尤其像严重流入道和流出道梗阻病例，如在严重流出道梗阻和经动脉导管逆向灌注的胎儿中可

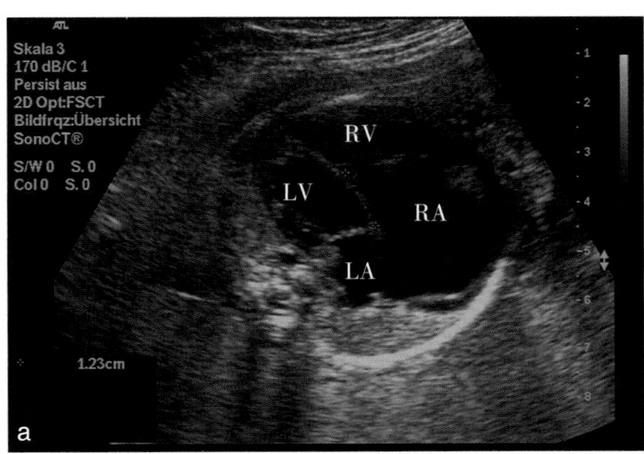

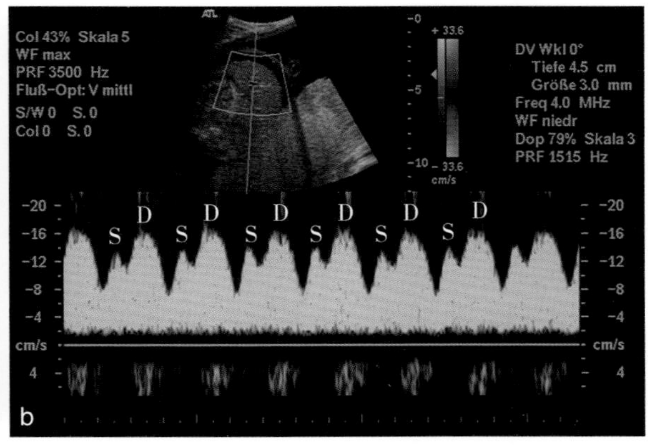

图 38.4 a. 妊娠 25+3 周 Ebstein 畸形胎儿心脏超声图像。b. 舒张期（D）的血流速度波形显示高于收缩期（S）。LA= 左心房；LV= 左心室；RA= 右心房；RV= 右心室；D= 舒张期；S= 收缩期

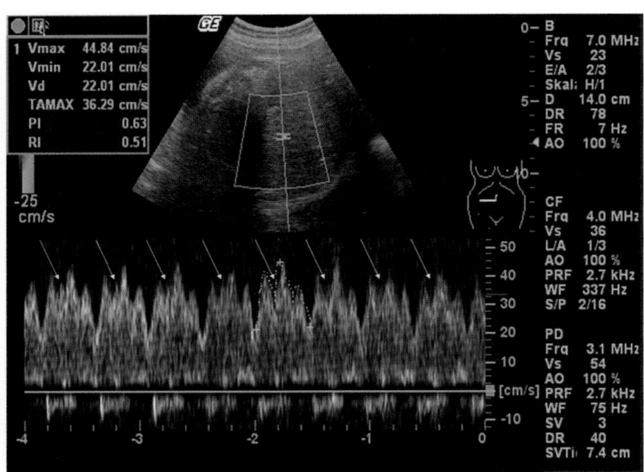

图 38.5 妊娠 21+1 周 Ebstein 畸形合并重度三尖瓣反流胎儿的 DV 血流伴收缩期切迹（箭头）

观察到 DV 搏动指数增加。与 IUGR 胎儿和常规循环再分布后的脑保护胎儿相比，左心发育不良和严重主动脉弓梗阻的胎儿可能存在单独的 MCA 血管扩张，这是由于缺氧引起的局部适应性反应。DV 搏动指数可能增加，特别是在右心房压升高的右心畸形中，通常与心脏损伤无关。

无论是动脉或静脉多普勒都不能对胎儿存活率进行可靠预测，最重要的决定因素是心脏畸形本身类型和严重程度及其对产后血流动力学的影响。

参考文献

[1] Al-Gazali W,et al. Br J Obstet Gynaecol,1987,94:742–5.
[2] Copel JA, et al. J Ultrasound Med,1991,10:323–6.
[3] Meise C, et al. Ultrasound Obstet Gynecol,2001,17:398–402.
[4] Donofrio MT,et al. Pediatr Cardiol,2003,24:436–43.
[5] Modena A,et al. Am J Obstet Gynecol,2006,195:706–10.
[6] Itsukaichi M,et al. Fetal Diagn Ther,2011,30:219–24.
[7] Masoller N,et al. Ultrasound Obstet Gynecol,2014,44:182–7.
[8] Jouannic JM,et al. Ultrasound Obstet Gynecol,2002,20:122–4.
[9] Yamamoto Y,et al. Ultrasound Obstet Gynecol,2013,42:294–9.
[10] Kaltman JR,et al. Ultrasound Obstet Gynecol,2005,25:32–6.
[11] Szwast A,et al. Ultrasound Obstet Gynecol,2012,40:62–7.
[12] Gottschalk I,et al. Ultrasound Obstet Gynecol,2017,49(5):637–42.
[13] Wertaschnigg D,et al. Can J Cardiol,2016,32(12):1500–6.
[14] Guorong L,et al. Fetal Diagn Ther,2009,25:167–72.
[15] Berg C,et al. Ultrasound Obstet Gynecol,2009,34:666–72.
[16] Jansen FA,et al. Ultrasound Obstet Gynecol,2016,48(3):357–64.
[17] Hahn E,et al. Ultrasound Obstet Gynecol,2016,47:460–5.
[18] Rudolph AM. Congenital Diseases of the Heart. 3rd ed. Chichester, UK: Wiley,2009.
[19] Szwast A,et al. Ann Thorac Surg,2009,87:1214–9.
[20] Sun L,et al. Circulation,2015,131:1313–23.
[21] Wallenstein MB,et al. J Matern Fetal Neonatal Med,2012,25:662–5.
[22] Ruiz A,et al. Ultrasound Obstet Gynecol,2017,49(3):379–86.
[23] Barbu D,et al. Am J Obstet Gynecol,2009,201:43.e1–7.
[24] Pearce W. J Appl Physiol,2006,100:731–8.
[25] Limperopoulos C,et al. Pediatrics,1999,103:402–8.
[26] Mahle WT,et al. Circulation,2002,106(suppl 1):109–14.
[27] Van Houten JP,et al. Am J Perinatol,2002,13:47–53.
[28] Rosenthal GL. Am J Epidemiol,1995,143:505–13.
[29] Limperopoulos C,et al. Circulation,2010,121:26–33.
[30] Clouchoux C,et al. Cereb Cortex,2013,23:2932–43.
[31] Masoller N,et al. Ultrasound Obstet Gynecol,2016,47:65–73.
[32] Khalil A,et al. Ultrasound Obstet Gynecol,2014,43:14–24.
[33] Matthiesen NB,et al. Circulation,2016,133:566–75.
[34] Kiserud T,et al. J Matern Fetal Invest,1993,3:15–20.
[35] DeVore GR, Horenstein J. Ultrasound Obstet Gynecol,1993,3:338–42.
[36] Gembruch U,et al. Ultrasound Obstet Gynecol,2003,22:345–50.
[37] Berg C,et al. Ultrasound Obstet Gynecol,2006,28:137–42.
[38] Baez E,et al. Fetal Diagn Ther,2005,20:383–9.
[39] Bianco K,et al. J Ultrasound Med,2006,25:979–82.
[40] Arya B,et al. J Ultrasound Med,2014,33:1563–71.
[41] Smrcek JM,et al. Ultrasound Obstet Gynecol,2005,26:180–2.

本章完整参考文献，请扫描以上二维码在线查看。若需下载，请登录 www.wpcxa.com“下载中心”下载。

第 39 章

围生期电生理

Edgar T. Jaeggi

引 言

心率及心律紊乱是胎儿医学的一个重要方面。对于任何新发现的心律失常，我们首先要做的是确定其发生的潜在机制、血流动力学结果，以及是否需要治疗和适用的治疗方式。本章旨在回顾正常电冲动产生和传导的生理，阐述最常见的胎儿心律失常发生机制和诊断特征。

正常电生理

正常电冲动的形成和传导

心脏的主要作用是将血液泵至全身，为组织提供充足的氧气和营养并清除有毒废物。全心排血量（CO）即每分钟射血量，等于一次心跳中左右心室每搏量的总和乘以心率。正常胎儿心排血量在妊娠中期和晚期约为 450mL/（kg · min）。心脏之所以能跳动是高度特异性肌肉组织、心脏电传导系统 [包括窦房结（SA）、房室结（AV）和希氏 – 浦肯野系统，后者包括结间束、左右分支和浦肯野纤维 (图 39.1)] 等自然地协调、控制的结果。传导系统的作用是由位于右心房上壁处的窦房结细胞自发去极化产生电冲动，形成动作电位通过房室结传播到整个心室，同步激活心房和心室肌细胞而促成心脏跳动。心脏其他部位的组织如房室结细胞，也可能表现出类似自发去极化的特性，但窦房结产生电冲动的速度最快，因此它会抑制心脏其他部位的起搏电位。不同心脏组织之间的电传导速度不同，心房和心室肌速度为（0.5~1m/s），希氏 – 浦肯野系统为（2~4m/s），而房室结上的电传导速度（0.05m/s）明显较慢，而正是由于它的电传导缓慢，才使得每个心跳在心室除极前有足够的时间完成心房肌去极化和收缩。心脏的机械活动，即收缩期心肌细胞的收缩和舒张期心肌细胞的舒张，是由跨膜 Na^{+}、Ca^{2+} 和 K^{+} 电流随每个心动周期的快速周期性变化所协调的。去极化后，由于之前被激活的组织正处于不应期，新传导的电冲动不能够立即重新激活传导系统和心肌，心脏必须等待一个新的电冲动来启动下一个心跳。在心动周期中，电刺激不能启动新的动作电位的这段时间称为组织的有效不应期（ERP）。有效不应期是一种抗心律失常的保护机制。

胎儿心律的评估

胎儿出生后，心电图（ECG）是记录心脏电活动的首选方式。正常心电图包括一个窦性 P 波，其出现在每个 QRS 波群之前，在 PR 间期内，其电轴在 0 到 +90 度之间。而胎儿出生前心律的评估更具挑战性。虽然也有可能通过母体经腹心电图或间接地通过磁心动图（MCG）[1-5] 无创地记录胎儿电活动，但在胎儿医学中，这些方法并不能被更广泛地使用，目前它们要么不可用（例如 ECG），要么太昂贵（例如 MCG）。因此，胎儿超声心动图是研究心动周期中心房和心室电活动的替代方法 [6-11]。通过 M 型超声心动图（图 39.2）或多普勒组织显像，可以同时记录心房和心室收缩运动的顺序和时间的关系。同理，同时对二尖瓣流入和主动脉流出，或者选择更优的上腔静脉和升主动脉进行同步脉冲波多普勒，可评估继发于心房和心室收缩血流的顺序和时间关系（图 39.3）。上腔静脉（a 波）中反向血流的开始反映了心房收缩的开始，而主动脉正向血流的开始则标志着心室收缩的开始。同理，可应用脉冲波多普勒检测技术同时记录肺动静脉或左室血液的流入和流出。

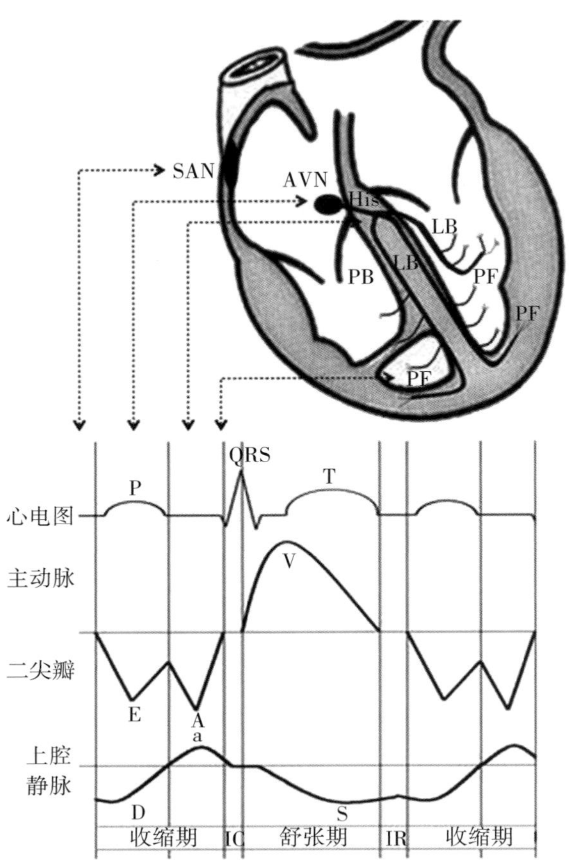

图 39.1　心脏电传导系统以及心电去极化（ECG）和心脏机械活动（超声心动图）之间的关系。上图：窦房结激发的电冲动沿心房肌纤维向房室交界处传播，刺激心房心肌收缩。在房室结内，房室结的纤维环是心房和心室之间唯一的心电连接，其电冲动在生理上是延迟的，因此可以起到过滤的作用，以防止异常快速的心房率或早搏传到心室。穿过房室结后，电冲动迅速通过希氏束、右束支和左束支以及浦肯野纤维的网络到达两个心室的心内膜表面。然后，电除极迅速地从一个心室肌细胞扩散到下一个心室肌细胞，从而使两个心室同步收缩。下图：心房（P 波）和心室（QRS 波群）去极化与心肌收缩和心内血液流动之间存在生理性延迟。二尖瓣 A 波和上腔静脉 a 波是心房收缩引起的舒张晚期事件，而升主动脉（V）的正向血流是心室收缩时血液喷射引起的。应用多普勒超声心动图，对房室收缩期血流进行评估。电生理 PR 间期和超声反映的 AV 间期之间的相关程度取决于心脏的电机械活性和负荷条件，并且在不同的超声模式之间也存在差异。SAN= 窦房结；AVN= 房室结；RB= 右束支；LB= 左束支；PF= 浦肯野纤维；His= 希氏（纤维）；MV= 二尖瓣；E 波 = 舒张早期血流；A= 舒张晚期血流

虽然超声心动图提供了收缩期心房和心室活动（包括房室传导）时间序列的有用信息，但它不能提供其他电生理活动（如 QRS 波和 QT 间期）的形态、持续时间和振幅，如胎儿超声心动图只能从胎儿其他异常表现而怀疑长 QT 间期综合征和其他复极异常，但仅凭超声却无法诊断。

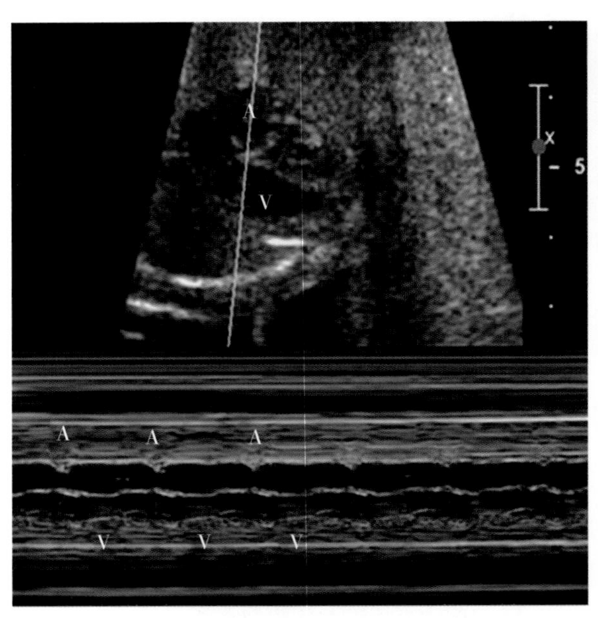

图 39.2　通过 M 型超声心动图同时评估心房和心室收缩运动。在实时二维超声心动图指导下，使 M 型超声声束同时经过心房和心室壁，记录收缩期心壁运动的顺序。正常 M 型波形的特征是在正常的房室间期内心房和心室以正常的频率发生有规律的收缩。A= 心房；V= 心室

考虑到上述限制，以下表现可认定为胎儿心律正常：

· 相对规则的心房及心室节律，且心率位于该胎龄（GA）[12] 心率第 3 百分位数和第 97 百分位数之间。

· 合适及正常的房室关系（图 39.4）。

不同超声心动图方法测定房室间期与胎龄匹配参考值已经发表 [1,13]。房室时间测量通常用于监测暴露于母体抗 Ro/SSA 自身抗体的胎儿的房室结传导，因其有发生完全性心脏传导阻滞（CHB）的风险。有一些证据表明，如果能够在疾病的早期（即显示为不完全性一度或二度房室传导阻滞）识别和治疗 CHB，那么 CHB 是可以预防的 [14–17]。一度房室传导阻滞是最轻微的电传导异常，其特征是房室率正常，房室传导为 1∶1，但房室传导时间间隔明显延长 [17]。

胎儿心律失常

心律失常机制

除一度房室传导阻滞外，心律失常可视为一种偏离正常电 – 机械活动节奏的现象，其表现为

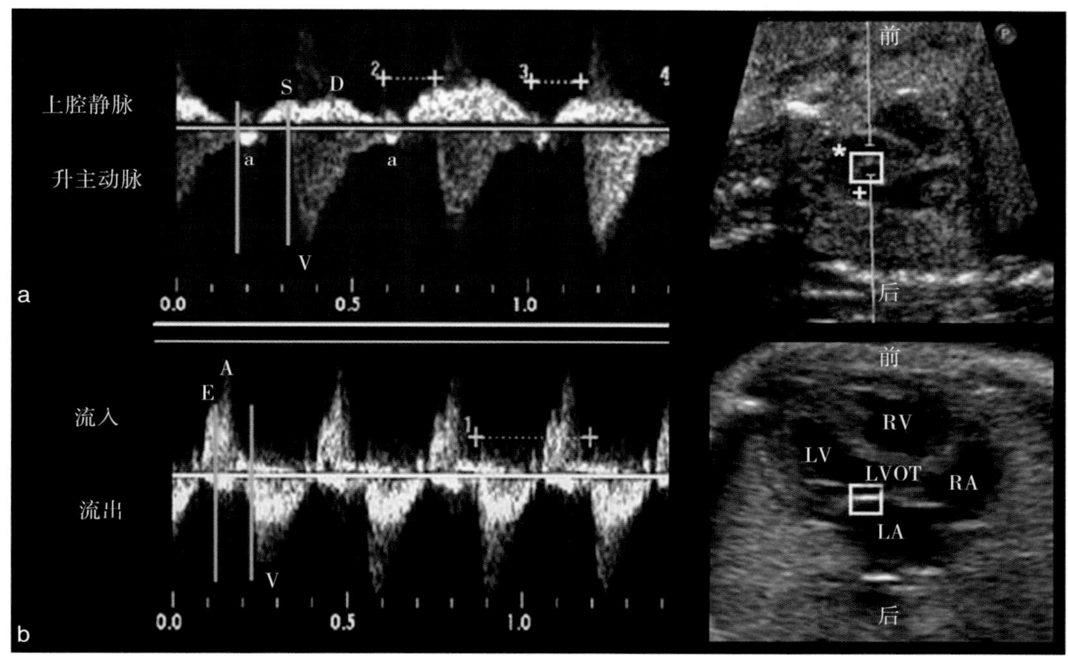

图 39.3 脉冲多普勒超声心动图同步评估心房和心室收缩期血流。a. 上腔静脉 / 升主动脉（SVC/Aorta）多普勒成像。在胎儿胸部的矢状面上，可以看到上腔静脉（+）连接至右心房且部分与升主动脉（星号）相邻。设置多普勒取样容积包含两个血管，因此可同时记录上腔静脉和主动脉血流（V）。上腔静脉收缩期（S 波）和舒张早期（D 波）是流向胎儿心脏的，而在心房收缩（a 波）时则相反。测量房室间期（AV：从 a 波起始处到 V 波起始处）如绿色竖条所示。b. 二尖瓣 / 升主动脉（左心室流入 / 流出）多普勒成像。在胎儿心脏的四腔心切面，很容易获得同步流入及流出道的多普勒血流波形，其中主动脉很像第五个腔室。多普勒取样容积包含二尖瓣和左心室出口。这种方法主要用于确定正常节律下房室之间的关系。二尖瓣区 A 波的开始标志着心房收缩的开始，而主动脉血流（V）的开始标志着心室收缩的开始。房室间期的测量如绿色竖条所示。LA= 左心房；LV= 左心室；LVOT= 左心室出口；RA= 右心房；RV= 右心室；a= 心房收缩；S= 收缩期；D= 舒张期；V= 主动脉血流；E= 舒张早期血流；A= 舒张晚期血流

心律失常，心率慢或过快，或心律与心率失常的组合。造成这种现象的原因可大致分为冲动产生异常和传导异常，并且这种传导异常可能发生在心脏的每一个区域[18-20]。

◆ 冲动形成异常

除窦房结外，心房、房室结和希氏浦肯野系统中的心肌细胞均具有自律性。作为起搏细胞它们的能力通常被较快的窦性心率所抑制。当原本的起搏点从窦房结转到潜在起搏点时，就会发生异位心律，其原因可能为因为窦性心律降低到潜在起搏点的自动除极速率以下（如房室交界性逸搏心律），或潜在起搏点自律性的频率增强超过正常的窦性

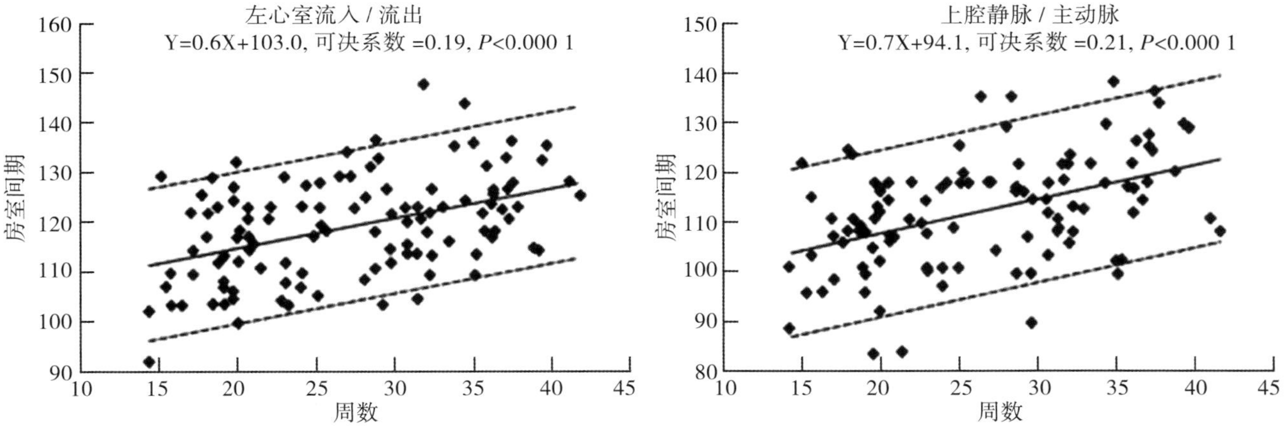

图 39.4 脉冲波多普勒显示的胎龄与正常房室间期匹配图。线条表示回归和个别观察的 95% 置信区间。经许可，引自 Nii M, et al. Heart，2006，92：1831−1837[1]

心律[如心房异位心动过速（AET），房性早搏（PAC）]。另一种节律障碍起源于异常冲动，包括以异常快的速率(窦性心动过速)或慢的速率(窦性心动过缓)激发的窦房结。

◆ 冲动传导异常

“折返”是一次电冲动在心肌组织中传播同时被电传导通路中其他的相同电冲动激活。它是大多数室上性心律失常（SVA）的发生机制，包括心房扑动（AF）和房室折返性心动过速（AVRT）。心房扑动是由局限于心房组织的折返通路导致的。房室折返性心动过速是胎儿持续的心动过速的主要机制，它的折返电路通常包括从心房传导到心室的房室结和将心室冲动传回心房的辅助通路。当传导系统如房室结病变（如心脏传导阻滞）或不应期（如房室传导阻滞合并房早）时，就会发生传导的延迟或阻滞。

胎儿心律失常的超声心动图评估

通过 M 型和（或）多普勒超声心动图对心律失常进行追踪，并对其他关键参数进行一步步分析和研究，可以可靠地识别大多数心律失常及其临床相关性（表 39.1）。这包括确定：

· 房性和室性心律失常的发生率、规律和时间顺序。

· 血流动力学变化。

· 引发或加重心律失常的因素。

表 39.1 胎儿心律失常的阶梯式评估方法

· 心房（A）率和节律（A-A）：
A：无 – 慢 – 正常 – 快
A-A：规则 – 不规则（例如，房性二联律）
· 心室（V）率和节律（V-V）：
A：慢 – 正常 – 快
A-A：规则 – 不规则（例如，室性二联体）
· 心房和心室比（A-V 率）：
正常 1∶1（等 A 和 V）
>1∶1（A 多于 V）
<1∶1（V 多于 A）
· 心房和心室变化的关系和时间：
房室时间正常 – 时间延长 – 房室分离
· 心律失常类型：
持续时间：短暂（<10%）– 间歇（10%~50%）– 延续（>50%）– 持续（100%）
发作/终止：突发或渐进；由其他事件触发(即房性早搏)
· 胎儿健康状态：
积液、心脏大小和功能、房室瓣膜反流，胎儿运动，羊水
· 结构性心脏病和其他相关：
心脏传导阻滞：抗 Ro 抗体，左心结构异常，先天性矫正型大动脉转位
窦性心动过速：Grave 病，贫血，胎儿窘迫
窦性心动过缓：长 QT 间期综合征，抗 Ro/SSA 抗体

不规则节律型心律失常

对无症状母亲及胎儿进行例行评估时，最常见的不规则心律紊乱可能同时存在。不规则心律失常的主要鉴别诊断包括（图 39.5）：

· 房性早搏（PAC）。

· 室性早搏（PVC）。

· 二度房室传导阻滞中的 Ⅰ 型和 Ⅱ 型。

房性早搏（图 39.5 上图）是到目前为止胎儿最常见的心律失常。通过超声心动图检测显示房性早搏比正常心房（A-A）时间间歇更短[21-22]。如果房性早搏提早到无法通过房室结传导至心室，则不会观察到心室收缩，表现为漏搏。如果房室结处于非不应期，则房性早搏后会出现偶发的室性早搏。

传导性房性早搏应与室性早搏(图 39.6 底部)区分开来，后者在胎儿中罕见。通过超声心动图观察，室性早搏之前没有心房搏动，心房间隔通常是正常和规则的。如果每个第二次（二联律）或第三次（三联律）心房或心室搏动过早发生，则可观察到规则或不规则心律失常模式。

无论出现的模式如何，孤立的房性早搏和室性早搏对血流动力学的影响都是微不足道的，通常无需药物治疗可自行消失。尽管如此，孤立的房性早搏与胎儿室上性心动过速风险相关（＜ 1%），如果发生二联律或成对发生，则风险更高[23-24]。因此，应由产科医生或助产士间断监测胎儿心率，以发现快速性心律失常的迹象，直到房早消退。此外，最近出版的美国心脏学会 AHA 指南建议，如果胎儿心律频繁出现不规则搏动，或存在任何可能导致心律失常的问题，又或者异位搏动持续超过 1~2 周，则应行胎儿超声心动图检查评估心脏结构和功能，并建立心律失常的监测机制[23]。

个别心律不齐也可能缘于二度房室传导阻滞，其特点是仅部分而不是全部的心房除极无法传导到心室，此时心房率正常，心室率取决于心房冲动传导到心室的数量。在二度房室传导阻滞莫氏型

正常窦性心律

房性　A　A　A　A　A

房室传导

室性　V　V　V　V　V

超声心动图特性

A-A：规则，节律正常

A-V 率：1∶1

V-V: 规则，节律正常

传导性和非传导性房性早搏

房性　A　A P　A P　A

房室传导

室性　V　V V　V　V

A-A：不规则，节律正常

A-V 率 >1（传导阻滞）：1∶1（传导性）

V-V: 不规则，节律基本正常

室性早搏

房性　A　A　A　A　A

房室传导

室性　V　V P　V P

A-A：规则，节律正常

A-V 率：1∶1 或 <1

V-V: 不规则，节律基本正常

二度Ⅰ型房室传导阻滞

房性　A　A　A　A　A

房室传导

室性　V　V　V　V

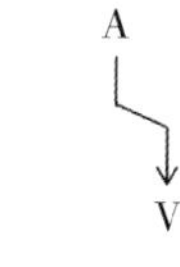

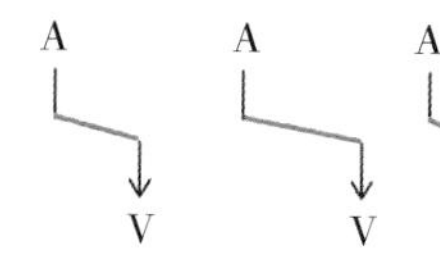

A-A：规律，节律正常

传导阻滞导致进展性 AV 延迟

V-V: 不规则，节律基本正常

图 39.5　不规则心律失常的机制和超声心动图特征与正常窦性心律的比较。A= 正常心房；P= 房性或室性早搏；V= 正常心室；—◆ = 非传导性心房搏动

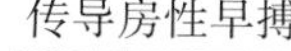

传导房性早搏

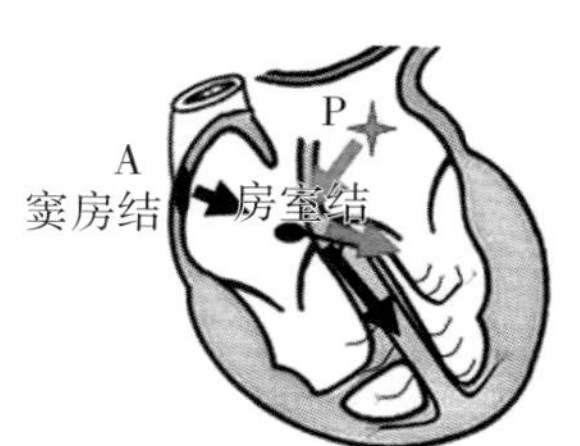

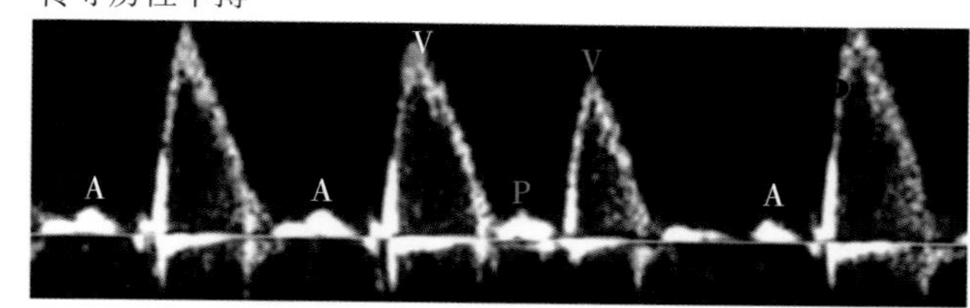

非传导房性早搏

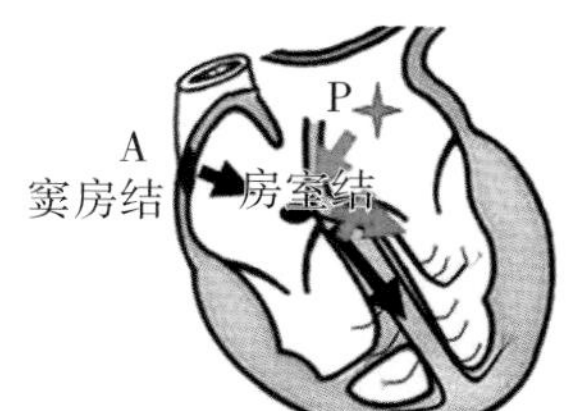

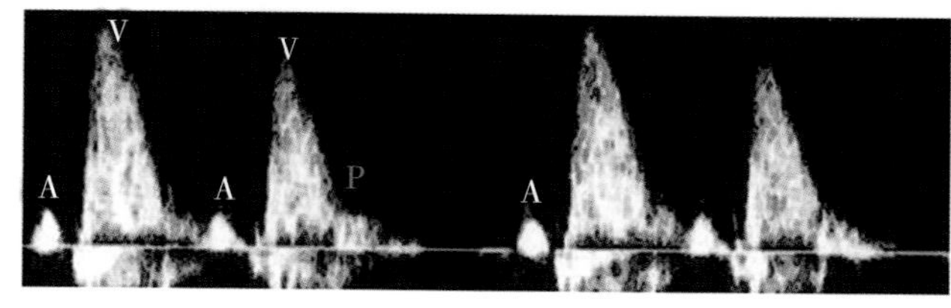

室性早搏

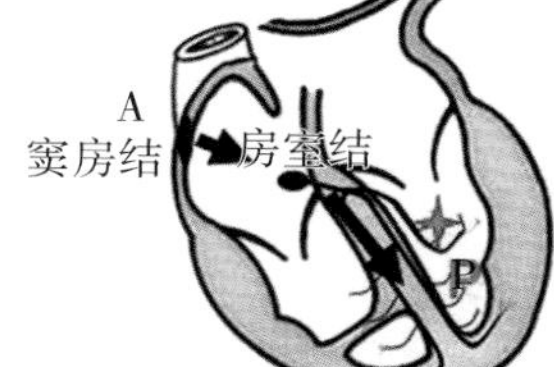

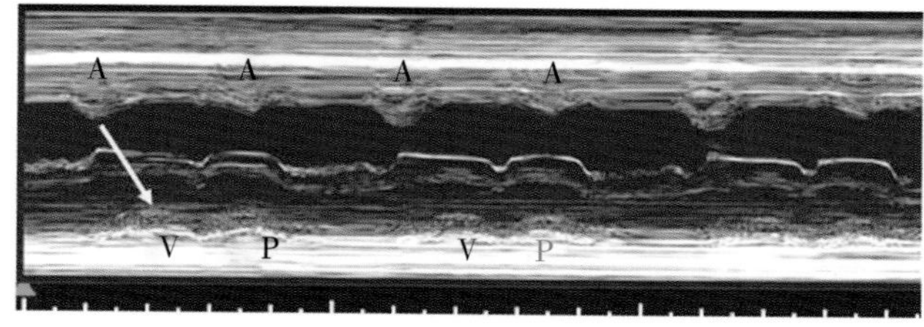

图 39.6　房性早搏和室性早搏收缩。上图和中图：传导和（上腔静脉 / 主动脉多普勒），当与正常房 – 房（A-A）间期相比时，房性早搏的 A-P 间期明显缩短。房性早搏向心室的传导取决于房室结在房性早搏时是否处于不应期。下图：室性早搏（M 型超声心动图）中房性心律（A-A）规则，而室性心律不规则，这种情况是由于每个交替的室性搏动（心室二联）的提前（P）。尽管每两次心房搏动只有一次传导（箭头所示），其平均心室率还是保持正常。A= 房（性搏动）；V =室（性搏动）；P= 早搏；SAN= 窦房结；AVN= 房室结

(文氏型)中，PR 间期逐渐延长直至 QRS 波群脱落(P 波不能下传），而在莫氏型中，PR 间期固定，每隔一个或数个心动周期出现一个或数个心室漏搏。二度房室传导阻滞可能继发于抗体介导的房室结炎症，抗炎治疗可能有效，并防止其进展为完全性心脏传导阻滞[25-26]。

缓慢型心律失常

胎儿心动过缓的传统定义是心率 <110/min，但更准确的定义是心率 < 对应胎龄心率的第 3 百分位数。心动过缓机制包括（图 39.7）：

- 窦性心动过缓。
- 非传导型心房二联率。
- 2∶1 型房室传导阻滞。
- 完全性心脏传导阻滞前配描述。

窦性心动过缓被定义为源自窦房结的缓慢节律，如果窦房结的自发放电速率低于心房下或交界区等其他潜在起搏点的自发放电速率，则潜在起搏点可以接管心脏的放电。通过超声心动图，可看出窦性心动过缓或房性心动过缓与正常节律相似，唯一的区别是，在妊娠期，房性和室性节律较慢，通常在 80~110/min。窦性心动过缓胎儿耐受性良好，一过性、少于 1~2min 的心动过缓被认为是良性的，尤其是在妊娠早期。时间较长或持续的发作应对其可能原因进行评估，如胎儿窘迫、窦房结功能障碍（抗 Ro 抗体相关，左房异构）和长 QT 间期综合征（KCNQ1 突变）[12,27-32]。窦性心动过缓的围生期处理取决于潜在的病因，可能不需治疗，也可能需要针对心肌炎症使用抗炎药物（抗 Ro 抗体）、提前分娩（胎儿窘迫）和产后使用 β 受体阻滞剂 ± 人工起搏（长 QT 间期综合征）治疗。

功能性房室传导阻滞可能发生在房室结不应期，即相邻除极之后或复极延长。非传导性心房二联律（图 39.8 上图），每两次心房激动就会发生早搏一次，以致无法通过正处于不应期的房室结。通过超声心动图可观察到心房间期不规则，但在较短（A-PAC）和较长（PAC-A）心房间隔之间呈规律交替。如果每个房早都是非传导性的，并且每个正常的窦性起搏（A）都被传导至心室，则心室率将是平均心房速率的一半，而平均心室速率通常为 60~90/min。非传导性心房二联律是胎儿心动过缓的常见原因，有时可持续数天至数周。尽管如此，就像房性早搏的其他表现一样，心房二联症的耐受性很好，最终会自行恢复。由于胎儿室上性心动过速合并心房二联的风险增加，建议每周进行一次心率评估，直到心律紊乱恢复窦性[23]。

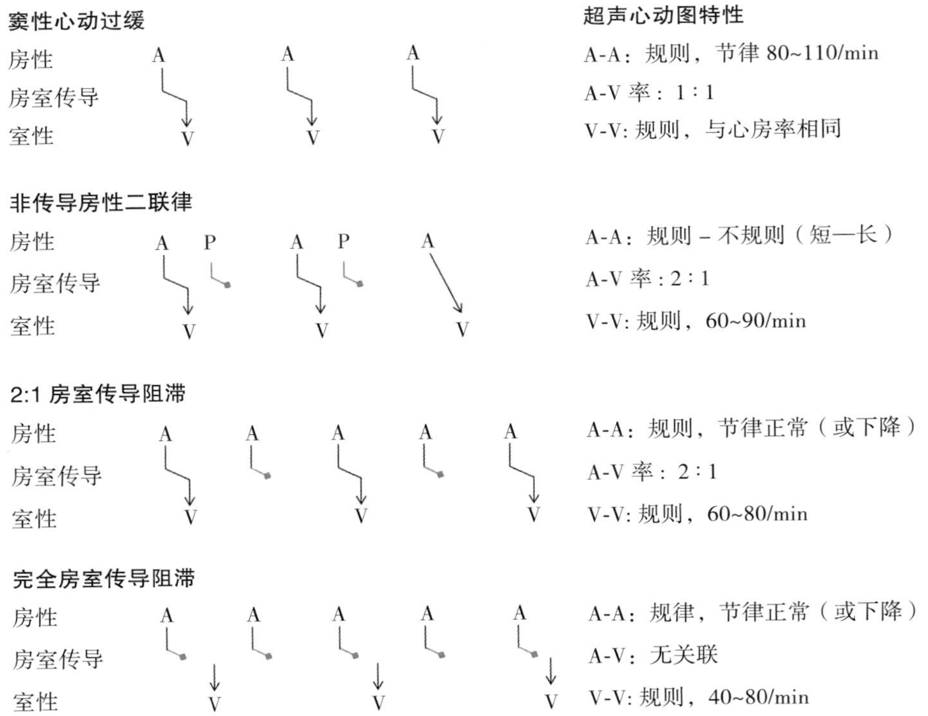

窦性心动过缓　　**超声心动图特性**

房性 A A A　　A-A：规则，节律 80~110/min

房室传导　　A-V 率：1∶1

室性 V V V　　V-V: 规则，与心房率相同

非传导房性二联律

房性 A P A P A　　A-A：规则 – 不规则（短—长）

房室传导　　A-V 率 : 2∶1

室性 V V V　　V-V: 规则，60~90/min

2:1 房室传导阻滞

房性 A A A A A　　A-A：规则，节律正常（或下降）

房室传导　　A-V 率：2∶1

室性 V V V　　V-V: 规则，60~80/min

完全房室传导阻滞

房性 A A A A A　　A-A：规律，节律正常（或下降）

房室传导　　A-V：无关联

室性 V V V　　V-V: 规则，40~80/min

图 39.7　缓慢型心律紊乱的机制和超声心动图特征。A= 心房活动；P= 早搏；V= 心室活动；—◆ = 非传导性心房搏动

心房二联律不应与 2∶1 房室传导阻滞（图 39.8 中图）混淆，后者可能与先天性 QT 延长有关[30,33]。与心房二联律不同，2∶1 房室传导阻滞的心房节律是有规律的。此外，心房率较慢时，也有可能转为 1∶1 房室传导。如果胎儿有类似于其他长 QT 的表现，如不明原因的窦性心动过缓和室性心动过速，则 2∶1 房室传导阻滞的患者及其家属应进行检查，以排除遗传性离子通道障碍的可能性。由于长 QT 间期综合征患者易发生室性心动过速相关的心搏骤停和猝死，因此通常需要使用长效 β 受体阻滞剂加或不加人工起搏器或植入式心律转复除颤器进行产后治疗。

完全性心脏传导阻滞（CHB）（图 39.8 下图），定义为全部心房电冲动都无法通过房室结传导，妊娠期发病率约为 1/5000~10 000。超声心动图对鉴别功能性难治性房室结阻滞（如心房二联律和 2∶1 房室传导阻滞）和 CHB 具有重要的临床意义，因为后者是不可逆的，表明房室结受损进一步加剧。胎儿 CHB 的典型超声心动图特征是心房节律规则且正常，而心室以 40~80/min 的较慢速率独立跳动。有大约一半的 CHB 胎儿，合并严重的结构性心脏病，其中最严重 的是左房异构，它具有非常高的宫内死亡风险[32,34-35]。在没有结构性心脏病的情况下，先天性 CHB 胎儿与经胎盘传递的母体抗 Ro/SSA 抗体密切相关，在大约 2% 的孕妇中检测到这种抗体[36]。在 1%~5% 具有高滴度抗 Ro 抗体的母亲中，免疫介导的胎儿心脏并发症包括完全性心脏传导阻滞、窦性心动过缓、心肌炎、心内膜弹性纤维组织增生症和（或）扩张型心肌病，将在妊娠早期发生并发展并表现出症状[36]。虽然孤立性胎儿 CHB 通常是可耐受的，但在疾病的终末阶段，它可能导致胎儿心排出量降低、胎儿水肿和围生期死亡。与胎儿和新生儿死亡显著相关的危险因素包括胎儿水肿、心内膜弹性纤维组织增生症、心肌炎和心动过缓（<50~55/min）[37-38]。

目前，CHB 的最佳治疗还未达成共识，包括孤立性免疫介导的完全性心脏阻滞产前治疗适应证。完全性心脏传导阻滞目前是不可逆转的[39]。地塞米松、静脉注射免疫球蛋白（IVIG）、β 肾上腺素能药物和产后应用人工起搏已被用于预防

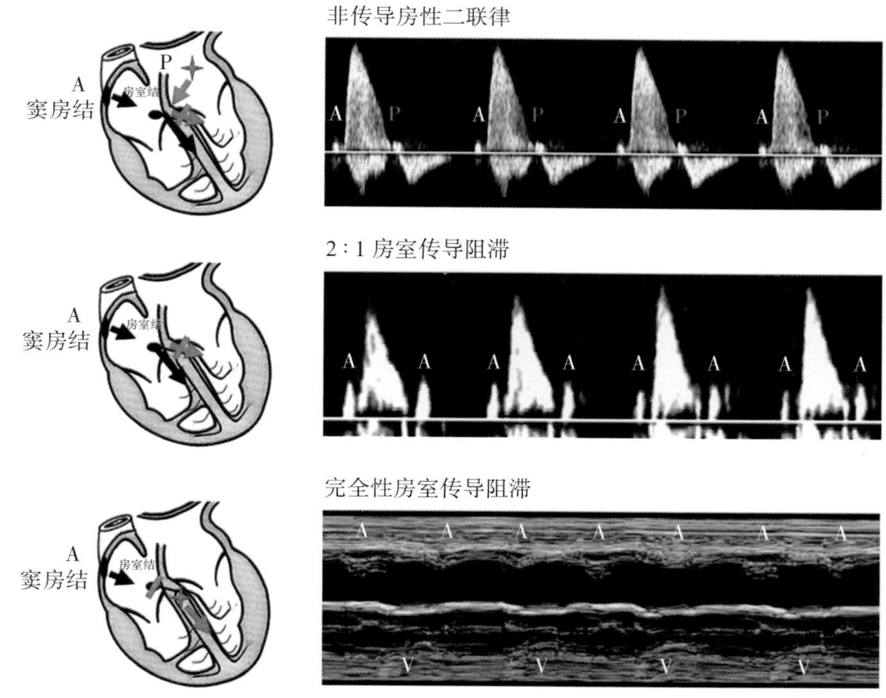

图 39.8 房性二联律，2∶1 房室传导阻滞和完全性房室传导阻滞。上图：房性二联律（上腔静脉 / 主动脉多普勒频谱图）。可见正常心房（A）和心房早搏（P）交替出现。本例中房性期前收缩发生得很早，以致于其规律性地发生传导阻滞。持续性心房二联律伴阻滞的早搏可能导致胎儿平均心率降至每分钟 60~100 次。中图：2∶1 房室传导阻滞（上腔静脉 / 主动脉多普勒频谱图）。虽然心房频率正常，但每两次（心房激动）才向心室传导一次。下图：完全性房室传导阻滞（M 型超声心动图）。心房（A）和心室（V）独立并有规律地以其固有频率搏动，原因是房室结的电传导完全阻滞

或治疗更严重的免疫介导的心肌炎，以期增加心排血量及提高存活率[40–41]。我们医疗机构，从孕妇被诊断为免疫介导的心脏病起，常规使用地塞米松（8mg/d，持续 2 周；4mg/d 至 28 周；然后 2mg/d 直至出生），以防止更严重的心肌损伤[42]。如果检测到有心内膜弹性纤维组织增生和心室功能不良的迹象，则对孕妇进行静脉注射免疫球蛋白（每 2~3 周，1g/kg）。相反，与母体抗 Ro 抗体无关的孤立性心脏传导阻滞可以在不使用抗炎药物的情况下进行治疗。如果胎儿平均心率 <50 次 /min，则使用经胎盘的沙丁胺醇（每天 10mg，分 3 次或 4 次口服）和产后异丙肾上腺素输注来暂时增加心室速率并保持足够的心排血量，直到新生儿植入永久起搏器为止。多伦多一项研究表明，应用这种方法治疗胎儿抗体介导的缓慢性心律失常，10 年存活率超过 90%。

快速型心律失常

在胎儿或新生儿中检测到心率 >180/min，则属于紧急医疗情况，因其有血流动力学损害和死亡的风险。发生快速节律的可能机制按照频次排序如下（图 39.9）：

· 室上性心动过速（SVT）包括房室折返性心动过速（AVRT）、房性异位心动过速（AET）和永久性交界性往复性心动过速（PJRT）。

· 心房扑动（AF）。

· 窦性心动过速。

· 室性心动过速。

房室折返性心动过速和心房扑动占胎儿快速性心律失常的 90%[43]。超声心动图很容易区分这两种心律失常[6–7,10,44]。

房室折返性心动过速（图 39.10 上图）最常表现为心率达 190~300/min 的间歇性或持续性心动过速。它可以发生在早期妊娠以后的任何时候。通常的折返通路包括顺行传导（AV）的房室结和快速逆行（VA）传导旁路。房室折返性心动过速以房性早搏突然开始，并以房室传导阻滞终止。大多数患者心脏结构正常，但 Ebstein 畸形的三尖瓣下移

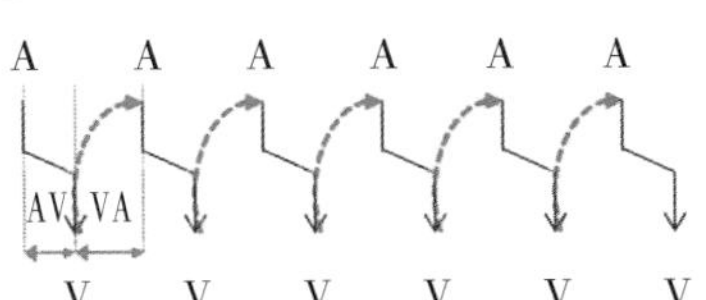

图 39.9 快速型心律紊乱的机制和超声心动图特征。长 VA 表明心动过速的 VA（心室 – 心房）间期长于 AV（心房 – 心室）间期，窦性心动过速、永久性交界性反复性心动过速和房性异位心动过速正是这种情况。房室折返性心动过速（短 VA）的 VA 间期短于 AV 间期。A= 心房活动；V= 心室活动；—◆ = 非传导性心房事件；---→ = 折返通路

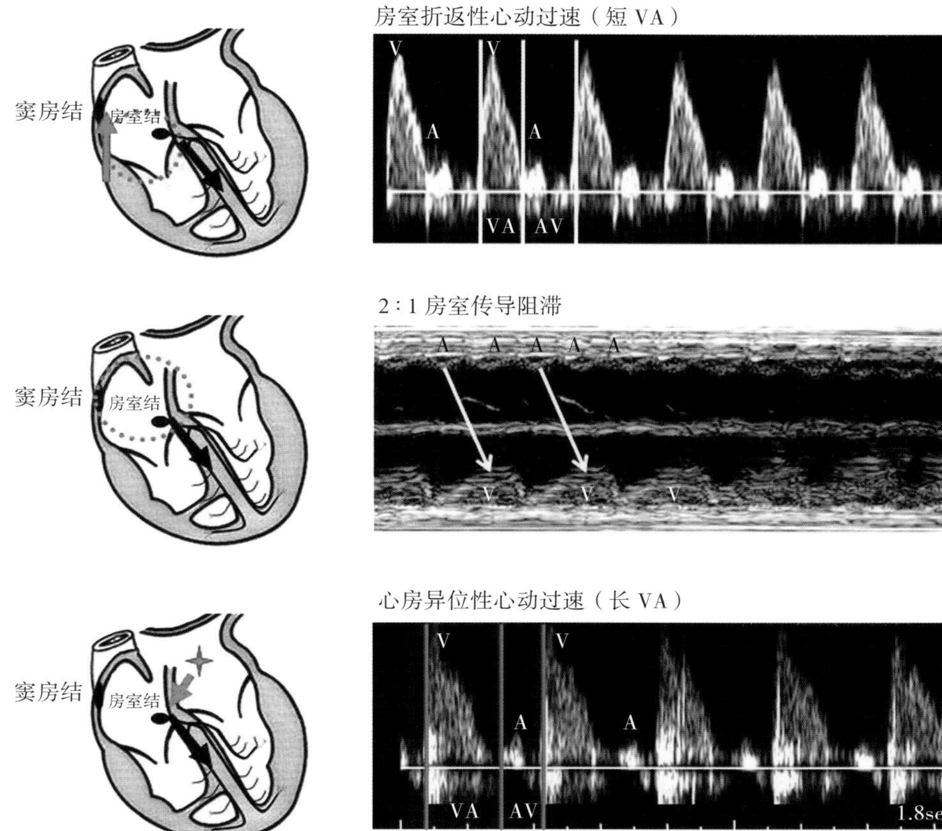

图 39.10 房室折返，心房扑动和房性异位心动过速。上图：房室折返性心动过速（上腔静脉 / 主动脉多普勒频谱图）。上腔静脉 a 波（A）接近主动脉血流波形（V）的末端，表明心房收缩发生在心室收缩后不久。测量 AV 和 VA 间期（用竖条标记）表明 VA 比 AV 间期短，这是折返性心动过速的特征，这是由于使用房室结的正常（慢）路径进行顺行房室传导，同时心房被快速的逆行（VA）传导旁路（红色箭头）所刺激。由于 VA 传导比 AV 传导快，因此超声心动图上 VA 间期较短。中图：心房扑动（AF 的 M 型超声心动图）。M 型超声描记显示心房（A-A）速率超过 300/min，是心室（V-V）速率的两倍。这可以用心房的折返环来解释，每两个心房活动有一次会传导到心室。二维超声心动图已经怀疑房颤，因为心房壁的活动非常快，最好是转换成 M 型成像模式就可明确诊断。下图：房性异位心动过速（AET；上腔静脉 / 主动脉多普勒频谱图）。频谱波形显示胎儿心动过速伴 1∶1 房室传导。与 AV 间期相比，VA 间期明显长。这种“长 VA 模式”可以用各种心律失常机制来解释，包括在窦房结（窦性心动过速）或心房（如本例中的房性异位心动过速）中产生异常冲动，以及房室折返通过缓慢逆行传导的旁路（永久交界性往复性心动过速）

异常与右侧旁道有关。通过胎儿超声心动图可观察到，心房紧随心室收缩之后收缩时，心动过速具有短的逆行传导模式。心房和心室几乎同时收缩时，房室瓣在心房收缩期间功能关闭，导致胸前静脉和静脉导管明显的反向血流 a 波。

心房扑动（图 39.10 中图）由心房壁内的圆形大折返通路维持，而房室结不是折返通路的一部分。心房频率在 300~500/min，通常伴有 2∶1 房室传导，心室率通常在 150~250/min[44]。在房室传导较慢（3∶1 或 4∶1）时可观察到正常或接近正常的心室率。

其他胎儿快速性心律失常机制非常少见。当心率 <220/min 时，胎儿窦性心动过速、持续交界往复性心动过速（PJRT）和房性异位心动过速（AET）与长心室 – 心房（VA）心动过速非常相似，可能难以相互区分。窦性心动过速通常比房性异位心动过速和持续交界往复性心动过速慢 20~30/min，其特征是心房频率 <200/min，房室传导正常，胎儿心率有一定的变异性。持续交界往复性心动过速是一种房室折返性心动过速，具有相对缓慢的逆行传导旁路，这解释了长 VA 模式。房性异位心动过速（图 39.10 下图）起源于心房内的异位病灶，且常常持续发生。在房性异位心动过速期间，可能会观察到心动过速的间歇性变化，心率有增快或减慢。

虽然房性异位心动过速通常传导为 1∶1，但也可能为传导变化导致的传导延迟，或功能性 2∶1 房室传导阻滞。

室性心动过速和交界性异位心动过速是胎儿快速性心律失常的特殊原因。胎儿超声心动图显示，心动过速 <200/min，且一直持续表现为心动过速。心室率高于心房率，并且心室和心房（房室分离）之间没有明确的关系。

◆ 治　疗

在不经药物干预的情况下进行密切观察可能是一种安全的方法，对于少数短暂室上速发作的胎儿，很少会发生心力衰竭，除非是心律失常非常严重和（或）变得更持久。然而，持续快速性心律失常的胎儿，如果一直处于心动过速，往往会发展为心力衰竭并伴有水肿。实际上，胎儿水肿、低心排量和死亡与持续的房室折返性心动过速密切相关，即使是间歇性室上性心律失常也可能产生严重的后果[43,45]。治疗胎儿室上性快速心律失常的药物包括产妇使用地高辛、氟卡胺或索他洛尔单独或联合使用，而胺碘酮和直接对胎儿治疗的方法通常用于那些难治性、耐受性差的胎儿心动过速[43–45]。出生后，应用 β 受体阻滞剂的抗心律失常治疗，常用于预防室上速在婴儿的前 6~12 个月或更长时间内复发。新生儿房颤复发不常见，并且很少需要长期治疗。

胎儿、母体和妊娠有关的各种情况都可能是导致持续性窦性心动过速的原因，包括窘迫、贫血、感染和母体抗甲状腺自身抗体。窦性心动过速的重要性在于认识和治疗潜在的病因。在评估胎儿是否患有室性心动过速时，可能的病因包括病毒和抗 Ro 抗体介导的心肌炎、心脏肿瘤、结构性心脏病、遗传性心肌病（包括长 QT 间期综合征）和电解质失衡。治疗和预后取决于室速的机制和类型、血流动力学的影响，以及相关条件。胎儿出生前对产妇短期静脉注射的镁剂已被推荐作为胎儿室速心率 >200 /min 的一线治疗药物[23]。其他用于控制急性室速的治疗包括静脉注射利多卡因、口服 β 受体阻滞剂和美西律。在没有长 QT 间期综合征的情况下，胺碘酮、氟卡尼或索他洛尔也可能有用。

总之，超声心动图可以无创检测潜在的心律失常机制和胎儿健康情况。应该使用阶梯性的诊断方法来检查心律失常发生的规律性、心率、心房和心室活动的时间顺序和传导比，并给出最准确的诊断和血流动力学预期。这种方法将降低不合理用药及胎儿早产的风险，同时它可能有助于对严重心律失常（如 SVT 和 CHB）的治疗和改善预后。有关各种类型胎儿心律失常的治疗和预后将在本书其他章节进行更详细的讨论。

参考文献

[1] Nii M,et al. Heart,2006,92:1831–7.
[2] Taylor MJ,et al. BJOG,2003,110:668–78.
[3] Kiefer-Schmidt I,et al. J Perinat Med,2012,40:277–86.
[4] Strasburger JF, et al. Heart Rhythm, 2008,5:1073–6.
[5] Wakai RT,et al. Circulation,2003,107:307–12.
[6] Kleinman CS,et al. Am J Cardiol,1983,51:237–43.
[7] Jaeggi E,et al. Heart,1998,79:582–7.
[8] Rein AJ, et al. Circulation ,2002,106:1827–33.
[9] Fouron JC, et al. Obstet Gynecol,2000,96:732–6.
[10] Fouron JC,et al. Heart, 2003,89:1211–6.
[11] Carvalho JS, et al. Heart ,2007,93:1448–53.
[12] Mitchell JL,et al. Circulation,2012,126:2688–95.
[13] Andelfinger G,et al. Am J Cardiol,2001,88:1433–6.
[14] Sonesson SE,et al. Arthritis Rheum,2004,50:1253–61.
[15] Rein AJ,et al. Circulation,2009,119:1867–72.
[16] Friedman DM,et al. Circulation ,2008,117:485–93.
[17] Jaeggi ET,et al. J Am Coll Cardiol, 2011,57:1487–92.
[18] Waldo AL, Wit AL. Lancet,1993,341:1189–93.
[19] Boyden PA. Am J Cardiol ,1996,78:4–11.
[20] Cabo C, Wit AL. Cardiol Clin ,1997,15:517–38.
[21] Fouron JC. Prenat Diagn ,2004,24:1068–80.
[22] Kleinman CS, Nehgme RA. Pediatr Cardiol,2004,25: 234–51.
[23] Donofrio MT, et al. Circulation ,2014,129: 2183–242.
[24] Sonesson SE,et al. Ultrasound Obstet Gynecol,2014,44: 171–5.
[25] Raboisson MJ, et al. J Am Soc Echocardiogr ,2005,18:375–80.
[26] Cuneo BF, et al. Am J Obstet Gynecol ,2016,215:527–8.
[27] Maeno Y, et al. Ultrasound Obstet Gynecol ,2003,21:234–8.
[28] Beinder E, et al. Am J Obstet Gynecol ,2001,185:743–7.
[29] Hofbeck M, et al. Heart, 1997,77:198–204.

本章完整参考文献，请扫描以上二维码在线查看。若需下载，请登录 www.wpcxa.com“下载中心”下载。

第 40 章

胎儿心动过缓

Bettina F. Cuneo

引　言

在转诊至围生期心脏中心的病例中，胎儿心律失常大约占 10%。绝大多数心律失常的现象属于不需要治疗的房性和室性异位心律。持续性心动过缓并不多见，仅占所有心律失常转诊病例的 5%[1-2]。心动过缓可能是原发性心脏传导异常或继发于胎儿或母体其他异常（表 40.1）[3]。胎儿心动过缓诊断最敏感的影响因素与发病时的胎心率和胎龄有关。例如，心率为 70~80/min，胎龄为 32 周的胎儿，相较于抗 Ro/SSA 抗体介导的房室传导阻滞，其更有可能发生由长 QT 间期综合征引起的阻滞性房性二联律（BAB）或功能性二度房室（AV）传导阻滞。而在胎龄 15 周的胎儿中，相同的胎心率最有可能是由于传导系统异常和复杂的结构缺陷引起的房室传导阻滞。在 20~32 周的胎儿，窦性心动过缓有可能继发于所有这些列出的原因。

胎儿心动过缓的诊断

胎儿心律失常的三种主要诊断方法是超声心动图（ECHO）、胎儿心电图（fECG）和胎儿心磁图（fMCG）。每种方法都有其优缺点（表 40.2）。频谱多普勒和 M 型超声心动图可评估相关电生理活动的结果，包括房室率、房室关系和房室传导间期的替代活动（图 40.1）。胎儿超声心动图可以评估心脏解剖、是否发生心力衰竭及其程度，但不能评估 QT 间期和复极特征，以及短暂或罕见的心律失常。

理论上，fECG 可以评估胎儿心电的形态、间期和复极特征，但胎儿心脏的电信号因受到羊水和胎儿皮肤的影响而衰减[4-5]；因此，通常只有与胎儿直接接触才能获得有质量的诊断信号[6]。fMCG 是一种针对胎儿心脏磁场的无创性测量[7]，使用 SQUID 磁强仪或最新的光泵式磁强仪，从胎儿 18

表 40.1　胎儿心动过缓

病种	原因
1∶1 房室传导的心动过缓（原发）	
异位心房起搏点	· 异位综合征的窦房结缺失或位置异常
窦房结功能障碍	· 免疫介导或病毒对正常窦房结的损害
	· 遗传原因
离子通道病	· 家族性和新发长 QT 突变
1∶1 房室传导的心动过缓（继发）	· 胎儿窘迫
	· 中枢神经系统或染色体异常；母体用药
	· 母体甲状腺疾病
交界性心动过缓	· 免疫介导的窦房结和房室结损伤
可变房室传导的心动过缓	
阻滞性房性二联律	· 隔次心房搏动出现过早（PAC）无法传导到心室
房室传导阻滞	· 合并结构性心脏异常的房室结发育异常
	· 正常房室结免疫介导性损害
	· 长 QT 突变，特别是 SCN5A 或 KCNH2

表 40.2 胎儿心动过缓诊断技术对比

超声	胎儿心磁图	胎儿心电图
12~40 周：心房和心室率，房室关系；仅能测近似 PR 间期	18~40 周：心房和心室率、房室传导；准确测量所有心脏间期	18~40 周：心室率；诊断质量追踪仅限于分娩期间头皮电极
评估心脏形态和功能	无法评估心脏形态或功能	无法评估心脏形态或功能
无法分析心率 / 节律；不能检测到短暂性心律失常	分析数小时的搏动心率 / 节律；可检测短暂性心律失常	平均心跳；心室收缩类似于持续的体外胎儿监护；不能检测到短暂性心律失常
检测经胎盘治疗反应性节律变化	详细 / 准确地分析对治疗的反应，包括心脏间期的变化	在某些情况下可能检测到心脏时间间期的变化
方便、经济高效	仅限于研究；全球< 10 个中心	由于质量不一致 / 不可靠而受到限制

周到足月，都可以持续可靠地提供高诊断质量的胎儿 ECG 样信号 [8]。fMCG 节律轨迹追踪和平均信号波形（图 40.2）对胎儿心动过缓提供了准确和完整的诊断，并展现其电生理特征和自然病史的独特一面 [9-11]。

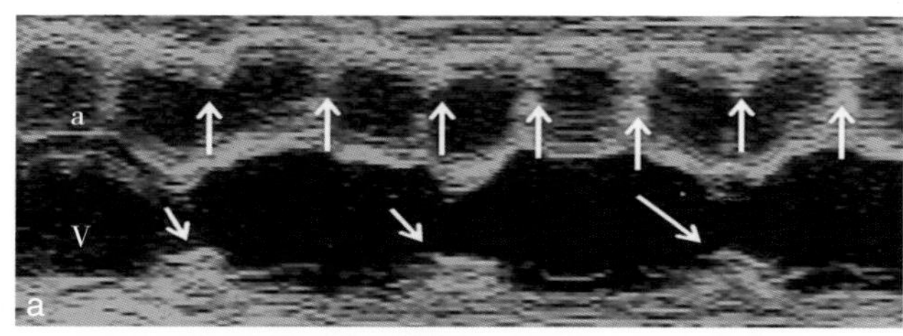

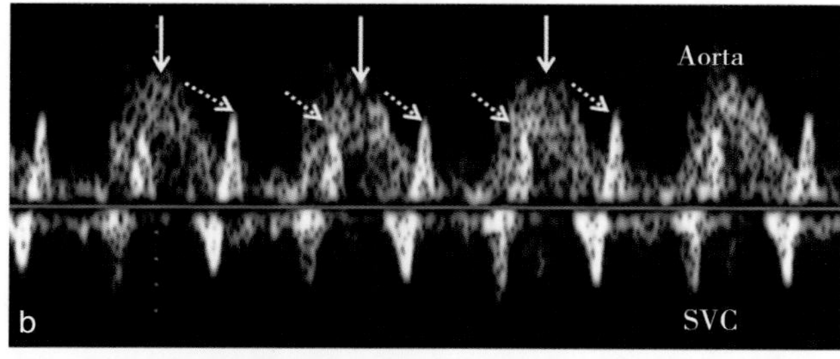

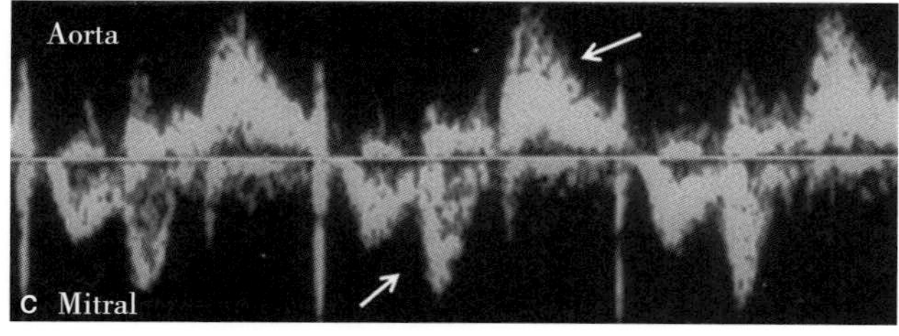

图 40.1 胎儿超声心动图诊断心律失常的方法。a. 对心房频率正常、室性心动过缓，心房和心室收缩之间没有关系（房室分离）的完全性房室传导阻滞的胎儿心房（a，顶线）和心室（v，底线）同时进行 M 型超声探查。b. 房扑胎儿的主动脉和上腔静脉，同时进行频谱多普勒探查。主动脉流出血流轨迹和心房收缩时检测到上腔静脉中的逆行血流均高于基线。每次心室收缩（实线箭头）伴有两个心房收缩（虚线箭头，在基线以上）。c. 窦性心律胎儿，同时主动脉流出和二尖瓣流入的频谱多普勒探查。二尖瓣“a”波（箭头代表心房收缩，波形位于基线下方）和主动脉流出（箭头代表心室收缩）之间的 1∶1 关系可以看出，房室传导为 1∶1。Aorta= 主动脉；SVC= 上腔静脉；Mitral= 二尖瓣

胎儿心动过缓的定义

胎儿心动过缓可以通过心房心室节率及其关系来诊断。窦性心动过缓的特点是房室关系为 1∶1，心率 110/min 或以下，和胎龄无关 [12]。虽然产科广泛认可这一定义，但也有人建议，由于胎心率随着胎龄的增加而降低 [13]，“窦性心动过缓”的定义也应随胎龄的增长而降低 [14]。如果心动过缓的胎儿有变化的房室传导，其可为阻滞性房室二联律（BAB）或房室传导阻滞。心动过缓在心脏结构正常或心脏结构缺陷的情况下都可能发生。

1∶1 房室传导的心动过缓

1∶1 房室传导的心动过缓有三种情况。第一种，胎儿窦房结（SAN）可以是正常的，但由于交感神经失衡 [如长 QT 间期综合征（LQTS）][15] 或继发于母体抗 Ro/SSA 抗体（Sjogren's）的窦房结免疫介导性炎症或纤维化导致的心动过缓。免疫介导的窦房结损害表现从窦性心动过缓到伴有房室传导阻滞的“心房静止”和交界性心动过缓不等（图 40.3）[16-18]。第二种，窦房结可能缺失或移位，心房搏动由异位心房起搏。通常发生在右房异构和左房异构中 [19-22]。第三种，遗传性窦房结功能障碍导致的窦性心动过缓，有报道源于 *HCN4*[调节窦房结 I（f）电流的基因]、同源框基因 *Shox2* 或心脏钠通道基因 *SCN5A* 的 α 亚基的散发性、隐性或常染色体显性突变 [5,23-26]。综合评估家族史和母体病史、胎心率变异性和心脏解剖有助于诊断 1∶1 房室传导的心动过缓。例如，如果有晕厥家族史，心率变异性降低，心脏结构正常时，心动过缓可能为通道病变 [27]。

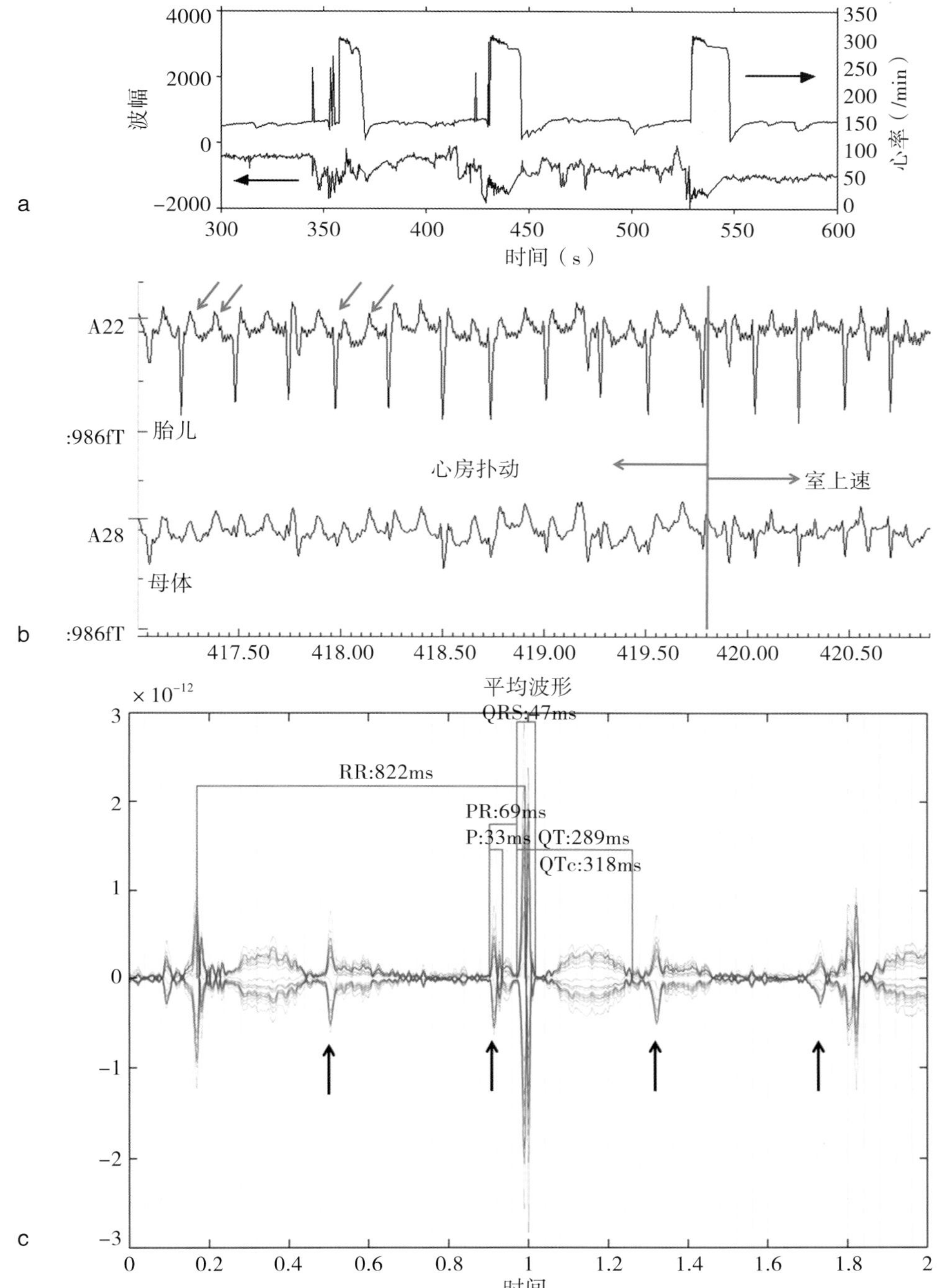

图 40.2 fMCG 的磁场信号谱。a. 间歇性 SVT 的胎儿心电图。胎动幅度（底部描记图）在左侧 y 轴上，胎儿心率（顶部描记图）在右侧 y 轴上。胎动引发 SVT 发作。b. 伴有心房颤动（蓝线左侧）和室上性心动过速的胎儿的节律追踪。箭头指示最初的四个 p 波。顶部追踪描记的是胎儿的节律；底部追踪描记包括胎儿和母体波形。c. 具有抗 Ro/SSA 抗体阴性二度 AV 传导阻滞的胎儿的信号平均示踪。箭头指示 p 波。QT 和 QTc 间期正常

窦性心动过缓与长 QT 间期综合征

首例确诊的产前 LQTS 病例为 1 例妊娠晚期伴有“中度”心动过缓（胎心率 110~120/min）的胎儿[28]。新生儿、其母亲和外祖母在 12 导联心电图上表现为 QTc 间期延长。研究者的结论是“胎儿中度心动过缓（110~120/min）并不意味着胎儿窘迫，但提示胎儿在新生儿期应进行心脏传导缺陷的检查”[28]。

自 1995 年有文献记载以来[29–32]，胎儿心动过缓与 LQTS 之间的关系已被进一步证实，并准确描述为晚期妊娠时重复测量的胎心率均小于胎龄的第三百分位数或≤ 133/min[31]。在晚期妊娠

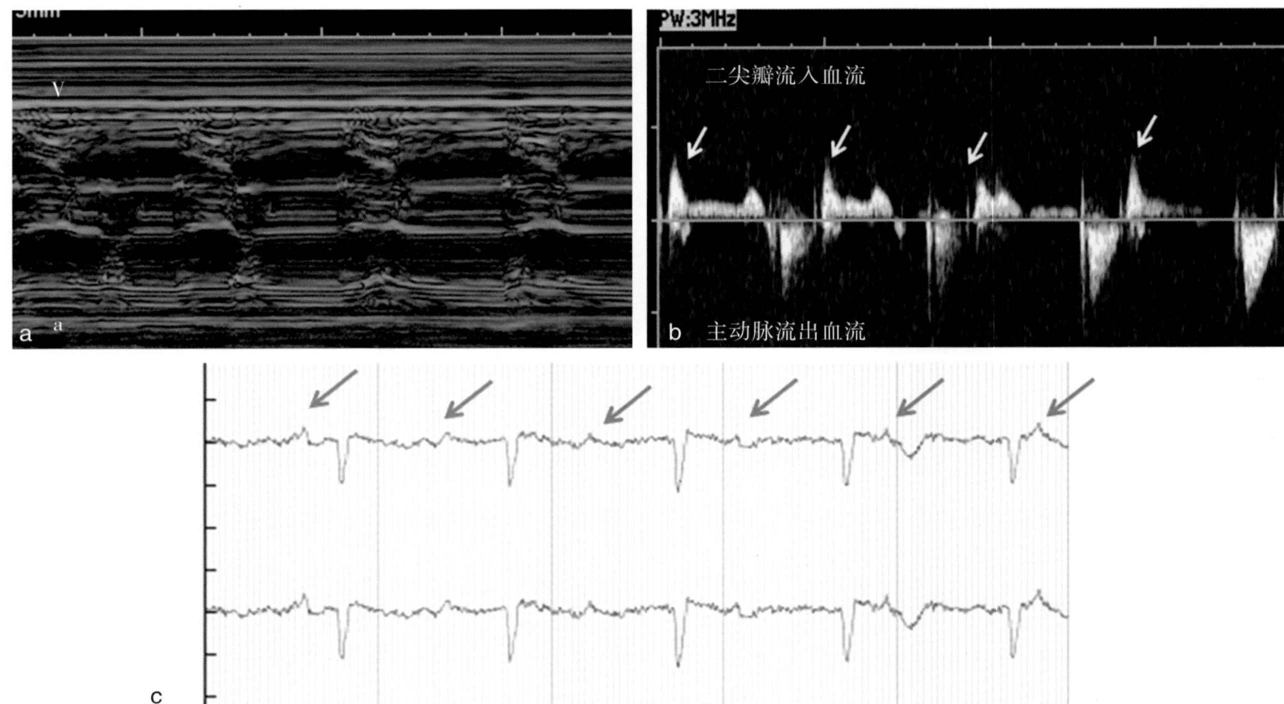

图40.3 免疫介导的窦房结功能障碍和AVB的24周胎儿超声心动图和fMCG。a.M型超声显示心室（V）和心房（a）速率相等，但心率仅为70/min。b.二尖瓣血流（基线以上）和主动脉血流（基线以下）的频谱多普勒表现出相似的搏动率，但二尖瓣a波与主动脉血流的距离不同，表明两者之间没有关系（房室分离和AVB）。c.fMCG清楚地显示p波（箭头）和QRS波群之间的房室分离。

以≤133/min为临界点，对LQTS的敏感性为50%，但特异性大于97%[32]。心动过缓的程度可以提示受试者的基因型：在对来自两个KCNQ1群体的184例胎儿的研究中，心率从单一突变的134±8/min到双突变的111±6/min不等[32]。在另一项研究中，携带*Calm 2*、*KCNH2*孔隙突变或*SCN5A R1623Q*突变的LQTS胎儿在窦性心律时的心率低于携带*KCNQ1*突变的胎儿（120.7±3.6 *vs* 130.8±2.4，$P<0.01$）[33]。

虽然窦性心动过缓被认为是LQTS的标志，但它作为LQTS的预测指标的意义往往被忽视。其中一个原因是，正常和LQTS胎儿的心率有相当大的重叠区，因此用胎儿心率来区分患病胎儿和非患病胎儿的敏感度很低[32-33]。其二是，LQTS心动过缓（见前文）的定义与产科对心动过缓的定义（妊娠期间任何时候的胎心率均小于或等于110/min）不同[34]，因此大多数LQTS心动过缓的胎儿会被忽视，不会在出生后进行心电图和/或基因测试来确认诊断。据报道，在大量低风险胎儿人群中，LQTS的确认/检出率仅为1/8658，而在出生后人群中，LQTS的发生率为1/2000[35]。

在出生前对LQTS进行前瞻性识别很重要，原因有①疾病负担高：长QT间期综合征占婴儿猝死和不明原因胎儿宫内死亡各约10%，青少年和青壮年每年约有3000人死于心律失常[36-37]。治疗对防止室性心律失常导致猝死是非常有效的[38]，如果胎儿被确认为LQTS，级联测试可以确定无症状的家庭成员猝死的风险。②胎儿LQTS的诊断对妊娠也有影响：停用或限制服用延长QT的药物，母亲补充镁、维生素D和钙水平可以降低胎儿室性心动过速的风险。如果已知胎儿有LQTS，则功能性二度房室传导阻滞或无反应性胎心率追踪所致的胎儿心动过缓可归因于LQTS表型，而不会误诊为胎儿窘迫。最后，由于产前明确诊断而进行的预防性产后照护已被证明可以改善结局[39]。

胎儿MCG诊断LQTS的敏感性和特异性均为89%，准确率极高。窦性心律时，fMCG平均信号与胎龄无关的QTc间期大于第95百分位数（或≥490ms）[40]，超声诊断的心动过速伴房室分离和功能性房室传导阻滞的，fMCG可证实为继发于心室复极延长的尖端扭矩和 2∶1 房室传导。出生前后 QTc 与心率相关性好[40]。LQTS 的危险因素是 LQTS 家族史（胎儿有 50% 相同的家族突变风险），重复测量的胎心率小于胎龄的第三百分位数或在妊娠晚期小于 133/min，以及胎儿超声心动图检测到功能性二度房室传导阻滞和室性心动过速的特征性 LQTS 节律。

房室传导大于 1∶1 的心动过缓

房室传导大于 1∶1（心房率>心室率）的胎儿心动过缓需要鉴别是房室传导阻滞还是阻滞性房性二联律（BAB）。两者的表现为心律规则的心动过缓，但病因和预后有很大的区别。鉴别这两种节律取决于第二次心房收缩的时间 a'（图 40.4a）。

阻滞性房性二联律

BAB 是一种特殊的房性早搏（PAC）。当每隔一次正常心房收缩（a）后紧跟一次 PAC（a'）时，此 PAC（a'）不会传导到心室，此即 BAB。因为只传导（a）（图 40.4b~d），会导致室性心动过缓。在孕期的任何时候都可以发生 BAB，持续时间从几周到几个月不等。这可能会让父母和照看者担忧，但它是自限性的，预后很好，无需治疗。由于 BAB 是心房异位的一种形式，有可能发展为室上性心动过速，因此建议每周监测一到两次胎心率。BAB 在胎儿心脏结构正常与否都有可能发生。

相较于BAB本身具有自限制和良性预后特性，胎儿房室传导阻滞则预示着胎儿有来自水肿、心肌病或离子通道病致死的风险，以及产后需要心脏起搏的可能。有几种方法可以区分 AVB 和 BAB。首先，在 BAB 期间，（a–a'）的耦合间距比二度 AVB 期间（a–a'）的耦合间距短（图 40.4）。其次，如果心律是 BAB，则与 AVB 相比，心室搏动率更快（82 ± 5.7 *vs* 69 ± 4.2）[10]，等容收缩时间更短（13.6 ± 5.8 *vs* 60.9 ± 22.6，$P \leqslant 0.005$）[41]（图 40.5）。Wiggens 等[10]还阐述了两种节律间的其他差异。

房室传导阻滞

胎儿在四种情况下会发生房室传导阻滞（表 40.1）。最常见的是，房室传导阻滞继发于母体抗 Ro/SSA 抗体所致的正常房室结的炎症和纤维化。抗 Ro/SSA 抗体介导的房室传导阻滞通常发生在妊娠 18~25 周[42]。胎儿房室传导阻滞也可因为合并复杂的心脏畸形致传导系统异常，例如先天性矫正型大动脉转位（CC-TGV）或左心房异构（LAI）[43-50]（表 40.1）。大多数临床数据包括 fMCG 研究，描述的是 LAI 房室传导阻滞的自然病史和电生理 ,CC-TGV 房室传导阻滞不太常见。与抗 Ro/SSA 抗体介导的发生在妊娠 18~25 周时房室传导阻滞不同，结构性心脏缺陷和房室传导阻滞可在妊娠 12~13 周时出现。

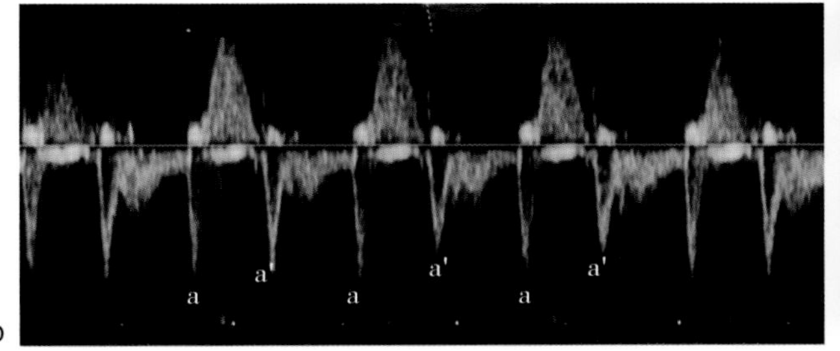

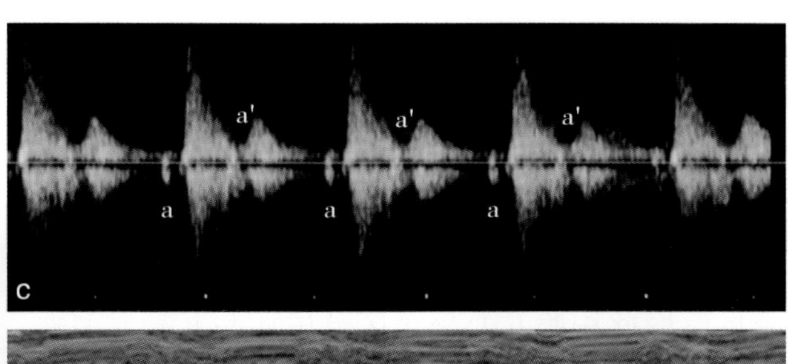

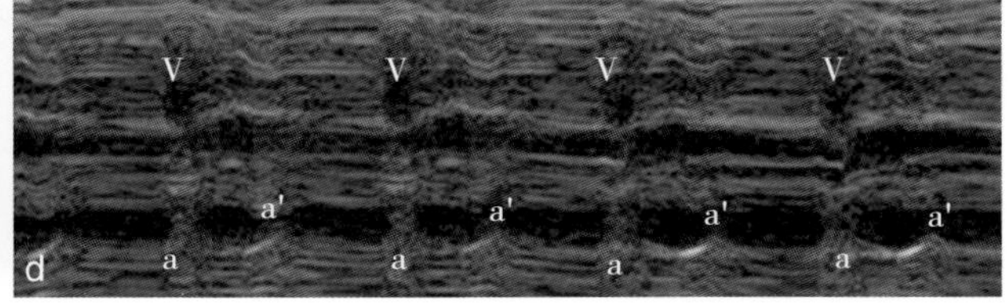

图 40.4 阻滞性房性二联律。a. 示意图显示 BAB 和 AVB 之间差异。图中 a 为心房收缩传导，a' 为未传导的心房期前收缩，V 为心室搏动。b.BAB 期间二尖瓣流入（基线以下）和主动脉流出期间（基线以下）血流频谱多普勒图。传导心房收缩（a）与未传导的心房收缩（a'）的耦合间期略有不同。c.BAB 期间上腔静脉流入及主动脉流出血流频谱多普勒图，可清楚显示 a 和 a' 之间以及 a 和 V 之间的关系。d.M 型超声图显示不同（a–a'）间期及其与心室收缩（V）的关系

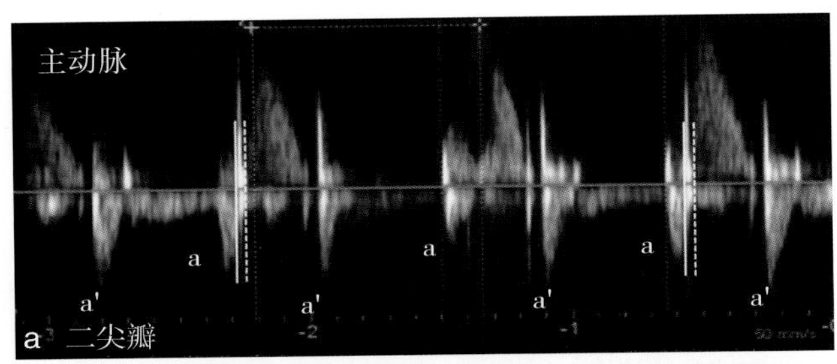

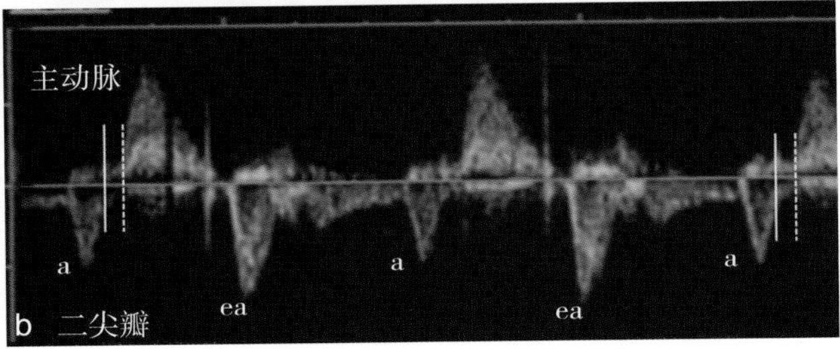

图 40.5 BAB 和房室传导阻滞的等容时间。a. 二尖瓣流入（基线以下）和主动脉流出（基线以上）血流频谱多普勒描记的胎儿 BAB 等容收缩时间（ICT）。ICT 是二尖瓣关闭至主动脉瓣开放的时间。注意 ICT（实线和虚线之间）仅大约为 20ms，时间短到二尖瓣关闭及主动脉瓣开放几乎同时发生。心房收缩传导（a）或传导阻滞（a'）。b. 二尖瓣流入（基线以下）和主动脉流出（基线以上）血流频谱多普勒描记的Ⅱ型二度房室传导阻滞胎儿的 ICT。二尖瓣关闭起始时间到主动脉瓣开放的时间为白色虚线和实线间。注意，ICT 比 BAB 的长（约 75ms）。心房收缩要么正常传导（a），要么发生融合和阻滞（ea）

抗 Ro/SSA 抗体可导致 90%～96% 的胎儿房室传导阻滞。胎儿心脏结构正常且抗体阴性的胎儿房室传导阻滞 [22,51] 可能继发于病毒性心肌炎（如果是二度房室传导阻滞）或由于 LQTS 复极化时间延长 [52-53]。近年来，被称为进行性心脏传导障碍（PCDD）的抗体阴性房室传导阻的遗传因素得到了研究。PCDD 是出生后诊断的一组遗传异质性传导系统异常，与离子通道基因 *SCN5A*、*SCN1B*、*SCN10A*、*TRPM4* 和 *KCNK17* 的突变有关 [54]。也有报道传导系统疾病及其编码心脏转录因子的基因的变体，例如 *NKX2.5* 和 *TBX5*，这些基因也与心脏的形态发生有关。因此，传导系统疾病可表现为孤立性疾病或合并有心房或心室间隔缺损 [54-56]。进展性一度房室传导阻滞可能是 Holt-Oram 综合征的一部分，其中还包括上肢骨骼异常 [56]。这些发现强调追溯评估具有抗体阴性房室传导阻滞胎儿的整个家族病史，及其一级亲属心电图的重要性。

超声心动图可通过测量 AV 间期以及心房和心室收缩的关系和时限来诊断不同程度的 AV 传导阻滞（一度，二度或三度）（图 40.6，表 40.3）。

一度房室传导阻滞

一度房室传导阻滞定义为房室间期延长，可测量经二尖瓣流入和主动脉流出或体 / 肺静脉流入和动脉流出的血流多普勒频谱来诊断（图 40.6）[57]。既往不同测量方法的正常值已经很明确 [57]，但是，诊断一度房室传导阻滞并不总是那么容易。AV 间期反映了通过心房和房室结的传导时间；因此，“延长的” AV 间期可能是继发于房内传导延迟或心房复极延长而不是一度 AV 传导阻滞。多普勒超声检测的 AV 间期覆盖的是心电图 PR 间期的机械运动，包括等容收缩时间（从心室肌开始收缩至心室射血）。房室间期时间延长的胎儿可能心房和房室结传导正常，但等容收缩时间延长 [58]（图 40.7）。有研究直接比较超声和 fMCG，后者测量的 PR 间期比多普勒超声 AV 间期短 15~16ms[59]。最终，在 15 例 AV 间期为 150~180ms 的未治疗胎儿中，只有 1 例（AV 间期为 170ms）出生后 PR 间期延长 [60]。

胎儿一度房室传导阻滞的其他超声心动图特

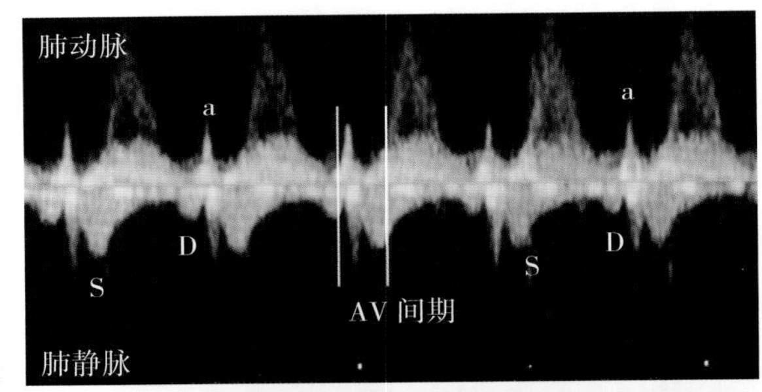

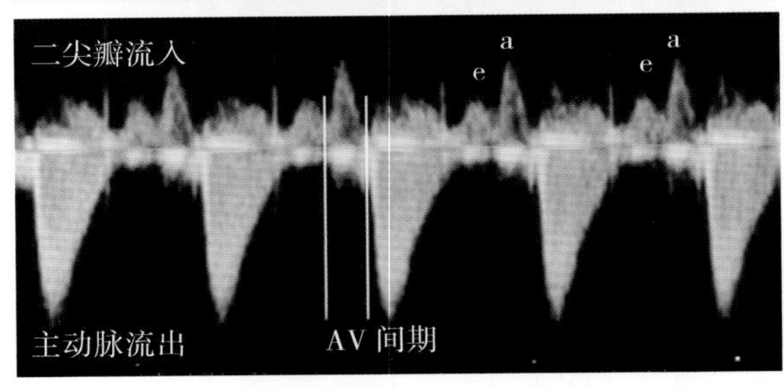

图 40.6 测量 AV 间期以及追踪窦性节律的两种方法。a. 同时记录肺动脉（高于基线）和肺静脉（低于基线）。肺静脉血流频谱均有收缩波（S）、舒张波（D）和心房收缩期肺静脉逆向波（a）这三组波。AV 间期是从肺静脉心房收缩期开始（上图基线）至肺动脉收缩开始（高于基线）。b. 同时显示二尖瓣流入（高于基线）和主动脉流出（Ao，低于基线）。二尖瓣流入的两个特征波形是被动的充盈波（e）和心房收缩波（a）。AV 间期测量从心房收缩起始（高于基线）到主动脉流出血流开始（低于基线）

表 40.3 房室传导特点

房室传导类型	传导表现	图例
正常 1∶1	心房率 = 心室率，心率正常，节律规则，房室间期＜ 170ms	
一度房室传导阻滞	心房率 = 心室率，心率正常，节律规则，房室间期≥ 170ms	
Ⅰ型或文氏，二度房室传导阻滞	心房率＞心室率，心房率正常，心室率可变，心律不规则，房室间期延长，随之心室率下降	
Ⅱ型，二度房室传导阻滞	心房率一般 2 倍于心室率，心房率正常；心室率慢，节律规则；每隔一次心房搏动传导，房室间期一致，不延长	
完全（三度）房室传导阻滞	心房率正常，心室率缓慢，房室传导分离，房室间期可变	

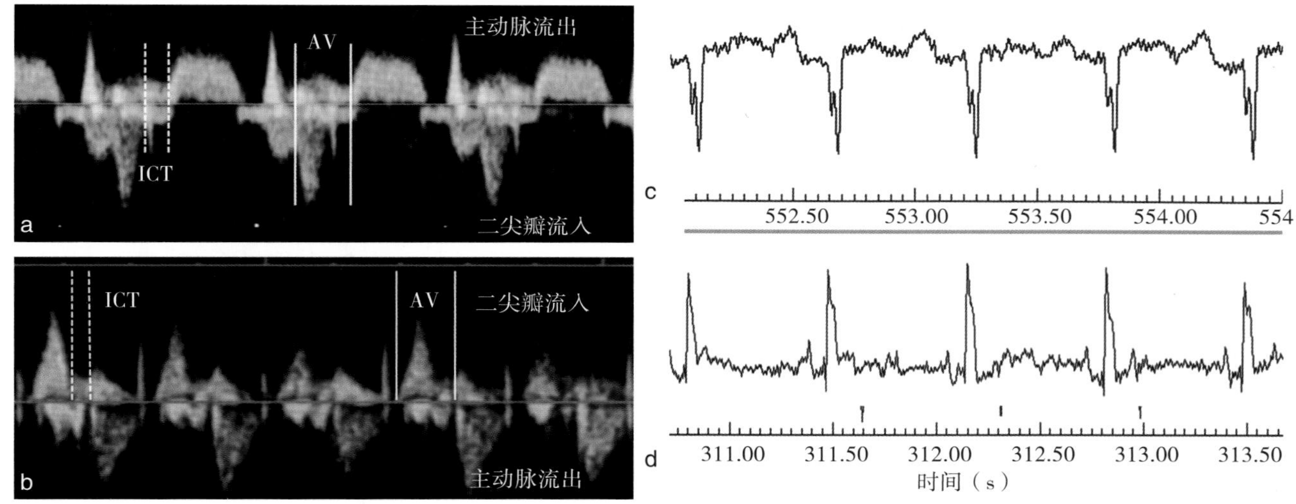

图 40.7 AV 间期延长的多普勒频谱图和 fMCG 图。a. 心脏功能障碍和母体抗 Ro/SSA 抗体阴性胎儿的超声频谱图。时间标尺（图底部）为 500ms。AV 间期是 170ms，ICT 为 85ms 且约为 AV 间期的一半。该例胎儿为等容收缩时间延长，而不是一度 AV 传导阻滞。b. 母体抗 Ro/SSA 抗体阳性胎儿的超声频谱图。时间标尺（显示在图的顶部）为 200ms，AV 间期约为 200ms；等容收缩时间（ICT）约为 40ms 且约为 1/4AV 间期。这是一度 AV 传导阻滞。c. 超声 AV 间期（图中未显示）和 fMCG PR 间期均为 200ms 的胎儿。fMCG 显示 P 波展宽，提示房内传导延迟而不是 AV 传导阻滞。母体抗 Ro/SSA 抗体筛查阴性。d. 胎儿心脏功能不全，AV 间期为 180ms（图中未显示）fMCG PR 间期为 140ms。母体 Ro/SSA 抗体筛查阴性。

征为波动的房室间期和左心室间歇性或持续的单相充盈，表现为二尖瓣 e 波和 a 波部分或完全融合（图 40.8，表 40.3）。这可能是因为 AV 间期延长，二尖瓣“a”波变得越来越延迟，直到心房收缩同时发生被动性心室充盈。这些结果提示，一度房室传导阻滞的定义可能是房室传导间期≥ 170ms

以及对左心室充盈模式的干扰。

二度房室传导阻滞

二度 AV 传导阻滞有两种类型。Ⅰ型或文氏（Wenckebach）房室传导阻滞，是指房室间期逐渐延长直至心房激动不能传导到心室（图 40.9a）。第一个心房激动未下传，第二个心房激动以极短时间或正常房室间期向心室下行传导，如此周而复始。胎儿二度Ⅰ型 AV 传导阻滞的心律不规则。相较Ⅰ型，二度Ⅱ型 AV 传导阻滞胎儿的节律规则和心动过缓，因为每隔一个心房搏动有一个能正常传导到心室，实际上将正常心室率减半（图 40.9b, 图 40.9c）。如前所述，与 BAB[10,41] 相比，二度房室传导阻滞的等容收缩时间更长，心室搏动率更低（图 40.4, 图 40.5）[10,41]。LQTS 的二度 AV 传导阻滞可能是 2∶1 或 3∶1 AV 传导（图 40.10）。

三度房室传导阻滞

三度 AV 传导阻滞发生时心房和心室是独立搏动（表 40.3）。然而三度 AV 传导阻滞不是简单的心动过缓，而是“复杂而动态的电生理现象”[61]。胎儿三度 AV 传导阻滞期间的心室率模式可以是应激性的或非应激性的，与房室传导阻滞的病因（如免疫介导或与结构性心脏缺损）相关。应激性胎

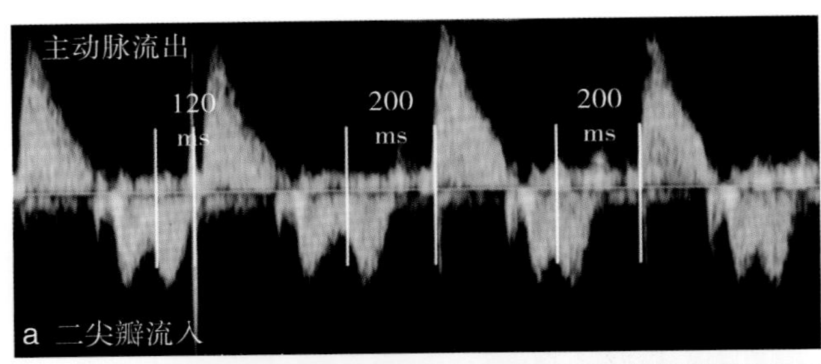

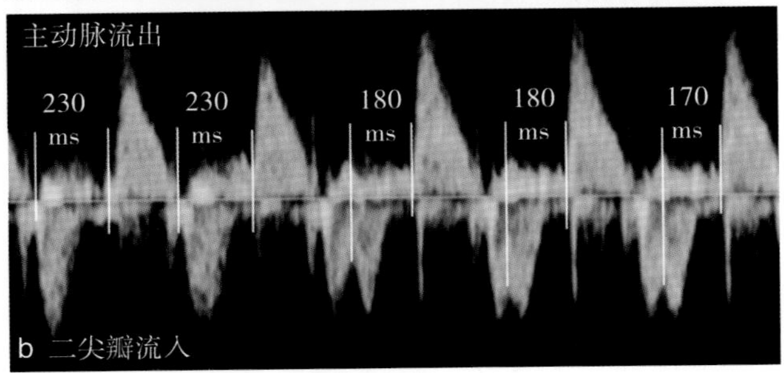

图 40.8 母体抗 Ro/SSA 抗体阳性在妊娠 20 周时造成胎儿的一度 AV 传导阻滞。a. 正常的 AV 间期（120ms）之后是两个 200ms 的延长 AV 间期。二尖瓣（低于基线）的充盈模式不是单相的，而是随着节拍的不同而不同。b. 在同一受试者中有不同的 AV 间期和二尖瓣充盈模式

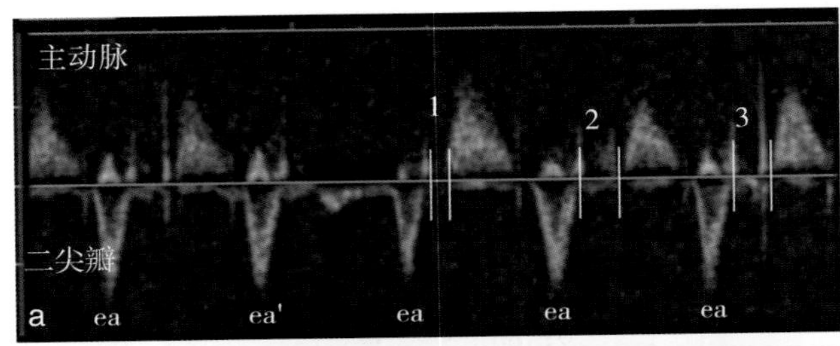

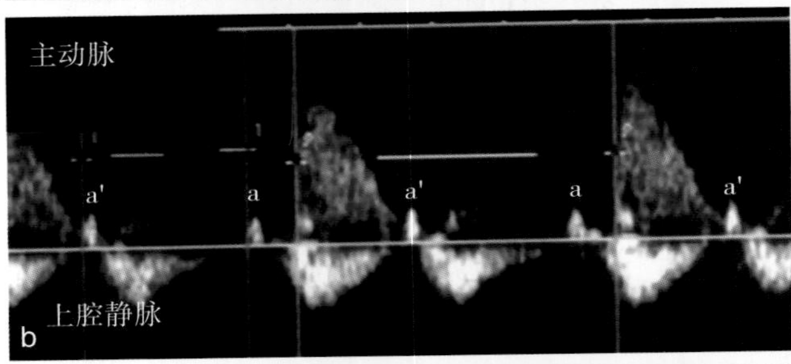

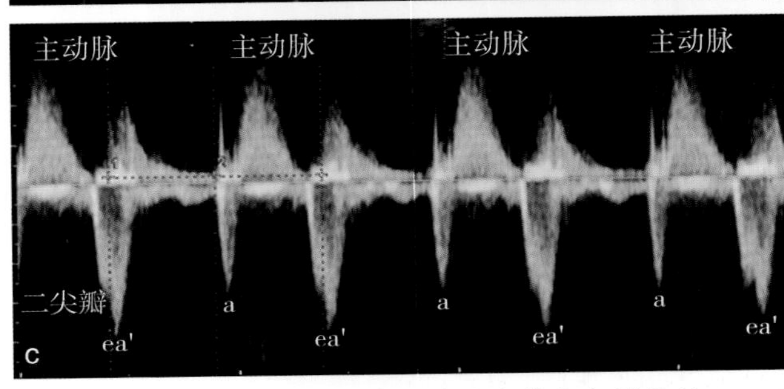

图 40.9 胎儿二度房室传导阻滞的多普勒频谱特性。a. 二度文氏（或Ⅰ型）房室传导阻滞，同时在二尖瓣流入道和主动脉瓣流出道获得的多普勒频谱。二尖瓣 e 波和 a 波位于基线下方且融合，第二个房性收缩波（ea′）未传导。激动下达后第一个房室间期比第二、第三间期短。b. 二度Ⅱ型房室传导阻滞，同时检测 SVC 和主动脉血流频谱（分别位于基线下方和上方）。基线上方是心房收缩（a）时的 SVC 反向血流。每个心房收缩激动传导到心室导致主动脉流出道频谱波形标记为 a，而因房室传导阻滞未传导的标记为 a′。c. 二度Ⅱ型房室传导阻滞，同步在二尖瓣流入道和主动脉瓣流出道测得的血流频谱波形的。二尖瓣 e 波和 a 波融合（标记为 ea），因房室传导阻滞未传导到心室的房性收缩标记为（ea′）

心率可以转变为非应激性，但反之并非亦然（图 40.11）。如果胎儿有免疫介导的三度房室传导阻滞，心室率大于每分钟 56 次，则胎儿心率呈应激性；每分钟 56 次以下胎心率为非应激性。不论心室率高低，具有 LAI 三度 AV 传导阻滞的胎儿均为非应激性心室率[61]。即使给予 β 受体激动剂（如特布他林）增加胎儿心率达每分钟 56 次以上，胎儿的心率模式仍然保持非应激性[62]。胎儿心率应激性可能与心房和心室率加速相关（图 40.12）。三度房室传导阻滞时，由于心室相关窦性心律不齐会造成心房率在 3~10/min 波动。房室传导相关窦

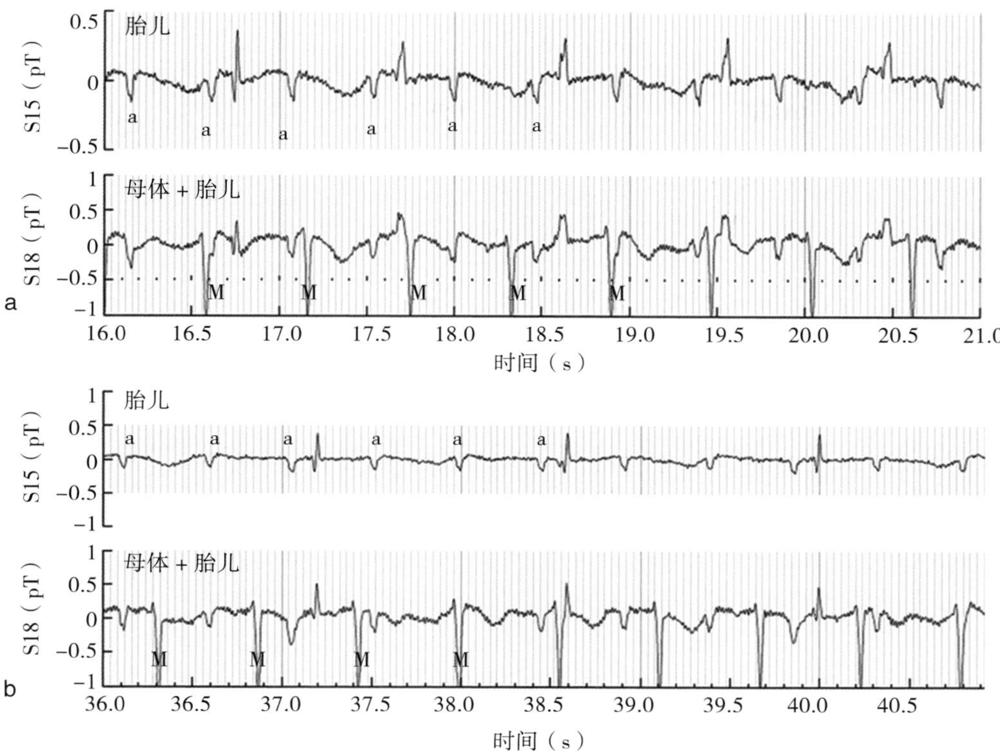

图 40.10 1 例长 QT 间期综合征胎儿二度房室传导阻滞 33 孕周时心磁图。a. 上部图形表明因心室复极导致 2 ∶ 1 房室传导 (a 为房性收缩)。b. 上部图形表明发生 3 ∶ 1 房室传导 (a 为房性收缩)，下部图形是母体心率，其 QTc 大于 700ms(图中未显示)。胎儿心磁图检查后 1 周宫内死亡

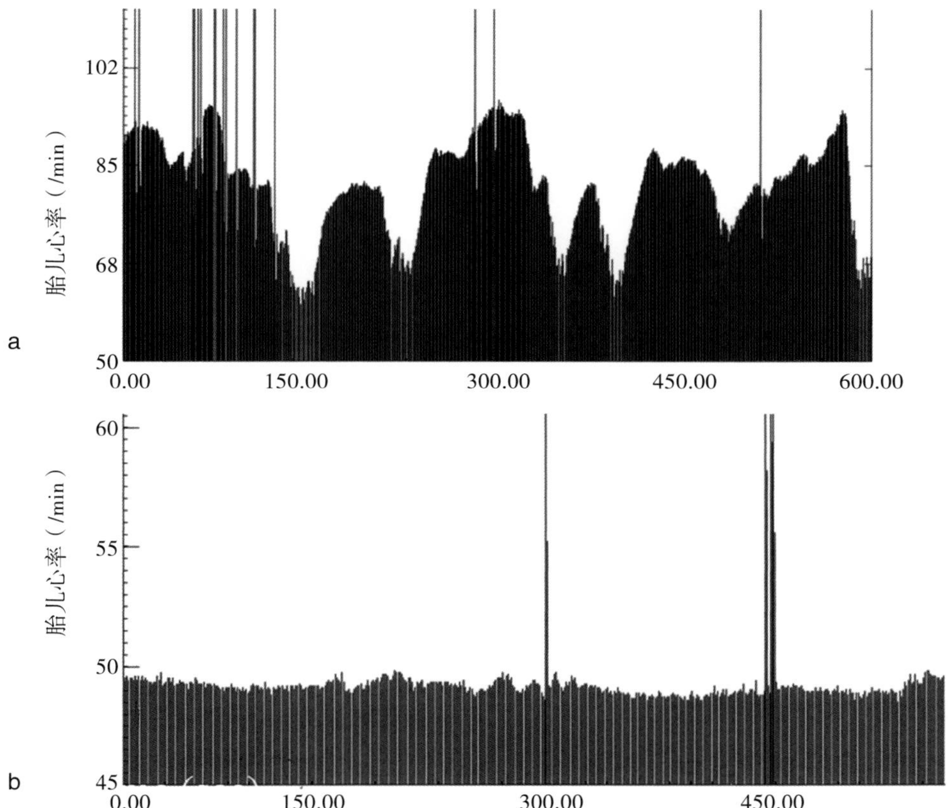

图 40.11 1 例抗 Ro 抗体介导的完全性房室传导阻滞胎儿心率应激性反应。a. 早孕期（孕周 22 周左右），胎儿应激性心率且心室率低于 70 次。b. 妊娠晚期（孕周 34 周左右）胎儿室率降低，不再呈应激性。经许可，引自 Das B, et al. Fetal Diagn Ther, 2008,24(3):282−5114

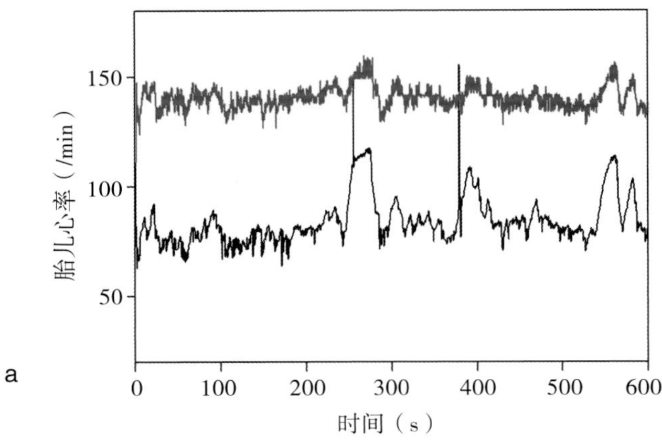

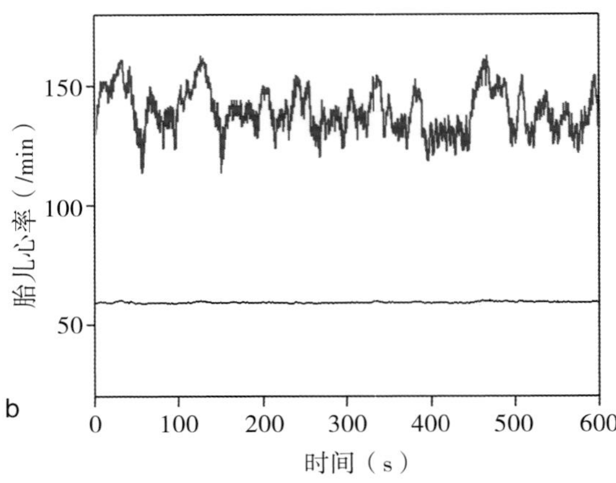

图 40.12 三度房室传导阻滞的房室关系。a. 室性率大于 56/min 时，心室和心房应激反应是协调的。b. 室性率小于 56/min 时，应激反应平坦。经许可，引自 Cuneo BF, et al. Am J Cardiol, 2007,100(4):661−562

性心律失常在较低的心房率下增加，在妊娠后期更为明显[60]。房室传导阻滞为三度但不是二度的胎儿表现出其他节律，包括心室异位节律和缓慢的交界性异位心动过速（JET），这些节律可在发现房室传导阻滞后很快出现，但在数周至数月内消失，或有些情况下，分娩后继续存在[61]。JET 速率可在正常胎心率范围内，常被误诊为间歇性恢复的正常传导。传导改善的另一个重要因素是加速的三度房室传导阻滞，即游离房室节律同步化的趋势[63]。这可能会被误诊为是二度房室传导阻滞。

除了胎儿心率模式外，fMCG 可显示免疫介导和 LAI-AV 传导阻滞之间的其他重要差异。其中一个差异是可显示特布他林作用后的反应。尽管在基础状态下心房率和心室率没有差异，但免疫介导的三度房室传导阻滞胎儿的心房搏动率比心室搏动率增加更多，LAI 三度 AV 传导阻滞胎儿的心室搏动率高于心房搏动率[62]。这表明在接受评估的受试者中，免疫介导胎儿心脏的纤维化更多集中在房室结和远端传导系统，而避开了心房。在左房异构中窦房结不存在，辅助心房起搏器可能无法增加心率。在 LAI 和免疫介导的三度 AV 传导阻滞中，对特布他林的加速反应模式也不同，表明辅助起搏器存在差异（图 40.13）。

抗 Ro/SSA 抗体介导 AV 传导阻滞

母体抗 Ro/SSA 抗体介导的房室传导阻滞在女性人群中的发生率为 1%~2%[64]。抗 Ro/SSA 阳性孕妇中，胎儿发生三度房室传导阻滞的比率为 2%~4%，如果前一胎为 AV 传导阻滞则发生率为 17%~21%[42]。美国每年约有 1000 例胎儿被诊断为抗 Ro/SSA 抗体介导的房室传导阻滞，尽管遗传外显率低，但医疗负担相当大。在大样本系列研究中，死亡率为 17.5%，其中出生前死亡人数（约 32%）和出生后前 6 个月死亡人数（约 46%）最多[65]。不良结局的危险因素包括：20 周前诊断三度房室传导阻滞，心室率低于 50/min，心功能下降及胎儿水肿[65-66]。大多数胎儿和出生后存活新生儿需要安置永久性心脏起搏器。虽然传导系统，特别是房室结，是免疫介导的炎症和纤维化的最常见靶点，但心肌和房室瓣也会受到影响，导致心内膜弹性纤维组织增生和 / 或心肌病，以及房室瓣腱索断裂[67-68]。如果传导系统和心肌疾病并存，致死率大于 30%[65]。

尽管只有 2% 抗 SSA 阳性妊娠发生胎儿房室传导阻滞，但有几个因素会增加风险。患病者后代的风险从 2% 增加到 17%[42]。如果母体抗 Ro/SSA 抗体水平大于 100U/mL，风险也会增加；如果滴度为 50U/mL，风险从 15% 增加到 85%[69]。其他风险较高的特征包括合并甲状腺疾病[70]、非白色人种[65]和春季出生等[71]。

预防或减轻抗 Ro/SSA 抗体介导的胎儿心肌影响的努力基本上失败。抗 SSA 阳性孕妇 IVIG、血浆置换的预防性治疗，或者地塞米松并没有降低胎儿房室传导阻滞的发生率[72-76]。一项对以前抗 -Ro/SSA 阳性妊娠的羟氯喹治疗的回顾性研究提供了一些希望：在妊娠 11 周或之前使用羟氯喹治疗的母亲中，胎儿房室传导阻滞的复发率降低了 64%，病死率为 0[77]，未接受治疗者病死率为 22%。目前

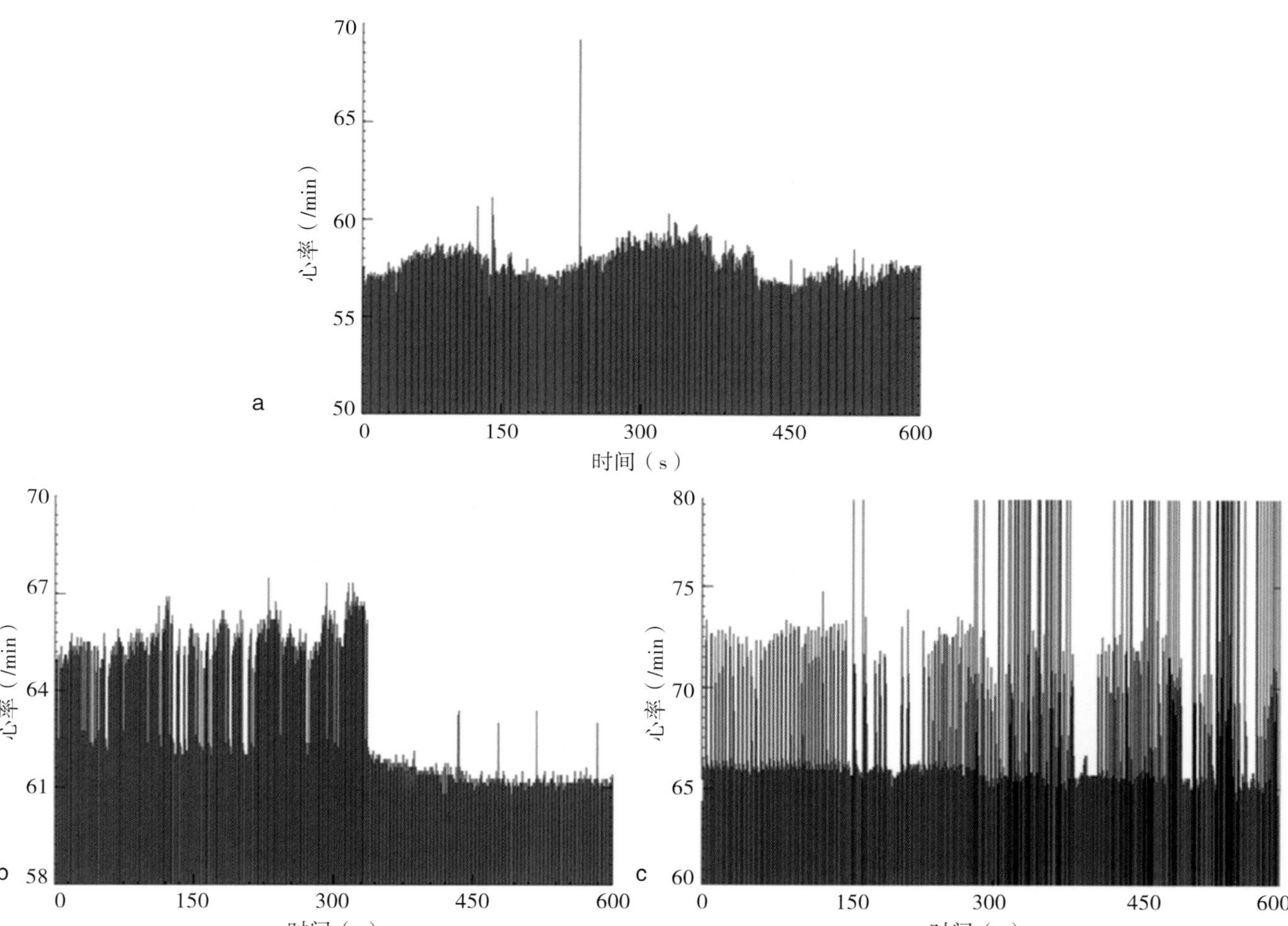

图 40.13 三度房室传导阻滞胎儿运用特布他林治疗的心率加速模型。每一条黑线代表一个个体的心率。a. 抗 Ro/SSA 介导的房室阻滞中胎儿心率的缓慢上升和下降。b 和 c 分别是 LAI 型房室传导阻滞的两种不同的加速类型，和（a）相比，胎儿心率的变异性类型差异很大。经许可，引自 Cuneo BF,et al.Am J Cardiol, 2007,100(4):661 - 665[62]

正在进行羟氯喹的前瞻性试验。

虽然三度房室传导阻滞是不可逆的，但二度或“急性”三度房室传导阻滞的治疗成功地恢复了窦性心律，或阻止其进展至三度房室传导阻滞（表 40.4，表 40.5，图 40.14）[78-83]。持续监测和治疗急性三度房室传导阻滞防止其发展成为永久性三度房室阻滞是合理的，但遗憾的是即使每周进行胎儿超声检查，也无法检测到治疗有效的、由正常心

表 40.4　宫内治疗急性三度房室传导阻滞的文献报道汇总表

发表文献	患病胎儿数	治疗与否	治疗后胎儿心率	出生后心率	出生前/后恢复 1∶1 传导速率的比率（%）
Raboisson[78]	3	Dex	3 例 SR	3 例 SR	100/100
Saleeb[79]	4	Dex	4 例一度 AVB	4 例一度 AVB	100/100
Izmirly[65]	13	Dex	—	4 例一度 AVB 或 SR 6 例无改变 3 例三度 AVB	–/31
Askanese[80]	4	Dex	2 例一度 AVB 2 例 SR	2 例一度 AVB 2 例 SR	100/100
David[81]	1	IVIG	1 例一度 AVB 伴间歇性 SR	1 例二度 AVB	100/0
Tunks[82]	1	IVIG+Dex	1 例一度 AVB	1 例一度 AVB	100/100
Cuneo[83]	2	IVIG+Dex	2 例一度 AVB	2 例一度 AVB	100/100

AVB= 房室传导阻滞；Dex= 地塞米松，间断性；IVIG= 静脉注射免疫球蛋白；SR= 窦性心律

表 40.5 二度房室传导阻滞未治疗胎儿结局的文献报道汇总表

发表文献	患病胎儿数	治疗与否	治疗后宫内心率	出生后心率	出生前/后恢复 1∶1 传导速率的比率（%）
Saleeb[79]	2	否	2 例三度 AVB	2 例三度 AVB	0/0
Izmirly[65]	8	否	—	1 例一度 AVB 3 例无变化 4 例三度 AVB	–/12.5

律转变为急性三度房室阻滞的具体时间[84–85]。而在 95 例受试者中有 3 例在正常传导 7~10d 后出现了三度房室传导阻滞，且治疗无效。最近发现以周为监测周期不成功的一个原因是房室传导阻滞大

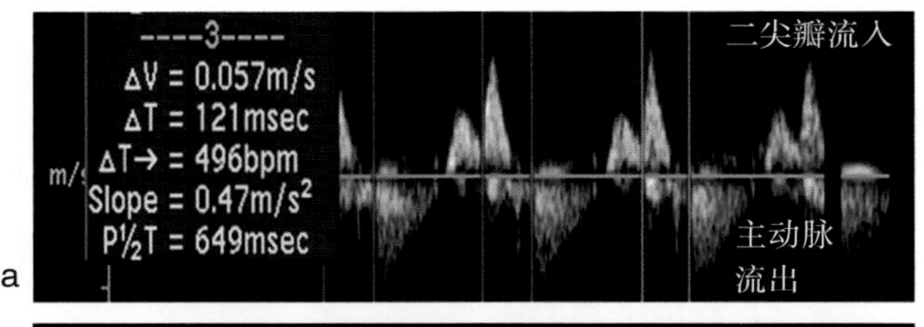

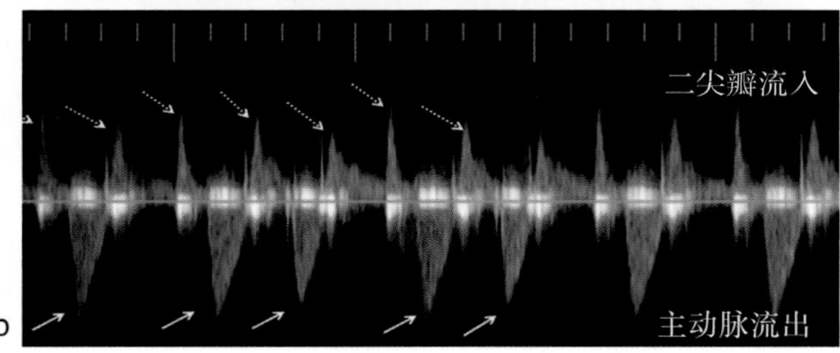

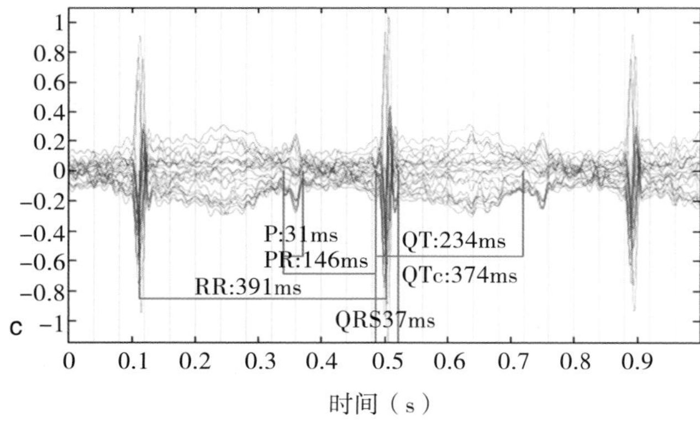

图 40.14 抗 SSA 抗体阳性 19 周胎儿的一过性三度房室传导阻滞。a.18⁺⁵ 周妊娠胎儿正常的二尖瓣流入（基线以上）和主动脉流出（基线以下）的血流多普勒频谱图。AV 间期是 121ms，心率是 148/min。b.2d 后，妈妈在家通过多普勒胎心监护仪听到不规则的心脏节律后 4 个小时，胎儿出现二度Ⅰ型室传导阻滞。AV 间期延长导致心房不传导。基线以上频谱即虚线箭头所示为二尖瓣血流，实线箭头所示为主动脉血流位于基线以下。心室率不规整。c. 给予静脉注射免疫球蛋白和地塞米松 3d 后，fMCG 信号平均波形表明胎儿是 1∶1 传导的一度房室传导阻滞。经许可，引自 Cuneo BF,et al.Am J Cardiol, 2007,100(4):661–5[62]

多发生在 24h 内[83]。采用更频繁的检测方法，如每日动态监测胎心率和节律，可能在治疗有效窗口期发现急性房室传导阻滞[86]。

对于抗 RO /SSA 抗体介导的三度房室阻滞的治疗尚存在争议。很明显，三度房室阻滞是不可逆的[12]，但经胎盘抗炎治疗是否改善房室结依赖以外的疾病症状是值得商榷的[87–88]。一些研究表明，地塞米松单药治疗可能不如静脉注射免疫球蛋白（IVIG）和 β 受体激动剂如特布他林联合治疗有益[89–90]。虽然氟类固醇的使用和副作用已经描述得很准确，但应用于这一人群中的风险/效益比的长期数据却非常有限[91–92]。然而，氟化类固醇对神经认知发育的影响的初步研究结果提示，发育的差异可能不是由于类固醇的使用，而是由于其他因素，例如胎儿心室率[93]。IVIG 的潜在好处明显超过其风险：IVIG 治疗特发性血小板减少症的孕妇和川崎病的婴儿和儿童有很长的历史[94–95]，但 IVIG 的副作用仅限于血液黏稠和偶尔的过敏反应。

对于免疫介导的三度房室传导阻滞胎儿的治疗，方案不尽相同，但最常见的是由一组产科医生和胎儿心脏病专家进行监护。在初步诊断、评估和咨询父母之后，每周对胎儿的症状进行评估，如房室瓣反流、心室功能不全、进行性心内膜弹性纤维组织增生、心室率低于 50 或 55/min 等。一些治疗方案[92,96]建议，如果心室率小于 50 或 55/min 的时候使用特布他林、沙丁胺醇等 β 受体激动剂可增加胎儿心率，降低血管阻力，但是增加了产妇心律不齐和惊厥等副作用[97–98]。由于心率和节律异常，不适宜进行非应激测试，但可以评估胎儿健康状况。在每周两次的生命物理体征概况评估中，如果胎儿情况稳定，可以选择孕 39 周行剖宫产，如果胎儿症状逐渐加重或胎儿检查结果不乐观，可

表 40.6　先天性矫正型大血管转位 AV 传导阻滞的表现和结局

参考文献	CC-TGV 例数	CC-TGV 合并 AVB 例数	诊断 AVB 时的孕周	出生后存活率
Gembruch 等（1981–1987）[115],a	4	4	31（25 ~ 36）	75%
Schmidt 等（1979–1989）[116],a	7	7	31（22 ~ 38）	57%
Jaeggi 等（1990–2003）[117],a	3	3	32（28 ~ 37）	100%
Sharland 等（1993–2003）[118],b	34	2（约 6%）	ND	ND
Paladini 等（1994–2003）[119],b	30	2（约 7%）	32（31 ~ 34）	100%
Chiappa 等（1999–2003）[120],b	11	2（18%）	34	100%
Wan 等（1999–2006）[121],b	14	1（约 7%）	ND	ND

CC-TGV= 先天性矫正型大动脉转位；AVB= 房室传导阻滞；ND= 无数据；a=AV 传导阻滞胎儿组；b=CC-TGV 胎儿组

以考虑提前分娩。产后护理小组应该准备给予异丙肾上腺素，特别是胎儿在子宫内因低心室率而需要 β 受体激动剂的时候[99]。如果在新生儿期需要起搏，研究表明将心外膜导联放置在左心室心尖或游离壁而不是右心室，可以减少左心室功能不全和功能失调[100–101]。双室起搏对新生儿理论上是可行的，但需要更多临床病例数据支持[102–103]。

房室传导阻滞和结构性心脏病

正如之前所提到的，和胎儿房室传导阻滞相关的最常见心脏结构缺陷是 CC-TGV 和 LAI。左房异构的胎儿房室传导阻滞最早发生在妊娠 12 周[104]。LAI 胎儿房室传导阻滞的发生率为 15%~50%，在所有的研究中都是不良结局的危险因素[50,105–111]。还包括复杂心脏结构缺陷和心外异常，胎儿水肿都导致 LAI 房室传导阻滞胎儿产后存活率令人失望，仅有 0%~20%。在有些医疗中心，将心脏移植作为新生儿 LAI-AV 传导阻滞的一线治疗[50]。应用变时正性药物治疗可以提高心房率和心室率，或许可以延长妊娠期但是并不能提高产后存活率[62–112]。

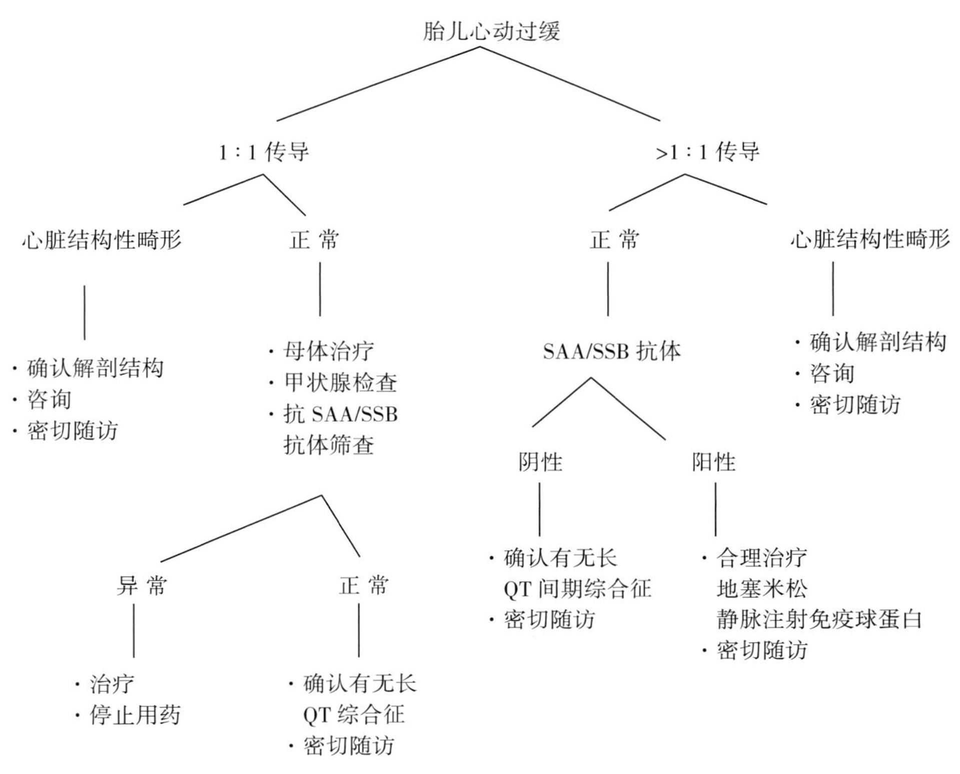

图 40.15　胎儿心动过缓评估决策流程

结 语

胎儿缓慢型心律失常的评估在图 40.15 已经做了总结，很多情况是良性的，父母咨询后可以放心。综上所述，频繁随访和多学科的联合途径可以优化预后。改善结局和减轻疾病的关键是需要明确诊断。对于那些存在抗 Ro/SSA 抗体介导的房室传导阻滞风险的胎儿，需要开发更好的监测技术来尽早发现疾病症状、制定房室传导阻滞最佳的治疗方案。

对于那些有房室传导阻滞和早期心衰的未足月胎儿，子宫内起搏有望延迟分娩直到胎儿发育成熟[113]。需要强调的是，对家族史或因为持续轻微的窦缓导致胎儿离子通道病的患儿仔细评估，可以给室性心律失常提供一级预防，还可识别有猝死风险但无症状的家族成员。

致 谢

感谢医学博士 Ron Wakai、医学博士 Janette Strasburger 以及威斯康星大学麦迪逊分校的生物磁性实验室对 fMCG 的追踪。

参考文献

[1] Eliasson H,et al. Ultrasound Obstet Gynecol,2011, 37(2):172–8.

[2] Jaeggi ET, Friedberg MK. Pacing Clin Electrophysiol,2008,31(suppl 1): S50–3.

[3] Liao AW,et al. Ultrasound Obstet Gynecol,2000,16(7):610–3.

[4] Taylor MJ,et al. BJOG,2003,110(7):668–78.

[5] Gardiner HM,et al. Heart,2007,93(11):1454–60.

[6] Ojala K,et al. BJOG,2006,113(4):419–23.

[7] Leuthold A,et al. Early Hum Dev,1999,54(3):235–43.

[8] Shah VK, Wakai RT. Phys Med Biol,2013,58(22):8153–61.

[9] Zhao H,et al. J Am Coll Cardiol,2008,51(1):77–84.

[10] Wiggins DL,et al. Heart Rhythm,2013,10(8):1192–8.

[11] Campbell JQ,et al. Obstet Gynecol,2006,108(3 Pt 2):767–71.

[12] ACOG Committee on Practice Bulletins. Obstet Gynecol, 2009,114: 192–202.

[13] Serra V,et al. Ultrasound Obstet Gynecol,2009,34:74–9.

[14] Mitchell JL,et al. Circulation,2012,126(23):2688–95.

[15] Porta A,et al. J Am Coll Cardiol,2015,65(4):367–74.

[16] Chockalingam P,et al. J Rheumatol,2011,38(12):2682–5.

[17] Cuneo BF,et al. J Matern Fetal Neonatal Med,2009,22(3):233–8.

[18] Jaeggi ET,et al. Heart Rhythm,2009,6(9):1370–2.

[19] Abadir S,et al. J Am Heart Assoc,2015,4(12):e002676.

[20] Dickinson DF,et al. Circulation,1979,59:879–85.

[21] Bharati S, Lev M. Circulation,1978,57:163–71.

[22] Moorman AF,et al. Heart Rhythm,2005,8:875–86.

[23] Benson DW,et al. J Clin Invest,2003,112(7):1019–28.

[24] Milanesi R,et al. N Engl J Med,2006,354(2):151–4.

[25] Nawathe PA,et al. J Cardiovasc Electrophysiol,2013,24(9):1021–7.

[26] Liu H,et al. Pediatr Cardiol,2012,33(6):882–9.

[27] Heradien MJ,et al. J Am Coll Cardiol,2006,48(7):1410–5.

[28] Vigliani M. J Reprod Med,1995,40:725–8.

[29] Hofbeck U,et al. Heart,1997,77:198–204.

[30] Lin MT,et al. Am Heart J,2004,147:540–4.

[31] Mitchell M,et al. Circulation,2012,126(23):2688–95.

[32] Winbo A,et al. Circ Arrhythm Electrophysiol,2015,8(4):806–14.

[33] Cuneo BF,et al. Circulation,2013,128(20):2183–91.

[34] ACOG Committee on Practice Bulletins. Obstet Gynecol, 2009,114:192–202.

[35] Flock A,et al. J Maternal-Fetal Neonatal Medicine,2015, 28:1731–5.

[36] Crotti L,et al. JAMA,2013,309(14):1473–82.

[37] Arnestad M,et al. Circulation,2007,115(3):361–7.

[38] Goldenberg I,et al.J Cardiovasc Electrophysiol,2010,21(8):893–901.

[39] Greene AE,et al. Cardiol Young,2012,23(1):141–5.

[40] Cuneo BF,et al. Circulation,2013,12, 128(20):2183–91.

[41] Sonesson SE,et al. Ultrasound Obstet Gynecol,2014,44(2):171–5.

[42] Buyon JP,et al. J Am Coll Cardiol,1998,31:1658–66.

[43] Ho SY,et al. J Am Coll Cardiol,1992,20:904–10.

[44] Sharland G,et al. Heart,2005,91:1453–8.

[45] Jaeggi ET,et al. Ultrasound Obstet Gynecol,2005,26:16–21.

[46] Paladini D,et al. Ultrasound Obstet Gynecol,2006,27:281–5.

[47] Chiappa E,et al. Cardiol Young,2004,14:265–76.

[48] Wan AW,et al. Am J Cardiol,2009,104:1276–79.

[49] Escobar-Diaz MC,et al. Pediatr Cardiol,2014,35(6):906–13.

[50] Cohen MS,et al. Ann Thorac Surg,2006,82(5):1629–36.

[51] Brucato A,et al. J Rheumatol,2009,36(8):1744–8.

[52] Fishman SG,et al. Pediatr Cardiol,2011,32(1):84–6.

[53] Cuneo BF,et al. Circ Arrhythm Electrophysiol,2013,6(5):946–51.

[54] Baruteau AE,et al. Eur J Pediatr,2016,175(9):1235–48.

[55] Schott JJ,et al. Science,1998,281:108–11.

本章完整参考文献，请扫描以上二维码在线查看。若需下载，请登录 www.wpcxa.com“下载中心”下载。

第 41 章

胎儿快速型心律失常

Ulrich Gembruch

胎儿快速型心律失常定义为胎儿心率180~200/min，通常分为窦性心动过速、室上性心律失常，以及室性心律失常，其中室上性心律失常包括室上性心动过速（SVT）和心房扑动。胎儿和新生儿 SVT 的最常见形式是通过旁道的房室折返性心动过速，涉及心房、房室结、大部分心室以及作为折返回路的辅助途径，因此是“全心”心动过速[1]。根据心脏的三个电生理水平，将快速型心律失常分为房性心动过速（心房扑动或房性异位性心动过速），传导系统性心动过速（房室折返性心动过速通过明显的或“隐性”旁道，持续交界往复性心动过速和房室结折返性心动过速），交界性异位心动过速和室性心动过速，以及罕见的加速特发性室性心动过速。在胎儿中，SVT 比心房扑动更为频繁（70% ~75% *vs* 25% ~30%），而室性心动过速非常罕见[2]。持续的胎儿快速型心律失常（房室传导率为 1∶1 的 SVT，心房扑动和室性心动过速）可能引起充血性心力衰竭，导致右心房和全身静脉压升高，并可能合并非免疫性胎儿水肿，胎盘水肿和羊水过多。另外，孕妇可能会出现由于严重羊水过多导致的早产、胎膜早破以及镜像综合征或 Ballantyne 综合征。这些导致孕妇先兆子痫的高动力和高血压状态，有时在胎盘水肿或各种病因导致的胎儿水肿中也可观察到[3–5]。如果可以缓解水肿，怀孕期间母亲的先兆子痫症状可能会消失[6–8]。

胎儿快速型心律失常宫内诊断

在妊娠的中期和晚期，常规的产科检查可发现大多数胎儿快速型心律失常。可通过超声，连续波多普勒或心电监护记录仪对胎儿心率进行监测，发现胎儿心律不齐时需要进行更详细的超声心动图检查。羊水过多和胎儿水肿也可能导致潜在的快速型心律失常。如果未能成功对潜在疾病进行细致的无创和侵入式检查，常应考虑阵发性室上性快速心律失常，特别是如果出现充血性心力衰竭的迹象，例如心脏肥大、房室瓣膜反流、伴或不伴静脉血流速度脉搏波增高。在这种情况下，每天重复进行几次超声心动图监测或长期心动图检查，可以诊断或排除阵发性室上性快速心律失常是否由水肿引起。

胎儿心律失常及快速型心律失常的鉴别诊断是使用具有高时间分辨率的超声心动图技术进行的。通过 M 模式、脉冲多普勒或彩色多普勒 M 模式获得心脏室壁以及瓣膜的运动，动脉和静脉血流速度波形的轨迹和电活动的时间相对应（图 41.1，图 41.2）。在绝大多数情况下，可以正确诊断胎儿心律失常的类型（表 41.1）。关于胎儿心律失常的情况，在第 39 章进一步阐述诊断方法。

诊断胎儿心律失常新的无创性方法是组织速

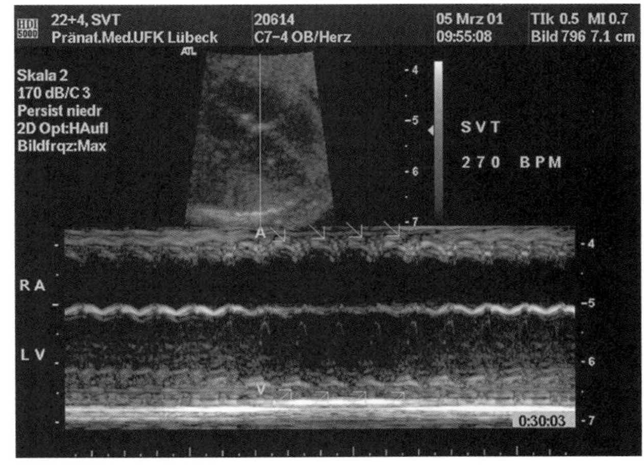

图 41.1 妊娠 22^{+4} 周时胎儿心脏的 M 型超声心动图。M 型取样线经过右心房和左心室所获得 M 型波形，如图所示。显示室上折返性心动过速，为 270/min。每一次心房收缩（A）（见箭头标记）后面都紧跟一个心室收缩（V），表明房室传导为 1∶1。RA= 右心房；LV= 左心室

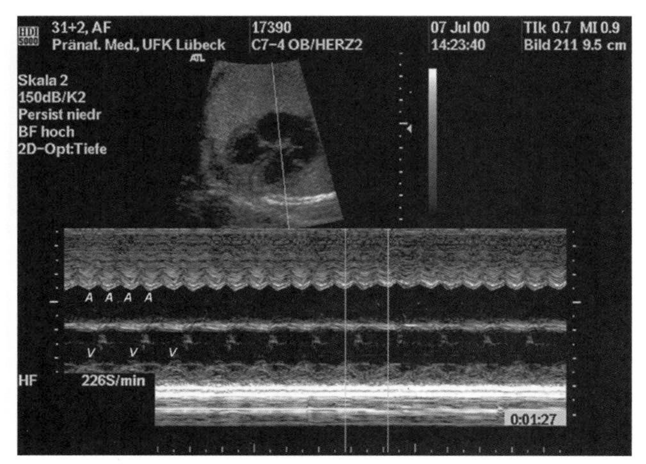

图 41.2　妊娠 31^{+2} 周时胎儿心脏的 M 型超声心动图。M 型取样线经过右心房和左心室所获得 M 型波形，如图所示。可见此胎儿心脏具有 2∶1 房室传导的心房扑动，其心房速率约为 450/min，心室速率约为 225/min。每两次心房（A）收缩后伴一次心室收缩（V）。RA= 右心房；LV= 左心室

度成像（如应用脉冲多普勒，彩色编码的 M 型或彩色多普勒成像）和心磁图。组织多普勒技术允许同时采样检测心房和心室壁速度，便于对心房和心室事件进行精确的时间同步分析，类似于 M 型和多普勒技术 [9]。在胎儿心律失常的诊断尚不明确的情况下，与传统的 M 型和多普勒技术相比，由于组织多普勒成像技术固有的局限性，其优势并不明显 [10]。胎儿心磁图记录了胎儿心脏电活动产生的电磁场，与胎儿心电图相比，其信号质量显著提高，因为它基本上不受皮肤高电阻的影响，而这种高电阻会削弱胎儿心电图。目前，由液氦冷却的传感器被放置在一个电磁屏蔽室中，位于孕妇腹部上方几厘米的位置。胎儿心磁图可以更精确地描述胎儿电生理学或更准确地说是磁生理学，从而可以测量不同的间隔，例如 PR、QRS 和 QT[11-16]。据报道 [12-14,16-19]，通过胎儿心动图诊断不同的心律不齐（图 41.3）和长 QT 间期综合征，以及胎儿房室折返性心动过速的起始和终止的电生理模式。但由于其较高的技术先决条件，胎儿心磁图检查非常昂贵，并且世界上仅有几个医疗研究中心可提供此项检查 [15]。但是，相信随着技术的改进在不久的将来这些问题将迎刃而解 [14]。

胎儿快速心律失常的电生理机制

通常，许多快速型心律失常胎儿的自然病史和病理生理记录并不完整。使用 M 型或多普勒超声心动图检查，大多数胎儿产前都可鉴别出 SVT 与心房扑动，以房室是否为 1∶1 等比下传来区分鉴别，1∶1 的 AV 传导是最有可能形成通过旁道传导的房室折返性心动过速。此外，房性异位心动过

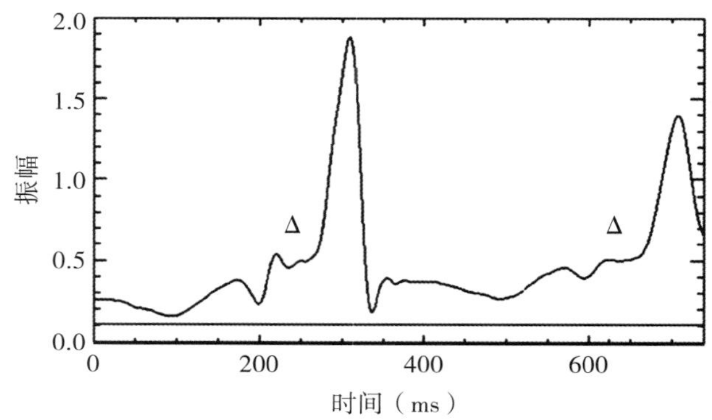

图 41.3　妊娠 34 周时室上性心动过速（SVT）为 240/min 的胎儿心电图（平均 QRS 波）。在正常频率阶段，可以证明 Δ 是 R 波的一部分，这表明存在 Wolff－Parkinson-White（WPW）综合征。胎儿出生后心电图证实（由德国耶拿大学 Uwe Scheider 博士提供）

表 41.1　胎儿快速型心律失常的超声心动图特征

心动过速类型	心房率（/min）	心室率（/min）	房室比	VA 间隔
室上性心动过速（房室反折）	190~280	190~280	1∶1	短 VA
心房扑动	300~480	150~240	2∶1，偶 3∶1 或 4∶1	
房性异位心动过速，持续性交界往复性心动过速	180~230	180~230	1∶1	长 VA
室性心动过速	120~160（常规）	170~230	分离（＜1∶1）	分离
加速性特发性室性心律	120~610（常规）	160~180	分离（＜1∶1），等律，束支传导阻滞	分离
交界性异位心动过速	160~210（或常规 120~160）	160~210	1∶1（或分离性室性心动过速）	超短 VA（或分离）
窦性心动过速	160~220	160~220	1∶1	长 VA

速和交界折返性心动过速不能排除是否与 1∶1 的 AV 收缩相关，尽管并不常见。因此，对新生儿更精确的电生理分析可以推断出胎儿快速型心律失常的类型和患病率，胎儿快速型心律失常的频谱与新生儿期极为相似。但是，仍然很难对胎儿心动过速类型进行确切定义。各研究中得出不同的结论，说明可能存在不同类型的节律紊乱，而不是心律失常导致的不同反应。因此，如果常规抗心律失常治疗无效，则可能要对心律失常类型进行重新评估。因此，了解心动过速的机制具有非常重要的意义，它将决定治疗的策略和预后[20–24]。

在这种情况下，使用胎儿 M 型或脉冲波多普勒超声心动图检测心室 – 心房（VA）时间间期有助于鉴别短或长 VA 传导间期的心动过速（表 41.1）[22–24]。比起 M 模式，多普勒超声能同时记录上腔静脉和升主动脉血流速度，可以更准确地反映 VA 和房室（AV）的时间间期。但在心率高于 160/min 时，二尖瓣 E 波和 A 波会重叠，无法同时测量左心室流入量和流出量[23–24]。短的 VA 时间间期是房室通过旁道进行折返的特征。长时间间期的定义为 VA 时间间期与房室的时间间期的比值大于 1（长的 VA 心动过速），这是持续交界折返性心动过速或房性异位心动过速的典型表现，这样的心律失常更难治疗[7]。胎儿房性异位心动过速，往往起源于单个病灶或游走性起搏点，很少发生持续的交界折返性心动过速，这属于传导系统性心动过速，其具有隐匿性，向后传导的旁道以及慢房室结传导的特性。这两种较长的 VA 心动过速，P 波均远离 QRS 波，并且静脉多普勒 a 波振幅正常（相当于舒张期 AV 瓣膜打开时的房性收缩），VA 间隔（VA>AV）较长。胎儿异位和持续交界性心动过速的特征是频率在 180~220/min，而对于房室折返，典型的心动过速频率在 220~280/min。房室结折返性心动过速和交界异位性心动过速往往出现房性高静脉压和主动脉多普勒波超短的 VA 间隔（超短 VA 心动过速）[24]。此外，房性异位性心动过速有时表现出较高的心率变异性，称作发热现象[8]，而对于典型的房室折返性心动过速这种现象并不常见。

在人类生命早期，SVT 的频率及其潜在的电生理机制会随 SVT 出现时的年龄而变化[25]。研究表明，快速型心律失常的新生儿和婴儿，大约 80%~90% 的 SVT 是房室折返性心动过速[25–26]。房性异位心动过速、多源房性心动过速、房室结折返性心动过速、持续交界折返性心动过速以及希氏束心动过速（交界性异位心动过速）都是通过房室结以外的旁道进行传导的，这在围生期 SVT 中非常少见[1,20–25,27–28]。大约有 10% 的胎儿 SVT，可以通过心电图确认为 Wolff-Parkinson-White 综合征。其他一些预激综合征，如 Lown-Ganong-Levine 综合征和 Mahaim 综合征，则很少见[28]。在绝大多数房室折返性心动过速中，存在“原发性”脉冲传导，这意味着电脉冲是通过房室结由心房传导到心室，然后通过具有快速传导特性的旁道回到心房。因此，这种“原发性”房室折返性心动过速是一种短的 VA 心动过速，其特征是心电图表现为窄的 QRS 波和紧跟 QRS 波后的反向 P 波。同时用多普勒记录上腔静脉和升主动脉，上腔静脉的 a 峰波形与主动脉波叠加，而且（速度）很高，这是因为此时心房的收缩会影响房室瓣膜的关闭[23–24]。该去极化电流电路独立于生理性窦房起搏。Wolff-Parkinson-White 综合征和隐匿性房室折返性心动过速并通过慢途径进行顺行性脉冲传导的情况下，也可能发生“逆向”折返性心动过速。折返性心动过速出现的先决条件是两种途径的电生理特性不同，具有不同的传导速度和不应期。在这种情况下，如果传导速度和不应期之间存在一定的关系，折返性心动过速往往是由一个偶发的室性早搏引起的。房性早搏会引起房室结的顺行传导延迟，随后通过辅助途径逆行传导，最终由辅助途径引发“房性”房室折返性心动过速。心房异位传导在胎儿中很常见，发生率为 1%~3%。这些胎儿中约有 0.5%~1% 在胎儿和新生儿期间会发展为 SVT，因此一般建议每周检查胎儿心率以检测是否有 SVT 的发生。胎儿异位传导的早期发生，频繁异位传导和多种辅助途径的存在都是胎儿期间发生折返性 SVT 的风险因素。此外，自主神经活动的变化可能会影响房室结和辅助途径的传导，这也与胎儿身体运动、SVT 模式（房性早搏和窦加速）有关[15]。在房室折返性心动过速中，传导速度和折返性回路的长度决定了折返性心动过速的相对固定频率，导致心率变异性下降[20,27]。在通过旁道传导的胎儿房性折返性心动过速中，其频率往往在 220~280/min。通过药物改变折返回路传导速度或者折返回路的不应期可能会停止或阻止折返性心动过速。有时，过早的异位搏动以及副交感神经兴奋也可能中断折返性心动过速。180~230/min 的胎儿心动过速则可能是其他电生理引起的其他类型的心动过速，多数为持续交界折返性心动过速，房性异位心动过速和 VA 传导为 1∶1 的交界性异位心动过速。

胎儿和新生儿期房室折返性心动过速的发生率很高，且由于 SVT 的自发消失而降低，证明胎儿心肌尚不成熟，而纤维环发育延迟或长期的房室传导辅助路径是胎儿 SVT 发生的最根本病因[25,29]。房室折返性心动过速，在患有 Ebstein 畸形，横纹肌瘤或病毒性心肌炎，以及 Wolff-Parkinson-White 综合征常染色体显性遗传的胎儿中并不常见。

胎儿心房扑动占所有胎儿快速型心律失常的 25%~30%[2]，而心房纤颤在胎儿中极为罕见，最常见的是由折返回路在心房内部产生。有实验研究仅在妊娠晚期观察到心房颤动，观察结果支持了人们普遍认为的心房大折返是胎儿心房颤动的潜在机制的假说。在妊娠约 27~30 周时，心房达到了可以建立大折返回路的大小，这与触发房性心动过速的高度脆性有关[30]。这种房性折返性心动过速的频率在 350~500/min。房室结不是折返回路的一部分，通常通过可变地阻断房室传导来保护心室，结果是房室传导率明显变慢或变化，具体取决于房室传导阻滞的程度，阻滞可能是 2∶1、3∶1 或 4∶1。一些有心房纤颤的胎儿出生后，经食管电生理研究显示存在房室辅助传导路径，证实了胎儿心房纤颤。在胎儿期间心房纤颤与间歇性房室折返性心动过速之间的联系似乎很少[28]。但最近有报道称，对 13 例胎儿进行心磁图长期连续监测，其中有 5 例胎儿发现了心房纤颤[31]。在这项研究中，由于折返性室上性早搏伴随着心房纤颤，而导致复杂的房性异位[31]。胎儿期间极少发生房性心动过速和心房纤颤。

在 Ebstein 畸形中，严重的 AV 瓣关闭不全会引起明显的心房扩张，房室间隔缺损胎儿很少会引起心房纤颤，这与众所周知的由于二尖瓣功能障碍导致的左心房扩张导致心房纤颤的疾病机理相似。

窦性心动过速的胎儿心率基线往往在 180~220/min，通常是潜在疾病的继发表现。包括产妇发热、绒毛膜羊膜炎、胎儿窘迫、胎儿甲状腺毒症和诸如 β 拟交感神经药的产妇药物。在妊娠晚期，必须将 4F 活动状态下健康的“慢跑”胎儿的加速时间与窦性心动过速区分开来。它与胎儿呼吸增加以及身体运动有关，通常具有很高的胎儿心率模式变异性，尤其发生时间很短。很难将其与较长的 VA 间期的持续交界性心动过速（PJRT）进行区分。

交界性异位心动过速（以前称为 His 束心动过速）是最不常见的心动过速形式，但目前的检测方法常常检测不到。它由心脏传导系统（即，AV 节点 –His 束复合体）的房室（AV）交界处或紧邻其的自律性异常的起搏点驱动。交界性异位心动过速往往不持续，其心率在 160~210/min，比室性心动过速稍慢，并且主要与抗 SSA 抗体有关，并且可能与 AV 传导阻滞有关[32]。交界性异位心动过速有时与 1∶1 VA 传导相关，导致 1∶1 房室关系和非常短的 VA 间期，或看起来与伴有 AV 分离的室性心动过速相似。交界性心动过速往往是逐渐发作和逐渐终止的[33]。胎儿室性心动过速的报道很少。如果室性心动过速表现为房室分离，通常会进行产前诊断，如 M 型（图 41.4）和或多普勒超声心动图所记录，心室率比心房率快，其频率范围在 180~300/min[20,27,34-35]。

这类心动过速往往提示为室性或房室结性心动过速，胎儿期常无法区分。然而，在一些逆向室

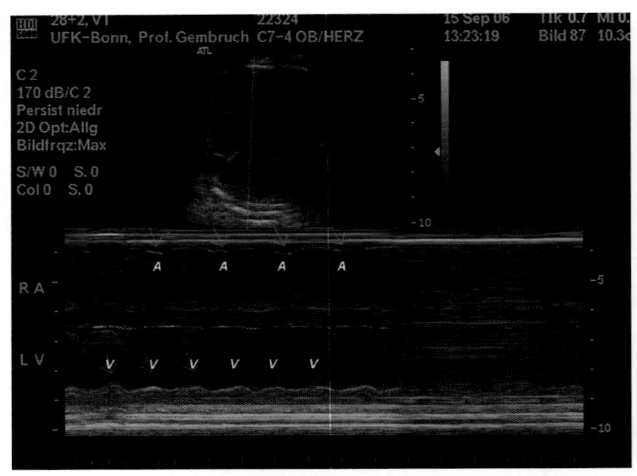

图 41.4 在严重心脏扩张的水肿胎儿中，妊娠 28^{+4} 周突然发生室性心动过速。M 型超声心动图取样线位于右心房（RA）和左心室（LV），提示伴有 AV 分离的室性心动过速（心室速率为 245/min，心房速率为 145/min）。产后证实为长 QT 间期综合征

性心动过速病例中，逆向 AV 传导可导致 1∶1 房室传导结果，使产前很难或无法与 SVT 相区分。如果胎儿心率超出 220~280/min 的 SVT 范围，特别是观察到短暂性房室分离，应怀疑室性心动过速。

与成年后冠心病中较常见的室性心动过速类似，会引起心室肌局灶性改变，局部限制性折返回路也可能是胎儿期间室性心动过速的潜在电生理基础。在胎儿期间，严重心肌肥厚导致的半月瓣狭窄和心肌病，以及心脏肿瘤导致的室性心动过速，都可能引起心肌供氧的节段性改变[27]。

其他潜在的心肌疾病有心室室壁瘤、心脏肿瘤和心肌炎。此外，长 QT 间期综合征的胎儿主要表现为窦性心动过缓，有时伴有间歇性 AV 传导阻滞和 / 或尖端扭转性心动过速，但很少表现为短暂性室性心动过速[17-18,36-43]。尖端扭转性心动过速持续时间在 1s 至近 8min 之间，其频率在 48min 内从 15~45 次不等，往往出现在妊娠 30 周后[18]。但是，在有尖端扭转型室速和 / 或 2∶1 AV 传导阻滞的胎儿中，有 25% 以上发生了胎儿长 QT 间期综合征[18]，反复发作的窦性心动过缓小于正常胎龄心率的 1/3 是其胎儿期的主要表现[18,42]。出现室性心动过速的长 QT 间期综合征患儿的预后很差[43]，往往与其“海绵状心肌”有关[37,41]。在某些死亡病因不明的病例中，隐藏的心律不齐和长 QT 间期综合征可能是其潜在的原因[44]。因此，有窦性心动过缓，尤其是房室传导阻滞伴随室性心动过速发作的，高度怀疑胎儿患长 QT 间期综合征。由于其是潜在离子通道病的显性遗传，因此应检查家族成员心电图，测量父母双方校正后的 QT 间期（QTc> 0.44；QTc=QT/√RR），即使有 QT 间期延长阳性家族史，婴儿也未必会有校正后的长 QT 间期[24]。遗传的心肌结构和功能异常可能导致这些心律失常。长 QT 间期综合征（Romano-Ward 综合征）属于离子通道疾病，其临床特征是肌肉或神经细胞兴奋性紊乱。对于长 QT 间期综合征，已经报道了诱导钾离子通道门控变化的心脏钾和钠离子通道编码基因的各种突变，显示出不同的遗传模式[43,45]。长 QT 间期综合征的胎儿心律失常类型取决于突变类型[43]，可以通过胎儿心电图对 QT 间隔进行测量并进行长 QT 间期综合征的产前诊断[13-14,16-17,43]。

在胎儿时期，加速性特发性室性心律（AIVR）常常与水肿有关[46]。由于心室率仅略微增加，约为 170 /min，持续时间也非常短，因此 AIVR 很难发现。出生后，通过心电图检查进行诊断，将宽大的单形性 QRS 波从心房去极化分离出来，可以被不同间期的窦性心律或与心房或心室夺获相关的心房和心室收缩（等速心律失常）中断，表现为非常少见的左束支或者右束支传导阻滞，心室率是先前窦性心律的 15%~20%[46]。最近，Fouron 等人建议采用以下多普勒超声检查方法来识别 AIVR：同时记录上腔静脉和升主动脉血流速度波形，证明房室分离（室率是房率的 20% 以内）与相关的高大 a 波一起发作，但有时出现节律的房室分离情况；M 型超声可显示房室分离而左心室短轴缩短率正常；同时记录主动脉峡部和动脉导管流速数据，可以提示是否存在右或左束支传导阻滞；静脉导管的多普勒波形表明，在同时发生心房和心室收缩的情况下，随着逆行 a 波的作用，静脉压力会增加[46]。因此，对于不明原因的水肿和静脉导管流量搏动增加的胎儿，应排除 AIVR 的存在[46]。

病理生理学

从病理生理学来说，心脏周期中舒张期通过实质性的缩短来防止心室舒张早期的充分充盈，之后提高在胎儿循环中本来就已经很高的体静脉负荷和中央静脉压力。此外左房起搏的动物研究和人类胎儿的 M 型超声研究结果提示，胎儿对最初的左房去极化耐受性较小[27-28]。通过左房的预刺激，卵圆孔部分关闭可能会明显干扰心房间从右到左的分流。最终导致右房和右室容量超负荷和中央静脉压力的进一步提高[47]。两例有心房扑动的胎儿卵圆孔早闭也被报道过。左室的输出量也随后减少。另外，最常见的胎儿 SVT，即“顺向传导”房室折返性心动过速，其特点是房室瓣关闭后心房收缩伴短的 VA 间期，以及比长 VA 间期的心动过速导致静脉压力更高的压力[23]。此外，因为整个心脏和心肌独立的收缩和舒张功能需随妊娠进展而逐渐提高，妊娠早期过高的心室率和心律失常可能会使胎儿更容易发生水肿。因为胎儿心肌的相对顺应性，心室充盈主要依赖于心房收缩。因此，规律的 1∶1 房室顺序传导非常重要，间歇性的心房舒张对关闭不全的房室瓣可能会使一些有心房扑动的胎儿更易于发生水肿，这解释了尽管心率正常或者心室率略微升高的心房扑动胎儿发生水肿的现象，也解释了为什么在一些有心房扑动的胎儿中，即使药物诱导的高度房室传导阻滞使心室率正常后，水肿依然持续存在，而只有在正常的房室率伴1∶1传导时水肿才会消失。

尽管在动物模型中的心房起搏和在人类胎儿心房起搏中的室上性折返性心动过速、心房扑动和快速窦性心动过速有重要的区别，羊胎模型的研究仍然给我们理解对胎儿水肿发生的病理机制提供了非常重要的提示 [48–52]。如果心房的起搏频率上升到300/min，心室输出会提高并且心室舒张末压会降低。左房按照300~320/min的频率持续起搏会导致心脏输出的降低并且在4~48h内会发生水肿，这也证实了之前的一个假设，即当心率高于某个临界值时，心脏的舒张充盈会受到心室特别是同侧心室的阻碍。在这些情况下，会发生心脏肥大和肝脏肿大，动脉氧分压保持不变，还有蛋白质包括白蛋白浓度，在疾病进程中保持稳定或者略微降低 [48–51]。无证据表明白蛋白降低可导致毛细血管通透性升高，因为尚未观察到或者只有轻微的、不明显的低蛋白血症。在充血性心衰晚期，可能有更明显的因为肝脏合成障碍导致的低蛋白血症。当下腔静脉的平均静脉压提高75%时，动脉压力保持不变 [52]。这可能反映通过提高前负荷保持充足的心脏输出，静脉收缩会代偿性增加。但是，静脉压的突然升高与舒张期出现血流的即刻翻转有关（图41.5~图41.7）[52]。这可在高于310/min的临界心率观察到。低于这个临界心率，静脉血流是双向的，当起搏停止的时候，收缩和舒张的前向血流仍存在 [52]。当舒张期严重缩短时，舒张期充盈会减少，此外，心室输出量下降，静脉压随即升高，即刻出现高于“临界”起搏率的搏动性静脉血流，这些变化的突然出现表明心室功能障碍与高起搏下心室舒张障碍导致的压力－容积关系异常相关。最合理的解释是当心动过速时，冠脉血流提供给心肌的氧供不足以应对心肌氧供需求的提高 [53–54]。

心肌血流主要通过跨血管床的压力阶差，血管外压力，还有局部调节来维持。因为舒张时血管外压力比收缩时低，大部分冠脉血流输送发生在舒张期。但心动过速时，舒张期严重缩短。同时心房压力升高时，心肌压力阶差下降。因此当心动过速持续时间长时，会发生严重的心室功能障碍甚至心肌损伤，在人类和动物中还会引起可逆性的由心动过速诱发的心肌病 [53–55]。合并持续性SVT极度心脏扩大的胎儿，可观察到两个房室瓣环扩大所致功能性关闭不全，导致心动过速诱发的心肌病并引起心室重构，如图所示（图41.8，图41.9）[56]。在猪心研究中，心动过速诱发的心肌病恢复期，伴随着持续的心腔扩大、明显的心肌肥厚以及舒张功能障碍 [57]。在早期恢复期，左室功能和心肌血流静息

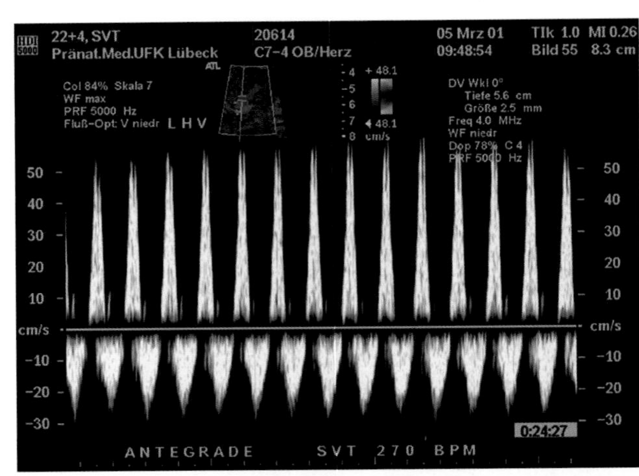

图41.5 妊娠22^{+4}周的非水肿胎儿，阵发性室上性心动过速，心率为270/min。左侧肝静脉的多普勒超声检测显示其舒张期为博动性反向血流。收缩期的前向血流在频谱基线下方（背离探头），舒张期的反向血流在频谱基线上方（朝向探头）

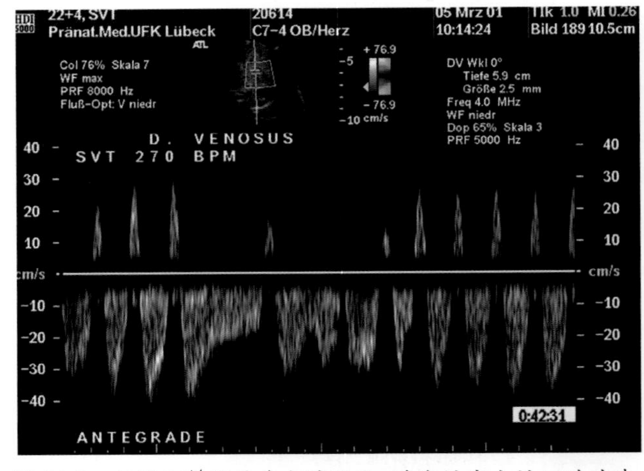

图41.6 妊娠22^{+4}周的非水肿胎儿，阵发性室上性心动过速，心率为270/min。静脉导管的多普勒测量发现在一段短的窦性心律中，显示收缩和舒张峰值的静脉三相血流特征。折返性室上性心动过速触发的房早和舒张时血流脉动反转的突然发生相关。收缩期的前向血流位于频谱基线下方（背离探头），舒张期的反向血流位于频谱基线上方（朝向探头）

状态下正常，但是（心动过速带来的）超负荷可导致标志性的左室收缩和舒张功能障碍，以及心肌血流降低[53-54]。

人类胎儿中，室上性心动过速终止后，心脏扩张、心肌肥厚、房室瓣关闭不全和水肿等是否消失，个体间差异很大，这可以用药物诱导心肌复律时心动过速诱发的“心肌病”进展的不同阶段来解释[56]。室上性心动过速胎儿的静脉血流研究表明，在下腔静脉、肝静脉和静脉导管的舒张期间，单相正向和脉动性反向血流的发生以及在临界点以上的脐静脉血流模式的脉动心率约为 210~220/min[58]。这与胎羊研究一致，其静脉血流动模式的改变与静脉压的显著升高相关[52]。此外，人类胎儿除了心脏肥大和房室瓣反流持续存在外，窦性心律期间的静脉血流量异常指标表明存在心肌功能改变，也许存在可逆性心动过速诱发的“心肌病”[59-60]。水肿缓解、房室瓣反流消失、静脉血流量指标正常化的时间与个体间的巨大差异具有良好的相关性。水肿先消失，然后房室瓣功能不全恢复，最后静脉多普勒指标恢复正常[56,59-60]。药物诱导的窦性心律转变为恒定窦性心律的时间间隔可能从 1 天到 6 周不等[56,59-61]。根据心动过速诱发的“心肌病”处在转变为窦性心律时的不同进展阶段，心功能完全正常化所需的时间也可能相差很大[56,59-60]。

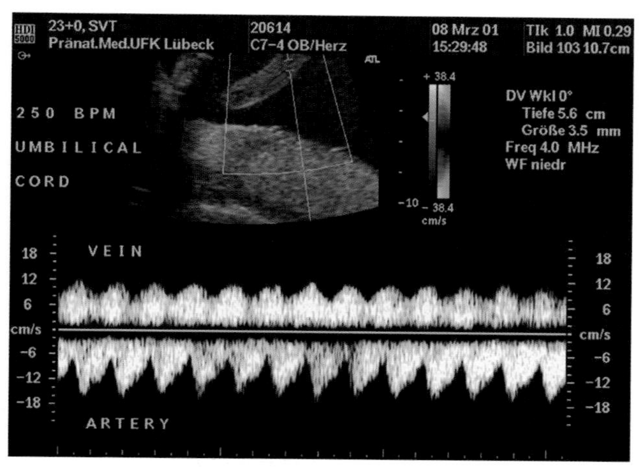

图 41.7 妊娠 22^{+4} 周的非水肿胎儿，折返性阵发性室上性心动过速，心率为 270/min。脐带的多普勒测量显示在频谱基线下方的动脉血流（背离探头）以及静脉导管和其他心前区静脉的反向搏动典型的单相脐静脉血流类型

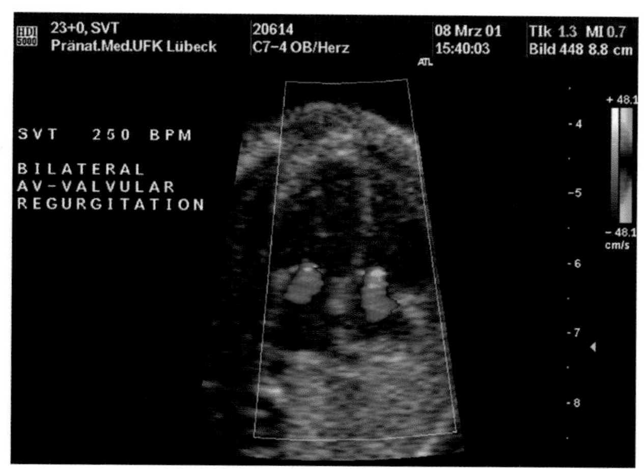

图 41.8 妊娠 22^{+4} 周的非水肿胎儿，250/min 的折返性阵发性室上性心动过速和心脏肥大。短期的窦性心律中期间，双侧房室瓣少量反流

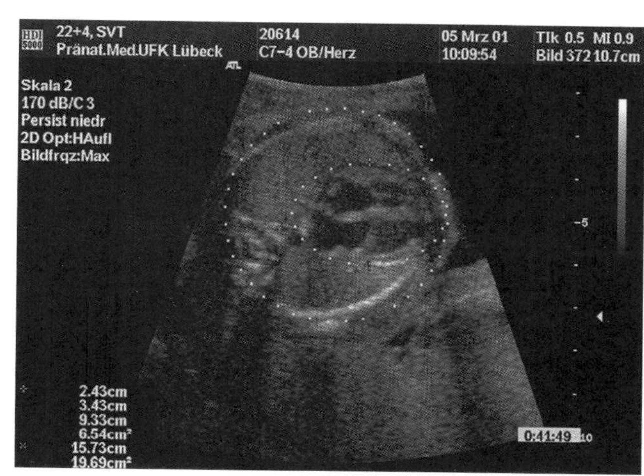

图 41.9 妊娠 22^{+4} 周的非水肿胎儿，阵发性室上性心动过速，心率为 250/min。通过测量心胸比例表明心脏（与孕周比）中度增大。周长心胸比为 0.59（93/157mm），面积心胸比例是 0.33（654/1969mm²）

总之，人类胎儿室性心动过速最重要的病理机制是由于舒张期不足而导致的心室充盈障碍，这可能直接改变心室充盈和（或）由于心肌血流量减少导致供氧不足，从而引起舒张性心室功能改变。两种机制均导致静脉压力升高，且经毛细血管滤过进入组织间隙的速率增加，并且淋巴液回流明显减少，不足以将越来越多组织间液排回到血管[51]。动物研究和人类数据表明，疾病早期静脉压力升高会大大提高毛细血管的过滤速率。

此外，淋巴引流障碍是持续性快速心律失常最重要的病理机制，而缺氧引起的毛细血管对水和蛋白质通透性的增加，以及肝蛋白合成的改变与水肿的发生无关[51]。因此，宫内治疗快速型心律失常是合理的，因为药物诱导的心脏复律后充血性心力衰竭和静脉压升高是可逆的，而胎儿中未见组织缺氧损伤的毛细血管膜和/或肝细胞。同样，如果

维持恒定的窦性心律，由心动过速引起的具有舒张和收缩功能障碍的“心肌病”将在出生前改善并消失。因此，可以充分延长妊娠时间。

胎儿快速型心律失常的心功能评估与胎儿监护

对快速型心律失常的胎儿进行心功能评估及监护有一定的难度。胎儿心率监测对快速型心律失常的诊断作用较为有限，而超声心动图、多普勒超声测定具有无创、可重复的特点，是诊断和监测这类胎儿最重要的工具：

1. 详细的超声心动图检查排除心脏畸形和非心脏畸形，尤其是 Ebstein 畸形和心脏肿瘤。

2. 应当对羊水量、胎盘结构和厚度，以及水肿胎儿羊水分布和水肿程度进行评估。

3. 静脉系统的超声心动图和多普勒超声测定可能会提示或排除心力衰竭。心力衰竭有可能是造成贫血以外的其他晚期疾病的主要或次要原因。心脏扩大、心胸比率测量以及发现房室瓣关闭不全可能有助于评估心动过速性心肌病的严重程度。检测心脏肥大是一种可以对非免疫性水肿的心功能进行无创评估的手段，并通过脐静脉压测量验证 [62]。

4. 胎儿静脉多普勒测速仪的作用受到了限制，在胎儿心动过速的临界频率以上（人类胎儿大约为 210~220/min），搏动性静脉血流舒张期逆转似乎与心脏功能和心动过速引起的“心肌病”严重程度无关 [58]。换句话说，静脉导管 a 波反向和脐静脉中搏动性血流的出现与静脉压的明显上升相对应，即便心肌功能完好，也可能会引起水潴留和水肿。因此，在患有快速型心律失常的胎儿中，静脉血流搏动模式的增加既不是良好预后的标志，也不是不良预兆。胸前静脉中正常的双相正向血流模式的重复似乎表明胎儿静脉压显著下降。但是，在心脏复律为窦性节律之后，测量静脉多普勒指数是评估心功能的最佳方法 [59–60]。

5. 胎儿心率监测应长期重复进行，以便检测阵发性心律失常和（或）监测抗心律失常治疗的效果。

6. 此外，胎儿呼吸、身体和四肢运动的超声检查可以测试胎儿的健康状况，而胎儿心率监测及对胎儿脐动脉和胎儿动脉的多普勒血流测速对快速型心律失常期间的胎儿监测没有帮助。然而，子宫动脉的多普勒测速可以排除相关的子宫胎盘功能障碍。

胎儿快速型心律失常的治疗

胎儿抗心律失常治疗的基本原理

胎儿快速型心律失常的宫内治疗必须要同时考虑胎儿和产妇的状况。因此，在决定开展宫内抗心律失常治疗之前，应进行详细的风险效益分析。且这一决定应取决于是否存在胎儿水肿、心动过速的持续时间、胎儿的胎龄、心律失常的类型，以及孕产妇的状况和意愿等因素，另外还要对父母的意愿进行咨询。一方面，我们必须要考虑快速型心律失常致水肿早产儿的高死亡率和高发病率；另一方面，有证据表明宫内抗心律失常治疗能取得良好的效果。因此，治疗水肿胎儿快速型心律失常的基本原理在于建立恒定的窦性节律，从而解决胎儿的水肿和心功能障碍问题，并将妊娠期延长至分娩。

为抑制心律失常而服用抗心律失常药物有可能会引发新的心律失常或加剧现有的心律失常。这可能会对产妇和胎儿造成影响，并可能在治疗开始后出现早期的心律失常并发症，轻者症状并不明显，中度则具有潜在的致命性，重者表现为心律失常性死亡 [20,27,34,63]。除 β 受体阻滞剂外，服用任何一种抗心律失常的药物都可能发生晚期心律失常 [27]。洋地黄苷类和沃恩·威廉姆斯的 Ⅰ ~ Ⅳ 类抗心律失常药物会引发严重的窦及房室结功能障碍（表 41.2）；地高辛毒性会引发房性心动过速伴房室传导阻滞和房性心动过速伴交界性心动过速；Ⅰa 和Ⅲ类抗心律失常药物延长了 QT 间期，会引发尖端扭转性及多形性室性心动过速；Ⅰc 药物则会引起室性心动过速。充血性心力衰竭、低钾血症、低钙血症和低镁血症可能导致心律失常 [27]。此外，先天性和后天性异常、心肌结构和功能的不同孕周特点、信号通道异常以及细胞色素 P450 同工酶异常可能是心律失常并发症的潜在异常现象，在与其他抗心律失常药物和非心律失常药物相互作用时尤为如此 [27,67]。虽然我们能对孕妇的健康和

表 41.2 快速型心律失常胎儿抗心律失常疗法、常见抗心律失常药物

药品名	类别	适应证	代谢	胎儿母体比率	剂量	副作用和预防手段	
						母体	胎儿
地高辛	强心苷	SVT，AF	肾排泄；消除半衰期：34~36h；血清药浓度：2.0~2.5ng/mL	0.8~1.0；胎儿水肿时大幅降低	2~3 日内达到负荷剂量，静脉注射：0.3~0.5mg，每 8h 一次维持剂量，口服：0.15~0.2mg，每 8h 一次；出现肾衰竭时调整用量	治疗窗窄：恶心，呕吐，厌食，腹泻，疲劳，视色异常，精神混乱，失眠，窦性心动过缓，期外收缩，房室传导阻滞，室性心动过速；在低钾、低镁、高钙情况下毒性增加；禁忌证：预激综合征，室性心动过速，二度及三度房室传导阻滞	胎儿水肿时血清药浓度低，预激综合征（无法在胎儿期检测出）不适用。暂无因使用强心苷导致胎儿出现室性快速型心律失常的报道
氟卡尼	Ⅰc 类（阻滞钠通道，减慢传导，复极正常）	SVT，AF，VT	肝排泄：60%；肾排泄：40%；消除半衰期：15~17h；（治疗血药浓：0.4~1.0μg/mL）	0.7~0.8	口服：100mg，每（6~）8h 一次	致心律失常，眩晕，恶心，视力障碍 头痛，感觉异常	对心肌变力性有负面影响，致心律失常
索他洛尔	Ⅲ类（+Ⅱ类）（通过阻滞钾通道阻断 β 肾上腺素能受体增加复极）	AF, SVT, VT	肾排泄；消除半衰期：15~17h；（血清药浓度：1.5~2. 5μg/mL）	0.7~0.9	口服：80~160mg，每 12h 一次；增加至 160mg，每 8h 一次；出现肾衰时调整用量	致心律失常：室性快速型心律失常；心动过缓；房室传导阻滞，恶心	对心肌变力性有负面影响，致心律失常
胺碘酮	Ⅲ类（通过阻断钾通道增加复极）	SVT, AF, VT	肝代谢生成活跃的去乙胺碘酮；肾排泄代谢物；消除半衰期：14~100d；（血清药浓度：胺碘酮 1~2μg/mL；去乙胺碘酮：1.5~2 倍于胺碘酮）	0.1~0.3；胎儿水肿时大幅降低	5~7d 内达到负荷剂量：静脉注射：24h 内持续注射 1200 mg；或者口服：200mg，每 4~5h 一次；维持剂量：口服：200mg，每 6~8h 一次；直接治疗：依照预估胎儿体重（不含积液），10min 内注射胺碘酮 2.5~5mg/kg 入脐静脉，每 6~8h 一次	致心律失常：室性快速型心律失常，甲状腺功能障碍，角膜微小沉淀，光过敏，肝功损害；（长期服用可致：肺纤维化，神经病变，肌肉病变）；（接受治疗后须避孕至少 12 个月）	甲状腺功能障碍：暂时性甲状腺功能减退（控制胎儿甲状腺激素）；角膜微小沉淀；对心肌变力性有轻微副作用（可致心律失常）
普萘洛尔	Ⅱ类（阻断 β 肾上腺素能受体）	SVT, VT	快速肝灭活（“首过效应”）；消除半衰期：3~5h（血药浓度：50~1000ng/mL）	0.1~0.3	口服：40~80mg 每 8~12h 一次	支气管痉挛（禁忌证：支气管活动增加的女性哮喘患者）；心动过缓；房室传导阻滞；女性糖尿病患者低血糖风险增加；手脚冰凉（禁忌证：雷诺氏现象）	对心肌变力有负面影响；心动过缓；房室传导阻滞；新生儿可出现：低血糖、心动过缓、呼吸抑制；出生体重低

此表分别根据下列出版物中的相应表和数据进行修改：Kleinman CS, Copel JA. Ultrasound Obstet Gynecol,1991,1:286–9720; Kleinman CS, et al//Creasy RK, Resnik R. Maternal-Fetal Medicine. 4th ed. Philadelphia, PA: Saunders, 1999:301–1834; Kleinman CS, et al//Harrison MR, et al. The Unborn Patient: The Art and Science of Fetal Therapy. 3rd ed. Philadelphia, PA: Saunders, 2001:417–4127; Gembruch, Somville T. Gynäkologe, 1995,28:329–4564; Ito S, et al. Clin Perinatol,1994,21:543–7265; Simpson J//Allan L, et al. Textbook of Fetal Cardiology. London: Greenwich Medical Media, 2000:423 – 5166; Fouron JC. Prenat Diagn, 2004,24:1068–8024

注意事项：只有母体血浆地高辛水平与胎儿治疗过程中的剂量调节有关。剂量过量可通过一系列的母体心电图数据识别，PR 间隔识别地高辛，QRS 时限识别氟卡尼，QT 间期识别Ⅲ类药物，也可通过典型的中毒临床症状来识别。AF= 心房扑动；AV= 房室的；SVT= 室上性心动过速；VT= 室性快速型心律失常

风险进行详细检查评估，但对胎儿心律失常的评估可能存在不足。尤其是患有晚期心动过速性心肌病的胎儿，他们可能面临与抗心律失常治疗相关的负性肌力和其他无法预料的影响。据报道，在使用氟卡尼和索他洛尔进行抗心律失常治疗开始后不久，便发生了胎儿猝死[40,68–69]，但几乎都是胎儿水肿；因此，在报道的病例中，目前尚不清楚胎儿死亡是心律失常药物作用的结果，还是负性肌力药物作用的结果，又或是终末期心脏病的结果。

超声心动图技术可以更好地对胎儿治疗进行监测，从中了解水肿的程度和分布、心律、心脏大小、心脏收缩力以及房室瓣的反流等情况，还可对胎儿的呼吸、身体和四肢运动进行检查并评估。而胎儿心电图和心磁图则没有多大帮助，因为提供胎儿心电图高保真度记录的可靠技术相对落后，并且可用性有限。

对持续性或间歇性心动过速的非水肿胎儿，不进行抗心律失常治疗，仅观察可能是一种对接近足月胎儿安全的选择。这可能是由于妊娠后期胎儿心脏的内在特性更好，故而水肿很少发生。使用地高辛进行经胎盘治疗的试验如果成功，可以对胎儿心脏进行追踪观察，从而促进阴道分娩。如果不成功，室上性心动过速胎儿分娩后直接在新生儿期治疗似乎比宫内治疗更好。选择性剖宫产是室上性心动过速胎儿最常推荐的分娩方式。然而在某些情况下，进行阴道分娩似乎是合理的，因为产时低氧血症的风险似乎并未增加，对室上性心动过速的非水肿胎儿和心律失常的产妇尤为如此。在通过超声检查、胎儿生理评估和多普勒超声检查对正常子宫胎盘功能进行产前评估后，可以进行阴道分娩。分娩期间增加的迷走神经张力有时会中断室上性心动过速，其他情况下可以采用产时监测的替代技术，如重复性胎儿头皮血液采样，以单独监测酸碱状态或与连续 pO_2 监测相结合[70–71]。

对于阵发性间歇性室上性心动过速伴短时心动过速的胎儿，可通过 12~24h 心率监测确认，并可以推迟治疗，正如最近在间歇性室上性心动过速胎儿监测中所显示的那样[72]。但是，要尽早检测到持续性心动过速的转化以及充血性心力衰竭和水肿的发生，就必须进行密切观察。如果心动过速的发作时间较长，那么合理的方法是在非水肿胎儿中开始抗心律失常治疗，尤其是在妊娠中期和晚期。间歇性心动过速可能会向持续性心动过速转变，也可能会出现水肿[66,68,73]，这使得药物经胎盘的途径受阻，从而减少了治疗方案的选择。

在妊娠 34 周之前对持续性和间歇性快速心律失常的水肿胎儿进行选择性分娩通常会导致许多并发症和早产水肿胎儿管理中的一系列问题，分别是产后心脏做功增加、需要新生儿自行调节体温、机械通气、反复胸腔引流、充血性心衰、同时出现肺水肿和透明膜病变、肺表面活性物质效用降低、严重的心动过速性“心肌病”伴心脏舒张和收缩功能受损、难愈型新生儿快速心律失常以及抗心律失常药物和其他心血管药物对早产儿的副作用。因此，即使避免了经胎盘治疗的问题和副作用，这种方法的结果还是很差。对持续性快速心律失常伴胎儿水肿，通过宫内抗心律失常治疗对心律失常和水肿进行有效缓解及控制是非常明智的一种做法，对动物和人类研究的数据表明，水肿是静脉压升高和淋巴引流的连续阻塞所致，而不是毛细血管或其他组织的缺氧性损伤所致。因此，在快速型心律失常的水肿胎儿中，单独使用地高辛或与其他抗心律失常药物（氟卡尼、索他洛尔或胺碘酮）联合进行宫内治疗是几乎所有胎儿的最佳治疗方法。大多数情况下，经胎盘治疗都能取得成功[2,20, 66,68,74–79]，但对于那些经胎盘治疗难以治愈、快速型心律失常非常严重且罕见的水肿胎儿而言，只能采用直接抗心律失常的治疗手段。对于伴有心房扑动且经胎盘治疗难以治愈的妊娠晚期胎儿，分娩可能是一个不错的选择，因为直流电心脏复律在出生后能非常成功地将心房扑动转换为永久性窦性节律。

胎儿抗心律失常治疗期间的产妇监测

由于有潜在的危害，甚至危及生命的并发症，因此每次抗心律失常治疗都应在医院开展。在任何抗心律失常治疗之前，必须对孕妇进行准确的医学检查，并通过十二导联心电图排除隐藏的母体疾病，如预激综合征、QT 间期延长、心肌炎或其他抗心律失常治疗或部分药物禁忌证。孕妇血清钠、钾、氯、钙和镁含量，以及血尿素氮、肌酐和白蛋白的含量都应加以评估。甲状腺功能也应该检查，尤其在使用胺碘酮进行治疗时。

在治疗过程中，要特别注意产妇每日心电图监测中 PR、QT 和 QRS 的延长，并仔细记录产妇可能出现副作用的症状和体征，这些都是治疗中最重要的参数，而测量血药浓度主要是为了帮助记录剂量不足问题。通过降低开始治疗时的药物剂量、逐步增加剂量和避免危险药物组合，特别是在转向二线或三线治疗的阶段，可以进一步减少母亲和胎儿的危险并发症。抗心律失常药的高剂量、产妇高血药浓度，以及允许充分的时间达到足够的胎儿侧药物水平，对于成功将胎儿快速型心律失常转复到恒定的窦性节律是必要的。通过避免应用更危险的二线或三线药剂，可以间接降低风险。

胎儿抗心律失常治疗方案

抗心律失常药物的药理学、药代动力学特征和生物利用度可能受到妊娠期生理变化的显著影响，如血管内外液体容量增加、肾小球滤过率增加、胃排空和肠道运动延迟、孕酮诱发的肝酶活性增强以及血浆蛋白相对减少等。同时，由于抗心律失常药物治疗是与孕周相关的，所以其在经胎盘转运以及胎儿药理学方面，仍有许多问题没有解决。此外，经胎盘转运药物的效果也会发生变化，主要原因包括：胎盘会随孕周发生变化、绒毛胎盘发育出现障碍、静脉压升高造成胎儿循环障碍以及快速型心律失常后出现胎盘水肿。因此，母体血中测量到的抗心律失常药物浓度可能会与胎血的浓度存在很大差异。妊娠期胎儿心肌组织和细胞层面的生理学及病理生理学变化也十分重要。出于上述原因，动物模型以及人造胎盘模型并不能全面揭示胎儿快速型心律失常经胎盘治疗的机制。从经胎盘转运抗心律失常药物的个例中得出的数据也是如此。

对人胎盘的体外检查显示，几乎所有抗心律失常药物都能使动脉和静脉出现舒张，这种舒张与剂量直接相关[80]。但腺苷会导致动脉和静脉收缩[80]。一种对胎儿和产妇侧胎盘小叶进行灌注的模型显示，地高辛能很好地到达胎儿侧，氟卡尼的效果也很不错，胺碘酮的效果则不甚理想[81–82]。在灌注率低的情况下，经胎盘转运地高辛的效率会降低[81]。在妊娠最初，静脉压升高和其引发的胎盘水肿、绒毛膜表面毛细血管密度减小以及母胎间弥散率增大等问题可能会降低妊娠中晚期时上述药物在快速型心律失常胎儿体内的转运效率。

选择适合的药物和给药途径以便在胎儿侧迅速达到治疗浓度、及早发现母婴并发症，这二者是宫内治疗胎儿心律失常成功的关键。

地高辛是宫内治疗胎儿快速型心律失常的首选药物，尤其是在诊断出短暂室房心动过速提示房室折返性心动过速的情况下。同时，氟卡尼也被成功用作经胎盘治疗房室折返性心动过速胎儿的一线用药。在没有水肿且可通过胎盘途径正常转运药物的情况下，胎儿血清中的药物浓度应达到母体的 70%~100%。但是，当胎儿出现水肿时，经胎盘转运地高辛可能会受到影响，导致无法通过母体经胎盘转运地高辛并在胎儿侧达到治疗的浓度[74,83–88]。由于肾小球滤过率会随妊娠期增加，在妊娠中晚期，地高辛的半衰期会大幅缩短。因此，为了确保负荷剂量和维持剂量的治疗效果，必须增加地高辛剂量[89]。治疗胎儿快速型心律失常，母体内地高辛浓度应达到 2~2.5 ng/mL。对地高辛浓度的测量应距上一次注射至少间隔 6~8h，使用的测定法应排除母体、胎儿及新生儿血液中的类地高辛类免疫反应性物质，同时测定法还应随地高辛疗法变化而变化[90–91]。胺碘酮、氟卡尼、维拉帕米和奎尼丁的加入会使地高辛浓度升高，因此需要减少地高辛维持剂量。通常首选在 48~72h 内快速静脉注射负荷剂量开始治疗，然后口服维持，在水肿胎儿中尤为如此[74]。不过，当胎儿未出现水肿时，可以使用更方便的口服给药（服用 6~7d），可避免孕妇入院治疗[66]。当母体出现肾衰竭时，必须根据母亲的肌酐清除率减少剂量。

在使用二、三线疗法和对水肿胎儿使用一线疗法时，其他药物包括氟卡尼、索他洛尔和胺碘酮，单独或与地高辛联合使用，可提供替代的经胎盘疗法（表 41.3）。其他抗心律失常药物，如普鲁卡因胺、奎尼丁、丙吡胺、普罗帕酮、普萘洛尔和维拉帕米，由于在胎儿和 / 或母亲中没有足够的疗效和 / 或有严重的副作用，通常不再用于宫内抗心律失常治疗[20,27–28,66]。

氟卡尼是一种 Ic 类抗心律失常药，能强烈阻断快速钠通道，从而减慢大多数心脏传导速度，对复极无影响。其在血清中的作用浓度为 200~1000 ng/mL。氟卡尼通过口服可达到 95% 的生物利用率，同时也能很好地通过胎盘转运；水肿胎儿也能达到母体血浆氟卡尼浓度的 80%[93]。在最后一次复律之前，大多数情况下室上性折返的频率会逐渐降低[93]。从开始使用氟卡尼治疗到胎儿心脏复律到窦性节律的时间间隔可能在 1~14d，主要发生在第 2~4 天[91,94–97]。未发生水肿的胎儿复律到窦性节律的时间比水肿胎儿要短，使用高剂量方案（>300 g/d）的胎儿所需的时间更短[94–96]。即便大剂量给药使得母体氟卡尼浓度升高，也没有观测到婴儿死亡记录。一旦母体氟卡尼达到治疗浓度，便无法预测室上性心动过速胎儿的心脏复律[95]。然而，在心房扑动中，氟卡尼可能会增加心室对心房扑动的反应，从而产生负面效果，因此应谨慎地与地高辛联合使用，因为氟卡尼会增加心室对心房扑动的反应。几乎所有的抗心律失常药物中都有致心律失常的风险，包括在治疗开始后引发或加重心律失常[40,68–69]；此类药物导致的与心律失常相关的后续死亡案例可能比其他类型的抗心律失常药物更常见。这一点可在因心肌梗死接受氟卡尼和恩卡尼治疗的成人和因室上性和室性心动过速而接受氟卡尼或恩卡尼治疗的儿童中观测到，其中明显的致心律失常作用的发生率为 7.5%[99]。

索他洛尔是一种Ⅲ类抗心律失常药物，同时附带 β 肾上腺素能受体阻断作用。它显著延长了复极和动作电位，并且对心肌变力性的负面影响很小。其生物利用度和胎盘通过性非常好，在开始口服后 48~72h 内，胎儿体内索他洛尔浓度可达到母体的 70%~100%[100]。由于索他洛尔只能通过肾脏消除，且半衰期约为 16h，因此，如果母体出现肾功能下降，必须减少剂量。Ⅲ类抗心律失常药物索他洛尔和胺碘酮也有致心律失常的风险，尤其是当母体出现尖端扭转室速 / 室颤时。为了降低母体风险，在开始治疗之前，必须先了解母体及家族的心律失常病史，做心电图或者动态心电图，以确保母体未患长 QT 间期综合征；在治疗期间，应定期评估母体心电图 QTc 间期的变化。同时，有大量证据表明一些药物诱发的心律失常也可能是“顿挫型”先天性长 QT 间期综合征的表现，并具有相应的分子基础。对于这些病例，心脏药物以及红霉素、特非那定、氟哌啶醇或西沙必利等非心脏药物都可能导致 QTc 间期过度延长和危及生命的心律失常[27]。今后可能通过筛查候选基因的突变来确定可能会因药物作用而出现心律失常的患者[67]。在使用索他洛尔治疗的儿童中也观测到致心律失常作用[101]。当仅使用地高辛无法有效治疗胎儿室上性心动过速时，使用索他洛尔十分安全且有效[102–104]。但是使用索他洛尔治疗的 21 例胎儿的宫内死亡率相对较高。全部 21 例胎儿有 4 例出现宫内死亡，10 例水肿胎儿有 4 例出现宫内死亡。这 4 例胎儿都在接受索他洛尔治疗后 1 周内死亡，其中 3 例胎儿患有室上性心动过速，1 例胎儿患有心房扑动[40]。与成人相比，索他洛尔对未成熟胎儿和新生儿的致心律失常作用似乎更为明显[40]。但是，也有许多研究提出了成功且无副作用的一、二线疗法来治疗室上性心动过速和心房扑动[94,102–104]，同时对索他洛尔较其他抗心律失常药物相比副作用更强的说法提出了质疑。但是，当单独使用地高辛或者组合使用地高辛及氟卡尼均无法有效治疗水肿胎儿室上性心动过速时，索他洛尔应仅作为三线疗法使用[40]。当出现室上性心动过速伴房室传导延长（长 VA 性心动过速）提示持续性交界往复性心动过速或房性异位心动过速，心房扑动伴积液时，Ⅲ类药物索他洛尔和胺碘酮可用于胎儿经胎盘治疗[22–24]。开始治疗时低剂量使用索他洛尔并逐步增加剂量可降低致心律失常的风险[40,100]。

胺碘酮是一种Ⅲ类抗心律失常药物，可显著延长复极和动作电位。与其他抗心律失常药物相比，它的特点是消除半衰期很长，为 1~3 个月，同时可产生一种活跃的肝脏代谢物——去乙胺碘酮。胺碘酮仅可通过母体进行治疗，胎儿生物利用度低，但它的优势在于对心肌变力性的负面影响很小。母体每天口服或静脉注射胺碘酮 1200mg，持续 4~6d，之后每天口服 600~900mg 作为维持剂量。胺碘酮的经胎盘转运效率很低，转运率仅为 10%~40%，水肿胎儿甚至无法达到这一水平，但胎儿血清中胺碘酮和去乙胺碘酮的浓度还是不断在升高，这可能是由于在胎儿侧消除半衰期很长。从治疗时间上看，使用胺碘酮在妊娠期治疗胎儿快速型心律失常是一种短期疗法，因为大多数胎儿可在出生后使用其他药物对快速型心律失常进行有效治疗。由于给药时间有限，长期胺碘酮治疗最严重的副作用，如间质性肺炎、肺纤维化、神经病和肌病，在这种情况下不太可能发生。但一些胎儿和新生儿在接受母体和 / 或胎儿直接治疗后出现了由碘引发的短暂性甲状腺功能减退 [74,86-87,105-109]，因为 200mg 胺碘酮中含有 75mg 碘，虽然在妊娠期接受母体胺碘酮治疗的病例中出现新生儿甲状腺功能减退的情况极其少见。在妊娠期长期接受母体胺碘酮治疗的病例中，新生儿短暂性甲状腺功能减退的发生率约为 20%，不过通常数月后情况便可得到改善 [108-109]。因此，在治疗前和治疗期间，应监测母亲甲状腺和甲状腺激素水平，同时，在新生儿出生后应立即进行监测，并持续监测出生后第一周的状况 [74,86,105]。通过脐带穿刺并对胎儿施以甲状腺素治疗以排除胎儿甲状腺功能减退可作为一种额外选择 [74,86]。即使在胎儿出生后立即开始激素替代治疗，妊娠后半期胎儿甲状腺功能减退对胎儿后期神经生理发育的负面影响仍值得讨论 [110-111]。对少数在胎儿期接受过经胎盘胺碘酮治疗的儿童进行的精神运动发育产后长期随访测试显示，他们在整体智商（IQ）得分和社交能力发展上表现良好，但在一些非语言技能，如阅读理解、写作和算术等方面存在轻度缺陷 [112]。不过，这个问题关系重大，必须通过更大规模的后续研究加以证实。正是因为胺碘酮导致的短暂性甲状腺功能减退对胎儿和新生儿神经发育可能有负面影响，才使得它只能作为二、三线用药来对一些使用其他药物治疗效果不佳的重度水肿胎儿进行治疗，尽管胺碘酮对于治疗心律失常十分有效 [74,85-86,113-116]。尤其是当必须对胎儿进行直接治疗时，胺碘酮就显得十分理想了，因为它的半衰期极长，而且对心肌变力性影响很小；重度胎儿水肿可危及生命，此时使用胺碘酮是合理之举 [55,74,85-86,113-114]。

腺苷是一种内源性嘌呤核苷，在 A1 嘌呤受体介导下几乎可立即发生作用，但作用时间较短。按照预估胎儿体重（不含积液），静脉注射腺苷 100~200μg/kg 到脐静脉，可在 15~30s 内引起心脏复律 [117]。这是通过减缓房室结传导介导的，并可伴有对窦性起搏细胞的直接作用。由此引发的房室传导阻滞可立即阻断房室折返性心动过速和房室结折返性心动过速，但无法阻断房性异位心动过速和心房扑动 [20]。折返性心动过速其辅助房室传导通路以及触发的室上性期外收缩的解剖学先决条件不受影响，所以腺苷并不能起到预防作用，除非另一种抗心律失常药物的有效浓度可以预防折返性心动过速，否则经常可观察到胎儿折返性心动过速的复发。因此，极短的作用时间和缺乏预防作用限制了腺苷作为治疗剂在胎儿心动过速中的应用，但它可能有助于鉴别诊断 [20]。注射腺苷后出现持续性心动过速强烈提示房性心动过速而非房室折返性心动过速，可依此对治疗方案进行修改。

对于某些重度水肿胎儿，经胎盘治疗室上性心动过速效果可能不理想，此时，作为最终方案，直接对胎儿施以抗心律失常药物可能会奏效 [74,85-87,113-114]。一些水肿胎儿在心动过速时房室瓣关闭不全症状显著，这些胎儿可出现最严重的“心肌病”，此时应迅速实施心脏复律，这只有通过胎儿直接给药和母体给药才能实现。

地高辛 [74,87,118-119]、胺碘酮 [56,74,85-86,113-114,120-121]、维拉帕米 [68,74,87]、普罗帕酮 [74,85] 以及腺苷 [117] 可注射入脐静脉 [56-66,68,74,85-87,113-114,117,121]、胎儿肌肉 [88,118-119]、胎儿腹膜 [74,85-86,113,120-121]、羊膜 [56,121] 以及胎心 [68]，或者通过多种途径组合注入 [56-66,68,74,85-86,113,121]。同时，通过血管注入脐静脉似乎是最好的方法，允许将药物直接注入胎儿血管并以最快速度达到负荷剂量，而且还能监测胎儿治疗效果，测量胎儿血液中抗心律失常药物的浓度 [74, 85-86, 113]。或者，在有胎儿腹水的情况下，腹腔注射胺碘酮比脐静脉注射更容易；腹腔注射途径似乎也能保证将药物输送给重度水肿胎儿，同时，与静脉注射相比，腹腔注射可以增加注射剂量以保证持续吸收 [87,120-121]。胺碘酮是对水肿胎儿进行直接治疗的理想药物，因为它的消除半衰期长达 1~3 个月 [74,85-86,113-114,120-121]，而其他抗心律失常药物的半衰期都只有 2~18h。在罕见的重度水肿病例中，即使药物胎盘通道明显受损或缺失，也可通过将胺碘酮反复注入脐静脉来迅速增加胎儿侧的胺碘酮浓度。但是快速高浓度注射胺碘酮十分危险，有可能导致严重的心动过缓和心搏骤停。为避免此类情况的发生，应依照预估胎儿体重（不含积液）注射胺碘酮 2.5~5mg/kg，每日数次，每次 10min [56,74,86]。同时，当胎儿循环代偿和水肿缓解伴有胺碘酮和地高辛胎盘通过率明显提高时，为了防止药物通过胎盘从胎儿进入到母体，母体应根据先前概述的剂量口服地高辛和胺碘酮[74,85–86]。

抗心律失常疗法通常对持续交界往复性心动过速无效。但由于其相对较低的心动过速频率（180~220/min），这类胎儿很少发生水肿。Ⅲ类抗心律失常药物，如索他洛尔、胺碘酮[24]及氟卡尼，可作为宫内治疗的首选药物[1]。

对于持续室性心动过速的胎儿，经胎盘转运胺碘酮效果极佳[35]。然而，对于长QT间期综合征，其他抗心律失常药物反而会引发心律失常，此时的一线治疗方案便是经胎盘对母体进行静脉内镁治疗[122]。另外，普萘洛尔或氟卡尼也可用于治疗胎儿室性心动过速，因为隐性长QT间期综合征无法在产前排除，在某些钠通道发生基因突变的情况下，钠通道阻滞剂氟卡尼可有效缩短QTc间期，导致长QT间期综合征[123]。相比之下，对于长QT间期综合征的胎儿而言，Ⅲ类抗心律失常药物如索他洛尔和胺碘酮可引发严重心律失常，甚至导致胎儿死亡。此外，相较于成人，未成熟胎儿和新生儿似乎更容易因使用索他洛尔而导致心律失常[66]。

胎儿抗心律失常治疗的有效性

Simpson等详细回顾了胎儿抗心律失常治疗所取得的成就[66]。此外，Krapp及其同事还通过荟萃分析对室上性心动过速和心房扑动做了比较[2]。目前，对于室上性心动过速的一线治疗尚未形成共识（表41.3），为此，当前正在开展一项大型多中心随机对照研究，试图找到答案（临床试验登记编号：NCT02624765）。已发表的系列文章证实，经胎盘地高辛单药治疗后，约有50%~75%的无水肿室上性心动过速胎儿会转为窦性节律[69]。氟卡尼作为二线药物，在剩余的几乎所有病例中都非常成功[2,68,72,92,94–97]。另外，索他洛尔和胺碘酮作为二线药物也大多成功[94,115–116]。然而，在水肿胎儿中，经胎盘地高辛单药治疗的有效率大约只有10%~15%[2,68–69,92,94]。因此，水肿胎儿的抗心律失常治疗应直接从氟卡尼开始，把索他洛尔或胺碘酮作为二线治疗方案。这些药物可与地高辛合用，并利用地高辛的正性肌力作用。在严重晚期心肌病的罕见病例中，可以使用胺碘酮直接进行

表41.3　本院目前使用的胎儿快速型心律失常疗法，基于文献数据[2,9–20,27,40,65,67–68,93–94,96,101–103,114–115]和本院实践[2,63,91,95]

快速型心律失常类型	首选方案	二线方案	三线方案
阵发室上性心动过速	每周控制两次		
阵发室上性心动过速（长期或长期伴水肿，尤其是在妊娠期前30周）	氟卡尼	地高辛+胺碘酮	地高辛+胺碘酮
室上性心动过速（无水肿）	氟卡尼	地高辛+氟卡尼	地高辛+氟卡尼
室上性心动过速（有水肿，无房室瓣回流）	氟卡尼（+地高辛）	胺碘酮	附加：胺碘酮直接注射入脐静脉
室上性心动过速（有水肿，重度房室瓣反流）	胺碘酮（必要时，直接采用附加手段）	附加：胺碘酮直接注射入脐静脉	
长VT型心动过速（无水肿）	胺碘酮或索他洛尔	每周控制两次	
长VT型心动过速（有水肿）	胺碘酮或索他洛尔	索他洛尔或胺碘酮，单独使用	地高辛+胺碘酮（直接或经胎盘给药）
心房扑动（无水肿）	地高辛	每周控制两次；地高辛+索他洛尔	
心房扑动（有水肿）	地高辛	地高辛+索他洛尔；或者：地高辛+氟卡尼	
室性快速型心律失常（无水肿）	每周控制两次		
室性快速型心律失常（有水肿）	静脉注射镁剂	氟卡尼或普萘洛尔，单独使用	胺碘酮（+地高辛）

注意事项：

1. 如果通过氟卡胺和其他抗心律失常药物治疗，心动过速的频率可以降低到210/min以下，并且心前静脉的搏动单相血流被正常的双相顺行血流模式所代替，我们可以预期胎儿静脉压会显著降低，即使未完全实现复律也应当继续给药。
2. 妊娠34周后，患室上性心动过速的胎儿可以分娩，特别是在抗心律失常治疗后仍有积液的情况下。
3. 妊娠34周后，心房扑动的胎儿可以分娩，因为产后电复律是可行的，并且大多数新生儿都可永久达到窦性心律。

VT：室上性心动过速

胎儿治疗。在这种情况下，80% 的水肿胎儿可以成功地恢复到恒定的窦性节律[2]。因此，对于室上性心动过速的非水肿胎儿来说，因为心律失常导致死亡的概率几乎为零，而水肿胎儿的死亡率约为 10%~20%[2,66,68–69]。在 Krapp 及其同事的荟萃分析中，他们发现地高辛在室上性心动过速和心房扑动中的成功率没有差异[2]。

与此同时，更多医疗中心也开始单独使用氟卡尼或联合地高辛作为室上性心动过速非水肿胎儿的一线治疗方案，心律转复率高达 90%。室上性心动过速胎儿，无论是否伴有水肿，其窦性节律复律的时间都更短（1~16d 不等，中位时间约 3d）[94–97]。心脏复律前，与地高辛或索他洛尔相比，应用氟卡尼能明显降低室上性心动过速率，改善胎儿的血流动力学状态[92,94–97]。每日服用 400mg 高剂量的氟卡尼可以更快地达到窦性节律[95–96]。测量心房和房室传导时间的比率似乎可以区分传导时间短的室上性心动过速和传导时间长的室上性心动过速。传导时间短的室上性心动过速以通过房室旁路连接的房室折返性心动过速为典型，传导时间长的室上性心动过速则以持续交界往复性心动过速和房性异位心动过速为典型。后者通常是连续不断的，对大多数抗心律失常药物没有反应，并可能在产后复发。在这些罕见类型的心动过速中，Ⅲ类药物是潜在的首选药物[22,24,97]。胎儿心房扑动的治疗方案与室上性心动过速的治疗方案相似。对于阵发性心房扑动的非水肿胎儿，我们要进行仔细监测。然而，在持续性心房扑动和阵发性心房扑动伴有水肿时，要在 48~72h 内静脉滴注地高辛，然后口服维持剂量。地高辛仅能成功抑制 30%~50% 胎儿心房扑动[2,94]，但可能是由于地高辛具有正性肌力和负性频率作用的特性，因此治疗还是有效的[13]。同时，在对无水肿心房扑动和有水肿心房扑动胎儿的回顾性观察研究中，显示单独使用索他洛尔治疗可使窦性节律达到 80%，而在结合地高辛治疗或同时结合氟卡尼和地高辛治疗后可达到更高的心律转复率[94,102–103]。然而，在没有节律控制和 1∶1 房室传导的情况下，心房扑动的胎儿并不常出现水肿[2,30]，这可能是因为心房扑动的胎儿心室率较低（为 2∶1）和（或）更高程度的房室传导阻滞可以预防水肿[2]；此外，心房扑动似乎主要在妊娠 30 周后开始，即比室上性心动过速晚 2.1 周[2]，此时胎儿心肌的内在特性更加成熟。有人可能会推测，胎儿的心房在妊娠约 27~30 周时达到了临界大小，这使得心房大折返成为最可能的心房扑动机制[30]。因此，在心房扑动的胎儿中通常不建议使用二线治疗，并且二线治疗应仅适用于发生水肿的胎儿。在这些情况下，首选的药物是索他洛尔，胺碘酮可用于二线治疗[30,124]，因为在成人和新生儿中，Ⅲ类药物在发生心房扑动时比 Ⅰc 类药物更有效[40,124]。

快速型心律失常胎儿产后随访

宫内进行室上性心动过速治疗的胎儿中，大约 50% 的新生儿会在出生后并发快速型心律失常[74,78]。因此，建议在出生后 6~12 个月内继续进行抗心律失常治疗，以防止所有新生儿或至少患有快速型心律失常复发新生儿的反复发作[66]。随着婴儿传导组织、纤维环和心肌的成熟，后期复发的可能性降低。只有 10% ~20% 的婴儿会在出生 12 个月后依然存在心动过速[28,74]。在绝大多数情况下，通过辅助途径房室折返性心动过速可自发消退，但比其他类型心动过速的复发率似乎更高[25]。心房扑动可在出生后通过直流电复律，经静脉心房超速起搏，和 / 或单独使用地高辛或与其他抗心律不齐药物（例如索他洛尔、胺碘酮或氟卡尼）联用得到控制[30,124]。此外，出生后可能发生心房扑动直接自发终止。窦性心律恢复后，心房扑动极少复发[13]，所以新生儿期以后的预防性心律失常治疗是不合理的[30,124]。

胎儿房性异位心动过速和交界往复性心动过速出生后持续存在，因此需要长期进行抗心律失常治疗。在这些情况下，优选Ⅲ类抗心律失常药物如索他洛尔、胺碘酮，还有氟卡尼进行治疗。

持续室性心动过速新生儿即使伴有 QT 间期延长综合征，也可以用 Ⅰc 类抗心律失常药物氟卡尼和普罗帕酮进行治疗，同样也可以使用普萘洛尔。难治性室性心动过速治疗可用胺碘酮和索他洛尔。但是一些有 QT 间期延长综合征的新生儿需要在新生儿期安装临时起搏器或永久性起搏器来缩短 QT 间隔从而降低有致死风险的室性心动过速的发生率[18,37,41]。此外，用 β 受体阻滞剂治疗也许会减少 QT 间期延长综合征患儿心脏的交感驱动力[37,41]。

尚未对快速型心律失常胎儿出生后长期结果进行研究。在宫内和/或产后快速型心律失常停止后，绝大多数胎儿长期发育正常。文献中只报道了少数几例胎儿出现了神经发育异常。Schade 及其同事一起评估了文献中的 6 个病例，并报道了另外 3 项观察结果[125]。尽管药物成功地使心脏复律到窦性节律，但所有 9 个病例胎儿均出现了水肿并于水肿状态出生。其他病例中，严重早产、围生期窒息和/或产后快速型心律失常复发的存在让产后阶段的情况变得十分复杂。其中一些病例在宫内或产后几小时出现脑室周围白质软化和大出血，可能是宫内低氧血症引起的。一项回顾性随访研究调查了 49 例胎儿快速型心律失常，总体现状较好，只有少数几位患儿在 5 岁时表现出活动增加且语言发育迟缓[126]。另一项研究评估了 27 例胎儿快速型心律失常儿童期的神经、智力和心理运动发育，发现神经发育正常且稳定[127]。Oudijk 及其同事一起回顾研究了 11 例 6 月至 12 岁婴儿/儿童的神经功能，这些患儿都因在胎儿期患快速型心律失常伴水肿接受了产前治疗[128]。他们发现即使有水肿，大多数胎儿也能耐受胎儿心律失常[128]。对这 11 例儿童的研究表明，早产及以水肿状态出生会导致神经发育异常。但是，可以推测出当胎儿患有阵发快速型心律失常时，大脑自动调节功能失常可能会严重影响大脑血液灌注[125,128]。因此，胎儿心率突然变化会使胎儿动脉压和大脑血液灌注出现剧烈波动，从而造成缺氧缺血性脑损伤[125]，对于妊娠 32 周前的胎儿来说尤为如此，因为其全身血压自动调节的范围有限且脑室周围血管非常脆弱。因此，对胎儿心律失常快速且长期的控制可防止胎儿神经系统受损。即使胎儿快速型心律失常只是间歇性发生，这也是宫内抗心律失常治疗的另一个原理，尤其是在未成熟和/或已经发生水肿的胎儿中。

参考文献

[1] Kothari DS, Skinner JR. Arch Dis Child Fetal Neonatal Ed,2006,91:136–44.

[2] Krapp M,et al. Heart,2003,89:913–17.

[3] van Selm M,et al. Obstet Gynecol Surv,1991,46:285–8.

[4] Carbillon L,et al. Obstet Gynecol Surv,1992,552:310–4.

[5] Gherman RB,et al. J Matern Fetal Invest,1998,7:227–9.

[6] Duthie SJ, Walkingshaw SA. Br J Obstet Gynaecol,1995,102:1011–3.

[7] Midgley DY, Harding K. Eur J Obstet Gynecol Reprod Biol,2000,88:201–2.

[8] Goeden A, Worthington D. Obstet Gynecol,2005,106:1183–6.

[9] Rein AJJT,et al. Circulation,2002,106:1822–33.

[10] Thomas G. Cardiovasc Ultrasound,2004,2:12.

[11] Stinstra J,et al. BJOG,2002,109:1235–43.

[12] Kähler C,et al. Prenat Diagn,2001,21:176–82.

[13] Hosono T,et al. Prenat Diagn,2002,22:198–200.

[14] Schneider U,et al. Prenat Diagn,2005,25:704–8.

[15] Wakai RT,et al. Circulation,2003,107:307–12.

[16] Zhao H,et al. Am J Cardiol,2006,98:491–6.

[17] Cuneo BF,et al. Circulation,2013,128:2183–91.

[18] Cuneo BF,et al. J Electrocardiol,2016,49:807–13.

[19] Wacker-Gussmann A,et al. Am J Perinatol,2014,31:617–28.

[20] Kleinman CS, Copel JA. Ultrasound Obstet Gynecol,1991,1:286–97.

[21] Wren C. Heart,1998,79:536–7.

[22] Jaeggi E,et al. Heart,1998,79:582–7.

[23] Fouron JC,et al. Heart,2003,89:1211–6.

[24] Fouron JC. Prenat Diagn,2004,24:1068–80.

[25] Ko JK,et al. Am J Cardiol,1992,69:1028–32.

[26] Weindling SN,et al. Am Heart J,1996,131:66–72.

[27] Kleinman CS,et al. The fetus with cardiac arrhythmia//Harrison MR, Evans MI, Adzick NS, et al. The Unborn Patient: The Art and Science of Fetal Therapy.3rd ed.Philadelphia, PA: Saunders, 2001:417–41.

[28] Naheed ZJ,et al. J Am Coll Cardiol,1996,27:1736–40.

[29] James TN. Am J Cardiol,1970,25:213–26.

[30] Jaeggi E,et al. J Pediatr,1998,132:335–9.

[31] Wacker-Gussmann A,et al. J Am Heart Assoc, 2016,5(6). DOI:10.1161/JAHA.116.003673.

[32] Dubin AM,et al. Heart Rhythm,2005,2:313–5.

[33] Bae EJ,et al. PACE,2005,28:254–7.

[34] Kleinman CS,et al. Fetal cardiac arrythmias: Diagnosis and therapy//Creasy RK, Resnik R. Maternal-Fetal Medicine. 4th ed. Philadelphia, PA: Saunders,1999:301–18.

[35] Schleich JM,et al. Prenat Diagn,2000,20:449–52.

[36] Gembruch U,et al. Eur J Obstet Gynecol Reprod Biol,1989,31:9–22.

[37] Hofbeck M,et al. Heart,1997,77:198–204.

[38] Lin MT,et al. Am J Perinatol,1998,15:145–7.

[39] Yamada M,et al. Cardiol Young,1998,8:119–22.

[40] Oudijk MA,et al. Circulation,2000,101: 2721–6.

[41] Manning N,et al. Br J Obstet Gynaecol,2000,107:1049–51.

[42] Mitchell JL,et al. Circulation,2012,126:2688–95.

本章完整参考文献，请扫描以上二维码在线查看。若需下载，请登录 www.wpcxa.com“下载中心”下载。

第 42 章

心脏疾病与胎儿水肿

Ulrich Gembruch, Wolfgang Holzgreve

引 言

英文中"hydrops fetalis（胎儿水肿）"一词源于希腊拉丁文，是指胎儿软组织及浆膜腔出现病理性的液体积聚[1]。胎儿免疫性水肿是指由于母体中存在胎儿红细胞抗体而导致同种免疫反应，出现溶血性贫血[2]。没有出现红细胞不相容（同种免疫）的胎儿水肿被归类于非免疫性水肿。胎儿水肿的产前诊断依赖于超声，主要表现为皮肤水肿和（或）浆膜腔液体积聚[腹水、胸腔积液和（或）心包积液]。诊断胎儿水肿至少需要以上 4 个部位中的 2 个出现液体异常积聚[3]。有时胎盘和羊膜腔也作为额外的胎儿体腔。当妊娠中期胎盘厚度大于 4cm，妊娠晚期胎盘厚度大于 6cm，即可诊断为胎盘水肿。羊水过多（羊水指数＞24cm）通常与 30%~75% 的非免疫性胎儿水肿有关[4-5]，但羊膜腔不应该被认为是诊断胎儿水肿的额外体腔，因为导致羊水过多的病理生理机制与导致胎儿及胎盘水肿的机制不尽相同。而且，水肿甚至可能与羊水过少有关，例如，在一些即将死亡的特纳综合征胎儿或宫内巨细胞病毒感染的胎儿中会出现羊水过少。某些非免疫性水肿也可能表现为孤立的胸腔积液、腹腔积液或皮肤水肿，液体在某一部位的积聚可能是某些疾病的早期表现，而在疾病晚期则表现为多个浆膜腔积液，特别是那些导致胎儿广泛性水肿的疾病。

非免疫性水肿可与多种疾病相关。大约有 150 余种异常情况与胎儿水肿有关，但对于许多异常而言，与胎儿水肿相关联仅仅是基于一个或多个个案报道[1,3-12]，而它们之间的因果关系有时也只是推测。非免疫性水肿的病因一般可以广泛地区分，如血液性、感染性、代谢性、染色体及非染色体综合征；或者更局限地区分，如颅脑、心脏、血管、肺、胃肠道及肾脏疾病或肿瘤[1,3-14]。

活产儿非免疫性水肿的发生率是 1∶3000~1∶1500，即每 1500~3000 名新生儿中就有 1 名是水肿儿[15-17]。由于水肿胎儿的宫内死亡率很高，因此实际的非免疫性水肿发生率可能更高。虽然在某些情况下，胎儿水肿有可能在妊娠期自行消退。但对于染色体异常的胎儿来说，在整个妊娠期都有非常高的自然流产率，因为这类胎儿的水肿通常在妊娠早期的晚期或妊娠中期的早期就已经发生[18]，而染色体正常的胎儿水肿发生的时间较晚[5,19-21]。非免疫性水肿的发生率及可能导致非免疫性水肿的疾病在很大程度上受以下因素的影响：是否行常规超声检查，超声检查的时间窗及当地的超声检查规范；种族也对检查结果有影响，例如，纯合子的 α 地中海贫血在东南亚地区是最常见的导致非免疫性水肿的原因，而白种人中最常见的原因则是心脏疾病。据文献报道，即使是具有相同的影响因素，非免疫性水肿胎儿的存活率也不同，差异在 10%~60%[1,3-10,19,22-23]。

尽管产前超声很容易发现各种表现形式的胎儿水肿，但因其病因谱极广且彼此间关联复杂，需要高度专业化的无创或者有创性技术来辅助诊断，并进行有效的系统治疗。由于严重的胎儿水肿常常会随妊娠进展，因此不仅需要产前诊断中心提供准确的诊断，也要对再发风险进行评估，这关乎胎儿在宫内能否存活，需要超声医生与产前咨询专家密切合作。在这样的环境下，最重要的一个诊断步骤是对胎儿心血管系统进行详细全面的检查，因为胎儿水肿最常见的病因是原发性心脏疾病，即便是其他病因也有可能导致心脏功能受损，进而导致充血性心力衰竭和胎儿水肿（表 42.1）。

表 42.1 引起充血性心力衰竭和积液的心脏及心脏外疾病[1,3,6-7,10-12,24-26]

心脏异常

结构缺陷

- 房室间隔缺损合并内脏异位综合征（位置不定型，心房异构）及心动过缓
- 三尖瓣发育不良和 Ebstein 畸形
- 肺动脉狭窄，肺动脉闭锁引起的严重右室流出道梗阻；动脉导管提早闭合（吲哚美辛引起或者自发性）
- 肺动脉瓣缺如综合征[多合并法洛四联症和（或）动脉导管缺失]
- 共同动脉干合并共同瓣关闭不全
- 主动脉瓣狭窄和闭锁引起的严重左室流出道梗阻，心房水平出现左向右分流，卵圆孔重度受限或提前关闭
- 卵圆孔提前关闭
- 主动脉 – 左室隧道
- 房室间隔缺损，孤立性或合并唐氏综合征

心脏肿瘤

- 横纹肌瘤，通常是结节性硬化症的表现之一
- 血管瘤
- 错构瘤
- 心包畸胎瘤

心肌病

- 孤立性心肌致密化不全
- 肥厚型心肌病
- 扩张型心肌病（心肌糖原贮积症）
- 巴思综合征（Ⅱ型 3- 甲基戊二酸尿症）
- 限制型心肌病

心肌炎

- 细小病毒 B19
- 腺病毒
- 柯萨奇病毒
- 美洲锥虫病

心肌梗死

冠状动脉瘘

心律失常

- 快速型心律失常
- 室上性心动过速
- 心房扑动
- 室性心动过速
- 以室性心动过速为主要表现的长 QT 间期综合征
- 快速性特发性室性心律
- 心动过缓
- 窦性心动过缓
- 母体自身免疫性抗体（抗 SSA、抗 SSB）所致的完全性传导阻滞伴心房异构或结构异常（见上述）

特发性动脉钙化症

可导致充血性心力衰竭和水肿的心外疾病

肿瘤和血管异常

- 畸胎瘤（骶尾部、纵隔、颅脑、心包）
- 纵隔纤维肉瘤
- 神经母细胞瘤
- 不同部位的动静脉畸形
  - 盖伦静脉瘤
  - 错构瘤和血管瘤（肝脏、颈部、胸部）
  - 新生儿弥漫性血管瘤
  - 肺动静脉畸形
  - 冠状动脉瘘
  - 血管骨肥大综合征
  - 绒毛膜血管瘤
  - 绒毛膜血管瘤为表现之一的 Wiedemann-Beckwith 综合征
  - 弥漫性胎盘绒毛膜血管瘤

引起胎儿贫血的血液病

红细胞丢失过多

- 内源性的溶血或血红蛋白异常
  - α 地中海贫血
  - 红细胞酶异常：葡萄糖 -6- 磷酸脱氢酶（G9PD）缺陷，丙酮酸激酶缺陷，葡萄糖磷酸异构酶缺陷，先天性红细胞生成卟啉病
  - 红细胞膜异常：膜内蛋白异常
- 外源性的溶血
  - 卡萨巴赫 – 梅里特综合征（动静脉畸形或者肿瘤）
- 出血
  - 胎母出血
  - 胎儿闭合性腔隙内出血（肠道、颅内、肿瘤）

红细胞生成不足

- 肝脏或骨髓异质性疾病
  - 暂时性骨髓增生异常（如 21 三体胎儿）
  - 先天性白血病
- 红细胞发育不全及红细胞生成障碍
  - 细小病毒 B19 感染
  - Blackfan-Diamond 综合征
  - 红细胞生成障碍性贫血

代谢异常

- 溶酶体贮积症
  - 黏多糖贮积症
  - 寡糖症
  - 溶酶体转运缺陷
  - 神经鞘脂类沉积症
  - 黏多糖病
- 心脏糖原贮存异常
- 肉碱缺乏病
- 先天性糖基化障碍（CDG）
- 遗传性血色素沉着症

先天性强直性肌营养不良

胸腔积液

胸腔占位

- 先天性肺气道异常（CCAML，大囊型或小囊型）
- 支气管肺隔离症
- 纵隔畸胎瘤
- 先天性高位气道梗阻综合征（CHAOS）

妊娠期同种免疫性肝病（GALD）导致的新生儿色素沉着

胎儿肾功能不全（肾发育不良、多囊性肾病）

双胎心血管异常

- 双胎输血综合征
- 双胎反向动脉灌注综合征（TRAP，双胎之一为无心畸胎）
- 联体双胎

胎儿水肿的病理生理

细胞外液在血管内与细胞间质之间持续交换。细胞间液可以分为细胞外液和淋巴液。正常情况下，毛细血管和细胞间质的静水压和胶体渗透压差使液体进入小动脉侧的毛细血管床间质，并从末端小静脉侧返回。液体在毛细血管膜内外的运动规律由 Starling 方程决定 [27-28]。

$$J_v = CFC[(P_c - P_i) - \sigma(\pi_c - \pi_i)]$$

通过毛细血管膜的液体总量（J_v）受毛细血管内静水压（P_c）和细胞间质胶体渗透压（π_i）的影响，是毛细血管超滤进入细胞间质的两个动力。细胞间质静水压（组织膨胀力）（P_i）和血浆胶体渗透压（π_c）是两股相反的作用力。液体的滤过系数（CFC）代表在 Starling 作用力不平衡的情况下通过毛细血管膜的净液体量。它同时也受毛细血管壁的导电系数和细胞间质液体运动的影响。特定毛细血管床渗透性的变化影响渗透活性溶质的反射系数 σ，因此，特定胶体渗透压在这两个间隔也有所不同，毛细血管渗透性的增加，允许水和蛋白质更容易进入胎儿或者胎盘的间质腔内。大量的间质腔内液体通过淋巴系统回流入血管。间质腔淋巴引流能力取决于淋巴系统的流出压，即中心静脉压 [27-29]。

胎儿间质液体聚集和水肿普遍来自毛细血管超滤过多液体至间质，而经毛细血管床的小静脉回流过少，通过淋巴系统回流到循环的液量也减少。6 个经典的机制假说为：①原发性的心力衰竭导致心排血量减少；②高心排血量型心力衰竭；③血浆胶体渗透压降低；④缺氧及败血症引起的毛细血管通透性增加；⑤静脉血流梗阻；⑥淋巴通路梗阻 [10,27,30]。

有关液体在各个腔室分布和调节的数据均来自羊的实验，需谨慎推至人类胎儿。人类胎儿的胎龄依赖血管床成熟及其通过神经、体液改变 Starling 作用力及淋巴回流的机制尚不明确。胎儿血浆大约有 30% 在其体外，胎儿的间质腔与产后相比似乎大得多，成年羊为 3∶1，人类可达 4.4∶1。根据羊胎研究，与成年羊相比，胎儿期有许多因素会影响液体经毛细血管超滤到间质腔 [27-28]。首先，胎羊毛细血管膜对血浆蛋白的渗透性是成年羊的 15 倍 [31]。这会降低胶体的反射系数，减少胎儿血管内和间质腔的胶体渗透压差，削弱液体返流回血管内的动力。这种胶体渗透压差对经毛细血管液体流量的减弱作用可能会对低蛋白血症的胎儿提供一种相对的保护 [32]。其次，胎羊毛细血管床的 CFC 大约是成年羊的 5 倍，在任何 Starling 作用力失衡的条件下都会促进和增加液体流动 [33]。另外，胎羊间质腔的顺应性也高于成年羊。因此，胎儿有必要在体内积聚更多的间质液体来增加间质静水压。也就是说，毛细血管和间质腔静水压（$\Delta P = P_c - P_i$）的微小改变可以引起大量的液体跨毛细血管膜运动 [33]。液体滤过率和间质腔顺应性的增加会促进跨毛细血管膜的液体转移，使胎儿在急性血容量丢失后更快地恢复，缓解急性出血再灌注后的肿胀 [27,29]。跨胎盘的液体转运可能与此无关。

淋巴系统负责液体和渗透活性的蛋白质回流入血管内。对羊的研究阐明了淋巴系统在维持血管内和间质腔液体平衡的重要性。胎儿期基础淋巴流率明显比出生后高，反映了从血管内到间质腔的流动增强 [29,34]。淋巴系统在正常的流出压下（中心静脉压），间质间隙的淋巴引流不受阻碍，这对于解释水肿的发病机制非常重要 [29,34-35]。胎羊胸导管内的淋巴流率比成年羊高 4~5 倍。如果静脉压升高超过生理值（3~4mmHg），淋巴流率就会显著减小，并在 16mmHg 时停止。在成年绵羊中，淋巴流率在静脉压上升至 8mmHg 时会保持恒定，在 26mmHg 时停止。静脉压和淋巴流率之间的微妙关系是胎儿水肿发生的重要病理生理机制之一 [29,34-35]。

循环功能障碍引起的系统静脉压升高可能是水肿最重要的发病机制，即毛细血管通透性增加、血浆胶体渗透压降低及淋巴回流受阻都会引起液体在胎儿软组织和浆膜腔积聚 [27]。当心脏循环功能受损时，静脉压的升高可以被认为是一种利用自我平衡机制来维持足够代谢底物传递的方法。血容量降低可以是胎—胎输血或胎—母输血，或者胎儿出血的结果。毛细血管通透性增加和血浆胶体渗透压降低会导致液体向间质内流失增加，从而导致血容量降低。组织缺氧会导致毛细血管损伤。肝细胞损伤会导致低蛋白血症。缺氧会导致组织乳酸聚集，而乳酸是很强的渗透剂。静脉回流减少可能是局部静脉的阻塞引起，但更常见的是由于快速型心律失常时心室顺应性降低及心室舒张期显著缩短引起。供氧不足晚期的各种变化和快速型心律失常都会引起心室顺应性降低。由于心脏舒张期的缩短，会进一步导致心肌血流灌注不足。因此，心脏的舒张功能不全和静脉回流的减少导致心脏充盈不足进而心排血量减少。原发性心肌功能障碍也会降低每搏量和心排血量，如心肌炎、心肌梗死或心肌缺氧。此外，左、右心室的后负荷增加会引起收缩功能不全，这在胎儿期是不易耐受的。这种情况包括半月瓣梗阻性病变、动脉导管收缩、双胎输血综合征中受血儿的动脉高压，以及低氧血症所引起的外周血管收缩伴动脉血流再分配等。由于心率低，完全性房室传导阻滞的胎儿即使每搏量出现了代偿性增加，其心排血量也可能会减少。此外，器官氧合和营养供应的减少也可能会导致心排血量代偿性增加。血氧饱和度降低和（或）血红蛋白浓度降低、肿瘤和动静脉畸形所致的血流分布不均或甲状腺功能亢进所致的代谢异常等病例[26, 30]，都会呈现一种高心排血量型心力衰竭。

在这些病理情况下，有效的局部和全身代偿机制可能有助于胎儿的存活。同时，这些代偿机制会引起 Starling 作用力失衡，进而导致液体在间质腔的积聚。在一些疾病的晚期阶段，当代偿机制不能再满足机体需求而发生失代偿时，可能会出现水肿加重及胎儿情况进一步恶化，并导致继发性容量负荷过重或心肌功能障碍，出现房室瓣反流，最终导致静脉压进一步升高。代偿机制如下[26,30]：

· 额外的毛细血管开放，增加了血管和间质腔的交换面积，提高了氧气及营养物质的摄取。

· 选择性的血管收缩使动、静脉血流重新分配，通过减少其他器官的血供来维持心脏、脑及肾上腺的血供。这首先通过化学感受器触发，而后是由神经及内分泌介导的血管收缩和局部的自我调节。

· 心排血量的增加使器官血流量增加，氧气和营养物质供给也增加。心排血量的增加可以通过加快心率和（或）增强心脏的收缩功能，增加血管内血容量和（或）增加静脉压来实现。血容量的增加可以通过肾脏液体潴留和（或）毛细血管再吸收来实现。特别是发生血容量和静脉压降低的情形下。通过增加容量来增加静脉压可以改善心室充盈。然而，由于前负荷储备减少及胎儿心脏的 Frank-Starling 机制，这似乎已经是在心室功能的最高点，胎儿很难再将心脏充盈的增加转换成有效的心排血量增加，这限制了这一代偿机制的作用。在此基础上，心房的扩张可导致心房尿利钠肽释放，尿利钠肽通过抑制血管内皮素的分泌和降低交感神经兴奋性引发的血压下降和毛细血管通透性增加，从而引起血管平滑肌松弛。当人类胎儿出现心房扩大时，心房尿利钠肽的升高可以通过脐血穿刺来诊断。例如，贫血、酸血症、胎儿心力衰竭、双胎输血中的受血儿，以及通过宫内输血扩容的胎儿[36-37]。

胎盘循环亦可调节胎儿的体液分布，胎盘大约接受胎儿联合心排血量的 40%。胎儿静脉压升高或血浆胶体渗透压降低，使毛细血管超滤进入间质腔和胎盘内的液体增加。胎盘内液体的增加也会促使液体进入母体血管，抵消了部分胎儿体液潴留。对羊胎的研究发现，胎盘的毛细血管后阻力很大[38]，而躯体的毛细血管后阻力很低[39]。因此，胎盘血流量的小幅度下降可以保护胎盘毛细血管压不受静脉压升高的影响，而躯体的毛细血管压则反映全身静脉压情况[40]。静脉压的升高不会导致胎儿体液代偿性进入母体。

胎儿水肿的诊断

胎儿水肿是“急症”，需要尽快诊断和治疗。诊断和处理方法见表 42.2。通过母体血液无创性检查（包括抗体筛选实验）排除自身免疫性溶血性贫血，Kleihauer-Betke 染色检查血红蛋白 F（HbF）排除母胎输血，还有感染性疾病，如细小病毒 B19、巨细胞病毒、梅毒、弓形虫、腺病毒、柯萨奇病毒、单纯疱疹病毒感染。如果有家族史或现场检查提示特殊病原，则需进一步检测，如血红蛋白电泳、酶活力检查、自身免疫性抗体检测（抗 SSA、抗 SSB）。

妊娠期超声作为无创且可重复的检查方法，是非免疫性水肿胎儿最终的诊断及监测工具。异常液体积聚的分布范围及严重程度、羊水量及胎盘的结构都需要评估。超声检查发现胎儿畸形及颈部淋巴囊性水瘤时，提示特定的染色体和非染色体疾病。肺部包块、肿瘤、心脏缺陷、肾脏疾病、双胎输血、寄生胎、持续性心律失常等病理情况都可能

表 42.2 胎儿非免疫性水肿的诊断方法 [1,3,7,10-12,24-26]

孕妇病史	**胎心监护**
种族病史	胎儿状况
疾病：贫血、感染、糖尿病、结缔组织病	阵发性心律失常
血缘关系	胎儿贫血
家族史	**羊膜腔穿刺** [a]
生育史	胎儿核型和分子细胞遗传学分析（Array-CGH）
先前受影响的兄弟姐妹	甲胎蛋白
自然流产 / 死产史	通过 PCR 和羊水培养进行梅毒、巨细胞病毒、弓形体病及其他感染的抗原测试
妊娠史	羊水的代谢检测
妊娠次数及孕龄	代谢性疾病的羊水细胞形态及培养
多胎妊娠	**胎儿血液采样** [a]
传染性疾病	胎儿核型和分子细胞遗传学分析（Array-CGH）
药物治疗	胎儿全血细胞计数及各项指标
母体检查	外周血涂片
血型	网织红细胞计数
间接抗球蛋白试验	白细胞分化
全血细胞计数，如平均红细胞体积	血型分型
外周血涂片检查红细胞形态	直接抗球蛋白试验
Kleihauer-Betke 染色	胎儿白蛋白
梅毒、细小病毒 B19、巨细胞病毒、弓形体病及其他感染	胎儿肝功能检查
附加检查（如下所示）：	胎儿抗原特异性 IgM、IgA 和 PCR 检测感染性疾病
血红蛋白电泳	**附加检查（如文中所述）**
孕妇血液生化	血红蛋白电泳
G6PD、丙酮酸激酶缺乏症筛查	红细胞渗透脆性
胎儿检查	海因茨小体制剂
超声：二维和三维超声	红细胞酶测定
胎儿超声心动图	红细胞膜骨架蛋白的专项检测
二维超声（径线、心脏结构、心律）	代谢试验
脉冲多普勒和彩色多普勒（用于检测心脏和心外的血流异常，如瓣膜反流、狭窄、动脉导管缩窄、异常的分流、高心排血量）	**绒毛取样** [a]
	胎儿核型和分子细胞遗传学分析（Array-CGH）
M 型（径线、心律、收缩力）	**附加检查（如文中所述）**
静脉多普勒检查（心脏功能、心律）	贮积症的形态学检查
动脉多普勒（高心排血量、动静脉畸形）	代谢测试

a 如果是有指征或有特定症状的病例，可从绒毛取样、脐血和羊水细胞中进行分子遗传学的 DNA 分析，如用于诊断贮积症、某些先天性血液疾病、骨骼发育不良或先天性强直性肌营养不良，或者全外显子或全基因组测序

导致胎儿水肿。在排除了胎儿心律及结构异常后，最重要的诊断步骤是测量胎儿大脑中动脉收缩期峰值血流速度，以排除胎儿贫血。在贫血和动静脉畸形中，应用超声心动图和血管多普勒超声测量并判断是否有高心排血量。超声心动图和多普勒超声可以提示或排除心力衰竭，而心力衰竭是导致水肿进展的第一或第二位原因，而非贫血。心脏增大、房室瓣关闭不全、静脉血流搏动征都预示着充血性心力衰竭。24h 内要重复进行多次胎儿心率监测来排除阵发性快速性心律失常。

要对水肿胎儿进行有效的临床管理，快速的染色体核型分析及微阵列分析是必要的。另外，根据具体情况可能需要进行 DNA 测序等其他检测。取样方法取决于孕龄和有创手术的必要性。可供选择的方法包括绒毛采样和胎儿脐血穿刺，后者还可以排除其他潜在的异常，特别是贫血和感染。

脐血采样通常是快速染色体核型分析的首选方式。它能排除并鉴别贫血（网织红细胞计数、检测异常血红蛋白、溶血性贫血）、血小板减少症、白血病，检测肝功能不全及传染性疾病。在某些特殊的病例，胎儿血液可以进行生化测试和 DNA 分析，来检测感染、代谢性疾病和先天性强直性肌营养不良。在胎儿血液采样过程中测量脐静脉压力可以评估心脏功能并区分心源性和非心源性水肿 [41-42]。然而，通过无创手段测量胎儿心脏大小和（或）静脉血流发现，心脏功能和中心静脉压

有良好的相关性[41,43–45]。

胎儿水肿的首次诊断是通过超声检查确定的。许多水肿的原因通常可以在首次检查中发现，如持续性心律不齐、胎儿肿瘤、肺部包块、骨骼发育异常或双胎输血综合征[3,11]。其他发现，如颈部小囊状淋巴管瘤，提示有染色体异常或罕见的综合征，可能需要进一步的检查，如快速染色体核型分析。此外，初次超声检查必须确定水肿的具体分布情况，如皮肤水肿、腹水、单侧或双侧胸腔积液、心包积液、胎盘水肿及羊水量变化。对这些积液的半定量分析是进一步监测的基础，有时也是预后评估的基础。测量肝前腹水（腹壁与肝脏之间的液体径线）、肺与同侧胸壁间的液体径线、收缩和舒张期心包积液的径线、腹部皮肤层厚度（壁层腹膜到前腹壁的距离）、胎盘厚度及羊水指数或羊水最大深度等指标，有助于进行积液轻度、中度和重度的分类。应持续观察纵隔有无移位和进展程度，以及双心室内径变化。对积液分布的观察有助于判断潜在病因。在患有贫血、快速型心律失常和完全性房室传导阻滞的水肿胎儿中，通常会出现腹水、皮肤水肿、胎盘水肿及羊水过多等表现，但只有在疾病的晚期才会出现胸腔积液[19,46–49]。而在其他的潜在疾病，如淋巴管回流障碍和染色体异常中，胸腔积液是最常见的，而其他部位的积液少见[19]。

如果在首次超声检查中未发现水肿的病因，应立即安排进一步的超声检查，包括胎儿超声心动图检查及动、静脉血管的多普勒检查。这可以帮助找出在常规检查中难以发现的病因。例如，相关的心脏缺陷，可以协助诊断出染色体异常或罕见的综合征。如果外周动、静脉的多普勒检查发现血流速度的增加和（或）心脏功能障碍及静脉搏动征，则提示高心排血量。

排除了贫血或其他原因导致的水肿，则更多的可能是细小病毒 B19 感染后出现的贫血自发缓解，较罕见的病因是胎母输血或胎儿出血。在这种情况下会出现胎儿轻度心脏增大、羊水过多、胎盘增厚及胎儿血液中网织红细胞和晚幼红细胞数量增加。另外还应对羊水和胎儿血液进行检查，包括聚合酶链反应（PCR）及检测特异性免疫球蛋白 IgM。阵发性室上性心动过速应始终考虑在内。阵发性心律失常的诊断最好通过反复的超声胎儿心率监测来确定，或者运用每天多次的长时段胎心监护更容易发现。胎儿超声心动图可以确诊心律失常，并确定心律失常的具体类型。在这些病例中可能会出现心脏增大、羊水过多和胎盘水肿。在某些情况下，可以检测到窦性心律期间静脉频谱波形的搏动性增加，这表明反复的心动过速可能会诱发“心肌病”。

非免疫性水肿预后主要取决于其潜在的病因。某些疾病可能需要紧急的产前治疗，并且疗效可能会非常好，如患有快速型心律失常和贫血的胎儿（表 42.3）。进一步的预后指标包括积液的分布情况、水肿的程度、心脏失代偿的程度及胎龄。因此，要准确诊断每一例非免疫性水肿，才能对妊娠期进行合理管理并为父母提供咨询。然而，在诊断个别病例时，要在一大类特异性疾病中排除所有潜在的病因似乎非常困难。所以，在选择诊断技术之前，应考虑以下因素：

· 有创与无创方法（超声检查和母体血液采样等无创性检查对胎儿没有风险，因此通常为首选方法）。

表 42.3 非免疫性水肿的特定病因及产前治疗选择

病因学	治疗选择
胎儿贫血（如细小病毒 B19、孕妇出血）	宫内输血
快速型心律失常	抗心律失常治疗（经胎盘间接治疗为主）
原发性胸腔积液	胸腔—羊膜腔分流术
隔离肺并胸腔积液	胸腔—羊膜腔分流术或胎儿血管激光消融术
CPAM（巨囊型）	胸腔—羊膜腔分流或囊肿穿刺
CPAM（微囊型）	氟化皮质类固醇类的母体给药或开放性胎儿外科手术
重度限制性主动脉瓣狭窄或房间隔完整	主动脉瓣成形术或房间隔支架置入术
双胎输血综合征	激光消融胎盘血管吻合
双胎反向动脉灌注综合征	射频激光血管消融术

· 在特定胎龄下，潜在疾病的发生率。

· 迅速排除由胎儿贫血引起的非免疫性水肿，因为这会危及生命，如果能及时诊断，通常可以成功治疗。

对心血管系统进行详细检查是胎儿水肿诊断的核心内容。心脏结构性缺陷应被排除在外，因为它们可能是水肿的主要原因，也可以同某些潜在的疾病同时发生（如染色体异常）。在其他疾病中，水肿虽然可能由另一种病理机制引起，但在疾病的晚期会出现充血性心力衰竭。因此，超声检查应针对胎儿充血性心力衰竭时由于组织灌注不足而表现出的征象。如果心脏异常是引起胎儿水肿的主要原因，则充血性心力衰竭会先于水肿出现。除了胎儿心脏增大外，心功能异常和静脉多普勒异常可高度提示胎儿充血性心力衰竭，由此可建立用于诊断胎儿心力衰竭的心血管评分系统[50–52]。多普勒超声检查显示的动脉血流重新分布可以由胎儿充血性心力衰竭引起，但更多的原因是宫内生长受限、贫血等多种疾病晚期的低氧血症和酸中毒导致。如果不止一种征象出现时，诊断胎儿充血性心力衰竭的可能性更大。通过心血管评分，可以评估心力衰竭的严重程度，但预后主要取决于潜在的病因。

通过二维超声心动图（如通过辛普森法则和多普勒超声心动图测量）计算心排血量（CO），遵循“CO = A × VTI × HR”的方程式，其中“A”是主动脉面积，“VTI”是速度时间积分，“HR”为心率，目前运用这种方法计算既困难又耗时，并且在临床实践中变异性过高。随着超声设备的进一步发展或许可以消除这些限制。低氧血症引起的心排血量重新分布的病理生理学在第 46 章中有详细介绍。低心排血量型的心力衰竭通常可能由以下疾病引起：心肌疾病（心肌病或心肌炎），心律不齐（快速型心律失常或完全性房室传导阻滞），某些心脏缺陷（严重的主动脉狭窄），心脏受压（胸膜腔和心包积液或胸部包块）等。而贫血、动静脉畸形和肿瘤动静脉瘘、Ebstein 畸形、肺动脉瓣缺如综合征、双胎输血综合征及寄生双胎的动脉灌注都可能导致高心排血量型的心力衰竭（表 42.1）。后文将讨论胎儿充血性心力衰竭的特殊超声检查参数。

测量心脏不同时期的间歇时间 [等容舒张时间（IRT）、等容收缩时间（ICT）和射血时间（ET）] 从而得出心脏的心肌做功指数（MPI，Tei 指数；ICT + IRT / ET），包括组织的运动速度、应变及应变率，运用三维及四维的体积测量，可提供有关心脏舒张和收缩期的心室和心肌功能更详细的信息[53–55]。除了血流多普勒技术，组织多普勒（脉冲和彩色多普勒）和斑点追踪技术也可用以评估心肌功能[54–55]。但是不同的病例之间及其内部都存在很大差异，包括技术问题（没有心电触发装置，胎儿心率的变异性，与胎儿心率相比帧速率相对较低），计算方式的不同，特别是胎儿各项指标参考范围的高度变异及差异性导致其宫内检测结果缺乏有效性，因此阻碍了这些新技术在临床上的广泛应用。三尖瓣和二尖瓣环收缩期位移（TAPSE、MAPSE）的 M 型超声和斑点追踪测量相对容易且重复性较好[54–55]。然而，与常规技术一样，所有这些新技术不仅依赖于心肌功能（舒张和收缩），还依赖于心肌的工作条件（负荷）、组织特性及不同节段之间的相互作用。特别是在水肿的胎儿中，负荷状态的变化可能是极端的。

氨基末端脑钠肽前体（NT-proBNP）不仅反映了胎儿期的心肌功能状态，在婴儿出生后还可作为其心脏结构、功能和负荷的综合生化标记物，用于预后评估[56]。脑尿钠肽（BNP）主要以旁分泌的方式发挥作用，是调节心脏重塑的重要因素。由心室壁压力增加引起的心脏重塑包括了心肌细胞体积的增大和数量的增多，冠状动脉分支的重塑及低氧状态下的应激性收缩力增强。胎儿 NT-proBNP 的浓度与原发因素无关，它反映了心室壁的应力，这有助于我们更好地了解胎儿的心室和心肌功能障碍及心脏重塑的病理生理过程。据报道，胎儿 NT-proBNP 水平的显著升高，与胎儿贫血的严重程度及治疗的有效性直接相关；还与心脏缺陷有关，尤其是在一些导致压力负荷增加的缺陷中，如室间隔完整型的主动脉或肺动脉梗阻；继发于胎盘功能不全的胎儿宫内发育迟缓；还与肾功能低下或肾缺如胎儿相关，这种胎儿常常伴发双心室的肥大[56]。不幸的是，NT-proBNP 的检测需要采取有创措施来获取胎儿血液。但是，这种措施是治疗中不可或缺的一部分，毕竟 NT-proBNP 被证明可能是用于评估心脏受累程度、选择干预时机和控制治疗成功的有价值的工具[56]。

心脏增大

心脏增大是指心脏病理性增大，指所有心腔的对称性增大，也可发生孤立性心腔的非对称性增大。由于胎儿循环的平行回路，在心脏增大中最常见的是右心房增大，这可能是容量负荷过重导致右心室压力增加所致，如卵圆孔受限和（或）左心房压力增加，右心室收缩功能降低和（或）右心室后负荷增加 [27,50–51]。尽管右心房增大可能是胎儿充血性心力衰竭的早期迹象，但在代偿性心内血流重新分配的状态下右心房增大会更加明显，以便维持足够的联合心排血量，这在胎儿期许多先天性心脏缺陷中都会发生 [50–51]。因此，充血性心力衰竭的诊断始终需要依据其他标准。与报道的胎龄相关的心脏标准值相比，除了心脏的绝对参数增加外 [57–63]，通过测量心胸比可以更容易地检测出心腔增大（图42.1）。妊娠中晚期胎儿的心胸面积比和周长比相对不受胎龄影响，心脏约占胸腔的 1/3，心胸周长比约 0.5[61–63]。然而，在妊娠 10~17 周，所有胎儿的心胸比都显著增大，心胸面积比会从 1/5 增加到 1/4[60]。与单个心腔的绝对测量值相比，当心腔明显扩大后，心胸比才会异常。因此，这些参数在胎儿充血性心力衰竭的诊断中具有很高的特异度，但灵敏度不高 [50–51]。通过测量脐静脉压及心胸比值评估心脏增大，已被证实可作为评估非免疫性胎儿水肿的心脏功能指标 [41]。因此，对于非免疫性水肿的胎儿，心脏增大可准确评价预后，因为它相对独立于病因，表明心脏功能明显受损，提示预后不良 [64]。

收缩期和舒张期心室功能

用 M 型超声心动图测定心室短径缩短率，可较好地评价心肌收缩功能。左心室和右心室缩短率（FS）的正常范围在 28%~40%，通过以下公式计算：

$$FS = (EDD-ESD) / EDD$$

其中，“EDD”是心室舒张末期内径，“ESD”是心室收缩末期内径 [50–51]。心肌损伤可能会导致心室缩短率减小，而心室负荷增加会使心室缩短率明显增大。缩短率和由 Teicholz 或辛普森公式推算出的左室射血分数则主要反映心功能，并且通常只在心肌功能障碍发生的晚期才改变。除心肌功能不全外，后负荷的增加和心室的扩张也可能使心室缩短率减小。另外，胎儿心脏位置不佳可能使 M 型

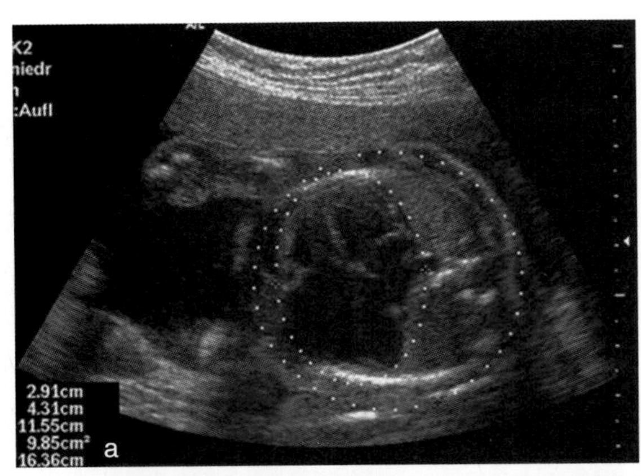

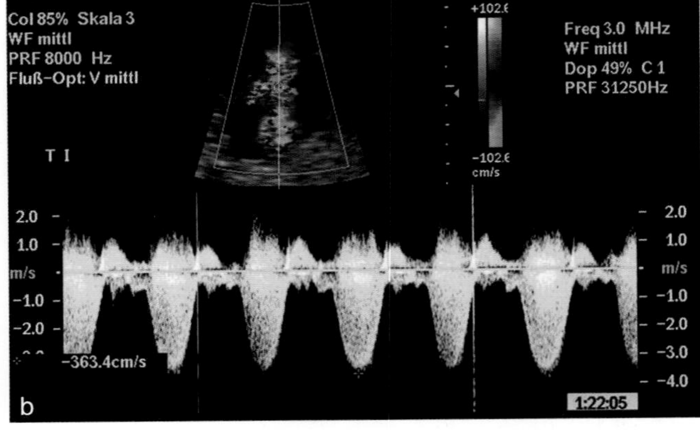

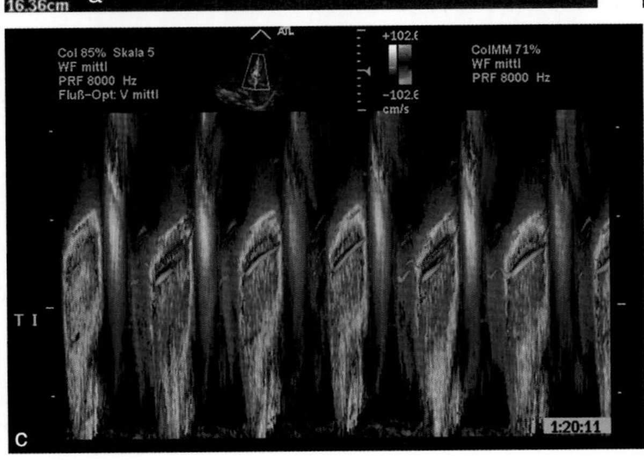

图 42.1 a. 妊娠 24^{+4} 周胎儿 Ebstein 畸形。心脏增大，心胸周长比（0.71）和心胸面积比（0.46）均明显增加。b. 胎儿表现出严重三尖瓣反流。通过连续多普勒测得的反流速度为 3.63m/s。使用伯努利方程，计算出压力梯度为 52.7mmHg。c. 彩色多普勒 M 型超声心动图显示全收缩期的三尖瓣反流（蓝色）。收缩期右心室血流呈红黄色

取样线无法垂直于室间隔进行标准体位的精确测量。因此，在产前诊断中，并不常用心室缩短率评价心肌功能障碍和诊断充血性心力衰竭。

心室射血分数受心室前负荷和后负荷变化的影响较小，但很少用来评估胎儿的心肌收缩功能[65-66]。心室射血分数（VEF）使用以下公式计算：

VEF =（1.055× 瓣口面积 ×VTIAT）×（PV/AT）

其中，“VTIAT”是加速期间的时间速度积分，“PV”是峰值流速，“AT”是加速时间。

生长受限胎儿两个心室的 VEF 均显著降低，表明心室后负荷对心肌功能参数的影响较小。VEF 进一步下降与胎儿其他严重异常征象的出现有关[66]。在水肿胎儿中，该参数也可能有用，但尚未证实。通过 M 型和（或）组织多普勒技术对 TAPSE 和 MAPSE 的测量可以很好地评估心室收缩功能。通过组织多普勒成像测量收缩期瓣环峰值速度是早期评价心肌功能障碍的敏感指标。与组织多普勒成像一样，斑点追踪技术可以测量心室壁和心房壁不同节段的心肌运动（峰值速度）和形变参数（应变和应变率）。

舒张期心室功能可通过心室的充盈模式来评估。胎儿期舒张早期三尖瓣和二尖瓣的峰值流速（E 波）低于心房收缩期的最大流速（A 波）。妊娠期 E/A 比值升高，反映了妊娠期心肌成熟过程和舒张特性。E/A 比值的降低，尤其是单相充盈，反映了严重的心室舒张功能障碍或心脏压塞。此外，等容舒张时间（IRT）和心室充盈时间是评估心室功能的敏感参数。IRT 延长（通常＜ 43ms）和心室充盈时间缩短（通常＞心动周期总时长的 38%）表明心房收缩时心室舒张功能异常，呈单相充盈[67]。

通过 Tei 指数（MPI）可评估整体心功能，该指数可评估收缩期和舒张期心室的综合心肌功能，并反映整体心室功能[68]。Tei 指数定义为等容收缩时间和等容舒张时间总和除以射血时间 [MPI =（ICT + IRT）/ ET]。在胎儿超声心动图检查时，使用主动脉瓣和二尖瓣启闭点提高测量的准确性，从而改良 MPI，这种方法被广泛使用。左心室 MPI 可通过同时测量二尖瓣流入道和左室流出道的多普勒频谱而获得，但右心室 MPI 的评估则需要分别测量两个多普勒频谱（三尖瓣和肺动脉），重复性较差。因此，右心室组织多普勒（脉冲波或彩色多普勒）似乎是评估右心室 MPI 的一种更好的技术[54-55,67]。建议使用该指数，因其与心室的几何形状和心率无关，且不受二尖瓣或三尖瓣关闭不全的影响。MPI 逐渐降低表明妊娠期间胎儿心肌功能的成熟和增强，胎儿宫内发育受限和母体糖尿病胎儿的 MPI 会出现异常[68]。在慢性双胎输血综合征中，部分受血儿在静脉搏动性增加、心脏增大或水肿发生之前就已表现出双心室心肌做功指数均增加。受血儿 MPI 升高主要是由于等容舒张期的延长，提示心肌舒张功能障碍，而供血儿的指标则保持在正常范围[69-70]。在水肿胎儿中，MPI 可显示左、右心室功能不全[70-71]。心肌肥厚也可以通过 M 型超声心动图进行量化测量。由于胎儿心脏对后负荷敏感，心室流出道梗阻通常会引起同侧心室的心肌肥厚。双心室心肌肥厚常见于双胎输血综合征受血儿、完全性房室传导阻滞和其他形式的持续性缓慢心律失常胎儿，以及长期存在快速型心律失常胎儿、慢性贫血、贮积性疾病、肾功能明显降低或无肾功能胎儿（如双侧肾发育不全，产前表现为多囊性肾脏疾病或严重的尿道发育不全，或后尿道膜性阻塞导致双侧肾发育不良）[56]。严重的心肌肥厚可能会造成心室收缩及舒张功能的显著降低，并在应激情况下减少心肌血流量[72-75]。这也会造成新生儿期严重的心血管代偿反应及出生后的心脏做功增加[50-51]。

结构正常的心脏瓣膜功能不全

结构正常的心脏瓣膜功能不全最常见的是三尖瓣。严重的二、三尖瓣关闭不全提示，由于心功能不全、心室前负荷和（或）后负荷的增加而导致充血性心力衰竭[50-51,67]。轻微的三尖瓣反流通常很短暂，主要局限于收缩早期和中期[76-78]。大约 7% 没有任何心脏或心外病变的健康胎儿可表现出此种现象，且依赖于所用多普勒设备的敏感性[77]。但是，全收缩期的三尖瓣反流大多数提示有病理学意义，如心脏缺陷、动脉导管收缩或心外疾病、右心室容积或压力增加和（或）心肌功能损害。反流本身的严重程度似乎与水肿发生没有直接关系。只有心内血流出现其他异常改变（如相对卵圆孔受限和左心室功能不全）限制其代偿能力时，才会出现胎儿水肿。肺动脉或主动脉瓣反流在健康胎儿中极为罕见[79]。明显的肺动脉和（或）主动脉瓣关闭不全通常发生在严重心力衰竭阶段[51,67]，此时半月瓣的支撑力降低，如胎儿完全性房室传导阻滞、三尖瓣发育不良和 Ebstein 畸形（图 42.1），尤其是双胎输血综合征受血儿。

为了评估房室瓣反流严重程度，作者使用彩色多普勒勾画出反流束的形态参数，特别是与右心房长径相关的反流束长度，以及与右心房面积相关的反流面积。因为彩色多普勒显示反流束形态更多地依赖于速度而不是体积，而且彩色多普勒设备和操作设置对反流的形态有很大影响，大多数超声医生检测与收缩期相关的反流时间，并将其分为非全收缩期（收缩早、中期）反流和全收缩期反流[46,77–78,80]。这些时间间隔可通过频谱和彩色多普勒 M 型超声心动图测量[46,77–78,80]。特别是在随访研究中，当心功能下降或改善时，房室瓣反流是一个灵敏的指标[46]。除极少数病例外，全收缩期反流提示胎儿循环有实质性改变。

心肌收缩功能可以通过三尖瓣或二尖瓣反流的频谱形态来评估，利用伯努利公式 [$dP=4(v^2)$] 计算得到心室压力随时间的上升率（dP/dt），即反流速度在 1~3m/s 时，右心房（RA）、右心室（RV）的压力梯度为 4~36mmHg，压差变化约 32mmHg。妊娠中、晚期胎儿心房压在 3~4mmHg，心室压在 40~60mmHg。随着时间的推移，压力梯度（dP/dt）对心室收缩力的变化非常敏感，并且与射血前的后负荷不相关[50–51,67,81]。胎儿期压力梯度低于 800mmHg/s 是异常的，800~1000mmHg/s 是正常的[50]。在一项对 20 例患有动脉导管收缩或非免疫性水肿的全收缩期三尖瓣反流胎儿的研究中，多普勒测量的右心室 dP/dt 可用于这类胎儿右心室功能的评估，如果 dP/dt 低于 400mmHg/s，则预示胎儿不良妊娠结局[67,81]。

静脉多普勒测量

心包静脉血流搏动增加表明胎儿宫内生长受限时心功能受损，常伴有低氧血症和酸中毒。心室舒张末压的显著升高会使右心房中心静脉压升高，导致包括心房收缩在内所有心室舒张过程静脉前向血流减少，从而产生异常静脉血流模式。因此，心脏后负荷、前负荷的增加和（或）心肌功能障碍都可能导致中心静脉压升高。当压力足够时，会导致静脉血流波形搏动增加[45,82]。在胎儿监测中，临床上常用下腔静脉、静脉导管和脐静脉的血流评估。下腔静脉心房收缩期反向血流增多表明中心静脉压升高，静脉导管表现为心房收缩波正向血流减少、消失或反向，脐静脉出现单相和双相搏动。这 3 条静脉有一些不同：

· 下腔静脉的血流直接进入右心室，静脉导管的血流通过卵圆孔进入左心房。

· 低氧血症脐静脉血入心房的比例增加，脐静脉血绕过肝脏，优先流向静脉导管。

· 静脉导管主动扩张可以降低脐静脉的压力，但是增强了心房收缩时脉搏波的远端传播。

· 与血管舒张以维持和增加静脉导管血流量不同，低氧诱导动脉血流再分配时，下腔静脉血流量减少。

· 下腔静脉顺应性可能高于静脉导管，此外，任何由压力诱导的交感神经兴奋性增加都会引起血管收缩。

在临床实践中，运用下腔静脉和静脉导管血流速度波形的改变，同样可以有效预测生长受限胎儿低氧血症和酸中毒的程度[83]，门静脉和脐静脉搏动与其损伤程度加重有关[84]。

其他因素引起中心静脉压升高时，下腔静脉和静脉导管的搏动性也会增加。可以在一些有心脏缺陷的胎儿中观察到静脉血流速度波形的搏动性增加，这是由于缺陷特有的血流动力学改变引起右心房压力升高所致，如三尖瓣闭锁和严重右室流出道梗阻（肺动脉闭锁和严重狭窄）伴室间隔完整，以及 Ebstein 畸形 / 三尖瓣发育不良伴严重三尖瓣反流，在没有其他心功能受损的情况下，是由于卵圆孔的相对狭窄限制了经心房血流量的增加而引起的[85]。静脉近心端的多普勒血流速度测定（如下腔静脉）对某些心脏缺陷和心功能改变引起的胎儿血流动力学变化较为敏感，随着心脏的增大，血流会出现异常。在胎儿充血性心力衰竭的晚期，通常伴有水肿，心房和静脉压力的大幅度增加导致静脉搏动明显增加并向远端传播，特别是进入脐静脉循环。因此，脐静脉搏动征是胎儿心功能受损最严重的表现。与宫内生长受限的胎儿一样[84]，脐静脉搏动的发生是非免疫性水肿胎儿宫内或围生期死亡的最佳预测指标[44,86]。即使与左/右心室短轴缩短率、肺动脉和主动脉的峰值流速、时间速度积分和心率、下腔静脉内径及血流的搏动相比也是如此[86]。但是胎儿快速型心律失常却是个例外，在超过 210~220/min 临界频率的室上性心动过速中，通常会出现脐静脉搏动征，即使胎儿没有出现水肿且预后良好[87-89]。此外，在一些明显的胎儿心动过缓和完全性房室传导阻滞中，即使胎儿预后良好同样会出现脐静脉搏动征。

虽然心室前负荷和后负荷的变化可能会影响静脉血流频谱，但在大多数情况下，静脉血流搏动显著增加表明心功能不全和充血性心力衰竭。多普勒参数中三尖瓣反流和心室短轴缩短率的重复性较低，需要经验丰富的超声诊断医生及良好的设备，静脉导管和下腔静脉的多普勒血流频谱记录简单、重复性好[88-89]。与心胸比值测定相比，静脉多普勒血流测定对充血性心力衰竭更为敏感。因此，静脉多普勒血流的无创性评估是目前最有价值的心功能监测手段。

心血管异常

心脏异常是非免疫性水肿最常见的原因，发病率在 20%~40%[3,6,8-9,17,24]。持续的心律失常和（或）心脏结构缺陷可导致充血性心力衰竭，进而引起非免疫性胎儿水肿[24]，并且有高达 20% 的潜在病因可导致胎儿水肿[17]。胎儿循环具有特殊性，由于双心室的并行循环及心房与大动脉之间的分流，左、右心室的血流异常会导致右心房和全身静脉压升高，虽不会造成肺水肿，但会出现软组织水肿和浆膜腔积液。任何单侧心腔的功能障碍都可以通过另一侧心腔代偿，即使详细的超声心动图检查已经表明其存在血流动力学异常，也可以将联合心排血量保持在正常范围内[90]。特别是在一些先天性心脏病的胎儿中，虽合并心排血量和每搏输出量减少，但没有发生水肿。这可能会限制对血流动力学应激因素的充分反应（如出生、从胎儿到新生儿循环的过渡及心脏手术）[90]。然而，一般情况下，并行循环可以保护胎儿免受心脏失代偿、充血性心力衰竭和水肿的影响。孤立的心脏结构缺陷很少导致组织液积聚和水肿。因此，从病理生理学的观点来看，假设心脏异常和水肿之间存在因果关系是不正确的，许多论文和综述文章也证实了这一观点，如室间隔或房间隔缺损、法洛四联症或大动脉转位。许多水肿病例，心脏畸形的出现是一种巧合，心脏异常与非免疫性水肿之间并没有因果关系[24,91]。这些病例不同的心外因素可能导致水肿，特别是特纳综合征和常染色体三体胎儿。

由于胎儿的并行循环，几乎所有导致继发性心脏负荷过重的疾病都会累及两个心室，使心室肥大和（或）扩张。通常心脏功能不全的最早症状出现在右心室。在前负荷或后负荷增加、心室扩张和肥大的病理条件下，舒张和收缩功能障碍首先表现在右心室，随后表现在左心室，因为右心在心排血量的分配上占主导地位，同时还因为左、右心室具有不同的几何结构和心肌纤维构架（右心室呈梯形，在纵向上主要是平行的肌纤维，左心室呈椭圆形，心肌纤维呈纵向、环向和斜向排列，使跨壁负荷和硬度更加均匀）[67]。因此，右心室顺应性更强，产生的力更小，对增加的心室负荷抵抗力也明显较低[67]，例如，一些晚期双胎输血综合征受血儿会出现严重的右心功能不全。

结构性心脏畸形

三尖瓣发育不良和 Ebstein 畸形

在有可能发生充血性心力衰竭和胎儿期水肿的先天性心脏病病理中，三尖瓣发育不良和 Ebstein 畸形是最常见的两种心脏畸形。三尖瓣闭锁的诊断标准是三尖瓣增厚、结节状，常有多余的三尖瓣叶正常附着在房室交界处。而 Ebstein 畸形的特征是隔瓣和后瓣从房室交界处向下移位并构成右心室的入口，功能瓣环下移（隔瓣>后瓣>前瓣）和部分解剖学右心室发生功能性房化，房化的心室腔扩大、室壁变薄[92]。

胎儿和新生儿循环的显著差异决定了宫内及产后存活率有诸多影响因素，Ebstein 畸形和三尖瓣发育不良新生儿的存活率在本质上取决于建立肺血循环的能力[93]。严重的肺动脉梗阻导致肺血流量急剧减少，通常伴发严重三尖瓣关闭不全及右心室功能减低。心脏增大也是一个不利因素，如果存在严重三尖瓣关闭不全会加剧心脏进一步增大（图 42.1）。在肺动脉瓣开启的病例中，动脉导管和合并严重肺动脉瓣关闭不全的肺动脉主干逆向血流灌注提示严重的右心室功能降低和（或）严重的三尖瓣关闭不全。因此，右心房面积比（功能性右心房面积与四腔切面中测量的其他心腔面积之比）> 1（或> 0.75）且肺动脉主干无前向血流是产前预测不良妊娠结局的最佳参数。如果右心室后负荷超过右心室压力，就会出现功能性肺动脉闭锁[94-98]。功能性肺动脉闭锁在妊娠晚期更容易出现，可能是由于胎儿动脉压生理性升高、右心室未能产生足够的收缩力和（或）三尖瓣功能不全加重[96-98]。Wertaschnigg 及其同事研究发现，最后一次胎儿超声心动图检查提示有严重三尖瓣反流且肺动脉无前向血流的胎儿，婴儿期死亡率为 65%[97]。除了功能性肺动脉闭锁外，还可能出现肺动脉瓣关闭不全。肺动脉瓣反流和严重三尖瓣关闭不全导致动脉导管出现左向右分流，右心室负荷增加，重度窃血效应导致全身动脉血流量严重下降。由于血液在两个心室之间无效循环，低心排血量后使主动脉和脐动脉血流波形呈搏动性增加，直至舒张末期无血流或出现反向血流。通过给予母体大剂量非甾体抗炎药，使这些胎儿动脉导管提前关闭，阻断循环分流来改善血流变化带来的损害，目前正在评估这一治疗方法的效果。此外，严重 Ebstein 畸形和三尖瓣发育不良的胎儿右心室功能和解剖结构异常，可能是影响预后的重要因素[99]。与单个评估参数相比，系统性评分可以提高对产后结局的预测，在胎儿期不同的机制会导致右心室功能和循环的恶化。评分系统（SAS 评分[95]或 SickKids 评分[97]）包括心脏大小、右心房面积指数、肺动脉血流方向、动脉导管的血流模式、三尖瓣反流的严重程度和压力梯度、脐动脉血流波形的搏动性。胎儿水肿的存在也与较差的妊娠结局有关，但这个指标并未在两个评分系统中出现。在最近出版的文献中，水肿胎儿的死亡率约为 30%~40%[96-98]。随着胎龄的增加，预后参数和评分会出现明显恶化，因此，运用超声心动图的参数预测妊娠结局在妊娠中期并不理想，在妊娠晚期效果更差，这一观点在一项针对 51 例妊娠 24 周前诊断为 Ebstein 畸形或三尖瓣发育不良胎儿的多中心纵向研究中得到了证实。有 18 例（35%）胎儿在 24 周前未出现预后不良指标，其中 11 例（61%）胎儿在妊娠晚期至少出现一个预后不良的指标；在 27 例最初有肺动脉前向血流的胎儿中，其中 9 例（33%）后期出现了功能性肺动脉闭锁[100]。

一些胎儿由于长期压迫造成肺生长的严重抑制而导致严重肺发育不全，这会使新生儿期的复苏更加复杂[103]。尽管在其他肺发育不全病例中并未观察到肺动脉出现显著变化[101-102]，但是，足够的肺血流循环建立，肺血管阻力和右心室后负荷的降低可以明显改善出生后的三尖瓣关闭不全。因此，胎儿水肿、右心房面积比增加、显著的心脏增大、肺动脉关闭不全、肺动脉主干无前向血流（功能性肺动脉闭锁）、严重的三尖瓣功能不全及脐动脉血流搏动性明显增加，需在妊娠 30 周之前诊断，严重的肺动脉瓣梗阻、严重的三尖瓣病变伴隔瓣远侧附着、严重的右心室发育不良及相关异常的存在是评估新生儿预后不良最重要的参数[94-98,104]。

与新生儿存活率相比，胎儿存活率并不依赖于足够的肺血流，而是与胎儿心脏代偿性增加左心室血流量的能力密切相关。因此，在三尖瓣闭锁和 Ebstein 畸形胎儿中，足够大小的卵圆孔保证了右向左的血液分流量和维持左心室舒张及收缩功能，以避免充血性心力衰竭、水肿和宫内胎儿死亡的发生[93-94]。

对三尖瓣闭锁和肺动脉闭锁的婴儿和儿童的病理解剖学研究发现，房间隔卵圆孔的比例显著增加，这表明充分增加通过房间隔的血流和增大卵圆孔是宫内生存的必要条件[105]。在报道的 8 例 Ebstein 畸形胎儿中，有 2 例胎儿出现水肿[93]，这些胎儿的卵圆孔直径与房间隔长度之比最低，因此左心室排血量最低，但仍在正常范围内[93]。6 例未出现水肿的胎儿卵圆孔大，左心室排血量多。水肿胎儿与非水肿胎儿在隔瓣移位、三尖瓣关闭不全、肺动脉瓣梗阻、心胸比等方面无显著差异[93]。严重三尖瓣功能不全伴或不伴肺动脉梗阻通常会导致胎儿期严重三尖瓣关闭不全，因此需要一个更宽的卵圆孔，使左心血容量适当增加才能宫内存活。所以，这类病例中更易出现卵圆孔相对狭窄。左心室受压可能是胎儿心脏失代偿的另一个因素[104]。下腔静脉和静脉导管的多普勒血流速度测定可早期发现失代偿胎儿出现的充血性心力衰竭和水肿[85]。此外，发生室上性心动过速——典型的是通过旁路传导的房室折返性心动过速[92]，可能是 Ebstein 畸形发生水肿的另一个原因，尤其在与 Ebstein 畸形相关的明显右心房扩大和预激综合征中的发生率更高。由于在产科超声检查中，严重心脏增大和水肿的胎儿更容易被检测到，所以严重的频谱异常会优先通知专科中心。这就解释了这些胎儿在产前检查中占比很高[106]，严重肺动脉瓣梗阻发生率很高[101-102]，以及产前诊断为三尖瓣发育不良和 Ebstein 畸形胎儿的预后很差，据报道围产儿死亡率高达 80%[94,101-102,106-107]，最近文献报道围产儿死亡率在 40%~60%[96-98]。

患有 Ebstein 畸形和三尖瓣发育不良的水肿胎儿预后差（在所有诊断为三尖瓣发育不良和 Ebstein 畸形新生儿中，约 30% 存活不超过 1 个月，存活至 5 岁的不足 60%；在有症状的新生儿中，预后总是很差，尤其是水肿胎儿，约 70% ~ 90% 在围生期死亡[92,94-98]，终止妊娠或接受胎儿宫内死亡引产是首选的治疗方法。在个别情况下，如果可以建立足够的肺循环，提前计划分娩和积极复苏，包括使用机械通气，用前列腺素维持足够的肺血流量，以及给予一氧化氮减少肺阻力，可能得以成功救治[94]。在极少数情况下可以采取不同的手术干预措施。在特殊情况下，用地高辛治疗至少可暂时改善心脏功能，缓解水肿，并可避免严重的早产，或在单绒毛膜双胎妊娠中预防健康胎儿宫内死亡[108]。在持续性快速心律失常胎儿中，抗心律失常药物经胎盘治疗可能是有用的，如果 Ebstein 畸形胎儿长期反复心动过速，应在非水肿胎儿中使用，以防止水肿的进展。

房室间隔缺损

单纯房室间隔缺损在胎儿期很少引起充血性心力衰竭和水肿。用彩色多普勒时间参数半定量分析房室瓣反流发现，几乎所有房室间隔缺损胎儿都有房室瓣反流[80]，但严重的房室瓣关闭不全在胎儿期却很少见[80]，只有少数胎儿，严重的全收缩期房室瓣反流会引起非免疫性水肿[80]。这些病例通常会出现心脏增大和病理性静脉血流模式，另外，充血性心力衰竭也是引起水肿的原因。极少数情况下，心房严重扩大会引发室上性心动过速，导致胎儿水肿[109]。但是内脏异位综合征是一种特殊情况，当房室间隔缺损伴左房异构时，会出现严重的缓慢性心律失常，主要表现为完全性房室传导阻滞，充血性心力衰竭常伴有胎儿水肿，并导致胎儿宫内死亡[110-113]。严重的心动过缓、明显代偿性心排血量增加及心室收缩压增加、房室瓣畸形伴功能不全，及缺血引起的心肌肥厚和结构重塑，这些都是导致胎儿水肿发生的原因。由于这类水肿胎儿预后极差，如果房室间隔缺损合并完全性房室传导阻滞，则不适合进行宫内治疗。

半月瓣功能不全

结构异常导致严重的半月瓣关闭不全非常罕见。在少数共同动脉干伴有严重动脉瓣功能不全和肺动脉瓣缺如综合征的病例中，可引起严重房室瓣反流，导致右心房和静脉压升高[114-116]。肺动脉瓣缺如多与法洛四联症有关，很少伴有室间隔完整或左肺动脉不连续或左肺动脉缺如。法洛四联症伴肺动脉瓣缺如时，如果主动脉血流在舒张期反流入双心室，会导致双心室容量负荷过重，特别是动脉导管未闭的胎儿。因此，法洛四联症合并肺动脉瓣缺如胎儿，如果动脉导管未闭会导致严重的慢性容量负荷过重，危及胎儿生命，并在妊娠早期导致心力衰竭、水肿和胎儿死亡[117-118]。除水肿外，这类胎儿在肺动脉主干、动脉导管、降主动脉、脐动脉、大脑中动脉及其他动脉中都表现出特征性的往返血流，这是因为舒张期的“窃血效应”和肺动脉干没有“弹性贮存”功能。只有在动脉导管缺如的情况下（法洛四联症胎儿动脉导管发育不全占 10%~20%），胎儿才能进入妊娠中期，因为每搏输出量的反流部分是有限的。此时，肺动脉主干和左、右肺动脉的明显扩张和搏动是其超声特征，并伴有肺动脉瓣环狭窄和瓣口反流（图 42.2）[118]。两个心室的容量负荷过重可能导致胎儿水肿、宫内死亡，或因长期压迫气管和支气管而导致严重的新生儿期呼吸窘迫和支气管哮喘。然而，肺动脉瓣缺如、室间隔完整或左肺动脉不连续者，其容量负荷较低，可以存活[118-122]。30%~40% 的法洛四联症、肺动脉瓣缺如和动脉导管发育不全胎儿，存在 22q11.2 微缺失[118-122]。

主动脉－左室通道和主动脉－右室通道

主动脉－左室通道是一种罕见的畸形，是指

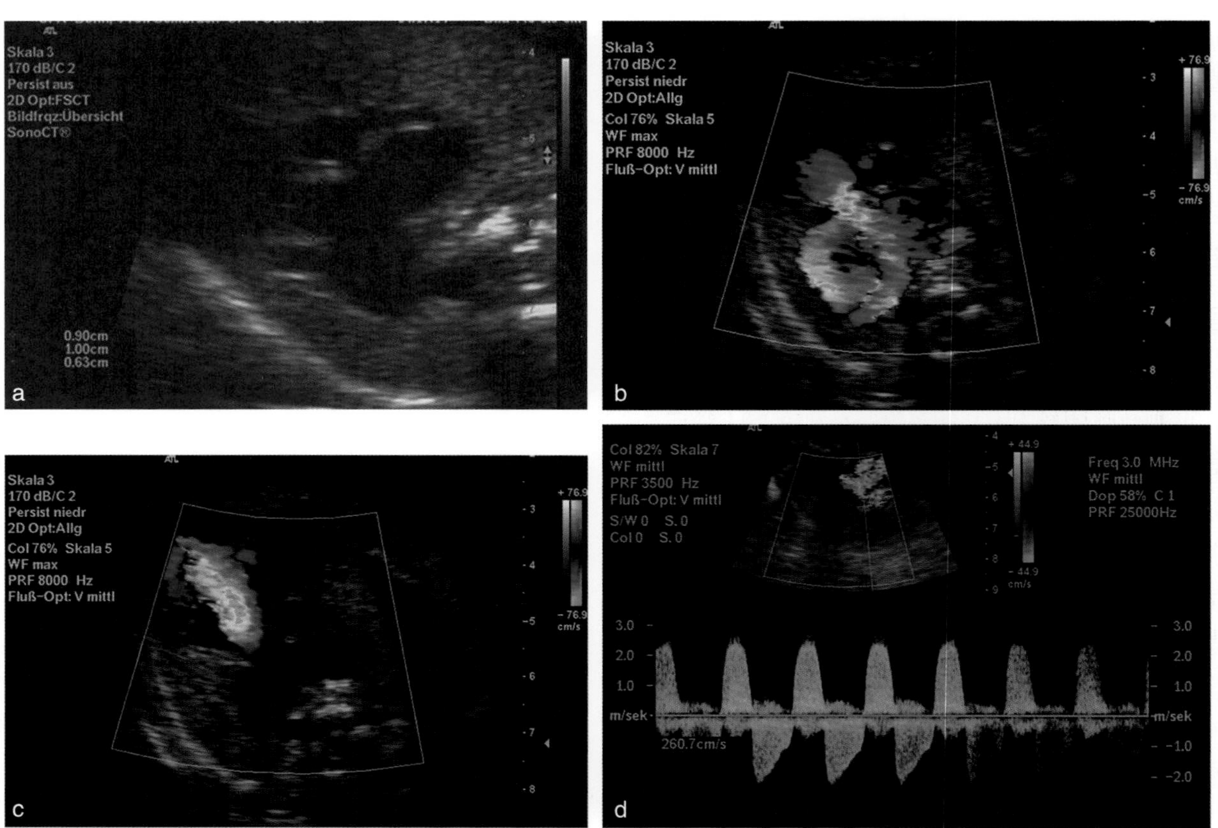

图 42.2 a. 妊娠 26^{+3} 周，法洛四联症合并肺动脉瓣缺如综合征，同时伴有动脉导管发育不良的胎儿，肺动脉主干及分支明显扩张。b. 在收缩期，通过未发育肺动脉瓣的血流呈湍流模式。c. 舒张期显示严重的肺动脉反流。d. 连续波多普勒显示收缩期血流速度为 2.61m/s，舒张期肺动脉反流速度为 2.32m/s

主动脉瓣根部的主动脉窦和左心室之间的异常交通。这种大的通道畸形在产前超声检查中可表现为严重左心室扩张及功能不全 [123-124]。当发现主动脉瓣周有反流束进入左心室即可准确诊断，这会导致慢性左心室容量超负荷，有时可伴发严重的主动脉狭窄 [108]。二维超声心动图可直接显示通道为无回声的主动脉旁结构 [124]。左心室扩张且肥厚，主动脉窦部扩张，升主动脉向左室流出道膨隆，有时主动脉瓣增厚也是它的另一种表现 [123-124]。较少见的情况是当胎儿主动脉瓣重度反流出现左心室功能不全时，右心室不能代偿，可能出现宫内充血性心力衰竭和水肿，提示预后非常差 [124]。主动脉右心室通道是通过显示升主动脉和右心室之间的异常交通同时伴双向分流，以及左 / 右心室、肺动脉干和升主动脉的扩张来诊断 [125]。容量负荷过重引起的心力衰竭和产后心肌灌注不足可导致新生儿期的迅速恶化。同样的病理机制也可以解释单纯主动脉瓣关闭不全胎儿的水肿和死亡。

动脉导管的收缩和关闭

动脉导管的明显收缩会使右心室后负荷急剧增加，导致右心室压力升高、右心室收缩功能障碍和严重的三尖瓣反流，这可能是由于乳头肌功能障碍和（或）三尖瓣环扩张而引起的 [126]。右向左分流和（或）肺血流量增加也可能导致容量负荷过重和左心室扩张 [127]。胎儿水肿的发生也时有报道 [128-131]。在绝大多数情况下，动脉导管收缩或关闭是由于母亲治疗早搏和（或）羊水过多，经胎盘进入的非甾体抗炎药或其他前列腺素合成抑制剂引起的 [126,132-133]。终止非甾体抗炎药治疗后，动脉导管收缩、右心室收缩功能障碍和三尖瓣反流通常会消失 [126-127]。药物引起的动脉导管收缩的风险取决于非甾体抗炎药的剂量和应用时的胎龄，从妊娠 24 周后开始到妊娠晚期风险逐渐增加。因此，环氧化酶抑制剂不应在妊娠 32~34 周后使用，因为动脉导管收缩可能导致胎儿水肿和宫内死亡，或亦可导致产后的肺动脉高压。动脉导管收缩的诊断是基于动脉导管收缩期和舒张期血流峰值速度的增加，使搏动指数小于 1.9，通常都伴有严重的三尖瓣反流且峰值流速可达 4~5m/s，后负荷增加会导致右心室收缩压显著升高 [134]。已有动脉导管自发性收缩或完全关闭后出现胎儿水肿的报道 [128-130]。

心室流出道梗阻

同样，右室流出道的结构性梗阻（室间隔完整型的肺动脉闭锁和严重的肺动脉狭窄）和极少的左室流出道梗阻（主动脉闭锁和严重的主动脉狭窄）引起的后负荷增加分别可导致三尖瓣或二尖瓣的严重功能不全。尽管右心梗阻（三尖瓣闭锁、肺动脉狭窄和室间隔完整的肺动脉闭锁）正如静脉导管搏动增加所示，胎儿的中心静脉压可能升高，但在右室流出道梗阻胎儿中，因为左心室能够充分补偿右心血流的改变 [85]，水肿的发生非常罕见。在这种情况下，必须保证左心室功能正常和卵圆孔无狭窄。因此，当出现明显的肺动脉瓣和主动脉瓣双瓣梗阻时则会出现严重的并发症，可导致早期胎儿死亡，如果胎儿在妊娠早期存活，则妊娠中期会出现胎儿水肿 [135]。

大多数左心发育不良的胎儿不会出现水肿，因为右心室可泵出全心排血量，即使整体心排血量略有下降 [136]。在一些严重的主动脉梗阻和左心发育不良胎儿中，严重的二尖瓣反流可显著升高左心房压力，导致通过卵圆孔的血流发生实质性改变，出现左向右分流加速和紊乱，或卵圆孔提前关闭 [137-145]。当发生卵圆孔关闭时，可能会导致左心房极度增大，心胸比显著增加（图 42.3）。在这些罕见的卵圆孔高度受限（彩色多普勒中卵圆孔直径＜ 2mm，过隔血流峰值速度＞ 60cm/s）或提前关闭的左心发育不良综合征病例中，尽管系统性静脉多普勒血流正常，仍可能发生水肿，肺静脉波形可显示肺静脉压升高，其特征是短时间的往复运动，以及前向和反向血流的 VTI ＜ 3[142-144]。正常情况下，胎儿的并行循环、肺小动脉的血管收缩、肺血流量受限、卵圆孔反向分流可防止肺静脉压显

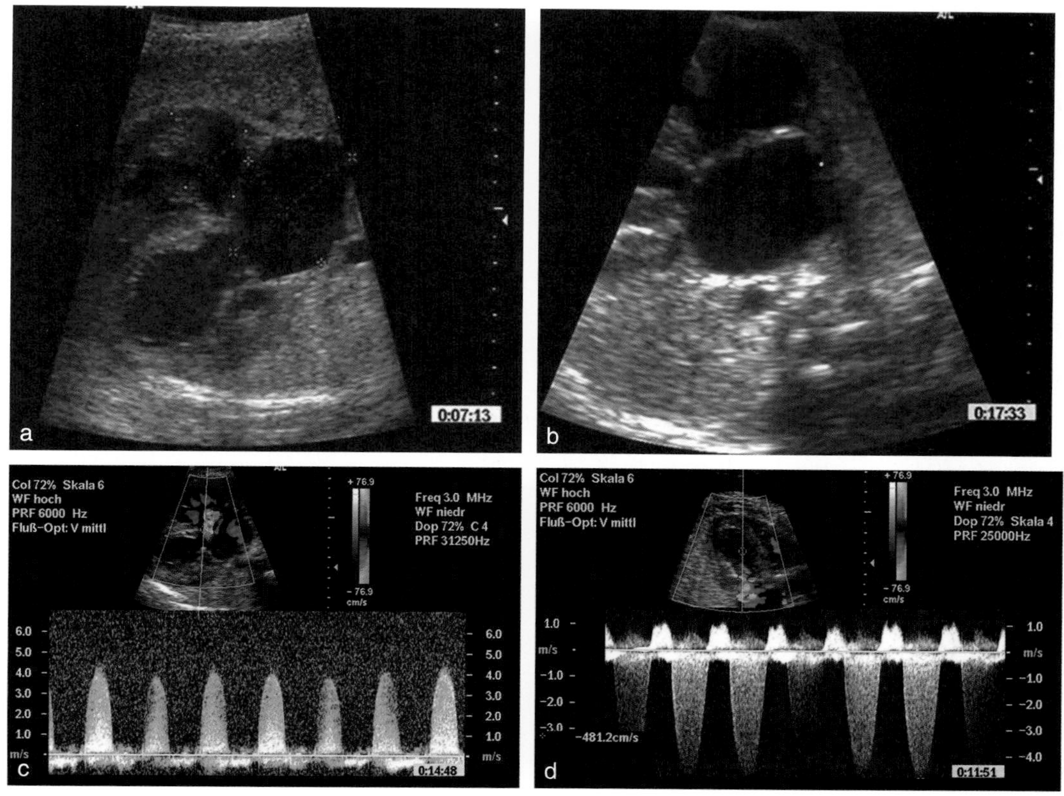

图 42.3 a. 妊娠 34^{+2} 周胎儿严重主动脉瓣狭窄。左心室明显肥厚，左心房增大明显。b. 二维超声心动图显示卵圆孔瓣无运动。彩色多普勒检查未见卵圆孔分流。c. 应用连续波多普勒，在狭窄的主动脉瓣上测得最大流速为 4.62m/s，利用伯努利方程计算压差为 85.47mmHg。d. 彩色多普勒显示收缩期二尖瓣重度关闭不全，用连续波多普勒测量反流速度为 4.81m/s，利用伯努利方程计算压差为 92.5mmHg

著升高和肺水肿的发生[146]。主动脉梗阻伴卵圆孔开放明显受限或房间隔完整和严重二尖瓣关闭不全胎儿，其左心容量相对较高，肺静脉压显著升高导致淋巴性肺水肿（肺淋巴管扩张是此类病例的常见表现），并且由于富含白蛋白的肺液进入了羊膜腔导致渗透压降低。肺静脉和淋巴管的解剖结构发生明显改变，肺泡毛细血管膜的形成发生紊乱。左、右心室负荷过重同时伴有左心室扩张引起右心室功能改变和室间隔的心肌功能障碍（心室间依赖）也可能导致右心房和中心静脉压升高[137-140,142-145]。在这种情况下，用地高辛治疗，通过剖宫产分娩，以及在新生儿期对狭窄的主动脉瓣进行球囊扩张可得到较好的预后[140]。在妊娠早期，宫内维持卵圆孔的开放和（或）支架植入可以稳定胎儿状况，降低肺静脉压，此外，还可以改变肺静脉和淋巴管的再生[17-150,144-145]，并可能会改善左心发育不良综合征和卵圆孔明显受限胎儿的不良预后，虽然尚无显著改善存活率的论文报道[144-145,149-151]。

卵圆孔开放受限或完全关闭

原发性卵圆孔早闭是继发性左心发育不良综合征的偶然因素，这一观点现在已被摒弃。左心发育不良综合征中卵圆孔狭窄是严重左室流出道梗阻胎儿的常见继发现象，妊娠后期开放的卵圆孔会发展为限制性或完全性阻塞。少数病例报道中描述了孤立的卵圆孔受限或提前关闭与非免疫性水肿有关[152-155]。在这些病例中，左心室形态可正常或发育不良，而右心室明显增大。诊断的依据是经卵圆孔处血流速度增快、紊乱或完全关闭无过隔血流。此时，肺静脉的血流异常和心房收缩期血液的反流都预示着左心房压力升高[156]。由于肺血流量突然减少，建议及时分娩，可使水肿和右心充血性心力衰竭消失[152-153]。卵圆孔受限也可能与快速型心律失常有关[157]。在这些病例中，最初的左心房去极化可能会导致左心房过早的压力升高，在短暂舒张期间降低了心房分流，或者可能导致卵圆孔提前关闭。在这些病例中，产前心律恢复正常可使卵圆孔“重新开放”，并使水肿得到缓解。

卵圆孔提前关闭在非水肿胎儿中也有报道[158]。在一系列尸检研究中，与对照组没有水肿的新生儿相比，水肿组的新生儿卵圆孔早闭并没有显著增加，这表明除了卵圆孔提前关闭以外的因素在非免疫性水肿的发病机制中发挥了作用[91]。

心脏肿瘤

心脏肿瘤是非免疫性水肿的一个罕见原因。根据心脏肿瘤的部位、大小和数量，心脏肿瘤可造成舒张充盈受阻、改变房室瓣功能或造成流出道梗阻而引起水肿[159]，有时也会由于持续的室上性心动过速和室性心动过速（少见）间接诱发[159-161]。绝大多数胎儿的心内肿瘤为横纹肌瘤，回声均匀，回声高于正常心肌。横纹肌瘤可以突入心室或心房内，也可以是局限于心肌壁间的小肿瘤。胎儿出生后横纹肌瘤常会自然消退，然而，大约 50% 的横纹肌瘤胎儿存在结节性硬化症，特别是多发性横纹肌瘤的胎儿[160-163]。产前超声可能无法明确排除横纹肌瘤胎儿的结节性硬化症，即使对枕位胎儿采用高频率经阴道超声检查其颅内结构，仍无法检测到特征性的巨细胞星形细胞瘤[164]。磁共振成像则更容易发现结节性硬化症胎儿的颅内病变[165]。心内肿瘤呈多发性的超声表现提示结节性硬化症的可能。宫内药物治疗可以使多发性横纹肌瘤胎儿的室上性心动过速成功逆转至窦性心律，使胎儿水肿完全缓解[161]。如果肿瘤的压迫梗阻造成充血性心力衰竭和胎儿水肿，视孕周而定，可考虑在宫内经胎盘给药或分娩后使用地高辛。然而，这类胎儿水肿的预后不良，且常与结节性硬化症相关，我们并不推荐这种治疗方法。只有在父母强烈要求且经过详细的评估后，方可进行。

此外，右心房血管瘤胎儿也可发生胎儿水肿[166]，血管瘤表现为混合性回声，包括部分的高回声和低回声，另外可伴有传导系统的错构瘤并出现快速型心律失常，也可伴有心脏结构畸形[167]。

心包畸胎瘤是一种非常罕见的肿瘤，其回声表现各异，常含有大小不等的囊肿。它们可以长到相当大的尺寸，通常会伴有大量心包积液（图 42.4）。在这种情况下，由于心脏受压引起心内血流阻塞，水肿是很常见的并发症[168-179]。由大量心包积液引起胎儿心包压塞，可通过单次或多次心包穿刺术来稳定心功能，或放置引流管进行心包—羊膜腔分流，将心包积液引流至羊膜腔内，使心包积

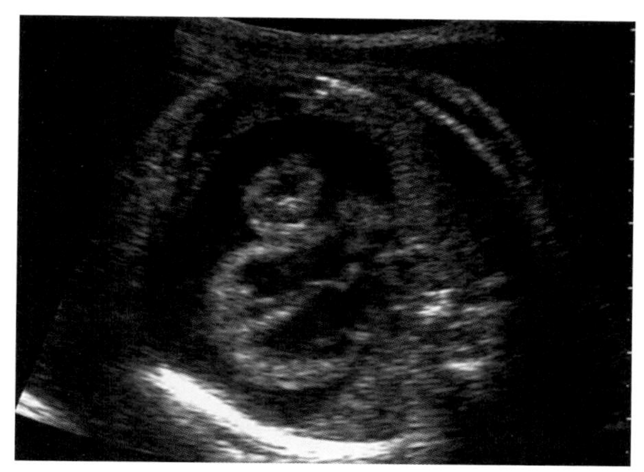

图 42.4 四腔心切面，显示妊娠 25 周胎儿心包内畸胎瘤并伴有大量的心包积液。在接下来的妊娠期进行了 4 次心包穿刺术，立即缓解了腹水和皮肤水肿，静脉导管的搏动也恢复正常。经许可，引自 Kamil, et al.Ultrasound Obstet Gynecol, 2006, 28: 972–973[168]

液迅速缓解，静脉血流搏动恢复正常。对于由心包畸胎瘤引起水肿的不成熟胎儿，特别是心脏压塞主要由肿瘤引起的，宫内直视肿瘤切除术可能是一种更具侵袭性的选择。

特发性动脉钙化症

特发性动脉钙化是一种罕见的疾病，由 6q 染色体上的外核苷酸焦磷酸酶 / 磷酸二酯酶 1（ENPP1）基因纯合或复合杂合无义突变引起，以大、中型动脉，特别是主动脉和肺动脉主干的广泛钙化为特征。此外，在弹力型动脉和弹力肌型动脉中发现了弹性纤维蛋白变性和纤维增生。最常见的是冠状动脉受累，但也可能累及胃肠道外周动脉、肾脏、四肢、大脑及胎盘。在这些胎儿中，缺血引起心肌功能障碍可能导致严重水肿、组织缺血和妊娠晚期的胎儿死亡。一些症状较轻的病例，特别是没有胎儿水肿的情况下，产后使用类固醇药物和二磷酸盐进行姑息性治疗可以阻止疾病的发展。但几乎 90% 的特发性动脉钙化患儿在出生后 1 年内死亡，并伴发心 / 肺衰竭、肾梗死、周围坏疽及肠梗死 [180, 184]。

快速型心律失常

导致胎儿水肿最常见的心脏疾病就是快速型心律失常。因为本书第 41 章是关于胎儿快速型心律失常的，因此本章仅简单讨论胎儿水肿的病理生理学变化和临床治疗。胎儿持续快速型心律失常可引起充血性心力衰竭，导致右心房及全身静脉压升高，随后可能会出现非免疫性水肿、胎盘水肿和羊水过多。胎儿室上性心动过速比心房扑动更常见，而室性心动过速则非常罕见 [185-186]。80%~90% 的室上性心动过速是房室旁路传导所致的房室折返性心动过速，而心房异位起搏点、房室结折返和交界性心动过速往往不是围生期室上性心动过速的电生理机制 [187-190]。在某些心房扑动胎儿中似乎存在房室旁路传导 [190]。

病理生理学上，心动周期的舒张期明显缩短，使心室早期舒张充盈受阻。另外，胎儿对早期左心房去极化的耐受程度较低，因此左心室排血量减少，心房右向左分流受到干扰。胎羊的心房起搏研究显示，心排血量增加，心室舒张末压降低，心率可达 300/min。以 300~320/min 的速度延长左心房起搏可减少心排血量，并可在 4~48h 内出现水肿。随着心脏和肝脏肿大的进展，动脉氧分压和平均动脉压保持不变 [192-196]。由于没有或只有轻微的低蛋白血症，没有证据表明白蛋白增加了毛细血管通透性。在这种“临界”心率上，下腔静脉的平均静脉压突然增加了 75%[196]。静脉压的突然升高与即刻出现的舒张期血流搏动性逆转有关 [196]。低于此心率，静脉血流是双相的，并伴有收缩期及舒张期的前向血流波形，但这会在起搏停止后立即发生。此外，当舒张期时间严重缩短时，心脏舒张充盈的直接阻抗降低，心排血量突然减少，静脉压立即升高，以及在“临界”起搏心率时出现静脉血流搏动征，这表明了心室功能障碍与压力 – 容积的改变直接相关，且伴有在高起搏率下心室舒张和顺应性受损。最可能的解释是，冠状动脉血流对心肌的供氧不足以满足心动过速时心肌增加的耗氧量，特别是由于冠状动脉主要分支的血流灌注出现明显的舒张期时间缩短。这一假设在以下随访观察中得到了证实，即长期心动过速可能会导致严重的心室功能障碍，甚至心肌损伤，并可能引起心动过速诱发的可逆性“心肌病”。胎儿持续性室上性心动过速伴严重的心脏增大，会出现双侧房室瓣功能不全，这表明当心动过速诱发“心肌病”时会出现心室结构重构。这种“心肌病”恢复后仍然会伴随心室持续扩张、明显的心肌肥大、持续的舒张和收缩功能障碍[75]。对人类胎儿室上性心动过速的静脉血流量研究表明，在临界心率约为210~220/min以上时，下腔静脉和静脉导管心室舒张期会出现单向前向血流和搏动性反向血流[87-88]。这与胎羊的研究一致，静脉血流模式的改变与静脉压力的显著升高相关[196]。室上性心动过速停止后，心脏增大、心肌肥厚、房室瓣关闭不全、水肿、静脉搏动征等症状的消失在个体间存在巨大差异。这可以用药物诱导心脏复律时心动过速引起“心肌病”的不同发展阶段来解释，因此，心功能正常化的时间间隔也有所不同[46, 88-89]。

总之，这些动物和人类研究的结果表明，快速型心律失常引起的胎儿水肿是由充血性心力衰竭引起的，充血性心力衰竭导致静脉压升高和淋巴回流连续受阻，而不是由于缺氧对毛细血管或其他组织的损伤所导致的[195]。由于早产水肿胎儿的产后管理有各种问题，例如，产后心脏做功增加，调节体温，机械通气，多次的胸腔引流，肺水肿伴肺透明膜病降低了表面活性剂治疗的有效性，严重的心动过速引起的“心肌病”，以及难治性新生儿快速型心律失常，为了更好地控制心律失常而选择性早产的水肿胎儿往往会预后不良。持续快速型心律失常胎儿的宫内治疗，无论有无水肿存在，都要谨慎控制心律失常和缓解水肿。伴快速型心律失常的水肿胎儿中，单独使用地高辛和联合使用不同的抗心律失常药物（氟卡尼、索他洛尔和胺碘酮）是几乎所有胎儿的最佳治疗方法，详见第41章。在大多数情况下，经胎盘给药治疗可以获得成功。对于难治性室上性心动过速的水肿胎儿，直接血管应用抗心律失常药物可能是成功的最终方法。

完全性房室传导阻滞

完全性房室传导阻滞也可能导致胎儿水肿。由于本书第40章讨论了完全性房室传导阻滞，本章只强调它与水肿的关系。完全性房室传导阻滞胎儿伴有左房异构和房室间隔缺损（图42.5），预后极差，多数胎儿会出现水肿和宫内死亡。这种畸形会伴有严重的房室瓣功能不全和室性心动过缓，导致高心排血量和心室压力升高，这是此类胎儿发生水肿最常见的病理生理机制。相比之下，房室传导阻滞伴矫正型大动脉转位胎儿很少出现水肿，因为其房室瓣结构通常是完整的，这也是为什么完全性房室传导阻滞的胎儿如果没有先天性心脏畸形，则出现水肿的概率要小得多，只有约10%~20%的胎儿会出现水肿。这些胎儿的完全性房室传导阻滞并不是由传导系统的畸形引起的，而是由母体自身免疫性抗体（抗SSA/Ro和抗SSB/La抗体）通过胎盘而导致房室传导通路的炎性破坏，尤其是在房室结区域。当室性逸搏节律很低时可发生水肿。此外，广泛的心肌炎和（或）心外炎症可能导致胎儿出现水肿。有时在妊娠30周后才会出现水肿，而此时的胎儿不能增加所需的联合心排血量。另一个原因可能是自身抗体引起的更广泛的心肌炎和（或）其他组织炎症。

在没有结构性心脏畸形的完全性房室传导阻滞中，胎儿水肿的宫内治疗可以通过经胎盘注入沙丁胺醇和异丙肾上腺素（正性变时效应和正性肌力效应）[212]、地高辛（正性变力作用）[110,213-214]、地塞米松[210-211, 215]和（或）血浆置换可减轻炎症的严重程度。炎性改变可能不仅存在于传导组织中，也可能存在于心肌和胎儿的其他器官中，如第33章所述。然而，用地塞米松宫内治疗或血浆置换并不能缓解完全性房室传导阻滞[216-219]。有少数宫内起搏病例报道成功的，但仅能持续几个小时[220-221]。对于已表现为完全性房室传导阻滞用地塞米松经胎盘给药，其抗炎作用是否能减轻继发性心肌病、降低起搏器的必要性及提高远期疗效[215, 218]尚有巨大争议[222-223]，由于这种疗法对母体和胎儿有严重的副作用，必须进一步评估。

抗SSA/Ro抗体的孕妇从妊娠16周开始，每周须超声心动图监测胎儿PR间隔，如果显示间隔时间延长则使用地塞米松经胎盘治疗，但这尚不能有效预防完全性房室传导阻滞，因为胎儿完全性房室传导阻滞通常在没有PR间期延长的情况下突然发生[225-226]。一项回顾性研究显示，在高危群体中，包括有完全性房室传导阻滞胎儿生育史的孕妇，在妊娠10周之前开始服用羟基氯喹可有效预防完全性房室传导阻滞的发生。

原发性和继发性心肌疾病

心肌病可分为扩张型或充血型、肥厚型或梗

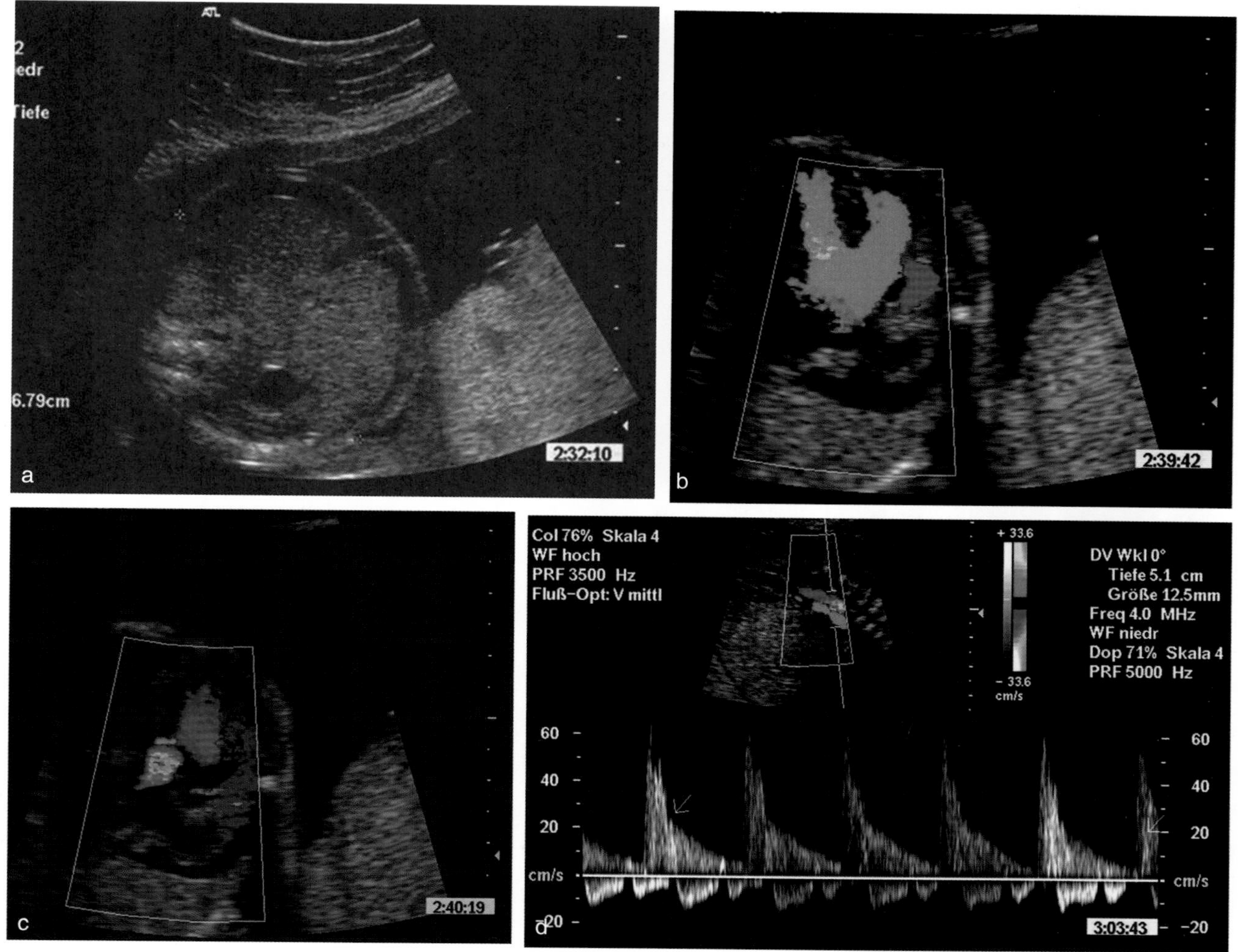

图 42.5 a. 妊娠 23^{+6} 周水肿胎儿的腹部超声图，合并左房异构（内脏异位综合征）、房室间隔缺损和完全性房室传导阻滞。胃泡在右侧腹腔（内脏不定位），可见中量腹水。b. 心脏位于左侧，通过共同房室瓣流入双心室的舒张期血流呈红色。c. 收缩期，共同房室瓣的中央可见反流束（蓝色）。d. 胸腔内与主动脉（蓝色）平行的是胸腔内奇静脉血流（红色）。通过脉冲波多普勒同时记录两者频谱，上方主动脉的血流频谱显示心室率为 57/min，下方奇静脉血流频谱显示心房率为 125/min，与心室收缩不相关。两个心房收缩时的反向血流用箭头表示

阻型及限制型。虽然不明原因的心肌疾病最初都被称为心肌病，但这个术语更普遍地被运用于对不合并心脏结构异常和心包疾病的心肌疾病进行分类。

原发性心肌病的主要形式以特发性病例为主 [228]，还包括遗传代谢、家族性和炎性疾病。心肌致密化不全或海绵状心肌病是由于胎儿发育过程中心肌细胞停止致密化，导致不可逆的“海绵心肌”与“持续性窦状隙”，并与心外膜冠状动脉交通。这种疾病可能部分或全部累及左心室或右心室，并可能与其他心脏疾病（如主动脉梗阻或三尖瓣下移畸形）有关。孤立的心肌致密化不全可能导致心室功能受损、心力衰竭、胎儿水肿及心律失常 [229-231]。原发性胎儿心肌病的预后很差，包括较高的胎儿死亡率，尤其是那些伴有水肿和（或）双侧房室瓣功能不全的胎儿 [232-233]。

继发性心肌病是由全身疾病引起的严重心肌功能改变和结构重塑。已有报道少数胎儿宫内代谢性疾病心功能会显著降低，继而发生充血性心力衰竭和水肿 [234-237]。无酸性麦芽糖酶缺乏和肉碱缺乏的心肌糖原贮积症可能很少出现非免疫性胎儿水肿 [234-237]。一例水肿胎儿出生后口服 DL- 肉碱补充剂，心功能得到显著改善，血糖正常且血清肉碱水平恢复正常 [235]。巴思综合征是一种 X 染色体连锁疾病，可能会伴有典型的扩张型心肌病合并或不合并心内膜弹力纤维增生症（EFE）或左心室心肌致密化不全，但很少伴有肥厚型心肌病（HCM），

出生前很少表现为严重心肌病、低心排血量和胎儿水肿[238]。努南综合征胎儿可因淋巴管发育不良而出现胎儿水肿，但很少伴发肥厚型心肌病。严重的心肌病也可能与患有先天性强直性肌营养不良（一种常染色体显性遗传疾病，以低肌力和无肌力状态为特征）水肿胎儿的病理生理有关[239-240]。胎儿期心肌梗死导致严重心功能不全的情况非常少见，多由冠状动脉血栓栓塞所致[241]。

由动静脉畸形、肿瘤和寄生双胎引起的慢性高心排血量是胎儿期扩张型心肌病的常见原因，有时可导致胎儿水肿。在慢性溶血、反复胎母出血和细小病毒 B19 感染的情况下，严重的胎儿贫血可引起高心排血量。在这些疾病中，充血性心力衰竭并不是水肿的主要原因，但是会发生在代偿晚期，表现为心脏增大、房室瓣反流、静脉血流速度波形搏动性增加。疾病早期，可能还存在其他的病理机制，特别是缺氧引起的毛细血管损伤、胶体渗透压降低，以及由于髓外红细胞大量生成而引起的门静脉高压。对于因同种异体免疫而贫血的胎儿进行多普勒研究结果表明，其血液处于高动力循环状态，静脉、心内和动脉血流速度增加[242]。研究显示门静脉高压，但没有显示代表中心静脉压和心脏功能状态的静脉血流搏动性增加[242]。

在东南亚，水肿和围产儿死亡的主要原因是纯合子 α 地中海贫血导致的严重组织缺氧。症状包括贫血（3~10g/dL）、心脏增大、肝脾肿大、胎儿及胎盘水肿、羊水过多和晚期羊水过少[25, 244]。与其他疾病一样，胎盘水肿可能是造成母体高动力和高血压状态的重要因素，即“镜像综合征”[245-250]。胎盘增厚是第一个超声标志，在妊娠 10~18 周可检测到，其次是心脏增大、肝脾肿大和胎儿水肿，这些症状最早出现在妊娠第 12 周，最常出现在妊娠第 20 周以后[251-254]。胎盘水肿、心脏增大导致心胸比增大和水肿，这些征象不仅可以在产前诊断不容易获得 DNA 的情况下使用，还可作为另一种诊断方法，以避免侵入性手术相关风险的发生[244, 252-254]。妊娠 12~13 周胎儿用经阴道超声测量心胸比就可以明确诊断[255]。超声检查后，胎儿血液取样证实诊断为溶血性贫血、血红蛋白异常、低氧血症[244, 252-254]。虽然一些贫血胎儿在妊娠 12 和 13 周时会出现肺动脉瓣峰值流速增快和肺动脉瓣环增宽，但这种征象在贫血和非贫血胎儿之间存在广泛的重叠[256]。而且，颈项透明层厚度、颈背水肿和积液似乎对预测妊娠早期胎儿贫血没有帮助[257]。

有报道称，患有短暂性骨髓增生性疾病和唐氏综合征胎儿出现心脏增大、房室瓣反流及静脉血流搏动性增加，提示充血性心力衰竭[258-265]。这些胎儿发生水肿的其他致病机制可能是轻至中度贫血（血红蛋白浓度在 6~10g/dL）造成心排血量增高，贫血和血液黏稠度增加、血管阻力增加、骨髓外巨幼细胞增生引起的缺氧造成毛细血管损伤及肝纤维化。

若胎儿骶尾部畸胎瘤的肿瘤实性成分比例高，则需要大量的血液提供营养和氧气，造成了高心排血量，而高百分比的联合心排血量仅用于畸胎瘤的灌注，此外，肿瘤内动静脉分流也可导致心排血量增加。经多普勒成像证实，约 1/3 的骶尾部畸胎瘤可发展为高输出量型心力衰竭（图 42.6）。随后发展为胎儿全身性水肿和胎盘水肿，自然死亡率极高，但并不常见[224]。其他部位畸胎瘤胎儿也有水肿报道[168-179, 266-272]，此外，在一些骶尾部畸胎瘤胎儿中，可检测到轻度或中度的贫血，其原因可能是肿瘤内自发出血或出现以微血管溶血性贫血和消耗性凝血功能障碍为征象的 Kasabach-Merritt 现象。在宫内治疗畸胎瘤形成的水肿受诸多因素影响。特别是与外生型肿瘤的病例相比，较大的体内肿瘤会造成压迫及其他组织器官移位，预后较差。体外型骶尾部畸胎瘤中，完全性的实性肿瘤存在恶性成分和高血管化风险，这是预后不良的一个重要因素[273]。可以考虑宫内输注红细胞纠正贫血和经胎盘洋地黄治疗。结扎、栓塞、血管周围硬化及阻断血液供应的供血动脉消融术 (单极烧灼、激光消融和 RFA)，或通过直视胎儿手术或胎儿镜切除肿瘤，可能是纠正未成熟胎儿高排血量型心力衰竭的病因性治疗方法。骶尾部畸胎瘤伴水肿胎儿在产前切除肿瘤及进行血管阻断，可以显著降低早产儿的心排血量，这可能是胎儿存活的最佳治疗方案。开放性胎儿手术的风险主要与胎儿和母亲相关（胎膜早破、早产、子宫瘢痕及出血），水肿胎儿死亡率较高。然而，如果高风险骶尾部畸胎瘤在妊娠 27~32 周出现胎儿或母亲失代偿迹象，或两者兼有，在没有暴发性水肿的情况下，提前分娩效果非常好[274]。

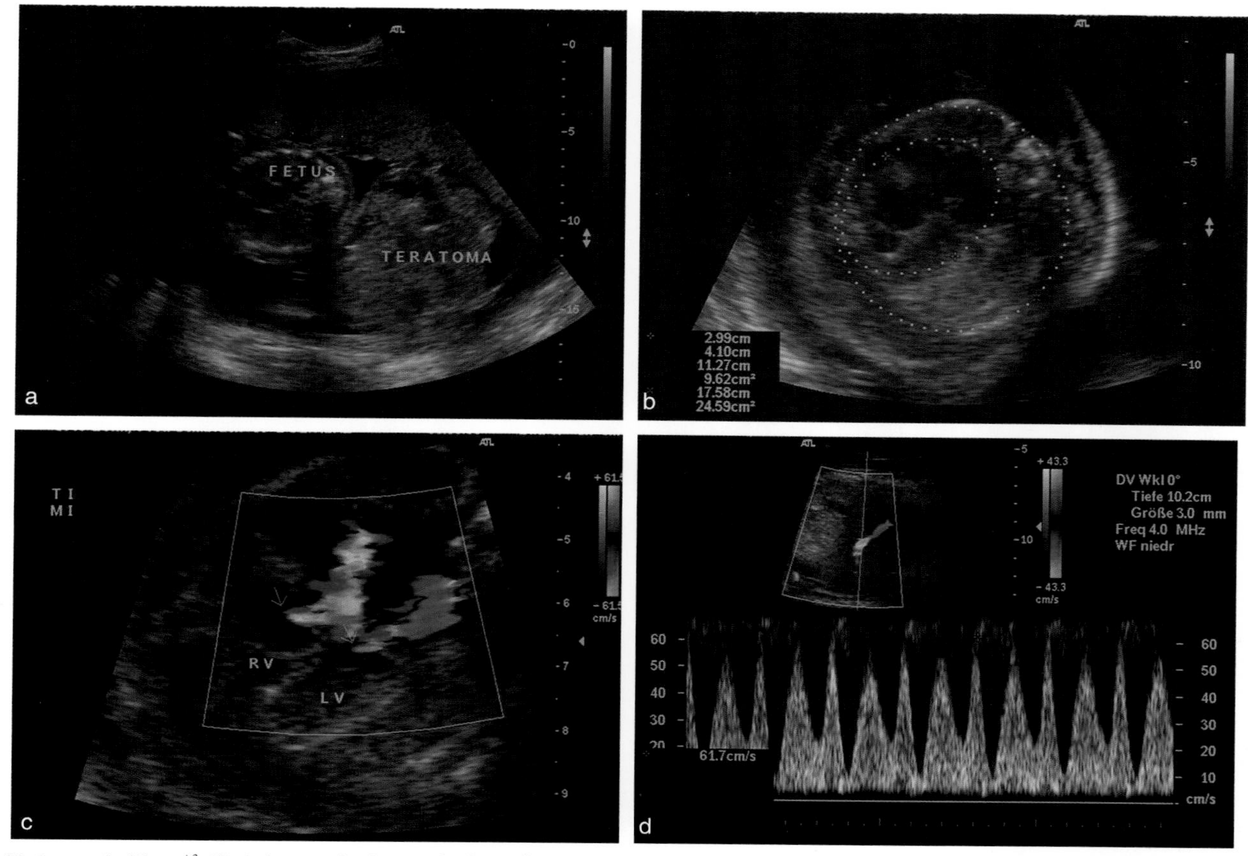

图 42.6 a. 妊娠 23^{+3} 周胎儿，巨大的骶尾部实性畸胎瘤（尺寸 100mm × 100mm × 110mm），伴有严重的高排血量型心力衰竭。b. 胎儿心脏明显扩大，心胸周长比（0.64）和心胸面积比（0.39）增大，存在广泛的皮肤水肿。c. 彩色多普勒示双侧房室瓣严重的收缩期反流。d. 静脉导管血流频谱显示搏动性增强

其他部位畸胎瘤出现水肿则预后不良，包括纵隔[267,273]或心包内畸胎瘤[168-179, 272]，这类肿瘤会造成心脏局部压迫、心脏压塞、淋巴及静脉回流受阻，与其他胸部肿物的表现相似，如起源于肺或纵隔的纤维肉瘤[275]。

动静脉畸形和血管肿瘤也可引起水肿。例如，肝血管瘤、胸部海绵状血管瘤、颈部血管瘤、弥漫性新生儿血管瘤病[276-277]、颅内血管瘤[278]、肺动静脉畸形[279]、冠状动静脉瘘[280]、脐带血管瘤[281-282]、胎盘绒毛膜血管瘤（图 42.7）[283-287]及弥漫性胎盘绒毛膜血管瘤病[287]。最重要的病理机制是肿瘤内动静脉分流引起高排血量型心力衰竭。此外，这些肿瘤胎儿可能发生 Kasabach-Merritt 现象和（或）出血导致贫血，并加重高心排血量状态。特别是胎儿有巨大的肝血管瘤[277, 288-292]或颈部血管瘤[293]、弥漫性多发性血管瘤[276-277]，或者是 Klippel-Trenaunay 综合征的胎儿[294-295]，可能出现水肿和 Kasbach-Merritt 现象，伴有微血管病性溶血性贫血、血小板减少症和消耗性凝血功能障碍(图 42.8）。此时宫内治疗未成熟胎儿水肿可以输注红细胞（如果有贫血），输注血小板（如果有严重的血小板减少），可以经胎盘洋地黄治疗及高剂量的皮质激素治疗[296-297]。

颅内动静脉畸形可累及并造成盖伦静脉扩张(盖伦静脉瘤），导致明显的血液分流和高心排血量型心力衰竭，表现为心脏增大、房室瓣功能不全、胎儿水肿、胎盘水肿及羊水过多（图 42.9）[245, 298-301]。此外，如果动静脉血液分流绕过了脑实质，可能会发生脑损伤（盗血现象）。妊娠早期通过盖伦静脉低阻力通路的血流量增加可能与冠状静脉窦型房间隔缺损伴部分型肺静脉异位引流和局限性主动脉缩窄有关[299]。对于不成熟、不易存活并伴高心排血量型心力衰竭的胎儿，用地高辛姑息性治疗似乎是唯一可行的方法。

其他继发性扩张型心肌病伴直接心肌损伤的例子出现在宫内感染的胎儿，如柯萨奇病毒[302]、

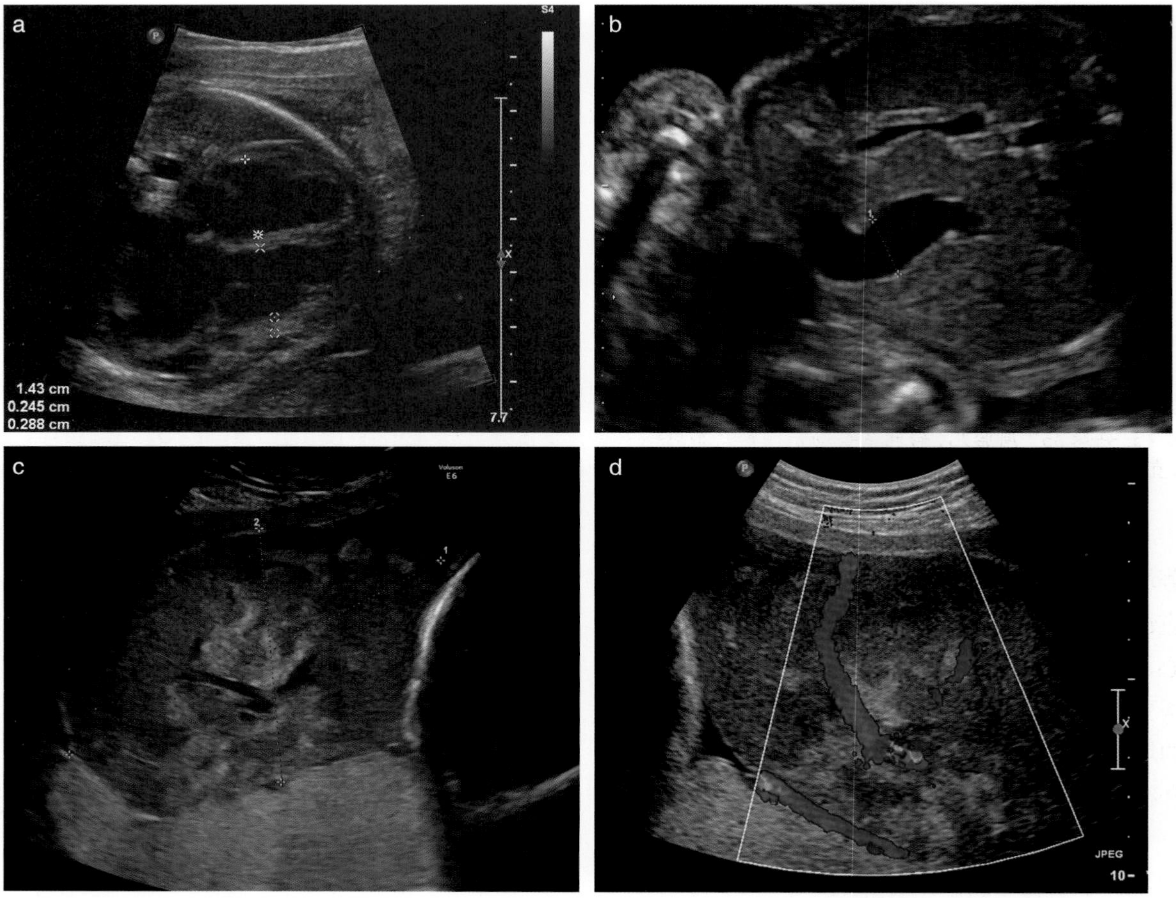

图 42.7　a. 妊娠 26^{+1} 周，高心排血量型心力衰竭胎儿，双心室扩张。b. 图像显示扩张的心前静脉和脐静脉腹内段。c. 病因为巨大胎盘绒毛膜血管瘤，大小约 123mm × 77mm × 136mm。d. 彩色多普勒示胎盘绒毛膜血管瘤血流信号丰富

腺病毒 [303-304] 和细小病毒 B19[305-313]，或由母亲自身抗体引发的心肌炎，主要与房室传导阻滞有关 [209-211,215-219]，克氏锥虫是拉丁美洲锥虫病的病原体，在宫内可传播给胎儿，导致胎盘炎、胎儿贫血、胎儿器官感染，以及心肌炎和水肿 [314-315]。几乎未见产前报道有明显肥厚型心肌病的病例，特别是与母体糖尿病、努南综合征、溶酶体及糖原贮积症相关的病例。

双胎输血综合征受血儿和持续性快速型或慢速型心律失常胎儿更容易出现继发性扩张型或肥厚型心肌病。慢性双胎输血综合征受血儿全身静脉搏动增强提示中心静脉压升高。动脉压升高和高血容量分别引起后负荷和前负荷增加，导致明显的心室压力升高和容量负荷增加。双心室心肌肥厚、心脏增大和房室瓣关闭不全是充血性心力衰竭的进一步征象，通常出现在水肿发生前 [316-320]。相反，供血儿很少出现静脉搏动增加 [320]，在出现严重贫血时，仅偶尔出现轻至中度心包积液，很少出现胎儿水肿。此外，严重双胎输血综合征胎儿经激光治疗后，部分供血儿可能会出现短暂的水肿和静脉搏

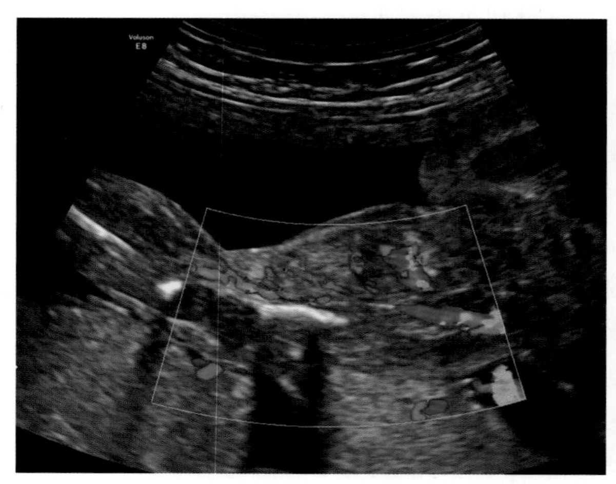

图 42.8　妊娠 23^{+5} 周，胎儿血管骨肥大综合征伴腹水、头部皮肤层水肿，其右侧下肢因骨和软组织的过度生长而明显肿大。同时，彩色多普勒示其右侧大腿血流信号丰富

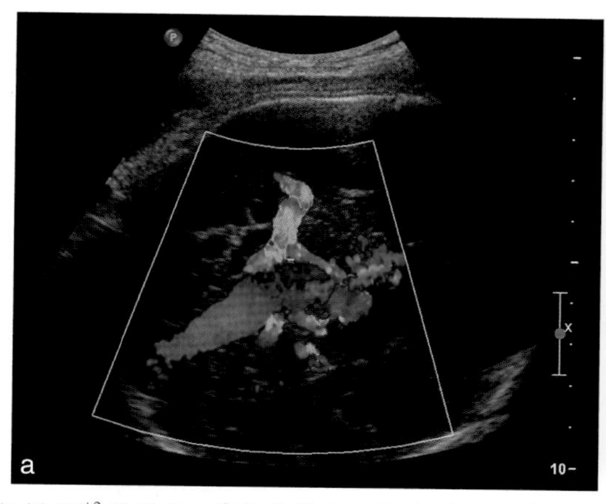
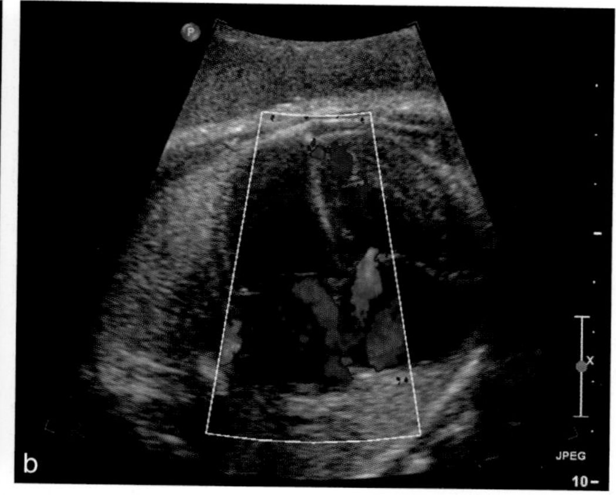

图42.9 a. 妊娠35^{+2}周胎儿，彩色多普勒示颅内动静脉畸形伴盖伦静脉明显扩张，颅内动脉与中前脑Markowski静脉形成瘘，引流入直窦致其扩张。b. 胎儿心脏表现为双心室扩大，同时伴有三尖瓣和二尖瓣的中度反流

动显著增加，这是输血过程中断后出现的血流动力学适应性反应[321]。

心脏受压可能会损伤心功能，局部或全身的淋巴病变会引起单侧或者双侧大量的胸腔积液，静脉压的增高和心脏受压可导致全身性的水肿。在努南综合征、多发性翼状胬肉综合征、先天性淋巴水肿综合征、先天性肺部淋巴管扩张症等疾病中，原发的胸腔积液多是由于局部的纵隔淋巴管病变产生。较大的胸腔占位同样会压迫心脏，同时伴有心排血量降低，淋巴和静脉系统回流障碍。如先天性气道畸形（CPAM），即先天性肺囊腺瘤样畸形（CCAML；大囊型、微囊型和混合型），或者隔离肺伴胸腔积液，罕见的纵隔或心包畸胎瘤等。心脏受压、静脉回流障碍、淋巴液的不断产生都可能导致胎儿水肿，也有可能因为先天性高位气道梗阻，有时则可能是Fraser综合征[322]。在胎儿期，一些终末期肾脏疾病，如多囊性肾病和肾发育不全，会伴发严重的双心室心肌肥厚和功能障碍，导致低心排血量，有时会出现胎儿水肿[323]。

根据其潜在的病因，胎儿心肌病可能会出现心脏增大和心肌肥厚。若同时伴有胎儿水肿，那么常可发现其他的心力衰竭征象，如心室短轴缩短率减小，三尖瓣或二尖瓣反流，静脉血流频谱搏动指数增加。心室肌层局部或弥漫性回声增强提示心肌感染。对所有心肌病胎儿都需进一步探究其潜在病因，做好围生期管理及相关咨询工作。宫内治疗有可能成功治愈继发性心肌病，包括为贫血胎儿行宫内输血、心肌炎胎儿行经胎盘皮质类固醇治疗，或对双胎输血综合征行激光消融阻断胎盘连通血管。另外，经胎盘的地高辛治疗可能产生非特异的心肌收缩力增强，使胎儿水肿缓解，病因不明的胎儿病情相对稳定。地高辛可降低儿茶酚胺对充血性心力衰竭的反应，在心脏舒张功能不全时，可改善心脏充盈能力并降低心脏充盈压[51]。如果后负荷增高，心肌灌注没有得到改善，氧耗会随着心肌收缩增强而增高。我们需要知道的是，代谢性疾病或原发性心肌病胎儿若在宫内出现水肿，其整体预后较差。因此，需要慎重考量侵入性宫内操作和围生期管理，若拟行相关操作，则须对其父母进行充分告知。

妊娠早期胎儿水肿

与妊娠中晚期和妊娠晚期出现水肿胎儿不同的是，在妊娠早期或妊娠中期的早期出现水肿的胎儿常伴发染色体异常[20,324]。几乎所有胎儿都有颈后透明层增厚或颈部囊性水瘤。后者表现为颈后淋巴管扩张，常伴有淋巴管畸形，导致胸腔积液、腹腔积液和全身性皮肤水肿[325]。绝大多数水肿胎儿自然死亡。有些复杂心脏畸形水肿胎儿也在妊娠早期自然死亡，包括肺动脉瓣和主动脉瓣的双瓣狭窄、肺动脉瓣缺如和动脉导管缺如[326]。另外，21三体胎儿常伴有颈后皮肤暂时性水肿[327]。但在一些病例中，胎儿会出现全身性皮肤水肿和积液。尽管在颈后透明层增厚和全身水肿胎儿中房室间隔缺损和室间隔缺损的发病率更高，但两者也都包含了心脏正常的胎儿[328]。同样，整倍体胎儿颈部透明层厚度跟先天性心脏病的发生率相关[329]。因此，测量染色体正常胎儿颈部透明层厚度被认为是先天性心脏病的一种筛查方法[329]。大部分染色体正常或者异常胎儿仅伴有颈后透明层增厚，且在14周之后颈后的液体积聚现象消失，这有可能与淋巴系统对组织液的有效回流、心肌功能的增强、外周阻力的下降[327,330]有关。在一些水肿胎儿或孤立性颈后皮肤层增厚胎儿中，主动脉瓣反流和静脉多普勒血流速度波形异常提示了充血性心力衰竭，这是此类胎儿疾病进展的病理因素[331–332]。但在一些21三体伴胎儿水肿病例中，心脏缺陷与之相关性很高。对这些胎儿和21三体伴水肿但不伴有心脏缺陷的胎儿，需要其他的病理因素来解释，包括短暂性骨髓增生异常、淋巴管发育畸形，特别是21三体可出现孤立性水肿或乳糜胸、缺氧导致的毛细血管损伤、短暂的骨髓增生异常或21号染色体上对应的基因的剂量效应导致的胶原蛋白形成被改变。

颈后皮肤层水肿和胎儿水肿也可能与其他常染色体三体有关，如18三体、13三体和三倍体[326]。绝大多数在妊娠早期和妊娠中期出现水肿的胎儿会自然流产，孤立性颈后皮肤层水肿则可表现为一过性症状。有分隔的颈部囊性水瘤中2/3的胎儿与X染色体（特纳综合征）相关，大部分存活胎儿的染色体核型正常[324]。淋巴管畸形更易导致胸腔积液和水肿发生，胎儿多在几周后死亡。这些胎儿常伴有主动脉管状缩窄，可能是由于扩张的淋巴管早期压迫主动脉弓引起[327]。

结　语

在胎儿期，胎儿水肿是一种严重的疾病，产科超声很容易发现。大量的潜在疾病谱需要高水准的诊断知识储备。水肿胎儿的预后取决于水肿的病因，须明确病因，以便于开展合理的围生期管理、预后评估和产前咨询。心血管疾病可能是胎儿水肿较为常见的病因，因此最为重要的是进行胎儿心血管系统检查。此外，充血性心力衰竭的征象可能与诸多胎儿水肿心外因素相关。胎儿超声心动图可以对胎儿心功能进行反复评估，为预后、胎儿监测、治疗术中监测提供非常重要的信息。因此，为更好地处理胎儿水肿，亟需积累围生期心脏病的知识。由少到多逐步增加的有效、迅速、全面诊断方法及介入技术是评估一个产前诊断中心能力的有效指标。

参考文献

[1] Holzgreve W. The fetus with nonimmune hydrops//Harrison MR, Golbus MS, Filly RA, eds. The Unborn Patient. Prenatal Diagnosis and Treatment, 2nd ed. Philadelphia, PA: WB Saunders，1990:228–245.

[2] Society of Maternal-Fetal Medicine (SFMF); Mari G, Norton ME, Stone J, et al. Am J Obstet Gynecol, 2015, 212:697–710.

[3] Society for Maternal-Fetal Medicine (SMFM); Norton ME, et al. Am J Obstet Gynecol, 2015, 212:127–139.

[4] Hutchinson AA, et al. Obstet Gynecol, 1982, 59:347–352.

[5] McCoy MC, et al. Obstet Gynecol, 1995, 85:578–582.

[6] Holzgreve W, et al. Am J Obstet Gynecol, 1984, 148:805–812.

[7] Holzgreve W, et al. Semin Perinatol, 1985, 9:52–67.

[8] Hansmann M, et al. Fetal Ther, 1989, 4:29–36.

[9] Hansmann M, et al. Management of the fetus with nonimmune hydrops//Harrison MR, Golbus MS, Filly RA, eds. The Unborn Patient. Prenatal Diagnosis and Treatment, 2nd ed. Philadelphia, PA: WB Saunders, 1990:246–248.

[10] Machin GA. Am J Med Genet, 1989, 34:366–390.

[11] Jones DC. Semin Perinatol, 1995, 19:447–461.

[12] Tercanli S, et al. Nonimmune hydrops fetalis: Diagnosis and management//Callen PW, ed. Ultrasonography in Obstetrics and Gynecology, 4th ed. Philadelphia, PA: WB Saunders, 2000:551–575.

[13] Forouzan I. Obstet Gynecol Surv, 1997, 52:130–138.

[14] Norton ME. Semin Perinatol, 1994, 18:321–332.

[15] Macafee CA, et al. J Obstet Gynaecol Br Commonw, 1970, 77: 226–237.

[16] Maidman JE, et al. Obstet Gynecol, 1980, 56:571–576.

[17] Bellini C, et al. Am J Med Genet A, 2015, 167A:1082–1088.

[18] Snijders RJM, et al. Prenat Diagn, 1994, 14:543–552.

[19] Anandakumar C, et al. Ultrasound Obstet Gynecol, 1996, 8: 196–200.

[20] Iskaros J, et al. Obstet Gynecol, 1997, 90:321–325.

[21] Jauniaux E. Prenat Diagn, 1997, 17:1261–1268.

[22] Im SS et al. Am J Obstet Gynecol, 1984, 148:566–569.

[23] Wafelman LS, et al. Biol Neonate, 1999, 75:73–81.

本章完整参考文献，请扫描以上二维码在线查看。若需下载，请登录 www.wpcxa.com“下载中心”下载。

第43章

胎儿充血性心力衰竭

James C. Huhta

引　言

胎儿超声心动图已能够诊断种类繁多的先天性心脏病，在宫内就可根据心脏病变的解剖和表现评估其预后。但胎儿心力衰竭的迹象，如水肿或瓣膜反流的存在，增加了评估预后的难度。

充血性心力衰竭的定义为，组织血液灌注不足影响器官的正常发育和功能，是所有疾病状态最终导致胎儿宫内死亡的共同途径。其评估方法之一是心血管功能/曲线评分，它结合了基于单变量参数的胎儿心血管功能的超声指标，这些参数与文献中记载的围产儿死亡率相关（见本章附录）[1]。这个评分也可作为“心力衰竭评分”，并与生物物理评分（一种评估大脑功能的无创工具）结合使用。本章回顾了产前充血性心力衰竭的病理生理学，并提出了一种快速评估胎儿充血性心力衰竭的简单方法；阐述了胎儿从正常到水肿前的进展情况及最终水肿发生的过程；讨论了应用胎儿水肿评分来确定是否有充血性心力衰竭的征象，并解释了后负荷增加（如双胎输血综合征受血者）、瓣膜（如Ebstein畸形的三尖瓣）或心肌功能不全和高心排血量型衰竭（如贫血或骶尾部畸胎瘤）导致充血性心力衰竭的机制。

胎儿循环

胎儿出生后，血液循环中进入右心系统的未氧合静脉血，几乎不与氧合血产生混杂，直接进入肺部。而含氧量高的肺静脉氧合血，通过左心房（LA）和左心室（LV）到达主动脉。因此，出生后血液循环是一个串联回路，而胎儿血液循环是独特的，与新生儿、婴儿或儿童的血液循环明显不同。这些解剖形态和生理上的差异对我们理解和评估胎儿心血管功能至关重要。这些知识大多基于动物实验数据，以及新近的超声检查数据（超声可直接观察正常和异常胎儿的血液循环）。

胎儿心室的泵血方式是并联而不是串联，左心室将血液泵入主动脉和上半身，右心室（RV）泵入动脉导管、下半身和胎盘[2]。宫内胎儿的肺脏存在较大的阻力，因此胎盘起到提供氧合血液和清除体内废物的作用，需要足够大比例的联合心排血量。来自胎盘的富氧血液进入静脉导管，其中一部分绕过肝脏，主要流向左心房。上半身相对乏氧的血液通过三尖瓣，进入动脉导管和肺。来自下腔静脉和右肝静脉的乏氧血液进入右心房（RA），主要流向三尖瓣。下半身血流的分布通过下腔静脉的后段直接连接卵圆孔和房间隔的上部，即分隔下腔静脉的界嵴有效地将下腔静脉血流分为两束。因此，三支血流（静脉导管、卵圆孔和动脉导管）的存在允许胎儿心脏以两个并行循环而不是一个串联循环的方式进行工作。卵圆孔的存在，使右心房和左心房的压力几乎相等，而动脉导管则使右心室和左心室的压力相等。左心室将血液泵入上半身和脑循环，右心室泵入肺动脉并经动脉导管泵入下半身和胎盘循环。上半身和下半身的血管床通过主动脉峡部相连。由于循环的平行排列，心排血量可能有所不同，当一侧心脏排出受阻时，另一侧能够增加做功，甚至完全独立承担整个循环供应。

影响围生期心排血量的因素

心室输出量是右心室和左心室每搏输出量的总和与心率的乘积。每搏输出量由每个心室的前负荷、后负荷和心肌收缩力决定。根据Frank-Starling机制，心室腔的伸展增加将导致收缩力和射血量的增加，人类胎儿妊娠8周时这一机制就存在。这可使心率在 50~200/min 变化，而心排血量保持不变。

胎儿出生前后的心排血量有所不同，并且在整个妊娠期都会发生变化，胎儿期右心排血量总是大于左心排血量（在胎羊中几乎是左心的 2 倍）[3]；肺的灌注仅占联合心室排血量（CVO）的一小部分（8%~25%），主动脉峡部为 10%，胎盘则占 40%~45%。脐静脉血流在肝的入口处被分流，其中约 50% 的富氧血通过静脉导管直接分流入下腔静脉（IVC），到右心房并通过卵圆孔到达左心房，其余 50% 经过肝脏之后再到达下腔静脉。下腔静脉内的血流是由来自静脉导管的富氧血被引流到左心房，而来自肝循环和上腔静脉（SVC）的乏氧血优先进入右心室。因此，冠状动脉和大脑被富氧血液灌注。当循环系统受损时，胎儿心脏的这些分流将更多的含氧血液转移到左侧心腔，从而确保重要器官的充分灌注。在整个妊娠期，随着孕龄的增加，心排血量的分布发生变化，下半身、肺、肠及脑的比例较高，胎盘和肾脏的比例较低。

由于胎儿的肺循环和体循环是分开的，每个心室都有各自的前负荷、后负荷，以及由心室收缩力决定的每搏输出量。两个心室有共同的心率和体液环境。由于卵圆孔的存在，左、右心房压力相似。它们也由每个心室共享的室间隔和共同的动脉压连接，这是广泛的动脉导管未闭的结果。心室平行射血使其具有独特性，如果一个心室的后负荷增加，该心室的排血量就会下降，而对侧心室的排血量就会代偿性地增加。这导致与先天性心脏病相关的常见特征，即心脏正常侧发育不均衡。在主动脉峡部水平观察到心室的功能性分离，以致任何下半身的血压下降都会导致右心室排血量增加，而不会引起升主动脉压的变化[4]。

胎儿心肌的能量代谢来源几乎完全是葡萄糖。在成人中，脂肪酸是心肌的主要能量来源。胎儿的生长或负荷增加可导致以细胞数量的增加引起的心肌增生，而出生后心肌的生长仅来源于细胞体积的增加或肥大（每个细胞蛋白质含量增加）。

除了收缩力的不同，胎儿心脏对前后负荷变化的反应也不同。对离体心肌和在体心脏的一些研究已表明，胎儿的心肌顺应性有所降低[5]。关于前负荷变化对胎儿心排血量影响的研究表明，前负荷的降低会导致心排血量的降低，只有当充盈压比静息压高 2~4mmHg 时，心排血量才会升高，但心房压力的进一步升高并不会导致心室排血量的增加。这与出生后的心脏形成对比，出生后心脏随着心房压力上升到 15~20mmHg，心室排血量逐渐增加[6]。当然，后负荷也在起作用。胎儿后负荷增加后，心肌收缩和每搏量减少。因此，如果动脉压力保持恒定，即使心房压力高达 10~15mmHg，心室每搏输出量也会增加。因此，胎儿中存在 Frank-Starling 机制，尽管是在上限运行。胎儿右心室后负荷主要由胎盘血管床决定，左心室排血量则由脑循环决定。

心率对胎儿心室排血量的影响明显要比产后大得多。胎儿的心率范围在 50~200/min 时，心室每搏量可以调整以保持足够的心血管输出和组织灌注。超出这个范围，就会导致心力衰竭。

总之，心排血量的主要决定因素是胎儿心室的后负荷。任何增加射血阻力的因素都会通过对心脏收缩和舒张功能的影响而使心室每搏输出量下降。例如，在胎盘功能不全导致胎儿生长受限的情况下，由于胎盘阻力增加，联合心排血量下降。

过渡时期的循环

胎儿出生后，气体交换功能从胎盘转移到肺部。出生后血液循环的主要变化是肺血管阻力降低，动脉导管和卵圆孔关闭。足月新生儿的动脉导管在 2~3d 内闭合，其间开放的动脉导管导致明显的左向右分流。这提高了左心房压力，从而有效限制了心房水平的右向左分流。经静脉导管的分流通常在出生后 2~3d 内停止。

胎儿水肿的病因

胎儿心力衰竭

终末期胎儿心力衰竭可导致胎儿水肿。胎儿心脏收缩和驱动力降低，心肌顺应性降低，Frank-Starling 机制减弱，心排血量对心率的依赖性增加，肾上腺素受体缺乏，所有这些都会削弱心脏储备对压力的反应而使胎儿更易发生心力衰竭。

引起水肿的因素

胎儿组织中的液体积聚有几种原因。导致多

种不同类型心血管系统受损的最终共同途径是心室舒张末压、心房压和中心静脉压的升高。在胎儿中，静脉压的微小增加也会显示出很明显的效果[7]。胎儿越小，细胞外水分越多，组织压力越小。血管内、外液体流动取决于血管内和血管外静水压与胶体渗透压，以及由毛细管膜决定的滤过系数（胎儿对流体和蛋白质的渗透性较大）。对胶体渗透压影响较大的白蛋白浓度，在胎儿期较低且随着孕周逐渐增加。所有这些因素都可导致液体从毛细管渗到组织。因此，组织淋巴引流似乎在胎儿中更为重要。静脉压升高可以减少淋巴液循环，进一步促进水肿的形成。动脉血压降低、充盈压升高可触发的应激反应，包括血浆精氨酸加压素（减少尿液生成）、血管紧张素Ⅱ（增加液体潴留）和心房钠肽（增加毛细管渗透性）的生成。

肺水肿是充血性心力衰竭的一部分，在胎儿中并不常见。其原因在于，有卵圆孔存在的情况下，不会出现左心房高压，肺动脉是收缩的，且胎儿充满液体的肺可传递羊膜腔内的压力。但是，完全型肺静脉异位引流合并血管的狭窄，或与左心梗阻相关的卵圆孔早闭或狭窄，使肺静脉高压可引发胎儿肺的继发损伤，如肺血管疾病及肺淋巴管扩张。

面对水肿胎儿，首先必须明确水肿是心源性、炎症性还是代谢性的。目前，一部分水肿胎儿源于系统性感染。一些新的标记物用来鉴别细小病毒或腺病毒。与这些感染相关的肝炎可能会降低胎儿合成蛋白的能力，从而降低胎儿血管内的胶体渗透压，导致循环液体的流失。在鉴别诊断中必须始终考虑免疫性水肿，但贫血的一些其他原因（如血红蛋白病）也可引起水肿。感染导致的溶血性贫血，可通过胎儿输血治疗。中心静脉压升高可能超出了间质的胶体渗透压，导致液体流入腹腔等间隙（腹水）、胸腔或心包间隙（心包积液），或任何一个重要器官。水肿的多重机制可以共存，而主要原因可能不会立即显现。更重要的是确定水肿的预后，这可通过胎儿心力衰竭指数测量来评估。换言之，水肿是心力衰竭引起的吗？本章介绍了这种评估工具。

水肿评估与心力衰竭诊断的挑战可以概括为，如何认知胎儿心肌在不断变化的负荷条件下的做功能力的表现。结合来自产科和心脏评估的信息，围生期心脏病专家可以评估功能异常是暂时性的还是永久性的。病因常常无法明确，但是通常可明确鉴别是感染性、遗传性、先天性还是毒素相关性。

胎儿出生后，预后将取决于诊断和功能异常随时间的演变。长期预后结果将取决于损伤是否可逆，是否存在缺血和（或）脑损伤。排除胎儿感染后，有几种原因可能导致胎儿心力衰竭（表 43.1）。

表 43.1 胎儿充血性心力衰竭的病因

- 胎儿心律失常（图 43.1）
- 贫血
- 先天性心脏病伴瓣膜反流（图 43.2）
- 非心脏畸形，如膈疝或囊性水瘤
- 双胎输血受血量和压力超负荷
- 高心排血量的动静脉瘘（图 43.3）

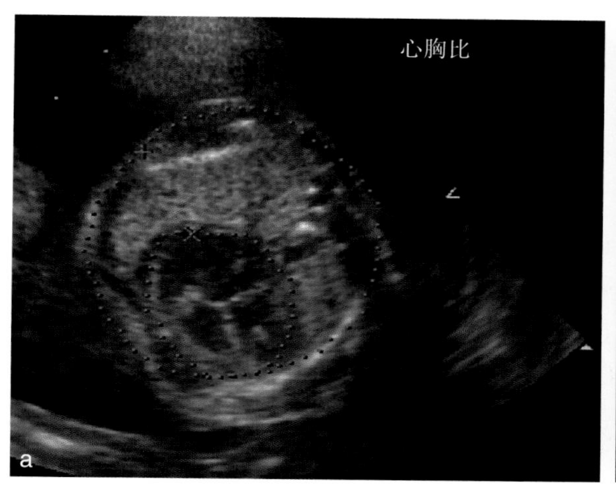

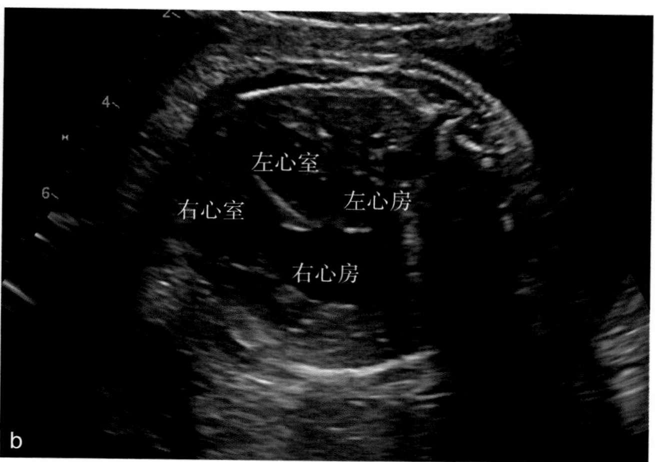

图 43.1 a. 正常胎儿心胸比，测量值 <0.3。b. 贫血胎儿，心脏明显扩大，心胸比 >0.5

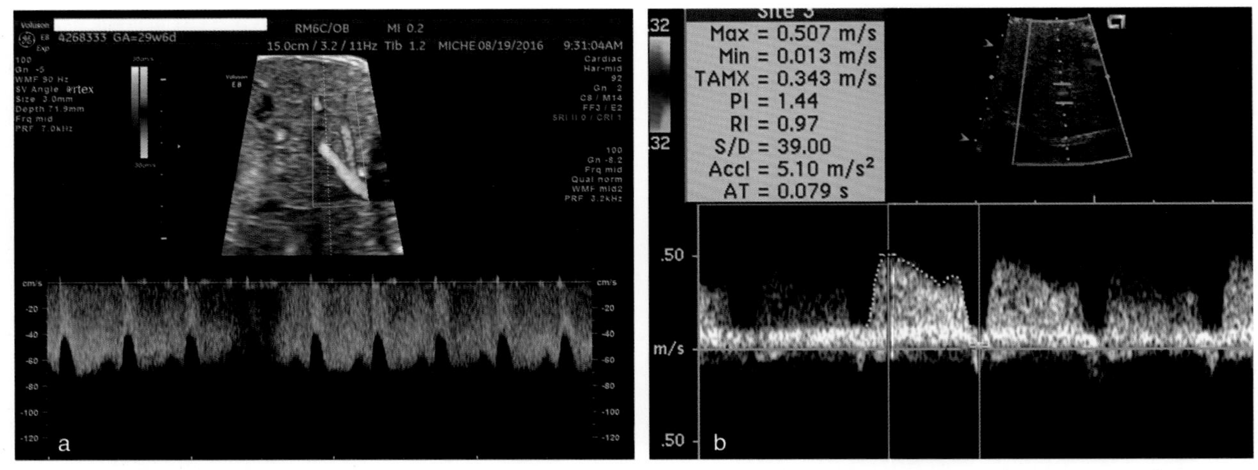

图 43.2 静脉导管多普勒图像。a. 正常。b. 心房收缩增强（搏动指数升高），显示少量的心房反流。刻度单位是 m/s

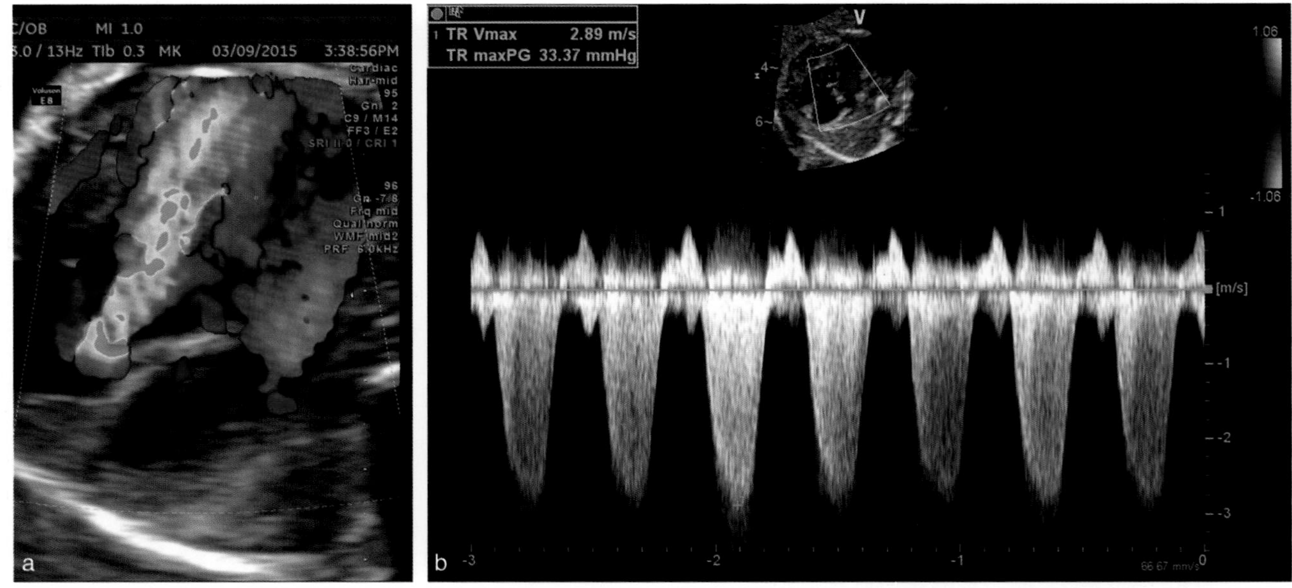

图 43.3 严重三尖瓣反流。a. 三尖瓣发育不良胎儿的彩色多普勒血流图。b. 连续波多普勒

胎儿心力衰竭的预后：胎儿死亡率指标

胎儿健康与否，大部分与心血管系统有关。随着无创性诊断技术，特别是超声技术的迅速发展，上述信息易被获取。由于超声技术和其他胎儿评估技术的快速变化，近 10 年来胎儿成了新的“患者”群体。

例如，非聚焦超声监测胎儿心率可以检测到异常的心率变化，而缺乏正常的变异可能与缺血有关。一项检测心电图（ECG）平均信号的新技术可检测 ST-T 波变化 [8]。胎儿生物物理特征有助于检测胎儿健康状况的变化，可间接评估大脑功能。由于心脏改变而决定提前分娩的胎儿必须考虑到产前和产后的风险 [9]。由于胎儿心血管的变化，与其他器官功能相关的诸多关联尚未明确，因此，任何评估都需要围生期医生、心脏病医生和新生儿病学家组成的团队合作进行 [10]。表 43.2 列出了评估胎儿心功能时应考虑的因素。

胎儿充血性心力衰竭的影响类似于出生后组织灌注不足。心排血量不足会导致一系列复杂的应激反应和代偿，以改善前向血流或将其导向重要器官。这种状态可以被描述为组织血流量缺乏，从而触发某些反应以保证胎儿存活。分泌过多的循环儿茶酚胺是周围血管灌注异常后检测到的一种反应。强大的应激反应被触发，包括那些通过控制盐和水的潴留来增加心肌前负荷及肾上腺皮质激素过量，

表 43.2 评估胎儿心功能应考虑的因素

- 心室（短轴）缩短（率）< 0.28
- 瓣膜反流
- 三尖瓣反流（非全收缩期但持续时间> 70ms）
  - 显著的三尖瓣反流（全收缩期）
  - 二尖瓣反流
  - 肺动脉或主动脉瓣反流
  - 异常房室瓣反流（dP/dt）
    正常值> 1000mmHg/s
    致死值< 400mmHg/s
- 心室肥大
- 脉冲多普勒显示心室充盈模式

动员额外的能量以满足日益增长的新陈代谢需求。已有证据表明，胎儿能够产生细胞活化因子，分泌内皮素、肌钙蛋白 T[11]、肿瘤坏死因子及脑钠肽（BNP）[12]。

全身血管床如何随胎龄的逐渐成熟而变化尚不清楚，但在妊娠期某个时间点，胎儿全身阻力血管的收缩被认为是应激反应的结果。目前，专家正在研究这对胎儿循环代偿的影响。

预测胎儿水肿围生期死亡最有效的指标是有无脐静脉的搏动[13]。最常见的围产儿死亡原因正是胎儿心排血量降低——胎儿充血性心力衰竭。以下检测方法可以决定胎儿是否应该转诊到胎儿中心，这些数据都可以在胎儿超声心动图检测期间收集到：

- 心胸比（C/T）：心脏与胸腔面积之比（正常值 0.25~0.35）或周长之比（正常值< 0.5）（图 43.1）。
- 静脉多普勒：下腔静脉（或肝静脉；房性反向血流增加），脐静脉（脉动性）（图 43.2）。
- 四组瓣膜多普勒：应进一步评估瓣膜的所有反流。

如果这些检测发现有异常，说明可能存在心脏或相关病理问题，应进一步详细研究以排除严重的心血管疾病。

胎儿心室功能

人类胎儿的右心室功能是最受关注的，因为临床上右心室最有可能与心脏负荷增加显示的异常有关。胎儿右心室与整体血容量和血压有关，因此对胎儿心肌的输出做功有重要作用。右心血流动力学可以反映胎儿心脏功能改变的早期征象。例如，孤立性右心房扩大是许多异常的迹象，特别是在妊娠早期。这可能是因为右心房位于胎儿循环的中心，来自上腔静脉的血流通过右房内的右侧静脉瓣引导进入三尖瓣。从左肝静脉和静脉导管流出的血液向下穿过右心房经卵圆孔到达左心房。从右心房到左心房的正常血流反映了正常的右心房到左心房的压力梯度。任何流向心脏的血流增加，如贫血或动静脉瘘，都会导致右心房的扩大。右心室主要向下半身和胎盘泵血，右心房压升高是由于同侧心室阻力增加所致。例如，妊娠后期胎盘功能不全会导致右心室功能不全和继发性右心房增大，而左心室则不会出现功能不全的迹象。

正常右心室的生长发育和功能

宫内右心室的结构和左心室不同。右心室由流入部、小梁部和流出部 3 部分组成。由于腔体形状复杂，计算该腔体的体积很困难。它形似球形且与左心室相似，但仍需用非对称几何技术进行测量。出生后，右心室萎缩，形状变得更扁平且更薄。通过超声心动图测量，妊娠期间右心室输出量大于左心室[14]。右心室通过动脉导管供应肺动脉、降主动脉和胎盘。肺动脉的高阻力与下半身的低阻力是相应的。右心室的做功负荷由泵血量和后负荷决定。一般来说，右心室的做功可以用后负荷（血压）和射血容积的乘积来计算。由于外周阻力的压力反射，右心室的后负荷比较单一。这些来自近端小动脉的反射，更主要的是来自近端动脉导管的反射，导致为维持特定的心排血量而增加了能量消耗。与主动脉瓣相比，肺动脉瓣的加速时间缩短说明了这一点。换言之，右心室须承担克服惯性、向前推动血液流动，以及在射血开始后不久返回肺动脉瓣的下行血流压力反射产生的振荡功。当心室泵出的血容量减少时，由于心房水平血流的重新分配，心室的总体积比对侧小。心室水平发育不平衡是一项筛选心室功能不全或先天性缺陷很好的标记。压力超负荷却很少单独导致心室扩张。

另一个表明右心室比左心室做功更多的证据是测量胎羊两个心室的冠状动脉血流数据。右室冠状动脉血流量始终比左室多 1/3[15]。右心室大小限制了每次收缩期射血时可泵出的血容量。在房室体积缩小且房室本身正常的情况下，房室容积可由于心包积液或舒张顺应性差而减小。如果需要增加该腔室的每搏输出量，发育不全的右心室可能会限制射血量，心率也通过限制心室充盈时间来限制右心室或左心室搏出量。

胎儿心动过速时，心排血量随心率增加而下降。临床经验表明，心率大于 240/min 的胎儿在连续性心动过速的 3~5d 内会出现水肿。

随胎龄增加的变化

血液流入模式可用于确定右心室舒张特性。正常模式为双相，三尖瓣开放后立即出现早期充盈波（E 波），随后出现心房收缩波（A 波）。心房收缩增强右室充盈，充盈波有时可用于评价右室充盈功能。Tulzer 等对右心室的充盈模式进行了纵向分析，结果显示胎儿循环以右心室为主[16-17]。随着孕龄的增加，早期充盈波面积增大，峰值速度呈 E 波增大、A 波减小的趋势。右心室增大，与妊娠期左心室相似。正常缩短率（舒张期内径减去收缩期后除以舒张期）大于 28%。对心排血量分布的研究表明，右心室泵血多于左心室。尽管在妊娠 20~37 周期间肺血管阻力和血流发生了显著变化，但仍然保持这种分布规律[18]。卵圆孔血流量与肺血流量成反比，从而保持右心室净输出大于左心室[17]。

由于右心室形状复杂，因此采用了非几何函数技术利用流入和流出时间间期计算右心室功能。右心室的心肌性能指数（Tei 指数）不依赖于右心室的几何假设，可用来跟踪随时间变化的右心室功能。Tei 指数是等容时间总和除以射血时间。等容时间是等容舒张间期与等容收缩间期这两个时间间期之和，还可通过从右心室流入时间（从三尖瓣开放到关闭的时间）减去射血时间来测量。右心室负荷的变化将导致室壁肥大，严重增厚可导致舒张功能不全（松弛不良）。

对右心室功能的描述需要了解心室的负荷情况，这是评价人类胎儿右心室最重要的目标之一。例如，已知胎儿肺血管阻力在妊娠 20~30 周会逐步降低，然后又逐渐增加，一直到足月。

三尖瓣

三尖瓣与右心室功能密切相关。这种瓣膜通常不会反流，并通过与右心室内膜的复杂相互作用来维持右心室功能，而右心室内膜是在胎儿早期发育的。彩色多普勒新技术可以检测到一束持续时间很短的反向血流，但这并不是反流，而是瓣膜关闭形成的。持续时间超过 70ms 的反流束称为非全收缩期三尖瓣反流，不常见也无预后意义。全收缩期三尖瓣反流，即使程度轻微，也是不正常的，应查明原因。较高级别的反流（1+、2+、3+ 或 4+）均为全收缩性，峰值流速大于 2m/s。反流程度由瓣膜处反流束的宽度和右心房内反流束的范围决定。

任何右室后负荷的急剧增加，如动脉导管的急性收缩，都会导致在两次心搏之间出现少量的三尖瓣反流[19]。这种压力做功的突然缓解使反流立即停止。这意味着右室腔的形状和微观形态与三尖瓣功能密切相关，并且胎儿右心室存在持续的瞬时调节功能，以维持工作负荷。Respondek 等[20]对 1000 多个正常胎儿研究后得出结论，人类胎儿在任何时候都很少出现正常的三尖瓣反流（TR）。在妊娠早期监测三尖瓣功能，甚至在三尖瓣装置生长发育成熟之前，显示同样的结果，甚至没有任何反流迹象。因此，三尖瓣反流表现在临床上有助于检测可能存在的右心室功能障碍。三尖瓣反流的时间参数是有助于判断三尖瓣反流是否存在心肌功能紊乱的标志，或者仅仅是对做功负荷进行正常调整的结果。例如，突然增加的做功负荷使心室来不及适应，产生三尖瓣反流。

三尖瓣反流的上升速度及其峰值速度给出了右心室功能的信息。可对明确的三尖瓣反流进行测量，计算出参数 dP/dt（其中“P”是压力，“t”是时间）[21]，小于 400mmHg/s 与水肿胎儿死亡相关。峰值速度可用于评估右心室的峰值压力。使用连续波多普勒测量峰值速度，该速度平方的 4 倍即等于从右心室到右心房的压力阶差，单位为毫米汞柱（mmHg）。因此，进行性右室功能不全时，右室压降低，而右心室收缩使右心房压升高。右心室和右心房之间的压差随之减小，有助于监测胎儿血压和中心静脉压的相互影响。

收缩功能也可以通过分析胎儿心室的射血能力来评估，这是在流出道瓣膜处完成的。右心室和左心室驱动力的变化可以通过牛顿方程计算，其中驱动力被定义为质量和加速度的乘积，射血力可以用射血曲线的形状来评估[22-23]。这样的计算表明两个心室的射血能力是相似的。改变负荷条件可以显著改变射血能力。

最严重的右室舒张功能障碍表现为单相血流速度，这是一种严重的舒张功能障碍，预后不良。在罕见的导管闭合胎儿足月分娩中，右心室舒张的能力得到了显著的证明。右心室通常在出生前保持厚而小、紧缩，但在出生第一次呼吸后，后负荷降低，心室松弛且充盈。几天之内，右心室可能会从一个小而厚的心室变成一个支持大部分循环的心室。

正常肺动脉瓣

可通过肺动脉瓣的右室射血速度模式来了解右室后负荷是否增加。随着右室排血量的减小，时间速度积分减小，加速时间缩短，肺动脉瓣功能也会受到右心室功能的潜在影响。正常情况下，胎儿的肺动脉瓣是完全正常的。严重和终末期右室功能障碍时，瓣膜可能出现反流，这一发现可能具有显著的预后意义，如三尖瓣相关的 Ebstein 畸形样改变。

正常动脉导管

动脉导管是关联左、右心循环的重要结构[24]。在收缩期和舒张期，血流通常从肺动脉流向降主动脉。波速峰值在 0.8~2m/s，随胎龄增加而增大。

右心室功能异常

后负荷增加的影响

◆ 生长限制

在宫内生长发育受限最严重的病例中，常见右心室功能障碍[25]，表现为全身和肺血管阻力增加，胎盘阻力显著升高。此时氧合明显减少，可能是由于右心室冠状动脉氧摄取的限制而导致右室收缩能力受损。右心室扩张和随后右心室缩短率的下降需要立即加以重视，因为这可能预示着胎儿酸中毒或即将发生胎儿窘迫。这些心力衰竭的症状最好用静脉多普勒和其他心脏体征来评估。这种状态下的三尖瓣反流也预示着右室功能受损，需要更详细的探查。

◆ 双胎循环

双胎输血综合征中较大的受血胎儿可出现显著的心排血量和血压的升高。由于输血量大且双胎中较小的胎儿产生血管活性物质引起血管收缩，通常双胎中较大的胎儿保持着高心排血量。随着右室负荷的缓慢增加，会出现代偿性肥大、收缩功能及血流动力学代偿的微小迹象。随着容积和压力过载的快速出现，右心室开始扩张，三尖瓣出现反流。冠状动脉灌注和心内膜下血流逐渐受到心肌肥大和早期收缩负荷增加的影响，这些征象可能与右室舒张末压升高有关联，并表现为右室舒张末期压力升高。在肝静脉和下腔静脉的心房收缩期，对抗增高的压力阻力产生的逆行血流波，即收缩期 A 波。静脉导管是最早发现血流模式改变的部位。随着该部位检测到心房反向血流或脐静脉搏动，预示着将会发生代谢性酸中毒。尽管影响这一结果的因素很多，但最重要的因素之一是右室心肌储备。双胎中受血胎儿表现为双心室肥大和瓣膜反流（视频 43.1）。

◆ 导管狭窄 / 关闭

导管狭窄可由血流的频谱波形和平均流速来体现。对动脉导管内血流进行流速检测，可以检测动脉导管的自发狭窄或药物引起的狭窄，并可估计狭窄的严重程度。对右室功能变化的观察中最常见的临床情况之一是胎儿导管的改变[24]。药物引起的或自然发生的动脉导管狭窄或闭塞都会影响右室收缩。在这种情况下，右心室的整体横截面积随收缩期和舒张期的变化而急剧减小，因此，右心室虽然随收缩而运动，但室壁运动幅度很少，射血量大大减少。Tulzer 等报道了这种降低的程度，且总联合心排血量可能不正常。最重要的发现是心室缩短率的减少可能并不代表心室收缩异常。这是通过计算 dP/dt（三尖瓣反流的右心室压力变化的一阶导数）来判断的，在大多数急性导管缩窄的情况下，该参数保持正常。因此，在没有伴发卵圆孔狭窄的情况下，尚无导管阻塞或狭窄导致水肿的病例报道。这表明心排血量重新分配到左心室。在这种情况下，静脉多普勒监测对于评估右心室功能改变的影响最为有用。在大多数情况下，妊娠过程中胎儿的生长没有改变，右心室变小、变厚。

前负荷增加：动静脉瘘

在人类胎儿，动静脉循环的分流会导致大量的血液回流到右心房，从而导致右心结构扩张和高心排血量。如果逐渐增加容积负荷，胎儿心脏会很好地适应。如果发生迅速增加的严重分流（有时在骶尾部畸胎瘤中会发生），那么可能会迅速发生心脏失代偿和胎儿水肿。在这种情况下，右室失代偿的一个重要征象是瓣膜反流。三尖瓣反流的早期症状，即使非常轻微，也是应该加强胎儿监护的警示信号。随后发生的二尖瓣反流也是不好的预兆，是发生水肿前明显的迹象。

先天性心脏病

肺动脉瓣异常

最常见的右心畸形是二叶肺动脉瓣，这通常导致右室流出道轻微狭窄，而血流动力学无明显改变。严重的肺动脉狭窄很罕见，导致右心室压力显著升高，最严重时会增加到体循环压力水平以上。在肺动脉瓣口位置测量肺动脉瓣血流速度可以检测到压差，即利用四倍速度平方方程将峰值速度转换为压力阶差，从而可估计右室压力大于体循环压力的程度。这与右心室肥大和缩短分数（心室短轴缩短率）减少有关。肺动脉闭锁可能发生更严重的右室流出道阻塞。这种病变，肺动脉瓣环小于正常，通常右心室有心内膜炎的征象，如回声增强。在先天性心脏病合并肺动脉狭窄或闭锁伴室间隔缺损（如法洛四联症）时，因为左、右心室压力相等，右心室没有改变，大小保持正常且与左心室的大小相等。一种罕见类型的室间隔完整型肺动脉闭锁，伴发右心室梗死，重度三尖瓣反流，右心室比正常情况大，右心室明显扩张。

在罕见的法洛四联症合并肺动脉瓣缺如综合征中，动脉导管缺如，肺动脉增宽。肺动脉瓣反流是中重度，因为没有肺动脉瓣，只有纤维环来替代。右心室和左心室都受到来自肺动脉瓣反流容积的影响，但通常功能基本正常。很少有右室功能不全，如心室大小不均，右室增大伴室壁节段性运动异常。而在有开放导管的此类心脏畸形中，会发生舒张期反流，随之出现心力衰竭（视频 43.2）。

三尖瓣畸形

导致大量反流的三尖瓣先天性畸形通常是致命的。在过去 10 年的胎儿研究中，最常见的畸形为三尖瓣发育不良。彩色多普勒显示反流引起右心室和右心房明显扩大（视频 43.3）。此类病变的关键点是右室流出道的性质。如果没有肺动脉狭窄，则病变可能在妊娠晚期发生，预后较好。右室心肌病的程度可以通过测量三尖瓣反流的峰值速度来评估。速度越小，右室功能和预后越差。

胎儿三尖瓣下移畸形（Ebstein 畸形）合并不同程度的肺动脉狭窄或闭锁堪称先天性心脏病的“癌症”。心脏逐渐增大，占据胸腔的 60%~70% 以上，这是由于右心房和房化右心室扩大所致。如果心脏严重压迫胸腔，伴胸腔积液，且发生在妊娠 20~30 周肺部发育的关键时期，可致肺发生不可逆的改变。小于 2m/s 的 TR 峰值速度与右心室心肌病进展导致的不良预后相关，小于 1m/s 的主动脉峰值速度是由于左心室功能下降导致的不良预后的标志（视频 43.4）。

原发性右心室心肌病，如羊皮纸样右心室或心律失常性右心室心肌病，在胎儿中尚无报道。然而，胎儿任何顽固性室性心律失常都应立即考虑其中之一的诊断。

胎儿心血管发育评分法的发展

胎儿充血性心力衰竭的诊断必须以类似于出生后的临床方式进行。新生儿和儿童临床常见的传统的四大类疾病，包括心脏病、心动过速、呼吸急促及肝肿大。胎儿临床状态中至少有 5 种表现可从超声检查中得到验证，这 5 个类别在评估心血管系统评分系统（10 分）中各值 2 分。在胎儿水肿临床状态出现前，可能会出现胎儿心血管发育评分异常。5 个类别包括：①水肿；②脐静脉多普勒；③心脏大小；④心肌功能异常；⑤动脉多普勒。

在遇到一些特殊疾病时，主诊医生需要更多

关注某些领域以评估预后。通常，这些信息只是整个图像的一部分，必须由主诊医生整合到患者的诊断和治疗计划中。

心血管发育评分给出胎儿健康心脏的半定量评分，并使用与胎儿预后不良相关的超声标记。如果分数为 10 分，则此曲线正常，心脏异常的迹象导致分数从正常值开始下降。例如，如果有腹水且无其他异常（腹水但无皮肤水肿），则会扣 1 分，其他类别不扣分，满分 10 分的话则该例胎儿评分为 9 分。

水　肿

胎儿水肿可表现为腹水、胸腔积液、心包积液或这些表现的组合。在晚期水肿中，很容易在头皮和腹壁发现全身性皮肤水肿。在心血管发育评分中，早期积液扣 1 分，皮肤水肿扣 2 分。

脐带和静脉导管多普勒

有学者对胎儿静脉血流速度进行检测，研究其临床应用前景[26]。几项研究证实，胎儿下腔静脉正常血流为有搏动特性的三相模式。第一前向波随心房舒张开始增大，在心室收缩期达到峰值，心室收缩期结束时降至最低点。第二前向波发生在舒张早期，而在舒张晚期心房收缩时常出现反向血流。正常妊娠第一波收缩期的峰值速度大于舒张早期。收缩期与舒张期的比值似乎不随胎龄的增加而改变，但随着心房收缩，血流逆转明显减少。

对胎羊的研究表明，正常妊娠中反向血流百分比的降低与舒张末期右心房和右心室之间的压力梯度有关。它似乎与心室顺应性和心室舒张末压有关，反映中心静脉压的情况。因此，记录静脉血流速度可以提供有关胎儿心脏泵功能的重要信息。以前对人类的研究表明，中心静脉血流速度模式的改变准确地反映了心脏血流动力学的异常。已有报道称，充血性心力衰竭胎儿的异常搏动模式包括心房收缩时心脏血流收缩期峰值流速反而增加，可能是衰竭心脏心室舒张末压升高的征象。在贫血、非免疫性水肿和心律失常等胎儿病理条件下，以及以脐动脉舒张末血流缺失为特征的严重生长受限胎儿中，下腔静脉血流模式如前所述表现为异常。已知酸中毒的胎儿表现出静脉多普勒异常，包括下腔静脉与右心房[27]交界处的心房逆向血流超过正常，静脉导管的搏动增加。这些异常对胎儿宫内生长受限和胎儿水肿的预后有重要意义。静脉导管中 A/S 比值（心房收缩峰值速度除以心室收缩峰值速度）的增加似乎是量化生长受限胎儿心房收缩增加的最有价值的指标。正常情况下，心房逆向血流面积与整个前向血流面积之比应小于 7%。静脉搏动传入门静脉和脐静脉循环与心脏代偿程度的增加有关。Tulzer 等研究了与水肿预后相关的心脏因素，并注意到脐静脉搏动可代替预测预后的许多心脏变量，包括心室缩短率、射血速度和下腔静脉心房逆转率[28]。在某些疾病状态下，异常的静脉血流多普勒按以下顺序从心脏逆向进行：①下腔静脉中的心房反向血流增加；②静脉导管心房反向血流；③门静脉心房搏动；④脐静脉心房搏动。

静脉多普勒异常的终末期表现为脐静脉心房搏动。这种“舒张阻滞”的发生预示着围产儿高死亡率。双脐静脉搏动或正常的脐静脉下腔静脉模式，是预后不良的临床表现[28]。门静脉搏动不正常，这一现象可能先于脐静脉搏动的进展。

◆ 先天性心脏病静脉多普勒检测

Pagatto 等与我们合作，研究了 41 例宫内诊断为先天性心脏缺陷且出生后被证实的胎儿。孕龄 18~38 周，平均 27.5 周。将胎儿分为室间隔缺损（n=11）、三尖瓣闭锁或发育不全（n=4）、左心发育不良综合征（n=19）及其他组（n=7），并分析其静脉多普勒血流图。下腔静脉波形异常仅见于三尖瓣闭锁或其他右心病变的胎儿，其回流血液全部通过卵圆孔到达心脏。所有脐带多普勒均为非脉冲性波形。研究结论是，除三尖瓣闭锁和肺动脉闭锁伴室间隔完整外，无心力衰竭的先天性心脏病胎儿静脉多普勒正常，联合心排血量必须通过卵圆孔。当异常的中心静脉血流模式与宫内胎儿心脏缺陷相关时，后者通常继发于同时发生的另一个过程，该过程影响心室顺应性（如心内膜弹性纤维增生症）或心律相关的血流动力学（如完全性心脏传导阻滞）。

为了一致地评估静脉系统，完成每一系列的检查，在下腔静脉、静脉导管、腹部脐静脉及脐带静脉进行脉冲多普勒取样。随着时间的推移，心房逆向血流进入静脉导管，随后进入门静脉和脐带静脉部位，提示心力衰竭的进展。心血管发育评分中对异常的静脉多普勒做扣分处理：

· 静脉导管心房逆向血流，扣 1 分。

· 脐静脉心房搏动，扣 2 分。

任何一种类别的最大扣除分额为 2 分。

心脏增大

心腔增大是心力衰竭的普遍征象。在胎儿中亦是如此，但机制尚不明确。很可能是神经体液反射被触发，导致细胞外液潴留，引起心室舒张末期容积的增加。在某些时候，心室增大表明舒张末压升高。然而，与出生后新生儿不同，罕有持续性心动过速并伴发儿茶酚胺过量症状的出现。当胎盘功能正常时，体液因子的水平可能被胎儿与胎盘间交换机制所改变。

最常见的心腔扩大是右心房，为即将发生心力衰竭的征象。其原因与引起心力衰竭的因素有关，但右心房是血液回流到心脏的最后一个途径，在卵圆孔相对阻塞或狭窄、容量超负荷、三尖瓣反流及后负荷增加的情况下，右心房会表现为增大。右心房增大也可来自右室舒张末压升高，后者可能是由于后负荷增加或冠状动脉功能不全。右心室可能更容易受到负荷的影响，这是因为后负荷的性质及在室壁顺应性增加的情况下对氧气的需求增加。我们通常认为，在不增加心室做功的情况下，心房壁应力增加不会导致胎儿出现临床问题。这种情况可能是心脏失代偿的早期标志，并可能导致室上性心律失常。心房钠尿肽（ANP）的分泌可能是这一症状发生的标志。

低于正常心率或持续快速心率可导致心脏增大。因此，心律失常发作的时限结构可通过对心脏大小的影响来估计。例如，才出现不久的间歇性心律失常不会导致心脏增大。

与水肿有关的外压性心脏变小和囊性腺瘤样畸形胎儿预后差[29]。当心脏大小小于胸部面积的 20% 时，胎儿的结局会受到影响。心脏增大是指在妊娠期的任何时间，心胸面积比均大于 0.35。

心脏大小计算方法如下：

· 心胸面积比＝心脏面积 / 胸部面积（正常值为 0.2~0.35）。

· 心胸周长比＝心围 / 胸围（正常值＜ 0.5）。

因此：

· 正常心脏：0.20 ＜正常心胸面积比≤ 0.35。

· 心脏轻度增大：0.35 ≤心胸面积比≤ 0.5，扣 1 分。

· 严重心脏增大：心胸面积比＞ 0.50，扣 2 分。

· 小心脏：心胸面积比＜ 0.2，扣 2 分。

最大扣除值为 2 分。

心肌功能异常

通过心室壁的整体缩短（和增厚）及房室瓣和半月瓣的功能间接评估心功能。

收缩期右心室和左心室的直径（横径）均比舒张期缩短 28% 以上。用 M 型超声心动图测量心脏大小随时间的变化。计算心室缩短率的方法是取心室舒张期末内径（DD）和收缩期末（SD）之间的差值，再除以舒张期末内径：

缩短率＝（DD−SD）/DD （正常值＞ 0.28）

缩短率异常可反映心肌受损或胎儿心室负荷增加。总之，舒张程度的增加通常与缩短率减少有关，应将其作为进一步监测的指标。

正常胎儿的房室瓣和半月瓣功能正常，如果有反流，则通常表明心血管生理发生了改变。Respondek 等表明 7% 的胎儿超声心动图显示轻微或明显的三尖瓣反流[20]。其中大多数都有一些原因，如吲哚美辛治疗早产导致动脉导管收缩，但 93% 的胎儿在使用最先进的设备仔细检查后没有任何反流迹象。由于三尖瓣反流在出生后很常见，可以推测胎儿右心室对系统压力做功有很好的适应能力。因此，瓣膜功能是正常的，只有在心血管生理紊乱、心室壁应力增加时，才会出现三尖瓣反流。当少量非全收缩期三尖瓣反流持续至少 70ms 时，可定义为不正常。这可能是异常的第一个征兆，但对预后的影响很小。全收缩期三尖瓣反流是一种异常现象，需要进一步探究[19]。当彩色多普勒检测到反流时，必须用脉冲多普勒进行确认和分级。先天性三尖瓣病变可导致水肿和胎儿死亡（图 43.3）。

其他瓣膜反流通常是更严重的充血性心力衰竭的征象，可发生在濒临死亡的胎儿中，伴有酸中毒和严重心力衰竭，是心肌失代偿的征象。正如在成功行宫内治疗的贫血或心动过速胎儿中所观察到的，三尖瓣反流可能是心力衰竭的可逆征象。二尖瓣反流的进展常表明胎儿发生充血性心力衰竭，意味着左室壁应力显著增加。严重心力衰竭时，半月瓣的支持功能受损，可出现肺动脉或主动脉瓣反流。同样，法洛四联症伴肺动脉瓣缺如可引发严重肺动脉反流（图 43.4）。

瓣膜反流速度的波形特征对胎儿心室压随时间变化（dP/dt）有一定的预测价值。对全收缩期三尖瓣反流，可计算指定时间间隔内，右心室-右心房压差随时间的变化，即 dP/dt。数值小于 800mmHg/s 为不正常，小于 400mmHg/s 则预示胎儿预后不良[20]。这种测量需要使用连续波多普勒，峰值速度可能在 2.5~4.5m/s。我们发现胎儿三尖瓣的 dP/dt 测量最有用的范围是 0.5~2.5m/s。换句话说，房室间压力阶差范围为 1~25mmHg，差值为 24mmHg。

胎儿心室在整个妊娠期处于相等的系统压力，因此，胎儿的血压可通过上述技术来估计。

心室舒张期充盈模式是评价心脏舒张功能的指标。正常值显示，在妊娠 14~40 周心房收缩时其充盈的比例是恒定的[15]。心室单相充盈是舒张功能受损的标志，也是胎儿心力衰竭的标志[29]。

一些先天性无心室流出道梗阻合并心室腔增厚（心肌肥大）疾病已被证实。通过测量左室舒张末室壁厚度并将其与正常年龄值进行比较来评估，当左室后壁厚度≥ 4mm 者为异常。目前发现的最严重的胎儿高血压病例是双胎输血综合征中较大的胎儿，胎儿死亡率大多超过 70%。提早发现心脏增大和双胎输血综合征中较大胎儿的严重高血压，对采取相应治疗是有帮助的（图 43.5）。防止较大胎儿水肿的治疗策略可提高存活率。出生后，新生儿可能有严重的高血压，危及生命。目前正在对出现先天性心力衰竭征象的胎儿探索宫内干预措施，如连续的羊膜穿刺术和激光消融血管交通支[30]。无论病因如何，胎儿心室壁的增厚都会限制出生前或出生后的心脏储备。由于心脏增大可以迅速发生，但需要数周或数月的时间才能恢复，因

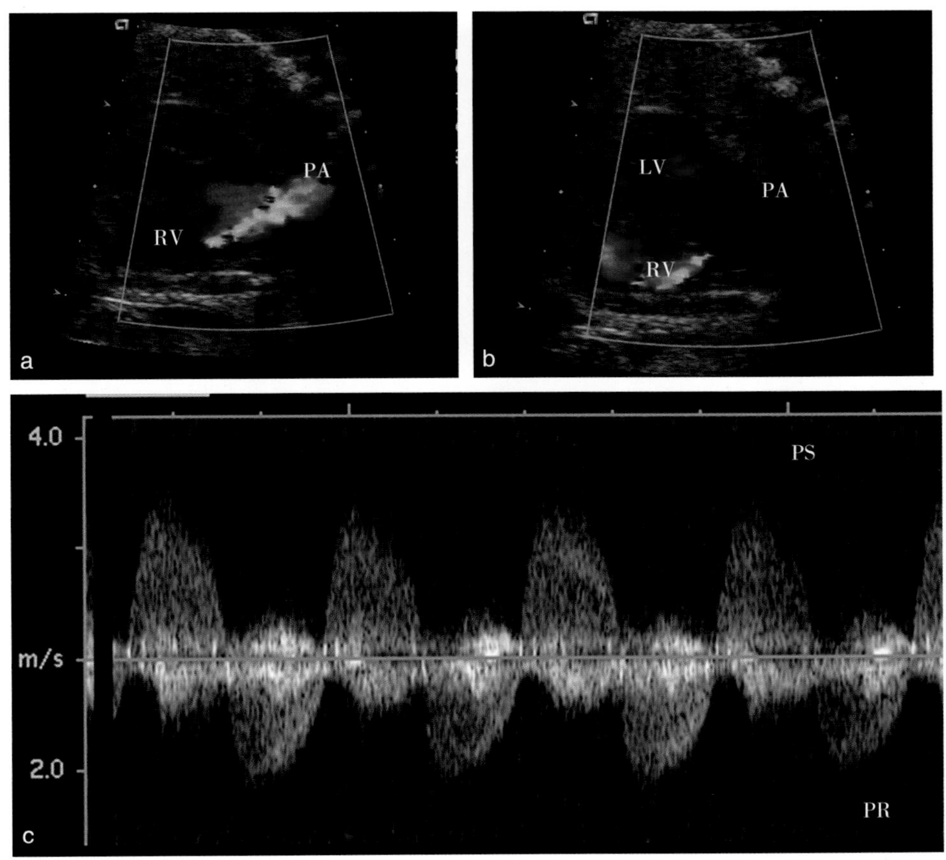

图 43.4 胎儿法洛四联症合并肺动脉瓣缺如。a. 收缩期前向血流；b. 舒张期反流；c. 肺动脉瓣的多普勒血流频谱图形。LV= 左心室；RV= 右心室；PA= 肺动脉；PS= 肺动脉狭窄；PR= 肺动脉反流

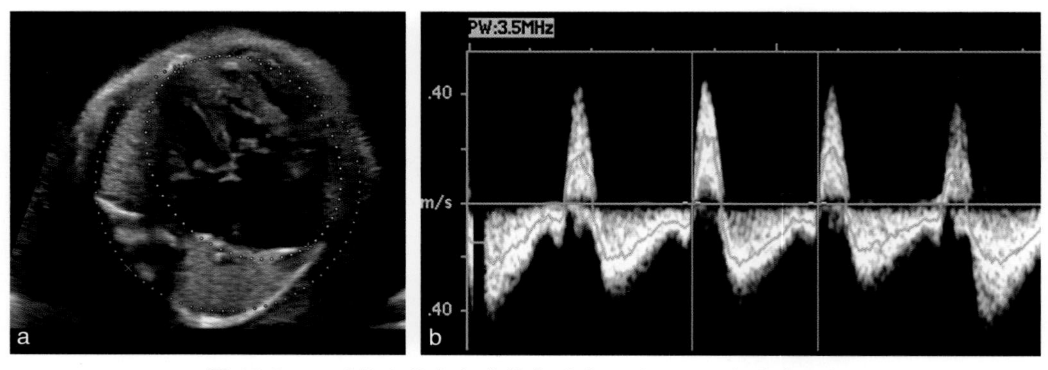

图 43.5 双胎输血综合征中较大的受血胎儿双心室严重肥大

此明确诊断是判断心血管系统是否处于危险状态的一个重要标志。舒张功能异常是可以预料的，多通过应用脉冲多普勒比较心室充盈模式与标准正常值来排除。经验法则之一是心室充盈的 A 波总是大于 E 波，如果 A 波更高或无法区分，则应进行详细的心脏检查。心室单相充盈发生在严重的舒张功能障碍和严重的心外受压。心肌性能指数可能有助于反映收缩和舒张功能的异常，值得深入研究 [31]。

对于心脏功能：

· 右室 / 左室缩短率< 0.28，扣 1 分。

· 三尖瓣反流（全收缩期），扣 1 分。

· 二尖瓣反流，扣 1 分。

· 单相心室充盈，扣 2 分。

· 肺动脉或主动脉瓣反流，扣 1 分。

· 瓣膜反流 dP/dt < 400mmHg/s，扣 2 分。

· 心室肥大，扣 1 分。

最大扣分值为 2 分。

动脉多普勒：胎儿心排血量的再分配

多普勒超声心动图测量的脐动脉和其他外周血管床的血流速度可以作为血管相对阻力的间接指标。脐动脉和降主动脉（DAO）搏动指数升高和大脑中动脉（MCA）搏动指数降低，是血流再分配的无创征象。脑胎盘比（CPR）为大脑中动脉的搏动指数除以脐动脉的搏动指数。在整个妊娠期间，这个比值应该保持在 1.2 以上。要认识到，循环中的某一部分脉冲多普勒结果会受到其他循环变化的影响。例如，如果胎儿有明显的主动脉瓣反流，降主动脉舒张期逆向血流和脐动脉搏动指数增加继发于心脏的改变，并不仅仅反映外周阻力。

胎儿血管阻力升高的最常见原因是胎盘功能障碍，继发于血管病变，导致不匀称性生长受限。这种复杂的病理生理状态目前尚不清楚，但有证据表明，胎盘功能不全导致低氧血症，营养缺乏严重时会影响生长。一旦正常的生长模式受到干扰（通常是不匀称的，如大脑会继续生长，但身体不会），胎儿处于因缺氧或缺血而造成器官损害的危险中。脐动脉表现为舒张期血流的缺失或反流（图 43.6）。由于脑血管的反射性血管扩张，血流重新分布到大脑（脑保护）。这表现为大脑中动脉搏动指数（PI）的降低，使舒张期流量相对增加（PI 低于平均值的 2 个标准差）[32]。

与血压升高的正常胎儿相比，低氧血症胎儿周围血管收缩而大动脉却与之不对应 [33]。这是一种生理状态，其特征是血管阻力增加，而在终末期，心排血量减少。在某些情况下会出现右心室增大。

有证据表明脐动脉舒张期血流反向，如果能被证实，则可能是异常的重要风险因素，这还需要进一步的研究。作为胎儿心力衰竭的一个标志，由于心排血量减少和脑血管扩张的代偿征象可纳入下述心血管发育评分：

· 脐动脉舒张末血流缺失＋脑保护（MCA 舒张速度增加），扣 1 分。

· 脐动脉舒张末期反向血流，扣 2 分。

心血管发育评分

心血管发育评分（CVP）包括前述一系列研究中使用到的 5 个类别，每一类别 2 分，以提供统一的生理评估方法（表 43.3，表 43.4）。采用多变量的多因素评分法，这可将评估心血管功能的直接和间接指标结合在一起。Falkensammer 等 [34] 对

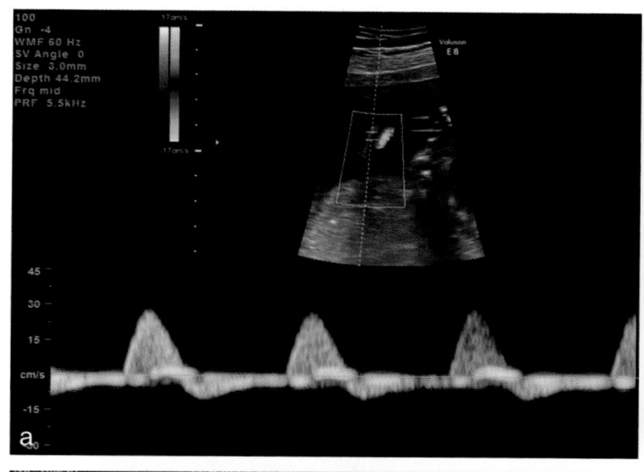

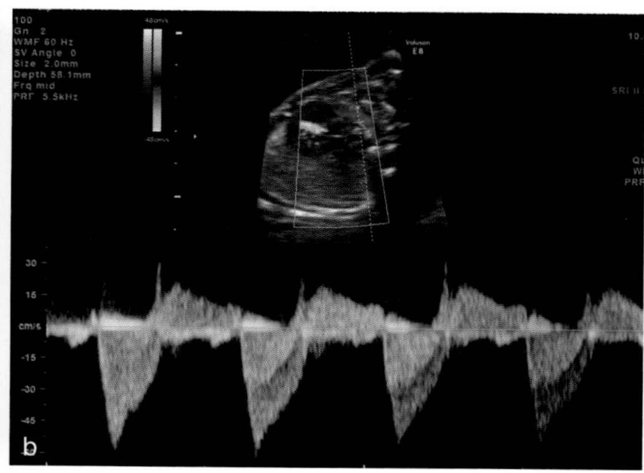

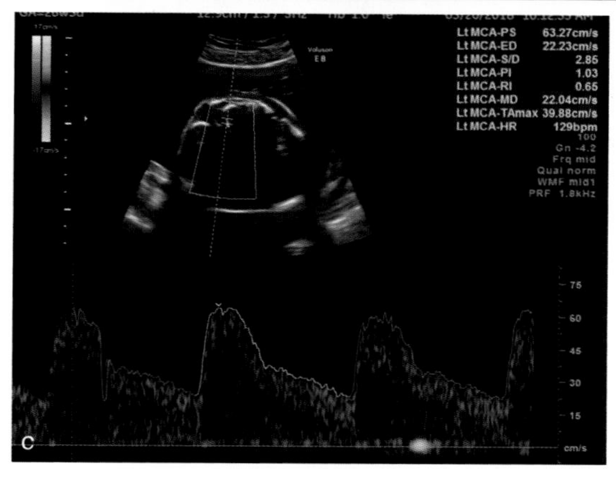

图 43.6 a. 宫内发育迟缓（IUGR）脐动脉舒张期反向血流。b. 主动脉弓反向血流。c. 大脑中动脉增加舒张期血流速度进行脑保护

水肿胎儿进行了 CVP 的初步研究，结果 7 例水肿胎儿中 3 例为先天性心脏病，其心血管整体评分与心肌功能指数（Tei 指数）相关；对正常胎儿进行右心室、Tei 指数的测定结果显示，随着胎龄的增加，左心室、Tei 指数无明显变化。CVP 有助于胎儿 Ebstein 畸形和三尖瓣发育不良的预后评估[35]。Hofstaetter 等[36]测量了 59 例水肿胎儿的 CVP，死亡率为 21/59，产前或产后死亡胎儿的平均得分为 5 分，存活儿平均分为 6 分。在最近的研究中，对先天性心脏病[37]和生长受限[38]的胎儿进行了评估。对胎儿心肌病的研究表明，CVP 可预测扩张型和肥厚型心脏病的预后。

胎儿心力衰竭的治疗

根据充血性心力衰竭的病因，胎儿心血管问题的处理可分为 5 个最常见的亚组：①引起血流再分配和生长受限的异常外周阻力；②贫血或动静脉瘘导致的高心排血量；③原发性或继发性瓣膜反流；④心肌功能不全引起的心力衰竭；⑤心动过速 / 心动过缓。干预旨在改善有效心排血量，也有利于延长妊娠期并预防早产和产前窒息。

疾病进展的速度决定了治疗的紧迫性。这是

表 43.3 心血管功能评分条件汇总表

· 心 / 胸面积比
· 右心室 / 左心室的 M 型超声
· 四组瓣膜的多普勒
· 静脉导管、脐静脉和动脉、大脑中动脉的脉冲多普勒

表 43.4 心血管发育评分汇总表

· 水肿：积液，−1 分；皮肤水肿，−2 分
· 静脉多普勒：心房逆向血流，静脉导管，−1 分；脐静脉心房搏动，−2 分
· 心脏大小：C/T 面积比 > 0.35，−1 分；> 0.5 或 < 0.25，−2 分
· 心功能：右室 / 左室缩短率 < 0.28，−1 分；三尖瓣反流（全收缩期），−1 分；二尖瓣反流，−1 分；肺动脉或主动脉瓣反流，−1 分；瓣膜反流 dP/dt < 400mmHg/s，−2 分；心室肥大，−1 分；单相充盈，−2 分（每个类别最多扣 2 分）
· 脐动脉：舒张末期无速度，−1 分；舒张反向速度，−2 分

因为心肌对增加的室壁应力的反应是否充分，取决于损伤的严重程度、发生时间和持续时间、冠状动脉灌注、胎儿的营养状况及妊娠期间的其他问题。

通常对胎盘功能障碍的治疗是为了改善胎盘的血管阻力，增加胎儿的含氧血流量。母体卧床休息、改善营养或供氧，可能会改善胎盘功能。保胎药物可以舒缓胎盘并改善其功能。因为诊断方法缺乏有效的验证，妊娠晚期生长受限的心肌支持尚未提出。生长受限时心室射血力的研究表明，两个心室的射血能力都有所降低[17]。在这种情况下，动脉血氧饱和度严重降低和营养不良的晚期心力衰竭表现为右心房和右心室增大、静脉多普勒显示心房逆流和前向血流速度改变等非特异性征象。

用地高辛治疗心排血量降低的方法尚有争议。众所周知，地高辛可降低儿茶酚胺对充血性心力衰竭的反应，如果是全身血管收缩或舒张功能障碍的胎儿，这可能会改善充盈，降低充盈压。如果后负荷高，则不能改善心肌灌注，肌力增加还可能导致耗氧量增加。特布他林药物有望作为一种变力和变时剂[40]，但需要将其对胎儿心肌的负面影响进行研究。目前，我们使用地高辛治疗心律失常和高心排血状态，如动静脉瘘和贫血导致的胎儿心力衰竭。作者考虑对 CVP 为 7 分或更低的胎儿使用相对低剂量的地高辛，孕妇每天分 2 次口服（每次 0.25mg），这样用药风险较低。在最近的无心畸形双胎病例中，正常胎儿为双循环，地高辛似乎可改善心脏功能并使双胎中的正常胎儿妊娠时间延长。在我们的经验中，使用地高辛治疗窦性心律充血性心力衰竭的胎儿，其心血管疾病评分可为 7 分或更低。根据母体的血清水平和临床症状，每天使用地高辛 0.25mg/d，口服 2 次或 3 次，总剂量低至 1.0~2.0mg，以避免引起母体任何方面的不良反应。

可采用激光处理双胎间血管交通支或阻断无心胎儿脐带，以改善心力衰竭。

贫血时，可通过脐静脉给胎儿输血。利用 Mari 提供的数据，可依据大脑中动脉峰值血流速度诊断胎儿是否贫血。贫血时，随着携氧能力的降低，心排血量增加。

当胎儿患有先天性瓣膜反流时，它可能有助于减少胎儿心室的后负荷，就像对有类似问题的婴儿一样。然而，降低后负荷的药物，如血管紧张素转换酶（ACE）抑制剂，对妊娠期胎儿是危险的。降低儿茶酚胺水平可能达到类似的效果，此时地高辛可能非常有效。

诊断右心发育异常，如 Ebstein 畸形和三尖瓣发育不良，常伴心脏增大和三尖瓣反流。如果心排血功能恶化，可能发生肺动脉瓣反流，这是一个预后极差的迹象。目前正在尝试使用吲哚美辛或布洛芬收缩动脉导管，限制窃取有效心排血量的“环状分流”，进而限制胎儿肺动脉瓣反流，我们已经成功地通过收缩导管稳定了 3 例三尖瓣和肺动脉瓣反流胎儿的循环。

在有显著水平的抗 Ro 和抗 La 抗体的孕妇中，如果有瓣膜反流、心脏传导阻滞、瓣膜炎、心肌功能障碍、心肌回声异常或积液等迹象，我们建议应用 4mg/d 的地塞米松。早期使用这种药物可以预防心脏传导阻滞和心肌损伤的进展。

当排除胎儿感染无明显原因心肌功能障碍时，我们认为可能存在宫内左心室或右心室的遗传性心肌病。只要没有心室异位或心动过速的征象，这些患者可使用地高辛。

胎儿心脏介入治疗

几种先天性心脏病可能会导致胎儿出生后充血性心力衰竭，或对胎儿心脏和肺产生不可逆转的继发性损伤，如右心阻塞性病变（三尖瓣闭锁、严重的肺动脉狭窄、室间隔完整且有限制性心房间分流的肺动脉闭锁、严重的房室瓣关闭不全，或与左心梗阻相关的卵圆孔过早缩窄或梗阻）。据推测，宫内纠正或改善这些解剖结构异常可以预防心力衰竭和（或）致命的继发性损伤。

1991 年报道了第一例宫内胎儿心脏介入治疗[41]。在宫内尝试对 2 例严重主动脉瓣狭窄的胎儿行经皮主动脉瓣成形术，目的是防止左心室心肌的不可逆损伤。术者成功对其中 1 例胎儿的主动脉瓣进行了扩张，但由于持续的左心室功能不全胎儿在出生后死亡。由于技术难度巨大，预后极差（12 例人类胎儿中仅存活 1 例），加上出生后第一阶段 Norwood 姑息术的效果越来越好，这种方法被废弃了好多年。最近，Tulzer 等又将这种方法成功地用于室隔完整型肺动脉闭锁合并心力衰竭的胎儿，超声心动图表明手术缓解了右室流出道梗阻并最终改善了心力衰竭征象。然而，由于大多数具有这种解剖结构的胎儿在宫内不会发生心力衰竭，除非有限制性的内部分流或严重的三尖瓣反流，这种方法仅适用于极少部分胎儿。产前减压术对于高压型小右心室能否促进其生长发育、预防冠状动脉瘘和提高出生后双心室修复尚待确定。目前还不清楚严重主动脉瓣狭窄的早期扩张术是否能阻止左心发育不良综合征的发生，并不会导致严重的左室舒张功能障碍和衰竭。

有证据表明，左心发育不良综合征 / 房间隔完整可导致肺血管和肺淋巴管扩张等形态学改变[42]。建立心房间交通及左房减压可以使肺静脉正常引流，防止对肺血管和肺实质产生进一步损害。如果手术风险较低，这种干预可以改善胎儿左心发育不良综合征的预后。

到目前为止，许多有关设备、成像和评估等技术问题尚未得到解决。治疗的临床指征尚未确定，而且对于先天性心脏病和（或）充血性心力衰竭的宫内进展仍需要更多的自然病程研究。因此，这些治疗方案仍被视为创新性尝试。

结　语

围生期医生必须将胎儿心脏检查结果纳入胎儿的临床管理。心血管发育评分可用于就诊者和专家之间的沟通，以评估异常的急迫程度和预后。需要专门的胎儿心脏评估中心来研究和实现有效的胎儿治疗。然而，超声筛查医生无法通过筛查在正常妊娠胎儿中发现异常，胎儿诊断无法实现。因此，所有优秀的围生期心脏病中心都必须承担起周边地区的教育责任。一个胎儿心脏病团队最近发表的一篇文章总结了胎儿充血性心力衰竭的发现和治疗策略[43]，心脏筛查地点和围生期心脏病中心之间良好的沟通将有利于所有相关人员的工作，并将推进胎儿心脏病学这一新兴领域的发展。

视　频

视频 43.1　双胎的受血儿超声四腔心切面显示心脏增大、双心室肥大，彩色多普勒血流示三尖瓣反流。

视频 43.2　法洛四联症合并肺动脉瓣缺如可发生严重的肺动脉瓣反流，但导管开放导致胎儿舒张期循环窃血和水肿。

视频 43.3　三尖瓣发育不良。

视频 43.4　妊娠 27 周胎儿 Ebstein 畸形合并三尖瓣重度反流。

附　录

表 43A.1　胎儿充血性心力衰竭心血管宫内评分应用研究

组别	心血管功能评分异常	死亡率 * 或早产率 **
先天性心脏病	20% < 7 分	87.5%* vs 15.2%[37]
水肿	60% < 7 分	73.5%* vs 26.5%[36]
宫内发育迟缓	11% < 7 分	100%[38]
房室传导阻滞	82%* < 7 分	100%*
	26%**	100%**[43]
地高辛	32% < 5 分	100%(未发表数据)

表 43A.2　宫内胎儿心血管发育评分系统中最重要的 5 个方面

组别	标记	*P* 值
先天性心脏病	水肿，心脏增大	< 0.05
水肿	静脉多普勒异常	
宫内发育迟缓	静脉多普勒异常	< 0.001
	心功能异常	< 0.001
	心脏增大	0.008
左心房异构 – 房室传导阻滞	水肿	< 0.001
	心脏增大	0.003
地高辛	静脉导管多普勒异常	0.007
	水肿	0.01

参考文献

[1] Huhta JC. Semin Fetal Neonatal Med, 2005,10:542–552.

[2] Kiserud T. Semin Fetal Neonatal Med, 2005,10:493–503.

[3] Angelini A，et al. Br Heart J, 1988,60:221–226.

[4] Rudolph AM, Heymann MA. Am J Obstet Gynecol, 1976,124:183–192.

本章完整参考文献，请扫描以上二维码在线查看。若需下载，请登录 www.wpcxa.com“下载中心”下载。

第 44 章 双胎输血综合征：对心血管系统的影响

Jack Rychik

引　言

双胎输血综合征（TTTS）是一种发生在大约20% 的单绒毛膜双胎妊娠中的疾病[1-2]，这种疾病近年才逐渐被人们认识，是引起双胎妊娠死亡的最重要因素。如果未能及时发现和治疗，自然转归就是双胎中至少一胎死亡，发生风险达 90%~100%。不仅问题严重，对于该病的病理生理学认识和有效治疗策略的制定还尚不全面，仍在不断改进中。可以认为 TTTS 主要是循环系统紊乱，实质上是两个胎儿共享的子宫和胎盘的血管系统之间协调失败，从而导致严重的不良后果，如果未被发现，造成心血管失代偿，其结局是致命的。

本章从心血管角度回顾当下对 TTTS 的认识，提出评价这种疾病血管紊乱程度的评分系统，并讨论一些挑战这类疾病研究和临床工作的问题。

双胎输血综合征的诊断和表现

多胎妊娠会使每个胎儿都处于危险中，这些风险早已为人所知。大约 1617 年，荷兰 Muiderslot 城堡的一幅中世纪画作描绘了一对双胞胎男孩，据说是阿姆斯特丹市长 Jacob Dierkszon De Graeff 的孩子[3]。在这幅画中，双胎中一位胎儿脸色红润，另一位脸色异常苍白，他们很可能是 TTTS 患儿（均在出生后不久死亡）。

单绒双羊双胎大小相差至少 10% ~20%，如果其中较小的胎儿羊水过少而较大胎儿的羊水过多，则可能存在 TTTS。羊水过少的程度通常很严重，以至于较小的胎儿似乎被“包裹”在其自身的羊膜囊中，羊膜紧紧地黏附在其身上。随着双胎中较大胎儿表现出羊水过多，较小胎儿被推到子宫一角，导致活动受限，因此通常称后者为“贴壁儿”。由于羊水过多而导致的早产很常见。TTTS 有别于其他导致双胞胎大小差异的原因，例如宫内发育迟缓、先天性、遗传性或染色体异常、双胞较小胎儿感染等。

TTTS 对双胎结局的影响很大[4]，其可导致双胎中较大或较小的胎儿死亡[5]、严重的神经损伤[6]和（或）心血管异常[7-10]。单绒系统中双胎之一的死亡有可能导致另一胎快速死亡。因双胎中的死亡胎儿会充当低阻力血管池，通过胎盘内血管交通支导致存活胎儿发生低血压，这一“出血”进入到死亡胎儿的血管系统会导致双胎死亡或神经损伤。TTTS 会对胎儿神经系统产生各种形式的不良影响，包括疾病过程本身、双胎的死亡或早产。研究表明，存活者脑成像的形态异常和神经认知障碍的患病率增加。TTTS 对长远结果产生影响的潜在心血管表现很常见，将在后续讨论。

为了对疾病的严重程度进行分级并对治疗策略和预后进行合理分析，Quintero 等基于以下多个变量制定了 TTTS 分级系统[11]：双胎中较大胎儿羊水过多（最大垂直深度＞ 8cm）和双胎中较小胎儿羊水过少（最大垂直深度＜ 2cm）；双胎中较小胎儿是否存在可见的膀胱；重要的多普勒数据存在异常或缺失，如舒张期脐动脉血流缺失或反向，静脉导管反向血流或脐静脉搏动；有无水肿。表 44.1 中列出了该分级系统。尽管该系统引发了一些争议，但总体来说，Quintero 评分可作为一个衡量该疾病严重程度的标准工具，目前已广泛应用于各种治疗方式的临床试验。Quintero 分级标准的局限性在于无法区分各种程度的心血管异常，也未考虑双胎受血者是否存在心肌疾病及其严重程度，后续将对此展开讨论。

表 44.1 双胎输血综合征（TTTS）的 Quintero 分级标准

分级	表现
Ⅰ	羊水过多 / 羊水过少，但在双胎中较小的胎儿可见膀胱
Ⅱ	双胎中较小胎儿无膀胱
Ⅲ	多普勒数据异常
Ⅳ	胎儿水肿
Ⅴ	单胎或双胎死亡

双胎输血综合征的发生机制

“双胎输血综合征”的命名源自该疾病胎儿出生后的特征。双胎出生后体型差异明显时通常亦存在显著的血红蛋白差异，表现为其中一胎红细胞增多症和另一胎贫血，有人认为原因是双胎之间在宫内发生了血液的简单交换。目前研究发现其病理生理非常复杂，如有 TTTS 表现的双胎血液样本通常血红蛋白浓度间无明显差异，因此，简单的双胎血液“输血”不太可能是唯一原因。

目前我们认为，TTTS 的主要机制源于胎盘血管病变。在单绒毛膜双胎中，胎盘血管连接双胎间的两个循环系统（图 44.1）。这些连接包括动脉 – 动脉（A-A）交通，静脉 – 静脉（V-V）交通或动脉 – 静脉（A-V）交通[12]。在 A-A 和 V-V 交通，循环之间的血容量甚至是双向交换的；然而，根据压力梯度，A-V 交通是单向的。在平衡状态下，A-V 交通中双胎之间发生的任何不均衡交换都会通过 A-A 或较少情况下在 V-V 交通中的平衡来抵消。TTTS 的产生被认为是缺乏足够的 A-A 交通以实现平衡。因此，A-V 交通占主导，导致双胎胎盘血流的不平衡[13]。双胎之一成为“捐赠者”，而另一个是经胎盘血流的“接受者”。供血胎开始表现为血容量不足，最终少尿导致羊水少，而受血者则表现为血容量过多和羊水过多。

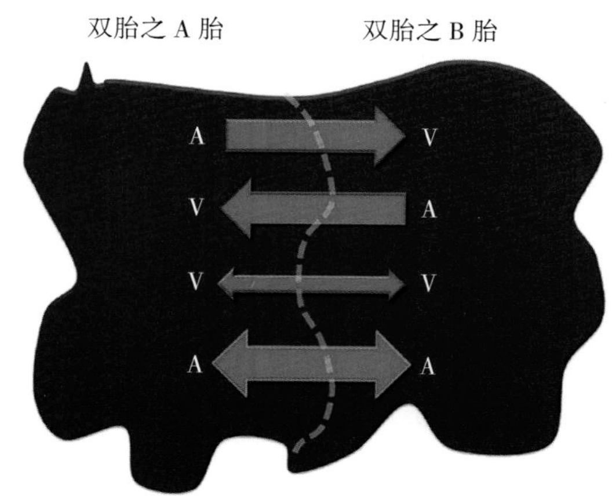

图 44.1 单绒双胎之间可能的血管联系。单向血流发生在 A-V 交通之间，与发生在 V-V 和 A-A 交通处血流平衡。浅色虚线代表两个胎儿循环之间的血管中间线。A= 动脉；V= 静脉

最新关于 TTTS 双胎肾血管系统的研究数据为阐述这一复杂过程提供了重要的启示[14]。免疫组化研究表明双胎中供血胎的肾素 – 血管紧张素系统（RAS）被上调，这是血容量不足产生的正常自然反应。血容量不足时 RAS 释放的血管紧张素Ⅱ会增加供血胎的血管收缩和水分滞留，从而促进维持灌注压力。已证实受血胎由于高血容量而下调了 RAS 系统，但血清中的 RAS 激素水平（如肾素）与供血胎相似。这表明在受血胎内发现的 RAS 激素不是内在产生的，实际上是由供血胎产生的，并通过血管连接进行输送。因此，受血胎儿不仅接受增加的容量，而且应对低血容量的激素调节因子释放增加。这些激素在受血胎内起到血管收缩的作用，导致血管阻力增加。此外，在心力衰竭时释放的激素调节剂，以及脑利钠肽[15]和内皮素[16]等其他物质，在双胎中水肿的受血胎羊水中发现水平升高。因此，它们产生了一种双重影响，前负荷的增加和与之矛盾的后负荷增加，合在一起对受血胎的心血管系统产生不良影响，并导致 TTTS 中受血胎心肌病变。

双胎输血综合征对心血管系统的影响及超声心动图

在 TTTS 中，胎儿心血管系统发生了重要的变化，可能有更广范的表现[7-10]（图 44.2~ 图 44.9）。供血胎心脏很少在超声心动图上表现异常，因为心肌能很好应对前负荷的减少和后负荷的增加。供血胎的心脏收缩功能保持不变，瓣膜功能未受影响，心室腔大小和心脏整体通常比正常的小。由于供血胎的全身血管阻力总体增加，应用多普勒分析胎盘血管阻力，可显示脐动脉搏动指数增加，或观察到低舒张期流速来定性识别，或追踪到脐动脉舒张末期血流缺失或反向。这些发现表明胎盘血管阻力很高。

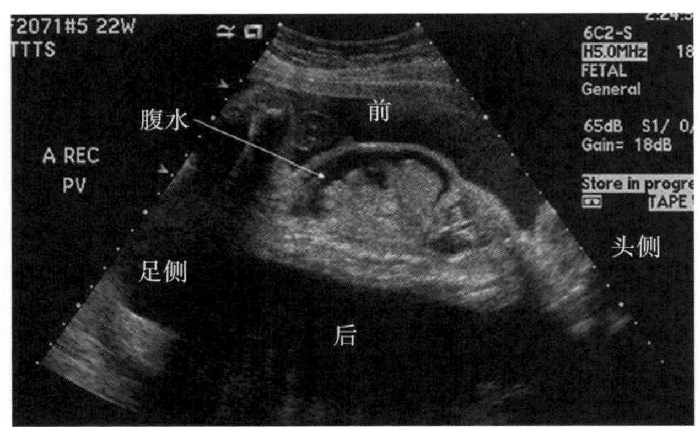

图 44.2　严重心肌病受血胎儿的腹水

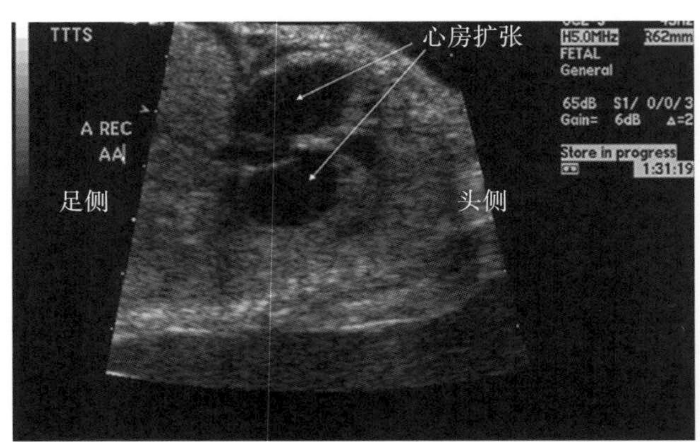

图 44.3　严重心肌病受血胎心房扩张。心脏的心房部分几乎填满了整个胸部。由于舒张功能不全、心室顺应性差及出现明显的房室瓣反流，造成心房增大（箭头所示）

在 TTTS 中，受血胎的心脏承受着疾病的影响。首先，在妊娠早期，可能会有心室腔扩张和轻度心室肥厚，亦可出现心室腔扩大导致的轻度房室瓣反流。脐动脉和静脉多普勒血流频谱均正常，心室收缩和舒张功能正常。随着疾病的发展，心室随之增厚，对心室顺应性和舒张功能产生影响。值得注意的是，已经观察到右心室比左心室表现更明显。由于心室肥大，其顺应性降低，心室充盈的多普勒参数发生改变。与被动充盈（E 波）和主动心房充盈（A 波）有关的流入心室的正常双峰，此时融合成一个单峰。心房收缩期间静脉导管的流量减少，在右心室僵硬的情况下通常是缺失或逆转的。最终，观察到脐静脉搏动，这反映了心室存在严重的充盈

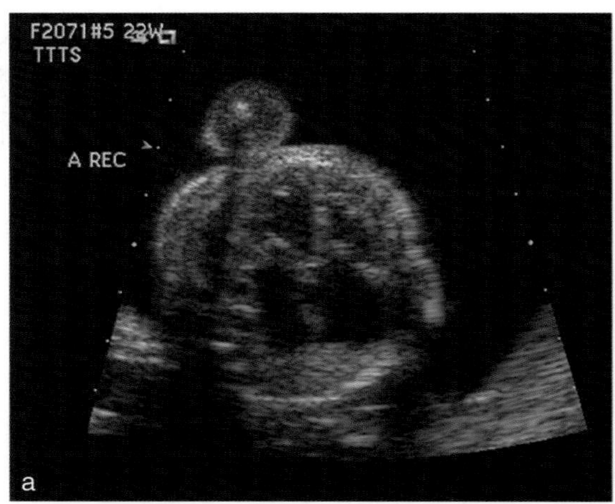

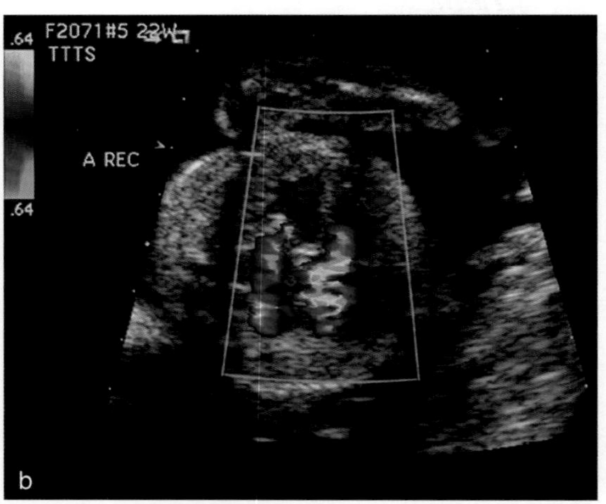

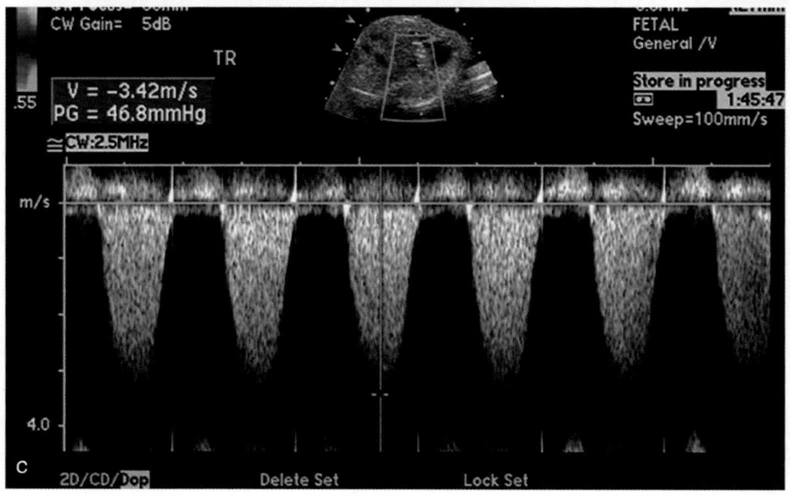

图 44.4　a. 受血胎心脏的四腔心切面图。注意，心脏横截面积超过胸部面积 50%。b. 彩色多普勒显示严重的三尖瓣和二尖瓣反流。c. 频谱多普勒测得的峰值速度估算的右心室压力约为 50mmHg。PG= 峰值压力梯度；V= 峰值速度

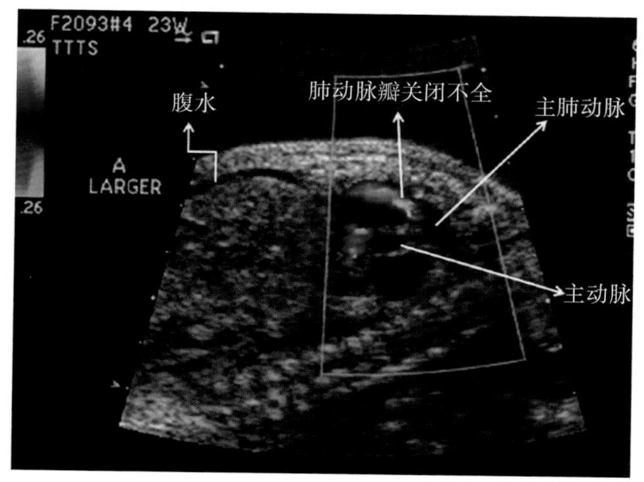

图 44.5　双胎输血综合征受血胎儿肺功能不全

障碍。随着舒张功能障碍的进展，心室收缩功能也会受到影响，可表现为心室射血分数的降低和房室瓣关闭不全的加重，起初是右心室，然后发展到左侧心脏，最终，严重的心室功能障碍和严重的房室瓣功能不全导致心排血量减少、胎儿水肿和死亡。Barrea 等 [10] 研究了 28 对 TTTS 双胎，发现 58% 的受血胎存在左右心室肥大，2/3 出现左右心室舒张功能障碍，1/3 出现右心室收缩功能障碍并伴有明显的三尖瓣关闭不全。这些结果与围生期死亡率较高有关。

根据 TTTS 受血胎三尖瓣反流的峰值速度估算右心室压力通常会显示很高的腔内压值。这一发现

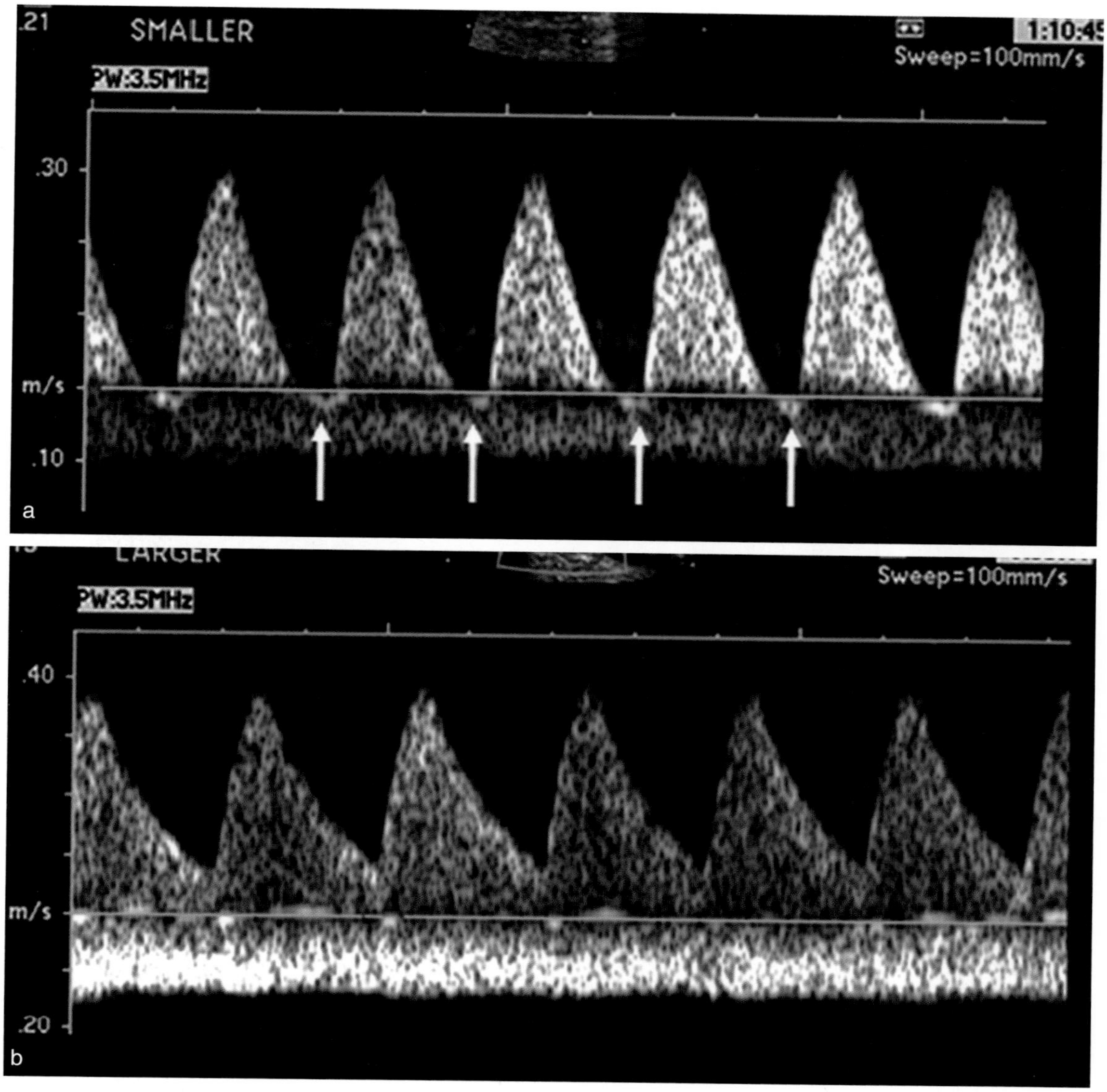

图 44.6　双胎中供血胎（a）和受血胎（b）脐血流的多普勒频谱图。位于基线以上是脐动脉血流，而基线以下是脐静脉血流。注意供血胎脐动脉的舒张速度与受血胎相比有所下降。箭头所指为供血胎的反向血流（位于基线以下），表明胎盘血管阻力明显升高

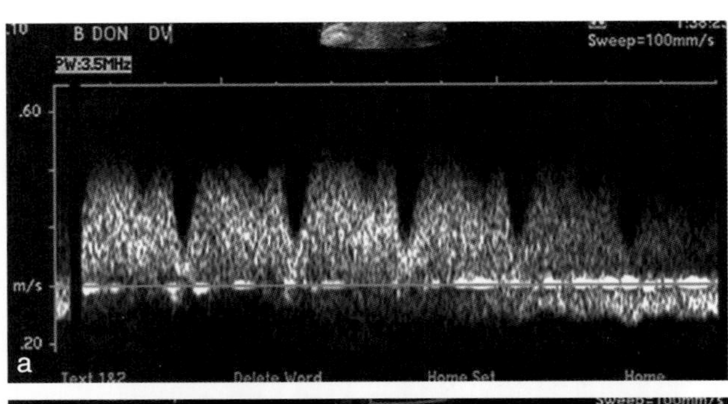

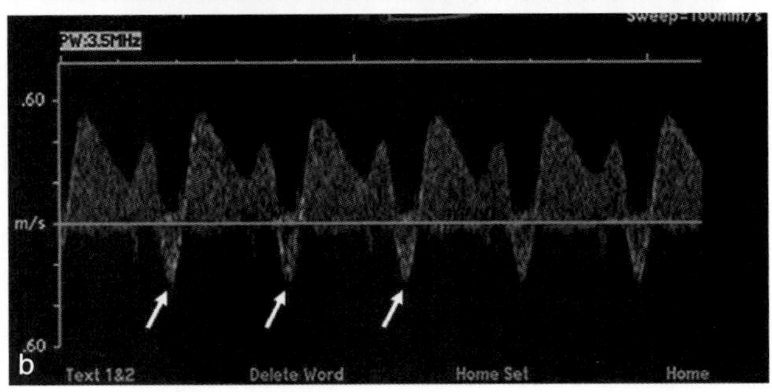

图 44.7 双胎中供血胎（a）和受血胎（b）静脉导管的多普勒频谱。供血胎多普勒信号正常，静脉导管血流连续且收缩期前向血流。受血胎的多普勒显示血流反向，心房收缩，提示右心室顺应性差、僵硬

进一步支持了受血胎的心脏张力来源于增加的血管阻力和后负荷的观点。人类胎儿的血压和心室腔压力无法真实获取，但是，24 周早产新生儿的收缩压峰值约为 30~40mmHg。因此，正常低胎盘血管阻力

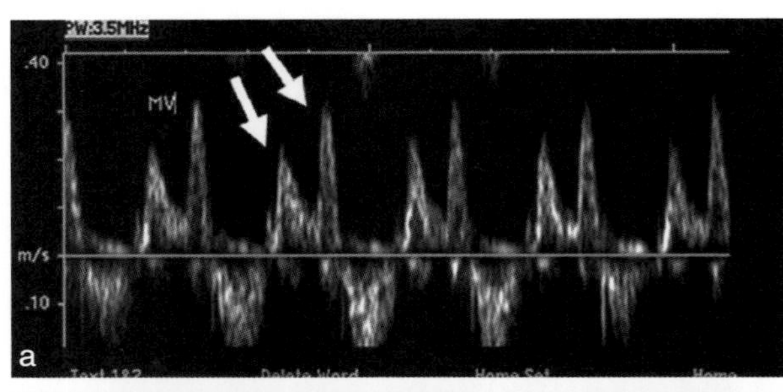

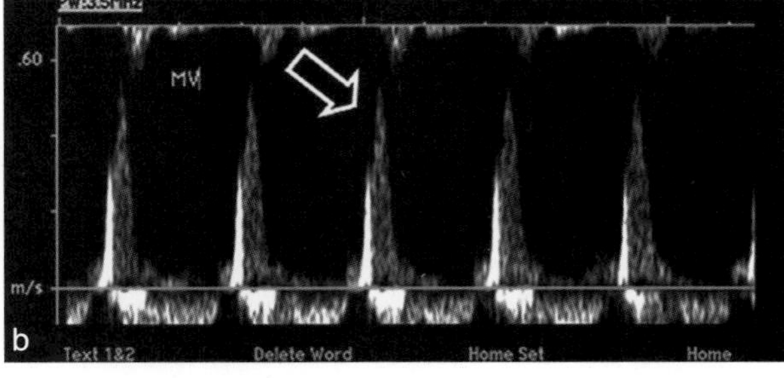

图 44.8 供血胎（a）和受血胎（b）二尖瓣血流的多普勒频谱。供血胎血流呈正常的“双峰”流入模式（实心箭头），第一个峰值是被动舒张充盈波，第二个峰值是心房收缩波。受血胎则呈“单峰”流入模式（空心箭头），舒张期双峰融合为一个单峰，表明心室顺应性差，僵硬。注意，心动过速通常也会导致正常的双流入峰融合为一个单峰。但本例中，受血胎与供血胎的心率几乎相同

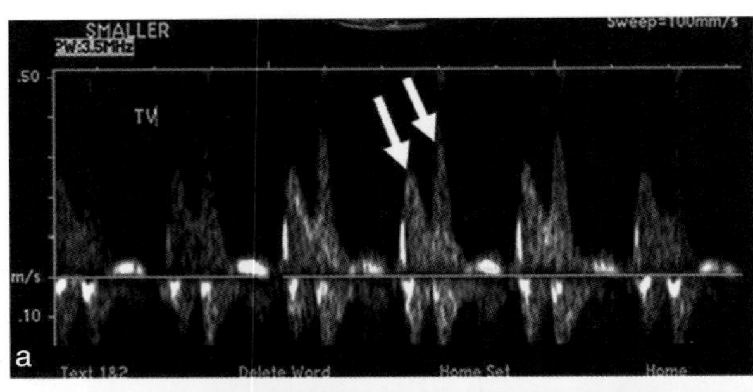

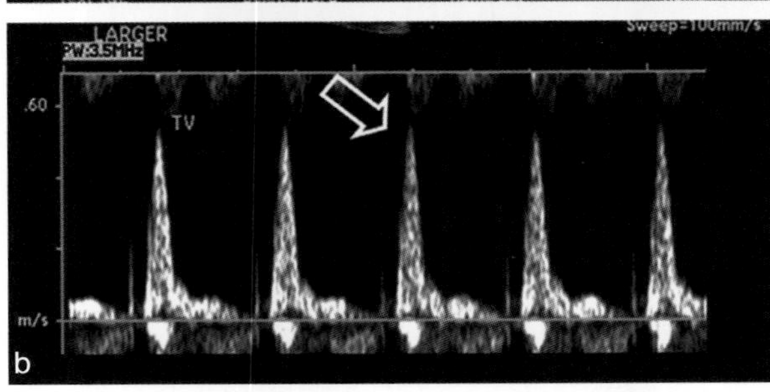

图 44.9 双胎中供血胎（a）和受血胎（b）三尖瓣血流的多普勒检查。供血胎多普勒为正常的“双峰”模式（实心箭头），而受血胎呈“单峰”流入模式（空心箭头）

的胎儿心脏收缩压应该较小，绝不应比这个值更高。我们观察到胎儿右心室压力在没有任何流出道梗阻的情况下高达 80~90mmHg，支持血管阻力的增加是导致 TTTS 受血胎心肌疾病的病理生理过程。

我们在 TTTS 中发现一个有趣的现象，即选择性受血胎右室流出道梗阻的进展变化[9]。这个“获得性”右室流出道梗阻在表现上与先天性肺动脉闭锁或肺动脉狭窄伴右心室发育不良或右心室肥大完全相同。这种在其他方面结构正常的选择性右室流出道梗阻现象提出了一个问题，即 TTTS 受血胎的心脏变化是否可以帮助我们理解某些先天性心脏病的发生机制。TTTS 的过程证明了胎儿右心室的可塑性，正常结构的心脏受到外在负载条件和激素调节剂变化的极大影响，这些变化是由双胎中的供血胎所致。我们可以试着推测，早期妊娠类似的激素状况和负荷改变的机制可能是先天性心脏病单胎胎儿这类右心阻塞性异常的原因[17]。这与先天性心脏病形成的基本机制有关。血液流量变化和其他外部变量可能会导致人类心脏胚胎形成后的某一时期“获得性”心脏病的发生。

双胎输血综合征心血管损害的评估方法

测量 TTTS 心血管异常的严重程度很重要。评价心室功能障碍的一种量化参数为心肌功能指数

（MPI）[18]，与心室几何形状无关，能反映收缩和舒张期心室的综合表现。通过对心室流入和流出道血流进行多普勒检测，测量与等容收缩、等容舒张和心室射血有关的时间间期。MPI 是等容时间与射血时间之比。Raboisson 及其同事使用 MPI 评估了受血胎和供血胎的心室功能状态[19]，随着整体收缩和舒张功能障碍加重，MPI 值升高，受血胎比供血胎的 MPI 值更高。他们还发现 TTTS 中受血胎的心室功能异常非常典型，可以使用 MPI 准确鉴别 TTTS 和其他导致双胎大小差异的原因，如宫内发育迟缓。

我们一直在研究各种多普勒推导的心室功能测量的有效性，以便增进对 TTTS 病理生理的了解，并按疾病严重程度进行分级管理。Szwast 等人在 22 对 TTTS 双胎中[20]应用 MPI 并计算心室射血力和心排血量。心室射血力是根据在特定的时间间期内流过肺动脉瓣或主动脉瓣的血液加速度，用牛顿力学推算得出的反映心室收缩性能的参数。值越高，收缩期对泵出血液的心室施加的力越大。左、右心室联合心排血量（CCO）是流经胎儿心脏总血流量值，经估计的胎儿体重（以千克为单位）校正。然后将双胎与 36 个年龄相匹配的单胎胎儿（作为正常对照）进行比较，所得结果见表 44.2。在 TTTS 双胎中，供血胎右心室和左心室 MPI 值低于受血者，甚至低于正常对照组。供血者与受血者相比，右心室和左心室射血力降低；双胎与正常对照组胎儿相比，右心室和左心室的射血力也降低。供血胎与受血胎及正常对照组胎儿相比，心排血量更低。这些发现与供血胎的心肌数量减少，但心肌功能保留的观点相一致。相反，受血胎的右心室和左心室的 MPI 较正常胎儿异常升高，尽管受血胎的左室和右室射血力之间无明显差异。与供血胎和正常对照组相比，受血胎心排血量升高。这表明受血胎中，当出现舒张功能障碍时射血力增加，收缩功能仍保留。这些多普勒衍生参数的应用，将有助于在低心排血量和水肿发作之前识别舒张功能障碍的胎儿，并随着双胎输血综合征进展，有助于对疾病的严重程度进行分级。

我们的重要目标是开发一个通用的辅助 Quintero 分级心血管评分系统，来量化 TTTS 心血管损害的权重。为此，我们确定了可能需要考虑到的心血管特征[21]，表 44.3 列出了这些特征及费城儿童医院（CHOP）对 TTTS 心血管的各种评分。CHOP 心血管评分源自 150 对 TTTS 双胎的超声心动图数据，包含描述心室扩张和肥大的特征、收缩功能、瓣膜反流，以及多普勒描述的受血胎心室顺应性、舒张特性指标。在供血胎中还包括脐动脉舒张血流。

虽然右室流出道梗阻是导致 TTTS 中某些受血胎发生心肌病的最终结果，但我们观察到肺动脉和主动脉内径大小有出现反转的特殊情况。肺动脉内径通常比主动脉大 25% 左右，但一些受血胎的肺动脉和主动脉内径相同，或比主动脉小，我们认为这可能反映出该疾病的进展，在发生更严重的右室流出道阻塞和肺动脉闭锁之前，右心室顺应性改变可导致经过卵圆孔右向左的分流增加。在这种情况下，随着右心系统内肺动脉血流减少，左心系统内主动脉血流增加，肺动脉生长受抑制而主动脉生长增强。因此，在应用 TTTS CHOP 心血管评分中我们增加了肺动脉和主动脉内径异常的评分。

表 44.2　供血胎、受血胎和正常对照胎儿的结果[20]

参数	供血胎 (n=22)	受血胎 (n=22)	正常 (n=36)	$P1$	$P2$	$P3$
胎龄（周）	22.3 ± 2.3	22.3 ± 2.3	22.9 ± 2.0	1	0.42	0.42
胎儿体重（kg）	0.42 ± 0.22	0.56 ± 0.21	0.64 ± 0.27	<0.001	<0.05	0.23
右心室心肌功能指数	0.38 ± 0.07	0.56 ± 0.09	0.42 ± 0.05	<0.001	<0.05	<0.001
左心室心肌功能指数	0.35 ± 0.07	0.54 ± 0.12	0.41 ± 0.05	<0.001	<0.05	<0.001
右心室射血力 (mN)	2.5 ± 1.5	6.1 ± 4.0	5.4 ± 3.3	<0.001	<0.001	0.53
左心室射血力 (mN)	2.0 ± 1.7	5.7 ± 3.2	4.6 ± 2.0	<0.001	<0.001	0.19
联合心排血量 [mL/(min・kg)]	416 ± 74	568 ± 109	568 ± 109	<0.001	<0.001	<0.05

以胎龄相近的胎儿作为正常对照组进行统计分析。$P1$ 是供血胎与受血胎对比的 P 值，$P2$ 是供血胎与正常对照组对比的 P 值，$P3$ 是受血胎与正常对照组对比的 P 值

表 44.3　描述双胎输血综合征心血管异常严重程度的 CHOP 心血管评分[21]

参数	表现	得分（分）
供血胎脐动脉	正常	0
	舒张期血流减少	1
受血胎	舒张期缺失或反向血流	2
心室肥厚	无	0
	有	1
心脏增大	无	0
	轻度	1
	大于轻度	2
心室功能障碍	无	0
	轻度	1
	大于轻度	2
三尖瓣反流	无	0
	轻度	1
	大于轻度	2
二尖瓣反流	无	0
	轻度	1
	大于轻度	2
三尖瓣流入	双峰	0
	单峰	1
二尖瓣流入	双峰	0
	单峰	1
静脉导管	均为前向血流	0
	舒张期血流缺失	1
	舒张期血流反向	2
脐静脉	无搏动	0
	搏动	1
右室流出道	PA ＞ Ao	0
	PA ＝ Ao	1
	PA ＜ Ao	2
	右室流出道梗阻	3
肺动脉反流	无	0
		1
心血管总评分最大得分		20

Ao= 主动脉；PA= 肺动脉；RV= 右心室

最高的分值表明心血管损害程度最严重，满分 20 分。最近，我们在 CHOP 应用该评分系统对所有 TTTS 胎儿进行前瞻性研究。除了这些从定性结论得出的分数，我们还将常规测量受血胎和供血胎 MPI 作为评估心肌功能的补充手段。表 44.4 描述了 150 对 TTTS 双胎中多普勒推导的脐动脉搏动指数、大脑中动脉指数、静脉导管血流、左 / 右心室 MPI 及用于计算 MPI 的参数。只有通过对受血胎和供血胎双胎详尽和全面的描述，才可以较准确地评估这种疾病的影响和心血管系统对各种治疗策略的反应。量化 TTTS 胎儿心血管异常的程度也可能用作预测出生后心血管异常的工具。这些技术将需要进一步验证，并在各种情况下进行评估分析，目前正在进行中。

双胎输血综合征的治疗策略

针对 TTTS 有多种治疗策略，从受血胎连续抽出大量羊水，即羊膜腔羊水减容术，已被证明可以降低发病率和死亡率[22]。连续羊水减容术最初为缓解孕妇不适的术式，后发现其对胎儿预后也可以产生正面影响。羊水减容后可能缓解了胎盘压迫，改善了胎盘循环，缩小了母体腹部或子宫大小，从而降低了早产的危险。在供血胎和受血胎羊膜囊之间建立通道（无论是特意还是在羊膜腔减压术中），被证明可以改善结果。通过腹腔镜“微创间隔造口术”有助于平衡双胎之间的羊水量和压力，当然这些临时交通通常会自然封闭。

Ville 及其同事开创了经皮腹腔镜激光技术，直接阻断胎盘内不良交通血管[23–26]。目前，这似乎是治疗 TTTS 最有效的策略。在一项内窥镜激光光凝疗法与系列羊膜腔减压术的大型随机试验（欧洲胎儿联盟试验）中，激光治疗是该疾病在任何严重程度阶段都优于其他方法的一线治疗方案[26]。与羊膜腔减压组相比，激光组双胎之一存活的可能性更高 (76% *vs* 56%)，脑室周围白质软化症的发生率较低 (6% *vs* 14%)，并且在 6 个月时更可能没有神经系统并发症（52% *vs* 31%）。虽然激光治疗目前看来是更有效的策略，但它并不能治愈所有病例，尽管有治疗的方法，但发病率和死亡率仍很高。在确定合适的患者和激光治疗的最佳时机方面需要做进一步的研究。

问题、推测和长期预后

关于 TTTS 和其引发的心血管变化有许多未解的问题。着眼于治疗效果的研究侧重于围生期存活率和神经系统预后，而很少关注心血管的结局。哪些干预治疗最有可能引起心血管异常的改善？

表 44.4 150 对 TTTS 双胎供血和受血胎儿心血管功能的定量参数 [21]

	供血胎	受血胎	P 值
胎重（g）	399（235）	527（285）	<0.000 1
脐动脉 S 波峰值速度（cm/s）	29.2（8.7）	41.7（12.9）	<0.000 1
脐动脉 D 波峰值速度（cm/s）	4.7（4.3）	9.7（4.5）	<0.000 1
脐动脉搏动指数	1.81（0.8）	1.46（0.4）	<0.000 1
大脑中动脉 S 波峰值速度（cm/s）	27.3（8.1）	26.2（8）	NS
大脑中动脉 D 波峰值速度（cm/s）	5.1（2.6）	5.1（2.1）	NS
大脑中动脉搏动指数	1.79（0.4）	1.70（0.4）	NS
静脉导管 A 波峰值速度（cm/s）	18.5（6.8）	13.3（16.7）	<0.01
静脉导管 S 波峰值速度（cm/s）	51.1（13）	53.3（13.6）	NS
静脉导管 A/S 比值	0.38（0.12）	0.24（0.31）	<0.001
三尖瓣关 - 开时间（ms）	232（18）	275（32）	<0.000 1
肺动脉射血时间（ms）	169（13）	169（21）	NS
右室心肌功能指数	0.38（0.11）	0.69（0.47）	<0.000 1
二尖瓣关 - 开时间（ms）	222（19）	263（29）	<0.000 1
主动脉射血时间（ms）	166（15）	170（17）	0.07
左室心肌功能指数	0.34（0.12）	0.59（0.28）	<0.000 1

NS= 无显著差异

Barrea 及其同事证明，即使行羊膜腔减压术，心血管异常可能仍持续存在甚至进展 [10]。尚无有关激光治疗对心血管变化的影响，以及预防右室流出道梗阻、心力衰竭或水肿进展的研究。正是通过应用 CHOP 心血管评分和其他功能定量指标等能描述心血管的工具，这些问题才可能得以解决。

关于 TTTS 的病理生理仍然存在一些有趣的问题。为什么一些受影响严重的受血胎表现出心室功能不全和心力衰竭，而另一些则出现心室肥厚和右室流出道梗阻？我们提出这样一种可能性，也许不仅仅是疾病的严重程度决定了这种表型，而是内在的遗传因素在发挥作用。众所周知，在足月新生儿心脏中，心肌对负荷的反应在某种程度上是受遗传控制的 [27]。因此，推测胎儿心肌对前负荷（容量交换）和后负荷（激素调节剂）严重增加的反应可能同样受遗传控制，一些双胎受血胎对这些负荷的反应是心脏增大、失代偿和衰竭，而另一些则是心脏增大和右室流出道梗阻。事实上，后者可能是一种积极的适应性反应，表明心肌有能力进行自我适应，且右室流出道梗阻的胎儿很少发生死亡，不同于那些发生心脏失代偿和水肿的受血胎。血管紧张素转换酶基因型或其他心肌基因型等变量可能会影响受血胎发展的表型方向。血管紧张素Ⅱ可以是成熟心脏中心肌肥大的有效兴奋剂，但它是在复杂的基因型控制下（如受体类型、密度等）直接发生心肌效应的 [27-30]。在 TTTS 受血胎中观察到的表型变异可能是对升高的血管紧张素Ⅱ水平基因控制的固有反应结果。目前胎儿心肌肥大的遗传决定因素尚不清楚，但可以解释这一现象。

TTTS 胎儿心血管异常的长期影响可能非常重要。“Barker 假说”提出了成人心血管疾病的胎儿起源概念，即心脏和血管系统的“编程”发生在胎儿时期，对出生后疾病（如高血压和动脉粥样硬化）的发展风险已固化 [31]。Cheung 及其同事证明了胎儿 TTTS 对婴儿血管功能障碍的影响 [32]。他们观测出生后平均 9 月龄的 TTTS 供血胎，脉冲波多普勒超声显示有异常，表明动脉扩张性降低。Gardiner 及其同事研究了 27 对出生后平均 11 月龄的 TTTS 双胎，发现激光治疗改变但没有消除这些动脉扩张性异常 [33]。

TTTS 胎儿的幸存者在成长到儿童后期和成年时是否面临严重的心血管风险？TTTS 的长期心血管负担是什么，以及这些患儿成年后心血管疾病的风险将增加到什么程度？这些都是值得探讨的问题，有待大量研究来证实。随着幸存人数的增加，人们对其成年后的生存方式产生了极大的兴趣。截至目前，初步数据显示出了一个非常好的结果。年龄中位数为 4.5 岁的成对供血胎、受血胎存活者的左室舒张功能仅有轻微差异，舒张早期和晚期充盈的左心室比例低于其双胎中的供血胎 [34]。然而，与年龄匹配的单胎幼儿相比，其值仍在正常范围内。值得关注的还有这些幸存者的生活质量，新获得的数据表明脑瘫和神经认知缺陷的风险持续存在 [35]。只有加强对病理生理的认知、及早识别疾病、制定治疗策略，以便在早期控制病情，才有可能降低未来的风险。

结　语

TTTS 是一种影响单绒双羊双胎独特而复杂的疾病过程。这种疾病主要是由于胎盘血管病变，胎盘内异常血管交通将血容量和激素调节剂从双胎的供血胎转移到受血胎。尽管有内窥镜激光光凝等治疗术式，但发病率和死亡率仍然很高。心血管系统发生的复杂变化，对该疾病的结局有很大的影响。应用合适的评分工具对心血管异常程度进行分级将有助于制定当前和未来有效的治疗方案。虽然 TTTS 对出生后和成年心血管系统的长期影响很显著，但目前机制仍不明确。

参考文献

[1] Sebire NJ, et al. Br J Obstet Gynaecol, 1997, 104:1203–1207.
[2] Harkness UF, Crombleholme TM. Semin Perinatol, 2005, 29:296–304.
[3] Berger HM, et al. Lancet, 2000, 356:847–848.
[4] Fisk NM, Galea P. N Engl J Med, 2004, 351:182–184.
[5] Gonsoulin W, et al. Obstet Gynecol, 1990, 75:214–216.
[6] Haverkamp F, et al. Eur J Paediatr Neurol, 2001, 5:21–27.
[7] Zosmer N, et al. Br Heart J, 1994, 72:74–79.
[8] Simpson LL, et al. Obstet Gynecol, 1998;92:557–562.
[9] Lougheed J, et al. J Am Coll Cardiol, 2001, 38:1533-1538.
[10] Barrea C, et al. Am J Obstet Gynecol, 2005, 192:892–902.
[11] Quintero RA, et al. J Perinatol, 1999, 19:550–555.
[12] Bajoria R, et al. Am J Obstet Gynecol, 1995, 172:856–863.
[13] Galea P, et al. Prenat Diagn, 2005, 25:777–785.
[14] Mahieu-Caputo D, et al. Pediatr Res, 2005, 58:685–688.
[15] Bajoria R, et al. Am J Obstet Gynecol, 2002, 186:121–127.
[16] Bajoria R, et al. Hum Reprod, 1999, 14:1614–1618.
[17] Clark, EB, et al. Am J Physiol Heart Circ Physiol, 1989, 257:H55–61.
[18] Eidem BW, et al. Echocardiography, 2001, 18:9–13.
[19] Raboisson MJ, et al. Circulation, 2004, 110:3043–3048.
[20] Szwast A, et al. Ultrasound Obstet Gynecol, 2007, 30: 40–46.
[21] Rychik J, et al. Am J Obstet Gynecol, 2007, 197:392.e1–8.
[22] Mari G, et al. Am J Obstet Gynecol, 2001, 185:708–715.
[23] Ville Y, et al. N Engl J Med, 1995, 332:224–227.
[24] De Lia JE, et al. J Perinat Med, 1999, 27:61–67.
[25] Hecher K, et al. Eur J Obstet Gynecol Reprod Biol, 2000, 92:135–139.
[26] Senat MV, et al. N Engl J Med, 2004, 351:136–144.
[27] Lips DJ, et al. Eur Heart J, 2003, 24:883–896.
[28] Yamazaki T, et al. Am J Cardiol, 1999, 83:53H–7H.
[29] Sadoshima J, Izumo S. Circ Res, 1993, 73:413–423.
[30] Sadoshima J, et al. Cell, 1993, 75:977–984.
[31] Barker DJ. Ann Med, 1999, 31(suppl 1):3–6.
[32] Cheung YF, et al. Lancet, 2000, 355:1157–1158.
[33] Gardiner HM, et al. Circulation, 2003, 107:1906–1911.
[34] Halvorsen CP, et al. Acta Paediatr, 2015, 104:252–258.
[35] van Klink JM, et al. Twin Res Hum Genet, 2016, 19:255–261.

本章完整参考文献，请扫描以上二维码在线查看。若需下载，请登录 www.wpcxa.com“下载中心”下载。

第 45 章

胎儿先天性心脏病介入治疗

Lindsay R. Freud, Max E. Godfrey, Wayne Tworetzky

引　言

胎儿超声心动图技术的发展促进了人们对宫内胎儿心脏病自然病程的认知，结合产科介入和导管技术的改进，出现了微创经皮胎儿心脏介入手术（FCI）。自 1991 年 Maxwell 等 [1] 在伦敦首次报道 FCI 以来，这一技术得到迅速发展。其目的是改变导致胎儿终生显著发病和死亡的严重畸形的自然病程，如分期单心室姑息手术会改善致死畸形胎儿的存活率。本章重点讨论目前经皮微创 FCI 治疗最常见的 3 种先天性心脏病，即重度主动脉瓣狭窄（AS）伴进展性左心发育不良综合征（HLHS）、室间隔完整型肺动脉闭锁（PA/IVS）伴进展性右心发育不良综合征（HRHS）及 HLHS 合并完整或限制性房间隔（IAS）。最后，讨论新兴的母体高氧疗法进行胎儿治疗的可能性。关于经母体的胎儿治疗也须考虑，但超出了本章的讨论范围。

妊娠中期重度主动脉瓣狭窄伴进展性左心发育不良综合征

最常开展的 FCI 是针对妊娠中期胎儿重度 AS 伴进展性 HLHS 的主动脉瓣成形术。尽管 HLHS 患儿早期手术存活率有所提高，但分期单心室姑息术后的 Fontan 循环仍有显著的终生发病率和死亡率 [2–5]。部分 HLHS 患者在宫内表现为共同的病理生理学病因，即重度 AS 伴左心室（LV）扩张和功能障碍。自然病程研究表明，胎儿重度 AS 需要克服显著增加的后负荷，在妊娠中期开始出现 LV 扩张（图 45.1）。随着孕周增加，出现 LV 功能障碍，最终左心结构发育停滞 [6–10]。出生后，左心系统无法支持体循环，导致 HLHS。

1991 年 Maxwell 等 [1] 首次尝试并报道了胎儿主动脉瓣成形术。随后 10 余年，有多个临床中心尝试进行同样的手术，但由于选择了妊娠晚期患者，畸形严重且技术难度大，基本没有成功经验 [11]。2000 年，波士顿儿童医院和布列根和妇女医院联合开展研究，对符合 AS 伴进展性 HLHS 特定生理标准的妊娠中晚期胎儿实施主动脉瓣成形术。因为技术改进获得巨大成功，这一经验后来在全球其他医学中心得到推广 [12–17]。

波士顿儿童医院的 Makikallio 及其同事总结了预测妊娠中期胎儿严重 AS 进展为 HLHS 的特定病理生理特征。这些特征包括左室收缩功能障碍、主动脉横弓逆向灌注（图 45.2）、二尖瓣单向血流频谱和卵圆孔左向右分流 [18]，这些特征被伦敦的同行们证实 [19]。对这类胎儿进行干预的目的是减轻重度 AS 导致的妊娠中晚期血流动力学变化，从而避免发展成 HLHS，在出生后可以建立双心室循环 [20]。

病例选择

选择主动脉瓣成形胎儿时，需要考虑两个重

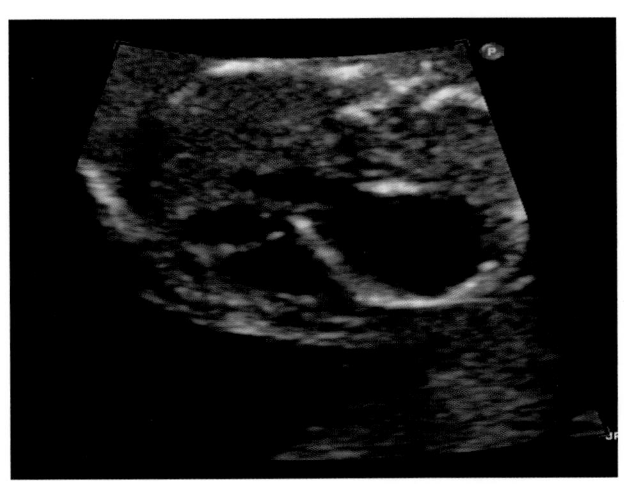

图 45.1　超声四腔心切面显示妊娠中期胎儿因主动脉狭窄导致左心室重度扩张

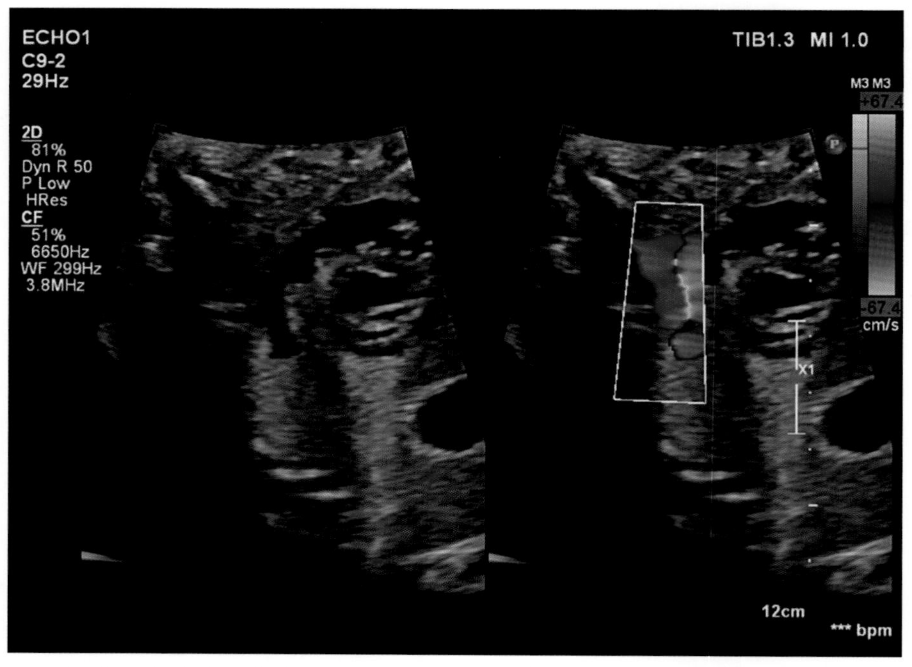

图 45.2 矢状位（左室短轴切面）超声图像显示，妊娠中期胎儿重度主动脉瓣狭窄合并进展性左心发育不良综合征时主动脉横弓的逆行血流

要因素：

（1）胎儿是否具有高度可能进展为 HLHS 的明显特征？

（2）左心是否可以挽救？

关于第一点，入选胎儿不仅必须有重度瓣膜性 AS 的诊断依据，而且必须有上述高度提示进展性 HLHS 的特征。一小部分病例妊娠中期 AS 可能没有血流动力学影响，出生后仅通过主动脉瓣成形术就可能建立双心室循环 [21]。

关于第二点，某些胎儿病变发展严重，LV 无法挽救。假如检查时 LV 已经发育不全，则不可能恢复。McElhinney 等人基于 70 例胎儿主动脉瓣成形术，设计了一个评分系统对胎儿进行分析，帮助预测哪些胎儿出生后可能建立双心室循环 [22]。评分系统包括 LV 长轴 Z 值 >0，LV 短轴 Z 值 >0，主动脉瓣环 Z 值 >-3.5，二尖瓣环 Z 值 >-2，AS（或二尖瓣反流）最大收缩期压差≥ 20mmHg。存在 4 个或以上这些特征预测患儿双心室结局的灵敏度为 100%，阳性预测率为 38%。此外，某些患儿可能表现为 LV 正常或扩张，但存在广泛疤痕组织或心内膜弹性纤维增生症（EFE）（图 45.3）。EFE 可能合并 LV 形态异常和更严重的舒张功能障碍，限制了 LV 恢复的可能 [23-24]。

最后，也是最重要的一点，母亲必须是 FCI 的合适人选。不论严重畸形的胎儿胎龄是否适合，除非对母体来说风险很小，否则不应进行 FCI 手术。所有母亲接受 FCI 之前都应该由母胎医学专家进行全面评估。

技术要点

因为母体的安全最重要，我们建议产妇在产科手术室硬膜外麻醉下进行 FCI。硬膜外麻醉后，确定胎儿位置，必要时将胎儿调整到最佳位置。如图 45.4 所示，胎儿的理想体位是左胸部前位，经母体腹部可以直达 LV 心尖部及流出道 [20]。胎儿体

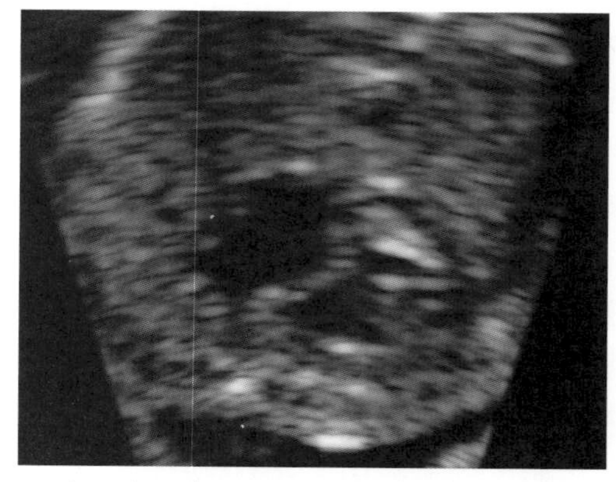

图 45.3 左心室显著心内膜弹性纤维增生症病例，这类胎儿不能进行胎儿主动脉瓣成形术

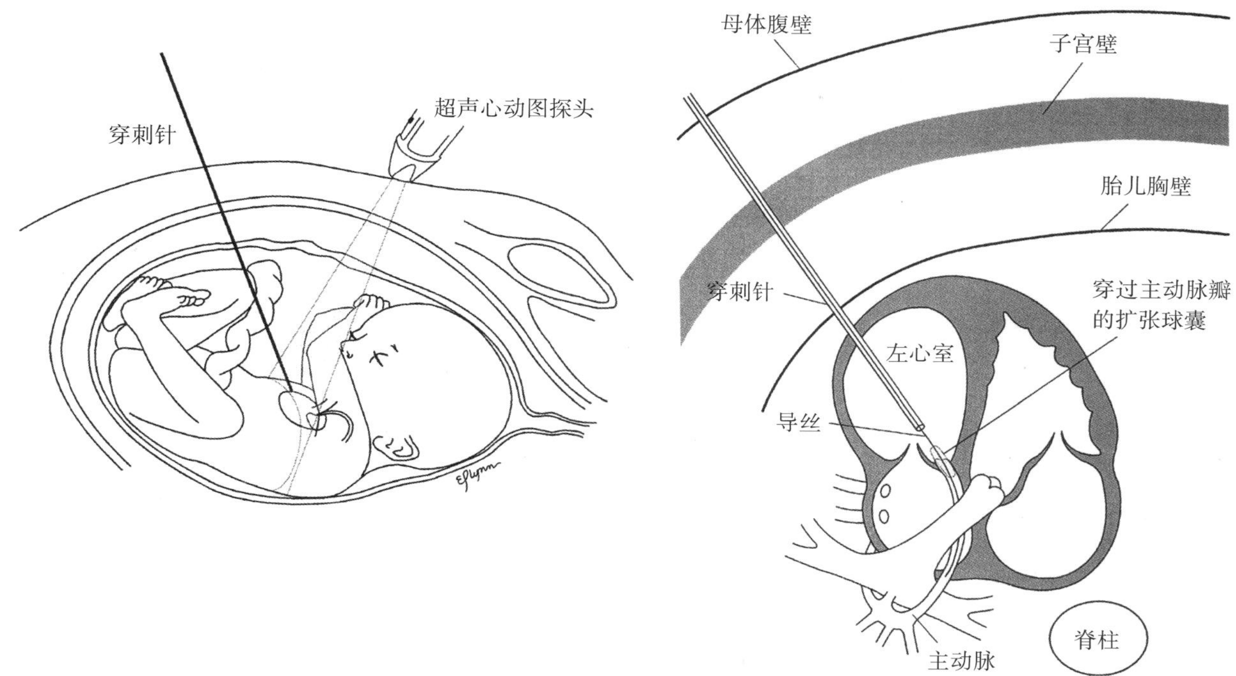

图 45.4 胎儿的理想体位是左胸部在前。套管可以直接经母体腹壁抵达胎儿左心室心尖部。穿破心尖部进入左心室，将导丝和冠状动脉成形术的导管置于主动脉瓣环位置以进行球囊扩张。经许可，引自 Tworetzky W, et al. Circulation, 2004, 110(15):2125–2131[20]

位确定合适后，肌肉注射镇痛药（芬太尼）、肌松剂（潘库溴铵）及阿托品。

当无法通过体外倒转实现胎儿最佳位置或成像受限时则选择开腹手术[25]。19 号穿刺针及套管在超声引导下依次经母体腹部、子宫壁和胎儿胸壁，最后穿刺心尖部进入 LV（图 45.5，视频 45.1）。取出穿刺针后血液回流证明套管位于心腔内，将一根 0.014 英寸（约 0.036cm）导丝沿套管通过左室流出道进入升主动脉。冠状动脉成形球囊沿导丝推进至主动脉瓣环位置、充盈、扩张，一般至少 2 次，扩张到主动脉瓣环径的 100%~120%（图 45.6，视频 45.2）[12,26]。

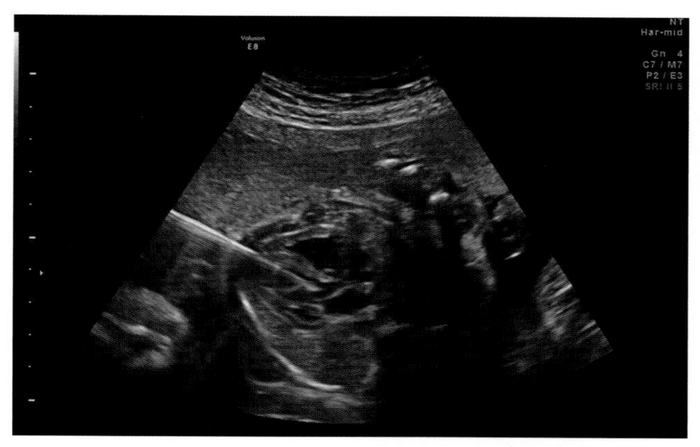

图 45.5 针头插入左心室心尖部，对准左室流出道

彩色多普勒血流超声显示主动脉瓣前向血流增宽和（或）主动脉瓣反流，即证实手术成功（视频 45.3）。取出套管后，在手术室监测胎儿有无并发症。多达 40% 的胎儿会出现并发症，最常见的是心动过缓、心功能障碍和心包积血[22]。心动过缓和心功能不全时心内注射肾上腺素和阿托品治疗，通常效果明显[27]。如果心包出血量小且无血流动力学异常，就不干预；如果心包积血中到大量和（或）血流动力学不稳定，则进行心包穿刺术。

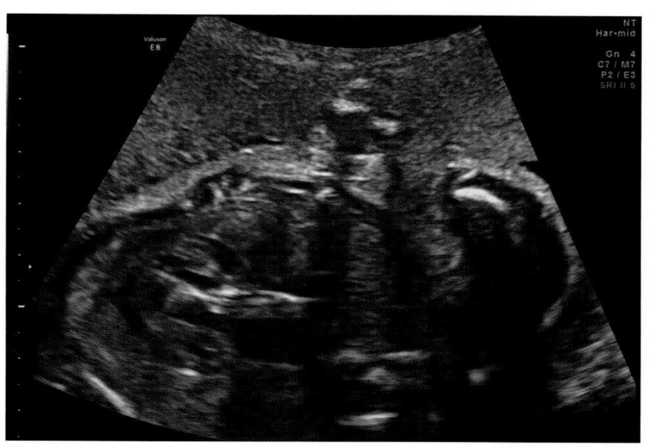

图 45.6 球囊通过主动脉瓣并充盈

2014 年，波士顿儿童医院和布列根和妇女医院报道了首批 100 例接受主动脉瓣成形术的胎儿中有 77 例手术成功。经过初期的手术经验积累，在以后部分手术病例中获得了更大的成功，此结局是可以预想到的。文献还报道了 11% 的胎儿死亡风险，其中 4 例死亡发生在手术后 24h 内，2 例死亡是由于胎膜早破导致死胎。未发现显著的孕产妇发病率 [28–29]。随着医生对 FCI 经验的增加，胎儿死亡和开腹手术的风险均显著减少 [25]。

产后结局

重度 AS 患儿成功接受 FCI 后，不仅表现为宫内血流动力学改变 [30]、左侧心腔结构发育 [22]，而且在出生时左侧心腔结构较大（图 45.7）[28]。波士顿儿童医院成功实施手术后，45% 的胎儿在产后获得了双心室结局。HLHS 患儿的中期随访发现，双心室循环能更好地避免心源性猝死。然而，双心室循环患儿多数心脏畸形发病率较高：出生后几乎所有患儿都需要行心导管术和（或）外科手术治疗，通常需要进行瓣膜置换 [28]。这表明胎儿主动脉瓣成形术可能建立双心室循环，但通常在出生后必须进行 LV 再干预。

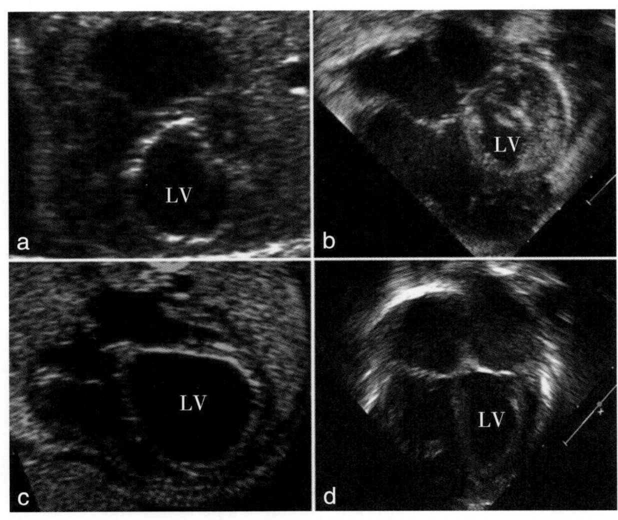

图 45.7 两名患儿的 FCI 干预前（左图）、出生后（右图）超声心动图四腔心切面图像。a~b. 第一排图像中的患儿实施胎儿主动脉瓣成形术未成功，并在出生后进行了分期单心室姑息术。c~d. 第二排图像中的患儿手术成功，获得双心室结局 [28]。LV= 左心室。经许可，引自 Freud LR, et al. Circulation, 2014, 130(8):638–645[28]

室间隔完整型肺动脉闭锁伴进展性右室发育不良综合征

与妊娠中期重度 AS 伴进展性 HLHS 相似，对 PA/IVS 伴进展性 HRHS 进行 FCI 的基本原理是改变其自然病程，在出生后获得双心室结局。通过 FCI 在宫内穿孔并扩张闭锁的肺动脉瓣（胎儿肺动脉瓣成形术）促进右心在随后妊娠期内发育。然而，PA/IVS 是一种比 AS 伴进展性 HLHS 更特殊的疾病，其后续治疗和预后通常取决于右心室及三尖瓣发育不良的程度 [31–32]。例如，PA/IVS 伴严重右心室发育不良的胎儿，可能合并右室流出道纤维肌性闭锁和（或）右心室依赖性冠状动脉循环，这类胎儿不能进行 FCI 治疗。只能在新生儿期接受分期单心室姑息术手。另一方面，轻度右室发育不良的胎儿，产后仅需接受肺动脉瓣成形术就可以建立双心室循环。

所有考虑进行 FCI 的中等程度病变的胎儿，通常在新生儿期至少需要一次姑息手术。这些患儿介于双心室循环和单心室循环之间，最终能否实现双心室循环在很大程度上取决于产后治疗方案 [33–35]。理想情况下，FCI 可以使这些患儿在新生儿期实现双心室循环。

病例选择

PA/IVS 的宫内诊断依据是肺动脉闭锁伴动脉导管左向右分流，以及右室压升高导致的右心室肥厚，右室压通常通过三尖瓣反流进行定量评估。三尖瓣 Z 值与右室发育不良程度相关，与出生后研究结果相似，也可预测最终产后结局 [36–38]。FCI 可考虑应用于中度右室发育不良的胎儿，预计还需要在新生儿期进行一次姑息手术。更具体地讲，FCI 的适应证包括：①肺动脉瓣膜性闭锁合并完整室间隔（或高度限制性分流）；②三尖瓣 Z 值 < -2，右心室可识别但发育较小，可以插入鞘管（图 45.8）[39]。

手术技术要点

由于右心室的复杂几何结构及肥厚，对 PA/IVS 伴进展性 HRHS 进行 FCI 更具挑战性。使用 19 号穿刺套管，由于右心室内二次定位的空间较小，因此确定进入右室流出道的初始路径非常关键。闭锁的瓣膜用探针或 22 号 Chiba 针刺穿，0.014

英寸导丝引导冠状动脉成形球囊定位于瓣环处进行扩张（图 45.9，视频 45.4）。介入手术成功的彩色多普勒图像特征为肺动脉瓣前向血流和肺动脉瓣反流。如上所述，患儿可能会出现心动过缓、心功能障碍和心包积血等并发症。2008 年，我们报道了 4 例未成功的 FCI，随后波士顿儿童医院和布列根和妇女医院报道了 6 例成功的 FCI 治疗，均没有胎儿死亡 [39]。这一经验也在全球其他中心得到了推广 [16-17,40-42]。

产后结局

通过治疗后右心的生长发育，可以证明胎儿肺动脉瓣成形术能够改变宫内 PA/IVS 的自然病程。而且，我们 5 例成功实施 FCI 的活产儿中，4 例能够在出生后不同程度的干预下实现双心室循环 [39]。与 AS 合并进展性 HLHS 相似，对于选择性 PA/IVS 胎儿，FCI 应被视为右心室重塑的初始治疗，结合积极的产后治疗方案，有可能建立双心室循环。

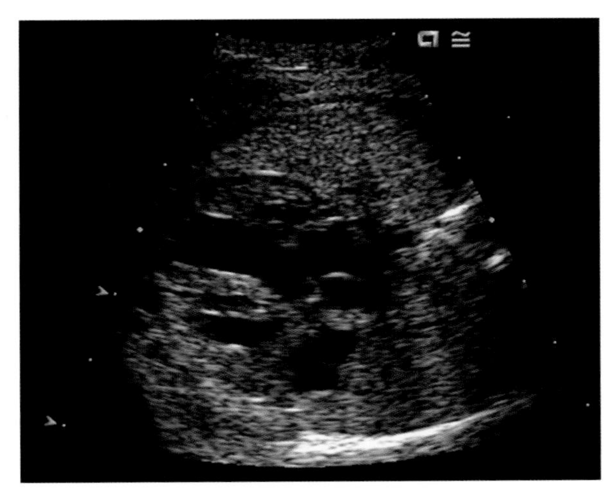

图 45.8 室间隔完整型肺动脉闭锁合并轻至中度右室发育不良胎儿，右心室显著肥厚，可选择行胎儿心脏介入治疗

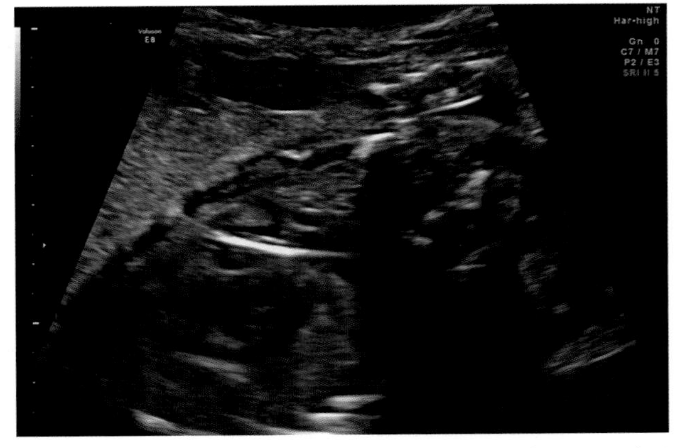

图 45.9 室间隔完整型肺动脉闭锁胎儿，球囊位于右室流出道

左心发育不良综合征合并完整或高度限制性房间隔

HLHS 合并 IAS 是最致命的先天性心脏病之一 [43-45]。为重度 AS 患儿实施 FCI 是为了预防其进展为 HLHS，对 HLHS 合并 IAS 实施 FCI 的基本原则是提高存活率。这种畸形就是 HLHS 合并左心出口很小甚至无出口，会导致左心房和肺静脉高压，对肺血管和肺发育造成不良影响 [43]。与新生儿不同，胎儿由于肺血流量低，能够耐受这种循环，氧合不依赖于心房水平分流。但是，出生时，IAS 会导致肺静脉进入体循环的含氧血液缺失，导致严重肺水肿、发绀、酸中毒、呼吸衰竭并迅速死亡。

如果产前诊断 HLHS 合并 IAS，大多数三级医疗中心会进行择期分娩，这样新生儿就可以在出生后立即接受心导管术或外科手术进行左心房减压。尽管有这种产后治疗，但存活率仍然很低 [45]。因此，波士顿儿童医院和其他中心开始尝试实施 FCI，在宫内建立心房水平分流 [46]。宫内建立心房水平分流的目的是：①左心房减压，防止进一步损伤肺血管和肺发育；②维持胎儿出生时生命体征更平稳。

病例选择

明确诊断 HLHS 合并完整或高度限制性房间隔（房水平分流 ≤ 1mm）的胎儿如果左心房压高，担心产后需要行急诊左心房减压术，则可考虑进行 FCI。利用脉冲多普勒测量肺静脉内正 / 反向血流比例评估房间隔限制和左心房高压（图 45.10）[47-49]。手术的选择标准主要是基于高风险生理，而不是孤立的解剖结构；然而，由于技术限制，左心发育不良和房间隔异常增厚的胎儿无法入选。

手术技术要点

将 18 或 19 号套管插入右心房或左心房，用刺穿针或 22 号 Chiba 针刺穿房间隔。球囊和（或）球囊支架横跨于房间隔上并充盈扩张，目的是建立

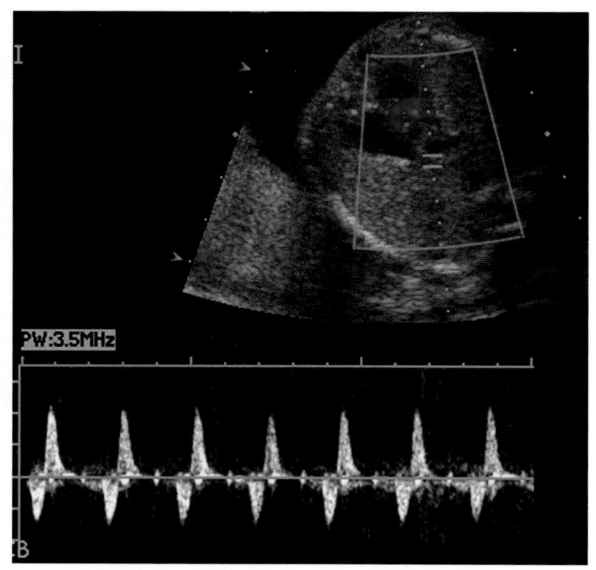

图 45.10 左心发育不良综合征胎儿介入治疗前肺静脉的脉冲多普勒检查

一个≥ 3mm 的房水平分流（视频 45.5）。图 45.11 显示成功放置支架后的左向右分流。心动过缓和心功能不全在心房造口术中少见，拔出套管后可能发生心包积血。支架置入术会增加支架错位或栓塞的风险。截至 2008 年，21 例手术中有 19 例成功，2 例胎儿在手术 24h 内死亡[50]。

产后结局

我们中心报道的 19 例活产儿中，房水平交通口≥ 3mm 的胎儿氧饱和度显著升高，出生时需要紧急左心房减压手术的病例减少。但是，1 期姑息手术后的存活率与房水平交通口较小或 FCI 不成功的胎儿相比无显著差异。据国际胎儿心脏介入治疗注册中心最近一项报道，FCI 成功的患儿与 FCI 不成功（或未进行）患儿之间的活产存活率也相似[52]。尽管有这些初步结果，但考虑到这种疾病的致死性，我们仍需继续努力。

母体高氧疗法及其发展趋势

除了经皮 FCI，另一种新兴的胎儿治疗方式是母体高氧疗法。20 世纪 50 年代发现孕妇吸氧可以提高胎儿氧分压（pO_2）[53]，最初这被认为是一种治疗宫内发育迟缓的方法[54–55]。母体高氧疗法可促进胎儿肺血管床扩张和肺血流量增加，特别是在妊娠后期[56]。近年来，应用胎儿心脏磁共振成像技术证实了母体高氧血症有利于胎儿 pO_2 增加，肺血流量增多[57–58]。数个小组研究了给予左心结构发育不良胎儿母体高氧疗法增加肺静脉回流及二尖瓣、主动脉瓣和主动脉弓的血流[59–61]。尽管早期结果良好，但这种治疗方式可能只适用于降低左室前负荷，例如，卵圆孔过早闭合或限制性卵圆孔、左心结构轻度发育不良，而无局限性瓣膜狭窄或心内膜弹性纤维增生症。此外，母体高氧疗法的最佳

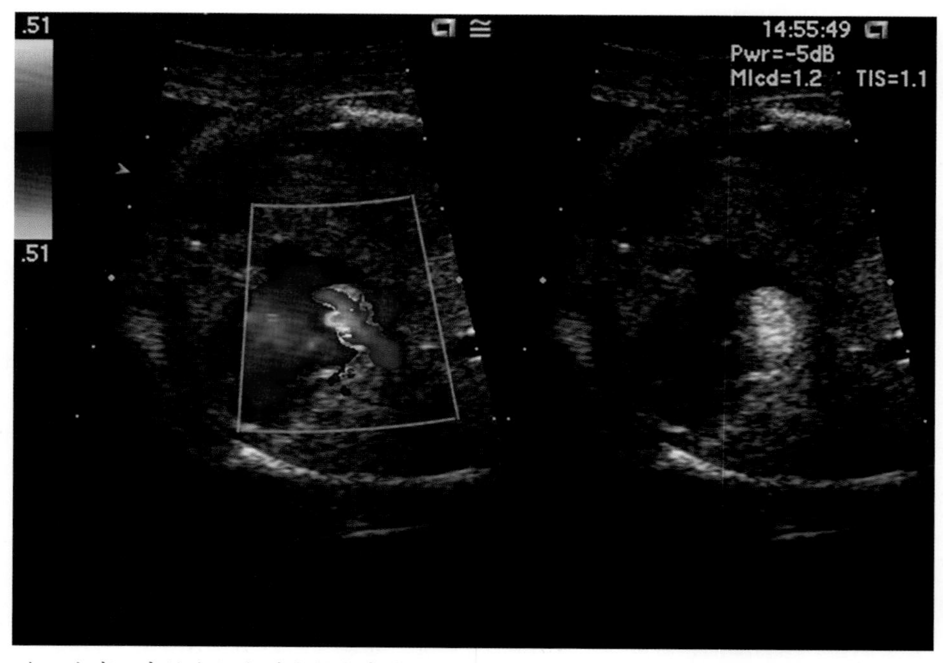

图 45.11 左心发育不良综合征合并完整或高度限制性房间隔胎儿，图中显示房间隔支架内血液左向右分流

剂量和持续时间，以及慢性氧疗对母体和胎儿的潜在副作用尚未确定。

人类探索有利于胎儿心脏治疗的能力，取决于对宫内自然病程和最严重疾病的危险因素的认知。随着这项工作的不断深入，越来越多的新技术会被开发。这是该领域令人振奋的时代，但是，所有的治疗措施都应该以母体的健康和安全为重。

视　频

视频 45.1 穿刺针插入左心室心尖部，对准左室流出道。

视频 45.2 球囊跨过主动脉瓣并充盈。

视频 45.3 主动脉瓣成形术后主动脉瓣反流，表明手术成功。

视频 45.4 通过室间隔完整型肺动脉闭锁胎儿的右室流出道的充盈球囊。

视频 45.5 球囊支架横跨左心发育不良综合征合并完整或高度限制性房间隔并充盈。

参考文献

[1] Maxwell D, et al. Br Heart J, 1991, 65(5):256–258.

[2] Ghanayem NS, et al. J Thorac Cardiovasc Surg, 2012, 144(4): 896–906.

[3] Feinstein JA, et al. J the Am Coll Cardiol, 2012, 59(suppl 1): S1–42.

[4] Anderson PA, et al. J Am Coll Cardiol, 2008, 52(2):85–98.

[5] Williams IA, et al. Cardiol Young, 2009, 19(4):320–330.

[6] Allan LD, et al. Int J Cardiol, 1989, 25(3):341–343.

[7] Danford DA, Cronican P. Am Heart J, 1992, 123(6):1712–1713.

[8] Simpson JM, Sharland GK. Heart, 1997, 77(3):205–210.

[9] McCaffrey FM, Sherman FS. Pediatr Cardiol, 1997, 18(4): 276–281.

[10] Hornberger LK, et al. Circulation, 1995, 92(6):1531–1538.

[11] Kohl T, et al. Am J Cardiol, 2000, 85(10):1230–1233.

[12] Arzt W, et al. Ultrasound Obstet Gynecol, 2011, 37(6):689–695.

[13] Dangel J, et al. Ginekol Pol, 2011, 82(8):632–636.

[14] Marantz P, et al. Cardiol Young, 2013, 23(5):675–681.

[15] Gul A, et al. Turk Kardiyol Dern Ars, 2013, 41(2):161–165.

[16] Pedra SR, et al. Pediatr Cardiol, 2014, 35(3):399–405.

[17] Jaeggi E, et al. Trends Cardiovasc Med, 2016, 26(7):639–646.

[18] Makikallio K, et al. Circulation, 2006, 113(11):1401–1415.

[19] Hunter LE, et al. Prenat Diagn, 2015, 35(12):1176–1181.

[20] Tworetzky W, et al. Circulation, 2004, 110(15):2125–2131.

[21] Freud LR, et al. Ultrasound Obstet Gynecol, 2015, 45(3): 326–332.

[22] McElhinney DB, et al. Circulation, 2009, 120(15):1482–1490.

[23] McElhinney DB, et al. Am J Cardiol, 2010, 106(12):1792–1797.

[24] Friedman KG, et al. Am J Cardiol, 2014, 114(1):122–127.

[25] Wilkins-Haug LE, et al. Ultrasound Obstet Gynecol, 2006, 28(1):47–52.

[26] Marshall AC, et al. J Pediatr, 2005, 147(4):535–539.

[27] Mizrahi-Arnaud A, et al. Pediatr Res, 2007, 62(3):325–330.

[28] Freud LR, et al. Circulation, 2014, 130(8):638–645.

[29] Wohlmuth C, et al. Ultrasound Obstet Gynecol, 2014, 44(5): 532–537.

[30] Selamet Tierney ES, et al. Ultrasound Obstet Gynecol, 2007, 30(5):715–720.

[31] Hanley FL, et al. J Thorac Cardiovasc Surg, 1993, 105(3): 406–427, discussion 23–24.

[32] Schneider AW, et al. Ann Thorac Surg, 2014, 98(5):1680–1686.

[33] Ashburn DA, et al. J Thorac Cardiovasc Surg, 2004, 127(4): 1000–1007, discussion 7–8.

[34] Bryant R3rd, et al. J Thorac Cardiovasc Surg, 2008, 136(3): 735–742, 42 e1–2.

[35] Hasan BS, et al. Catheter Cardiovasc Interv, 2013, 81(1): 111–118.

[36] Peterson RE, et al. J Am Soc Echocardiogr, 2006, 19(11): 1393–1400.

[37] Salvin JW, et al. Pediatrics, 2006, 118(2):e415–420.

[38] Roman KS, et al. Am J Cardiol 2007, 99(5):699–703.

[39] Tworetzky W, et al. Pediatrics, 2009, 124(3):e510–518.

[40] Tulzer G, et al. Lancet, 2002, 360(9345):1567–1568.

[41] Polat T, Danisman N. Images Paediatr Cardiol, 2012, 14(3): 6–11.

[42] Gomez Montes E, et al. Cardiol Res Pract, 2012, 2012: 592403.

本章完整参考文献，请扫描以上二维码在线查看。若需下载，请登录 www.wpcxa.com“下载中心”下载。

第 46 章

胎儿发育迟缓的多普勒评估

Javier Caradeux，Francesc Figueras

识别小于胎龄儿

生长发育迟缓的胎儿产前诊断率常常较低，高达 75% 有小于胎龄（SGA）风险的胎儿在分娩前未被检出[1]，SGA 在低风险妊娠的检出率更低（约 15%）[2]。SGA 风险存在一定的负面影响，大多数可以避免的死胎及新生儿死亡与产前未能发现的 SGA 有关[3-4]。

目前监测生长发育的方法包括宫底高度测定。在低风险孕妇中，只有 16% 的 SGA 胎儿被检出[5]。因此，大多数 SGA 胎儿均足月出生[6]。在一些国家，常规应用超声监测妊娠晚期胎儿生长，使 SGA 诊断率提高到了 40%~80%[7-8]。最近一项精心设计的前瞻性研究，通过比较妊娠晚期常规筛查和选择性（基于危险因素）筛查数据，发现常规筛查检出 SGA 及严重 SGA 的数量是选择性筛查的 3 倍[9]。然而，另一项观察性研究发现，在妊娠早期和中期检查中累积的高危人群中再进行妊娠晚期生长评估，50% 孕妇的筛查结果与常规筛查相似[10]。

在分娩前检出 SGA 有几个潜在益处。它提示需进一步检查，如脐动脉（UA）多普勒评估，该评估已被证明可以减少死产和早产，且不增加新生儿死亡率[11]。它还可以警示临床医生和母亲，胎儿风险增加，应该选择最佳时机分娩。根据胎儿生长受限（FGR）的严重程度，死产的风险可能会增加 5~10 倍[12]。

美国一项人群研究显示，37 周后分娩时的 SGA 胎儿死产风险显著增加[13]，英国另一项对 92 218 例正常单胎（包括 389 例死产）的研究发现，产前未检出 FGR 的死产率为 19.8‰，产前检出的死产率则降至 9.7‰[14]。虽然产前检出 SGA 与未检出的胎龄只相差 10d（270d *vs* 280d），但是死产发生率会降低 50%，说明 SGA 胎儿及时检出和分娩十分重要。同样，Lindqvist 等[7]报道的大样本单中心回顾性研究发现，分娩前未检出的严重 FGR 胎儿（即体重偏差≤ –22% 或大约 < 第 3 百分位数）发生不良预后的风险将增加 4 倍。即使在低风险人群中，未检出的 SGA 也与更高的新生儿期低氧血症发病率[15]及因胎儿状态欠佳而提前剖宫产[16]有关。

定　义

胎儿发育迟缓与小于胎龄儿的区别

SGA 发生于以下几种异质性人群：①一小部分 SGA 人群伴有先天畸形（包括染色体病）或感染；在严重和早发病例中[特别是存在其他指征和（或）畸形时]，应考虑是否存在基因问题。最近的一项系统综述和荟萃分析发现，与传统核型分析相比，基因组染色体微阵列技术使诊断率增加了 4%[17]。对于妊娠早期就发病或有其他感染标志的严重病例，似乎可以排除巨细胞病毒感染。在疟疾流行地区应考虑疟疾感染。如果没有相关感染标志物，则没必要检查其他感染，如弓形虫病、风疹、巨细胞病毒及单纯性疱疹等。②一些 SGA 胎儿由于胎盘功能不全而未能达到正常发育水平。因此，这些胎儿才是真正的 FGR 病例。③最后，很大一部分小婴儿只是天生的小（即他们的生长潜力低）。按照惯例，后两类胎儿分别称为 FGR 和 SGA。

在临床上，鉴别 FGR 与 SGA 有重要意义，因其与围生期结局有关。FGR 代表一种伴有不良围生期结局的病理状态，而 SGA 仅仅是健康婴儿的一个亚群。FGR 和 SGA 在概念上明显不同，但在临床上鉴别两者相当具有挑战性。

早发型和晚发型 FGR 的区别

回顾近 10 年研究结果，根据发病时孕周和 UA 多普勒频谱形态，两种类型的 FGR 各具典型的临床表现 [18-20]。表 46.1 总结了各类 FGR 的主要特点。

表 46.1 早发型和晚发型 FGR 的主要区别

早发型 FGR	晚发型 FGR
挑战：治疗	挑战：诊断
发病率：约 1%	发病率：3%~5%
严重胎盘病变：UA 多普勒异常，与 PE 高度相关	轻微胎盘病变：UA 多普勒正常，与 PE 相关度低
严重缺氧：体循环系统代偿	轻微缺氧：中枢系统代偿
高死亡率和发病率	低死亡率（但这是妊娠晚期死产的常见原因）

CV= 心血管；PE= 先兆子痫；UA= 脐动脉

妊娠早期发生 FGR 时，有着不同的临床表现、进展及预后。病情加重的典型过程为从 UA 和脐静脉多普勒指数异常发展至生物学指标异常。多普勒参数的恶化率决定了早发型 FGR 病情的总体恶化速度，通常产妇需要提前分娩。此外，早发型 FGR 与先兆子痫（PE）和围生期死亡率有很高的相关性 [21-23]。

相反，晚发型 FGR 通常与非致命性胎盘疾病相关，因此我们常观察到 UA 多普勒指数正常或轻微升高。明显的心血管系统自适应性改变不会超出大脑循环，表现为脑胎盘血流比（CPR）降低。与早发型 FGR 相比，晚发型 FGR 与 PE 的相关性极小。

一项旨在界定早发型、晚发型 FGR 的最佳时间节点研究显示，将妊娠 32 周诊断或妊娠 34 周分娩作为分隔时间节点，能将早发型和晚发型 FGR 之间的差异最大化，但会导致具有相似临床特征的病例大量重叠 [24]。UA 多普勒对具有不同时间、自然病程和不良预后发生率的两种类型 FGR 的鉴别优于孕周。

结合多项研究发现，严重小胎（通常出生体重小于第 3 百分位数）与死胎、围生期并发症和神经系统发育异常相关性最高 [25-30]，在多普勒征象没有出现脑血流重新分配，且 UA 和子宫动脉（UtA）多普勒均正常的足月 SGA 胎儿中有同样结论 [26]。

图 46.1 为 FGR 和 SGA 频次图，显示依据 UA 多普勒（a）诊断的频次图，以及根据综合定义包括严重小胎、CPR 异常、子宫多普勒异常等诊断的频次图（b）。

当前共识

Gordijn 等人对早发型和晚发型 FGR 定义达成共识做出了重大贡献（表 46.2）[31]。

表 46.2 FGR 定义共识

早发型（FGRGA<32 周）	晚发型（FGRGA>32 周）
AC/EFW< 第 3 百分位数或 UA-AEDV 或：	AC/EFW< 第 3 百分位数或符合至少下列两项：
·合并 AC/EFW< 第 10 百分位	· AC/EFW< 第 10 百分位数
· UtA-PI> 第 95 百分位和（或）	· AC/EFW 超过生长曲线 > 中位数
· UA-PI> 第 95 百分位数	· CPR< 第 5 百分位数或 UA-PI> 第 95 百分位数

AC= 腹围；AEDV= 舒张末期血流缺如；CPR= 脑－胎盘血流比；EFW= 胎儿估测体重；GA= 孕周；PI= 搏动指数；UA= 脐动脉；UtA= 子宫动脉

FGR 领域的 45 位专家一致认为，妊娠 32 周前出现严重异常的 UA 多普勒（定义为舒张末血流缺失 / 反向）或估测胎儿体重低于第 3 百分位数可作为早发型 FGR 的诊断标准。或者，估计胎儿体重低于第 10 百分位数伴有 UtA 或 UA 多普勒搏动性波形（高于第 95 百分位数）也可诊断为早发型 FGR[31]。

专家们对晚发型 FGR 定义达成实质性共识，即在妊娠 32 周后，且预估胎儿体重低于第 3 百分位数，或当下列条件至少符合两项时：①估测胎儿体重或腹围低于第 10 百分位数；②胎儿生长迟缓（定义为生长曲线超过中位数）；③ CPR 异常（低于第 5 百分位数）。

筛查策略

通过比较妊娠早期、妊娠中期 UtA 多普勒检查结果与正常孕妇数据，发现早发型 FGR（需要在妊娠 34 周前分娩）的检出率大概能达到可接受水平 [32]。此外，高达 60% 的早发型 FGR 被诊断为先兆子痫 [33]。不幸的是，妊娠晚期 FGR 仍被大量漏诊 [34]，占到不良围生期预后和死产的最大比例 [6,12]。因此，检出晚发型 FGR，特别是病情严重者，是妊娠晚期评估的核心。

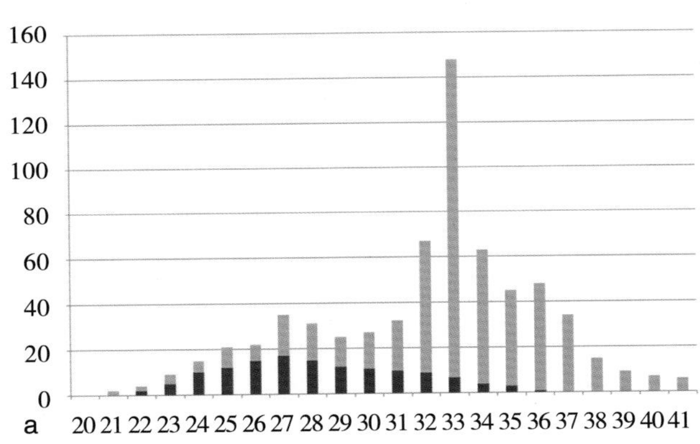

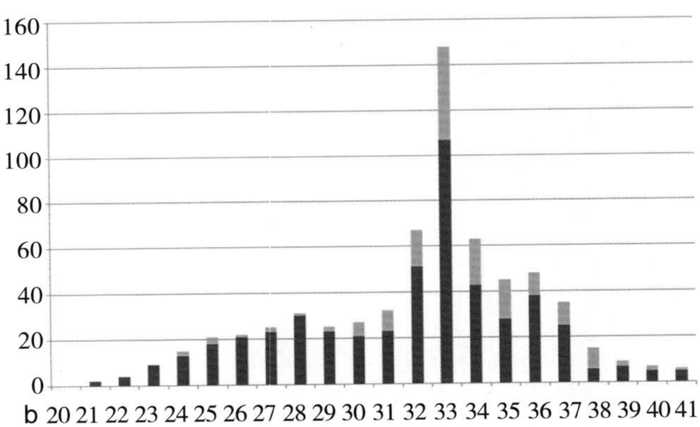

图 46.1 a.UA 多普勒正常（浅蓝色）和异常的病例（深蓝色）的频数分布图。b. 所有指征均正常的病例（浅蓝色）和含任一 FGR 诊断标准 [严重小胎（< 第 3 百分位数）、CPR 异常或子宫多普勒异常] 的异常病例（深蓝色）频数分布图

临床管理

分娩时胎龄是影响 FGR 预后最重要的因素 [21,23]。管理这些孕妇最大的挑战是适时分娩，必须权衡胎儿死亡风险与新生儿死亡率和发病率。因此，在胎死宫内风险小于早产造成围生期不良预后风险时，不推荐分娩 [35]。对于早发型 FGR 病例，胎盘功能不全通常反映在 UA 波形中 [24]。极端情况可表现为妊娠 34 周前舒张末期血流缺失或反向伴有脐血流显著减少。

晚发型 FGR 不同于早发型 FGR，无血流动力学变化的持续进展，胎儿仅仅表现为 UA 或静脉导管（DV）多普勒改变。但是，可能会发生胎儿状况迅速恶化甚至死亡。可能的解释是，相比早产儿，足月儿对缺氧耐受性更低并面临更多的宫缩。因此，迟发型 FGR 的治疗策略核心是鉴别 FGR 与 SGA。在监测中，相关的概念是“低风险”或“高风险”状态，而且初步诊断后可能因病情变化导致管理策略改变。基于这些原因，推荐进行生物学和超声多普勒的连续监测。一项随机试验表明 [36]，每周监测 2 次比每 2 周监测 1 次会导致更多的引产而未改善围生期预后。因此，对低风险 SGA 患者的管理采取后一种方法 。然而，晚发型 FGR 中，用 UA 多普勒来界定“低风险 SGA”并不可靠，因此，还需要一些其他指标。

多普勒参数

脐动脉多普勒

数据证实 UA 多普勒可以很好地反映妊娠早期出现的胎盘功能不全，它的应用能改善高危妊娠的围生期预后，减少 29% 的围生期死亡 [37]。舒张末期血流缺失或反向是 UA 多普勒频谱异常的终末表现，有报道称在急性恶化前平均 1 周时间出现 [38]。UA 舒张末期血流反向与不良围生期预后相关（灵敏度和特异度约 60%），似乎与早产无关 [39]。妊娠 30 周后，单纯 UA 多普勒舒张末期血流反向时，胎儿死产风险超过早产风险 [40–42]；因此，推荐分娩。大量证据表明迟发型 FGR 中，UA 不能准确反映胎盘功能不全且不能预测不良预后 [18,43]。有趣的是，虽然大多数迟发型 SGA 病例有胎盘灌注不足的表现 [44]，但 UA 多普勒没有异常。这个现象可用病变累及程度来解释。胎盘血管闭塞的动物 [45]、数学实验模型 [46] 显示，只有胎盘广泛受累时，UA 多普勒才出现异常。

图 46.2 显示了 UA 变化的进展过程。

大脑中动脉多普勒

大脑中动脉（MCA）扩张提示可能存在脑缺氧。大脑中动脉 – 子宫动脉搏动指数（MCA-PI）异常与围生期和神经系统的不良预后相关，但不清楚提前分娩是否有益。MCA 对晚发型 FGR 的鉴别 [18] 和不良结局预测 [47–48] 非常有价值。MCA 与 UA 多普勒无关，后者在这些胎儿中往往正常。MCA-PI 异常胎儿因发生胎儿窘迫而急诊剖宫产的风险是 MCA-PI 正常 SGA 胎儿的 6 倍 [49]。这点特别重要，因为足月引产是目前晚发型 FGR 的治疗规范 [50–51]。MCA-PI 异常的晚发型 FGR 在出生婴儿和 2 岁时神经行为能力较差 [48,52]。 MCA 是一种出现较晚，特异度尚可但灵敏度较低的监测指标。

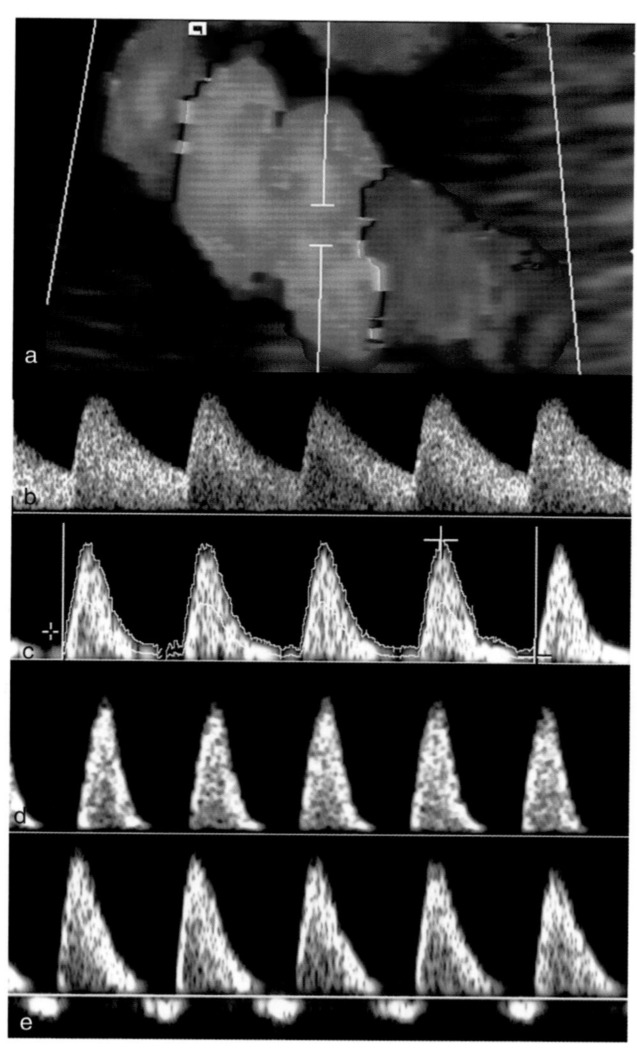

图 46.2 UA 多普勒采集位置（a）。病情逐渐恶化的频谱波形变化：正常波形（b）；血流阻力增加（c）；舒张末血流缺失（d）；舒张末血流反向（e）

图 46.3 显示了 MCA 变化的过程。

脑－胎盘血流比

结合 MCA-PI 和 UA-PI 的脑－胎盘血流比（CPR）已经被证明比单独前两项对缺氧更敏感[53]，与不良预后也有更高的相关性[54–55]。因此，当 MCA-PI 和 UA-PI 有轻微改变但仍在正常范围时，CPR 已经降低[53–55]。20%~25% 的晚发型 SGA 在分娩前出现 CPR 异常[56]，与引产的高风险不良预后相关，尽管相关度低于 MCA[49]。一项系统综述[57]提到，胎龄 32 周后出生的 SGA，其 CPR（9 项研究）比 MCA（8 项研究）在预测不良预后方面更有价值。因此，应该把 CPR 作为晚发型 SGA 的主要监测手段。已经有一些关于 CPR 的文献发表，文献中使用了不同的 CPR 判断标准[58]。

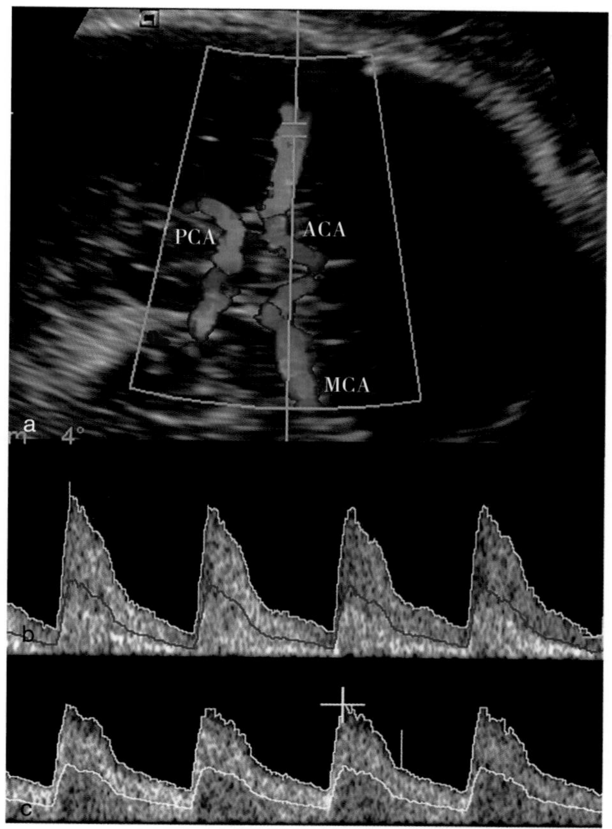

图 46.3 a. 彩色多普勒在 Willis 环水平评估 MCA。b. 正常波形。c. 异常波形（舒张期血流加速和搏动指数下降）。PCA= 大脑后动脉；ACA= 大脑前动脉；MCA= 大脑中动脉

静脉导管多普勒

静脉导管（DV）多普勒是预测早发型 FGR 胎儿短期死亡风险最好的单一参数。纵向研究表明，DV 血流波形异常仅在胎儿代偿晚期出现[19,38–39,59]。心房收缩期血流缺失 / 反向与围生期死亡率相关（早发型 FGR 的风险为 40%~100%[42,61]，且与分娩孕周无关[60]）。因此，目前认为出现这个征象就应该在使用类固醇后分娩，而无需考虑孕周。50% 的病例，DV 异常早于 cCTG 短期变异性的消失[19]；约 90% 的病例在 BPP 之前 48~72h 出现异常[59]。因此，它为孕周很小的危急状态胎儿提供了一个很好的分娩时间窗。

图 46.4 显示了 DV 变化的进展过程。

子宫动脉多普勒

子宫动脉（UtA）多普勒纳入早发型 FGR 评估的优点是可以从母体反映胎盘功能不足，并能反

映继发于其他病理生理机制而非早期缺陷性滋养层浸润引起的胎盘功能不全[62]。

无论胎儿大小如何，晚发型 FGR 中 UtA 多普勒异常与围生期不良预后风险增加相关[63–66]。此外，妊娠晚期 UtA PI 二次升高的孕妇很可能怀 SGA 胎儿，表现为 UA PI 显著升高，MCA PI 和 CPR 较低[67]。

图 46.5 显示 UtA 变化的进展过程。

主动脉峡部多普勒

此处血管反映了大脑与体循环系统血管阻力之间的平衡[68–69]。主动脉峡部（AoI）反向血流是病情进展的信号，也是 UA 和 MCA 多普勒的进一步表现[70]。AoI 与围生期[70–71]和神经系统不良预后有关[72]。然而，纵向研究表明，AoI 比 DV 异常提前 1 周出现[70,73–74]，因此，它并不能很好地预测死产的短期风险[42]。相反，AoI 似乎能提高神经系统发病率的预测价值[72]。对早发型 FGR 伴心房收缩期 DV 正向血流者，AoI 反向血流提示迟发性新生儿神经系统损伤风险增加（9.7% 增至 57%）[42]。

图 46.6 显示 AoI 变化的进展过程。

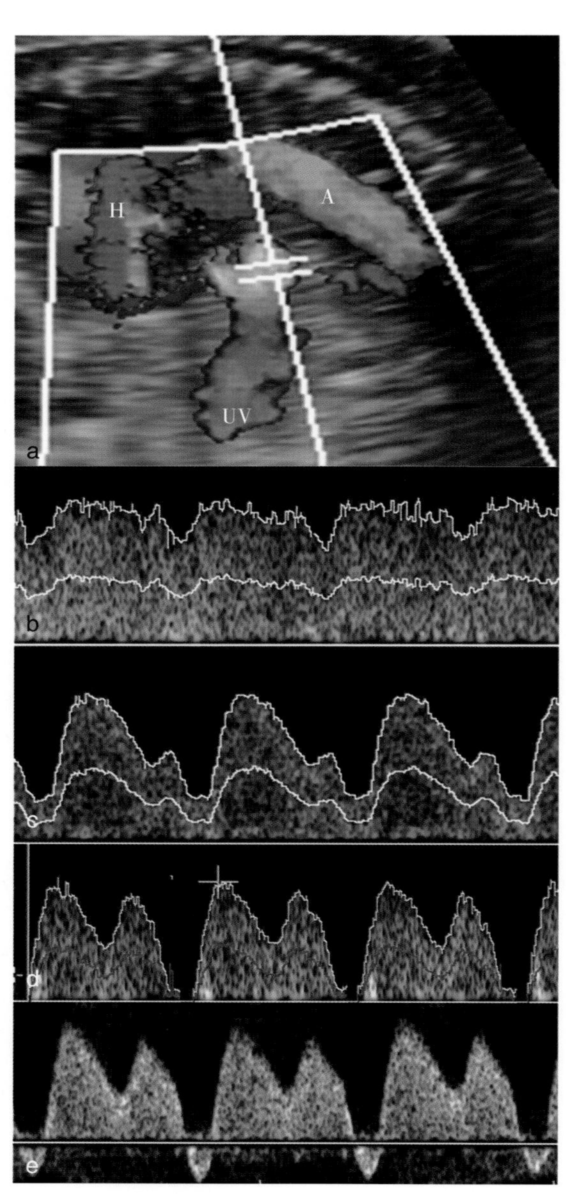

图 46.4 a. 彩色多普勒显示 DV 采集位置。病情逐渐进展的频谱波形变化：b. 正常波形；c. 血流阻力增加；d. 舒张末血流缺失；e. 舒张末血流反向。A= 降主动脉；H= 心脏；UV= 脐静脉

分娩时机

生长受限目前尚无有效治疗[75–79]。因此，胎儿健康评估和适时分娩仍是主要管理策略。其最

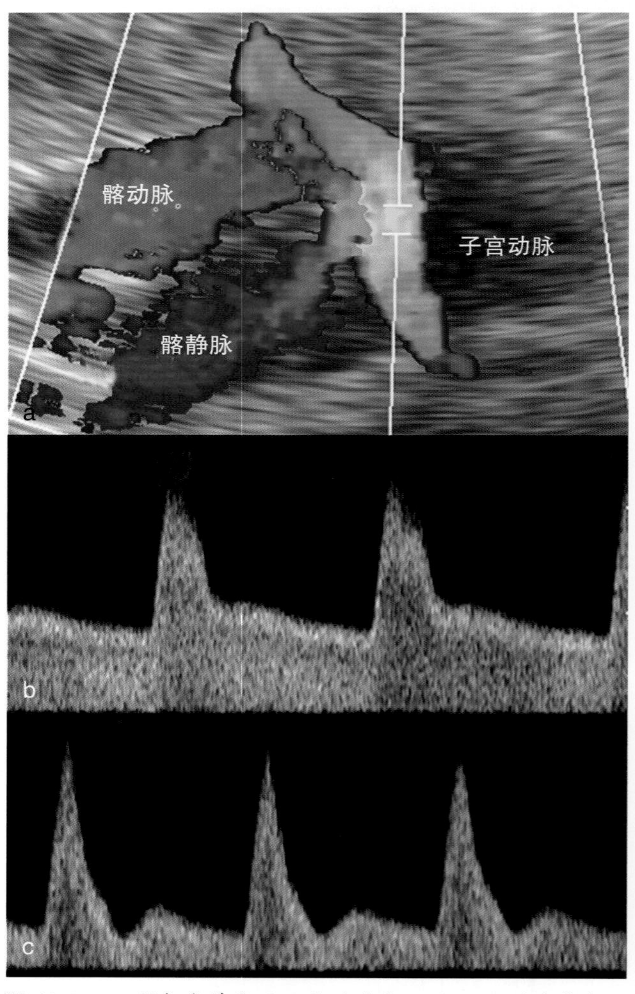

图 46.5 a. 彩色多普勒显示髂动脉分叉处 UtA 的采集点。b. 正常波形。c. 异常波形（血流阻力增加伴舒张早期切迹）

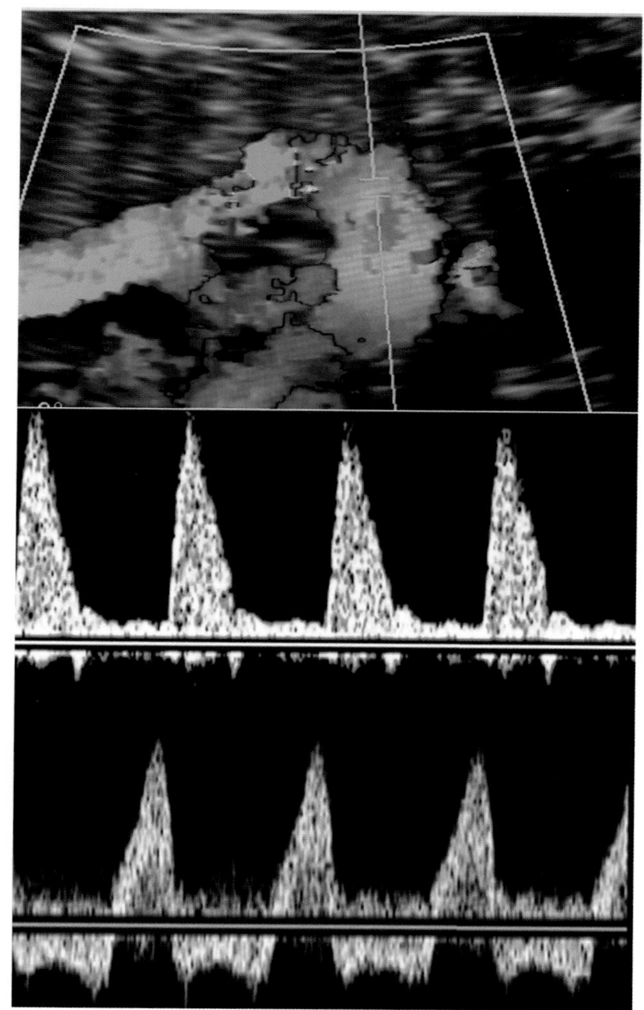

图 46.6 AoI 的彩色多普勒评估：正常（上图）和异常（反向舒张末血流；下图）波形

好的证据来自两个随机对照试验。第一个是一项多中心随机对照试验的 GRIT 研究[41]，通过比较妊娠 36 周以前 FGR 胎儿即时分娩与延迟分娩证实，为避免死胎的提前分娩的益处被新生儿期死亡和神经后遗症所抵消[40]。最近，TRUFFLE 研究旨在确立早发型 FGR 监测和适时分娩的最佳方法[23]。研究者研究了 503 例患者发现，监测严重早发型 FGR 时，如果在 CTG-STV 中增加 DV 测量，则会改善围生期预后[23,80–81]。此外，事后分析存活儿童显示，监测 DV 者在 2 岁时神经系统预后更好[81]。

关于迟发型 FGR，一些指南建议在妊娠 37~38 周分娩[82–83]。此推荐是基于一项随机等效试验（DIGITAT 研究）的研究结果，它比较了妊娠 37 周后疑似 SGA 的孕妇终止妊娠或继续妊娠监测的预后，发现无论终止妊娠或继续妊娠，监测对围生期和新生儿预后的影响可以忽略不计[50–51]。但是结果表明，如果考虑终止妊娠，最好推迟到妊娠 38 周。此外，2 岁时的随访发现两种策略在神经发育和神经行为方面没有区别[27]。尽管妊娠 37 周后分娩 SGA 胎儿似乎是合理的，但我们应该知道，需要进一步研究以鉴别真正 FGR 与那些其他病因引起没有围生期不良预后的 SGA。在 DIGITAT 研究中，所有 SGA 胎儿都遵循同一管理策略，而没有进行低风险 SGA 和高风险 FGR 的区分。如前所述，结合生物学统计与多普勒参数可以对绝大多数预后不良的胎儿进行亚群分析[84]。妊娠 38 周时高风险 FGR 分娩是合理的，而低风险 SGA 可以继续妊娠监测。

一项观察性研究对系统提前分娩（n=138）和严重小胎、CPR 异常或 UtA 多普勒血流速度异常（n=143）的妊娠 37 周晚发型 SGA 的风险管理策略进行了比较[85]。选择性出生的新生儿期总体不良反应发生率更低（9% *vs* 22%；P<0.01），新生儿住院率也更低（13% *vs* 42%；P<0.01）。此外，选择性出生使剖宫产率（25% *vs* 40%；P=0.06）也更低，提示此种 SGA 婴儿管理方案可能改善预后，查出中度 SGA 时不仅仅只有立即分娩一种选择。

参考文献

[1] Hepburn M, Rosenberg K. Br J Obstet Gynaecol, 1986, 93(3):212–216.

[2] Backe B, Nakling J. Br J Obstet Gynaecol, 1993, 100(8):727–732.

[3] Richardus JH, et al. BJOG, 2003, 110(2):97–105.

[4] Larkin JC, et al. Am J Perinatol, 2017, 34(4):409–414.

[5] Kean LH, Liu DTY. J Obstet Gynaecol (Lahore), 1996, 16(2):77–82.

[6] Clausson B, et al. Br J Obstet Gynaecol, 1998, 105(9):1011–1017.

[7] Lindqvist PG, Molin J. Ultrasound Obstet Gynecol, 2005, 25(3):258–264.

[8] Souka AP, et al. Ultrasound Obstet Gynecol, 2012, 39(5):535–542.

[9] Sovio U, et al. Lancet (London, England), 2015, 386(10008):2089–2097.

本章完整参考文献，请扫描以上二维码在线查看。若需下载，请登录 www.wpcxa.com“下载中心”下载。

第 47 章 静脉血流动力学：宫内发育迟缓与心功能失代偿

Torvid Kiserud

引　言

静脉血流超声多普勒检查投入应用 40 多年[1-3]，已能提供许多生理学信息，但至今仍未成为常用的临床诊疗工具。静脉搏动性评估已成为胎儿血流动力学分析的一部分[4-6]。胎盘损伤导致的胎儿宫内发育迟缓 (IUGR)，无论是早期的胎盘功能不全还是终末期胎儿心功能失代偿，其血流动力学变化都体现在胎儿静脉系统。因此，我们认为静脉频谱比脐动脉频谱更能及时反映胎儿的血流动力学变化。本章将通过静脉导管和脐静脉阐述胎儿心前静脉和外周静脉的常见调节机制，并讨论 IUGR 胎儿的血流再分配模式。

生理学背景

我们在关注由于胎盘功能不全导致 IUGR 的常见临床问题的同时，也应注重了解导致循环发育和血流动力学变化进而影响生长发育的各种原因（如畸形、染色体畸变、代谢障碍、感染、辐射、致畸剂、药物、吸烟、酗酒及营养不良等）。

尽管 IUGR 胎儿的脐静脉内径平均值比正常胎儿小，血容量也较少[2,7-8]，但脐静脉压力尚维持在正常范围[9]，他们发生低氧血症和酸中毒的风险较高[10]。根据动物实验研究，这类动物胎儿的下腔静脉血流量较上腔静脉减少，静脉导管分流量增加，肺血流量减少[11]。同比动物实验，IUGR 胎儿静脉导管分流量增加[12-15]，卵圆孔血流量增加，而肺血流量减少[16]，左、右心排血量差值消失[16]。近期研究中，这些观念有如下一些改变。

人胎盘功能不全时，心脏总心排血量流经胎盘循环的比例下降，表现为脐动脉搏动幅度异常（图 47.1）。正常情况下，妊娠中期脐静脉回流量占心脏总心排血量的 30%，妊娠晚期则减少至 20%。生长受限时这些数值明显降低，尤其是合并脐动脉舒张末血流缺失或反向（ARED）的胎儿。如果 ARED 胎儿脐静脉回流量仅占总心排血量的 10% 甚至更低时，则 90% 或更多的血流在胎儿体内重复循环，导致血氧饱和度较低，胎儿组织需要摄取更多血氧供给。

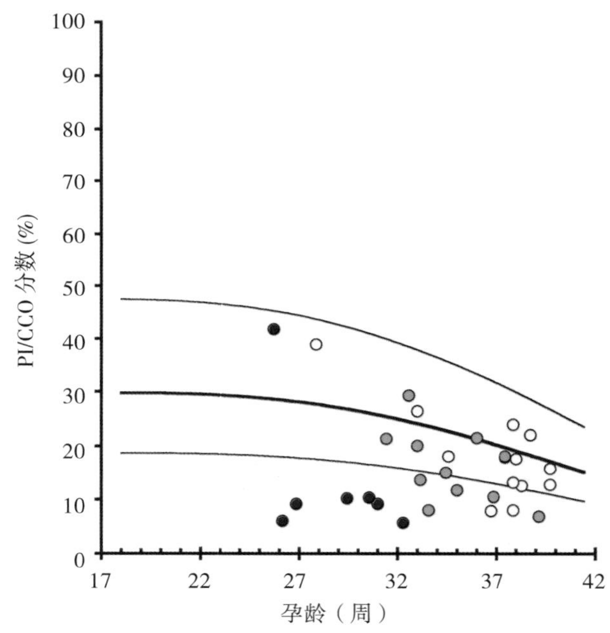

图 47.1　正常生长胎儿，妊娠中期胎盘的血流量占联合心排血量（CCO）的 1/3。妊娠 32 周后，接近妊娠晚期时，平均下降至 1/5，提示妊娠晚期胎儿体内的非氧合血逐渐增多。大多数情况下，IUGR 胎儿（指≤第 2.5 百分位数生长曲线：圆圈）的这个效应更加明显，因为胎盘血流量占总心排血量的比例较正常胎儿更低，尤其是合并脐动脉舒张末血流缺失或反向胎儿（深蓝色点）。白点：正常脐动脉搏动指数（PI）；浅蓝色点：脐动脉 PI> 第 97.5 百分位数。经许可，引自 Kiserud T，et al. Ultrasound Obstet Gynecol，2006，28:126–136[17]

通过静脉导管将脐静脉的富氧血导入左心房是保证胎儿心肌和大脑氧合的最佳调节机制（图 47.2）[18–20]。因此，静脉导管扩张就是已知的轻、中度胎盘功能障碍时的调节方式（图 47.3 a~b）。然而，当胎盘功能极端恶化时，脐静脉回流减少[13]，代偿机制失效，通过卵圆孔的分流减少（图 47.3 c）[16–17,21]。

图 47.4 和图 47.5 中，胎儿膈下门静脉系统的低氧合血分流入静脉导管逐渐增多[12,22–23]。卵圆孔相对较小[24]，分流至左心房的血流量减少，而肺静脉回流量增加[16]。右心室承担更多的联合心排血量，主动脉峡部有逆向血流。这些都会导致胎儿体内重复循环血流增多。

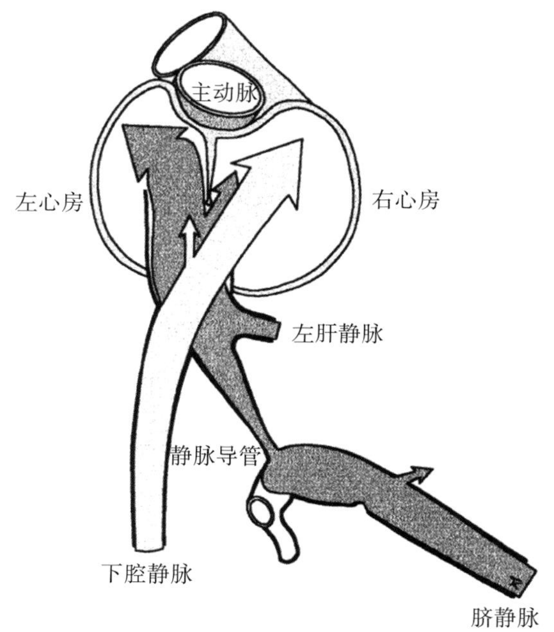

图 47.2 下腔静脉进入心脏的血流分布图。脐静脉富氧血在静脉导管内加速优先通过卵圆孔进入左心房。来自腹腔的下腔静脉非氧合血主要进入右心房。经许可，引自 Kiserud T, Rasmussen S, et al. Ultrasound Obstet Gynecol, 2001, 17:119–124[133]

胎儿循环优先保证心脏和大脑的血氧供给，但它是以牺牲“代谢性大脑”，即胎儿肝脏的脐带血灌注为代价的[12,15]。胎儿肝脏是胎儿身体不同器官生长[26–27]、脂肪蓄积[28]和出生后发育[25,29]的重要决定因素。然而肝脏内，肝左叶仍然由脐静脉富氧血优先供给，而肝右叶来自门静脉非氧合血的灌注量增加[15]。总之，这种情况下胎儿肝脏接受的静脉血（脐静脉和门静脉）较少，根据胎盘功能不全的严重程度，门静脉血流部分被低氧血取代。极端情况下，肝右叶完全由门静脉血流灌注，甚至部分门静脉血流通过左门静脉绕过肝脏到达脐静脉和静脉导管（图 47.4b，图 47.5）。这将保证静脉导管和肝脏的灌注压，但也进一步降低了大脑循环的血氧含量。

IUGR 胎儿因为低氧血症，较正常胎儿的红细胞比容（及黏度）升高[30]，儿茶酚胺浓度升高[31]，心房钠肽浓度增加[32]，内皮素 –1 浓度增加[33]和皮质醇激素水平增加[34]。

红细胞比容和黏度的增加有利于脐血从肝脏向静脉导管重新分配，因为肝血管缓慢血流（非牛顿流体）的黏性阻力要高于静脉导管内的高速血流（牛顿流体）[35]。同样，脐静脉压力降低是因为肝血管阻力较静脉导管血管阻力升高更明显，静脉导管分流量增加[35]。因此，流体动力学因素主导着肝脏、静脉导管的血流量调节。静脉导管开口的主

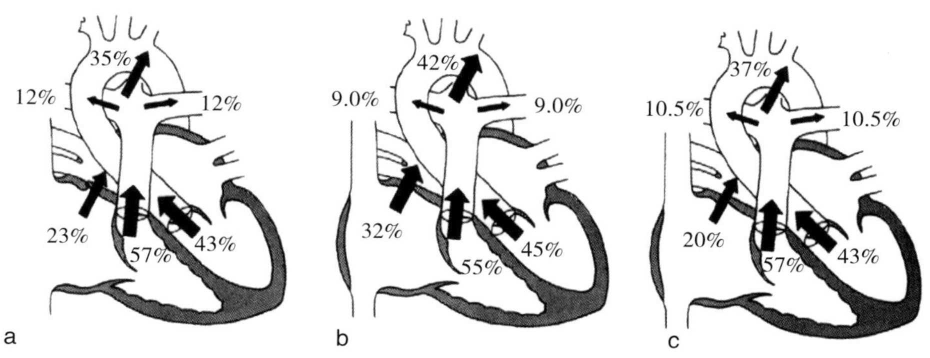

图 47.3 通过卵圆孔的血流变化图。a. 正常胎儿；b. 循环负担增加但主动脉峡部血流保持前向；c. 主动脉峡部血流反向。注意图 b 中卵圆孔血流量随需求增加而增多，但在图 c 中所示的极端情况下，调整机制失效，卵圆孔血流量显著减少，相应的肺静脉回心血量增加。经许可，引自 Mäkikallio K, et al. Placental Insufficiency and Fetal Heart: Doppler Ultrasonographic and Biochemical Markers of Fetal Cardiac Dysfunction. University of Oulu, 2002[132]

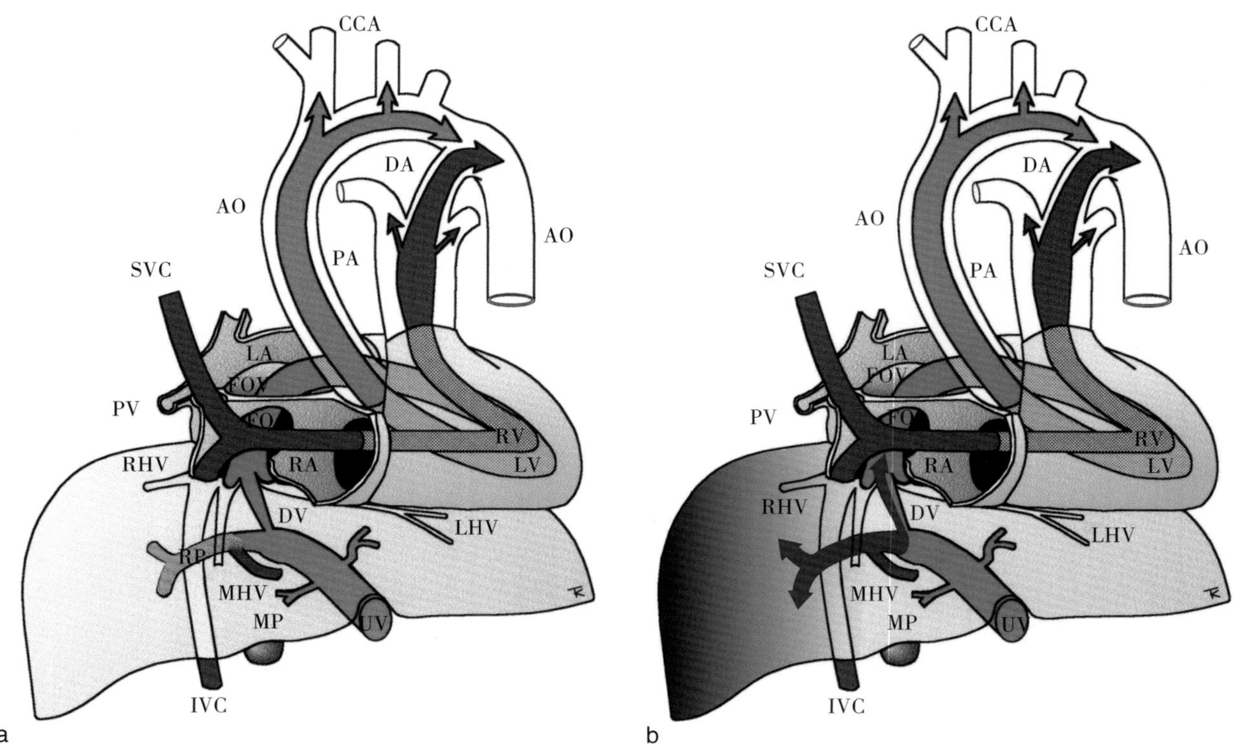

图 47.4 a. 脐静脉富氧血经过左侧旁道滋养肝脏（红色），右侧通道携带上腔静脉和下腔静脉低氧血（蓝色）。b. 当脐静脉回流量不能维持肝脏和静脉导管灌注压时，门静脉的低氧血会填补这部分空白，极端情况下，可以灌注整个肝右叶，甚至静脉导管。AO= 主动脉；CCA= 颈总动脉；DA= 动脉导管；FO= 卵圆孔；FOV= 卵圆孔瓣；LA= 左心房；LHV= 左肝静脉；LPV= 左门静脉；LV= 左心室；MHV= 肝中静脉；PA= 肺动脉；PV= 肺静脉；RA= 右心房；RP= 右门静脉；RV= 右心室；UV= 脐静脉；DV= 静脉导管；RHV= 右肝静脉；MP= 主门静脉；SVC= 上腔静脉；IVC= 下腔静脉。经许可，引自 Kiserud T，et al. Am J Obstet Gynecol，2000，182:147−153[63]

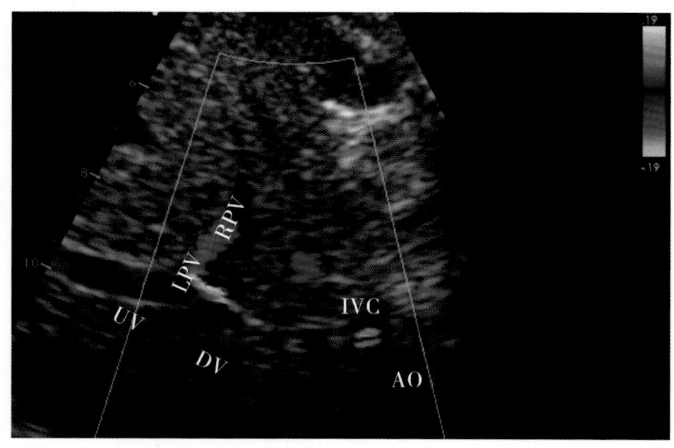

图 47.5 妊娠晚期脐静脉血流减少的复杂病例。左门静脉由富氧血前向灌注，而肝右叶、脐静脉接收低氧血的反向灌注并汇入静脉导管。AO= 主动脉；IVC= 下腔静脉；RPV= 右门静脉；UV= 脐静脉；LPV= 左门静脉

动扩张（由一氧化氮和前列腺素介导）可增强这种再分配效应，特别是在低氧血症时[36-40]。有趣的是，静脉导管扩张并不局限于峡部（或括约肌），而是整个静脉导管扩张[32,34,38,40]。门静脉分支比静脉导管对儿茶酚胺的收缩反应更明显，导致脐血更多地从胎儿肝脏分流至静脉导管[41]。

实验证实，IUGR 胎儿比正常胎儿的平均心率更快，平均血压更低，而且急性缺氧时心率减缓不明显。孕周是一个重要的决定因素。妊娠晚期胎儿的内分泌和神经调节机制更完善，可以通过升高血压与外周阻力来应对初始的血容量不足和低氧血症[42]。妊娠早期，胎儿体格小、血压低、内分泌发育不成熟。妊娠中期前，母体氧分压降低也会导致胎儿羊水 PO_2 减低[43]，此阶段的循环系统反应会直接影响心血管系统（如心率减慢和血流减少）[44]。妊娠中期，其反应能力仍体现出内分泌功能发育及成熟度不足[45]。

静脉搏动血流的决定因素

胎儿静脉除了将血液输送回心脏（图 47.2），还逆向传导压力波[46-49]。下腔静脉、静脉导管和

脐静脉是临床上将心房波向脐带方向传导的重要传输路径（图 47.6）。根据 Navier-Stoke 方程，该波由压力波、内径波和流动波三部分组成，遵循能量守恒定律[50]。静脉波的传输具有动脉波传输相同的流体力学规律，并受多种因素调节，其中一个因素就是相对于血流的压力波方向[51]。如果二者方向一致（如脐动脉和左门静脉），压力波可以使血流加速（图 47.7）[23]。相反，如果压力波和血流方向相反，则血流减速，这就是心前静脉如静脉导管或脐静脉 a 波的规律（图 47.8）[45,49]。

有文献证明，房性收缩可增加压力波强度和血流搏动性[52–54]。后负荷增加和缺氧应激反应导

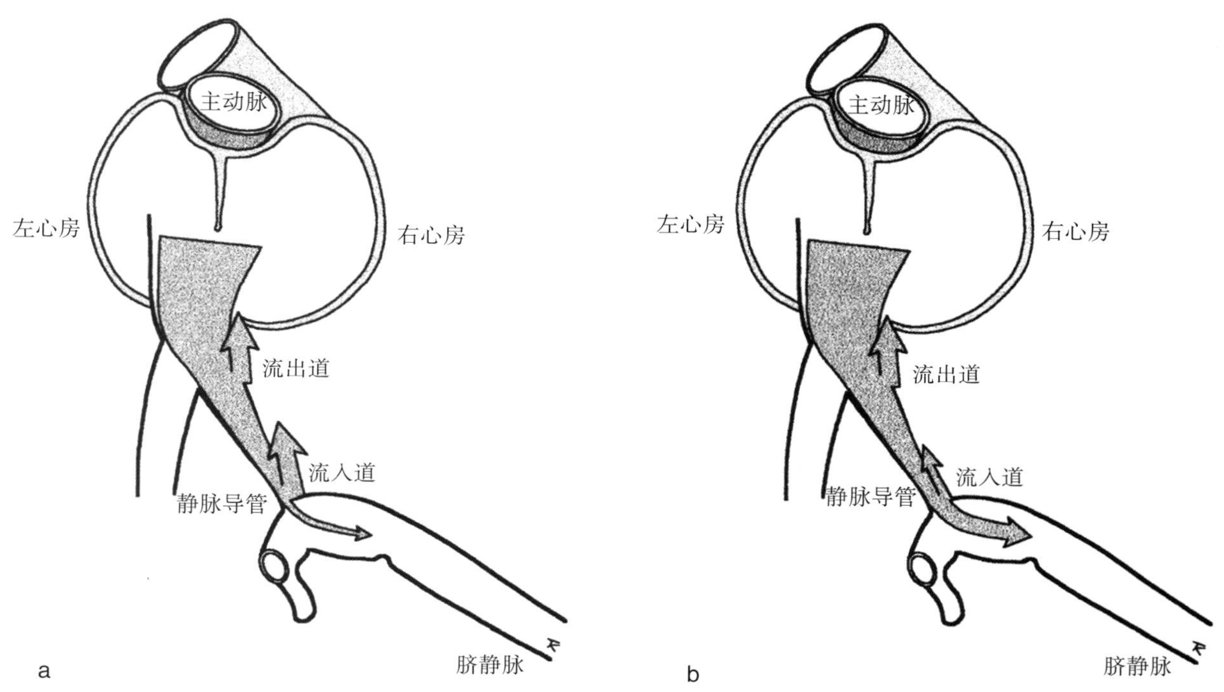

图 47.6 心房内生成的压力波传导到心前静脉。下腔静脉、静脉导管、脐静脉是临床上左房波的重要传导路径。压力波强度沿路径传播时在每个交汇处都因反射而衰减。特别是脐静脉静脉导管入口处阻力变化很大（由于横截面积差异），导致大部分压力波被反射，留下很少的能量传输到脐静脉。a. 静脉导管内径增加（如低氧血症时）会减少交汇处阻力差，导致压力波反射减少，传导增加。b. 随后出现脐静脉搏动的概率增加。经许可，引自 Kiserud T. et al. JPerinat Med, 2000, 28: 90–96[55]

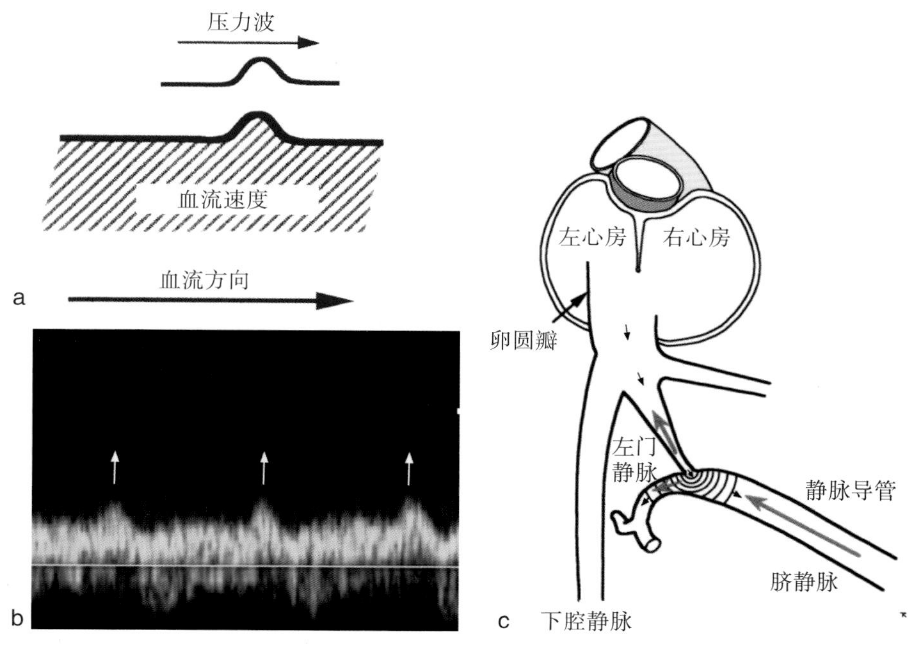

图 47.7 a. 压力波传导方向与血流一致时会导致血流加速。b. 因为压力波和血流传导方向相同，左门静脉流速在心房收缩期（箭头）达到峰值。c. 脐静脉和静脉导管血（红色箭头）回流入心脏，与压力波相反（黑色环和箭头）。来自心房的压力波到达静脉导管－脐静脉交汇处，并进一步沿着脐静脉向血流相反方向传导。压力波也沿着左门静脉传导，但此处与血流方向相同。经许可，引自 Kiserud T. Ultrasound Obstet Gynecol，2003，21：359–364[23]

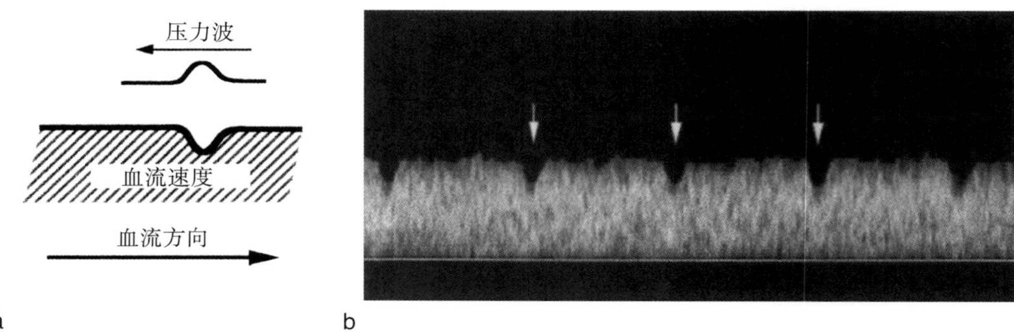

图 47.8 a. 压力波与血流反向时会导致血流速度下降。b. 因心房收缩增强导致脐静脉流速变化（箭头）就是引起压力波逆向传播的例子

致肾上腺能介导的心房收缩增加，就是严重 IUGR 和充血性心力衰竭的常见调节机制。

其他影响因素是血管壁刚性（如张力）和血管内压力[47]。静脉系统血管内压及跨壁压增加会降低其顺应性，增快压力波传导速度，促使搏动进一步向外周传导。这些因素在充血性心力衰竭中表现明显。

然而，波传导最重要的决定因素是其在反射过程中的性质[47-48,55]。类似于光在交界面的反射、透射，心房产生的压力波在阻抗（Z）不同的静脉交汇处发生部分反射、透射。例如，下腔静脉的静脉导管入口处、脐静脉的静脉导管入口处。静脉导管 - 脐静脉交汇处的反射程度，可用反射系数（R_C）表示：

$$R_C=\frac{\text{反射波}}{\text{入射波}}=\frac{Z_{UV}-Z_{DV}}{Z_{UV}+Z_{DV}}$$

其中“Z_{UV}”和“Z_{DV}”分别代表脐静脉和静脉导管阻抗。血管横截面（或直径）是阻抗的主要决定因素。正常情况下，脐静脉管径是静脉导管峡部的 4 倍（95% 预测区间：2~6）[56]。这意味着静脉交汇处阻抗差异较大，因此大部分压力波被反射，只有小部分压力波传导至脐静脉（图 47.6a）。正常情况下，这就是妊娠后半段看不到脐静脉搏动的主要原因。另一个极端情形是交汇处的上、下静脉管径和阻抗相同，则 $R_C=0$，导致压力波完全传导，没有反射。

血管壁刚性（和顺应性）随血管走行而变化[57]，阻抗也随之变化。这是压力波反射的一个原因，但比管径的影响度低很多。

当压力波通过静脉导管 - 脐静脉交汇处时，脐静脉局部的物理特性决定了这部分压力波是否表现为流速的明显变化[47,58]。大管径静脉能够成为有顺应性的蓄血池，需要更高的脉冲能量使血流产生可测性变化，波能本质上是一种难以测量的管径和压力波变化，而不是流速波[46]。然而，血管壁刚性增加（如血管收缩）、管腔压力增加（如充血）和较小血管径（如妊娠早期）[59]都将促使压力波转化为脐静脉内可见的流速波[60]。

脐静脉血流

脐静脉血流，特别是基于胎儿体重 [mL/（kg · min）] 评估后的标准血流量，可以用于早期胎儿生长受限的临床评估[2]。这种评估依据合理的胎儿生理学原理，即胎儿的正常发育依赖占联合心排血量 30% 的胎盘循环[17,61]。血流量可以根据脐静脉管径（D_{UV}）和按时间平均的加权平均流速[62-64]（$V_{UV}wmean$）或按时间平均的最大速度（$V_{UV}max$）[6,64]（图 47.9）计算：

$$\text{流量}=\pi\left(\frac{D_{UV}}{2}\right)^2\cdot V_{UVwmean}\quad\text{（公式 47.1）}$$

$$\text{流量}=\pi\left(\frac{D_{UV}}{2}\right)^2\cdot 0.5V_{UVmax}\quad\text{（公式 47.2）}$$

公式 47.1 有高估脐静脉血流量的风险，因为静脉的最低流速被滤波器滤掉，尤其是超声束与血管夹角较大时，流速采集容易受到干扰或不能获取流速的完整空间分布。公式 47.2 的缺点是需要假设血液流动分布是抛物线型，而事实上并非总是如此[65]。然而，两种方法估算低风险正常妊娠的结果几乎完全相同[64]。一个非常重要的误差来源是管径测量，因为计算流量时其误差以 2 的平方倍数增大。因此，该方法未被广泛接受。

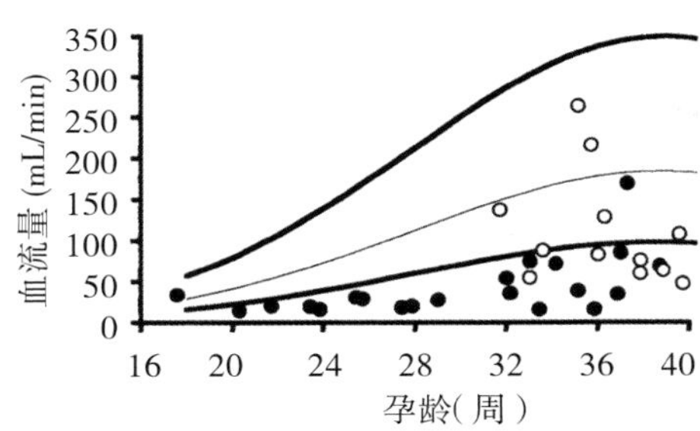

图 47.9 严重生长受限胎儿（估算胎儿体重≤第 2.5 百分位数）的脐静脉血流量通常很少，尤其是胎盘功能不全表现为脐动脉搏动指数（实点）增加时。图中显示均值（细线）和 95% 预测区间（粗线）。经许可，引自 Kiserud T. Ultrasound Obstet Gynecol, 1994, 4:109–114[6]

经过多年努力，超声设备在缓冲内存、可变焦距、高频换能器等方面改进很大，能够获取更多的血流测值。通过重复测量管径，误差得以控制[66–67]。有学者根据横切面[63,68]（首选）或长轴切面[64,69]数据建立了一个新的人类脐静脉血流参考值。我们的数据是妊娠 20 周时，平均流量 35mL /min；而妊娠 40 周时，平均流量 240mL/min[63]。其对应的标准化脐静脉血流量从 115mL/(kg · min) 下降至 64mL/（kg · min）。这些数据在不同研究中心略有差异[64,68–70]，较以往报道的数值略低。部分原因是这些研究的管径测量是从外到内（血管前缘），而现在则是管径内到内测量。

该方法可用于生理学研究，是一种有发展潜力的临床应用方法，尤其在动态观察研究时（图 47.10）。另外，还有一个改进思路是将血流测量与胎儿腹围相结合，而不是与胎儿估测体重相结合[70]。

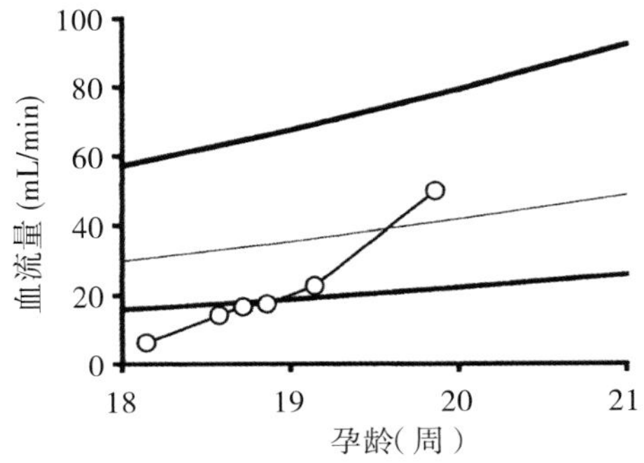

图 47.10 连续测量显示 1 例因心房扑动引起充血性心力衰竭胎儿，因脐静脉血流量改善，心率逐渐恢复到窦性心律，心肌收缩力恢复正常。图中显示均值（细线）和 95%预测区间（粗线）

应用这些方法，发现妊娠中期脐静脉回流量通常占总心排血量的 1/3[17]（图 47.1），与以前的有创[71]、无创[72]研究一致。但是，妊娠晚期该比例通常会降至 1/5，这意味着相当比例血液在胎儿体内持续进行重复循环[15]。然而，妊娠中后期，胎儿标准化心排血量保持不变，约 400mL/(min · kg)。虽然 IUGR 胎儿维持恒定的标准化心排血量，却不能维持正常的脐循环血流量。其结果导致富氧脐静脉血占总心排血量的比例降低，当脐动脉搏动指数非常低时，其比例更低（图 47.1）[17]。这种血流动力学变化似乎早于胎儿生长受限出现[73]。

脐静脉血流速度

通常，脐静脉血液流速（和管径）的测量都是选取脐静脉走行较直的腹腔段，但也在脐带处测量。取样时应包含整个血管横断面，超声束与血管夹角为零或接近于零[3]。大部分严重 IUGR 胎儿的胎儿 – 胎盘循环的阻力增加，因此这些胎儿脐血流量减少，表现为脐静脉血流速度降低就不奇怪了[7–8]。当胎儿出现宫内窒息迹象时，脐静脉血流速度最低[4,7–8,10]。然而，IUGR 胎儿的脐静脉流速与正常参考值有很大的重叠，所以这种方法不适于识别存在窒息风险或心脏功能受损的小胎儿。

搏动性脐静脉血流速度

Lingman 等介绍了脐静脉血流频谱出现搏动（图 47.8b）是胎儿循环损伤后即将出现窒息的信号[4]，之后因其简单易行而成为常用的临床指标。Gudmundsson 等扩展了这个概念，并提示充血性心力衰竭的水肿胎儿出现脐静脉搏动的死亡率显著高于没有搏动的胎儿[5]。脐静脉搏动与低氧血症和酸碱平衡失调有关[74–76]。搏动在妊娠早期是正常现象（<13 周）[59]，也可能发生在妊娠晚期脐静脉腹内段[60,77–79]。如上所述，因为血管横截面较小时顺应性较低导致压力波产生较小的管腔搏动，而产生较大的速度搏动，以维持血流量和能量传导。

若使脐静脉搏动成为一种有用的诊断方法，我们需要鉴别脐静脉搏动是由心房收缩增强造成的或是其他因素[72]。排除胎儿的呼吸运动，脐静脉血流可视为稳定平流，来自心房和邻近动脉的两个主要规律性压力波会影响其流速。如前所述，我们关注的压力波（如 a 波）从心房发出，沿着相连静脉路径进行传导，但与血流反向时，导致血流速度减低 [49]。相反，其邻近动脉发出的压力波在腹壁进入静脉，最终可能与脐静脉血流方向相同，导致流速同步增加。大多数情况下，这两个来源是可以区分的：源自动脉的压力波导致流速平缓增加，而心房收缩波时间更短、频谱更锐利（图 47.8b）。

增加心房起源脐静脉搏动的因素如下：

- 心房收缩增强（前、后负荷增加，肾上腺素介导，缺氧）。
- 心动过缓（心房的 Frank-Starling 机制）。
- 静脉导管主动扩张（如缺氧）。
- 脐静脉血管张力增加（肾上腺素调节）。
- 脐带顺应性降低(如IUGR时变细、静脉充血)。
- 低胎龄（如静脉管径较细）。

由于以上原因，心脏功能受损时会把脐静脉的平流模式转变为搏动模式。随着病情继续恶化，心动周期的压力变化会传导到脐静脉血流（图 47.11）。但是，即使是三相脐静脉搏动的胎儿也能在宫内长时间存活 [80]。这些征象可能出现在妊娠早期，合并前期出现的后负荷增加或心率减慢 [6,68]。

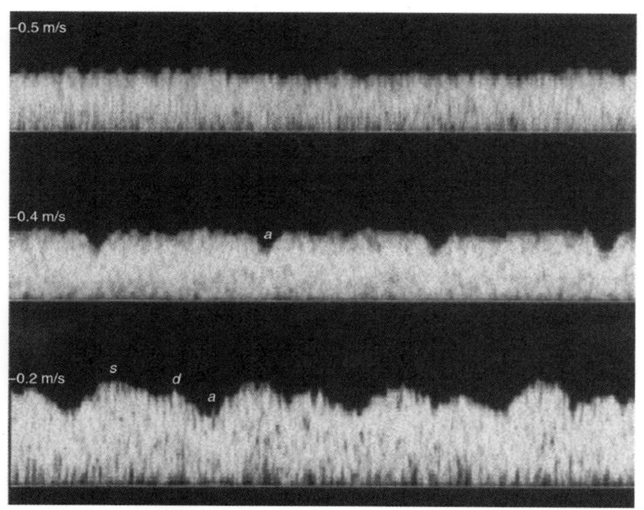

图 47.11　妊娠中后期，脐静脉血流通常没有搏动性（第一行）。心房收缩增强可能导致脐静脉流速（a）的短暂改变（中间行）。继续恶化（最下行）时脐静脉流速变化反映出整个心动周期中脐静脉的压力变化。d= 舒张期被动充盈；s= 心室收缩

静脉导管血流

当缺氧和血容量不足时，脐静脉通过静脉导管的分流血量增加 [19,82–84]。这个机制首先在动物实验中得到证实，最近研究表明也存在于人类胎儿，但程度略有不同。生理条件下，通过静脉导管分流的脐静脉血比例在妊娠 20 周为 30%，30 周后为 20% [63,69,85]，且小胎儿比大胎儿的分流量相对更多 [14,63,86]。生长受限胎儿中，这种效应增强并能根据胎盘功能受损程度进行分级（通过脐动脉搏动评估）（图 47.12）[13]。发生这种情况的孕周越小，脐静脉通过静脉导管的血流量比例越高 [13,85]。尽管不同研究都严格遵循操作规范反复测量，但因为静脉导管峡部内径过于细小 [56,66]，胎儿静脉导管血流量评估相当不准确 [13,20,28,63,69]。重复测量技术，特别是计算机性能和统计软件开发为个性化评估提供了希望。

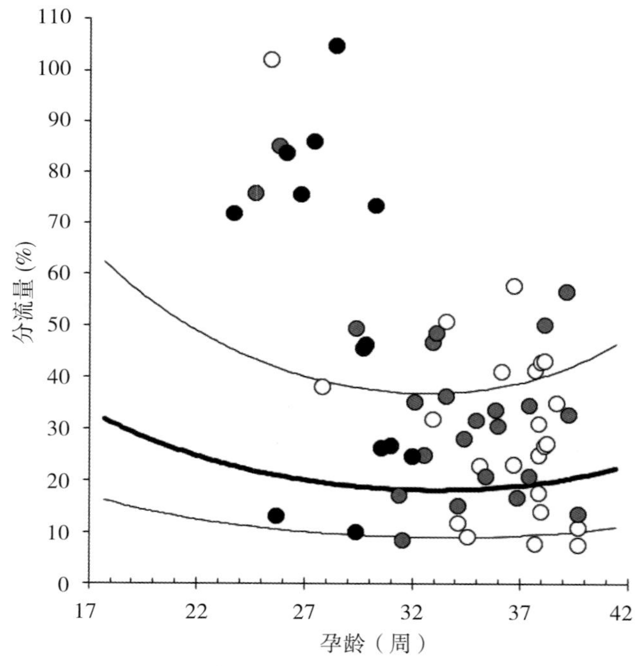

图 47.12　根据脐动脉博动指数 (PI)，生长受限胎儿（≤第 2.5 百分位数）的静脉导管分流情况（占脐带流量的百分比）。空心圆点：PI 正常；灰色圆点：PI> 第 97.5 百分位数；黑色圆点：脐动脉舒张末期血流缺失或反向。经许可，引自 Kiserud T, et al. Ultrasound Obstet Gynecol 2006;28:143–149[13]

静脉导管血流速度

测量静脉导管血流速度推荐在胎儿腹部近矢状面或斜横切面扫描，采用与静脉导管峡部（入口）

平行的较大取样框[20,87]。采用较大取样框能够确保获取最大血流速度。妊娠早期，为了区分反向 a 波和脐静脉、肝静脉流速则需要限制取样框[89-90]。但是，我们需要意识到心房收缩期测得的低速血流影像可能同时代表峡部横切面的前向、逆向血流[90]。当解释妊娠早期结果时，这些观察通常不够充分。静脉导管内血流速度基本反映了其他心前静脉的血流速度（图 47.13）。但是，它与脐静脉直接相连并能主动调节，具备进一步探索的可能。

心功能可通过心动周期中各个时相的绝对速度[6,20,81,91-94]或搏动指数[91-92,94-95]进行评估。由于该指数与角度校正无关，已被大家广泛接受。已经确定了多个相关指标的正常范围[91-92,94]。相比搏动指数，心房收缩期流速为零或反向已经被提倡用作心脏功能受损的简单临床征象，特别是在妊娠早期[81-88,96-98]。

一般而言，尽管心功能受损，严重生长受限胎儿的静脉导管收缩期血流速度仍维持在正常水平（图 47.14a）[6]。它的意义在于绝对流速反映了对胎儿生存和发育至关重要的导管血流驱动和肝脏灌注的压力阶差。然而，通常心前静脉（包括静脉导管）的 a 波增强反映了心脏功能改变（图 47.14b，图 47.15）[6,20,81,99-104]。前、后负荷增加导致舒张末压增加，缺氧和肾上腺素介导效应可能加重上述变化，所有这些都会导致心房收缩增强及多普勒检查发现的静脉导管 a 波增强（图 47.16）。与未受损胎儿相比，增强的 a 波会促使压力波进一步向静脉远端传导。

静脉导管的静脉压、血管张力增加及主动扩张促进压力波沿着传导路径到达脐静脉。低氧血症导致静脉导管自身扩张，从而减小静脉导管与脐静脉的横截面积（和阻抗）差异。这样可以减

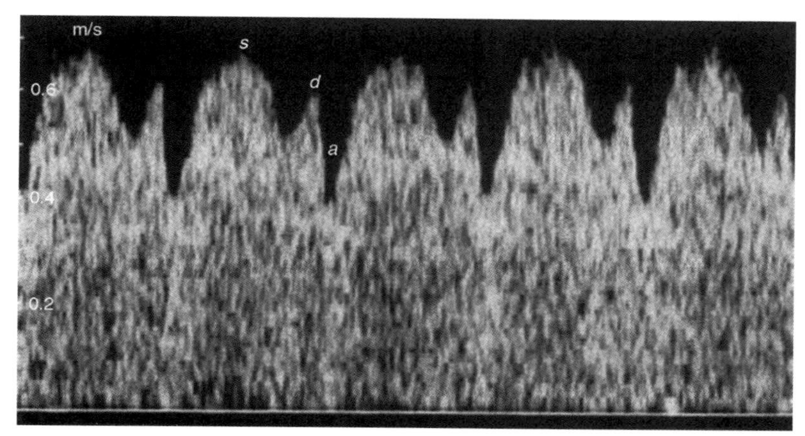

图 47.13 正常导管静脉血流速度反映了心动周期的各个组成部分：心室收缩（s），舒张期被动充盈（d）和心房收缩期间达到的最小值（a）。搏动性与其他心前静脉基本相同，只是叠加了较高速度，直接反映了脐静脉 – 腔静脉的压力阶差

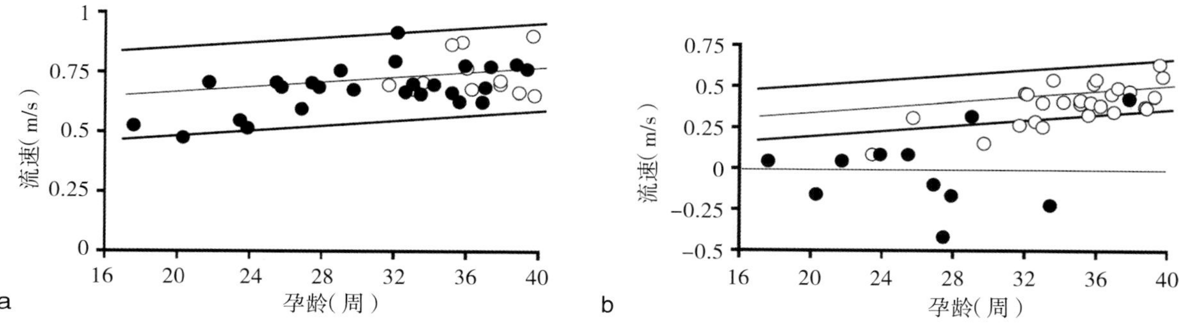

图 47.14 尽管脐动脉血流搏动指数增加（图 a 中的实心点）反映出胎盘循环受损，但严重生长受限胎儿的静脉导管收缩期峰值流速仍维持在正常范围内。心房收缩期静脉导管流速减小或反向则反映循环功能失代偿（b）。这个征象在妊娠 32 周之前表现得更明显，且与围生期死亡有关（图 b 中的实心点）。图中显示均值（细线）和 95% 的预测区间（粗线）。经许可，引自 Kiserud T. Ultrasound Obstet Gynecol, 1994, 4: 109–114[6]

少静脉交汇区的反射波，增强压力波传导和脐静脉搏动（图 47.6）。

心功能失代偿晚期的特点是 a 波速度显著减小或反向（图 47.16）。收缩期及舒张期峰值之间的流速减小可能预示着缺氧和酸中毒进一步恶化，导致阈下心肌扩张及顺应性降低，即终末前状态（图 47.16）[105–106]。

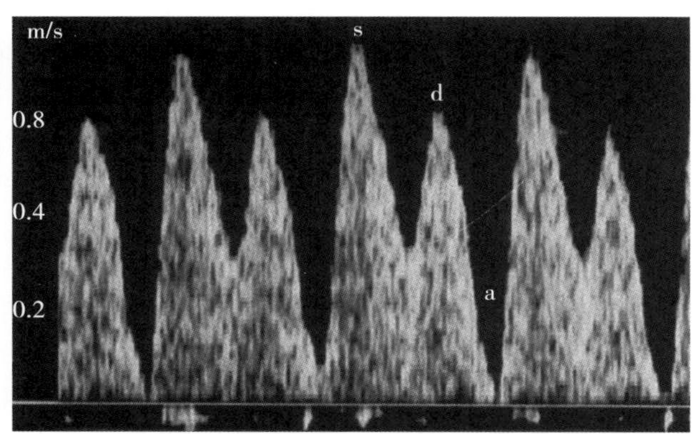

图 47.15 心功能受损通常见于严重宫内发育迟缓病例，表现为静脉导管血流搏动增强，其主要原因是心房收缩期血流速度减慢（a）。注意收缩峰早期陡直（s）表示心肌扩张性（顺应性）降低，提示开始出现缺氧或酸血症（d= 舒张峰值）

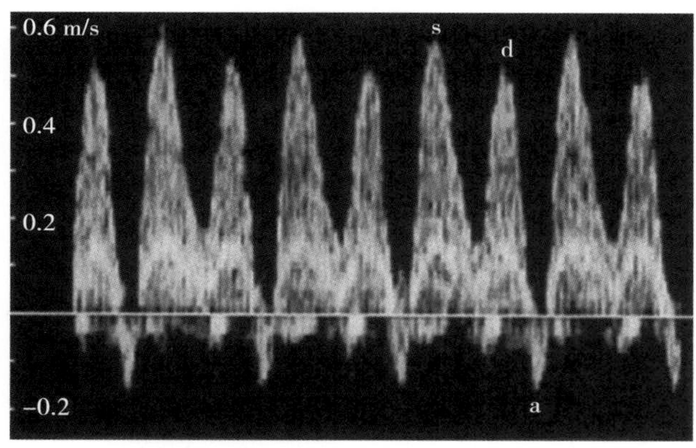

图 47.16 心脏功能较图 47.15 进一步恶化，导致心房收缩期静脉导管速度为零或反向（a），早期血管扩张、收缩峰（s）陡直度下降，收缩峰与舒张峰分离，可能是由于缺氧和酸中毒导致心肌扩张，常见于终末前期或终末期（d= 被动舒张充盈峰）

妊娠早期，颈部透明层增厚胎儿的静脉导管反向 a 波与染色体异常和心脏畸形相关[88,97–98,107–108]。我们推测这可能是因为心功能失衡，而非妊娠晚期的心功能失代偿。妊娠中期胎儿也比妊娠晚期更易反应为 a 波增大[6,81]。低氧血症和其他因素往往对未成熟心肌有更直接、明显的损害[44,109]。妊娠晚期依靠成熟的内分泌系统反应和血流动力学调节[45]，很少见到静脉导管的反向 a 波（图 47.14）。

IUGR 胎儿及其他不良妊娠的研究表明，静脉导管 a 波增大或搏动性增强的胎儿有低氧血症、酸中毒、围生期发病和死亡的高风险[6,75,99–100,110–112]。然而，如图 47.14b 所示，我们描述的静脉导管频谱模式变化在妊娠中期表现得更加明显，而且早产本身的高风险并发症和死亡就预示着不良预后。

腔静脉、肝静脉、门静脉和胎儿其他静脉血流速度

下腔静脉（IVC）比静脉导管流速更低，反向 a 波在大部分孕周是正常现象[92,101,104,113–114]，但实际上失代偿 IUGR 胎儿也有相同变化。尽管新生儿期静脉导管多普勒检查能够带来新的可能[115–116]，但儿科医生对腔静脉检查更熟悉，因此在胎儿期有时也首选测量它们。胎儿期，IVC 测量最好选择在肝静脉回流和静脉导管出口点以下的腹腔段进行，因为在肝静脉回流水平干扰风险较高、变异性增加。一项研究表明，IVC 多普勒检查能够比静脉导管更好地预测低氧血症和酸中毒[112]。但这尚未得到证实[99–100]。这些血管有着不同作用，特别是静脉导管，它受特殊调控而且直接与脐静脉相连而非毛细血管系统。其次，当胎儿 pCO_2 较低时，腹腔下腔静脉的氧饱和度比上腔静脉更低[11,118]。

肝静脉血流测量不常用，但其检查重复性好且可以在大多数胎儿体位中进行测量[92,119–120]。此外，血流动力学损害时肝静脉变化与静脉导管及腔静脉表现一致。

左门静脉血流速度的大小和方向被认为是循环功能失代偿的另一简单标志[23,121]。其流速测量点位于门静脉主干与静脉导管入口的交汇处。该流速较低或反向即反映肝右叶血氧下降（即左肝优先）（图 47.4）[15,121]，IUGR 胎儿左门静脉流速减缓似乎与出生后脐动脉 pO_2 呈线性关系（图 47.17）[121]。

颅内静脉同样引起了人们的注意，研究表明其搏动指数增加可作为循环功能失代偿的征象[122–123]。

所有血管压力波都按照前文所述的与静脉导管和脐静脉相同的机制进行传导和调节。

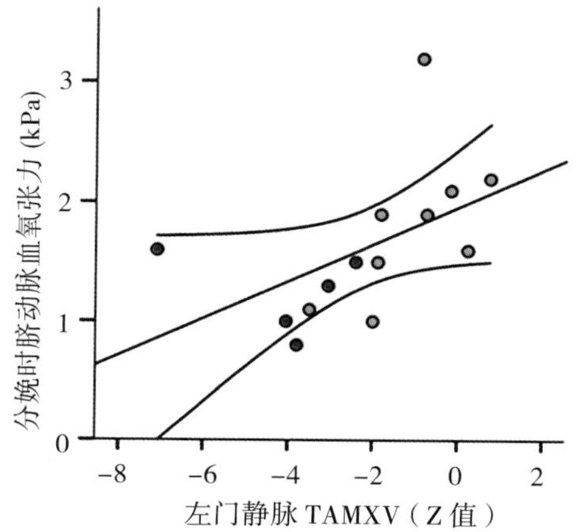

图 47.17 左门静脉（门静脉主干和静脉导管之间的血管）是门静脉和脐静脉血流的分水岭。门静脉分流增多、脐循环减少导致左门静脉流速降低，极端情况下，出现逆向血流。Z 值图显示了 IUGR 胎儿出生时脐动脉搏动指数正常（浅蓝色）和异常（深蓝色）的流速与脐动脉 pO_2 的线性回归关系和 95% 置信区间。经许可，引自 Kiserud T.Pediatr Res, 2009, 66:113−117[15]

静脉多普勒评估

静脉多普勒检测越来越多地被用于评估胎儿的循环状态。而脐动脉的波形通常反映了胎盘循环的长期变化，大脑中动脉搏动的减弱被解释为胎盘灌注受损的一种反应。静脉导管和脐静脉的多普勒频谱反映心脏功能的瞬时变化，通常用于进一步分析循环状况并确定分娩时间 [124]。

这种效应已被证明能显示妊娠 32 周前胎盘功能恶化的动态变化 [110-111,125]。而妊娠 32 周后变化不明显。最近一项研究表明，不同群体对循环生长受限的反应不同，包括妊娠早期可能会出现静脉变化的个体 [126]。通过增加脐静脉和静脉导管的多普勒测量，能够更精准地预测胎儿酸中毒和宫内死亡 [75]、新生儿预后 [127] 和发生坏死性肠炎的风险人群 [128]。一项随机试验进一步明确了如何利用静脉导管检查管理早发型 IUGR，提示将其作为监测工具可以改善 2 岁时的神经系统预后 [129]。

为了更系统化地评估，有人建议 [130-131] 并尝试 [119] 了“胎儿心血管整体评分”。总之，根据医生的不同经验和生理学理解，各种评估和监测策略仍需进一步完善。

参考文献

[1] Gill RW. Ultrasound Med Biol, 1979, 5:223–235.
[2] Gill RW, et al. Ultrasound Med Biol, 1984, 10:349–363.
[3] Gill RW, et al. Am J Obstet Gynecol, 1981, 139:720–725.
[4] Lingman G, et al. Biol Neonate, 1986, 49:66–73.
[5] Gudmundsson S, et al. Am J Obstet Gynecol, 1991, 164:33–37.
[6] Kiserud T, et al. Ultrasound Obstet Gynecol, 1994, 4:109–114.
[7] Jouppila P, Kirkinen P. Br J Obstet Gynaecol, 1984, 91:107–110.
[8] Laurin J, et al. Obstet Gynecol, 1987, 69:895–902.
[9] Ville Y, et al. Am J Obstet Gynecol, 1994, 170:487–494.
[10] Laurin J, Marsal, et al. Br J Obstet Gynaecol, 1987, 94:940–948.
[11] Rudolph AM. Circ Res, 1985, 57:811–821.
[12] Bellotti M, et al. Am J Obstet Gynecol, 2004, 190:1347–1358.
[13] Kiserud T, et al. Ultrasound Obstet Gynecol, 2006, 28:143–149.
[14] Tchirikov M, et al. Am J Obstet Gynecol, 1998, 178:943–949.
[15] Kessler J, et al. Pediatr Res, 2009, 66:113–117.
[16] Mäkikallio K, et al. Ultrasound Obstet Gynecol, 2003, 22:351–357.
[17] Kiserud T, et al. Ultrasound Obstet Gynecol, 2006, 28:126–136.
[18] Edelstone DI, et al. Circ Res, 1978, 42:426–433.
[19] Behrman RE, et al. Am J Obstet Gynecol, 1970, 108:956–969.
[20] Kiserud T, et al. Lancet, 1991, 338:1412–1414.
[21] Weiner Z, et al. Am J Obstet Gynecol, 1994, 170:509–515.
[22] Kilavuz O, et al. J Perinat Med, 2003, 31:184–187.
[23] Kiserud T, et al. Ultrasound Obstet Gynecol, 2003, 21:359–364.
[24] Kiserud T, et al. Ultrasound Obstet Gynecol, 2004, 24:141–146.
[25] Godfrey KM, et al. PLOS ONE, 2012, 7:e41759.
[26] Tchirikov M, et al. Placenta, 2001, 22:24–31.
[27] Tchirikov M, et al. Placenta, 2002, 23:S153–158.
[28] Haugen G, et al. Circ Res, 2005, 96:12–14.
[29] Ikenoue S, et al. Am J Obstet Gynecol, 2017, 217:204.e1–04.e8.
[30] Jouppila P, et al. Arch Gynecol, 1986, 237:191–197.
[31] Jones CT, Robinson JS. J Develop Physiol, 1983, 5:77–87.
[32] Capponi A, et al. Obstet Gynecol, 1997, 89:242–247.

本章完整参考文献，请扫描以上二维码在线查看。若需下载，请登录 www.wpcxa.com“下载中心”下载。

第 48 章 胎儿心功能评估：方法与意义

Christoph Wohlmuth，*Helena M. Gardiner*

心功能基本原理

引　言

心功能评估在每个胎儿心脏评估中都不可或缺[1]。超声心动图筛查时，通过标准四腔心切面心室收缩功能的主观判断就能完成心功能评估。但是，若存在先天性心脏病（CHD），则心功能的详细评估至关重要；复杂妊娠，如双胎输血综合征（TTTS）、双胎反向动脉灌注（TRAP）、宫内发育迟缓（IUGR）、胎儿感染（细小病毒、巨细胞病毒、柯萨基病毒等）、贫血、肺部肿块、水肿、骶尾部畸胎瘤、胎盘绒毛膜血管瘤等，心血管功能是指导妊娠管理的一个重要元素。

心室充盈

血液从体静脉和肺静脉回流入心脏时，心房充当蓄水池，心房压升高[2-3]。一旦心房压超过心室舒张末压，房室瓣开启，心室早期充盈，然后，心房收缩完成心室充盈。从妊娠早期开始，通过脉冲多普勒探查房室瓣，将早、晚期的心室充盈用 E 波（“早期”）和 A 波（“主动”或“心房”）进行区别（图 48.1a）[4]。胎儿期，心房收缩速度高于早期充盈速度，导致 E/A 比小于 1。E 波和 A 波速度在妊娠期间会逐渐增加，但是 E 波速度增加幅度更大，说明心室顺应性随着临近足月妊娠而不断增加[5-7]。当血流动力学充盈时间缩短时，主动充盈变得非常重要，如生理性胎心率增快或病理性舒张末心室压升高。在这些状态下，因为二尖瓣、三尖瓣的 E 波与 A 波融合，E/A 比随之下降（图 48.1b）。随着舒张末心室压进一步上升和容量负荷增加，房室环扩张，可检测到反流（图 48.1c）。彩色多普勒可引导脉冲多普勒取样于最快反流束，以获取最佳峰值速度和时长；利用反流峰值速度的改良伯努利方程估算跨瓣压差。心房压加房室瓣跨瓣压差就是估算的心室压（表 48.1）。有多种评价体系来描述房室瓣反流的严重程度，如利用彩色多普勒测量心房侧的反流长度；利用脉冲或连续多普勒获取相对反流的静脉收缩宽度、相对瓣环宽度、峰值速度和时长等更多可重复性信息[8]。一般来说，当反流时长超过心动周期 50% 和（或）反流至心房后壁时，需要重视。

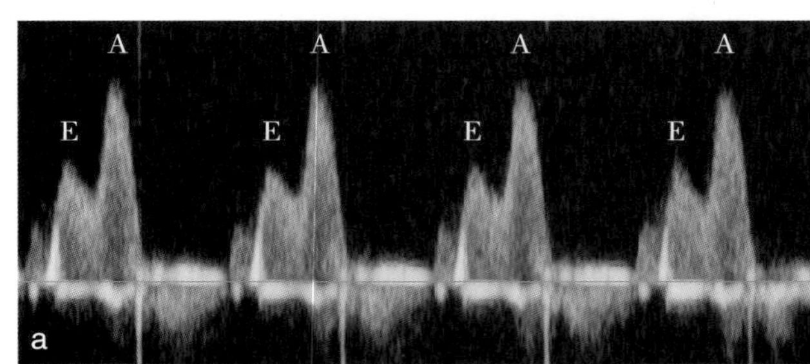

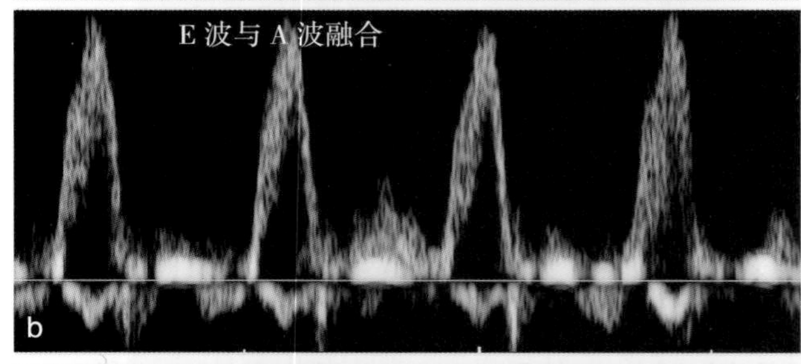

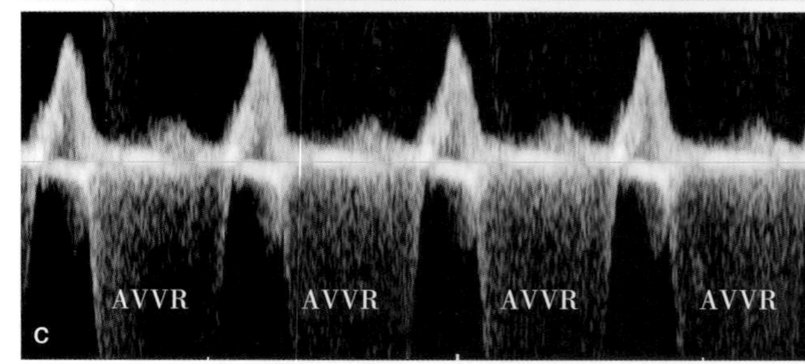

图 48.1　房室血流。a. 正常房室双相血流的多普勒频谱，E 波和 A 波可辨。b. E 波和 A 波融合（单相血流）。c. 单相血流和严重房室瓣反流（AVVR）

心室输出

当动作电位传导至心室后，心室开始收缩，房室瓣因压力升高而关闭，这段时间被称为等容收缩期，心室压小于动脉压。当心室压超过动脉压时，半月瓣打开，心室射血。

对羊的研究表明，Frank-Starling 机制在胎儿心脏中同样适用[9]。因此，每搏输出量由前负荷、心肌收缩力和后负荷决定。但前负荷储备有限，心脏在 Frank-Starling 功能曲线的上限附近做功[10-11]。心率是胎儿期心排血量最重要的调节因素。可利用半月瓣二维和脉冲多普勒计算各心室的每搏输出量，每搏输出量乘以心率计算心排血量（表 48.1）。

表 48.1 心功能参数计算公式

公式	缩写和单位
心室压（mmHg）$=4^{a}+4\times V_{max}^{2}$	V_{max}：二尖瓣或三尖瓣反流的峰值流速（m/s）
每搏输出量（mL）$=VTI\times\pi\times\frac{d^2}{4}$	VTI：主动脉或肺动脉内血流的速度时间积分（cm） d：主动脉瓣环或肺动脉瓣环直径（cm）
心排血量（mL/min）$=VTI\times\pi\times\frac{d^2}{4}\times HR$	VTI：主动脉或肺动脉内血流的速度时间积分（cm） d：主动脉瓣环或肺动脉瓣环直径（cm） HR：心率（/min）
全心排血量（mL/min）=LCO+RCO	LCO：左心排血量（mL/min） RCO：右心排血量（mL/min）
短轴缩短率（%）$=\frac{EDD-ESD}{EDD}$	EDD：舒张末内径（mm） ESD：收缩末内径（mm）
射血分数（%）$=\frac{SV}{EDV}$	SV：每搏输出量（mL） EDV：舒张末容积（mL）
心肌做功指数 $=\frac{ICT+IRT}{ET}$	ICT：等容收缩时间（ms） IRT：等容舒张时间（ms） ET：射血时间（ms）

a 4 mmHg 作为胎儿心房内压力估计值

胎儿期右心优势已被证实，右室排血量约占联合心排血量的 60%，左室排血量约占联合心排血量的 40%[12]。双室排血量从妊娠 15 周时的 40mL/min 左右显著增加到妊娠 40 周时的 1470mL/min。基于胎儿体重评估的正常平均心排血量不随妊娠变化，约为 429mL/（min·kg），标准差较高为 100mL/（min·kg）[12]。

取样角度尽可能接近零时，则不同多普勒检测者之间的差异较小[13]，这种差异对瓣膜直径非常敏感，因为计算横截面积会放大测量误差。因此，如果动态评估心排血量（如 TRAP）时，应该由同一名检测者完成。

其他参数，如心室短轴缩短率等，可以通过 M 型超声垂直心室间隔而获得；射血分数 (表 48.1) 在胎儿心脏评估中的作用不那么重要，因为测量方法相对粗糙，而且通常直到胎儿心脏疾病晚期才会出现变化。因此，首先要评估长轴功能，这将在“长轴运动”一节中进行讨论。

心肌做功指数

心肌做功指数 (MPI) 最初出现在 Tei 等人对成人心脏整体评估描述中[14]，因此又被称为 Tei 指数[14]，它被定义为等容收缩和舒张时间与射血时间之比 (表 48.1)。胎儿医学引入 MPI 后，已经发布多项按胎龄校正的参考值，可能因为标尺、位置及超声设备不一致导致各研究结果一致性较差[15]。MPI 测定标准化的一个重要举措是“改良 MPI”方法，即利用主动脉瓣和二尖瓣的开放、关闭音进行时间分期[16-17]。获取左侧改良 MPI 时，在五腔心切面上用 3~4mm 多普勒取样窗置于靠近二尖瓣的升主动脉侧壁。利用瓣膜开闭音确定时间窗（图 48.2）。

最近，有人建议通过波形形态识别瓣膜启闭点自动计算 MPI[18]。尽管研究者们努力完善了 MPI 测定，但是依然存在局限性，如图 48.2 所示的"单点"法仅适用于左心，而三尖瓣和肺动脉瓣位于不同解剖平面，需要测量两个位置才能评估右心 MPI。这一局限性有可能通过后文"组织多普勒成像"中描述的组织多普勒成像技术来克服。

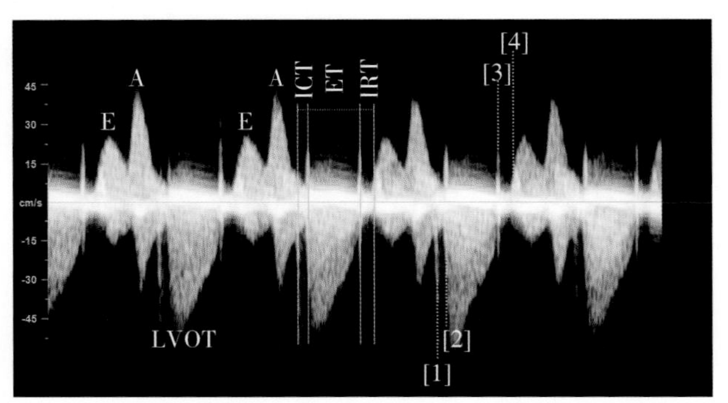

图 48.2　心肌做功指数。利用多普勒瓣膜开闭音区分时间周期，以计算左心改良心肌做功指数（MPI），MPI=（ICT+IRT）/ET。A= 早期心室充盈；E= 晚期心室充盈；ET= 射血时间；ICT= 等容收缩时间；IRT= 等容舒张时间；LVOT= 左室流出道；[1]= 二尖瓣关闭音；[2]= 主动脉瓣开放音；[3]= 主动脉瓣关闭音；[4]= 二尖瓣开放音

长轴运动

心室收缩时房室瓣环向心尖移动，这个动作会存储动能；心室舒张时，则向基底部抬升。心室轮廓保持相对固定 [19]。高时空分辨率的 M 型超声心动图可以记录瓣环的位移。将 M 型探头垂直于心底部的房室环平面，可获取二尖瓣、三尖瓣的瓣环平面收缩期位移（MAPSE，TAPSE）（图 48.3），这两个参数反映心室心肌收缩期纵向缩短和舒张期拉伸 [20]。尽管 MAPSE 和 TAPSE 与负荷有关，但是它们易于获取，而且具有高度可重复性 [21]。瓣环位移幅度随孕周而增加 [20]。因此，应该采用妊娠期校正后的参考值范围。整个妊娠期，TAPSE 高于 MAPSE[20]，两个特征可解释这种现象，即胎儿期右心优势 [12]；左、右心室的心肌纤维走向不同 [22]。瓣环位移是衡量心脏功能的一个敏感指标，并在病理状态下进行了研究。IUGR 胎儿 TAPSE 和 MAPSE 均下降，已证明 TAPSE 能预测出生后的心血管重构 [23]。有报道胎儿瓣膜成形术成功后，重度主动脉瓣狭窄的 MAPSE 迅速改善 [24]。

胎位不佳限制了瓣环位移的临床应用，因为 M 型超声的平行取样对获取可靠测量结果至关重要。然而，解剖 M 型超声能够以离线方式将一个虚拟的 M 型取样线放置到四腔心切面的数字回放图像上，而且能够手动调节角度垂直于房室环。它与"自然"M 型超声测量瓣环位移具有很好的相关性，但对 TAPSE 和 MAPSE 分别平均高估 6% 和 5%[20-21]。此外，已有报道可利用时间 – 空间相关成像（STIC）获取 TAPSE，并将在本章后面部分和其他三维、四维（3D/4D）方法一起阐述。

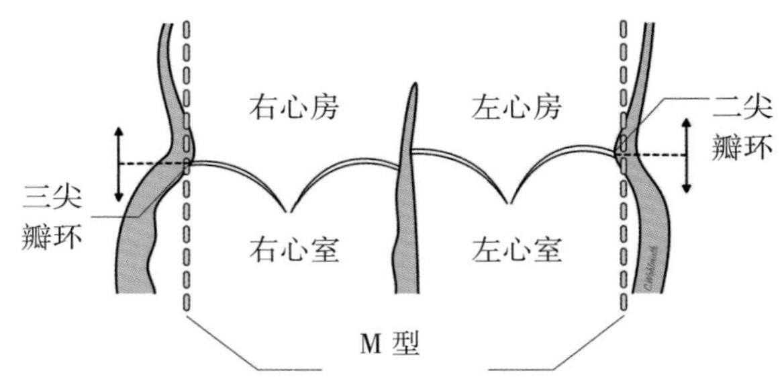

图 48.3　二尖瓣、三尖瓣瓣环平面收缩期位移。M 型超声光标置于心底部垂直房室瓣环的位置，测定收缩期位移的最大幅度

组织多普勒成像

组织多普勒成像（TDI）技术利用多普勒原理来测定心肌局部收缩、舒张速度 [25]。多普勒组织运动信号与血流信号相比，具有速度低、幅度大的特点 [26]。TDI 可以通过脉冲（PW）多普勒在不同位点测量心肌峰值速度，或者彩色多普勒同步获取多像素速度叠加的 2D 灰阶图形来获取。

因为全心动周期的心尖保持相对固定，二尖瓣环和三尖瓣环的脉冲波多普勒组织成像（PW-TDI）能够合理地评估动态心功能 [26]。将多普勒探头放在标准心尖四腔心切面 6 点或 12 点位置邻近二尖瓣环和三尖瓣环的心室肌可获取左、右心室的 PW-TDI 信号。超声束必须尽量与心肌壁纵向运动平行，不能进行角度校正（图 48.4a~b）[24]。PW-TDI 给出 3 种不同波形：舒张早期速度（E′）、心房收缩的舒张末期速度（A′）、射血期收缩速度（S′），其中上撇号（′）是区别 TDI 速度与房室瓣血流 E 波、A 波的最常用符号（图 48.4c）。有时，文献中会出现 Ea、Aa、Sa、Em、Am、Sm，其中"a"代表"瓣环"，"m"代表"心肌"[26]。

E′ 信号反映了心室充盈早期房室环部向上移动

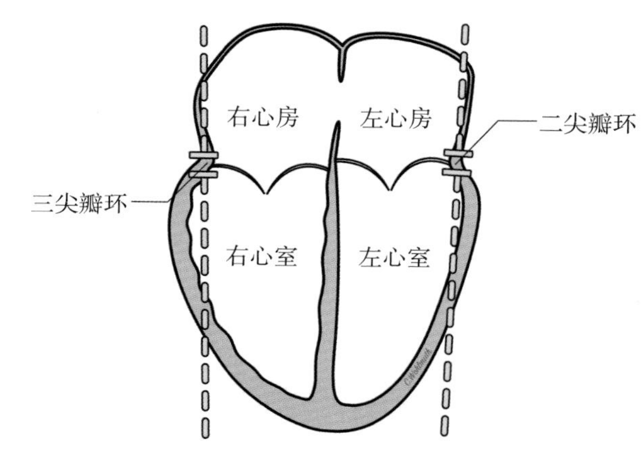

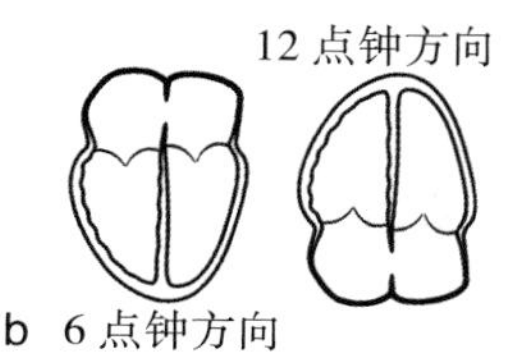

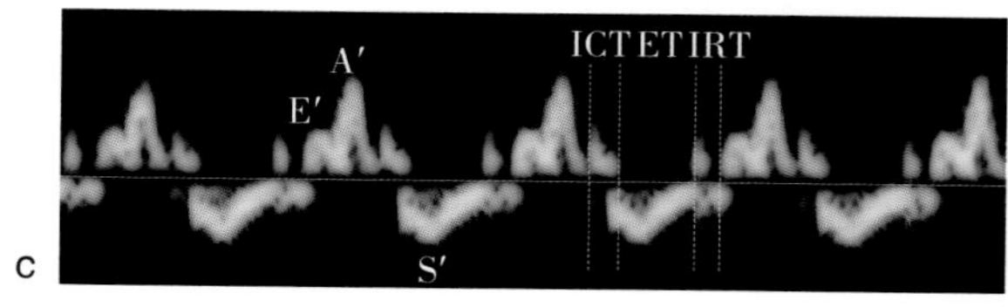

图 48.4 组织多普勒成像（TDI）。脉冲多普勒取样容积放在垂直于房室瓣环（a）或心尖位于 6 点或 12 点方向（b）。TDI 给出 3 种不同波形：E′、A′、S′。从上述波形测得 IRT、ICT、ET 通过计算获得心肌做功指数。A′= 心室充盈末期峰值速度；E′= 心室充盈早期峰值速度；ET= 射血时间；ICT= 等容收缩时间；IRT= 等容舒张时间；S′= 心室收缩期峰值速度

的心肌舒张速度，因此与房室瓣血流方向相反。在出生后动物有创研究中，E′ 峰值速度与 τ（反映心室舒张的一个参数）之间存在高度负相关。因此，E′ 速度下降说明舒张异常的舒张功能障碍。只有充盈压显著变化时，E′ 才会明显改变，因此该参数对负荷的依赖程度小于标准房室瓣血流多普勒 [27]。Nagueh 等提出一种新的速度比参数（E/E′），即二尖瓣血流 E 峰值与二尖瓣环 E′ 的比值，借此预测左心室充盈压 [28]。随后成人心导管研究表明，当心室充盈压升高时 E/E′ 值较高 [2]。

A′ 反映心房收缩时心室主动充盈期瓣环的向上运动，心室舒张末压增加导致 A′ 速度降低。心房压与 A′ 的比值（即心房松弛指数）与 A′ 之间呈正相关。心室充盈压正常的情况下，心室异常舒张可导致早期舒张充盈时间缩短，引起心房前负荷增高，从而导致 A′ 速度异常增高 [27]。

S′ 速度反映射血时心室缩短的程度。成人中，S′ 与射血分数和 dP/dt 相关，是死亡率的一个预测指标 [30–32]。动物研究表明，S′ 是由后负荷和心肌收缩力独立决定的 [33]。因此，S′ 是反映胎儿心脏后负荷增加的一个重要参数，如 IUGR[34–35]、TTTS[36] 和严重主动脉狭窄 [24]。

心肌组织多普勒相关参数与孕龄有显著的相关性。Comas 等 [37] 利用回归方程得出的参考值如图 48.5a~l 所示。一般情况下，右心室速度高于相应的左心室速度，与 MAPSE 和 TAPSE 相同(图 48.5m~n)，这可能是由于胎儿发育时右心占优势和心室心肌纤维排列方向不同造成的 [38]。

TDI 有严重局限性，最重要一点，TDI 是一种角度依赖性技术，只能测量与超声束平行的向量；而且，它测量组织的绝对速度，但不能区分主动、被动或外部运动 [26]。当心率加快或舒张功能障碍加重时，E′ 波和 A′ 波融合，因此无法区分波形或者计算相应的衍生参数（E/E′ 和 E′/A′）。

斑点追踪

斑点追踪（又称矢量速度成像）是一种通过测定心肌壁变形程度来评估胎儿心功能的非多普勒技术。它与多普勒成像技术不同，无角度依赖性，尤其适于胎儿心脏检查。它能够通过逐帧追踪明亮心肌斑点测定位移、应变及应变率（图 48.6）[39]。

点位移（或运动）是扫描平面内一个点的移动距离的度量。应变是组织在外力作用下形变的一种度量，指在给定时间内两点位置的变化 [40]。这是一个相对值（%），应变值数学公式如下：负值表示收缩期心室缩短，正值表示舒张期心肌拉伸。

$$应变（\varepsilon）= \frac{最终长度(L)-初始长度(L_0)}{初始长度（L_0）}$$

应变率（或形变速度）描述心肌两个不同点彼此靠近或远离的速度，因此能够量化节段大小变化的速度 [40]。

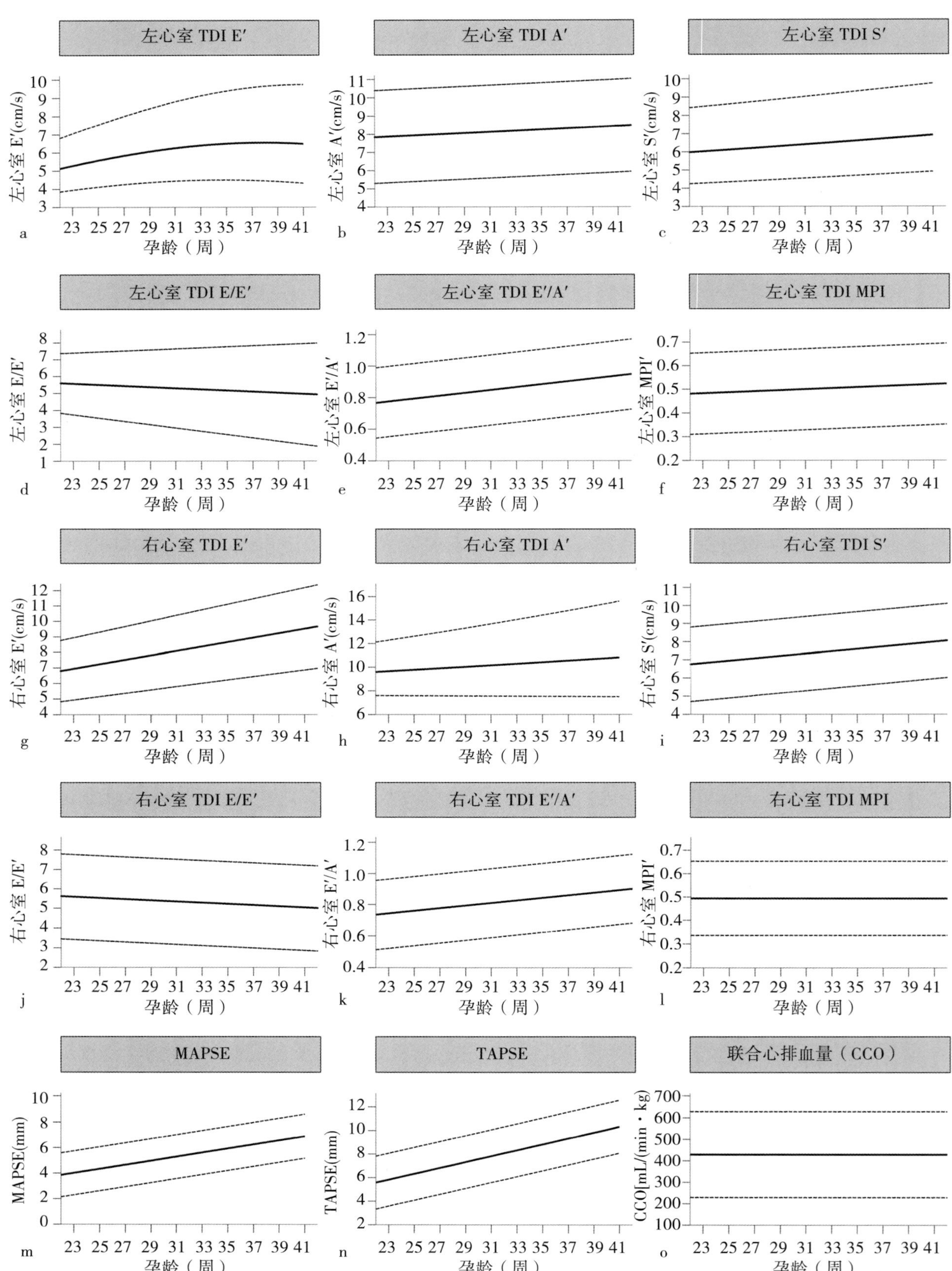

图 48.5 （a~o）随胎龄变化的长轴功能、心排血量参考值。基于 Comas[37]、Gardiner[20]、Mielke[12] 等人提出的回归方程计算，随胎龄变化的左 / 右心室多普勒组织成像相关参数（a~l），及 MAPSE（m）、TAPSE（n）、CCO（o）的参考值（均值 ±2 标准差）。A′= 心室充盈末期峰值速度；E′= 心室充盈早期峰值速度；MAPSE= 二尖瓣环收缩期位移；MPI= 心肌做功指数；S′= 心室收缩期峰值速度；TAPSE= 三尖瓣环收缩期位移

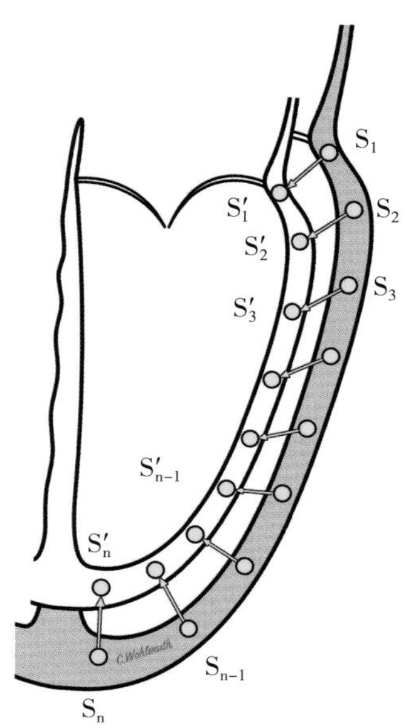

图 48.6 斑点追踪：位移、应变、应变率。逐帧追踪明亮的心肌斑点（S_1、S_2、S_3……S_{n-1}、S_n），测量位移、应变、应变率。位移测量确定了心肌斑点移动的距离，应变测量节段大小变化，应变率则量化了节段大小变化速度

◆ 方　法

斑点追踪可以通过常规胎儿超声心动图四腔心切面或短轴切面的检查录像进行离线分析。然而，必须通过降低采集角度和深度来优化帧频，因为平均速度和峰值速度随着帧频降低而显著下降，自动斑点追踪在高帧频图像更容易成功[41]。数字存储的图像以 DICOM 格式从超声仪导出到可脱机分析的商业斑点追踪软件。但是因为存储图像的帧频较低，因此一般很难让人满意。将斑点追踪分析引入胎儿医学时，可利用节拍器产生的伪峰值信号来克服胎儿心电图无法追踪的局限性[41]。最近，该技术通过使用解剖 M 型超声在斑点追踪软件包中标记时相而得到完善。人工完成左、右心室心内膜边界追踪，从房室瓣环间隔侧开始到心尖，然后再转到房室瓣环外侧基底部。软件在后续帧频中自动完成心腔与心内膜之间的边界追踪（视频 48.1）。

◆ 意　义

心肌应变与胎龄的相关性存在争议，一些研究称随着胎龄增加应变逐渐降低[41–44]，而一些研究则认为没有变化[45–50]。由于技术限制，存储的片段、点应变量与拉格朗日应变量测量值的对应关系及使用者学习曲线等，可能是产生这一争议的主要原因。然而，斑点追踪是检测心脏收缩功能细微变化的一种简洁方法，已分别应用于心脏及心外畸形。

据报道，CHD 的应变值范围较大，与大多数解剖畸形的正常值存在很大程度的重叠。我们可以观察到的最显著改变是左心梗阻，左心室应变很低。Ebstein 畸形的右心室应变下降而左心室功能得到保护[51]。

我们在 TTTS 中可以观察到因为前、后负荷均改变导致受血胎儿左、右心室应变降低的变化[52–54]。妊娠糖尿病[55]、肝内胆汁淤积[56]、胎儿贫血[57]时也观察到应变降低。

◆ 局限性

类似角度依赖性技术，胎儿心脏小、胎心率快、胎儿移动等因素限制了斑点追踪技术的应用。后者可能导致追踪斑点移出扫描平面，进而无法进行可靠测量。母体肥胖和胎位不利可能产生阴影，妨碍获取清晰心内膜轮廓。

三维 / 四维超声心功能评估

时间 – 空间相关成像（STIC）是一种自动化容积采集技术，通过超声探头的阵列获取包含大量 2D 图像的 3D 数据库。STIC 软件能够识别心脏的节律运动，获取心率，重建出一个实时心动周期容积，循环播放[58]。如此便能够添加第四维度——时间。除了应用于心脏解剖评估，STIC 还可以在整个心动周期不同时间点进行 3D 容积测量，人工进行连续切片[59]，或者进行虚拟器官计算机辅助分析（VOCAL）等特定算法[60]。亦可以推导出舒张末期容积、收缩末期容积、每搏量、射血分数、心排血量等。应根据不同情况应用已经获得的根据孕龄校正的参考值[59–65]，因为不同方法的结果并不总是能够互换[66]。

近期，STIC 增加了 M 型超声功能，即便胎位不佳也能测定长轴功能和缩短分数[67]。Messing 等比较了传统 M 型超声和 STIC（f-TAPSE）的 TAPSE 结果，研究报道称两种方法的结果基本一致，但是 f-TAPSE 的成功率更高。

三维 / 四维成像取决于初始采集图像的质量，而阴影与胎儿运动会影响采集的容积图像质量。

STIC 处理耗时及数据分析需要培训等因素进一步限制了其“日常”应用。

心脏磁共振成像

磁共振成像 (MRI) 已成为胎儿医学中一项强有力的辅助成像方式。随着胎龄的增加，MRI 能够提供比超声更好的影像，因为它不受羊水减少或骨化的影响[69]。虽然 MRI 是评估出生后心脏的一个很好的诊断工具，但受限于胎儿运动、心率快、伪影及缺乏超声心动图触发等因素[70–71]，妨碍了其在胎儿医学的临床应用。心功能评估中的潜在应用技术包括斑点追踪及计算心室容积、射血分数和心排血量等。如前所述，超声估测的心排血量值不够精确，MRI 提供的改良血流测量将对胎儿监护有重要价值。最新进展是使用心脏造影设备[72]或自门控方法[73–74]改善了 MRI 触发技术。Prsa 等报道使用自门控技术测量 40 例妊娠晚期胎儿血流，提出了心排血量，大动脉、脐静脉、上腔静脉血流及胎盘血流的初始 MRI 参考值，同时也引发了人们对该技术准确性的担忧[75]。此外，目前还不适合研究低孕龄胎儿[75]。最近，有报道 3.0T MRI 成功进行了血流量测量[76]，随着分辨率和成像技术的进一步提高，心血管 MRI 将补充胎儿心血管系统的超声评估。

心血管相互作用

由于心脏与血管之间相互影响，通过脉冲多普勒超声技术对胎儿动、静脉系统的评估成为多普勒心脏评估的一部分。

◆ 脐动脉

生理状态下，胎盘循环阻力较低，整个心动周期脐动脉 (UA) 为前向血流[77]（图 48.7a）。脐动脉的多普勒信号可从脐带任意处获取，但胎盘附近脐动脉舒张末期血流多于其进入腹部段血流[78]。妊娠期间胎盘血管系统扩张，表现为随着孕周的增加，舒张末期血流量持续增多[79–80]。胎盘异常、胎盘动脉闭塞会增加血管阻力，导致舒张末期血流减少。舒张末期血流缺失或反向（AREDF）与 IUGR 相关，是预后不良的一个指标。然而，在某些 TTTS 的受血胎儿中，心脏收缩功能下降也可能导致 AREDF[81–82]。

◆ 静脉导管

静脉导管血流为搏动性血流，提供整个心动周期内的心房压力 – 容积变化信息（图 48.7b）[83]。心室收缩期，房室瓣环下降，心房快速充盈，表现为静脉导管流速增加，在 S 波达到速度峰值。心室舒张导致收缩末期（v 波）静脉导管流速下降。房室瓣环开放后，心室被动充盈，心房压力下降，静脉导管流速（D 波）增快[2,84–85]。最后，心房收缩增加，心室充盈，脉冲波逆行传导至静脉导管（a 波）[86]。由于心室后负荷增加、收缩期或舒张期功能障碍或容积负荷过重引起舒张末压力升高，会导致心房收缩期血流逆行。静脉导管血流异常已被证明可预测胎儿死亡[87–89]。因此，用静脉搏动指数（PIV）或者心房收缩期定性分级血流（前向、缺失、逆向）评估静脉导管搏动血流已成为临床上预测生长受限时围生期不良预后的临床实践标准，并成为胎儿健康评估的重要组成[90–91]。近期，有研究报道了

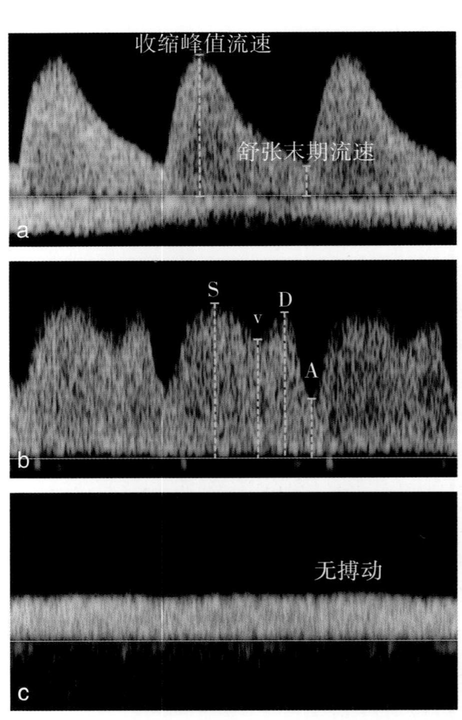

图 48.7　胎儿多普勒。a. 正常脐动脉多普勒波形，整个心动周期内前向血流。b. 静脉导管内正常搏动血流：S 代表收缩早期快速心房充盈（房室瓣环下移）；v 代表心室舒张；房室瓣打开导致心房内压力下降，而静脉导管流速增快（D）；心房收缩的搏动波传导至静脉导管（A）。c. 正常脐静脉的非搏动血流

TTTS 中描述事件发生节点变化的新参数。研究显示，相较于 TTTS 的供胎儿，受胎儿舒张充盈时间缩短，其相对缩短程度与疾病严重程度相关[92–94]。

◆ 脐静脉

生理状态下，脐静脉（UV）搏动在妊娠 3 个月后消失（图 48.7c）。胎儿严重生长受限时的低氧血症导致静脉导管扩张，胎儿大脑氧合血增加。这种扩张使心房压力波沿房壁传导，使脐静脉出现搏动[95]。右心失代偿或高血容量（如 TTTS 等）导致静脉系统扩张，血管顺应性降低，使心房收缩搏动传导至脐静脉[83]。

◆ 大脑中动脉

生理状态下，大脑动脉为高阻力。低氧血症和酸中毒时，脑血管扩张，血液会重新分布（“脑保护效应”）[96]，这种“需求”增加导致主动脉峡部和横弓血流逆灌。此外，大脑中动脉（MCA）收缩期峰值流速增加 >1.5 倍中位数时，与胎儿贫血相关联[97–98]。因此，MCA 评估也是高心排血量心脏疾病评估中不可或缺的一部分。

视　频

视频 48.1　斑点追踪方法。

参考文献

[1] Carvalho JS, et al. Ultrasound Obstet Gynecol，2013，41(3):348–359.
[2] Wohlmuth C, et al. Pediatr Cardiol, 2015, 36(1):96–105.
[3] Franzoso FD, et al. Congenit Heart Dis, 2016, 11(5):426–436.
[4] Mäkikallio K, et al. Heart, 2005, 91(3):334–338.
[5] Tulzer G, et al. Eur J Pediatr, 1994, 153(3):151–154.
[6] Reed KL, et al. J Am Coll Cardiol, 1986, 8(2):391–395.
[7] van Splunder P, et al. Circulation, 1996, 94(6):1372–1378.
[8] Hall SA, et al. Circulation, 1997, 95(3):636–642.
[9] Kirkpatrick SE, et al. Am J Physiol, 1976, 231(2):495–500.
[10] Thornburg KL, Morton MJ. Am J Physiol, 1986, 251(5):H961–968.
[11] Gilbert RD. Am J Physiol, 1980, 238(1):H80–86.
[12] Mielke G, Benda N. Circulation, 2001, 103(12):1662–1668.
[13] Groenenberg IA, et al. Ultrasound Med Biol, 1991, 17(6):583–587.
[14] Tei C. J Cardiol, 1995, 26(2):135–136.
[15] Maheshwari P, et al. Biomed Res Int, 2015:215910.
[16] Hernandez-Andrade E, et al. Ultrasound Obstet Gynecol, 2005, 26(3):227–232.
[17] Meriki N, Welsh AW. Fetal Diagn Ther, 2012, 31(1):76–80.
[18] Welsh AW, et al. Ultrasound Obstet Gynecol, 2016, 48(4):496–503.
[19] Acharya G. Ultrasound Obstet Gynecol, 2013, 42(2):125–129.
[20] Gardiner HM, et al. Int J Cardiol, 2006, 113(1):39–47.
[21] Germanakis I, et al. Fetal Diagn Ther, 2012, 32(1/2):65–71.
[22] Ho SY, Nihoyannopoulos P. Heart, 2006, 92(suppl 1):i2–13.
[23] Cruz-Lemini M, et al. Ultrasound Obstet Gynecol, 2013, 42(2):175–181.
[24] Wohlmuth C, et al. Ultrasound Obstet Gynecol, 2016, 47(5):608–615.
[25] Isaaz K. Curr Opin Cardiol, 2002, 17(5):431–442.
[26] Ho CY, Solomon SD. Circulation, 2006, 113(10):396–399.
[27] Nagueh SF, et al. J Am Coll Cardiol, 2001, 37(1):278–285.
[28] Nagueh SF, et al. Circulation, 1999, 99(2):254–261.
[29] Ommen SR, et al. Circulation, 2000, 102(15):1788–1794.
[30] Galiuto L, et al. Am J Cardiol, 1998, 81(5):609–614.
[31] Yamada H, et al. J Am Soc Echocardiogr, 1998, 11(5):442–449.
[32] Mogelvang R, et al. Circulation, 2009, 119(20):2679–2685.
[33] Uemura K, et al. J Am Soc Echocardiogr, 2011, 24(5):582–591.
[34] Comas M, et al. Am J Obstet Gynecol, 2010, 203(1):45.e1–e7.
[35] Larsen LU, et al. Ultrasound Obstet Gynecol, 2009, 34(1):62–67.
[36] Wohlmuth C, et al. Ultrasound Obstet Gynecol, 2016, 48(2):193–199.
[37] Comas M, et al. Ultrasound Obstet Gynecol, 2011, 37(1):57–64.
[38] Watanabe S, et al. Circ J, 2009, 73(5):943–947.
[39] Sühling M, et al. Circulation, 2004, 110(19):3093–3099.
[40] Bijnens B, et al. Fetal Diagn Ther, 2012, 32(1/2):5–16.
[41] Matsui H, et al. Ultrasound Obstet Gynecol, 2011, 37(2):150–157.
[42] Di Salvo G, et al. Eur J Echocardiogr, 2008, 9(6):754–756.
[43] Willruth AM, et al. Ultrasound Obstet Gynecol, 2011, 37(2):143–149.
[44] Kapusta L, et al. J Am Soc Echocardiogr, 2013, 26(10):1193–1200.
[45] Perles Z, et al. Am J Cardiol, 2007, 99(7):993–996.
[46] Ta-Shma A, et al. J Am Soc Echocardiogr, 2008, 21(2):146–150.

本章完整参考文献，请扫描以上二维码在线查看。若需下载，请登录 www.wpcxa.com“下载中心”下载。

第 49 章

遗传学与心脏异常

Hagit Shani，Pe'er Dar，Mark I. Evans

引　言

在过去的一个世纪，随着感染性疾病治疗方法的显著改进，先天性缺陷已经取代感染性疾病成为美国婴幼儿致死的首要因素[1]。事实上，先天性心脏病（CHD）是最常见的出生缺陷之一，其发生率为活产儿的 4‰ ~8‰[2–5]。尽管先天性心脏病的临床治疗取得了显著进步，但是 CHD 依然是出生缺陷婴幼儿死亡的首要原因。

CHD 种类繁多，从孤立的室间隔缺损到高度复杂的心血管结构畸形。相应地，导致 CHD 的病因及发病机制复杂多样，如心血管发育过程中细胞异常迁移、血流依赖性病变、细胞外基质缺陷及靶向生长异常等，均可能导致 CHD。然而，大多数 CHD 的病因仍不明确。目前已有很多研究显示 CHD 与致畸因素（如母体糖尿病、亲体酗酒或母体风疹感染）以及多种遗传因素（染色体病或单基因病）相关。然而，复杂多样的临床表现表明其致病原因绝不仅仅是一个简单的失调过程，而是多因素、多基因的相互作用。

染色体异常和孟德尔遗传病等遗传病因可解释大约 20% 的 CHD。在大多数遗传所致的 CHD 病例中，心脏异常通常不是孤立存在的，常合并心血管以外的其他异常，此类患儿一般预后较差，且宫内及婴幼儿期的存活率低[6]。尽管很多证据表明 CHD 有家族聚集性，但仅有 4.2% 的心脏病患儿在一级亲属中有阳性家族史。此外，大多数 CHD 并不遵循传统的孟德尔遗传定律。一项对超过 170 万丹麦人的队列研究表明[7]，估计 CHD 患儿一级亲属再发风险为：内脏异位为 79.1%，圆锥动脉干畸形为 11.7%，房室间隔缺损为 24.3%，左室流出道梗阻为 12.9%，右室流出道梗阻为 48.6%，孤立性房间隔缺损（ASD）为 7.1%，孤立性室间隔缺损（VSD）为 3.4%。

染色体异常与先天性心脏病

Van Karnebeek 等[5]通过对人类细胞遗传学数据库分析研究了常染色体异常与一种或多种 CHD 的相关性。与染色体异常相关的常见 CHD 包括室间隔缺损、房间隔缺损、法洛四联症（TOF）、肺动脉狭窄（PS）及房室间隔缺损（ AVSD），但这些类型的 CHD 与多种染色体异常相关，表明染色体异常所导致的 CHD 类型具有异质性。其他类型的 CHD 包括完全型肺静脉异位引流（TAPVR）、心肌病、心位反转（右位心）、血管环、心脏肿瘤、三尖瓣狭窄（TS）、单心室、三尖瓣关闭不全（TI）、肺动脉瓣关闭不全（PI）、主动脉瓣关闭不全（AI）及染色体异常的相关报道较少。

Moore 等[8]对 1510 例做过产前染色体分析的 CHD 病例进行回顾性分析，结果表明 40% 的 CHD 胎儿细胞遗传学结果异常，以常染色体三体为主，其中 18 三体（40.9%）、21 三体（31.0%）及 13 三体（17.1%）最为常见，另外（45，X）占 4.4%，三倍体占 4.8%。染色体结构异常（平衡倒位或易位）约占异常结果的 10%。22 号染色体 22q11.2 区域荧光原位杂交（FISH）结果显示 3% 的 CHD 胎儿存在 22q11.2 微缺失。

在活产儿中，最常见的染色体非整倍体（活产儿发病率为 1/691）为 21 三体综合征，即唐氏综合征[1]。唐氏综合征患儿具有明显的特殊面容特征，包括眼角上斜，内眦赘皮，鼻梁扁平，喜伸舌，手短而宽，第五手指弯曲，第一、二趾间隙大，张力减退，身材矮小，刷状斑点等。更重要的是，唐氏综合征患儿均有中至重度智力低下，许多患儿还将遭受血液恶性肿瘤、自身免疫性疾病和心脏病之苦。

唐氏综合征通常由母源细胞减数分裂Ⅰ期同源染色体不分离所致，占不分离型 21 三体的 73%，母源细胞减数分裂Ⅱ期发生错误占不分离型 21 三体的 20%[9]。母源细胞减数分裂Ⅰ期和Ⅱ期发生错误均与母体年龄增加有关[10]，可能源于减数分裂重组率降低[11]。21 三体综合征常见的心脏异常为 AVSD，表现为心房、心室间隔缺损，同时伴有房室瓣（无差别的）线性嵌入。Korenberg 等[12]研究确定了 21 号染色体上 AVSD 的关键区域。此外，*COL6A1*、*COL6A2* 和 *CRELD1* 也是 21 号染色体上与 CHD 相关的基因[13–14]。

18 三体综合征又称爱德华综合征，在活产新生儿中的发病率为 1/3762[1]，80% 由染色体不分离所致，10% 为嵌合三体，另有 10% 为不平衡易位型。18 三体综合征中女性占 75%，典型的临床表现包括严重的神经系统发育异常相关疾病，产前及产后生长受限，头前后径长，头围小，枕骨突出，内眦赘皮，角膜混浊，眼睑外翻，小眼畸形，耳朵发育不良，小下颌，胸骨短、肋骨细小、跟骨突出等，第三、四指和第二、五指重叠也是该综合征的主要特征。此外，马蹄肾、肌张力高和关节挛缩也较为常见。约 95% 的胚胎在孕期自然流产，50% 的活产患儿存活不超过 1 周，仅有 5%~10% 能存活超过 1 岁[15]，几乎所有的 18 三体综合征患儿伴有 CHD，其中 ASD、VSD、动脉导管未闭（PDA）及瓣膜病较为常见[16–18]。约 10% 的患儿有复杂心血管畸形如右心室双出口（DORV）、AVSD 或左侧梗阻性病变[16]。

13 三体综合征又称 Patau 综合征，在活产新生儿中的发病率为 1/7906[1]。13 三体综合征的常见特征为小眼、唇腭裂及多并指趾畸形三联征；20% 为不平衡易位所致，80% 伴有非发绀型 CHD，主要为 ASD、VSD 或 PDA；部分 13 三体综合征伴有复杂 CHD，如 TOF 和大动脉转位（TGA）。此外，部分 13 三体综合征患儿有摇椅足、握拳手、宫内发育迟缓、眼距宽、前脑无裂畸形、脐膨出及单脐动脉的表现[19–20]。

Turner 综合征（TS，又称 X 染色体单体综合征）在活产新生儿中的发病率为 1/2000[21]。仅 20%~30% 的 TS 由母源染色体不分离所致。TS 患儿的临床表现多样，包括身材矮小、卵巢发育不良和不孕。生理特征包括蹼颈，耳低位或旋转不全，上睑下垂，胸平而宽，乳头间距增宽，骨骼、内分泌、眼部和肾脏异常。TS 患儿通常智力正常[22]，最严重的临床表现是 CHD，尤其是主动脉瓣疾病、主动脉缩窄和部分型肺静脉异位引流，主动脉扩张和动脉瘤较为少见[23]。Eckhauser 等[24]对 167 例主动脉缩窄的女孩进行研究，对 86 例患儿（51%）进行染色体检查，其中 21 例（12.6%）为 TS。与 TS 不同的是未见克氏综合征（XXY）、XYY 综合征、XXX 综合征、XXXX 综合征与 CHD 相关的报道，但在更多条性染色体非整倍体如 XXXY、XXXXY、XXXXX 综合征患儿中 CHD 较常见[25]。

单基因变异与先天性心脏病

心脏是胚胎发生过程中形成的第一个功能器官，成千上万的基因在心脏发育过程中得到表达[26]。心脏的形成需要多细胞、信号通路分子、转录调控及结构蛋白的复杂相互作用，以确保正确的细胞迁移、分化和功能。因此，心脏形成过程极其复杂，是遗传变异、表观遗传修饰及母体环境因素之间复杂的相互作用的结果[27]。

分离 CHD 的致病基因为阐明该病的发病机制提供了帮助，Olson 等[28]阐述了基因控制胚胎心脏形成的分子通路。应用动物模型中进行的基因敲除研究有助于阐明心脏发育和心脏畸形的病理生理学特征。应用全基因组测序（WGS）或全外显子组测序（WES）方法对 CHD 患儿进行基因检测，可研究基因与 CHD 之间的关联。Basson 等[29]和 Schott 等[30]在 20 世纪 90 年代末进行的研究发现，导致 *TBX5* 和 *NKX2–5* 基因功能丧失的突变分别是 Holt-Oram 综合征和房间隔缺损的致病原因[31]。目前，数以百计的 CHD 候选基因正在研究中。

Zaidi 等[26]应用 WES 对 362 例复杂 CHD（圆锥动脉干畸形、左室流出道异常与内脏异位）核心家系（患儿及其父母）进行分析，研究了 4169 个在心脏高表达的基因，发现 10% 的患儿有导致蛋白变异的突变。

在与胚胎心脏发育相关的基因中发现的许多突变是单个 CHD 患儿所特有的。然而，一些基因与综合征性 CHD 相关（表 49.1）。常见的与 CHD 相关的常染色体显性遗传病有以下三种：

Noonan 综合征（NS）。NS 是 RAS 蛋白家族病变的一种，与常染色体上调节 RAS-MAPK

表 49.1　与先天性心脏病（CHD）相关的常见染色体或基因异常综合征

综合征	染色体	相关基因	心脏异常	心脏病患病率
染色体异常				
唐氏综合征	21 三体		房室通道，ASD，VSD	50%
Edward 综合征	18 三体		ASD，VSD，PDA，多瓣膜病，DORV，房室通道	90%
Patau 综合征	13 三体		ASD，VSD，PDA，TGA，TOF	80%
Turner 综合征	X 单体		主动脉瓣畸形，CoA，PAPVR，主动脉瘤 / 主动脉扩张	50%
缺失重复综合征				
DiGeorge 综合征	22q11.2	*TBX1*, *CRKL*，*ERK2*	圆锥动脉干畸形，TOF，TA，TGA，IAA	80%
Williams 综合征	7q11.23	*ELN*	SVAS，主动脉弓发育不良，PAS	70%
猫叫综合征	5p15.2 del		VSD，ASD，PDA	<10%
猫眼综合征	22pter–q11 或 22q11 重复		TAPVR，LSVC，TOF，VSD	>33%
1p36 缺失综合征	1p36		ASD，VSD，PDA，二叶式主动脉瓣，三尖瓣下移畸形，心肌病	70%
4q 缺失			VSD，PDA，PAS，TS，ASD，CoA，TOF	
9p 缺失			VSD，PDA，PS	30%~50%
11q 缺失	11q24.1		VSD，TOF，左室流出道梗阻病变	60%
额外的 der（22）t（11；22）综合征	包含 22q10–22q11 及 11q23–qter 重复的 22 号衍生染色体		ASD，VSD，TOF，TA，TS，CoA，PLSVC，PDA，迷走锁骨下动脉	60%
单基因突变				
Holt-Oram 综合征	12q24.21	*TBX5*	VSD 和卵圆孔型 ASD，圆锥动脉干畸形传导系统异常	75%
Noonan 综合征	12q24.13，2p22.1（PTPN11 和 SOS1）	*PTPN11*，*SOS1*，*KRAS*，*NRAS*，*RAF1*，*BRAF*，*SHOC2*，*CBL*，*MAP2K1RIT1*	PS，ASD，HCM，VSD，周围型 PAS，房室通道，AS，CoA，二尖瓣异常，冠状动脉畸形	50%~80%
Alagille 综合征	20P12.2，1P12	*JAG1*，*NOTCH2*	周围型 PS、PA + MAPCA，ASD，TOF	
Ellis-van Creveld	4p16.2	*EVC*，*EVC2*	ASD 共同心房	60%
Cornelia de Lange	5p13.2，8q24.11，10q25.2，Xp11.22，Xq13.1	*NIPBL*，*AD21*，*SMC3*，*SMC1A*，*HDAC8*	孤立 PS，ASD，VSD，主动脉瓣瓣上狭窄，PDA	20%
Smith-Lemli-Opitz 综合征	11q12–13	*DHCR7*	心内膜垫缺损，HLHS，ASD，VSD，PDA	50%
Marfan 综合征	15q15–21.3	*FBN1*	升主动脉扩张	100%
CHARGE 综合征	8q12	*CHD7*	TOF，PDA，DORV，室通道，ASD，VSD，右位主动脉弓	75%~85%

续表

综合征	染色体	相关基因	心脏异常	心脏病患病率
Jacobsen 综合征	11q24.2–q25	*ETS*1	HLHS，CoA，二尖瓣和主动脉瓣闭锁	70%
Kabuki 综合征	12q13.12，X 染色体关联	*KMT2D*，*KDM6A*	CoA，二叶式主动脉瓣，MVP，VSD，PS，MS，AS，TOF，单心室，DORV，TGA	50%
Costello 综合征	11P15.5	*HRAS*	PS，ASD，VSD，HCM	52%
Carpenter 综合征	6p11.2	*RAB*23	ASD，VSD，PS，TOF，TGA，PDA	50%
Loeys-Dietz 综合征 1/2 型	9q22.33，3p24.1	*TGFBR*1，*TGFBR*2	主动脉根部扩张和动脉瘤	
Rubinstein-Taybi 综合征	16p13.3	*CREBBP*，*EP*300	PDA，ASD，VSD，CoA，PS，BCAV	30%

AS= 主动脉狭窄；ASD= 房间隔缺损；BCAV= 二叶式主动脉瓣；CoA= 主动脉缩窄；DORV= 右心室双出口；HCM= 肥厚型心肌病；HLHS= 左心发育不良综合征；IAA= 主动脉弓中断；PA+MAPCA= 肺动脉闭锁伴粗大主肺动脉侧支；MV= 二尖瓣；MVP= 二尖瓣脱垂；PA= 肺动脉闭锁；PAPVR= 部分型肺静脉异位引流；PAS= 肺动脉狭窄；PDA= 动脉导管未闭；PLSVC= 永存左上腔静脉；PS= 肺动脉狭窄；SVAS= 主动脉瓣上狭窄；TA= 三尖瓣闭锁；TS= 三尖瓣狭窄；TOF= 法洛四联症；TAPVR= 完全型肺静脉异位引流；TGA= 大动脉转位；TA= 动脉干；VSD= 室间隔缺损

通路的多个基因显性突变相关[32]。NS 的发病率为 1/（1000~2500），但多数患儿的临床表现较轻[33]。NS 的临床特征是学习障碍，典型的胸廓畸形（鸡胸或漏斗胸），身材矮小和隐睾症[34]。出血性疾病也较常见，包括血小板减少、血小板功能障碍、凝血因子缺乏和血管性血友病[35]。与 NS 相关的典型 CHD 有肺动脉狭窄（50%~60%）、房间隔缺损（6%~10%）及肥厚型心肌病（20%）。此外，室间隔缺损、周围肺动脉狭窄、房室间隔缺损、主动脉狭窄、二尖瓣异常、主动脉缩窄、冠状动脉异常也较常见[36]。RAS-MAPK 信号通路中有 10 多个与 Noonan 综合征或类似疾病相关的基因，其中 *PTPN*11 基因突变最为常见，占 NS 病例的 50%，其基因型与表型的相关性已得到了验证，可在产前应用测序的方法对 NS 相关基因进行检测。

Alagille 综合征（ALGS）。ALGS 由 *JAG*1 和 *NOTCH*2 基因突变引起。在肝活检中显示的 ALGS 的特征为胆汁淤积伴胆管狭窄、CHD、眼窝深陷、典型的面部特征及蝴蝶椎骨[37]。心脏畸形包括周围型肺动脉狭窄、肺动脉闭锁、ASD、VSD 和 TOF[38]。约 95% 的 ALGS 患儿存在 *JAG*1 突变，*JAG*1 编码 NOTCH 信号通路配体 Jagged–1[39]。其他 ALGS 患儿存在 *NOTCH*2 突变[40]。

Holt-Oram 综合征（HOS）。HOS 与上肢畸形（单侧或双侧，对称或不对称）有关。所有患儿均存在腕骨异常，可通过手前后位 X 线检查确定，这可能是该病唯一的共同特征[29]。最常见的 CHD 是 ASD 和 VSD，发生率为 75%。还可能存在心脏传导疾病。约 85% 的 HOS 由新发致病基因突变引起，剩下的 15% 的一级亲属有 CHD 或心脏传导疾病家族史[41]。

拷贝数变异与先天性心脏病

整个人类基因组中约 2/3 是由 DNA 重复序列组成的，5%~10% 被归类为拷贝数变异（CNV）。CNV 是个体之间基因组重复序列差异的表现，它是人类基因组变异的主要情形之一。CNV 是由基因组发生重排导致的，如缺失、重复、插入、倒位和易位。20 世纪末，随着 aCGH 技术的应用，良性或致病性亚显微水平的微缺失及微重复的检出成为可能。

众所周知，微缺失和微重复综合征与 CHD 密切相关。与 CHD 相关的最常见的微缺失综合征是 22q11.2 微缺失综合征，又称 DiGeorge 综合征、腭心面综合征和 Shprintzen 综合征。22q11.2 微缺失综合征在活产儿中的发生率为 1/2000[42]，其临床表现多样：40% 以上[43]合并 CHD；其他异常[44]包括腭异常（69%），学习困难（70%~90%），免疫缺陷（77%），低钙血症（50%），喂养和吞咽问题

（30%），肾脏异常（37%），耳聋（包括传导性和感音神经性），喉气管食管异常，生长激素缺乏，自身免疫性疾病，癫痫（先天性或与低钙血症相关），中枢神经系统异常，骨骼异常（脊柱侧弯、杵状足、多指/趾畸形、颅缝早闭），眼异常（斜视、后胚状体、视网膜血管扭曲、无眼畸形），牙釉质发育不全，罕见的恶性肿瘤；20%的患儿伴有精神分裂症。

22q11.2微缺失综合征最常见的CHD类型为圆锥动脉干畸形，其中法洛四联症占13%，法洛四联症合并肺动脉闭锁占2%~10%，法洛四联症合并肺动脉闭锁及大的主肺动脉侧支血管占25%，共同动脉干占2%~10%，主动脉弓中断占4%~16%[45-49]。Momma认为80%的22q11.2微缺失新生儿有心血管畸形[50]。

22q11.2区域包括4个命名为LCR22A~D的低拷贝重复序列（LCR）。85%的患儿常见缺失片段大小为3Mb，包括4个LCRs，而15%的患儿为包括1~3个LCRs的非典型或嵌合缺失。典型的22q11.2区域3Mb缺失涉及90个已知或预测的具有单倍剂量不足效应的基因，其中包括46个蛋白编码基因。*TBX1*基因的缺失被认为与22q11.2微缺失综合征的许多特征性表型相关。多种遗传学检测方法能够检测出22号染色体常见的3Mb缺失，最常用的方法是FISH和aCGH[44]。

目前，一些实验室通过对母体血液中胎儿的游离DNA（cff DNA）进行分析，对22q11.2微缺失进行无创筛查，但数据不足，难以确定cffDNA的敏感度、特异度以及阳性和阴性预测值。Lo等[51]的研究显示应用深度测序技术进行cffDNA筛查能够检出5/6的22q11.2微缺失病例。Wapner等[52]应用SNP方法对临床血浆样本和人工血浆混合物进行了研究，结果显示22q11.2微缺失的检出率为97.8%，然而阳性预测值很低（5.3%）。与阳性预测值高达80%~90%的唐氏综合征等疾病相比，22q11.2微缺失的阳性预测值低得多[53,54]。

另一种常见的微缺失综合征是Williams综合征（WS），该疾病涉及7号染色体7q11.23区域1.5Mb~1.8Mb的缺失[55]，WS在活产婴儿中的发病率为1/10 000，临床特征包括特殊面容（前额宽阔、鼻头短宽、双颊饱满、口唇宽满等），发育迟缓，性格友善，包括高钙血症在内的内分泌及生长异常。患儿通常伴有由弹力蛋白基因（*ELN*）缺失所致的心血管畸形，其中高达70%的患儿伴有主动脉瓣上狭窄，也有部分患儿伴有主动脉弓发育不良和肺动脉狭窄[55-56]。

近期的研究数据表明非致病性CNV与CHD也存在密切关联[57]。CHD儿童400kb以上CNVs受累率显著高于孤独症患儿。Cooper等[58]对15 000余例发育迟缓患儿和8000余例对照样本进行分析，对照人群中罕见的>400kb的CNVs低于1%，但在CHD患儿中高达25%。Soemedi等[59]研究了散发性非综合征病例中较小的CNVs（>100kb）所带来的全球负担性疾病的风险，结果显示在这些病例中罕见缺失占3%~4%，而5%的家系中存在新发CNVs。Jansen等[60]进行的核型分析和针对22q11.2微缺失的FISH检测结果正常，但应用aCGH方法对CHD胎儿进行检测的荟萃分析结果表明，在CHD胎儿中aCGH额外检出7%的有临床价值的信息。这些数据也得到了其他研究团队的证实，支持常规应用染色体微阵列分析技术对产前或产后CHD患儿进行检测。

非综合征性先天性心脏病与致病的单基因突变

所有心血管畸形既可以是非综合征性异常，即孤立的心脏异常，也可以是综合征性异常的一种表型。例如，非综合征性CHD包括孤立的二叶式主动脉瓣，发病率为1%~2%，该异常会增加主动脉瓣狭窄或主动脉瓣关闭不全的风险。*SMAD6*和*NOTCH1*基因突变与二叶式主动脉瓣相关。*NOTCH1*是一种信号转录因子，该基因的突变可导致主动脉瓣异常和钙化[61]。*SMAD6*突变可导致2型主动脉瓣疾病（AOVD2）、主动脉弓缩窄和主动脉钙化[62]。

孤立性房间隔缺损是一种常见的CHD（占CHD的10%）。研究表明，*GATA4*、*TBX20*、*MYH5*、*ACTA1*、*TLL1*、*CITED2*、*GATA6*和*HAND1*等基因的突变均与房间隔缺损及其他类型的CHD相关[63]。孤立性1型左心发育不良综合征（HLHS1）也是一种非综合征性CHD，*GJA1*和*HAND1*基因突变可能导致该类型的CHD，而HLHS2可能是*NKX2-5*基因突变所致。

致畸因素与先天性心脏病

糖尿病：近几十年来，人们已经认识到 CHD 和母体糖尿病之间的关系，并且发现 2.5%~6% 的孕妇患有糖尿病（DM）[64]。与糖尿病相关的胚胎先天性畸形主要包括心血管畸形及中枢神经系统异常（神经管缺陷和骶尾部发育不良）。伴有股骨短小和骶骨不发育的尾端退化综合征几乎从未在非糖尿病患儿中发现。研究发现在糖尿病孕妇的胚胎中最常见的 CHD 类型主要包括单侧、环状及圆锥动脉干间隔异常，表明孕妇的代谢状态影响妊娠早期（妊娠 7 周内）胎儿心脏的发育[64-67]。Gabbay-Benziv 等对孕前糖尿病和出生缺陷的综述中阐述了合理的血糖控制能够降低先天性异常的风险。但是，孕前糖尿病妇女 HgA1C 的阈值尚不明确[66]。

酒精：酒精的致畸性已经被研究了几个世纪。酒精影响中枢神经系统的生长发育，也可导致面部和心脏异常[68]。胎儿酒精综合征和较轻的胎儿酒精反应是致畸的典型示例。心血管畸形是酒精致畸的表现之一[69]。Grewal 等[70]的研究表明在怀孕的第 1 个月中，每周饮酒 1 次以上的孕妇，胎儿 CHD 的风险较不饮酒的孕妇高 1.5 倍，完全性大血管转位的风险增加 2 倍。一项关于鹌鹑胚胎的动物模型研究[71]表明，暴露于酒精的胚胎发育出更小的房室瓣、更薄的室间隔、心室壁变薄及主动脉瓣异常。暴露于酒精的胚胎也显示出血流异常，可能会影响心内膜垫和瓣膜的形成[71]。

吸烟：母亲吸烟曾被认为是后代患 CHD 的一个危险因素[72]。Li 等[73]的研究表明母亲吸烟与胎儿CHD有一定的相关性。这种风险随着谷胱甘肽S-转移酶基因中单核苷酸多态性和良性变异而增加。这些基因编码的产物负责活化和排出外源性毒物，这强调了环境因素与遗传因素在 CHD 发生过程中的相互作用。

丙戊酸：丙戊酸与神经管缺陷、CHD、颅面部异常（唇腭裂）、泌尿生殖系统异常及骨骼异常等先天性畸形相关。丙戊酸所导致的先天性异常的发病风险较其他常见的抗癫痫药物高 2~7 倍，CHD 的发病风险则高 2 倍[74]。对 70 个丙戊酸所导致的胚胎异常案例进行回顾性分析，发现 26% 合并 CHD，包括室间隔缺损、主动脉狭窄、肺动脉狭窄及动脉导管未闭[75]。

视黄酸：视黄酸是维生素 A 的主要活性代谢产物，脊椎动物心脏发育的多个方面都需要适当的视黄酸信号通路调节，尤其是在心脏的形成阶段[76]。类视黄醛通过特异性受体发挥心肌细胞分化、增殖和基因表达的作用[77]。适当的视黄酸水平对脊椎动物的正常心脏发育至关重要，但在胚胎发育期间暴露于较高水平的视黄酸可能导致 CHD。动物模型实验表明，暴露于高水平视黄酸的小鼠发生大血管转位（78%）、右心室双出口（11%~16%）、主动脉弓异常（24%）的风险较高，发生三尖瓣闭锁、法洛四联症、孤立性 VSD、主动脉闭锁，二尖瓣闭锁和左心发育不良的风险相对较低[78]。

先天性心脏病胎儿的遗传学研究方法

新生儿被诊断为 CHD 的比例近 1%，其中约 1/4 为较严重的心脏畸形，需要 1 岁以内进行干预[82]。因此，产前医护人员需要详细了解 CHD 的相关知识，谨记 CHD 的高发病率，了解是否合并心外其他异常及是否有包括 CNV 在内的染色体异常综合征。详尽的病史询问可以帮助辨别患儿是否有导致胎儿期 CHD 风险增加的因素，这些因素包括母亲疾病、已知的心脏致畸因子、感染及家族遗传病史，其中家族病史包括任何一级或二级亲属心脏畸形。

对所有被诊断为 CHD 的患儿都应该进行遗传咨询，包括三代家系图分析，家系中被诊断为任何类型的 CHD （不一定与患儿 CHD 类型相同）或者与 CHD 相关综合征的成员均应引起重视。咨询中应强调大多数 CHD 由多因素所致，事实上 CHD 可以是孤立存在的，也可能合并心外其他异常，也可能是某种综合征的表现之一，不同类型的 CHD 患儿预后不一致。例如，Gomez 等的报道显示 10 800 名行胎儿超声心动图的孕妇中有 995 例胎儿被确诊为 CHD，其中 248 例为孤立性室间隔缺损，1 例膜周部室间隔缺损的胎儿合并染色体异常[83]。近年来对产前 CHD 胎儿也进行了 WES 的研究[84]，对 63 例核型分析及 aCGH 分析结果均正常的 CHD 胎儿进行 WES，由于目前已知的 CHD 相关基因有限，初步分析结果显示在 3 例（5.4%）胎儿中检出

CHD相关基因突变，因此作者认为对染色体微阵列未见异常的CHD胎儿进行WES能够提供更多的临床相关遗传信息，但美国妇产科学院（ACOG）和母胎医学学会（SFMM）目前并不推荐常规使用WES对CHD胎儿进行产前诊断[85]。

综上所述，笔者认为应对所有心脏畸形胎儿行羊膜腔穿刺术或绒毛活检术获取胎儿样本，常规进行aCGH分析。在实践中我们应用FISH技术对任何超声异常胎儿进行21、18、13及性染色体检测，我们认为，24~48h内获得确定的胎儿异常结果对孕妇做出本次妊娠的咨询建议已经足够。对于胎儿染色体异常但决定继续妊娠的孕妇，产前诊断能提供更多的分娩管理及产后是否立即干预的信息。

胎儿游离DNA与先天性心脏病

胎儿游离DNA（cffDNA）检测，又称无创产前筛查（NIPS），是基于来自胎盘滋养层细胞循环至母体外周血的游离DNA片段[86]。虽然在大多数情况下胎盘和胎儿基因组是一致的，但约1%存在胎盘嵌合，包含两种或多种细胞系，其中1种为正常细胞系，一种或多种为异常细胞系[87]。目前用于筛查21、18、13、X和Y染色体的商业化试剂盒可以通过大规模或靶向并行测序对特定染色体进行检测（未区分胎儿和母体细胞游离DNA），也可以通过基于区分母源及胎儿等位基因的单核苷酸多态性方法对特定染色体进行检测。

自2011年底cffDNA筛查方法可以商用以来，其在临床中的应用越来越广泛，随着该技术的发展需进行产前诊断的孕妇相应减少。我们担心的是NIPS的应用将显著降低其他严重染色体异常的检出率，尤其是对较年轻的孕妇。对该年龄组孕妇而言，唐氏综合征的发生率比亚显微染色体异常的发生率低10倍，而后者可通过绒毛活检术或羊膜腔穿刺术应用aCGH检测出来[88]。

目前，一些商业公司也能够提供一些通过cffDNA筛选某些微缺失和微重复综合征的方法，但该方法能检测的综合征数量和类型以及性能特征有所不同。NIPS能对一些常见的微缺失综合征包括22q11.2微缺失综合征、1p36微缺失综合征、5p-综合征（cri du chat）及Prader-William/Angelman综合征进行检测。NIPS的敏感性与胎儿游离DNA浓度、读长深度及CNV大小有关[51]。

对于cffDNA检测发现的22q11.2微缺失高风险但拒绝行羊膜腔穿刺进行产前诊断的孕妇，需要应用超声对胎儿的心脏、唇部、腭部、胸腺及发育情况进行彻底、全面的检查，综合评估胎儿是否有CHD、唇腭裂、生长发育迟缓及胸腺发育不良等表现，以及是否存在生长受限[89]。Benachi等[90]和Evans等[88]认为当产前超声诊断出心脏异常时，孕妇不应该进行NIPS，笔者也完全认同此观点，因为在胎儿存在心脏畸形时无论NIPS结果是否正常，均需要进一步的介入性产前诊断以确诊胎儿染色体是否正常，因此无需花费额外的时间和金钱进行NIPS检测。

最后，令人担忧的是，cffDNA代表的是胎盘而不是胎儿的基因组信息。Dar等[91]的研究发现，局限性胎盘嵌合至少能解释3.6%的NIPS高风险，但胎儿介入性产前诊断未见相应染色体异常的病例。如果超声检查结果与绒毛活检结果不一致，后续再进行羊膜腔穿刺术对绒毛活检的结果进行验证是产前诊断的标准做法，可以预防正常妊娠被终止。

胎儿先天性心脏病的基因治疗

破译CHD的遗传病因将为在体内靶向改变DNA序列以纠正遗传突变创造了可能。在过去的10年中，人们对改变特定DNA序列已经进行了大量的研究，并将继续对此进行广泛深入的研究[92-94]。Urnov等[95]首先引进了应用设定的识别染色体某一特定位点的锌指蛋白对特定的DNA序列进行改变的方法。应用此方法对导致X染色体连锁重度联合免疫缺陷（SCID）的突变基因*IL2Rγ*进行修饰，可产生超过18%的基因修饰的正常细胞[95]。一种新的、令人兴奋的基因组编辑方法是来自一种自适应性免疫系统，又称短回文重复序列簇（CRISPR）[96]，细菌和古细菌利用它来保护自己免受外来元素的侵袭。CRISPR依靠一种称为Cas9的酶，这种酶通过引导RNA分子来锁定目标DNA，然后编辑DNA来破坏基因或插入所需的序列[97]。其他的基因编辑系统也正在研究中，包括基于不同的核酸酶[98-100]、腺病毒的蛋白质系统[101]以及近年来发展的基于RNA的蛋白质系统[102-103]。

尽管包括英国在内的几个国家已经批准进行人体试验，但 CRISPR 能够操纵遗传密码，相关的伦理和技术问题在很大程度上限制了其临床应用。未来对人类疾病及 CHD 进行基因治疗可以通过胚胎植入前基因诊断在胎儿心脏尚未形成时干预，或对妊娠早期诊断心脏畸形时进行基因治疗，使其进行重塑和自我纠正。

更多信息

对某些主题更完整的讨论远远超出了本章的范围。读者可以参考 Online Mendelian Inheritance in Man（http://www.ncbi. nlm.nih. gov/ omim/）数据库关注持续更新的信息，也可以参考 Gene Test Registry（http://www.ncbi.nlm.nih.gov/gtr/）数据库关注临床诊断有关的基因突变和缺失 / 重复的最新信息。

参考文献

[1] National Vital Statistics Reports，Birth Defects [Internet]. [2016–02–29]. http://www.cdc.gov/ncbddd/birthdefects/data.html.

[2] Wren C, et al. Heart, 2000, 83(4):414–419.

[3] Ferencz C, Boughman JA. Cardiol Clin, 1993, 11(4):557–567.

[4] Hoffman JI, Kaplan S. J Am Coll Cardiol, 2002, 39(12): 1890–1900.

[5] van Karnebeek CD, Hennekam RC. Am J Med Genet, 1999, 84(2): 158–166.

[6] Burn J, et al. Lancet, 1998, 351(9099):311–316.

[7] Oyen N, et al. Circulation, 2009, 120(4):295–301.

[8] Moore JW, et al. Am J Obstet Gynecol, 2004, 191(6): 2068–2073.

[9] Antonarakis SE. Trends Genet,1993, 9(4):142–148.

[10] Antonarakis SE,et al. Am J Hum Genet,1992, 50(3):544–550.

[11] Warren AC,et al. Science,1987, 237(4815):652–654.

[12] Korenberg JR,et al. Am J Hum Genet, 1990, 47(2):236–246.

[13] Ackerman C,et al. Am J Hum Genet, 2012, 91(4):646–659.

[14] Maslen CL,et al. Am J Med Genet Part A, 2006, 140(22): 2501–2505.

[15] Cereda A, Carey JC. Orphanet J Rare Dis, 2012, 7:81.

[16] Carey JC. Trisomy 18 and Trisomy 13 syndromes//Cassidy SB, Allanson JE, et al. Management of Genetic Syndromes. 3rd ed. New York: Wiley, 2010.

[17] Musewe NN,et al. J Am Coll Cardiol, 1990, 15(3):673–677.

[18] Kaneko Y,et al. Am J Med Genet Part A, 2008, 146A(11): 1372–1380.

[19] Baty BJ,et al. Am J Med Genet,1994,49(2):175–188.

[20] Baty BJ,et al. Am J Med Genet,1994,49(2):189–194.

[21] Castelo-Branco C. Maturitas, 2014, 79(4):471–475.

[22] Gravholt CH. Nat Clin Pract Endocrinol Metab, 2005, 1(1): 41–52.

[23] Bondy CA. Congenit Heart Dis, 2008, 3(1):2–15.

[24] Eckhauser A,et al. J Pediatr, 2015, 167(5):1062–1066.

[25]Jones KL,et al. Smith's Recognizable Patterns of Human Malformation. 7th. Philadelphia PA: Elsevier, 2013.

[26] Zaidi S,et al. Nature, 2013, 498(7453):220–223.

[27] Li M,et al. Ann Hum Genet, 2016, 80(1):20–31.

[28] Olson EN, Srivastava D. Science,1996,272(5262):671–676.

[29] Basson CT,et al. Nat Genet, 1997,15(1):30–35.

[30] Schott JJ,et al. Science, 1998, 281(5373):108–111.

[31] Marian AJ. Circ Res, 2014, 115(10):821–823.

[32] Yaoita M,et al. Hum Genet, 2016, 135(2):209–222.

[33] Mendez HM, Opitz JM. Am J Med Genet, 1985,21(3):493–506.

[34] Turner AM. J Paediatr Child Health, 2014, 50(10):E14–20.

[35] Briggs BJ, Dickerman JD. Pediatr Blood Cancer, 2012, 58(2): 167–172.

[36] Roberts AE,et al. Lancet, 2013, 381(9863):333–342.

[37] Spinner NB,et al. Alagille syndrome//GeneReviews, 2009. Seattle: University of Washington. http://www.ncbi.nlm.nih.gov/books/NBK1273/.

[38] Vajro P,et al. Clin Res Hepatol Gastroenterol, 2012, 36(3): 275–277.

[39] Li L,et al. Nat Genet,1997,16(3):243–251.

[40] McDaniell R,et al. Am J Hum Genet, 2006, 79(1):169–173.

[41] McDermott DA,et al. Holt-Oram syndrome//Gene Reviews,2004 [2015–10–08]. Seattle: University of Washington. http://www.ncbi.nlm.nih.gov/ books/ NBK1111/.

[42] Botto LD,et al. Pediatrics, 2003, 112(1 Pt 1):101–107.

[43] Goldmuntz E,et al. J Am Coll Cardiol, 1998, 32(2):492–498.

[44] McDonald-McGinn DM,et al. 22q11.2 deletion syndrome// Gene Reviews,1999. Seattle: University of Washington. Available from: http://www.ncbi.nlm.nih.gov/books/BK1523 .

[45] Ryan AK,et al. J Med Genet,1997,34(10):798–804.

[46] Park IS,et al. Int J Cardiol, 2007, 114(2):230–235.

[47] McDonald-McGinn DM,et al. Genet Couns, 1999, 10(1):11–24.

[48] Oskarsdottir S,et al. Eur J Pediatr, 2005, 164(3):146–153.

[49] Matsuoka R,et al. Hum Genet, 1998, 103(1):70–80.

[50] Momma K. Am J Cardiol, 2010, 105(11):1617–1624.

[51] Lo KK,et al. Am J Hum Genet, 2016, 98(1):34–44.

[52] Wapner RJ,et al. Am J Obstet Gynecol, 2015, 212(3):332e1–e9.

[53] Gil MM,et al. Fetal Diagn Ther, 2014, 35(3):156–173.

本章完整参考文献，请扫描以上二维码在线查看。若需下载，请登录 www.wpcxa.com“下载中心”下载。

第 50 章

染色体异常胎儿的心脏畸形

Ritu Mogra, Jon Hyett

引　言

染色体异常与围生期死亡率和婴儿高发病率相关。心脏畸形是严重先天性缺陷最常见的类型，可导致死胎、新生儿及儿童死亡，也是儿童患病的主要原因。因此，染色体异常检测和先天性心脏病（CHD）检查是产前筛查诊断中的两个关键领域，并且二者相辅相成。约 50% 的 21 三体婴儿伴有 CHD，在其他更致命的染色体异常中 CHD 的发病率更高。同样，先天性心脏结构畸形胎儿的染色体异常发生率较高。

本章回顾了心脏结构畸形与各类染色体异常之间的关系。低风险人群中心脏病的产前检出率相对较低。本章还回顾总结了孕早期心脏功能相关的一些非整倍体筛查指征，这些指征同样有助于对整倍体胎儿先天性心脏病的筛查。近年来，在识别与心脏病相关的潜在遗传异常方面取得了一些进展，尤其是染色体异常方面。

先天性心脏畸形的病因与染色体异常

心脏发育是一个极其复杂的过程，心脏畸形的病因尚不完全清楚。流行病学研究表明，遗传因素在 CHD 中起着重要作用，已知的遗传病因包括大片段染色体异常、单基因异常和亚显微染色体异常，亚显微染色体异常又称拷贝数变异（CNV）。染色体和孟德尔综合征能解释约 20% 的 CHD[1–3]。孟德尔遗传模式已经确立了多种基因在 CHD 病因学中的作用，如 *ZIC3*（内脏异位）、*NOTCH1*（主动脉瓣狭窄和二叶式主动脉瓣）、*NKX2.6*（共同动脉干）、*MYH11*（动脉导管未闭）、*JAG1*（法洛四联症）、*MYH6*、*NKX2.5*、*ACTC1*、*GATA4*（房间隔缺损）[4–8]。散发 CHD 约占 80%，其潜在的遗传机制尚不清楚。即便是散发病例，流行病学研究中也有证据表明其兄弟姐妹和子女 CHD 复发风险增加 2%~5%，这说明潜在的共同基因和（或）环境在 CHD 发生中发挥着重要作用，复发风险因心脏异常类型的不同而有差异[9–10]。主动脉瓣膜异常和房室间隔缺损（AVSD）的复发风险（9%~11%）远大于法洛四联症（2.4%）[11–14]。亚甲四氢叶酸还原酶 677CT 和 677TT 突变基因型孕妇的子女患 CHD 的风险分别增加 3 倍和 6 倍[15]。一项随机对照试验显示，孕期服用叶酸可显著降低CHD的发病风险[优势比(OR) = 0.6][16]。对照研究和随机 / 队列对照试验的荟萃分析也表明，服用含叶酸的复合维生素后，CHD 的发病率显著下降[17]。这些研究表明 CHD 的发病机制复杂，由多因素共同控制，包括遗传和环境因素的作用。环境因素如母体糖尿病和肥胖会打破缓冲机制，增加子代 CHD 的发病风险[18–19]。

我们观察到的另一个有趣的现象是复发性病变往往不同于指征病变[20]。某些基因的突变可能导致人类罹患各种不同的心血管畸形[21–24]。房间隔缺损（68%）和室间隔缺损（45%）类 CHD 与父母诊断一致的可能性较高。单基因突变可导致不同的表型，这一现象可以部分由遗传背景、环境因素及表观遗传学因素的多样性来解释[25–28]。

如果有一级亲属（父母或同胞兄弟姐妹）患 CHD，则 CHD 的复发风险会增加。如果 1 个同胞患病，复发风险为 1%~4%；如果 2 个同胞患病，复发风险要高出 3 倍。约 3% 的 CHD 患者有可识别的单基因病[29]，且通常伴有心外异常，如 Alagille 综合征、Holt-Oram 综合征、Noonan 综合征、Williams 综合征[30–31]。

评估染色体异常和心脏畸形之间相关性的一个主要问题是染色体异常的胎儿死亡率很高，因此，在人群中观察到的 CHD 发病率和类型随观察阶段不同而明显不同。宫内死亡胎儿的 CHD 发病率是婴儿期和儿童期的 10 倍 [（21~63）/1000][32-38]。目前大多数研究仅针对妊娠 20 周以上死亡的胎儿，因此可能低估了 CHD 的总体发病率[39]。这些死产病例中最常见的心脏病类型是室间隔缺损和复杂的心血管畸形；胎儿死亡最可能是由相关的染色体异常所致而不是心脏病本身引发的[40]。随着产前超声技术的不断提高，染色体异常和 CHD 的常规筛查对活产儿 CHD 的发病率有很大的影响，因 90% 以上检出胎儿染色体异常及 45% 检出胎儿 CHD 的孕妇选择终止妊娠[41]。

表 50.1 总结了 CHD 与染色体异常之间关系的研究[42-52]。大多数研究是以地方数据库 / 出生登记处信息为基础的回顾性分析，CHD 的发病率在 2.9/1 000 到 13/1 000 之间浮动，发病率的较大差异可能与确认偏倚、诊断标准不同及小的心脏病变纳入与否相关。染色体异常的发病率也各不相同，从 9% 到 44% 不等。活产儿染色体异常的发病率（9%~14%）低于胎儿染色体异常的发病率（22%~44%）。胎儿中致死性三体如 13 三体和 18 三体的检出率远高于活产儿。同样需要注意的是，染色体诊断有时是不全面的，并不是所有的研究都包括对 22q11.2 微缺失的分析，有些仅局限于特定种类的心脏畸形（如圆锥动脉干畸形）。

妊娠 3 个月后最常见的染色体异常是 21 三体、18 三体、13 三体和 Turner 综合征（45X）。40%~50% 的 21 三体胎儿、几乎所有的 18 三体、13 三体胎儿及 20%~50% 的 Turner 综合征胎儿有 CHD 的表现[53-56]。尽管这些非整倍体胎儿几乎可以发生任何类型的心脏畸形，但某些特定类型的 CHD 更为常见，如 21 三体患儿中房室间隔缺损较常见，Turner 综合征患儿中主动脉缩窄较常见[53-55]。对包括心脏缺陷类型在内的各类结构畸形的准确描述使超声医生能够基于心脏和心外畸形认识到其可能与染色体异常相关。

表 50.1　系列先天性心脏病（CHD）相关的报道中染色体异常的发生率

研究者	研究方案	人群	CHD 患者 / 总人数	患病率	染色体异常发生率
Stoll 等[42]	医院登记的 CHD 人群回顾性研究	LB，SB>26 周	801/105 374	7.6/1000	11.3%
Kidd 等[43]	医院登记的 CHD 人群回顾性研究	LB	1 479/343 521	4.3/1000	9.5%
Hafner 等[44]	地方性产前数据库前瞻性研究	LB	87/6541	13.0/1000	25%
Grech，Gatt[45]	医院登记的 CHD 人群回顾性研究	LB	231/26 117	8.8/1000	9%
Harris 等[46]	医院登记的 CHD 人群回顾性研究	LB，SB>28 周	12 932/4 420 000	2.9/1000	18%
Bosi 等[47]a	医院登记的 CHD 人群回顾性研究	LB，SB>28 周	2 442/480 793	5.0/1000	9.1%
Calzolari 等[48]	医院登记的 CHD 人群回顾性研究	LB	1 549/330 017	4.7/1000	9.8%
Dadvand 等[49]	医院登记的 CHD 人群回顾性研究	LB，SB>20 周，ToP>20 周	5 715/665 377	8.6/1000	11.6%
McBrien 等[50]	地方性产前数据库回顾性研究	LB，SB>22 周	272/89 566	3.0/1000	23.5%
Tuuli 等[51]	地方性产前数据库回顾性研究	LB	404/62 111	6.5/1000	44%
Hartman 等[52]a	医院登记的 CHD 人群回顾性研究	LB，SB>20 周	4 430/560 759	7.9/1000	12.3%
平均值			30 342/7 090 176	4.3/1000	16.6%

a 包含 22q11 缺失病例。LB= 出生；SB= 死产；ToP= 终止妊娠

另一方面，与染色体异常相关性较大的 CHD 类型包括：AVSD（50%~60%），主动脉弓中断（B 型，69%），右心室双出口（33%），部分型肺静脉异位引流（33%），和共同动脉干（33%）。与染色体异常相关性较小的 CHD 类型包括：内脏异位（2%）、三尖瓣下移畸形（3%）、肺动脉瓣狭

窄（3%），大动脉转位（少数病例报道）[52]。

近年来，许多临床医生已经从应用传统的细胞遗传学方法转向分子遗传学方法（aCGH 阵列分析）对基因组进行评估。随着该技术分辨率的增加，越来越多的亚显微染色体异常被检出，帮助我们更深入地理解 CHD 患者染色体异常的发病率及其相关性。Thienpont 等对 60 例核型正常的成年 CHD 患者重新应用 aCGH 方法进行检测，发现其中 17% 的患者有亚显微染色体异常 [58]。一项对包括 1131 例 CHD 的 13 项系统回顾性研究表明，与联合细胞遗传学和针对 22q11.2 区域的 FISH 检测相比，aCGH 在另外 7% 的病例中也检出染色体异常（95%CI 5.3~8.6）[59]。

表 50.2 列出了与常见染色体异常相关的 CHD 类型。

表 50.2　常见的与染色体或遗传综合征相关的先天性心脏病类型

染色体或遗传综合征	遗传学病因	CHD 发病率	常见的 CHD 类型	NT 增厚 (>4.5mm)	产前超声可检出的其他结构畸形
唐氏综合征	21 三体	40%~50%	房室间隔缺损，室间隔缺损，房间隔缺损，法洛四联症	50%	肾异常，轻度侧脑室增宽，股骨短小
18 三体氏综合征	18 三体	90%~100%	流出道对位不良型室间隔缺损，多瓣膜发育不良	75%	中枢神经系统异常，小下颌，唇腭裂，先天性膈疝，脐膨出，肾异常，巨膀胱，手异常，摇椅足，畸形足，宫内生长受限
Patau 综合征	13 三体	90%~100%	室间隔缺损	60%	前脑无裂畸形，其他神经系统异常，唇腭裂，多囊性发育不良肾，膀胱外翻，多指（趾）畸形
Turner 综合征	45X	25%~45%	主动脉缩窄，左心发育不良，二叶式主动脉瓣，主动脉狭窄	90%	胸腔积液，股骨短小，肾异常
DiGeorge 综合征	22q11 缺失（*TBX1*）	70%~75%	法洛四联症，主动脉弓中断，动脉干，主动脉弓异常	少数病例报道	胸腺缺如或发育不良，唇腭裂，肾异常，宫内生长受限
Noonan 综合征	RAS-MAPK 通路	70%~80%	肺动脉狭窄，肥厚型心肌病，房间隔缺损	36%~40%	胸腔积液，胎儿水肿，肾异常，股骨短小
Williams 综合征	7q11.23（*ELN*）	75%~80%	瓣膜异常，主动脉狭窄，周围肺动脉狭窄	病例报道	肾异常，先天性畸形
Alagille 综合征	*JAG1*，*NOTCH2*	90%	法洛四联症，肺动脉狭窄，周围肺动脉狭窄	病例报道	半椎体，先天性畸形，宫内生长受限
Kabuki 综合征	*KMT2D*，*KDM6A*	30%~55%	主动脉缩窄，主动脉狭窄，左心发育不良，房间隔缺损	病例报道	唇腭裂，脊柱异常，肾异常，先天性畸形

21 三体综合征相关心脏畸形

21 三体综合征，又称唐氏综合征，是目前临床上最常见的染色体异常导致的综合征，在活产新生儿中的发病率约为 1/700[60]。唐氏综合征患者心脏畸形的发病机制目前尚不明确，有推测与 21 号染色体上的剂量敏感基因相关，但研究还未发现一致性的基因表达变异 [61]。

筛查唐氏综合征常用的方法是在妊娠 11~13 周时测量胎儿颈部透明层（NT）厚度。NT 呈双峰分布，95% 的染色体正常胎儿的 NT 值较低，仅有 5% 的正常胎儿 NT 值相对较高。相反，15% 的 21 三体胎儿 NT 值较低，85% 的 21 三体胎儿的 NT 值的均值为 3.4 mm 左右 [62]。

无论胎儿染色体是否正常，NT 值的增加都与胎儿心脏结构畸形有一定的相关性 [63-64]。病理学研究表明，根据 NT 值增加确诊的 21 三体胎儿更有可能出现心脏畸形，且 CHD 的发生率随着 NT 值的增加而升高 [65]。一项对 417 例妊娠 12 周以上的孕妇的胎儿心脏畸形发病率的研究显示，NT 值增加的胎儿中约 1/3 有心脏畸形，最常见的类型是房室间隔缺损，但在该临床（非病理学）病例组中，NT 值增加与 CHD 发病率之间并没有显著的相关性 [66]。

Evans[67] 对一组婴儿尸检后首次报道了 21 三体与间隔缺损的相关性。目前，有很多涉及产前、死产、活产婴儿超声心动图和手术发现的 21 三体综合征与 CHD 之间相关性的文献（表 50.3）[66,68–86]。这些研究中共包含 66 925 例 21 三体患者，心脏畸形的发病率为 44%（33%~65%），其中房室间隔缺损最常见，发病率约为 32%（9%~59%）。在亚洲人群中室间隔缺损可能更为常见，尽管 CHD 的发病率及常见类型可能因其诊断标准、是否纳入胎停或终止妊娠胎儿等因素的不同而存在差异，但超声诊断分辨率的提高也可能是 VSD 发病率升高的重要原因之一。

表 50.3 唐氏综合征患儿中各种类型先天性心脏病（CHD）的发生率

研究者	包括人群	21 三体病例数（例）	CHD 比例	CHD 类型（例）								
				AVSD	ASD	VSD	ASD VSD	TOF	COA	TGA	PDA	其他
Rowe, Uchida[68]	LB	40	40%	36	9	33		1			10	11
Martin 等 [69]	LB	137	47%	49	14	22		3				12
Stoll 等 [70]	LB,SB,ToP	139	45%	42		29		3	5		5	16
Tubman 等 [71]	LB	81	42%	38	21	15					18	8
Khoury 和 Erickson[72]	LB,SB	532	33%	42	15	14					29	
Pradat[73]	LB,SB	167		59			32		4			5
Wells 等 [74]	LB	118	48%	39	29	31		8	4		6	14
Freeman 等 [75]	LB	227	44%	45	26	35		4			7	1
Vida 等 [76]	LB	349	54%	9	13	27				0.5	29	
Bermudez 等 [77]	LB	1207	50%	15	42	13	15	2			7	1
Cleves 等 [78]	LB	43 463	36%	23	48	29		5	2	1		
Nisli 等 [79]	LB	1042	39%	34	18	16		0.5		0.5	4	
Elmagrpy 等 [80]	LB	1193	45%	23	65	14		2	1		5	
Irving, Chaudhari[81]	LB	821	42%	37	15	31		5			4	2
Mogra 等 [66]	LB,SB,ToP	487	34%	24		1.4		3	1			
Rankin 等 [82]	LB,SB	1103	32%	44	15	32		5	3			
Tan 等 [83]	LB	588	65%	16	23	39		5	0.3		34	8
Morris 等 [84]	LB,SB,ToP	14 109	44%	20	26	21		2	1	3		
Kim 等 [85]	LB	394	57%	9	30	16		2	2	0.3	17	
Stoll 等 [86]	LB,SB,ToP	728	44%	30	25	22		3	5			9
合计		66 925	44%	32	21	23	23	3	3	1	13	8

ASD= 房间隔缺损；AVSD= 房室间隔缺损；CoA= 主动脉缩窄；LB= 活产；PDA= 动脉导管未闭；SB= 死产；TGA= 大动脉转位；TOF= 法洛四联症；VSD= 室间隔缺损

房室间隔缺损在染色体正常人群中相对少见（活产儿发病率为 0.83/10 000），高达 70% 的房室间隔缺损患者为 21 三体 [87]，18 三体和 13 三体患者中也有房室间隔缺损的报道 [88–90]。Langford 等对 125 例产前诊断为房室间隔缺损的胎儿进行了回顾分析，并将孕妇年龄及孕周等因素考虑在内计算染色体异常的相对风险 [91]，发现伴有房室间隔缺损的胎儿 21 三体的风险增加了 107 倍（95%CI 87~127），因此，房室间隔缺损是与 21 三体相关性最强的指标。房室间隔缺损相关的遗传因素复杂多样，目前尚不完全清楚 [92–93]。有研究表明，母亲叶酸补充不足与 21 三体患儿间隔缺损型 CHD 的发病率密切相关，叶酸代谢途径被阻断可能会导致这些婴儿发生房室间隔缺损[94]。

室间隔缺损、继发性房间隔缺损和动脉导管未闭也是21三体常见的CHD类型，而流出道异常，尤其是大动脉转位、主动脉缩窄和共同动脉干较少见。一些较大的室间隔缺损能够在产前检测出来，但房间隔缺损和动脉导管未闭在产前不做检测。21三体胎儿中位于室间隔上部的缺损即膜周部室间隔缺损较常见。而孤立的室间隔缺损（在Mogra等统计中该类CHD的发病率为1.4%[66]）在常规产科超声检查中常很难被发现。基于心脏畸形的核型分析得出了有趣的结果，Palidini等的报道显示9/21（43%）的AVSD为21三体，而39例室间隔缺损患者中未检出21三体[95-96]。

18三体

18三体是第二常见的染色体异常[97]，18三体胎儿的自然流产率为72%~87%[98-99]，妊娠早期超声的最显著表现是NT值增加，通常还伴有皮下水肿和多种结构畸形。约75%的18三体胎儿妊娠早期的NT>4.5mm[100]，90%以上患有先天性心脏病[101]。一项包括3151例单胎孕妇的研究对NT>3mm的胎儿在孕16周进行了详细的超声心动图检查，5例18三体均有NT增厚和CHD，而9例21三体（9.5%）中仅2例NT增厚与并存CHD[102]。

Edward（1960）首次描述了18三体与CHD的相关性，阐述了18三体与室间隔缺损、动脉导管未闭的关联性。随后对活产婴儿进行超声心动图检查并对引产的胎儿进行尸检，发现几乎所有18三体胎儿都存在多瓣膜病变[103-107]。一项包括41例18三体胎儿的大规模尸检研究发现[108]，所有18三体胎儿都患有室间隔缺损，最常见的室间隔缺损类型为流出隔对位不良型，93%的病例存在多瓣膜病变，约10%的病例存在更复杂的心脏畸形（右心室双出口、心内膜垫缺损或左侧梗阻性病变）。此外，该研究还发现，22%（9/41）存在产前超声心动图不能检出的CHD，如共同动脉导管、房间隔缺损或小的室间隔缺损。

另外一项对妊娠早期超声心动图检查及尸检均有心脏畸形的23例18三体胎儿的研究发现，最常见的CHD类型为室间隔缺损（83%，19/23）[109]。该项研究也再一次证实18三体胎儿瓣膜异常的发病率非常高（83%，19/23）。

产前相关的一系列研究多数报道心脏畸形率相对较低（47%~84%），但是孕周稍大些进行超声心动图检查能够显著提高CHD的检出率[110-116]。DeVore证明了产前筛查时进行规范心脏评估的重要性，如果在妊娠20周对心脏进行适当的检查，18三体产前总检出率将从77%上升到97%[117]。在产前检查中，最常见的CHD是室间隔缺损而不是多瓣膜病。一项包括162例18三体胎儿的回顾性分析结果显示，很多超声检出NT增厚的胎儿随后由经验丰富的胎儿心脏病学专家对其进行早期超声心动图检查（<16周），其中73%有可识别的心脏畸形[118]。与此相比，另一项对55例18三体胎儿的研究结果显示，在发现NT增厚后立即进行超声心动图检查，仅有4%的胎儿检出心脏畸形[119]。还有一项对123例18三体的研究显示孕22周时超声心动图能检出95%的心脏畸形[120]。

虽然瓣膜发育不良在病理学的系列研究中较常见，但在产前系列研究中较少见。一些心脏畸形更有可能在孕晚期才能被注意到，然而有报道显示33%~55%的18三体胎儿可能有心脏功能异常如三尖瓣反流的表现。如果发现室间隔缺损，尤其是流出隔对位不良型，那么对瓣膜进行详细的评估更有助于筛查出18三体胎儿。

13三体

13三体相对少见，Tennstedt等的研究显示126例CHDs中6例为13三体（4.7%），Palidini等报道355例CHDs中5例为13三体（1.4%）。在这两项研究中21三体均占15%[121,122]。考虑到大多数研究中报道的病例数较少，确定与该染色体异常相关的心脏畸形类型较为困难。也有一些病理学数据如一项包括12例13三体胎儿的研究[123]结果显示所有的13三体胎儿均有心血管畸形，大多数是漏斗部室间隔缺损，常合并右位主动脉和半月瓣异常，该研究结果与另一项包括15例因NT值增厚被诊断为13三体的研究结果一致，即所有的13

三体胎儿均有心脏畸形。最常见的心脏畸形类型是房室间隔缺损与室间隔缺损，也有各种各样的瓣膜异常，包括在其他常见三体中未发现的肺动脉瓣发育不良。所有病例均有大动脉异常。此外，有 3 例有共同动脉干，这也是 13 三体所特有的。虽然这些病理学研究提供了一些 13 三体与心脏畸形相关的依据，但需要再次强调的是，宫内死亡对妊娠晚期出现的畸形统计结果存在潜在的影响。

先前报道显示，在妊娠中期和晚期，13 三体胎儿先天性心脏病的检出率从 29% 到 70% 不等 [124–129]。在这些研究中，最常见的先天性心脏病类型包括室间隔缺损、对位不良型室间隔缺损和肺静脉异位引流。出生后的 13 三体胎儿中也有房间隔缺损和动脉导管未闭的报道 [130]。

一项包括 28 例 13 三体胎儿的研究报道显示，13 三体胎儿的中枢神经系统异常和面部异常比心脏异常更为常见，而 18 三体胎儿的心脏畸形更为常见 [131]。与 21 三体相反，13 三体所常见的心内异常通常是更复杂的心血管畸形的表现之一，而流出道和大动脉异常是其显著特征。

22q11.2 微缺失综合征（DiGeorge 综合征）

尽管还没有用分子生物学方法对大量非特定人群进行全面检测的大样本数据，但是 22q11.2 微缺失的发病率据估计在 1/（1000~4000）[132–133]。因此，22q11.2 微缺失是患有 CHD 的活产儿中报道的第二常见的染色体异常。据报道超过 180 种不同的异常与 22q11.2 微缺失相关，常见的临床表型包括 DiGeorge、腭心面和 CATCHA-22（心脏畸形、面部异常、胸腺发育不全、唇腭裂、低血钙）综合征。多种多样的临床表现及外显率使其远期预后的咨询非常困难。如果出生后没有及时发现包括严重低钙血症在内的并发症，可能会导致长期的神经发育损伤和免疫缺陷，从而使输血时（外科手术）的交叉配血复杂化 [134]。因此，通过产前诊断早期识别 22q11.2 微缺失可能对长期的临床预后有直接的影响。

高达 75% 的 22q11.2 微缺失婴儿有心脏病。一项包括欧洲中心的 23 个大规模研究显示，545 例 22q11.2 微缺失患儿中有 409 例（75%）存在严重的心脏病 [135]。其他几项单中心研究也显示 70%~85% 的 22q11.2 微缺失患儿存在严重的心脏畸形 [136–139]。与 22q11.2 缺失相关的 CHD 多为圆锥动脉干畸形和（或）主动脉弓畸形，合并肺动脉闭锁的法洛四联症（TOF）最为常见（26%），此外，主动脉弓中断（16%）与动脉干（13%）也是 22q11.2 微缺失常见的表现。有文献报道 DiGeorge 综合征患者孤立性右位主动脉弓的发生风险为 4%~24%，但是这些数据仍因患者的确定标准不同而存在偏差 [140–142]。22q11.2 缺失的范围可能并不一致，但临床表型的可变性似乎与缺失的精确位置无关。

虽然有文献报道一些 22q11.2 缺失的胎儿有 NT 值增加的表现，但相比 NT 值增加与其他染色体异常的相关性，22q11.2 微缺失与 NT 值增加之间的相关性尚不清楚。在 3 项分别包括 75 例、80 例 NT>3mm 及 146 例 NT>3.5mm 的病例研究中，FISH 检测未发现 22q11.2 微缺失病例 [143–145]。

一项对产前及产后检出 CHD 婴儿的 22q11.2 微缺失 FISH 结果的综述性回顾分析显示 22q11.2 微缺失占 6%（表 50.4）[146–155]。不同的单项研究报道显示 CHD 患者的 22q11.2 微缺失发病率在 3%~21%，主要是由于核型选择标准的差异及样本量不同导致统计结果不同。在包括所有类型心脏畸形的研究中，22q11.2 微缺失的发病率较仅针对圆锥动脉干畸形的研究显示发病率低。在以下三种特殊情况下 22q11.2 缺失的发病率可能大于 50%：法洛四联症合并肺动脉闭锁、法洛四联症合并肺动脉瓣缺如或 B 型主动脉弓中断。同样，无论是何种心脏畸形，22q11.2 微缺失的风险均增加，包括右位主动脉弓、迷走右锁骨下动脉及漏斗部间隔缺损。

另外，值得注意的是，某些类型的心脏病合并 22q11.2 缺失的报道较为少见，包括三尖瓣闭锁、右心室双出口、左心房异构、完全型肺静脉异位引流、主动脉瓣狭窄及左心发育不良 [137]。

表 50.4　22q11 微缺失婴幼儿各种类型先天性心脏病的患病率

研究者	人群及 22q11 患病率	22q11 微缺失患儿先天性心脏病类型							
		TOF	TOF PA	TOF 和 APVS	PA 和 VSD	IAA	TA	VSD	其他
Goldmuntz 等 [146]a	产后 18%	16%				50%	34%	33%	4%
Marino 等 [147]	产后 12%	26%			27%	9%	11%	17%	13%
Manji 等 [148]	产前 11%	20%					60%	20%	
Boudjemline 等 [149]a	产前 21%	14%		37%	21%	45%	31%		12%
Volpe 等 [150]a	产前 20%	14%	20%	28%		60%	43%		11%
Moore 等 [151]	产前 3%	29%					6%	35%	43%
Bretelle 等 [152]	产前 5%	25%			25%	12%	12%	12%	12%
Lee 等 [153]	产前 5%	45%	24%	3%		19%	2%	9%	24%
Khositseth 等 [154]a	产后 15%	11%			4%	11%	22%	11%	
Agergaard 等 [155]	产后 2%	32%			3%	17%	11%	32%	
平均值	6%	22%	4%	7%	8%	22%	23%	17%	12%

a 仅包括圆锥动脉干畸形。APVS= 肺动脉瓣缺如综合征；IAA= 主动脉弓中断；PA= 肺动脉闭锁；TA= 动脉干；TOF= 法洛四联症；VSD= 室间隔缺损

Turner 综合征

Turner 综合征是一种常见的性染色体异常，胎儿核型为 45X。这是一种产前致死率较高的染色体异常，仅有少数胎儿能存活到足月，活产儿中该染色体异常的发病率为 1/2500。大多数长期存活的患者实际上是嵌合型，而不是纯合型 45X[156]。例如，在一项包括 53 个 Turner 综合征病例的研究中，47 例是基于妊娠早期 NT 增厚诊断的，51 例死亡或因复杂的心脏畸形而终止妊娠，仅有 2 例心脏解剖结构正常的胎儿出生 [157]。

从表型上看，几乎所有的 45X 胎儿在孕早期超声诊断 NT 增厚 （>3.5mm），并在妊娠 20 周时发展为有分隔的水囊瘤 [100]，这种异常与将头颈部引流至颈内静脉的淋巴管发育畸形相关 [158]。颈蹼与主动脉缩窄是目前公认的 Turner 综合征患者显著的临床特征 [159]。据推测，胎儿淋巴水肿是导致 Turner 综合征患者心血管疾病的重要原因，淋巴管囊扩张影响静脉回流和（或）压迫发育中的流出道。其他典型的心脏异常包括左心发育不良、主动脉发育不良和主动脉弓中断。两项对妊娠 12~14 周诊断为 Turner 综合征后终止妊娠胎儿的小规模病理学研究显示，主动脉弓管状发育不良与出生后发现的主动脉缩窄一致 [65,160]。二叶式主动脉瓣也是 Turner 综合征患者常见的心脏畸形。

有文献显示，出生（可能是嵌合型）的 Turner 综合征婴儿心脏病的发病率从 23% 到 50% 不等（表 50.5）[161-167]，包括 21%（范围 12%~39%）的主动脉瓣膜异常（主要是二叶式）和 11%（4%~16%）的主动脉缩窄。先天性心脏病的发病率因发病年龄和用于确定异常的检查方法不同而有差异。产后研究显示应用 CT 或 MRI 对心脏异常的检出率较产前超声心动图高。相比核型正常的婴儿，通常产前不易被检出的二叶式主动脉瓣、主动脉缩窄或部分型肺静脉异位引流的发病率分别增加 140 倍、100 倍和 320 倍。

其他染色体异常

近年来，产前核型分析已经从细胞遗传学转向基于分子微阵列的检测。这使得以前通过标准的细胞遗传学技术难以检出的微重复和微缺失得以全面检测。因此，我们对心脏异常胎儿中出现的全基因组范围内的微缺失和微重复以及这些异常的总体发病率有了更好的了解。

表 50.5 系列报道中出生后 Turner 综合征患者先天性心脏病的发生率

作者	病例数	核型 [%（嵌合）]	年龄	研究方法	先天性心脏病类型					
					二叶式主动脉瓣	主动脉弓缩窄	部分型肺静脉异位引流	左上腔静脉	主动脉弓横部延长	其他
Gotzsche 等[161]	179	58% 45 X	6 个月至 46 岁	超声心动图	14%	10%	1%			26%
Mazzanti, Cacciari[162]	594	54% 45 X	1 个月至 24 岁	超声心动图	12%	7%	5%			23%
Prandstraller 等[163]	136	50% 45 X	1 个月至 20 岁	超声心动图，心血管造影		4%	3%			22%
Volkl 等[164]	117	55% 45 X	3 个月至 43 岁	超声心动图，心导管检查	18%	18%	5%			30%
Bondy[165]	250	70% 45 X		超声心动图，MRI，CT	30%	12%	13%	13%	49%	50%
Kim 等[166]	51	47% 45 X	6 个月至 36 岁	超声心动图，MRI	39%	16%	16%		31%	
Lee 等[167]a	20	40% 45 X	13 岁至 29 岁	CT	15%		20%			
合计	1347				21%	11%	9%	13%	40%	55%

a 仅包含无临床症状患者

一项对产前胎儿研究的综述性分析显示，先天性心脏病中拷贝数变异即微缺失和微重复的发生率在综合征型和非综合征型心脏畸形中分别是 3% 和 20%[168–172]。染色体缺失和微重复是常见的先天性心脏病的致病原因，迄今为止已有超过 40 种与先天性心脏病密切相关的微缺失和微重复综合征[173]。在合并心外其他畸形的室间隔缺损（主要是膜周部）、圆锥动脉干畸形（法洛四联症、弓离断）或左室流出道畸形的胎儿中，染色体微结构异常的发生率似乎特别高[174–176]。有趣的是，文献报道显示传统上认为与染色体异常不相关的心脏异常如大动脉转位和内脏异位，其实受到染色体亚显微结构异常的影响[177]。与先天性心脏病相关的染色体亚显微结构异常的范围具有高度异质性[178]，因此有必要对所有心脏结构畸形的胎儿进行常规产前染色体（微阵列）分析。

一些公认的与 CHD 相关的微缺失综合征包括 Williams 综合征（7q11.23 微缺失，SMS），Smith-Magenis 综合征（17p11.2 微缺失）和 Kleefstra 综合征（9q34.3 微缺失）[179]。对染色体微结构异常特征的认识促进了我们对疾病病因和复发可能性的理解，例如与主动脉瓣上狭窄和（或）周围型肺动脉狭窄相关的 Williams 综合征，发现该综合征是由 7q11.23 微缺失导致的，之前其被认为是“常染色体显性遗传”。同样，明确 Smith-Magenis 综合征与 17p11.2 微缺失相关有助于更好地理解间隔缺损和法洛四联症的病因，该区域中的 *RAI*1 基因缺失与 CHD 相关。大约 1/3 的 SMS 患者存在 CHD，如室间隔缺损和法洛四联症[180]。

发现与 CHD 相关的拷贝数变异的潜在的最有价值的作用是帮助评估患者的其他表型风险，如孤独症（16p13.11 微重复）或其他神经系统相关疾病（1q21.1 微缺失，1p36 微缺失，15q11.2–13 微重复和 22q11.2 微重复）[181]。

其他与特定心脏病有明确关联的染色体异常包括 22p 四体（心脏畸形的发病率为 30%，完全型肺静脉异位引流较为常见），12p 四体综合征（Pallister-Killian 综合征；25% 伴有心脏病，主要是室间隔缺损）和 4p 缺失（Wolf-Hirschhorn 综合征；30% 伴有心脏病，主要是间隔缺损）[182]。

单基因病

其他与单基因突变相关的遗传综合征不能通过染色体微阵列分析检测确定。例如，与心脏畸形密切相关的单基因病包括 Noonan 综合征、Alagille 综合征、Kabuki 综合征和 Sotos 综合征。3%~5% 的 CHD 是由单基因缺陷导致的。通常这些病例只有在临床医生辨识出潜在的特定诊断（以及是否存在已建立的分子检测途径）时才能确定，如果产前检测扩展到全外显子组测序，未来可能会发现更多的与 CHD 相关的基因 [173]。

Noonan 综合征（NS）是与 CHD 相关的最常见的单基因病，表现为肺动脉狭窄伴小叶发育不良、肥厚型心肌病和房间隔缺损。尽管该综合征和此类综合征患者中心脏病的发病率受到之前临床上对心脏病诊断的影响，但据估计该综合征的发病率为 1/（1000~2500），NS 为常染色体显性遗传，但是许多 NS 患者为新发位点的突变 [183]。Prendiville 等对 293 例该综合征的报道显示 81% 的患者伴有心脏病，包括瓣膜性肺动脉狭窄（57%）、房间隔缺损（32%）和肥厚型心肌病（16%）[184]。Marino 等对 136 例该综合征的报道显示，患者伴有房室间隔缺损（15%）、主动脉缩窄（9%）和二尖瓣畸形（6%），这些类型的先天性心脏病在其他研究中未见报道 [185]。有趣的是，NS 患者房室间隔缺损的典型特征是部分合并主动脉瓣下狭窄，这与唐氏综合征不同（完全或无左室流出道梗阻）。

一项大规模 [186] 的对 47 例经分子诊断产前确诊的 NS 患者的回顾性分析显示，36% 的患者妊娠早期 NT 增厚或囊性水瘤，25% 的患者超声发现其他结构异常，包括胸腔积液（11%）和 CHD（8%）。文献报道出生后的 NS 患者 50% 伴有 CHD[187]。另一项 NS 产前相关研究显示心外其他异常也是该病的重要指征，如羊水过多、水囊瘤、胸腔积液、胎儿水肿、肾异常和股骨短小，仅有 27% 的病例在产前发现心脏异常 [188]。NS 患者产前未能诊断出心脏异常可能与一些 CHD（如肺动脉狭窄和肥厚型心肌病）随着孕周的不断增加才表现得更为明显有关，甚至到妊娠晚期或分娩前也不一定能被检出 [188-192]。

染色体异常和（或）心脏畸形的超声指标

尽管一些高级检测中心能够应用高灵敏度和高特异度的产前超声心动图等方法对心脏疾病进行筛查，但在妊娠 20 周进行的常规筛查方法并不能很好地对四腔心和流出道形态学进行评估 [193-197]。为提高心脏缺陷的产前检出率，考虑其他与染色体异常相关的更容易检出的指标与心脏缺陷相关可能会有帮助。

NT 厚度评估已被证明是一种非常有效的筛查唐氏综合征的方法，它是许多国家的基本的常规筛查项目 [198-199]。事实上，NT 增厚与心脏缺陷密切相关，这意味着它也是筛选心脏病的依据（图 50.1）。在首个 [200] 对 29 154 例妊娠 11~14 周进行染色体异常筛查的孕妇进行的回顾性分析中，56%（95%CI 42%~70%）的 NT 值增加胎儿后期发现有心脏病（通过尸检、胎儿超声心动图或产后检查方法），这表明相对于传统的妊娠 20 周进行四腔心和流出道形态学扫描，NT 筛查是针对低风险人群更为有效的指标。

其他 9 项（2 项回顾性研究和 7 项前瞻性研究）对 NT 增厚与心脏病的相关性的研究结果也是一致的 [201-208]。这些研究包括 129 340 例胎儿，有 298 例检出心脏病，其中 29% 的 CHD 胎儿伴有 NT 值增厚，心脏病的发病率从 0.2%（NT<2.5mm）到 0.8%（NT 2.5~3.5mm）及 4.9%（NT>3.5mm）不等。NT 值正常则严重心脏病的风险相对较低（阴性似然比为 6.5）。若 NT 值在第 95 和第 99 百分位数值之间，则严重心脏病的风险增加（阳性似然比为 3.4），其敏感度为 12%，特异度为 96%。使用 NT 值第 99 百分位数值作为筛查界限可以提高筛查的有效性，敏感度和特异度分别为 17% 和 99%，阳性似然比为 23。然而，NT 筛查不能代替妊娠 20 周时对胎儿心脏的常规超声检查，对于普通人群来说，它是一种非常有用的辅助筛查方法。高危人群可在妊娠早期进行超声心动图检查，专家认为，超声心动图对检测心脏异常具有高敏感性和特异性 [209-211]。

对妊娠前 3 个月胎儿的分子研究结果表明 NT 增厚合并染色体异常的胎儿，心肌存在一定的功能障碍 [212]。对其他导致血流动力学不平衡的潜在指标进行的研究表明，尽管没有证据表明 NT 增厚的胎儿心肌性能指数有显著变化，但其确实与静脉导管的异常血流相关[213]。对 515 例妊娠 11~14 周的胎儿进行细胞遗传学检测的研究结果显示，80% 的染色体异常胎儿有静脉导管异常，为 a 波缺如或反向血流（图 50.2），该试验的特异度高达 99%，在该项研究中，7/17（41%）NT 增厚合并静脉导管波形异常的整倍体胎儿在妊娠后期发现有严重的心脏病[214]。这一现象已经被其他几项统计数据证明，这表明用静脉搏动指数（PVIV）测量导管流量更加可靠。在妊娠早期，应用该筛查方法能够提高染色体异常筛查的敏感度和特异度，这也是有效筛查整倍体胎儿是否有心脏病的主要指标[215]。总结 10 项研究数据的结果显示，相比单独的 NT 筛查，结合静脉导管分析使心脏病筛查的敏感度达到 70%，特异度达到 89%[208,215–223]。另一项常规联合 NT 和静脉导管筛查对非特定的 12 799 例单胎妊娠胎儿进行评估的研究结果也支持上述发现。与单独使用一种筛查方法相比，NT 联合静脉导管筛查提高了心脏病的检出率，检出率为 47%，假阳性率较低（2.7%）[224]。

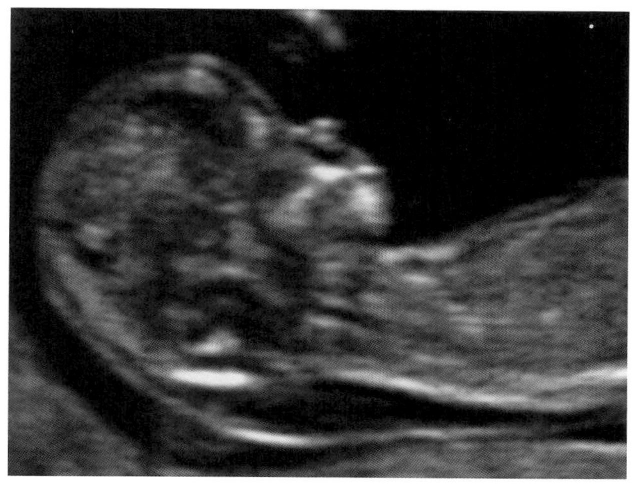

图 50.1 妊娠 12 周胎儿的正中矢状切面显示 NT 增厚

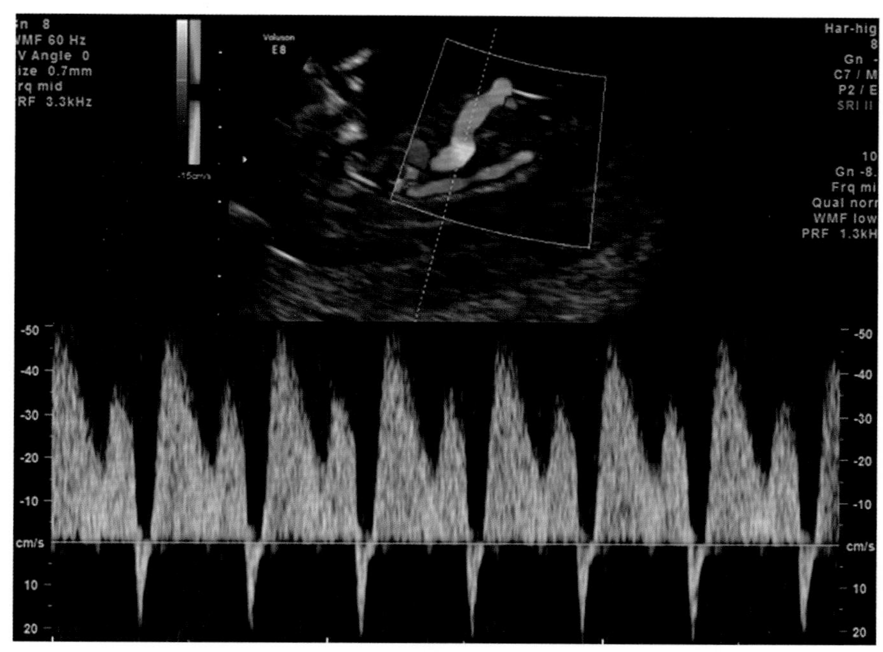

图 50.2 多普勒频谱显示静脉导管逆向 a 波（同图 50.1 胎儿）

心脏评估的另一个指标是血流，三尖瓣反流最近也被报道与染色体异常和心脏病相关，尽管这似乎仅限于与妊娠早期的关联[225]。三尖瓣反流通常采用经腹部扫描和脉冲波多普勒进行评估。在心尖四腔心切面，跨三尖瓣设置取样容积为3mm，与超声声束夹角小于20°（图50.3）。对瓣膜血流进行3次评估，三尖瓣反流被定义为至少一半的收缩期血流以大于60cm/s的速度反流入心房[226]。对妊娠11~14周检出NT >4mm的胎儿行超声心动图检查，27%的病例检出三尖瓣反流，而83%合并NT增厚（>4mm）与三尖瓣反流的胎儿随后被检出伴有染色体异常，检出了多种类型的染色体异常，最常见的为21三体。另一项规模更大的前瞻性研究发现，4.4%的染色体正常的胎儿伴有三尖瓣反流，67.5%的21三体胎儿伴有三尖瓣反流，33%的18三体胎儿伴有三尖瓣反流[227]。同一研究团队进行的第三项研究涉及NT增厚、染色体异常及心脏病高风险且经过筛选的特定人群，该研究对三尖瓣反流的定义更为严格，反流速度>80cm/s[228]。该研究对96.8%的胎儿成功进行了三尖瓣血流检测，8.5%的染色体正常胎儿伴有三尖瓣反流，65.1%的21三体胎儿伴有三尖瓣反流。对整倍体胎儿的进一步分析发现，46.9%有心脏结构畸形的胎儿伴有三尖瓣反流，而仅有5.6%无心脏畸形的整倍体胎儿伴有三尖瓣反流。三尖瓣反流与21三体或孤立性心脏病之间的阳性似然比分别为7.7和8.4。研究者已经注意到头臀长和NT厚度之间的相关性，并且基于这些参数计算的阳性似然比更加精确。

NT、静脉导管和三尖瓣血流联合筛查的有效性已经在4万名随机人员中进行了评估，包括85例患有严重心脏畸形的胎儿[208]。NT（>第95百分位数）增厚、静脉导管a波反转或三尖瓣反流胎儿分别占35.3%、32.9%和28.2%。如果这些指征中的任何一项在妊娠期被检出，那么此类人群被归为高危组，57.6%的高危组胎儿检出心脏病，假阳性率为8%。妊娠12周多指标联合筛查能够有效预测大多数严重心脏畸形。与我们一直应用的预测染色体异常风险的算法一样，现在有一些算法可以用于评估胎儿严重心脏畸形的发病风险[229]。

有学者正在研究适用于妊娠11~14周的更简单的心脏病筛查方法，尤其是制定心轴的评估规范方法，测量脊柱和胸骨连线与心脏长轴（心室间隔）之间的角度。一项病例对照研究显示，74.1%的心脏病胎儿心轴大于1.97个标准差（44.5°+ 7.4°），筛查阳性率为5%[230]。前瞻性研究结果是否与之前的研究数据一致，以及NT联合血流动力学相关指标筛查是否有价值将是令人关注的研究方向。

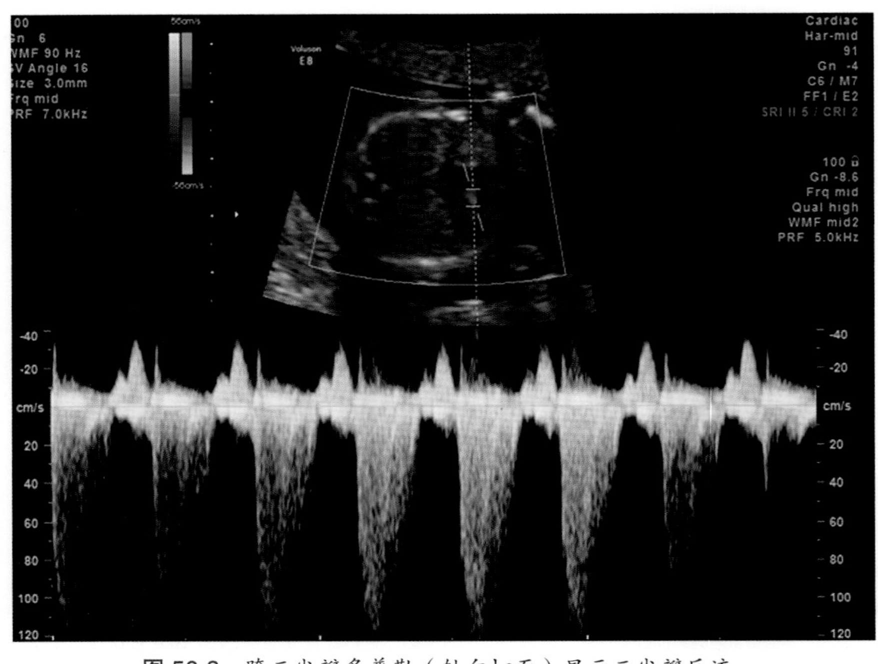

图50.3 跨三尖瓣多普勒（轴向切面）显示三尖瓣反流

结 语

最初在婴儿和新生儿群体中发现的心脏病和染色体异常之间的显著关联在胎儿期甚至表现得更为强烈。近年来分子核型分析技术分辨率的提高阐明了以前没有认识到的染色体异常与心脏病之间的相关性。因此对所有心脏病胎儿不仅局限于传统核型分析以发现染色体非整倍体异常，还有必要进行高分辨率分子核型分析。

妊娠早期 NT 筛查为妊娠 11~13^{+6} 周的心脏异常筛查提供了一种手段，且当结合血流动力学指标如静脉导管血流或三尖瓣反流的评估时该筛查方法更加有效。这些指征异常既与染色体异常相关，也与心脏结构畸形相关。妊娠早期筛查应作为对心脏结构进行正规产前评估的辅助手段，通常在妊娠 18~20 周进行超声检查，评估胎儿是否存在心脏畸形，该时间段是观察四腔心结构和流出道的最佳时机。也可以在妊娠早期即妊娠 11~13^{+6} 周对心脏结构进行检查，但需要技术水平较高的超声医学专家才可完成。

参考文献

[1] Ferencz C, et al. J Am Coll Cardiol, 1989, 14:756–763.
[2] Ferencz C, Boughman JA. Cardiol Clin,1993, 11:557–567.
[3] Gebbia M, et al. Nat Genet, 1997, 17: 305–308.
[4] Megarbane A, et al. Eur J Hum Genet, 2000, 8:704–708.
[5] Garg V, et al. Nature, 2005, 437:270–274.
[6] Schott JJ, et al. Science, 1998, 281:108–111.
[7] Heathcote K, et al. Hum Mol Genet, 2005, 14:585–593.
[8] Ching YH, et al. Nat Genet, 2005, 37:423–428.
[9]Caputo S, et al. Eur Heart J, 2005, 26:2179–2184.
[10] Burn J, et al. Lancet, 1998, 351:311–316.
[11] Drenthen W, et al. Eur Heart J, 2005, 26:2581–2587.
[12] Sanchez-Cascos A. Eur J Cardiol,1978, 7:197–210.
[13] Emanuel R, et al. Br Heart J,1983, 49:144–147.
[14] Huntington K, et al. J Am Coll Cardiol, 1997, 30:1809–1812.
[15] Van Beynum IM, et al. Eur Heart J, 2006, 27:981–987.
[16] Czeizel AE, et al. Birth Defects Res A Clin Mol Teratol, 2004,70:853–861.
[17] Goh YI, et al. J Obstet Gynaecol Can, 2006,28:680–689.
[18] Loffredo CA, et al. Teratology, 2001,64:98–106.
[19] Hartman JLT, et al. Science, 2001,291:1001–1004.
[20] Benson DW, et al. J Clin Invest, 1999,104: 1567–1573.
[21] Goldmuntz E, et al. Circulation, 2001,104: 2565–258.
[22] Bamford RN, et al. Nat Genet, 2000,26:365–369.
[23] Sperling S, et al. Hum Mutat, 2005,26:575–582.
[24] Robinson SW, et al. Am J Hum Genet, 2003,72:1047–1052.
[25] Dennis NR, Warren J. J Med Genet 1981,18:8–16.
[26] Rose V, et al. J Am Coll Cardiol 1985,6:376–382.
[27] Gill HK, et al. J Am Coll Cardiol, 2003,42:923–929.
[28] Ferencz C, et al. J Am Coll Cardiol, 1989,14:756–763.
[29] Øyen N, et al. Circulation, 2009,120:295–301.
[30] Calcagni G, et al. Eur J Pediatr, 2007,166:111–116.
[31] Botto LD, Correa A. Prog Ped Cardiol, 2003,18:111–121.
[32] Boldt T, et al. Scand Cardiovasc J, 2002,36:73–79.
[33] Samanek M, et al. Int J Cardiol, 1985,8:235–250.
[34] Mitchell SC, et al. Circulation, 1971,43:323–332.
[35] Bound JP, Logan WF. Br Heart J, 1977,39:445–450.
[36] Feldt RH, et al. Mayo Clin Proc, 1971,46:794–799.
[37] Richards MR, et al. Pediatrics, 1955,15:12–32.
[38] Ruiz A, et al. J Matern Fetal Neonatal Med, 2016,29:3271–325.
[39] Poland BJ, Lowry RB. Am J Obstet Gynecol, 1974,118:322–326.
[40] Clawson BJ. J Lancet, 1944,64:1134–1136.
[41] Germanakis I, Sifakis S. Pediatr Cardiol, 2006,27:465–472.
[42] Stoll C, et al. Eur J Epidemiol, 1989,5:382–391.
[43] Kidd SA, et al. J Paediatr Child Health, 1993,29:344–349.
[44] Hafner E, et al. Prenat Diagn, 1998,18:808–815.
[45] Grech V, Gatt M. Int J Cardiol, 1998,68:151–156.
[46] Harris JA, et al. Pediatr Cardiol, 2003,24:222–235.
[47] Bosi G, et al. J Pediatr, 2003,142:690–698.
[48] Calzolari E, et al. Eur J Epidemiol, 2003,18:773–780.
[49] Dadvand P, et al. Paediatr Perinat Epidemiol, 2009,23:58–65.
[50] McBrien A, et al. J Matern Fetal Neonatal Med, 2009, 22: 101–105.
[51] Tuuli MG, et al. Am J Obstet Gynecol, 2009,201:390.e1–5.
[52] Hartman RJ, et al. Pediatr Cardiol, 2011,32:1147–1157.
[53] Trevisan P, et al. Arq Bras Cardiol, 2013,101:495–501.
[54] Antonarakis SE, et al. Nat Rev Genet, 2004,5:725–738.
[55] Bondy CA. Horm Res, 2009,71(suppl 1):52–56.
[56] Pont SJ, et al. Am J Med Genet A, 2006,140:1749–1756.
[57] Pollex, RL, Hegele RA. Circulation, 2007,115:3130–3138.
[58] Thienpont B, et al. Eur Heart J, 2007,28:2778–2784.
[59] Jansen FA, et al. Ultrasound Obstet Gynecol, 2015,45:27–35.
[60] Irving C, et al. Eur J Hum Genet, 2008,16:1336–1340.
[61] Sailani MR, et al. Genome Res, 2013,23:1410–1421.
[62] Wright D, et al. Ultrasound Obstet Gynecol, 2008,31:376–383.
[63] Hyett JA, et al. Ultrasound Obstet Gynecol, 1997,10:242–246.

本章完整参考文献，请扫描以上二维码在线查看。若需下载，请登录 www.wpcxa.com“下载中心”下载。

第 51 章

先天性心脏病相关异常

Christoph Berg, Ulrich Gembruch, Annegret Geipet

引　言

20% 的先天性心脏病（CHD）患儿存在心外畸形[1]，在产前这一比例会更高，因为部分患有严重心脏畸形或染色体异常的胎儿在宫内死亡或被终止妊娠，因此该部分病例并不计入产后病例库中。此外，检出严重心外异常时通常会进行胎儿超声心动图检查，从而提高了这部分心外畸形胎儿的心脏缺陷的检出率。这一偏差也导致了产前的心外畸形比例增加。

Tegnander 等在一项非选择性人群的前瞻性试验中报道了 65% 被诊断为严重心脏畸形的胎儿（47% 合并染色体异常）存在心外畸形[2]。然而，如果计入不太严重的心脏畸形，发病率就会大大降低。之前的研究病例包含了严重和非严重心脏畸形，同组报道的心外畸形和染色体缺陷的发生率分别为 26% 和 9%[3]。胎儿超声心动图转诊中心报道

表 51.1　意大利单一类型先天性心脏病（CHD）多中心研究：847 例产前诊断为 CHD 的胎儿出现心外畸形和染色体异常的概率

CHD 类型	心外畸形	染色体异常
房室隔缺损	13.8%	47.1%
单心室	17.8%	6.7%
左心发育不良综合征	10.9%	4.2%
三尖瓣闭锁	34.3%	8.6%
法洛四联症	25.0%	26.7%
右心室双出口	19.3%	45.2%
共同动脉干	21.4%	28.6%
完全型大动脉转位	25.6%	2.6%
矫正型大动脉转位	5.6%	0
Ebstein/ 三尖瓣发育不良	6.2%	6.2%
室间隔缺损	37.1%	37.2%
继发孔型房间隔缺损	16.1%	3.2%
主动脉缩窄	12.5%	20.8%
主动脉瓣狭窄	13.0%	17.4%
肺动脉瓣狭窄	25.9%	3.7%
扩张型心肌病	28.6%	0
心肌炎	0	0
肥厚型心肌病	57.6%	0
肿瘤	6.2%	12.5%

经许可，引自 Fesslova V, et al. Heart,1999，82:594-599[5]

的心外畸形的发生率为 29%~37%，染色体异常的发生率为 18%~26%[4-5]。

复杂和严重的心脏缺陷与心外异常和（或）核型异常明显相关（表 51.1），并且结局明显更差[2-3,6]。此外，如果存在心外畸形和（或）核型异常，心脏缺陷更容易被识别[2-3]。在这种情况下，NT 厚度增加已发展为心脏缺陷诊断中一项最重要的心外畸形[7]。

因此，产前检查出心脏缺陷后必须仔细检查心外解剖结构，反之亦然，在发现任何心外畸形后应进行详细的心脏扫描（表 51.2），因为一些心脏缺陷与心外畸形和（或）非整倍体异常明显相关（另一些则无关）。对相关疾病的深入了解将使检查人员一方面能够对胎儿解剖进行有针对性的超声检查，另一方面则能够避免很难显示异常核型的侵入性检查。Song 等分析了 383 例存在严重心脏结构性缺陷的胎儿。发生率最高的心外畸形（>25%）包括内脏异位、左室单心室合并三尖瓣闭锁、左心发育不良综合征和法洛四联症。334 例（28.1%）胎儿中有 94 例染色体异常。最常见的染色体异常为 21 三体（43.6%）、18 三体（19.1%）、13 三体（9.6%）、X 单体（7.4%）、22q11.2 微缺失（7.4%）。本章旨在从在两个方面协助超声检查人员：哪些异常最可能与特定的心脏缺陷有关？当检测到单发或合并的心外畸形时，应考虑哪些心脏缺陷？

表 51.2　与心脏畸形有关的常见心外畸形

中枢神经系统（2%~15%）
脑积水
小头畸形
胼胝体发育不良
脑膨出
Dandy-Walker 畸形
神经管缺陷
纵隔（10%~40%）
膈疝
气管食管瘘（VACTERL 综合征）
胃肠（12%~22%）
食管闭锁
十二指肠闭锁
内脏异位
肛门直肠异常
腹壁 (14%~30%)
脐膨出
异位心
泌尿生殖 (5%~40%)
肾盂积水
肾功能不全
肾发育不良
马蹄肾
血管 (5%~10%)
单脐动脉
持续性右脐静脉
静脉导管发育不良

经许可，引自 Copel JA, et al. Am J Obstet Gynecol, 1986, 154: 1121-1132[8]

特定心脏缺陷及其与心外畸形的关系

房室间隔缺损

房室间隔缺损（AVSD）是胎儿期最常见的心脏缺陷之一[5,9-10]，可以是孤立的心脏缺陷或作为复杂心脏病变的一部分，常与染色体异常、内脏异位、心外畸形和非核型异常的综合征相关[11-14]。

AVSD 的预后在很大程度上取决于相关病情以及合并的心脏和心外畸形。这些最终构成父母咨询的基础参数在产前组与产后组之间存在很大差异，其中产前组中的病例更严重[14]。此外，产前 AVSD 系列报道的相关情况和心外异常也取决于报告中心的参照基础。

Tegnander 等分析了未经筛选的 30 149 例胎儿，发现 17/21（80.9%）AVSD 病例与染色体异常相关（21 三体 14 例，18 三体 1 例，其他 2 例），只有 2/21（9.5%）有复杂的心脏畸形[2]。

相反，在一个三级胎儿超声转诊中心进行的一项包括 246 例 AVSD 胎儿的代表性研究中，发现只有 52% 的胎儿有异常核型（21 三体 31%，18 三体 13%，13 三体 3%，其他 5%），29% 的胎儿有心脏异位综合征。本研究中，44% 的病例存在复杂心脏畸形，与先前三级转诊中心的产前 AVSD 系列报道结果相似[11-15]，但与未选择产前咨询的胎儿人群相比，复杂心脏畸形发生率更高，非整倍体发生率更低[2]。

正常核型的 AVSD 与更复杂的心脏畸形和非均衡型心室形态密切相关，特别是在内脏异位综合征中。相反，染色体异常胎儿与均衡型和孤立性 AVSD 密切相关，如 21 三体胎儿[11-15]。因此，无其他心内畸形的均衡型 AVSD 最可能与 21 三体、18 三体和 13 三体综合征中的心外畸形相关，而合并其他心内畸形的非均衡复杂型 AVSD 最可能与异位同时伴随心外畸形相关，典型的如内脏异位综合征。

据报道，在产前 AVSD 中孤立性心外畸形和非核型综合征占 13%~26%[14,16]。孤立性心外畸形可涉及所有器官和系统，包括脑积水、唇腭裂、脑膜膨出、膈疝、气管食管瘘、脐膨出、十二指肠闭锁、多囊肾和四肢异常[14,16]。

多发心外畸形最常与 VACTERL（脊椎异常、肛门闭锁、心脏缺陷、气管食管瘘、肾和肢体异常）和 CHARGE（眼睛异常、心脏缺陷、后鼻孔闭锁、生长 / 发育迟缓、生殖器 / 泌尿系统异常以及耳异常）相关，与埃利伟综合征（Ellis-van Creveld syndrome）、阿姆斯特丹型侏儒症（Cornelia de Lange syndrome）或史 – 莱 – 奥综合征（Smith-Lemli-Opitz syndrome）等不常相关[14-17]。

上述心外畸形的详细资料见本章节后文。

室间隔缺损

室间隔缺损（VSD）是胎儿出生后第一年最常见的心脏缺陷[1]。VSD 有多种分类，主要包括肌部和膜周部（流入道和流出道）缺损[1,18]，相关心内和心外畸形的发生率取决于缺损的部位和大小产前 VSD 的诊断率低于出生后[18-19]，造成这种差异的原因是产前与 VSD 相关的病种过多，且一部分 VSD 在四腔心切面无法被发现，如果不检查心室流出道，心外畸形的存在又未能引起检查者的注意，那么在心脏的基础扫查中可能被漏诊。

此外，彩色多普勒超声常用于诊断微小 VSD。

Tegnander 等在非选择性前瞻性队列研究中报道了 279 例产前或产后诊断的 VSD[2]，其中孤立性肌部 VSD 占 62%，膜周部小 VSD 占 24%（孤立性或合并轻微的心脏缺陷），大 VSD 占 3%，合并圆锥动脉干畸形者占 11%。孤立性肌部缺损合并非整倍体和心外畸形的发生率分别为 1.2% 和 4.4%。小型膜周部缺损合并非整倍体和心外畸形分别占 23.5% 和 8.8%。产前没有检出肌部 VSD，仅检出 13% 孤立性膜周 VSD。所有检测到的膜周 VSD 均与非整倍体相关。伴发非整倍体畸形和心外畸形胎儿分别占大 VSD 的 44% 和 22%，占圆锥动脉干异常的 30% 和 23%。两组产前检出率均达到 52%，主要是那些合并非整倍体或心外畸形的胎儿在产前能被诊断。

Paladini 等报道了 68 例孤立 VSD 中非整倍体和心外畸形的发生率分别为 47% 和 33%[18]。非整倍体包括 18 三体（21%）、21 三体（19%）和 13 三体（3%）。虽然在这项研究中，相关疾病的高发生率参照基础差异肯定存有偏移，但是缺陷部位与核型之间有明显的相关性：69% 的 18 三体胎儿有融合不良型 VSD，82% 的 21 三体有膜周后部的流入型缺损[18]。最近一系列关于 10 年内诊断出的 171 例 VSD 的研究中，Mosimann 等揭示，在 NT 正常且没有心外畸形时，非整倍体的风险较低。对 33 例 NT 正常且没有其他异常的胎儿进行核型检查后未发现任何核型异常。相反，在 108 例 VSD 和其他超声检查异常的胎儿中，63 例（58.3%）具有潜在的核型异常或确诊的综合征。膜周部 VSD 组的非整倍体发生率 [69/118（58.5%）] 高于肌部缺损组 [10/53（18.9%）]。

正常核型的孤立 VSD 的心外畸形可能影响所有系统的器官。Axt-Fliedner 等对 146 例仅通过彩色多普勒检测到 VSD 胎儿的研究报道中，18 例（12%）整倍体合并心外畸形类型，其中最常见的是中枢神经系统异常、神经管缺陷、腹壁缺损和骨骼异常，有 4 例存在多发畸形[19]。Respondek 等对 100 例存在心脏缺陷的胎儿进行系列研究，报道了 12 例孤立 VSD 胎儿中有 5 例整倍体胎儿合并心外畸形，包括脑积水（$n = 2$）、腹裂、多囊肾和膈疝[16]。

圆锥动脉干异常

圆锥动脉干异常包括常见的共同动脉干、完全型大动脉转位（房室连接一致、心室与大动脉连接不一致）和法洛四联症。当这一组圆锥动脉干畸形涉及流出道异常时，就将右心室双出口也纳入组内[20]。将这些心脏缺陷进行分组的概念源于一个假定的共同病因：早期圆形流出道在获得椭圆形结构时失败或延迟，导致了半月瓣和圆锥动脉隔的内膜垫异常[21]。

然而，从流行病学角度来看，它们是否代表相同的畸形值得商榷[20]，这组心脏缺陷合并不同的畸形强调了这一点。Harris 等对来自 3 个登记处的 12 932 例患有先天性心脏病的活产儿和死产儿进行回顾性研究发现，法洛四联症、右心室双出口（DORV）和共同动脉干与心外畸形显著相关，而完全型大动脉转位与心外畸形呈负相关。此外，DORV 与其他 3 种圆锥动脉干畸形未归于一类。圆锥动脉干畸形的唯一共同特征是都出现在 Patau 综合征中[20]。显然，根据流行病学的观点，圆锥动脉干缺陷和流出道畸形差别很大，因此将它们归为一类是值得商榷的[20]。特别是大动脉右转位（房室连接一致、心室与大动脉连接不一致）以及左转位（房室连接不一致、心室与大动脉连接不一致）最有可能源于心室襻异常，很少与非整倍体和心外畸形有关，因此应单独考虑。

法洛四联症

法洛四联症（TOF）新生儿中 28%~30% 合并心外畸形[22]，产前有相关情况胎儿的亚群要大得多。最近一项三级转诊中心的研究报道了 129 例产前诊断为 TOF 的胎儿，其中 55 例（43%）为非整倍体（21 三体 33%、18 三体 16%、13 三体 16%、22q11 微缺失 27% 和混杂变异 7%）[23]，65 例（50%）出现心外畸形。排除染色体异常后有 22/37 例（59%）心外畸形。其他三级转诊中心也有类似报道。相关缺陷的类型和严重程度各不相同，包括足内翻、气管食管瘘、唇裂、腹壁缺损、脑室扩张、单脐动脉和肾脏异常[23]。Tometzki 等在研究 61 例圆锥动脉干畸形胎儿时，发现 6/18（33%）的 TOF 与心外畸形有关，2 例（11%）与非整倍体有关[24]。整倍体胎儿的心外畸形包括脐膨出、膈疝（$n = 2$）、肾发育不全和 Cantrell 五联症。在未经筛选的产前群体中，5/7 （71%）TOF 胎儿有心外异常，其中 3 例合并非整倍体[2]。

尽管 TOF 的两种变异型——肺动脉闭锁合并 VSD 和 TOF 合并肺动脉瓣缺如综合征——与经典的 TOF 有相似的非整倍体和心外畸形的系列谱和发生率，但是考虑到与 22q11 微缺失的相关性，它们仍有很大不同。

Vesel 等报道了 27 例肺动脉闭锁合并 VSD 的胎儿中存在 40% 的染色体异常和 19% 的心外畸形[25]。在 40 例 TOF 合并肺动脉瓣缺如综合征胎儿中，染色体异常占 45%，心外畸形占 8%。此外，14% 的经典 TOF 中出现 22q11 微缺失，21% 的肺动脉闭锁合并 VSD 中出现 22q11 微缺失（有粗大主肺动脉侧支时为 40%），37% 的合并肺动脉瓣缺如综合征的法洛四联症中出现 22q11 微缺失[26-28]。

由于没有与法洛四联症及其变异类型相关的特殊心外畸形，因此在发现法洛四联症后必须对胎儿进行彻底的解剖学检查。必须考虑核型检查，特别是存在多种异常的情况下，还要寻找 22q11 微缺失的相关线索。

右心室双出口

右心室双出口（DORV）是一种罕见的异常，具有高度的复杂性和变异性，常与心内畸形、心外畸形、异位和非整倍体相关。有关报道中非整倍体和心外畸形的发生率有很大差异。Kim 等报道，在 19 例被诊断为 DORV 的胎儿中存在 21% 的染色体异常和 36% 的异位综合征[29]。在另一组 22 例 DORV 中，14% 的胎儿与非整倍体有关，此外 14% 与整倍体胎儿的严重心外畸形有关[24]。这些结果在最近的研究中得到了广泛证实。在一项包括 847 例心脏畸形胎儿的多中心研究中，Fesslowa 等报道了 31 例 DORV 胎儿中 45% 的染色体异常和 19% 的心外畸形[5]。最常见的非整倍体是 18 三体（26%）、13 三体（13%）和 21 三体（10%）。据报道，合并 DORV 的整倍体胎儿相关心外畸形包括 Dandy-Walker 畸形、脑积水、胼胝体缺失、膈疝，以及通常与 VACTERL 相关的异常和内脏异位综合征[6,16,24]。

共同动脉干

共同动脉干常与非整倍体和心外畸形相关。

Fesslova 等报道 14 例共同动脉干中有 29% 的非整倍体和 21% 的心外畸形 [5]。类似地，Tometzki 等在队列研究中发现了 33% 的非整倍体和 33% 的心外畸形 [24]。22q11 微缺失占 1/3[27]，即主动脉弓相关异常（如右位主动脉弓、主动脉弓中断）及其分支异常（如迷走右侧锁骨下动脉）[30]。共同动脉干相关的非整倍体主要是 13 三体和 18 三体 [5,24,30]。整倍体胎儿的心外异常包括无眼畸形、脑积水、十二指肠闭锁、肛门闭锁，以及与 CHARGE 相关的异常 [4,30–31]。

左心发育不良综合征

左心发育不良综合征（HLHS）不会孤立存在，而是以左心室和左室流出道严重发育不良为特征的先天性心脏畸形谱系出现。典型 HLHS、主动脉瓣闭锁、伴有二尖瓣闭锁或严重发育不良，在某些情况下，此术语也指其他病变，包括严重主动脉狭窄合并严重左心发育不良、非均衡型 AVSD 和主动脉严重缩窄 [32]。因此，在目前发表的文献中相关畸形的发生率存在很大的差异也就不足为奇了。在 Song 等发表的包含 382 例严重先天性心脏病胎儿的研究中，强调对小左心室的基本情况进行细致鉴别的重要性，其中主动脉缩窄、左心发育不良综合征和主动脉瓣狭窄的心外畸形的发生率（包括染色体异常）分别为 56%、37% 和 17%。典型 HLHS 的核型异常发生率为 4%~10%[10,33–34]。Allan 等报道 30 例 HLHS 胎儿中 2 例 18 三体和 1 例 X 单体，非整倍体发生率为 10%，2 例胎儿分别合并气管食管瘘和多发小肠闭锁的心外异常（7%）[34]。Brackley 等对 87 例胎儿的研究显示了相似的发生率，染色体异常 7 例（8%），其中 13 三体 2 例，X 单体 1 例，染色体异常 4 例。6/80（7%）的整倍体胎儿心外畸形包括肾发育不良、胼胝体发育不全、Dandy-Walker 畸形、脐膨出、半椎体和气管食管瘘 [35]。

三尖瓣闭锁

三尖瓣闭锁与其他心脏异常高度相关，较少与其他病变相关。据报道，非整倍体和心外畸形分别占 2%~9% 和 19%~34%[5,10,20,36]。我们在 65 例胎儿中发现 5 例（8%）染色体异常（13 三体 2 例， 18 三体 1 例，部分 22q11 四体 2 例），2 例与 VACTERL 相关，1 例单侧肾发育不良，1 例尿道下裂，1 例单侧畸形足合并胸腔积液，1 例巨膀胱，1 例静脉导管发育不良。

主动脉弓异常

◆ 右位主动脉弓和双主动脉弓

主动脉弓异常与血管走向和（或）分支模式有关，包括右位主动脉弓（RAA）伴镜像分支，RAA 伴迷走左锁骨下动脉或无名动脉，双主动脉弓（DAA），绕食管后走行的主动脉弓以及左位主动脉弓伴迷走右锁骨下动脉 [37]。

根据主动脉弓异常类型，其重要的合并症是心内和心外畸形，出生后的气管或食管压迫，迷走动脉的收缩可造成左锁骨下动脉盗血综合征和染色体异常，如 DiGeorge 综合征中重要区域染色体 22q11 微缺失 [38–44]。

先天性心脏病合并结构镜像异常时有超过 90% 的风险，而与 RAA 和迷走左锁骨下动脉相关时仅有 10% 的风险，双主动脉弓通常是孤立发生的 [44–45]。

最常见的相关病变是法洛四联症，其中 RAA（通常为镜像分支模式）的发生率为 13%~35%[42,46–47]。其他常见的相关病变如肺动脉闭锁伴 VSD 及共同动脉干合并 RAA 的发生率分别为 31%~36% 和 15%~36%[42,46]。

71 例 RAA 患者中 [44] 有 28 例（39%）心外畸形，68% 内脏异位综合征，18% 与 22q11 微缺失有关，后者包括羊水过多、食管闭锁、唇腭裂、脊柱裂和足内（外）翻。

◆ 主动脉缩窄

在胎儿先天性心脏病中，主动脉缩窄占 7.1%~8.3%，并与染色体和心外畸形显著相关 [4,5,9]。Paladini 等报道了 68 例胎儿中染色体异常占 29%，明显心外畸形占 18%[48]。在 20 例染色体异常的胎儿中，X 单体（35%）、21 三体（15%）、18 三体（15%）、13 三体（15%）和 22q11 微缺失（5%）是最常见的诊断。整倍体胎儿的心外畸形包括胼胝体发育不良、脑膨出、食管闭锁、直肠肛管闭锁、双侧肾发育不良、肾盂扩张、多囊肾、尿道下裂、足内（外）翻、眼耳畸形、成骨不全、致死性侏儒症、埃利伟综合征（Ellis-van Creveld 综合征）、阿姆斯特丹型侏儒症、Roberts 综合征和 Jeune 综合征[48]。同样地，在 Song 等的系列研究中，主动脉弓梗阻性病变与染色体及心外畸形相关的概率分别为 37% 和 53%。在整倍体胎儿中，最常见的心外畸形是骨骼系统异常（18%）、泌尿生殖系统异常（18%）和呼吸系统异常（12%）。

◆ 主动脉弓中断

主动脉弓中断是一种罕见、严重的先天性心脏病，根据离断部位分为三种类型：A 型，左锁骨下动脉远端离断；B 型，左颈总动脉与左锁骨下动脉间离断；C 型，无名动脉与左颈总动脉之间离断[30]。A 型很少与 22q11 微缺失有关[49–50]。B 型与 22q11 微缺失相关，其中 50%~80% 的病例[51–52]存在其他心外特征（只有部分可以在产前超声中检测出），通常是特定的综合征，如 DiGeorge 综合征或腭心面综合征（velo-cardiofacial syndrome）。C 型是目前最少见的主动脉弓中断类型，占比不足 5%。

Volpe 等[53]报道产前检测出的 9 例主动脉弓中断胎儿中 6 例 B 型和 3 例 A 型。5 例 22q11 微缺失（4 例 B 型，1 例与 A 型有特殊关联）。所有病例都是新发病例。9 例均无心外畸形。然而，在后续对 141 例胎儿圆锥动脉干畸形或主动脉弓异常的研究中（28 例 22q11 微缺失），超声检查发现胸腺增生或发育不良、宫内生长受限（IUGR）以及主动脉弓异常等指标，显著提升了 22q11 微缺失的预测价值[54]。Vogel 等对 18 例出生后确诊主动脉弓中断患儿的研究中，12 例（67%）有明确的染色体异常或相关综合征，10 例染色体 22q11 微缺失，1 例 Turner 综合征，1 例与 VACTERL 相关。

特定的心脏缺陷与心外畸形的相关性

虽然大多数心脏畸形在一定程度上与心外畸形和非整倍体有关，但并不适于完全型大动脉转位、室间隔完整的左（右）流出道梗阻和三尖瓣发育异常（包括 Ebstein 畸形）。

大动脉转位

大动脉转位有两种类型：房室连接一致与心室 – 主动脉连接不一致（d-TGA）型，房室连接不一致与心室 – 动脉连接不一致（先天性矫正 TGA 或 l-TGA）型。这两种类型与其他的心脏畸形高度相关，但很少与非整倍体和心外畸形相关[6]。

大多数在产前病例中报道的非整倍体和心外畸形的发生率分别为 0~7% 和 13%~26%[4–5,16,24]。Fesslova 等报道 39 例 d-TGA 胎儿中 21 三体和 18 三体各 1 例[5]。Tometzki 等报道 15 例 d-TGA 中出现 1 例 13 三体。大动脉转位与异常核型的负相关性在房室和心室 – 大动脉连接不一致的胎儿中尤为明显[55]。据报道，整倍体胎儿大动脉转位的心外畸形包括脑积水、膈疝、肾异常和内脏异位综合征相关的脏器异位[2–25]。

左室流出道梗阻

在严重主动脉瓣狭窄中，核型异常和心外畸形常的发生率极低。两个大的产前病例系列报道中均没有出现此类异常[10,33]。Fesslova 等报道 23 例主动脉狭窄胎儿中出现 1 例 X 单体，3 例心外畸形[5]。

室间隔完整的右室流出道梗阻

多数室间隔完整病例的肺动脉闭锁和肺动脉狭窄是孤立存在的。Allan 等报道在 55 例患者中染色体异常发生率为 5%[10]。Todros 等对包括 33 例患者的研究发现 1 例 22 三体，1 例 Noonan 综合征，1 例肾发育不良，非整倍体和心外畸形的发生率分别为 3% 和 6%[56]。

三尖瓣发育不良和 Ebstein 畸形

尽管已经有关于散发的合并非整倍体，即唐氏综合征的病例报道[57–58]，但大多数三尖瓣发育不良为孤立病变[59]。Sharland 等报道 38 例三尖瓣发育不良或 Ebstein 畸形胎儿中 2 例（5%）为非整倍体[60]。其他大型产前病例和新生儿系列研究报道了类似的发生率[5,10,20]。心外畸形同样少见，包括神经管缺陷、颅面缺陷、中枢神经系统障碍和四肢异常[6,61]。一项对 76 例产前诊断为 Ebstein 畸形胎儿的研究中，

11 例（14.5%）染色体异常，7 例（9.2%）非染色体相关的心外畸形，3 例（3.9%）合并心内外畸形，2 例（2.6%）非染色体相关的综合征。

特异性心外畸形及其与心脏缺陷的关系

颅脑和中枢神经系统畸形

先天性心脏病胎儿的中枢神经系统异常占 4%[5]。常见与心脏缺陷相关的畸形有脑室扩张、脑积水、Dandy-Walker 畸形、前脑无裂畸形和胼胝体发育不良。而神经管缺陷（除外 Meckel-Gruber 综合征的脑膨出）、脑贯通和积水性无脑畸形与心脏缺陷没有明确的相关性[22]。小头畸形的病因多种多样，包括染色体异常、病毒感染和环境因素（如苯妥英和乙醇），因此常见于先天性心脏病[8]。

◆ 脑室扩张和脑积水

孤立性轻度脑室扩张（定义为侧脑室后角宽度为 10~15mm；图 51.1）的鉴别存在咨询难题，因为它可以代表一个正常的生理变异，也可以是异质群体附带的病理过程，包括脑室压力增加、初级神经元受损和大脑发育异常（例如那些合并染色体异常的病变）。因此，发现轻度脑室扩张应仔细寻找相关异常，包括心脏缺陷，因为其出现预示着预后不良[62]。Vergani 等对 82 例轻度脑室扩张胎儿[62]进行了分析，34/82（42%）有相关异常，7 例（9%）非整倍体，5 例（6%）心脏缺陷（1 例合并 21 三体综合征）。

严重脑室扩张（侧脑室后角 >15mm）较少与非整倍体和心脏缺陷相关。在 Gaglioti 等的胎儿系列研究中，60 例胎儿的侧脑室后角宽度 >15mm，116 例胎儿的侧脑室后角宽度 <15mm。9 例非整倍体和 6 例伴心脏缺陷（其中 4 例非整倍体）者的侧脑室后角宽度均 <15mm[63]。同样地，Breeze 等发现仅 1 例 21 三体，20 例严重脑室扩张不合并心脏缺陷[64]。

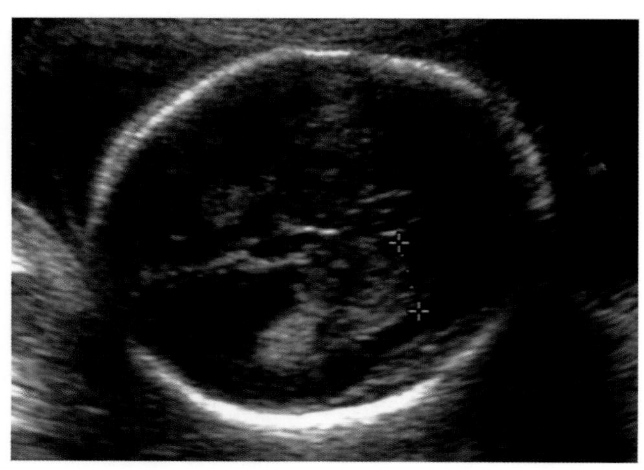

图 51.1　唐氏综合征和房室隔缺损的胎儿轻度脑室扩张

◆ 胼胝体发育不良

产前诊断为胼胝体发育不良的胎儿中，约 1/3 是孤立性的，2/3 伴有相关的结构缺陷和（或）潜在的染色体异常。在最近的一项对 117 例患儿的研究中，42% 有其他结构异常，28% 有染色体异常[65]。在一项对 140 例胼胝体发育不良胎儿的研究中，29%（41/140）是孤立性病变，71%（99/140）是非孤立性病变，非孤立性与另外的非染色体脑异常相关率为 22.2%（22/99），与脑外非染色体畸形相关率为 40.4%（40/99），与非整倍体相关率为 21.2%（21/99），与一些综合征的相关率为 16.2%（16/99）。所有非整倍体胎儿，除 1 例外，均有大脑或脑外畸形。因此，在胼胝体完全发育不全时，心脏缺陷的发生率很高。Volpe 等在 19 例产前诊断为部分型胼胝体发育不良的病例中发现 5 例（26%）伴有心脏畸形，其中 3 例伴有染色体异常[66]。

◆ Dandy-Walker 畸形

Dandy-Walker 畸形（图 51.2）常与颅内异常、颅外畸形和非整倍体相关。Dandy-Walker 畸形和 Dandy-Walker 变异型的相关发现系谱上似乎没有差异[67]。Ecker 等对 99 例 Dandy-Walker 畸形（50/99）和 Dandy-Walker 变异型（49/99）胎儿的研究中，85% 存在超声异常，49% 存在心脏异常，21% 有非整倍体。Ulm 等对 28 例胎儿的相关研究中发现 46% 伴有其他畸形、18% 存在心脏异常和 29% 的非整倍体[68]。最近一项对 10 例整倍体胎儿的产前系列报道中只有 1 例伴有 VSD。

◆ 前脑无裂畸形

前脑无裂畸形（图 51.3）具有病因异质性，与各种染色体异常、单基因疾病、致畸物和母体糖尿病相关[69]，常合并心脏异常，特别是与 13 三体相关的心脏缺陷发生率为 90%~94%[70]。Ong 等的

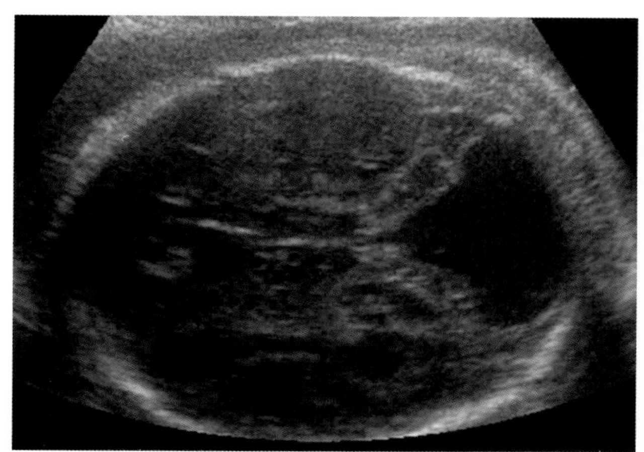

图 51.2 Dandy-Walker 畸形胎儿伴有多种畸形，包括一处巨大的室间隔缺损

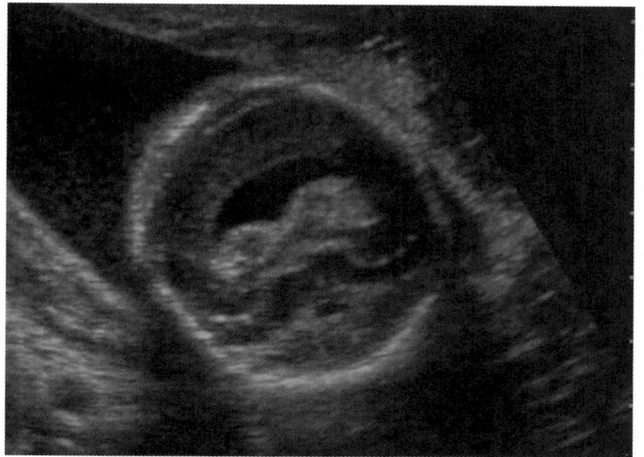

图 51.3 无叶型前脑无裂畸形胎儿合并 Patau 综合征和共同动脉干

研究显示，30/113（27%）存在 13 三体，12/113（11%）存在其他非整倍体，81/113（72%）存在其他畸形，24/113（21%）有心脏缺陷 [69]。

胸部畸形

合并心脏缺陷的相关胸部畸形有食管闭锁、胸腺发育不良（见本章后面的 22q11 微缺失）、胸腔积液和膈疝。绝大多数的隔离肺和先天性肺囊腺瘤畸形（CCAM）是孤立性病变 [71-72]。一项对 41 例支气管肺隔离胎儿的研究显示，仅 1 例与心脏缺陷相关 [200]。类似地，在我们最近的研究中，67 例 CCAM 胎儿中有 3 例合并 VSD，其中 1 例与 21 三体相关 [197]。

◆ 食管闭锁

食管闭锁与许多合并症或综合征有关，其中最广为人知的是 VATER 或 VACTERL（见本章后面的 VACTERL 相关内容）。当产前疑似食管闭锁时，最常见的超声表现是羊水过多和胎儿胃过小或不可见 [73]。然而，这些超声发现在诊断食管梗阻方面阳性预测值较低，假阳性率较高 [74]。相反，只有 20%~44% 受到影响的婴儿在产前被检测出 [73,75]。最近 Brandtberg 等对 48 例患儿的研究中报道，79% 存在相关异常，23% 核型异常。21/48（44%）的病例存在心脏异常，10/27（37%）核型正常 [73]。核型正常胎儿中最常见的畸形是泌尿生殖系统畸形（48%）、肛门闭锁（41%）、肌肉骨骼畸形（26%）和椎体畸形（26%），这些与 VACTERL 相关的畸形系谱一致。

◆ 胸腔积液

胸腔积液可能与一些潜在的因素有关，包括非免疫性积液、胸内肿块、膈疝、21 三体、X 单体、Noonan 综合征和感染 [76]。

孤立性胸腔积液（图 51.4）最常由先天性乳糜胸引起，这是一种原发性淋巴异常，伴发畸形和非整倍体分别约占 21%~25% 和 4%~7%，可明显使预后变差 [77-78]。Rustico 等在 53 例产前诊断为胸腔积液的病例中发现 5 例（9%）心脏异常 [78]。Waller 等报道 246 例胸腔积液胎儿中 13 例（5%）有心脏缺陷 [79]。在一项对行经羊膜腔胸腔分流术的 78 例胸腔积液胎儿的研究中，20% 存在 21 三体，14% 有遗传综合征，4% 有单发心脏异常。

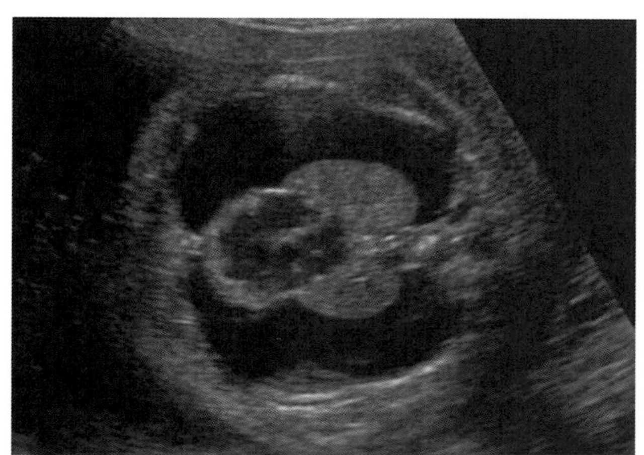

图 51.4 双侧胸腔积液胎儿伴 Noonan 综合征和主动脉弓中断

◆ 膈　疝

先天性膈疝（图 51.5）常合并其他严重畸形、核型异常和综合征。Garne 等对来自 20 个先天性畸形登记处的数据进行研究，包括 187 例膈疝，有 38% 存在相关严重畸形、核型异常和综合征，11% 有心脏异常[80]。其他研究也发现 33%~47% 的胎儿有相关畸形和核型异常，心脏缺陷的发生率为 8%~9%[81–82]。

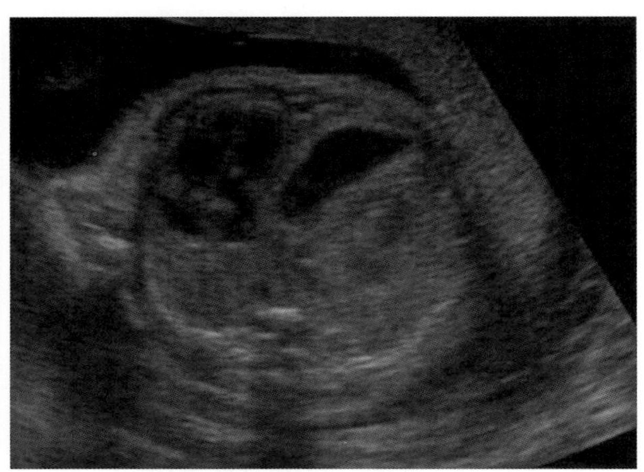

图 51.5　心脏右移，左侧膈疝、胃泡疝入，膜周部室间隔缺损

腹部和腹壁

◆ 肠梗阻

产前诊断胃肠道异常的主要疾病为肠道闭锁。在 30%~60% 的病例中十二指肠闭锁（图 51.6）与 21 三体相关；因此，产前诊断“双泡征”时，心脏缺陷的发生率相当高，为 20%~30%[8,83]。Murshed 等对 275 例十二指肠梗阻病例进行研究，发现唐氏综合征占 30%，唐氏综合征伴心脏畸形占 14%，心脏异常无唐氏综合征占 23%，其他胃肠道疾病占 42%[84]。Heydanus 等报道在 10 例产前诊断十二指肠闭锁的胎儿中，6 例 21 三体且其中有 1 例法洛四联症和 1 例 AVSD[83]。

在诊断空肠或回肠闭锁的胎儿中发现仅 3%~5% 存在心脏缺陷[8,85]，这些胎儿大多在妊娠 24 周后出现病变，小肠节段性扩张。Heydanus 等报道了 1 例囊性纤维化，这是他们研究的 11 例产前诊断为肠襻扩张的病例中唯一相关的肠外病变[83]。

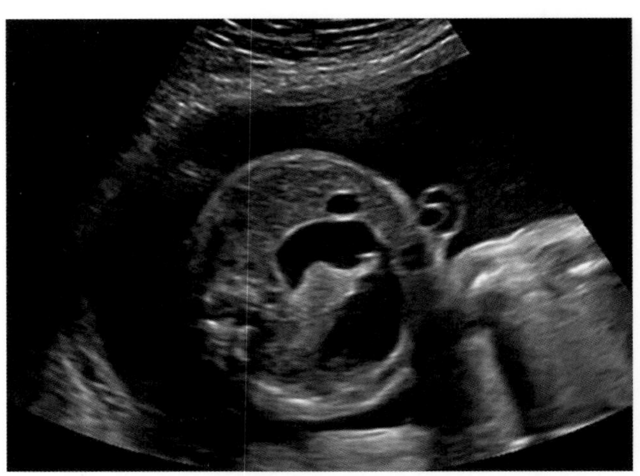

图 51.6　患有唐氏综合征、十二指肠闭锁和房室隔缺损的胎儿“双泡”征

Surana 和 Puri 报道，59 例空肠或回肠闭锁胎儿中仅发现 2 例心脏缺陷和 2 例囊性纤维化[85]。

产前超声检查很少会将直肠肛管闭锁识别为下腹部结肠扩张或胎粪钙化。然而，在这些病例中，其他畸形的发生率超过 90%，主要有泌尿生殖系统畸形，也包括 VACTERL 综合征相关的心血管畸形[86]。

◆ 腹壁缺陷

胎儿腹壁缺损可大致分为腹裂、脐膨出、肢体–体壁复杂异常、泄殖腔、膀胱外翻、异位心和脐尿管囊肿[87]。

大多数腹裂是孤立性的，通常与染色体异常无关。Fratelli 等对 109 例腹壁缺损胎儿进行了系列研究，发现仅有 2/40（5%）的胎儿存在腹裂相关畸形，而 51/67（76%）的脐膨出相关畸形为非整倍体畸形或其他畸形[88]。

脐膨出的病因有两种：①胚胎期胚盘侧缘正常折叠过程失败（尾侧缘折叠失败导致膀胱外翻和头侧折叠失败导致异位心）；②正常小肠疝入脐带未能在第 12 周逆转[8]。前一种机制导致出现包含肝脏、结肠和其他腹腔内器官的大型脐膨出（图 51.7），并可能与膀胱外翻或异位心、胸骨和前膈肌缺陷有关，而后一种机制导致出现只包含小肠的小型脐膨出（图 51.8）。因此，这两种机制之间的相关异常不同也就不奇怪了。

脐膨出伴有肝脏突出到囊内的胎儿比只有小

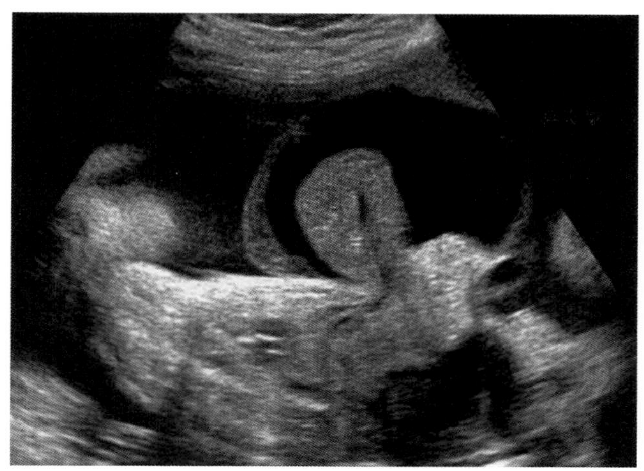

图 51.7 包含肝脏和腹水的大型脐膨出

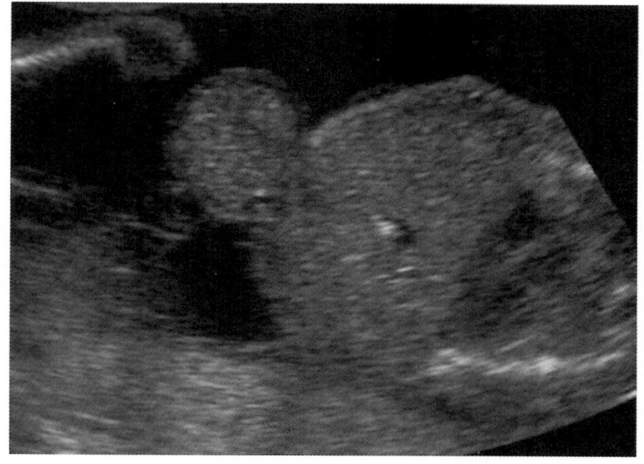

图 51.8 仅包含小肠的小型脐膨出胎儿伴有 Edwards 综合征和大的膜周部室间隔缺损

肠在囊内的胎儿核型异常概率更低。最常见的与脐膨出相关染色体异常是 18 三体和 13 三体，通常合并心脏缺陷 [87,89]。Brantberg 等报道 36 例正常核型的脐膨出胎儿中，有 15 例合并心脏缺陷，包括 2 例 Beckwith-Wiedemann 综合征（见本章后文“非核型综合征”）和 2 例 Cantrell 五联症 [89]。

Cantrell 五联症 [90] 是由于胚盘尾端边缘折叠失败引起的，其特征是脐膨出、前膈疝、胸骨裂、异位心和结构性心脏缺陷。Hornberger 等对儿童异位心的队列研究中，7/13（54%）为法洛四联症和 6/13（46%）为 DORV，大多数表现出 Cantrell 五联症特征 [91]。

泌尿生殖系统畸形

先天性泌尿生殖系统畸形的儿童有 8% 存在心脏畸形 [92]。据报道，与心脏缺陷关系最为密切的是双肾不发育、马蹄肾、双肾发育不良、肾盂输尿管交界处梗阻和巨大膀胱 [92–93]，而单侧病变和膀胱输尿管交界处梗阻较少与肾外畸形相关。

超过 50% 的肾发育不全胎儿有合并畸形，主要是心脏缺陷（25%）、VATER 相关畸形（27%）、消化系统畸形（15%）和苗勒管畸形（20%）[94]。

马蹄肾常合并多种畸形，包括泌尿生殖系统、中枢神经系统、胃肠道、肌肉骨骼和心血管系统畸形 [95–96]。Greenwood 等报道 44% 的马蹄肾新生儿出现心脏畸形 [92]。

当肾脏大且超声回声表现“明亮”即高回声（图 51.9）时很难诊断，特别是羊水量也正常时，因其潜在病因相对多样。鉴别诊断包括梗阻、常染色体隐性遗传（婴儿型）多囊肾病、常染色体显性遗传（成人型）多囊肾病、Beckwith-Wiedemann 综合征、Meckel-Gruber 综合征和 13 三体 [97]，在后三种情况下，经常合并心脏畸形。

12% 的肾盂输尿管交界处梗阻胎儿有其他肾外畸形，如肛门直肠畸形、先天性心脏病、VATER 相关畸形、食管闭锁，但除非与染色体异常相关，否则无特殊的畸形存在 [98]。

高达 43% 的后尿道瓣膜及所致的巨大膀胱有合并畸形，包括旋转不良、肛门闭锁、VATER 相关畸形和心脏畸形。

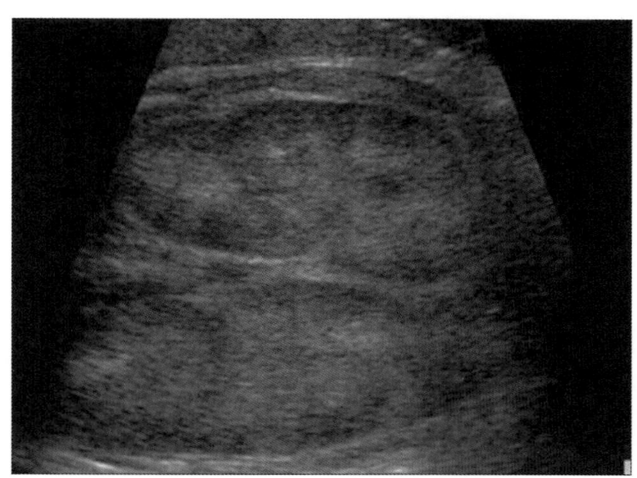

图 51.9 Meckel-Gruber 综合征中高回声的大肾脏

非整倍体多重畸形和非核型综合征

◆ 唐氏综合征（21 三体综合征）

一些在特定超声检查方面有专长的转诊中心报道，在选定的高危患者如唐氏综合征胎儿中，60%~90% 存在超声检查异常 [99-103]。

超声检查结果通常描述为结构缺陷（主要异常）或轻微异常（指标）。妊娠中期多种超声指标异常都与胎儿唐氏综合征有关 [99,102,104-106]。21 三体胎儿中，最常报道的超声所见包括颈褶增厚、长骨缩短（肱骨、股骨）、高回声肠管、肾盂肾炎和心内高回声光点。近年来，鼻骨发育不良、髂骨翼角增大、手指缩短等已被列入超声指标 [107-112]。这些评价指标通常被称为妊娠中期遗传超声图。随着超声指标列表的增长，有很大的机会可以通过常规超声确定至少一个指标。

先天性畸形合并唐氏综合征的发生率较其合并 18 三体或 13 三体的发生率低，为 20%~30%[99,100,102-103,109,113]。这些畸形包括心脏畸形、胎儿水肿、短头畸形、脑室扩大、Dandy-Walker 畸形、胼胝体发育不良、十二指肠闭锁、手指畸形等。心脏畸形是最常见的异常，但在妊娠中期的检出率有很大的差异。在一项针对超声心动图的研究中，Paladini 等报道唐氏综合征胎儿的先天性心脏病发病率为 56%，包括 VSD（48%）、AVSD（44%）、法洛四联症（4%）和主动脉缩窄（4%）。然而，53% 的 AVSD 和内脏位置正常者与唐氏综合征相关 [114]。DeVore 报道 76% 的唐氏综合征胎儿合并心脏异常，包括结构和功能异常（三尖瓣反流和心包积液）[101]。

◆ Edwards 综合征

大多数 18 三体胎儿存在多种异常，其中 80%~90% 是在专业超声检查中心被发现的 [115-118]。最典型的综合征类型涉及中枢神经系统、四肢和心脏系统。典型的超声表现包括脉络膜丛囊肿、草莓头、小脑延髓池异常、手指握紧、桡骨缺失、杵状或摇椅状足底。亦可能有小下颌、脐膨出和脐带异常 [115-118]。

病理系列研究提示先天性心脏病普遍存于 18 三体胎儿中 [70,119-120]。然而，产前检测到的心脏畸形发生率因妊娠周数而异。Moyano 等分别报道了妊娠早期 27% 的胎儿超声心动图显示心脏正常，妊娠中期 15% 的胎儿超声心动图提示心脏正常 [121]。18 三体合并心脏畸形的类型比 21 三体多，有些在产前检查时可能无法检测到，如小的 VSD 和房间隔缺损。在 Moyano 的研究中，AVSD 占 17%，VSD 占 14%，主动脉缩窄占 13%，法洛四联症占 5%，未检出的异常占 26%[121]。

胎儿生长受限是常见的表征。随着孕龄的增加，患病率从妊娠中期的约 30% 增加到妊娠晚期的 90%[115,122]。由于 18 三体婴儿不能从改善围生期管理中获益，对于妊娠晚期严重生长受限合并羊水过多胎儿应督促对其进行相关畸形的详细检查。

◆ Patau 综合征

13 三体胎儿表现为一组特征性的超声异常。最常见的包括前脑无裂畸形，伴有相关的面部畸形（眼距过窄、无鼻、独眼畸形和正中裂），神经管缺陷，多指畸形（主要是手部），心脏畸形，脐膨出，增大的多囊肾，以及生长受限 [123-124]。

妊娠早期，高达 94% 的 13 三体胎儿存在心脏畸形。最常见的是 VSD 和各种瓣膜异常。尤其是法洛四联症伴肺动脉瓣缺如综合征和共同动脉干者易合并 13 三体 [70]。

Meckel-Gruber 综合征的 3 个典型特征——轴后多指、枕部脑膨出和多囊肾——与 13 三体综合征的表征重叠；然而，Meckel-Gruber 综合征早在 16 周时更多表现出严重的羊水过少 [125]，但 13 三体中的羊水体积可能保持不变。为准确区分这两种致命情况，需要进行胎儿核型分析。这一点很重要，因为 Meckel-Gruber 综合征是一种常染色体隐性遗传疾病，在受影响的家庭中有 25% 的复现风险。

◆ 三倍体

在妊娠中期，三倍体最显著的超声征象（69，XXX；69，XXY；69，XYY）是出现严重的不对称生长受限。胎头与胎龄相适应，胎儿腹部和四肢生长受限。羊水过少和胎盘肿大也是常见特征。70%~90% 的胎儿在产前观察到结构畸形。中枢神经系统（脑室扩大、Dandy-Walker 畸形和胼胝体发育不良）常受影响。三倍体的其他超声异常表现包括面部畸形（小下颌），肢体异常（并指、指弯曲和足畸形），先天性心脏病，神经管缺陷，以及肾脏畸形[126-129]。

在 Mittal 等的系列研究中，4/20（20%）产前诊断为三倍体的胎儿尸检发现心脏畸形（房间隔缺损、VSD、肺动脉狭窄、共同动脉干），然而超声检查时却没有发现这些异常[128]。

◆ Turner 综合征

X 单体的临床特征包括身材矮小、颈蹼、卵巢功能障碍和心血管异常。该综合征的典型超声征象包括颈部巨大的分隔状囊性瘤、NT 厚度增加、心脏畸形和肾脏畸形[130-133]。

30% 的产后 Turner 综合征病例患有先天性心脏病，其中以左心梗阻性病变为主，尤其是二叶式主动脉瓣及主动脉缩窄[134]。胎儿期被诊断出 Turner 综合征的病例结构性心脏病的发病率更高[130-132]。Surerus 等报道在妊娠早期和早－中期，62%（33/53）的 Turner 综合征胎儿合并心脏畸形，其中主动脉缩窄（45%）和左心发育不良综合征（13%）最常见。常伴有 NT 明显增厚（47/53）[131]。

◆ 22q11 微缺失相关的综合征

22q11 单体的临床表现包括 DiGeorge 综合证（DGS）、Shprintzen 综合证、腭心面综合征（VCFS）和圆锥动脉干畸形面部综合征。超过 80% 的病例的 22q11 微缺失与这些异常相关[135-136]。随后这些综合征用首字母缩写“CATCH-22”表示：心脏畸形（C）、面部异常（A）、胸腺发育不全 / 发育不良（T）、腭裂（C）、低钙血症（H）和 22 号染色体微缺失[137]。最近有人建议放弃这种表达方式，使用 22q11 微缺失替代。

圆锥动脉干畸形是 22q11 微缺失的主要特征，出现在 70%~80% 的患者中[27,138]。22q11 微缺失新生儿中各种类型圆锥动脉干畸形是随机分布的[51]；然而，不同的心脏表型已被证明具有 22q11 微缺失特异性，几乎与主动脉弓中断 B 型或肺动脉闭锁合并 VSD 和多支主动脉－肺动脉侧支具有同样的特异性[28,51]。

对 261 例圆锥动脉干畸形且核型正常的胎儿进行连续观察，发现 54 例（21%）有 22q11 微缺失[27]，其中 26% 为法洛四联症，20% 为肺动脉闭锁伴室间隔缺损，19% 为主动脉弓中断，17% 为共同动脉干，11% 为肺动脉瓣缺如综合征，7% 为右心室双出口。

有人提议对所有圆锥动脉干畸形胎儿行 22q11 染色体检测。然而，据报道，22q11 微缺失在法洛四联症患者中发生率不足 20%，这导致了 80% 的非必要检测[139]。最近的产后研究也表明，22q11 缺失在孤立性法洛四联症患者中非常罕见[27,140]。相反，绝大多数同时患有法洛四联症和 22q11 微缺失的患者表现出其他综合征的表型特征，即面部外观异常、胸腺先天性萎缩或发育不良和新生儿低钙血症[141]。对于胎儿群体而言，这些心外畸形很难鉴别。心外畸形也见于圆锥动脉干畸形胎儿，但之前的研究发现，即使 22q11 的胎儿中有 30% 存在肾异常，有或无 22q11 的胎儿心外畸形发生率并没有统计学差异[27,142]。

Boudjemline 等研究了 151 例法洛四联症胎儿，发现在 22q11 缺失和肺动脉异常的胎儿中出现 NT 增厚（妊娠早期）、羊水过多和生长受限（妊娠晚期）概率更高。法洛四联症胎儿检出这些特征时，预测 22q11 缺失的灵敏度为 88%[143]。

胸腺缺如或发育不良可能是超声检测的下一个目标。Chaoui 等研究了 149 例先天性心脏病且核型正常的胎儿。76 例胎儿有圆锥动脉干畸形，其中 10 例（6.7%）22q11.2 缺失者均有圆锥动脉干畸形（13.1%）。11 例胸腺发育不良或缺如合并圆锥动脉干畸形，其中 9 例 22q11.2 缺失，2 例为假阳性。1 例胸腺正常胎儿 22q11.2 缺失（敏感度 90%，特异度 98.5%，阳性预测值 81.8%，阴性预测值 99.2%）[144]。Barrea 等对 16 例存在 22q11 缺失风险的心脏异常胎儿进行研究，产前超声检查显示 6 例 22q11 缺失胎儿均表现出胸腺缺如，而无 22q11 缺失胎儿的胸腺均正常[145]。

伦敦 Dysmorphology 数据库列出了 763 种综合征，心脏异常可以形成一部分系谱，许多心脏异常非常罕见[146]。最近的一篇综述中，Pajkrt 等总结了可能在产前检测到的与心脏畸形相关的常见异常（表 51.3）。

表 51.3　常合并先天性心脏畸形的非核型综合征

心脏 +	综合征	最常见的心脏异常	相关的超声特征	遗传	其他有助于产前诊断的新病例
桡骨异常	血小板减少 – 桡骨缺如综合征	ASD，VSD，AVSD	拇指存在，无尺骨或肱骨，小腿受累，肾脏异常	？：与 lq21.1 微缺失相关	采集胎儿血液进行血小板计数
	阿姆斯特丹型侏儒症	VSD	生长发育受限，小头畸形，外形异常，小下颌，少指，拇指发育不良	AD：大多数是 NIPBL 的新生突变	低水平的母体血清妊娠相关血浆蛋白 A
	Holt-Oram 综合征	ASD	拇指缺如或发育不良，或上肢较严重的缺损	AD：*TBX5* 突变	阳性家族史和父母检查结果
	VATER 联合征	法洛四联症，ASD	椎体缺损，气管食管瘘，腭裂、生殖器不确定	?	
骨骼发育不良	短肋 – 多指 / 趾综合征	各种各样	胸部发育不良，肋骨短，多指 / 趾	AR	
	Ellis-van Creveld 综合征	AVSD，共同心房	四肢短，肋骨短，多指 / 趾，肾异常	AR：*EVC* 或 *EVC2* 突变	
	短指发育不良	VSD，ASD，法洛四联症	股骨和胫骨弯曲，足内翻，肩胛发育不良，11 对肋骨，小胸廓、小下颌	AD：*SOX9* 新生突变	
颈部水肿 / 积液	Smith-Lemli-Opitz 综合征	AVSD，ASD	多指 / 趾，白内障，二指 / 趾或三指 / 趾并指，肾异常，生殖器不确定，生长发育受限	AR：*DHCR7* 突变	羊水尿胆固醇代谢物
	Noonan 综合征	左心室肥大 肺动脉狭窄	短股骨，肾异常，羊水过多	AD：40% 有 *PTPN11* 突变	家族史阳性，父母检查
其他	Goldenhar 综合征	法洛四联症，VSD	脊椎异常，肾脏异常	散发	
	CHARGE 综合征	圆锥动脉干畸形，法洛四联症	小眼、生殖器异常	AD：主要是 *CHD7* 新发突变	
	11p 部分三体综合征（又称 Beckwith-Wiedemann 综合征）	各种各样	脐膨出，脏器肿大，巨舌巨大胎儿	AD：大多数新生突变	
	Meckel-Gruber 综合征	VSD	高回声肾，多指 / 趾，脑膨出	AR	
	结节性硬化	心脏横纹肌瘤	偶见肾、脑内病变	AD：*TSC1* 或 *TSC2* 突变	家族史阳性，父母检查，胎儿 MRI 扫描

经许可，引自 Pajkrt E,et al.Prenat Diagn,2004,24:1104–1115[17]

AD= 常染色体显性；AR= 常染色体隐性；ASD= 房间隔缺损；AVSD= 房室间隔缺损；CHARGE= 指同时合并眼异常、心脏异常、后鼻孔闭锁、发育迟缓、生殖器和耳异常的综合征；MRI= 磁共振成像；VSD= 室间隔缺损

◆ 血小板减少 – 桡骨缺如综合征

血小板减少 – 桡骨缺如综合征（TAR）是一种先天性畸形综合征，具有不明原因的遗传性，其特点是双侧桡骨缺如伴拇指保留和血小板减少[17]。TAR 综合征的其他结构畸形包括尺骨和（或）肱骨缺如占 50%，下肢受累占 40%~47%，肾脏畸形占 23%[147]。Greenhalgh 等报道，34 例 TAR 综合征中 5 例（15%）心脏畸形，包括房间隔缺损、VSD 和 AVSD[147]。

◆ 阿姆斯特丹型侏儒症

阿姆斯特丹型侏儒症（Cornelia de Lange Syndrome）是一种常染色体显性遗传的多发性畸形综合征，典型表现为身材矮小，发育迟缓，特殊的面部特征，严重畸形（特别是心脏、胃肠道和肌肉骨骼系统），以及行为异常[17,148]。

主要的超声特征是上肢不对称畸形（27%~58%），明显面部特征包括长而平滑的人中和胎儿生长受限（妊娠后期），80%~100% 的病例

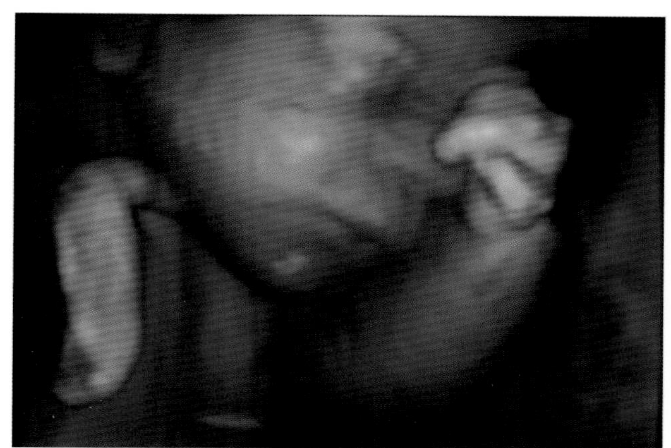

图 51.10 阿姆斯特丹型侏儒症患儿的肢体短缺（右手少指）、人中偏长

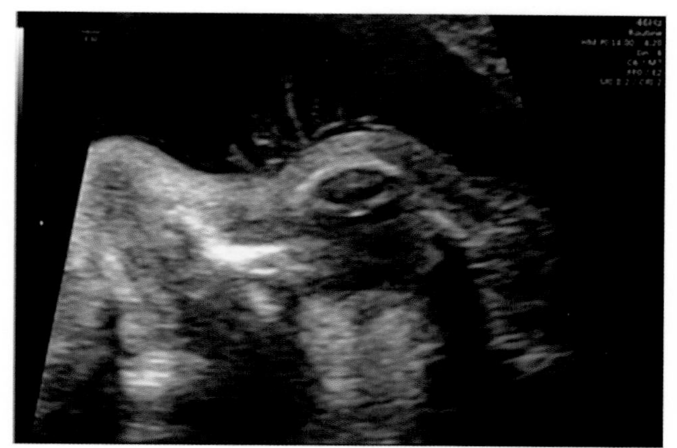

图 51.11 阿姆斯特丹型侏儒症胎儿长而粗的睫毛

存在这些特征（图 51.10）[17,149-150]。产前超声检查中可能显示长而粗的睫毛（图 51.11）。非骨骼畸形包括膈疝、蹼颈、十二指肠闭锁、肾发育不良、腭裂和生殖器畸形[150-151]。据报道，14%~70% 的病例有心脏异常，其中最常见的是室间隔缺损，也有房间隔缺损、肺动脉狭窄、法洛四联症、二尖瓣闭锁、主动脉狭窄 / 缩窄、AVSD 或单心室[17,152-153]。

◆ Holt-Oram 综合征

Holt-Oram 综合征的特征是双侧上肢畸形，主要包括桡骨畸形和先天性心脏病[17]。特征性表现为拇指异常和（或）桡骨发育不良。约 90% 的患者存在心脏异常，最常见的是房间隔缺损、共同动脉干、二尖瓣异常和法洛四联症[154]。

◆ VACTERL 综合征

VATER 是椎体缺陷（V）、肛门闭锁（A）、气管食管瘘伴食管闭锁（TE）、桡骨和肾发育不良（R）综合征的缩写。后又观察到心脏异常（C）和肢体异常（L），因此把名字扩展成 VACTERL[17]。60%~65% 的患者存在椎体异常和气管食管缺陷，肛门闭锁占 55%~60%，肾脏和心脏异常占 70%~75%，肢体缺陷和胸廓畸形占 35%~45%。其他常见的畸形包括耳畸形、面部裂和泌尿生殖系统畸形[155-157]。

欧洲研究组报道的 15 例 VATER 合并心脏畸形病例中，5 例复杂心脏畸形，3 例法洛四联症，3 例房间隔缺损，2 例 VSD, 2 例三尖瓣闭锁[158]。

◆ 短肋 – 多指 / 趾综合征

短肋 – 多指 / 趾综合征 [Saldino-Noonan 综合征（Ⅰ型）、Majewski 综合征（Ⅱ型）、Verma-Naumoff 综合征（Ⅲ型）和 Beemer-langer 综合征（Ⅳ型）] 是一种常染色体隐性遗传的致死性骨发育异常，其特征是长骨普遍缩短、胸廓发育不全、肋骨短、多指 / 趾和多脏器异常。应将其与具备潜在生存条件的 Jeune 综合征和 Ellis-van Creveld 综合征进行鉴别，后者也有缩短的长骨 / 肋骨和多指 / 趾的特征[17]。虽然所有这些综合征都与心脏畸形有关，但每种类型的发病率并不相同。Diglio 等研究了 28 例短肋 – 多指 / 趾综合征，显示其合并多种心脏畸形，包括大动脉转位（18%）、主动脉缩窄（14%）、左 / 右心发育不良（14%）、AVSD（11%）和 VSD（11%）[159]。

◆ Ellis-van Creveld 综合征

Ellis-van Creveld 综合征（EVC，又称软骨外胚层发育不良综合征）[160] 是一种非致死性常染色体隐性遗传性骨发育不良，其特征为四肢短、肋骨短、轴后多指（图 51.12），心脏和肾脏异常，以及指甲和牙齿发育不良。60% 的受累个体存在先天性心脏病[17]。一项对 76 例心脏畸形和 EVC 患者的回顾性研究显示，29% 合并 AVSD， 22% 为共同心房，18% 两者兼具，其他为 ASD（11%）、VSD（8%）或其他缺陷（11%），包括内脏异位[159]。

◆ 软骨发育不良

软骨发育不良是由软骨严重发育缺陷引起的一种常见的致死性骨骼疾病，其特征是股骨和胫骨

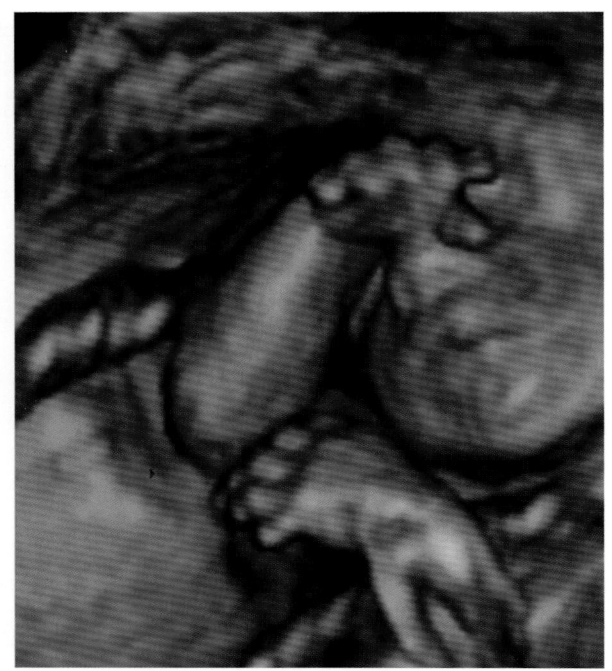

图 51.12 Ellis-van Creveld 综合征合并房室隔缺损胎儿的双侧轴后 6 指畸形

弯曲、头大、鼻梁扁平、马蹄内翻足、扇形脚趾和皮肤上的凹窝。大多数 XY 核型的患者的生殖器不明确。大多数病例呈零星分布 [161]。1/3 的患者有心脏畸形，主要是 VSD、ASD 和法洛四联症 [17]。

◆ Smith-Lemli-Opitz 综合征

Smith-Lemli-Opitz 综合征（SLOS）[162] 是由代谢紊乱引起的，以多种异常为特征，包括轴后多指、二趾和三趾并趾、白内障、肾脏异常（包括囊性肾病）、男性生殖器不确定、胎儿生长受限（妊娠晚期）、颈部水肿或积水 [17,163]。目前认为胆固醇合成缺陷是 SLOS 的病因，并导致 7- 脱氢胆固醇水平升高的低胆固醇血症（7-DHC）。高水平的 7-DHC 被认为有致畸作用 [164]。它是常染色体隐性遗传。

几乎一半的患者有心脏畸形，以 AVSD 和 VSD 为主，左心发育不良、法洛四联症、三尖瓣闭锁和主动脉缩窄较少见 [146,163,165]。

◆ Noonan 综合征

Noonan 综合征 [166] 是一种多发性先天性异常综合征，包括典型的面部变化和各种躯体异常，包括身材矮小、淋巴水肿、生殖器异常和心脏畸形（主要是肺动脉狭窄和肥厚型心肌病），是一种常染色体显性遗传 [17]。在以往的产前检查中，最常见的超声表现为羊水过多（58%）、淋巴水囊瘤（42%）、NT 增厚或胎儿水肿（33%）和心脏畸形（29%）[167–169]。然而，由于产前表现的多样性，明确诊断 Noonan 综合征具有挑战性。

◆ Goldenhar 综合征

Goldenhar 综合征（半侧颜面短小）[170] 是一种以面部和脊椎畸形为特征的散发性畸形综合征 [17]。面部畸形是双侧的，但不对称，包括耳畸形、耳反位（85%）、耳前或面部印记和（或）凹坑，以及眼畸形，如眼球皮样囊肿（65%~70%）和上眼睑缺损（25%~30%）、面部裂（30%~35%）和半侧颜面巨大（75%~80%）（图 51.13）。70%~75% 的病例存在椎体异常，主要影响颈段和上胸段 [155,170]。胸廓畸形、肾脏畸形和心脏畸形是 Goldenhar 综合征更深层次的特征 [17]。

多达 35% 的病例存在心脏畸形，其中法洛四联症和 VSD 在各种心脏畸形中最为常见 [171]。

◆ CHARGE 综合征

CHARGE[172] 是眼残缺（coloboma of the eye，C）、心脏畸形（heart anomaly，H）、后鼻孔闭锁（choanal atresia，A）、智力和身体发育迟缓（retardation of mental and somatic development，R）、生殖器异常（genital anomalies，G）、耳畸形（ear

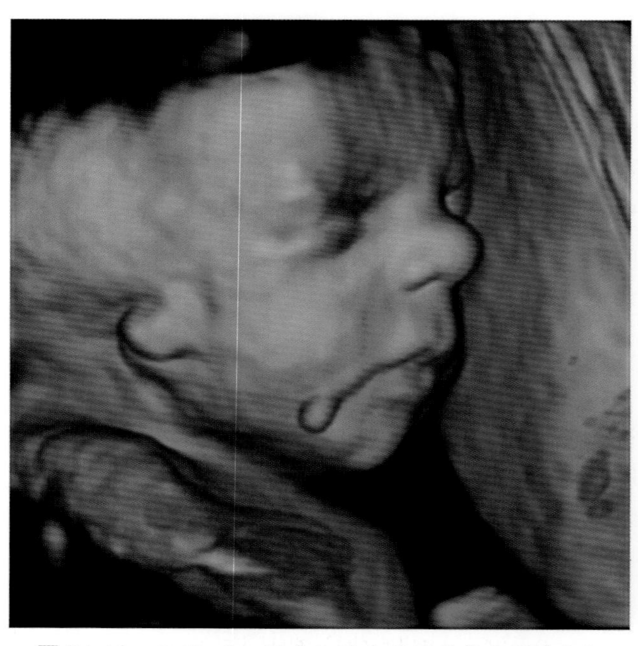

图 51.13 Goldenhar 综合征胎儿的耳反位和耳前印记

abnormalities，E）和（或）耳聋（deafness）的首字母缩写。面部麻痹、腭裂和吞咽困难是常见的症状。CHARGE 综合征可发生不同类型的心脏畸形，发生率为 50%~85%[173-174]，包括 ASD 或 VSD、AVSD、法洛四联症、DORV、右位主动脉弓[174]。

◆ 11p 部分三体综合征

Beckwith-Wiedemann 综合（又称 Beckwith-Wiedemann 综合征，脐膨出 – 巨舌 – 巨人综合征）大多数是散发性的[175]，其特征是巨大儿、巨大舌、内脏肥大、脐膨出及儿童期有患肿瘤的倾向[176]，还常合并其他畸形，如心血管畸形。Greenwood 等报道产后 Beckwith-Wiedemann 综合征病例中 7/13（58%）出现结构性心脏畸形，占主导地位的心脏异常并不属于特殊类型[177]。产前诊断的病例中，心脏畸形异常的发生率要低得多。在最近的 12 例产前诊断病例中，没有一例与心脏畸形相关[198]。

◆ 内脏异位综合征

内脏异位是指脏器在左 – 右轴上的不正常排列，不同于完全内脏正位和完全内脏反位[178-179]。内脏异位有两种公认的变异型：左侧异构和右侧异构。左侧异构与左侧脏器匹配有关，而右侧脏器可能不存在。相反，右侧异构的特征是成对的右侧脏器，而左侧脏器可能不存在。这两种变异都与复杂的心脏畸形有关。

左侧异构的典型表现为双侧形态学左心耳（左心房异构），内脏心脏异位（位置不确定，伴一致偏侧的心轴、胃、门静脉窦或胆囊），多种心脏畸形（主要是房室隔缺损和右室流出道梗阻），先天性心脏传导阻滞，双侧伴动脉下支气管的形态学左肺（二叶肺），多个脾（多脾），肠旋转不良，下腔静脉离断伴奇静脉连接[14,180-189]。

右侧异构的典型表现为双侧形态学右心耳（右心房异构），内脏心脏异位（位置不确定，伴一致偏侧的心轴、胃、门静脉窦或胆囊），多种严重心脏畸形（主要是房室隔缺损、右室流出道梗阻、心室 – 大动脉连接异常和肺静脉异常引流），双侧伴动脉上支气管的形态学右肺（三叶肺），脾缺如（无脾），以及下腔静脉异位，可能位于主动脉前方或与主动脉并列[14,181-182,184-187,190-191]。

15 年间在我们中心诊断的 165 例内脏异位综合征胎儿中，91% 患有严重的先天性心脏病（左侧异构占 89%，右侧异构占 95%）。左侧异构中最常见的心脏畸形是 AVSD（70%），右室流出道梗阻（38%）和 DORV（20%）。右侧异构中，60% 有 AVSD，45% 有右室流出道梗阻，36% 有肺静脉异位引流，27% 有 DORV 和大动脉转位[184,188,191,195]。

26/165（15.8%）的病例存在与脾脏无关的心外畸形。15 例（14.3%）有明显影响出生后进程的心外畸形：1 例新生儿在修补脑膨出后死亡，成功治疗 6 例各种类型的肠旋转不良和（或）闭锁，1 例进行了裂孔疝修补；其余 7 例患有胆道闭锁，其中 5 例死亡，2 名幸存者正在等待肝移植。对 93/105 名活产婴儿的脾脏状态进行了评估，发现 84/93（90.3%）的患儿脾脏异常。3 例致命的败血症均伴有无脾。38 例出生后死亡的患儿中，29 例（76.3%）为心脏原因，7 例（18.4%）为心外原因，2 例（5.2%）原因不明[195]。

参考文献

[1] Ferencz C, et al. Am J Epidemiol, 1985, 121: 31–36.

[2] Tegnander E, et al. Ultrasound Obstet Gynecol, 2006, 27: 252–265.

[3] Tegnander E, et al. Ultrasound Obstet Gynecol, 1995, 5:372–380.

[4] Paladini D, et al. Prenat Diagn, 2002, 22: 545–552.

[5] Fesslova V, et al. Heart, 1999, 82: 594–599.

[6] Pradat P, et al. Pediatr Cardiol, 2003, 24: 195–221.

[7] Carvalho JS, et al. Heart, 2002, 88: 387–391.

[8] Copel JA, et al. Am J Obstet Gynecol, 1986, 154: 1121–1132.

[9] Brick DH, Allan LD. Pediatr Cardiol, 2002, 23: 449–453.

[10] Allan LD, et al. J Am Coll Cardiol, 1994, 23: 1452–1458.

[11] Machado MV, et al. Br Heart J, 1988,59: 352–355.

[12] Allan LD. Am J Obstet Gynecol, 1999,181: 1250–1253.

[13] Fesslova V, et al. Cardiol Young, 2002,12: 18–26.

[14] Huggon IC, et al. J Am Coll Cardiol, 2000, 36:593–601.

[15] Delisle MF, et al. Obstet Gynecol, 1999, 94: 763–767.

[16] Respondek ML, et al. Ultrasound Obstet Gynecol, 1994, 4: 272–278.

本章完整参考文献，请扫描以上二维码在线查看。若需下载，请登录 www.wpcxa.com“下载中心”下载。

第 52 章

胎儿心脏病相关的染色体微阵列分析

Karina Seidl Nall

先天性心脏病的发病率占活产新生儿的8‰[1]，是世界范围内新生儿患病及死亡的首要原因[2]。如果将自发性流产和死产中的先天性心脏病考虑在内，结构性心脏病的实际发病率可能被低估[3-4]。遗传因素约占先天性心脏病的20%~30%[5]，虽然单一类型遗传病很罕见，但事实上将所有类型的遗传病集合起来是常见的。世界卫生组织（WHO）估计，全球活产新生儿中单基因病的发生率为10‰。20%~30%的婴儿死亡由遗传病所致[6]，到25岁时约5.3%的人口会得到重要遗传因素的医学诊断[7]。

分析遗传性疾病的总患病率时，遗传性危险因素的评估是综合评估胎儿先天性心脏病的重要组成部分，原因如下：①使围生期团队能够适当评估其他器官系统的受累情况，包括监测与遗传性疾病相关的胎儿临床表现；②关于预后或临床处理预期考虑的即时咨询；③对高危家庭成员进行临床评估及处理；④提供准确的复发风险咨询[8]。随着分子遗传学检测技术的快速发展，评估由遗传因素所致的先天性心脏病的范围迅速扩大。

本章回顾和总结了临床医生可用的评估先天性心脏病胎儿遗传病因的分子检测技术，并探讨遗传咨询的注意事项。如需进一步了解与先天性心脏病相关的遗传综合征，可参阅第49章。

三代家系分析对于家族性先天性心脏病以及其他可能提示遗传综合征的家族性指标的评估仍然有价值，尽管常常被忽视，但其在外显率降低、表现度变异和临床表型不断变化引起混淆的综合征病因学分析中具有特殊的价值[8-9]。

临床上一般采用经腹羊膜腔穿刺术或绒毛活检术获得细胞进行染色体核型分析，此方法一直是评估胎儿基因组的金标准，其以5~10Mb（1Mb = 100万个碱基对）的分辨率对全基因组染色体非整倍体和结构变异进行评估。该技术虽然对可疑的非整倍体评估有优势，但其准确性依赖于操作，特别是对5~7Mb的染色体结构异常容易误判[10]。

荧光原位杂交技术（FISH）可使特定基因组区域的分辨率提高到200kb，而特定区域不适于核型分析检测，该技术是通过将生物素化的正常对照DNA探针与胎儿中期染色体杂交，以确定目标基因组区域是否发生了微缺失或微重复[11]。FISH的最大优势在于当临床高度怀疑某种特定的微缺失或微重复综合征时对其进行检测，但FISH不能进行全基因组范围的评估。

微阵列分析技术的发展满足了全面的、全基因组范围评估的需求，其分辨率高达50~100kb，是中期染色体核型分析的100倍[12]。微阵列分析技术利用基于微芯片的测试平台，使用标签或探针结合到特定的基因组区域进行高通量、自动化的DNA分析。来自胎儿样本的DNA与包含已知身份/已知序列的DNA片段的DNA芯片或阵列进行杂交。

应用相应的软件分析检出胎儿基因组与参考DNA的差异，胎儿DNA样本和参考样本之间的微小差异被称为拷贝数变异（CNV），CNV包括微缺失和微重复。所有人类均可检测出CNV，最小片段达1kb，约占人类基因组的12%[13]。CNV大多数情况下是良性变异，反映了人类多样化的复杂性，数据显示每人平均有3~7个CNV，相当于大约每人的DNA中约有540kb的CNV[14]。

目前已建立了分子变异的数据库，用于确定在胎儿样本中发现的微小CNV的意义，并将变异归类为致病性、良性或意义不明确性（VOUS）。

比较基因组杂交（CGH）和单核苷酸多态性

（SNP）微阵列是临床上产前常用的两种微阵列检测技术，都可以用于评估 CNV，但二者在基因变异检测方面有一些重要的差异。

基于微阵列的 CGH 应用荧光标记胎儿和参考 DNA（图 52.1），利用计算机分析比较胎儿 DNA 与对照组芯片的相对强度。CGH 可以检测到包括非整倍体在内的拷贝数的微缺失或微重复，但 CGH 不能检测到胎儿三倍体。

相比之下，只有胎儿 DNA 与 SNP 微阵列平台杂交，通过信号强度评估特定已知 DNA 序列变异的存在与否，从而提供拷贝数变异分析（图 52.2）。与 CGH 不同，SNP 微阵列芯片可检测三倍体、嵌合体和母体细胞污染。SNP 微阵列也可以检出胎儿染色体纯合区域，它的存在与整条染色体或部分染色体单亲二倍体（UPD）有关，即胎儿中一条染色体的两个拷贝均从同一亲本遗传而来。基因组中有多个大片段的纯合区域在有血缘关系的妊娠中也可以见到，这是另一种有充分证据证明的先天性心脏病的病因 [15]。需要注意的是，当所有的微阵列技术评估是否存在遗传物质的增加或减少时，微阵列技术不能评估是否存在真正的染色体平衡易位。虽然平衡易位的临床意义有限，但提示未来妊娠发生基因组不平衡的风险增加，这对生殖咨询具有重要的意义。

微阵列技术在临床实践中发展迅速，初步研究显示，在具有综合征表型的儿童中，致病性 CNV 的检出率比核型分析高 10%~25%[16]。

综合征性先天性心脏病儿童定义为先天性心脏病合并至少 1 项严重异常，包括认知延迟、其他部位结构性缺陷或孤独症谱系障碍，微阵列分析对其检出率比核型分析高 14%~20%[17]。

对偶发孤立性先天性心脏病进行微阵列分析，其检出率增加了 3.6%~4.3%；然而，保守地说，心脏表现可能是表型发展的最初发现。美国人类遗传学会（ASHG）的专家共识建议，将 CMA（染色体微阵列分析）作为认知障碍、多发性先天性异常和孤独症谱系障碍患儿首要的分子遗传病因评估手段 [19]。

几项应用微阵列分析检测技术对儿童进行的大型研究 [20-22] 表明，与核型分析相比，微阵列分析在鉴定非整倍体和染色体结构排列不平衡方面具有同等的准确性，同时在产前检查的所有适应证中，与核型分析相比，临床相关的 CNV 检出率增加了 1.7%~3.6%。在胎儿超声检查提示异常时，根据单脏器还是多个器官系统有异常，诊断率提高尤为显著，提高范围为 5%~15%[23-24]。

排除孤立性结构性心脏病变胎儿的核型异常（>10Mb）后，微阵列分析的检出率提高了

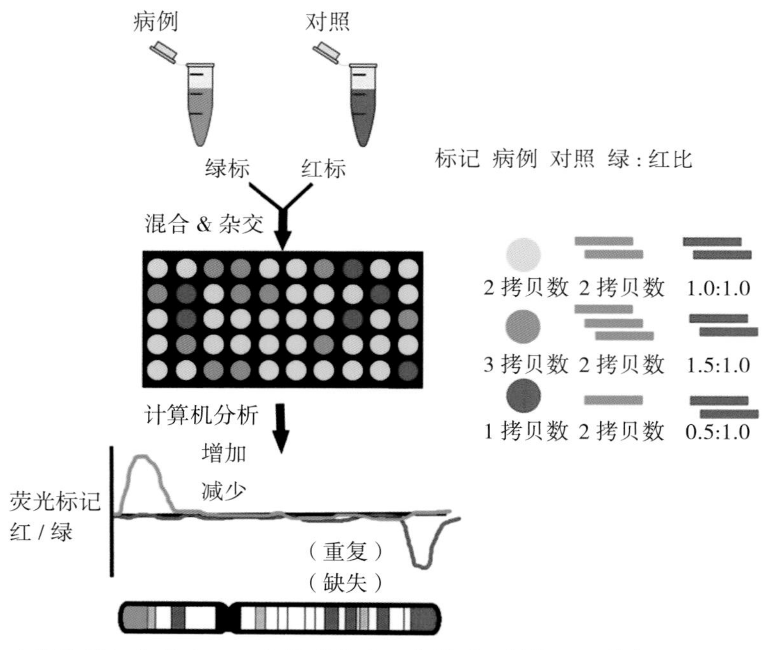

图 52.1 比较基因组杂交（CGH）阵列技术工作原理。经许可，引自 Karampetsou E, et al. J Clin Med, 2014, 3（2）: 663-678[66]

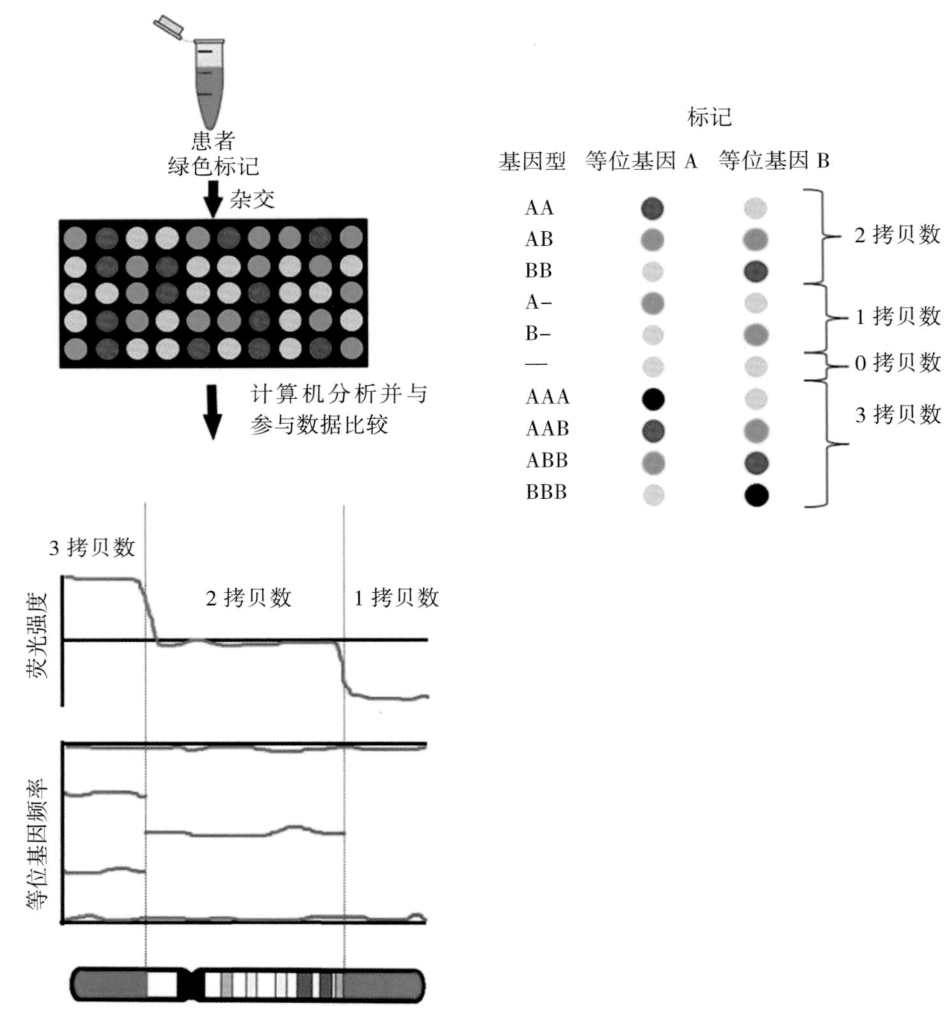

图 52.2 单核苷酸多态性（SNP）阵列。经许可，引自 Karampetsou E,et al. J Clin Med,2014,3(2):663–678[66]

2.5%~4.6%[25–26]。如前所述，结构性心脏病变可能是综合征胎儿发病前妊娠期的唯一表现，因此咨询时应考虑到这个重要的因素。在核型正常的非孤立性先天性心脏病胎儿中微阵列分析的检出率提高了9.3%~19.3%[27–28]。

结构性心脏畸形，特别是圆锥动脉干畸形，是22q11 微缺失综合征的常见表现，约 75% 的 22q11 微缺失与先天性心脏病相关。有研究者或医生认为在进行微阵列分析之前先进行 FISH，但有报道 FISH 曾漏诊多例 22q11 缺失综合征 [29–30]。在核型分析正常和 FISH 诊断为 22q11 缺失综合征的患有结构性心脏畸形的胎儿中，微阵列分析的检出率增加了 7%；把 22q11 微缺失综合征纳入微阵列分析中，其检出率可增加到 12%[31]。根据心脏病变的分类，微阵列分析对圆锥动脉干畸形的检出率为 18%~34%[32]，间隔缺损为 33%[33]，法洛四联症为 4%~10%[34]，左心病变为 10%，内脏异位为 14%[35]。

产前靶向微阵列分析可覆盖全基因组范围。靶向微阵列分析旨在检测与临床意义明确相关的 CNV，同时将 VOUS 的检出率降至最低。从名称上就可以知道，全基因组微阵列分析覆盖整个基因组，提高了临床意义明确的 CNV 的检出率，但也增加了 VOUS 的检出率。许多全基因组微阵列平台除了通过提高对特定基因组区域的覆盖度之外，还以特定的间隔提供整个基因组覆盖的“骨架”。

关注 VOUS 的夫妇可能考虑靶向微阵列分析，但全基因组微阵列分析对先天性心脏病胎儿具有更高的覆盖深度。在先天性心脏病胎儿中，靶向微阵列分析会漏诊约 2/3 的临床意义明确的 CNV[32]。

多家专业组织机构建议将微阵列分析作为产前诊断胎儿结构异常（包括先天性心脏病）的一线分子检测方法 [36–38]。

临床医生解读胎儿或新生儿 CHD 的微阵列结果时，建议评估以下参数：①靶向微阵列与全基因组微阵列；②微阵列分析的分辨率；③ CGH 微阵列与 SNP 微阵列。这些详细信息有助于为家庭提供相关结果的咨询，以及考虑进一步的产后分子遗传学检测，是考虑高分辨率的微阵列分析或单基因分析，还是考虑进行下一代测序。

通过整合下一代测序技术（NGS），人类基因

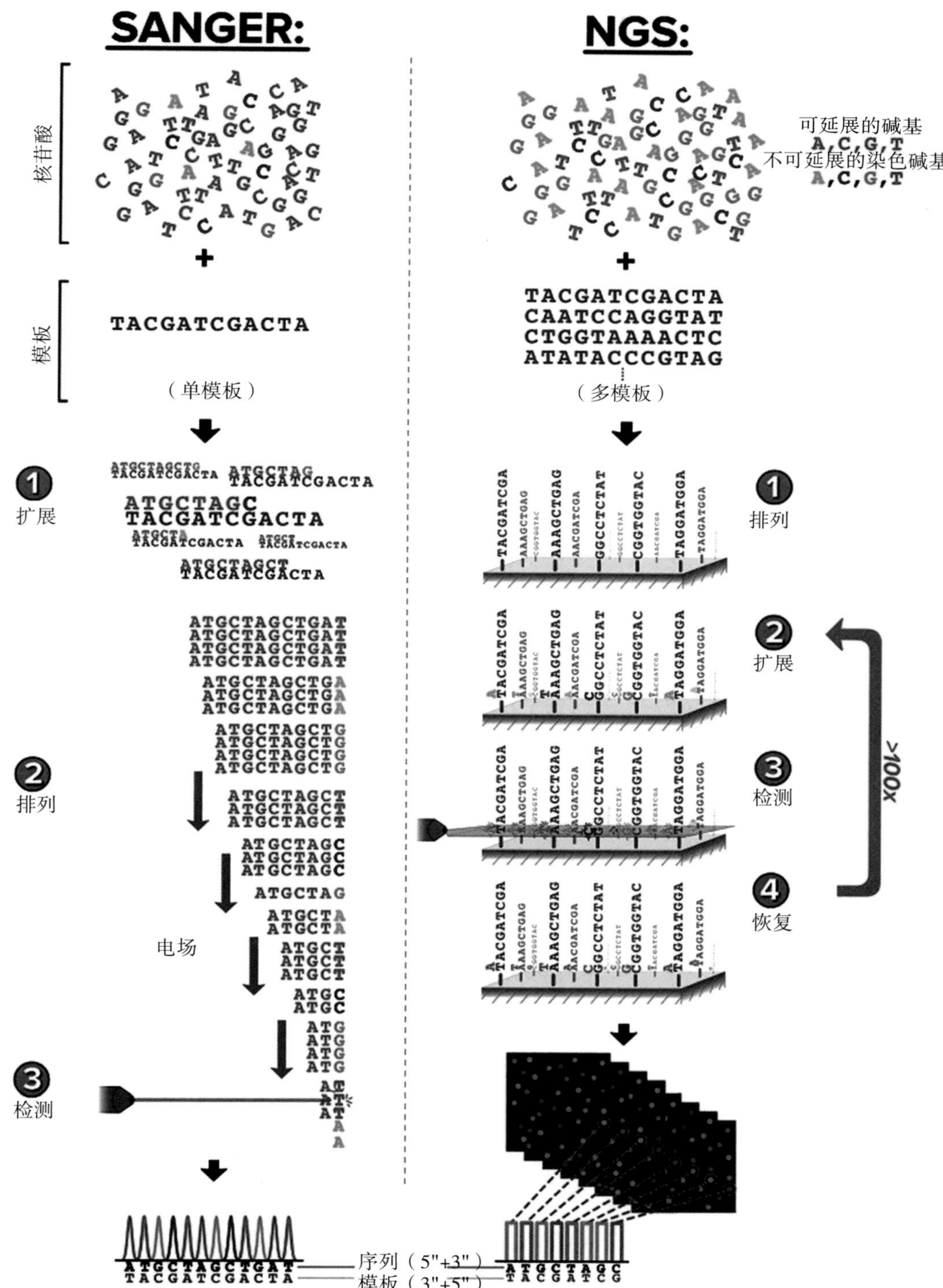

图 52.3 NGS 是 SANGER 测序基础上的一种略微改进、数字化和大规模扩展的方法。这两种方法中，聚合酶通过结合池中的核苷酸来复制模板分子，即部分（SANGER）或全部（NGS）由染色和不可延伸的碱基组成。扩展、排列和检测在这两种方法中步骤是相同的，但顺序不同，仅 NGS 具有恢复步骤，可将碱基转换为未染色和可延伸的形式。经许可，引自 Muzzey D,et al. Curr Genet Med Rep,2015,3(4):158–165. 根据知识共享许可协议引用

组的进一步检测已迅速发展，该技术可以同时检测数百万个 DNA 片段[39]，将单个 DNA 片段比对参考基因组后分析其生物学信息，且每个 DNA 片段可测序多次（多次“读取”），从而对可能的基因组变异进行深入的检测，甚至深入到基因中的单个碱基对变异。虽然目前基因检测的金标准是 SANGER 测序，但新的研究数据表明，与传统的 SANGER 测序相比，NGS 能更好地检测基因组变异，缩短检测时长和降低成本[40]（图 52.3）。

NGS 作为一种新兴的分子检测技术，其吸引力在于潜在可扩展性。NGS 可用于检测整个基因组，也可专门检测感兴趣的靶向特定分子区域，包括外显子或碱基对水平上的少量特定基因。

此外，不同于传统的 SANGER 测序，NGS 允许临床医生无偏倚地检测感兴趣的基因组区域，这对于不明原因的可疑综合征病因学研究或与多个不同基因相关的异质性疾病尤其有利，如 Noonan 综合征[41]。

对感兴趣的目标基因组区域进行定向测序有利于候选基因的研究[42-43]。

对包含超过 30 亿个碱基对的整个人类基因组进行测序和解读是一项艰巨的任务。外显子是基因中编码蛋白质的 DNA 片段，而内含子是基因的非编码区，对基因表达的调节非常重要。剪接过程中，基因的内含子被移除，外显子翻译成蛋白质。外显子组即人类基因组中所有的蛋白质编码序列（外显子）。尽管外显子组仅占人类基因组 DNA 的 1%~2%，但约占致病性突变的 85%[44]，这使得外显子组测序成为应用于临床的首选 NGS 技术。

对于未确诊的可疑综合征性儿童进行全外显子组测序的检出率为 25%[45-46]。由于外显子组测序可以识别每个外显子组多达 12 000 个独特的编码变异，其中有 15%~20% 很罕见[47]，进一步提高了 VOUS 的可能性。

对核型分析和微阵列分析尚未能解释的多发结构异常胎儿的病因研究已开始了外显子组测序的早期探索。一项对 4 个终止妊娠的胎儿样本的外显子组测序研究明确了 *NIPBL* 基因的致病性变异，这与 Cornelia de Lange 综合征的诊断一致[45]。另一项外显子组测序研究对 7 个终止妊娠或宫内死亡的胎儿样本进行了检测，其中在 3 个样本中检出明确致病性变异，另外 4 个样本中检出可能致病性变异[48]。Crass 检测了 30 个已知产前超声诊断异常的胎儿或新生儿，3/30（10%）个发现可能的致病性变异，包括 *FGFR3*（致死性骨发育不良 1 型），*COL2A1*（Ⅱ型胶原病），以及与口、面、指综合征Ⅰ型相关的 *OFD1* 基因的 21kb 的缺失；另外 17%（5/30）的患儿明显与致病性变异相关，但还需进一步的研究来评估致病性变异[49]。

目前 NGS 在临床领域还是一种新兴的分子技术，我们希望有更多的证据来支持产前 NGS 是最佳的检测技术。值得注意的是，英国的 PAGE（基因组和外显子组的产前评估）项目计划检测了 1000 个胎儿样本，以探索外显子组测序对结构异常胎儿的检测效能，主要包括评估结构异常胎儿的遗传变异，开发用于改进结构异常胎儿产前诊断的基因组相关检测方法，以及为产前人群建立实施外显子组测序的伦理指南[50]。

分子遗传诊断学的迅速发展强调了检测前后全面遗传咨询的重要性。多项研究表明遗传咨询是新兴分子技术临床应用的重要组成部分[51-54]。

检测前遗传咨询应向孕妇家庭提供适当的分子技术信息，告知并让他们了解与核型分析相比，微阵列分析或 NGS 能够更深入地检测胎儿基因组，当然，没有一项检测技术是完美无缺的。

将人类基因组比喻为人类发展和功能的说明书，核型分析等同于说明书章节，而微阵列分析则相当于说明书中每 5 页的一次总结，在“书”中会更仔细地描述某些容易出现的编码错误（已知的易感性基因组区域）。用说明书举例，微阵列分析不能发现说明书中的拼写或标点符号错误（像单基因病），而针对外显子组检测的 NGS 可以识别拼写错误，但仅限于说明书中特定章节的拼写错误。

孕妇家庭还应该了解，患有先天性心脏病的胎儿在基因检测结果正常的情况下，根据临床上潜在遗传病因学的风险指数，尤其是在可能演变的表型背景下，应该考虑在产前或出生后再进行其他类型的分子检测。

在分子遗传检测技术得到的异常检测结果与已知的致病性变异一致的情况下，仍无法预测临床的全部表型和范围。以 22q11 缺失综合征为例，分子遗传检测技术无法进一步评估可能与该综合征相关的癫痫、听力丧失或认知障碍是否存在。

应该强调 VOUS 的可能性，因新发或遗传可以引起 VOUS。虽然遗传的分子变异通常会为实验提供一些指导以帮助解读 VOUS，但遗传本身并不能解释其临床意义。遗传性 VOUS 可能受到其他分子机制的影响，包括外显率降低、临床表现多变、嵌合体现象或分子印迹 / 亲缘效应。为了协助解读 VOUS，应向参考实验室提供父亲和母亲的样本，必要时最好与胎儿样本一起提交实验室，以避免延迟出报告从而缓解父母的忧虑。VOUS 的存在无疑会给医疗服务的提供者带来挫败感，也会让家庭成员感到焦虑，但这一弊端并不是分子检测技术所独有的 [55]。良性变异的频繁发生又使得微阵列分析的解读令人困惑。

由于产前超声的固有局限性，对 VOUS 解读的一个重大限制是胎儿表型的不完整性 [52]。由于缺乏评估基因型表型相关性的大量人群研究，进一步阻碍了产前变异的解读。目前尚无关于胎儿变异的专用数据库，并且关于产前识别的分子变异产后随访的信息非常有限。目前对先天性心脏病胎儿中检测出的分子变异的解读主要依赖于儿科人群的研究和病例报道，由于轻度表型异常不太可能被临床识别，因此可能向临床表现谱严重的一端偏倚。

对产前微阵列分析效能的荟萃分析表明，无论胎儿是否有转诊指征，VOUS 的发生率范围都为 1.1%~1.4%，在转诊指征为结构性异常的胎儿中，VOUS 的发生率为 2.1%[20,24]。对先天性心脏病胎儿微阵列分析的另一项荟萃分析显示，VOUS 的发生率为 3.4%[31]。据报道，产前 NGS 的 VOUS 发生率为 17%[49]。

评估 VOUS 的致病性是一个动态的过程，后续持续不断的研究将会改变我们对 CNV 在先天性心脏病中的贡献的认识。进一步重新定义 CNV 的临床意义主要依赖于对先前报道的变异的大型数据库的集体贡献，包括 Genomic Variation、DECIPHER 和 ECARUCA 数据库。随着分子检测技术的不断发展，其逐渐成为先天性心脏病胎儿产前诊断的主要手段，心脏病学、围产医学和遗传学多学科之间的持续协作对于进一步定义和分类分子变异至关重要。Wapner 的研究表明，VOUS 的初始发生率为 3.4%，但经过 5 年的持续研究，获得更多的临床信息后，许多 VOUS 被重新归类，文献报道的 VOUS 的最终发生率为 1.5%[21]。

与结构性心脏畸形无关的偶然发现的潜在疾病也应在检测前咨询中予以强调，包括潜在的血缘关系、非亲子关系、X 连锁或隐性疾病的携带者 [55]，或成人期发生疾病，这些疾病可能会发作，也可能不发作（例如乳腺癌、阿尔茨海默病）[56]。有关报告标准的一些指南可能来自产后指南（ACMG），但是尚无明确的产前共识 [57]。

检测前咨询应包括讨论家庭对不确定性疾病的容忍度。有关检测技术的书面信息应提供给所有家庭。即使在检测前的遗传咨询中，家庭也可能会被诸如“有害的”之类的信息所困扰，尤其是在发现 VOUS 时 [58]。对患有结构性心脏畸形的胎儿进行遗传咨询的重要内容是评估其家庭成员的复发风险，而这又不可避免地受到先天性心脏病潜在病因的影响。

在明确分子病因学的背景下，复发风险取决于具体的诊断，从染色体非整倍体的低复发风险到家族性综合征（如 Holt-Oram 综合征）50% 的复发风险。重要的咨询建议是临床表现异质性和低外显率通常与综合征型疾病相关——疾病的风险可能很高，但心脏表现可能是多变的。

人类心血管遗传学的发展非常迅速，但我们对它的了解还处于早期阶段。由于多基因、多因素遗传的结果，大多数胎儿结构性心脏畸形仅靠超声就能发现，而胎儿超声心动图联合分子技术加深了我们对先天性心脏病的认识。与普通人群相比，特定的结构性心脏畸形在直系亲属中表现出明显的家族遗传性，风险增加了 8 倍 [59]。在直系亲属中，结构性心脏畸形的复发风险有所增加，风险比为 2.68。这表明某些家庭对先天性心脏病具有非病变特异易感性 [60]。

多项研究表明，非综合征、非染色体、结构性心脏畸形在同胞中的复发风险为 2%~6%，HLHS 和主动脉缩窄的复发风险增加了 8%[61-62]。

医学检测技术和外科治疗干预的发展导致成人先天性心脏病的患病率增加，其中成年先天性心脏病患者数首次超过未成年人，又以 18~40 岁人群的增幅最大 [63-64]。母系常见先天性心脏病的复发风险估计为 3%~7%，此外，AVSD 的复发风险为 10%~14%，主动脉狭窄为 13%~18%，TOF/

d-TGA<3%[65]。父系先天性心脏病的复发风险为2%~3%[61]。随着先天性心脏病患儿生殖健康状况的不断改善，人类将继续探索之前从未涉足的领域。

综上所述，随着基因组检测技术分辨率的提高，遗传对先天性心脏病的影响越来越被人们所认知。分子检测技术可为孕妇家庭提供适当的咨询，并为临床医生提供针对性的诊治指导。由于目前对基因组尚未完全了解，分子变异的解读仍具挑战性，通过持续合作和分子变异分类将提高我们的认知水平，降低 VOUS 的发生率。

先天性心脏病胎儿的处理需要母胎医学、儿科心脏病学、遗传学、新生儿学和其他儿科亚专科之间的协作，不能仅强调遗传咨询的重要性。

参考文献

[1] Reller MD, et al. J Pediatr, 2008, 153(6): 807–813.
[2] Cowan JR, Ware SM. Clin Perinatol, 2015, 42: 373–393.
[3] Hoffman JI, Kaplan S. J Am Coll of Cardiol, 2002, 39(12): 1890–900.
[4] Chinn A, et al. Teratology, 1989, 40:475–482.
[5] Hinton RB, et al. J Cardiovasc Dev Dis, 2015, 2(2): 76–92.
[6] Berry RJ, et al. Public Health Report, 1987, 102: 171–181.
[7] Baird PA, et al. Am J Hum Genet, 1988, 42: 677–693.
[8] Pierpont ME, et al. Circulation, 2007, 115: 3015–3038.
[9] Circulation Research. Circ Res, 2013, 112: 698–706.
[10] Shaffer LG, Lupski JR. Annu Rev Genet, 2000, 34: 297–329.
[11] Trask BJ. Trends Genet, 1991, 7: 149–154.
[12] Emanuel BS, Saitta BC. Nat Rev Genet, 2007, 8(11): 869–883.
[13] Redon R, et al. Nature, 2006, 444: 444–454.
[14] Itsara A, et al. Am J Human Genet, 2009, 84: 148–161.
[15] Shieh JT, et al. Am J Med Genet A, 2012, 158A(5): 1236–1241.
[16] Sagoo GS, et al. Genet Med, 2009, 11(3): 139–146.
[17] Thienpont B, et al. Eur Heart J, 2007, 28: 2778–2784.
[18] Breckpot J, et al. Cytogenet Genome Res, 2011, 135: 251–259.
[19] Miller D, et al. Am J Hum Genet, 2010, 86(5): 749–764.
[20] Hillman SC, et al. Ultrasound Obstet Gynecol, 2013, 41: 610–620.
[21] Wapner RJ, et al. NEJM, 2012, 367: 2175–2184.
[22] Shaffer LG, et al. Prenat Diagn, 2012, 32: 1–10.
[23] Lee CN,et al. BJOG, 2012, 119: 614–625.
[24] Hillman SC, et al. Ultrasound Obstet Gynecol, 2011, 37: 6–14.
[25] Wit MCD,et al. Ultrasound Obstet Gynecol, 2014, 43: 139–146.
[26] Shaffer LG, et al. Prenat Diagn, 2012, 32: 1–10.
[27] Yan Y, et al. Ultrasound Obstet Gynecol, 2014, 43: 404–412.
[28] Mademont-Soler I, et al. Ultrasound Obstet Gynecol, 2013, 41: 375–382.
[29] Chen M, et al. Ultrasound Obstet Gynecol, 2014, 43: 396–403.
[30] Tyreman M, et al. J Med Genet, 2009, 46: 531–541.
[31] Jansen F, et al. Ultraosound Obstet Gynecol, 2015, 45: 27–35.
[32] Donnelly J, et al. Obstet Gynecol, 2014, 124(1): 83–90.
[33] Buckley JR, et al. Congenit Heart Dis, 2015, 10(3): E131–138.
[34] Greenway SC, et al. Nat Genet, 2009, 41(8): 931–935.
[35] Lander J, Ware S. Curr Genet Med Rep, 2014, 2: 168–178.
[36] Duncan A, et al. J Obstet Gynaecol Can, 2011, 33(12): 1256–1259.
[37] Committee Opinion. Obstet Gynecol, 2013, 122: 1374–1377.
[38] Novelli A, et al. Ultrsound Obstet Gynecol, 2012, 39: 384–388.
[39] Dorn C, et al. Brief Funct Genomics, 2014, 13(1): 51–65.
[40] Shendure J, Ji H. Nat Biotechnol, 2008, 26(10): 1135–1145.
[41] Lepri FR, et al. BMC Med Genet, 2014, 15:14.
[42] Arrington CB, et al. Circ Cardiovasc Genet, 2012, 5:175–182.
[43] Tariq M, et al. Genome Biol, 2011, 12(9):R91.
[44] Stenson PD, et al. Hum Genomics, 2009, 4: 69–72.
[45] Yang Y, et al. NEJM, 2013, 369: 1502–1511.
[46] Yang Y, et al. JAMA, 2014, 312(18): 1870–1879.
[47] Ng P. PLOS Genet, 2008,4:e1000160.
[48] Alamillo C, et al. Prenat Diagn, 2015, 35: 1073–1078.
[49] Carss K, et al. Hum Mol Genet, 2014, 23(12): 3269–3277.
[50] Hillman SC, et al. Ultrasound Obstet Gynecol, 2015, 45:4–9.
[51] Vetro A, et al. Hum Mutat, 2012, 33: 923–929.
[52] Wapner RJ, et al. Prenat Diagn, 2012, 32: 396–400.
[53] Darilek S, et al. Genet Med, 2008, 10(1): 13–18.
[54] McGillivray G, et al. Prenat Diagn, 2012, 32: 389–385.
[55] Westerfield L, et al. J Clin Med, 2014, 3(3): 1018–1032.
[56] Pichert G, et al. J Med Genet, 2011, 48(8): 535–539.
[57] Kearney H, et al. Genet Med, 2011, 13(7): 680–685.
[58] Bernhardt BA, et al. Genet Med, 2013, 15(2): 139–145.
[59] Øyen N, et al. Circulation, 2009, 120: 295–301.
[60] Øyen N, et al. Cir Cardiovasc Genet, 2010, 3: 122–128.
[61] Gill HK, et al. J Am Coll Cardiol, 2003, 42(5): 923–929.
[62] Fesslova V, et al. J Pregnancy, 2011, 2011: 368067.
[63] Marelli AJ, et al. Circulation, 2007, 115: 163–172.
[64] Marelli AJ, et al. Circulation, 2014, 130: 749–756.
[65] Donofrio MT, et al. Circulation, 2014, 129(21): 2183–2242.
[66] Karampetsou E, et al. J Clin Med, 2014, 3(2): 663–678.
[67] Muzzey D, et al. Curr Genet Med Rep, 2015, 3(4): 158–165.

本章完整参考文献，请扫描以上二维码在线查看。若需下载，请登录 www.wpcxa.com “下载中心” 下载。

第 53 章 先天性心血管畸形与胎儿和新生儿循环

Abraham M. Rudolph

引　言

约 50 年前，人们认识到出生后肺循环的正常改变对许多先天性心血管畸形的表现有重要影响[1]。现在人们更加认识到，不仅是肺循环，出生后其他循环的变化也可能对心血管畸形的血流动力学和产后临床表现产生广泛的影响。此外，也有证据表明各种先天性心血管病变对出生后肺血管发育的影响。既往产前循环系统的发育与先天性心血管畸形之间的相互关系未得到重视，但随着胎儿超声心动图的广泛应用，证实先天性心血管畸形可能对胎儿循环的正常发育有深远影响，而且随着胎儿宫内发育逐渐增强。同时，胎儿期循环系统的发育变化可能会影响心血管畸形的表现方式以及妊娠期间这些变化显现的时间段。

本章回顾了目前先天性心血管畸形与胎儿循环发育及出生后心血管适应过程的相互作用。由于具体病种在其他章节介绍过，因此本章不再进行详细讨论。先天性心血管畸形可能通过以下几种机制影响循环系统的发育[2]：

- 改变血流模式。
- 改变流经心腔或大血管的血流量。
- 改变输送到胎儿各个器官的血氧水平。
- 升高胎儿静脉压力。

胎儿心血管系统

血流模式和血容量变化

◆ 心室发育

几十年来，人们一直认为出生时左 / 右心室较小或发育不良与胎儿期特定心腔流入 / 流出血流量不足有关。该理论是基于主动脉瓣或肺动脉瓣梗阻限制了进入相应心室的血流量这一事实。Lev 等在一项对婴儿左心室梗阻的尸检研究中发现卵圆孔很小，并推测流入左心房的血流受限是导致心室和主动脉异常的原因[3]，但很难排除卵圆孔小是心室和主动脉异常的结果，而不是其起因。

胎儿出生后，血流在肺循环和体循环中按顺序流动，因此任一心室流入或流出道梗阻都会影响两个心室的输出。如果梗阻严重，机体的血供将减少。然而，在胎儿中，即使任一心室的血液流入或流出严重受限，卵圆孔和动脉导管的分流仍可以维持正常的心室联合输出量（参见第 8 章）。因此，当三尖瓣或肺动脉瓣闭锁时，静脉回流血通过卵圆孔分流到左心房和左心室，再由主动脉通过动脉导管向肺供血。当存在二尖瓣或主动脉梗阻时，肺静脉血和全身静脉血均返回右心房，并由右心室进入肺动脉，通过动脉导管提供体循环和脐动脉血流。在伴有严重梗阻的先天性畸形中，流向一个心室的血流减少，而另一个心室的输出量则增加。胎儿有一个功能心室即能提供足够的血流量满足正常脐带和胎儿的需求，这些胎儿正常发育，无缺氧表现即可证明。

为了评估左心室流入或流出的血容量对胎儿发育的作用，我们以妊娠 90~120d（0.6~0.8 孕期）的胎羊为模型模拟了心室流入减少和流出受阻的情况[4]。在左心房中长期放置充盈球囊，左心室流入量减少至正常值的 1/3，导致左心室腔尺寸逐渐减小，大约 7d 内减小至正常左心室大小的约 50%，同时左心室心肌质量减轻。

在冠状动脉开口上方的升主动脉放置聚乙烯套圈形成左室流出道梗阻，收紧套圈使左心室到主动脉梗阻远端的收缩压力阶差约 20mmHg。由于套圈大小不变，随着主动脉生长，梗阻越来越严重。第 1 周，左心室壁变厚，但是 2~3 周内，左心室开始出现发育不良，随后左心室腔几乎变成狭缝状（图 53.1）。这些研究的重要性在于证明了在正常胎儿中，心室腔发育程度会受到其血流输入或输出量减少的影响。

在对妊娠约 60d 的胎羊肺动脉主干放置套圈进行右室流出道梗阻对心室发育影响的研究中发现，随着胎羊宫内发育，肺动脉主干梗阻进行性加重，类似肺动脉狭窄。在肺动脉主干套圈放置约 60d 后，对胎羊进行血流动力学研究，结果显示右心室收缩压升高，输出量降低，而左心室输出量增加，导致联合心室输出量几乎正常。右心室心肌质量增加，但右心室腔大小变化差异很大：一些胎羊的右心室腔几乎消失，呈狭缝状，而另外一些右心室明显增大。

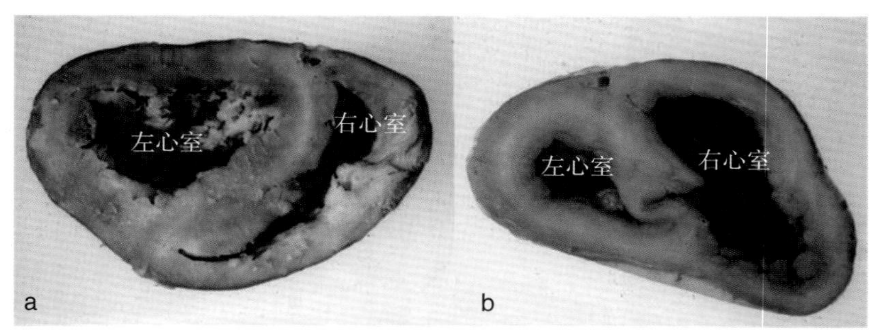

图 53.1 胎儿心脏的心尖和房室沟之间的切面。a. 正常胎儿心脏的左、右心室。b. 环缩升主动脉 10d 后模拟主动脉狭窄的胎儿心脏，注意左心室明显变小

右心室大小可能与三尖瓣功能有关。当三尖瓣较小时，右心室腔较小，而较大的三尖瓣口与右心室增大相关，其差异可以通过流经心室循环的血流量来解释。如果三尖瓣功能良好，则右心室搏出量会因流出道梗阻而减少，相应的右心室腔容积减小；相反，如果三尖瓣功能不全，右心室在高压下搏出大量血液，大部分因三尖瓣关闭不全反流到右心房，导致右心室容积增加。在肺动脉闭锁的人类胎儿中，观察到右心室对流出道梗阻的不同反应，其中一些胎儿右心室发育不良，而另一些则显示右心室明显增大，有时甚至严重损害胎儿的肺生长[5]。

胎羊研究提供了可靠的证据显示在胎儿发育过程中干扰心室血液流入或流出可能导致心肌发育不良，因为在引入干扰因素之前心肌正常，且无其他异常。一些报道表明，在人类胎儿中，主动脉狭窄可能导致左心室逐渐缩小，并可能随着孕周增大发展为左心发育不良。如果婴儿出生时左心发育不良，则可能无法提供足够的心排血量来满足体循环需求，依赖右心室通过动脉导管向体循环供血存活。有人提出，通过主动脉瓣球囊血管成形术尽早缓解胎儿主动脉瓣狭窄可能避免严重的心室发育不良，目的是促进左心室在宫内发育，并在出生后能够提供足够的体循环输出量，即“双心室循环”。目前已经可以通过母亲腹部经皮穿刺来完成该手术。数个中心已经开展了这项手术，成功率很高，胎儿和母亲的风险均很小。尽管在减轻或减少胎儿主动脉狭窄和避免心室进一步萎缩方面取得了显而易见的成功，但迄今为止，宫内主动脉瓣球囊血管成形术后左心室能够提供足够心排血量的婴儿仍相对较少[8-9]。2006 年波士顿儿童医院的一系列报道中，大约 1/3 成功实施主动脉球囊血管成形术的胎儿在出生后拥有双心室心脏[10]。最近对 100 例胎儿进行了主动脉球囊瓣膜成形术研究，其中 88 例活产，38 例 (43%) 在出生后建立了双心室循环[11]。不能排除部分或全部胎儿无需任何干预出生后发展为双心室循环的可能。为解决这一问题，我们回顾性分析了 107 例诊断为主动脉瓣狭窄、未在宫内进行主动脉瓣膜成形术的胎儿结果[12]。出生后，80 例患儿进行了手术治疗，44 例成功保持双心室循环。因此，在宫内进行主动脉瓣成形组与未进行成形组相比，建立双心室循环的婴儿数量差异不大。一直以来人们都在尝试建立一个用于胎儿主动脉瓣狭窄宫内瓣膜成形术的推荐标准。Makikallio 等[10] 注意到，主动脉瓣狭窄胎儿的左心室发育更容易受到影响，表现为主动脉弓逆行血流、通过卵圆孔左向右分流、单相二尖瓣血流或明显的左心室功能障碍。基于这些观察结果，我们已经制定了主动脉瓣狭窄胎儿行瓣膜切开术的适应证，但仍需进一步明确[13]。

主动脉瓣成形术的不同结局提出了一个问题，

即心室发育异常是继发于主动脉瓣异常，还是原发病变[14]。胎儿超声很少能发现左心室大小和功能正常的主动脉瓣狭窄后期发展为左心发育不良。大多数妊娠 16~20 周左心室较大且功能不全的胎儿都可见回声致密的心内膜下层。随着孕周增大，心室逐渐变小，需要考虑主动脉狭窄的诊断。心室肌异常的原因很可能是暴露于感染或毒素，或遗传异常，这会影响左心室的输出功能，而主动脉瓣异常可能是左心室输出量减少的结果。如果左心室输出量严重减少，甚至可能发展为主动脉闭锁。左心发育不良可能有多种原因，如果是由于毒素、感染或遗传因素引起的原发性心室肌损伤，那么可能不适宜进行宫内主动脉瓣球囊成形术，因为手术不可能逆转异常进程。如果主动脉狭窄是主要问题，那么产前尽早解除梗阻可能改善出生后左心室维持体循环血流的能力。因此，研发能明确心室发育异常原因的技术很重要。

◆ 升主动脉和主动脉弓发育

左心室泵入升主动脉的大部分血液直接流向大脑和上肢。胎羊约 33% 的联合心室输出量（CVO）由左心室泵出，3% ~25% 的 CVO 分布至头部和前肢，因此只有约 10% 的 CVO 通过主动脉峡部到达降主动脉（参见第 8 章）。尽管目前尚无法精确测量人类胎儿主动脉峡部血流，但似乎与胎羊血流相似。通过主动脉峡部的血流量相对较少可表现在形态学上，人类胎儿主动脉峡部 / 升主动脉直径之比约为 0.7，前者横截面积约为后者的 1/2。

在几种先天性心血管畸形中，流入主动脉的血流量发生变化，增大 / 减小了主动脉直径。因此，对于合并室间隔缺损的肺动脉闭锁胎儿，来自左 / 右心室的所有血液都泵入升主动脉，其总量至少是正常的两倍，这导致升主动脉横截面积远大于正常面积。相反，主动脉闭锁的胎儿，没有左心室血流进入主动脉，血流经动脉导管逆行灌注主动脉弓及升主动脉，升主动脉仅少量血液灌注冠状动脉循环，导致升主动脉直径明显减小、发育不良。

肺动脉闭锁合并完整室间隔或微小室间隔缺损的胎儿，所有或大部分返回心脏的血流进入左心房，并由左心室泵入主动脉（图 53.2），因此，当合并肺动脉狭窄时，升主动脉很粗大。但是，在三尖瓣闭锁合并大动脉转位胎儿中，左心室直接将血液泵入主肺动脉。进入升主动脉的血流来自小右心室，其血液来自室间隔缺损的分流（图 53.3）。由于升主动脉内血流减少，因此升主动脉很细小。同样，由于大部分进入主动脉的血流灌注颈动脉和锁骨下动脉，仅少量流经主动脉峡部，因此主动脉峡部非常狭窄。通过动脉导管的血流补偿了主动脉峡部狭窄对降主动脉血流的影响。

在其他畸形中，由于左室流出道梗阻，胎儿升主动脉血流会受到影响，如 Taussig-Bing 畸形，可能因为主动脉瓣狭窄或瓣下狭窄合并主动脉弓狭窄及主动脉缩窄。

主动脉缩窄通常合并左心室排血量减少的先天性心血管畸形，有证据表明，通过峡部的低血流量是局部主动脉狭窄的原因。主动脉缩窄在宫内通常不明显，出生后因为动脉导管闭合表现为主动脉梗阻。主动脉后外侧壁突向动脉导管入口处形成一褶皱。Hutchins[15] 提出，肺动脉通过导管进入主动脉的血流大，同时主动脉峡部血流量低，导致主动脉

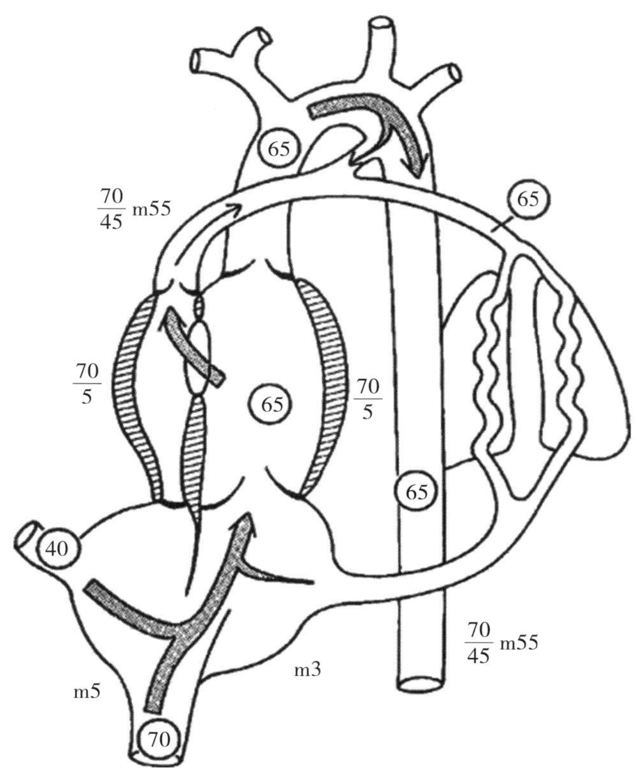

图 53.2 胎儿三尖瓣闭锁合并小室间隔缺损。大部分血流由左心室泵出。升主动脉和主动脉弓很粗大。肺动脉很细小，其血流来自动脉导管。图中显示了腔室和大血管的压力以及血氧饱和度（圆圈内）。m= 平均压力。经允许，引自 Rudolph AM. Congenital Diseases of the Heart.Chichester. UK：Wiley.2009[14]

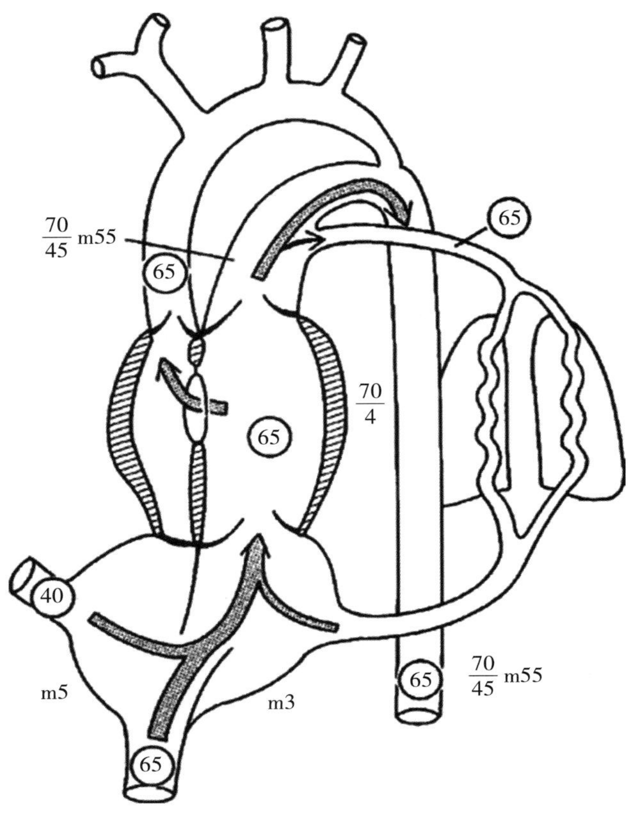

图 53.3 胎儿三尖瓣闭锁、小的室间隔缺损和大动脉转位。升主动脉内血流减少，导致升主动脉和动脉弓狭窄。动脉导管粗大，将大部分血液供应到降主动脉。图中显示了腔室和大血管的压力以及血氧饱和度（圆圈内）。经许可，引自 Rudolph AM. Congenital Diseases of the Heart. Chichester：Wiley，2009[14]

峡部与降主动脉交界区过度生长，该区域就是一个分界点。流量模型的实验研究已经证明了这种现象。

◆ 动脉导管大小和方向

正常胎儿由右心室泵出的血液大部分通过动脉导管进入降主动脉。胎羊通过导管的血流量约占右心室输出量的 85%，或略多于联合心室输出量的一半；人类胎儿的肺血流量相对较大，联合心室输出量的 35%~40% 通过动脉导管 (参见第 6 章)。基于血流大小和方向，导管以下斜角度连接降主动脉（图 53.4）。先天性心血管畸形如肺动脉闭锁或明显右室流出道狭窄、三尖瓣闭锁、三尖瓣下移畸形合并重度三尖瓣关闭不全等均与右心室血流没有或少量进入肺动脉有关。肺动脉通过导管的大流量正常供血模式被主动脉供应肺动脉的血流模式所取代。由于流量比正常小，动脉导管通常较窄。这些婴儿的主动脉和动脉导管之间的下夹角度不同。肺动脉闭锁合并室间隔缺损患儿的肺动脉细小，动脉导管与降主动脉之间的下夹角度呈锐角 (图 53.4)。然而，室间隔完整的肺动脉闭锁患儿的肺动脉粗细不同。当右心室发育良好，有流入部、小梁部和流出部 (即三部) 时，肺动脉发育良好，主动脉与导管之间的下夹角度通常较钝。如果右心室发育不良，肺动脉细小，导管与降主动脉之间的下

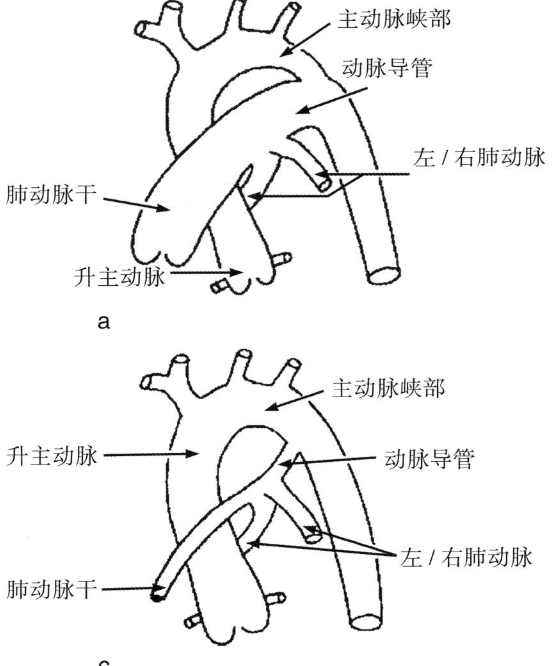

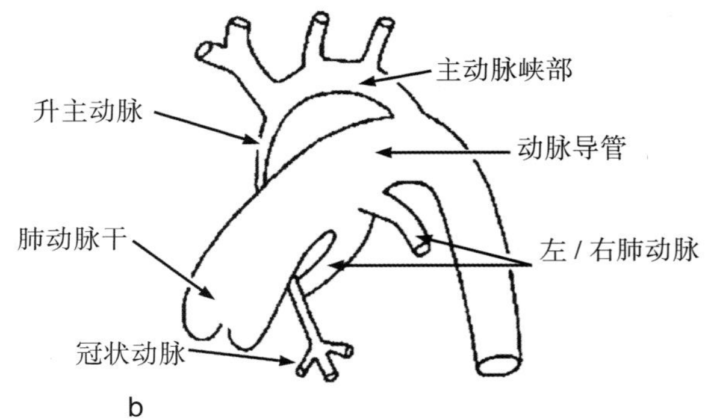

图 53.4 图中所示为正常胎儿的肺动脉干、动脉导管和主动脉(a)，主动脉闭锁胎儿（b）和肺动脉闭锁胎儿（c）。在正常胎儿，大量血液从肺动脉经导管进入降主动脉，动脉导管较粗，以下斜角度连接主动脉。主动脉闭锁胎儿，心脏全部输出进入肺动脉，大部分通过很粗的动脉导管以下斜角度进入主动脉。肺动脉闭锁的胎儿，血液从主动脉经动脉导管流向肺动脉。由于仅供应肺循环，动脉导管小，与主动脉连接处呈锐角。经许可，引自 Rudolph AM. Congenital Diseases of the Heart. Chichester: Wiley,2009[14]

夹角通常是锐角，这种差异可以用胎儿发育过程中血流模式被干扰来解释。肺动脉闭锁合并室间隔缺损胎儿的闭锁可能出现在发育早期，因此肺动脉没有血流通过动脉导管到达主动脉。肺动脉闭锁合并完整室间隔，肺动脉瓣可能在妊娠期间开放一段时间之后逐渐狭窄直至闭锁。肺动脉经导管的血流持续直到狭窄变得严重，因此，右心室发育良好患儿的下夹角度为正常钝角[16-17]。

导致左心室梗阻的病变如主动脉弓中断、主动脉闭锁、重度主动脉或左室流出道狭窄和二尖瓣闭锁均与经主动脉峡部至降主动脉血流显著减少或缺乏有关。此外，升主动脉和降主动脉血流一样可能源自通过动脉导管的肺动脉血流。这些胎儿的动脉导管通常比正常粗大，导管与降主动脉交界处的下夹角倾斜。如前所述，跨过导管的血流量大于正常值且峡部比正常细小，可能会在峡部与降主动脉连接处形成分界点，并形成主动脉缩窄褶皱。

胎儿心血管系统梗阻性病变的影响

本章前文已经讨论了梗阻性病变减少心室和大血管血流量的作用机制，本节将介绍梗阻性病变对其他器官系统的可能影响。

◆ 动脉导管梗阻及肺循环

胎儿的肺动脉压和主动脉压在妊娠期大部分时间几乎相同，但在胎羊出生前最后几周，可能由于动脉导管轻微收缩，肺动脉压略高，胎羊动脉导管急性收缩可致肺动脉压升高和主动脉压轻微下降。我们通过实验证明，胎羊动脉导管收缩导致第五级肺小动脉（肺阻力血管）平滑肌数量增多[18-19]，这可能会干扰出生后肺血管阻力的正常下降，导致新生儿持续性肺动脉高压综合征，最近更多的胎羊研究证实了这些结果[20]。宫内胎儿动脉导管收缩的原因目前尚不清楚。

如第 6 章所述，前列腺素扩张动脉导管。水杨酸盐类或吲哚美辛导致宫内胎羊动脉导管收缩，肺动脉压升高[21]。现已充分认识到新生儿持续性肺动脉高压与母体摄入非甾体抗炎药有关[22]，推测是胎儿长期肺动脉高压导致肺动脉平滑肌增生的结果。

下文将讨论胎儿大动脉转位合并动脉导管收缩。

主动脉弓梗阻和脑血流

左心发育不良和主动脉闭锁胎儿的脑循环无法由左心室泵血供应，而是经动脉导管、主动脉峡部和弓部逆行血流灌注。研究表明，左心发育不良的胎儿和新生儿的头围小于正常[23]，且大脑发育受损[24-25]，提示胎儿大脑供氧减少可能影响其大脑发育[26]。对左心发育不良胎儿主要脑动脉进行多普勒流速的研究支持这一观点，研究结果表明，与正常胎儿相比，这类胎儿的脑动脉搏动指数（PI）降低，PI 代表收缩期峰值与舒张期谷值与平均血流速度的关系[27]。低 PI 表明脑血管阻力降低，是脑缺氧的结果。尽管 PI 降低可能是脑血管扩张引起，但也可能是循环动力学改变所致。

前文已经提到，主动脉闭锁和左心发育不良胎儿的大脑发育受损可能是脑供血不足所致[28]。由于升主动脉内几乎没有血流，血液通过迂回途径从肺动脉通过动脉导管然后逆行通过主动脉峡部和主动脉弓到达颈动脉和脑动脉，这可以很好地解释大脑动脉多普勒血流模式的改变。另一个可能干扰大脑血供的重要因素是合并主动脉缩窄，可能位于动脉导管附近，或者在动脉导管和主动脉峡部之间。约 75% 的左心发育不良婴儿合并主动脉缩窄[29]。

尽管血流动力学改变可以导致大脑发育障碍，但导致心脏畸形的遗传因素或毒性因素都可能导致大脑异常。

◆ 卵圆孔梗阻

Lev 等报道了卵圆孔变窄 / 缺失与左心发育不良的关系，并认为进入左心室的血流量不足可能是左心发育不良的原因[3]。然而，如果以左心发育不良、主动脉或二尖瓣闭锁为主要病变导致循环异常，也可以很好地解释卵圆孔异常。因为左心室输出量减少，右心室输出将增加以维持联合心室输出量。返回左心房的肺静脉血并非由左心室排出，因此必须通过卵圆孔分流。左心房压力升高导致房间隔向右移位，促进卵圆孔闭合。左心房和肺静脉压力增加导致肺淋巴管扩张，可能与左心发育不良综合征及卵圆孔缺失有关。

现在我们已经认识到，先天性左心发育不良婴儿的卵圆孔闭塞 / 缺失与围手术期和姑息性手术后高死亡率有关[30-31]，这提示如果确认卵圆孔闭塞，可以在出生后尝试手术前紧急开放卵圆孔[32]。最近的研究建议，如果发现左心发育不良胎儿的卵圆孔闭塞，应进行宫内干预开放卵圆孔[33]。人们已经认识到，超声心动图显示肺静脉血流变化与前向血流障碍一致，有助于检测卵圆孔是否梗阻[34]。

胎儿心血管系统血氧含量改变的影响

◆ 肺动脉血氧饱和度升高

人们较少关注血氧饱和度改变对先天性心血管畸形胎儿和新生儿循环可能产生的影响。笔者推测大动脉转位胎儿的肺动脉血氧饱和度高于正常水平，而升主动脉血氧饱和度则低于正常[14,35]。提示肺循环可能受到影响，并可能影响大脑氧合与代谢。在对超声心动图的研究中观察到一些大动脉转位胎儿合并小卵圆孔或动脉导管狭窄，或两者兼有[36]。Jouannic 等报道，约 4% 的大动脉转位婴儿在出生不久出现严重状况，早期重度低氧血症通常与胎儿超声心动图发现卵圆孔或动脉导管异常有关[37]。

这些观察结果完全可以用肺动脉血氧饱和度高于正常值来解释。在胎儿中，充分氧合的脐静脉血通过静脉导管后优先通过卵圆孔进入左心房和左心室。来自上、下腔静脉的体静脉血则通过三尖瓣流向右心室（参见第 6 章）。正常情况下，低氧饱和度的右心室血液进入肺动脉干，胎羊的测量结果表明，肺动脉和动脉导管内血液的氧饱和度约为 50%，氧分压（pO_2）为 18mmHg（图 53.5）。左心室泵入升主动脉血液的氧饱和度约为 65%，pO_2 为 25mmHg。大动脉转位胎儿的脐静脉、静脉导管和腔静脉似乎具有正常的静脉血流模式。充分氧合血液由左心室泵入肺动脉干，因此肺循环和动脉导管血液中的氧饱和度和 pO_2 高于正常水平。假设流经血管和分流的总联合心室输出量比例与正常胎儿相似，估测肺血管和动脉导管血液的氧饱和度约为 72%，pO_2 约为 28mmHg（图 53.6）。

胎儿肺循环对 pO_2 的微小变化非常敏感。在一项胎羊实验中，母羊吸入 100% 的氧气，pO_2 增加 7mmHg 导致肺血流量增加 3 倍[38]。大动脉转位胎

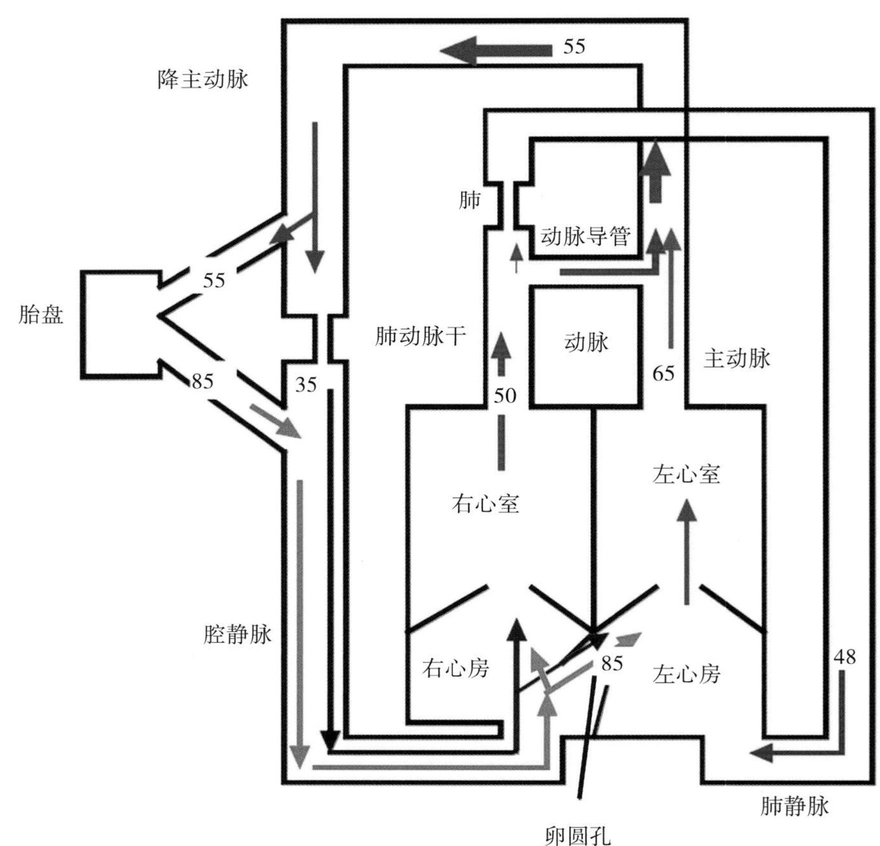

图 53.5 正常胎羊循环显示心脏腔室和大血管中的血流模式和血氧饱和度。注意：升主动脉血氧饱和度高于降主动脉，而肺动脉的血氧饱和度低。经许可，引自 Rudolph AM. Pediatr Res, 2007,61：375−380[35]

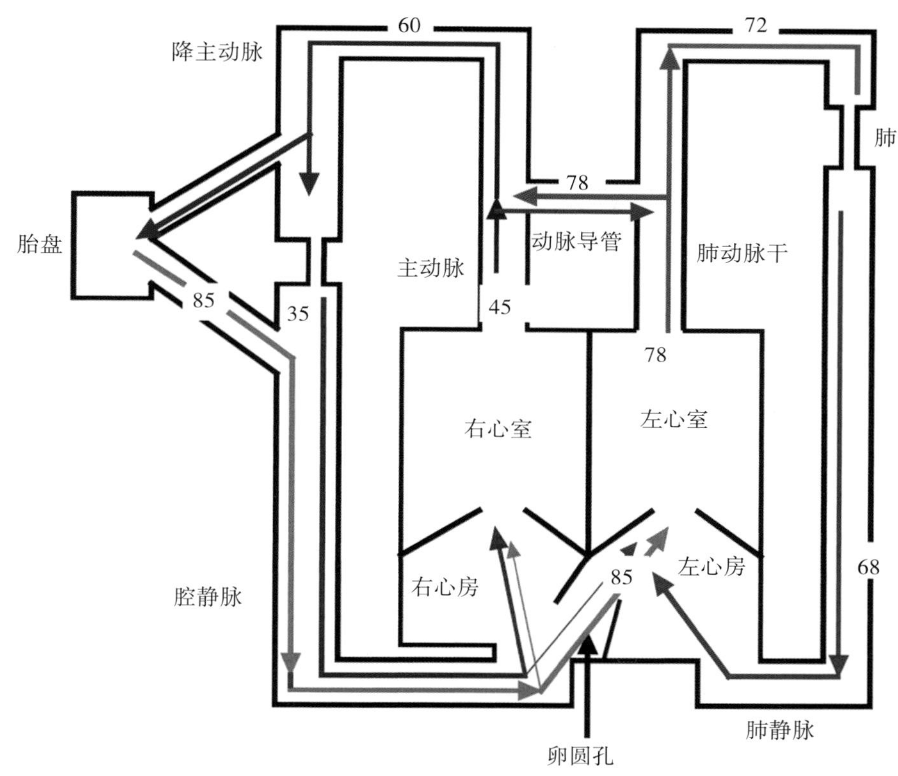

图 53.6 大动脉转位胎儿的循环，显示心脏腔室和大血管血流模式和血氧饱和度。与正常情况相比，左心室发出的肺动脉血氧饱和度非常高。右心室发出的升主动脉血氧饱和度非常低，这是基于对各血管血流量的估算数据。经许可，引自 Rudolph AM.Pediatr Res, 2007,61: 375−380[35]

儿较高的 pO_2 血灌注可使肺血管阻力降低，肺循环血流量增加，通过动脉导管的血流量减少。肺血流量增加将导致更多的静脉血回流到左心房，导致左心房压力升高，使房间隔突向右侧，从而倾向于减小卵圆孔。来自肺动脉干的血流重新分配，少量血流通过动脉导管流入降主动脉，影响动脉导管的粗细。

肺循环对氧的反应随胎龄而变化。在对胎羊的研究中，妊娠约 100d（足月约 150d）之前肺动脉 pO_2 升高，肺血管很少扩张。随着胎龄的增加，血管扩张反应逐渐增加 [39]。据报道，人类不同胎龄的反应差异也类似。母亲吸入氧气不会影响妊娠约 25 周胎儿的肺血流量，但妊娠 30 周后胎儿的肺血流量会增加 [40]。因此，直到妊娠晚期才能观察到肺动脉血中较高的氧饱和度对大动脉转位胎儿的影响。

较高 pO_2 的肺动脉血，除了增加肺血流量从而减少通过动脉导管的血流外，还可能对导管产生直接的血管收缩作用。导管对氧的反应也随着胎龄增加而增加。妊娠 90d 天以内的胎羊，pO_2 增加引起导管的收缩程度最小，但随着妊娠周数增加，收缩增强 [41]。导管收缩将促使血液向肺循环转移。

有趣的是，导管收缩可以解释某些室间隔完整型大动脉转位婴儿的出生后肺血管阻力升高 [42]。

胎儿动脉导管收缩会使肺动脉压力升高，从而引起肺血管平滑肌增生，这可能导致新生儿持续肺动脉高压（参见本章“动脉导管梗阻和肺循环”部分）。大动脉转位胎儿也可能发生同样的现象。由肺动脉高压引起的肺血管阻力增加是否抵消大动脉转位胎儿肺动脉 pO_2 升高效应目前尚不清楚。

◆ 升主动脉血氧饱和度下降

正常胎儿的左心室泵入升主动脉血液的氧饱和度相对较高，约为 65%。这是由于氧合良好的脐静脉血优先通过静脉导管，通过卵圆孔进入左心房（图 53.5）。在许多先天性心血管畸形中，回流到心脏的静脉血几乎完全混合，使流至主动脉和肺动脉的血液含氧量相同。因此，三尖瓣闭锁或肺动脉闭锁合并完整室间隔的胎儿，静脉血全部进入左心房；而二尖瓣闭锁或主动脉闭锁合并完整室间隔胎儿的静脉血在右心房完全混合。根据胎羊静脉回流程度，估计完全混合的胎儿血到达全身各部位的血氧饱和度为55%~60%。这表示输送到大脑和冠状动脉循环的血氧含量略有下降，尽管可能导致这些器官的血管舒张，但影响可能很小。这些病变也可能导致肺动脉血氧饱和度高于正常，虽然效果不会像大动脉转位那样明显（见前文），但是仍需要确定肺血管阻力低于正常且动脉导管收缩的可能。

大动脉转位胎儿的升主动脉血氧饱和度显著降低，从正常约65%降至约45%(图53.6)。脑血氧饱和度降低导致脑血管扩张，脑血流量增加[43]。较低的血氧饱和度不太可能影响大脑的功能和发育，因为即使向大脑输送的氧气急剧减少，大脑的耗氧量也能维持在正常水平[44]。

有证据表明，大动脉转位胎儿的脑血流量增加，对脑动脉多普勒流速的研究显示搏动指数较低，提示脑血管阻力降低[45]。然而，长期增加大脑血流量对大脑发育的影响尚未得到验证。此外，虽然增加的脑流量有可能允许无应激反应的大动脉转位胎儿有足够的耗氧量，但是，如果由于任何原因出现应激性缺氧，则可能缺乏足够储备以维持正常水平的脑耗氧量。观察发现，大动脉转位婴儿出生时头围较小，提示大脑发育可能受到影响[23]。

大动脉转位胎儿的冠状动脉循环的血氧饱和度也降低。胎羊急性低氧血症时冠状动脉血流量明显增加，即使是相当严重的低氧血症，心肌耗氧量也可维持在正常水平[46]。然而像大脑循环一样，没有关于冠状动脉血流持续增加可能产生有害影响的数据。此外对于应激性低氧情况下能否维持输氧能力目前也存在疑问。

先天性心血管畸形与出生后循环适应性变化的关系

第6章讨论了胎儿出生后血液循环的正常变化，其主要适应性变化是呼吸导致的动脉血氧压力升高，肺血管阻力下降，动脉导管收缩，卵圆孔关闭，脐-胎盘循环消失，静脉导管闭合。出生后的血流模式常因先天性心血管畸形而改变，并引起临床症状。

肺血管阻力降低

◆ 异常分流的影响

左心室与右心室、主动脉与肺动脉、左心房与右心房之间的异常分流是较为常见的先天性心脏畸形。出生后肺血管阻力变化的幅度和时间是决定出生后这些病变血流动力学变化和临床表现的重要因素。

出生后，源自主动脉的低阻力脐带-胎盘循环关闭，导致体循环血管阻力增加；呼吸导致肺血管阻力明显下降(参见第6章)。正常情况下，动脉导管和卵圆孔闭合使心脏左、右心循环分离，像成年人一样，血液依次通过肺循环和体循环。随着出生后肺血管阻力下降和动脉导管闭合，肺动脉和右心室压力下降。

大型室间隔缺损或粗大未闭动脉导管往往使心脏左、右两侧压力相等。粗大的未闭动脉导管、主动脉和肺动脉收缩期和舒张期压力大体相同；而大型室间隔缺损，心室和大动脉的收缩压相同，但舒张期肺动脉压力低于主动脉。同等压力下，体循环和肺循环的相对阻力决定了其血流量。如前所述，出生后体血管阻力增加，肺血管阻力下降。心室或大动脉水平如果存在大的分流，血流则优先进入肺循环，出生后出现左向右分流。灌注肺循环的血液包括体循环静脉回流血和心脏左向右分流血。肺/体血流量比通常用来表示血流分流量大小，比例越高，分流量越大。

左向右分流减少了左心室泵入体循环的血流量。因此，如果肺/体循环血流比率为2:1，则左心室泵出的血液只有一半进入体循环，如果比率为3:1，则只有1/3的左心室血流到达体循环。为了维持足以提供氧气和营养需求的体循环血流量，必须增加左心室输出量。左向右分流的血液进入肺循环，通过肺静脉返回左心房，导致左心房和左心室舒张末期压力增加。如第6章所述，新生儿心脏能够增加输出量以应对心房充盈压升高。

新生儿早期，肺血管阻力降低是通过肺血管平滑肌松弛来实现的，但是下降程度受到动脉中层平滑肌的制约。因此，左向右分流程度和左心房压力增加受到限制。图53.7显示新生儿早期大型室间隔缺损的血流动力学改变。

正常婴儿的肺血管阻力在出生后 6~8 周内持续下降，随着平滑肌退化，肺小动脉壁变得更薄。在大型左向右分流病变婴儿中，肺血管阻力也继续逐渐下降，导致左向右分流量和左心房压力进行性增加 (图 53.8)。

有较大室间隔缺损或主 – 肺动脉分流的婴儿，肺血管阻力下降较慢，下降不到正常婴儿的低水平。这可能是出生后肺动脉高压持续存在的结果。

左向右分流持续增加导致左心房压力增加，最终肺部体液渗出，引起呼吸系统做功增加。交感 – 肾上腺和肾素 – 血管紧张素刺激导致左心室输出量显著增加， 出现充血性心力衰竭的许多临床特征，如出汗、体液潴留、代谢增加和发育不良。肝脏肿大是相对晚期的表现。治疗的即刻目标是通过利尿减少钠和液体潴留，使用血管扩张剂降低左心室后负荷，使用正性肌力药可能改善心室功能。临床情况稳定后，通过手术或可能的介入性导管手术来关闭异常分流。异常分流较小的患儿新生儿期一般不出现症状。

少量分流通常不会引起症状，出生后肺动脉压下降至正常。中等大小分流可能使婴儿在出生后 2~3 个月出现充血性心力衰竭，与肺血管阻力下降和分流量增加有关。

出生后心房水平大量分流的反应与心室或主 – 肺动脉水平分流的反应不同。随着肺血管阻力降低，肺动脉压下降。如果房间隔缺损较大，左 / 右心房压力将大体相同。左 / 右心房压力相等时，心室舒张期进入左 / 右心室的流量将取决于各自收缩末期容积和心室顺应性。胎儿左 / 右心室压力相等，室壁厚度相近。心房压力相同的条件下，流入各个心室的血流量相似，不发生明显分流。然而，由于肺血管阻力下降，出生后不久就可观察到左向右分流。心室每搏输出量在很大程度上取决于后负荷，尤其是胎儿和新生儿（参见第 8 章）。肺血管阻力下降导致右心室后负荷降低，因此右心室每搏输出量大于左心室，其结果是右心室更易排空，其收

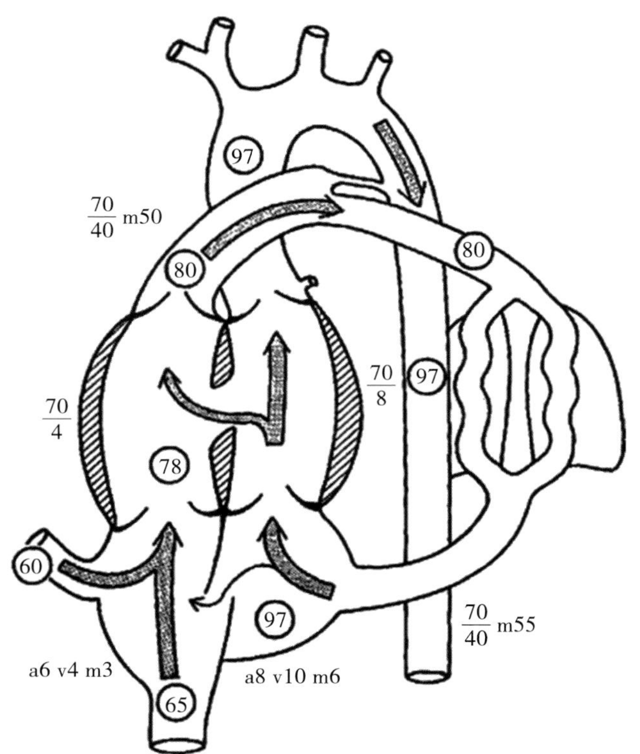

图 53.7 大型室间隔缺损新生儿早期的心脏和大血管循环。肺血管阻力尚未明显下降。圆圈内显示血氧饱和度。注意左向右中度分流，左心房压力略有增加。经许可，引自 Rudolph AM. Congenital Diseases of the Heart.Chichester. UK: Wiley, 2009[14]

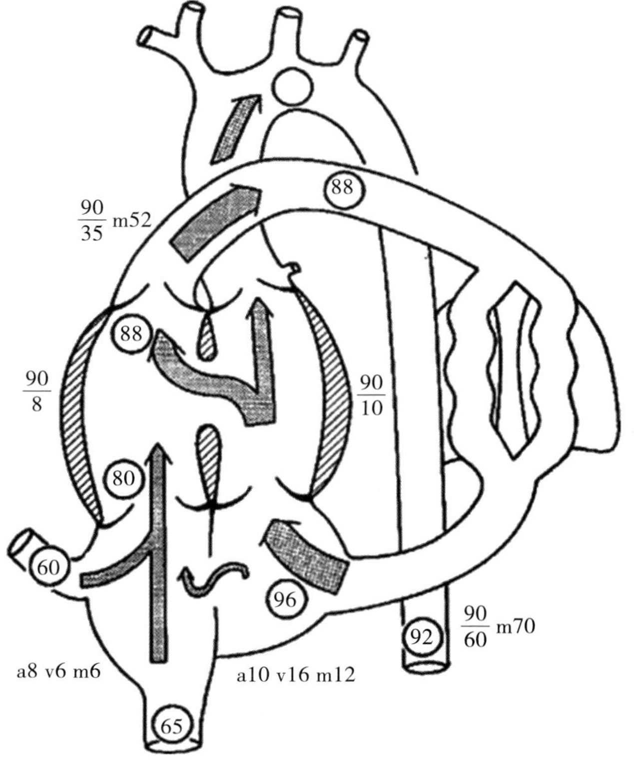

图 53.8 大型室间隔缺损婴儿肺血管阻力降低后的心脏和大血管循环。圆圈内显示血氧饱和度。注意左向右大量分流，左心房压力明显增加。肺动脉收缩压高，但舒张压低于主动脉。经许可，引自 Rudolph AM. Congenital Diseases of the Heart.Chichester. UK: Wiley,2009[14]

缩末期容积较小，因此有更多的血液流入右心室，房间隔水平出现左向右分流。出生后 6~8 周内，肺血管阻力逐渐下降，使得从左向右分流量增加。肺动脉和右心室压力伴随右心室壁变薄而下降，左向右分流也随着右心室顺应性降低而增加。大多数房间隔缺损婴儿没有明显症状。左心房压力没有升高，因此没有明显的呼吸道症状。右心室容量负荷逐渐增加，但由于右心室压力正常或仅轻度增加，因此其耐受良好。房间隔缺损较大的婴儿偶尔确实表现出一些心力衰竭的迹象，可能是神经激素刺激的结果。

◆ 早产儿心脏分流

早产儿伴有心脏左 / 右心之间分流常在出生后早期即出现症状和体征。尽管尚不完全清楚为什么会发生，但可能与出生后肺血管阻力下降更快、下降程度更大有关。大的左向右分流、肺毛细血管渗液进入肺组织及肺泡渗透性更大时，左心室则无法充分增加输出量以维持体循环血流量。如第 6 章所述，绵羊胎儿在妊娠 90d 之前，肺循环对缺氧不敏感，随后对缺氧的反应逐渐增加，直至足月。

因此，早产儿出生时肺血管阻力可能较低，并且在出生后下降更快，导致左向右分流迅速发展。尽管左心房压力可能不会明显升高，但由于肺血管通透性较高，早产儿更容易发生肺部液体渗出。血浆白蛋白浓度低导致血管内渗透压下降，进一步促进了渗出。

早产儿经常出现呼吸窘迫，由于缺乏表面活性物质而需要辅助通气。合并左向右分流病变不利于婴儿脱离辅助呼吸，因为肺内液体积聚会干扰正常呼吸功能的建立。

使用利尿剂可以改善通气，但可能需要闭合异常分流。最常见分流是动脉导管未闭（见下文），即使是较小的室间隔 / 房间隔缺损，也可能与早产儿难以建立正常呼吸有关。

动脉导管闭合

正常情况下动脉导管在出生后收缩，人类婴儿出生约 15h 内动脉导管功能性关闭。如前所述，胎儿期导管发育可能受到先天性心血管畸形影响，如果心脏病变导致右心室或左室流出道梗阻，则动脉导管是提供肺或体循环血流的重要通道。动脉导管对于出生时依赖其向肺 / 体循环供血的各种先天性心脏畸形婴儿的存活非常重要。早产儿动脉导管经常延迟关闭，可能会严重影响他们的生存（请参见下文）。

◆ 肺循环血流量减少

胎儿期肺不是气体交换的器官，肺血流量相对较低。肺动脉闭锁或三尖瓣闭锁伴完整室间隔时，胎儿通过动脉导管供应肺血流。由于血流量远低于正常，动脉导管较细小。出生后如果经肺进行气体交换，肺血流量必须增加 8~10 倍。刚刚出生时动脉导管通畅，肺血流量可能足够大以提供足够的氧摄取来满足代谢需要。动脉导管收缩导致肺血流及肺部氧摄取减少（图 53.9）。这些先天性心血管畸形中左心房和心室内体静脉和肺静脉回流血完全混合。混合血氧饱和度由肺 / 体循环血流比决定。肺血流量比例越低，动脉血氧饱和度越低。

通常出生后 10~15h 内动脉导管关闭。但许多

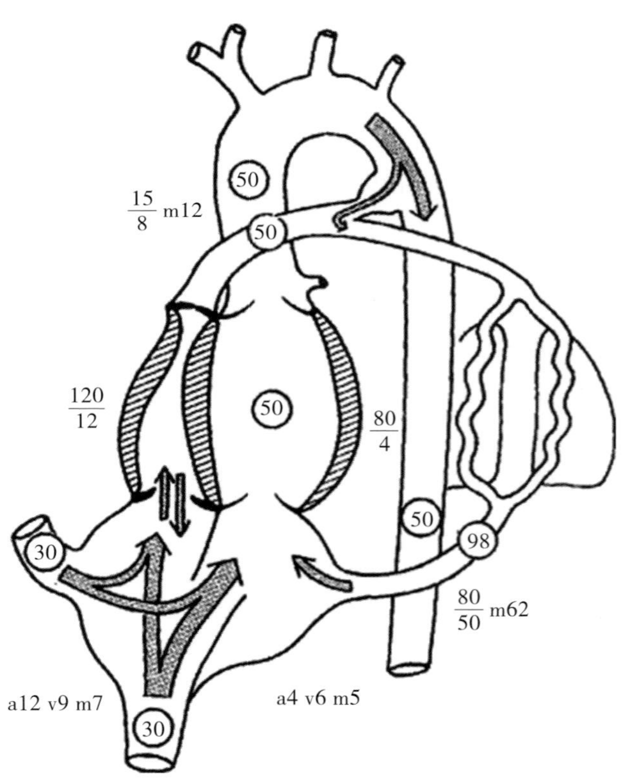

图 53.9 新生儿肺动脉闭锁，显示肺血流量依赖于动脉导管开放。体循环和肺循环静脉血在左心房内混合，左心室承担全心排血量。显示血流路径和血氧饱和度（圆圈）。经许可，引自 Rudolph AM. Congenital Diseases of the Heart. Chichester. UK: Wiley,2009[14]

肺动脉或三尖瓣闭锁婴儿的动脉导管在相当长的一段时间内仍保持通畅，尚不清楚什么原因导致关闭延迟，可能是导管收缩导致动脉血氧饱和度下降，随后动脉血氧饱和度下降使导管又恢复原状；也可能是由于出生后血液中前列腺素浓度保持较高水平。血液通过肺循环时清除前列腺素，由于肺血流量低，出生后血液中前列腺素浓度降低出现延迟。动脉导管收缩时常通过注入前列腺素 E 来保持导管开放。如果导管收缩明显，前列腺素 E 的松弛作用可能会延迟 15~30min 甚至更长时间出现。因此建议尽早输注前列腺素，以避免导管过度收缩 [40]。

◆ 体循环血流量减少

主动脉闭锁胎儿的体循环以及脐带 – 胎盘循环供血均来自动脉导管，因此动脉导管在胎儿期很通畅。出生后，体循环血流继续依赖于动脉导管从肺动脉流向主动脉（图 53.10）。但是，由于生后胎盘 – 脐带血流消失，通过导管的血流减少。出生后导管收缩也会减少体循环血流量，导致脉搏波动减弱，动脉压下降。如果血流量大幅度减少，则向组织输送的氧气不足以满足新陈代谢的需要。即使氧饱和度未显著降低也可能因无氧代谢导致乳酸血症。

肾脏血流减少会导致肾脏损害。

主动脉弓中断婴儿的下半身血流依赖于动脉导管，动脉导管收缩可导致血流量减少、氧供应不足及代谢性酸血症。

这些病变和导管依赖性肺血流情况一样，出生后动脉导管可能比正常人保持更长的开放时间。

对体循环导管依赖型婴儿输注前列腺素通常可以有效松弛导管，为组织提供足够的血流需求，为无严重代谢紊乱的婴儿制订手术计划。通过介入手术将支架置入导管中以保持其通畅，可为主动脉闭锁婴儿等待供体器官进行心脏移植争取时间，提高存活率 [47–48]。

◆ 主动脉缩窄

研究者已经注意到胎儿或刚出生的新生儿动脉导管主动脉入口区域有褶皱凸起，使胎儿降主动脉管腔变窄。但是，在导管开放的情况下，没有证据表明会阻塞降主动脉血流。胎羊实验研究显示了动脉导管对主动脉缩窄胎羊血流动力学和临床表

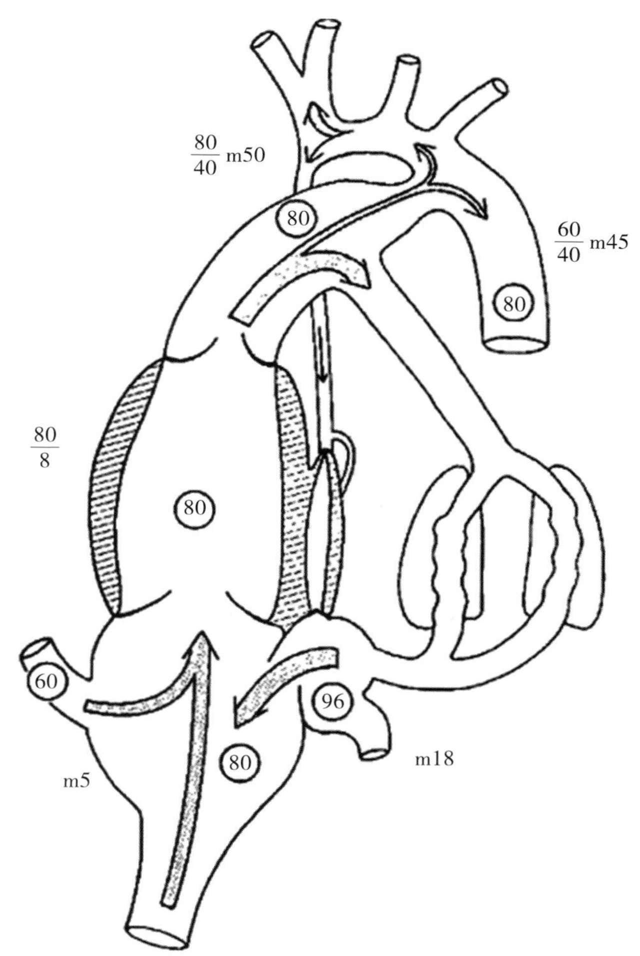

图 53.10 新生婴儿主动脉瓣和二尖瓣闭锁时的循环路径、压力和血氧饱和度（圆圈内）。体循环和肺循环的静脉血全部回流到右心房，并由右心室排出。血液流入主动脉依赖于动脉导管的通畅。动脉导管收缩影响体循环血流。经许可，引自 Rudolph AM. Congenital Diseases of the Heart. Chichester. UK: Wiley,2009[14]

现的影响作用。实验方法是折叠导管入口对侧主动脉壁使其形成压痕。手术恢复后，在动脉导管收缩前、后分别测量升主动脉和降主动脉压力。动脉导管收缩前未观测到压差，但动脉导管闭合后出现相当大的压差，表明降主动脉血流量受到限制 [49]。

在婴儿中也有类似发现。主动脉缩窄婴儿通常在新生儿期没有异常表现，上、下肢脉搏正常且血压也相同。出生后几天甚至长达 8~10 周内，主动脉缩窄征象逐渐显现，出现下肢脉搏减弱和血压降低。这个过程可以用动脉导管的变化解释。当动脉导管通畅时，降主动脉没有明显梗阻表现（图 53.11），但是动脉导管关闭将引起主动脉梗阻，导致升主动脉压升高，左心室收缩压、舒张末期压

力及左心房压力升高（图 53.12）。临床表现为左心衰竭，如呼吸费力、出汗和周围循环灌注不良。一些婴儿由于主动脉急性梗阻，病情可能迅速恶化。动脉导管通常在出生后约 15h 内功能性关闭。部分主动脉缩窄婴儿的主动脉梗阻延迟出现，其原因为动脉导管主动脉端未收缩。导管通常由肺动脉端开始收缩，向主动脉端延伸。作为主动脉壶腹的动脉导管数天或数周的持续开放并不罕见。该部位闭合可能导致主动脉梗阻。

有假说认为主动脉缩窄可能是导管组织延伸进入主动脉壁，当动脉导管收缩，导管组织随之收缩，从而导致主动脉梗阻。尽管不能排除这个假设，但该假设无法解释产前存在的主动脉褶皱凸起。

使用前列腺素可以明显改善主动脉缩窄婴儿的临床状况，减轻动脉导管收缩及主动脉梗阻程度，从而改善症状。术前使用前列腺素改善临床状况可以大大降低小婴儿主动脉缩窄矫治手术的风险。

◆ 大动脉转位的动脉导管

大动脉转位婴儿的体循环静脉血进入主动脉，肺循环静脉血进入肺动脉。如果没有分流，则体循环血无法进入肺部氧合，而肺循环血也无法进入体循环为组织供氧。未合并室间隔缺损（允许两种循环血液混合）的婴儿，其生存取决于卵圆孔或动脉导管是否开放。新生儿早期，动脉导管可能出现双向分流。左心室射血所产生的动力推动血流在收缩期从肺动脉分流到主动脉。较短的肺动脉主干和由肺动脉发出的动脉导管有利于此血流方向。舒张期，肺通气使其循环阻力降低，有利于血液从主动脉流向肺动脉。肺动脉向降主动脉分流的标志是，下肢的血氧饱和度或 pO_2 高于右上肢。随着肺血管阻力进一步降低，肺动脉向降主动脉分流在几天内减少，如果动脉导管仍然开放，则分流只能是从主动脉到肺动脉。新生儿早期，输注前列腺素维持导管开放可能有助于提供双向分流，从而改善婴儿氧供。

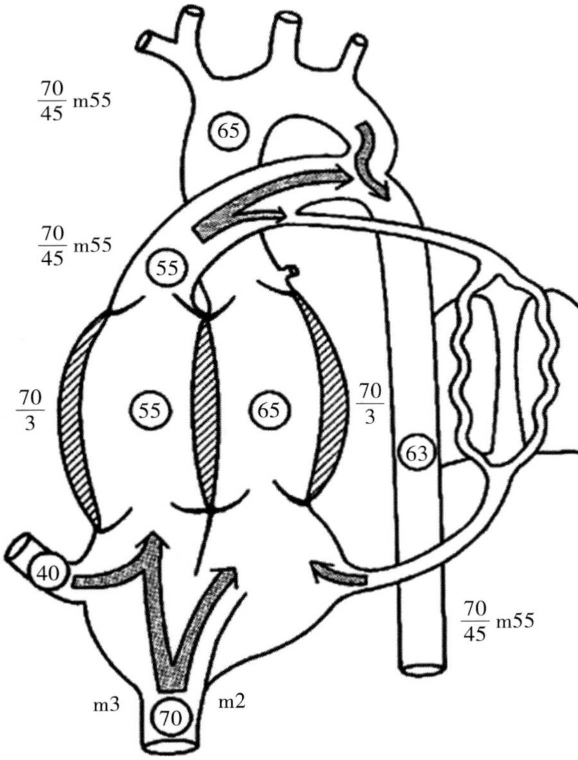

图 53.11 胎儿主动脉皱褶凸起正对动脉导管开口的血液循环。注意导管开放血流在主动脉内无功能性梗阻。图示血流路径和血氧饱和度（圆圈）。经许可，引自 Rudolph AM. Congenital Diseases of the Heart.Chichester. UK: Wiley,2009[14]

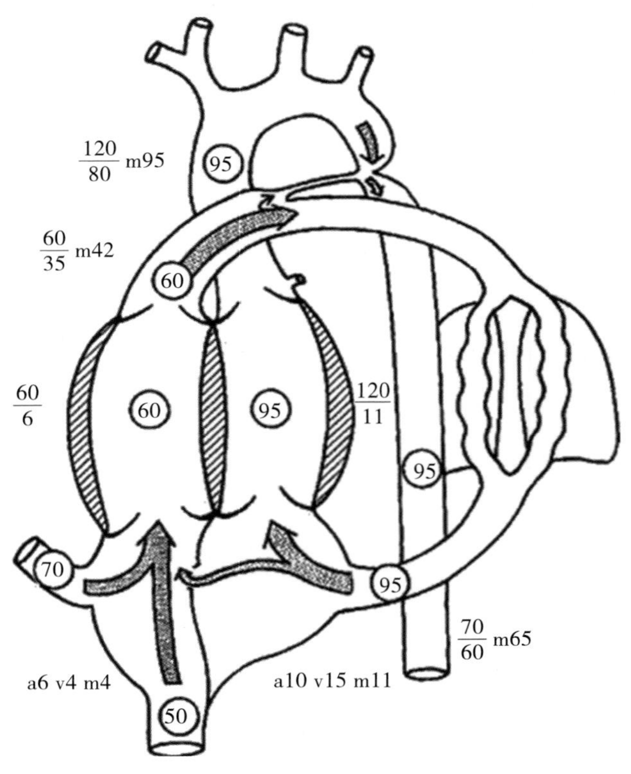

图 53.12 婴儿主动脉壁褶皱凸起的循环，显示动脉导管收缩致降主动脉梗阻。升主动脉、左心室收缩压和舒张末期压力升高。图示压力和血氧饱和度（圆圈）。经许可，引自 Rudolph AM. Congenital Diseases of the Heart.Chichester. UK: Wiley,2009[14]

◆ 早产儿动脉导管

早产儿动脉导管持续开放的高发生率及其可能机制参见第 8 章。

早产儿动脉导管未闭的血流动力学和临床表现与成熟婴儿有诸多不同。肺血管阻力在出生后迅速下降，可能与肺循环不成熟有关。这使得迅速发生大量左向右分流，肺血流量增加迫使左心室输出量增加。早产儿肺血管床对液体和白蛋白的渗透性更强，加之血浆白蛋白浓度较低有利于肺实质及肺泡渗出。出生后左心室输出量显著增加（参见第 8 章），左向右分流额外增加了心室输出负担。如果分流较大，心室可能无法提供足够输出量以维持体循环血流。由于左心室输出依赖于足够的充盈压力，另一个左心室输出量的影响因素是卵圆孔未闭。静脉回流增多致左心房扩张，牵拉卵圆孔产生左向右分流，这将限制左心房压力升高及维持心室充盈压。

临床上可通过左上胸骨旁杂音来识别动脉导管未闭，因为舒张期分流导致脉压差增大形成水冲脉。杂音并不总是典型的动脉导管未闭杂音，即连续性杂音，通常仅有收缩期杂音。如果动脉导管粗大可能听不到杂音。这些婴儿常常由于缺乏肺表面活性物质而发生呼吸窘迫，而左向右分流引起的肺水肿会加重症状。动脉导管未闭经常需要延长辅助呼吸时间。左心室输出量不足，无法维持足够的体循环血流量可能导致许多器官灌注不良，这可能是一些婴儿发生坏死性小肠结肠炎的原因。使用前列腺素合成抑制剂关闭早产儿动脉导管见第 8 章。

先天性心脏畸形对出生后肺循环的影响

出生后肺循环的正常变化见第 8 章。左 - 右心室或主 - 肺动脉之间存在大量分流时，由于左心高压传导至右心，出生后肺动脉压力不能正常下降。肺阻力动脉必须维持一定程度的收缩以避免肺动脉高压传递到毛细血管，形成渗出和肺水肿。肺小动脉平滑肌层不能正常退化，肺小动脉仍保留较厚的平滑肌层。肺小动脉的反应机制不明。有人认为，肺动脉高压通过机械作用影响平滑肌，防止其退化并促使其进一步增生。然而近来发现内皮或肌肉层释放的促细胞分裂因子可能与该机制有关。在中层平滑肌增生导致肺血管阻力升高期间，给予血管扩张剂（如托拉唑啉、前列环素或西地那非）将降低阻力并增加左向右分流。

如果不闭合心室间或大动脉水平分流，肺循环很可能出现进行性改变，如血管内皮增生、内膜增厚。这可能不涉及整个血管内膜。随着内膜增厚，管腔变窄。经过初期变化，中层和内膜的成纤维细胞增生，平滑肌逐渐被替换，管腔变得非常狭窄，肺血管阻力随之增加，左向右分流减少。当肺血管阻力达到体循环水平时，可发生右向左分流并出现青紫，先是在运动时发生，后演变为持续存在。当肺循环发生增生性改变时，肺血管扩张剂几乎无效。此阶段闭合分流不太可能显著降低肺血管阻力，而且有风险，因为肺血管高阻力会限制左心肺静脉回流，引起晕厥或诱发右心衰竭。

有人假设高速血流通过收缩的小动脉对内膜产生的剪切力可能会诱导内皮细胞增殖，最近人们正在研究各种类型增殖细胞的促细胞分裂因子或血管弹性蛋白酶释放的作用。

参考文献

[1] Rudolph AM, Nadas AS. N Engl J Med, 1962, 267: 968–974.
[2] Rudolph AM. Arch Dis Child Fetal Neonatal Ed, 2010, 95: 132–136.
[3] Lev M, et al. Am Heart J, 1963, 65: 638–647.
[4] Fishman NH, et al. Circulation, 1978, 58: 354–364.
[5] Allan LD, et al. J Am Coll Cardiol, 1986, 8: 1131–1136.
[6] Axt-Fliedner R, et al. Ultrasound Obstet Gynecol, 2006, 28: 106–109.
[7] Hornberger LK, et al. Circulation, 1995, 92: 1531–1538.
[8] Kohl T, et al. Am J Cardiol, 2000, 85: 1230–1233.
[9] Tworetzky W, et al. Circulation, 2004, 110: 2125–2131.
[10] Makikallio K, et al. Circulation, 2006, 113: 1401–1405.
[11] Freund LR, et al. Circulation, 2014, 130: 638–645.
[12] Gardiner H, et al. Ultrasound Obstet Gynecol, 2016, 48(3): 373–381.
[13] Hunter LE, et al. Prenat Diagn, 2015, 35: 1178–1181.

本章完整参考文献，请扫描以上二维码在线查看。若需下载，请登录 www.wpcxa.com“下载中心”下载。

第 54 章

产时胎儿健康评估

Hagai Amsalem, Yoram Sorokin, Sean C. Blackwell

引　言

人们早已意识到分娩是胎儿死亡率以及新生儿发病率和死亡率的危险因素。通过 20 世纪 50 年代、60 年代及 70 年代初期的研究，产科医生对胎儿呼吸生理和人类胎儿在分娩时的生理反应有了更好的了解，这成为检测胎儿健康和疾病的诊断技术的基础。人们意识到临床管理可以改变胎儿状况。1961 年，Saling 引入了间歇性胎儿头皮血 pH 测量技术，是直接评估分娩时胎儿健康状况的第一项技术 [1]。Hammacher[2]、Hon 和 Quilligan[3]、Caldeyro-Barcia[4] 及其他科学家在 20 世纪 50 至 60 年代发现了胎心率（FHR）监测技术。到 20 世纪 60 年代末和 70 年代初，用于产程中评估胎儿健康的相关设备已在市场上出售。在 20 世纪 70 年代，产科医生非常乐观地期望通过产时监测（利用连续胎心率监测和间歇性胎儿头皮血 pH 值测定），可以显著减少或消除分娩缺氧引起的分娩期死产和新生儿神经系统损伤。人们希望通过持续电子胎心率监测，可以发现“早期窒息”，并通过及时的产科干预，避免窒息引起的脑损伤甚至新生儿死亡。在随机临床试验证据证明有效性和安全性之前，持续电子胎儿监护（EFM）已广泛应用于临床实践。在 20 世纪 70 年代和 80 年代，美国和西方世界的大多数医院已开始常规使用持续电子 FHR 监护，过去 30 年，有关该主题的文章数以千计。最初的回顾性研究评估了 13.5 万例患者，将电子监测组与间歇胎心听诊（IA）对照组进行对比，前者的产时胎儿死亡率改善达 3 倍以上 [5–6]。许多随机试验也比较了常规持续 EFM 与 IA 进行产时监测的有效性和安全性。近年来，人们越来越多地利用中央监控系统及计算机识别和解读胎儿心率（FHR）图形 [7–11]。

最初人们对此很乐观，但是产时持续的胎儿监护并没有减少新生儿不良结局，特别是脑瘫的发生率 [12–13]。此外，胎心监护（CTG）由于其较高的假阳性率 [14]，导致因怀疑“胎儿窘迫”而行剖宫产的概率增加。据估计，11 例剖宫产可预防 1 例缺氧缺血性脑病 [12–13]。过去 20 年，人们已经对这几种技术进行了评估，以试图降低 CTG 的高假阳性率和由此产生的剖宫产率。1989 年首次介绍了胎儿脉搏血氧饱和度测定 [15]。在随后的几十年，人们进行了几项随机对照试验（RCT），旨在评估其在降低剖宫产率的同时不增加胎儿不良结局方面的价值，但无确切结论。

另一个有希望的技术是胎儿心电图。与胎儿脉搏血氧饱和度测定类似，胎儿心电图可作为胎心监护的辅助手段，大多数情况下是在胎心监护不确定或“不可靠”时使用。Valverde 等进行了一项随机对照试验以比较这两种技术作为常规胎心监护补充手段的价值 [16]。胎儿心电图在降低剖宫产率同时降低胎儿酸血症方面具有优势。

胎儿心率图形

过去 40 年发表了很多关于 FHR 图形定义及其专业解释的文章。多年来，人们一直对描述和解释 FHR 图形的术语和定义感到困惑。直到 1997 年才正式发表了解释胎儿心率的指南 [17]。这是由美国国家儿童健康与人类发展研究所（NICHD）研究计划研讨会提出，其目的是评估该领域的研究状况并发布研究建议 [17]。这份共识报告提出了关于 FHR 图形的明确定义以及判读标准，目的是改善对 FHR 图形的可靠性、有效性研究，以及开展对

FHR 图形与新生儿结局之间关系的研究。报道也定义了 FHR 的四个主要参数：基线率，FHR 基线变异性，加速，减速（多变、早期、晚期、延迟）。最新的美国妇产科医师学会（ACOG）第 116 号实践公告于 2010 年出版，题目为《产时胎儿心率跟踪的管理》[18]，其中包括 NICHD 研究计划研讨会对 FHR 图形的定义和描述[19]。

基　线

FHR 基线是在给定的 10min 内的平均胎心率（四舍五入至 5/min）。正常范围是 110~160/min。心动过缓定义为 FHR 基线降至 110/min 以下持续 10min 或更长时间。轻度胎儿心动过缓可能发生在第二产程，通常在胎儿娩出前。胎儿通常能够提高每搏输出量来代偿心动过缓。但是，当出现严重 FHR 减慢（低于 60/min）时，这种代偿能力将失效。与胎儿心动过缓相关的灾难性事件包括脐带脱垂、脐带闭塞、子宫破裂或产时胎盘分离（胎盘早剥）。母体胶原血管性疾病抗 Ro 和（或）抗 La 抗体是另一个导致先天性心脏传导阻滞、可能与分娩无关的持续性心动过缓的罕见原因[20]。心动过速，即 FHR 基线 >160/min，持续 10min 或更长时间，可能是因为母体发热、药物（β 拟交感神经药物或可卡因）、绒毛膜羊膜炎、胎儿缺氧或胎儿贫血等。持续性或阵发性心动过速也可能是由于异常传导通路导致的室上性心动过速（SVT）[21]。胎儿心房颤动是与分娩无关的胎儿心动过速的原因之一，但较为少见。胎儿心动过速时，交感神经兴奋性增强和（或）副交感神经兴奋性减弱导致 FHR 变异性下降。长期监测显示，胎羊每隔 2.5min 阻闭脐带血管 1min，由于儿茶酚胺活性增加，FHR 减速的最低点下降，并且在血管阻闭期间 FHR 增加、心动过速[22-23]。在产时酸血症时，心动过速不会单独出现。如果发现胎儿心动过速时基线变异正常且无周期性变化，则应认为心动过速是其他原因引起的。

变异性

胎心基线变异是胎心率每分钟至少有两次在基线以外波动。它代表交感神经系统和副交感神经系统之间的平衡，并受胎龄影响。NICHD 研讨会对建议做了一项修改，即不应将基线变异分为“短变异”和“长变异”，应全面评估变异，实际上它是一种视觉观感。因此，变异的定义是基于胎儿心率变化的幅度[19]，每分钟胎心率的峰谷差值幅度可量化为胎心基线变异的波动等级，并分为无变异（无波动）、微小变异（≤ 5/min）、中度变异（6~25/min，也称为“正常变异”）和显著变异（>25/min）。不缺氧时，心脏迷走神经阻滞剂（阿托品）会导致 FHR 基线升高、变异性下降。在诱发急性轻度和中度胎儿低氧血症但无酸中毒的研究中，FHR 基线在轻度低氧血症时无明显变化，但中度低氧血症时下降。轻度或中度缺氧时 FHR 基线变异性升高[24]。阿托品可以消除轻 – 中度胎儿低氧血症所导致的 FHR 基线变异性升高。普萘洛尔（β 受体阻滞剂）不影响轻 – 中度低氧血症时的 FHR 基线变异。已经证明，对实验性急速进展窒息的初始反应通常包括即刻和一过性 FHR 基线变异性增加[25]。然而，伴有严重酸血症和低血压的胎儿窘迫常出现 FHR 基线变异性升高或下降[25]。

FHR 基线变异在评估胎儿健康方面的重要性不可低估，因为它是胎儿酸碱状态的敏感预测指标[6,26-28]。少数专家认为，在图形判读方面，人们过分强调胎心减速的存在，而忽视了 FHR 变异性[5,26-28]。FHR 变异性消失可能与严重胎儿酸血症和（或）先前的胎儿中枢神经系统（CNS）损伤有关。FHR 变异性下降的原因可能是胎儿酸血症，也可能由一些药物引起，常见的包括用于减轻分娩疼痛的人工合成阿片类药物。胎儿安静睡眠期 FHR 变异性可能加速缺乏和变异减少，但是其睡眠期通常持续约 20min，极少超过 60min[19]。

加　速

FHR 加速的定义是 FHR 较基线突然增加（在 30s 内达到峰值）至少 15/min，持续至少 15s，并且持续不到 2min 即恢复至 FHR 基线水平。NICHD 研究计划研讨会建议，在 32 周之前，胎心率加速的标准应有所不同：峰值必须至少比基线高 10/min，并且持续至少 10s 但小于 2min[19]。

FHR 加速通常与胎动和（或）宫缩有关。FHR 加速（无论是自发或诱发）正常是胎儿健康令人放心的迹象，表明胎儿没有酸中毒（pH<7.20）[29-31]。

宫缩刺激试验可诱发 FHR 加速。当 FHR 图形不乐观时，其加速可以排除胎儿酸血症 [32]。

减 速

减速被定义为 FHR 低于先前水平 [18]。FHR 减速有三种基本类型：晚期减速、变异减速和早期减速。晚期减速是宫缩时 FHR 缓慢、小幅下降，其开始、最低值及恢复分别延后于宫缩的起始、峰值及结束。晚期减速与子宫胎盘功能不全有关，可以分为两类 [33-35]。反射性晚期减速，FHR 变异性正常，表示胎儿中枢神经系统正常、完整；它可由宫缩相关的短暂性缺氧或迷走神经反射引起。第二种是非反射性晚期减速，由直接缺氧性心肌抑制（或衰竭）以及迷走神经兴奋引起，这意味着“中枢性窒息”风险，表现为 FHR 基线变异性下降或消失，并且更加危险。如果晚期 FHR 减速伴随超过 50% 的宫缩，则称为复发性晚期 FHR 减速。大多数晚期减速反映的是胎儿储备下降，而不是心肌缺氧或酸中毒 [23]。晚期减速有助于鉴别有缺氧风险的胎儿，特别是在合并其他发现（如 FHR 变异性下降）时。

变异性减速是观测中出现 FHR 突然下降低于基线，至少超过 15/min，持续超过 15s，但少于 2min。这些减速之所以被称为变异性减速，是因为宫缩时减速形态、幅度、持续时间变化不定。分娩前引起变异性减速的诱因包括羊水量减少、脐带打结、脐带绕颈或绕肢体。变异性减速本身并不引起胎儿窘迫，但是在减速过程中可能会出现短暂低氧血症，尽管诱因不是子宫胎盘功能不良，但如果反复出现严重的变异性减速（例如胎心率降低至 60/min 以下，持续 60s 以上），可能导致胎儿缺氧和酸血症。但是这通常伴随 FHR 图形其他方面的明显变化（包括变异性下降和 FHR 基线升高）。分娩期大多数 FHR 减速都是变异性减速。

变异性减速通过迷走神经调节。脐带闭塞、胎儿头部受压时刺激硬脑膜、颅内压升高和脑灌注减少是导致 FHR 减速的可能诱因 [23,36]。迷走神经反应可能由于化学 / 压力感受器输入导致 [23,36]。脐带闭塞机制主要发生在第一产程，而其他机制则主要见于第二产程 [23,36]。有综述总结了胎儿对低氧反应的病理生理机制，回顾了长期宫内监测近足月绵羊胎儿的实验，并描述了产时 FHR 减速的病理生理 [23]。反复完全阻闭脐带 1min 导致胎羊窒息 [23,37-38]。比较两组绵羊胎儿，每 5min 阻闭一次脐带的效果与产程早期一致，每隔 2.5min 阻闭一次，与第一产程后期及第二产程一致 [23]。一旦出现大幅减速，几乎没有正常良性形态。正常胎盘储备的胎儿对反复缺氧具有非常好的适应能力。当经历大幅、短暂减速时，能够在出现严重酸中毒和低血压前令人惊讶地保持长时间的完全代偿 [23]。持续研究发现，低于 10~12mmol/L 急性碱剩余的新生儿很少出现并发症和需要复苏，这说明了人类足月胎儿的自适应能力 [39]。然而，即使是健康的绵羊胎儿，长期的短暂变异性减速如果足够频繁，最终会导致严重的反复低血压和严重的代谢性酸中毒 [23]。前期缺氧的胎儿在产程早期，即使相对较少的突发性缺氧也容易受到伤害 [23]。在经历反复、大幅减速时，甚至是频繁阻闭脐带时，相关的 FHR 变化是渐进发展且出人意料地缓慢。当胎儿情况恶化时，会相继发生一系列事件，包括减速幅度增加、初始减速加快、FHR 基线上升、初始值增加、基线变异性消失，最终出现减速后立即胎儿心动过速 [23]。作者建议简化术语，并对临床医生进行 FHR 减慢的生理机制和胎儿逐渐损失代偿能力的 FHR 图形方面的培训 [23]。

早期减速被定义为宫缩时肉眼可见的 FHR 明显的逐渐下降。宫缩时，FHR 减速的最低点与宫缩峰值同步出现。这是由于胎儿头部下降进入产道受到挤压所致。其机制是通过迷走神经介导的反射导致 FHR 减慢。它们无害且与胎儿窘迫无关。FHR 加速、正常 FHR 变异和宫颈扩张超过 4~5cm 是早期减速的其他特征。

正弦波形

正弦型 FHR 图形由平滑、正弦波形的 FHR 基线规则振动组成。该波形持续至少 10min，周期相对固定为 3~5/min，幅度为 5~15/min，在基线上下波动，没有变异或加速 [6,18-19,27,40]。这种图形无反应性，并且与不良结果密切相关，与通常由于严重胎儿贫血如 Rh 同种免疫或胎 - 母出血引起的胎儿缺氧有关 [41]。据推测，继发于中枢或外周缺血的心脏神经控制紊乱可导致正弦波形出现。某些没有窘迫或酸碱代谢异常的正常婴儿出生时也可出现该波形 [42]。

据报道，在分娩期使用镇痛药阿法罗定（安那度）、布托啡诺（酒石酸布托啡诺）或哌替啶（杜冷丁），或合并羊膜炎时也可出现类似图形，被称为伪正弦波[6]。这种伪正弦波图形有周期增加和短时变异等情形。FHR 在发作前后有反应，并且是良性图形。真正的正弦曲线波形非常少见且预后不容乐观。

FHR 解读及管理

对产时胎儿的健康状况评估进行解读需结合产科整体情况，应包括产妇和胎儿因素（即特定的潜在病理学），以及产程、预期持续时间和分娩结局[6,19,27,43]。例如，胎儿胎龄（24 周与 38 周胎儿相比的中枢神经成熟度差异），母体合并症（例如高血压或糖尿病），胎儿内在病理（例如生长受限、胎儿贫血、胎儿感染）以及先前胎儿评估结果是影响不同图形临床意义的几个重要因素[6,19,27,43]。显然，由于必须考虑多个变量，并且信息通常不精确，因此医疗决策往往很困难。

产科界尚未就评估和管理大多数 FHR 图形的标准化方法达成共识。有时，图形解读很明确，当 FHR 图形正常且令人放心时，则无需干预。但对于某些令人不安的图形，显然需要干预。然而，人们观察到的图形总是良、恶性混杂，处理方法存在争议。

多项研究表明，由于观察者之间和观察者自身可靠性差，因此 FHR 解读存在困难[44–48]。目前对一些图形以及图形组合存在广泛共识[19]。如果 FHR 监护可靠，则人们解读意见更加一致[49]。

FHR 基线正常、有胎心加速、变异性正常（中等）和没有减速的图形对酸碱状态正常、氧合正常的胎儿具有极高的可预测性（图 54.1），这被认为是一种令人放心的图形[19]。出现这种图形的胎儿出生时总是充满活力。明确的由胎儿酸血症引发的异常图形包括变异性消失、复发性晚期或严重变异性下降或者持续性心动过缓等（图 54.2）。这些胎儿相关性低氧图形可预测当前或即将发生的胎儿窒息，严重时会使胎儿出现神经和其他损伤甚至死亡的风险[19]。如果 FHR 变异性消失，且出现严重变异下降或晚期减速，则胎儿发生严重酸中毒的风险将非常高，因此建议尽快分娩。如果胎儿出现迟发性 FHR 减速或心动过缓（例如 <60/min）且变异性消失，其酸血症的风险也显著增加，也应尽快分娩。

仍有许多 FHR 图形介于好坏之间，通常被称为可疑或模棱两可的 FHR。NICHD 工作组的 ACOG 实践公告称之为Ⅱ类 FHR[19]。对于中间型 FHR 图形，尚无临床管理共识。胎儿在不同产程中会出现一些可疑的图形及图形组合，例如反复的

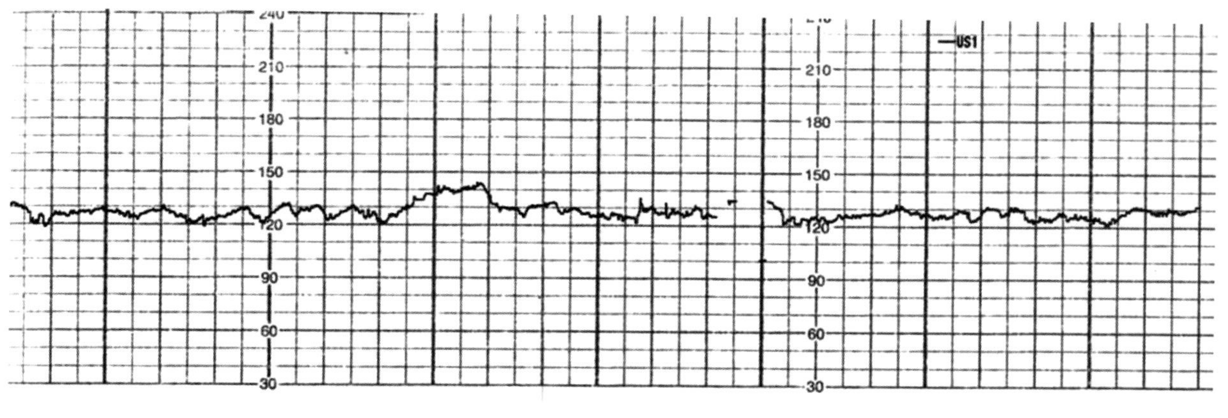

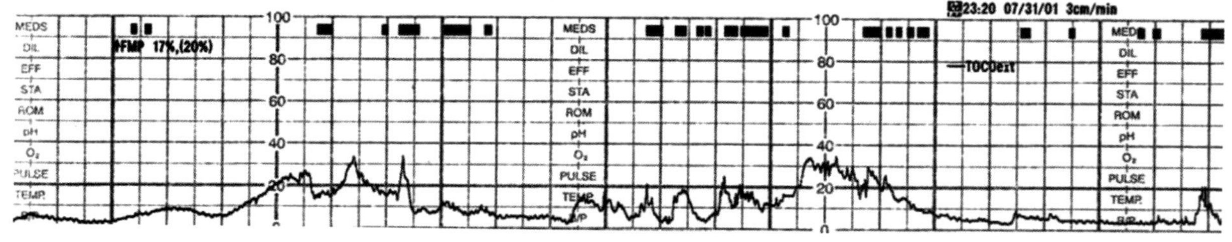

图 54.1 正常 FHR 监护：基线正常、有自发性加速、无减速且有正常变异

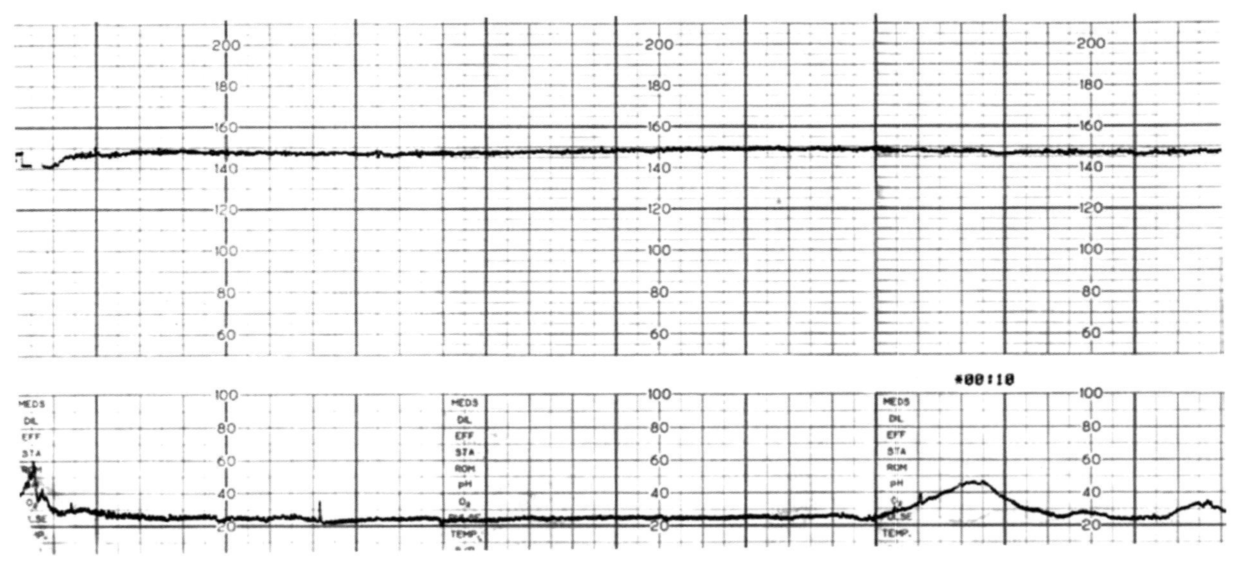

图 54.2 异常 FHR 监护：基线正常、无加速、变异性下降。孕妇因自觉胎动减少到医院就诊，15min 后紧急剖宫产手术。新生儿出生窘迫，但脐动脉 pH 值正常。出生后 6h，新生儿出现全身性强直阵挛性发作。这种图形和案例说明胎儿在分娩前可能发生了神经系统损伤并恢复到正常的酸碱状态，但仍然表现出明显的异常 FHR 图形

加速和变异正常的晚期减速、缓慢回到基线或其后期变异性下降、宫缩时无减速的变异性消失、变异性下降且无减速的胎儿心动过速、钝化图形或其他标记图形[49]。这些可疑图形属非特异性，不能准确预测胎儿是否氧合良好、窘迫或酸中毒。这些可疑 FHR 图形的一个问题是除缺氧外其他因素，例如胎儿宫内感染、胎儿睡眠状态、先天性畸形（进展性或获得性）或药物均可引起类似图形。缺氧性可疑 FHR 图形不能描述缺氧的严重程度，如果继续分娩，很难预测缺氧是否进展（图 54.3）。

当宫外胎心率监护遇到技术困难时，如病态肥胖女性，可以放置宫内胎儿头皮电极 [和（或）宫内测压导管]。显然，许多各种减速的胎儿出生时不会出现混合性或代谢性酸中毒。胎心监护后的临床观察和回顾性研究表明，FHR 变异正常有助于特异性预示胎儿充满活力、氧合良好[2,26-27,50-51]。FHR 变异正常的新生儿出生时几乎总是充满活力、氧合良好（图 54.4）。

FHR 中等水平变异是胎儿对分娩适应能力良好的有力证据，且不太可能出现严重酸中毒。已经证明，预测严重酸血症发生的最重要产前 FHR 参数是出现至少 1h 微小变异或变异性消失，这是一个独立的异常指标或伴发加速消失的晚期减速[52]。最近的一项研究表明，FHR 中等变异与脐动脉血 pH>7.15 或新生儿活力（5 分钟 Apgar 评分≥ 7 分）密切相关（98%）[53]。晚期减速或变异性下降时出现变异性消失或微小变异是新生儿酸血症最强的相关预测指标，但相关性也仅为 23%[53]。尽管这

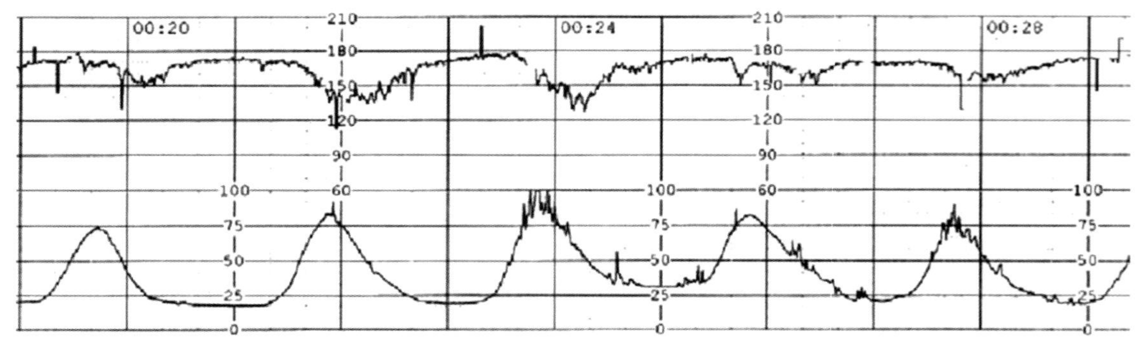

图 54.3 异常 FHR 监护：心动过速、反复晚期减速和变异性下降。子宫收缩曲线与孕妇近期使用可卡因和胎盘早剥引起的过度收缩曲线一致。该波形出现后大约 1h，尽管经过复苏努力，但胎心监护仍未改善，进行了“无法保证胎儿远期预后”的剖宫产。脐动脉血 pH 为 7.26，新生儿出生后正常

一FHR 参数提供了信心保证，但重要的是要记住，FHR 变异性是一个主观测量指标，特别在第二产程中可能难以测定。

缺氧通常先导致减速。减速类型通常有助于了解缺氧原因，而持续性减速及变异的时长和幅度、迟发性 FHR 减速有助于确定缺氧的严重程度。当然，图形的演变也非常重要。当一个晚期减速图形持续存在、无法恢复时，其反应性和变异性随之消失，这通常反映了缺氧导致酸中毒。

FHR 减速的产时管理取决于减速类型以及 FHR 变异性和（或）有无加速。然而，FHR 变异性正常但进展到变异性下降图形的胎儿基本不可能发生产时低氧，除非此时先于或同时发生减速。因此，在这种情况下，FHR 变异性变化很可能是由于胎儿睡眠周期或药物引起，因此，没必要积极干预。

由于维持心排血量的代偿作用，胎儿通常可耐受不小于 80/min 的减速或心动过缓。然而，当心率严重降低，尤其是低于 60/min 时，胎儿很可能无法维持心排血量，进而不能维持脐血流量[36]。对减速或心动过缓的纠正取决于其病因：因脐带阻闭引起的反复性严重变异性下降可能需要改变孕妇体位或宫内羊膜腔灌注，尽管这些技术尚未得到良好的实验证实[54]。

对于子宫胎盘功能不良引起的反复性晚期减速或胎儿心动过缓，应根据临床情况考虑尽快分娩。如前所述，分娩中可能发生的其他不良事件，例如感染、胎儿出血、胎盘剥离和胎儿贫血。所有这些可能改变胎儿生理状况，从而影响胎儿对 FHR 异常原因的反应。除缺氧外，任何引起神经系统抑制的损害或生理性变异通常会导致 FHR 变异性下降和反应性消失（图 54.4）。

有几个专业协会发布了有关使用 EFM 的文件，其中包括解读、评估和管理指南[18,55–57]。目前 ACOG 建议对所有分娩孕妇进行某种形式的胎儿监护[18]。由于大多数临床试验排除了很可能发生不良后果的高风险受试者，因此在这种情况下 IA 的相对安全性尚不确定。应持续监测高危产妇的产程（例如怀疑胎儿生长受限、先兆子痫或 1 型糖尿病）[18]。对于其他患者，监测方法选择（EFM 或 IA）取决于多种因素，由孕妇及其临床医生决定。如果在分娩过程中使用 EFM，对于无并发症的患

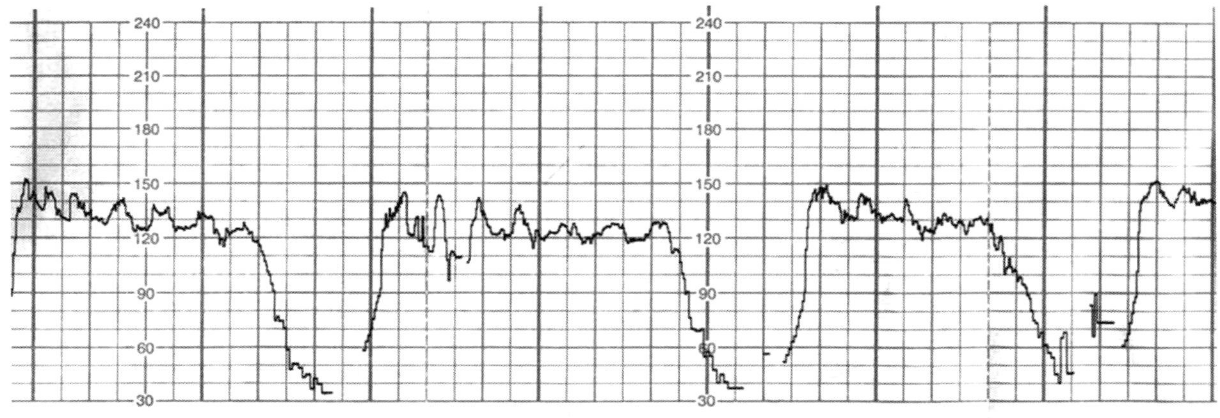

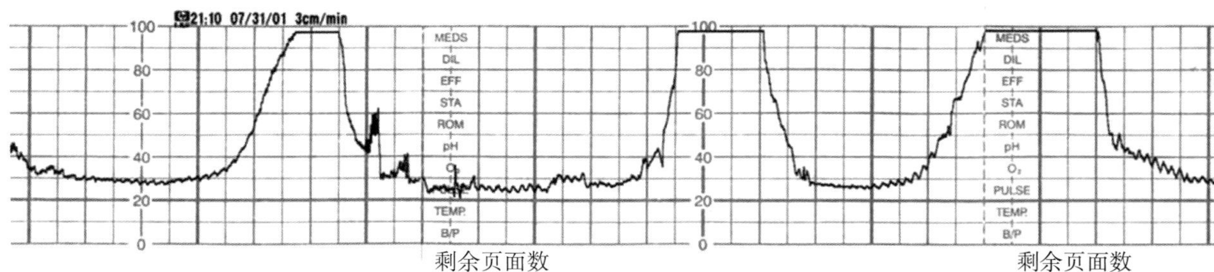

图 54.4 FHR 监护异常：基线正常，反复性严重变异减速，变异性正常。出现这部分描记曲线后约 20min，产妇分娩。新生儿出生时活力良好，Apgar 评分正常，脐动脉血 pH 值正常。尽管分娩前反复出现严重减速，但在此期间变异性正常表明胎儿酸碱状态正常，并预示预后良好

者，ACOG建议在第一产程大约每30min检查一次FHR，在第二产程每15min检查一次FHR。对于有并发症（例如胎儿生长受限或先兆子痫）的孕妇，在第一产程大约每15min一次，在第二产程为每5min一次。无危险因素时，没有关于IA最佳频率的对比数据。一种方法是在第一产程至少每15min评估一次FHR，在第二产程至少每5min评估一次[18]。2012年的国际循证医学合作组织（Cochrane）综述包括四项比较在入院分娩期间使用IA和CTG的临床试验，得出的结论是入院期间使用CTG与剖宫产（非助产）风险增加有关，但新生儿不良结局并未减少[58]。

EFM的使用非常普遍，在美国估计为80%。IA要求护士与孕妇的比例为1:1。从逻辑上讲，由于这个原因，可能难以遵守ACOG关于IA的指南。一项前瞻性研究发现，仅3%的病例成功完成了IA方案[59]。而EFM更容易、更便宜，并能提供更多数据。对于医院而言，经济因素是使用EFM而非IA的一个激励因素。尽管有随机试验数据，但许多医生仍认为EFM优于IA，部分原因是EFM提供的数据更多。

持续性不良FHR图形需要评估其可能的原因[18]，例如低血压、对治疗或药物的反应、产妇体位、脐带脱垂、产妇发热、胎盘早剥和脐带闭塞等。初步评估和治疗应包括尝试纠正问题和（或）改善胎儿氧合作用，例如停止或减少使用缩宫素、改变产妇体位、使用静脉麻黄碱以纠正区域阻滞麻醉后继发的低血压和羊膜腔灌注[18,60]。Cochrane数据库系统评价发现没有足够的证据支持产妇应该使用预防性氧疗，也未评估其对胎儿不良状态的有效性[18, 61]。Betaminmetics或其他宫缩抑制剂（例如硝酸甘油）似乎能够减少胎儿心率异常次数，并可能减少宫缩。但是，没有足够的证据来评估这些治疗对可疑胎儿窘迫的作用[18,62-63]。如果胎儿不良状态没有得到改善，则可以进行辅助测试，并应确定是否需要立即分娩。

胎儿电子监测辅助检查

FHR电子监测的假阳性率很高。当FHR监测图形不佳时，一些辅助检测可能有助于确保胎儿健康。这些辅助检测包括胎儿头皮刺激、胎儿声振刺激和胎儿头皮pH测定。分娩期使用胎儿头皮穿刺、Allis钳夹、声音振动和点刺激来激发FHR加速，间歇性胎儿头皮采血测定pH值可以帮助分娩期进行胎儿评估[30,32]。胎心监护图形不佳的胎儿，至少50%会因受刺激而引起FHR加速。能够加速（自发性或诱发）提示胎儿pH值正常，并且减少了进一步评估的需要，例如，用于胎儿pH评估的胎儿头皮采血。存在FHR加速的反应提示头皮pH（>7.20）正常。对4种产时胎儿刺激技术的11项研究的荟萃分析表明，在每种检测中，若刺激后都出现加速，则可以肯定地排除酸中毒[32]。胎儿头皮刺激和声音振动刺激测试是侵入性较低的首选方法[18]。胎儿头皮刺激是最容易实施的常规方法，因为不需要任何设备，也不需要破膜。

当有FHR缺少加速的可疑图形时，可以进行胎儿刺激。如刺激后出现FHR加速，则不太可能是酸中毒。如果胎儿对刺激有FHR加速反应，但胎心监测未改善，则需要重复进行刺激测试。如果胎儿对刺激没有FHR加速反应，或者胎心监测不佳情况持续存在，则可能需要其他胎儿健康评估方法。

胎儿头皮采血测定pH值很有价值，当FHR监护图形不佳且刺激未能引起FHR加速时，应考虑使用。它能够降低因不确定胎儿状态而进行的剖宫产率。目前头皮采血已经减少，尤其在美国，而且很多医院没有使用。胎儿头皮采血对预测脐动脉pH<7的敏感性（35%）和阳性预测值（PPV）（9%）较差，对于识别缺血缺氧性脑病的新生儿，其敏感性较差（50%），PPV很低（3%）[64]。

胎儿脉搏血氧饱和度测定

Gardosi首次描述了胎儿脉搏血氧饱和度测定法[15]。在胎膜破裂和宫颈扩张至少2cm之后，将宫内胎儿血氧传感器放置于胎儿脸颊，然后将其连接到血氧监测仪，并显示连续读数。通常由于胎位变化，在整个分娩过程中都必须调整传感器位置。检测宫缩间歇期胎儿氧饱和度，大于30%属于正常。2000年，Garite等[65]发表了一项多中心临床试验结果，展示了其常规使用的一些潜在优势。该试验的入组条件包括足月妊娠、产程活跃，同时FHR监护异常。共有1010名孕妇被随机分配到EFM组或EFM+连续胎儿脉搏血氧饱和度测定组[65]。EFM+ 血氧饱和度测定组因"胎儿状况不乐观"行剖宫产的病例减少了 50% 以上。然而，总体剖宫产率没有明显变化（EFM+ 胎儿血氧测定组为 29%，而 EFM 组为 26%；*P*=0.49）。这是因为血氧饱和度组由于难产而导致剖宫产率增加。2006 年，Bloom 等[66]发表了 NICHD 母胎医学中心（MFMU）胎儿脉搏血氧监测的网络研究结果。这项研究的入组条件要求包括初产妇、胎龄 >36 周以及产程活跃。入组孕妇不需要 FHR 异常，对那些图形可疑患者进行亚组分析。两组总的剖宫产率无显著性差异（EFM+ 胎儿血氧饱和度测定组为 26.3%，EFM 组为 27.5%；*P*=0.31）。剖宫产率与胎心监护不佳和难产各独立相关，两组相似。这项大型研究表明，了解胎儿血氧饱和度与降低剖宫产率或改善新生儿状况无关[66]。尚无证据证明胎儿脉搏血氧饱和度可作为电子胎儿监护的辅助手段应用于临床，没有足够证据表明这样做有任何益处，ACOG 不支持在临床实践中使用胎儿脉搏血氧仪[18]。

胎儿 ST 段波形分析

众所周知，心电图 ST 段改变提示心肌缺血。Greene 等[67]描述了诱发胎羊缺氧后，ST 段波形变化。长期受损的胎羊 ST 段升高出现在胎儿死亡前。急性缺氧时 ST 段抬高，并在不缺氧后迅速恢复正常[67]。

通过附着在胎儿头皮上的螺旋电极可以进行胎儿 ST 段分析（STAN）。与胎儿脉搏血氧测定相似，它只能在胎膜破裂和子宫颈扩张至少 2cm 后应用[68]。5 项随机试验的 Cochrane 综述发现，在使用 STAN 作为持续电子胎心监护的辅助手段时，出生新生儿严重酸中毒的数量（脐动脉血 pH<7.05，碱剩余 >12mmol/L）或剖宫产率都没有显著降低，但人们注意到手术分娩率有一个很小但有统计学显著性差异的降低 [相对风险（RR）0.90%，95% CI 0.81~0.98][54]。

FHR 解读和管理的未来方向

众所周知，医护人员对 FHR 监护的解释不一致。一项对 17 位专家和一套智能计算机系统进行的多中心对比研究发现，使用 EFM、患者信息和胎儿血液采样来管理产程时，在 50 份病例中，计算机系统与专家没有区别，但前者一致性更好[10]。该研究证明了改善 EFM 解读和减少干预的潜力。大约 20 年后，Chen-Yu Chen[69]对 8 位产科专家和一个现代计算机系统进行了对比研究，发表了类似结果。在大多数 CTG 参数分析中，计算机分析与人工评估相符。然而，这项研究并未证明计算机分析在胎儿预后或手术分娩率方面的优势。

Parer 和 Ikeda[70]提出了用于产前 FHR 监护标准化管理的框架。它包括根据现有胎儿酸血症风险的相关数据和胎心监护演变到更严重图形的可能性，对 134 种胎心监护图形进行分类，以作为准备分娩的紧急指标。对五种颜色编码类别的管理建议包括，根据 FHR 图形演变为发生酸血症高风险的可能性，应迅速准备分娩。这一建议已初步在两个机构中使用，证明是可行的，但并未进行相关的前瞻性研究[70]。

宣教可能有用。一项回顾性队列研究发现，在一个机构中进行强制性胎儿监测教育计划，可显著降低新生儿 Apgar 低评分和缺氧缺血性脑病的发病率[71]。

胎儿窘迫和窒息

胎儿窘迫一词经常被专业人员用来描述一种临床情况，其包括母 – 胎生理单元功能发生改变，从而可能导致胎儿死亡或严重的胎儿损伤。胎儿窘迫的定义尚未达成共识。该术语不精确且没有特异性。实际上，ACOG 委员会建议，在妇科临床医生和照顾新生儿的医生之间交流时，应将胎儿窘迫一词替换为"胎儿状态可疑"。在该术语之后应进一步描述特定的 FHR 监护结果（如反复性变异减速、胎儿心动过速或心动过缓）[72]。以前也曾使用术语"胎儿窒息"和"出生窒息"。"窒息"一词起源于希腊语，其含义是"无脉搏，脉搏停止"。窒息指宫内进行性缺氧导致的酸中毒。ACOG 委员会也宣称："出生窒息"一词太不具体，不建议使用[72]。而 ACOG 提倡更具体的语言和定义标准，以定义足以引起脑瘫的急性分娩期缺氧事件（由 ACOG 新生儿脑病和脑瘫工作组根据国际脑瘫工作组提供的模板进行修改）[72-73]。

定义足以引起脑瘫的急性产时缺氧事件的标准如下[72]：

1. 基本标准（必须满足全部 4 项）

· 出生时胎儿脐动脉血有代谢性酸中毒的证据（pH<7 且碱剩余≥ 12mmol/L）。

·胎龄 34 周及以后出生的婴儿，出现早发性中－重度新生儿脑病。

· 痉挛型四肢瘫痪或运动障碍型脑瘫。

·排除其他确定病因，如创伤、凝血功能障碍、传染病或遗传性疾病。

2. 以下标准并非针对窒息损伤，但可共同提示分娩时机（接近分娩时，如 0~48h）

· 临产前或产中发生的前哨（信号）缺氧事件。

· 正常胎儿通常在缺氧前哨事件后，出现突发性持续胎儿心动过缓，或持续性、晚期或变异性减速的 FHR 变异性消失。

· 出生后 5 分钟 Apgar 评分为 0~3 分。

· 出生 72h 内发生累及多系统的病变。

· 早期影像学检查显示急性非致命性脑异常。

FHR 监护效果

向循证医学卫生保健的转变导致系统回顾和荟萃分析的应用越来越多。Sutton 和 Abrams[74] 回顾了 Bayesian 方法在荟萃分析和证据合成中的使用，并通过荟萃分析阐述了有关电子 FHR 监护对围生期死亡率影响的主要概念[74]。

尽管尚无将 IA 或 EFM 与无监护对照组进行比较的试验，但是几乎所有专业机构都认为，在分娩过程中需要某种形式的监测[49]。分娩时进行 FHR 评估的建议是基于对比使用 IA 或 EFM 的随机临床试验。最近一项对所有 RCT 进行的系统性综述比较了分娩期采用 IA 和常规持续 EFM 的有效性和安全性，包括在美国、欧洲和澳大利亚的 13 项 RCT 中[12] 纳入的 3 万多例分娩。作者的结论是，EFM 的益处似乎主要在于预防早期发作的新生儿癫痫。新生儿癫痫发作的长期影响似乎没有以前想象得那么严重。与通过间歇胎心听诊监测的儿童相比，通过电子胎心监测的儿童神经系统异常（如脑瘫）和围生期死亡的发生率并不是持续低。在一些试验中，EFM 可能增加了剖宫产和助产分娩的发生率。尽管持续EFM相关的剖宫产和助产分娩显著增加，但在这项 RCT 的综合报道中，围生期总死亡率没有显著差异。低风险、高风险、早产和高质量试验的亚组数据与总体结果一致。获取胎儿血液样本不会影响新生儿癫痫发作或任何其他预定结果的差异。

许多机构使用“分娩准入测试”。它指的是临产和分娩时进行 20~30min 的 EFM，以评估胎儿状况并挑选出 FHR 图形不乐观的较高风险胎儿，这些胎儿可能在分娩过程中受益于持续的 FFM（与 IA 相比）。对 3 项随机试验和 11 项观察性研究的系统性回顾未发现分娩准入测试有益于低风险女性的证据[75]。常规使用分娩准入测试会导致使用持续 EFM 和干预的频次更高，都不能降低新生儿发病率。

FHR 监测未实现的期望?

FHR 监测和随机试验结果令人失望的背后有几个原因[6,18,27,28,55,57]，包括人们期望值太高。人们总是假定大多数脑瘫病例是由产时窒息引起的，但实际上只有 10% 的病例如此[76-77]。足月胎儿发生脑瘫的比例为 2/1000，人们期望 FHR 监护能将比例降至 1/5000（为 2/1000 的 10%），但脑瘫发生率稳定不变[78]。尽管脑瘫病例数有限，但 EFM 的确未能降低脑瘫的发生率[12,13,79]。可疑 FHR 监护在足月单胎新生儿中预测脑瘫的阳性预测值为 0.14%[14]。最近研究发现，产时 EFM 异常与脐带碱剩余有关，并且使用 EFM 有助于减少新生儿癫痫的发生率，但它对围生期死亡率或儿童神经系统疾病没有影响[80]。

现在已经明确，早期的随机试验中使用的 FHR 监测图形的命名和定义并不规范，观察者之间和观察者自身一致性很差。由于新生儿死亡数量少，因此样本量过低，无法证明死亡率的差异性。应当避免将“证据缺失”与“缺失证据”等同。专家们认为，由于没有满足以下三个条件，所以随机试验的条件不充分，这三个条件包括：①明确 FHR 解读的可靠性；②明确 FHR 解读的有效性；③明确 FHR 图形和新生儿不良预后之间的因果关系[28,81]。考虑到 EFM 在临床实践中的广泛应用，进行产前 EFM 与 IA（或不监测）随机试验的可能性极小。EFM 持续存在的局限性以及支持使用 EFM 的高质量数据的缺乏，提示产科医生在实施没有通过高质量研究的新技术时应对其危害进行充分评估。

参考文献

[1] Saling E. Arch Gynakol,1961, 197: 108–122.
[2] Hammacher K, et al. Gynaecologia, 1968, 166(4): 349–360.
[3] Hon EH, Quilligan EJ. Connecticut Med, 1967, 31(11): 779–784.
[4] Caldeyro-Barcia R, et al. Correlation of intrapartum changesin fetal heart rate with fetal blood oxygen and acid-base balance// Adamsons K. Diagnosis and Treatment of FetalDisorders. New York, NY: Springer-Verlag,1968:205.
[5] Antenatal diagnosis. Nat Inst Health Consens Dev Conf Summ,1979,2:11–15.
[6] Freeman RK, et al. Fetal Heart Rate Monitoring, 3rd ed. Baltimore, MD: Williams and Wilkins, 2003.
[7] Strachan BK, et al. BJOG, 2001, 108(8): 848–852.
[8] Ayres-de Campos D, et al. J Matern Fetal Med, 2000, 9(5): 311–318.
[9] Hamilton EF, et al. Am J Obstet Gynecol, 2001, 184(4): 620–624.
[10] Keith RD, et al. Br J Obstet Gynaecol, 1995, 102(9): 688–700.
[11] Agrawal SK, et al. Obstet Gynecol, 2003, 102(4): 731–738.
[12] Alfirevic Z, et al. Cochrane Database Syst Rev, 2013, 5: CD006066.
[13] Alfirevic Z, et al. Cochrane Database Syst Rev, 2006, 3: CD006066.
[14] Nelson KB, et al. N Engl J Med, 1996, 334(10): 613–618.
[15] Gardosi J, et al. Lancet, 1989, 2(8664): 692–693.
[16] Valverde M, et al. Eur J Obstet Gynecol Reprod Biol, 2011, 159(2): 333–337.
[17] Electronic fetal heart rate monitoring: Research guidelines for interpretation. Am J Obstet Gynecol, 1997, 177(6): 1385–1390.
[18] ACOG. Practice bulletin no. 116. Obstet Gynecol, 2010, 116(5): 1232–1240.
[19] Macones GA, et al. Obstet Gynecol, 2008, 112(3): 661–666.
[20] Scott JS, et al. N Engl J Med, 1983, 309(4): 209–212.
[21] Maeno Y, et al. J Obstet Gynaecol Res, 2009, 35(4): 623–629.
[22] Bennet L, et al. J Appl Physiol, 2005, 99(4): 1477–1482.
[23] Westgate JA, et al. Am J Obstet Gynecol, 2007, 197(3): 236. e1–11.
[24] Yu ZY, et al. Clin Exp Pharmacol Physiol, 1998, 25(7-8): 577–584.
[25] Westgate JA, et al. Br J Obstet Gynaecol, 1999, 106(8): 774–782.
[26] Boehm FH. Contemporary OB/Gyn, 1977, 9: 57–61.
[27] Parer JT. Handbook of Fetal Heart Rate Monitoring, 2nd. Philadelphia: Saunders, 1997.
[28] Parer JT, King T. Am J Obstet Gynecol, 2000, 182(4): 982–987.
[29] Tejani N, et al. Obstet Gynecol, 1976, 48(4): 460–463.
[30] Clark SL, et al. Am J Obstet Gynecol, 1982, 144(6): 706–708.
[31] Clark SL, et al. Am J Obstet Gynecol, 1984, 148(3): 274–277.
[32] Skupski DW, et al. Obstet Gynecol, 2002, 99(1): 129–134.
[33] Harris JL, et al. Am J Obstet Gynecol, 1982, 144(5): 491–496.
[34] Martin CB, Jr, et al. Eur J Obstet Gynecol Reprod Biol, 1979, 9(6): 361–373.
[35] Parer JT, et al. Am J Obstet Gynecol, 1980, 136(4): 478–482.
[36] Ball RH, Parer JT. Am J Obstet Gynecol, 1992, 166(6 Pt1): 1683–1688,discussion 8–9.
[37] de Haan HH, et al. Am J Obstet Gynecol, 1997, 176(1 Pt): 8–17.
[38] De Haan HH, et al. Pediatr Res, 1997, 41(1): 96–104.
[39] Low JA, et al. Am J Obstet Gynecol, 1997, 177(6): 1391–1394.
[40] Garite TJ, et al. Am J Obstet Gynecol,1981,139(2):226–230.
[41] Modanlou HD, et al. Obstet Gynecol,1977,49(5):537–541.
[42] Young BK, et al. Am J Obstet Gynecol, 1980, 136(5):587–593.
[43] Cibils LA. Am J Obstet Gynecol, 1996, 174(4): 1382–1389.
[44] Beaulieu MD, et al. CMAJ, 1982, 127(3): 214–216.
[45] Helfand M, et al. Am J Obstet Gynecol, 1985,151(6): 737–744.
[46] Nielsen PV, et al. Acta Obstet Gynecol Scand, 1987, 66(5): 421–424.
[47] Peck TM. Obstet Gynecol, 1980, 56(1): 13–16.
[48] Blix E, et al. BJOG, 2003, 110(1): 1–5.
[49] Freeman RK. Obstet Gynecol, 2002, 100(4): 813–826.
[50] Krebs HB, et al. Am J Obstet Gynecol, 1979, 133(7): 762–772.
[51] Paul RH, et al. Am J Obstet Gynecol, 1975, 123(2): 206–210.
[52] Williams KP, Galerneau F. Am J Obstet Gynecol, 2003, 188(3): 820–823.
[53] Parer JT, et al. J Matern Fetal Neonatal Med, 2006, 19(5): 289–294.
[54] Neilson JP. Cochrane Database Syst Rev, 2015, 12: CD000116.
[55] Liston R, et al. J Obstet Gynecol Canada 2002,24(4):342–355.
[56] Rooth G, et al. Int J Gynaecol Obstet,1987,25:159–167.
[57] RCOG Clinical Effectiveness Support Unit. The use of electronic fetal monitoring: The use and interpretation of cardiotocography in intrapartum fetal surveillance. Evidence-based ClinicalGuideline Number 8 London: Royal College of Obstetriciansand Gynecologists, 2001.
[58] Devane D, et al. Cochrane Database Syst Rev, 2012, 2: CD005122.
[59] Morrison JC, et al. Am J Obstet Gynecol, 1993, 168(1 Pt 1): 63–66.
[60] Hofmeyr GJ, Lawrie TA. Cochrane Database Syst Rev, 2012, 1: CD000013.

本章完整参考文献，请扫描以上二维码在线查看。若需下载，请登录 www.wpcxa.com “下载中心” 下载。

第 55 章

先天性心脏病胎儿的产时和产房管理

Mary T. Donofrio，*Anita J. Moon-Grady*

引　言

产前影像学的发展提高了胎儿心脏筛查水平。如今胎儿超声心动图已能准确显示患有先天性心脏病（CHD）及其他心血管系统畸形胎儿的心脏结构、功能及血流状况。孕期连续性超声检查可以记录宫内病变的进展，识别有可能在宫内或分娩过程中胎儿向出生后循环过渡期间发生病情恶化的风险。人们认识到胎儿有可能从产前治疗中受益，但对孕妇的治疗必须个体化，同时需考虑到母体和胎儿两方面的情况。详细的心脏评估以及对胎儿和过渡循环的进一步了解，使医护人员能够更好地预测那些在出生时将受到损害的新生儿，从而筛选出出生后因血流动力学不稳定风险较高可能需要特护的新生儿，并制订详细的围生期诊治方案[1-5]。对严重或危重先天性心脏病的产前诊断和管理，使得在产房就可以开始专业监护，从而改善某些特定高风险诊断的预后[3-5]，并可能降低包括神经损害[13]在内的围手术期发病率[6-12]。尽管有证据表明胎儿期诊断改善了某些心脏缺陷患儿的预后，但仍有一些由血流动力学不稳定而引起的更严重的心脏缺陷类型，会导致出生后的高发病率和死亡率，这类缺陷常常在胎儿与胎盘循环分离后即刻出现[3]。详细的产前评估，包括确定疾病的严重程度和预计血流动力学不稳定程度以及分娩时所需的特护，可以针对特定病情提出分娩建议，以确保最佳监护并避免治疗延误[3,4,14]。先天性心脏病胎儿围生期及产房管理需要产科、新生儿科、胎儿和儿科心脏病专家们共同协作，也包括分娩医院和儿科三级医疗中心之间的详细沟通和合作[2,4]。本章通过数据回顾，针对产前诊断为先天性心脏病婴儿的产时、围生期和产房监护实践提供帮助。

先天性心脏病胎儿的宫内监测

虽然对某些特定病例可能有益，但关于对先天性心脏病胎儿进行连续性宫内监测益处的数据很有限[1]。反复进行胎儿心脏评估的目标包括宫内病变的严重程度、可能进展为预后更差的先天性心脏病亚型、心脏功能障碍以及严重心律失常或胎儿重要分流路径（即卵圆孔或动脉导管）受限或关闭潜在进展的可能性。胎儿的间歇监测能够早期识别胎儿损害，包括胎儿生长受限、胎盘功能异常和（或）胎儿低氧血症伴脐带和（或）脑多普勒血流改变的证据，或胎儿水肿作为胎儿充血性心力衰竭的表现。围生期和分娩管理计划可能需要根据系列评估结果进行调整。

心电监测和生物物理学特征

计算机化胎心监护（CTG）及其生物物理学特征可用于识别胎儿宫内缺氧和酸中毒风险。目前这些检查用于高危孕妇妊娠晚期的胎儿监测，目的是发现有围生期预后不良风险的胎儿。关于检查频率和时机的建议取决于特定的产科并发症，如高龄、糖尿病、高血压，以及既往胎儿死产史或特定的胎儿情况如生长受限或多胎妊娠等[15]。尽管没有指南支持对孤立性先天性心脏病胎儿进行此检查，但是仍建议对先天性心脏病胎儿，特别是有其他合并症或心脏缺陷使胎儿有心力衰竭或严重心律失常风险时进行此检查[1]。

心血管评价

心血管状态（CVP）评分可用于评估有心力衰竭风险胎儿的心血管损害程度，无论其是否有先天性心脏病[16]。评分系统包括 5 个参数：①评估异常液体聚积：水肿、渗出或明显积液；②心胸比例；③心功能的主观 / 客观评价；④作为替代静脉压的静脉多普勒评估（静脉导管和脐静脉血流障碍）；⑤动脉多普勒评估胎盘功能障碍（脐动脉血流异常）。每个参数得分 0~2 分，总分从 0 分（最差）到 10 分（最佳；表 55.1）。CVP 得分在一组心脏结构正常、有死亡风险的胎儿中得到验证。如果得分 <7 分，则胎儿死亡概率增加，并且在连续评估中分值呈下降趋势。CVP 得分也可用于评估先天性心脏病胎儿和完全性心脏传导阻滞胎儿[17-19]。同样，评分低于 7 分与围生期胎儿窘迫或死亡的高风险相关。在 5 个参数中，水肿和严重心脏增大（通常定义为心胸比 >0.5）最常与胎儿死亡相关。对于先天性心脏病患儿，CVP<7 分且水肿可能表示需要及时终止妊娠，为可能的出生后即时干预做准备。

表 55.1　心血管状态（CVP）评分

	正常 2 分	–1 分	–2 分
积液	无	腹水、胸腔积液或心包积液	皮肤水肿
静脉多普勒（脐静脉和静脉导管）	脐静脉 静脉导管	脐静脉 静脉导管	脐静脉搏动
心脏大小（心胸比）	>0.20 且≤ 0.35	0.35~0.50	>0.50 或 <0.20
心功能	三尖瓣和二尖瓣正常 RV/LV，FS>0.28，双向舒张期充盈	全收缩期三尖瓣反流或 RV/LV，FS<0.28	全收缩期二尖瓣反流或三尖瓣反流 dP/dt<400 或单向充盈
动脉多普勒（脐动脉）	脐动脉	脐动脉（AEDV）	脐动脉（REDV）

经许可，引自 Wieczorek A,et al.Ultrasound Obstet Gynecol,2008,31:285[87]

注意：心血管评分无异常表现，每项得两分，共 5 项。10 分：积液，静脉多普勒，心脏大小，心功能以及动脉多普勒 AEDV= 舒张末期血流缺如；dP/dt= 三尖瓣反流的压力 / 时间比；FS= 心室短轴缩短率；LV= 左心室；RV= 右心室；REDV= 舒张末期血流反向

胎儿超声心动图预测出生时心血管不稳定性

大多数先天性心脏病胎儿在宫内耐受性好，并且在出生时或出生后第一天不存在血流动力学不稳定的风险，也不需要产房特护[1,20]。然而，某些严重或危重的先天性心脏病胎儿在分娩后血流动力学不稳定的风险很高，可能需要胎儿期分流通道开放和（或）立即干预以保持血流动力学稳定及改善胎盘分离后新生儿的预后[1-5]。为明确先天性心脏病胎儿在出生时是否存在血流动力学不稳定的风险，需要清楚正常胎儿循环及其向出生后循环转变的过渡，以及在这一过程中先天性心脏缺陷患儿如何受到伤害至关重要。

胎儿循环及过渡循环

胎儿循环系统是一种为胎儿和胎盘提供血液的高效率系统。胎儿循环系统分流可使来自脐静脉的含氧量更高且营养丰富的血液优先输送到左心室，从而进入胎儿体循环。剩余的脐静脉血与胎儿体内的含氧量较低的血液混合进入右心室，并通过动脉导管进入降主动脉，为下肢和胎盘供血[21]。胎儿胎盘循环的特点是低阻力，而胎肺因高阻力使其血流受限。分娩时发生许多重要变化。夹闭脐带可中断低阻力胎盘循环，而呼吸运动则会降低肺血管阻力并增加肺血流量，最终使血液通过肺静脉回流到左心房。因此，左心房压力增加，卵圆孔功能性闭合。随着静脉导管和动脉导管关闭（通常在 12~72h 内）[22]，胎儿循环过渡到出生后循环[23]。

大多数先天性心脏病（包括简单缺损以及更复杂的缺损，即因肺血流受阻导致宫内血流极少流向肺动脉）胎儿在宫内时体循环稳定，不会发生胎儿窘迫。功能性单心室病变常常需要非限制性心房血流。这种情况下，卵圆孔开放对维持循环稳定非常重要。因此，大多数先天性心脏病胎儿，即使严重病变者，动脉导管和卵圆孔的存在也可以使血流重新分布，以维持心排血量和供给胎体足够的氧气，维持良好的胎盘循环。因此，尽管越来越多的证据表明，循环方式的改变可能会损害全身氧合和营养输送，进而影响胎儿生长和大脑发育[24-27]，但只要心脏功能正常，大多数先天性心脏病胎儿在宫内耐受良好[23]。

分娩时，血流动力学不稳定的风险取决于胎儿先天性心脏病类型，包括血液循环维持是否依赖于动脉导管及卵圆孔开放，以及是否存在因原发性心肌病、心脏结构畸形导致心脏压力 / 容量负荷过重或心律失常导致的心功能障碍。

出生时血流动力学不稳定风险评估方案

业内已经提出了几种宫内诊断先天性心脏病胎儿的出生后风险分级方案[3-5,14,28]，并总结成为美国心脏协会胎儿心脏病学声明的一部分[1]（表 55.2）。出生时潜在危害的风险通常由胎儿心脏病专家在产前结合特定先天性心脏病以及胎儿超声心动图发现的特殊情况确定[1]（表 55.3）。最近一项为期 8 年的单中心前瞻性监护等级（LOC）风险评估研究发现其在预测出生后监护方面非常准确，预测出生后监护等级及出生时需要专业干预的敏感度为 83%~99%[4]。根据出生时血流动力学不稳定的预测风险，可简单地将心脏畸形分为三大类：①分娩时或新生儿期无血流动力学不稳定的风险；②在产房发生血流动力学不稳定风险小，但在出院前需要干预以稳定循环；③在产房发生循环不稳定风险高。

◆ 在产房或新生儿期无血流动力学不稳定风险的先天性心脏病

本组包括左向右分流病变如室间隔缺损（VSD）、房间隔缺损或房室间隔缺损和轻度瓣膜畸形。左向右分流病变常在出生几周后发展为血流动力学不稳定，这是由于肺血管阻力降低，缺损处分流明显，导致肺血流量过多[21]。同样，产前诊断为轻度单一瓣膜畸形且心脏功能正常的婴儿通常在出生后即循环稳定。这些情况不需要在产房特护，通常可以在当地医院分娩，并可以在婴儿室或门诊进行评估[4,5,14,28-29]。

◆ 在产房血流动力学不稳定风险小，但出院前需要干预以稳定循环的先天性心脏病

本组主要包括一些依赖动脉导管开放以维持出生后体 / 肺循环的心脏畸形。动脉导管一般不会在出生时立即闭合，而在出生后 12~72h 闭合[22]。因此，预测这些婴儿在产房或围生期不会发病[4-5,14,20,28]。对于这些病例，只要有充分的围生期支持，婴儿可以在能够使用前列腺素 E_1 进行治疗以维持导管开放的医院分娩。病情初步稳定后，应安排将新生儿转运到三级医疗心脏中心进行计划中的干预和（或）手术。

导管依赖型肺循环

人们对预测出生后需要维持动脉导管开放以增加肺血流的情况进行了研究，并制定了预测出生后治疗方案的标准（表 55.3）。对于法洛四联症（TOF）以及右心室双出口伴主动脉下室间隔缺损和肺梗阻的病例，超声心动图检查结果已被证明可用于预测导管依赖型肺血流和（或）是否需要进行新生儿手术。尽管没有经过充分研究，但有理由假设对于那些伴有肺流出道梗阻的其他疾病，例如重

度肺动脉狭窄 / 闭锁，三尖瓣狭窄 / 闭锁合并室间隔完整或合并小型室间隔缺损，若胎儿在宫内动脉导管的血流相似，可以预计为导管依赖型循环并需要新生儿手术。以下发现提示导管依赖型肺循环：

· 动脉导管方向翻转，定义为动脉导管与主动脉之间的夹角小于 90°（图 55.1a）[32]。

· 动脉导管内逆向血流，表现为主动脉通过动脉导管进入肺动脉的血流（图 55.1b）[30–31]。

· 妊娠 16 周后测量肺动脉 Z 值 <−3（TOF 病例）[31,33]。

尽管肺动脉 Z 值是敏感指标，但它没有特异性。相反，动脉导管的血流方向既具有高灵敏度，又具有预测出生后生理的特异性。在一项为期 8 年的前瞻性研究中 [4]，人们仅使用逆向（左向右）导

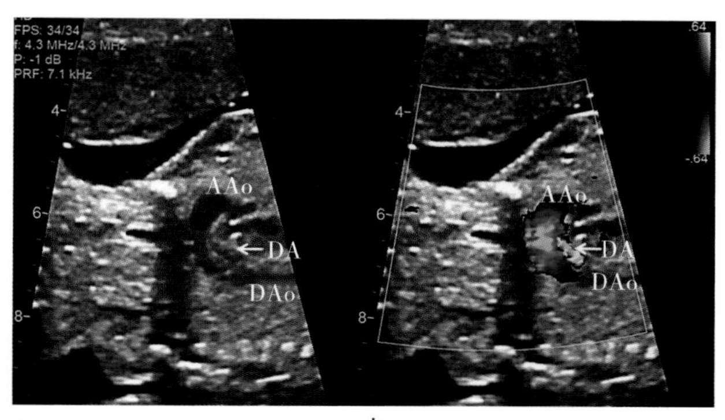

图 55.1 法洛四联症胎儿。a. 主动脉 / 动脉导管弓的矢状面二维切面。b. 彩色多普勒显示动脉导管内逆向血流（红色；视频 55.1）。AAo= 升主动脉；DA= 动脉导管；DAo= 降主动脉

管血流来预测出生后情况，对 TOF 胎儿进行评估。47 例明确诊断的法洛四联症病例中，30 例导管血流正常为右向左，被预测为非发绀型（LOC1；表

表 55.2 先天性心脏病（CHO）患者的监护等级（LOC）预测和相关分娩建议

监护等级	定义	CHD 病例	分娩建议	产房建议
P	无计划性治疗 / 姑息治疗的 CHD	CHD 伴有严重 / 致死性染色体异常或多系统疾病	安排家庭支持 / 姑息治疗服务；在当地医院正常分娩	
1	预计在产房或出生后早期无血流动力学不稳定风险	VSD、AVSD 和轻型 TOF	安排心脏病会诊或门诊评估；在当地医院正常分娩	常规产房准备；新生儿评估
2	在产房中血流动力学不稳定的风险小，但需要出生后导管治疗 / 手术	导管依赖型病变，包括 HLHS、重度 CoA、重度 AS、IAA、PA/IVS、重度 TOF	近足月时考虑计划性催产；在有新生儿专家和心脏病会诊的医院分娩	产房需配备新生儿科医生；有指征则开始 PGE 治疗；如需导管治疗或手术应转运至新生儿科
3	在产房可能出现血流动力学不稳定，需要立即进行特级护理以稳定循环	原发隔关注型 d-TGA（注意：有理由认为所有无 ASD 的 d-TGA 胎儿均有风险）；无法控制的心律失常（完全性心脏传导阻滞）合并心力衰竭	妊娠 38~39 周计划催产；必要时考虑协调进行剖宫产术。在可以实施急救的医院分娩，包括必要的稳定 / 生命维持设备	产房配备新生儿专家和心脏专家，以及所有必要设备；根据诊断制订干预计划；制订计划，有指征则急诊转运
4	预计胎盘剥离后即刻出现血流动力学不稳定，需要在产房立即进行导管治疗 / 外科手术以提高存活率	HLHS/ 重度 RFO 或 IAS 的 d-TGA/ 重度 RFO，或 IAS 或 DA 异常；梗阻型 TAPVR；Ebstein 畸形合并水肿；TOF 合并 APV、重度气道梗阻；不能控制的心律失常伴水肿；合并低心室率、EFE 或水肿的完全性心脏传导阻滞	通常在妊娠 38~39 周剖宫产术，产房中配备必要的专家们及心脏设备	产房配备专业心脏治疗团队；根据诊断制订有指征的干预计划，可能包括导管治疗、手术或 ECMO

经许可，引自 Donofrio MT,et al. Circulation,2014,129:2183–2242[1]. APV= 肺动脉瓣缺如；AS= 主动脉瓣狭窄；ASD= 房间隔缺损；AVSD= 房室间隔缺损；CHB= 完全性心脏传导阻滞；CHD= 先天性心脏病；C/S= 剖宫产术；DA= 动脉导管；DR= 产房；ECMO= 体外膜肺氧合；EFE= 心内膜弹性纤维组织增生症；HLHS= 左心发育不良综合征；IAA= 主动脉弓中断；IAS= 房间隔完整；LOC= 监护等级；PA/IVS= 肺动脉闭锁 / 室间隔完整；PGE= 前列腺素；RFO= 限制性卵圆孔；TAPVR= 完全型肺静脉异位引流；d-TGA= 完全型大动脉转位；TOF= 法洛四联症；VSD= 室间隔缺损

55.2，表 55.3），而 17 例导管血流为双向或逆向，并被预测为发绀型，且可能为导管依赖型（LOC2；表 55.2，表 55.3）。LOC 1 的胎儿没有因为发绀而需要转运。17 例中有 13 例（76%）为 LOC2，属于导管依赖型并且进行了新生儿矫治手术。3 例为 LOC2，他们被转运至便于诊断检查的医院，尽管出现发绀，但并不需要前列腺素 E_1 治疗。预测导管依赖型肺血流和随后的新生儿修复手术时，其敏感度为 100%，特异度为 97%。

导管依赖型体循环

体循环梗阻时，左心不足以维持体循环输出，可以根据下列情况预测是否需要输注前列腺素 E_1

表 55.3　目前关于预测胎儿分娩计划的建议

	胎儿超声心动图发现	分娩建议
导管依赖型病变	· 导管依赖型肺循环： – 动脉导管中血流为主动脉至肺动脉 – 动脉导管血流反向（下角 <90°）。 · 导管依赖型体循环： – 卵圆孔为左向右分流	产房内无需特护； 开始使用前列腺素 E_1
伴有 RFO 或 IAS 的 HLHS	· 肺静脉正 / 反向速度与时间积分比 <3 · 妊娠晚期母体高氧血症时胎儿肺动脉分支搏动指数无变化	制订可能的急诊干预计划以使左心房减压（导管球囊或支架，外科手术）
d-TGA	· 卵圆孔受限： – 原发隔与第二房间隔的夹角 <30° – 原发隔突向左心房 >50% – 原发隔没有正常摆动 – 原发隔活动过度 注意：原发隔关联型 d-TGA 胎儿都应被视为有风险 · 异常的动脉导管： – 细小（Z 值低） – 加速的正向、双向或逆向舒张期血流	条件允许时在产房或 ICU 实施可能需要的急诊球囊房间隔造口术；开始使用前列腺素 E_1；考虑治疗动脉导管血流异常的肺动脉高压
TOF 合并 APV	· MRI 提示肺部大叶性肺气肿（积液）	特殊机械通气；考虑 ECMO
Ebstein 畸形	· 胎儿水肿 · 无法控制的心律失常	为了降低肺阻力、治疗心律失常和维持心排血量，考虑提前分娩
梗阻型 TAPVC	· 膈肌下静脉受压 · 肺静脉持续单向血流 · 受压静脉血流加速	考虑 ECMO
快速性心律失常	· 快速心率 · 心功能减退 · 胎儿心包积液 / 水肿	如果胎龄合适考虑提前分娩； 如果可能，在产房进行紧急电复律或药物治疗
CHB	· CVP 评分下降（<7 分） · 心室率非常慢 · 心功能减退 /EFE · 胎儿水肿	考虑提前分娩； 如果可能，在产房使用变时性起博或临时起搏

经许可，引自 Donofrio MT,et al. Circulation,2014,129:2183–2242.[1] CHB= 完全性心脏传导阻滞；CVP= 心血管状态评分；ECMO= 体外膜肺氧合；EFE= 心内膜弹性纤维组织增生症；HLHS= 左心发育不良综合征；IAS= 房间隔完整；ICU= 重症监护室；MRI= 磁共振成像；RFO= 限制性卵圆孔；TAPVR= 完全型肺静脉异位引流；d-TGA= 完全型大动脉转位；TOF 合并 APV= 法洛四联症合并肺动脉瓣缺如

维持动脉导管开放来支持体循环：

· 远端主动脉横弓收缩期逆向血流意味着主动脉弓血流来自动脉导管（图 55.2a~b）[30,34]。

· 经卵圆孔的逆向血流定义为左心房到右心房的血流（图 55.3a~b）[30,34]。

尽管还没有关于单独使用这些特征在分娩期预测导管依赖型体循环血流的前瞻性研究，但有证据表明，在主动脉瓣狭窄胎儿中，这些特征预示着导管依赖型体循环会进展至左心发育不良综合征（HLHS）[35]。

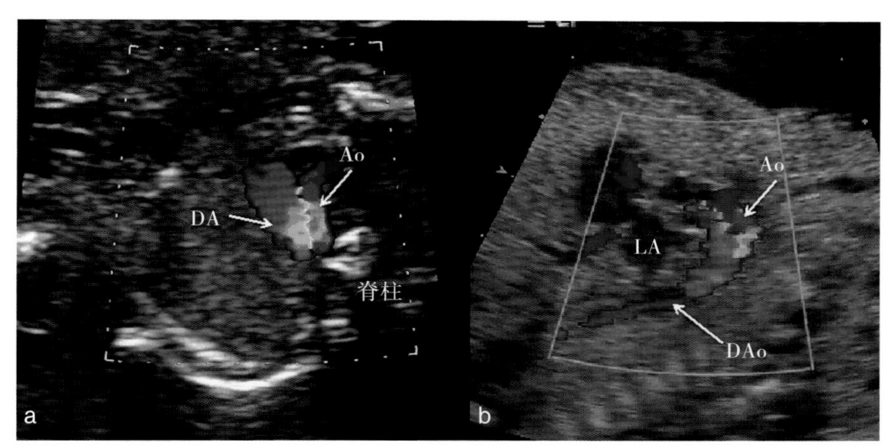

图 55.2 胎儿左心发育不良综合征。a. 三血管 – 气管切面。b. 大血管矢状切面二维图显示主动脉弓 / 动脉导管。两图中彩色多普勒均显示主动脉弓内逆向血流（红色；视频 55.2a~b）。Ao= 主动脉；DA= 动脉导管；DAo= 降主动脉；LA= 左心房

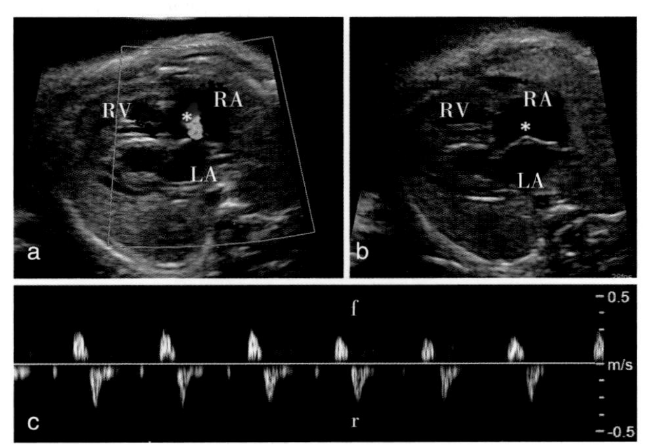

图 55.3 左心发育不良和严重限制型房间隔胎儿。a. 横位四腔心彩色多普勒显示经卵圆孔的左向右分流加速（红色）。b. 横位四腔心切面二维图。c. 肺静脉血流正 / 反向速度 – 时间积分流速比 <3（视频 55.3）。f= 前向血流；LA= 左心房；r= 逆向血流；RA= 右心房；RV= 右心室；星号标注为原发膈

◆ 在产房不稳定风险高的先天性心脏病

本组包括出生后需要在围生期立即进行干预以尽快稳定循环的心脏畸形。这些胎儿应该在同时有新生儿科、小儿心脏病科且最好有心血管外科医生在场的医院分娩，能够迅速进行心脏介入导管治疗和（或）心脏外科手术。在产房有恶化趋势的先天性心脏病包括卵圆孔严重狭窄或闭锁的 HLHS，卵圆孔严重狭窄或闭锁的 d-TGA，伴血流动力学损害或水肿的无法控制的心律失常（包括心动过速和心动过缓），TOF 伴肺动脉瓣缺如及严重肺部疾病、气道阻塞或水肿，严重的 Ebstein 畸形伴水肿，以及梗阻型完全型肺静脉异位引流。

HLHS 合并卵圆孔狭窄或闭锁

多数 HLHS 新生儿可以通过前列腺素 E_1 治疗得以稳定，但是 HLHS 胎儿不仅依赖动脉导管开放，还依赖于足够的通过卵圆孔的左向右分流。据报道，有 6%~20% 的 HLHS 胎儿发生卵圆孔狭窄或闭锁 [36-38]。遗憾的是，即使在出生后得到了正确的心脏治疗，这些婴儿中仍有许多未能活着经受 Norwood 手术或在手术后 24h 内死亡 [39]。HLHS 伴卵圆孔狭窄或闭锁的婴儿在产房刚出生时可能不会立即显示出严重的血流动力学异常。不幸的是，在没有干预的情况下，患儿情况通常在分娩后几个小时内快速恶化。产房策略是在出生后快速建立心房间交通，这已用于稳定 HLHS 合并卵圆孔狭窄或闭锁的新生儿，以改善其预后 [3,5,37]。本组胎儿的产前选择至关重要，以便协调分娩从而可以进行急诊手术开通房间隔。

胎儿超声心动图能够在 HLHS 胎儿出生前评估卵圆孔；然而常规测量血流宽度不一定能预测出生后状况[40]。已有研究显示，脉冲多普勒显示肺静脉中增加的 A 波（心房收缩期的反向波）对确定 HLHS 胎儿明显的房间隔限制很有用[41-42]。在多普勒评估参数中，肺静脉多普勒正 / 反向速度 – 时间积分比值（VTIf / VTIr）<5 是一个相当敏感的预测需要出生后急诊房间隔切除术的指标。如果 VTIf/VTIr 比值 <3，则灵敏度更高[7]（图 55.3）。在一项为期 8 年的单中心前瞻性研究中，利用 HLHS 胎儿的肺静脉多普勒检查，预测其出生后产房发病和干预需求非常准确[4]。在 59 例 HLHS 中，48 例 VTIf/VTIr> 5 且合并开放性房间隔（LOC 2；表 55.2，表 55.3），11 例 VTIf / VTIr<5 且 >3（n=3）或 VTIf/VTIr<3（n = 8）合并房间隔交通严重狭窄或闭锁（LOC3 或 LOC4；表 55.2，表 55.3）。所有被定为 LOC 2 的病例均不需要干预，被定为 LOC 3 或 LOC 4 的 11 例中有 10 例（91%）接受了房间隔成形术以稳定血流动力学。使用肺静脉 VTIf/VTIr 预测急诊干预的敏感度为 100%，特异度为 97%。需要注意的是，由于 HLHS 胎儿有潜在恶化风险，因此建议在妊娠晚期后段，即分娩前 1~2 周进行系列检查，评估肺静脉血流以及右心室功能变化情况。最后，可在妊娠晚期利用母体过度氧合评估胎儿的肺血管反应性，这可能有助于评估是否需要对 HLHS 进行出生后早期干预[41]。人们发现胎儿肺动脉分支搏动变化少于 10% 更有可能需要急诊干预。据推测，异常低反应性的发现也可能具有与肺血管畸形有关的长期临床意义，但尚待研究。

总而言之，以下检查结果会提高 HLHS 胎儿在出生时需要干预以开通房间隔的可能性：

· 肺静脉正 / 反向血流比 <3（其中肺静脉血流表示为速度 – 时间积分）（图 55.3c）[7]。

· 妊娠晚期进行的孕妇高氧测试过程中，胎儿肺动脉分支缺乏血管反应性[41]。

完全型大动脉转位（d-TGA）

d-TGA 是少数可能术前比术后发病率或死亡率更高的心脏畸形之一[12]。区分非限制性房间隔 d-TGA 新生儿与在产房由于卵圆孔狭窄或闭合而导致缺氧和酸中毒的 d-TGA 新生儿，十分具有挑战性。几项回顾性研究表明，评估卵圆孔的解剖特征（包括原发隔位置和活动度以及动脉导管血流）有助于预测出生时会发病的胎儿[42-43]。值得注意的是，卵圆孔流量在妊娠期间会发生变化，且在出生时会发生显著变化[3,42]，可能是由于妊娠后期肺流量逐渐增加引发了卵圆孔的早期闭合进程[44]。动脉导管的评估也有助于预测出生后状态。回顾性研究表明，某些 d-TGA 胎儿的动脉导管较小且流动异常（逆向或双向），需要在出生后进行干预以开通房间隔[3,42-43]。妊娠中期卵圆孔和动脉导管的单一评估可能无法准确预测出生后病程。因此，通常对 d-TGA 胎儿进行连续超声心动图检查，在妊娠晚期分娩前 1~2 周进行最终评估。这可能有助于确定哪些 d-TGA 胎儿在分娩时或出生后最初几个小时内需要急诊干预。

一项使用现有标准进行的为期 8 年的前瞻性研究对 d-TGA 胎儿进行评估，以试图预测出生后病程[4]。27 例胎儿中，10 例的卵圆孔被认为不具有提示出生后限制性风险的特征（LOC 2；表 55.2，表 55.3），其中 7 例需要房间隔球囊造口术。发现卵圆孔异常提示需要急诊球囊造口术（LOC 3 或 LOC4；表 55.2，表 55.3）者 17 例，其中 15 例需要进行球囊造口术。值得注意的是，有 4 个胎儿同时出现动脉导管狭窄和卵圆孔异常，其中 3 例进行了急诊房间隔造口术。这种方法预测 d-TGA 需要进行房间隔造口术的敏感度为 68%，特异度为 60%。需要注意的是，在早期几例未能准确预测是否需要进行房间隔造口术的病例之后，人们对 d-TGA 胎儿的治疗方案进行了修正，所有 d-TGA 胎儿都按照可能需要在出生后立即进行心脏干预来对待。

已发现可预测 d-TGA 胎儿需要房间隔造口术的特定超声心动图特征包括：

· 原发隔与房间隔的夹角 <30°[42]。

· 原发隔向左心房弯曲 >50%（图 55.4a、b）[42]。

· 原发隔缺乏正常摆动[43]。

· 原发隔活动过度[43]。

· 动脉导管受限或血流异常（图 55.4c）[42-43]。

值得注意的是，由于这些检查缺乏敏感性，且出生后胎儿发病率和死亡率较高，专家共识已建议所有产前诊断 d-TGA 的胎儿应当按分娩时卵圆

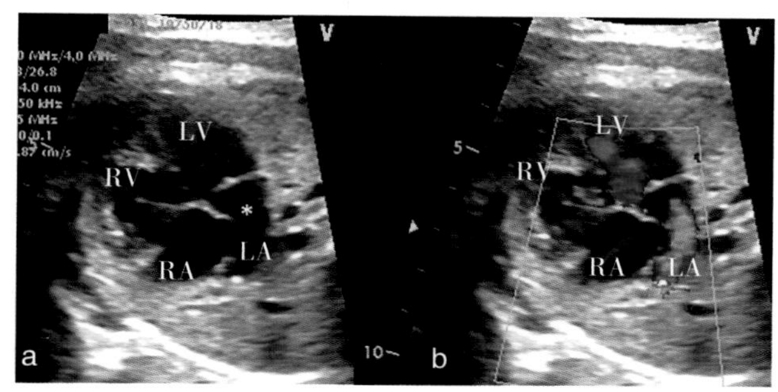

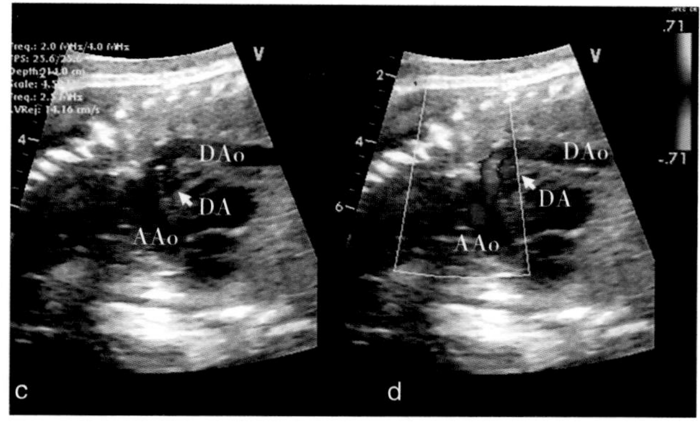

图 55.4 胎儿完全型大动脉转位原发隔弯曲。a. 横位四腔心切面二维图。b. 横位四腔心彩色多普勒显示没有血流通过卵圆孔。c. 大血管长轴二维和彩色多普勒显示动脉导管和主动脉弓。注意动脉导管狭窄和逆向血流（蓝色星号标注为原发隔，视频 55.4a~c）。AAo= 升主动脉；DA= 动脉导管；DAo= 降主动脉；LA= 左心房；LV= 左心室；RA= 右心房；RV= 右心室

孔即将闭合接受治疗，有此诊断的胎儿应当在配备心脏病专家并在必要时能施行急诊房间隔造口术的医院分娩[1]。

梗阻型完全型肺静脉异位引流

合并梗阻的完全型肺静脉异位引流（TAPVR）是严重的先天性心脏病，死亡率高。胎儿期如果未能诊断该疾病，出生后可能很快发生呼吸窘迫和失代偿[45]。大约一半的 TAPVR 病例合并回流梗阻[45-46]。早期发现以及适当稳定病情和早期外科手术修复通常有良好的长期预后[47]。而如果早期未发现直到出生后才诊断，会导致高发病率和高死亡率，因此产前诊断特别重要[45]。TAPVR 的产前诊断颇具挑战性，因为心脏的四个腔室通常看起来结构正常，且胎儿的肺静脉可能难以显示。评估肺静脉多普勒血流可能有助于检测这种潜在的危重性心脏畸形。一项对 26 例产前诊断 TAPVR 的研究中[45]，有 4 例为孤立性病变，22 例有内脏异位综合征和（或）其他心脏畸形。18 例心上型，1 例心内型，7 例心下型。超声未显示肺静脉与心房有连接但发现肺静脉有共汇，这是超声二维成像的最佳表现。26 例胎儿中有 25 例肺静脉脉冲多普勒异常。连接的垂直静脉严重梗阻时，胎儿血流呈单相、低速和无搏动，有此模式的 3 个活产新生儿均需要急诊手术。孕妇高氧测试也可能对该病有预测作用，但尚未对此开展研究。

在怀疑有 TAPVR 的胎儿中，以下发现提示回流梗阻并可能需要急诊心脏手术：

- 连续的单相性肺静脉血流模式（图 55.5c）[45]。
- 连接的垂直静脉发生梗阻[45]。

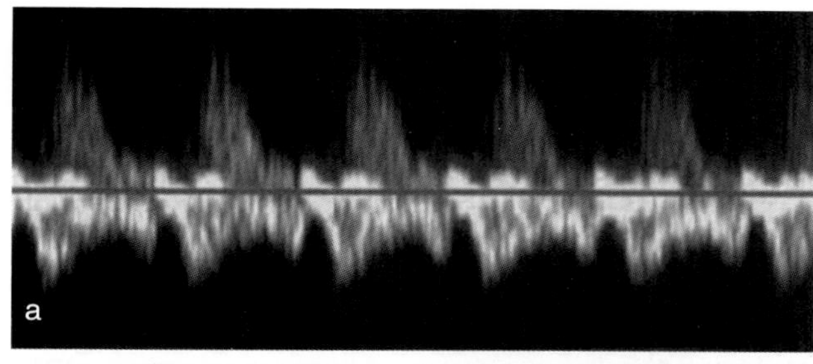

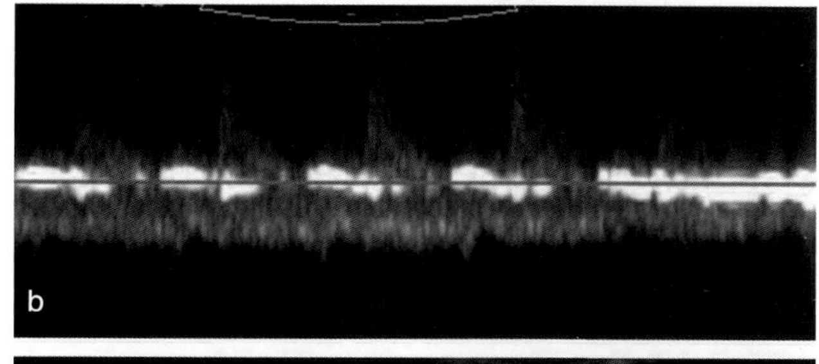

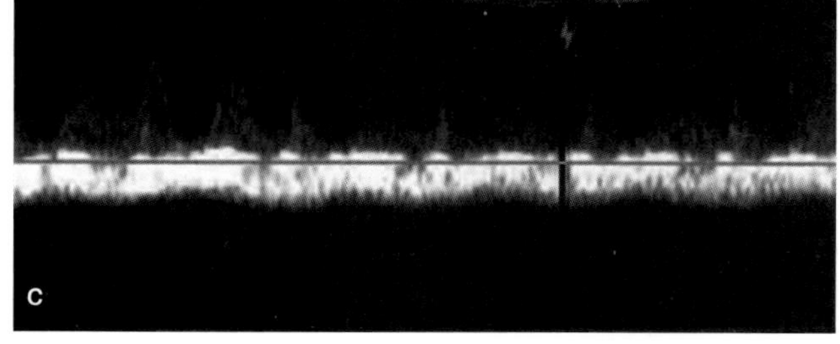

图 55.5 肺静脉多普勒。a. 正常。b. 完全型肺静脉异位引流，多普勒显示双向、脉动性减弱的非梗阻型血流模式。c. 多普勒显示单向、低速、连续的梗阻血流模式

合并胎儿宫内心力衰竭或水肿的其他复杂畸形

对于心脏肥大（如 TOF 合并肺动脉瓣缺如和重度 Ebstein 畸形）导致的心力衰竭、水肿或严重的气道 / 肺合并症而有宫内或出生后死亡风险的复

杂罕见疾病的分娩管理，目前可用于指导决策的数据有限。

此外，患有因无法控制的快速性心律失常或严重的缓慢性心律失常导致的心力衰竭或水肿的胎儿也存在风险。由于这些疾病在围生期可能迅速恶化[1,48–49]，如果有任何胎儿窘迫的产前证据，包括胸腔和（或）心包积液、水肿和（或）胎心监护异常发现，建议在具备新生儿科和儿科心脏病专家等专业团队的医院中分娩。

◆ 先天性心脏病的宫内进展

几种心脏畸形在妊娠过程中有可能进展和恶化，因此有必要在全孕期进行连续随访，识别其变化则有可能调整分娩计划。例如，TOF 胎儿最初可能肺动脉流出道宽大和导管右向左分流，这表明胎儿出生后无导管依赖性。然而，如果肺动脉流出道不能充分生长发育，胎儿可能发展为导管依赖型病变，需要在出生后输注前列腺素 E_1 治疗[31,33]。需要进一步研究以增加对宫内先天性心脏病进展相关因素的了解。这对于处理胎儿进展性先天性心脏病特别重要，因为在出生时这类畸形可能发展为不稳定风险较高的先天性心脏病。HLHS 和 d-TGA 胎儿均会发生卵圆孔进行性狭窄[3]，将影响其出生后治疗。此外，胎儿先天性心脏病，如三尖瓣的 Ebstein 畸形、肺动脉瓣缺如的 TOF、无法控制的快速性心律失常和完全心脏传导阻滞，都有可能使心力衰竭和水肿恶化[49]。其中一些胎儿可能需要提前分娩，并安排专业监护以支持出生后循环[1]。

◆ 危重先天性心脏病的现代定义

儿科心脏病学对“危重” 先天性心脏病的历史定义包括那些出生后循环依赖于动脉导管开放的心脏畸形[50,53]。这是可以理解的，因为一旦导管关闭，有未能诊断的导管依赖型心脏畸形婴儿将有生命危险。然而，产前明确诊断并在出生时开始使用前列腺素 E_1，大多数心脏畸形就不再“危重”。但是很明显，仍有少数胎儿情况危急，仅靠输注前列腺素 E_1 无法稳定，并且在出生后几个小时需要额外干预或其他专业监护才能生存[3,5,14]。随着对胎儿和过渡循环的深入了解，先天性心脏病的风险分级方案现已得到部分成功应用，尽管监护策略仍过于谨慎，以确保对意外事件做好准备。随着评估这些新形式“危重”先天性心脏病的参数不断完善，其目标仍然是对患者进行适当分类，优化围生期和出生后管理（包括分娩地点、方式和时机），确保有必要的围生期和新生儿期治疗并可得到心脏病专家和心胸外科手术及监护。

宫内诊断先天性心脏病新生儿的分娩计划

分娩计划应考虑出生时血流动力学不稳定的风险以及当地可用资源，包括亚专科治疗和儿科心脏设备。

新生儿分娩地点和转运

大多数先天性心脏病新生儿在围生期不需要常规新生儿治疗以外的专业治疗，可以建议在当地医院分娩并作为门诊患者进行随访[1,3–5,14]。但是，如果预期分娩后需要专业心脏小组介入，则分娩地点应考虑到保证新生儿病情稳定的特殊需要。分娩地点取决于当地的实际情况和小儿心脏监护室的距离远近。在专业心脏中心数量有限的地区，对产前诊断为先天性心脏病的婴儿，安全的计划分娩和围生期管理策略应包括建立高度专业化的新生儿病房，或将那些确定具有血流动力学不稳定高风险患儿的母亲转运到靠近儿科心脏中心的机构分娩[14,29]。为了改善分娩后血流动力学不稳定先天性心脏病新生儿的预后，并避免转运可能病情不稳定的新生儿，一些专科儿童医院已计划在其机构内接收高危孕妇并安排分娩，从而以最短的时间来抢救生命[3,52]。治疗策略的变化取决于许多因素。例如，美国得克萨斯州一项对 HLHS 婴儿预后的研究表明，新生儿靠近小儿三级医疗中心分娩，其术前存活率有所提高[53]。相反，美国华盛顿特区的一项单中心研究[4]发现，距离并不是服务区域内的关键因素，需要有详细的沟通，当地的现场教育，以及组织良好的协作，以确保为转移之前需要标准监护以维持病情稳定的婴儿提供最佳治疗（LOC 2；表 55.2，表 55.3）。对于那些被认为在产房不稳定的危重先天性心脏病婴儿（LOC3 和 LOC4；图 55.2，表 55.3），应当在儿童医院或邻近的成人医院分娩，同时在产房安排心脏病专家。

分娩时机

最近研究表明，在产前被诊断为严重先天性心脏病的婴儿往往比在出生后被诊断有先天性心脏病的新生儿更早分娩（图 55.6）[13,54]。这一发现尤其令人担忧，因为妊娠 37~38 周出生的健康新生儿相比足月或近足月出生的新生儿，其预后不良的风险更高[55]。重要的是，这也在先天性心脏病婴儿中观察到。研究表明，先天性心脏病婴儿如果在 39 周之前分娩，则术后住院时间更长，死亡率更高[54,56-57]。因此，在没有胎儿/母体提前分娩指征时，应谨慎考虑对先天性心脏病胎儿进行选择性早期分娩的潜在优势。

除增加死亡率外，越来越多的证据表明，先天性心脏病婴儿分娩时机的决定还应考虑出生时胎龄对神经系统发育结局的潜在影响。研究表明，严重或危重先天性心脏病胎儿，如 d-TGA 胎儿或具有单心室生理的胎儿，其大脑延迟成熟，表现为大脑生长和神经轴突发育特别是白质微观结构的改变[58-61]。出生后婴儿大脑 MRI 研究提示 d-TGA 胎儿或 HLHS 足月新生儿的大脑发育可能会滞后 5 周。鉴于这些发现，有人建议，将先天性心脏病婴儿分娩计划安排在近足月或足月，可能会改善大脑发育并降低出生后对损伤的易感性[60]。但是还需要进一步的研究来确定其是否能进一步改善神经系统的长期预后。

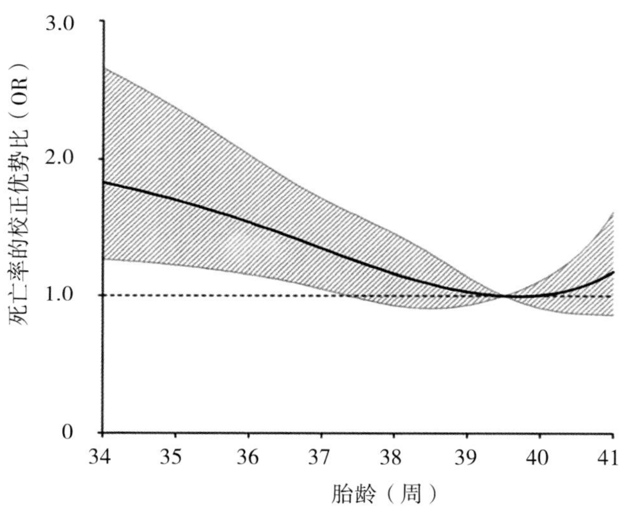

图 55.6 STS 数据库 2010—2011 年报道的出生孕周与预后的关系图。显示了按出生时胎龄（参考值为 39.5 周）和分段 95%CI（阴影区域）估算的住院死亡率校正优势比（OR）。数据表明胎龄与不良预后的校正 OR 呈 U 型关系，在妊娠 39~40 周时，不良预后最少。妊娠 37 周时，校正 OR 为 1.34（95%CI 1.05~1.71；P= 0.02）。经许可，引自 Costello JM, et al. Circulation, 2014, 129(24):2511−2517[57]

先天性心脏病婴儿的计划分娩也受到早产（占美国所有分娩的 12.8%）[62] 的总体风险影响。迄今为止，尽管有妊娠 34 周前早产的有效预测因子，例如宫颈阴道胎儿黏连蛋白和超声测量宫颈长度，但是尚无可靠的方法来确定具有危险因素或早产症状孕妇的确切分娩时间[63-64]。如果可能发生自发性早产，产科医生和儿科心脏病专家之间必须进行沟通。

分娩方式

回顾性研究数据表明，产前诊断为严重先天性心脏病，如 HLHS、d-TGA、右心室双出口或 TOF，会增加计划性分娩和剖宫产的可能性。对于先天性心脏病胎儿，分娩方式不会影响其 Apgar 评分，术前或术后发病率（包括血流动力学不稳定、代谢性酸中毒和终末器官功能障碍的风险），住院时间，以及手术或出院存活率[65-66]。两项回顾性研究得出的结论是，对大多数先天性心脏病胎儿，分娩是安全的[67-68]，但对长期功能和神经发育预后的影响在很大程度上是未知的。

产时胎儿监测

在分娩时，使用 CTG 记录胎儿的心率和子宫收缩活动，可对产时缺氧和新生儿酸中毒进行危险分级[69-70]，但在实践中对新生儿缺氧和酸中毒的阳性预测价值较低[71]。尚未证明在分娩期间使用连续 CTG 可以使低危或高危妊娠中脑瘫或婴儿死亡的发生率降低，但可以降低新生儿癫痫的发生率，而其与更高比例的剖宫产和阴道器械助产分娩有关[71]。据推测，涉及中枢神经系统或心血管系统的胎儿畸形可能会改变胎儿心律模式，但与低氧或酸中毒状态无关[72]。少数评估先天性心脏病胎儿产时[67,72-73] 应用 CTG 的回顾性研究显示，这些胎儿显示出可疑胎儿心率记录的百分比较高，但没有发现特征性胎儿心率模式与特定心脏畸形有关。与正常胎儿一样，先天性心脏病胎儿使用连续 CTG 会增加急诊剖宫产率。此外，CTG 在评估严重心律失常胎儿的心率方面能力有限。为克服这些局限性，也有建议在分娩中使用头皮电极进行胎儿心电图检查，以监测产前诊断为完全性心脏传导阻滞的胎儿。尽管结果令人鼓舞，但数据仅来自有限病例，并且尚无研究确定它能否在这些潜在高风险的胎儿中常规使用[74–75]。

分娩过程中的其他胎儿监护，如胎儿腹部心电图、脉搏血氧饱度测定和胎儿头皮血测定乳酸，可以识别 CTG 心率可疑的有低氧血症和（或）酸中毒风险的胎儿。然而，目前尚无数据支持其在先天性心脏病胎儿中常规使用[76]。由于缺乏数据，CTG 仍然是先天性心脏病胎儿在分娩过程中常规监测的主要工具，并可根据针对所有孕妇的分类系统对胎心描记进行解读[69–70]。

先天性心脏病胎儿的预后

近年来，先天性心脏病婴幼儿的预后已有所改善。然而，关于产前诊断对生存的影响尚存争议。最近一项针对 3146 例孤立性先天性心脏病婴儿的研究[77]显示，产前诊断的 1 年存活率为 77%，而出生后诊断的 1 年存活率为 96%。对比非危重先天性心脏病患者（n=2455）的 1 年存活率，产前和出生后诊断之间无差异（分别为 96% 和 98%）；但是，产前诊断的危重先天性心脏病婴儿实际存活率要低得多（分别为 71% 和 86%）。有一种理论可以解释为什么出生前诊断先天性心脏病婴儿的数据更糟糕，因为他们可能合并更严重的疾病，所以在基于人群的研究中有着更高的死亡率。此外，那些出生后诊断的婴儿死亡率可能不准确，除非将那些在家中或转移到三级医院之前就死亡的数据也包含其中。

孤立性先天性心脏病胎儿的预后

最近一项荟萃分析评估了被诊断为孤立性危重先天性心脏病且无其他重要危险因素的新生儿，报道了 8 项研究结果，其中包括 HLHS、d-TGA、主动脉缩窄、肺动脉闭锁、共同动脉干和（或）严重的左心梗阻婴儿的预后数据[78]。合并其他主要心外畸形、有遗传学诊断、出生体重 <2.5kg、<35 周的早产儿、新生儿感染、分娩时胎粪吸入、具有完整房间隔的 HLHS 以及无手术机会的先天性心脏病胎儿均被排除在外。一组共纳入 1373 例胎儿的研究中，297 例（22%）产前明确诊断。产前诊断组的总死亡率为 10%，出生后诊断组的总死亡率为 5.6%，尽管产前诊断组的风险更高，并且更可能选择适当治疗。剔除那些高风险、接受适当治疗和 1 例出生前诊断确定 d-TGA 但被错误处理的病例，出生前诊断组死亡病例数只有 1/221（0.5%），而出生后诊断组死亡病例数为 31/974（3.2%）。尽管该研究并未显示出产前诊断危重先天性心脏病后死亡率降低，但结果表明，在解剖适合、标准风险、治疗意愿和正确出生后治疗等条件下，那些产前诊断组胎儿在计划心脏手术前的死亡率更低（图 55.7）。因此，胎儿心脏病专家的作用不仅在于做出准确、精细的诊断，还在于在必要的围生期治疗团队的配合下，规划适当的产房管理。

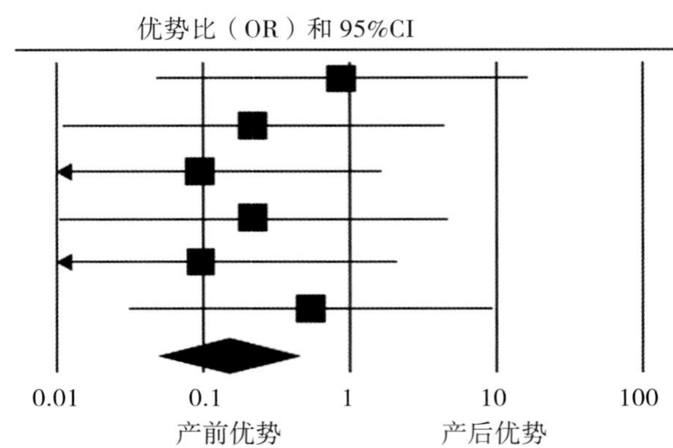

图 55.7 关于危重先天性心脏病患者的标准风险、计划心脏手术和最佳治疗的荟萃分析：产前诊断与出生后诊断的患者术前死亡的森林图。经许可，引自 Holland BJ,et al.Ultrasound Obstet Gynecol,2015,45(6):631–638[78]

特殊高危病变的预后

产前诊断先天性心脏病的预后部分取决于疾病的性质和严重程度。诊断为宫内或出生后早期死亡风险特别高的疾病包括合并房室传导阻滞的内脏异位综合征、肺动脉瓣缺如的 TOF 和 Ebstein 畸形。产房高危人群包括房间隔完整的 HLHS 和 d-TGA（表 55.4）。

◆ 内脏异位综合征

通常由于合并复杂结构性畸形的患儿比例高，右心房异构（RAI）和左心房异构（LAI）的死亡

表 55.4 产前诊断为先天性心脏病（CHD）胎儿及新生儿的结局数据报告

CHD 诊断	终止妊娠	自发性胎儿死亡	存活	说明
全部，伴有正常出生体重或无其他异常[78]	—	—	·手术干预使出生后存活率达 99.5%	荟萃分析
全部 CHD[78] 危重 CHD	—	—	·1 年存活率 77% ·1 年存活率 71%	可能由于报道病例中合并症较多
内脏异位综合征[79]	22%	6%~10%	·72% 活产率 ·5 年存活率 53%（生后无脾） ·5 年存活率 86%（生后多脾）	房室传导阻滞，与死亡有关的积液
法洛四联症[80]	—	—	·6 年存活率 85%	可能部分取决于 22q11 微缺失和其他畸形
法洛四联症合并肺动脉瓣缺如[48]	25%~43%	7%~15%	·产前诊断后高达 50%，包括终止妊娠	病例系列报道与文献综述
Ebstein 畸形[49]	6%	17%	·围生期总存活率 55%	多中心研究
左心发育不良综合征[7,84]	—	1%~13%	1 年存活率 70%~75% 4 年存活率 65%	—

率都很高。此外，特别是 LAI 胎儿有合并完全性房室传导阻滞引起心动过缓和水肿的风险。一项近期研究评估了诊断为内脏异位综合征胎儿的妊娠结局[79]。在纳入的 154 例胎儿中，61 例（40%）为 RAI，93 例（60%）为 LAI。RAI 胎儿中 4 例死亡，LAI 胎儿中 5 例死亡（4 例与缓慢性心律失常相关）。总体而言，活产婴儿占 72%，终止妊娠的较多（22%）。缓慢性心律失常是胎儿死亡的唯一预测因子。活产的 RAI 组中，43%（15/35）死亡；活产的 LAI 组中，13%（10/76）死亡。肺静脉狭窄和非心脏异常是预测出生后死亡的独立危险因素。活产的婴儿中，RAI 的 5 年存活率为 53%，LAI 为 86%。尽管已经建议在产房进行特护，但是产前诊断内脏异位综合征的胎儿并没有明显受益。

◆ 法洛四联症（TOF）合并肺动脉瓣缺如

TOF 有几种变异，包括合并流出道轻度梗阻，以及合并有或无肺动脉分支共汇和大的体 - 肺动脉侧支肺动脉闭锁。有前向血流至肺动脉分支共汇的轻型 TOF，胎儿存活率非常高，出生术后存活率 >95%，30 年存活率约 85%[80]。相反，TOF 合并肺动脉瓣缺如者的预后要差得多，胎儿和新生儿的死亡风险均增加。根据近期对几个病例系列的回顾报道[48]，1 年以上的总体存活率为 14%~50%。25%~43% 终止妊娠，宫内死亡占 8%~15%，新生儿和婴儿死亡占 16%~43%。死亡与染色体核型异常有关。此外，尽管近年来胎儿诊断变得越来越精细，但研究表明，目前可用的胎儿超声心动图测量无法预测临床产房表现或预后。一项包含多项解剖学测量的研究显示[81]，只有水肿和肺动脉瓣环大小可以预测死亡率。这表明导致患儿死亡的病理生理学不是肺动脉瘤样扩张，而可能与右心功能障碍有关。

◆ Ebstein 畸形和三尖瓣发育不良

胎儿三尖瓣畸形程度的范围包括隔瓣轻度下移伴轻度关闭不全、严重下移伴中度关闭不全、缺乏瓣叶对合的重度关闭不全、房化右心室和功能性肺动脉闭锁。即使采用前瞻性治疗和新型出生后管理方法，一些受影响的胎儿仍有很高的宫内或新生儿死亡风险。然而，近年来，可能是由于对胎儿宫内和过渡期病理生理学更深入的理解，预后有所改善。在一项研究中，93% 的 Ebstein 畸形婴儿（包括 10 例在胎儿期诊断）在新生儿期存活，主要是由于导管开放受限[82]。最近的一项多中心研究[49]发现，诊断时胎龄早、肺动脉瓣关闭不全、三尖瓣环直径较大和存在积液与不良预后相关。因为有死胎（17%）和终止妊娠（6%）的部分原因，总体围生期存活率不足 55%。

◆ 左心发育不良综合征

出生前诊断为左心发育不良综合证（HLHS）的婴儿发生术前酸中毒的概率通常比出生后诊断的婴儿低，并且根据一项研究结果，双向 Glenn 手术可能降低早期死亡率[6]。此外，产前诊断通过识别出那些可能在出生后或宫内从急诊房间隔造口术中获益的房间隔交通受限或房间隔完整的胎儿，可以改善这些最高危 HLHS 胎儿的预后[3,7]。早期研究表明，产前诊断改善了 HLHS 胎儿的总体手术存活率[6]，但最近的研究显示，由于复苏和术后管理的改善使 Norwood 术后总体存活率升高，导致无生存优势[13,53,83]。当前，HLHS 的总体存活率并不理想，根据大型多中心研究报道，即使在最佳情况下，1 年无心脏移植的存活率为 70%~75%，4 年存活率为 65%[84]。如合并其他畸形或染色体核型异常则存活率大大降低（术前死亡率高 10 倍，而 4 年存活率不足 40%）[85–86]。据报道，卵圆孔狭窄或闭合的患儿预后明显较差，存活率低至 25%~50%[36–38]。

◆ 完全型大动脉转位

手术矫治前宫内分流开放，尤其在心房水平，对 d-TGA 新生儿生存非常重要。动脉调转术后新生儿的存活率很高（>95%）。可能得益于适当计划分娩和出生后早期进行房间隔造口术，产前诊断已被证实可改善大多数 d-TGA 新生儿的术前状态及总体存活率。一项研究发现[12]，产前诊断的婴儿术前存活率为 100%，而产后诊断的则为 94%。此外，产前诊断的患儿是更好的手术对象，新生儿手术存活率达 100%，而出生后诊断的患儿手术存活率仅 91%。

结　语

产前对严重或危重先天性心脏病的识别改善了术前状况，提高了某些缺陷的存活率。胎儿心脏病的先进理论以及为出生后循环异常过渡的准备，可以明显降低新生儿低氧血症和代谢性酸中毒等疾病的发病率。宫内检测的先天性心脏病可以进行计划分娩，尤其是在根据可用的预测模型预测是否需要出生后急诊干预时。围生期管理应根据母亲和胎儿的特定需求量身定制，包括决定地点、时间和分娩方式，将早产或剖宫产的风险最小化。对于某些病例，可能出现需要早期分娩的母亲 / 胎儿的明显指征，包括各种产科指征，例如自发性分娩、母体合并症、妊娠并发症或可疑的胎儿检查结果。产前诊断先天性心脏病后，产科和儿科心脏病专科之间协作以及围生期管理和计划分娩可以改善新生儿围生期状况，并可能改善存活率、远期功能及神经发育结局。

视　频

视频 55.1　法洛四联症胎儿。a. 主动脉 / 动脉导管弓的长轴二维超声图。b. 彩色多普勒显示动脉导管内逆向血流（红色）。

视频 55.2a　左心发育不良综合征胎儿。三血管 – 气管切面图。彩色多普勒显示主动脉横弓内逆向血流。

视频 55.2b　主动脉 / 动脉导管弓长轴的二维超声图。彩色多普勒显示主动脉横弓内逆向血流（红色）。

视频 55.3　胎儿左心发育不良和房间隔严重受限。a. 彩色多普勒显示经卵圆孔的左向右加速血流（红色）。b. 二维超声横位四腔心切面图。

视频 55.4a　完全型大动脉转位和原发隔弯曲。二维横位四腔心切面。

视频 55.4b　胎儿完全型大动脉转位。彩色多普勒显示卵圆孔处少量双向血流（蓝色和红色）。

视频 55.4c　胎儿大动脉转位。动脉导管和主动脉弓长轴二维图和彩色多普勒。注意导管受限和双向血流（前向为红色，逆向为蓝色）。

参考文献

[1] Donofrio MT, et al. Circulation, 2014, 129: 2183–2242.
[2] Brown KL, Sullivan ID. Heart, 2014, 100: 359–360.

本章完整参考文献，请扫描以上二维码在线查看。若需下载，请登录 www.wpcxa.com“下载中心”下载。

第 56 章 新生儿先天性心脏病：内科及介入治疗

Alexander Lowenthal, Ulrike Herberg, Einat Birk

引　言

胎儿超声心动图技术的进步提高了先天性心脏病的诊断准确率，使得从事产前、产后诊断工作的医生们遇到越来越多的、新的围生期复杂心脏病治疗问题。因此，胎儿期诊断领域医生需面对不断出现的产前、产后生理学变化和复杂心脏畸形的治疗抉择。所有这些，在小儿发育的各阶段，都要求小儿心脏病专家与患儿父母、产科医生、心脏外科医生和新生儿科专家密切合作。本章讨论围生期循环适应的重要性、现有药物选择和先天性心脏病介入治疗。第 57 章则详细介绍新生儿心脏手术选择。

胎儿循环到出生后循环的过渡

胎儿循环与出生后循环有以下不同（图 56.1）：

· 两个循环并联和压力适应。

· 未发育肺组织的高阻力，阻止肺过度灌注。

· 胎盘低阻力，提供氧气和营养。

· 相对富氧血液经静脉导管和卵圆孔通过左心房 – 左心室灌注心脏和脑。

· 右心室（经肺动脉主干）血液经动脉导管灌注下半身。

健康胎儿从胎儿循环到生后循环的过渡

胎儿循环向生后循环转变包括脐带 – 胎盘循环停止，肺循环建立，肺循环和体循环因胎儿期分流关闭而分离。

· 随着新生儿出生后第一次呼吸，肺部扩张并充满空气。由此，肺血管阻力降低 5~10 倍，肺循环血流增加。

· 肺血流量增加使左心房充盈、压力增高。左心房压力超过右心房压力。卵圆孔瓣被压向房间隔，导致心房分流口解剖闭合或心房间分流方向逆转（图 56.2a）。

· 肺血管阻力下降，动脉导管水平开始是双向分流，随着肺阻力进一步降低，则以左向右分流为主。而导致动脉导管收缩并最终关闭的复杂瀑布效应包括氧浓度增加及循环介质水平变化等。

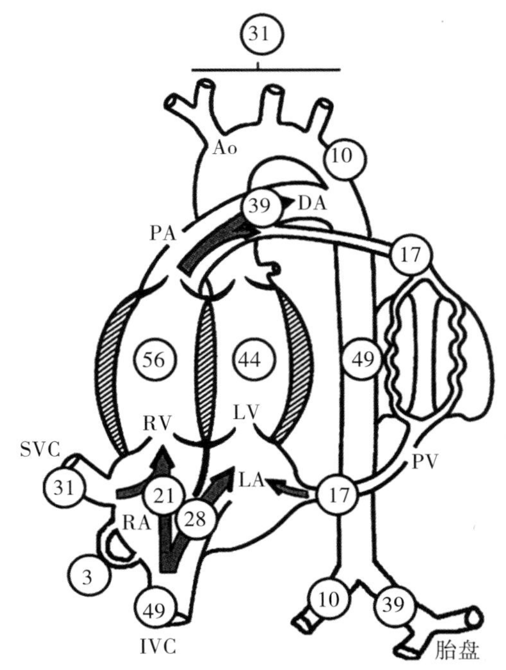

图 56.1　人类妊娠晚期胎儿心室联合输出量百分比。左、右心室并行工作，右心室通过肺动脉主干、动脉导管向降主动脉供血。胎儿右心室射血占心室联合输出量约 56%，灌注下半身和胎盘。其余心排血量由左心室完成，其大部分灌注头部和冠状动脉。产前只有 10% 的心室联合输出量通过峡部到达降主动脉。箭头表示血流方向。Ao= 主动脉；DA= 动脉导管；IVC= 下腔静脉；LA= 左心房；LV= 左心室；PA= 肺动脉；PV= 肺静脉；RA= 右心房；RV= 右心室；SVC= 上腔静脉。经许可，引自 Rudolph AM.Congenital Diseases of the Heart: Clinical-Physiological Considerations.3rd ed. Wiley-Blackwell,2009,Vols.1−36:87−147[1]

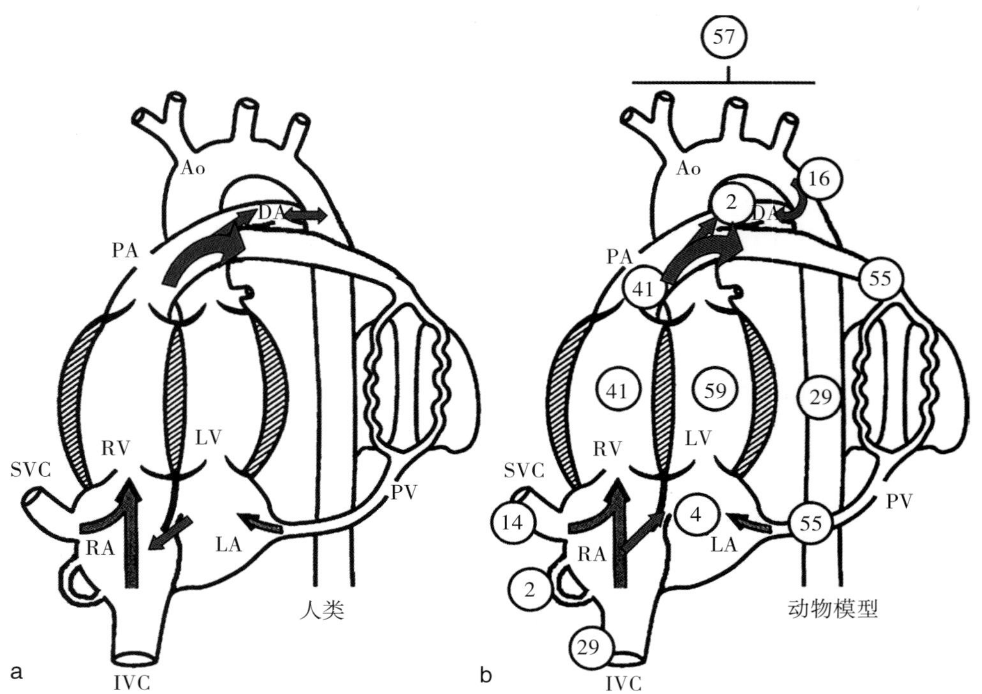

图 56.2 过渡循环：人类出生后（a）及动物模型（b）。通气导致肺血管阻力下降，肺血流增加，通过动脉导管血流减少。左心房压力超过右心房压力，导致左向右分流的卵圆孔部分闭合。脐带闭合后外周血管阻力增加，体循环动脉压力和阻力升高。b. 胎羊在有氧通气和脐带闭合后心室联合输出量百分比。胎羊左心室输出量从 35% 增加到 59%，略高于右心室（41%）。脐带闭合增加了体循环动脉压，动脉导管水平左向右分流。经许可，引自 Rudolph AM//Moller JH，Hoffmann JIE. Pediatric Cardiovascular Medicine. 2nd ed. Oxford: Wiley-Blackwell, 2012, Vol.4:33−45[2]

· 随着脐血管关闭以及胎盘低阻力血管系统消失，体循环血管阻力增加。

左右心两个循环转变为串联模式。随着肺血管阻力进一步降低，卵圆孔和动脉导管功能性闭合，大部分右心室血在肺内氧合后回到左心室（图 56.2b）。左心室以氧合血灌注全身，其工作阻力稍高于肺循环。先前占主导地位的右心室将血泵入低压系统的肺循环。与出生前循环相比，左心室压力、阻力均增加，在高容量负荷下工作。

因此，一旦胎儿期两个循环间的分流完全关闭，它们便各自独立，压力 / 容积负荷就不能相互补偿。

围生期血流动力学变化的两个阶段。

· 出生后最初几分钟的即刻变化和出生 10~15h 新生儿循环建立。

· 出生 6 周内，逐渐适应压力和阻力变化。

◆ 新生儿循环建立

动脉导管闭合

足月婴儿，首次动脉导管“功能性”闭合发生在出生后 10~15h。动脉导管出生后 2~7h 逐渐变细。脐带夹闭后，动脉导管水平双向分流持续数小时。随着肺血管阻力进一步降低，双向分流转变成左向右分流。3~4d 内，动脉导管收缩、变短，中层平滑肌细胞迁移，血管内膜垫发育使动脉导管闭合[3-5]。正常动脉导管自行闭合的经典理论包括：生后动脉血氧分压增加导致平滑肌收缩、前列腺素水平降低及导管组织对前列腺素扩张作用的敏感性下降等。组织学快速变化导致管腔闭塞并阻止其重新开放。出生 2~3 周内便会导致动脉导管永久性解剖闭塞成为纤维韧带（动脉韧带）。

导管组织收缩导致降主动脉峡部解剖性狭窄。因此，动脉导管完全闭合后，主动脉峡部狭窄变得更明显。导管依赖型（肺循环或体循环灌注）心脏畸形随着动脉导管逐渐收缩症状会越来越重（第 53 章）。如果出生时动脉导管组织结构发生变化或氧含量改变，其正常反应被打断，导管将保持开放。造成某些早产儿和足月儿动脉导管闭合失败的确切机制仍不清楚。

卵圆孔和静脉导管功能性关闭

卵圆孔和静脉导管开始是功能性关闭，最后解剖学关闭；成人尸体解剖研究发现约 20% 有卵圆孔未闭。卵圆孔开放对于某些严重心脏畸形如单纯性完全型大动脉转位或单心室生理的早期存活和症状缓解至关重要。出生后第 7 天，75% 的静脉导管闭合 [6]。

心室功能

出生后右心室只向低阻力的肺循环供血，因此对右心室的依赖性低于胎儿期（图 56.3）。胎儿期占优势右心室的心肌组织逐渐适应肺阻力和压力的下降。但是，先天性心脏病引起的压力和容量负荷增加可被在子宫内训练过的右心室所代偿。与出生相关的主要代谢需求包括呼吸做功和体温调节占新生儿氧耗的 50%~60%。因此，出生后氧耗增加 3 倍。为满足激增的需氧量，左心室输出也几乎增加 3 倍。由于肺静脉回流增加，左心室在丧失胎盘血管床及容量增加后，需要应对突然的阻力升高。心脏对后负荷（如主动脉瓣狭窄或主动脉缩窄）或前负荷（如粗大动脉导管未闭或室间隔缺损造成容量负荷增加）进一步增加的耐受程度有限，可能出现早期失代偿。舒张功能（心肌弛缓和顺应性）的成熟期在出生后 6 个月内，出生 2 周内容易受影响 [7]。

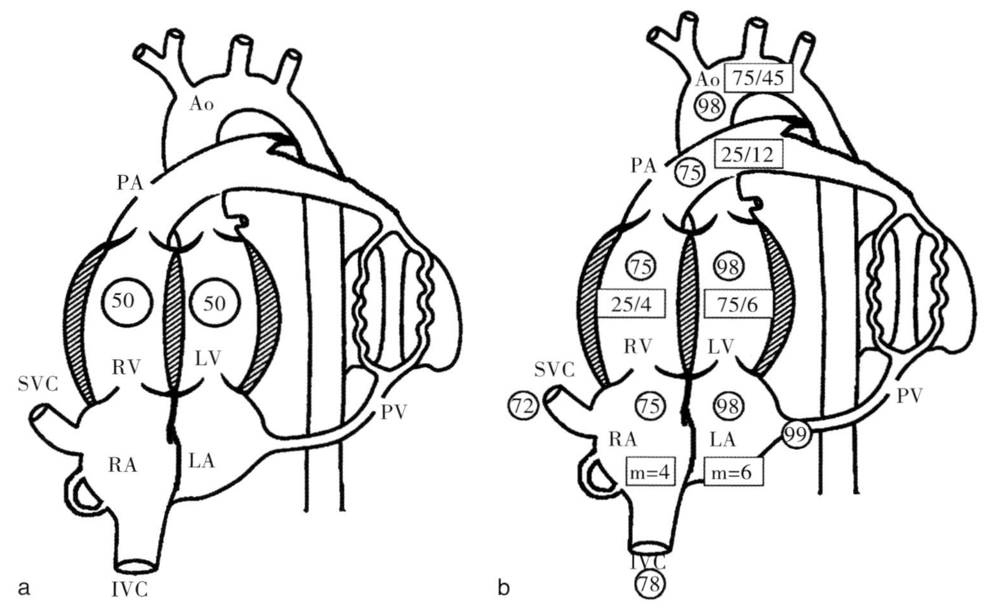

图 56.3 胎儿期分流关闭后的串联循环。a. 串联循环中，体、肺循环总心排血量百分比相似。b. 圆圈数字代表氧饱和度含量；其他数字表示婴儿完成过渡循环后心腔内压力。胎儿期分流关闭后，体、肺循环血之间无混合。LV= 左心室；LA= 左心房；RV= 右心室；RA= 右心房；IVC= 下腔静脉；SVC= 上腔静脉；PV= 肺静脉；PA= 肺动脉；Ao= 主动脉

心肌细胞对出生后容量和压力负荷变化的适应很复杂。虽然宫内生长发育的不同轨迹为生后心脏功能奠定了基础，但胎儿左、右心室心肌细胞之间的差异尚不清楚 [8]。

肺血管阻力

肺血管阻力主要取决于肺周围血管的数量及其收缩状态。这是过渡循环的核心。肺泡液清除发生在出生 4~6h 内。肺泡开放、有氧通气、子宫产生的血管收缩物质缺失和局部血管舒张剂使肺血管阻力降低 [9-10]。出现低氧血症、高碳酸血症或酸中毒时，肺阻力血管收缩。新生儿药物治疗和机械通气对肺血管床的反应性有特定影响。

生后肺血管阻力的变化

Rudolph 和 Heymann 的开创性研究对理解健康新生儿和先天性心脏病患儿的产后适应性作出重大贡献。出生 24h 内，肺动脉压降至体循环压力的一半，6 周后达到成人水平 [11-12]（图 56.4）。出生后肺发育的解剖学特征是血管重塑、肌肉退化和肺泡发育 [9-10,16-17]。

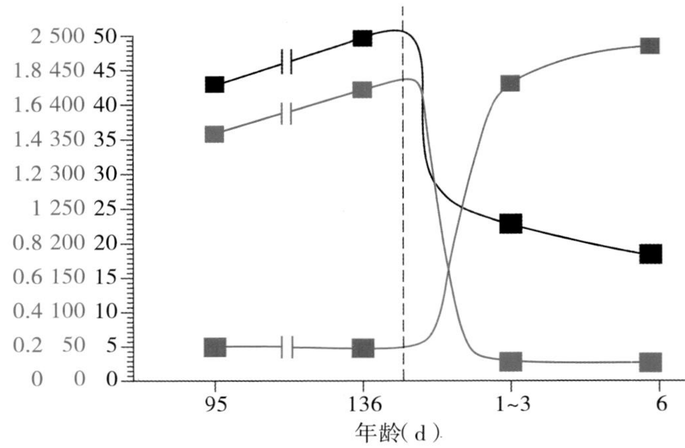

图 56.4 围生期肺动脉压（黑线）、血流 [红线 mL/(min・kg)] 和血管阻力 [绿线 mmHg/mL/(min・kg)] 变化。肺血管阻力和肺动脉压力早期迅速降低，然后缓慢、持续下降，6 周后降至成人水平。经许可，引自 Fineman JR,et al//Allen HD, Adams FH, Moss AJ, eds. Moss and Adams' Heart Disease in Infants, Children, and Adolescents. 6th ed. Philadelphia, PA:Lippincott Williams and Wilkins,2001:41−52[13]；Morin FC III and Egan E. J Appl Physiol,1992,73:213−218[14]；Soifer SJ, et al. J Dev Physiol,1983,5:237−250[15]

先天性心脏病胎儿从宫内到生后循环的过渡：围生期管理意义

宫内胎儿双心室射血到单一血管床。因为维持胎儿发育只需要一个心室，所以大多数先天性心脏畸形胎儿宫内生长发育正常。如果血管输出端梗阻，血液可以通过动脉导管和（或）卵圆孔分流到另一循环系统。

健康足月新生儿和先天性心脏病新生儿的胎儿期分流关闭时间一样。因此，胎儿出生后过渡循环阶段，宫内得到良好补偿的严重心脏畸形往往会发生失代偿。过渡顺序和时间决定了各种导管依赖型先天性心脏病失代偿时间和各种治疗干预时机。

◆ 导管依赖型心脏畸形的临床表现

健康新生儿和导管依赖型先天性心脏病患儿的循环过渡与生死攸关的胎儿期分流闭合同时发生。这是一个早期无症状的出生后适应，但随着动脉导管收缩，症状逐渐出现（表 56.1）。第 53 章详细讨论了此种情况下围生期过渡的病理生理学。

右心室 / 左心发育不良或梗阻、主动脉弓发育不良是主要的导管依赖型先天性心脏病。完全型大动脉转位的婴儿，动脉导管通畅对维持循环平稳也很重要。胎儿期分流的持续存在对提供充足灌注和氧供至关重要。

导管依赖型体循环心脏畸形的临床表现

左心发育不良综合征便是一个最好的导管依赖型体循环病例。左心发育不良时，氧合肺静脉血与体静脉血混合，经卵圆孔和右心室进入体循环。右心室向体循环泵血，肺静脉血回流到肺动脉、左、右肺动脉，经动脉导管进入主动脉。主动脉弓、头部和冠状动脉由低氧合血逆行灌注（图 56.5）。同样混合血灌注下半身。若作为体循环唯一通道的动脉导管进行性狭窄，可导致血压下

表 56.1　动脉导管依赖型心脏病的临床表现

早期发绀	低血压，酸中毒，充血性心力衰竭	低血压，酸中毒 >24h
导管依赖型肺循环	导管依赖型体循环	导管依赖型下半身血流灌注
肺动脉闭锁	左心发育不良综合征	
重度肺动脉狭窄	重度主动脉狭窄	重度主动脉缩窄
重症法洛四联症	主动脉弓中断	
导管依赖型混合血		
完全型大动脉转位		

导管依赖型肺循环和混合不足表现为早期发绀对氧治疗无效。导管依赖型体循环中导管收缩导致全身灌注障碍

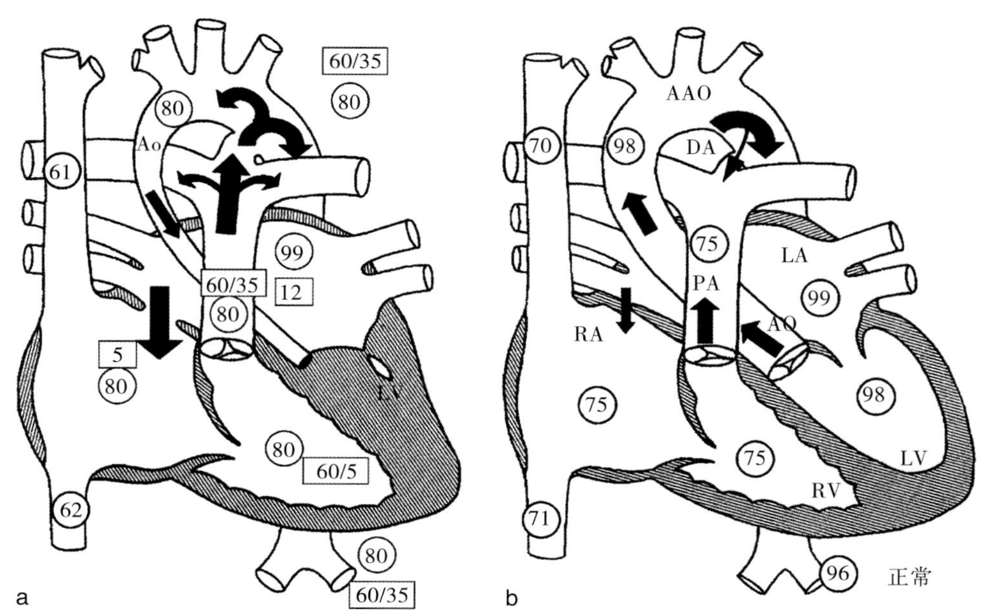

图 56.5 左心发育不良综合征（HLHS）循环示意图。a.HLHS 胎儿血流、血氧饱和度（圆圈）和压力（方框）。b. 正常新生儿血流和氧饱和度情况。左心发育不良综合征中，体循环由右心室经肺动脉 – 动脉导管供血，上半身和冠状动脉逆行灌注。肺静脉回流通过轻度限制性卵圆孔进入右心。动脉血氧饱和度 75%~80% 表示肺循环和体循环血流量（Qp：Qs=1）平衡 [Qp= 肺循环血流量（L/min）；Qs= 体循环血流量（L/min）] 。经许可，引自 Mullins CE, Mayer DC, eds.Congenital Heart Disease. A Diagrammatic Atlas. New York, NY: Alan R Liss, 1988[18]。Ao= 主动脉；AAO= 主动脉弓；DA= 动脉导管；LV= 左心室；LA= 左心房；RV= 右心室；RA= 右心房

降、中枢及周围器官（包括冠状动脉循环）供血不足。呼吸窘迫、低血压、酸中毒和中度发绀可能会误诊为新生儿败血症或代谢紊乱。动脉导管进行性闭塞使体循环灌注持续下降，导致急性冠状动脉灌注不足、休克、多器官衰竭甚至死亡。早期应用前列腺素衍生物可以在有限时间内预防动脉导管关闭。

功能性单一右心室为肺循环和体循环供血。心室输出到肺 / 体循环血管床的血流比例由两个循环的相对阻力决定。肺循环阻力持续下降，更多血流优先进入肺循环（Qp）而非体循环（Qs）。肺循环灌注量增加（Qp>Qs）可引起右心室容量负荷明显加重，而右心室可能已因冠状动脉灌注不足而出现缺血。因此，精准医疗干预的目标是尽早识别导管依赖型心脏畸形，同时调节好肺循环灌注和体循环灌注。

先天性心脏畸形合并导管依赖型肺循环

肺动脉血流梗阻，如三尖瓣闭锁、肺动脉闭锁和严重右心室功能障碍（如重度 Ebstein 畸形）心脏病，均为导管依赖型肺循环（图 56.6）。临床症状为出生数小时后因为动脉导管收缩，发绀逐渐加重，吸氧治疗无改善（高氧试验）。

先天性心脏畸形合并导管依赖型血液混合

完全型大动脉转位的特点是双循环平行排列：

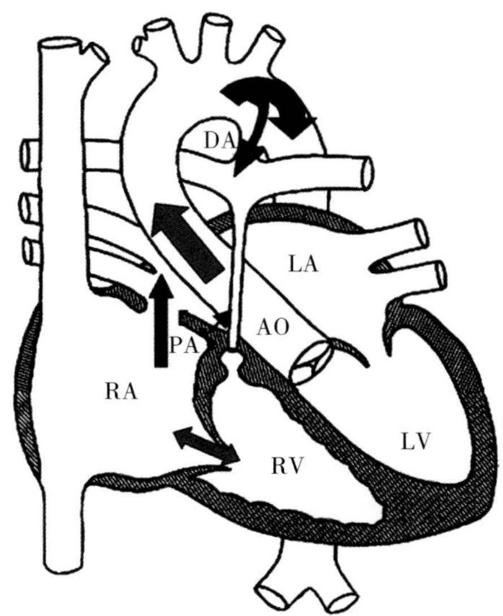

图 56.6 肺动脉闭锁伴主肺动脉发育不良循环示意图。肺循环血流由左心室 – 主动脉 – 动脉导管提供，动脉导管呈典型垂直状。体静脉回流经开放的卵圆孔流入左心房（右向左分流）。肺动脉瓣没有前向血流通过，右心室通过三尖瓣反流减压。Ao= 主动脉；DA= 动脉导管；LV= 左心室；LA= 左心房；RV= 右心室；RA= 右心房。经许可，引自 Mullins CE，Mayer DC，eds.Congenital Heart Disease. A Diagrammatic Atlas. New York，NY：Alan R Liss，1988[18]

肺静脉氧合血回流至左心室，再经肺动脉进入肺循环；体静脉未氧合血回流到右心室，经主动脉灌注全身。室间隔完整型大动脉转位，只有一小部分血液可以通过两个循环之间混合交换（图 56.7a）。监测的血氧饱和度反映了体循环和肺循环的混合程度。虽然动脉导管水平是典型双向分流，但只有通过卵圆孔从左向右分流的氧饱和度略高血液才能到达升主动脉，继而灌注冠状动脉及头颈部血管。动脉导管开放在一定程度可以促进两个循环之间的交换。但是，限制因素不是导管粗细，而是通过卵圆孔的心房分流量多少（图 56.7b）。通过球囊房间隔造口术扩大心房间交通，可以增加经卵圆孔的左向右分流，使主动脉血氧饱和度显著升高。

◆ 持续胎儿循环及完全型肺静脉异位引流的肺动脉高压

持续肺动脉高压是正常新生儿循环转换过程的阻碍因素。此时，肺血管阻力没有下降，反而维持在较高水平甚至升高。心房和导管水平持续右向左分流。引起肺动脉高压的原因很多（胎粪吸入、窒息和肺发育不良），不在本章讨论范围。降低肺血管阻力的治疗方法包括：有氧通气、过度通气、应用表面活性物质、一氧化氮吸入、使用血管扩张剂以及特殊通气方式，如高频通气或在极端情况下采用体外膜肺氧合[12]。难以鉴别梗阻性完全型肺静脉异位引流与其他原因引起的肺动脉高压。这种畸形是指所有肺静脉异常回流入体静脉系统，而非进入左心房。因此，体循环灌注依赖于通过卵圆孔的右向左分流。新生儿完全型肺静脉异位引流的临床表现主要由异位引流静脉是否梗阻决定。严重梗阻婴儿，表现为肺动脉压力高于体循环压力、重度低氧血症、肺水肿和低心排。此时需要急诊外科手术。

在宫内动脉导管收缩或左心发育不良综合征限制性心房分流病例中，肺血管阻力在宫内升高[19]，导致出生前肺血管壁中层增厚，出生后重度肺动脉高压。

◆ 心脏分流性畸形的肺动脉高压

所有心室水平特别是大动脉水平大量左向右分流而无肺动脉血流限制的先天性心脏病，在婴儿期发生不可逆肺血管病变的风险非常高。这些畸形包括共同动脉干、合并室间隔缺损或动脉导管未闭的完全型大动脉转位、无肺动脉狭窄的单心室、大型室间隔缺损、主 – 肺动脉窗和粗大动脉导管。

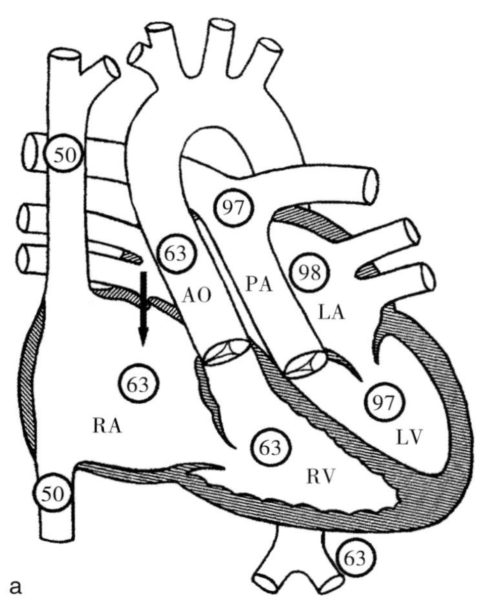

限制性卵圆孔闭合通道

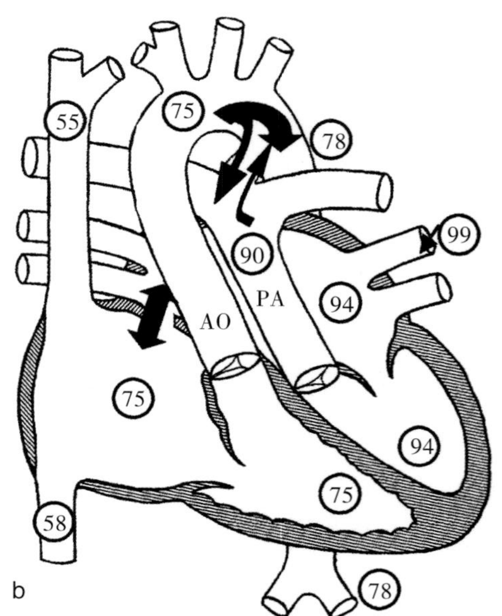

非限制性卵圆孔开放通道

图 56.7 完全型大动脉转位的循环示意图。体循环、肺循环平行排列。动脉血氧饱和度反映了肺、体循环血液的混合。a. 动脉导管关闭；限制性心房右向左分流，混合血非常少。主动脉血氧饱和度与右心室相似，因此，新生儿表现为重度发绀。b. 通过前列腺素 E_1（PGE_1）开放动脉导管，更重要的是经卵圆孔球囊 – 房间隔造口，增加混合血改善发绀。Ao= 主动脉；PA= 肺动脉；LV= 左心室；LA= 左心房；RV= 右心室；RA= 右心房。经许可，引自 Mullins CE, Mayer DC, eds.Congenital Heart Disease. A Diagrammatic Atlas. New York, NY: Alan R Liss,1988[18]

其他大多数先天性心脏病，需要适应从胎儿循环到新生儿循环压力和容积负荷的逐步增加。这类畸形包括分流型畸形如室间隔缺损，房室间隔缺损和轻度瓣膜狭窄。第 53 章将详细讨论这些畸形的病理生理学。

因为分流引起心力衰竭的临床表现取决于缺损大小、位置和肺血管阻力下降速度。

许多患儿，尤其是各种三体染色体新生儿[20]，肺阻力下降不如健康新生儿那样迅速、明显。因此，这些患儿可能出现轻度心力衰竭。肺动脉发育也比正常婴儿明显缓慢。虽然肺血管阻力比正常值高 3~4 倍，但肺血流量仍显著增加（图 56.8）。这些患儿因为肺血流过多导致肺血管反应性改变。内皮功能紊乱使血管舒张因子如一氧化氮生成减少，血管收缩因子增加导致血管收缩，刺激平滑肌细胞和成纤维细胞增殖，血栓前体物质生成增加。组织学上检测到肺外周动脉壁持续肌化和血管床直径缩小[9,16]。所以，迅速进展的肺动脉高压只在很短时间内是可逆的。如果不及时采取姑息或根治手术，就会出现严重肺血管病变，发生不可逆肺动脉高压（艾森曼格综合征），患者失去手术机会。3~6 个月龄早期手术治疗或新生儿期姑息性干预如肺动脉环缩，可以预防这种情况的发生。

可能恶化的大部分新生儿或婴儿先天性心脏病见表 56.2。

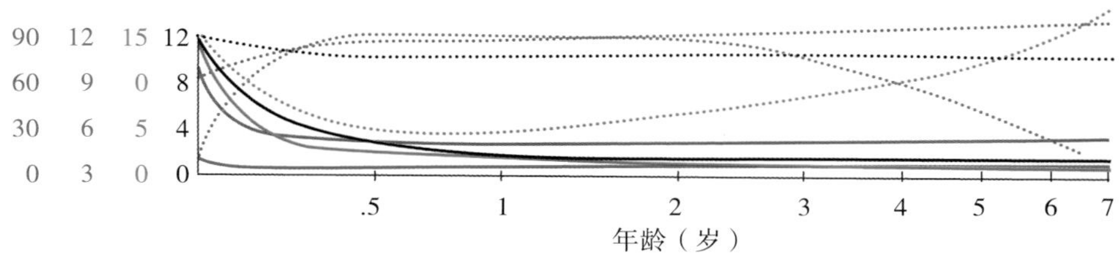

图 56.8 婴儿有（虚线）、无（实线）大型室间隔缺损的出生后变化（黑线，中层肌组织占血管直径的百分比）。大型室间隔缺损患儿，肺动脉高压（蓝线，mmHg）持续存在。出生后肺血管阻力下降缓慢，且降不到正常水平。左向右分流导致全肺血管阻力（红线，U/m^2）增加、肺血流量[（绿线，L/（min・m^2）]增加。经过一个可变期，随着肺血管继发性改变，肺血管阻力增加，肺血流量下降。经许可，引自 Rudolph AM. Congenital Diseases of the Heart: Clinical-Physiological Considerations. 3rd ed. Hoboken,NJ: Wiley-Blackwell, 2009, 1−36:87−147[1]

◆ 无产前诊断的新生儿心脏畸形

单发的小室间隔缺损、房间隔缺损和小动脉导管未闭在新生儿期不需要治疗。大的房水平交通或部分肺静脉异位引流至右心可能导致大量左向右分流，然而新生儿期很少干预（第 53 章）。

新生儿先天性心脏病药物或其他介入治疗

监护治疗原则

目标是确保循环平衡以及充足的肺循环血流（Qp）和体循环血流量（Qs）（表 56.2）。导管依赖型心脏畸形新生儿应用前列腺素 E_1 和 E_2（PGE_1 和 PGE_2）可以维持动脉导管开放数天甚至数周，直到选择更稳妥的治疗方案。如果必须心房水平分流，如新生儿完全型大动脉转位，房间隔球囊造口术可以在床旁心脏超声心动图指导下或在导管室进行。

生后肺血管阻力逐渐下降会受到治疗或机械通气的影响。出现明显循环功能不全或多器官衰竭，则必须在术前建立稳定、良好的组织器官灌注。无论外科手术是否使用体外循环，术前恢复脏器功能对围手术期存活至关重要。

◆ 前列腺素开放动脉导管

PGE_1 和 PGE_2 对导管组织的影响与剂量、胎龄、血氧浓度和动脉 pH 有关。新生儿动脉导管未闭只要小剂量就足够，对于动脉导管阻塞或已经闭合的新生儿，则需要较大剂量，副作用发生率也会相应增加（表 56.3）。副作用是剂量依赖性的。应避免额外吸氧。因为即使大剂量前列腺素治疗，自发性导管闭合也可能发生，因此 PGE_1 治疗只能作为短期姑息治疗。一旦患者临床评估适宜手术，应急诊行姑息或根治手术。

表 56.2　出生后生理和血流动力学；新生儿期内科、介入和外科治疗；各种先天性心脏病的中、长期介入治疗

心脏畸形	出生后生理学	导管依赖型	围生期管理	新生儿经导管介入治疗	新生儿外科手术	中－长期随访及干预措施
重度主动脉瓣狭窄	导管收缩后全身灌注减少；低心排血量，休克	+	PGE 单心室（Norwood 分期手术）或双心室矫治？	首选：介入球囊瓣膜成形术； 临界病例：导管支架置入术和左、右肺动脉环缩术	双心室矫治：瓣膜交界切开术；主动脉下隧道样狭窄伴主动脉瓣发育不良：Ross-Konno 术； 单心室矫治：Norwood-Sano 手术； 备选：心脏移植	再狭窄：再扩张，外科瓣膜成形术；瓣膜反流：Ross 手术、瓣膜置换术
中度主动脉瓣狭窄	左心室压力负荷增加	–	仔细随访			如果主动脉瓣跨瓣压差 > 50mmHg 或出现症状，介入球囊血管成形术
左心发育不良综合征	导管收缩后全身灌注减少；低心排血量，酸中毒；休克	+	家长咨询；PGE；避免右心室容积和压力超负荷；治疗目标：氧饱和度在 70%~80%，pCO_2：45~50mmHg，pO_2 35mmHg，平衡体、肺血管阻力，以保证体、肺循环充足灌注	手术高风险患儿姑息治疗：动脉导管支架置入和左、右肺动脉环缩术	首选：改良 Norwood-Sano 手术或心脏移植	Norwood 手术后：双向腔－肺分流术（Glenn 分流术），改良（开窗）Fontan 手术（后期介入封堵开窗）；介入封堵侧支；再缩窄后球囊扩张；手术后吻合口狭窄球囊扩张，后期心脏移植
肥厚型（梗阻型）心肌病	心室收缩和舒张功能减低	–	β 受体阻滞剂，利尿剂，排除代谢性或线粒体疾病，排除相关综合征，检查家庭成员			心肌切开－切除术；介入心肌消融；双腔心脏起搏器；心脏移植
主动脉缩窄	重度缩窄：下半身导管依赖型灌注，上肢高血压，左心室压力负荷增加	(+)	重度缩窄使用 PGE； 检查有无其他心脏畸形	局限性缩窄时球囊扩张；危重新生儿球囊扩张和（或）支架置入术	首选手术治疗：切除狭窄段并端－端吻合或锁骨下动脉翻转成形术	再狭窄：球囊扩张或支架置入术；高血压
主动脉弓中断	参见重度主动脉缩窄	+	PGE		外科手术	再狭窄球囊扩张或支架置入
二尖瓣狭窄	取决于合并畸形；左心室流入道问题；左心房经卵圆孔减压	(+)	单心室血流动力学：PGE 和房间隔球囊造口术	姑息治疗：二尖瓣球囊成形术（罕见）	瓣上环：外科切除；重度二尖瓣狭窄伴左室发育不良：Norwood 姑息手术	
完全型大动脉转位	体循环－右心室和肺循环－左心室并行输出；氧饱和度取决于两个循环间血流混合程度（卵圆孔、动脉导管、室间隔缺损）	+	PGE 氧饱和度依赖（卵圆孔，VSD）：房间隔球囊造口术	房间隔球囊造口术	第 7~14 天动脉调转手术	若动脉调转手术不可能：肺动脉环缩术后分期手术，Rastelli 手术
矫正型大动脉转位	取决于合并畸形（室间隔缺损，肺动脉狭窄，WPW 综合征）	(+)			合并畸形的经典手术	体循环右心室功能障碍

续表

心脏畸形	出生后生理学	导管依赖型	围生期管理	新生儿经导管介入治疗	新生儿外科手术	中－长期随访及干预措施
左室双入口(单心室)	血流动力学与肺动脉狭窄程度相关	–	取决于合并的肺动脉狭窄或主动脉下狭窄	重度肺动脉狭窄：球囊扩张	重度肺动脉狭窄：Blalock-Taussig分流术；无肺动脉狭窄：肺动脉环缩；重度主动脉瓣下狭窄：Damus-Kaye-Stansel手术	改良Fontan手术
右心室双出口不伴肺动脉狭窄	肺循环超负荷，充血性心力衰竭	–	治疗心力衰竭		肺动脉环缩或早期根治手术	外科：术式改良取决于室间隔缺损位置及合并畸形
右心室双出口伴肺动脉狭窄	参见法洛四联症	(+)	合并重度肺动脉狭窄：PGE	重度肺动脉狭窄：球囊扩张	重度肺动脉狭窄：Blalock-Taussig分流术	心室内隧道修补术/Rastelli手术
重度肺动脉狭窄/膜性肺动脉闭锁	导管依赖型肺循环；右心室压力负荷增加；卵圆孔右向左分流	+	PGE	首选：球囊扩张术；右心室和肺动脉发育好的膜性肺动脉闭锁：瓣膜打孔后球囊扩张。手术条件差的患者，进行姑息手术；导管支架置入	手术切开瓣膜和（或）姑息性Blalock-Taussig分流术	狭窄后再扩张；同种带瓣管道治疗重度肺动脉瓣反流或狭窄：右心室发育不全时行1 1/2心室矫治术
室间隔完整型肺动脉闭锁	参见重度肺动脉瓣狭窄	+	PGE；双心室或单心室矫治？(取决于右心室形态、肺动脉发育和是否存在右室依赖型冠状动脉循环)		外科瓣膜切开术和（或）重建右室流出道和（或）通过姑息性Blalock-Taussig分流术维持充足肺循环灌注	狭窄后再扩张；同种带瓣管道治疗重度肺动脉瓣反流或狭窄：右心室发育不良时行1 1/2心室矫治术
肺动脉狭窄	右心室压力负荷增加，肺血流减少	–	仔细随访	如果右心室压力达到2/3左心压力或出现症状，球囊扩张	罕见外科瓣膜成形术	狭窄后再扩张；同种带瓣管道治疗重度肺动脉瓣反流或狭窄
法洛四联症	血流动力学改变取决于右室流出道梗阻与肺动脉瓣、肺动脉发育不良的严重程度	(+)	重度肺动脉瓣狭窄时PGE；β受体阻滞剂预防缺氧发作	重度肺动脉狭窄时（手术风险高时）球囊瓣膜成形术	重度肺动脉狭窄Blalock-Taussig分流术；早期手术	修复：弹簧圈介入栓堵大的体－肺侧支；同种带瓣管道治疗肺动脉瓣关闭不全、右心室功能障碍、室性心律失常
肺动脉闭锁伴室间隔缺损或法洛四联症合并重度肺动脉狭窄和大的体－肺侧支循环	肺循环灌注依赖动脉导管和大的体－肺侧支循环	(+)	PGE	姑息治疗：动脉导管或体－肺侧枝支架置入术	姑息性手术：体－肺动脉分流术合并/不合并右室流出道重建术；早期根治术	无中心肺动脉的MAPCAS：单源化；右室－肺动脉管道连接；导管介入栓堵体－肺侧支；右心室功能障碍；室性心律失常
三尖瓣闭锁	卵圆孔右向左分流，血流动力学取决于合并畸形	(+)	PGE应用于TA+PS或TA+PA或TA+转位+限制性VSD或缩窄	卵圆孔限制分流时，房间隔球囊造口术	导管依赖型肺灌注应用Blalock-Taussig分流术；修复主动脉缩窄，肺充血时环缩肺动脉	改良Fontan手术

续表

心脏畸形	出生后生理学	导管依赖型	围生期管理	新生儿经导管介入治疗	新生儿外科手术	中－长期随访及干预措施
Ebstein 畸形	右心室发育不良和三尖瓣关闭不全影响血流动力学，卵圆孔右向左分流、心律失常（WPW综合征，I度房室传导阻滞）	(+)	功能性肺动脉闭锁应用PGE；治疗右心衰竭；PGE开放动脉导管可能有害	肺动脉狭窄时球囊扩张术		三尖瓣重建，瓣膜置换；11/2心室矫治术；改良 Fontan 手术
房间隔缺损	右心容量负荷增加	–	—	—	—	介入或外科关闭；房间隔缺损伴部分性肺静脉异常引流时外科手术
完全型肺静脉异位引流	卵圆孔右向左分流可维持体循环灌注；肺静脉淤血；肺静脉梗阻时动脉导管可减压	(+)	肺静脉梗阻时应用PGE（肺静脉回流梗阻部分性分流）	手术根治前可行姑息性房间隔球囊造口术	急诊手术	肺静脉吻合口残余梗阻：再手术；近端肺静脉梗阻：扩张和支架置入；心律失常
室间隔缺损	肺血管阻力下降后，左心室容量超负荷、肺水肿、充血性心力衰竭	–	治疗充血性心力衰竭	—	若大分流伴左室流出道狭窄或缩窄不能进行一期修复时行肺动脉环缩	1 岁前或更早实施手术取决于分流口大小；否则有发展为肺血管阻塞性病变的风险；小型室间隔缺损不需要手术治疗
房室间隔缺损	临床表现取决于肺血管阻力、房缺、室缺大小	(+)	个别非均衡性房室间隔缺损：单心室病理生理，治疗充血性心力衰竭	—	—	如果室间隔缺损很大，3~4 个月龄手术；唐氏综合征患儿肺血管阻塞性病变的风险更大
动脉导管未闭	肺血管阻力下降后，左心室容积超负荷、肺水肿、充血性心力衰竭		避免低氧血症、酸中毒、限液；早产儿应用吲哚美辛或布洛芬	新生儿期：介入封堵仅在吲哚美辛无效后的大分流中应用	新生儿期有症状时外科结扎或切断缝合	年龄 >6~12 个月：介入封堵
共同动脉干	取决于肺灌注，大部分肺充血和心室容积增加	罕见	治疗充血性心力衰竭		外科手术	同种带瓣管道关闭不全或狭窄后用同种带瓣管道或其他管道重建或置换
心外分流引起的产前或新生儿心力衰竭：a. 双胎输血；b.Galen静脉瘤，血管瘤，畸胎瘤；肺隔离症	a. 出生后分流闭合：右心室恢复（胎儿优势）；b. 出生后持续分流：双心室容量负荷，肺水肿，肺动脉高压	–	治疗充血性心力衰竭	介入栓堵分流	手术治疗分流畸形	
扩张性心肌病	充血性心力衰竭	–	治疗心力衰竭；需排除冠状动脉畸形（左冠状动脉异常起源于肺动脉）；排除代谢和遗传性疾病；排除各种综合征	心肌活检	冠状动脉畸形：重建异常起源冠状动脉	心脏移植
心脏肿瘤	心律失常、梗阻	–	出现症状	—	—	结节性硬化中手术切除产生梗阻的横纹肌瘤

+：导管依赖；（+）：有时导管依赖；–：非导管依赖。PGE= 前列腺素 E_1；PS= 肺动脉狭窄；TA= 三尖瓣闭锁；VSD= 室间隔缺损；WPW=Wolff-Parkinson-White 综合征

表 56.3 前列腺素副作用

低血压	小肠结肠炎
心动过缓	组织脆性增加
窒息	体温升高
肺通气不足	过度兴奋
败血症	血小板减少

经许可，引自 Lucron H,et al. Arch Mal Coeur Vaiss, 2005, 98: 524–530[21]

◆ 肺灌注调节

通过调节肺血管阻力影响肺循环灌注。血管阻力高肺灌注减少，阻力低则肺灌注增加。肺灌注减少如持续性胎儿循环或肺动脉高压危象时，吸氧、过度通气（减少 CO_2）、一氧化氮吸入、前列腺素和其他血管扩张剂均可降低肺动脉阻力[22]。而高碳酸血症、酸中毒和低氧血症可使肺血管收缩（图 56.9）。

◆ 单心室生理状态下肺循环与体循环平衡

单心室生理和导管依赖型肺循环或体循环（如右心发育不良综合征或左心发育不良综合征）新生儿肺循环血流量（Qp）或体循环血流量（Qs）取决于肺血管阻力和体循环阻力关系。当肺循环阻力增加时，肺血流量减少（Qp），体循环血流量增加。单心室生理学中，为避免心室超负荷和功能障碍，同时提供充足氧合，必须平衡体、肺循环血流比例。理想状态是肺循环血流等于体循环血流（Qp=Qs）。血氧浓度可作为肺循环血流与体循环血流关系的敏感指标：当 Qp=Qs：SaO_2 为 75%；Qp≫Qs：SaO_2>85%；Qp≫Qs：SaO_2<70%（图 56.10）。体、肺循环平衡时，SaO_2 约为 75%，pCO_2 为 45mmHg，pO_2 为 35mmHg。

如果肺循环血流量增加（高 Qp），血氧饱和度增加，从而影响体循环血流量（低 Qs），单心室就无法维持必需的心排血量，导致低血压和脏器灌注减少。平衡状态下，肺血流量仍然很高，足以保证充足氧合（详见“左心发育不良综合征治疗”和图 56.11）。

◆ 心功能不全治疗

即使健康新生儿，其心肌收缩期、舒张期储备都是有限的，可以耐受一定的压力、容积负荷，因此必须避免增加额外的容量负荷。治疗措施包括使用强心药、利尿剂、血管紧张素转换酶抑制剂、β 受体阻滞剂和限制容量。危重患儿，则应用血管扩张剂联合磷酸二酯酶抑制剂或儿茶酚胺类药物。

◆ 危重先天性心脏病治疗范例

左心发育不良综合征：单心室生理伴导管依赖型体循环。体循环由右心室经动脉导管供血。动脉导管自发性闭合导致体循环灌注不足、低血压、休克和死亡。

监护治疗包括维持动脉导管开放或再通，优化右心室功能，调节肺循环灌注。产前诊断左心发育不良综合征患儿出生后立即使用小剂量 PGE_1，避免 PGE_1 引起的呼吸暂停并发症。如果可能，应避免机械通气。

随着肺血管阻力生理性下降，肺循环血流增加。由于心室输出量有限，体循环血流灌注便会减少（Qp>Qs）（图 56.10b）。通过提高肺血管阻力

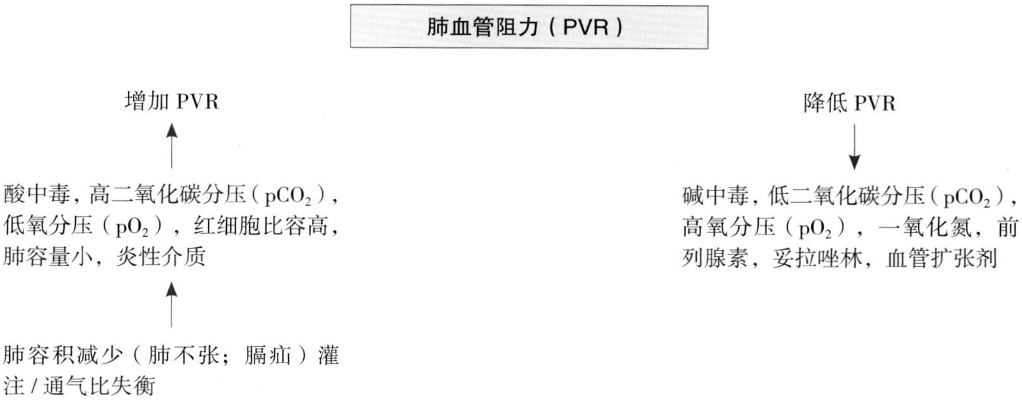

肺血管阻力（PVR）

增加 PVR

↑

酸中毒，高二氧化碳分压（pCO_2），低氧分压（pO_2），红细胞比容高，肺容量小，炎性介质

↑

肺容积减少（肺不张；膈疝）灌注 / 通气比失衡

降低 PVR

↓

碱中毒，低二氧化碳分压（pCO_2），高氧分压（pO_2），一氧化氮，前列腺素，妥拉唑林，血管扩张剂

图 56.9 肺血管阻力（PVR）升高或降低因素及治疗

限制肺循环血流以及应用血管扩张剂降低体循环阻力，可以增加体循环血流量。避免氧疗（图 56.9）或限制性机械通气（图 56.11）可使肺血管收缩以增加肺血管阻力。治疗目标是体、肺循环血流相平衡（Qp=Qs），等于维持氧饱和度 70%~80%（图 56.10a）。体、肺循环平衡时，SaO_2 约为 75%，pCO_2 约为 45mmHg，pO_2 约为 35mmHg。高氧饱和度表明肺循环血流过多，存在右心室额外容量超负荷的风险，因此不可取。氧饱和度低于 70% 表明肺循环灌注不足（Qp<Qs），原因是肺血管阻力增加或肺不张。

肺循环与体循环灌注关系的另一个决定性因素是房水平分流量大小，可能会存在限制性分流[23]。个别病例因为明显限制性分流、重度低氧血症导致预后很差。

如果动脉导管狭窄后才诊断出左心发育不良综合征，重症监护医师常面临低心排综合征和右心室缺血导致休克诱发的多器官衰竭。若产前诊断为左心发育不良综合征，其预后似乎更佳[20-22]，但随后一些研究表明，产前诊断的患者没有表现出生存 - 出院优势[24-25]。

Norwood 手术不良结局的危险因素为早产、低

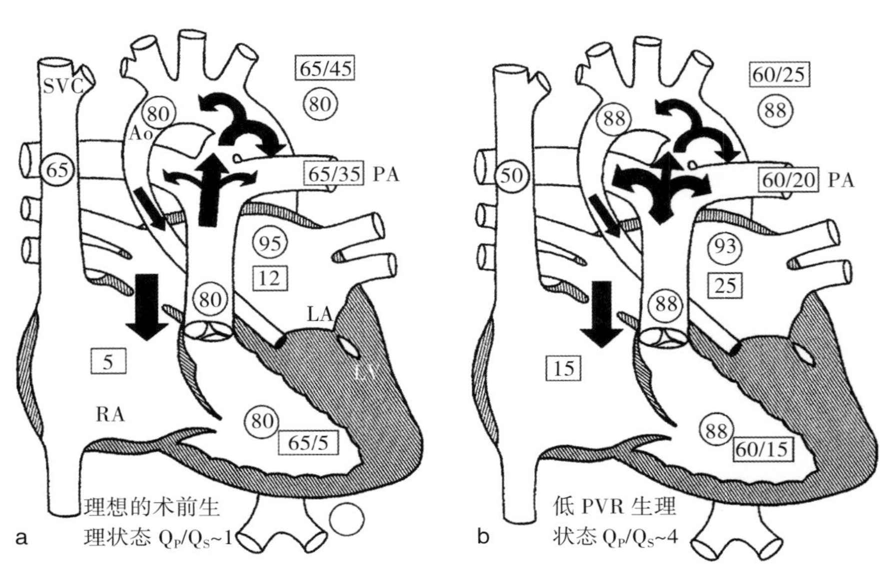

图 56.10 左心发育不良综合征术前生理示意图。氧饱和度（圆圈）和心腔内压力。a. 理想的术前生理状态（Qp=Qs）。氧饱和度：75%~80%，代表体、肺循环平衡（Qp ：Qs=1）。b. 肺血管阻力（PVR）下降导致肺循环血流（Qp）增加、体循环血流（Qs）减少和体循环低血压（Qp≫Qs）。Qp ：Qs=[SO_2(主动脉)−SO_2(上腔静脉)] ：[SO_2(肺静脉)−SO_2(肺动脉)]。Ao= 主动脉；SVC= 上腔静脉；PA= 肺动脉；LV= 左心室；LA= 左心房；RV= 右心室；RA= 右心房

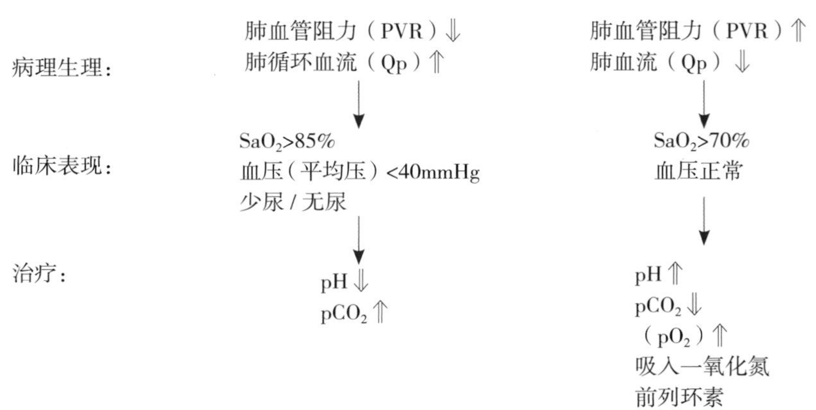

图 56.11 新生儿导管依赖型体循环治疗线路图

出生体重（<2.5kg）和复杂畸形[26-27]。一些中心为高危患儿实施Ⅰ期姑息性杂交手术。包括介入置入动脉导管内支架伴或不伴房间隔造口术，同时手术行左、右肺动脉环缩术[28]。这样可以避免新生儿期使用体外循环。此策略治疗高危患儿是否优于传统手术尚不清楚[29]。

◆ 肺动脉闭锁：导管依赖型肺循环

肺动脉闭锁的肺循环灌注由左心室 – 主动脉 – 动脉导管提供（图 56.6）。自发性动脉导管狭窄会导致肺循环低灌注和低氧血症。

监护治疗包括维持动脉导管开放或再通，优化左心室功能，调节肺循环灌注。

产前诊断肺动脉闭锁的新生儿，必须使用 PGE_1 保持动脉导管开放。如果患儿肺血管床发育不良、血管阻力增加，可通过给氧或过度换气来降低。必要时应用儿茶酚胺类药物提高体循环压力。一旦病情稳定，即行外科手术（体 – 肺分流或右室流出道重建术）或介入肺动脉瓣打孔、球囊扩张。

严重 Ebstein 畸形在宫内可表现为功能性肺动脉闭锁、右心室心肌病和导管依赖型肺循环。出生后出现发绀、低血压。右心系统增大、右房扩张导致肺发育不良和左心室功能障碍。治疗目标是通过适当吸氧，必要时吸入一氧化氮以降低肺血管阻力。维持动脉导管开放对有些患儿可能有害，这些患儿当动脉导管关闭后降低了肺血管阻力、使发育小的右心室产生前向血流进行肺灌注，实际稳定、改善了血流动力学[30]。出生后新生儿循环转变期，肺血管阻力生理性下降，右心室压力和容积负荷降低，几天后右心室能够满足肺循环需求。如果建立了肺动脉前向灌注，新生儿可以逐渐脱离前列腺素和机械通气，不需要进一步干预。

◆ 不伴室间隔缺损的大动脉转位：分流依赖型血流混合

肺循环和体循环并联运行（图 56.7）。体循环氧饱和度取决于两个循环之间混合血量多少。限制性卵圆孔会导致重度低氧血症。

监护治疗包括保持动脉导管开放或再通，通过房间隔球囊造口术建立无限制的房水平分流。

无室间隔缺损、卵圆孔限制性分流的新生儿，PGE_1 持续开放动脉导管，需尽快行房间隔球囊造口术。如果心房水平血液可以充分混合，就没必要使用 PGE_1 治疗保持导管开放。完全型大动脉转位，左心室通过肺动脉灌注肺循环。由于肺血管阻力生理性下降，左心室心肌体积随时间推移而逐渐萎缩。因此，出生 2~3 周，必须通过动脉调转术进行解剖矫治，以确保左心室得到充分发育和训练。

Bonnet 等对产前、产后诊断完全型大动脉转位的新生儿预后进行对比研究，提出早期干预的重要性[31]。产后诊断组，新生儿进入重症监护室的临床状况均显著恶化，包括代谢性酸中毒和多器官衰竭。产前诊断完全型大动脉转位可以降低术后死亡率[产前诊断新生儿为 0/68，产后诊断为 15/250（6%）]和并发症。相反，Escobar 等[32]的结论是产前、产后诊断患儿死亡率没有统计学差异。然而，中间者认为，术前早期进行房间隔球囊造口术的新生儿差异显著，较少需要机械通气。产前诊断是否会带来长期好处仍需要深入研究。

建立介入治疗规范

新生儿导管介入治疗既是能够挽救生命的姑息手段，也是外科直视手术的补充甚至取而代之。

◆ 房间隔球囊造口术

原　则

1966 年，Rashkind 和 Miller 提出的经皮房间隔球囊造口术仍然是扩大房水平分流的标准术式。治疗目标是增加两个循环间血液混合，同时使心房减压[33]。

适应证

主要适应证是完全型大动脉转位，卵圆孔限制性分流导致严重发绀。左心发育不良综合征的限制性房间隔缺损提示预后不良，需要立即左心房减压。其他适应证罕见。

方　法

在超声引导或 X 线透视下，未充盈球囊导管通过右心房和卵圆孔进入左心房。导管可以通过脐静脉或股静脉路径；入路选择根据术者意愿和患儿大小。用液体或造影剂稀释充盈球囊，向后猛拉导管以撕裂房间隔（图 56.12，视频 56.1）。成功的房间隔球囊造口术应该增加氧饱和度约 10% 或减小心房间压差至 3mmHg。

对于房间隔较厚和其他心脏病变如左心发育不良综合征，可能需要射频打孔或房间隔切开造口术伴或不伴支架植入[34]。

结　果

85% 以上完全型大动脉转位患儿房间隔球囊造口术能够成功，只有个别病例必须重复进行房间隔造口术。

并发症

介入治疗风险很低，死亡率为 0.7%。相关风险包括出血、穿孔、心律失常和继发血栓性脑梗死。有报道认为栓塞性脑损伤与房间隔球囊造口术有关[35-36]，虽然这已被其他文献反驳[37-38]。

◆ 瓣膜和血管球囊扩张术

原　理

原理是通过可控充盈球囊的刚性力量对狭窄组织进行扩张。球囊扩张使管腔扩大的机制可能是撕裂管壁内膜和中层组织。这可能导致内膜和（或）中层组织夹层，继发形成动脉瘤。选择合适球囊包括直径、充盈压力、长度和可塑性可以避免这类并发症。

方　法

术前利用超声心动图和血管造影中校准的标记导管精确测量瓣环或血管直径。选择预期直径的球囊导管。通过导丝，未充盈球囊导管置入狭窄血管或瓣膜处。造影剂 - 水混合物在瓣膜或血管最窄处低压充盈球囊进行扩张。血管狭窄段球囊形成的“腰”在球囊最大限度充盈时消失。这个过程可能要重复数次以达到最佳效果。扩张后，重复血管造影，测量扩张段压力阶差。

风　险

风险包括瓣膜关闭不全、动脉瘤形成、血管夹层或穿孔。瓣膜和血管可以反复扩张。新生儿首选股部血管入路，出生 3~4d 内如果脐静脉或脐动脉还没有闭塞，也能选用。

◆ 新生儿肺动脉瓣球囊扩张

适应证

重度、危重肺动脉瓣狭窄新生儿选择介入球囊扩张治疗。它也用于姑息性治疗室间隔完整型膜性肺动脉闭锁和法洛四联症。

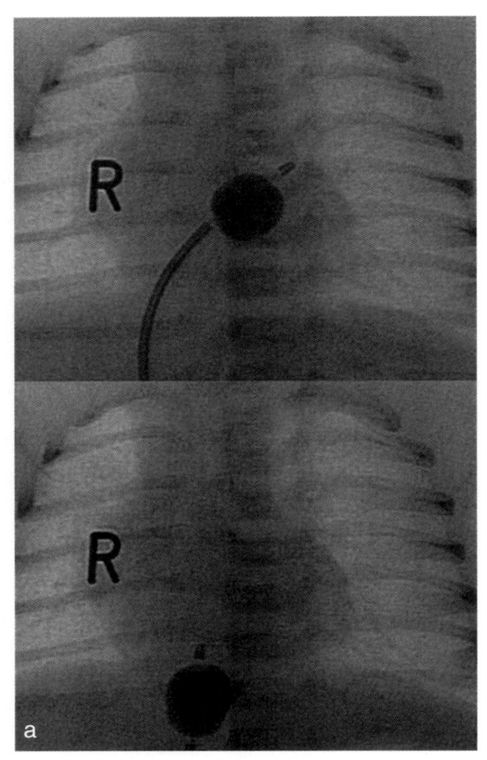

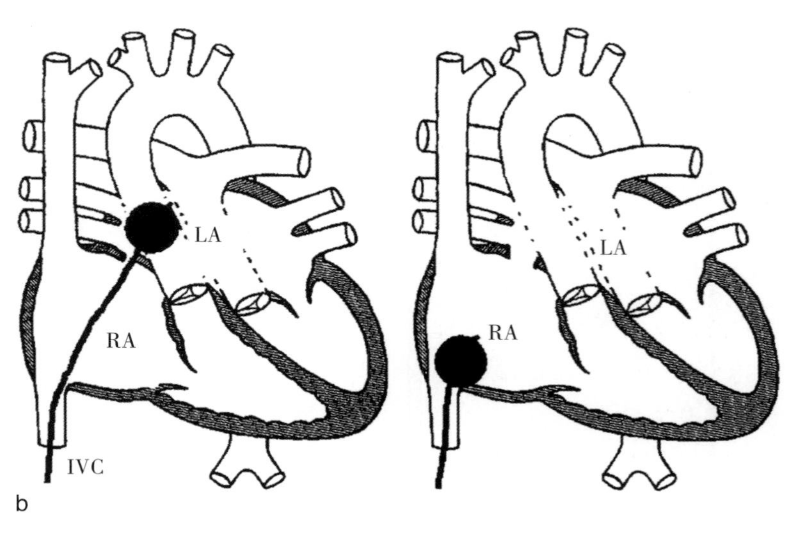

图 56.12 房间隔球囊造口术。a. 球囊导管通过卵圆孔进入左心房，造影剂稀释充盈球囊猛拉回右心房撕裂房间隔（视频 56.1）。b. 后前位。LA= 左心房；RA= 右心房；IVC= 下腔静脉

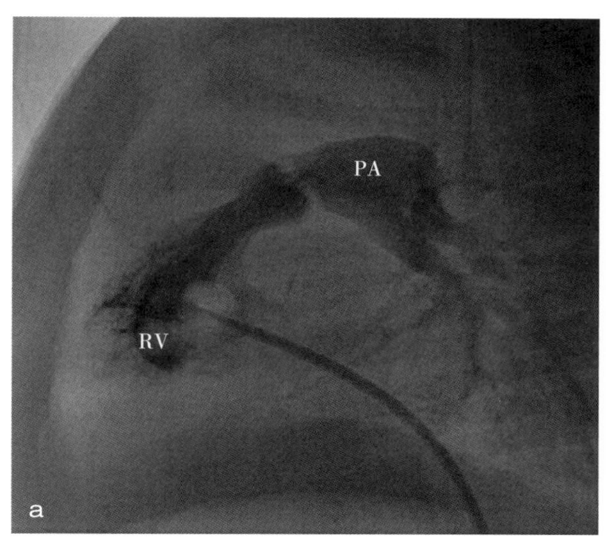

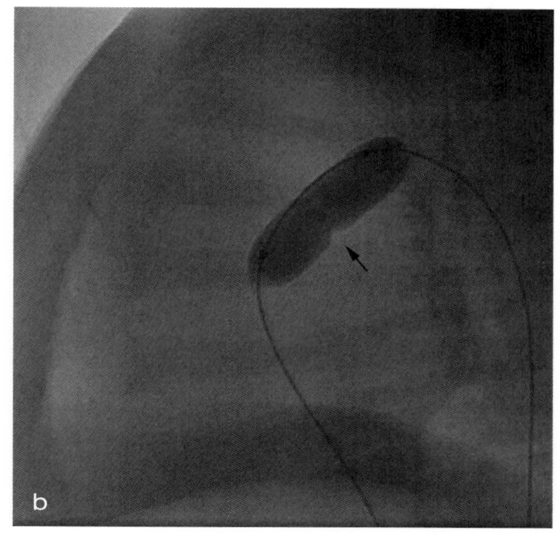

图 56.13 新生儿肺动脉瓣球囊扩张术。a. 肺动脉狭窄扩张前侧位右心室造影（视频 56.2），箭头表示肺动脉狭窄位置。b. 瓣膜狭窄形成充盈球囊的“腰”（箭头）（视频 56.3）。PA= 肺动脉；RV= 右心室

方 法

新生儿重度肺动脉狭窄，PGE_1 维持动脉导管开放的同时行球囊扩张术（图 56.13）。建议逐步扩张球囊，球囊直径慢慢增加至预期瓣环直径的 125%，以最大限度解除肺动脉狭窄，并尽可能减少肺动脉瓣反流。膜性肺动脉瓣闭锁患儿，可用金属丝或个别病例中用射频导管对闭锁瓣膜进行打孔。成功实施球囊扩张后，如果限制性右心室有足够前向血流灌注肺循环，前列腺素可以逐渐撤离。

结 果

球囊扩张的目标是肺动脉瓣狭窄的跨瓣压差快速减小到≤ 30mmHg，即使危重肺动脉瓣狭窄，球囊扩张成功率也达 88%~95%[39-40]。新生儿死亡率为 3.7%~8%[41]，整个婴幼儿年龄段手术死亡率为 0.4%。

长期随访中，6% 的患儿需要再扩张。1 年、2 年、8 年再次干预豁免率分别为 90%、84% 和 84%。病理性肺动脉瓣反流发生率为 9%[39]。相反，外科手术死亡率 25%，再干预率 25%[42]。肺动脉瓣发育不良患儿成功率有限。

肺动脉闭锁瓣膜打孔并扩张可以增加前向肺循环灌注，刺激右心室发育，并最终进行双心室手术矫治 [43]。肺动脉瓣成形术效果取决于右心室形态、体积、三尖瓣形态和肺动脉瓣环直径 [40]。顽固性低氧患儿，通过介入导管支架植入或 Blalock-Taussig-Thomas 分流术和（或）扩大右室流出道可以获得额外的肺循环灌注（文献报道 6%[39]）。

法洛四联症患儿，当不能早期根治手术时，应该进行肺动脉瓣狭窄扩张 [44] 或支架植入 [45]。

结 论

早产儿、新生儿肺动脉瓣狭窄治疗首选介入球囊扩张术。

◆ 主动脉瓣球囊成形术

适应证

新生儿主动脉瓣狭窄的治疗具有挑战性，因为瓣膜形态多样，合并其他左心结构发育不良、左心室收缩功能障碍或心内膜弹性纤维组织增生症（图 56.14）。新生儿重度主动脉瓣狭窄比重度肺动脉瓣狭窄更难扩张，因此死亡率和并发症更高。新生儿重度主动脉瓣狭窄病情严重，极易恶化，需要急诊处理。如果不治疗，多数将在数周内死亡。当主动脉瓣狭窄在宫内比较明显时，新生儿可能表现为左心室内膜弹性纤维组织增生、左室收缩和舒张功能下降，有时伴重度二尖瓣关闭不全。治疗前，必须明确左心结构（即左心室容积、二尖瓣形态和直径）能否维持双心室循环 [46]。若患儿左心室非常小、主动脉瓣环和二尖瓣环亦小，则采用分期 Norwood 手术行单心室矫治或心脏移植 [46-47]。

方 法

导管依赖型体循环灌注的危重新生儿，往往需要正性肌力药物支持。介入可以经股动脉逆行，或心房内交通顺行到达主动脉瓣。重度导管依赖型

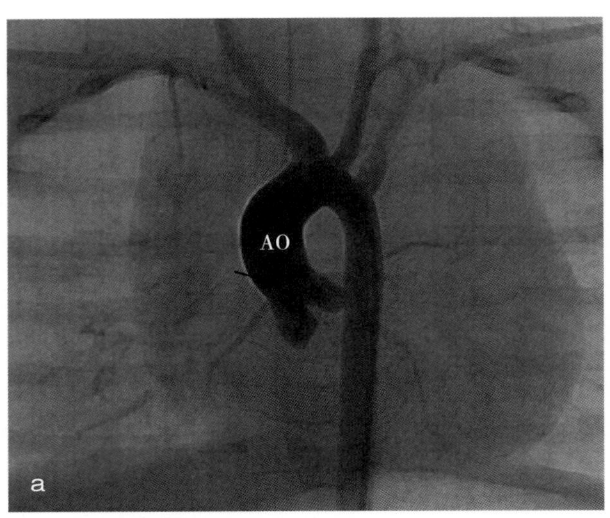

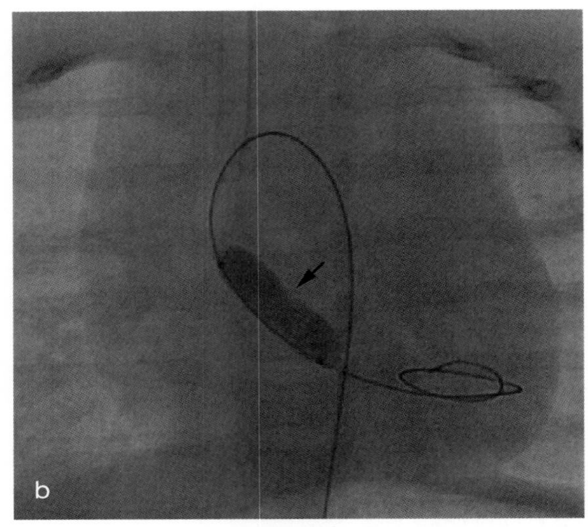

图 56.14 新生儿重度主动脉瓣狭窄介入球囊扩张治疗。通常不进行心室造影，因为介入治疗前心室功能超声心动图已经测定。a. 逆行主动脉造影显示扩张前主动脉瓣发育异常呈穹顶样，开口很小（视频 56.4）。b. 瓣膜狭窄充盈球囊时出现“腰”（箭头）（视频 56.5）。AO= 主动脉

主动脉瓣狭窄的跨瓣压差可能与病情严重程度不成正比，因为左心室功能受损，体循环灌注由右心室经动脉导管提供。为了避免发生难以耐受的主动脉瓣关闭不全，须使用主动脉瓣环直径 90% 的低压球囊。术后死亡率取决于左心室功能、二尖瓣关闭不全程度和肺动脉高压进展情况。

结　果

随着手术技术改进、患儿选择标准提高，死亡率已经下降到 11%~13%，而同期手术死亡率为 10%~20%。最近系列数据显示早期死亡率为 6%~8%，其中包含术中 2% 的死亡率 [48–50]。重度主动脉瓣狭窄合并其他畸形，如二尖瓣狭窄、主动脉弓发育不良、主动脉瓣环发育不良、左心发育不良和导管依赖型体循环的死亡率明显升高（导管依赖型体循环死亡率为 38%，而非导管依赖型体循环死亡率为 5%）[50–51]。

有可能发生血管并发症，特别是经股动脉入路。因此，脐动脉、腋动脉 – 颈总动脉或股静脉前向路径可作为替代血管入路 [52]。需要早期再干预（介入或手术）的相关危险因素包括：残余跨瓣压差 >35mmhg、术前左心室功能障碍、合并左心室心内膜弹性纤维组织增生症 [48,50–51,53]。5 年再干预比例为 50%~60%[48,51,54]，8 年再次干预豁免率为 64%[44]，10 年无不良事件存活率为 34.2%，15 年无不良事件存活率为 27.4%[44]。球囊扩张后，6%~15% 患儿出现明显主动脉瓣关闭不全 [49,54]。

结　论

重度主动脉瓣狭窄介入瓣膜成形术是一个高风险手术，死亡率和并发症较高。目前仍不清楚经导管治疗是否优于外科瓣膜切开术 [55]。为了提供最佳治疗，持续评估危重患儿预后和进展、制定患儿瓣膜球囊成形的选择标准非常重要。

◆ 主动脉缩窄球囊扩张术

新生儿主动脉缩窄的临床表现可为轻微征象如上肢高血压、下肢搏动减弱，直至充血性心力衰竭和导管关闭后循环衰竭。

新生儿原发性主动脉缩窄的血管球囊成形术治疗作用比外科手术差，早期再狭窄发生率高、需要多次干预、潜在严重血管损伤、肢体缺血及动脉瘤形成 [56–60]。随访 3 年，两组数据显示介入扩张组和外科组对新生儿主动脉弓生长改善一致 [56–60]。因此，初次球囊扩张术大部分仅在特殊情况下才被推荐作为姑息治疗方法应用于新生儿主动脉缩窄。

其他血管球囊扩张术

已经成功实施新生儿原发或术后肺动脉狭窄、肺动脉分支狭窄或外科分流如改良 Blalock-Taussig 术后吻合口狭窄的扩张。如果发生再狭窄可进行再扩张，也可实施血管内支架置入。

球囊扩张术适用于大龄儿童的股动脉、肾动脉、体静脉、侧支和外科放置支架后的各种狭窄治疗。

◆ 血管内支架

血管狭窄通过成形球囊充盈而扩张，但由于血管壁弹性回缩，狭窄在扩张后会很快复发。血管内支架置入可避免血管壁固有的“回缩”，保证长期效果。

适应证

新生儿放置血管内支架的问题是支架没有生长潜能，未来会限制血管尺寸，需要扩张或取出。导管依赖型心脏畸形可在动脉导管内置入支架。大龄儿童手术适应证很多，包括肺动脉狭窄、外周肺动脉狭窄、主动脉缩窄、外科分流术后或手术后通道狭窄（心房调转术后的板障）、体静脉狭窄、大的体 – 肺侧支和川崎病后冠状动脉狭窄等[61–62]。瓣膜支架已经用于经皮瓣膜置换术[63]。支架也用于维持心房缺损通畅和开窗，保证静脉 – 体循环之间分流。

操　作

支架放置于扩张球囊导管上，通过导丝在鞘管内进入狭窄部位（图 56.15）。球囊膨胀后将支架展开，球囊导管退出，支架留在原位。将来可应用生物降解支架，小血管内植入后不需要手术取出，放置支架后血管可以继续生长。

◆ 导管支架置入

导管支架应用于先天性导管依赖型肺循环或体循环心脏畸形（图 56.15）[64]。新生儿左心发育不良综合征等待心脏移植时，如果是早产、出生体重过低，或不适合进行 Norwood 姑息手术，则介入放置导管支架同时手术环缩左、右肺动脉[26–29,65–66]。

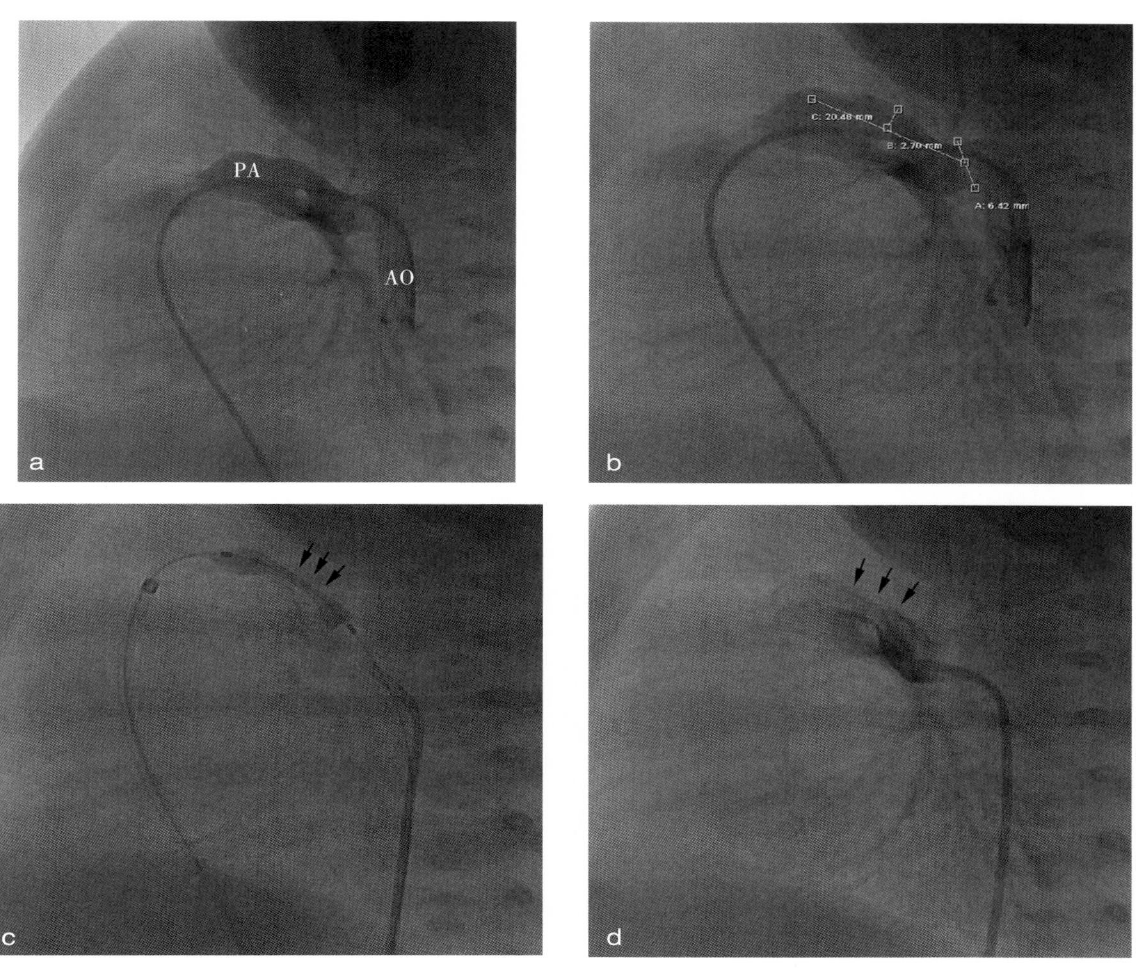

图 56.15　动脉导管支架置入术。一例重度肺动脉狭窄、小右心室即导管依赖型肺循环患者接受治疗。a. 猪尾导管通过肺动脉进入动脉导管。导管造影显示导管依赖型肺循环灌注。b. 测量导管内径，选择最合适支架。c. 球囊导管未展开支架置于动脉导管内（分别在前后位和侧位的视频 56.6、视频 56.7 中看到支架展开）。d. 退出球囊导管后，重复血管造影，侧位能以最佳角度显示支架。PA= 肺动脉；AO= 主动脉

导管依赖型肺循环，支架可以代替主－肺动脉分流术。由于动脉导管解剖复杂，置入技术要求很高[67-68]。

风险和并发症

最重要问题是儿童生长期置入支架后狭窄及相对性狭窄。内膜增生、血栓形成可导致支架狭窄或闭塞。因内膜增生和儿童生长而相对狭窄的支架，短－中期内可通过再扩张解决；尚无长期解决方案。随着支架性状改善，通过经皮支架置入维持导管通畅为新生儿、小婴儿提供了一种安全可行的姑息方法。

◆ 心脏缺损及关联血管的介入封堵

动脉导管未闭介入封堵

新生儿期如果需要，一般是通过外科手术结扎未闭动脉导管。而任何时候有明显血流动力学意义的 PDA 或持续 6~12 个月以上的小动脉导管未闭是介入封堵指征。

小儿使用各种装置封堵的成功率接近 95%。风险有栓塞、残余分流、左肺动脉狭窄或主动脉缩窄。这些情况罕见，多见于低体重合并粗大动脉导管未闭、需要大封堵伞的患儿[69]。随着导管和器械越来越小，甚至新生儿和小婴儿都可以进行封堵治疗，但这仍然是高风险手术，尽管早产儿和足月新生儿外科手术是安全的常规手术[70]。

已成功利用弹簧圈、球囊或血管栓等介入治疗 Galen 静脉畸形、肝血管瘤、肺隔离症或体－肺侧支循环等有症状的新生儿动－静脉畸形[71]。

房间隔缺损

婴儿期继发性房间隔缺损不合并肺静脉异位引流很少有手术指征，更不要说在新生儿期。

室间隔缺损

室间隔缺损封堵仍然限于特定病例，主要针对外科医生无法安全手术的多发肌部缺损。膜周部室间隔缺损经导管封堵失败的主要原因是完全性房室传导阻滞发生率高（6%）。很可能这仅限于肌部缺损[72-73]。

心律失常的药物或介入治疗

胎儿快速性心律失常可能导致严重心功能不全和胎儿水肿，产前药物治疗虽然有困难但通常有效。相反，新生儿心动过速一般预后良好。虽然新生儿期室上性心动过速和心房扑动复发率约 50%[74]，预计婴儿期 30%~90% 可自行缓解，特别是阵发性心动过速[75-76]。

出生后，基本诊断工具是常规心电图。快速性心律失常诊断后就应该治疗。如果新生儿血流动力学不稳定，应及时电复律。如果诊断存疑，则应考虑有若干几种诊断可能。Wolff-Parkinson-White 综合征可看见旁路传导（占所有新生儿室上性心动过速 70% 以上）；房室结折返性心动过速（占新生儿室上性心动过速 10%~12%）[77] 在婴儿期最常见。这些折返性心动过速以房室结为通路，可通过快速静脉注射腺苷阻断房室结数秒钟而终止[78]。腺苷还能帮助鉴别心房折返性心动过速、心房扑动、异位房性心动过速以及室性心动过速。后者腺苷无效。心房扑动或异位房性心动过速，腺苷诱导的房室传导阻滞可以在心电图心房波上检测到。

如果诊断心房扑动，低能量电复律常能终止发作。心动过速，如异位交界性心动过速也可选择经食管起搏超速抑制。由于新生儿收缩期和舒张期心肌储备有限，对高频次（通常 >220/min）和长时间心动过速耐受不佳。新生儿期反复发生的室上性心动过速药物治疗困难，有时需要多种药物联合应用。考虑到阵发性室上性心动过速经常自行缓解，婴儿期后即可停用药物治疗。有关未治疗的室上性心动过速不再发作的资料有限，可能在 25%~60%。重点是异位房性和多灶性房性心动过速很难处理，并可能导致继发性心肌病。

罕见的持续性心动过速耐药，特别是旁路传导病例，介入射频消融术可以作为终极治疗。射频消融既是新生儿的抢救治疗，也是婴儿难治性心动过速的病因治疗，尽管其导管内径过粗会出现并发症[79-80]。必须考虑新生儿旁路传导自行退化的可能性、血管通路受限及可能的介入治疗并发症、多种药物治疗副作用等，慎重选择。射频消融仅应用于耐药性难治性心动过速患儿。但是，1 岁后，射频消融相对于数年药物治疗是更好的选择[80]。是否复发取决于其发病机制。严重并发症有完全性房室传导阻滞、心脏穿孔和脑血管意外。

如果不合并结构性心脏病或长 QT 间期综合征（LQTS），新生儿室性心动过速（VT）比较罕见，自行缓解率高达 89%[81]。

LQTS 是一种家族性疾病，特点是复极化异常延长，有室性心律失常和猝死的高风险[82]。特征是校正 QT 间期延长和出现扭转点。2 ∶ 1 房室传导阻滞引起的心动过缓可能是诊断先天性 LQTS 的最初线索。应连续检查心电图，因为 QTc 值可能变化。此外，可以筛查其他家庭成员心电图。诊断、风险评估和治疗越来越依赖于特异性基因诊断[82]。β 受体阻滞剂、心脏起搏用于辅助治疗心动过缓，植入型心律转复除颤器可提高 LQTS 患者存活率。因 2 ∶ 1 房室传导阻滞导致心动过缓的先天性 LQTS 患者预后正在改善[83]。

先天性完全性房室传导阻滞可能需要临时起搏器。目前美国心脏病学会 / 美国心脏协会指南推荐儿童完全性房室传导阻滞安装永久性起搏器有以下 I 类适应证：①症状性心动过缓、心室功能不全或低心排；②宽大复杂的 QRS 逸波心律；③婴儿心室率小于 55/min 或患有先天性心脏病的婴儿心室率小于 70/min[84]。据报道，单纯先天性完全性房室传导阻滞的新生儿存活率高达 95%。大多数单纯先天性完全性房室传导阻滞患儿需要在儿童期安装永久性起搏器，新生儿期安装最常见[85–86]。

血流动力学不稳定的新生儿和婴儿在手术植入永久性心外膜起搏器之前，需要经皮心脏起搏。即使患儿很小也能做到这一点。

结　语

随着产前诊断水平不断提高，可以更早发现心脏畸形和心律失常，并具有较高的敏感度。产科医师在产前诊断领域与小儿心脏病专家的合作对于心脏病胎儿监测极为重要。产科医生与小儿心脏病医生、新生儿科医生和心脏外科医生合作，向患儿父母提供诊断、宫内治疗计划和监测以及分娩计划等咨询和支持。出生后，在能够进行介入和外科手术的新生儿先天性心脏病多学科诊疗中心接受进一步治疗。

视　频

视频 56.1　房间隔球囊造口术。

视频 56.2　肺动脉瓣狭窄扩张前。

视频 56.3　肺动脉瓣跨瓣球囊扩张。

视频 56.4　主动脉瓣狭窄扩张前。

视频 56.5　主动脉瓣跨瓣球囊扩张。

视频 56.6　前后位球囊扩张动脉导管内支架置入。

视频 56.7　侧位球囊扩张动脉导管内支架置入。

参考文献

[1] Rudolph AM. Congenital Diseases of the Heart: Clinical-Physiological Considerations. 3rd ed. Vols. 1–36. Wiley-Blackwell, 2009: 87–147.

[2] Rudolph AM. Developmental physiology of the circulation//Moller JH, Hoffmann JIE, eds. Pediatric Cardiovascular Medicine. 2nd ed. Vol. 4. Oxford: Wiley-Blackwell, 2012: 33–45.

[3] Lim MK,et al. Arch Dis Child, 1992, 67: 1217–1218.

[4] Shiraishi H, Yanagisawa M. Pediatr Cardiol, 1991,12:201–205.

[5] Anilkumar M. Cardiol Clin,2013, 31(3): 417–430.

[6] Fugelseth D,et al. Arch Dis Child Fetal Neonatal Ed, 1997, 77: 131–134.

[7] Kozak-Barany A, et al. Early Hum Dev, 2000, 57: 49–59.

[8] Jonker SS, Louey S. J Endocrinol, 2016, 228(1): R1–18.

[9] Levy M,et al. Pediatr Res, 2005, 57: 21R–25R.

[10] Gao Y, Raj JU. Physiol Rev, 2010, 90(4): 1291–1335.

[11] Rudolph AM. Circulation, 1970, 41: 343–359.

[12] Jain A, McNamara PJ. Semin Fetal Neonatal Med, 2015, 20(4): 262–271.

本章完整参考文献，请扫描以上二维码在线查看。若需下载，请登录 www.wpcxa.com “下载中心” 下载。

第 57 章

婴儿先天性心脏病

Andrew J. Parry, Frank L. Hanley

引 言

每 1 万名活产儿中，约有 23 名先天性心脏病患儿需要在 1 岁婴儿期内手术治疗。这些患儿又分为两类：一类是必须在婴儿期手术治疗；一类是建议最好在婴儿期手术治疗（表 57.1）。

表 57.1 适合在婴儿期（出生后 1 年内）手术的先天性心脏病

必须手术
体循环灌注不足
二尖瓣狭窄
重度主动脉瓣狭窄
主动脉弓中断
主动脉缩窄
左心发育不良综合征
肺循环灌注不足
肺动脉闭锁 / 室间隔缺损
肺动脉闭锁 / 室间隔完整
三尖瓣闭锁
重症法洛四联症
肺循环血流过多
大动脉水平分流
永存动脉干
主 – 肺动脉窗
动脉导管未闭
心室水平分流
心房水平分流
心内血混合不足
完全型大动脉转位
肺静脉梗阻
血管畸形
血管环
冠状动脉异常起源
倾向于手术
法洛四联症

对于必须在婴儿期手术治疗的患儿，需要决策的下一个问题是什么术式最佳：姑息手术或根治手术？解剖“单心室”患儿无法选择，动脉导管依赖型发绀型先天性心脏病新生儿，必须通过体 – 肺动脉分流术来保障肺循环灌注量，改良 Blalock-Taussig 分流术最常用。而那些肺血管床得不到保护的新生儿，则需要行肺动脉环缩术。

双心室解剖患儿组有两种术式选择：一期姑息术或一期根治术。研究表明，尽早建立心内正常血流动力学可以安全、最大限度地创造心、肺发育时机，使机体所有脏器获得最佳结果。因此，我们必须明确定义“可安全手术”及“适合畸形”。

近 10 年，体外循环设备小型化及转流技术的改进使我们能够对体重 1500g 及以上患儿安全实施手术，更小体重患儿也已在一些心脏专科中心成功手术。这些体重非常小的患儿最大风险往往在术后，与体重有关的体外循环影响及损伤是主要问题。因此，体重是能否安全手术的决定性因素。一些医疗机构，对非常小的婴儿监护治疗已取得巨大进步，使围手术期死亡率大幅降低。然而，并非所有医疗机构都是如此，因此只能选择 I 期姑息手术。这些单位“可安全手术”的定义意味着明显延迟患儿根治手术时间。

将这一观点延伸，有证据显示胎儿期干预可以减少出生后严重心脏畸形。心脏二次发育主要取决于流体力学而非遗传因素，如瓣膜狭窄这类畸形最初相对简单，但可能导致严重的继发问题如单心室循环的心室发育不良。胎儿期提前干预使血流动力学恢复正常，可刺激心室发育从而避免单心室循环。稍后将讨论这种可能性。

另一个关键问题：什么是“适合畸形”？一

小部分患儿，我们认为最好是延期进行根治手术：一是因为婴儿期修复没有任何益处（比如大多数房间隔缺损），二是因为小体重患儿根治较一期姑息可能导致更严重的远期问题（如完全型大动脉转位和肺动脉闭锁）。虽然在哪些病种应该采用姑息手术方面目前的意见仍不一致，但大多数观点是，尽管小儿心脏外科技术进步显著，目前姑息手术仍然不可被完全替代。

目前大多数畸形的手术方式明确，不同医疗机构手术适应证几近相同。因此，虽然会参考多数术式明确的畸形，但讨论主要集中于有争议的病种。

基本畸形

体循环灌注不足

◆ 主动脉瓣狭窄

主动脉瓣狭窄是系列畸形的一部分，最严重时导致流出道完全闭锁。复苏后，面临两个关键问题：首先，单心室或双心室矫治哪个是最佳选择？其次，哪种双心室矫治术最合适？

不论左心室发育如何，复苏都是一样的。解剖单心室患儿治疗就是维持动脉导管开放；如果主动脉瓣狭窄严重，升主动脉以下的血流逆行灌注冠状动脉。如果是非限制性房间隔缺损，就有足够时间设计更好的手术方案，但也不能太延误，因为左心室功能会持续恶化。

单心室或双心室姑息手术?

预测哪些患儿能够耐受双心室矫治至关重要。各种预后不良的危险因素包括射血分数低、心内膜弹性纤维组织增生、左室舒张末压高、平均肺动脉压高和左心室容积小[1]。使用最多的是用下面 4 个指标的计算公式来评估左心室能否胜任体循环[体表面积（BSA），主动脉瓣环指数（iANNULUS），左心室长轴与心脏长轴径之比（LAR），2 级或 3 级心内膜弹性纤维组织增生（EndoF）]:

$$DS=10.98（BSA）+0.56（iANNULUS）+5.89（LAR）-0.79（EndoF）-6.78$$

有研究认为如果指数 DS<-0.652，可准确预测 90% 患儿在双心室修复手术后死亡[2]。

也有研究认为，这个指数和其他指数一样没有预测价值[3]。特别是主动脉弓梗阻患儿，关闭心内分流可提供足够前负荷来减轻流出道梗阻，短期内促进左心室充分发育[4–5]。这组患儿的失败原因是合并二尖瓣狭窄。

对一些重度主动脉瓣狭窄患儿，根据其他标准，理想情况是行单心室矫治、Norwood Ⅰ期手术重建主动脉弓、Ross-Konno 术重建左室流出道，而更积极的是彻底切除左心室心内膜增生的弹性纤维组织并行双心室矫治。虽然这种方法仅有经验性病例报道，但它证明严重心内膜弹性纤维组织增生的临界左心室发育患儿可以这样手术治疗[6–7]。

选择哪种双心室姑息术?

如果左心室大小能满足双心室循环，需要决定姑息手术方案。既可以行瓣膜球囊成形术也可以行瓣膜交界直视切开术。采用哪种方法主要取决于医疗机构理念，但结果很难比较。因为主动脉瓣狭窄常合并其他心脏畸形（如Shone综合征或二尖瓣狭窄）。首次瓣膜球囊成形术成功率为 97%~100%[8–9]，早期死亡率为 6%~21%[8,10]，通常发生在合并其他严重畸形或左心室小、无心尖结构的患儿，但是 4%~43% 的患儿早期出现明显主动脉瓣反流[11–12]。10 年再次手术豁免率为 54%~59%，主动脉瓣置换豁免率为 75%~79%[12–13]；动脉导管依赖型循环患儿死亡率更高（为 38%，而非动脉导管依赖型患儿为 5%）。

婴儿主动脉瓣交界切开术早期死亡率为 4%~6%[14–15]，10 年存活率为 91.2%[14,16]。10 年再次手术豁免率为 67%~78%，10%~17% 需要置换主动脉瓣。三瓣叶式主动脉瓣交界切开术的疗效明显优于二叶瓣或单叶瓣患儿，其 10 年再次手术豁免率以及免主动脉瓣置换豁免率分别为 92% 和 33% 以及 100% 和 57%。

不同作者对外科手术和介入两种方法进行比较，许多人认为手术效果更佳；在一组纳入 158 例病例的报道中，10 年再次手术豁免率，手术组为 72%，而瓣膜球囊成形术组为 53%；主动脉瓣置换豁免率分别为 80% 和 75%[17]。当然，如此对比很困难，因为首次干预方式往往取决于个体因素。而且，许多患者需要再次干预时，仍无法确定哪种手术方案更优。若需要再次瓣膜球囊成形术或外科瓣膜交界切开时，Ross-Konno 主动脉－心室成形术可能是一种更优的选择。其手术风险低，能完美解除左室流出道梗阻[1,18]。虽然肺动脉同种带瓣管道因为机体生长再次置换不可避免，但早期成功经验让我们首次姑息治疗失败时倾向考虑这种术式。

◆ 左心发育不良综合征

左心发育不良综合征的治疗始于宫内，因为提前诊断可以使婴儿出生时安全、平稳；已经证明产前诊断能够提高 I 期手术存活率。除非合并肺静脉梗阻（包括限制性心房水平分流）时必须急诊手术，否则在肺血管阻力下降后再手术治疗。姑息手术可选择 Norwood 分期手术或直接心脏移植。经典 Norwood 手术中采用 Blalock-Taussig 分流提供肺血流[19]，当然现在许多人使用右心室－肺动脉管道连接术（Sano 分流术[20]）。不同术式优点仍有争议，目前传统手术总体存活率为 86%~92%。传统手术和心脏移植比较数据显示，两种术式在有技术能力的单位应用时预后相同[21]，虽然有些单位报道短期介入姑息治疗后心脏移植杂交手术存活率 100%[22]。然而，移植器官获取仍受到制约。

左心发育不良综合征患儿首次可采用介入导管技术稳定病情，等待心脏移植或推迟 Norwood I 期手术时间，期待患儿整体状态好转。这些技术包括动脉导管内支架置入，左、右肺动脉环缩和制造房水平非限制性分流。1997 年初次尝试结果不佳[23]，最近因为效果显著提高，再次引起重视。在经验丰富的心脏中心，其效果与手术效果[24-26]相同。因为初期数据不理想，许多中心保留了杂交手术，用于有明显并发症（低出生体重、肠缺血、颅内出血等）的高风险患儿。如果初步评估左心室大小为临界值，则杂交手术还具有单心室循环和双心室循环之间容易转换的优点。当然 I 期杂交姑息术后继续Ⅱ期手术仍是常规步骤。

◆ 二尖瓣狭窄

严重二尖瓣狭窄在极端情况下的处理与左心发育不良综合征相同。对中度二尖瓣狭窄，评估认为二尖瓣发育适合双心室矫治时，可选择瓣膜球囊成形术或外科修复。因为瓣膜球囊成形术使用较少，因此无法确定哪种术式更优。仅有的一项对比研究认为，尽管手术组患儿情况更差，两组 2 年存活率却相似（分别为 80% 和 85%）[27]。二尖瓣狭窄很少孤立存在，合并畸形应该同时处理，外科手术风险为 0~2.2%[28-29]。10 年长期存活率及再次手术豁免率分别为 70%~100%[29-30] 和 50%~79%[29,31]，2.2%~9% 需要再次置换二尖瓣[29-30]。

◆ 主动脉弓中断

虽然主动脉弓中断很少急诊手术，但根治手术不应该无故延迟，因为下半身灌注依赖开放的动脉导管并不稳妥。因此，使用前列腺素复苏维持动脉导管开放后，应该立即手术治疗。既往采用分期手术（一期行主动脉弓重建加肺动脉环缩，二期关闭室间隔缺损），目前倾向于一期手术根治，但对于新生儿或存在严重并发症者，分期或杂交手术可能更好。一期手术早期死亡率为 0~12%，晚期死亡率为 20%~25%[32-33]，即使小的早产儿亦如此。分期手术早、晚期死亡率分别为 8%~37% 和 4%~26%[32,34-35]，需要强调这些结果与不同手术年代有关。然而，尽管早期效果良好，但 5 年再次手术豁免率仅为 55%~62%，大部分是因为弓部再梗阻（外科手术或球囊成形），1/3 因为左室流出道梗阻。合并左室流出道梗阻时，手术风险显著增加，早期死亡率为 42%，晚期死亡率为 50%[32]。尽管有人提出横截面积指数及绝对主动脉环直径方案，但目前左室流出道通畅的标准仍未确定。

目前手术方法是切除所有导管组织，采用端－侧吻合重建主动脉弓，而扩大的锁骨下 / 颈动脉补片应用于复杂型主动脉弓中断（如合并永存动脉干）[36]可能更好。使用异体材料存在争议；有人称避免使用异体材料可最大限度减少晚期再干预，而另一些人则在 Norwood 手术方面积累了丰富经验，对这种技术进行改良获得了优异效果[37]。合并主动脉瓣下狭窄应在第一次手术时处理，并关闭室间隔缺损。当左室流出道梗阻严重而左心室发育良好时，可采用 Damus-Kaye-Stansel 肺动脉 / 主动脉吻合术，将室间隔缺损关闭至肺动脉侧，同时用管道连接右心室－远端主肺动脉。已经证实，首次手术中选择性处理左室流出道梗阻可以减少其再手术率[38]。

◆ 婴儿型主动脉缩窄

婴儿型主动脉缩窄常合并动脉导管未闭、主动脉弓发育不全以及其他心内畸形。如果缩窄未发现，婴儿可能因为低心排血量和重度代谢性酸中毒而处于濒死状态。新生儿期输注前列腺素 E_1（PGE_1）可以稳定病情，它既能重新开放动脉导管也可松弛影响主动脉峡部"导管吊带"的收缩细胞。虽然采用权宜治疗能使患儿从低灌注影响中恢复，但循环仍不稳定，由此获得的任何益处都是短暂的，因此，根治手术不应轻率延迟。

原发主动脉缩窄的最佳治疗方法仍存在争议。主动脉球囊成形术治疗先天性主动脉缩窄的成功率为 91%~100%[39-40]。但是小于 1 岁的婴儿期复发率为 50%~83%[40-41]，尽管很多可以再次成功扩张。首次手术修复后再缩窄，目前首选主动脉球囊成形术，成功率为 88%~91%。

外科手术一直占据治疗主导地位，常用术式有主动脉补片成形术、锁骨下动脉垂片主动脉成形术、缩窄段切除端 – 端吻合术。第一种术式缩窄复发率很高（50%），已经被淘汰[42]。严格分析后两种术式早、晚期死亡率都没有显著差异（分别为 3%~8.6% 和 4% *vs* 0~5% 和 4%~5%[43-47]）；大多数死亡原因是伴发的心脏畸形。而且，两种术式中期复发率相同（分别为 6% 和 3.6%~4.3%）。首次手术年龄较小是复发的危险因素，出生低体重儿复发率为 11%~44%[48-49]；然而，新生儿发育成熟之前持续使用前列腺素的风险很高，由此不能理所当然地提倡延迟手术。

肺循环灌注不足

肺循环灌注不足初始治疗需要输注 PGE_1 维持动脉导管开放。患儿病情稳定后再进行更确切干预，如外科分流手术或动脉导管支架植入。

◆ 肺动脉闭锁 / 室间隔缺损

有人认为此病是法洛四联症的极端形式。有共汇、发育良好的肺动脉，手术处理与其他形式的法洛四联症一样（见后文）。因此，许多医疗机构对新生儿甚至 1400g 早产儿进行根治手术并取得良好效果[50]。而另一些医疗机构，常规做法是提倡一期姑息手术，即 Blalock-Taussig 分流术。

有些患儿肺动脉严重发育不良甚至缺如，可能有粗大的体 – 肺侧支动脉。这些患儿的治疗更具争议性。当所有肺段全部由发育不全肺动脉供血时，需要尽早通过中主 – 肺动脉分流（应避免小肺动脉分支，因为其狭窄和闭塞风险很高），直接重建右室流出道（仅有短的肺动脉主干闭锁），或通过肺动脉 – 主动脉直接吻合形成主 – 肺动脉窗来促进肺血管生长。使用这些技术后，后期获得完全矫治的患儿可达 100%[51]，小的侧支血管后期利用介入导管技术栓堵。

对于肺循环血流主要依靠粗大的体 – 肺侧支而非固有肺动脉的患儿，肺血流的灌注通路必须将侧支血管相互融合，这一过程称为"单源化"。矫治手术分期进行，在心内修复和主肺动脉重建之前，每个肺供血分流管道均汇总。这种方法效果差别很大，21%~86% 患儿术后获得完全矫治[52-53]，死亡率为 11%~14%[52,54]。

另一种方法是使用自身组织进行肺动脉完全"单源化"以尽早建立正常肺循环，同期矫治心内畸形。高达 90%[55] 的患儿能够完成手术，可促使肺血管最大限度地生长发育，早期死亡率为 3%~10.6%[56-57]。有些早期死亡原因是远端肺血管床发育太差无法耐受双心室矫治导致的低心排血量。随着经验积累，已证明有时分期手术仍是最佳选择。我们的经验是 80% 患儿能够完成一期矫治，而 20% 患儿则需要在一期手术中保留室间隔缺损。由于侧支血管发育不良，一些患儿仍需通过开胸手术进行分期"单源化"手术。整体而言，88% 能够完全根治，3 年存活率为 94%[57]。存活者再次干预时常需扩张吻合口或置入支架，以及栓堵侧支血管[55]。

◆ 肺动脉闭锁 / 室间隔完整

肺动脉瓣闭锁会引起继发性问题，即右心发育不良和形成冠状动脉窦状隙。这决定了不同手术方案。

长期肺动脉闭锁，根据心脏发育"流体力学理论"（见下文），缺少血液流出使右心室生长刺激因素缺乏，导致右心室和三尖瓣继发性发育不良。如果没有手术禁忌证，三尖瓣发育不是太差，右室流出道梗阻解除后，右心室输出量增加，可以促进右心室后期发育。

冠状动脉窦状隙是死亡的独立危险因素，其患儿 1 年存活率为 50%~83%[58–59]，而无窦状隙患儿 1 年存活率为 92%~98%[58,60]。当冠状动脉循环真正依赖于右心室（即冠状动脉没有与主动脉连接）时，无论心室大小，进行心室减压会导致心肌缺血，所以姑息手术按单心室路径进行。但是，当窦状隙只是与发育正常冠状动脉系统相连时，结扎窦状隙并心室减压或许可行[61]。此外，如果窦状隙瘘管仅连接单根冠状动脉，左心室心肌缺血“风险”较小，仍可能进行心室减压[62]。窦状隙主要发生在三尖瓣环体表面积指数（Z 值）非常小的患儿。因此，研究表明三尖瓣 Z 值能够作为双心室修复的主要预测指标[63]，一些中心对三尖瓣环非常小的患儿不实施右心室减压。

隔膜型肺动脉闭锁，右心室减压可通过手术或经血管射频消融或激光打孔后瓣膜球囊成形术实现。首次瓣膜球囊成形术成功率为 75%~90%，死亡率为 0~14%[64–65]。29%~55% 存活者需要后期球囊扩张或手术[66–67]。相比较，外科手术死亡率为 8%~19%，65%~100% 需要再干预[65,68]。当然手术患儿肺动脉闭锁病变更严重。此外，右室流出道减压 / 重建术成功后高达 70% 患儿需要通过分流术或动脉导管（PDA）支架置入来增加肺动脉血流。

长期成功的关键是解除右室流出道阻塞并提供足够前负荷刺激右心室充分发育。因此有人认为，非限制性房间隔缺损不利于右心室生长发育，一些外科医生特意通过控制房间隔水平分流以促进右心室发育[66]。然而，尽管做了诸多尝试，但三尖瓣和右心室仍可能无法生长发育。

根据双心室循环矫治的急切程度，1 年手术存活率在 50%~98% 波动[60,66]，6 年存活率为 67.5%~98%[58,60]。低存活率则反映了在所有患儿追求右心室减压理念的结果，而高存活率则是由三尖瓣 Z 值预判最终结果的那组患儿。采用后一种方式实现双心室矫治的患儿数量不可避免地减少了，仅为 30%[57]，而前者则为 61%~90%[58,68]。

◆ 三尖瓣闭锁

三尖瓣闭锁不伴室间隔缺损（VSD），首次姑息治疗与其他肺循环灌注不足类先天性心脏病（见前文）相同。然而，合并室间隔缺损、无右室流出道梗阻或三尖瓣闭锁合并大动脉转位、室间隔缺损的新生儿亚组，肺循环血流过多则必须保护肺血管。因此新生儿期需要实施肺动脉环缩术。后期姑息治疗按照单心室分期手术步骤将体循环静脉血绕过心脏直接引入肺动脉。所有分期手术在儿童期完成。婴儿期进行 I 期双向腔 – 肺分流术（上腔静脉直接与肺动脉相连），以防慢性心脏容量负荷增加导致心功能退化。早期减少容量负荷能够改善长期心功能状态、增加有氧运动能力[70]。然而，由于新生儿期生理性的高肺血管阻力，腔 – 肺分流手术不能太早实施，业已发现出生 1 个月内进行腔 – 肺分流术失败率很高并需要拆除分流[71]。此外，实施腔 – 肺分流术时年龄较小，会增加住院时间及并发症[72]。因此，即使全身动脉氧饱和度足够，也应在患儿 3~6 个月时进行双向腔 – 肺分流术。最后在儿童体重 12~15kg 时通过心房内板障或心外管道完成 Fontan 手术。但如果患儿血氧饱和度下降，手术可能提前并应考虑心内板障后期可生长。

◆ 重度法洛四联症

婴儿重度发绀时必须干预，要么姑息治疗，要么手术根治。证据表明，如果尽早进行根治手术，心脏和其他器官的长期功能会更好。但是，首次选择姑息治疗还是手术根治取决于医疗单位的理念；因此，将在“适合病变”一节中深入探讨这个问题。

肺血流过多

心腔或大血管间异常交通的患儿出现高压腔向低压腔分流。刚出生生理性肺血管阻力高时分流较少，但随着肺血管阻力下降分流量增加，导致心脏容量负荷加重并引起肺血管病变。

肺血管病变发展速度取决于血管内皮细胞所承受的剪切力，因此大动脉水平分流的患儿肺血管病变风险最大。

◆ 大动脉水平分流

这类畸形包括主 – 肺动脉窗、永存动脉干和动脉导管未闭。出生几天内就会出现肺血管内皮损伤并可能在数周内成为不可逆病变。此外，肺循环血流量太多会导致体循环动脉舒张压很低，使心脏、胃肠道灌注处于危险状态。新生儿期就应手术治疗；有共病（如坏死性小肠结肠炎）不能使用体外循环时可考虑行左、右肺动脉环缩术。

但是动脉导管未闭变数很大。分流量很大则需要在新生儿期急诊手术，保证体循环的充分灌注；或者部分关闭动脉导管，最大限度减少对肺的影响。尽管存有争议，有人建议关闭所有严重早产儿未闭的动脉导管，因为任何分流会加剧慢性肺部病变的发生。如果没有禁忌证，首先使用非甾体抗炎药，药物治疗无效则实施手术。小分流患儿可以后期进行经皮介入封堵。

◆ 心室水平分流

如果缺损很大肺循环超负荷，就应该在婴儿期关闭室间隔缺损。因为剪应力较小，肺血管病变发展速度慢于大动脉水平分流，但也可能在数月内发生不可逆改变；已经证明延迟手术会增加死亡率。因为由内科开始初始治疗，手术又相对简单，所以很难判定手术是否延误。更多问题来自多发性室间隔缺损，因为心脏小无法修补所有缺损，而且也忌讳补片占据室间隔比例太大。这些患儿行肺动脉环缩术可能更好，在他们长大后去掉肺动脉束带修补未愈合的室间隔缺损。这样做还有额外好处，即一些肌部室间隔缺损在此期间可能自愈。最近，有许多经皮或杂交方式封堵室间隔缺损的报道，这项技术对多发室间隔缺损患者特别有吸引力。很多人认可这项技术治疗肌部室间隔缺损，但由于房室传导阻滞的高风险，对膜周部室间隔缺损的应用存在争议。尽管有报道称经验丰富的医疗中心将风险低至 0[73]，而手术的风险为 0~1.9%[73-74]，当然，封堵组平均年龄明显大于手术组。

◆ 心房水平分流

房间隔缺损只有在合并其他问题，预估婴儿可获得心血管系统最大益处时才会在婴儿期进行手术。由于 14%~66% 的房间隔缺损可以自愈，所以婴儿期很少常规干预。

心内血混合不足

◆ 完全型大动脉转位

这种畸形需要手术治疗，解剖矫治按照“动脉调转术”标准操作。然而，起初先行内科 / 介入治疗，在新生儿克服围生期损害，肺血管阻力开始下降数天后再手术治疗。显然，氧合血与非氧合血必须混合。如果完全型大动脉转位合并室间隔缺损，肺动脉高血流量能够充分混合。如果室间隔完整，就需要心房水平分流。如果房水平混合难以提供足够体循环氧饱和度，常需要进行 Rashkind 房间隔球囊造口术。同时必须使用 PGE_1，维持动脉导管开放促进氧合肺静脉血在心房水平混合。

根治手术必须在肺血管阻力下降（通常在出生后 21d 内）导致左心室心肌退化前实施。如果患儿超过这个时间窗，动脉调转术仍然可行，但可能术后需要使用体外膜肺氧合辅助；或者术前先行肺动脉环缩进行 8~10d 左心室快速训练后再手术。手术包括横断升主动脉和主肺动脉，重新吻合于正常位置；此外，主动脉第一分支即冠状动脉移植时不能影响冠状动脉血流。因为可能合并的各种冠状动脉解剖变异使手术难度增加。虽然最近报道冠状动脉解剖类型不再影响手术效果，但某些冠状动脉变异（尤其是壁内左冠状动脉）仍然具有挑战性[75-76]。目前手术死亡率为 1%~2%[77]。

完全型肺静脉异位引流 / 肺静脉梗阻

即使没有明显梗阻，这种畸形仍需要急诊手术，因为梗阻会随时发生。球囊静脉成形或交通静脉内支架置入治疗效果不佳，只能延迟根治手术时间。静脉滴注前列腺素很少能改善病情（甚至可能加重），而长时间梗阻很快会导致肺静脉结构性改变。如果宫内已经严重梗阻，会发生肺淋巴管扩张，导致宫内死亡或围生期早期夭折。手术时将肺总静脉与左心房后壁吻合，整体风险 5%~10%[78-79]，但合并内脏异位综合征和功能性单心室循环，手术风险非常高（47%）[79]。

血管畸形

◆ 血管环

血管环常需要手术，将环及相关纤维组织完全切除彻底解除梗阻。典型术式是开胸手术，但现在也使用腔镜手术[80]。虽然手术死亡率很低，但患儿经常合并气管软化，也是最常见死亡原因[81]；可能需要长期机械通气并需要做或不做气管切开。有些外科医生手术时切除受压气管段进行气管端 – 端吻合重建气道，或将软化气管用聚四氟乙烯管悬吊，尽管很少这么做。也可使用气管内支架。尽管早期并发症严重，70%~97% 的患儿长期随访没有症状[82-83]。

◆ 冠状动脉异常起源于肺动脉

大部分冠状动脉异常起源于主肺动脉，也可能起源于肺动脉分支。左冠状动脉异常起源最常见，异常的右冠状动脉和单支冠状动脉也可发生。不论左心室功能障碍表现得多严重，紧急复苏后应立即手术。通常婴儿期即有表现。肺血管阻力下降之前冠状动脉窃血并不明显，诊断难以确定直至手术关闭室间隔缺损或结扎动脉导管后肺动脉压下降，才可能提示相关诊断。

早期治疗冠状动脉异常起源，都是在肺动脉侧结扎，但预后很差；现在进行冠状动脉重建术。最理想是将冠状动脉开口植入主动脉，当无法实现时就行 Takeuchi 手术（肺动脉内板障将冠状动脉开口导入手术制作的主 - 肺动脉窗）。也可选择大隐静脉或人工血管移植，或锁骨下动脉 - 冠状动脉吻合。

目前冠状动脉重建的手术死亡率为 0~2.4%[84-85]，经常伴发的二尖瓣反流是死亡独立危险因素。然而，除非二尖瓣结构畸形，否则不建议首次手术中进行二尖瓣修复，因为多达的 62% 患儿通过血运重建二尖瓣功能得到改善[86]。由于术前损害，约 36% 患儿术后需要机械辅助，但远期效果良好，7 个月内婴儿心功能和室壁局部运动在静息状态下恢复正常[87]。但是，术后晚期心肌血流储备明显受损，且存在运动能力长期损害[88]。

适合病变

已经讨论了一些必须在婴儿期手术治疗的畸形，还有一些则最好在婴儿期手术治疗，尽管这更多是一个理念问题。最典型的就是法洛四联症。尽早手术矫治患儿的循环畸形可以最大限度地降低与畸形相关的发病率和死亡率，使其他器官系统得到更好发育。例如，法洛四联症患者由于心肌慢性缺血导致心肌肥厚和缺氧继而心肌纤维化[89-90]，由于肺血管生成以及肺泡形成障碍导致肺发育缺陷[91]。

争论集中于早期根治手术的风险 / 收益率；如果与首次姑息治疗相比根治手术没有增加并发症和死亡率，那姑息手术便没有优势。随着经验增加，总手术死亡率降至 0~1.3%[92-94]，早期根治手术并发症不比分期手术多。据此，现在很多医生对所有法洛四联症，不考虑年龄或体重，均施行根治手术，除少数患儿因为严重合并症致体外循环高风险。然而，一系列亚组分析显示，年龄小于 30d 是死亡独立危险因素（6.4% *vs* 1.1%），术后需要体外膜肺氧合，通气支持和住院时间延长[93]。此外，许多年龄非常小的根治手术跨环补片修补增多[95]。由此产生分歧，有人认为虽然在新生儿期可以手术根治，但对无症状患儿不一定有益，推迟手术可能更合理。患儿有症状再干预是大多数医生的理念，两种方式结果相似；这些分歧也适用于导管依赖型肺循环的各种类型法洛四联症新生儿（如肺动脉闭锁合并室间隔缺损等）。

姑息治疗可以选择 Blalock-Taussig 分流术或右室流出道支架置入两种术式。据报道，这两种方法在根治手术前都能促进肺小动脉发育，后者优点是不需要手术切口。因为 Blalock-Taussig 分流术及术后过渡期风险显著，右室流出道支架置入术越来越受欢迎[96]。但是这种方法无法保留肺动脉瓣。

胎儿心脏手术

考虑到生命始于受孕，故婴儿期心脏干预应该覆盖胎儿期。虽然迄今其实际应用范围有限，但有很好的基础理论予以支持：降低死亡率、改善存活儿预后并减少相关脏器损害。

防止死亡

产前超声心动图研究表明，先天性心脏病胎儿的宫内预后比既往认知的差很多，总体死亡率为 8.6%~18%[97-98]，而且有些畸形如法洛四联症存活率更低，其胎儿损失率可能高达 23%。此外，围生期胎儿到新生儿的循环过渡是一个高风险时期，因为出生后两个循环很快分离（第 8 章），在出生前不一定致死的畸形可能在出生后致死。当心脏病未提前诊断、胎儿出生在对此类疾病缺乏分娩和复苏经验的医疗中心时，风险最高；产前明确诊断、心脏畸形能够双心室矫治的新生儿总体存活率可高达 96%，而未产前诊断的相似人群存活率仅 76%[99]。

改善预后

早期宫内干预也可改善胎儿预后，因为在大体或超微结构上可促进心脏发育。

◆ 促进整体心脏发育

在心管旋转、褶曲形成心脏结构后，心脏发育流体力学理论认为，心脏腔室和大血管的后续生长发育主要受心脏内血流量和压力的影响[100]。因此，如果血液流入心腔受限如瓣膜狭窄，那么相应心腔将缺乏足够刺激难以生长而变得发育不良。一个简单的原发病变（瓣膜狭窄）可能引起心内血流紊乱，从而导致更复杂的继发畸形（心室发育不良）。理论上，如果宫内发育过程中原发病变能够及时发现并充分解除，就可能使心脏发育回归正常。

临床研究支持心脏二次发育理论。大动脉关系正常的三尖瓣闭锁根据有无室间隔缺损分为两组。无室间隔缺损组，右心室、肺动脉瓣严重发育不良，生后因为动脉导管关闭，需要建立体 - 肺动脉分流维持足够的肺循环灌注。相反，合并室间隔缺损组，血液能够绕过三尖瓣闭锁通过室间隔缺损进入右心室，右心室及流出道发育可能完全正常，需要行肺动脉环缩术以限制肺循环血流量。因此，促进心脏二次发育的血流动力学正常，右心远端结构发育也正常。尽管两组心脏都有三尖瓣狭窄 / 闭锁，但一组因为血流通道重建使其他右心结构正常发育。

动物模型也得到相同结果。如果用充盈球囊在左心房内造成左心室流入道梗阻，左心室输出量锐减，7d 内左室心腔最大可减少 50%[101]。同时左心室 / 右心室重量比相应下降，且与球囊放置时间成正比，表明有直接因果关系。这诱导了左心发育不良综合征早期形态。同样，束带环缩升主动脉造成心室流出道梗阻、减少左心室输出量 10d 后会引起左心室增生。然而，更长时间（30~60d）后，左心室腔开始闭塞，左心室 / 右心室重量比下降。这些变化在收紧胎儿主动脉束带更明显。

除了影响心腔大小，心腔内异常血流也影响心脏瓣膜的形态发育。一个异常斑马鱼突变模型中，心脏结构襻化失败导致通过房室瓣的跨瓣血流模式异常使瓣膜形态发育缺陷。

◆ 改善心脏超微结构发育

围生期心脏通过增生和血管生成（正常发育现象）而发育的能力丧失，新生儿心脏对压力的反应是肥厚，很少或根本没有血管生成，导致完全不同的心脏超微结构。宫内介入治疗可以使心脏超微结构正常发育；结构正常胎儿心脏心肌对实验性左室流出道梗阻的反应之一就是增生[101]。大鼠出生 3~4d 后心脏增生反应丧失，7 周后血管生成能力丧失；绵羊心脏增生反应在妊娠 110d 后丧失（最长 150d），而人类的这个时间段还不清楚。

◆ 减少邻近器官损害

胸腔内其他脏器发育取决于物理空间大小，如果心脏扩大，胸腔内脏器发育可能受到干扰[102]。一项室间隔完整型肺动脉闭锁心室扩大并存活至分娩的研究显示，所有新生儿因为心脏巨大导致肺脏重度发育不良，出生后通气功能丧失，100% 死亡[102]。胎儿 Ebstein 畸形同样如此。如果能够及早预防心脏扩张，使肺脏正常发育，可以确保出生后存活。

胎儿心脏介入治疗

如果尝试胎儿心脏介入治疗，意味着其病变使用传统治疗方法预后肯定很差，所以宫内介入风险可以接受。首先，这些畸形会导致单心室生理，主要包括左心发育不良综合征、重度 Ebstein 畸形和室间隔完整型肺动脉闭锁；其次，原发畸形必须简单、很容易干预；再次，手术必须简单、迅速、可靠。最后，胎儿期畸形诊断必须尽早，以便有足够时间追赶生长发育。

特殊问题

胎儿心脏介入治疗专家必须面对 3 个实际问题：体重、组织结构以及胎盘对心脏旁路的应激反应（如果需要直视手术）。

◆ 体　重

微型体外循环管路和氧合器的研发使我们能够在临床上对仅有 750g 的婴儿进行手术。在实验室，体重只有 500g 的胎儿能够接受体外循环，因此明确诊断时的体重，决定是否可以治疗的时机。

◆ 组织结构

由于含水量高，胎儿组织非常脆弱。孕 18 周时含水量为 88%，足月时为 69%，而成人为 60%[103-104]。胶原蛋白则逐渐增加，分别为 2.4g/kg、16.8g/kg 和 45.7g/kg[105]，逐渐交联耦合从 Ⅰ 型成熟到 Ⅲ 型[106]。这些脆弱组织无法使用传统技术，正在研制组织激光辅助焊接技术和激光手术刀。

◆ 胎儿胎盘对体外循环的反应

胎儿心脏手术的最大障碍就是胎盘对体外循环的应激反应。

胎儿体循环与胎盘循环平行。因此，某个循环血管阻力变化将影响另一循环灌注（类似 Blalock-Taussig 分流术）。早期实验显示，体外循环时胎儿所有器官血流量增加，但胎盘血流量减少 25%~65%[107-108]。因为绒毛膜和脐静脉水平血管阻力增加导致这种变化甚至转流后持续存在[109]。这不可避免地导致呼吸性酸中毒和低氧血症，虽然最初全身灌注得到很好维持，但持续低氧血症会导致组织缺氧和代谢性酸中毒（图 57.1）。

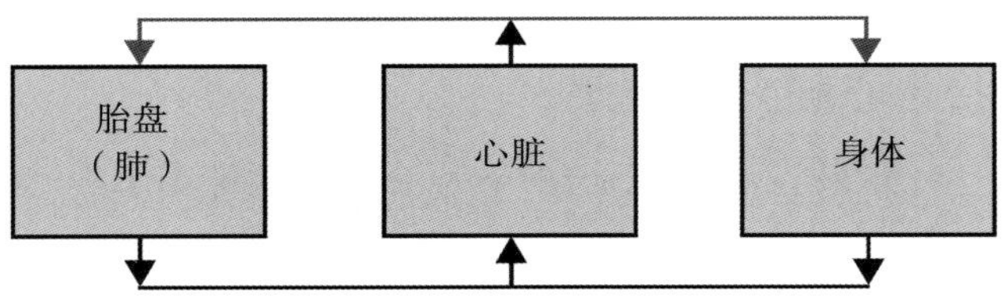

图 57.1 胎儿心排血量的平衡。与 Blalock-Taussig 分流相似，肺循环和体循环平行，胎儿的胎盘循环和体循环也平行。这两个循环阻力的相对变化将引起胎儿心排血量分布的剧烈变化

已证明因为“机体炎症反应”，胎盘体外循环时血管阻力变化类似于出生后。通过抑制类花生酸代谢（使用吲哚美辛和糖皮质激素）减少炎症反应，可以在一段时间内维持足够的胎盘血流量[110-111]，但后期因胎盘血管阻力升高引起的隐匿性代谢性酸中毒抵消了这些药物作用。这是胎儿应激反应的一部分[112]，高位脊髓麻醉结合上述其他技术可以阻断其反应，使 80% 的胎儿在体外循环后能长期存活[113]。

炎症反应和应激反应的触发因素尚不清楚；可能是胎儿血液与异物表面接触，或者体外循环相关性血液稀释。

这些问题通过微型体外循环得到解决。最初使用 Hemopump（Johnson & Johnson Interventional Systems，Rancho Cordova，California）[114]，最近，则使用 Tinypump（东京医科齿科大学定制泵）[115]。这些微型体外循环泵预充量分别只有 15mL 或 5mL（传统管路 150mL），最大限度地减少接触面积。使用这些管路即使不用药物，白细胞激活也显著降低。胎儿长期存活率已经达到 89%[116]。

其他提高胎儿宫内体外循环后存活率的尝试还包括使用搏动性灌注[117]和 300mL/（kg・min）以上的高流量灌注[118]。然而，这些研究不论是尝试胎儿长期存活还是其效果都不确定。

介入或开放手术？

上面集中讨论了有关心脏直视手术相关话题，就目前经验而言，胎儿应激反应是影响手术成功的最大挑战。在努力探讨研究应激反应触发因素及控制方案的同时，临床已经应用了一些应激反应较轻的操作如心脏介入技术。

介入技术临床经验

早在 1991 年，介入心脏病专家就开始尝试用球囊扩张主动脉瓣狭窄的方法来预防继发性左心发育不良综合征。同年，Maxwell 发表文章，介绍了 2 例胎儿的治疗经验，实施 3 次宫内主动脉瓣球囊成形术；一例胎儿在手术当天死亡，另一例胎儿存活至足月出生，5 周后死于继发心内膜下弹性纤维组织增生的持续左心室功能障碍[119]。

迄今最大一组数据（尝试宫内手术 100 例）报道胎儿主动脉瓣球囊成形术成功率为 77%（其中 45% 实现双心室矫治），没有孕妇死亡或严重并发症[120]。胎儿活产 88 例，其中 38 例接受双心室矫治（3 例宫内手术未成功）。接受双心室矫治患儿 5 年、10 年免于心脏性死亡的分别占 96% 和 84%，如果去掉那些从单心室姑息手术过渡到双心室矫治的患儿，这一比例上升到 100%；分析不同治疗方案的预后显示，成功实施宫内胎儿介入治疗的患儿存活率显著提高。然而，出生后心脏治疗比例高，他们大部分需要后期手术治疗。42% 患者需要置换主动脉瓣或二尖瓣，分别有 58%、45% 患者行二尖瓣、主动脉瓣成形术。55% 患者切除

心内膜增生弹性纤维组织，其中 90%、19% 分别接受过主动脉瓣、二尖瓣球囊扩张治疗。

随着经验积累，可以甄别哪些胎儿能够受益于宫内球囊主动脉瓣成形术，使针对性干预高危病例成为可能。一项关于胎儿主动脉瓣狭窄发展成左心发育不良综合征的研究发现，所有胎儿主动脉弓血流逆行灌注，88% 房水平左向右分流，91% 二尖瓣口单向血流，94% 有明显左心室功能障碍 [121]。相反，所有主动脉弓前向血流、二尖瓣口双向血流和左心室功能正常的胎儿都接受了双心室矫治。此外，超声心动图对心内膜弹性纤维组织增生程度的评估水平提高了该评分预测患者双心室矫治的敏感性和阳性率。最近，已经开发出一种评分系统，其预测胎儿双心室矫治的敏感性、准确性达 100%[122]。该模型以干预前超声心动图左心室长轴径、左室短轴径、主动脉瓣环直径、二尖瓣环直径和二阶左心室压力分数为基础计算 Z 值。

肺动脉瓣打孔和球囊扩张术也取得类似但非常有限的经验，主要因为大多数室间隔完整型肺动脉闭锁患儿出生后手术效果明显优于主动脉瓣闭锁。同样，胎儿肺动脉瓣干预技术大部分取得成功（71%）。有报道三尖瓣和右心室术后发育显著，一部分预期会永久单室化姑息治疗的患儿实现了双心室矫治 [123–124]。当然，此类报道很有限，目前这种手术对右心室功能发育和总体预后的影响仍不清楚。

临床上需要宫内干预的另一种情况是胎儿房水平限制性分流。这些胎儿或因左心室充盈不足导致左心发育不良综合征，或因左心发育不良综合征左心房不能充分引流至右心房导致重度肺静脉高压。少数病例干预后没有母体并发症，8% 的胎儿流产。单纯房间隔球囊扩张效果有限，目前房间隔支架置入术更受青睐。报道 70% 病例成功置入支架后，左房压立即下降，肺静脉扩张。剩余胎儿接受静态球囊房间隔成形术，取得了一定效果 [125–127]。成功置入支架的胎儿中，有 8% 出生前支架狭窄并全部在出生后死亡。另外还有 11 例新生儿死亡（其中许多置入支架）。尽管这一死亡率似乎很高（总体为 52%），但据观察，这种畸形胎儿未干预的死亡率高达 100%。目前为止，还缺乏与这种胎儿介入治疗相关的长期生存获益证据，因为一项研究表明后期手术时所有接受肺活检的患儿都显示肺静脉管壁肌化和淋巴管扩张。然而，宫内放置房间隔支架的胎儿可以避免出生后立即恶化，赢得时间为后期治疗设计最佳方案。

实验性介入技术

目前开展了其他各种胎儿介入技术的实验性研究。实现了母体经皮穿刺再经胎儿肝穿刺进入胎儿循环，并成功模拟了肺动脉瓣球囊扩张和房间隔支架置入。上述实验 69% 获得成功，胎儿流产率 8%[128]。胎儿干预的另一种方法是将胎儿取出、左侧开胸，经心尖进入循环，置入肺动脉带瓣支架 [129]。最后，一种更微创的介入技术已实验成功，即在胎儿心脏模型中应用磁导航设备使导丝、球囊通过房间隔和主动脉瓣；但宫内应用尚未开展 [130]。

胎儿心脏起搏

临床上开展胎儿心脏介入治疗的另一个领域是心脏起搏。胎儿先天性完全性房室传导阻滞发生率 1/20 000[131]。57%~80% 合并结构性心脏病，其宫内死亡率高达 86%[132–133]。相反，没有严重结构性心脏病胎儿的宫内死亡率仅 11%~25%[133–134]。血流动力学研究表明，由于胎儿心率可以下调至 40/min 而没有不可逆心肌功能障碍，因此通过心脏起搏加快心率可以逆转心力衰竭。

干预治疗的目的是充分纠正胎儿心力衰竭，能继续妊娠到安全孕期，一般为 32 周。如果经胎盘或直接经胎儿治疗失败，有两种选择。首先是早产并立即行新生儿心脏起搏，但面临早产相关性高风险 [135]。如果婴儿太小不能进行永久起搏，则首先使用心外膜导联临时起搏。其次若胎儿未成熟不能早产，则进行胎儿心脏起搏。实验室中，诱发胎儿心脏产生急、慢性传导阻滞 [136]，应用心外膜起搏 [136] 或心内膜起搏 [137] 两种径路均获得成功。此外，导管电生理研究表明，起搏胎儿心脏收缩力、变力性肌反应和力量 – 频率关系均正常 [138]，表明胎儿心肌和新生儿心肌一样能够耐受心脏起搏。其他研究发现，150/min 心室起搏率可使心排血量和体循环血压达到最大值 [139]。

目前仅有个别进行宫内胎儿心脏起搏的临床病例报道。有多种路径可以接近心脏：经胸（随后心外膜、心肌内或经心肌心腔内放置电极）、经肝或经腔静脉。所有起搏器都放置于胎儿体外，在术中实现了有效起搏，但很多病例在手术数小时后可能由于胎儿移位起搏信号丢失。为了防止这种情况发生，最近一个完全植入胎儿胸腔内的微小心外膜起搏系统在实验模型中获得成功[140]。还有其他病例，虽然起搏电极放置有效，但是胎儿死亡并发现血性心包积液，考虑心脏压塞[141]。因此有其他报道质疑仅仅提高胎儿心率是否有益。一项报道显示，尽管实现并维持有效起搏，心排血量增加150%，胎儿依旧死亡[142]。尸检显示所有心腔呈薄壁扩张，弥漫性心内膜弹性纤维组织增生。此外，还有慢性肝、肾衰竭，胸腺和肾上腺严重应激退化的证据，表明死亡原因是多器官衰竭。无人知晓这能否通过早期干预来避免，或者就是疾病不可避免的结局，不可能治疗。

胎儿心脏介入治疗还处于应用初期。这种方法有理论方面的优势，但其有效性需要最后验证。虽然过去 15 年已经取得重大进展，但还有许多障碍需要跨越。不远的将来，我们就会看到这些干预措施能否对临床预后产生积极影响的最终证据。

参考文献

[1] Hammon JW Jr, et al. Ann Thorac Surg, 1988, 45:537–40.
[2] Colan SD, et al. J Am Cardiol,2006, 47: 1858–65.
[3] Eicken A, et al. Catheter Cardiovasc Interv,2010,76:404–10.
[4] Serraf A, et al. J Am Coll Cardiol, 1999, 33: 827–34.
[5] Tani LY, et al. J Thorac Cardiovasc Surg, 1999, 118:81–6.
[6] Reddy VM, et al. Ann Thorac Surg, 1995, 60: S600–3.
[7] Aszyk P, et al. Eur J Cardiothorac Surg, 2012, 42: 687–94.
[8] Carminati M, et al. J Interv Cardiol, 1995, 8: 759–66.
[9] Robinson BV, et al. Cardiol Young, 2000, 10: 225–32.
[10] Gatzoulis MA, et al. Arch Dis Child, 1995, 73: 66–9.
[11] Soulatges C, et al. Pediatr Cardiol, 2015, 36: 1145–52.
[12] Fratz S, et al. Circulation, 2008, 117: 1201–6.
[13] Brown DW, et al. J Am Coll Cardiol, 2010, 56: 1740–9.
[14] Bhabra MS, et al. Ann Thorac Surg, 2003, 76: 1412–6.
[15] Miyamoto T, et al. Eur J Cardiothoracic Surg, 2006, 30: 35–40.
[16] Hraska V, et al. Ann Thorac Surg, 2012, 94: 1519–26.
[17] Brown JW, et al. Ann Thorac Surg, 2012, 94: 146–53.
[18] Calhoon JH, Bolton JW. Ann Thorac Surg, 1995, 60(suppl): S597–9.
[19] Norwood WI, et al. Am J Cardiol, 1980, 45: 87–91.
[20] Sano S, et al. J Thorac Cardiovasc Surg, 2003, 126: 504–9.
[21] Jacobs ML, et al. J Thorac Cardiovasc Surg, 1998, 116: 417–31.
[22] Miyamoto SD, et al. Pediatr Cardiol,2009,30:419–25.
[23] Gibbs JL, et al. Br Heart J,1993,69:551–5.
[24] Murphy MO, et al. Ann Thorac Surg,2015,100:2286–90.
[25] Malik S, et al. J Thorac Cardiovasc Surg,2015,150:474–80.
[26] Brescia AA, et al. J Thorac Cardiovasc Surg,2014,147:1777–82.
[27] McElhinney DB, et al. Circulation,2005,112:707–14.
[28] Stellin G, et al. J Thorac Cardiovasc Surg,2010,140:1238–44.
[29] Walter EM, et al. Eur J Cardiothorac Surg,2013,43:473–82.
[30] Oppido G, et al. J Thorac Cardiovasc Surg,2008,135:1313–21.
[31] Lee C, et al. Eur J Cardiothorac Surg,2009,37:267–72.
[32] Schreiber C, et al. Ann Thorac Surg,2000,70:1896–9.
[33] Hirooka K, Fraser CD Jr. Texas Heart Inst J,1997,24:317–21.
[34] Mainwaring RD, Lamberti JJ. Ann Thorac Surg,1997,64:1782–5.
[35] Brown JW, et al. Eur J Cardiothorac Surg,2006,29:666–73.
[36] Hakimi M, et al. Ann Thorac Surg,1997,64:503–7.
[37] Morales DL, et al. Ann Thorac Surg,2006,82:1577–83.
[38] Alsoufi B, et al. J Thorac Cardiovasc Surg,2016,151:412–20
[39] Fletcher SE, et al. J Am Coll Cardiol,1995,25:730–4.
[40] Rothman A, et al. Am J Cardiol,2010,105:1176–80.
[41] Rao PS, et al. J Am Coll Cardiol,1996,27:462–70.
[42] Backer CL, et al. Circulation,1995,92(suppl 2):132–6.
[43] Rajasinghe HA, et al. Ann Thorac Surg,1996,61:840–4.
[44] Cobanoglu A, et al. Eur J Cardiothorac Surg,1998,14:19–25.
[45] Backer CL, et al. Ann Thorac Surg,1998,66:1365–70.
[46] Jahangiri M, et al. J Thorac Cardiovasc Surg,2000,120:224–9.
[47] Kaushal S, et al. Ann Thorac Surg,2009,88:1932–8.
[48] Burch PT, et al. J Thorac Cardiovasc Surg,2009,138:547–52.
[49] Bacha EA, et al. Ann Thorac Surg,2000,71:1260–4.
[50] Reddy VM, et al. Ann Thorac Surg,1995,60(suppl):S592–6.
[51] Kim H, et al. J Thorac Cardiovasc Surg,2015,149:515–20.
[52] Davies B, et al. J Thorac Cardiovasc Surg,2009,138:1269–75.
[53] Tchervenkov CI, et al. J Thorac Cardiovasc Surg,1997,114:727–35.
[54] Iyer KS, Mee RB. Ann Thorac Surg,1991,51:65–72.
[55] Reddy VM, et al. J Thorac Cardiovasc Surg,1995,109:832–44.
[56] Lofland GK. Eur J Cardiothorac Surg,2000,18:480–6.
[57] Carrillo SA, et al. Ann Thorac Surg,2015,100:606–14.
[58] Ekman Joelsson BM, et al. Scand Cardiovasc J,2001,35:192–8.
[59] Powell AJ, et al. Am J Cardiol,2000,86:1272–4.
[60] Jahangiri M, et al. J Thorac Cardiovasc Surg,1999,118:1046–55.
[61] Foker JE, et al. J Thorac Cardiovasc Surg,2008,136:749–56.
[62] Giglia TM, et al. Circulation,1992,86:1516–28.

本章完整参考文献，请扫描以上二维码在线查看。若需下载，请登录 www.wpcxa.com“下载中心”下载。

第 58 章 先天性心脏病患儿神经发育：宫内超声多普勒及胎儿、新生儿 MRI 检查

Shabnam Peyvandi, Mary T. Donofrio

引　言

随着新生儿外科技术的不断进步，先天性心脏病（CHD）患儿的存活率显著提高，虽然整体严重神经系统损伤有所下降，但许多患儿出现了行为、情感、认知和运动等障碍，提示存在广泛的大脑功能障碍。因此，近期正在进行的研究聚焦于 CHD 对脑发育、脑损伤和神经发育（ND）预后的影响，更好地了解损伤机制并确定潜在的治疗靶点以改善预后。

本章回顾了 CHD 对胎儿和婴儿大脑发育的影响。目前 CHD 患儿神经发育的近、长期预后的认知重点是探讨潜在病因，包括胎儿和新生儿的大脑发育、术前脑损伤风险及胎儿脑血流量和宫内生长的变化。

CHD 术后神经发育预后

越来越多文献报道了不同 CHD 患儿的 ND 短期、长期预后。尽管由于随访年龄、评估手段和心脏畸形不同而存在差异，但仍可提供关于 ND 预后有价值信息，并为了解胎儿和新生儿期影像学和临床数据提供帮助。

心脏手术后神经系统近期预后

虽然术后神经功能明显障碍的发生率已经下降，但仍有小部分婴儿表现为持续性神经功能异常，包括癫痫发作，肌张力减退、亢进或不对称。综合数个研究报道，术后癫痫发生率为 4%~11%，如果术后立即进行持续脑电图（EEG）监测，其发生率升高至 20%[1-6]。此外，心脏术后新生儿进食异常（吞咽或吮吸功能障碍）的发生率较高，这可能是生命晚期 ND 异常的早期指标[7]。

心脏手术后神经系统中、长期预后

虽然有多种关于 CHD 的 ND 预后报道，重要的是应该了解心脏畸形不同导致其 ND 预后千差万别。在两个特殊高危人群中进行了相关预后研究：完全型大动脉转位（d-TGA）和需要单心室姑息手术的心脏畸形。Boston 停循环研究证明，d-TGA 患儿大动脉调转术后，虽然 IQ 值低于全国平均水平，8 岁和 16 岁时仍在持续下降但在正常范围内。父母和老师们判定这些儿童有行为问题的比例相当高，其中 37% 需要补习教育，10% 需要留级[8-10]。

单心室特别是左心发育不良综合征（HLHS）患儿，因基础病理生理、血流动力学和复杂的外科手术，ND 预后不良的风险最高。这些患儿将接受一系列姑息性手术，最终完成 Fontan 手术。多项研究表明，HLHS 患儿往往 IQ 较低（通常低于普通人群均值），视觉 – 运动技能、语言表达能力、注意力和沟通交流存在问题[11-13]。迄今最大一组报道，12 月龄 HLHS 患儿的智力发育指数中位数为 90（范围 50~129），精神运动发育指数中位数为 73（范围 50~117）。

预后不良的危险因素主要在于患儿个体特性，包括遗传综合征、分娩孕周和围手术期状态[11]。最新指南建议对所有需要在婴儿期进行手术的 CHD 患儿进行反复监测、筛查和评估，并适当转诊进行早期干预[14]。尽管外科技术在改进，但 ND 预后在既往 10 年中并没有显著改善，这说明患儿个体特异性危险因素可能在最终预后中发挥着更大作用[15]，这预示胎儿和新生儿术前因素也影响 ND 预后。

CHD 患儿术前神经系统状况

很多早期文献关注于用手术相关因素来解释这些患儿的 ND 预后。然而，更多文献表明，这些婴儿在进入手术室前就有预后不良的风险。调查结论可能系血流动力学改变、先天性脑异常和后天性脑损伤等多种因素引起。

术前神经系统异常的临床表现

一些研究发现，CHD 新生儿在手术矫治前就存在神经行为异常。Limperopoulos 系列研究发现 50% 的危重 CHD 新生儿存在神经系统异常，包括肌张力减低、肌张力增高、运动失调、神经过敏、吸吮缺失和癫痫等 [16–17]。同组研究发现 60 例 CHD 患儿 EEG 异常，手术前 19% 有活动性癫痫，33% 有中度或弥漫性脑电活动异常，EEG 异常与神经系统检查异常结果呈正相关，严重异常可预测死亡 [18]。其他研究报道了各种 CHD 亚型患儿出现癫痫、语调异常或舞蹈手足徐动症 [19] 等。

CHD 患儿术前神经系统受损的 MRI 表现

没有明确遗传综合征时，MRI 可以对 CHD 新生儿进行结构性脑畸形识别。一项尸检研究显示，HLHS 新生儿存在多种先天性脑畸形，其中小头畸形 27%（脑重量 > 平均值以下 2 个标准差），异常脑皮质形成 27%，严重中枢神经系统畸形 10%，如胼胝体发育不全或前脑无裂畸形 [20]。MRI 基础研究也发现了很多异常，如小头畸形、颅骨开放或颅骨延迟关闭等 [17,21–22]。

MRI 证据显示合并脑结构畸形的 CHD 患儿，其大脑发育迟缓。定量 MRI 技术，如磁共振弥散张量成像（DTI）可以测量水分子运动的维度、幅度，从而检测大脑的显微结构发育。大脑正常发育时，水分子弥散幅度减小（表观弥散系数），白质区域局部指向性增加（各向异性）。同样，可以利用磁共振波谱成像技术（MRS）测量主要代谢化合物，如 N- 乙酰天冬氨酸（NAA）、胆碱（Cho）、肌酸（Cr）和乳酸盐来检测大脑发育代谢。Miller 等利用这些技术发现 CHD 新生儿（d-TGA 和单心室畸形）的未成熟脑组织 DTI（平均扩散率高 4%，FA 低 12%）和 MRS（NAA/Cho 低 10%）异常 [23]。将其与足月孕周的正常胎儿进行比较，CHD 新生儿大脑发育延迟约 1 个月。通过半定量形态学评分特别是大脑总成熟评分（TMS）评估大脑发育的研究验证了这些结果。Licht 等研究发现 29 例 d-TGA 和 HLHS 新生儿的 TMS 明显低于正常人群 [24]，推测未成熟大脑在宫内和新生儿期更容易受到损伤。另一项研究中，Andropoulos 指出 TMS 较低的 CHD 新生儿可能在术前、术后都有脑损伤，而术后脑损伤更严重 [25]。

合并脑结构畸形的 CHD 患儿在术前可以检测到后天性脑损伤，说明缺氧或不缺氧的血流动力学异常导致脑损害。大多数 ND 预后源自临床无症状性脑损伤，最常见于高灵敏度 MRI 研究发现的局灶性脑白质病变或卒中。一些大型、前瞻性研究利用术前、术后脑 MRI 检查揭示 CHD 新生儿后天性脑损伤的频率及相关危险因素。MRI 发现 28%~39% 危重 CHD，特别是单心室畸形和 d-TGA 新生儿中术前存在脑白质损伤（脑室周围白质软化）或卒中 [21–22,26–27]。

术前脑损伤的危险因素包括低氧血症 [28]、HLHS 伴有主动脉瓣闭锁 [29–30]、低血压、低氧饱和度及手术时间过长 [31]。脑白质损伤的形式、类型与在早产儿中观察到的相似，认为是未成熟的髓鞘性少突胶质细胞因为缺氧、缺血及炎症导致损伤。

表 58.1　先天性心脏病新生儿术前脑损伤的 MRI 证据

研究者	样本量	CHD 类型	结果	危险因素
Mahle 等 [21]	CHD=24	混合型	PVL =16% 脑梗死 =8% 脑乳酸升高 =53%	N/A
Mille 等 [26]	CHD=10 对照组 =5	TGA	脑损伤（卒中）=40% 脑乳酸升高 = 比对照组高 2.7 倍	N/A
Licht 等 [22]	CHD=25	混合型	PVL = 28%	· 脑血流减少 · 碳酸过多

续表

研究者	样本量	CHD 类型	结果	危险因素
McQuillen 等[27]	CHD=62	混合型	WMI = 18% 卒中 = 21% IVH = 8%	· 5min Apgar 评分过低 · BAS
Petit 等[28]	CHD=26	TGA	PVL = 38%	· 术前氧饱和度低 · 手术时间过长
Andropoulos 等[25]	CHD=68	混合型	WMI = 16% 脑梗死 = 18%	· 总成熟评分低（脑不成熟）
Glass 等[56]	CHD=127	混合型	WMI = 24%	· TGA 患儿血液感染
Goff 等[30]	CHD=57	HLHS	PVL = 19%	· 男性 · 主动脉瓣闭锁 · 总成熟评分低（脑不成熟）
Peyvandi 等[57]	CHD=153	混合型	WMI = 24% 卒中 = 20% 缺血缺氧 = 1%	· CHD 产后诊断

BAS= 房间隔球囊扩张术；CHD= 先天性心脏病；HLHS= 左心发育不良综合征；IVH= 脑室内出血；PVL= 脑室周围白质软化；TGA= 大动脉转位；WMI= 脑白质损伤

值得注意的是，术前脑损伤的另一个危险因素是大脑形态不成熟或 TMS 较低[30]，其损伤机制与早产儿相似（表 58.1）。CHD 新生儿的脑部 MRI 表现甚至出现在矫治手术之前，提示大脑异常发育和对损伤的易感性始于宫内的理论。

CHD 胎儿心血管和脑生理学

人脑发育是一个复杂进程，妊娠早期、中期是其形态发育阶段，妊娠晚期是较长时间的细化连接，并持续到出生后早期。因此，胎儿脑血流量很大，占心室联合输出量的 25%。正常胎儿的脑部由来自静脉导管的高氧饱和度血先经卵圆孔进入左心房和左心室再进行灌注（图 58.1）。不同的 CHD 亚型，引起脑血流量和氧供受损的程度不同（图 58.1）。d-TGA 的主动脉和肺动脉与心室连接异常，氧合血进入肺动脉而不是主动脉。HLHS 因左心结构发育不良导致卵圆孔内血流逆行，右心室内高氧合血和低氧合血混合。而主动脉闭锁的病例，升主动脉内血液逆行灌注。法洛四联症（TOF）或右心发育不良综合征（HRHS），由于心内血液混合，相对低氧合的血液进入脑循环。

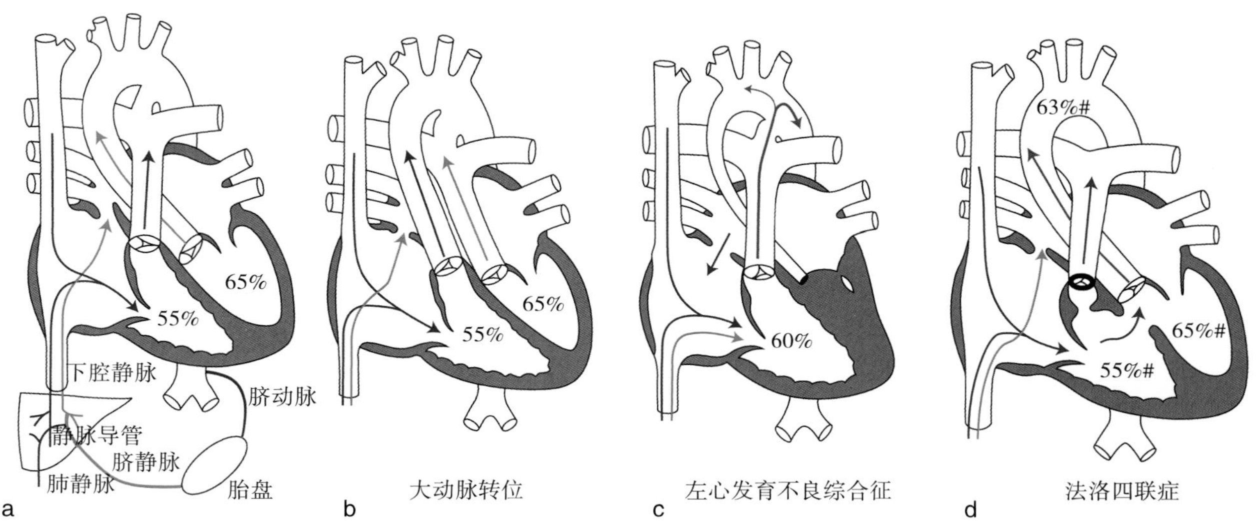

图 58.1 正常和异常胎儿循环。a. 正常胎儿血流。b. 大动脉转位。c. 左心发育不良综合征（HLHS）。d. 法洛四联症（TOF）。红色箭头表示高氧血，蓝色箭头表示低氧血

这种循环异常会导致血流紊乱，进而影响胎儿宫内生长和大脑发育。事实上，很多大型研究发现，与对照组相比，CHD 患儿宫内躯体发育异常。特别是 d-TGA 患儿出生体重正常，但头围相对较小；HLHS 患儿出生时体重低、矮小，头围较小与体重不成比例；TOF 身体比例正常，但所有指标均低于正常[32–33]。

胎儿脑血流特征及代偿机制

颅脑多普勒超声可以将多普勒取样点置于下游血管床，测量其血流参数并计算出搏动指数（PI）或阻力指数（RI）来评估胎儿大脑中动脉（MCA）的血管阻力。这些参数为收缩期峰值速度（PSV）、舒张末期速度（EDV）和平均速度（MV），计算公式为：PI=（PSV－EDV）/MV；RI=（PSV–EDV）/PSV（图 58.2）。同样可以计算脐动脉中的 PI 或 RI 来测量胎盘阻力。已经建立了标准参数，其中脑 / 脐动脉比值比任何一种孤立性参数对胎儿生长

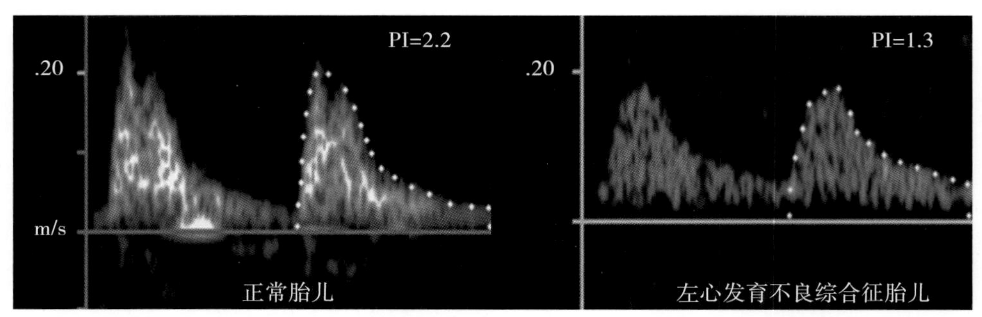

图 58.2 正常胎儿和左心发育不良综合征胎儿的 MCA 多普勒频谱。HLHS 胎儿搏动指数（收缩期峰值流速 – 舒张末期流速 / 平均流速）较低，提示脑血管阻力降低

表 58.2 脑血流多普勒参数

多普勒指标	定义	意义	CHD
大脑中动脉搏动指数（MCA PI）	（SV–DV）/MV	胎儿生长受限时，低值与高死亡率和较差的神经结局相关	· HLHS 较低，右心梗阻性病变较高[39] · TGA 较对照组下降[40] · 心内分流 CHD 患儿较低[41] · CHF CHD 胎儿较低[41]
脑血管阻力指数	（SV–DV）/SV	低值与胎儿生长受限有关	· CHD 患儿较对照组下降[38]
脑动脉 / 脐动脉搏动比值	MCA PI/UA PI	比值 <1 与生长受限和不良预后相关	· CHD 患儿比值较高[42]
脑动脉 / 脐动脉阻力比值	CRI/URI	比值 <1 与生长受限和不良预后相关	· CHD 患儿较对照组下降 · HLHS 最低（58% 比值 <1）[38]

CHD= 先天性心脏病；CHF= 充血性心力衰竭；CRI= 脑阻力指数；DV= 舒张期流速；HLHS= 左心发育不良综合征；MCA PI= 大脑中动脉搏动指数；MV= 平均流速；SV= 收缩期流速；TGA= 大动脉转位；UA PI= 脐动脉搏动指数；URI= 脐动脉阻力指数

受限和不良预后更有预测作用。胎盘功能不全和发育受限的胎儿脐动脉阻力升高，MCA 阻力降低，这与“大脑 – 优先”效应一致，是一种宫内缺氧的适应性反应[34–35]。正常妊娠中，脑 / 脐阻力或 PI 比值 >1，而在许多生长受限的胎儿中，这个比值 <1，可预测围生期神经系统预后不良[36–37]。因此，这种自我调节机制是胎儿生长受限预后不良的前兆。脑血流多普勒参数及意义见表 58.2。

CHD 胎儿脑血流变化

两项主要研究明确了 CHD 胎儿宫内血流模式。Donofrio 发表了一项多中心、前瞻性研究连续评估了宫内 CHD 胎儿（n=36）脑血流与正常对照组（n=21）[38] 并进行比较，CHD 胎儿脑动脉阻力和脑 / 脐阻力比低于正常胎儿。事实上，CHD 胎儿 44% MCA/UA RI 异常，对照组仅有 5% 异常。有趣的是，CHD 胎儿中 HLHS 和 HRHS 阻力异常的百分比最高，TOF 和 d-TGA 胎儿影响略小（分别为 45% 和 25%）。此外，HLHS 组的 MCA/UA 比值最低，其后是 d-TGA。因为不同心脏畸形的解剖差异，所以不仅影响脑血流来源，而且影响通过脑

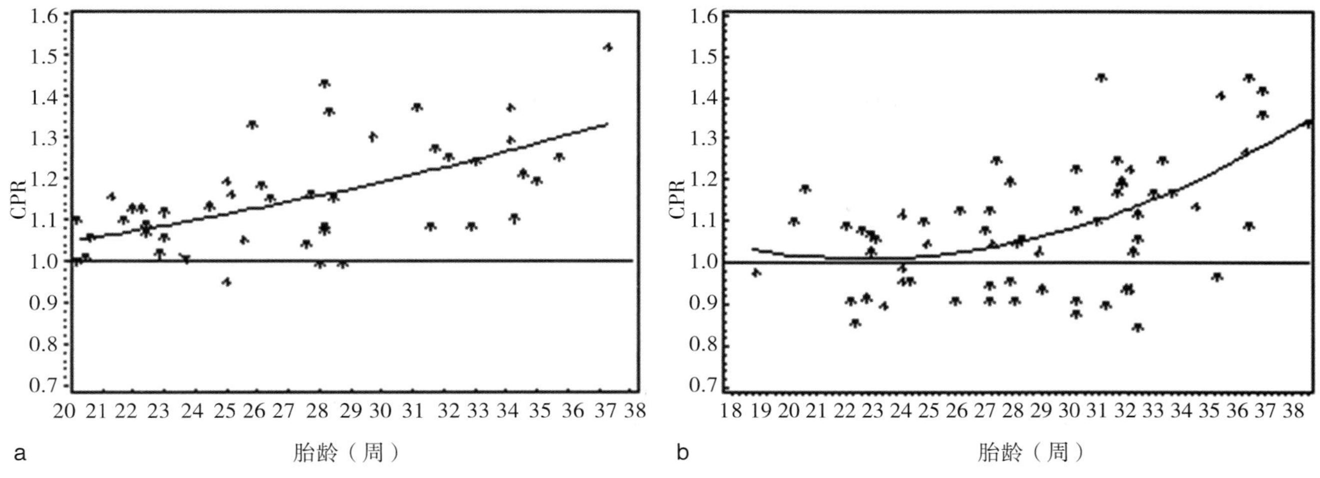

图 58.3 正常胎儿和 CHD 胎儿的脑 / 胎盘阻力比值与胎龄的关系。a. 正常胎儿。b.CHD 胎儿。CPR= 脑 / 脐动脉阻力比

循环的低氧合血分布状况也就不奇怪了。妊娠 24 周时，心脏病胎儿的阻力比值最低，正是胎儿脑发育的关键时期（图 58.3）。因此，CHD 胎儿自我调节脑血流峰值出现在大脑发育期，增加灌注以最大限度补偿脑部低氧血症。

第二项大型研究是评估脑血流模式，Kaltman 等研究了 HLHS 胎儿（28 例）、右心梗阻胎儿（14 例）及对照组（114 例）的 MCA-PI[39]。研究显示 HLHS 胎儿的 MCA PI 较低，而右心梗阻胎儿的 MCA PI 高于正常对照组。研究发现右心梗阻的胎儿中 MCA PI 增加可能是继发于大脑自身调节，以限制血流量超负荷。右心梗阻时，主动脉前向血流无限制，可能比正常胎儿增多。相反，HLHS 胎儿因为心内血液混合，输送至大脑的血液氧含量较低。此外，因主动脉峡部发育不良，导致逆行性脑循环，影响脑灌注。虽然大脑通过自身调节机制可以增加其血流量，但是峡部会限制输送到大脑的绝对血液量。这可能是导致 HLHS 患儿中 ND 异常发生率高的原因。多项其他的研究调查了 CHD 胎儿脑血流模式，均验证了相似结果，即心脏畸形中 MCA PI 较低，尤其是大部分心内血液混合的畸形 [40–42]。研究表明，由特定心脏畸形引起的心内循环改变会导致脑血流的特征性变化。其机制复杂，可能与脑血氧含量变化有关，也可能与血流量减少导致整体氧输送减少有关。

脑血流特征也能够预测 CHD 胎儿的 ND 预后。儿科心脏网的研究人员进行了一项大型研究，根据 Bayley 婴儿发育量表 – Ⅱ评估 119 例婴儿 HLHS 宫内 MCA PI 低，预测 14 个月龄时 ND 预后较好 [43]。特别是，MCA PI 的 Z 值与精神运动发育指数（PDI）呈负相关，但与心理发育指数（MDI）无关。多变量回归模型显示 MCA PI 的 Z 值是 14 月龄时 PDI 的独立预测因子。研究提示 HLHS 患儿自主调节的脑血管舒张反应能够充分适应慢性低氧血症状态。这与胎儿生长受限的情况截然相反，后者在很大程度上是继发于胎盘功能不全的重要病因。为了解胎儿大脑血流模式对 CHD 胎儿的 ND 预测作用，还需要进行大量的前瞻性研究。

CHD 胎儿大脑结构和发育异常

胎儿 MRI 技术的进步使其成为临床评估胎儿可疑脑异常的重要工具，目前的技术已经能够揭示胎儿大脑结构和发育异常，并扩展应用于 CHD 人群。

CHD 胎儿大脑发育的定量评估

Limperopoulos 首次报道了对在体人类 CHD 胎儿进行 MRI 脑部研究并发现了胎儿大脑发育异常 [44]。使用三维容积 MRI 和 MRS 将 55 例 CHD 胎儿（孕 25~37 周）与 50 例正常胎儿进行比较（图 58.4），测量包括胎儿颅内容积、脑脊液容积、脑总容积、脑 NAA ：Cho 比值和脑乳酸水平，结果显示 CHD 胎儿胎龄校正后的脑容积和颅内容积较正常对照组呈进行性下降。此外，尽管 CHD 胎儿 NAA ：Cho 比值随孕周逐渐升高，但上升速度慢于对照组。多变量分析结果提示，心脏病诊断和主动脉闭锁与脑总容积独立相关，这说明特定心

脏畸形影响氧和营养的输送，进而影响大脑发育。NAA ： Cho 比值低的预测因子包括心脏病诊断、主动脉弓无前向血流和出现脑乳酸。这些发现在其他评估多种类型 CHD[45] 和法洛四联症 [46] 胎儿的研究中得到验证。另一项使用三维脑 MRI 研究，Clouchoux 发现 HLHS 胎儿与正常对照组相比，脑皮层皱褶和体表面积减少，妊娠晚期皮质层白质、灰质体积逐渐减少，局部脑沟、脑回发育延迟 [47]。脑异常更多见于脑 / 胎盘阻力比异常和主动脉没有前向血流的胎儿。CHD 胎儿 DTI 研究发现，3 例

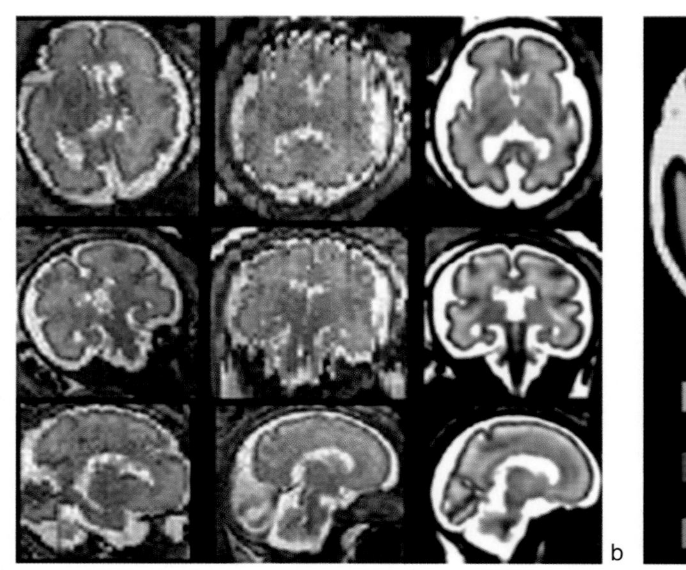

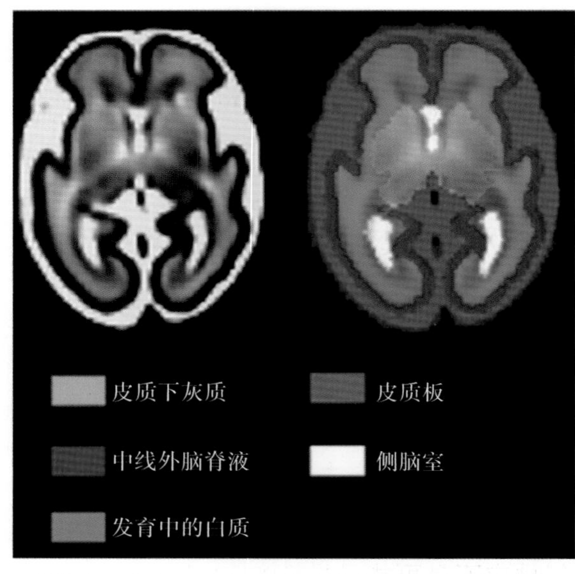

图 58.4 胎儿磁共振轴位的人工三维切面图。a. 前两列显示 30.1 周胎儿大脑矢状面和轴位的低分辨率容积图，第三列显示重建的高分辨率容积图。b. 高分辨率重建胎儿大脑 MRI 轴位图和对应脑组织分布图。经许可，引自 clouchonx C, et al. Cereb Cortex, 2012, 23(12): 2932−2943[47]

受试者中，脑室周围白质和丘脑的 DTI 测量值高于正常，提示脑发育不成熟 [48]。这些研究表明在此人群中进行胎儿脑 MRI 的可行性，并可提供大脑未成熟始于宫内的证据。这些研究对脑损伤和 ND 预后等产后结局的预测价值尚不清楚。

最近一项研究中，联合脑多普勒和生物学测量的妊娠中期超声检查能够预测妊娠晚期胎儿脑 MRI 异常。这个单中心研究对 58 例 CHD 胎儿进行了评估 [49]。研究者根据 MRI 检查的综合评分来定义脑发育异常，包括：①脑总容积小于第 10 个百分位数；②顶枕叶或沟回裂深度小于第 10 个百分位数；③额叶代谢谱异常（即 NAA ： Cho 比值）。根据这个定义，发现妊娠中期 MCA PI、MCA PI/UA PI 比值和头围是妊娠晚期脑发育异常的独立预测因子，回归分析显示妊娠中期 MCA PI 和头围 Z 值相结合是脑发育异常的最佳预测因子。小部分受试者在 4~6 个月时接受了神经发育测试（BSID-Ⅲ）。发现妊娠晚期 MRI 检查的 MDI 和 PDI 评分与脑发育之间存在一定线性关系，包括脑总容积、左右沟回裂深度和额叶 NAA ： Cho 比值。虽然本章仅讨论了几种不同生理类型的心脏畸形，但说明妊娠中期胎儿超声 MCA 多普勒检查，能够预测出生时大脑发育状况。

CHD 胎儿脑结构异常

如上讨论，CHD 新生儿常合并脑结构异常。当然，先进的胎儿 MRI 技术已经能够在宫内识别大脑结构异常。Brossard-Racine 等研究得出，CHD 胎儿脑部 MRI 检测到 23% 结构异常（病例总数 144 例），而在正常胎儿仅为 1.5%[50]。最常见异常包括单侧脑室轻度扩大和中线外间隙增大，脑结构异常与心脏病变的严重程度无关，在发绀型或非发绀型 CHD 中均可发生。值得注意的是，其中 4 例 CHD 胎儿有脑白质高信号表现，这可能是出生后 MRI 扫描发现的典型脑白质损伤或脑室周围白质软化的前兆。

同一研究小组试图探讨脑结构异常对 CHD 新生儿人群中结构畸形和脑损伤的评估、预测价值 [51]。

16% 胎儿和 32% 新生儿脑 MRI 发现大脑异常。胎儿脑 MRI 结构异常包括孤立性脑室扩大、中线外间隙增大、脑白质囊肿、孤立性小脑蚓部发育不全和 T2 加权像白质高强度信号等。新生儿脑 MRI 中 26% 有后天性脑损伤，主要表现为脑室周围白质、半椭圆形中心白质及额叶白质损伤和非出血性脑实质损伤（即局灶性梗死、弥漫性损伤和囊肿）。值得注意的是，33 例新生儿脑部 MRI 异常中，只有 9 例胎儿脑部 MRI 异常，说明常规胎儿脑部 MRI 预测新生儿脑异常时特异度高（89%），灵敏度低（27%）。另有 8 例胎儿 MRI 异常，而新生儿 MRI 正常。在新生儿期缓解或恢复正常的胎儿脑异常包括轻度脑外间隙、轻度单侧脑室扩大、脑外观不成熟、小脑蚓部发育不全和单发额叶室管膜下囊肿等。这项研究表明，除了产前脑不成熟，围生期和出生相关事件会导致出生后新生儿脑损伤加重。

胎儿 MRI 新技术及未来方向

宫内超声多普勒和胎儿脑 MRI 研究表明，胎儿脑氧供应不足可能是导致 CHD 患儿 ND 异常预后的原因之一。现已研发出胎儿心脏 MRI 新技术，能够测量胎儿心血管的流量和血氧饱和度[52]。联合应用胎儿脑 MRI 与心血管磁共振（CMR），Sun 等在 30 例妊娠晚期 CHD 胎儿中发现了胎儿脑氧消耗和脑体积（估计脑重量）之间的相关性[53]。脑氧消耗直接关系到估算的脑重量。此外，脑氧输送和脑大小之间有一定关系。这些结果支持了超声和 MRI 的研究假设，即 CHD 胎儿宫内血流动力学改变会导致大脑发育异常和对脑损伤的易感性增加。必须进行深入探索，确定潜在的治疗靶点和干预方法，以改善 CHD 胎儿的 ND 预后。

胎儿咨询的长期结果和意义

数据显示 ND 损伤持续至青少年时期，特别是那些复杂畸形如 d-TGA 和 HLHS 的患儿。Boston 停循环研究表明，d-TGA 患儿 16 岁时在学业成绩、记忆力、执行功能、视觉 - 空间技能、注意力和社会认知方面仍然存在缺陷[8]。同样，单中心研究已经明确了因姑息性单心室生理接受 Fontan 手术的青少年（即 HLHS）持续性神经发育异常，与正常人群相比 IQ 低和神经心理测试异常[10]。目前缺乏新生儿影像学检查预测价值的评估研究。然而，对具有 Fontan 生理学特征的青少年患者进行影像研究表明，其脑结构异常比正常人群高 11 倍[10]。同样，一项 d-TGA 青少年大脑微小结构发育的评估研究发现，与对照组相比，大脑几个区域的各向异性分数较高，表明大脑不成熟[54]。随着患儿成长，需要进行纵向跟踪研究，以评估其独特的脑发育和损伤模式。

随着对神经发育预后知识增加，影响了胎儿医学领域的咨询模式。大多数人达成共识，即复杂 CHD 如果需要新生儿期手术，必须在胎儿诊断后与家属讨论 ND 近期、长期预后，胎儿可能需要持续监测和早期干预等问题。最近一项研究评估了国际产前咨询模式 CHD 胎儿的 ND 延迟[55]。研究发现，虽然大多数胎儿心脏病专家和围生期专家都意识到 CHD 和 ND 延迟之间的关联，但 24% 的胎儿医学专家和 12% 的胎儿 / 儿科心脏病专家没有就这种关联向胎儿家庭提供建议。由于存在地域差异，欧洲各医疗中心表示，需要更多的数据来量化风险因素，然后再将这些数据纳入其咨询范围。因此，咨询模式有各种变化，需要深入纵向研究，使产前诊断 CHD 者的咨询标准化。值得注意的是，美国心脏协会发布了一份声明，建议对高风险 CHD 患儿进行持续神经发育评估[14]。包括需要在新生儿期心脏直视手术（出生 30d 内）和其他可能不需要新生儿期手术的发绀性心脏畸形，如法洛四联症等。此外，应该对 CHD 合并早产（< 37 周）、婴儿期发育迟缓、可疑遗传异常、机械辅助病史（体外膜肺氧合）、心脏移植、需要心肺复苏、围手术期住院时间延长、围手术期癫痫发作和神经影像学异常等因素的患儿持续评估其神经发育。

结　语

产前诊断、治疗及心血管外科技术的发展，提高了活产 CHD 新生儿的总体存活率。而存活率改善，则更需要多关注如何改善 ND 预后。具体来说，就是研究宫内胎儿血流动力学对大脑发育和损伤易感性的影响，确定潜在治疗靶点，优化胎儿管理和干预策略，改善预后。

参考文献

[1] Gaynor JW, et al. J Thorac Cardiovasc Surg, 2005, 130(5): 1278–86.

[2] Gaynor JW, et al. J Thorac Cardiovasc Surg, 2006, 131(1): 181–9.

[3] Newburger JW, et al. N Engl J Med, 1993, 329(15): 1057–64.

[4] Miller G, et al. Arch Pediatr Adolesc Med, 1995, 149(7): 764–8.

[5] Clancy RR, et al. Epilepsia, 2005, 46(1): 84–90.

[6] Ehyai A, et al. JAMA, 1984, 252(22): 3165–7.

[7] Medoff-Cooper B, et al. J Pediatr, 2015, 169: 154–9.e1.

[8] Bellinger DC, et al. Circulation, 2011, 124(12): 1361–9.

[9] Bellinger DC, et al. Cardiol Young, 2009, 19(1): 86–97.

[10] Bellinger DC, et al. J Am Heart Assoc, 2015, 4(12): e002302.

[11] Newburger JW, et al. Circulation, 2012, 125(17): 2081–91.

[12] Forbess JM, et al. Circulation, 2002, 106(12 suppl 1): I95–102.

[13] Mahle WT, et al. Pediatr Cardiol, 2012, 34(2): 327–33.

[14] Marino BS, et al. Circulation, 2012, 126: 1143–72.

[15] Gaynor JW, et al. Pediatrics, 2015, 135(5): 816–25.

[16] Limperopoulos C, et al. J Pediatr, 2000, 137(5): 638–45.

[17] Limperopoulos C, et al. Pediatrics, 1999, 103(2): 402–8.

[18] Limperopoulos C, et al. J Child Neurol, 2001, 16(7): 471–6.

[19] Chock VY, et al. J Perinatol, 2006, 26(4): 237–42.

[20] Glauser TA, et al. Pediatrics, 1990, 85(6): 991–1000.

[21] Mahle WT, et al. Circulation, 2002,106(12 suppl1): I109–14.

[22] Licht DJ, et al. J Thorac Cardiovasc Surg, 2004, 128(6): 841–9.

[23] Miller SP, et al. N Engl J Med, 2007, 357(19): 1928–38.

[24] Licht DJ, et al. J Thorac Cardiovasc Surg, 2009, 137(3): 529–36, discussion 536–7.

[25] Andropoulos DB, et al. J Thorac Cardiovasc Surg, 2010, 139(3): 543–56.

[26] Miller SP, et al. Ann Thorac Surg, 2004, 77(5): 1698–706.

[27] McQuillen PS, et al. Stroke, 2007, 38(2 suppl): 736–41.

[28] Petit CJ, et al. Circulation, 2009, 119(5): 709–16.

[29] Sethi V, et al. Pediatr Res, 2013, 73(5): 661–7.

[30] Goff DA, et al. J Thorac Cardiovasc Surg, 2013,147(4): 1312–8.

[31] Lynch JM, et al. J Thorac Cardiovasc Surg, 2014,148(5): 2181–8.

[32] Rosenthal GL, et al. Am J Epidemiol, 1991,133(12):1273–81.

[33] Rosenthal GL. Am J Epidemiol, 1996,143(5):505–13.

[34] Mari G, Deter RL. Am J Obstet Gynecol, 1992,166(4): 1262–70.

[35] Wladimiroff JW, et al. Obstet Gynecol, 1987,69(5):705–9.

[36] Rizzo G, et al. J Ultrasound Med, 1989,8(5):237–40.

[37] Gramellini D, et al. Obstet Gynecol, 1992,79(3):416–20.

[38] Donofrio MT, et al. Pediatr Cardiol, 2003,24(5): 436–43.

[39] Kaltman JR, et al. Ultrasound Obstet Gynecol, 2005,25(1): 32–6.

[40] Jouannic J-M, et al. Ultrasound Obstet Gynecol, 2002,20(2): 122–4.

[41] Modena A, et al. Am J Obstet Gynecol, 2006,195(3): 706–10.

[42] Guorong L, et al. Fetal Diagn Ther, 2009,25(1):167–72.

[43] Williams IA, et al. Am Heart J, 2013,165(4):544–50.e1.

[44] Limperopoulos C, et al. Circulation, 2010,121(1):26–33.

[45] Zeng S, et al. Ultrasound Obstet Gynecol, 2015,46(2):174–81.

[46] Schellen C, et al. Am J Obstet Gynecol, 2015,213(3):392. e1–7.

[47] Clouchoux C, et al. Cereb Cortex, 2012,23(12):2932–43.

[48] Berman JI, et al. Am J Neuroradiol, 2011,32(2):E21–2.

[49] Masoller N, et al. Ultrasound Obstet Gynecol, 2016,47(1): 65–73.

[50] Brossard-Racine M, et al. Am J Neuroradiol, 2014,35(8): 1593–9.

[51] Brossard-Racine M, et al. Am J Neuroradiol, 2016,37:1–9.

[52] Nafisi Al B, et al. J Cardiovasc Magn Reson, 2013,15(1):65.

[53] Sun L, et al. Circulation, 2015,131(15): 1313–23.

[54] Rivkin MJ, et al. J Thorac Cardiovasc Surg, 2013,146(3): 543–9.e1.

[55] Paladini D, et al. Ultrasound Obstet Gynecol, 2016,47(6): 667–71.

[56] Glass HC, et al. Cardiol Young, 2011,21(5):562–71.

[57] Peyvandi S, et al. JAMA Pediatr, 2016,170(4):e154450.

本章完整参考文献，请扫描以上二维码在线查看。若需下载，请登录 www.wpcxa.com “下载中心” 下载。

第 59 章 先天性心脏病胎儿出生后神经发育：近期和远期发育及干预

Hedwig H. Hövels-Gürich, Christopher G. McCusker

近期和远期神经发育

引　言

先天性心脏病（CHD）患病率约占活产婴儿的 1%，其中约 1/3 需要在新生儿或婴儿期手术干预[1]（图 59.1）。20 世纪 80 年代后，先进的诊断方法、能够早期根治复杂先天性心脏畸形的新生儿体外循环手术以及术后监护水平的提高显著延长了预期寿命。目前，超过 90% 的 CHD 患儿能存活到成年。同时，这些患儿有近、远期神经发育障碍

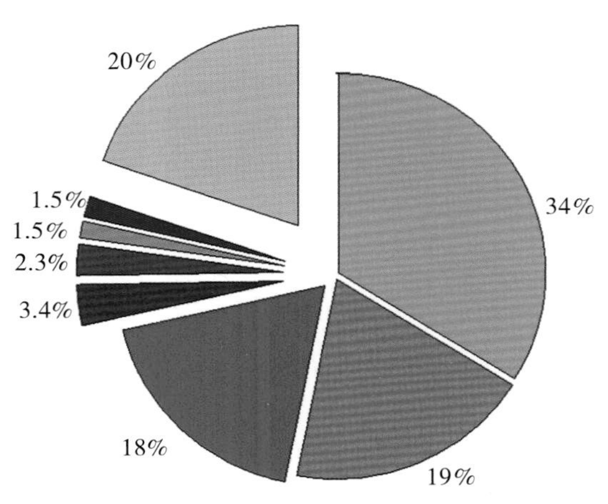

图 59.1　引自 2011 年 Schwedler 等[1]的德国活产儿先天性心脏病病种占比图。ASD= 房间隔缺损；TOF/PA–VSD= 法洛四联症 / 肺动脉闭锁合并室间隔缺损；d-TGA= 完全型大动脉转位；HRHS= 右心发育不良综合征（单一左心室）；HLHS= 左心发育不良综合征（单一右心室）；CHD= 先天性心脏病；VSD= 室间隔缺损

的巨大风险，对其社会心理和学业表现以及成年后的生活质量和独立性产生负面影响[2–6]。

本章将讨论神经发育障碍的原因和危险因素，识别高风险 CHD 患儿人群。将阐述受影响患儿在婴儿期和整个儿童期、青春期的临床表型，并提出系统筛选、评估及干预策略。

发育残障的危险因素

20 世纪 90 年代后，婴儿、儿童心脏手术后大量标准化神经发育评估提供的很多证据表明，相当多的存活者面临着严重神经发育问题的挑战。既往独立危险因素（图 59.2）的研究主要集中于围手术期和体外循环（CPB）方式。CPB 手术必须保证术中重要器官灌注和供氧，无论是否停循环或局部脑灌注都会面临特定风险，如栓塞、深低温、流量、血液稀释、血气管理、术后高热、全身炎症反应和毛细血管渗漏综合征等[7–11]。近年来，研究发现改进这些因素后没有增加目前神经保护策略的效果[12–13]。最近一项研究，调查了 1700 多例在 1996—2009 年出生、<9 个月接受心脏手术的世界各地 CHD 患儿，14 年间随访患儿平均年龄 14 个月，发现神经发育明显迟缓者 [Bayley 婴儿发育量化表 – Ⅱ 的精神运动发育指数（PDI）和智力发育指数（MDI）] 只有适度改善[14]。而 CPB 因素仅能解释 1% 的随访变化，其辅助手术时间越长则被设定手术越复杂[15]。

然而，有证据明确表明，几乎无法改变的患儿 CHD 特点和社会经济以及环境因素对神经发育预后有重要影响[14,16–19]。除了 CHD 类型和严重程度，早产、低出生体重、白种人、遗传或心外畸形已确定为低 PDI 的预测因子，而低出生体重、男性、母亲教育程度低、遗传或心外畸形是低 MDI 的独立危险因素。机械通气时间、需要体外膜肺氧合或住院时间长等术后重要因素证实与围手术期或术后并发症有关[14]。此外，社会心理因素，如父母教养方式或产妇心理健康，对认知预后有显著影响[20–21]。

CHD 脑病和神经发育

证据显示，当大脑低灌注或缺氧时，不同

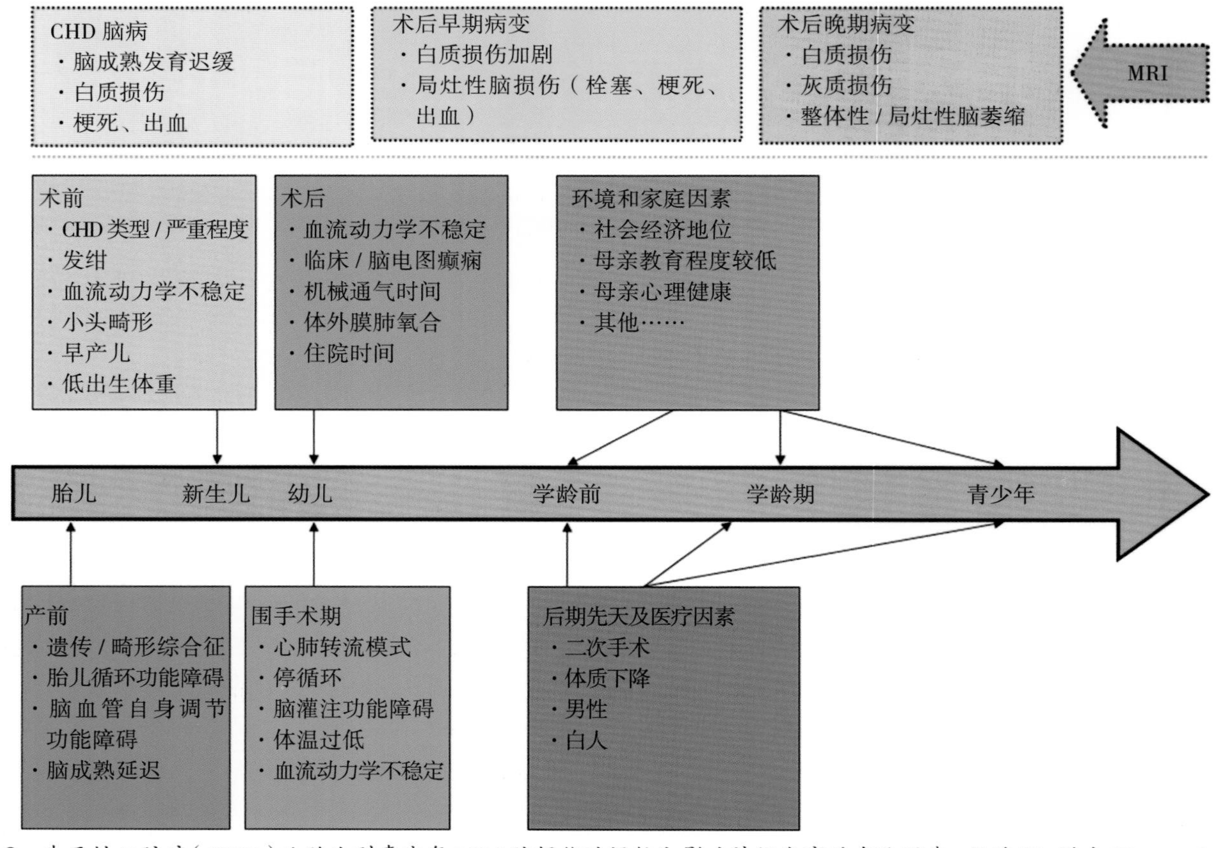

图 59.2 先天性心脏病（CHD）从胎儿到青少年 MRI 脑损伤时间轴和影响神经发育的危险因素。经许可，引自 Wernovsky G. Cardiol Young, 2006,16(suppl 1):92−104[52]

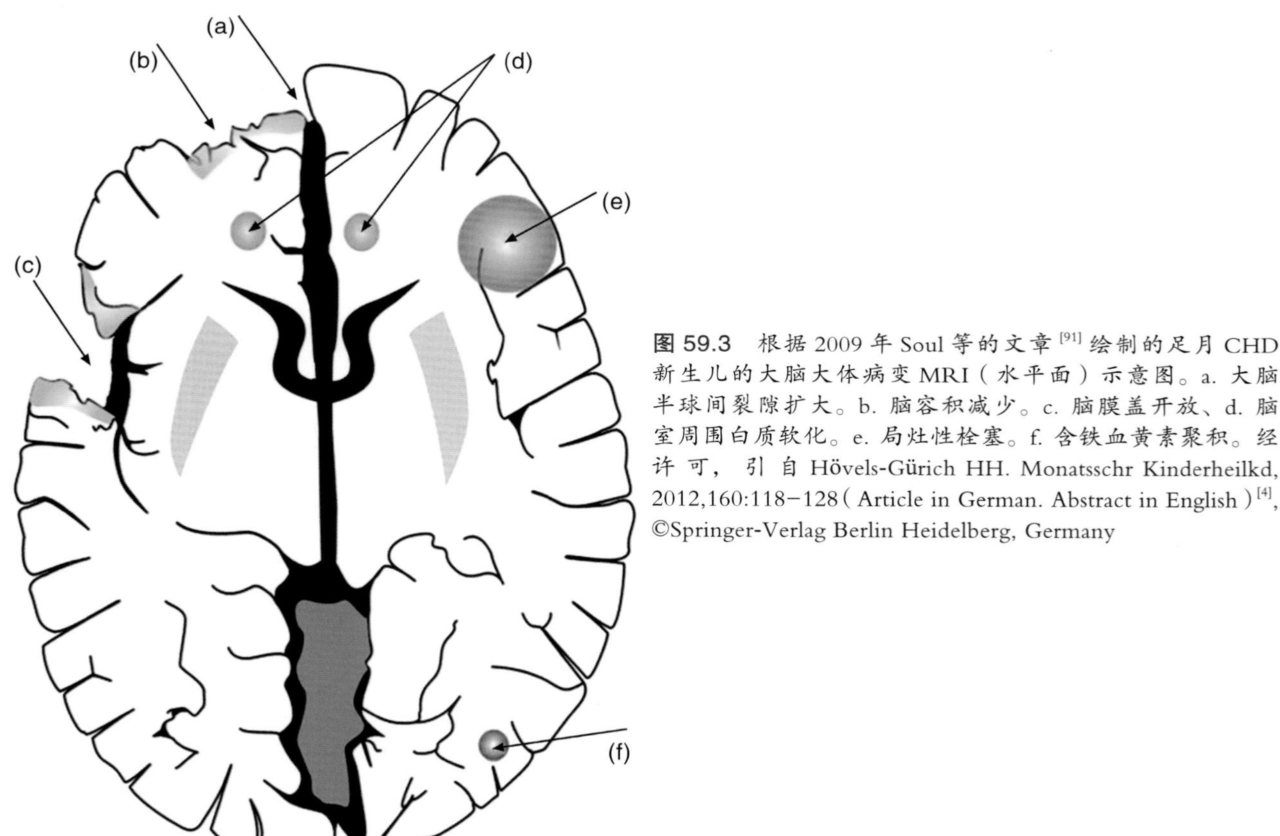

图 59.3 根据 2009 年 Soul 等的文章[91]绘制的足月 CHD 新生儿的大脑大体病变 MRI（水平面）示意图。a. 大脑半球间裂隙扩大。b. 脑容积减少。c. 脑膜盖开放、d. 脑室周围白质软化。e. 局灶性栓塞。f. 含铁血黄素聚积。经许可，引自 Hövels-Gürich HH. Monatsschr Kinderheilkd, 2012,160:118−128（Article in German. Abstract in English）[4], ©Springer-Verlag Berlin Heidelberg, Germany

CHD 畸形和血流动力学特点可以调动大脑自我调节机制，导致脑血管扩张、血管阻力降低，舒张期血流量增加[22–23]。如此推测，大脑自我调节延长可能导致胎儿少突胶质细胞成熟延迟、髓鞘化减少、大脑脆弱性增加[24–27]。但是，已发现单心室 CHD 胎儿的脑血管阻力降低与 14 个月龄时高 PDI 评分有关[28–29]。至今尚不清楚胎儿脑血流变化能否预测其儿童期神经发育预后。

胎儿脑灌注障碍可能会影响大脑特别是脑白质的发育和成熟。神经病理学研究显示 CHD 新生儿术前大脑异常主要是脑白质损伤（WMI），类似于早产儿脑室周围白质软化（PVL）[30–31]。MRI 检查描述为脑白质不成熟[32–34]，取决于 CHD 严重程度，新生儿术前 WMI 检测率 20%~50%[35–38]。脑 MRI 还发现 CHD 胎儿[26,39]和新生儿[40–43]的脑容积小、代谢异常、皮质折叠和脑回发育迟缓（图 59.3）。研究发现新生儿不良行为状态调节亦与此有关[41]。已发现 TGA 或 HLHS 新生儿脑成熟延迟约 1 个月[33]。出生时脑成熟度低、术前 / 术后脑损伤增加及 2 岁时神经发育障碍之间的关系提示 CHD 脑病可能使大脑缺氧或缺血脆弱性增加，不但表现在手术和围手术期各种处理中，而且同样在出生至手术前长时期存在[47]。心脏术后，超过 50% 新生儿 MRI 提示脑白质损伤征象[35–37]。长期随访研究也发现 CHD 脑病对后期神经发育迟缓的重要影响。进入青春期后，脑容积仍然较小，但随神经发育逐渐好转[48]。最近，TGA 青少年中发现 MRI 脑结构异常[49]（图 59.4）及局部脑白质显微结构减少与神经认知功能下降有关。婴儿期接受心脏手术的青少年，脑白质显微结构减少可能导致认知障碍。

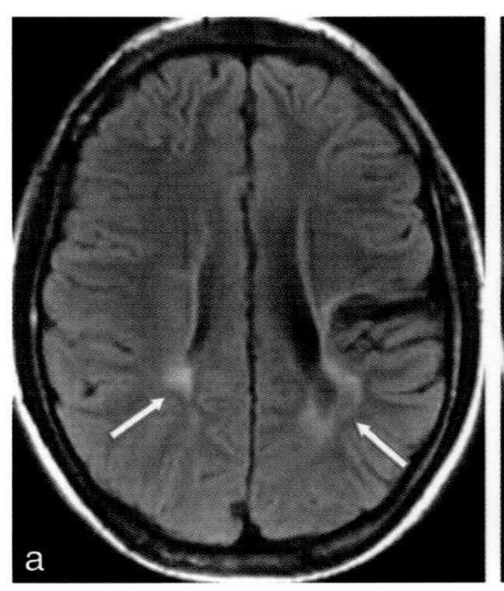

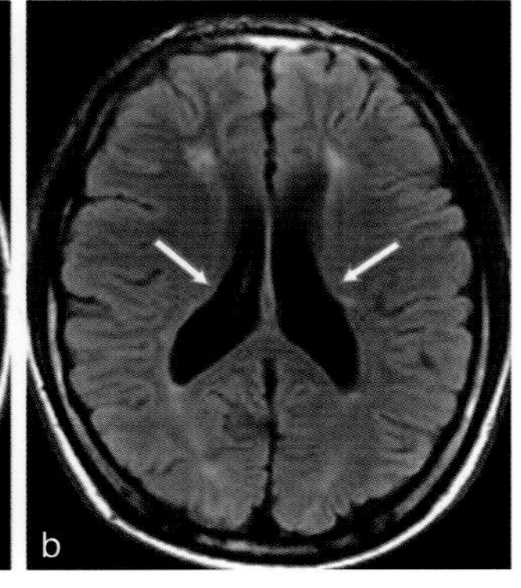

图 59.4 大动脉转位（TGA）在新生儿期接受大动脉调转术 20 年后的 MRI 显示脑大体结构异常（T2 加权轴平面）。a. 脑白质局灶性损伤（箭头）。b. 脑室扩张导致的脑内侧容积减少（箭头），脑沟宽度增加导致脑外侧容积轻度减少，局灶性脑白质损伤。经许可，引自 Heinrichs AK, et al. J Thorac Cardiovasc Surg,2014,148(5):2190–2199[49],©Elsevier, Philadelphia, PA

总之，CHD 婴儿脑异常和不成熟似乎是损伤及发育因素相互影响的复杂状况，类似于首先描述的早产儿脑病[51]。胎儿期开始的 CHD 脑病是术前、围手术期及术后增加的缺氧 / 缺血性脑损伤及随后神经发育障碍的主要内在危险因素（图 59.2）。

神经发育障碍患病率和危险分级

通常，轻度 CHD 患儿神经发育障碍更少或更轻，而复杂 CHD 患儿神经发育障碍则更多或更严重（图 59.5）。

参照美国心脏协会规范声明[2–3]，可以根据已知危险因素对 CHD 患儿进行神经发育预后分级管理。神经发育迟缓高危患儿包括以下各类。

· 新生儿或婴儿期需要心脏直视手术的发绀或非发绀 CHD 患儿。

· 婴儿期不需要心脏直视手术的发绀 CHD 患儿。

· 合并早产、发育迟缓、可疑遗传异常或发育障碍相关综合征的所有 CHD 患儿。

· 机械循环支持或心脏移植后患儿。

· 心肺复苏后或长时间住院患儿。

· 因心脏手术围手术期癫痫发作患儿。

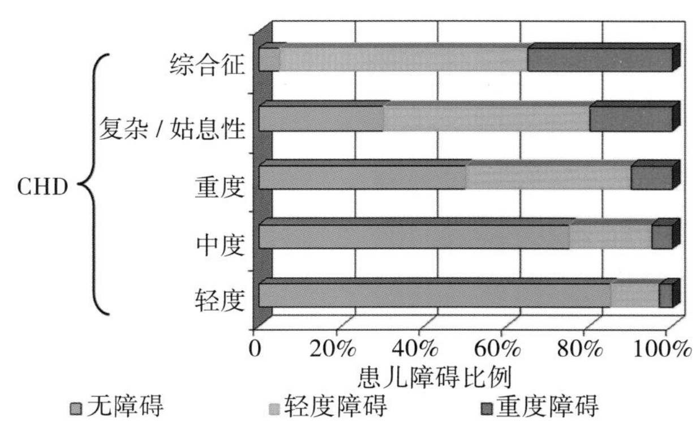

图 59.5 学龄期 CHD 患儿神经发育障碍。轻度先天性心脏病，如 ASD、VSD；中度先天性心脏病，如 TOF；重度先天性心脏病，如 TGA；复杂 / 姑息性先天性心脏病，如 HRHS、HLHS；综合征，如唐氏综合征、DiGeorge 综合征。CHD= 先天性心脏病；ASD= 房间隔缺损；HLHS= 左心发育不良综合征（单一右心室）；HRHS= 右心发育不良综合征（单一左心室）；TGA= 大动脉转位；TOF= 法洛四联症；VSD= 室间隔缺损。经许可，引自 Wernovsky G. Cardiol Young, 2006, 16（suppl 1）:92–104. Review[52]

· 小头畸形或脑部 MRI 明显异常患儿。

CHD 患儿神经发育表型

CHD 患者从新生儿到成年均存在神经发育风险（表 59.1）[2,52–53]。

表 59.1 先天性心脏病患者各年龄段神经发育异常

婴幼儿期
· 小头畸形
· 肌张力障碍
· 喂养困难
· 早期意识活动和语言发育迟缓
学龄期和青春期
· 精细 / 粗大运动、协调能力功能障碍
· 感觉运动技能、组织力、记忆力、注意力、语言能力欠缺
· 学习能力和考试成绩差
· 行为和社会心理问题
· "能力领域"困难
成年期
· 持续性神经认知，社会心理和精神方面问题
· 就业问题
· 生活质量持续下降

◆ 婴幼儿早期神经发育状况

最近一项 512 例不同 CHD 新生儿分析发现，出生后、术前没有遗传异常的 CHD 新生儿 MRI 脑部异常发病率为 34%~49%，神经发育障碍（肌张力低下和喂养困难）发病率为 42%[38]。心脏直视手术后，脑 MRI 病损增加 [35]，出现临床 / 脑电图癫痫或小头畸形。

婴幼儿期会出现肌张力紊乱、喂养问题及早期意识活动和语言发育迟滞等。一项 131 例新生儿或婴儿心脏直视术后的纵向研究表明，术前 50%、术后 50% 以上及 20 个月龄时的 40% 患儿有神经系统问题。约 25% 患儿整体神经发育迟缓。这些发病率持续至学龄期前，而认知能力下降的发病率较低 [53]。对 99 例单心室或双心室解剖患儿进行连续评估， 3 岁前评估 3~6 次，发现 75% 神经发育迟缓（Bayley 婴儿发育量化表 – Ⅲ）。与认知或语言分数相比，运动分数经常受到影响，但会持续改善 [54]。最近一项 1700 余例、平均 14 月龄的 CHD 患儿分析显示，Bayley 婴儿发育量化表Ⅱ评分明显低于正常值，PDI 比 MDI 更低 [14]。Boston 停循环研究中，171 例接受大动脉调转术的 TGA 新生儿在 1 岁时运动技能显著降低。同一研究还发现，患儿 4 岁时多个领域包括智商、语言表达、视觉运动整合、运动能力和口部控制等的残障风险增加 [7–8]。在 HLHS 患儿接受 Fontan 类姑息手术前的单心室重建试验中，14 月龄发育评分（Bayley– Ⅱ量化表）显著降低，PDI 评分更低于 MDI[16]；3 岁时，这多个领域的延迟分数 [Agesand 阶段问卷（ASQ）] 比例为 17%~35%，而运动得分再次显著下降。51% 的受调查者中至少有一个领域发育迟缓 [55]。早期认知能力领域中，观察到分别在 8 个月和 4~5 岁时，知觉运动技能明显受到影响 [20–21]。

总之，CHD 患儿经常出现婴幼儿期典型的发育失调，如感觉运动、视觉运动和发音清晰等运动缺陷，随着时间推移能否部分恢复尚不清楚 [56–57]。

◆ 学龄儿童中期神经发育状况

幼儿期，一些新的神经发育缺陷开始显现：精细和粗大运动功能障碍，往往伴随着学习、行为或社会心理问题，症状具有挑战性 [58]。学龄期，有更专业的发育指标对视觉运动功能、言语、注意力和社会认知等方面缺陷进行检测。同时，出现了综合能力及执行力等复杂问题。

对 7~8 岁年龄组无论是否发绀 CHD 患儿进行神经心理学测试，表现出两面性：一方面，婴儿期的知觉 – 运动缺陷有部分恢复 [21]；但另一方面，观察到感觉运动技能、注意力、叙事记忆和学习能力中度下降，需要进行补习 [59]。法洛四联症矫治术后学龄儿童发育迟缓风险在以下几方面显著增加：①一般智力；②学习成绩；③语言表达和接受能力；④粗大运动功能；⑤口头和语言运动控制功能；⑥注意力执行控制；⑦社会心理失调等。而儿童室间隔缺损（无发绀）矫治术后只有轻度损伤，没有发现社会心理失调 [11,60–62]。接受大动脉调转术的 TGA 新生儿 8 岁时，在智力、学习成绩、执行力、语言、精细和粗大运动技能等方面也有残障风险 [63]。另一组 TGA 患儿，也观察到类似功能障碍，平均年龄 5.4 岁时 26% 至少有一个方面发育迟缓；平均年龄到 10.5 岁时因为精细和粗大运动功能障碍增多上升至 55%[10,64–65]。另一项研究中，运动问题的发生率 6 倍于健康对照组 [66]。此外，混合 CHD 患儿中，分别有 23% 表现出情感、社交和学习能力下降[67]，20% 需要补习[53]。

总之，CHD 学龄儿童即使手术成功，也会增加表达和语言、注意力、记忆、视觉空间技能、执行力和运动技能等方面的损伤。这些损伤多为轻至中度（遗传综合征患儿除外），但往往有学习能力、学习成绩和情感或社会问题等方面缺陷。

◆ 青少年长期神经发育状况

青少年期，执行力、社会心理和行为问题以及生活质量等方面变得愈加重要。463 例发绀 CHD 青少年（法洛四联症，大动脉转位，单心室）的研究显示他们在灵活性、解决问题或言语介导的执行力等方面的缺陷率高出对照组近 2 倍[68]。评估了日常生活中社会认知包括学习进步的缺陷和困境[69–71]。尽管知晓自己的先天性缺陷显著提高了他们的适应能力，但矫正型大动脉转位的青少年患者注意缺陷多动症和社会心理功能下降的发病率增加[72]。一项纳入 1138 例 8~18 岁 CHD 儿童和青少年的大型研究显示，他们在生理和社会心理健康方面的相关性生活质量评分明显低于健康对照组，与其他慢性儿科疾病患者评分相似[73]。然而，研究结果有些矛盾，看护人如父母和老师对其生活质量的评价往往低于患者自己[70,74]。

最近应该注意到 MRI 检测的脑异常和青少年神经发育障碍之间的关系。法洛四联症患者手术矫治后，MRI 异常者，其所有神经心理学领域表现均显著降低，如学习成绩、记忆力、执行力、视觉空间技能、注意力和社会认知等方面[75]。特定区域脑白质显微结构损伤会导致对应的数学能力、注意力、执行力和视觉－空间技能减退[50,76]。大动脉转位矫治术后患者比正常人群更多观察到脑白质损伤严重程度与神经功能损害程度之间的关系[49]。

总之，即使 CHD 青少年意识到其自身缺陷，但执行力和心理社会心理功能障碍、精神疾病和生活质量下降的风险仍会增加。成年后[77]，人们需要关注他们的神经认知、社会心理、自我管理及就业等突出问题。

◆ 特定心脏畸形

表 59.2 列出了与神经发育预后相关的现有参考文献中的特定心脏畸形。

表 59.2 特定 CHD 病变及其神经发育领域的特定风险

CHD 病变	心脏直视手术	发育领域风险	参考文献
ASD	通常不在婴儿期行心脏直视矫治手术	感觉运动处理、语言、注意力、社交感知	78–79
VSD	一般在婴儿期行心脏直视矫治手术	感觉运动处理、语言、注意力、粗大运动功能、学习成绩、社会心理调适	33–36，77，80
TOF	一般在婴儿期行心脏直视矫治手术	感觉运动处理、语言、注意力、粗大运动功能、学习成绩、社会心理调适	33–36，77，80
TGA	在新生儿期行心脏直视矫治手术（大动脉调转术）	感觉运动处理、语言、注意力、神经学、粗大运动功能、执行力、学习成绩、社会心理调适	7–10，13，49–50，63–65，72，76
HRHS	在新生儿、婴幼儿期行姑息性心脏直视手术（二至三步骤，Fontan 原则）	感觉运动处理、语言、注意力、神经学、粗大和精细运动功能、一般智力、执行力、学习成绩、社会心理调适、生活质量	83–86
HLHS	在新生儿、婴幼儿期行姑息性心脏直视手术（三步骤，Norwood 原则或改良）	感觉运动处理、语言、注意力、神经学、粗大和精细运动功能、一般智力、执行力、学习成绩、社会心理调适、生活质量	16，55，58，87–90

ASD= 房间隔缺损；CHD= 先天性心脏病；HLHS= 左心发育不良综合征（单一右心室）；HRHS= 右心发育不良综合征（单一左心室）；TGA= 大动脉转位；TOF= 法洛四联症；VSD= 室间隔缺损

社会心理干预：改善预后的新焦点

社会心理干预情况

如上讨论，充分证据表明，严重 CHD 患儿有神经发育缺陷和行为困难的风险。出现神经发育和行为方面的临床表现[92]主要为（但不完全）早期意识活动缺陷；晚期的执行力、记忆、社会认知及与人际交往能力有关的行为问题等。前面已经列举了包括神经系统自身、术前低氧血症及围手术期治疗等各种病因学路径、证据。但是，虽然神经保护、其他外科技术及常规医疗监护水平有所改善、提高，20 世纪 90 年代中期与 20 世纪 80 年代相比，CHD 患者神经系统失调发病率仍然保持不变[93]。

基于越来越多的证据，家庭（尤其是母亲）因素比医疗、手术本身对神经发育尤其是行为能力有更大的预测价值[20,59,94-96]。这与精神病理学有关，也与诸如活动水平、锻炼和“疾病”行为如不定期的医疗咨询等有关[97]。类似因素还包括产妇的心理健康、焦虑、养育方式和家庭作用。比如，当父母得知胎儿诊断为 CHD 后的痛苦程度已证明可以预测小孩童年期的行为调适[59,98]，而父母焦虑程度能够影响 CHD 儿童和青少年的运动干预的正面效应[99]。不幸的是，CHD 患儿父母自身心理困境的风险增加[100-101]，进一步增加了这些患儿的风险。此外，父母心理失调已证明与疾病自身的严重程度无关，而与他们自身对疾病的认知、养育方式及资源利用有关[101-102]。因此，在考虑如何改善逐渐增多的 CHD 存活人群生活质量和其他社会心理预后时，或许应该将我们的注意力转向社会心理干预领域。

社会心理干预是什么?

截至目前，对这一人群的社会心理干预很少或根本没有得到可控性评估。然而，已经有 Marino 及其同事所发表的临床共识，呼吁对高危人群进行神经发育筛查，确认缺陷后进行补救性干预措施[2]。这也遵循了前面讨论的与这些风险相关证据的思维逻辑。有人制定了具体的心理干预措施，以尽量减少重复性有创心脏检查、外科手术对患儿的负面情绪影响[103]。此外，鉴于活动及运动水平与社会心理适应之间的关系，有研究结果称，知情的心理治疗方案有希望提高该人群的运动水平[104-105]。但是，如前所述，父母心理健康问题实际上会损害此类干预的治疗效果[99]。

上述证据表明，孕产妇和家庭因素对患儿预后的重要影响及通过家庭工作对改善患儿预后的重要性。家庭资源和系统模型表明[106-107]，父母越有能力（就目前基础证据而言，主要是母亲）就越能应付面对 CHD 患儿的压力和痛苦。尽管该疾病带来挑战，但越支持患儿、养育并促使其独立，他们的行为和社会适应方面的预后就会越好。这个观点并非仅针对 CHD 患儿和他们的家庭，而已经成为一个普遍的儿科心理学教育、干预的重要理论。Law 及其同事在最近一项重点干预一系列慢性疾病和功能障碍患儿家庭的综述中得出：这种干预措施对许多患儿和家庭的社会心理预后大有前途[107]。

先天性心脏病干预计划（CHIP）

21 世纪初，北爱尔兰 Royal Belfast 儿童医院首先进行了针对 CHD 子女家庭的社会心理干预的系统开发、测试的新项目研究。CHIP 是一个二级预防项目，旨在增强家庭应对能力和康复能力，以降低 CHD 患儿后期神经发育及行为不良预后的风险。该项针对患儿及其家庭发育过度关键期（婴儿期诊断 CHD 和 CHD 患儿准备上学）的两项分项研究的共同点是：“解决问题疗法”[108-109]。最近一项系统综述中，“解决问题疗法”在不同类型的治疗干预措施中对儿科人群家庭的效果最好[107]。它训练父母能够积极解决问题，处理孩子的发育挑战及因 CHD 引起的家庭内部忧虑。两组人群的挑战各不相同。婴儿期父母们需要挑战神经发育、喂养、依恋及家庭应对等。学龄期父母们则需要关心培养独立性、发展养育技能、儿童信息提供及建立安全活动范围等。“解决问题疗法”的一个优势是，它形成一个模式化流程，能够普遍应对其他挑战而不是仅解决这个问题或后期发育中出现的状况。

CHIP- 婴儿期和 CHIP- 学龄期的内容有详细概述[21,110]。简而言之，这两个项目共同的解决方案培训中，加入一些针对不同组别发育挑战的特定元素。因此，在 CHIP- 婴儿期组[21]，关键部分包括叙事干预的意图构建和情感处理及母亲响应训练，以促进喂养、依恋和神经发育刺激。两组都提供独立模式，CHIP- 学龄组[110]的关键干预措施在育儿技能，促进独立性、挑战运动假设的行为实验，培训父母以某种方式向其子女提供有关其状况和医疗干预的信息以培养适应性意图构建。这两个项目都包括针对儿童主体（而不是问题主体）的心理教育辅导的情况介绍，并提供给社区卫生教育专业人员。该项目都有家长手册，CHIP- 婴儿组有一个父母 DVD，其中“有经验”的父母进行叙述讲解，以帮助家长们促进意图构建和情感处理。两个项目需要约 8h 的接触时间，并在对照和随机对照试验中进行评估。

项目效果非常令人鼓舞。CHIP- 婴儿组中，干预组相比对照组，在母亲焦虑、忧虑和适应性应对技能等方面获得成效。此外，Bayley 婴儿发育量化表 – Ⅱ [111] 表明随访 6 个月时干预组婴儿 MDI（虽然不是 PDI）方面表现优于对照组。母乳喂养率显著提高 [59]。尽管后续 7 年随访流失率降低了研究可信度，但一些证据（统计趋势）表明干预组后期行为适应率要高于对照组 [20]。CHIP- 学龄组，在儿童和家庭因素方面也有类似益处 [110]。与对照组相比，干预措施在产妇心理健康和对家庭影响方面取得效果（可以看到个人和家庭压力水平降低）。尽管家庭或学校的儿童适应指数上没有统计学意义，有些令人失望，但观察到了积极的趋势。此外，在学校旷课和“生病”行为（健康问题的非计划医疗咨询）在这两个领域观察到干预组表现更好，有显著性差异。

结　语

本章重点讨论严重 CHD 患儿在神经发育和社会心理功能方面存在的不良预后风险。但结论中很重要的一点是，大多数患者临床预后良好 [112]。增加风险的挑战会导致发育随时间而恢复，并可能出现“创伤后成长” [113]。当然，本章已经披露这部分患儿中有相当比例神经发育和社会心理缺陷的报道，其中精神运动、执行力、个体社会心理缺陷和人际交往能力等方面最常见。我们已经认识到术前低氧血症和手术管理因素是重要的预后预测因素；CHD 亚型是“CHD 脑病” [45] 的风险基础。尽管神经发育障碍的发病因素多为先天性，且只有少数可以改变，但应该重点研究新的神经保护方法，如脑血管的自我调节监测、新的围手术期脑生物标志物、围手术期脑电图监测及与神经发育预后系统关联的连续脑 MRI 检查，旨在改善风险分级 [3]。

现在，我们知道家庭因素也是增加或降低这些内在风险的关键。这一认知提供了令人兴奋的干预新思路来改善这类人群的不良预后。本章中 CHIP 项目证据表明，现在我们已经超越了声明共识中提及的问题，并发展到在社会心理发育层面，为社会心理治疗提供潜在的“第一手”证据。其关键是增强家庭方面的抗压能力，包括心理辅导、刺激神经发育，促进母儿间有效喂养和依恋互动，强化特殊育儿策略增加患儿独立性及素质能力，关注焦虑父母的情感处理和意图构建。

这些干预措施不应简单认为是该领域医学发展中的“锦上添花”， 它们对改善社会心理状况长期后遗症至关重要。从健康经济学角度来说，对降低有关残疾、教育和职业排斥等卫生和社会保健费用等至关重要。现有证据表明，这种困境从童年一直持续到成年，时间会非常长，成本也会累积为巨大的支出，这远超我们以前的了解 [114]。因此，应该围绕我们在近十几年治疗这部分人群所取得的巨大进步，推进临床研究，进一步完善和扩展这些干预措施。

参考文献

[1] Schwedler G, et al. Clin Res Cardiol, 2011,100(12):1111–7.
[2] Marino BS, et al. Circulation, 2012,126(9):1143–72.
[3] Marino BS. Curr Opin Pediatr, 2013,25(5):574–84.
[4] Hövels-Gürich HH. Monatsschr Kinderheilkd, 2012,160:118–28. [Article in German. Abstract in English].
[5] Herberg U, Hövels-Gürich H. Z Geburtshilfe Neonatol, 2012, 216(3):132–40. [Article in German. Abstract in English].
[6] Gatzoulis MA. Nat Clin Pract Cardiovasc Med, 2006,3(1):2–3.
[7] Bellinger DC, et al. N Engl J Med, 1995,332(9):549–55.
[8] Bellinger DC, et al. Circulation, 1999,100(5):526–32.
[9] Bellinger DC, et al. J Thorac Cardiovasc Surg, 2003, 126(5): 1385–96.
[10] Hövels-Gürich HH, et al. J Thorac Cardiovasc Surg, 2002,124(3):448–58.
[11] Hövels-Gürich HH, et al. Eur J Paediatr Neurol, 2008,12(5): 378–86.
[12] Hirsch JC, et al. Ann Thorac Surg, 2012,94(4):1365–73, discussion 1373. Review.
[13] Bellinger DC, et al. Circulation, 2011,124(12):1361–9.
[14] Gaynor JW, et al. Pediatrics, 2015,135(5):816–25.
[15] Gaynor JW, et al. Ann Thorac Surg, 2016,102(3):843–9.
[16] Newburger JW, et al. Pediatric Heart Network Investigators. Circulation, 2012,125(17):2081–91.
[17] Gaynor JW, et al. J Thorac Cardiovasc Surg, 2007,133(5): 1344–53, 1353.e1–3.

本章完整参考文献，请扫描以上二维码在线查看。若需下载，请登录 www.wpcxa.com“下载中心”下载。

第60章

先天性心脏病家庭遗传咨询

Klaus Zerres, Sabine Rudnik-Schöneborn

先天性心脏病（CHD）在出生婴儿中发病率约为1%，是寻求咨询意见的最大人群类别，通常是咨询有关患病儿童后续的风险，且咨询者是成功治疗患者后代的也越来越多。尽管约90%的CHD不是家族性遗传（表60.1），但遗传因素与大多数病例相关的可能性却越来越大。

表60.1 先天性心脏病的病因

病因	百分比
多因素	70%
遗传	
染色体异常	20%~25%
单基因病	3%~5%
外源性	
宫内感染	1%
其他致畸因子	1%

遗传知识的增加以及产前超声心动图的进步为咨询提供了更多工具，但需要精确的信息。尽管有大量的相关文献，Nora等关于心血管疾病的教科书[1]仍是本特别全面的综合性专著。由于遗传知识的迅速增加，实时在线信息非常重要，因为其可以提供特定条件下所有层面的详细资料。重要的遗传在线数据库（包括相关参考文献）都是基于Victor McKusick的经典分类的“人类在线孟德尔遗传”库（http://www.ncbi.nlm.nih.gov/Omim/searchomim.html）[2]。

先天性心脏病的遗传基础

大部分CHD无家族内聚集，表明单基因遗传的病因学比重不大。

一小部分CHD和大多数以CHD为主要特征的综合征遵循单基因遗传模式。其主要特征如表60.2所示。

绝大多数CHD是“多因素”遗传的，遗传因素以及未知的外源因素的结合可能会导致缺陷。如遗传易感性是多基因的，涉及大量相关基因。造成这些缺陷的原因不是一个单一的遗传基因位点，而是多遗传基因位点与外部因素相叠加作用或相互作用的结果，这与孟德尔遗传疾病存在本质的区别。由于基因组医学的进步，人们对先天性心脏缺陷的发病机制中修饰基因，新发突变，拷贝数变异和非编码突变的认识不断增加，但大多数情况下尚不清楚先天性心脏缺陷的发病机制，而且在遗传咨

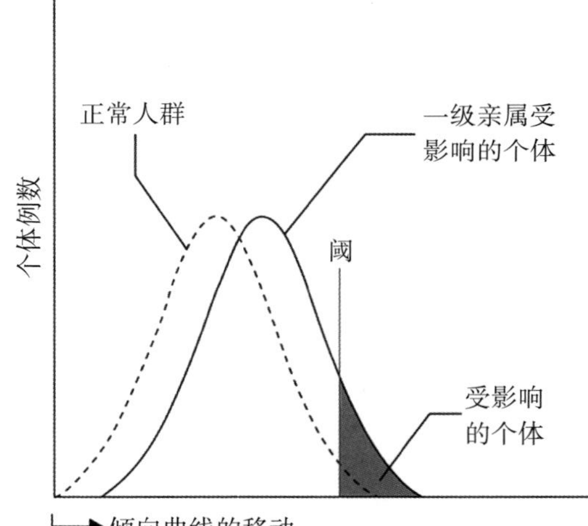

图60.1 先天性心脏病的多因素遗传模式。普通人群中畸形的可能性大致呈正态分布，超过某个阈值的个体会受到影响。一级亲属的可能性呈相似的正态分布，但是随着遗传成分的增加，曲线向右移动。因此，更大的比例将超过阈值并受到影响

询中的实际意义尚十分有限。在其他疾病中的最新发现强调表观遗传机制可能是基因表达的原因，也可能解释向下一代传递的原因。在先天性心脏缺陷中也有类似的观察结果。这些因素的总和决定了某人患有特定疾病的可能性，并且该可能性在人口中应显示出或多或少的“正态”分布，大多数人为中等程度可能性，而位于分布曲线图两端的少数人具有异常低或异常高的可能性（图 60.1）。

一个重要的群体包括那些实际受影响的人，其可能性高于该疾病的假定“阈值”。该类疾病患者的亲属患病的可能性将以与普通人群相似的方式分配，但是由于遗传因素的增加，曲线将向更高的可能性偏移。

以下是与经典孟德尔遗传规律相反但在遗传咨询中实用的要点（图 60.2）：①血缘关系越近风险越大，随着亲缘距离的增加风险迅速降低；②复发的风险取决于疾病的发生率，越常见的疾病风险越高；③子孙后代与兄弟姐妹的风险相当，除非有新发的显性突变导致相当多的孤立性病例；④在发病率与性别有关的病种中，患病率较低的同性患者亲属的风险较高；⑤疾病越严重，风险就越大；⑥当多个家庭成员患病时，风险增加。

遗传咨询的原则

由于 CHD 的病因不同，病患寻求遗传咨询的原因也不同，每个家庭的结局可能完全不同。为患病家庭提供遗传咨询，在许多方面都不同于传统医疗。因此，制定了具体的原则。

1975 年，美国人类遗传学会（ASHG）的一个分会提出了遗传咨询的定义：“遗传咨询是一个推荐过程，旨在处理与家庭遗传疾病的发生或复发风险相关的人类问题。”

尽管自 1975 年以来遗传咨询的形式一直在变化，但基本目标仍然保持不变，通常按以下基本原则操作。

· 患者是否采纳遗传咨询的建议应该遵循自愿原则。咨询师应提供信息，并在适当的时候提供检测，但患者和家属有权做出最终决定，特别是关于是否进行基因检测和生育的决定，患者及家属也不应受到经济压力或社会责任等方面的阻碍和暗示。

· 最理想的情况是，包括咨询、诊断和治疗等遗传服务，应该平等地提供给所有需要并选择使用它们的人。

· 遗传咨询的主要原则之一，是坚信患者教育的重要性。针对特定疾病的患者，进行以下方面的培训：①讨论疾病的特征、自然史和各种条件的可能变化；②遗传（或非遗传）依据；③如何对其进行诊断和管理；④不同家庭成员中可能发生或者复发的概率；⑤可能产生的经济、社会和心理影响，包括正面的和负面的；⑥可用于帮助家庭应对疾病带来挑战的资源；⑦家庭希望得到的改善或预防策略。

· 是否所有的“相关信息”都应该公开是遗传学家关注的主要问题之一。然而，现代遗传学知识和技术的发展越来越复杂，要训练所有咨询者达到完全理解遗传知识及技术的想法是不切实际的。微阵列分析或二代测序等新技术可能得到与先天性心脏缺陷无关或目前尚无法解释的发现。此外，所有“相关信息”的全面披露可能使最了解疾病的

表 60.2 单基因疾病的遗传方式

遗传方式	特点
常染色体显性遗传	较远的一级亲属受到影响。在严重的疾病中，可能会发生自发突变。临床表现通常是可变的（可变的表现度），有时甚至根本不明显（外显率不完全）。视外显率不同，儿童的风险高达 50%时，通常不分性别。常表现为迟发性疾病。在已知基因和发现突变的情况下进行预测性测试是可能的。在严重的疾病中，父亲生殖细胞中经常发生新的突变。在这种情况下，父母不会受到影响，兄弟姐妹的复发风险也低（但对自己的孩子为 50%）
常染色体隐性遗传	多为单个患者，兄弟姐妹受影响，其他分支的家庭成员通常不会受影响。父母双方都是基因携带者（杂合子）。兄弟姐妹的风险为 25%，自己后代的风险通常较低（<1%），除非父母为近亲。临床表现通常严重且兄弟姐妹相似。通常可以在已知基因缺陷的情况下进行杂合性测试
X 连锁隐性遗传	通常只有男孩 / 男性受到影响，女性受影响很少且病变较轻微。如果母亲是携带者，那么受影响兄弟的复发风险为 50%；50% 的姐妹是携带者。对受影响男性的子女的风险：没有，所有女儿都是携带者。约 1/3 的严重疾病病例代表了母亲生殖系中的新突变。在已知基因缺陷的情况下进行基因检测是可能的

患者不知所措。咨询师必须以咨询者可以解释和采取行动的方式披露与决策相关的任何信息。

·尽管咨询师可以使用临床判断来选择最有可能对服务对象的诊断或决策做出调整的重要信息，但应公正而不是为了鼓励采取特定的行动去披露该信息。

分子遗传学和遗传咨询

近几十年，分子遗传学发生了爆炸式发展和扩张，遗传咨询在分子遗传学的发展带动下也有了长足的进步。

多基因

尽管大多数患有先天性心脏缺陷的非综合征病例不是单基因的，但是已经鉴定出越来越多的致病基因，且可用做单个诊断步骤中的多基因检测包。目前已经有几种诊断 CHD 的多基因。

染色体异常，微缺失，拷贝数变异

患有先天性心脏缺陷是儿童染色体疾病的一个众所周知的特征。除了经典的染色体疾病和越来越多的微缺失综合征外（表 60.3），影响众多碱基对的拷贝数变异（重复或缺失）似乎与先天性心脏缺陷的病因学相关。尽管染色体分析的分辨率约为 500 万至 1000 万的碱基对（5~10Mb），但高分辨平台可以检测到超过 250 个碱基对（250bp）的拷贝数变异（CNV），甚至可以检测到单个基因。

分子遗传学的进步带来了前所未有的有价值的诊断检测方法，这些检测方法可用于携带者检测、产前诊断以及胚胎植入前遗传学诊断，还可帮助进一步理解遗传疾病表达多样性的基础，为解开遗传咨询中最困难的问题提供了方法，而此前这是不可能也是不可靠的。但在某些情况下，拷贝数变异与特定先天性心脏缺陷的因果关系目前尚不清楚，难以解释分子级别的变化，需要在遗传咨询中格外谨慎。

基因已定位但尚未确认的疾病

将一个基因定位到特定的染色体区域后，下一步研究是识别相关基因。由于基因的鉴定往往在其定位后短时间内完成，因此在遗传咨询中间接基因型分析的重要性正在降低。因连锁分析是基于某些单体型的知识，而不是致病的突变本身，因此这种方法有很大的局限性。首先，必须对受影响的家庭成员进行准确的临床诊断。有一个普遍的误解就是，只需了解基因的定位就可以对单个患者进行诊断。持续进行的研究得出一个结论，即每个家族每个人的风险状况，与其中已知与疾病有关的突变特定标记物有关。其次，遗传异质性的情况下（通常无法在表型上区分单个人的不同遗传病种）可能导致错误解读。肥厚型心肌病就是一个典型例子，它有许多不同的基因和基因位点。在错误的基因位点假设下，间接基因型分析会导致错误的结果。在小型家系中，不能证明也不能排除某一位点。第三，家系成员必须提供信息。仅根据单个标记群组，可能无法识别家系中有风险的单体型。通过使用多个侧翼和高度多态的遗传标记物，具有已知致病基因位点的单基因遗传性先天性心脏缺陷的大多数家系都提供有用的信息，可以明确处于危险中的单体型。但是，在分析的侧翼标记之间重新组合的情况下，可能无法进行风险评估。

已知基因缺陷的情形

通常，已知基因缺陷的情况下，找出了致病突变即可明确诊断而无需进一步检测或临床检查，这在很多方面与仅知基因在染色体位置的情形不同。

但是，即使在已知致病基因的疾病中，特定问题也会限制基因检测的实际应用范围：

·许多基因的结构很复杂，因此通常很难鉴定出致病突变。在这些疾病中，DNA 突变分析并不是常规的诊断方法。未知突变特别是错义突变，在获得更可靠的信息之前仍视为“意义不明的变异”。随着对遗传变异性了解的增加，可以更安全地对观察到的变化进行界定。

·与间接基因型分析中的情况类似，如果存在多个基因，则无法检测特定的突变。如果一个基因的突变分析结果为阴性，又有多个基因位点，则无法得出诊断结论。然而，在特定基因已鉴定出突变的患者中，可明确诊断，且可以排除其他遗传位点或疾病原因。随着越来越多地应用“多基因检测包”诊断方法来同步分析可能涉及的大

表 60.3　50%的先天性心脏病患者合并特定的综合征

综合征	主要心外特征	心脏异常	遗传性
微缺失综合征			
22q11 缺失综合征，DiGeorge 综合征，腭心面综合征	身材矮小，腭裂，鼻语，胸腺发育不全/缺如，短暂性低钙血症，泌尿生殖系统异常，轻度智力低下，手指纤细	圆锥动脉干畸形，主动脉弓异常，间隔缺损	绝大多数是 22q11.2 新发缺失，15%~20% 家族遗传
Williams 综合征	身材矮小，小精灵面容，智力低下，肾脏异常，牙齿异常	瓣上型主动脉狭窄，肺动脉狭窄，大血管狭窄	绝大多数 7q11.23 新发缺失
1p36 单体	短头畸形，大前囟，短指畸形，泌尿生殖畸形，智力低下	间隔缺损，瓣膜异常，心肌致密化不全	绝大多数 1p36 新发缺失
1q21.1 缺失或重复	发育迟滞，小头畸形，唇腭裂，多发骨骼异常包括指骨异常，髋臼异常，足部异常	左心梗阻，主动脉缩窄，主动脉瓣二瓣化，主动脉瓣下狭窄，间隔缺损，圆锥动脉畸形	绝大多数 1q21.1 缺失或重复
9q 亚端粒缺失综合征	短头畸形，弓状眉毛，智力低下，泌尿生殖畸形，肥胖	间隔缺损，动脉和瓣膜狭窄，法洛四联症	绝大多数 9q34.3 新发缺失
已知基因基础的综合征，遗传检测可行			
Noonan 综合征	身材矮小，翼状胬肉，胸骨异常，隐睾，面部异常	肺动脉狭窄，肥厚型心肌病	异质性，绝大多数常染色体显性遗传，新发突变（已知超过 10 个以上基因），参见 Noonan 综合征章节
CFC 综合征 / 面皮肤骨骼综合征	C= 心，F= 面，C= 皮肤，身材矮小，头发稀疏，皮肤改变	肺动脉狭窄，间隔缺损	异质性，大多数是常染色体显性遗传，新发突变（已知多于 10 个基因）
Alagille 综合征（动脉 – 肝发育不良）	肝衰竭（胆汁淤积），椎弓异常，肾衰竭，特殊面容	右心畸形，周围肺动脉狭窄	常染色体显性遗传，大部分为新发突变（*JAG1* 基因）
CHARGE 综合征	C= 眼残缺，H= 心脏病变，A= 后鼻孔闭锁，R= 生长发育障碍，G= 性腺发育不良，E= 耳畸形或耳聋	法洛四联症，动脉导管未闭，右心室双出口，房间隔缺损，室间隔缺损	常染色体显性遗传，大部分为新发突变（*CHD7* 基因）
Smith-Lemli-Opitz 综合征	身材矮小，生长发育迟滞，小头畸形，脚 2~3 个脚趾并趾，轴后性多指，生殖器异常（男性），严重智力障碍	心内膜垫缺损，左心发育不良，间隔缺损	常染色体隐性遗传（*DHCR7* 双等位基因突变）
Kartagener 综合征	支气管扩张，鼻窦炎，不孕	右旋心	常染色体隐性遗传，异质性
Holt-Oram 综合征 / 心手综合征	上肢缺损	间隔缺损，传导系统异常	常染色体显性遗传，异质性（*TBX5* 基因）
马方综合征	身材高，蜘蛛指，晶状体脱位，骨骼异常表现，关节松弛，硬脑膜扩张	主动脉扩张，瓣膜畸形	常染色体显性遗传，异质性（*FBN1* 基因），新生儿起病则代表新的突变

续表

综合征	主要心外特征	心脏异常	遗传性
Kabuki 综合征	身材矮小，睑裂长，长、大且突出的耳朵	有血流动力学改变的各种畸形	异质性，*MLL2* 基因突变，*KDM6K* 基因缺失，大多数为新发突变
未知病因的综合征			
VATER/VACTERL 综合征	V= 脊柱畸形，A= 肛门闭锁，TE= 食管气管瘘，R= 桡骨异常 / 肾脏异常	间隔缺损	未知，大多数散发，轴向中胚层发育不良

经许可，引自 Jones KL, Smith DW. Smith's Recognizable Patterns of Human Malformation. 5th ed. Philadelphia, PA: WB Saunders Company,2004[3]

量基因，可以对更多患者进行明确的诊断，但这种方法有可能揭示一个以上基因的变异，也可能使结果无法解读。

· 医学遗传学家经常被问到的一个重要问题是突变的鉴定是否可以预测个体的临床过程。突变的类型或位置与临床表型之间存在粗略的相关性。但是，在许多情况下，由于所有家庭成员都具有相同的突变，因此无法对个体进行预测。尽管已发现了 CHD 的第一个修饰基因，但是，关于它们在临床实践中价值的认知仍然十分有限。尚不清楚哪些其他遗传或非遗传因素可能会改变疾病的严重程度。

在非综合征性 CHD 患者中，单基因遗传很少见。尽管致病基因突变的诊断不取决于临床表型，但是遗传诊断可能与传统方法不同，并且可能具有不同的含义。

产前诊断

大多数情况下产前预测仅限于严重的常染色体隐性遗传或 X 伴性遗传。有一种例外：要求在常染色体显性疾病中进行产前诊断。几乎所有常染色体显性疾病（如亨廷顿病、结节性硬化症、神经纤维瘤病和乳腺癌）都会遇到这个问题。一个原因可能是，其父母中有一人是患病者，则统计学上有 50% 的发生概率，这个概率对于决定终止妊娠来说显然太高了。在无法进行早期治疗的情况下，与产前诊断密切相关的终止妊娠始终是一个重要问题，必须在父母计划怀孕之前与他们进行详细讨论。

当患者和父母经遗传学诊断证实的情况下，才可进行植入前基因诊断。植入前基因诊断通常只针对单基因疾病或遗传的染色体易位。

预测性检测

预测性检测的原则是在已知有遗传疾病的家族中，预测在接受检查时还没有临床症状的成员是否可能为基因携带者，以及将来是否会发病。尽管在许多迟发性疾病中无法提供预防方法，但是了解是否基因携带者可能很重要。预测性检查不同于任何传统诊断方法和临床症状评估，其对处于风险中的人员会造成影响，因此必须与想要进行预测性检查的个人讨论不同方面的影响。支持早期诊断的论点有包括计划生育，治疗可能性，减轻不确定性的负担以及职业 / 经济规划等方面，还必须深入讨论保险和职业问题。

只有当预测性诊断有益时，才应考虑对儿童进行预测性测试，例如某疾病确实能获得特定的临床前治疗。

然而，大多数疾病情况并非如此，常规的临床检查就足够了。一旦出现疾病的临床症状，孩子就应被视为患者并接受医疗护理。

在迟发性疾病中，基因检测的决定应由面临风险的患者本人做出。通常，没有理由在产前预测迟发性疾病，预测测试在 CHD 家庭中也只起很小的作用。

杂合性检测

在常染色体隐性遗传情况下，杂合性检测（鉴定健康的基因携带者）仅适用于具有已知基因突变或已知特定遗传标记的家庭，用于筛选此基因缺陷。

X 伴性遗传疾病情况有所不同，基因型分析可以确定 X 连锁疾病的女性携带者，男性复发风险为 50%，这对计划生育和可能的产前诊断具有重要意义。

杂合子与隐性遗传病的关联常被误解，因为基因携带者通常不会发病，在测试前要详细告知被检者。杂合状态可对家庭建立未来计划提供重要信息。如果配偶不能进行基因检测，则对受累者亲属检测杂合状态的价值有待考证。通常产前胎儿不做检查及评估其是否为杂合子。

应用基因检测之前的遗传咨询至关重要

根据各个国家人类遗传学和医学伦理委员会的几项指南，应与家人讨论 DNA 分析的局限性及其可能的后果。

先天性心脏病的遗传咨询

揭示先天性心脏病的基础是心脏病学研究的主要目标之一。尽管大约 90% 的人并不十分熟悉（CHD 的遗传咨询），但似乎在大多数情况下涉

表 60.4 特定染色体异常新生儿心脏病的发生频率

染色体综合征	百分比	常见的心脏缺陷
18 三体	99%	室间隔缺损，肺动脉狭窄
13 三体	90%	室间隔缺损，右旋心
21 三体	50%	房室间隔缺损，房间隔缺损 + 室间隔缺损
4p- 综合征	40%	房间隔缺损，室间隔缺损
5p- 综合征	20%	室间隔缺损，房间隔缺损
特纳综合征	20%~30%	瓣上型主动脉狭窄，房间隔缺损
克氏综合征	55%	二尖瓣脱垂

经许可，引自 Nora JJ, et al. Cardiovascular Diseases: Genetics, Epidemiology and Prevention. New York, NY: Oxford University press,1991[1]

表 60.5 先天性心脏缺损患者染色体异常的发生频率

心脏缺陷类别	染色体异常发生率
房室间隔缺损	69%
室间隔缺损 + 房间隔缺损	32%
房间隔缺损	27%
室间隔缺损	18%
法洛四联症	10%
瓣上型主动脉狭窄	6%
瓣膜狭窄（主动脉或肺动脉）	4%~5%
左心发育不良	4%
大动脉转位	0.9%

经许可，引自 Pradat P, et al. Pediatr Cardiol,2003,24:195–221[4]

及重要遗传因素的可能性越来越高，并且特定基因和染色体区域已开始被识别。Victor McKusick 的人类遗传学数据库实时对人类单基因病和先天性疾病进行更新[2]。因此，家庭遗传咨询的首要任务是确保家庭成员认同孟德尔式遗传的可能性不大，特别是存在心脏以外异常的情况下。

表 60.3 列出了至少 50%CHD 患者的病因是由各种综合征导致的。CHD 是染色体疾病的重要表现，尤其是常染色体三体和微缺失综合征（表 60.4，表 60.5）。

在确定的环境因素以外，风疹仍然是最重要的致畸因素，但是绝大部分 CHD 是由不太具体的致畸物和环境因素产生的，但即使在某些病例中可能无法证明因果关系，也应仔细询问。锂与 Ebstein 畸形特别相关。糖尿病妇女的后代似乎也是高危人群。单卵双胎本身就是 CHD 的危险因素，双胎的患病风险增加（约 1.5%）。

遗传建议最常用于患病儿童未来的兄弟姐妹，有时甚至用于更远的亲戚。但是，在没有遗传的证据及多发病例的情况下，除了直系亲属以外的其他人员风险较低。

有证据表明，CHD 女性患者的后代比男性的风险更高。表 60.6 总结了全部风险，但应尽可能使用特定的解剖学诊断，这是风险估计的基础原则。当复发发生时，该缺陷（发生率）与以前相同，只有大约一半的发生概率（即临床一致性）。也就是说，在患病家庭的多个成员中可以存在相似比例的发病率，但心脏缺陷的部位和严重程度不一致。这方面的咨询尤其重要，因为这可能意味着具有可纠正缺陷的先证者的兄弟姐妹可能患有致命或无法治愈的病变，反之亦然。

人类最常见的不确定性的心脏病变是室间隔缺损，其次是肺动脉狭窄、主动脉瓣狭窄、大动脉转位和三尖瓣闭锁。

远亲的风险

远亲的风险肯定低于 1%，并且三级亲属的风险是否显著增加值得怀疑。很少遇到家族中同时有几个染病成员且都不是一级亲属的。因此应认真考虑可变遗传性疾病的可能性。在染色体疾病的情况下，亲属的细胞遗传学分析通常可以确定个别风险，而近亲父母的拷贝数变异可能难以解释。

多个亲属受累

CHD 的家族聚集性并不少见，应仔细检查有无遗传性疾病或染色体综合征。在有两个患病的孩

表 60.6 先天性心脏病的总体风险

心脏缺陷	风险
正常人群发病率	0.5%
孤立病例的兄弟姐妹	2%~3%
只同父或只同母兄弟姐妹或二级亲属	1%~2%
孤立病例的后代	
父亲受影响	2%~3%
母亲受影响	5%~6%
两个受影响的兄弟姐妹或一个受影响的兄弟姐妹以及单个父母受到影响	10%
两个及以上受影响的一级亲属	~50%

经许可，引自 Harper PS. Practical Genetic Counselling. 5th ed. Oxford: Butterworth-Heinemann, 1998[5]

子之后，无论患者是否患有相同的心脏缺陷，未来兄弟姐妹中 CHD 的风险大约增加了 2 倍。这样的风险范围使罕见缺陷的风险增加到 5%，常见缺陷增加到 10%。尽管尚无确切数据加以证实，但如果患病父母生育有患病的孩子，未来的孩子可能会面临类似的风险。相关病例数据尚少，无法对单独个体进行某项缺陷的风险评估。离患者血缘关系较远的亲戚不会增加风险（表 60.6）。在一级亲属中有 2 个以上患病人数的特殊家庭中，风险很可能接近 50%。

染色体疾病，微缺失综合征，拷贝数变异

CHD 是染色体异常的重要表现，最常见的病变是心室和房间隔缺损，动脉导管未闭和肺动脉狭窄。在出生前确诊 CHD 和（或）子宫内生长受限的胎儿中，多达 40% 的病例可检测到染色体疾病[6]。染色体异常中 CHD 的发生频率从接近 100%（18 三体）到最低都有分布（表 60.4）。虽然心脏病变很少与特定的染色体异常有关，但在唐氏综合征中常合并心内膜垫缺损，而特纳综合征主要与主动脉缩窄有关。染色体疾病一般涉及全身多系统，并很少局限于心血管缺陷。应该清楚，咨询必须与核型有关。由于大多数染色体疾病是非遗传性的，如果可以排除家族易位或遗传性结构缺陷，兄弟姐妹的复发风险就很小。

相当多的 CHD 是由染色体微缺失引起的，而常规核型分析无法检出染色体微缺失。

用免疫荧光杂交或其他细胞遗传学方法可以发现大部分的这些微缺失，这对遗传咨询具有重要意义。如果在父母或亲戚中可以检测到相同的微缺失，则后代的复发风险为 50%，其中某些综合征具有广泛的表型表现。众所周知微缺失综合征的主要特征有 CHD，如腭心面综合征 /DiGeorge 综合征和威廉姆斯综合征。

腭心面综合征 /DiGeorge 综合征

腭心面综合征患者有广泛的表型异常，最重要的特征是身材矮小，智力障碍，咽喉功能不全和心脏缺陷（圆锥动脉干缺损，主动脉弓畸形和间隔缺损）。该病是常染色体显性遗传，大多数患者是新发突变，遗传性的只占 15%~20%。传统细胞遗传学分析绝大部分发现不了该病对应的微缺失片段。

Williams-Beuren 综合征

该综合征的特征是面部畸形（小精灵面容），高钙血症，先天性心脏病（瓣上型主动脉狭窄、肺动脉瓣狭窄、周围肺动脉狭窄、室间隔和房间隔缺损）以及智力低下。大部分受累个体是散发的。该综合征是由 7q11 号染色体上的一个小缺失引起的，小缺失包括弹性蛋白基因。弹性蛋白基因中的罕见突变会导致孤立的瓣上型主动脉狭窄和皮肤松弛症。

5% ~10% 的非综合征性先心病病例中存在拷贝数变异，一些拷贝数变异定位在已知与 CHD 致病相关的染色体区域（例如 *JAG*1、*NOTCH*1），有些有复发性，约 1% 的人有染色体 1q21.1 的增加和丢失[7]。对照组中拷贝数异常的高达 4%，这使得对拷贝数变异的解读变得困难。

特定异常

下文将更详细地讨论与产前诊断有关的最常见心脏畸形的遗传基础。

房室间隔缺损

虽然大多数房室间隔缺损是多因素遗传的（一级亲属的复发风险为 2% ~3%），但造成房室间隔缺损的常染色体显性遗传病是已知的。孤立性房室间隔缺损（AVSD）表现出多基因的异质性。连

锁分析已在 1p31-p21（*AVSD*1）上建立了一个基因位点，缺失图谱分析已在 3p25（*AVSD*2）上确定了一个基因位点，这是由于 *CRELD*1 基因突变所致。AVSD3 由 *GJA*1 基因突变引起，AVSD4 由 *GATA*4 基因突变引起，而 AVSD5 由 *GATA*6 基因突变引起。在患有 AVSD 的患者的组织样本中已鉴定出 *HAND*1 基因的体细胞突变。AVSD 通常与唐氏综合征相关，在其他综合征中也可以看到，例如 Holt-Oram 综合征和伴有房室传导缺陷的房间隔缺损（ASD），以及罕见的家族性 Noonan 综合征。对于有心外异常表现的患者应考虑这些综合征，尽管这些综合征很少见，也不会影响总体复发风险。ASD 患者的兄弟姐妹和一级亲属的复发符合率约为 50%。

室间隔缺损

尽管大多数室间隔缺损（VSD）是多因素遗传的，但已知具有单基因致病的 VSD 家族，VSD 在遗传上是异质的。VSD1 是由 *GATA*4 基因的杂合突变引起的。由 *GATA*4 基因突变引起的其他 CHD 包括 ASD2、法洛四联症（TOF）和心内膜垫缺损。VSD2 是由 *CITED*2 基因突变引起的，而 VSD3 是由 *NKX*2-5 基因突变引起的。*HSD*1 基因的体细胞突变已在 VSD 患者的组织样本中得到证实。

对于严重的室间隔缺损，兄弟姐妹的复发风险为 3%，后代的复发风险为 2%~9%，主要是那些需要手术的患者。对于无症状或可自行修复的暂时性缺陷患者的亲属，风险是否同样高让人存疑。在母亲患 VSD 的情况下，后代的风险似乎增加了。一级亲属中 VSD 复发的符合率从 30% 到 60% 不等。TOF 是最常见的复发符合率低的疾病，表明 VSD 可被视为这些家庭中 TOF 的典型表现。TOF 可能是由大鼠 Jagged-1（*JAG*1）的人类同源物或编码心脏特异性 homeobox Nkx2.5（*CSX*）基因中的突变引起，与 22q11 微缺失和 21 三体也存在公认的关联。在偶发的 TOF 病例中已经鉴定出 *ZFPM*2 基因的突变，与 *GDF*1 基因的突变一样。

左心发育不良综合征

左心发育不良综合征总体复发风险约为 3.2%，高于对多因素遗传的预测风险。左心发育不良综合征（HLHS1）可以由 *GJA*1 基因的突变引起，而 HLHS2 可以由 *NKX*2-5 基因的突变引起。在 HLHS 患者的组织样本中已鉴定出有 *HAND*1 基因的体细胞突变。如果 HLHS 后代复发，仅约 25% 的是 HLHS，其余是各种异常，包括 VSD 和 ASD。有证据表明一小部分遗传是常染色体隐性遗传。在实际情况中，在有两个孩子都患 HLHS 的家庭中，应考虑隐性遗传方式。

心内膜垫缺损

对于心内膜垫缺损家庭的复发风险大小很难解释。在更大规模的研究中，同胞复发风险为 2.5%，而受累同胞的后代复发风险差异很大。母亲患病，子女患病风险为 14%，而父亲患病则约为 1%。患病家庭的患病一致性非常高，约为 90%。

肺动脉狭窄

据估计，约有 10% 的肺动脉狭窄患者患有 Noonan 综合征。肺动脉狭窄也可在相关疾病中发生，例如 LEOPARD 综合征或神经纤维瘤。如果肺动脉狭窄的患者存在 Noonan 综合征，则后代出现 Noonan 综合征的概率为 50%，其他形式的心血管疾病的风险约为 25%。一级亲属有肺动脉或主动脉狭窄，其复发风险通常为 2%~5%。

参考文献

[1] Nora JJ, et al. Cardiovascular Diseases: Genetics, Epidemiology and Prevention. New York, NY: Oxford University Press, 1991.

[2] McKusick's Online Mendelian Inheritance in Man: http://www.ncbi.nlm.nih.gov/Omim/searchomim.html.

[3] Jones KL, Smith DW. Smith's Recognizable Patterns of Human Malformation. 5th ed. Philadelphia, PA: WB Saunders Company, 2004.

[4] Pradat P, et al. Pediatr Cardiol, 2003, 24:195–221.

[5] Harper PS. Practical Genetic Counselling. 5th ed. Oxford: Butterworth-Heinemann, 1998.

[6] Schwanitz G, et al. Ann Genet, 1990, 33:79–93.

[7] Gelb BD, Chung WK. Cold Spring Harb Perspect Med, 2014,4: a013953.

本章完整参考文献，请扫描以上二维码在线查看。若需下载，请登录 www.wpcxa.com“下载中心”下载。

第 61 章

妊娠期心脏病

Sabrina D. Phillips, Frank Cetta

引　言

孕产妇死亡率和发病率仍然是育龄妇女的重要健康风险。在全球 15~49 岁的妇女中，7.3% 的死亡与孕产妇因素有关[1]。出血、败血症、高血压病，以及肥胖和糖尿病等并发症仍然是孕产妇死亡的重要原因。但是，随着人口结构变化和对先天性心脏病妇女治疗的改善，心血管疾病对孕产妇发病率和死亡率的影响却更加凸现。美国疾病控制与预防中心（CDCP）的数据显示，2006—2009 年监测期间，仅心血管疾病就占所有与妊娠相关死亡的 1/3 以上[2]。此外，对妊娠和分娩期间濒临死亡的评估发现，妊娠期心脏病是孕产妇入住重症监护病房的主要诊断[3]。另一项研究发现，55% 的心血管疾病是瓣膜病、先天性心脏病、Marfan 综合征或肺动脉高压[4]。

妊娠期血流动力学改变

妊娠、分娩和产后期间血流动力学发生显著变化。自 20 世纪初以来，人们就试图量化这些变化，并由基础血流动力学入手了解导致这些变化的生理机制。1932 年，Grollman 发现与未妊娠状态相比，妊娠期间心脏输出量增加 45%~85%。妊娠前半期心脏输出量迅速增加，在妊娠第 32 周达到峰值[5]。随后，研究者们通过心导管、超声心动图和胸阻抗研究了心排血量和其他血流动力学变化。大多数研究一致认为，心排血量在妊娠早中期增加，而对于妊娠后期和产后阶段心排血量的变化则有不同意见[6]。有些差异可以解释为没有用孕妇自身做对照，或者是检测时患者体位影响了静脉回流。普遍认为，心排血量在妊娠早期增加，在妊娠晚期的中段达到峰值。至少要到产后 12 周，心脏血流动力学才能恢复到基础水平[7]。心排血量变化源于全身血管阻力降低、血容量增加和心率轻微增加。分娩过程中，随着子宫收缩，血管容量增加导致每搏输出量和心排血量增加[8]。疼痛引起的交感神经张力增加可能进一步增加心排血量。麻醉可能部分改变这些由分娩引起的血流动力学效应。分娩后，由于静脉回流和细胞外液的转移，心排血量即刻增加[9]。然而，尽管有这种短暂的变化，分娩过程中大量失血仍然会导致心排血量减少。

产妇风险评估

血流动力学改变对心脏畸形女性构成挑战。理想情况下，对已知心脏疾患妇女的管理应从孕前咨询开始，评估当前心脏状况，提供孕产妇和胎儿发病率 / 死亡率的风险评估，并制定妊娠和分娩期间评估和治疗的管理策略。根据不同心脏问题，一些妇女可能仅需要亚专科随访，但那些有重大疾病的妇女需要咨询以下亚专科医生：有治疗孕妇经验的心脏病管理专家、孕妇胎儿医学专家、心脏 / 产科麻醉专家、新生儿专家和遗传学专家。当父母有先天性心脏病时，大多数情况下应在孕 18~22 周时进行胎儿超声心动图检查。建议心脏失代偿高风险的母亲在三级医疗中心分娩。为了更准确地评估个体患者心脏并发症的风险，必须完全理解患者特定心脏畸形在妊娠和分娩期间预期的血流动力学变化。有几种经过验证的风险评估模型可以用于帮助评估有获得性 / 先天性心脏病的女性患心脏并发症的个体风险。

研究者对获得性 / 先天性心脏病的女性进行前瞻性研究后设计出了 CARPREG 评分[10]。该模型中主要心脏事件的4个预测因素如表61.1所示。每个预测因素分值为1分。对于0分、1分或>1分的妊娠，心脏事件的预期风险分别为5%、27%和75%。该模型提供了一种简明方法来预估妊娠期间心血管事件的风险，在咨询提供者与患者的讨论中非常有用，但为先天性心脏病母亲提供的风险评估可能不太准确。对先天性心脏病女性CARPREG评分的后续评估显示，重度肺动脉瓣反流和（或）肺动脉下心室

表 61.1　妊娠期间主要心脏事件的 CARPREG 预测因素

1. 既往心脏事件或心律失常
2. 纽约心脏病协会（NYHA）心功能分级Ⅱ级以上或发绀
3. 左心梗死（超声心动图测值：主动脉瓣口开放面积 < $1.5cm^2$，二尖瓣口开放面积 < $2cm^2$，左室流出道压力阶差峰值 > 30mmHg）
4. 体循环心室收缩功能降低（射血分数 < 40%）

经许可，引自 Siu SC，et al. Circulation,2001,104: 515–521[10]

表 61.2　妊娠期间心脏并发症的 ZAHARA 预测因素

心律失常病史	1.50 分
妊娠前心脏用药史	1.50 分
纽约心脏病协会（NYHA）心功能分级Ⅱ级或更高	0.75 分
左心梗死（主动脉瓣口开放面积 < $1cm^2$，左室流出道压力阶差峰值 > 50mmHg）	2.50 分
体循环房室瓣反流（中/重度）	0.75 分
肺循环房室瓣反流（中/重度）	0.75 分
机械瓣置换	4.25 分
手术或未手术的发绀型心脏病	1.00 分

经许可，引自 Drenthen W,et al. Eur Heart J,2010,31:2124–2132[12]

注意：风险计算分（最大分值：13）

表 61.3　ZAHARA 妊娠期间心脏并发症风险评分

风险评分	心脏并发症占妊娠总数百分比
0~0.50	2.9%
0.51~1.50	7.5%
1.51~2.50	17.5%
2.51~3.50	43.1%
> 3.51	70.0%

经许可，引自 Drenthen W,et al.Eur Heart J, 2010,31:2124–2132[12]

收缩功能障碍是对于该患者群体十分重要的附加风险预测因素[11]。相比之下，ZAHARA研究仅评估先天性心脏病女性的妊娠并发症的预测因素[12]。如表61.2所示，该研究展示了本队列中附加的风险预测因素。基于这些因素的心脏并发症的预测风险在表61.3中表述。此外，世界卫生组织（WHO）已将产妇心血管疾病分为4级，并建议在妊娠期间根据危险分级进行随访（表61.4）。WHO对具体心脏疾病的分类将在本章后面讨论。

表 61.4　改良 WHO 分级母体心血管风险评分

风险分级	妊娠期间孕产妇风险	心脏病妊娠期随访推荐
Ⅰ级	孕产妇死亡风险等同于普通人群 孕产妇发病风险等同于普通人或轻度增加	1次或两次随访
Ⅱ级	孕产妇死亡风险轻度增加 孕产妇发病风险中度增加	每个妊娠期1次
Ⅲ级	孕产妇死亡率和发病率风险明显高于普通人群，需要专业多学科监护	每月或每2个月1次
Ⅳ级	孕产妇死亡率和发病风险极高，禁忌妊娠	如果继续妊娠，每月或每半月1次

经许可，引自 Regitz-Zagrosek V, et al. Eur Heart J,2011,32: 3147–3197[14]

新生儿风险评估

心血管疾病母亲的后代患新生儿期并发症的风险高于一般人群。最常见的不良事件包括早产和生长受限。维持妊娠期心排血量不足被认为是导致这些并发症的主要原因。最近的一项前瞻性研究支持了这一假设。该研究表明，当孕妇心排血量随着妊娠进展而下降，或者当妊娠晚期脐动脉多普勒血流异常时，新生儿并发症风险会更高[13]。CARPREG和ZAHARA组新生儿并发症的独立预测因素包括可能限制心排血量和胎盘循环氧气输送的因素（表61.5）。妊娠期间孕妇必须进行抗凝治疗也是一个重要危险因素[10,12]。

表 61.5 新生儿不良结局的母亲预测因素

CARPREG 研究	ZAHARA 研究
纽约心脏病协会（NYHA）心功能分级大于Ⅱ级或发绀（已手术或未手术）	发绀型心脏病
左心梗死	妊娠前心脏药物治疗
妊娠期间吸烟	妊娠期间吸烟
多次妊娠	多次妊娠
使用抗凝剂	机械瓣膜置换

经许可，引自 Siu SC, et al. Circulation,2001,104:515–521[10]; Drenthen W,et al.Eur Heart J,2010,31:2124–2132[12]

瓣膜性心脏病管理

狭窄性病变

半月瓣狭窄会增加心室后负荷、心肌耗氧量和室壁厚度。根据狭窄严重程度的不同，心排血量增加的潜力可能受限，舒张期充盈压升高，而且可能存在心内膜灌注风险。这种情况下，孕妇可能无法很好地耐受妊娠期血流动力学的变化，但妊娠结局取决于妊娠前母亲的临床状态和心室功能。基于上述原因，WHO 将主动脉瓣狭窄或轻度肺动脉瓣狭窄母亲归于Ⅱ / Ⅲ级。而重度主动脉瓣狭窄被归于Ⅳ级[14]。母亲主动脉瓣二叶畸形合并升主动脉扩张必须一并纳入风险评估和管理计划，升主动脉扩张大于 45mm 会增加孕期并发症的风险。

肺动脉瓣或主动脉瓣狭窄母亲的医疗管理应包括定期门诊评估临床状态。应进行超声心动图检查以监测瓣膜压力阶差和升主动脉直径。妊娠期间，瓣膜压力阶差随心排血量增加而增加。如果瓣膜压力阶差不变甚至下降说明心排血量无法增加。对于心脏输出量受限的孕妇，应建议减少体力活动。可正确使用利尿剂以改善肺 / 体静脉淤血的体征或症状，但必须预防低血压和胎盘灌注不足。严重半月瓣梗阻的孕妇如果出现明显心力衰竭症状，若胎儿能够存活则应考虑尽早分娩。如果妊娠 30 周之前出现无法药物治疗的心脏失代偿，则是瓣膜介入治疗的指证。多数情况下，球囊瓣膜成形术可安全缓解肺动脉瓣膜梗阻。而主动脉瓣狭窄只有在瓣膜形态适合的情况下才应考虑球囊瓣膜成形术。也就是说，如果患者不适合进行经皮介入治疗，就不能仅因为妊娠而考虑球囊瓣膜成形术。妊娠期间可以安全进行主动脉瓣置换术。妊娠期间心脏手术在本章“特殊情况”部分讨论。如果分娩导致心脏严重失代偿，应在心脏麻醉支持下进行剖宫产，否则大多数主动脉瓣或肺动脉瓣狭窄的妇女可以耐受经阴道分娩。

房室瓣狭窄导致心房压升高，如果情况严重，会导致心室前负荷下降，心排血量也减少。心房扩张增加了房性心律失常的风险。严重二尖瓣狭窄女性被 WHO 归为Ⅳ级，狭窄程度较轻的被归为Ⅱ ~ Ⅲ级[14]，需要定期进行临床心脏评估。针对出现症状的女性，治疗方法包括使用利尿剂治疗肺 / 体循环淤血，使用 β 受体阻滞剂增加舒张期充盈时间，维持窦性心律，以及限制活动。心力衰竭、心房大或房颤患者应进行抗凝治疗[14]。症状严重的二尖瓣狭窄患者如果药物治疗不能改善，且瓣叶特征适合，应考虑球囊瓣膜成形术。在适当使用药物和介入治疗后，若孕妇症状仍明显或有肺动脉高压，应进行剖宫产[14]。

反流性病变

半月瓣反流可导致心脏的前、后负荷、室壁张力和心肌氧需求量增加。从经验来看，妊娠期间后负荷减少，可以很好地耐受瓣膜反流。然而反流明显和心室功能受损的患者妊娠期间的血流动力可能受到影响。虽然体 / 肺血管阻力下降，但是前负荷增加。半月瓣反流患者的妊娠耐受能力取决于妊娠前心室功能的状态。重度半月瓣反流的孕妇应每 3 个月定期进行心脏评估，这些孕妇大多数可以顺产分娩。

房室瓣反流时前负荷增加，后负荷减少、心房容积增加。严重反流患者妊娠期间可能出现心力衰竭或心律失常等症状。因此房室瓣严重反流患者在整个妊娠期间需要定期进行临床心脏评估，大多数可以通过顺产分娩。

人工瓣膜

使用人工瓣膜的女性在妊娠期间面临着一系列独特的挑战。尽管置换生物瓣患者的并发症风险较低，但最近认为生物瓣血栓形成是被低估的结构性瓣膜衰败诱因[15]。在妊娠高凝状态下，这类瓣膜很脆弱。目前，尚无证据表明生物瓣患者应在妊娠期进行抗凝治疗或改变治疗方法。许多患者接受长期阿司匹林治疗并可能在妊娠期间继续。然而，人们一直担心妊娠可能会导致生物瓣功能快速恶化[16]。但多项研究表明，无论妊娠与否，瓣膜结构衰败速率大体相同[17-19]。对生命周期中会再次面临手术的育龄妇女来说，生物瓣膜寿命的潜在不利影响非常重要[20]。

使用机械瓣膜的孕妇出现孕产妇和新生儿并发症的风险很高。ROPAC 注册中心最近的数据显示，心脏机械瓣膜置换的妇女无妊娠并发症且活产的概率仅 58%[21]。妊娠高凝状态和药物蛋白结合、吸收、代谢的改变，增强了抗凝对胎儿和胎盘的潜在不良影响，对维持抗凝治疗带来挑战。然而无风险的妊娠期抗凝治疗方案并不存在。口服维生素 K 拮抗剂可以穿过胎盘引起难以预测的胎儿抗凝并可导致胎儿颅内出血。因为胎儿的蛋白结合和药物代谢不同，所以胎儿国际标准化比值（INR）与母体不同。妊娠早期，特别是妊娠 6~9 周，胎儿药物暴露可能导致骨骼及软骨发育异常。胚胎期病变主要表现为鼻骨发育不全，也有关于更明显的神经系统缺陷的报道。华法林的胚胎致病性可能与剂量有关。Vitale 等的一项研究表明，每天服用低于 5mg 华法林的女性后代胚胎疾病发病率明显较低[22]。普通肝素不能通过胎盘，但全程妊娠期静脉给药不现实，同时皮下用药剂量很难准确达到治疗水平。长期使用肝素会造成骨密度降低，并可导致肝素诱导的血小板减少。低分子量肝素不会通过胎盘并且易于给药。但早期研究表明这种抗凝方法增加了瓣膜血栓形成风险，从而降低了人们使用这种抗凝方法的热情。然而这些报道中血栓形成率过高可能是抗 –Xa 水平监测不足所致[23]。目前，妊娠期使用新型口服凝血酶抑制剂或 Xa 因子抑制剂尚未得到严格研究。

制定抗凝方案时，必须同时考虑母亲和胎儿的益处及风险。选择包括：①大部分妊娠时间使用维生素 K 拮抗剂，妊娠晚期准备分娩时改用传统或低分子量肝素；②停用华法林，改用全程监测的低分子量肝素治疗；③妊娠早期监测下使用低分子量肝素，妊娠 9~12 周后改用维生素 K 拮抗剂，并持续使用直到妊娠晚期改用静脉或皮下注射肝素。Chan 等在 2000 年的一篇综述表明，在整个妊娠期间使用华法林的产妇风险最低，但这种方案确实增加了胎儿的风险[24]。更近期的 ROPAC 数据[21]与这些发现相符，表明妊娠早期只有使用肝素的妇女出现瓣膜血栓，但妊娠早期继续使用维生素 K 拮抗剂的孕妇胎儿流产率更高。目前美国心脏病学会（ACC）/ 美国心脏协会（AHA）关于妊娠期机械瓣膜的抗凝指南[25]建议如下。

◆ Ⅰ级

· 建议对所有机械瓣膜置换的孕妇进行频繁监测下的抗凝治疗（证据级别：B）。

· 推荐机械瓣膜置换孕妇使用华法林，以在妊娠中期和妊娠晚期达到治疗要求的国际标准化比值（INR）（证据级别：B）。

· 对于机械瓣膜置换孕妇，建议在计划经阴道分娩前停止使用华法林，并启用静脉肝素治疗 [部分活化凝血活酶时间（APTT）>2 倍对照]（证据级别：C）。

◆ Ⅱa 级

· 机械瓣膜置换孕妇，如果华法林剂量≤ 5mg/d 即可达到治疗 INR，在与患者充分讨论风险和益处之后，在妊娠早期继续使用华法林是合理的（证据级别：B）。

· 机械瓣膜置换孕妇，如果华法林剂量 >5mg/d 才可达到治疗 INR，那么妊娠早期可使用每日至少两次调整剂量的低分子量肝素（用药 4~6h 后抗 – Xa 水平为 0.8~1.2U/mL）（证据级别：B）。

· 机械瓣膜置换孕妇，如果华法林的剂量为 > 5mg/d 可达到治疗 INR，那么妊娠早期可持续静脉给予药量调整后的普通肝素（APTT>2 倍对照）（证据级别：B）。

◆ Ⅱb 级

· 机械瓣膜置换孕妇，如果华法林剂量≤ 5mg/d 即可达到治疗 INR，妊娠早期使用每日至少 2 次调整剂量的低分子量肝素（用药 4~6h 后抗 – Xa 水平为 0.8~1.2U/mL）（证据级别：B）。

· 机械瓣膜置换孕妇，如果华法林剂量≤ 5mg/d 即可达到治疗 INR，妊娠早期可持续静脉给予药量调整后的普通肝素（APTT>2 倍对照）（证据级别：B）。

◆ Ⅲ级

·除非用药后 4~6h 内监测抗 – Ⅹa 水平，否则低分子量肝素不能应用于机械瓣膜置换孕妇（证据级别：B）。

在所有方案中，必须至少每周进行一次 INR、APTT 或抗 – Ⅹa 水平监测以确保充分抗凝治疗。有研究表明，监测波峰和波谷抗 – Ⅹa 水平，如有必要每 8h 调整一次剂量，可以提高低分子量肝素方案的疗效。对需要抗凝治疗的女性，应该关注产后出血，但目前没有数据指导分娩后重启抗凝治疗的最佳时间[26]。

分流性病变的管理

房间隔缺损及部分型肺静脉异位引流

房间隔缺损（ASD）或部分型肺静脉异位引流（PAPVR）患者的右心室和肺血管床容量超负荷，这些病变一般要到成年后才得到诊断，妊娠期血流动力学变化可能使病情显现。容量超负荷导致右心室扩张，最终导致右心室功能障碍，但肺血管阻力的不可逆性改变比较罕见。一些患者因为肺血流量过多出现轻至中度右心和肺动脉收缩压升高。肺动脉收缩压与肺血流量（Qp）和肺血管阻力的乘积成正比。患者心房扩张易发生房性心律失常。

除非肺血管阻力显著增加，ASD 和（或）PAPVR 妇女通常可以毫无困难地完成妊娠。WHO 将 ASD 或 PAPVR 手术的妇女归为Ⅰ级，未手术的归为Ⅱ级。ASD 妇女的妊娠风险较低，但有证据表明，孕妇未进行 ASD 手术，特别是年龄大于 30 岁或既往有心律失常病史的情况下，发生心律失常、先兆子痫、胎儿死亡及胎儿发育受限的风险升高[27]。妊娠期间不宜进行 ASD 修补术，只有当母亲心血管状态明显变化时才可考虑。虽然妊娠是一种高凝状态，但在妊娠期间不需要使用抗凝治疗预防意外栓塞。在产后应采取适当措施预防静脉血栓形成，包括预防性使用肝素、早下床活动和压力袜等[14]。所有静脉通路都应使用空气过滤器，以防止气体栓塞。大多数病例可采取自然阴道分娩。

室间隔缺损

在成年期，未手术室间隔缺损（VSD）的血流动力学一般分为两类：一类是无明显血流动力学后果的限制性小缺损，另一类是肺血管阻力显著升高的大缺损（艾森曼格综合征）。艾森曼格综合征的妇女不宜妊娠（WHO Ⅳ级）。限制性小缺损女性为 WHO Ⅱ级，VSD 已手术者为 WHO Ⅰ级。没有在妊娠期间改变治疗方案或关闭小的无血流动力学意义的 VSD 的指征，患者可以自然阴道分娩。大多数患者应在妊娠前就诊，以确定没有血流动力学损害。虽然 VSD 妇女妊娠风险低，但是 ZAHARA 的研究人员发现，与一般人群相比，未手术 VSD 组人群的先兆子痫发病率较高（AOR 4.59）[28]。与 VSD 未手术组相比，VSD 手术组的妇女早产（AOR 4.02）及胎儿宫内发育迟缓的风险较高（AOR 4.09），这可能反映出 VSD 大到需要手术干预的孕妇已存在一定程度的心脏损害[28]。

复杂先天性心脏病的妊娠与避孕

整体而言，现有文献对复杂先天性心脏病孕妇的妊娠结局描述很少，而且在许多情况下过于乐观。虽然在当今时代，确实很少有妇女在妊娠和分娩期间死亡，但更重要的妊娠后心室功能维持的长期问题尚未得到评估。来自心房调转术后的完全型大动脉转位（d-TGA）或单心室 Fontan 术后患者的有限数据显示，妊娠可能会加速孕妇进展性心室功能障碍和早期死亡。对于单心室或体循环心室为形态学右心室的患者，妊娠期间心室功能下降是可以预见的。这些患者在妊娠期间需要更频繁的随访和影像学检查。心力衰竭是妊娠期第二常见的心脏并发症，至少 10% 的孕妇会发生。产后心功能恢复情况不能预测，变化较大。

血栓栓塞也会发生，但是发生频率不详。孕产妇死亡的确存在，但在当今时代极其罕见。对于体循环右心室或单心室生理的女性，所有这些问题都需要考虑到，她们也有较高的心律失常风险。有体循环心室功能障碍基础的妇女在妊娠期间可能出现不可避免的死亡。早产和（或）小于胎龄儿（SGA）常见于复杂先天性心脏病孕妇。临床医生必须记住，母亲和胎儿这两者在妊娠期间均处于危险之中。

妊娠与心律失常

心律失常是妊娠期间最常见的心脏事件，至少 16% 的女性出现心律失常。正常妊娠相关性心电图和心律变化如下。

- 额面 QRS 电轴左移。
- 新发心律失常。
- 窦性心动过速。
- PR 间期和 QT 间期缩短。
- Ⅲ导联小 Q 波和 P 波倒置（吸气时消失）。
- V_1 和 V_2 导联 R 波增高。
- 非特异性 ST–T 波改变，特别是Ⅲ导联。

先天性心脏病孕妇持续性心律失常会增加母、胎风险。2006 年，Silversides 等报道妊娠期 SVT、心房颤动 / 心房扑动、室性心动过速的复发风险分别为 50%、52% 和 27%[29]。6 例女性在整个孕期都有心房扑动 / 心房颤动。这些妊娠中有 20% 不良胎儿事件，并且在产前心律失常的妇女更常见。某些病变 / 手术使妇女妊娠期间更容易出现心律失常，比如完全型大动脉转位心房调转术及 Fontan 术后。这种情况下对孕期和孕后心律问题进行密切监测很重要。

房室传导阻滞妊娠者的结局各不相同。一些早期研究建议所有房室传导阻滞的女性在考虑妊娠之前应放置起搏器。近年来此观点变得越来越有争议。2011 年，Thaman 等报道了房室传导阻滞妇女妊娠期的预后良好[30]。一般而言，房室传导阻滞在妊娠期会逐渐加重，但并不是所有患者都需要安装起搏器。妊娠前植入起搏器的患者有良好的耐受性。妊娠期间，经锁骨下静脉起搏较心外膜的腹腔起搏问题更少。

对心脏离子通道病如长 QT 间期综合征（LQTS）和 Brugada 综合征的妇女，有关妊娠期间疾病的针对性建议很少，只有一些注意事项，包括如何处理妊娠期剧吐等。如果可能，应避免使用有延长 QT 间期作用的止吐剂。表 61.6 是部分 LQTS 妇女应避免使用或必须咨询心脏病医生后使用的药物清单[31]。对于离子通道病变妇女，妊娠本身不被视为致心律失常的时期。但是在产后，LQTS 的女性出现 LQT 诱发心脏事件的风险增加。整体而言，这一领域的数据很少。基于此，最好的建议是避免在妊娠期间和分娩后短期内使用延长 QT 间期的药物。未来几十年，这一领域的研究有增加的可能[32]。

表 61.6　QT 间期延长患者应避免使用或使用前应咨询心脏病医生的药物

药品类别	通用名称
麻醉类药	可卡因，七氟烷
抗心绞痛药	苄普地尔，雷诺嗪
抗心律失常药	胺碘酮，决奈达隆，多非利特，丙吡胺，氟卡尼，伊布利特，奎尼丁，索他洛尔
抗生素	阿奇霉素，环丙沙星，克拉霉素，红霉素，左氧氟沙星，甲氧苄啶
抗癫痫药	磷苯妥英
抗抑郁药	阿米替林，西酞普兰，丙米嗪，去甲替林，曲唑酮，舍曲林
抗组胺药	苯海拉明，特非那定
抗高血压药	尼卡地平
抗疟原虫类药	氯喹
抗躁狂药	碳酸锂
止吐药	昂丹司琼
抗精神病药物	氯丙嗪，氯氮平，氟哌啶醇，利培酮，硫代达嗪
中枢神经兴奋剂	苯丙胺，右哌甲酯，哌甲酯
内分泌药	奥曲肽
胃肠道兴奋剂	西沙必利
H2 受体阻滞剂	法莫替丁
免疫抑制剂	他克莫司
强心剂	多巴胺，多巴酚丁胺，肾上腺素，去甲肾上腺素，异丙肾上腺素，去氧肾上腺素
肌肉松弛剂	替扎尼定
阿片类激动剂	美沙酮
催产药	缩宫素
磷酸二酯酶抑制剂	伐地那非
镇静剂	水合氯醛，氟哌利多
子宫松弛剂	利托君
血管收缩剂	米多君

经许可，引自 Fazio G,et al. World J Cardiol,2013,5:87–93[31]
注意：可在 www.torsades.org 上获得更新的药物清单

妊娠期起搏器 / 植入式心律转复除颤器

一般而言，使用心脏起搏器和植入式心脏复律除颤器（ICD）的女性能良好耐受妊娠。对于已安置起搏器患者，阴道分娩的风险较低，应当首选。起搏器不会干扰产前或产时胎心监测。胎儿头皮电极可能记录来自母体起搏器的脉冲，因此应谨慎解释其数据。如需剖宫产，建议使用短脉冲的双极电刀，以避免干扰起搏器输出。通常，非心脏手术期间的起搏器和 ICD 管理要根据患者的具体情况进行调整。电生理学家需要评估剖宫产手术中起搏器或除颤器的最佳设置。具体处理方式将取决于患者是否依赖起搏器、设备类型和起搏模式。起搏器最常见的并发症是皮肤刺激，甚至是起搏部位溃疡。如果胸内的起搏器没有安置在胸大肌区域就可能发生。乳房肥大时，覆盖起搏器的皮肤会被拉伸。妊娠后期，随着孕周增加皮肤被拉伸，腹部起搏器同样可能会侵蚀皮肤[33]。

安置 ICD 的妇女妊娠是安全的，妊娠不会增加 ICD 主要相关并发症风险，也不会导致 ICD 大量放电。1997 年，Natale 等报道了 44 例安置 ICD 妇女的妊娠结局[34]。其中 42 例 ICD 安置在腹部，2 例在胸前。妊娠期间，33 例妇女未接受 ICD 治疗，8 例妇女接受一次电击，1 例妇女有 22 次电击。因为没有胎儿不良结局的报道，胎儿似乎可以耐受 ICD 放电。该研究中没有发生腹部设备侵蚀皮肤的迹象。导致子宫收缩的激素和自主神经系统变化不引发 ICD 放电。

心律失常妇女在妊娠期间可能需要面临心脏电复律选择。同步直流电复律对母亲和胎儿都是安全的。妊娠期可安全使用大多数抗心律失常药物。胺碘酮是个例外，因其影响胎儿 / 新生儿甲状腺功能被归为 D 类药物，相对禁忌。β 受体阻滞剂可安全使用，美托洛尔优于阿替洛尔，主要由于母体使用阿替洛尔会导致低出生体重。

特定先天性心脏病变的妊娠

主动脉缩窄

主动脉缩窄未手术的妇女，妊娠期严重并发症很少见，但可能是致死性的。妊娠增加了缩窄部位及升主动脉破裂或夹层剥离的风险。此外，40%~70% 的此类患者同时合并主动脉瓣二瓣畸形，使妊娠复杂化。孕前咨询时，需要对全身血压进行仔细评估。血压正常妇女可妊娠至足月，产后进行缩窄矫治手术。一般静息状态下，上、下肢收缩压阶差 >20mmHg 或重度运动性高血压（收缩压 >200mmHg）的孕妇发生心血管并发症的风险高。如果妊娠前高血压不能控制，则是干预矫治主动脉缩窄的指征[35]。

主动脉缩窄成功手术后，许多妇女妊娠顺利，但流产和先兆子痫的发生率高于一般人群。心律失常很罕见，但约 11% 患者可能发生妊娠高血压。妊娠期间，所有孕妇的主动脉都可能扩张。结缔组织疾病或主动脉缩窄相关的主动脉瘤妇女，妊娠引起的主动脉扩张在产后可能无法消退，需要早期手术干预。

马方综合征小鼠模型中，主动脉扩张和夹层剥离与催产素水平升高有关[36]。由于催产素水平在妊娠末期达到峰值并持续到哺乳期，一些临床医生建议结缔组织病或主动脉疾病的妇女避免母乳喂养。这一建议没有用于主动脉缩窄合并升主动脉动脉瘤的妇女，但是如果将来研究证实了动物数据，该建议可能被采纳。

法洛四联症

法洛四联症（TOF）是最常见的发绀型心脏病。最早的 TOF“矫治”开始于 20 世纪 50 年代，成年期的存活率非常高。因此，在曾患有发绀型心脏病而现在考虑妊娠的妇女中，TOF 是最常见的畸形之一。TOF 未手术不建议妊娠[37]。然而在“修复”手术后，TOF 患者一般能较好地耐受妊娠。TOF“已修复”的成人面临的长期问题是心律失常、慢性肺动脉瓣反流导致的进行性右心室扩张和功能障碍。许多 TOF 女性进行的 I 期姑息性体 – 肺动脉分流术，可能造成肺动脉分支异常。很多 1990 年之前手术的患者，出现右室流出道跨瓣补片扩张，形成肺动脉瓣反流的长期后遗症。母体并发症包括心律失常（少于 10% 的病例）和心力衰竭（少于 5% 的病例）。据报道，TOF 妇女后代中先天性心脏病再发率相对较高（6%）。2004 年，Veldtman 等报道了 43 例 TOF 女性患者的 112 次妊娠结局[38]，该组人群流产率为 27%，总体平均出生体重为 3.2kg，心血管并发症相当少见。该队列中包括 8 例未手术 TOF 患者。TOF 未手术和肺动脉严重结构性畸形是低出生体重的重要独立预测因素。整体而言，8.5% 的婴儿是小于胎龄儿，7 例未手术 TOF 的婴儿中有 6 例是小于胎龄儿（SGA）。该队列的剖宫产率低于全国 22% 的平均水平。

最严重类型的 TOF（肺动脉闭锁 /VSD）女性中，影响妊娠的重要血流动力学因素包括肺动脉高压、严重的肺动脉反流（生物瓣管道瓣膜退行性变）、右心室扩张、右心室功能障碍和同时存在的左心室功能障碍。大多数 TOF 妇女首选阴道分娩。2005 年荷兰的一项研究中，Meijer 等报道了 29 例女性共 63 次妊娠的结果 [39]。这一组人群流产率为 21%，只有不到 20% 患者有产科和心脏并发症。剖宫产率与美国的研究相似（28%），但高于荷兰普通人群的 6.5%。染色体 22q11.2 微缺失筛查对考虑妊娠的 TOF 妇女非常重要。22q11.2 微缺失的父母所生的孩子有 50% 的概率有可预期的心脏及非心脏相关性缺失。

肺动脉瓣闭锁 / 室间隔缺损姑息性手术或未手术的妇女，不建议妊娠。这些患者在妊娠期和妊娠后，作为肺灌注唯一来源的侧支血管或人工分流血管的寿命存疑。若 TOF 姑息性手术或肺闭锁 /VSD 患者发绀进行性加重，也有继发性红细胞增多症和反常血栓的内在风险。

Ebstein 畸形

1994 年，Connolly 和 Warnes 报道了 44 例 Ebstein 畸形妇女妊娠结果 [40]。共 111 次妊娠，85/111（76%）活产，其中 33/85（39%）早产。这组妇女代表了由手术和未手术患者组成的混合群体。相较于无发绀孕妇，妊娠时发绀孕妇所生的婴儿平均出生体重明显较低（3.1kg *vs* 2.5kg）。Ebstein 畸形女性的后代先天性心脏病总发病率为 6%。在这项研究中，没有孕产妇死亡，也没有严重妊娠相关性孕产妇并发症。

梅奥医学中心随后发表的一篇论文回顾了从 1972 年到 2006 年的全队列 Ebstein 畸形研究，报道了 59 例未手术妇女的 140 次术前妊娠 [41]。这一组患者的流产率为 19%。该研究还报道了 Ebstein 畸形女性心脏手术后的结果，在这个亚组中，27 例妇女共妊娠 62 次。流产率为 33%，无产妇死亡报道。虽然资料有限，但显示 Ebstein 畸形妇女对妊娠耐受良好。

考虑到妊娠是一种前负荷增加的状态，由此推测，严重右心室扩张和功能障碍并伴重度三尖瓣反流的妇女可能不太耐受妊娠。然而，迄今，Ebstein 畸形妇女的妊娠结局数据总体良好。妊娠期间心律失常的风险增加。Ebstein 畸形患者术前和术后都有严重心律失常的隐患。有心律失常病史的妇女，应注意妊娠期间心律失常可能恶化。

大动脉转位

一些小型研究报道了完全型大动脉转位（d-TGA）妇女的妊娠结局。d-TGA 的成年妇女组成了一个多样化的患者群体。其中一些妇女在儿童期接受心房调转手术（Mustard 或 Senning 手术，图 61.1）。最近，第一代接受大动脉转位手术（ASO）的女性已到生育年龄，ASO 组妊娠的数据资料非常少 [42-45]。

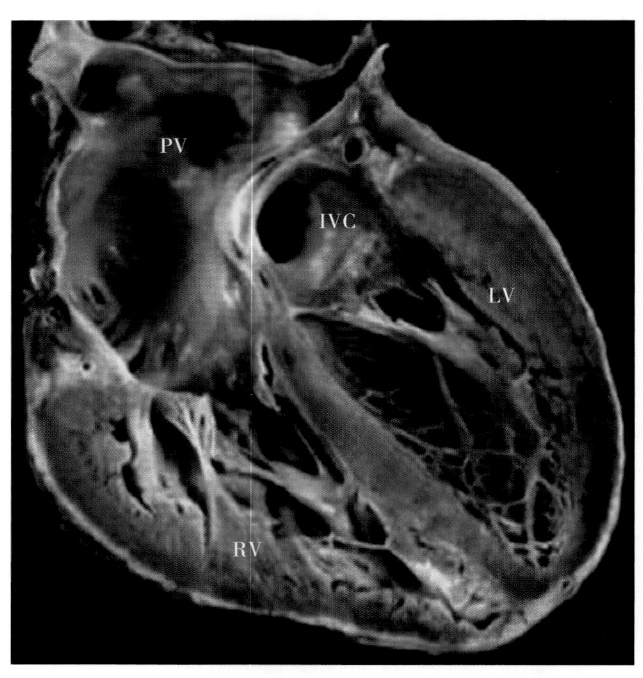

图 61.1　行心房调转手术的完全型大动脉转位（d-TGA）成人患者。四腔心切面大体标本。图中可见肺静脉（PV）通路宽畅，下腔静脉（IVC）入口被板障隔入自然左心房。右心室（RV）大小和室壁厚度由于长期体循环压力超负荷而增大。左心室（LV）较小成为肺动脉下心室（经梅奥医学中心基金会授权，引自 William Edwards 收集图库）。LV= 左心室；RV= 右心室；PV= 肺静脉；IVC= 下腔静脉

心房调转术后妊娠（Mustard 或 Senning 手术）

Mustard 或 Senning 手术后，女性在妊娠期间会面临特殊挑战。d-TGA 接受心房调转术的患者，可能无法随运动增加心排血量，原因是心肌收缩功

能受损、变时性功能不全、板障狭窄使静脉回流减少等。妊娠期间的生理变化在某些方面与运动时相似，只是它们持续时间较长。这也许可以解释为什么有研究报道称心房调转术后的女性在妊娠期间和分娩后症状恶化。心房调转术后女性的妊娠结局总体良好。但是这些妇女面临着独特挑战，妊娠后可能很快就发生不可逆的右心室功能障碍。

蒙特利尔的一项研究中，Guedes 等报道了 16 例妇女 28 次妊娠结局[42]。该队列中大多数妇女妊娠前无右心室收缩功能障碍。但妊娠期间有 25%（4 例）出现了右心室功能进行性障碍，且其中 3 例心室功能一直未能恢复。同样，这些患者中有三尖瓣反流病情进展。早产在该组病例中并不常见，平均妊娠胎龄为 38 周，剖宫产率为 17%，新生儿平均出生体重为 3.04kg。

犹他州的一项研究中，Metz 等报道了 21 例 d-TGA 行心房调转术后妇女的妊娠结局，早产率为 50%[43]。该研究强调，有几例存在心房板障梗阻症状，需要产后干预。该报道强调了在妊娠前进行全面评估的重要性，包括妊娠前进行先进的体静脉板障成像。由于 SVC 或 IVC 的板障梗阻导致的上腔或下腔静脉回流显著减少，特别是在血容量增加的妊娠状态下，可能会引起严重症状。2015 年 Castaldo 等报道了 21 例女性心房调转术后 34 次妊娠的结果，平均随访时间 100 个月，没有产妇死亡[44]。孕妇三尖瓣反流进行性加重比非孕妇更常见。早产率为 38%，约 40% 的婴儿为 SGA。

大动脉调转手术后妊娠

关于大动脉调转术（ASO）后妊娠的数据很少。波士顿与多伦多的共同经验发表于 2010 年[46]。在这个小样本系列中，9 例 d-TGA 的女性 ASO 术后共有 17 次妊娠，分别有 4 次流产和 13 次足月产。没有孕产妇死亡，但其中两例有心脏并发症。1 例产后出现人工二尖瓣血栓，另 1 例出现非持续性室性心动过速合并左室收缩功能受损。

在未来 10 年，ASO 术后妊娠妇女的数据将得到更全面的评估。目前为止，这类患者常见问题的评估似乎应在孕前咨询阶段进行。建议妊娠前行超声心动图检查，以彻底评估心脏功能。ASO 术后心律失常相对少见，但应该检查基础心电图。至少 10% 的 ASO 术后成人出现新主动脉根部进行性扩张和新主动脉瓣反流。某些情况下可能有必要手术置换新主动脉根部和（或）新主动脉瓣膜。妊娠期间主动脉扩张是正常现象，应该谨慎进行磁共振成像（MRI）或计算机断层扫描（CT）检查对胸主动脉进行基础评估，以防妊娠期间出现问题。此外建议妊娠前利用 CT 或 MRI 评估冠状动脉移植“纽扣”，以确保没有潜在的冠状动脉缺血问题。ASO 手术后妊娠前的运动试验是一种相对简单的健康评估，可能发现心脏节律问题。

先天性矫正型大动脉转位

2014 年，波兰的一项研究报道了 13 例矫正型大动脉转位（L-TGA）女性的 20 次妊娠结局。没有孕产妇死亡，活产率 95%[47]。2 例在妊娠期间出现室上性心动过速，但不需要药物治疗。1 例因体循环右心室功能障碍而早产。后代中有 1 例患先天性心脏病。这些结果与 1999 年梅奥医学中心 Connolly 等的报道相似[48]。梅奥医学中心的报道中，22 例矫正型大动脉转位的女性共妊娠 60 次，活产率 83%，只有一次早产，没有孕产妇死亡。1 例妊娠后期患者因体循环房室瓣反流加重而出现充血性心力衰竭[49]，需在分娩后及早进行瓣膜置换术。

与有限的 d-TGA ASO 术后病例的妊娠结局相似，右心室为体循环心室的 L-TGA 患者可能对妊娠耐受性良好。结果显示，体循环心室为右心室（L-TGA 和 d-TGA 心房调转术后）患者的预后优于 Fontan 术后单心室生理的患者。但体循环心室为右心室患者的长期预后有很大差异。40 岁时超过半数的患者需要接受充血性心力衰竭治疗，目前尚不清楚妊娠对右室功能障碍进展的影响。

Fontan 手术后妊娠

Fontan 手术通过将腔静脉血液直接导流入肺动脉来缓解功能性单心室患者的症状。功能单心室患者的妊娠风险不易评估，但已有成功妊娠的报道。Fontan 术后心排血量由中心静脉压（CVP）、左心房压（LAP）和肺血管阻力（PVR）决定 [心

排血量 =（CVP–LAP）/PVR]。Fontan 生理患者依赖于前负荷，难以增加心排血量。这些患者发生房性心律失常和心内血栓的概率增高。这两个因素都会影响顺利完成妊娠的能力。法国最近一项研究中[50]，37 例妇女共妊娠 59 次。流产率为 27%，低于其他 Fontan 术后妊娠的评价研究。36 例活产，心脏并发症发生率仅 10%，相对较低。

来自北美多中心注册登记的数据显示，Fontan 术后 103 例妇女妊娠，其活产率为 69%。平均孕周 34 周，平均出生体重仅 2.2kg。没有产妇死亡，但心脏（33%）和产科（52%）并发症在这些妊娠中很常见。妊娠后的长期生存可能受到负面影响，因为在平均 7.7 年的随访期间，有 5 例死亡，另有 2 例需要心脏移植[51]。

在梅奥医学中心最近发表的一份报道中，1052 例 Fontan 术后 10 年、20 年和 30 年的存活率分别为 74%、61% 和 43%[52]。这些数据来自 1973—2012 年接受 Fontan 术的一组患者。2001 年后 Fontan 手术患者 10 年存活率为 95%。研究分析了该组大样本病例的一个亚组的妊娠结局。有 10 例 Fontan 手术前妊娠，无一成功（8 次流产和 2 次治疗性流产）。Fontan 术后，有 70 例妊娠；然而，流产率（50%）很高。只有 29 例活产和 6 例治疗性流产。没有孕产妇死亡。在长期随访（Fontan 术后 >25 年）中，有 1 例死亡，1 例心脏移植。早产很常见（81%）。平均孕周 33 周，平均出生体重仅 2.1kg。其中一名新生儿因超早产死亡，另外两名新生儿患有先天性心脏病。

近期来自北美注册登记、法国多中心和梅奥医学中心的研究数据都支持这种假设，即妊娠期间发生的所有并发症，相当程度上都是伴随 Fontan 循环固定的低心排血量的结果[50–51,53]。在梅奥系列研究中，全身血氧饱和度低于 90% 或射血分数低于 40% 的妇女均未能怀孕。法国研究与梅奥研究的早产率（69%）相似，但心脏并发症相当罕见，只有 10% 的女性发生。法国研究重点强调了心脏问题即充血性心力衰竭和心室功能障碍都发生在产后，且没有任何关于心律失常或血栓栓塞事件的报道。北美多中心注册登记中有 1 例患者成功地从围生期心搏骤停中复苏。

接受 Fontan 术后的妇女妊娠期间的抗凝治疗一直在变化，目前仍没有最佳方案。在梅奥医学中心、法国和北美的研究中，阿司匹林治疗很常见。法国研究中使用低分子量肝素和维生素 K 拮抗剂的比例高于梅奥医学中心或北美的研究队列。随着北美多中心对妊娠期妇女越来越习惯使用低分子量肝素和维生素 K 拮抗剂，人们可以看到这种疗法更适用于 Fontan 术后妇女。表 61.7 是法国、梅奥医学中心和北美对 Fontan 术后妊娠研究的概述。

在评估这些关于 Fontan 术后妇女妊娠结局的回顾性研究时，必须考虑患者选择的重要性。她们中很多人有严格的孕前评估和深思熟虑的计划。尽管患者进行了如此慎重的选择，Fontan 术后妇女流产和早产概率仍然很高。在全妊娠期维持胎盘功能

表 61.7　Fontan 术后的妊娠结局

研究	妇女例数	妊娠年龄（范围，岁）	妊娠次数	早产 平均孕周 （平均体重）	母体死亡例数		妊娠期间抗凝治疗	心室形态
					妊娠中	分娩后		
梅奥医学中心，Pundi 等，2016	35	26（18~36）	70	81% 33 周（2.1kg）	0	1	阿司匹林，12 低分子量肝素，3 维生素 K 拮抗剂，0	LV，68%
法国，Gouton 等，2015	37	27（19~41）	59	69% 34 周（2.0kg）	0	0	阿司匹林，11 低分子量肝素 / 普通肝素，17 维生素 K 拮抗剂，10	LV，70%
北美，Cannobio 等，2013	52	25（17~36）	103	— 34 周（2.2kg）	0	5	阿司匹林，52 低分子量肝素，4 维生素 K 拮抗剂，4	—
ANZ Zenter 等，2016	20	25（23~32）	40	72% 31 周（1.6kg）	0	0	阿司匹林，6 低分子量肝素 / 维生素 K 拮抗剂，5	—

可能是最大的挑战。

Fontan 手术后妊娠胎盘功能不全

Fontan 手术建立了依赖于前负荷和升高的充盈压力的生理机制。腹部脏器中心静脉压升高就是继发于 Fontan 术后的生理变化。此外，Fontan 术后患者的心排血量相对较低，且依赖于前负荷，增加心脏输出量以满足生理需要的储备功能有限。Fontan 血流的生理导致了这类患者会面临的许多长期问题，包括进行性肝纤维化、肝硬化和蛋白丢失性肠病。Fontan 术后患者准备妊娠时的基础生理状况很重要。评价 Fontan 术后妊娠结局的研究发现，产科并发症发生率相对较高（>50%），流产、早产和低出生体重新生儿的发生率较高。梅奥医学中心最近的一项研究显示，Fontan 术后妊娠女性的早产率为 81%[53]。在法国最近的一项研究中，妊娠人数与梅奥医学中心的研究相近，早产率为 69%，平均出生体重为 2kg[50]。

胎盘功能不全可引起羊水过少、先兆子痫、流产或死产。胎盘功能不全被认为是不对称型宫内发育迟缓最常见的原因[54–55]。越来越多的证据表明，妊娠前亚临床心功能障碍与胎盘功能不全及不良妊娠结局有关[56]。Melchiorre 及其同事最近回顾了妊娠合并先兆子痫孕妇的心血管系统变化[57]。先兆子痫会导致孕妇心脏产生一些几何和血流动力学方面的变化。已证实先兆子痫妇女可出现不对称性间隔肥厚、左心房扩大、右心室肥大和双心室舒张功能障碍。因此应更警惕识别和治疗先兆子痫，尽量减少对孕妇心脏的影响。当我们认识到心脏“正常”

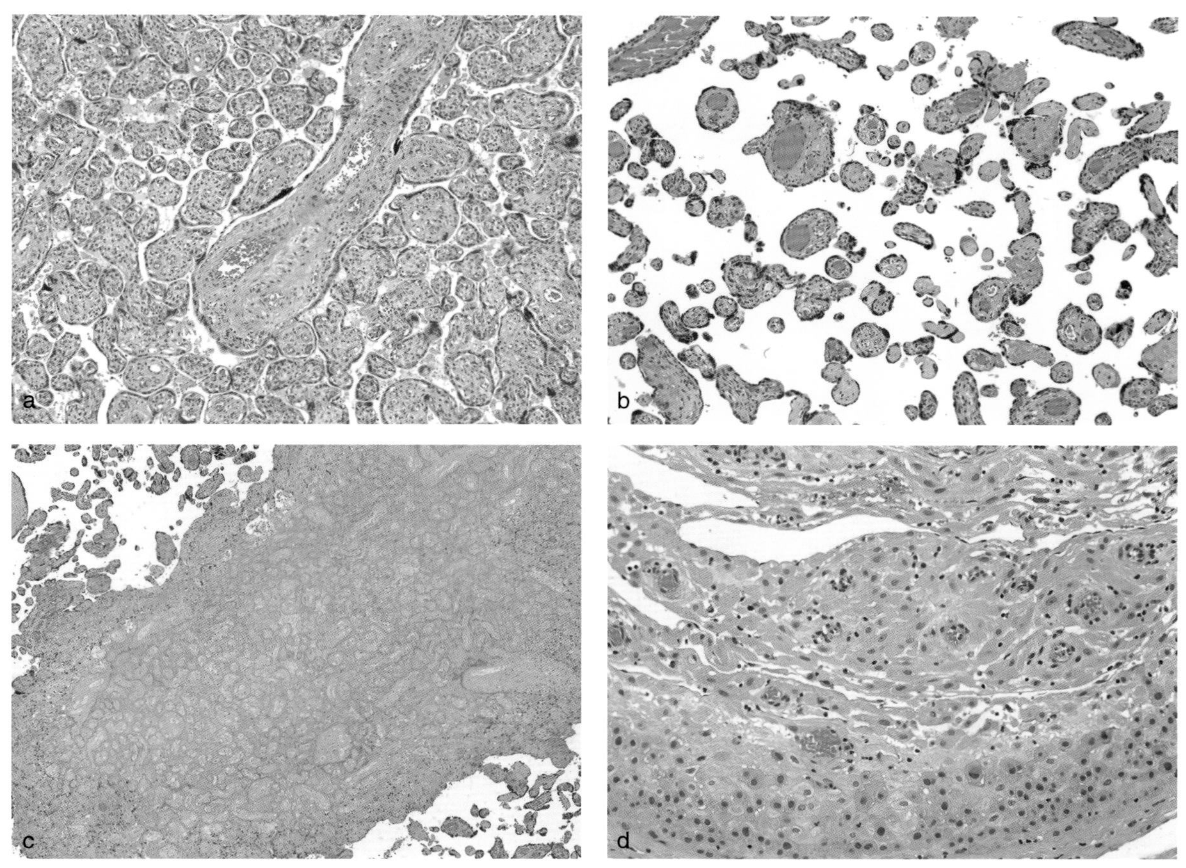

图 61.2 苏木精 – 伊红染色的正常妊娠和先兆子痫的胎盘和母体蜕膜的对比。a. 放大 100 倍。足月妊娠正常成熟的胎盘绒毛膜绒毛。绒毛大小正常，可见树枝状和血管化。b. 放大 100 倍，显示先兆子痫的绒毛发育不全。绒毛膜绒毛异常细小，合胞体结增加。c. 放大 40 倍显示先兆子痫胎盘梗死。d. 放大 200 倍。正常足月妊娠母体蜕膜血管。螺旋动脉通过植入滋养细胞适当重塑，导致包含基质纤维样蛋白的血管壁变薄。正常母体的静脉壁薄而纤细。e. 200 倍放大显示先兆子痫血管增生病变和螺旋动脉不完全血管重塑。蜕膜螺旋动脉持续性血管壁增厚。f. 200 倍放大显示先兆子痫急性动脉粥样硬化。母体螺旋动脉损伤的特征是血管壁发生纤维蛋白样坏死，伴泡沫样组织细胞和蜕膜炎。标本由明尼苏达州罗切斯特梅奥医学中心解剖病理学医学博士 Sarah Kerr 提供

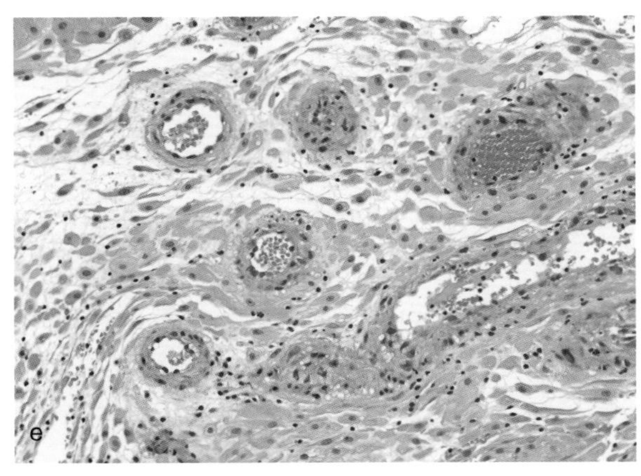

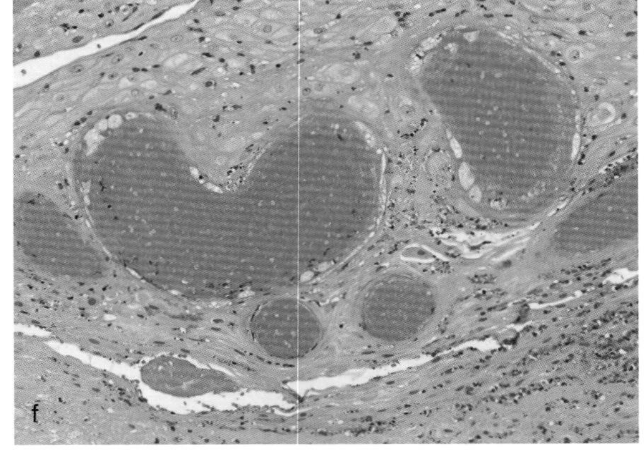

图 61.2（续）

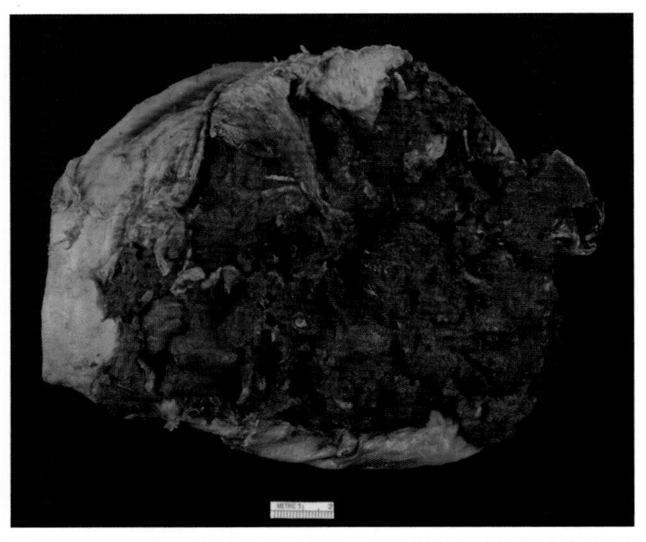

图 61.3 27 岁孕妇先兆子痫，孕 27 周时分娩的胎盘大体标本，新生儿存活，出生体重 850g，身体状况良好。该孕妇患先天性三尖瓣闭锁，儿童期做过 Fontan 手术。标本显示有间质性血栓，大小 11cm×6cm×2cm，占胎盘实质的 40%（图片经梅奥医学中心基金会许可引用）

的女性也发生这些心脏变化时，就不会对单心室生理和其他复杂先天性心脏病女性具有很高的先兆子痫、胎盘功能不足和早产发生率而感到惊讶了。

Fontan 术后许多妇女动脉血氧饱和度较低。最近的梅奥医学中心研究中，只有体循环动脉血氧饱和度≥ 90% 的女性才能成功妊娠。低氧血症会导致胎盘绒毛损伤。相应的，母体低氧血症可能导致胎儿低氧血症，使胎儿血液黏度和血小板聚集增加，这两种情况都可能加速胎盘血栓的形成[54–55]。早产原因往往与先兆子痫有关。先兆子痫的有害影响加上 Fontan 生理导致的心排血量较低，可能最终导致胎盘功能不全（图 61.2a~f，图 61.3）。Fontan 术后妇女的胎盘病理变化需要更多的研究。也许与肝脏一样，胎盘也是 Fontan 生理的终末器官损伤部位[58]。

Fontan 术后合并肝脏疾病妇女的妊娠结局数据有限。妊娠期对门静脉高压的耐受性差[59]，门静脉高压的妇女出现静脉曲张出血和肝功失代偿的风险更高。梅奥医学中心最近的研究中，有 CT 或 MRI 肝硬化特征的 6 例妇女，共妊娠 7 次，只有 1 例活产。同样，Fontan 术后蛋白质丢失性肠病（PLE）妇女的妊娠数据也很少。

特殊情况

妊娠期间心导管检查术

心导管术仅用于有血流动力学重要症状或胎儿生长受到不良影响的孕妇。胎儿的辐射暴露是主要顾虑。如有必要，应在妊娠 3 个月后进行心导管术。虽然主张骨盆外屏蔽，但有研究表明[60]，未受屏蔽的胎儿吸收的辐射比有屏蔽的胎儿高出不到 3%。大部分辐射剂量来自前 / 后位照射暴露。如果可能，心导管术应进行单平面成像。有几篇文献报道了在超声心动图指导下进行心导管术、电生理学和介入操作，从而使辐射暴露最小化[61]。

最近，有报道成功地进行了妊娠期间经皮肺动脉瓣置换术[62]。通过仅在膈肌上使用单平面透视，校准至最小视野，尽可能近距离直接前 / 后位成像，使用慢速透视帧率，将母亲和胎儿的辐射暴露最小化。

体外循环手术

过去 40 年里，约有 200 例孕妇接受体外循环手术的报道。虽然文献中存在着对治疗细节的争议，但总体结果良好。这些患者手术和麻醉管理中最重要的一个决定是确定手术时机。妊娠中期的晚期或妊娠晚期的早期是进行心脏手术的最佳时期。一旦新生儿肺发育成熟，可以考虑在母亲心脏手术前择期剖宫产。结果不出意外，妊娠期间择期心脏手术结局优于紧急心脏手术。

2011 年，梅奥医学中心报道了 21 例考虑进行心脏手术的孕妇妊娠结局。这组数据来自外科数据库的 30 年回顾分析。7 例患者在胸骨切开术前进行了选择性剖宫产。另外 14 例患者接受了体外循环手术并随后分娩。有 1 例早期孕产妇死亡，发生在紧急机械主动脉瓣血栓清除术后 2d；3 例晚期孕产妇死亡，发生在术后 2~19 年。有 3 例胎儿宫内死亡。在该组病例中，使用了流量大于 2.4L/（min・m^2）的非搏动性常温体外循环，维持平均动脉压大于 70mmHg。增加了泵流量以维持平均动脉压。血管收缩剂如去氧肾上腺素和血管升压素等尽量少用[63]。

以前的报道显示，妊娠期间体外循环相关的孕产妇死亡率介于 3%~15%。据报道，妊娠期间接受心脏手术的妇女胎儿流产率为 16%~33%。现在，母亲和胎儿存活率都有所提升。几篇非常好的关于孕妇心脏麻醉的综述可供参考[64]。基于大量病例报道，在子宫胎盘灌注和新生儿预后方面，尚无确切数据支持使用搏动性或持续性血流灌注。动物模型显示搏动性血流可以改善胎盘循环并抑制一氧化氮产生。应避免体温过低，因其可能增加子宫张力，减少子宫血流量，并对胎儿产生有害影响。截至目前，还没有关于妊娠期间心脏移植的报道。心脏手术期间使用的药物的潜在致畸作用很小。多年来，体外循环过程中胎儿的监护水平已改善提高。在个别病例描述中，持续胎儿脐动脉多普勒血流评估可能是一种有用的方法[65]。

一些研究表明，搏动性血流可维持内皮一氧化氮的合成，降低胎儿肾素血管紧张素通路的激活，从而改善胎盘血流。大多数研究者认为，高泵血流量 [>2.5L/（min・m^2）] 及平均灌注压力大于 70mmHg 是维持子宫血流的必要条件。搏动性血流可防止非搏动性血流灌注引起的胎盘血流下降并限制胎盘血管阻力的上升。关于常温体外循环已经达成共识。母亲撤离体外循环是一个重要节点，密切关注血压管理非常重要。尽管体外循环是一种非生理性的血流动力学状态，可能对母亲和胎儿产生不利影响，但妊娠期间心脏手术的总体结果良好[66]。

心脏黏液瘤

黏液瘤占所有原发心脏良性肿瘤的 30%~50%，是 30~50 岁成人中最常见的肿瘤。女性多发。黏液瘤可能在妊娠期间初次发现。治疗方案需要针对具体患者个体化制定。如果黏液瘤较小，非移动性，无瓣膜梗阻迹象，那么保守治疗可能是明智的。相反，如果肿瘤较大，导致流入性梗阻，或可自由移动有血栓栓塞形成的潜在可能，加之孕期的高血凝状态，则妊娠期手术切除更为迫切。John 等发表了关于妊娠期发现的心房黏液瘤的处理的文献综述[67]。许多黏液瘤在妊娠期间被手术切除，报道病例中没有发生早产，手术均在妊娠早期后进行。一致认为，应避免在早孕期及中孕早期手术以获得良好的手术结局。

肺动脉高压

2015 年，肺血管研究所发表了一份综合总结报道[68]。该报道指出，尽管有个别成功妊娠的病例报道，仍应建议肺动脉高压妇女避免妊娠，因为妊娠对于母亲和胎儿均风险巨大。肺动脉高压患者应严肃考虑采取永久性避孕措施。对此人群而言，宫腔镜绝育因其风险低是首选。腹腔镜输卵管结扎或小切口手术也可以采用，但是这些方法的安全性一直存在争议。近年来腹腔镜手术的进步可能会让它成为更具有吸引力的选择。不推荐含有雌激素的避孕药，含有雌激素的避孕药会增加发生血栓栓塞事件的风险，且可能对肺血管造成有害影响。推荐仅含黄体酮的避孕药。然而人们认识到，仅含黄体酮的避孕药失败率较高，且会出现“突破性出血”相关的并发症。含黄体酮宫内装置和植入物是可以接受的非永久性避孕措施。因为有增加血栓栓塞事件的风险，禁止使用醋酸甲羟孕酮（Depo-Provera）和其他注射用黄体酮。避孕套等物理避孕和避开受孕期等方法不予以推荐。计划生育顾问应定期访问这些患者。

对于 WHO 功能分级Ⅳ级或有严重右心室障碍

证据的患者，推荐使用前列腺素治疗。对于功能分级Ⅲ级患者，应考虑吸入前列腺素。磷酸二酯酶-5抑制剂（西地那非、他达拉非）是妊娠期B类药物，可考虑用于WHO功能分级Ⅰ或Ⅱ级患者。环氧前列醇Epoprostenol[2~4ng/（kg·min）]是一种天然产生的前列腺素和肺血管扩张剂，被认为是妊娠期的B类药物。相关药物如依洛前列素，被认为是C类药物。目前有效的内皮受体阻滞剂（波生坦，安立生坦）被认为是妊娠禁忌的X类药物。分娩时，静脉注射前列腺素可能对那些未接受此类药物治疗的患者有所帮助。

在分娩时进行严密监测对于肺动脉高压女性至关重要。患者应放置中心静脉导管和动脉测压管。医护人员必须仔细监测血容量状态。建议使用心电图和超声心动图进行心血管监测。然而，鉴于存在并发症的风险，不推荐常规使用Swan-Ganz导管。肺动脉高压患者在围生期和产后2个月内的死亡风险最大。建议对肺动脉高压患者进行抗凝治疗。本章前面概述的低分子量肝素和华法林方案适用于肺动脉高压患者。相对轻度肺动脉高压（肺动脉收缩压<40~50mmHg）患者可较好地耐受妊娠。这些患者仍然需要严密的检查和细致的随访观察。而肺动脉收缩压大于50mmHg的患者，由于孕妇死亡的风险应考虑终止妊娠。

先天性心脏病妇女的避孕措施

有些先天性心脏病的女性不应该考虑妊娠。通常情况下，这项建议适用于下列群体。

- 肺动脉高压：肺动脉收缩压大于体循环压的3/4，包括未手术修复的发绀型疾病或艾森曼格综合征生理表现的患者。
- 心室功能障碍：纽约心脏病协会（NYHA）心功能分级Ⅲ级或Ⅳ级症状或EF<40%。
- 马方综合征或结缔组织病：主动脉根部>40~45mm。
- 严重梗阻：瓣膜、瓣下或主动脉缩窄。

妊娠风险可以叠加，从本章之前提到的Siu等的研究中[10]，可以得到一个简单的指南，来了解谁的心脏风险更高而不论何种病变。此外，Thorne等发表了一篇基于WHO风险体系关于心血管疾病妇女避孕措施的优秀综述。WHO的Ⅳ级妇女风险极高，不宜妊娠。这些条件与之前的列表相似，包括以下内容（改编自Thorne等[69]）。

- 任何原因引起的肺动脉高压。
- 严重体循环心室功能障碍（NYHA心功能Ⅲ或Ⅳ级或EF<30%）。
- 有围生期心肌病合并心室功能不全病史。
- 严重左心梗死。
- 马方综合征，主动脉内径扩张>40mm。

肺动脉高压妇女风险最高，孕产妇死亡率接近50%。肺动脉高压的定义为非妊娠静息状态下平均肺动脉压升高至25mmHg及以上，或运动时升高到30mmHg及以上，且无左向右分流。轻度肺动脉高压也可被定义为肺动脉收缩压在35~50mmHg[69]。

对于有先天性心脏病和妊娠禁忌证的妇女，需要一种可靠和稳定的避孕方法。物理避孕方法虽然不会引起心脏问题，但并不理想。联合激素类避孕药应用广泛，避孕效果好。皮肤贴片在世界各地都很容易获得，可以改善依从性。仅含孕激素的避孕药应该用于有血栓栓塞风险的妇女。如果在高危妇女中（例如Fontan术后）使用含雌激素的药物，有些人倾向于同时使用华法林治疗。仅含有孕激素的避孕药没有心脏禁忌证，但常发生月经不调，这对依从性有负面影响。孕激素“事后避孕丸”无禁忌证，如果在无保护性交后72h内使用，避孕失败率很低，据估计只有1%。孕激素类注射用醋酸甲羟孕酮（Depo-Provera）无心脏禁忌证。注射部位的血肿可能对正在接受华法林治疗的患者造成问题。长期使用醋酸甲羟孕酮可能降低骨密度，然而一旦停止注射，骨密度就会反弹。含左炔诺孕酮的宫内节育器（IUD）可能对部分妇女有用。传统情况下，由于放置过程中的潜在血管迷走神经反应，不鼓励Fontan术后的妇女使用宫内避孕环。这可能会引起致死性心血管衰竭。近期在复杂先天性心脏病妇女使用IUD的经验似乎良好[53]。

对某些妇女而言，绝育可能是合乎逻辑的选择。腹腔镜绝育需要向腹部注入二氧化碳，并可能导致有Fontan术后生理或肺血管疾病患者的血流动力学紊乱。空气栓塞是一种罕见但非常严重的并发症，尤其是有右向左残余分流的患者。有些人更倾向于腹部小切口联合脊椎硬膜外麻醉。

近年来腹腔镜技术有了很大的进步，人们可能夸大了先天性心脏病患者使用腹腔镜技术的担忧。腹腔镜实施过程中，主要担心是腹部注入二氧化碳，患者头部向下的姿势，以及因腹腔内压力增加对血流动力的影响。数项研究表明，如果腹内压保持在 8cmH_2O 以下，则不会对心脏输出量产生影响。其他使用 10cmH_2O 和 12cmH_2O 的腹内压的研究亦没有显示其对心脏输出量有影响。有报道称，许多类型的先天性畸形患者成功地施行了腹腔镜手术，包括 Fontan 生理、未手术修复的肺动脉闭锁 /VSD 和左心梗阻性病变。一些研究表明，在腹内压较低的情况下，心排血量实际上可能反而增加。一个非常罕见但严重的腹腔镜手术并发症是二氧化碳栓塞。如果二氧化碳被直接注入血管内，或者在手术过程中发生血管结构损伤使二氧化碳泄漏进入血管腔内，就可能发生这种情况。在一些荟萃分析中，二氧化碳栓塞的风险约为 1/10 万，然而一旦发生就可能致死，报告的死亡率接近 30%。经食管超声心动图是一种非常敏感的检测静脉内二氧化碳的方法。治疗策略包括 100% 氧的机械通气，积极扩张血容量，将患者置于“Durant”姿势（头部大幅向下倾斜，左侧卧位）。高压氧治疗也有报道，但因为二氧化碳比空气更易溶解，效果可能不像空气栓塞的报道那样成功 [70–73]。

Essure 绝育术是在镇静和局部麻醉下将一种支架装置通过宫腔镜植入输卵管。Essure 失败率相当低 [74]。对于绝育手术风险高的妇女，输精管结扎术是一种安全的绝育方法。

梅奥医学中心 [53] 最近的一项研究回顾了 Fontan 手术后妇女的避孕措施，138 例妇女中有 44% 未采取任何避孕措施，12% 仅采用物理避孕方法。在这项回顾性研究中，8% 的女性使用联合激素治疗或注射孕激素，4% 的女性性伴侣接受了输精管结扎术，只有 1% 的人服用仅含孕激素的避孕药。使用避孕措施的妇女中有 8% 发生血栓栓塞并发症，而未使用避孕措施的妇女中有 11% 发生血栓栓塞并发症。值得注意的是，7% 使用 IUD 的患者中没有并发症或心内膜炎的报道。因为在放置 IUD 时易造成血管迷走性发作，传统情况下并不鼓励 Fontan 术后患者使用 IUD，但似乎心内膜炎的长期风险被夸大了。

结　语

孕前和避孕咨询及教育仍然是目前成人先天性心脏病管理的基本内容 [75]。管理和咨询必须个体化，因为我们诊治的是患有各种不同心脏病变的患者群体。许多情况下可以预期成功的妊娠结局，然而早产在患有复杂病变的妇女中很常见。随着越来越多手术“修复”后的女性进入成年期，围绕这部分人群的问题只会增加。未来十年需要集中研究妊娠对心室保护和患者寿命的影响。

参考文献

[1] Lozano R, et al. Lancet, 2013,380:2095–2128.
[2] Creanga AA, et al. J Women’s Health, 2014,23:3–9.
[3] Say L, et al. Reprod Health, 2004,1:3.
[4] Small MJ, et al. Obstet Gynecol, 2012,119:250–255.
[5] Grollman A. Cardiac Output in Man in Health and Disease.London: Bailliere, Tindall and Cox, 1932.
[6] van Oppen AC, et al. Obstet Gynecol, 1996, 87:310–318.
[7] Capeless EL, Clapp JF. Am J Obstet Gynecol, 1991,165: 883–886.
[8] Robson SC, et al. Br Med J, 1987,295:1169–1172.
[9] Ouzounian JG, Elkayam U. Cardiol Clin, 2012,30:317–329.
[10] Siu SC, et al. Circulation, 2001,104:515–521.
[11] Khairy P, et al. Circulation, 2006,113:517–524.
[12] Drenthen W, et al. Eur Heart J, 2010,31:2124–2132.
[13] Wald RM, et al. Am Heart J, 2015,4: e002414.
[14] Regitz-Zagrosek V, et al. Eur Heart J, 2011,32:3147–3197.
[15] Pislaru SV, et al. Eur J Cardiothorac Surg, 2015,47:725–732.
[16] Badduke BR, et al. J Thorac Cardiovasc Surg, 1991, 102: 179–186.
[17] Avila WS, et al. J Heart Valve Dis, 2002,11:864–869.
[18] Salazar E, et al. Am Heart J, 1999,137:714–720.
[19] Jamieson WE, et al. Ann Thorac Surg, 1995,60:S282–S287.
[20] Elkayam U, Bitar F. J Am Coll Cardiol, 2005,46:403–410.
[21] van Hagen IM, et al. Circulation, 2015:132(2):132–142.
[22] Vitale N, et al. J Am Coll Cardiol, 1999,33:1637–1641.

本章完整参考文献，请扫描以上二维码在线查看。若需下载，请登录 www.wpcxa.com“下载中心”下载。

第 62 章 影响胎儿心血管系统的母体疾病及治疗

Waltraut M. Merz，*Ulrich Gembruch*

引　言

本章讨论对心血管系统有致畸性或胎儿毒性的感染、非传染性疾病、药物及环境暴露。

继发于已知的母体遗传问题（如 22q11 缺失、马方综合征、结节性硬化症或长 Q-T 综合征）的心血管疾病已在各相关章节讨论。

背景知识

两个因素决定了本章主题的复杂性。

· 遗传控制下心血管系统的形态发生是一个极其复杂的多步骤过程[1]。超过 300 个基因参与其中，许多内在和外在因素可导致发育障碍。因此，心血管畸形（CVM）是最常见的主要出生缺陷并不奇怪[3-4]，见第 1 章。

20%~33% 的胎儿（12%~14% 的新生儿）心脏畸形是由染色体异常引起的。其中拷贝数变异（CNV）占 3%~20%，单基因疾病占 3%~5%，表观遗传修饰约占 10%。据估计，综合征型心血管畸形的比例为 20%~30%。孤立型和综合征型畸形不易鉴别，因为某些疾病特征（如发育迟缓）在发育过程中才逐渐表现出来。CVM 的遗传性差异很大，在某些类型的先天性心脏病中遗传因素占 50%~90%（第 6、49、50、60 章）。大多数 CVM（约 70%）的原因未知，据推测是多因素导致的[1,3-4]。

从各种因素中辨识出引起 CVM 的遗传因素很困难，这是因为以下的基因性质：①剂量敏感性（某一基因的两个功能性拷贝同时缺失时的异常表型）；②可变外显率（遗传修饰与剂量敏感基因相互作用）；③表型异质性（特定基因在不同发育阶段的不同作用）；④位点异质性（不同遗传变异引起同一单一表型的）。在对环境诱导发育畸形的敏感性中，遗传多样性起到重要作用[4]。

· 胚胎和胎儿发育发生在母体环境中，可分为外部环境（如母体温度、母体暴露于环境空气污染）和内部环境（如母体或胎盘中参与解毒的基因多态性）。所有这些因素都会对发育中的心血管系统的形态和（或）功能产生影响[5-7]。因此，证明某种因素的致畸性非常困难。具有潜在致畸性的化学和物理媒介的数量达数千种，约 1500 种可能会导致动物先天畸形，40~180 种肯定是对人类致畸的。人类致畸性的判断标准见表 62.1[8-9]。

关于致畸性的证据可以通过多种方法获得，归纳总结如下[10-11]：①病例报道：有利于产生假设；与畸形的关联通常是偶然发现的，不能进行统计分析；②个案病例系列：数据的质量可能不同；缺乏对照组无法进行全面的统计分析，并且数据较为混杂；③妊娠登记：一般为自愿性；除非是预先招募的否则有偏倚；且缺乏对照组；数据质量可能较低（特别是与暴露时间和剂量有关的数据）；④随机对照试验：被认为不符合伦理要求；⑤队列研究，以人口为基础（统计分析需要大量数据）或以致畸因素暴露为基础（受纳入条件限制，可能有偏倚），但是可以进行统计分析；⑥病例对照研究：偏倚风险低；无法发现预料之外的畸形；⑦关联研究：数据量大，但通常是为了其他研究目的而收集的，因此质量较低；⑧生态学研究：对某一特定人口区域内的暴露和事故进行群体分析，难以证明二者之间的联系，常见混杂因素。

除了统计分析外，对畸形数据的评估还依赖于动物试验中的致畸效果的可重复性（以验证剂量和效应）以及生物学上的合理性。

表 62.1 人类致畸性的判断标准

1. 被证实在产前发育关键时刻接触过药物（处方，医生的记录，日期）。
2. 2 项或 2 项以上高质量的流行病学研究结果一致：
   a. 控制混杂因素
   b. 足够的数量
   c. 排除正、负偏倚因素
   d. 如果可能进行前瞻性研究
   e. 相对风险为 6 或更高（？）
3. 仔细描述临床病例，特定缺陷或综合征（如果存在）非常有帮助。
4. 罕见缺陷相关的罕见环境暴露。大概需要 3 例或更多的病例（如口服抗凝药与鼻发育不全，甲巯咪唑与头皮缺损，心脏传导阻滞与孕妇风湿病等）。
5. 动物实验证明致畸性很重要，但不是必要条件。
6. 关联性应具有生物学意义。
7. 在实验系统中证明药物在自身状态不变的情况下起作用。关于预防的重要信息。

项目 1、2、3 或 1、3、4 是基本标准。项目 5、6 和 7 有帮助，但不是必要标准。经许可，引自 Shepard TH. Catalog of Teratogenic Agents. 13th ed. Baltimore, MD: Johns Hopkins University Press,2010[8]

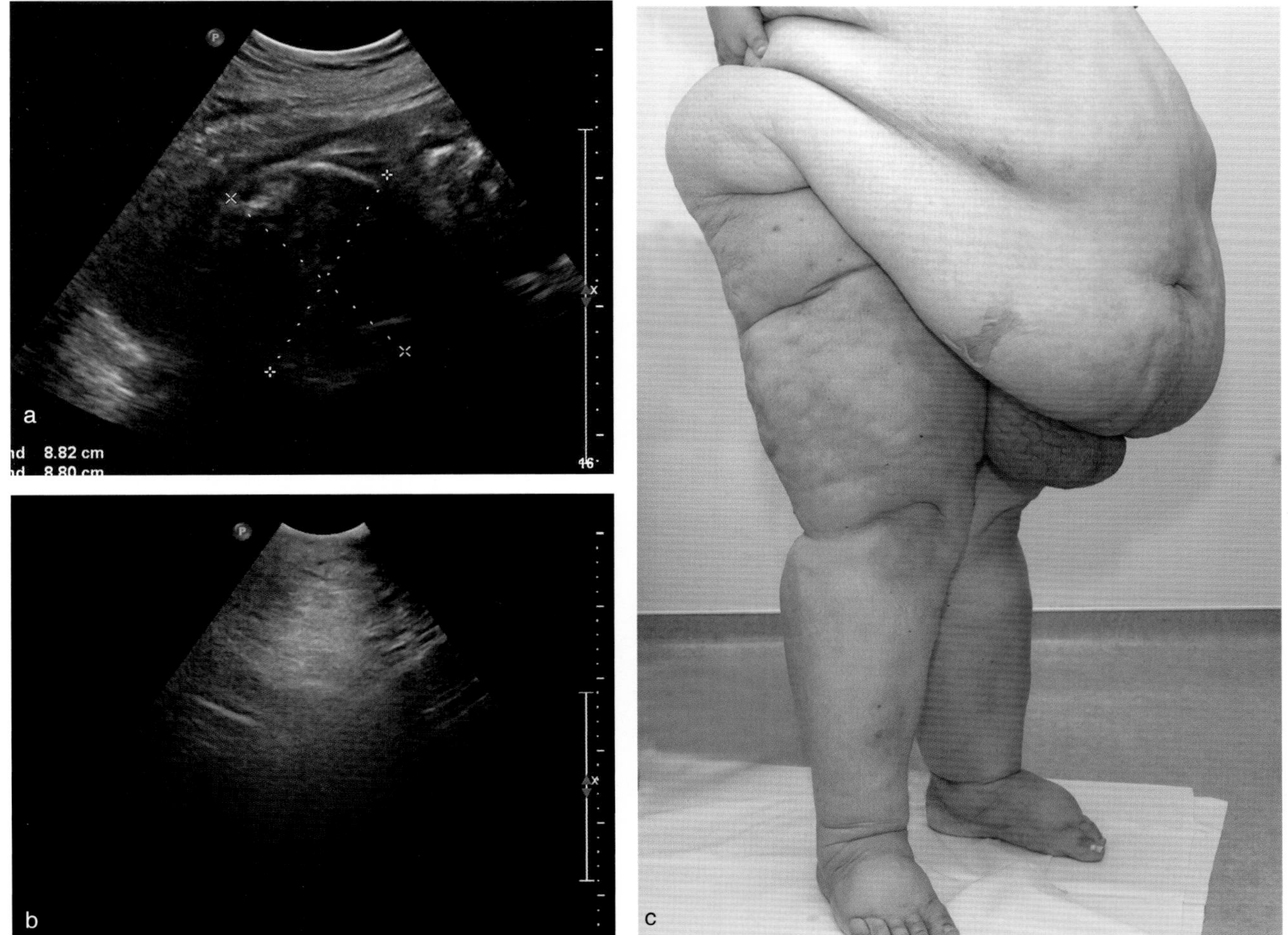

图 62.1 畸形学研究中的混杂因素。受技术所限混淆了肥胖与先天性畸形之间的关联。风险计算需要包括经产前诊断后终止妊娠的数据。患者体重指数（BMI）为 74kg/m^2。a. 妊娠 35^{+6} 周，探头从侧面（患者腰部）扫查显示胎儿腹部横切面。b. 妊娠 35^{+6} 周，探头经腹垂直（患者腹部）扫查可见母体脂肪组织阻挡了胎儿显像。c. 产后 3d

在反应停悲剧之后，许多国家发起了先天性畸形登记制度，并建立了国际网络[12]。例如，美国的 NBDPS（国家出生缺陷预防研究），一项前瞻性的多国性病例 – 对照注册登记项目，招募时段为 1997—2011 年；MACDP（大都会亚特兰大先天性缺陷计划），一项基于人群的队列注册登记，开始于 1967 年且仍在进行中；挪威医学出生登记，一项全国性的基于人群注册登记；EUROCAT（欧洲先天性畸形和双胞胎联合行动），成立于 1979 年，是国家登记注册网络；以及 HCCSCA（匈牙利先天性畸形病例 – 对照监测），一个基于人群的病例 – 对照登记注册，招募于 1980—1996 年。

先天性心脏缺陷的注册登记包括 BWIS（巴尔的摩 – 华盛顿婴儿研究），一项基于人群的病例对照研究，招募于 1981—1989 年[13]；芬兰基于人群的病例对照登记注册 FRCM，招募于 1982—1983 年[14]；瑞典基于人群的病例对照注册登记，招募于 1981—1986 年[15]；以及密尔沃基（Milwaukee）生态注册登记，调查了 1997—1999 年三氯乙烯暴露与心脏畸形之间的关系[16]。

导致心血管致畸性的母体条件、疾病和治疗

潜在致畸物不仅包括药物，还包括职业和环境的危险暴露；此外，感染和非感染性疾病也可能产生致畸作用[2,7,13–14,17–27]。如何区别是某些疾病的致畸作用还是治疗药物的致畸性非常困难的（如高血压和抗高血压药物，见下文）。

患者一般情况，包括母亲或父亲的年龄、孕前体重、生育史、胎次和社会经济地位等均得到了全面调查[2,19–21,24,28]。但所得结果相互矛盾，或无意义，或优势比 / 相对风险（OR/RR）在 1.1~3.5，说明受到了混杂因素的影响。例如，产前胎儿心脏畸形检出率与母体体重指数呈负相关，可能因此混淆肥胖与 CVM 的关系[29–30]，见图 62.1a~c。

孕产妇疾病

◆ 风　疹

风疹是首个被描述的致畸性病毒[31]，是一种强致畸物。先天性风疹综合征（Gregg 综合征）至今仍是导致疾病 / 残疾的重要因素[32–33]。Miller 等[34]对在妊娠不同阶段感染风疹的女性的前瞻性研究中，得到了风疹致畸与孕周（GA）相关性结果。妊娠 11 周前感染的病例 100% 发生畸形；妊娠 13~16 周感染畸形发生率约为 35%；妊娠 16 周之后感染不再发生畸形。风疹导致的心血管畸形最常见的是房间隔缺损（ASD）、室间隔缺损（VSD）、肺动脉狭窄（PS）和动脉导管未闭（PDA）；Gregg 综合征的心外特征包括小头畸形、白内障、青光眼、小眼症和肝脾大[35]。

◆ 妊娠前糖尿病

最近发表的数据证实了妊娠前糖尿病的致畸可能。糖尿病不计类型（Ⅰ型或Ⅱ型）和是否进行药物治疗（胰岛素或口服抗糖尿病药），导致 CVM 的调整相对风险为 4（95%CI 3.51~4.53）[36–40]。似乎所有畸形亚型都有可能发生，其中最常见的是内脏异位和圆椎动脉干畸形（TAC）、右心室双出口（DORV）[36]。此外，Oyen 等在有妊娠前期糖尿病史的病例研究中发现有 2 倍的致畸风险，支持了高血糖致畸作用的假说。糖化血红蛋白浓度升高提示血糖控制不佳[36]；妊娠早期糖化血红蛋白浓度可用于估算结构性心脏缺陷的风险[41]。葡萄糖本身不是诱变剂；各种信号转导途径的中断和氧化应激可能是糖尿病控制不良的胚胎致畸效应的病理基础，并可解释多种类型的心外畸形，例如神经管畸形和尾部退化综合征[4,40,42]。

◆ 高血压

各种讨论分析对长期以来认为抗高血压药物有致畸作用的说法提出了挑战，而认为高血压本身有致畸效应。例如，Li 等[43]报道了未经治疗高血压妊娠者的胎儿心血管畸形发生率比血压正常者的高，而对于高血压病例治疗与未治疗并无差异。其他各种研究得出了相互矛盾的结果，总体上对高血压作为致畸源的评估介于不显著和 OR/RR 等于 2.8 之间（Patel 等总结了 5 项研究，包括 17 202 例病例和 500 561 例对照）[14,16,20,43–47]。有必要进行深入研究，因为慢性高血压妊娠患者正在增加。

◆ 苯丙酮尿症

Lenke 等在其回顾性病例对照系列中报道，

在苯丙氨酸浓度升高的孕妇中，结构性心脏缺陷的患病率为 12%~15%[48]。心外畸形包括小头畸形和发育迟缓。Levy 等的研究中[49]，主动脉缩窄（COA）、左心发育不良综合征（HLHS）和法洛四联症（TOF）的比例较高；妊娠 8 周苯丙氨酸阈值浓度超过 900 μM 时似乎有剂量效应。而最近的研究表明，高苯丙氨酸血症导致心血管畸形的风险较低[50]。

◆ 温度 / 流感 / 发热性疾病

Edwards 探讨了高热的致畸作用，并得到了动物实验证实[51-52]。所致缺陷类型与热损伤的量和时间有关，一般核心体温至少升高 1.5℃（或体温至少升高 2℃ ~2.5℃，持续 1h）时可致畸[53]。最常受到影响的是中枢神经系统，CVM 也可能发生。要分辨孕妇的体温、基础疾病（如病毒感染）或治疗（药物治疗）是造成某一特定畸形的原因尚有困难[28]。

环境暴露

通过对危险废物现场或工业设施附近居民区的研究分析，可以调查职业和环境暴露导致的环境风险与 CVM 之间的关系，包括对空气、水、食物和土壤污染的暴露。这些研究面临方法学困境[25]，其显著性水平通常较低，突出了多种病因，例如空气污染[26,54]。电子数据库补充了关于环境中发现的多种类化学品对健康危害的出版物 [如美国环境保护署的综合风险信息系统（IRIS）][55]。环境暴露与先天畸形的相关性可能是明确的；Boyd 和 Genuis 推算出加拿大每年由不良环境暴露引起的严重出生缺陷为 128~640 例[56]。父亲的环境暴露也必须考虑在内[25,57]。

关于空气污染，调查包括臭氧（O_3）、直径小于 10 μm 的微粒（PM10）、二氧化氮（NO_2）、一氧化碳（CO）和二氧化硫（SO_2）[25-26,54,58]。最近发表的 2 篇荟萃分析指出 NO_2 和 CoA 之间可能存在的关联[26,54]。

二氯乙烯和三氯乙烯进入地下水时，可以持续存在并累积，造成相当大的污染。动物实验中，该暴露与心血管畸形发生率增加有关。但关于人类的数据相互矛盾，似乎不支持二氯乙烯或三氯乙烯在心血管致畸中的作用[16,27,59]。

母体用药

孕妇在妊娠早期接触药物很少有可辨认的畸形模式。高度致畸药物包括沙利度胺、华法林、苯妥英、异视黄酸和霉酚酸酯。心血管畸形通常只是所致胚胎畸形的一部分，不构成其主要特征。绝大多数药物的致畸性难以确立（见引言部分章节），精确的风险分类平均需要 27 年[60]。美国食品药品监督管理局（FDA）曾提供过关于药物致畸和胎儿潜在毒性相关信息的五级分制系统；2015 年此系统被新的标识体系（“妊娠和哺乳标识规则”）取代[61]。

◆ 血管紧张素转换酶抑制剂（ACE-I）和血管紧张素受体阻滞剂（ARB）

围绕这两类降压药的争论体现了人们关注妊娠期用药影响的方方面面。早在 20 世纪 80 年就有关于 ACE-I 生殖毒性的报道，现在关注点转向了其在妊娠中晚期出现的毒性[62]。在暴露于 ACE-I/ARB 的妊娠中，肾小管发育不良、颅口发育不良、出生后长时间低张力和肺发育不全的新生儿占比很高。此外，胎儿生长发育受限（FGR）、羊水过少和 PDA 也很常见（图 62.2a~c）。这些特征构成了一种特定模式，有助于早期识别[63-66]。ACE-I 和 ARB 对胎儿肾脏的影响可致肾小管发育不良、羊水过少和 FGR，推测可能由肾素—血管紧张素—醛固酮系统改变引起的低灌注所致；关于颅骨发育不良和 PDA 的原因有各种不同的假设。

尽管在妊娠早期使用 ACE-I/ARB 后流产率很高，但有关致畸性研究的初步数据还是相对令人放心的[66]。2006 年，Cooper 等[67]报道了妊娠早期暴露于 ACE-I 后心血管和中枢神经系统（CNS）畸形的发生率增加。所致的 CVM 包括单发 ASD，或是复杂畸形中的 ASD、PDA 和 VSD。此后发表的一系列调查和荟萃分析结果相互矛盾[20,43-47,68-72]。然而与其致流产的毒性相比，此类药物的潜在致畸性似乎较低。

◆ 抗癫痫药

在女性癫痫患者中，包括心血管畸形在内的主要胎儿畸形风险增加 2 倍[4,15,24,73-75]。这可能是直接的致畸作用，也可能是基因多态性（如叶酸代谢）

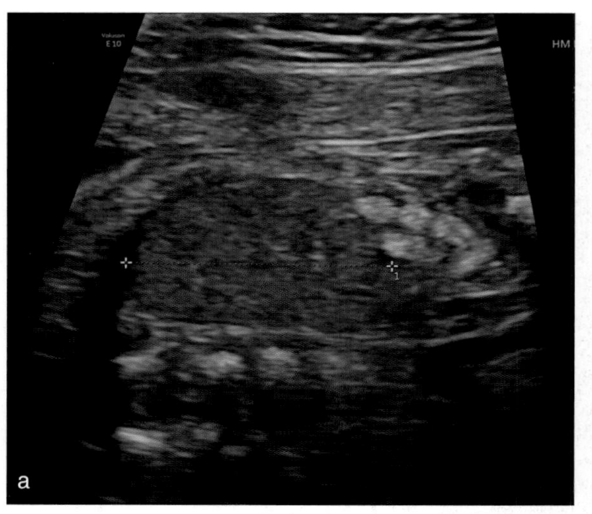

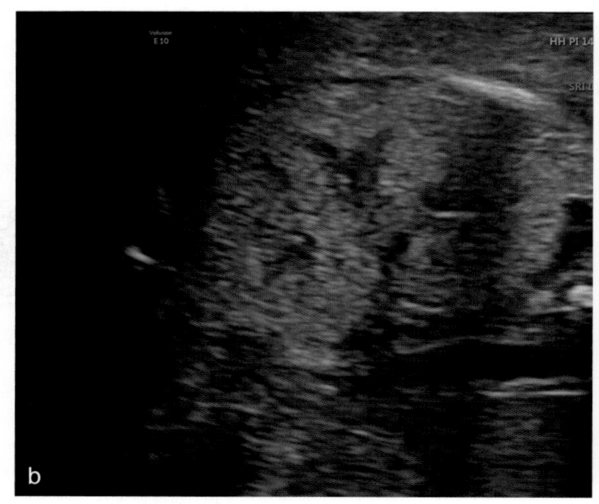

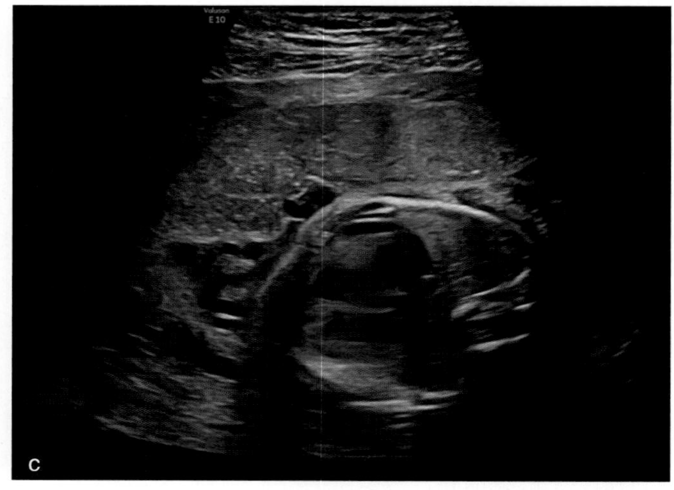

图 62.2 血管紧张素转换酶抑制剂 / 血管紧张素受体阻滞剂毒性。孕妇为扩张型心肌病，射血分数 35%。用药：缬沙坦 80mg/d；呋塞米 20mg/d；比索洛尔 10mg/d；奥美拉唑 20mg/d；ASS100mg/d。a. 妊娠 24^{+4} 周，冠状切面超声显示胎儿肾脏大小正常，皮髓质分化明显减少。b. 妊娠 27^{+0} 周，冠状切面超声显示胎儿肾脏大小正常，皮髓质分化完全丧失。c. 妊娠 27^{+0} 周，腹部横切四腔心切面，显示胎儿心脏增大，双心室心肌肥厚；羊水极少

对心血管畸形发展的修饰作用；可能是疾病本身的致畸性，也可能与癫痫发作次数相关。

◆ 锂

由于动物研究显示“锂”具有很高的潜在致畸性（高达 30%~60% 的畸形率），“锂婴儿注册登记”被引入临床应用 [76-78]。早期报道显示其导致心血管缺陷的风险明显增加，特别是 Ehstein 畸形（118 例暴露组中有 2 例），推算显示涉“锂”孕妇的胎儿 Ebstein 畸形风险增加了 400 倍 [79]。后续的调查却给出了相互矛盾的数据，锂对心血管畸形发展的影响程度可能不显著，但也可能增加 6 倍（全部心血管畸形）至 30 倍（Ebstein 综合征）（图 62.3a~c）[73,80-87]。

◆ 选择性 5 – 羟色胺选择性重摄取抑制剂——包括 5– 羟色胺 – 去甲肾上腺素再摄取抑制剂（SNRI）

针对育龄妇女使用选择性 5– 羟色胺选择性重摄取抑制剂（SSRI）的急剧增加导致了对其致畸性的广泛调查 [88]。2004 年美国有 6.4% 的孕妇可能接触过 SSRI。数据相互矛盾，但仍可得出结论，即心血管畸形的风险增加 1.5~2 倍，尤其是 ASD、VSD 和左室流出道梗阻 [73,89-97]。SSRI 的心血管毒性包括新生儿持续性肺动脉高压（PPHN），妊娠后半期 SSRI 治疗与 PPHN 风险增加相关（aOR 1.28~6.1）[98-101]。

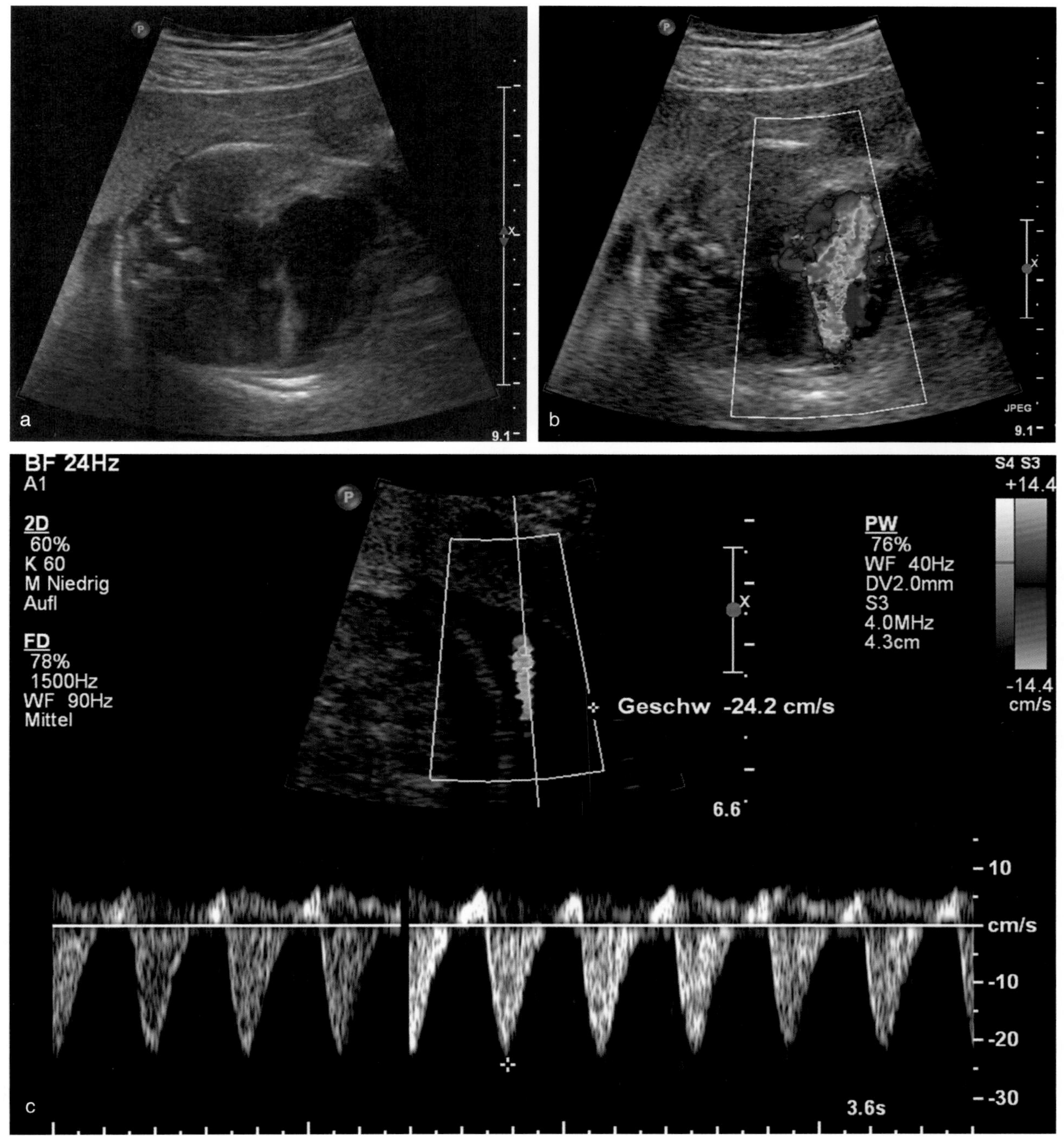

图 62.3 精神类药物的致畸性。1 例双向情感障碍患者，服用药物：锂 900mg，每日 2 次；喹硫平 200mg/d。a. 妊娠 24^{+0} 周，四腔心切面超声显示 Ebstein 畸形，三尖瓣隔叶向心室移位，右心室大部分功能性心房化。b. 妊娠 24^{+0} 周，彩色多普勒成像，显示严重的三尖瓣关闭不全。c. 妊娠 24^{+0} 周。脐动脉血流舒张末期反向血流表明通过动脉导管的左向右分流导致严重的窃血效应，使体循环动脉血流严重减少

◆ 类维生素 A

类维生素 A 包括维生素 A 和相关化合物。妊娠期间服用的多种维生素制剂可能含有维生素 A。关于维生素 A 致畸性的数据相互矛盾 [102–105]，关于增加畸形风险的剂量也是如此；但是每天的摄入量不应超过推荐的 8000U/d[106]。相较之下，异维甲酸是一种强力致畸物（在器官发育期间使用，约有 25% 的严重畸形致畸率），其畸形模式（类视网膜胚胎畸形）已有很好的描述。包括中枢神经系统、胸腺和颅面畸形；心血管缺陷包括圆锥动脉干畸形、大动脉转位、TOF、DORV、TAC、ASD 和 VSD。其病理机制可能与脑神经嵴细胞分化和迁移中断有关 [107]。

◆ 非治疗性药物 / 非法药物

酒精、可卡因、大麻、咖啡因和烟草类物质的潜在致畸性得到了广泛调查研究。研究数据无法给出结论，或不支持其是导致 CVM 的主要因素。例如，酒精是一种潜在致畸物，心血管畸形可发生于胎儿酒精综合征，但混杂因素干扰严重[106,108-110]。

器官形成之外：影响胎儿心血管系统的母体条件、疾病与治疗

心脏形态发育完成后，胎儿继续暴露在母体环境中。胎儿心血管系统受到的影响可能是直接的，也可能是间接的。

孕产妇疾病

◆ 妊娠前糖尿病

糖尿病控制不佳会导致肥厚型心肌病和心肌功能受损，尤其是舒张功能障碍。室间隔厚度、心肌功能测量及组织多普勒检查显示母体高血糖的不良影响[111-112]。对心脏容积变化的系列研究表明，即使在血糖控制良好的情况下也会发生心脏肥大[112-113]。关于妊娠期糖尿病影响的证据不明显，研究存在混杂因素（研究组异质性，如肥胖、高血糖严重程度等）[111,114-119]。胎儿心率与高血糖[120]、糖尿病控制和心功能之间关系[121]的数据需要进一步辨识。

◆ Grave 病

引起毒性甲状腺肿的促甲状腺素受体抗体（TRAb）为 G 类免疫球蛋白，在妊娠后半期由母体转移给胎儿，与胎儿促甲状腺激素（TSH）受体结合可具有刺激或抑制作用。约 0.01% 的妊娠合并继发 TRAb 的胎儿甲状腺中毒[122]；该风险似乎与抗体水平相关[123]。胎儿心血管影响包括心动过速和心脏肥大；罕见情况下会出现水肿。早至妊娠 18 周的胎儿甲状腺功能亢进已有报道[124]。

◆ 系统性红斑狼疮、干燥综合征等慢性炎症、自身免疫性（结缔组织）疾病（系统性硬化、特发性炎性肌病、原发性胆道胆管炎、类风湿关节炎）

这些自身免疫性疾病的一个特点是产生针对核糖核酸蛋白的自身抗体，特别是 52-kd、60-kd 的 Ro/SSA 和 48-kd 的 La/SSB，可能导致不同程度的先天性心脏传导阻滞。母亲有抗 Ro+/-La 抗体（结合或不结合抗 La 抗体）阳性时，胎儿发生Ⅲ度先天性心脏传导阻滞概率为 2%[125]（95%CI 0.2%~7%[126]），当有一个孩子有先天性传导阻滞时，其母亲再次妊娠中胎儿出现该病的风险是 17%[127]。Ro/SSA 或 La/SSB 阳性妊娠的另一结果是心内膜弹性纤维组织增生 / 扩张型心肌病。母亲自身抗体的产生可能比出现临床症状早很多年。由于在临床实践中使用了各种不同的分析检验方法，很难确定自身抗体滴度与先天性心脏传导阻滞风险之间的相关性[128]。羟基氯喹治疗可降低完全性房室传导阻滞发生的风险[129]。详细内容可参见第 40 章中的胎儿心动过缓和长 QT 间期综合征，及第 33 章。

◆ Rh 和其他血型系统同种免疫

引起胎儿贫血的同种异体免疫导致组织缺氧和代偿性高动力循环。心肌张力增加，最终可导致高心排血量性心力衰竭和胎儿水肿[130-131]。详见第 42 章和第 43 章。

◆ 细小病毒 B-19 感染

母体细小病毒 B-19 感染对心血管影响是双重的。胎儿血红祖细胞感染病毒引起胎儿贫血；此外，可能发生胎儿心肌感染，进一步危及胎儿心脏功能。可能出现高心排出量性心力衰竭和水肿。详见第 42 章和第 43 章。

母体用药

◆ 糖皮质激素

母亲长期应用糖皮质激素与胎儿生长受限有关（见下文），氟化皮质类固醇（地塞米松和倍他米松）具有高度胎盘转移的特征。在先兆早产中可以短期使用糖皮质激素治疗以预防新生儿呼吸窘迫综合征。已有关于胎儿心血管系统副作用的深入研究，已证实药物导致胎儿心率模式的改变[132]，并可能发展为暂时性的胎儿高血压[133-134]。

◆ 抗高血压药物

所有种类的抗高血压药物都可以通过胎盘。胎儿副作用包括低血压（甲基多巴和拉贝洛尔）或心动过缓（拉贝洛尔、阿替洛尔、普萘洛尔和艾司洛尔）[133]。有关各种降压药对胎儿心血管系统直接副作用的详细信息，请参阅 NICE[135]。此外，抗高

血压药物，特别是 β 受体阻滞剂可能导致 FGR。已经证实使用阿替洛尔可导致母体心排血量的减少。由于子宫胎盘灌注缺乏自我调节，经治疗血压回归正常的妊娠中胎儿出生体重明显降低可能是由于母体心排血量减少导致子宫胎盘灌注减少的结果[136]。相反，在高血压早期孕妇的足月妊娠中，血压与出生体重呈负相关[137]。

◆ 非甾体抗炎药

孕妇在妊娠晚期服用非甾体抗炎药（NSAID）后动脉导管收缩或过早关闭是一个众所周知的副作用[138–140]，见图 62.4a 和图 62.4b。

◆ $β_2$ 受体激动剂

$β_2$ 受体激动剂广泛用于早产治疗，但尚未从其对胎儿心血管影响的数据中得出任何结论。孕龄、伴随用药和胎儿健康是影响分析的混杂因素，其对心血管系统的影响可能包括胎儿心率升高和胎儿心排血量的重新分布[141–146]。

间接影响：继发于母体疾病、药物或其他物质的宫胎盘功能障碍

引起子宫胎盘功能障碍的疾病或药物最终会导致 FGR 及其相关的胎儿心血管功能改变和心脏重塑[147–151]。详见第 35 章和第 46 章。

与子宫胎盘功能障碍相关的母体疾病包括慢性高血压、糖尿病、肾脏疾病、自身免疫性疾病、贫血、感染（巨细胞病毒、弓形体病、风疹、水痘、肺结核、疟疾）以及母亲接触烟草或酒精等。环境危害也与 FGR 有关[152]。

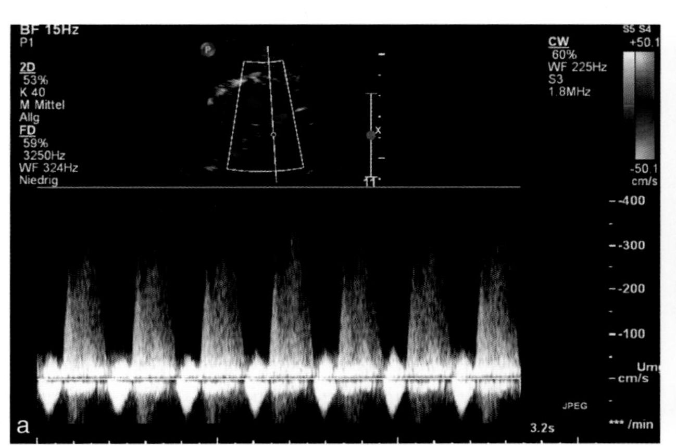

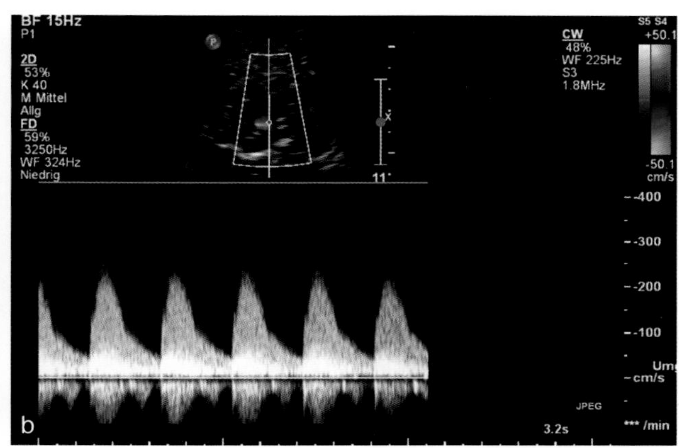

图 62.4 胎儿动脉导管收缩。a. 妊娠 26^{+4} 周胎儿频谱多普勒显示全收缩期三尖瓣重度反流，峰值流速达 4m/s；三尖瓣口压力阶差为 64mmHg。b. 妊娠 26^{+4} 周，动脉导管多普勒频谱提示严重的导管狭窄，收缩期（260cm/s）和舒张期（55cm/s）血流速度增加且搏动性明显降低（搏动指数为 1.50），收缩末期切迹消失

许许多多施用的药物都可能导致子宫胎盘功能障碍。包括细胞毒性药物、免疫抑制剂（如环孢素、硫唑嘌呤、糖皮质激素）、抗癫痫药和抗高血压药。然而，在对孕妇进行某种疾病的治疗时，可能很难确定具体导致 FGR 的机制。基础疾病本身，药物对胎儿的直接副作用，药物对胎盘或其灌注的间接影响，都可能导致 FGR 发生、发展（见前文）。

参考文献

[1] Azhar M, Ware SM. Clin Perinatol,2016,43(1):39–53.
[2] Wilson PD et al. Am J Epidemiol,1998,148(5):414–423.
[3] Lalani SR, Belmont JW. Eur J Med Genet,2014,57(8):402–413.
[4] Wlodarczyk BJ, et al. Am J Med Genet C Semin Med Genet,2011,157C(3):215–226.
[5] Dorfman EH, et al. Pharmacogenomics J,2016,16(4):303–304.
[6] Tasnif Y, et al. Clin Pharmacol Ther,2016,100(1):53–62.
[7] Tikkanen J, Heinonen OP. Teratology,1991,43(6):591–600.
[8] Shepard TH. Catalog of Teratogenic Agents. 13rd ed. Baltimore MD: Johns Hopkins University Press,2010.
[9] Shepard TH. Teratology,1994,50(2):97–98.
[10] Friedman JM. Am J Med Genet C Semin Med Genet, 2011,157C(3):170–174.

本章完整参考文献，请扫描以上二维码在线查看。若需下载，请登录 www.wpcxa.com “下载中心” 下载。